心脏病学实践 2019

主　　编　陈义汉　丛洪良

主　　审　张　健　韩雅玲

学术秘书　沈运丽　李曦铭

人民卫生出版社

图书在版编目（CIP）数据

心脏病学实践：2019：全 6 册 / 陈义汉，丛洪良主编 .—北京：人民卫生出版社，2019

ISBN 978-7-117-28871-2

Ⅰ.①心…　Ⅱ.①陈…②丛…　Ⅲ.①心脏病学

Ⅳ.①R541

中国版本图书馆 CIP 数据核字（2019）第 186491 号

| 人卫智网 | www.ipmph.com | 医学教育、学术、考试、健康，购书智慧智能综合服务平台 |
| 人卫官网 | www.pmph.com | 人卫官方资讯发布平台 |

心脏病学实践 2019

（全 6 册）

主　　编：陈义汉　丛洪良
出版发行：人民卫生出版社（中继线 010-59780011）
地　　址：北京市朝阳区潘家园南里 19 号
邮　　编：100021
E - mail：pmph @ pmph.com
购书热线：010-59787592　010-59787584　010-65264830
印　　刷：北京盛通印刷股份有限公司
经　　销：新华书店
开　　本：787×1092　1/16　　总印张：76
总 字 数：1897 千字
版　　次：2019 年 9 月第 1 版　2019 年 11 月第 1 版第 2 次印刷
标准书号：ISBN 978-7-117-28871-2
定价（全 6 册）：230.00 元

打击盗版举报电话：010-59787491　E-mail：WQ @ pmph.com
（凡属印装质量问题请与本社市场营销中心联系退换）

第一分册
心血管疾病预防、高血压、血脂异常

分册主编　顾东风　王继光　彭道泉

编者名单

（按文中出现顺序排序）

顾东风	中国医学科学院阜外医院
陈恕凤	中国医学科学院阜外医院
杨学礼	中国医学科学院阜外医院
孙宁玲	河北医科大学第二医院
范中杰	中国医学科学院北京协和医院
刘啸乐	中国医学科学院北京协和医院
刘梅林	北京大学第一医院
刘雯雯	北京大学第一医院
赵 冬	首都医科大学附属北京安贞医院
李光伟	中国医学科学院阜外医院
李 艳	郑州市中心医院
宋昆鹏	郑州市中心医院
白起君	郑州市中心医院
秦 立	郑州市中心医院
石少波	武汉大学人民医院
黄从新	武汉大学人民医院
张 娜	北京大学
马冠生	北京大学
王继光	上海交通大学医学院附属瑞金医院
牟建军	西安交通大学第一附属医院
陈 阳	西安交通大学第一附属医院
李 燕	上海交通大学医学院附属瑞金医院
曾正陪	中国医学科学院北京协和医院
陈 垦	中国人民解放军陆军军医大学第三附属医院(大坪医院)
曾春雨	中国人民解放军陆军军医大学第三附属医院(大坪医院)
余钰玲	广东省人民医院
冯颖青	广东省人民医院
徐少坤	浙江省人民医院
张 丽	浙江省人民医院
谢建洪	浙江省人民医院
陈 歆	上海交通大学医学院附属瑞金医院北院
杨 宁	泰达国际心血管病医院
李玉明	泰达国际心血管病医院
严晓伟	中国医学科学院北京协和医院

王青海　山东大学第二医院

邓　宇　中国医学科学院阜外医院

蒋雄京　中国医学科学院阜外医院

刘　蕾　中日友好医院

马琳琳　首都医科大学附属北京安贞医院

刘尊敬　中日友好医院

程文立　首都医科大学附属北京安贞医院

孙丽丽　中日友好医院

吴祁红　上海交通大学医学院附属瑞金医院

许建忠　上海交通大学医学院附属瑞金医院

李　瑶　中国人民解放军总医院

薛　浩　中国人民解放军总医院

胡　哲　上海交通大学医学院附属瑞金医院北院

初少莉　上海交通大学医学院附属瑞金医院北院

李南方　新疆维吾尔自治区人民医院

王　林　新疆维吾尔自治区人民医院

彭道泉　中南大学湘雅二医院

郭远林　中国医学科学院阜外医院

李子煦　中国医学科学院阜外医院

李小林　中国医学科学院阜外医院

高海洋　北京医院

汪　芳　北京医院

郭艺芳　河北省人民医院

陆国平　上海交通大学医学院附属瑞金医院北院

陈桢玥　上海交通大学医学院附属瑞金医院

赵　旺　中南大学湘雅二医院

赵水平　中南大学湘雅二医院

曹晔萱　中国医学科学院阜外医院

李建军　中国医学科学院阜外医院

连　政　北京大学人民医院

陈　红　北京大学人民医院

孙艺红　中日友好医院

陈意浓　中日友好医院

陈仕兰　中山大学附属第一医院

董吁钢　中山大学附属第一医院

刘　玲　中南大学湘雅二医院

黄贤圣　中南大学湘雅二医院

朱文强　中南大学湘雅二医院

朱亦橙　华中科技大学同济医学院附属协和医院

余　淼　华中科技大学同济医学院附属协和医院

程　翔　华中科技大学同济医学院附属协和医院

祝　烨　四川大学华西医院

孟庆滔　四川大学华西医院

张大庆　中国医科大学附属盛京医院

史旭波　北京同仁医院

王晓娜　中国人民解放军总医院

叶　平　中国人民解放军总医院

温文慧　首都医科大学附属北京安贞医院

吴　月　首都医科大学附属北京安贞医院

匡泽民　首都医科大学附属北京安贞医院

王绿娅　首都医科大学附属北京安贞医院

曲　环　北京大学深圳医院

吴　淳　北京大学深圳医院

刘　庚　中国医学科学院阜外医院

贾翠娜　中国医学科学院阜外医院

伍　莎　中南大学湘雅二医院

前　言

　　三十年前,中国大地诞生了长城心脏病学会议;三十年后的今天,她已经跻身于世界心脏病学领域的品牌会议之列。三十载初心不忘,长城心脏病学会议始终秉持"引进、创新、合作、发展"的宗旨,一贯推行"公益、预防、规范、创新"的理念,着力倡导"回归人文、回归临床、回归基本功",以开阔的视野、广博的胸襟、穿越时空的精神和激情燃烧的青春火焰,自始至终走在中国心血管病学的最前沿。长城心脏病学会议激励了学术精神,提升了学术品味,改进了学术格调。长城心脏病学会议切切实实地改变了中国心脏病学领域。最感到欣慰的莫过于,一届又一届的长城心脏病学会议带来的学术进步和学术普及,最终惠及到了数以亿万计的中国人民的健康福祉。今年是长城心脏病学会议三十周年,三十而立! 我们将继续激扬理想,践行医治天下苍生病痛之使命。

　　作为长城心脏病学会议的配套专著,《心脏病学实践》已经伴随我国心血管疾病领域的医务工作者整整18个年头了。18年来,《心脏病学实践》始终如一地推进和传播长城心脏病学会议的宗旨和理念。《心脏病学实践》与长城心脏病学会议同步,持续地引领中国心血管病学科的迅猛发展,强劲地推进了新概念、新理论、新指南、新标准、新规范、新技术和新方法在中国心脏病学领域生根发芽和开花结果。《心脏病学实践》凝聚了我国心血管疾病领域老、中、青三代专家和学者的心血、汗水、学识和智慧,着力解读和分享了国内外心血管疾病领域的热点前沿和重要进展。

　　心血管疾病是全球主要死因,是人类健康的头号杀手。据世界卫生组织公布,每年约1 750万人死于心血管疾病,近全球死亡总数的1/3。预计2030年心血管疾病引起的死亡比例将达到总死亡人数的半数以上。在我国,心血管疾病患者近3亿人,每年由心血管疾病导致的死亡数近400万人。1980—2015年,中国心血管病患者出院人次数年均增速为10%,住院总费用年均增速高达25%,心血管疾病已经成为重大的公共卫生问题。控制心血管疾病的流行、蔓延和肆虐正是长城心脏病学会议和《心脏病学实践》的使命所在。历经时光的考验,《心脏病学实践》依然是大家学习和工作中答疑解惑、传经送宝的重要著作,希望《心脏病学实践2019》同样能够体现"展卷有益"的迷人风采。

　　虽然在编写、组稿和统稿过程中专家和编辑们都已尽心尽力,但限于我们的水平和知识面,还会有许多不尽如人意的地方。我们真诚地期待全国心血管疾病领域的专家、同道和读者们给予批评、指导和建议。让我们携手同行、同舟共济,不断提升《心脏病学实践》的内涵,使之与长城心脏病学会议一起成长,共创辉煌!

陈义汉　丛洪良

2019 年 4 月 6 日

目 录

第一部分　心血管病预防

第二部分　高 血 压

第三部分　血脂异常

第一部分　心血管病预防

主编视角

心血管病预防

一、心血管疾病负担和主要危险因素的流行趋势

（一）我国重大心血管疾病负担

心血管疾病是全球和我国造成疾病负担和死亡的首要病因。2017 年全球范围内死于缺血性心脏病人数为 893.0 万人，比 2007 年增长 22.3%；脑卒中死亡 616.7 万人，比 2007 年增长 16.6%[1]。若以伤残调整生命年（disability-adjusted life years，DALYs）表示疾病负担，以缺血性心脏病、脑卒中为主的心血管疾病始终位列全球疾病负担的首位，在 2017 年共造成 3.66 亿 DALYs[2]。

缺血性心脏病和脑卒中也是威胁我国居民健康的最主要心血管疾病。1990 年我国心血管疾病死亡接近 225 万人，2017 年增加到 438 万人，其中脑卒中死亡 211 万人，缺血性心脏病死亡 175 万人，脑卒中和缺血性心脏病位列我国死因构成的前两位[3]。考虑人口老龄化因素，我国居民年龄标化的死亡率，脑卒中从 1990 年的 184.2/10 万下降到 2017 年的 122.4/10 万，下降了 33.5%；反观缺血性心脏病年龄标化死亡率，从 1990 年的 88.9/10 万增到 2017 年的 107.2/10 万，上升了 20.6%，缺血性心脏病防治面临更大挑战。同时，改革开放 40 年来，我国心血管病患者出院人次和住院费用持续上升，1980—2016 年，中国心脑血管病患者出院人次数年均增速为 9.85%，高于同期出院总人次数的年均增速（6.33%）[4]。2016 年我国心脑血管病患者出院人次高达 2 002 万人次，缺血性心脏病和脑梗死分别占 37% 和 32%，其后依次为高血压、颅内出血。2016 年心脑血管病住院总费用超过 1 046 亿元[5]。

从死亡、伤残、医疗住院和花费等不同指标来看，我国居民缺血性心脏病、脑卒中等重大心血管疾病的流行现状依然严峻，心血管病防控面临重要挑战，而预防缺血性心脏病的发病和死亡尤需重视。

（二）我国主要心血管病危险因素的流行现状

心血管疾病的发生、发展，除遗传因素外，环境因素、不良生活方式、代谢改变是重要危险因素。目前，影响我国居民死亡和疾病负担最主要的三大危险因素——高血压、吸烟和高盐饮食[3]。

高血压是增加心血管疾病发病和死亡风险的最主要危险因素。我国高血压患病率从 20 世纪 50 年代的 5.1% 上升到 2015 年的 23.2%[6-8]；尽管目前的高血压知晓率、治疗率、控

制率有所提高,但仍低于欧美发达国家。吸烟方面,根据《2015中国成人烟草调查报告》,2015年中国15岁及以上烟民3.16亿人,2.54亿男性烟民,男性吸烟率居高不下[9]。同时我国有7.4亿人受二手烟危害,其中儿童约1.8亿人[10],我国面临的控烟形势不容乐观。

高盐摄入通过升高血压而成为影响心血管疾病最主要的膳食因素。我国18岁以上居民平均烹调盐摄入量为10.5g,尽管较2002年的12.0g有所降低,但仍高于我国食盐推荐摄入量(<6g/d)[11]。在我国人群中开展的GenSalt研究(Genetic Epidemiology Network of Salt Sensitivity),通过低盐、高盐和高盐补钾阶段各7天的膳食干预表明,老年人、女性、血压偏高、代谢综合征患者对膳食中钠盐的摄入量更为敏感[12,13]。减少膳食钠盐的摄入是预防高血压、降低心血管病发病和死亡风险的重要手段。

另外,胆固醇水平和空腹血糖升高,也是心血管疾病的主要危险因素。2012年我国18岁以上居民中血脂异常患病率为40.4%,其中高胆固醇血症(≥240mg/dl)患病率4.9%[11]。我国慢性病与危险因素监测数据报告显示,18岁以上成人糖尿病患病率为10.9%,估计我国有1.1亿糖尿病患者,糖尿病前期人群达3.88亿人[14]。综上,近年来我国心血管病危险因素的流行尚未得到有效控制,心血管病的一级预防、精准预防,仍是未来我国重大慢性病防控的重点和难点。

二、生活方式、环境与心血管疾病预防的新进展

(一) 健康生活方式

不良生活方式往往不是独立存在的,心血管病的一级预防应强调多种生活方式的综合干预。2010年美国ACC/AHA提出心血管病防控中,应重点关注的7项心血管健康指标为:4种行为因素(不吸烟、控制体重、增加身体活动、合理膳食)和3种生理生化因素(血压、总胆固醇及空腹血糖达到理想水平)[15]。中国医学科学院阜外医院利用China-PAR(Prediction for Atherosclerotic Cardiovascular Disease Risk in China)队列,结合中国人群膳食特点,参考《中国居民膳食指南2016》,修正了健康膳食标准,提出了更适用于中国人群的心血管健康指标(表1)。

表1 理想心血管健康指标

类别	理想心血管健康指标的定义
健康行为指标	
吸烟	不吸烟或戒烟>12个月
体重指数	<25kg/m²
体力活动	≥150min/周的中等强度体力活动 或≥75min/周的强体力活动 或两者兼有≥150min/周
健康膳食	以下5项中,≥2项 1. 蔬菜水果≥500g/d 2. 鱼类≥200g/周 3. 豆制品≥125g/d 4. 红肉<75g/d 5. 茶≥50g/月

续表

类别	理想心血管健康指标的定义
健康生理生化指标	
总胆固醇	非药物治疗情况下 <5.2mmol/L
血压	非药物治疗情况下 <120/80mmHg
空腹血糖	非药物治疗情况下 <5.6mmol/L

该研究指出,如果全部达到 7 项理想心血管健康指标,我国成年人能够减少 62.1% 的心血管发病。如果能够保持不吸烟或戒烟、控制体重(体重指数 <25.0kg/m²)、适度的身体活动(≥150min/ 周的中等强度、≥75min/ 周的高强度身体活动或两者兼有)、合理膳食这四种健康生活方式,将可减少 17.4% 的心血管病发病[16]。大庆研究 30 年随访的结果也表明,经过 6 年的积极生活方式干预可使糖耐量受损人群的糖尿病发病延迟 4 年,心血管事件发生风险降低 26%,全因死亡风险降低 26%[17]。找到强度适中、易于实施的生活方式干预措施,并促进居民形成健康生活方式,将是未来基层心血管病预防的重点。

(二)空气污染

空气污染是近年来环境领域和公共卫生领域共同关注的焦点。2017 年全球疾病负担数据显示,大气污染已成为全球死亡的第 7 位、我国居民死亡的第 4 位危险因素[1,3]。细颗粒物(PM$_{2.5}$)日均浓度短时间升高,可增加缺血性心脏病死亡、脑卒中死亡及总死亡风险[18,19],增加急性心肌梗死、缺血性脑卒中等心血管病住院率[20,21]。研究发现,PM$_{2.5}$ 暴露后 7 天内会出现血压升高、胰岛素抵抗增加、心率变异性降低[22]。我国队列长期随访结果表明,PM$_{2.5}$ 长期暴露每增加 10μg/m³,高血压发病风险增加 11%,糖尿病发病风险增加 15.7%[23,24]。如果 PM$_{2.5}$ 年均浓度能够降到国家空气质量二级标准(35μg/m³),预测 2017—2030 年我国城市地区将减少 266.5 万例心血管病死亡;PM$_{2.5}$ 浓度控制得越低,心血管健康获益越大[25]。

(三)膳食与体力活动

膳食营养过剩易引发超重或肥胖。我国 9 个省市人群进行的中国健康与营养调查(China Health and Nutrition Survey,CHNS)显示,近 20 年来我国成年人超重、肥胖率呈持续上升趋势[26]。《中国儿童肥胖报告》指出[27],农村儿童的膳食结构趋于合理,贫血和营养不良率呈下降趋势,但儿童超重、肥胖率快速上升。保持平衡膳食结构,有助于预防心血管病发病。我国 9.3 万成年人队列随访发现,保持 5 个膳食习惯(蔬菜水果≥500g/d、鱼≥200g/ 周、豆制品≥125g/d、红肉 <75g/d、茶≥50g/ 月)中任意 2 个及以上,可预防成年人 5.1% 的心血管病发病[16]。另外,缺乏身体活动也是心血管病的主要危险因素之一。2018 年美国身体活动指南也强调,增加运动、减少久坐几乎对所有人都适用,即使少量增加身体活动也能带来健康获益[28]。我国研究显示,随着体力活动总量增加,高血压发病风险逐渐降低,且存在线性趋势,增加体力活动对于预防高血压发病具有保护性作用[29]。保持食物摄入的多样性,控制总能量摄入,通过合理膳食和增强身体活动保持能量平衡,是实现生活方式调节、预防心血管病的重要措施。

三、国内外指南中对预防心血管病的新理念

(一)心血管病风险评估指南中的新理念

健康生活方式,主要包括合理营养、均衡饮食、适当的体力活动、戒烟限酒,是预防冠心

病、脑卒中等心血管病的根本。10 年心血管病风险评估,有助于进行个体化的预防性干预决策,应进行常规评估。美国预防医学工作组(U.S. Preventive Services Task Force,USPSTF)建议美国人使用汇总队列方程(pooled cohort equations,PCE)评估 10 年心血管病风险,并指导治疗决策[30]。我国人群建议应用 China-PAR 模型,评估 10 年心血管病风险,≥10.0% 为高危,5.0%~9.9% 为中危,<5.0% 为低危。对于年龄 20~59 岁且 10 年心血管病风险处于中、低危的成年人,可以考虑每 3~5 年进行 1 次终生风险评估(终生风险≥32.8% 为高危)[31]。近来阿司匹林能否用于心血管病一级预防存在争议,欧洲指南不推荐阿司匹林常规用于心血管病一级预防[32],但美国指南认为小剂量阿司匹林可用于积极干预后缺血风险仍处高危(10 年风险 10%)且出血风险不高的 40~69 岁个体的心血管病一级预防,应仔细评估,找出获益 - 风险比相对合理的个体[33]。

USPSTF 专家组指出当前证据不足,无法判定增加踝臂指数(ankle-brachial index,ABI)、高敏 C 反应蛋白(high-sensitivity C-reactive protein,hsCRP)水平和冠状动脉钙化(coronary artery calcium,CAC)评分这些新指标对无症状心血管病患者预防心血管事件的风险和获益[30]。

(二) 关于血压、血脂、血糖管理的新建议

最新发布的美国以及欧洲高血压指南的理念有所区别,美国指南在高血压的诊断和治疗方面更加积极,而欧洲指南相对保守。根本区别在于,美国指南中血压在 130/80mmHg 以上即为高血压,所有个体都建议将血压降至 <130/80mmHg[34],而欧洲指南中高血压仍为 ≥140/90mmHg,建议所有个体血压降至 <140/90mmHg,心血管病高危个体以及能耐受者可降至 <130/80mmHg[35]。而我国的高血压指南基本与欧洲指南理念一致,所有血压升高或高血压的成年人建议进行非药物干预,需要药物治疗的患者目标血压一般 <130/80mmHg,但对于 65 岁以上的老年人可放宽至 <150/90mmHg[36]。柏林倡议研究(Berlin Initiative Study)的最新结果也提示对于 80 岁以上或者有心血管病事件史(如脑卒中、心肌梗死)的 70 岁以上老年人,血压降至 140/90mmHg 以下可增加死亡风险[37]。

2018 年美国 AHA/ACC 血脂管理指南中指出[38],对于有临床 ASCVD 表现的患者应该控制血脂水平,包括强化降脂至目标值或者使 LDL-C 至少降低 50%。在极高危 ASCVD 患者中,若应用最大耐受量的他汀类药物治疗后 LDL-C 仍 ≥70mg/dl 者则加用依折麦布。该指南还首次推荐应用冠状动脉钙化 Agatston 积分这一指标来评估中等风险人群是否需要启动他汀治疗,尤其适用于老年女性。

糖化血红蛋白(HbA1c)是评估长期血糖控制状况的主要指标之一,但是 HbA1c 含量测定会受到血红蛋白变异及红细胞更新加快的干扰,因此在糖尿病的诊断和管理中 HbA1c 检测具有潜在的局限性。2 型糖尿病患者常合并高血压、血脂异常、肥胖症等危险因素,因此对糖尿病患者应根据患者的情况制订个体化的血糖控制目标,采取包括降糖、降压、调脂、抗血小板、控制体重和改善生活方式等个体化综合治疗措施。对于有 ASCVD 病史的极高危糖尿病患者,应该给予高强度他汀治疗[39]。

四、总结与展望

综上所述,我国心血管疾病流行趋势依然严峻,缺血性心脏病和脑卒中是我国居民心脑血管健康的主要威胁。传统的高血压、吸烟、不合理膳食、缺乏体力活动等危险因素流行尚未得到有效控制,空气污染又为心血管病防控带来新的挑战,未来心血管疾病所造成的社会

经济负担仍将加剧。我国实施"健康中国 2030"战略,始终强调预防为主的工作方针,指出要以心血管疾病相关危险因素的防控为突破口,通过政府主导、多部门协作、全社会广泛参与,推进疾病治疗向健康管理转变。

展望未来,随着人工智能、5G 技术的快速发展,必将促进基于大数据的心血管疾病个体化防治体系和管理平台建设。穿戴设备和物联网应用日益普及,成为医务工作者"手"和"脑"的延伸,过去难以想象的连续、动态、实时的健康指标监测、个性化的健康指导和风险预警成为现实。随着个体主动监测、社区健康档案、临床诊疗记录甚至生命组学信息的整合与应用,将推动数据驱动的全链条、全生命周期的健康管理实践。除了依靠技术进步,促进心血管疾病的防控工作还需加强"软实力"建设,从制度上,对基层公共卫生、分级诊疗等相关政策不断完善;从人员上,对从事疾病预防的各级医护人员加强培训和支撑;从理念上,提高居民"主动健康"的意识和技能,关注儿童青少年心血管危险因素的早期干预。总之,心血管疾病病因的复杂性决定了防控工作是一项长期而艰巨的任务,在政府高度重视下,需要医疗机构、科研团体、互联网及健康相关企业、媒体等社会各方力量的广泛参与,才能更好地促进心血管病个体化预防和精准诊疗的深度融合,减轻疾病和社会经济负担,助力全民健康。

(顾东风　陈恕凤　杨学礼)

参 考 文 献

［1］GBD Causes of Death Collaborators. Global, regional, and national age-sex-specific mortality for 282 causes of death in 195 countries and territories, 1980-2017: a systematic analysis for the Global Burden of Disease Study 2017［J］. Lancet, 2018, 392(10159): 1736-1788.

［2］Institute for Health Metrics and Evaluation［EB/OL］.(2019-07-04)［2019-07-16］. https://vizhub.healthdata.org/gbd-compare. Data access 04/07/2019.

［3］ZHOU M, WANG H, ZENG X, et al. Mortality, morbidity, and risk factors in China and its provinces, 1990-2017: a systematic analysis for the Global Burden of Disease Study 2017［J］. Lancet, 2019. pii: S0140-6736(19)30427-1.

［4］国家心血管病中心. 中国心血管病报告 2018［M］. 北京:中国大百科全书出版社, 2019.

［5］国家卫生健康委员会. 中国卫生健康统计年鉴［M］. 北京:中国协和医科大学出版社, 2018.

［6］WU X, DUAN X, GU D, et al. Prevalence of hypertension and its trends in Chinese populations［J］. Int J Cardiol, 1995, 52(1): 39-44.

［7］WANG Z, CHEN Z, ZHANG L, et al. Status of Hypertension in China: Results From the China Hypertension Survey, 2012-2015［J］. Circulation, 2018, 137(22): 2344-2356.

［8］国家心血管病中心. 中国心血管病报告 2016［M］. 北京:中国大百科全书出版社, 2017.

［9］中国疾病预防控制中心. 2015 中国成人烟草调查报告［M］. 北京:人民卫生出版社, 2016.

［10］中华人民共和国卫生部. 中国吸烟危害健康报告［M］. 北京:人民卫生出版社, 2012.

［11］国家卫生计生委疾病预防控制司. 中国居民营养与慢性病状况报告(2015)［M］. 北京:人民卫生出版社, 2015.

［12］HE J, GU D, CHEN J, et al. Gender difference in blood pressure responses to dietary sodium intervention in the GenSalt study［J］. J Hypertens, 2009, 27(1): 48-54.

［13］CHEN J, GU D, HUANG J, et al. Metabolic syndrome and salt sensitivity of blood pressure in non-diabetic people in China: a dietary intervention study［J］. Lancet, 2009, 373(9666): 829-835.

［14］WANG L, GAO P, ZHANG M, et al. Prevalence and Ethnic Pattern of Diabetes and Prediabetes in China in 2013［J］. JAMA, 2017, 317(24): 2515-2523.

［15］LLOYD-JONES D M, HONG Y, LABARTHE D, et al. Defining and setting national goals for cardiovascular health promotion and disease reduction: the American Heart Association's strategic Impact Goal through 2020 and beyond［J］. Circulation, 2010, 121(4): 586-613.

［16］HAN C,LIU F,YANG X,et al. Ideal cardiovascular health and incidence of atherosclerotic cardiovascular disease among Chinese adults:the China-PAR project［J］. Sci China Life Sci,2018,61(5):504-514.

［17］GONG Q,ZHANG P,WANG J,et al. Morbidity and mortality after lifestyle intervention for people with impaired glucose tolerance:30-year results of the Da Qing Diabetes Prevention Outcome Study［J］. Lancet Diabetes Endocrinol,2019,7(6):452-461.

［18］XIE W,LI G,ZHAO D,et al. Relationship between fine particulate air pollution and ischaemic heart disease morbidity and mortality［J］. Heart,2015,101(4):257-263.

［19］EFFOE V S,CARNETHON M R,ECHOUFFO-TCHEUGUI J B,et al. The American Heart Association Ideal Cardiovascular Health and Incident Type 2 Diabetes Mellitus Among Blacks:The Jackson Heart Study［J］. J Am Heart Assoc,2017,6(6). pii:e005008.

［20］TIAN Y,LIU H,ZHAO Z,et al. Association between ambient air pollution and daily hospital admissions for ischemic stroke:A nationwide time-series analysis［J］. PLoS Med,2018,15(10):e1002668.

［21］LIU H,TIAN Y,CAO Y,et al. Fine particulate air pollution and hospital admissions and readmissions for acute myocardial infarction in 26 Chinese cities［J］. Chemosphere,2018,192:282-288.

［22］ZHAO X,SUN Z,RUAN Y,et al. Personal black carbon exposure influences ambulatory blood pressure:air pollution and cardiometabolic disease(AIRCMD-China)study［J］. Hypertension,2014,63(4):871-877.

［23］HUANG K,YANG X,LIANG F,et al. Long-Term Exposure to Fine Particulate Matter and Hypertension Incidence in China ［J］. Hypertension,2019,73(6):1195-1201.

［24］LIANG F,YANG X,LIU F,et al. Long-term exposure to ambient fine particulate matter and incidence of diabetes in China:A cohort study［J］. Environ Int,2019,126:568-575.

［25］HUANG C,MORAN A E,COXSON P G,et al. Potential Cardiovascular and Total Mortality Benefits of Air Pollution Control in Urban China［J］. Circulation,2017,136(17):1575-1584.

［26］MI Y J,ZHANG Z B,WANG H J,et al. Prevalence and secular trends in obesity among Chinese adults,1991-2011［J］. Am J Prev Med,2015,49(6):661-669.

［27］张娜,马冠生.《中国儿童肥胖报告》解读［J］. 营养学报,2017,39(6):530-534.

［28］PIERCY K L,TROIANO R P,BALLARD R M,et al. The Physical Activity Guidelines for Americans［J］. JAMA,2018,320(19):2020-2028.

［29］GONG X Y,CHEN J C,LI J X,et al. The relationship between physical activity and incident hypertension in rural Chinese［J］. Zhonghua Yu Fang Yi Xue Za Zhi,2018,52(6):615-621.

［30］US Preventive Services Task Force,CURRY S J,KRIST A H,et al. Risk Assessment for Cardiovascular Disease With Nontraditional Risk Factors:US Preventive Services Task Force Recommendation Statement［J］. JAMA,2018,320(3):272-280.

［31］中国心血管病风险评估和管理指南编写联合委员会. 中国心血管病风险评估和管理指南［J］. 中国循环杂志,2019,34(1):4-28.

［32］PIEPOLI M F,HOES A W,AGEWALL S,et al. 2016 European Guidelines on cardiovascular disease prevention in clinical practice:The Sixth Joint Task Force of the European Society of Cardiology and Other Societies on Cardiovascular Disease Prevention in Clinical Practice(constituted by representatives of 10 societies and by invited experts)Developed with the special contribution of the European Association for Cardiovascular Prevention & Rehabilitation(EACPR)［J］. Eur Heart J,2016,37(29):2315-2381.

［33］ARNETT D K,BLUMENTHAL R S,ALBERT M A,et al. 2019 ACC/AHA Guideline on the Primary Prevention of Cardiovascular Disease:A Report of the American College of Cardiology/American Heart Association Task Force on Clinical Practice Guidelines［J］. J Am Coll Cardiol,2019. pii:S0735-1097(19)33876-8.

［34］WHELTON P K,CAREY R M,ARONOW W,et al. 2017 ACC/AHA/AAPA/ABC/ACPM/AGS/APhA/ASH/ASPC/NMA/PCNA Guideline for the Prevention,Detection,Evaluation,and Management of High Blood Pressure in Adults:A Report of the American College of Cardiology/American Heart Association Task Force on Clinical Practice Guidelines［J］. Circulation,2018,138(17):e484-e594.

［35］WILLIAMS B,MANCIA G,SPIERING W,et al. 2018 ESC/ESH Guidelines for the management of arterial hypertension［J］. Eur Heart J,2018,39(33):3021-3104.

［36］《中国高血压防治指南》修订委员会 . 中国高血压防治指南 2018 年修订版［M］. 北京：人民卫生出版社，2018.

［37］DOUROS A，TÖLLE M，EBERT N，et al. Control of blood pressure and risk of mortality in a cohort of older adults：the Berlin Initiative Study［J］. Eur Heart J，2019，40（25）：2021-2028.

［38］GRUNDY S M，STONE N J，BAILEY A L，et al. 2018 AHA/ACC/AACVPR/AAPA/ABC/ACPM/ADA/AGS/APhA/ASPC/NLA/PCNA Guideline on the Management of Blood Cholesterol：A Report of the American College of Cardiology/American Heart Association Task Force on Clinical Practice Guidelines［J］. J Am Coll Cardiol，2019，73（24）：e285-e350.

［39］American Diabetes Association. Standards of Medical Care in Diabetes-2019［J］. Diabetes Care，2019，42（Suppl 1）：S1-S183.

《2018年中国高血压指南》的更新与解读

继2010年中国高血压指南之后[1]，新的中国高血压指南的修订版颁布于2018年，被称为《2018年中国高血压指南》。指南经历2年多的修订时间，出版于2019年[2]。新指南从11个方面进行修改，本文就几个重点问题进行阐述及点评。

一、高血压患者心血管风险水平分层更新

新指南在这部分分别从风险分层、心血管危险因素、靶器官损害及临床疾病几个方面做了部分的修改。

（一）风险分层方面的修改

在高血压风险分层中增加正常高值血压作为血压水平分层的一部分（表1）。这部分内容的增加，提示我们重视了正常高值这一阶段的血压与心脑血管事件发生的关系，关注了这部分血压增高患者的血压管理。

表1 血压升高患者心血管风险水平分层

其他心血管危险因素和疾病史	血压（mmHg）			
	SBP 130~139和/或DBP 85~89	SBP 140~159和/或DBP 90~99	SBP 160~179和/或DBP 100~109	SBP≥180和/或DBP≥110
无		低危	中危	高危
1~2个其他危险因素	低危	中危	中/高危	很高危
≥3个其他危险因素，靶器官损害，或CKD 3期，无并发症的糖尿病	中/高危	高危	高危	很高危
临床并发症，或CKD≥4期，有并发症的糖尿病	高/很高危	很高危	很高危	很高危

注：CKD：慢性肾脏疾病

（二）危险因素方面的修改

在危险因素方面的3个修改点，包括：①增加了被动吸烟；②血脂紊乱中将总胆固醇从2010年版的5.7mmol/L降至5.2mmol/L；③同型半胱氨酸从原来的10μmol/L上调到15μmol/L。

如何对待这种变化？如何解释这些问题？

首先讨论被动吸烟：被动吸烟往往被人忽略，被动吸烟者在不知不觉的情况下吸入了二手烟，而这种被动吸烟比吸烟者风险更大[3]，因此高血压指南中纳入被动吸烟是有重要意义的。我们也看到，近些年我国从政府到协会全面提出控烟，从环境、场所、医院和戒烟系统方面进行全面覆盖，已使被动吸烟大大减少。

其次,总胆固醇的数值降低主要与我国的血脂指南对齐,多个指南(如血压、血糖、血脂)数据、标准达到一致性也是高血压指南制定的原则之一[4]。关于同型半胱氨酸的标准存在不同的观点,目前的数值是来自于大部分专家的意见。

(三)靶器官损害方面的修改

在靶器官损害方面有两方面修订:①左室肥厚的标准将 LVMI 改至男 $\geq 115g/m^2$,女 $\geq 95g/m^2$;②颈 - 股动脉脉搏波速度(PWV)$\geq 12m/s$ 及踝 / 臂血压指数(ABI)<0.9 作为选择使用。之所以修改 LVMI 指标,是为了与全球指标保持一致性,而 PWV 以及 ABI 从必选改为选项,是因为 PWV 及 ABI 的检查不能广泛地应用于一、二级医院,其与心脑血管硬终点的关系不如血压、血脂明显。

(四)临床疾病方面的修改

在临床疾病方面增加了心房颤动。高血压是导致心房颤动最重要的原因,而心房颤动是与脑卒中密切相关的重要疾病,有效地控制房颤患者的血压和有效的抗凝已经成为脑卒中最重要的防治策略。指南中强调易发生房颤的高血压患者(合并左房扩大、左室肥厚、心功能降低),推荐使用 RAS 抑制剂(尤其是 ARB)以减少房颤的发生(Ⅱa,B)。对具有血栓栓塞危险因素的房颤患者,应按照现行指南进行抗凝治疗(Ⅰ,A)。

二、高血压患者的降压目标更新

我国高血压新指南在血压治疗的阈值和靶点方面稍有更新(特别是特殊人群部分)。新指南中指出:高血压治疗的根本目标是降低发生心脑肾及血管并发症和死亡的总危险。降压治疗的获益主要来自血压降低本身。在改善生活方式的基础上,应根据高血压患者的总体风险水平决定给予降压药物,同时干预可纠正的危险因素、靶器官损害和并存的临床疾病。在条件允许的情况下,应采取强化降压的治疗策略,以取得最大的心血管获益。

降压的靶目标及阈值

1. 一般高血压患者 应降至 <140/90mmHg(Ⅰ,A);能耐受者和部分高危及以上的患者可进一步降至 <130/80mmHg(Ⅰ,A)。

2. 老年高血压 65~79 岁的普通老年人,血压≥150/90mmHg 时推荐开始药物治疗(Ⅰ,A),≥140/90mmHg 时可考虑药物治疗(Ⅱa,B);≥80 岁的老年人,SBP≥160mmHg 时开始药物治疗(Ⅱa,B)。

3. 高血压伴脑卒中 病情稳定的脑卒中患者,血压≥140/90mmHg 时应启动降压治疗,降压目标为 <140/90mmHg(Ⅱa,B)。

4. 高血压伴冠心病 推荐 <140/90mmHg(Ⅰ,A),如能耐受,可降至 <130/80mmHg(Ⅱa,B),应注意 DBP 不宜降得过低(Ⅱb,C)。

5. 高血压合并心力衰竭 推荐的降压目标为 <130/80mmHg(Ⅰ,C)。

6. 高血压合并慢性肾病 降压目标:无白蛋白尿者为 <140/90mmHg(Ⅰ,A),有白蛋白尿者为 <130/80mmHg(Ⅱa,B)。

7. 高血压合并糖尿病 血压≥140/90mmHg 的糖尿病患者,降压目标为 <130/80mmHg(Ⅱa,B)。

8. 妊娠相关高血压 血压≥150/100mmHg 开始治疗(无妊娠子痫前期)。

关于新指南这部分的阐述,我们需重视的是:高血压的治疗需要依据血压水平的阈值,但除此之外还应当关注心血管的风险,血压和心血管相关风险的评估是我们管理血压启动降压治疗的双重要素。我国指南启动治疗的血压水平阈值及治疗靶点与欧美有所不同,我国指南没有像欧洲设定了血压的底线[5],也不同于美国指南中所有人群的血压目标都是<130/80mmHg[6],我们指南血压目标值的确定,依据了不同合并疾病及人群特点,使血压目标的控制更趋于个体化。

三、高血压的治疗

我国指南在降压药物治疗的过程中强调了基本的应用原则,现给予阐述:

1. 常用的五大类降压药物均可作为初始治疗用药,建议根据特殊人群的类型、并发症选择针对性的药物,进行个体化治疗。

2. 应根据血压水平和心血管风险选择初始单药或联合治疗。

3. 一般患者采用常规剂量;老年人及高龄老年人初始治疗时,通常应采用较小的有效治疗剂量。根据需要,可考虑逐渐增加至足剂量。

4. 优先使用长效降压药物,以有效控 24 小时血压,更有效预防心脑血管并发症发生。

5. 对血压≥160/100mmHg、高于目标血压 20/10mmHg 的高危患者,或单药治疗未达标的高血压患者应进行联合降压治疗,包括自由联合或单片复方制剂。

6. 对血压≥140/90mmHg 的患者,也可考虑起始联合治疗。

对我国新指南中高血压治疗的思考

1. 在药物的选择方面,重点强调了 5 类降压药物均可以作为高血压的基础降压药物(CCB、ACEI、ARB、β受体阻滞剂、利尿剂),不像美国 / 英国指南中将β受体阻滞剂移至四线。提示依据高血压的发病机制进行治疗,可能适用于不同的高血压人群,也提示了我国高血压治疗的多元性。

2. 联合治疗的血压目标界限放宽,不仅仅停留在上一版指南≥160/100mmHg 及高危人群启动联合方案,在新指南增加了血压≥140/90mmHg 的患者也可考虑起始联合治疗,特别提出了固定复方的应用。提示我国目前更强调早期达标理念。

3. 对老年和高龄老年人的高血压患者,我国指南仍更重视患者的安全性,并没有按照美国指南不论年龄多高,合并什么疾病都一刀切,血压一律都 <130/80mmHg。尽管有些证据已显示,血压 <130mmHg 时可看到心血管复合终点的降低,但也确实看到不良事件在血压低的患者中明显上升。因此,我国指南在老年高血压治疗部分强调,老年高血压药物治疗要依据不同年龄和虚弱程度以及是否能耐受来确定个体的治疗目标。

四、高血压伴多重危险因素的管理

新版中国高血压指南在高血压相关危险方面给予了重要的描述,对多重危险因素的重要强调点包括:

(一) 高血压患者的血脂调整

指南里提到:高血压伴血脂异常的患者,应在治疗性生活方式改变的基础上,积极降压治疗以及适度降脂治疗。对 ASCVD 风险低中危患者,当严格实施生活方式干预 6 个月后,血脂水平不能达到目标值者,则考虑药物降脂治疗。对 ASCVD 风险中危以上的高血压患者,应立即启动他汀治疗。采用中等强度他汀类治疗(Ⅰ,A),必要时采用联合降胆固醇药物治疗。

(二) 高血压患者的血糖管理

血糖控制目标:HbA1c<7%;空腹血糖 4.4~7.0mmol/L;餐后 2 小时血糖或高峰值血糖

<10.0mmol/L。容易发生低血糖、病程长、老年人、并发症多的患者,血糖控制目标可以适当放宽。

对明确糖尿病的高血压患者提出了血压治疗的原则:①大多数 2 型糖尿病患者,首选二甲双胍。②体重偏瘦或单用二甲双胍不能有效控制血糖者,改用或加用磺脲类或格列奈类降糖药或二肽基肽酶 -4(DPP-4)抑制剂、α 糖苷酶抑制剂。③新型钠 - 葡萄糖协同转运蛋白 2(SGLT2)抑制剂或 GLP-1 受体激动剂,除了能有效降低血糖,还有轻度降低 SBP 和减轻体重的作用。近期临床试验显示,SGLT2 类药物恩格列净和 GLP-1 受体激动剂利拉鲁肽,能够降低心血管死亡率。

(三)高血压抗血小板药物的使用

高血压伴有缺血性心脑血管病的患者,推荐进行抗血小板治疗(Ⅰ,A)。高血压患者应积极抗血小板治疗,建议:

1. 高血压合并 ASCVD 患者,需应用小剂量阿司匹林(ASA)(100mg/d)进行长期二级预防。

2. 合并血栓症急性发作,如急性冠状动脉综合征、缺血性脑卒中或短暂性脑缺血、闭塞性周围动脉粥样硬化症时,应按相关指南的推荐使用。

3. ASA 合用 1 种 P2Y$_{12}$ 受体抑制剂。P2Y$_{12}$ 受体抑制剂选择包括氯吡格雷和替格瑞洛,通常在急性期使用。

4. 抗血小板治疗对心脑血管疾病一级预防的获益主要体现在高危人群,如高血压伴糖尿病、高血压伴慢性肾病、50~69 岁心血管高风险者(10 年心血管总风险≥10% 或高血压合并 3 项及以上其他危险因素),可用小剂量 ASA(75~150mg/d)进行一级预防。ASA 不能耐受者可应用氯吡格雷(75mg/d)代替。

高血压患者长期应用 ASA 应注意:①需在血压控制稳定(<150/90mmHg)后开始应用;②肠溶 ASA 建议空腹服用以减少胃肠道反应;③服用前有发生消化道出血的高危因素,如消化道疾病(溃疡病及其并发症史)、65 岁以上、同时服用皮质类固醇、抗凝药或非甾体类抗炎药等,应采取预防措施,包括筛查与治疗幽门螺杆菌感染、预防性应用质子泵抑制剂以及采用合理联合抗栓药物的方案等;④合并活动性胃溃疡、严重肝病、肾衰、出血性疾病者需慎用或停用 ASA;⑤服用 ASA 出现严重胃肠出血者停用 ASA,按出血相关路径处理,轻者可加用 PPI 治疗。

(四)高血压伴高同型半胱氨酸的管理

林县营养干预研究和 CSPPT 研究表明,补充叶酸可降低首发脑卒中事件的风险。建议高血压伴同型半胱氨酸升高的患者适当补充新鲜蔬菜水果,必要时补充叶酸(Ⅱa,B)。

以上与心血管风险相关的重要危险因素与高血压并存时则会大大地增加危险,降压的同时管理好上述危险因素具有重要的意义。这里强调了高血压伴动脉粥样硬化性心血管病(ASCVD)一级预防人群的理想胆固醇水平应为 LDL-C<2.6mmol/L(非 HDL-C<3.4mmol/L)和对有糖尿病高血压患者的血糖控制目标。在高血压的一级预防中强调了阿司匹林的应用以及注意点,也强调高血压伴高同型半胱氨酸的风险时补充叶酸的意义和重要性。以上这些都是我国高血压指南的特色。

五、小　结

2018 中国高血压指南是具有中国自己特色的一版指南,依据我国高血压特点,在危险因素、血压目标、药物治疗以及高血压多种危险因素综合控制方面的修改更引人注目,与国外指南相比特色更多一些,我们希望能在临床实践中更多发挥指南的引领作用,使高血压指南作为血压管理、改善心脑血管疾病的指导性文件并能更规范的落地。

(孙宁玲)

参 考 文 献

[1] 中国高血压防治指南修订委员会.中国高血压防治指南 2010 [J].中华高血压杂志,2011,19(8):701-743.

[2] 中国高血压防治指南修订委员会,高血压联盟(中国),中华医学会心血管病学分会,等.中国高血压防治指南(2018年修订版)[J].心脑血管病防治,2019,19(1):1-44.

[3] MALEK A M,CUSHMAN M,LACKLAND D T,et al. Secondhand Smoke Exposure and Stroke:The Reasons for Geographic and Racial Differences in Stroke(REGARDS)Study [J]. AmJ Prev Med,2015,49(6):e89-e97.

[4] 诸骏仁,高润霖,赵水平,等.中国成人血脂异常防治指南(2016 年修订版)[J].中国循环杂志,2016,31(10):937-953.

[5] WILLIAMS B,MANCIA G,SPIERING W,et al. 2018 ESC/ESH Guidelines for the management of arterial hypertension [J]. Eur Heart J,2018,39(33):3021-3104.

[6] WHELTON P K,CAREY R M,ARONOW W S,et al. 2017 ACC/AHA/AAPA/ABC/ACPM/AGS/APhA/ASH/ASPC/NMA/PCNA Guideline for the Prevention,Detection,Evaluation,and Management of High Blood Pressure in Adults:A Report of the American College of Cardiology/American Heart Association Task Force on Clinical Practice Guidelines [J]. Hypertension,2018,71(6):e13-e115.

大气颗粒物污染与动脉粥样硬化和急性心肌梗死的研究进展

目前,心血管疾病是世界上引起死亡、威胁人类健康的主要原因[1]。世界卫生组织《2014年全球非传染性疾病现状报告》显示,心血管疾病成为全球范围内非传染性疾病死亡的首要原因,每年造成1 750万人死亡,约占所有非传染性疾病死亡的50%[2]。《中国心血管病报告2014》也指出:我国心血管疾病持续高发,每年约有350万人死于此病,在农村占居民疾病死亡构成的44.8%,在城市为41.9%,居各种疾病之首[3]。根据《中国心血管病报告2017》[5],2002—2015年我国急性心肌梗死死亡率总体呈上升态势,从2005年开始,急性心肌梗死死亡率呈现快速上升趋势。2010年第六次人口普查数据显示,2013年中国15岁以上人群的缺血性心脏病的患病人数为11 396 104人,60岁以上人群缺血性心脏病患病率为27.8‰。

大气污染物,尤其是颗粒物污染,与心血管疾病的发病和死亡具有密切相关[5,6]。可吸入颗粒物(particulate matter,PM)(直径<10μm,PM_{10})和细颗粒物(直径<2.5μm,$PM_{2.5}$)的长期暴露,对心血管事件的发病和病死均有影响。根据世界卫生组织的估算,全球每年有将近8 000 000例残疾及800 000例死亡事件与颗粒物的暴露有关,全球疾病负担将空气污染列为致残、致死的重要原因之一[7]。随着工业化和城市化的发展,燃料燃烧和机动车尾气排放使空气污染呈现了更复杂的污染特征,尤其是部分发展中国家,空气污染情况更为严重,引发广泛的健康问题。

一、大气污染物的分类和来源

大气污染物是在人类活动或自然过程中排入大气的物质,它们对人体和环境产生有害影响,这些物质可以是气体、固体或液体悬浮物等,是多种成分的复杂混合物,主要成分包括颗粒污染物如$PM_{2.5}$、PM_{10}等,气体污染物如二氧化硫(SO_2)、二氧化氮(NO_2)、一氧化碳(CO)、臭氧(O_3)等。一些污染物是在燃烧过程中直接形成的,而另一些污染物则是通过太阳紫外线辐射和光化学反应后形成的。燃煤尘、交通道路扬尘、机动车尾气尘、工业过程粉尘、建筑扬尘等是颗粒物的主要来源。另外,一些工厂如化工、冶炼、建材等的生产运行也会产生大量的固体污染颗粒。燃煤形成的SO_2是大气中SO_2的主要来源,占大气中SO_2总量的80%~90%,它主要产生于燃煤电厂、工业锅炉、工业窑炉、交通工具及生活民用行业。NO_2除自然来源外,主要来自于燃料的燃烧、汽车尾气。此外,工业生产过程也可产生一些NO_2,据估计,全世界人为污染每年排出的氮氧化物大约为5 300万吨。

二、大气颗粒物污染对颈动脉内膜中层厚度的影响

(一)$PM_{2.5}$、PM_{10}与颈动脉内膜中层厚度(carotid intima-media thickness,CIMT)

动脉粥样硬化可以波及主动脉、冠状动脉和大脑动脉,可以是慢性也可以是急性过程,

可以产生管腔闭塞和斑块破裂等严重后果,是冠心病和脑卒中的主要病理过程。流行病学研究表明,与受血压变化影响的脉搏波传播速度和增强指数相比,CIMT 的短期变化很小,容易被测量,容易被重复[9]。通过 CIMT 来测定动脉粥样硬化程度,预测人群发生心血管疾病的风险。美国开展的相关研究较多,并建有一个多种族动脉粥样硬化队列,2000—2002 年对美国 6 个大城市的 5 488 例参与者进行了研究,分析 PM$_{2.5}$ 及其化学成分与 CIMT 的相关性,结果显示,当 PM$_{2.5}$ 及其化学成分(硫、硅、有机碳)的水平升高一个四分位间距时,CIMT 分别增加 21.7μm(95%CI –24.6~68.0)、22μm(95%CI 14.0~31.0)、6μm(95%CI 0~12.0)和 26μm(95%CI 19.0~34.0)[9];2000—2002 年,以相同队列人群为基础的一项包含 6 256 例参与者的研究发现,PM$_{2.5}$ 浓度升高一个四分位间距时,CIMT 增加了 14.7μm(95%CI 9.0~20.5)[10];2000—2005 年,一项有 5660 例参与者的研究得出与上述相似的结果[11]。此外,一些没有利用多种族动脉粥样硬化队列的研究也得到相似的结果,如 1994—2006 年在洛杉矶开展的室外空气质量与亚临床动脉粥样硬化的研究[12];1998—2003 年长期 PM$_{2.5}$ 暴露和 CIMT 相关性的研究[13]。但是,2007—2009 年在美国开展的一项研究,纳入了 861 例南加利福尼亚大学的学生,分析他们幼年时期的空气污染暴露和成年后 CIMT 的关系,结果未发现幼年时期的 PM$_{2.5}$、PM$_{10}$ 水平与 CIMT 相关[14]。

在欧洲也进行了很多相关研究。1997—2009 年,以欧洲现有的四个队列为基础,在瑞典、德国、西班牙开展了一项涵盖 9 183 例参与者的研究,分别分析了四个队列人群中 PM$_{2.5}$ 与 CIMT 的关系,并将四个队列的结果进行 Meta 分析,结果发现 CIMT 随着 PM$_{2.5}$ 暴露浓度的升高而增加,PM$_{2.5}$ 升高 5μg/m³,CIMT 增加 0.72%(95%CI –0.65~2.10),但 PM$_{10}$ 与 CIMT 的相关性在研究中未发现[15]。而 2003—2005 年在伦敦进行的另一项由 2348 例公务员参与的研究发现,PM$_{10}$ 暴露和 CIMT 的增加具有相关性,结果显示,参与者住所附近的 PM$_{10}$ 浓度增加 5.2μg/m³,CIMT 将增加 5.0%(95%CI 1.9~8.3)[16]。在德国的一项研究中,PM$_{2.5}$、PM$_{10}$ 分别升高 4.2μg/m³ 和 6.7μg/m³ 时,参与者的 CIMT 分别增加 4.3%(95%CI 1.9~6.7)和 1.7%(95%CI –0.7~4.1)[17]。但 1999—2000 年,荷兰的一项针对青年人的研究却未发现 PM$_{2.5}$ 和 CIMT 的相关性[18]。

近年来,亚洲也开始关注大气颗粒物污染对亚临床动脉粥样硬化的影响,但相对于欧美发达国家,开展的研究尚少,纳入的人群也较局限。2009—2011 年在中国台湾进行了一项研究,纳入 689 例年龄在 35~65 岁的中年人,测量参与者在一年中与交通相关污染物的个体暴露情况,并分析其与 CIMT 的关系。结果发现,与交通相关的颗粒物暴露和参与者的亚临床动脉粥样硬化具有相关性,PM$_{10}$ 浓度和 PM$_{2.5}$ 吸收度分别升高 10μg/m³ 和 1.0 × 10^{-5}/m^{-1} 时,左侧 CIMT 分别增加 3.72%(95%CI 0.32~7.11)和 4.23%(95%CI 0.32~8.13)[19]。

(二)大气颗粒物与颈动脉内膜中层厚度研究的亚组分析

随着研究的深入,针对性别、年龄、受教育程度和社会经济地位等的不同,大气颗粒物污染对颈动脉内膜中层厚度的影响也不完全一样,分组分析也相继涌出。欧美的一些研究证实,女性 PM$_{2.5}$ 暴露对 CIMT 的效应更明显[11,13,18]。这样的结果说明,性别可能会影响颗粒物与 CIMT 的相关性。其中的一个原因可能是雄性激素的分泌,与年轻男性相比,雄性激素较少的老年男性动脉粥样硬化的风险更高[19];另一个原因可能是女性比男性的气道反应性略高,因此在女性中可能更容易发现剂量 - 反应关系[20]。虽然上述研究显示,颗粒物的效应在女性中更大,但性别的效应修饰仍不确定,还需要更多的研究来证实。

针对受教育水平而言,与高学历参与者相比,低学历参与者可能更易受到颗粒物暴露的影响,2000—2005年美国的一项研究就得出了这样的结果[11]。受教育程度作为社会经济地位的间接估量标准,可能通过多种途径影响了颗粒物暴露的健康效应:①由于较差的居住和工作环境,低教育水平参与者更容易住在交通干道附近,暴露于多种大气污染物。研究证实,不管是个体水平还是区域水平,经济地位较低的人所处环境的空气质量较差[21]。②大多数低学历人群没有条件获得足够的不饱和脂肪酸、维生素等可以抑制颗粒物不良效应的营养物质[22]。③社会经济水平低的人群可能伴有更多的基础疾病且接受的治疗较差,因此对大气污染相关健康危害的易感性高。但也有一些流行病学研究未发现两者效应的差别[12,18]。

一些研究报道,接受降脂治疗的参与者PM$_{2.5}$对CIMT的效应更强[12,13]。此结果与高脂血症兔子研究中得到的颗粒物暴露对动脉粥样硬化影响的结果相符[23],高脂血症兔子的实验研究发现,肺泡巨噬细胞内的颗粒物数量和动脉粥样硬化有关联。但另一些研究的结果与此相反[11]。为了阐明血脂和他汀类药物治疗的关系,未来的研究可以在有家族高脂血症的参与者中进行。

(三)交通相关暴露

研究发现,居住在交通干道附近会暴露于高水平交通相关废气的排放,如超微颗粒物和其他高氧化还原污染物,特别是柴油机微粒[24]。尽管如此,CIMT或其他动脉粥样硬化标志物与交通距离的相关性仍不确定。Perez等[15]提出,参与者的住址靠近交通主干道和CIMT的增加不具有相关性。Künzli等[12]的研究显示,与远离交通参与者相比,距离交通100m内的参与者CIMT的年增加值为5.5μm(95%CI 0.13~10.79),但距离高速公路100m内或距离主干道50m内参与者的CIMT年增加值为1.6μm(95%CI –0.15~3.42),差异均无统计学意义。Lenters等[18]研究发现,交通指标(交通距离、交通密度)和CIMT无相关性,且Gan等[25]也得到了相似的结果。而其他研究观察到,CIMT与生物燃料的燃烧[26]、交通相关大气污染物的排放[27]呈正相关。Rivera等[27]报道,二氧化氮增加25μg/m^3、最近道路交通强度(15 000辆/天)和100m内的交通负荷(7 200 000辆/天)对应的CIMT增加百分数分别为0.56%(95%CI –1.5~2.6)、2.32%(95%CI 0.48~4.17)和1.91%(95%CI –0.24~4.06)。Armijos等[28]研究了儿童长期大气污染物暴露和CIMT的关系,结果显示,与居住在交通道路200m以外的儿童相比,距道路100m以内儿童的平均CIMT和最大CIMT增加的百分数分别为15%和11%(P=0.000 1)。

三、大气污染物与急性心肌梗死的流行病学研究

(一)大气污染物长期暴露与急性心肌梗死风险

目前,大气污染物长期暴露对急性心肌梗死发生风险影响的研究相对少,其中较有代表性的是在欧洲进行的一项研究,11组队列人群,进行了平均11.5年的随访,结果发现,当PM$_{2.5}$浓度升高5μg/m^{3}时,冠脉事件的风险可增加13%;当PM$_{10}$浓度升高10μg/m^{3}时,冠脉事件的风险增加12%[29]。另一项在美国36个大城市进行的研究,对65 893名绝经后妇女进行了平均6年的随访,结果显示PM$_{2.5}$浓度每升高10μg/m^3,心血管事件发生风险增加24%(95%CI 1.09%~1.41%[30])。亚洲城市也进行过相关研究,在韩国首尔,研究者对136 094名18岁以上没有心脏基础疾病的人群进行了平均7年的随访,结果发现,当PM$_{2.5}$浓度升高1μg/m^{3}时,主要心血管事件的风险比为1.36(95%CI 1.29~1.43)。此外,其他污染物PM$_{2.5}$~PM$_{10}$、CO、SO$_2$和NO$_2$浓度的升高也可增加急性心肌梗死的风险[31]。Madrigano等在伍斯特心脏病发作研究的基础上,在1995—2003年对马萨诸塞州大伍斯特市的心肌梗死

发病率变化进行了调查,研究纳入了4 467例急性心肌梗死确诊病例及9 072例对照,结果发现 $PM_{2.5}$ 升高一个四分位间距(0.59μg/m³)浓度时,急性心肌梗死发生风险增加16%(95%CI 4%~29%)[32]。由于大气污染物的暴露过程是慢性、终生性的,因此它持续性的长期健康危害需要引起重视。有既往研究显示,与 $PM_{2.5}$ 短期暴露相比,在 $PM_{2.5}$ 高暴露地区长期居住的居民,发生急性心肌梗死的风险要高出5~10倍[33]。大气污染物的长期效应需要更多的研究。

(二) 大气污染物短期暴露与急性心肌梗死风险

近二十年,大气污染物短期暴露对心血管疾病不利影响的证据大幅增加。Mustafié 等将大气污染物短期暴露与急性心肌梗死风险的相关性做了meta分析,共纳入了17篇运用时间序列或病例对照的方法进行研究的文献[34]。将污染物($PM_{2.5}$、PM_{10}、NO_2、SO_2、O_3)浓度统一标准化为升高10μg/m³,CO标准化为升高1mg/m³,结果发现, $PM_{2.5}$、PM_{10}、NO_2、SO_2、CO 的浓度升高可增加急性心肌梗死的发生风险,RR值分别为1.025(95%CI 1.015~1.03)、1.006 (95%CI 1.002~1.009)、1.011(95%CI 1.006~1.016)、1.010(95%CI 1.003~1.017) 和1.048(95%CI 1.026~1.070),效应最强的是 CO 和 $PM_{2.5}$。交通相关的大气污染物是与现代社会高度相关,是现代城市大气污染的主要来源之一。氮氧化物是与交通相关污染物的重要组成部分,Marius 等证明了氮氧化物浓度的快速升高可导致急性心肌梗死的风险增加,当24小时内的 NO_X 浓度升高20mg/m³ 时,急性心肌梗死的风险可增加121%,当24小时内的 NO_2 浓度升高8mg/m³ 时,急性心肌梗死的风险可增加73%[35]。污染较严重的发展中国家最近也进行了相关研究,中国26个城市进行的一项病例对照研究中,探讨了 $PM_{2.5}$ 与急性心肌梗死发病的相关性,研究中纳入了106 467例急性抬高型心肌梗死患者和12 719例急性非ST段抬高型急性心肌梗死患者,结果显示,lag2、lag3、lag4及lag0~5天的 $PM_{2.5}$ 升高一个四分位间距(47.5μg/m³)浓度时,急性ST段抬高型心肌梗死发生风险分别升高0.6%(95%CI 0.1%~1.1%)、0.8%(95%CI 0.3%~1.3%)、0.6%(95% CI 0.1%~1.1%) 和0.9%(95% CI 0~1.8%)[36]。2014—2015年在中国14个城市进行的大气污染物与急性心肌梗死住院率的研究显示, PM_{10}、SO_2、NO_2、CO 每升高一个四分位间距的浓度时,急性心肌梗死的住院风险分别增加0.8%(95%CI 0.1%~1.6%)、2.0%(95%CI 1.2%~2.9%)、2.2%(95%CI 1.4%~3.1%) 和 1.1%(95%CI 0.4%~1.8%)[37]。

四、颗粒物暴露对于健康影响的机制

大气污染物影响心血管疾病的病理生理学机制主要有3种途径,首先,大气污染物进入肺泡后,触发肺组织的氧化应激反应和炎症反应,继而向血液中释放大量的致炎因子和促血栓物质。其次,污染物或其成分也可以直接进入血液循环,从而诱发血液中的氧化应激反应和炎症反应,释放致炎因子和促血栓物质。此外,颗粒物中的超微颗粒物、可溶性金属及有机化合物可以导致血管收缩、内皮功能紊乱、活性氧增多、血压升高、动脉粥样硬化、血小板反应增强等[14-19]。大气污染物可以引起人体自主神经系统失调,交感神经反应增强,副交感神经反应减弱,继而导致血管收缩、内皮功能紊乱、活性氧增多、血压升高、血小板反应增强、心率变异性下降、心率加快以及心律失常风险增加,造成这些影响的潜在机制尚不清楚,除了大气污染物可能激活肺部神经反射弧外,还可能是污染物影响心脏离子通道或增强的全身炎症状态[20]。

五、大气颗粒物污染的严重性及其预防措施

大气污染在我国的形势极为严峻,它对人类健康的危害及其所带来的疾病负担都十分巨大。全国环境质量状况公报显示,2015 年在京津冀、长三角、珠三角等重点区域地级城市及直辖市、省会城市和计划单列市的 74 个城市中,共发生 1 710 天次重度及以上污染,占 2015 年全国的 44.1%[38],其中京津冀及周边地区(含山西、山东、内蒙古和河南)是全国空气重污染高发地区,首要污染物为 $PM_{2.5}$,其平均浓度为 77μg/m³(超过国家二级标准的 1.20 倍),其次是 PM_{10} 和臭氧。

人体健康的危险因素与社会公共卫生的相关性,不仅取决于这个危险因素对个体的相对风险大小,还与它在人群中存在的普遍性有关。大气污染物的暴露范围是全人群,即使它所增加的个体心血管病相对风险不多,也会有很高的公共健康风险。因此,与一些已被广泛接受的危险因素(如大量饮酒、抽烟等)相比,大气污染所带来的人群心血管病风险是不容忽视的。

据世界卫生组织预测,大气污染可导致世界范围内 300 万人/年的过早死亡[39]。2015 年发表的一篇关于大气污染和心血管疾病的文章显示,大气污染物水平的降低可能减轻对心血管健康的不利影响[40]。2016 年杭州 G20 峰会期间,空气质量得到改善,急性心肌梗死的入院人数有所减少[41]。

减少大气污染及其对心血管健康危害需要个人和政府的共同努力。对于个体,尤其是患有心血管基础疾病的个体来说,在污染严重的天气应尽量减少室外活动并使用室内空气净化器[42],避免在车流量大的道路附近步行和骑车[43]。饮食方面,食用一些特定的具有抗氧化作用的食物,如西蓝花、卷心菜、菜花、甘蓝等,对大气污染的不利健康影响有一定抵抗作用[44]。同时,控制体重,进行适度锻炼,戒烟戒酒,严格控制血压、血脂、血糖等冠状动脉粥样硬化性心脏病的危险因素,从而预防心脑血管疾病的发生和发展。对医疗服务提供者和高危人群进行大气污染健康危害的广泛宣传和教育。

政府需要加强对污染物来源和排放的监管、控制,降低污染水平,从而减少空气污染对人类健康的危害。例如制定相关控制污染物排放的法律法规,对重度污染化工企业进行停业整顿,减少工业排放;限制汽车出行,设置单双号出行,以减少汽车尾气排放。空气质量监测部门应将可靠的空气质量数据进行实时播报,以便告知和提醒人们。

六、小结与展望

大气污染对健康的不利影响得到越来越多的认知和关注。目前认为,大气颗粒物污染可导致动脉粥样硬化的风险增加,其可能途径有炎症反应、氧化应激反应和自主神经功能失调等有关。环境健康人群流行病学分析,为政府制定空气质量标准提供了依据,并为节能减排环境政策提供支持,同时也可使更多的人了解空气污染对健康的危害,学会应对重污染事件的防护措施,以降低健康危害。

虽然有关颗粒物暴露和动脉粥样硬化、心肌梗死等的研究已经取得了一定进展,但现有研究仍存在一些问题,未来需要开展更多研究来探讨:①现有研究大多集中在欧美发达国家,在亚洲尤其是空气污染较严重的发展中国家开展较少。因此,不同种族以及不同污染物的基础暴露水平是否会导致不同的研究结果尚不明确。②根据现有测量技术和结果分析方法,CIMT 是通过 B 超成像后经自动数据处理系统得出。其中,有些研究使用右侧颈总动脉

内膜中层厚度平均值,有些研究使用左、右侧颈总动脉最大 CIMT 内膜中层厚度的平均值,还有些研究使用多个可用的最大内膜中层厚度的平均值,而测量的最佳部位和最佳使用数值仍不清楚,所以需进一步的研究来验证。③目前的流行病学研究,很多颗粒物暴露未监测到个体水平。若使用土地利用回归模型可得到个体化暴露浓度,这样会更大程度地减少污染物暴露的误差。④在统计过程中尚存在潜在的未被发现的混杂因素(如纬度、噪声、颗粒物化学成分、污染物之间的相互作用等),它们均可能导致研究结果的偏倚,故今后的研究应尽量获取相关数据并进行混杂因素调整和潜在混杂因素的进一步发掘。⑤大气污染物对心肌梗死风险长期效应的研究较少,需要长时间随访队列研究来支持。

(范中杰　刘啸乐)

参 考 文 献

[1] SALOMON J A,VOS T,MURRAY C J. Disability weights for vision disorders in Global Burden of Disease study-Authors' reply [J]. Lancet,2013,381(9860):23-24.

[2] MENDIS S,DAVIS S,NORRVING B. Organizational update:the world health organization global status report on noncommunicable diseases 2014:one more landmark step in the combat against stroke and vascular disease [J]. Stroke, 2015,46(5):e121-e122.

[3] 陈伟伟,高润霖,刘力生,等.《中国心血管病报告 2014》概要[J]. 中国循环杂志,2015,30(7):617-621.

[4] 陈伟伟,高润霖,刘力生,等.《中国心血管病报告 2017》概要[J]. 中国循环杂志,2018,33(1):1-8.

[5] LIANG R,ZHANG B,ZHAO X,et al. Effect of exposure to PM2.5 on blood pressure:a systematic review and meta-analysis[J]. J Hypertens,2014,32(11):2130-2140,discussion 2141.

[6] ZHAO X,SUN Z,RUAN Y,et al. Personal black carbon exposure influences ambulatory blood pressure:air pollution and cardiometabolic disease(AIRCMD-China)study [J]. Hypertension,2014,63(4):871-877.

[7] LIM S S,VOS T,FLAXMAN A D,et al. A comparative risk assessment of burden of disease and injury attributable to 67 risk factors and risk factor clusters in 21 regions,1990-2010:a systematic analysis for the Global Burden of Disease Study 2010 [J]. Lancet,2012,380(9859):2224-2260.

[8] KUNZLI N,PEREZ L,VON KLOT S,et al. Investigating air pollution and atherosclerosis in humans:concepts and outlook [J]. Prog Cardiovasc Dis,2011,53(5):334-343.

[9] KIM S Y,SHEPPARD L,KAUFMAN J D,et al. Individual-level concentrations of fine particulate matter chemical components and subclinical atherosclerosis:a cross-sectional analysis based on 2 advanced exposure prediction models in the multi-ethnic study of atherosclerosis [J]. Am J Epidemiol,2014,180(7):718-728.

[10] SUN M,KAUFMAN J D,KIM S Y,et al. Particulate matter components and subclinical atherosclerosis:Common approaches to estimating exposure in a Multi-Ethnic Study of Atherosclerosis cross-sectional study [J]. Environ Health,2013,12:39.

[11] ADAR S D,SHEPPARD L,VEDAL S,et al. Fine Particulate Air Pollution and the Progression of Carotid Intima-Medial Thickness:A Prospective Cohort Study from the Multi-Ethnic Study of Atherosclerosis and Air Pollution [J]. PLoS Medicine,2013,10(4):e1001430.

[12] KÜNZLI N,JERRETT M,GARCIA-ESTEBAN R,et al. Ambient air pollution and the progression of atherosclerosis in adults [J]. PLoS ONE,2010,5(2):e9096.

[13] KUNZLI N,JERRETT M,MACK W J,et al. Ambient air pollution and atherosclerosis in Los Angeles [J]. Environ Health Perspect,2005,113(2):201-206.

[14] BRETON C V,WANG X,MACK W J,et al. Childhood air pollutant exposure and carotid artery intima-media thickness in young adults [J]. Circulation,2012,126(13):1614-1620.

[15] PEREZ L,WOLF K,HENNIG F,et al. Air Pollution and Atherosclerosis:A Cross-Sectional Analysis of Four European Cohort Studies in the ESCAPE Study [J]. Environ Health Perspect,2015.

[16] TONNE C,YANOSKY J D,BEEVERS S et al. PM mass concentration and PM oxidative potential in relation to carotid intima-media thickness [J]. Epidemiology,2012,23(3):486-494.

［17］BAUER M,MOEBUS S,MOHLENKAMP S,et al. Urban particulate matter air pollution is associated with subclinical atherosclerosis:results from the HNR (Heinz Nixdorf Recall) study［J］. J Am Coll Cardiol,2010,56(22):1803-1808.

［18］LENTERS V,UITERWAAL C S,BEELEN R,et al. Long-term exposure to air pollution and vascular damage in young adults［J］. Epidemiology,2010,21(4):512-520.

［19］SU T C,HWANG J J,SHEN Y C,et al. Carotid Intima-Media Thickness and Long-Term Exposure to Traffic-Related Air Pollution in Middle-Aged Residents of Taiwan:A Cross-Sectional Study［J］. Environ Health Perspect,2015,123(8):773-778.

［20］KAN H,LONDON S J,CHEN G,et al. Season,sex,age,and education as modifiers of the effects of outdoor air pollution on daily mortality in Shanghai,China:The Public Health and Air Pollution in Asia (PAPA) Study［J］. Environ Health Perspect,2008,116(9):1183-1188.

［21］CHOI G,HEO S,LEE J T. Assessment of environmental injustice in Korea using synthetic air quality index and multiple indicators of socioeconomic status:A cross-sectional study［J］. J Air Waste Manag Assoc,2016,66(1):28-37.

［22］ROMIEU I,TELLEZ-ROJO M M,LAZO M,et al. Omega-3 fatty acid prevents heart rate variability reductions associated with particulate matter［J］. Am J Respir Crit Care Med,2005,172(12):1534-1540.

［23］GOTO Y,HOGG J C,SHIH C H,et al. Exposure to ambient particles accelerates monocyte release from bone marrow in atherosclerotic rabbits［J］. Am J Physiol Lung Cell Mol Physiol,2004,287(1):L79-L85.

［24］KIM H H,LEE C S,YU S D,et al. Near-Road Exposure and Impact of Air Pollution on Allergic Diseases in Elementary School Children:A Cross-Sectional Study［J］. Yonsei Med J,2016,57(3):698-713.

［25］GAN W Q,ALLEN R W,BRAUER M,et al. Long-term exposure to traffic-related air pollution and progression of carotid artery atherosclerosis:A prospective cohort study［J］. BMJ Open,2014,4(4):e004743.

［26］PAINSCHAB M S,DAVILA-ROMAN V G,GILMAN R H,et al. Chronic exposure to biomass fuel is associated with increased carotid artery intima-media thickness and a higher prevalence of atherosclerotic plaque［J］. Heart,2013,99(14):984-991.

［27］RIVERA M,BASAGANA X,AGUILERA I,et al. Association between long-term exposure to traffic-related air pollution and subclinical atherosclerosis:the REGICOR study［J］. Environ Health Perspect,2013,121(2):223-230.

［28］ARMIJOS R X,WEIGEL M M,MYERS O B,et al. Residential exposure to urban traffic is associated with increased carotid intima-media thickness in children［J］. J Environ Public Health,2015,2015:713540.

［29］CESARONI G,FORASTIERE F,STAFOGGIA M,et al. Long term exposure to ambient air pollution and incidence of acute coronary events:prospective cohort study and meta-analysis in 11 European cohorts from the ESCAPE Project［J］. BMJ,2014,348:f7412.

［30］MILLER K A,SISCOVICK D S,SHEPPARD L,et al. Long-term exposure to air pollution and incidence of cardiovascular events in women［J］. N Engl J Med,2007,356(5):447-458.

［31］KIM H,KIM J,KIM S,et al. Cardiovascular Effects of Long-Term Exposure to Air Pollution:A Population-Based Study With 900 845 Person-Years of Follow-up［J］. J Am Heart Assoc,2017,6(11). pii:e007170.

［32］MADRIGANO J,KLOOG I,GOLDBERG R,et al. Long-term exposure to PM2.5 and incidence of acute myocardial infarction［J］. Environ Health Perspect,2013,121(2):192-196.

［33］CLAEYS M J,RAJAGOPALAN S,NAWROT T S,et al. Climate and environmental triggers of acute myocardial infarction［J］. Eur Heart J,2017,38(13):955-960.

［34］MUSTAFIC H,JABRE P,CAUSSIN C,et al. Main air pollutants and myocardial infarction:a systematic review and meta-analysis［J］. JAMA,2012,307(7):713-721.

［35］RASCHE M,WALTHER M,SCHIFFNER R,et al. Rapid increases in nitrogen oxides are associated with acute myocardial infarction:A case-crossover study［J］. Eur J Prev Cardiol,2018,25(16):1707-1716.

［36］LIU H,TIAN Y,CAO Y,et al. Fine particulate air pollution and hospital admissions and readmissions for acute myocardial infarction in 26 Chinese cities［J］. Chemosphere,2018,192:282-288.

［37］LIU H,TIAN Y,XIANG X,et al. Air Pollution and Hospitalization for Acute Myocardial Infarction in China［J］. Am J Cardiol,2017,120(5):753-758.

［38］2015年中国环境状况公报(摘录)［J］.环境保护,2017,45(11):35-47.

［39］MILLS N L,DONALDSON K,HADOKE P W,et al. Adverse cardiovascular effects of air pollution［J］. Nat Clin Pract

Cardiovasc Med,2009,6(1):36-44.

[40] MORISHITA M,THOMPSON K C,BROOK R D. Understanding Air Pollution and Cardiovascular Diseases:Is It Preventable? [J]. Curr Cardiovasc Risk Rep,2015,9(6).pii:30.

[41] WANG M W,CHEN J,CAI R. Air quality and acute myocardial infarction in adults during the 2016 Hangzhou G20 summit [J]. Environ Sci Pollut Res Int,2018,25(10):9949-9956.

[42] LAUMBACH R,MENG Q,KIPEN H. What can individuals do to reduce personal health risks from air pollution? [J]. J Thorac Dis,2015,7(1):96-107.

[43] RAJAGOPALAN S,BROOK R D. THE INDOOR-OUTDOOR AIR-POLLUTION CONTINUUM AND THE BURDEN OF CARDIOVASCULAR DISEASE:AN OPPORTUNITY FOR IMPROVING GLOBAL HEALTH [J]. Glob Heart,2012,7(3):207-213.

[44] SCHWAB U,LAURITZEN L,THOLSTRUP T,et al. Effect of the amount and type of dietary fat on cardiometabolic risk factors and risk of developing type 2 diabetes,cardiovascular diseases,and cancer:a systematic review [J]. Food Nutr Res,2014,58.

阿司匹林在心血管疾病一级预防中作用的再评价

阿司匹林是预防动脉粥样硬化性心血管疾病(athero sclerotic cardio vascular disease, ASCVD)应用最广泛的抗血小板药物[1]。阿司匹林在降低心血管事件风险的同时增加出血风险,在 ASCVD 一级预防中的地位存在争议。近期颁布的关于阿司匹林一级预防的系列研究提供了新的证据。

一、阿司匹林一级预防证据

早期研究表明阿司匹林可降低女性缺血性脑卒中和男性心肌梗死(myocardial infarction, MI)风险[2]。抗血栓治疗试验协作组(antithrombotic Trialists collaboration, ATC)的荟萃分析[3]入选 95 000 例 10 年 ASCVD 低风险患者,随访 3.7~10 年,结果显示阿司匹林降低 MI 风险,但不减少脑卒中或心血管死亡风险,增加颅外出血风险。美国女性健康研究[4]入选 27 939 例 45 岁以上的健康女性,结果显示,隔日服用 100mg 阿司匹林较安慰剂组降低 15 年的心血管疾病和结直肠癌风险,但增加的消化道出血风险抵消了获益;仅在 65 岁以上亚组降低主要心血管事件绝对风险的获益超过出血,使主要心血管事件绝对风险降低 3.11%,胃肠道出血增加 1.66%。美国预防服务工作组的荟萃分析[5]汇总 11 项阿司匹林一级预防 RCT 研究,入选 118 445 例年龄≥40 岁无心血管病的患者,随访 3.6~10.1 年,结果显示阿司匹林≤100mg/d 降低 MI 风险,但不减少脑卒中或死亡风险。瑞典一项队列研究[6]入选 601 527 例年龄 >40 岁、既往 3 个月无大出血或外科手术史的患者,其中 80% 的患者在第一年随访中坚持服用阿司匹林 75~160mg/d(46% 为一级预防人群),平均随访 3 年,结果显示坚持服用阿司匹林明显降低 ASCVD 事件,停用阿司匹林使 ASCVD 事件风险增加 30%,其中一级预防人群停药后 ASCVD 事件风险增加 28%、二级预防 ASCVD 事件风险增加 46%。日本一级预防研究(Japanese Primary Prevention Project, JPPP)[7],入选 14 464 例高血压、血脂异常或糖尿病的老年患者(60~85 岁),平均(70.5 ± 6.2)岁,中位随访时间 5 年的结果显示,与安慰剂比较,阿司匹林 100mg/d 降低非致死性 MI 和短暂性脑缺血发作事件,但出血事件(主要是颅外出血)抵消了获益,未降低主要终点事件的发生率。

2018 年以来多项阿司匹林一级预防证据相继发表。ARRIVE(Aspirin to Reduce Risk of Initial Vascular Events)[8]、ASCEND(A Study of Cardivascular Events iN Diabetes)[9]、ASPREE(ASPirin in Reducing Events in the Elderly)[10-12]等大规模随机对照试验(randomized controlled trial, RCT)增添了新的证据,引起学术界和公众的广泛关注。ARRIVE 研究[8]入选 12 546 例 ASCVD 中等风险、排除糖尿病及高出血风险的患者,平均年龄(63.9 ± 7.1)岁,平均随访 60 个月,结果显示阿司匹林 100mg/d 和安慰剂组间主要终点事件无差异(HR=0.96,95%CI 0.81~1.13,P=0.603 8),但阿司匹林组轻微出血事件增加。ASCEND 研究[9]入选 15 480 例无 ASCVD 的糖尿病患者,年龄≥40 岁,平均(63.2 ± 9.2)岁,平均随访 7.4 年,结果显示阿司匹

林 100mg/d 组与安慰剂组比较,主要终点事件减少(8.5% *vs.* 9.6%,HR=0.88,*P*=0.01),但阿司匹林组大出血事件发生率高于安慰剂组(4.1% *vs.* 3.2%,HR=1.29,*P*=0.003),致命性出血及出血性脑卒中的发生率未增加。ASPREE 研究[10]入选社区 19 114 例 70 岁以上老年人,中位年龄 74 岁,排除心血管疾病、痴呆或残疾个体,中位随访 4.7 年,结果显示,肠溶阿司匹林 100mg/d 与安慰剂组比较,心血管事件(HR=0.95,95%CI 0.83~1.08)[10]及其他主要终点事件(死亡、痴呆或持续性身体残疾)(HR=1.01,95%CI 0.92~1.11)[12]的发生率无统计学差异,未延长 5 年无残疾生存期,但阿司匹林组癌症相关死亡(HR=1.31,95%CI 1.10~1.56)、全因死亡率(HR=1.14,95%CI 1.01~1.29)、严重出血事件发生率(HR=1.38,95%CI 1.18~1.62)均高于对照组[11]。

Rothwell 等[13]在《柳叶刀》杂志发表的研究汇总了 10 项阿司匹林一级预防的大型临床试验,对 117 279 个体的分析显示,阿司匹林 75~100mg/d 预防心血管事件的疗效随体重增加而下降(*P*=0.007 2),使体重 50~69kg 人群获益(HR=0.75,95%CI 0.65~0.85),体重 <50kg 者全因死亡风险增加,较高体重个体使用较高剂量(≥325mg/d)阿司匹林减少心血管事件(*P*=0.017)。2019 年 Zheng 等荟萃分析[14]入选 13 项阿司匹林一级预防 RCT 研究,164 225 例受试者,中位年龄 62 岁,阿司匹林剂量范围 100~500mg 每日 1 次,无已知心血管疾病,随访至少 12 个月,基线中位 10 年 ASCVD 风险 9.2%(2.6%~15.9%),显示阿司匹林降低主要心血管事件相对风险(HR=0.89,95%CI 0.84~0.95)、绝对风险降低 0.38%(95%CI 0.20%~0.55%),但大出血事件的相对风险增加(HR=1.43,95%CI 1.30~1.56)、绝对风险增加 0.47%(95%CI 0.34%~0.62%)。Mahmoud 等荟萃分析[15]纳入 11 项阿司匹林一级预防 RCT 研究,入选 157 248 例无心血管疾病的患者,平均随访 6.6 年,阿司匹林治疗可减少 MI 发生率(RR=0.82,95%CI 0.71~0.94,*P*=0.006),不减少全因死亡率(RR=0.98,95%CI 0.93~1.02,*P*=0.30),增加主要出血(RR=1.47,95%CI 1.31~1.65,*P*<0.000 1)和颅内出血事件(RR=1.33,95%CI 1.13~1.58,*P*=0.001);其中糖尿病和心血管高风险者(10 年风险 >7.5%)服用阿司匹林治疗对全因死亡和主要出血风险的影响与总结果类似。Huang 等荟萃分析[16]入选 134 446 例年龄 42.9~74 岁、体质指数(body mass index,BMI)24~30.7kg/m² 、无心血管病的受试者,阿司匹林 100mg 隔日 1 次、75/81/100mg 每日 1 次治疗;与对照组比较,阿司匹林组颅内出血(0.63% *vs.* 0.46%,RR:1.37,95%CI:1.13~1.66)、硬膜下 / 硬膜外出血(0.31% *vs.* 0.20%,RR=1.53,95%CI 1.08~2.18)风险更高,脑出血(0.63% *vs.* 0.46%,RR=1.23,95%CI 0.98~1.54)无差异;亚组分析显示,亚裔人群中阿司匹林组颅内出血风险高于对照组(RR=1.84,95%CI 1.04~3.27),而非亚裔人群中颅内出血风险组间无差异(RR=1.14,95%CI 0.89~1.46);BMI<25kg/m² 的受试者中阿司匹林组颅内出血风险高于对照组(RR=1.84,95%CI 1.04~3.27),而 BMI ≥25kg/m² 的受试者中颅内出血风险组间无差异(RR=1.08,95%CI 0.79~1.46),提示小剂量阿司匹林用于一级预防,颅内出血风险增加,其中亚裔及低 BMI 者脑出血风险更高。

二、新证据的启示

新证据显示动脉粥样硬化性心血管疾病(ASCVD)中低风险人群使用阿司匹林进行一级预防无净获益。在研究过程中,对入选人群心血管危险因素的积极控制降低了 ASCVD 的实际发生风险。JPPP 研究[7]入选患者的 85% 合并高血压,72% 合并血脂异常,34% 合并糖尿病,应属心血管病中高风险人群,但 10 年 ASCVD 事件实际发生率仅为 5.92%。ARRIVE[8]研究入选 10 年 ASCVD 风险平均 17% 的受试者,实际 10 年 ASCVD 发生率为 8%。

ASCEND 研究入选的糖尿病患者,61.6% 合并高血压,大部分受试者接受规范的降压和他汀治疗,患者在接受积极有效的综合管理(血脂、血压和血糖)后 ASCVD 风险明显降低[17],事件实际发生率远低于预期,已不属于所定义的心血管病高风险人群。近年大规模阿司匹林一级预防 RCT 研究提示 ASCVD 的一级预防重在危险因素(血压、血糖、血脂、吸烟等)的综合管理较阿司匹林一级预防更为重要。对于心血管疾病高风险患者是否应使用阿司匹林需积累更多临床证据。

欧洲心脏病学会[18]不推荐无心血管疾病的患者使用阿司匹林进行一级预防。ASCEND 研究显示平均年龄(63.2±9.2)岁、无心血管病的糖尿病患者使用阿司匹林 100mg/d 一级预防降低心血管事件发生率,提示存在使用阿司匹林进行一级预防的获益人群。2019 年美国心脏病/美国心脏协会指南[19]基于缺少明确获益证据,不推荐常规使用阿司匹林进行 ASCVD 的一级预防。不建议对 70 岁以上患者常规应用小剂量阿司匹林进行一级预防,不建议对出血风险增加的任何年龄患者应用小剂量阿司匹林进行一级预防。推荐对于 ASCVD 高危、出血风险低的 40~70 岁患者,可服用小剂量阿司匹林(75~100mg qd)进行一级预防(Ⅱb)。

Rothwell 等的研究[13]提示阿司匹林单一剂量不适合所有个体,需要有针对性、个体化的剂量选择。笔者所在的北大医院老年内科多年来进行小剂量阿司匹林疗效和安全性研究,证实阿司匹林的反应性存在个体差异,服用阿司匹林 40~50mg/d 明显抑制血小板聚集率,减少高出血风险老年患者的出血等不良反应[20,21]。因此,如何选择阿司匹林获益的人群及个体化剂量将成为未来的研究方向。

阿司匹林抑制前列腺素生成,导致黏膜修复障碍,消化道黏膜糜烂出血风险增加更显著。因此,应识别容易发生出血的高危人群,如幽门螺杆菌感染、有消化道溃疡或出血病史、合用抗栓药物/糖皮质激素等,有针对性地采取预防或治疗措施。心血管高风险个体服用小剂量阿司匹林期间应监测消化道出血、皮肤瘀斑等出血倾向,必要时可根据服用阿司匹林后的不良反应和血小板反应性调整阿司匹林剂量。鉴于我国人群体重普遍低于欧美,老年人各脏器功能衰退,胃肠道黏膜防御力下降,更容易出现药物不良反应,建议根据老年人出血风险、血小板反应性选择个体化剂量,持续监测不良反应并及时进行调整,使阿司匹林得到最大获益。

(刘梅林　刘雯雯)

参 考 文 献

[1] PATRONO C,BAIGENT C. Role of aspirin in primary prevention of cardiovascular disease[J]. Nat Rev Cardiol,2019.

[2] BERGER J S,RONCAGLIONI M C,AVANZINI F,et al. Aspirin for the primary prevention of cardiovascular events in women and men:a sex-specific meta-analysis of randomized controlled trials[J]. JAMA,2006,295:306-313.

[3] Antithrombotic Trialists'(ATT) Collaboration,BAIGENT C,BLACKWELL L,et al. Aspirin in the primary and secondary prevention of vascular disease:collaborative meta-analysis of individual participant data from randomised trials[J]. Lancet,2009,373(9678):1849-1860.

[4] VAN KRUIJSDIJK R C,VISSEREN F L,RIDKER P M,et al. Individualised prediction of alternate-day aspirin treatment effects on the combined risk of cancer,cardiovascular disease and gastrointestinal bleeding in healthy women[J]. Heart,2015,101(5):369-376.

[5] GUIRGUIS-BLAKE J M,EVANS C V,SENGER C A,et al. Aspirin for the Primary Prevention of Cardiovascular Events:A Systematic Evidence Review for the U.S. Preventive Services Task Force[J]. Ann Intern Med,2016,164:804-813.

［6］SUNDSTROM J,HEDBERG J,THURESSON M,et al. Low-Dose Aspirin Discontinuation and Risk of Cardiovascular Events：A Swedish Nationwide,Population-Based Cohort Study［J］. Circulation,2017,136:1183-1192.

［7］IKEDA Y,SHIMADA K,TERAMOTO T,et al. Low-dose aspirin for primary prevention of cardiovascular events in Japanese patients 60 years or older with atherosclerotic risk factors：a randomized clinical trial［J］. JAMA,2014,312:2510-2520.

［8］GAZIANO J M,BROTONS C,COPPOLECCHIA R,et al. Use of aspirin to reduce risk of initial vascular events in patients at moderate risk of cardiovascular disease（ARRIVE）：a randomised,double-blind,placebo-controlled trial［J］. Lancet,2018, 392:1036-1046.

［9］ASCEND Study Collaborative Group,BOWMAN L,MAFHAM M,et al. Effects of Aspirin for Primary Prevention in Persons with Diabetes Mellitus［J］. N Engl J Med,2018,379(16):1529-1539.

［10］MCNEIL J J,WOLFE R,WOODS R L,et al. Effect of Aspirin on Cardiovascular Events and Bleeding in the Healthy Elderly ［J］. N Engl J Med,2018,379(16):1509-1518.

［11］MCNEIL J J,NELSON M R,WOODS R L,et al. Effect of Aspirin on All-Cause Mortality in the Healthy Elderly［J］. N Engl J Med,2018,379(16):1519-1528.

［12］MCNEIL J J,WOODS R L,NELSON M R,et al. Effect of Aspirin on Disability-free Survival in the Healthy Elderly［J］. N Engl J Med,2018,379(16):1499-1508.

［13］ROTHWELL P M,COOK N R,GAZIANO J M,et al. Effects of aspirin on risks of vascular events and cancer according to bodyweight and dose：analysis of individual patient data from randomised trials［J］. Lancet,2018,392:387-399.

［14］ZHENG S L,RODDICK A J. Association of Aspirin Use for Primary Prevention With Cardiovascular Events and Bleeding Events：A Systematic Review and Meta-analysis［J］. JAMA,2019,321:277-287.

［15］MAHMOUD A N,GAD M M,ELGENDY A Y,et al. Efficacy and safety of aspirin for primary prevention of cardiovascular events：a meta-analysis and trial sequential analysis of randomized controlled trials［J］. Eur Heart J,2019,40:607-617.

［16］HUANG W Y,SAVER J L,WU Y L,et al. Frequency of Intracranial Hemorrhage With Low-Dose Aspirin in Individuals Without Symptomatic Cardiovascular Disease：A Systematic Review and Meta-analysis［J］. JAMA Neurol,2019.

［17］BERKELMANS G F N,GUDBJORNSDOTTIR S,VISSEREN F L J,et al. Prediction of individual life-years gained without cardiovascular events from lipid,blood pressure,glucose,and aspirin treatment based on data of more than 500 000 patients with Type 2 diabetes mellitus［J］. Eur Heart J,2019.

［18］PIEPOLI M F,HOES A W,AGEWALL S,et al. 2016 European Guidelines on cardiovascular disease prevention in clinical practice：The Sixth Joint Task Force of the European Society of Cardiology and Other Societies on Cardiovascular Disease Prevention in Clinical Practice（constituted by representatives of 10 societies and by invited experts）Developed with the special contribution of the European Association for Cardiovascular Prevention & Rehabilitation（EACPR）［J］. Eur Heart J, 2016,37:2315-2381.

［19］ARNETT D K,BLUMENTHAL R S,ALBERT M A,et al. 2019 ACC/AHA Guideline on the Primary Prevention of Cardiovascular Disease：A Report of the American College of Cardiology/American Heart Association Task Force on Clinical Practice Guidelines ［J］. J Am Coll Cardiol,2019. pii:S0735-1097(19)33877-X.

［20］冯雪茹,刘梅林,刘芳,等. 阿司匹林剂量对高龄老年患者血小板功能的影响［J］.北京大学学报(医学版),2016,48 (5):835-840.

［21］陈夏欢,刘梅林,秦名芳,等.小剂量阿司匹林对老年人血小板聚集率的影响和短期安全性评估：一项多中心随机对照临床研究［J］.中国循环杂志,2018,33(5):457-462.

中国心血管病流行的特征和防治需求

中国是当今全球心血管病（cardiovascular disease，CVD）负担最重的国家之一，及时总结我国主要CVD的流行病学特点和变化趋势有助于制订和实施更有针对性的防治策略，以有效地应对和遏制其危害。

近日，我们在 *Nature* 杂志子刊 *Nature Review Cardiology* 发表了综述文章。这篇综述在大量相关文献阅读、数据分析和深入思考基础上，提炼了当前中国CVD流行的八个重要特征及这些流行特征对防治工作的需求和挑战。本文将概括的介绍这篇综述的关键内容。

特征1：动脉粥样硬化性心血管病的负担快速增加

动脉粥样硬化性心血管病（atherosclerotic cardiovascular disease，ASCVD）主要包括缺血性心脏病和缺血性脑卒中。因两者在病因学、病理机制和预防策略上具有极大的共性，国内外相关防治指南趋于将其视为一种疾病进行综合防治。ASCVD的快速持续增加是当前我国CVD流行的重要特征之一。ASCVD在CVD死亡和总死亡中的比例从1990年时的40%和11%上升到2016年的61%和25%；同期的死亡人数从100万/年增加到240万/年。ASCVD的发病率（包括发病后死亡和存活的患者）亦持续上升，年发病率和发病人数的增加幅度较1990年均超过100%。ASCVD疾病负担的持续增加使我国的疾病防治策略和各种资源的配置产生了多方面的需求，包括一级预防需求以减少发病人数、快速增加的急救和住院床位的需求以挽救急性期患者的生命、不断增加的康复和二级预防需求以降低大量ASCVD存活患者复发、再住院和失能的风险。值得注意的是，ASCVD负担增加有一定的不可避免性，比如人口老龄化带来的发病和死亡人数的增加、医疗救治能力提高和普及导致带病生存的高危患者数量的增加，所以我国的ASCVD的疾病负担预计会继续增加，这不仅对目前已经不堪重负的医疗系统带来巨大挑战、也对社会保障体系以及社会和无数家庭带来持续增加的压力。如何应对我国ASCVD负担的持续增加显然需要政府和全社会的共同努力。

特征2：出血性脑卒中的流行得到有效遏制

我国每年有150万~170万例新发出血性脑卒中病例。近几十年来，尽管有人口老龄化的影响，出血性脑卒中的发病率较为稳定仅稍有上升；而死亡率则明显下降，在心血管死亡中的比例从1990年的39%下降到2016年的27%。但在110个国家的比较中，我国仍是出血性脑卒中负担最重的国家，其发病率和死亡率约为全球平均水平的2倍。

特征3：CVD流行存在较大的地区差异

20世纪80—90年代的研究已经揭示我国CVD流行的地域差异。近年的研究依然观察到CVD流行程度存在较大地域差异，如2015年黑龙江省人群缺血性心脏病年龄标准化死亡率是上海市人群的4.2倍；东北地区与华南地区相比，脑卒中发病率升高2.4倍，死亡率升高1.4倍。同时不同地域缺血性心脏病的死亡率出现相反的变化趋势。1990—2015年，全国33个省级行政区中有22个地区缺血性心脏病年龄标准化死亡率为上升趋势，其中8个省级行政区的上升幅度>30%；而缺血性心脏病年龄标准化死亡率在11个省市行政区出现下降趋势,我国澳门特别行政区、香港特别行政区和北京市的下降趋势最为显著。

由于汉族在我国约占 95% 的人口,且 CVD 发病和死亡率在较短时间出现明显的变化趋势,说明地域差异应该来自于一些可改变的因素的作用而不是遗传因素的作用。2016 年由心血管病专家和中国疾病控制中心公共卫生领域专家合作研发了"中国心血管健康指标体系"(China Cardiovascular Health Index),将可能影响一个地区 CVD 流行的多重因素细分为 5 个维度 52 个指标,为我国 CVD 流行的地区差异的评估和解释提供了有效的评价工具。客观准确地确定各个地区 CVD 流行的重要决定因素,是因地制宜地制订精准干预策略的重要前提。

特征 4:老龄心血管病患者数量显著增多

人口老龄化对我国 CVD 流行带来的难于避免的影响值得进一步关注。有研究提示,2010—2030 年间我国增加的心血管发病人数中,>50% 可归因于老龄化和人口增长,仅 23% 的 CVD 发病的增加归因于 CVD 危险因素的流行。这必然导致老龄 CVD 患者的数量快速增加。根据预测,2010—2030 年,我国 65~84 岁的老年人的急性冠心病患者的数量将大幅增加,在急性冠心病患者中的比例达到 71%。

老龄 CVD 患者的持续增加带来的挑战不仅是老龄患者就诊数量的增加。临床医生首先面临的挑战是老龄心血管病患者的治疗措施缺少充足的证据。绝大多数 CVD 一级预防、二级预防以及急性期救治策略的循证医学证据来自于 75 岁以下患者的研究,仅少数治疗措施的有效性和安全性研究包括部分 75 岁以上的老年人,极少数在 75 岁以上老年人中进行。其次,老年患者常常有多种共患疾病,这些疾病的治疗措施可能会有冲突之处,但老年 CVD 患者共患疾病的评估、治疗冲突的对策等重要临床需求尚缺少相关指南和专业化的指导。第三,心血管疾病是痴呆的高危人群。老年心血管病患者数量的增加无疑增加阿尔茨海默病或其他类型痴呆的风险。痴呆是老龄化社会的重大负担之一,而痴呆的疾病负担正在我国人群中快速增加,带来的危害不言而喻。我国应尽早确定在老龄心血管病患者的防治方面需要解决的主要问题,开展深入的研究,制订有效的应对策略。

特征 5:轻型 CVD 发病人数不断增加

相对于 ST 段抬高型心肌梗死(STEMI),非 STEMI 患者属于较轻型急性冠脉综合征(acute coronary syndrome,ACS)。近年来的监测研究发现,我国 STEMI 的住院率有所下降,但非 STEMI 的患者住院率大幅度增加。同时,大型注册研究发现我国非 STEMI 的规范化治疗尚需要改善。

短暂性脑缺血发作(TIA)属于轻型的脑卒中,日后发生严重脑卒中的风险较高,属于脑卒中二级预防的重点人群。我国一项筛查研究发现,2.3% 的国人有 TIA 病史,但仅 16% 的人知晓,4% 的人发作时接受了规范治疗。中国国家脑卒中注册研究还发现,65% 的 TIA 住院患者有就诊延迟。

特征 6:缺血性心脏病患者院外死亡居高不下

缺血性心脏病急性发病有较高的猝死危险,如患者发病后未及时就诊且发生心搏骤停后缺少及时有效的心肺复苏,常常死于院外。我国缺血性心脏病患者院外死亡居高不下。即使在医疗资源丰富,医疗抢救水平较高的北京市,72% 的缺血性心脏病死亡发生于院外。相对于住院期的治疗,院前救治的研究明显不足。一项较大型研究显示。近万例呼叫急救服务的院外心搏骤停患者中,仅 24.4% 有机会接受心肺复苏,其中仅 11.4% 在急救人员赶到前接受了目击者给予的心肺复苏。院外发生的心搏骤停患者心肺复苏的成功率也极低。

很明显,我国缺血性心脏病患者院前救治能力急需提高。近年来,全国建立了 500 多家经认证的胸痛中心,在一定程度上改善了院前 - 医院急救效率。但院外猝死的心肺复苏技术的普及依然需要大力加强。

特征 7：不良生活方式的流行有所改善，距目标依然差距显著

多种不良生活方式是 CVD 流行的重要上游因素。近年来,部分不良生活方式的流行有明显改善,如吸烟率和食盐平均摄入量有所降低,水果、蔬菜和坚果类摄入量增加。但含糖饮料摄入大幅度增加,加工肉类和红肉的摄入明显增加,而体力活动量明显下降。倡导和促进健康生活方式,是改善国民健康,预防心血管疾病和其他慢性病的重要国策。

特征 8：高血压、高胆固醇血症和糖尿病的流行现状更为严峻

高血压、高胆固醇和糖尿病是 CVD 重要的危险因素。这些患者大部分需要药物治疗。增加患者的知晓率、治疗率和控制率是基本的 CVD 防治策略。由于老龄化、不良生活方式流行和部分不明的原因,我国具有这些危险因素的人群数量在快速增加。基于新近研究的估计,我国高血压患者人数已达 2.4 亿人。除了需要继续提高其知晓率、治疗率和控制率,提高中青年人群高血压患者的知晓率、治疗率和控制率,有效的采用生活方式干预为主的策略从而避免血压在 130~139mmHg/80~89mmHg 的高血压前期人群发展成高血压应该成为重要的高血压防治策略。我国成人的血脂异常的人群亦在明显增加,患病率已达到 40.4%。约 1 亿高危人群或极高危人群需要降脂药物治疗。但目前高危人群和极高危人群接受降脂治疗的比例仅分别为 5.5% 和 14.5%。糖尿病的流行现状更是不容乐观,糖尿病患者数量已达 1 亿人,是 1980 年糖尿病患者人数的 5 倍,而知晓率和治疗率仅为 30% 和 26%,在接受治疗的患者中,血糖控制率为 40%。

影响高血压、高胆固醇和糖尿病患者的知晓率、治疗率和控制率的因素较多,包括患者的依从性、医疗服务提供者的能力和责任心、医疗资源可及性和医疗保障政策多个方面。开展更深入的研究和制订更为有效提高知晓率、治疗率和控制率的策略非常重要,但进一步在人群中促进健康生活方式,遏制高血压、血脂异常和糖尿病的发生更为重要。

（赵冬）

参 考 文 献

ZHAO D,LIU J,WANG M,et al. Epidemiology of cardiovascular disease in China：current features and implications ［J］. Nat Rev Cardiol,2019,16（4）：203-212.

糖尿病和心血管病预防的破冰之旅
——大庆糖尿病预防研究 30 年

继 1997 年刊登在 *Diabetes Care* 的《中国大庆糖尿病预防研究》(以下简称"大庆研究")首次披露干预生活方式能在高危人群预防糖尿病后,2008—2014 年该研究 20 年和 23 年长期随访结果又分别刊载于 *Lancet* 和 *Lancet Diabetes & Endocrinology* 杂志[1-3]。大庆研究也因其突破性的发现被誉为世界糖尿病预防研究的里程碑。

正如 *Lancet* 2014 年 6 月 7 日强调"糖尿病预防每延迟一年就会增加 1 000 万糖尿病患者",轻度高血糖人群如不进行积极、有效的措施加以干预,将会对人们健康造成危害,对社会、国家的医疗体系带来沉重负担。大庆研究 20 余年的历程以中国人的经验向世界证明:简单、宜行的生活方式干预是有效、合算的。值得中国糖尿病学界自豪的是,在历年世界糖尿病顶级讲坛上,只要提到糖尿病预防,大庆研究是一座无法绕开的山峰。大庆研究的论文已被国外有关医学杂志引用 5 000 余次,奠定了中国在该领域居于世界领跑地位。此外,大庆研究 30 年的随访结果即将亮相,必将给全世界更大的惊喜。

一、大庆研究的背景

糖尿病严重危害人类的健康,从根本上讲如果未对高危患者进行强有力的预防,仅仅单纯治疗以预防糖尿病并发症的发生和发展是没有意义的。在大庆研究发表之前,对于"糖尿病能不能预防? 该如何预防?"的问题全世界都没有答案。瑞典学者做了最初的尝试,但因其研究设计并非随机分组、样本量小、失访率高而不被糖尿病学界认可。

已故的潘孝仁教授是糖尿病预防领域的先知先觉者。1985 年潘孝仁教授从美国留学回国后就做了一个大胆的决定——不去继续做他在国外从事的脂类代谢研究,而去做糖尿病预防。因为他认识到在国内当时的条件下延续脂类代谢研究永远不会超过外国人。潘孝仁教授联合世界著名糖尿病流行病专家美国国立卫生院的 Peter Bennett 教授和大庆油田总医院的胡英华院长决定在中国的土地上开创糖尿病的预防之路,共同开启了这项预计需要 8 年才能完成的研究。他们雄心勃勃的计划就是在为世界其他国家树立一个样板。

二、研究选址——地利与人和

为什么北京专家牵头的研究选择了大庆? 这是一个经常被提起的问题。做一个随访长达数年的糖尿病干预研究有几个必备条件:①能在短时间找到足够的供干预的高危人群;②这个人群不会因过度人口迁徙而流失;③有热衷于糖尿病预防的医务工作者;④当地政府的支持。1986 年的中国还处于贫困之中,糖尿病患病率不足 1%,而 20 世纪 80 年代,因为石油勘探和开发的蓬勃发展,大庆人民的生活水平得到很大改善,在全国肉类食品处于严格配给的情况下,大庆给职工们的"福利"是"发油发肉"。大庆人民吃得好,动得少,不少人体重日增,肥胖者越来越多,糖尿病的发病率也明显高于其他地区。由于大庆生活条件好,福利待遇高,工作也容易找,所以人口相对稳定,很多家庭的几代人都是长期生活在大庆,有利于跟踪随访。同时作为工业区,大庆的医疗资源丰富,政府也大力支持。上述客观条件都能够满足大庆研究的需要。另外,当时的大庆是今后中国经济发展的缩影,是中国先富裕起来的样板。随着中国经济发展,在大庆出现的健康问题也会在中国其他地区出现。

三、经　　费

国家给大庆研究资助科研经费 5 万元,大庆油田总指挥部慷慨解囊资助 27 万元后,糖尿病预防的"痴迷者们"在 1986 年就开始了与糖尿病艰难的抗争。2005 年以来美国国家疾病控制中心的专家和世界卫生组织负责糖尿病的官员从全球糖尿病预防的角度,看到大庆研究资料的稀缺和宝贵,并且非常关注这项研究的长期后果,分批资助了 100 万美元研究经费,使得大庆研究的 20 年、30 年的随访得以完成。

四、设　　计

大庆研究是世界糖尿病一级预防的第一个临床试验,采用小组随机分组,中等强度的生活方式干预,预计干预期为 8 年,后因随访 6 年已经出现阳性结果而提前结束干预实验。它是第一个在亚洲人群完成的临床试验,也是唯一一个将饮食和运动干预分开的实验。大庆研究与芬兰糖尿病预防研究(DPS)和美国糖尿病预防计划(DPP)研究被誉为糖尿病一级预防里程碑,但是大庆研究比后两者早 8~10 年。为了解生活方式干预的长期影响,大庆研究又分别设计了 20~30 年的长期随访,主要目的是了解这种干预对糖尿病血管并发症及死亡结局的影响。

(一) 样本采集

在对 110 660 人进行筛查后,研究者们最终找到 577 位糖耐量受损者。虽然有了研究对象,但如何分组却困扰着研究者。国际上广泛认可的是按个体随机分组,可这在当时的大庆却成了难题。大庆是新开发的大油田,人口分布完全随着油井分布而定,居民点多,点与点相距几十公里。每个点居民数量小,筛选到的研究对象数量更少,且居住距离较近,每天有多次见面的机会。若按个体随机,分配到各个干预组的研究对象不可避免地会频繁交流信息,从而破坏了"随机"。经研究者们多次仔细讨论,进行利弊分析,最终决定放弃"个体"随机,而采用"小组"随机,将研究对象分为对照组和干预组进行研究。其中干预组分为饮食、运动及饮食加运动三组(注:这种随机方法在当时发表论文时曾有人质疑,但后来被普遍认可并衍生了专门用于小组随机的统计方法,甚至美国的 DPP 研究最后也改为小组干预)。

(二) 干预方法

对"使用药物干预还是生活方式干预?"的问题研究者认为,由于当时我国的经济发展水平相对低,医疗领域研究经费有限,没有条件进行药物干预,只能选择生活方式干预。此外,关于干预的强度也是重要的问题,生活方式干预太弱则可能无效,但也并非越严格、强度越大越能得到好的效果。因为过于严格的干预不能被大多数人所接受,参与者也不能长期坚持。所以本研究选用中等强度干预。研究把在大庆 33 家诊所管辖的 577 例成年糖尿病前期人群,以 1:1:1:1 的比例将其随机分为对照组、饮食干预组、运动干预组、饮食 + 运动干预组。分别有 439 例和 138 例被分配至干预组及对照组,通过持续积极的生活方式干预 6 年。饮食干预组鼓励遵循中国传统饮食,对 BMI<25 者规定每日摄入热量 25~30kcal/kg,碳水化合物、蛋白质、脂肪各占 55%~65%、10%~15% 及 25%~30%。减少酒精和糖类摄入,

鼓励多吃蔬菜。对 BMI≥25kg/m² 者要限制总热量在每日 25kcal/kg,每月降低体重 0.5~1.0kg,直到达到正常体重。运动组要增加业余体力活动,每天至少 1~2 个运动单位,每周坚持 5 天,肥胖者减重;饮食 + 运动组饮食的饮食要适度控制,运动也要增加。全部受试人群都要接受系统的随访干预,最初的 1 个月是每周 1 次,接下来的 3 个月是每月 1 次,以后是每 3 个月 1 次,直至 6 年结束。在积极干预期间(1986—1992 年)每隔 2 年和随访结束时都要对受试者做口服糖耐量试验。自我报告的糖尿病须由医疗记录血糖升高或接受降糖药物治疗证实。糖尿病诊断采用 1985 年 WHO 诊断标准。

(三)长期随访

2006—2016 年,对受试者进行长期随访以明确饮食、运动干预对心血管死亡率、全因死亡率及糖尿病发病率的影响。CVD 事件定义为首次非致死或者致死心血管事件,包括心肌梗死、猝死、脑卒中和截肢术。除了临床诊断的心肌梗死,我们还定义了心电图判定的心肌梗死事件,明尼苏达编码 1.1、1.2+(5.1 或 5.2)或 1.3+(5.1 或 5.2)。但是在研究报告中没有任何心肌梗死仅由心电图诊断,因此前他们都已经发生了临床心肌梗死。死亡结果包括 CVD 死亡和全因死亡。由死亡证明、病史及亲属报告的主要症状、医院死亡记录来确定死亡原因(脑卒中、心脏病或其他 CVD 事件、癌症、外伤、糖尿病、肾病及其他)。分析中,将三个干预组合并为总干预组。

(四)实施——三代研究者辛苦并快乐着

最初,研究者分四路团队联合大庆当地 33 家诊疗单位对 110 660 人进行糖尿病筛查。由于当时居民们不了解糖尿病的危害,也不知道预防糖尿病的重要,"惜血如金"的理念使获取参与者的血标本成了又一个难题。研究人员也在第一家工厂因为工人们拒绝采血"吃了闭门羹",经多方解释疏导之后最终才打开局面。对正常餐后两小时血糖 >6.7mmol/L 的 5 000 例参与者进行 75g 葡萄糖耐量试验,其中有 577 位确诊为糖耐量损害,对确诊为糖耐量损害的患者从 1986 年到 1992 年进行积极生活方式干预 6 年。本研究同时检出 630 例新诊断的糖尿病,还确认 519 例血糖正常者作为对照组。

研究者们在研究的第一个 6 年期间每年都要去大庆,在每 2 年一次的系统随访评估时,一去就要待上 2~3 个月,有时候买不到坐票只能买站票,把报纸铺在两节车厢的对接处,坐在地上,一坐就是 21 个小时,当时潘孝仁教授已经 56 岁了。由于研究经费紧张,研究人员住在 4 人一间的小招待所里,在医院食堂吃饭,到了周末去院长家里"改善"生活。而在后来做随访 20 年研究的时候就更为困难,一些参与者已经去世了,向他的家人详细询问去世的情况,会让家属回忆往事而伤心,加之近年医患关系的紧张,有些患者受过假冒伪劣保健品的欺骗,所以出现部分人员对随访很不配合。现场研究者要出示身份证、工作证,解释一番,证明研究人员确实是"好人",受试群众才肯接待。

(五)产出——30 年的守候,三代人的艰辛终获正果

从潘孝仁教授牵头,到他去世后其继承者们的后续研究,经过三代人的执着努力,这一研究历时长达 30 年之久,多次发布令全世界瞩目的研究结果。1997 年大庆研究第一次向世界上证明了简单的生活干预方式,能显著减少糖尿病高危人群发病率。然而,生活方式干预在干预试验结束后对糖尿病的预防作用能持续多久? 生活方式干预对糖尿病的预防能否进一步减少心血管疾病发生和死亡? 这一系列重要问题仍悬而未决。2003—2006 年在世界卫生组织的支持下,中、美专家再度携手,完成 20 年随访,进一步回答了上述问题。后续研究结果证明,接受为期仅 6 年的生活方式干预,其后 20 年间糖尿病发生率可降低 43%。每

6 名接受为期 6 年干预的受试者中，会有 1 人在此后 20 年间避免发生糖尿病。换言之，数年的健康生活方式对糖尿病的长期预防作用可延续到 15~20 年。研究者认为，这不仅归功于强化干预期间血糖水平的有效降低，或许是干预期间所养成的良好生活习惯使人们受益终生。大庆研究结果表明，在中国糖尿病前期人群中，以小组形式开展，通过饮食和运动的中等强度的生活方式干预，可持久地减少糖尿病的发生。后续的国外几个大型同类研究也证实，如果体重能减轻 5%~7%，则预防糖尿病的效果会更好，可使糖尿病发病率降低 58%。

大庆研究的另一个独特之处在于它解答了生活方式干预对大血管病变和微血管病变的影响，揭示生活方式干预可使其后 20 年的严重微血管病变（含失明和眼底激光手术治疗）发生率下降 47%[4]。这种对微血管病变的预防作用也于 2013 年得到了美国的相关研究的证实。

阻止血糖升高能否降低心血管病及死亡，是糖尿病心血管学界长期争论不休的问题。大庆研究给的答案是：大庆研究 6 年生活干预结束后，在 1992 年测定糖耐量试验 2 小时血糖均值为 17mmol/L 组较均值为 6.2mmol/L 组的全因死亡（每年 17.8/1 000 *vs.* 9.7/1 000）、心血管病死亡（每年 9.1/1 000 *vs.* 4.9/1 000）、心脑血管事件（每年 30.4/1 000 *vs.* 19.7/1 000）、脑卒中（每年 26.6/1 000 *vs.* 18.1/1 000）发生率均显著增加。在校正年龄、血压及吸烟等因素的影响后，大庆研究发现糖尿病高危人群血糖水平的降低对心脑血管事件的减少有独立的贡献[5]。

至 2009 年，在 1986 年入选的 576 例研究对象中，有 542 例（94%）有完整的是否存活的随访数据，有 568 例（99%）可进行数据分析。在这为期 23 年的随访期间，共计有 174 例受试者死亡，干预组与对照组分别有 121 例和 53 例。与对照组相比，干预组的累计心血管死亡率、全因死亡率及糖尿病发病率均显著降低（11.9% *vs.* 19.6%，HR=0.59，95%CI 0.36~0.96，*P*=0.033；28.1% *vs.* 38.4%，HR=0.71，95%CI 0.51~0.99，*P*=0.049；72.6% *vs.* 89.9%，HR=0.55，95%CI 0.40~0.76，*P*=0.001）[3]。这一结果证明生活方式干预不仅能预防糖耐量异常的患者发生糖尿病，而且能预防心血管死亡的发生，为将生活方式干预作为控制糖尿病结局的措施进一步提供了证据支持。

在证明了糖尿病能被预防的同时，大庆研究还向人们揭示了糖尿病高危人群发生糖尿病的真实危险。大庆研究 20 年的研究结果令人震惊：糖尿病高危人群在不加干预的情况下，6 年内有 67% 变为糖尿病，20 年间有 92% 的人群会发生糖尿病，33% 离开人世，44% 的人至少发生了一次心肌梗死或脑卒中。心血管死亡比正常人群还提前了 7 年[2]。这使我们认识到糖尿病前期人群不仅仅是糖尿病的高危人群，而且是心血管病和死亡的高危人群。目前，对这样的高危人群不进行干预是不可接受的。在大庆研究的前 6 年间就有接近 70% 的人走入糖尿病的洪流，这个结果提示对高危人群的干预可能有一个 5~6 年的黄金时期，错过了就来不及预防了，即所谓"一万年太久，只争朝夕"。

五、还能做什么，还需做什么

近年来随着社会经济的发展，糖尿病的患病率也一路飙升。最新的研究结果显示，我国 18 岁及以上成人中，根据国际最新临床诊断标准诊断出的糖尿病患病率估测为 11.6%，中国已经成为糖尿病第一大国，糖尿病也成为中国的重大公共卫生问题。尽管在 30 年前大庆研究第一阶段的研究成果就证明简单的生活方式干预能使糖尿病的发生率降低 30%~50%，但迄今中国在糖尿病的预防方面还没有建立起有效的预防机制。如果能够在全国 45 岁以上人群中找出高危者,进行分类生活干预指导,将能够以较少代价取得更巨大的预防效果。

六、大庆研究对世界的影响

大庆研究是人类以独特的非药物方式挑战糖尿病和心血管病的破冰之旅。大庆糖尿病预防研究是世界上第一个和持续时间最长的关于糖尿病一级预防的群组随机试验。就研究规模而论它也仅次于全世界著名的美国 DPP 研究,位居世界第二位。大庆研究的成果极大地推动了全世界糖尿病预防的发展,并掀起了其后 10 年内世界性糖尿病预防研究的热潮。早在 1997 年,大庆研究就首次向全世界报告糖尿病是可以预防的。通过合理饮食和增加体力活动为主要内容的干预,无论对肥胖还是非肥胖的高危人群,都是预防糖尿病的有效手段。但美国研究人员认为生活方式干预在中国人群糖尿病预防成功,在美国人群却不一定。因为中国人不像美国人那么胖,中国人喜欢骑自行车,美国人喜欢开汽车。正是中国的大庆研究促使他们下决心筹集了 1.8 亿美元在美国启动了著名的 DPP 研究。芬兰人大庆研究之后早于美国人几年也开展了 DPS 研究。日本在大庆研究之后 8 年,印度在大庆研究之后 9 年陆续报告了生活方式预防糖尿病的结果。值得关注的是,大庆研究证明生活干预方式可预防糖尿病的结论在后来多个国家进行的类似研究中都得到了证实[6-9]。由此,全世界糖尿病学界一致接受了"糖尿病是可以预防的"这一理念。大庆研究也与美国和芬兰的研究一起被誉为世界糖尿病一级预防的里程碑。

中国大庆研究另一个重要贡献是证明生活方式干预对糖尿病预防有长期的后效应,这种后效应可延伸至干预停止后 14 年。近年的美国和芬兰同类研究的后期随访报告也同样证明了生活方式干预的后效应分别延续了 10 年和 5 年。这些关于"后效应"的研究结果使全球糖尿病预防的重要性上升到新阶段[2,10,11],进一步增强了生活方式干预在全世界的影响,并体现了生活方式干预对预防糖尿病的作用跨越国家、种族、年龄、肥胖等差异,同时适用于发展中国家和发达国家。

解决了糖尿病预防的问题之后,全世界糖尿病预防研究的关注又转向糖尿病的预防是否可以降低大小血管并发症的硬终点。糖尿病前期人群还不属于死亡和心血管病的高危人群,达到足够的终点事件可能需要 20 年甚至更长时间的等待。芬兰 DPS 研究和美国 DPP 研究由于观察期最长只有 15 年,没有能证明生活方式干预能减少微血管及大血管病变和死亡。大庆研究 20 年随访研究证实,生活方式干预能使严重影响视力的视网膜病变,降低约 47%[4]。2014 年大庆研究报道了糖尿病预防心血管疾病和死亡结局的结果,证明生活方式干预预防糖尿病可在 23 年间降低心血管死亡 40%,减低任何死亡 30%[3]。这个结果被英国剑桥大学 Nicholas Wareham 教授誉为糖尿病预防领域中"一个真正的突破"(a real breakthrough)。Nicholas Wareham 教授指出因为糖尿病是一个化验才能证实的病——一"软指标",许多人得了糖尿病却不知道自己有病;而死亡是"硬指标"。大庆研究证明,生活方式能预防糖尿病并减少了死亡这个"硬指标"的发生率,使我们有足够证据去说服人们采取行动预防糖尿病。世界最有影响力的医学杂志 Lancet 在 2014 年 6 月的一篇述评称"要记住,像大庆研究那样,简单、易行的生活方式干预的获益会延续数 10 年""大庆研究的结果对处在糖尿病快速增长的发展中国家的糖尿病预防将产生巨大的影响"。

然而,关于生活方式干预预防糖尿病能降低长期心血管病死亡风险的报道毕竟太少了。芬兰的 DPS 研究已经终止观察,只有美国的 DPP 研究还在继续并决定从 2014 年起再延长 10 年随访。无疑大庆研究 2014 年关于心血管和全因死亡的结果的报道正是 DPP 研究者启动25年长期研究的重要动力之一。

年复一年,大庆研究的价值不断被验证与肯定,奠定了中国糖尿病预防研究在世界该研究领域的领跑地位。大庆研究即将披露的30年随访报告会给世人一个更大的惊喜。"一次灿烂的开放需要多次的突破和磨难",大庆研究正是经历了这种磨难和突破,才能在国际尚无先例之际,完成了这个"开放"。就推动世界糖尿病预防和促进人类健康的冲击方面而言,大庆研究是中国的,也是世界的。

（李光伟）

参 考 文 献

［1］ PAN X R,LI G W,HU Y H,et al. Effects of diet and exercise in preventing NIDDM in people with impaired glucose tolerance. The Da Qing IGT and Diabetes Study［J］. Diabetes Care,1997,20:537-544.

［2］ LI G,ZHANG P,WANG J,et al. The long-term effect of lifestyle interventions to prevent diabetes in the China Da Qing Diabetes Prevention Study:a 20-year follow-up study［J］. Lancet,2008,371:1783-1789.

［3］ LI G,ZHANG P,WANG J,et al. Cardiovascular mortality,all-cause mortality,and diabetes incidence after lifestyle intervention for people with impaired glucose tolerance in the Da Qing Diabetes Prevention Study:a 23-year follow-up study［J］. Lancet Diabetes Endocrinol,2014,2:474-480.

［4］ GONG Q,GREGG E W,WANG J,et al. Long-term effects of a randomised trial of a 6-year lifestyle intervention in impaired glucose tolerance on diabetes-related microvascular complications:the China Da Qing Diabetes Prevention Outcome Study［J］. Diabetologia,2011,54:300-307.

［5］ 李光伟,张平,王金平,等. 中国大庆糖尿病预防研究中生活方式干预对预防糖尿病的长期影响-20年随访研究［J］. 中华内科杂志,2008,47(10):854-855.

［6］ TUOMILEHTO J,LINDSTROM J,ERIKSSON J G,et al. Prevention of type 2diabetes mellitus by changes in lifestyle among subjects with impaired glucose tolerance［J］. N Engl J Med,2001,344:1343-1350.

［7］ KNOWLER W C,BARRETT-CONNOR E,FOWLER S E,et al. Reduction in the incidence of type 2 diabetes with lifestyle intervention or metformin［J］. N Engl J Med,2002,346:393-403.

［8］ KOSAKA K,NODA M,KUZUYA T. Prevention of type 2 diabetes by lifestyle intervention:a Japanese trial in IGT males［J］. Diabetes Res Clin Pract,2005,67:152-162.

［9］ RAMACHANDRAN A,SNEHALATHA C,MARY S,et al. The Indian Diabetes Prevention Programme shows that lifestyle modification and metformin prevent type 2 diabetes in Asian Indian subjects with impaired glucose tolerance(IDPP-1)［J］. Diabetologia,2006,49:289-297.

［10］ LINDSTROM J,ILANNE-PARIKKA P,PELTONEN M,et al. Sustained reduction in the incidence of type 2 diabetes by lifestyleintervention:follow-up of the Finnish Diabetes Prevention Study［J］. Lancet,2006,368:1673-1679.

［11］ Diabetes Prevention Program Research Group,KNOWLER W C,FOWLER S E,et al.10-year follow-up of diabetes incidence and weight loss in the Diabetes Program Outcomes Study［J］. Lancet,2009,374:1677-1686.

心房颤动并脑卒中患者证实为心房静止1例

【摘要】 心房颤动(房颤)是最常见的快速性心律失常,显著增加脑卒中的发生风险。对于非瓣膜性房颤,临床上常依据 $CHA_2DS_C-VAS_C$ 评分制定抗凝策略,预防脑卒中。然而,对于 $CHA_2DS_C-VAS_C$ 评分为 0 分的年轻房颤患者发生脑卒中,应考虑其他危险因素,如心房静止。该文报道 1 例年轻男性房颤患者发生缺血性脑卒中,1 个月后腔内电生理证实为心房静止的病例,并分析诊断依据、发病机制及治疗方案,以期为类似病例的诊治提供资料。

【关键词】 心房颤动;脑卒中;心房静止;抗凝

一、病 例 资 料

患者男性,29 岁,因"言语障碍、右侧肢体无力 1 个月余,血尿 4 小时"于 2019 年 7 月 7 日入神经内科。患者 1 个月前无明显诱因突发言语不能,伴理解力障碍,右侧肢体无力,右上肢抬举不能,右下肢行走不能,无头晕、头痛,无心慌、胸闷,无肢体抽搐、大小便失禁,由 120 入我院,诊断为"急性脑梗死",给予阿替普酶静脉溶栓,并"行主动脉弓 + 全脑血管造影术,必要时行动脉溶栓 + 颅内动脉机械取栓术",术后给予抗凝、抗动脉硬化、改善循环、营养神经、康复锻炼等治疗。院内诊断为"心律失常,心房颤动;急性脑梗死;脑动脉狭窄;糖耐量异常;脂肪肝",住院治疗 20 余天,肢体无力缓解,言语障碍好转后出院。出院后口服"华法林、瑞舒伐他汀"治疗,5 天前查国际标准化比例(INR)为 6.32;停用华法林 3 天,复查 INR 为 3.40;4 小时前无明显诱因发现血尿,无尿痛、腰痛、皮下黏膜出血、头痛、头晕等不适。

入院查体:体温 36.5 ℃,脉搏 54 次 /min,呼吸 18 次 /min,血压左侧 110/60mmHg、右侧 106/50mmHg。发育正常,营养中等,自主体位。双肺呼吸音清,未闻及明显干、湿性啰音。心率 56 次 /min,律不齐,第一心音强弱不等,未闻及病理性杂音,双下肢无水肿。神经系统查体示神志清,精神可,不完全混合性失语,反应稍迟钝,双侧瞳孔等大、等圆,直径约 3mm,对光反射灵敏,眼球运动正常,鼻唇沟对称,伸舌居中,四肢肌张力正常,四肢肌力 5 级,双侧痛觉对称存在,双下肢病理征阴性,颈软,无抵抗,布氏征、克氏征阴性。

入院诊断:①血尿原因待查:凝血功能障碍? 泌尿系结石? ②脑梗死后遗症期;③心房颤动;④脑动脉狭窄;⑤糖耐量异常;⑥脂肪肝。

2019 年 7 月 7 日入院急查凝血功能、血常规、尿常规。凝血功能:凝血酶原时间 25.8s(参考值:9~13s),凝血酶原时间比值 2.38(参考值:0.8~1.2),INR 2.26(参考值:0.8~1.2),凝血酶原活动度 31.0%(参考值:80%~140%),活化部分凝血活酶时间 56.6s(参考值:20~40s)。血常规未见明显异常:红细胞 4.83×10^{12}/L(参考值:4.3×10^{12}~5.8×10^{12}/L),血小板 168×10^9/L(参考值:125×10^9~350×10^9/L)。尿常规:红细胞 11 064.00/μl(参考值:0~3/μl),潜血 3+Ery/μl(参考值:–)。肝肾功能、心肌酶、BNP、电解质、CRP 未见明显异常。心电图显示交界性心律,47 次 /min,非特异性室内传导异常,部分导联 ST-T 改变。脑部 CT 显示左侧基底核区、侧脑室旁、颞叶脑梗死,密度较 2019 年 6 月 4 日减低(图 1)。遂予改善循环、营养神经等治疗。

2019 年 7 月 8 日超声心动图示右房左右径 33mm,左房左右径 33mm,右室舒张末内径

16mm,左室舒张末内径41mm,左室射血分数67%,左室短轴缩短率36%,二尖瓣、三尖瓣少量反流;M型及频谱Doppler示跨二尖瓣与三尖瓣水平均呈单峰,A峰消失。泌尿系彩超示双肾、双侧输尿管、膀胱未见明显异常。2019年7月9日动态心电图示:①全程心房颤动,最慢心率36次/min,最快心率144次/min;②三度房室传导阻滞;③交界性逸搏心律;④偶发多源性室性期前收缩,成对期前收缩25阵,短阵室性心动过速7阵,偶发室性逸搏,加速性室性逸搏心律;⑤最长RR间期1.77s;⑥ST-T改变(图2)。

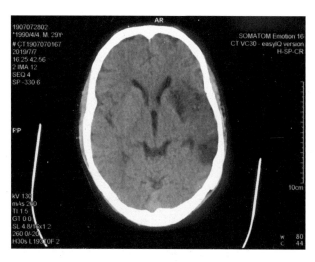

图1 脑部CT

左侧基底核区、侧脑室旁、颞叶脑梗死

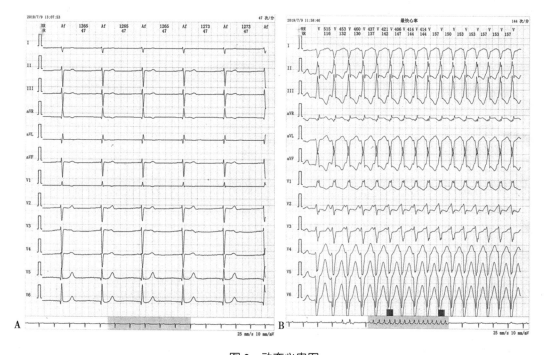

图2 动态心电图

A.交界区逸搏心律,未见P和f波;B.室性心动过速,起源于左室流出道

2019年7月9日转入心血管内科,患者血尿消失,予利伐沙班抗凝治疗。

2019年7月11日行心内电生理检查显示右房无心房电位,冠状窦无A波,V波明显,遂房间隔穿刺成功后可调弯电生理诊断导管送入左房建模,发现左房无心房电位,左心耳无电位,行电压标测,均为低电压区,考虑左房静止,结束手术(图3,二维码1)。术后交界性心律,50次/min,血压135/92mmHg,继续利伐沙班抗凝治疗。

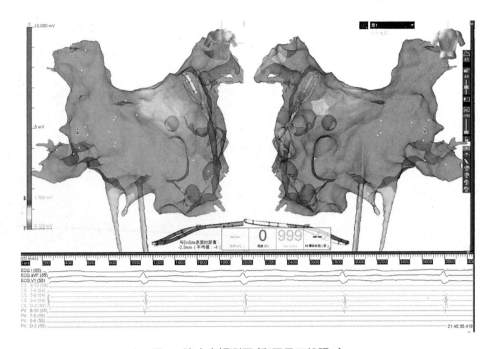

图 3　腔内电标测图（彩图见二维码 1）
体表心电图无 P 波、CS 无心房电位、PV 无电位，提示心房电活动消失

2019 年 7 月 14 日心脏磁共振延迟增强扫描显示：①左房前后径约 35mm，右房前后径 46mm，左室横径 54mm，右室横径 38mm，左室射血分数 67%，心脏指数 5.4L/min；②室间隔基底部、左室侧壁及下壁基底部稍高信号；③二尖瓣、三尖瓣少量反流；④右心稍大。

2019 年 7 月 17 日经多学科远程会诊，诊断该患者为心房静止所致心源性脑卒中，服用华法林后出现凝血功能障碍而出现血尿，考虑患者年轻，为防止复发脑卒中，建议行左心耳封堵治疗。但患者未出现脑和全身供血不足症状，且逸搏心律较稳定，暂不植入永久性起搏器。最后，室性心动过速为非持续性，起源于左室流出道，危险性较小，暂不考虑植入埋藏式心脏复律除颤器。

二、讨　　论

房颤是临床上最常见的快速性心律失常疾病，据估计我国有 1 000 万例患者，年龄校正后的患病率为男性 0.60%、女性 0.37%。房颤的发生与环境因素和遗传易感性相关，如高龄、高血压、心力衰竭、冠心病、糖尿病、肥胖、阻塞性睡眠呼吸暂停等因素，上述原因导致心房电重构和结构重构，早期心房重构表现为心房肌电生理特性、离子通道动力学变化，包括有效不应期和动作电位时程缩短、传导速度减慢、不应期离散度增加；晚期心房重构主要表现为心房肌纤维化、细胞凋亡、淀粉样变、脂肪细胞替代等结构改变，形成房颤的发生基质[1]。房颤增加缺血性脑卒中的风险，年发病率为 1.92%，是非房颤患者的 4~5 倍，导致 20% 的致死率及 60% 的致残率[1]。在非瓣膜性房颤患者中，常规根据 $CHA_2DS_C\text{-}VAS_C$ 评分制定抗凝治疗策略，即 $CHA_2DS_C\text{-}VAS_C \geq 2$ 分者需常规使用抗凝药物，以预防脑卒中[2]。

在本文中，我们报道了一例年轻的男性房颤患者，$CHA_2DS_C\text{-}VAS_C$ 评分为 0 分，发生大面积脑梗死，服用华法林后凝血功能障碍而出现尿血；并且体表心电图无 P 波及 f 波，心房标测电图呈低电压,左心耳无电位,无收缩,心脏超声示 A 峰消失,提示心房无电活动和机械活动,呈现心房静止状态。心房静止是指心房肌的电和机械活动消失,常因交界性逸搏心律不规则而误诊为房颤[4]。

心房静止由 Chavez 于 1946 年首次报道,是一种罕见的心律失常,患者常发生心力衰竭、脑卒中、晕厥,甚至猝死[3]。诊断标准包括:①体表和腔内心电图的 P 波异常或缺失;②颈静脉搏动图、搏动波消失;③X 线透视下心房收缩消失;④QRS 波呈室上性图形;⑤高强度(一般 10V)的心房刺激不能产生心房激动[4]。心房静止常难与窦性停搏鉴别,临床上常合并存在,因为两者具有类似的心电图表现,如不规则的、缓慢的逸搏心律,无 P 波和 f 波[5]。

根据累及部位,可分为部分和整个心房静止,部分心房静止仅累及一部分心房肌或单个心房,而整个心房静止则左右心房均受累[6]。根据持续时间,可分为暂时性和永久性心房静止,暂时性心房静止多由高钾、低氧、洋地黄中毒、奎尼丁中毒等引起;而永久性心房静止,常见于病毒性心肌炎、心肌淀粉样变、瓣膜性心脏病、系统性红斑狼疮、Ebstein 畸形、扩张型心肌病、神经肌肉疾病等引起的心房肌长期损害[7]。

Cappelli 报道了一例 9 岁女童因心房静止植入 VVI 起搏治疗,13 年后,电解剖标测显示心房肌兴奋性降低,起搏阈值增加,提示心房静止是进展性疾病[8]。国内外报道,心房静止可呈家族聚集性,与编码快 Na^+ 通道的 SCN5A 基因及缝隙连接蛋白 40 编码基因突变相关[9-11]。病理学检查上发现,心房肌活检发现广泛纤维化、多核细胞浸润、淀粉样变性。

临床上,主要治疗心房静止的并发症,包括缓慢性心律失常、右心衰竭、室速/室颤、脑卒中。由于低位逸搏心律不稳定,如出现心动过缓,则增加猝死风险,建议植入永久性心脏起搏器。由于心房肌机械活动丧失,血液在左心房、左心耳中形成涡流,导致血栓形成,从而引起心源性脑卒中和外周动脉栓塞,需长期口服抗凝药物治疗。经多学科远程会诊,结合本例患者临床特点,认为该患者心电图无窦性 P 波及 f 波,腔内电生理标测左右心房均无电位,左心耳无收缩,提示心房严重纤维化、心房机械活动消失,心房静止;其次,患者年轻,既往 $CHA_2DS_C\text{-}VAS_C$ 评分为 0 分,但仍然发生大面积脑梗死,累及皮质层,考虑为心房静止所致的心源性脑卒中;超声显示心室结构和功能基本正常,提示心房静止可能与心肌炎、心包炎、累及心房的特发性心肌病等有关,建议查易栓症指标,建议行左心耳封堵术,目前需抗凝治疗;因交界性心律稳定,变时性良好,且无头晕、乏力、黑蒙、晕厥等症状,室性心动过速起源于左室流出道,频率慢,危险性较小,暂无需安装永久性心脏起搏器治疗。

综上,对于 $CHA_2DS_C\text{-}VAS_C$ 评分为 0 分的年轻心房颤动患者发生脑卒中,应考虑其他危险因素,例如心房静止,及时完善腔内电生理检查、心肌活性检测,评估心房的电机械活动状态。同时,规范化抗凝治疗,可考虑行左心耳封堵预防脑卒中复发。

(李艳 宋昆鹏 白起君 秦立 石少波 黄从新)

参 考 文 献

[1] 黄从新,张澍,黄德嘉,等. 心房颤动:目前的认识和治疗建议(2018)[J]. 中华心律失常学杂志,2018,22(4):279-346.

[2] 张澍,杨艳敏,黄从新,等. 中国心房颤动患者卒中预防规范(2017)[J]. 中华心律失常学杂志,2018,22(1):17-30.

[3] FUENMAYOR A A,RODRIGUEZ S Y. Atrial standstill [J]. Int J Cardiol,2013,165(3):e47-e48.

[4] 刘英明,李田昌. 心房静止[J]. 中国心血管杂志,2014,19(3):232-233.

[5] BELLMANN B,ROSER M,MUNTEAN B,et al. Atrial standstill in sinus node disease due to extensive atrial fibrosis:impact on dual chamber pacemaker implantation [J]. Europace,2016,18(2):238-245.

［6］DEMIRALP E,KIRILMAZ A,CEBECI B S,et al. Partial atrial standstill:a case report［J］. J Electrocardiol,2005,38(3):
　　252-255.

［7］YAMINISHARIF A,SHAFIEE A,SAHEBJAM M,et al. Atrial standstill:a rare case［J］. J Tehran Heart Cent,2011,6(3):
　　152-154.

［8］CAPPELLI F,FAVILLI S,RICCIARDI G,et al. Atrial standstill disease progression documented after 13 years follow-up［J］.
　　Intern Emerg Med,2012,7 Suppl 1:S7-S8.

［9］TAN R B,GANDO I,BU L,et al. A homozygous SCN5A mutation associated with atrial standstill and sudden death［J］.
　　Pacing Clin Electrophysiol,2018.

［10］李海玲,李淼新,曹云山,等. 家族性心房静止一年随访分析［J］. 中华心律失常学杂志,2012,16(1):29-33.

［11］GROENEWEGEN W A,FIROUZI M,BEZZINA C R,et al. A cardiac sodium channel mutation cosegregates with a rare
　　connexin40 genotype in familial atrial standstill［J］. Circ Res,2003,92(1):14-22.

膳食对改善心血管健康的作用

近年来,我国心血管疾病患病率及死亡率不断攀升,心血管疾病死亡率占居民死亡构成的40%以上,为各病因之首[1]。不合理膳食、身体锻炼不足、超重肥胖、高血压、血脂异常、糖尿病、环境污染和吸烟等都是心血管疾病的危险因素。其中,不合理膳食是最重要的危险因素,合理膳食有助于预防和控制心血管疾病的发生发展。开展营养与疾病关系的研究,一般从营养素、食物和膳食模式几个层次进行,本文先从食物种类上分析,然后从膳食模式上综合分析与心血管疾病的关系。

一、全谷物与心血管疾病

全谷物是指未经精细加工或虽经碾磨/粉碎/压片等处理仍保留了完整谷粒所具备的胚乳、胚芽、麸皮组成及天然营养成分的谷物[2]。与精加工的谷物相比,全谷物含有更多膳食纤维、维生素、矿物质及部分植物化学物。综合分析显示,每日膳食中增加全谷物摄入量可降低心血管疾病发病风险。

一项包括了19个队列研究的系统评价中纳入了1 041 692例受试者和96 710例死亡病例,分析发现,全谷物食品摄入量较多组可降低心血管疾病死亡风险(RR=0.83,95%CI 0.79~0.86),每天增加28g全谷物食品可降低心血管疾病死亡风险的14%[3]。一项21个Meta分析的系统评价结果显示,增加全谷物食物降低心血管疾病发病率(RR=0.63~0.79),降低心血管疾病死亡风险(RR=0.82),对于降低心血管疾病危害因素,如体重、腰围、体脂肪含量等也有一定益处[4]。

二、蔬菜水果与心血管疾病

(一)蔬菜与心血管疾病

增加蔬菜摄入量有助于减低心血管疾病发病及死亡风险。一项包括47个队列研究的系统评价中,纳入了1 498 909例研究对象(44 013例心血管疾病),随访时间约为10.5年,结果发现与蔬菜摄入量较低的人群相比,蔬菜摄入较多的人群心血管疾病发病率RR为0.87(95%CI 0.83~0.91)[5]。一项包括来自于18个不同经济水平国家的135 335例35~70岁受试者的前瞻性队列研究结果显示,未经烹调的蔬菜的摄入与心血管疾病死亡率风险的降低具有强相关关系,而烹饪后蔬菜的摄入与心血管疾病死亡率风险的降低具有中等相关关系[6]。

(二)水果与心血管疾病

增加水果摄入可降低心血管疾病及心血管事件发生风险。一项前瞻性队列研究纳入我国122 685例40~74岁人群并随访5.4~9.8年,将水果摄入量按4分位数分组分析后发现,女性每增加80g/d水果摄入,可降低12%心血管事件发生风险;与香蕉摄入量最低组(0.2g/d)相比,女性香蕉摄入量最高组(37.9g/d)的HR为0.60(95%CI 0.37~1.00)[7]。一项系统评价发现与水果摄入量较低的人群相比,水果摄入较多的人群心血管疾病发病率RR为0.84(95%CI 0.79~0.88)[5]。

三、动物性食物与心血管疾病

(一) 鱼肉与心血管疾病

增加鱼肉摄入量可降低心血管疾病的发病风险。一项包括 28 项研究的临床试验综述分析了鱼肉摄入而非 n-3 系列不饱和脂肪酸补充对心血管疾病的影响,结果发现,当鱼肉中二十碳五烯酸(EPA)和二十二碳六烯酸(DHA)每日摄入超过 1g 时,部分生物标志物(如甘油三酯、高密度脂蛋白和血小板聚集)有所改善[8]。一项包括 11 个队列研究和 8 项病例对照研究的 Meta 分析中,纳入了 408 305 例 20~84 岁的美国、日本、中国和 10 个欧洲国家人群,结果发现每周摄入鱼肉≥4 次可降低急性冠脉综合征风险,每周增加 100g 可降低 5% 的发病风险[9]。

(二) 畜肉与心血管疾病

烟熏、腌渍等加工畜肉可增加心血管发病风险。一项包括 17 项前瞻性队列研究和 3 项病例对照研究的系统评价中,纳入了 1 218 380 例健康人群和 23 889 例心血管疾病患者,分析后发现,加工后畜肉的摄入会增加 42% 的心血管疾病风险,未发现畜肉与心血管疾病风险有关[10]。

(三) 禽肉与心血管疾病

禽肉与心血管疾病发病风险无关。一项包括 8 项前瞻性队列研究的系统评价中纳入了 296 721 例 18~87 岁孟加拉、中国等亚洲人群,结果显示禽肉摄入与心血管疾病无关[11]。

(四) 鸡蛋与心血管疾病

在一般人群中,每天摄入一个鸡蛋与心血管疾病发病风险无关。研究显示,每天吃 1 个鸡蛋不会增加心血管疾病的风险;但对于糖尿病患者来说,则会增加心血管疾病的发病和死亡风险[12]。

四、奶类与心血管疾病

牛奶及其制品可降低高血压等发病风险。一项包括 63 257 名 45~74 岁中国成人的研究分析发现,摄入较多奶制品(252g/d)可降低脑卒中风险(HR=0.82,95%CI 0.69~0.97)[13]。一项包括 9 个队列研究的系统评价中,纳入了 4 000 名受试者并随访 11 年,分析结果显示,牛奶及其制品、低脂牛奶及其制品以及液态奶可降低高血压发病风险;而高脂牛奶、发酵牛奶及其制品、奶酪与高血压发病风险无关[14]。

五、豆类与心血管疾病

豆类摄入可降低心血管疾病发病风险。一项前瞻性队列研究结果显示,豆类摄入与心血管疾病呈负相关关系,还可改善心血管疾病的危险因素,如改善高血脂、高血压和降低体重[6]。

六、坚果与心血管疾病

适量摄入坚果可降低心血管疾病发病风险。一项包括 7 个队列研究和 1 个随机临床对照实验研究的系统评价中纳入了 40~74 岁美国和巴西人群,结果显示与不摄入坚果相比,每天摄入坚果 28g 可降低 22% 的心血管疾病的发病风险(RR=0.78,95%CI 0.67~0.92)[15]。

七、水、茶与心血管疾病

（一）水与心血管疾病

适量增加水中镁含量可降低心血管疾病风险。有关水与心血管疾病的研究中，主要集中在水硬度与心血管疾病关系的研究上。一项 Meta 分析纳入 9 篇病例对照研究和 5 篇队列研究，结果发现水中镁含量与心血管疾病病死率的 OR 为 0.75（95%CI 0.68~0.82）[16]，水中镁含量与心血管疾病病死率呈负相关关系。饮水量与心血管疾病发病风险的研究尚少。一项包括 8 280 名男性和 12 017 名女性的前瞻性队列研究发现，与饮水较少组（每天饮水≤2 杯）相比，饮水较多组（每天饮水≥5 杯）可降低心血管疾病患病风险[17]。

（二）茶与心血管疾病

增加饮茶（每天 >12g）可降低心血管疾病发病风险及危险因素[2]。一项包括 11 个随机对照研究的 Meta 分析中，纳入了 821 例来自于不同国家的混合人群心血管疾病风险人群，结果发现与不饮茶相比，饮用红茶可降低心血管疾病者低密度脂蛋白和血压；饮用绿茶则可减低胆固醇、低密度脂蛋白和血压[18]。

（三）咖啡与心血管疾病

每日饮用中等量咖啡（2~4 杯）可降低心血管疾病发病风险，不增加高血压人群心血管疾病发病风险[2]。一项包括 36 个研究的 Meta 分析中纳入了 1 279 804 名来自于欧洲、美国和日本的 25~97 岁人群，结果发现每天 3~5 杯咖啡可降低心血管疾病发病风险，大量饮用（每天≥6 杯）则与心血管疾病发病风险无关[19]。

（四）含糖饮料与心血管疾病

关于含糖饮料与心血管疾病的相关研究较少，尚不能得出结论。但过多摄入含糖饮料会增加心血管疾病危险因素，如超重肥胖、血脂异常、血压等的发生风险[20]。

八、其他食物与心血管疾病

（一）盐与心血管疾病

高钠摄入可能增加心血管疾病的发病风险，还是心血管疾病最主要危险因素——高血压的独立风险因子；低钠则为心血管疾病保护因子[21]。

（二）食用油脂与心血管疾病

膳食中摄入动物油脂和橄榄油与心血管疾病发生风险无关，棕榈油摄入可增加心血管疾病危险因素——血脂异常的发生风险[2]。一项包括 21 个随机对照研究纳入 347 747 名受试者的系统综述显示，膳食中动物油脂摄入量与心血管疾病发生风险无关[22]。关于各类型烹饪油脂的研究中，结果显示健康人群食用橄榄油对心血管疾病无保护作用，棕榈油会增加血浆甘油三酯和低密度脂蛋白浓度[23]。

（三）添加糖与心血管疾病

摄入过多添加糖增加心血管疾病危险因素，如肥胖、高血脂和高血压等的发生风险[24]。

（四）酒精与心血管疾病

与少量饮酒相比，大量饮酒可增加心房纤颤等心血管疾病发生风险[25]。

九、膳食模式与心血管疾病

膳食模式是指膳食中各类食物的数量及其在膳食中所占的比重。平衡膳食模式是保障人体营养和健康的基础,食物多样是平衡膳食模式的基本原则,应做到平均每天摄入 12 种以上食物,每周 25 种以上食物;以谷类为主,特别是增加全谷物摄入;每天膳食应包括谷薯类、蔬菜水果类、畜禽鱼蛋奶类、大豆坚果类等食物。

(一) DASH 膳食模式

DASH(dietary approaches to stop hypertension)膳食模式是由美国国家心脏、肺和血液研究所设计测预防和控制血压的膳食模式,强调摄入足够的蔬菜水果、低脂(或脱脂)奶,维持足够钾、镁、钙等矿物质摄入,减少盐和油脂摄入。综合评估,DASH 膳食可以有效地改善高血压患者的血压、血脂,降低冠心病等心血管疾病发病风险[26]。

(二) 地中海膳食

地中海膳食具有较高水平蔬果、豆类和鱼类和海产品摄入的特点,综合评估,地中海膳食可降低高血压、改善血脂、降低心血管疾病发病风险。一项纳入 11 研究的 Meta 分析结果显示,地中海膳食可降低冠心病、心肌梗死、脑卒中的发病风险,RR 分别为 0.72(95%CI 0.60~0.86)、0.67(95%CI 0.54~0.83)和 0.76(95%CI 0.60~0.96)[27]。

(三) 低脂膳食

低脂膳食可降低高血压,改善血脂紊乱,降低心血管疾病发病风险[28]。

(四) 素食模式

素食模式有助于降低高血压发病风险,部分研究显示素食模式有助于改善血脂,降低心血管疾病发病风险。一项包括 12 个随机对照研究的 Meta 分析中,纳入了 873 例血脂异常的美国、芬兰和澳大利亚成人,干预结果发现素食可降低低密度脂蛋白和胆固醇[29]。另一项包括 7 个临床研究和 32 个横断面研究的 Meta 分析结果显示,素食可降低收缩压[30]。

(张娜　马冠生)

参 考 文 献

[1] LIN P H,YEH W T,SVETKEY L P,et al. Dietary intakes consistent with the DASH dietary pattern reduce blood pressure increase with age and risk for stroke in a Chinese population [J]. Asia Pac J Clin Nutr,2013,22(3):482-491.

[2] 中国营养学会. 食物与健康 - 科学证据共识[M]. 北京:人民卫生出版社,2016.

[3] ZHANG B,ZHAO Q,GUO W,et al. Association of whole grain intake with all-cause,cardiovascular,and cancer mortality:a systematic review and dose-response meta-analysis from prospective cohort studies [J]. Eur J Clin Nutr,2017,72(1):57-65.

[4] MCRAE M P. Health Benefits of Dietary Whole Grains:An Umbrella Review of Meta-analyses [J]. J Chiropr Med,2017,16(1):10-18.

[5] ZHAN J,LIU Y J,CAI L B,et al. Fruit and vegetable consumption and risk of cardiovascular disease:A meta-analysis of prospective cohort studies [J]. Crit Rev Food Sci Nutr,2017,57(8):1650-1663.

[6] DIAZ R,ORLANDINI A,LINETSKY B,et al. Fruit,vegetable,and legume intake,and cardiovascular disease and deaths in 18 countries (PURE):a prospective cohort study [J]. Lancet,2017,390(10107):2037-2049.

[7] YU D,ZHANG X,GAO Y T,et al. Fruit and vegetable intake and risk of CHD:results from prospective cohort studies of Chinese adults in Shanghai [J]. Br J Nutr,2014,111(2):353-362.

[8] PETSINI F,FRAGOPOULOU E,ANTONOPOULOU S. Fish consumption and cardiovascular disease related biomarkers:A review of clinical trials [J]. Crit Rev Food Sci Nutr,2019,59(13):2061-2071.

[9] LEUNG YINKO S S,STARK K D,THANASSOULIS G,et al. Fish consumption and acute coronary syndrome:a meta-analysis [J]. Am J Med,2014,127(9):848-857.e2.

[10] RENATA M,WALLACE S K,DARIUSH M. Red and processed meat consumption and risk of incident coronary heart disease,stroke,and diabetes mellitus:a systematic review and meta-analysis [J]. Circulation,2010,121(21):2271-2283.

［11］LEE J E,MCLERRAN D F,ROLLAND B,et al. Meat intake and cause-specific mortality:a pooled analysis of Asian prospective cohort studies［J］. Am J Clin Nutr,2013,98(4):1032-1041.

［12］GUO J,HOBBS D A,COCKCROFT J R,et al. Association between egg consumption and cardiovascular disease events, diabetes and all-cause mortality［J］. Eur J Nutr,2017,57(8):1-10.

［13］TALAEI M,KOH W P,YUAN J M,et al. The association between dairy product intake and cardiovascular disease mortality in Chinese adults［J］. Eur J Nutr,2017,56(7):1-10.

［14］O'CONNOR L M,LENTJES M A H,LUBEN R N,et al. Dietary dairy product intake and incident type 2 diabetes:a prospective study using dietary data from a 7-day food diary［J］. Diabetologia,2014,57(5):909-917.

［15］AFSHIN A,MICHA R,KHATIBZADEH S,et al. Consumption of nuts and legumes and risk of incident ischemic heart disease,stroke,and diabetes:a systematic review and meta-analysis［J］. Am J Clin Nutr,2014,100(1):278-288.

［16］CATLING L A,ABUBAKAR I,LAKE I R,et al. A systematic review of analytical observational studies investigating the association between cardiovascular disease and drinking water hardness［J］. J Water Health,2008,6(4):433-442.

［17］CHAN J,KNUTSEN S F,BLIX G G,et al. Water,other fluids,and fatal coronary heart disease:the Adventist Health Study［J］. Am J Epidemiol,2002,155(9):827-833.

［18］HARTLEY L,FLOWERS N,HOLMES J,et al. Green and black tea for the primary prevention of cardiovascular disease［J］. Cochrane Database Syst Rev,2013,6(6):CD009934.

［19］SABRINA P,JIAN-MIN Y,WOON-PUAY K,et al. Coffee intake and risk of colorectal cancer among Chinese in Singapore: the Singapore Chinese Health Study［J］. Nutr Cancer,2010,62(1):21-29.

［20］MALIK V S,PAN A,WILLETT W C,et al. Sugar-sweetened beverages and weight gain in children and adults:a systematic review and meta-analysis［J］. Am J Clin Nutr,2013,98(4):1084-1102.

［21］HE F J,LI J,MACGREGOR G A. Effect of longer-term modest salt reduction on blood pressure［J］. Cochrane Database Syst Rev,2013,4(7903):CD004937.

［22］SIRI-TARINO P W,SUN Q,HU F B,et al. Meta-analysis of prospective cohort studies evaluating the association of saturated fat with cardiovascular disease［J］. Am J Clin Nutr,2010,91(3):535-546.

［23］FATTORE E,BOSETTI C,BRIGHENTI F,et al. Palm oil and blood lipid-related markers of cardiovascular disease:a systematic review and meta-analysis of dietary intervention trials［J］. Am J Clin Nutr,2014,99(6):1331-1350.

［24］TE MORENGA L,MALLARD S,MANN J. Dietary sugars and body weight:systematic review and meta-analyses of randomised controlled trials and cohort studies［J］. BMJ,2012,346:e7492.

［25］LIU P M,GANG L,SHAILENDRASING D,et al. Alcohol consumption and risk of stroke and coronary heart disease in Eastern Asian men:a meta-analysis of prospective cohort studies［J］. Heart,2011,97(Suppl 3):A91.

［26］JONES N,FOROUHI N G,KHAW K T,et al. Accordance to the Dietary Approaches to Stop Hypertension diet pattern and cardiovascular disease in a British,population-based cohort［J］. Eur J Epidemiol,2018,33(2):235-244.

［27］GROSSO G,MARVENTANO S,YANG J,et al. A comprehensive meta-analysis on evidence of Mediterranean diet and cardiovascular disease:Are individual components equal?［J］. Crit Rev Food Sci Nutr,2017,57(15):3218-3232.

［28］ABEREGG S K,MAJURE D T. Low-Fat Diet and Cardiovascular Disease Low-Fat Diet and Cardiovascular Disease［J］. JAMA,2006,296(3):279.

［29］WANG F,ZHENG J,YANG B,et al. Effects of Vegetarian Diets on Blood Lipids:A Systematic Review and Meta-Analysis of Randomized Controlled Trials［J］. J Am Heart Assoc,2015,4(10):e002408.

［30］YOKO Y,KUNIHIRO N,BARNARD N D,et al. Vegetarian diets and blood pressure:a meta-analysis［J］. JAMA Intern Med,2014,174(4):577-587.

第二部分 高 血 压

主编视角

健康中国,健康血压

在过去1年里,高血压领域取得了许多重要进展。时隔8年,新版的中国高血压指南终于在2018年底公开发表。"2018中国高血压指南"是在特定历史时期发表的一个高血压文献。2017年,美国心脏学会与美国心脏协会联合美国多个学术组织共同发表了美国高血压指南。该指南对高血压进行了重新定义,将高血压的诊断标准从原来的140/90mmHg改为130/80mmHg,血压≥140/90mmHg将诊断2级高血压。这一变化将显著增加诊断高血压的患者人数。因为降压治疗的目标也同时改为130/80mmHg,因此将显著降低按照新标准评估的高血压控制率。2018年,欧洲心脏学会与欧洲高血压学会发表了新版欧洲高血压指南。新的欧洲高血压指南虽然并未更新高血压的定义,但也同样强调强化的血压管理,建议将血压降至130/80mmHg。我们该何去何从?中国高血压指南作出了我国的选择。首先,2018中国高血压指南仍将继续按照140/90mmHg诊断高血压。这主要是考虑到我国目前高血压防治仍处于较低水平,2012—2015年进行的最新调查中,高血压的控制率也仅为15%左右,因此当务之急是尽快提高我国高血压的控制率。第二,2018中国高血压指南仍建议将血压控制到140/90mmHg以下,但是如果能够耐受,也可以降低到130/80mmHg。在65岁以上老年高血压患者中,建议将血压较低到150/90mmHg,但同样,如果能够耐受,也可以降低到140/90mmHg,甚至是130/80mmHg。第三,我们将继续采用低、中、高和很高危的四级高血压危险分层方法。在新版的美国与欧洲高血压指南中,分别采用了动脉粥样硬化性心血管疾病危险计分(ASCVD)与心血管死亡风险计分(SCORE)等定量计分方法进行心血管风险评估。我国也已有若干个这样的心血管风险计分工具,但考虑到我国目前高血压防治领域对这些计分方法并不熟悉,使用经验不足,因此并未在这一新指南中纳入。

2019年初中国高血压联盟领导制定并发表了"2019中国家庭血压监测指南"。早在2012年我国即已发表了家庭血压监测中国专家共识,以促进我国家庭血压监测的规范化,推动家庭血压监测的临床应用。在过去7年间,中国家庭血压监测取得了极大进步,大量自动化的电子血压计进入家庭;许多高血压患者都在家中测量血压;临床医生越来越多地根据家庭血压监测结果进行高血压的诊治。过去几年间,国外陆续发表了若干家庭血压监测的指导文件。为了进一步提升我国家庭血压监测的规范化水平,充分发挥家庭血压监测在高血压管理中的重要作用,制定中国家庭血压监测指南已经刻不容缓。2019中国家庭血压监测指南明确建议:①选择按照标准方案进行过准确性验证的上臂式示波法全自动电子血压计,并根据上臂周径选择大小合适的袖带。②每日早、晚各测量 2~3 个读数,间隔 1 分钟,取平均值。初诊,治疗早期或虽经治疗但血压尚未达标患者,应在就诊前连续测量 5~7 天;血压控制良好时,每周测量至少 1 天。③家庭血压测量是提高高血压知晓率的有效手段,因此,建议没有诊断高血压的家庭成员也应在家中定期测量血压,每年至少测量 1 次;如果家庭血压未达到高血压的诊断标准,但水平较高,为 130~134mmHg/80~84mmHg,则应增加血压测量的次数,每月至少测量 1 次血压。④高血压管理者应积极推动家庭血压监测,包括目前接受降压治疗的高血压患者,以及目前血压正常者;指导高血压患者选择合适的血压计及袖带等附件,并对患者进行血压测量知识与方法的培训;制订或变更治疗方案时参考患者的家庭血压监测记录。

自从 2017 年国际高血压学会发起全球"5 月血压测量月"活动,项目已经进入第三个年头。2017 年和 2018 年,全球 100 多个国家的成千上万名志愿者为数百万人测量血压,并分别在《柳叶刀全球健康》与《欧洲心脏杂志》发表了重要的研究结果。在中国高血压联盟的积极倡导下,我国数千名志愿者也在过去 2 年为近 100 万名居民测量血压,2017 年的研究结果也已经在《欧洲心脏杂志增刊》发表,2018 年的结果正在发表过程中。目前,2019 年的"5 月血压测量月"活动目前正在如火如荼的开展中,已进入第三个月,也已经为数十万人测量了血压。这一活动我们将会持续进行下去。希望能够让更多的人知晓血压测量的重要性,让血压测量逐步成为我们的生活方式。我们一定要摒弃吸烟、酗酒这样不健康的生活方式;我们要测血压,监测、管理我们的心血管健康。

高血压是严重危害人类健康的重大疾病,是脑卒中、心肌梗死、心力衰竭、肾功能不全最重要的致病因素。近年来,我们国家的医疗保障不断完善,为管理高血压这样涉及 2 亿多人的大众健康问题创造了条件。但要想管理好高血压,仍然需要健康管理的第一责任人"自己"积极行动起来:如果还没有诊断高血压,每个人每年至少测量 1 次血压;如果已经诊断高血压,一定要坚持服药,控制好高血压。我们希望,在"健康中国 2030"这一宏伟计划框架内,花费 10 年左右的时间,把我们国家高血压的知晓治疗率与治疗达标率双双提高到 70% 以上,如此我们就可以实现 50% 以上的高血压控制率,大幅度降低各种严重致死致残性心脑血管疾病的发生与死亡率,实现"无脑卒中、无心肌梗死"的健康美好社会梦想。

(王继光)

最新国内外高血压指南精粹解读

近来,2017美国成人高血压预防、检测、评估及管理指南(以下简称美国指南),2018 ESC/ESH高血压指南(以下简称欧洲指南)及中国高血压防治指南(2018年修订版)(以下简称中国指南)陆续公布,三个指南均是在近5年的证据积累基础上的更新。其中美国指南的发布组织由JNC变成了ACC/AHA,也是变化最大的指南,自2017年底发布以来引起了学术界热烈的讨论。欧洲指南是以2013版为基础,结合近年来已发表的临床研究、流行病学调查和基础研究等证据进行了系统分析和总结而修订,中国指南与欧洲指南相似,但是受限与我国临床研究体系现状,参考了很多全球数据。本文将从诊断与治疗两个方面,解读、评论以上指南,以期对临床高血压诊疗带来一些启示。

一、高血压诊断

1. **高血压定义** 2018欧洲指南及2018中国指南高血压的定义没有改变,即诊室血压≥140/90mmHg时诊断为高血压。而美国指南相对积极地将高血压定义为诊室血压≥130/80mmHg,其依据来源主要是流行病学的数据中得到血压从115/75mmHg开始,每上升20/10mmHg,心血管疾病(含脑卒中)风险加倍,在美国指南中的体现就是高血压1级到高血压2级风险加倍;同时SPRINT研究的结果也对美国指南高血压定义产生了影响。但是在SPRINT研究中,强化降压(目标<120/80mmHg)和常规降压组(<140/90mmHg)相比,高血压最主要的并发症脑卒中未明显减少。随后公布的欧洲高血压指南及中国高血压指南并未采取130/80mmHg作为血压定义标准(表1)。

表1 三大血压指南对高血压的分层

SBP(mmHg)	DBP(mmHg)	中国指南	欧洲指南	美国指南
<120 和	<80	正常血压	理想	正常
120~129 和	<80	N/A	N/A	升高
120~129 和/或	80~84		正常	N/A
130~139 和/或	85~89	正常高值	正常高值	N/A
130~139 和/或	80~89	N/A	N/A	高血压1级
≥140 和/或	≥90	高血压	N/A	高血压2级
140~159 和/或	90~99	1级高血压(轻度)	1级高血压	N/A
160~179 和/或	100~109	2级高血压(中度)	2级高血压	N/A
≥180 和/或	≥110	3级高血压(重度)	3级高血压	N/A
≥140 和	<90	单纯收缩期高血压	单纯收缩期高血压	N/A

三个指南对于家庭自测血压及动态血压与诊室血压数值间的对应关系高度一致,但由于其诊室血压的诊断标准不同,ABPM 和 HBPM 的诊断标准也有相应的差别。在中国指南和欧洲指南中,ABPM 的高血压诊断标准为:平均 SBP/DBP 24 小时≥130/80mmHg;白天≥135/85mmHg;夜间≥120/70mmHg。HBPM 的高血压诊断标准为≥135/85mmHg,与诊室血压的 140/90mmHg 相对应。上述反映出各大指南对家庭自测血压关注度不断增强,肯定了在医生指导下进行家庭血压监控对高血压患者的依从性和血压管理方面的帮助。同时,家庭自测血压在诊断和治疗白大衣高血压及隐匿性高血压上都有重要价值。

2. **高血压危险分层**　三个指南对于血压与心血管事件风险的相关性都有详细陈述,认为预防心血管事件是降压治疗的首要目标,同时心血管事件率的降低也可以用来评价降压治疗的效果。欧洲指南对于高血压患者心血管风险评估沿用的是 SCORE 10 年风险评估体系,对于高血压患者的风险分层也非常清晰。推荐除了已经存在临床情况(已经诊断心血管疾病或肾病、糖尿病、严重升高的某些指标如胆固醇、左室肥厚)的高血压患者外都要采用 SCORE 系统评估心血管风险(表2)。

表2　2018 欧洲指南高血压心血管风险评估

其他心血管危险因素和疾病史	血压(mmHg)			
	正常高值	1 级高血压	2 级高血压	3 级高血压
无	低危	低危	中危	高危
1~2 个危险因素	低危	中危	中 / 高危	高危
≥3 个危险因素	中 / 高危	中 / 高危	高危	高危
靶器官损害,或 CKD 3 期,无器官损害的糖尿病	中 / 高危	高危	高危	高危 / 很高危
临床并发症,或 CKD≥4 期,有器官损害的糖尿病	很高危	很高危	很高危	很高危

欧洲指南评估增加了一些新的心血管危险因素,包括尿酸、心率(>80 次 /min)、早发更年期、心理因素和社会经济因素。对于靶器官损害分为基本检查和进一步检查(包括认知功能评估和脑部的影像学检查)。中国指南危险因素也分为四层,但没有明确的评分体系。临床医生比较难以精确掌握和考虑到所有危险因素及量化评判患者风险,如有明确的评分体系,可以通过制作小程序等方法将风险评估深入基层,对于后续治疗有明确依据。

二、高血压治疗

1. **启动降压治疗时机**　美国及欧洲指南在启动药物治疗的时机上都更加积极。美国指南推荐在是否合并心血管疾病的患者中都要尽早启动药物治疗(图1),欧洲在启动药物治疗仍关注血压水平和危险分层:血压正常高值者,若合并心血管疾病,仍需考虑降压药物治疗。2 级以上的高血压患者,无需考虑危险分层,应立即启动降压药物治疗(图2)。源于大量临床研究证实,降压药物不仅能够降低血压,而且能够减少 CVD 和脑血管事件,降低死亡风险。中国指南依旧根据危险分层以改变生活方式为基础,描述药物治疗时机,明确对低危和中危患者有观察生活方式改变效果时间建议(图3)。

2. **降压治疗的目标值**　三大指南对于降压目标值都分人群进行了描述,特别是欧洲

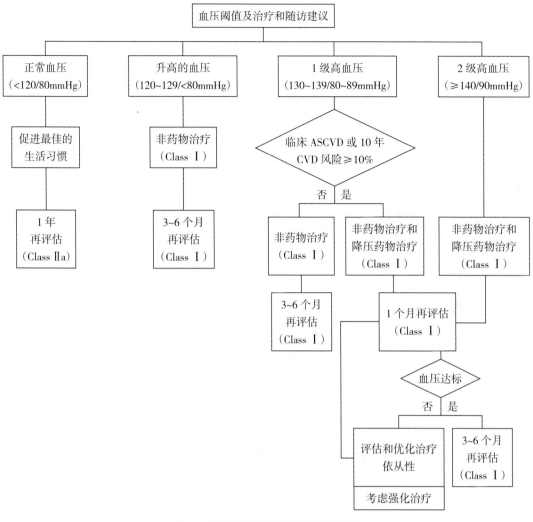

图1 美国高血压指南降压治疗流程

根据初始诊室血压水平启动降压治疗（生活方式干预及药物治疗）

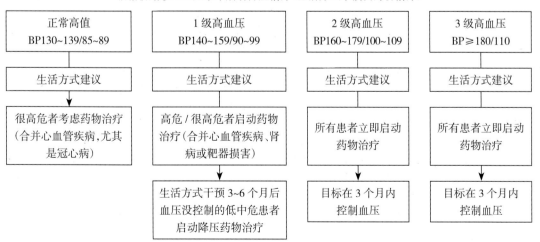

图2 欧洲高血压指南降压治疗流程

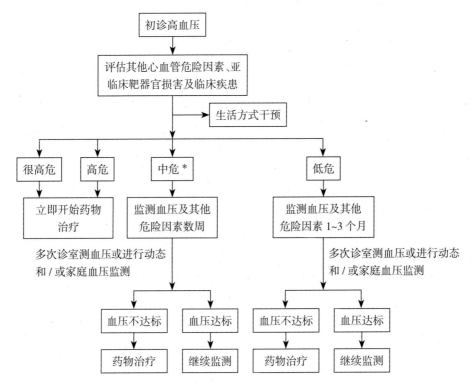

图 3   中国指南初诊高血压患者的评估及监测程序

指南更能体现人群的差别:推荐所有患者的第一个降压目标均为 <140/90mmHg,包括老年人,推荐等级为 I A;如耐受降压治疗,大部分患者可降至 130/80mmHg,甚至更低;所有高血压患者均可考虑将舒张压降至 <80mmHg。对于 <65 岁的患者,推荐收缩压目标是 <120~129mmHg,对于 ≥65 岁的患者,推荐收缩压目标是 <130~139mmHg,即随着患者的年龄增加,推荐的目标值有所上升。推荐糖尿病患者的收缩压目标为 130mmHg 或者更低,但前提是患者耐受,另外要密切监测不良事件;CKD 患者的目标血压是 <130~139mmHg;脑卒中 /TIA 后患者的目标血压是 <120~129mmHg。中国指南中降压目标值的描述与欧洲指南相似(表 3)。

3. **生活方式干预**   三个指南对于生活方式干预都包括:减少钠盐摄入,增加钾摄入,合理膳食,平衡膳食,控制体重,不吸烟,彻底戒烟,避免被动吸烟,不饮或限制饮酒增加运动,中等强度,减轻精神压力,保持心理平衡。其中限盐目标值由于引用文献不同,美国为 <4g,欧洲为 <5g,中国为 <6g。每个指南对每一项生活方式干预都有明确要求,同时标明了管理后预期的降压效果,比以往的指南都更细致。

4. **药物治疗**   三个指南均提出 ACEI、ARB、β 受体阻滞剂、CCB、利尿剂(噻嗪类或噻嗪样)五大类药物仍是高血压治疗的基本药物。欧洲高血压指南推荐:对大多数患者而言,联合治疗可作为初始治疗方式,推荐联合 RAAS 阻滞剂 +CCB 或利尿剂,其他组合方式根据情况也可考虑;在特定情况下,可联合使用 β 受体阻滞剂,如心绞痛、心肌梗死后、心衰或需要控制心率时;推荐使用单片复方制剂(SPC)行初始联合治疗,老年人、低危的 1 级高血压(特别是收缩压 <150mmHg)例外;若双药联合治疗未能有效控制血压,推荐使用 RAAS 阻滞剂 +CCB+ 利尿剂(噻嗪类或噻嗪样)三药联合治疗,且推荐使用单片复方制剂;若三药联合

表3　欧洲指南高血压患者降压治疗诊室血压的靶目标推荐

推荐	推荐级别	证据水平
一般人群降压治疗第一目标是 <140/90mmHg	I	A
如果能够耐受,大多数患者应该将血压降低到 130/80mmHg 或更低	I	A
所有患者舒张压的目标值应为 <80mmHg	IIa	B
<65 岁推荐收缩压目标值 120~129mmHg	I	A
≥65 岁推荐收缩压目标值 130~139mmHg	I	A*
糖尿病患者推荐收缩压目标值 130mmHg 或更低 **	I	A
冠心病患者推荐收缩压目标值 130mmHg 或更低 **	I	A
慢性肾病患者推荐收缩压目标值 130~139mmHg	I	A
脑卒中后或 TIA 患者可以考虑收缩压目标值 120~129mmHg	IIa	B

* 密切监测不良反应;** 如果可以耐受

治疗未能有效控制血压,可增加使用螺内酯,若螺内酯不耐受,可使用其他利尿剂,如阿米洛利、高剂量的其他利尿剂、β 受体阻滞剂或 α 受体阻滞剂。美国高血压指南推荐 2 级高血压或平均血压高于目标血压 20/10mmHg 时,推荐起始使用 2 种不同种类的一线降压药物进行联合治疗,可以自由联合,也可以使用固定复方制剂,1 级高血压、目标血压 <130/80mmHg 且剂量滴定过程中或顺序加用其他药物使血压达标时,起始单药治疗是合理的。考虑到欧洲高血压诊断标准与美国指南 2 级高血压标准一致,可以看出在血压≥140/90mmHg 时,就推荐启动联合治疗。中国指南推荐,血压≥160/100mmHg 或高于目标血压 20/10mmHg 的高危人群,往往初始治疗即需要应用 2 种降压药物。如血压超过 140/90mmHg,也可考虑初始小剂量联合降压药物治疗。如仍不能达到目标血压,可在原药基础上加量,或可能需要 3 种甚至 4 种以上降压药物。可以看出,为切实提高降压治疗达标率,各大指南都不同程度地强调了初始联合降压治疗。

5. 特殊人群高血压治疗　三个指南对特殊人群高血压的治疗都做了相应描述,美国指南从心血管风险划分出发,对合并缺血性心脏病、射血分数减低的心力衰竭、射血分数保留的心力衰竭、CKD(包括肾移植)、脑血管疾病、心房颤动、PAD、糖尿病和代谢综合征等,逐个描述了诊疗流程及治疗目标。欧洲指南与中国指南相似,按照顽固性高血压、高血压合并糖尿病、高血压合并 CKD、高血压合并心衰、高血压合并 LVH、高血压合并 CAD 的顺序进行了描述。其中对于糖尿病患者的降压目标值一直存在争议,2018 欧洲高血压指南同样两步推荐,即首先达到 <140/80mmHg,若患者可以耐受,进一步使 SBP 降至 120~130mmHg,DBP 降至 70~80mmHg。既往指南推荐,与一般的高血压患者相比,糖尿病患者 DBP 目标更低,而 2018 美国高血压指南推荐糖尿病患者与一般高血压患者一致,DBP 目标均为 70~80mmHg,起始通常选择 A+C 或 A+D 的两药联合治疗方案,与其他类降压药物相比,ACEI 或血管紧张素受体拮抗剂(angiotensin receptor blocker,ARB)可以更有效地降低尿白蛋白或延缓糖尿病肾病进展,但由于 ACEI 和 ARB 联合治疗可增加肾脏损害的风险而禁止。新型降糖药钠 - 葡萄糖协同转运蛋白 2(sodium-glucose cotransporter 2,SGLT2)抑制剂能降低诊室或动态血压,从而有助于控制糖尿病患者的血压,延缓 CKD 的进展。另外,在高血压合并 CKD 的患者中,既往指南推荐,CKD 尤其是合并尿白蛋白的患者,目标血压相对更低;而欧洲指南指

出,与伴发其他并发症的高血压患者相比,CKD 患者 SBP 目标值较高,为 130~139mmHg,这是因为荟萃分析显示,CKD 患者降压治疗能够降低全因死亡率,而降低尿白蛋白水平一直被认为是治疗的靶标。多项随机对照研究显示,降压治疗降低尿白蛋白水平,是心血管事件减少的预测因子;但也有研究显示,若患者尿白蛋白降低效果较弱,心血管事件发生率降低更明显。因此,降低尿白蛋白水平是否可以作为减少心血管事件发生的标志尚存在争议。总之,CKD 患者降压目标值的证据比较复杂。一项蛋白尿 >1g/d 的非糖尿病 CKD 患者的荟萃分析显示,SBP 为 110~119mmHg 时,患者的 CKD 进展最慢;相反,蛋白尿 <1g/d 的 CKD 患者 SBP<140mmHg 时,CKD 进展的风险最低(非心血管风险)。另一项非糖尿病肾病患者的荟萃分析也显示,与 SBP 目标值 <140mmHg 相比,血压目标值 <130/80mmHg,并不能进一步改善临床预后。一项纳入 398 419 例高血压患者的大型回顾性队列分析显示,最低血压为 137/71mmHg 时,患者终末期肾病和死亡的发生风险最低,而 SBP<120mmHg 时,患者死亡风险明显增加。综合上述证据,2018 欧洲高血压指南认为,现有证据支持 CKD 患者血压应降至 140/90mmHg 以下,达到 130/80mmHg,若降压达标困难,限制钠盐的摄入对 CKD 患者的辅助降压有效。由于血压下降会降低肾脏灌注压,部分患者的 eGFR 可能降至 10%~20%,因此,在降压过程中需密切监测患者血浆电解质水平和 eGFR。但临床医生也不必过于担心治疗初期 eGFR 的降低,通常几周后 eGFR 即趋于稳定,若 eGFR 持续降低,需考虑停药并检查是否合并肾血管性疾病。

三、总　　结

对我国临床医生影响最大的三个指南在近两年内几乎同时更新,血压管理的诊断标准和控制目标的差异,提示个体化管理的趋势越来越明显,对高血压控制的态度表现更加积极。本轮指南更新有以下特点:

1. 更积极的启动降压治疗推荐　在启动降压治疗的时机方面,欧洲很高危的高血压患者(心血管病、特别是冠心病患者),当血压超过 130/85mmHg 时即考虑药物治疗,之前指南并不推荐对这类患者予以降压药物治疗。对于 65~80 岁 1 级高血压患者的药物治疗则从Ⅱb类推荐提升为Ⅰ类推荐。其次在血压控制目标,美国指南将 130/80mmHg 作为大多数高血压患者的降压目标值,看似简单、容易执行,但对于患者的个体临床差异考虑就不如欧洲指南和中国指南。

2. 更积极的血压控制目标及不同并发症的血压控制目标　欧洲指南和中国指南,依旧将 <140/90mmHg 作为多数高血压患者的初步控制目标,将 140~150/90mmHg 作为老年人(无论 80 岁以上还是以下)的目标值。若患者耐受良好,可以进一步降低血压水平。不同高血压患者降压目标值如下:<65 岁,120~130mmHg;≥65 岁,130~140mmHg;糖尿病,≤130mmHg;冠心病,≤130mmHg;慢性肾病,130~140mmHg;脑卒中或 TIA 后患者,120~130mmHg。由此可见,与之前相比,欧洲指南与中国指南对不同亚组的高血压患者的血压控制目标作出了更为积极的推荐建议。同时欧洲指南和中国指南对血压控制下限作出了更明确的规定,18~65 岁患者血压不低于 120/70mmHg,而慢性肾病患者与老年患者不低于 130/70mmHg。

3. 保持现有的治疗体系　对手术治疗持谨慎态度,在高血压的各种器械治疗方面,新指南在总体上持保守态度,希望有更多数据支持,对于 RDN 手术作出了较为积极的评价,但仍然不推荐其作为常规治疗措施。

4. **小剂量早期联合及固定复方制剂被明确推荐** 三个指南对于小剂量联合或固定复方制剂都有不同程度的推荐,说明机制互补的两个药物联合不仅能提高疗效,还能减少不良反应,在高血压早期就应该推荐。

5. **通过有证据支持的明确的随访策略,提高高血压控制的获益** 三个指南对于提高患者依从性和随访中关注患者并发症筛查都有描述。中国指南虽然在这几个指南中是本国证据最少的,但在细节的描述和对医生的建议是最清楚的,同时还包含了如何提高全社会对血压管理关注度的建议。希望在各位医生的共同努力下,中国的血压防治工作越做越好。

(牟建军　陈阳)

参 考 文 献

[1] WHELTON P K,CAREY R M,ARONOW W S,et al. 2017 ACC/AHA/AAPA/ABC/ACPM/AGS/APhA/ASH/ASPC/NMA/PCNA Guideline for the Prevention,Detection,Evaluation,and Management of High Blood Pressure in Adults:Executive Summary [J]. Circulation,2018,138(17):e426-e483.

[2] WILLIAMS B,MANCIA G,SPIERING W,et al.2018 ESC/ESH Guidelines for the management of arterial hypertension:The Task Force for the management of arterial hypertension of the European Society of Cardiology(ESC)and the European Society of Hypertension(ESH)[J]. J Hypertens,2018,36(10):1953-2041.

[3] 中国高血压防治指南修订委员会,高血压联盟(中国),中华医学会心血管病学分会,等. 中国高血压防治指南(2018年修订版)[J]. 中国心血管杂志,2019,24(1):24-56.

诊室外血压监测

近年来,诊室外血压监测,包括 24 小时动态血压监测及家庭血压监测,已越来越被广泛地应用于高血压的诊断和治疗管理,因为它不仅能鉴别诊断白大衣性高血压和隐蔽性高血压,还可以真实反映诊室外不同时段的血压波动情况,提高高血压诊断及降压达标评估的准确性,为精细化、个体化高血压管理提供了可能。因此,从 2011 年的英国指南,到最近更新的美国指南、欧洲指南及日本高血压指南都不同程度地推荐运用诊室外血压监测进行高血压评估和管理。2018 年修订版的中国高血压防治指南[1]也认为诊室外血压监测可提供医疗环境外大量血压数据,其与靶器官损害的关系比诊室血压更为显著,预测心血管风险能力优于诊室血压,推荐有条件者应进行诊室外血压测量,用于诊断白大衣高血压及隐蔽性高血压,评估降压治疗的疗效,辅助难治性高血压的诊治。本文将结合我国发表的有关 24 小时动态血压监测专家共识[2]和家庭血压监测指南[3],讨论诊室外血压监测在高血压管理中的应用。

一、24 小时动态血压监测

24 小时动态血压监测能提供一昼夜 24 小时不同时间段、多种状态下如日常工作、运动及休息睡眠的血压水平及血压波动信息,被认为是目前进行血压评估的“金标准”方法。很多研究证实,24 小时动态血压比随机测量的诊室血压与靶器官损害及心血管风险的关系更密切[4]。24 小时动态血压监测除了提供收缩压、舒张压、脉压等血压参数信息外,还衍生出了一些参数,如血压变异、动态动脉硬化指数[5]、盐敏感风险评估[6]等,也受到了临床医生的关注。

(一) 24 小时动态血压监测的方法

1. **设备选择**　为确保血压测量的准确性,必须选择按照国际标准方案进行过独立临床验证、准确性达到要求的动态血压计[2,7],具体型号信息可查询欧洲高血压学会血压测量工作组建立的网站(www.stridebp.org)。此外,在临床应用过程中,还要每半年到一年和水银柱血压计进行校准,以确保动态血压计的准确性。目前通过验证的动态血压计大多是示波法上臂式动态血压计,其他类型的动态血压计暂不推荐使用。动态血压计也越来越多功能化,有些除了监测外周肱动脉血压,还能通过脉搏波分析法无创评估中心动脉血压、估算脉搏波传导速度等,有些和心电图、指氧监测及睡眠呼吸监测结合起来,但需要强调的是这种多功能设备仍需要通过准确性验证才能进行临床使用。动态血压计的袖带分为标准、大号及小号袖带。上臂围≥32cm 选择大袖带,<24cm 选择小袖带,其余的选择标准袖带。

2. **测量设置**　按照目前指南[2,7]的要求,通常把动态血压计设置成白天每 20~30 分钟测量 1 次;晚上睡眠期间每 30 分钟测量 1 次血压。也有根据研究需要,白天每 15 分钟测量 1 次血压。指南强调,为了保证夜间血压测量的有效次数,不影响血压评估的准确性,睡眠期间测量间隔最长不超过 30 分钟。

测量手臂的选择,对大多数人来说,建议选择非优势臂进行,以减少活动对血压测量的影响,但对两侧上臂血压差值≥10mmHg的建议选择血压较高一侧手臂进行监测。

3. 监测期间注意事项 给患者配戴动态血压计后,要交代血压监测期间的注意事项,如袖带充气开始测血压时,要保持手臂不动,自然下垂或放在和心脏同高的桌子上,不说话,不走路,不活动;袖带下缘要保持在肘横纹上2cm,如果位置移动了,袖带位置下移了,要及时调整好;注意防止连接管脱开;睡觉时注意不要压着连接管,可把血压监测仪放在枕头边上,但不要取下袖带;不要忘记在日记卡上记录动态血压监测当天服用的药物及起居时间。

4. 监测的有效性标准 指南推荐24小时动态血压监测的有效性标准包括[2,7]:①有效读数至少达到应测读数的70%;②计算白天血压的读数至少有20个;③计算夜间血压的读数至少有7个。

5. 监测报告的标准化 24小时动态血压监测报告的内容应标准化,不同设备产生的动态血压报告内容应同质化。指南[7]推荐一份合格的报告应至少包括:①24小时血压随时间波动的曲线图,白天和夜间时段应根据患者监测当天的作息时间予以标记;②计算各时段平均收缩压、舒张压和心率;③计算夜间收缩压/舒张压下降率;④各时段收缩压、舒张压、心率的标准差、变异系数、最大最小值及有效读数等。上海市高血压研究所联合上海烁云信息科技公司根据指南要求研发了"烁云动态血压分析报告系统"(www.shuoyun.com.cn),兼容多种型号的动态血压计,实现动态血压实时远程诊断及动态血压报告的标准化和信息化。

(二)24小时动态血压监测的临床应用

1. 诊断白大衣高血压和隐蔽性高血压 有些患者进入医院见到穿白大衣的医务人员,就会自觉或不自觉地处于紧张、焦虑等状态,表现为诊室血压水平升高(≥140/90mmHg),而24小时(<130/80mmHg)、白天(<135/85mmHg)及夜间(<120/70mmHg)动态血压平均水平在正常范围,这类高血压如果尚未启动降压治疗,称为"白大衣高血压",如果已经降压治疗,则称为"白大衣未控制高血压"。在我国景宁自然人群中,白大衣高血压的患病率约为10%[8]。研究表明,真正的白大衣高血压患者(即24小时、白天和夜间动态血压均正常,或动态血压和家庭血压均正常)的心血管风险和正常血压者相比没有明显增加[9,10]。单纯依靠白天动态血压正常或家庭血压正常来诊断的白大衣性高血压的心血管风险仍高于正常血压者[9,10]。因此,24小时动态血压监测对明确是否真正的白大衣高血压非常重要。此外,最近发表的西班牙注册研究[4]显示,未治疗的白大衣性高血压和正常血压者相比心血管风险增加,而已经启动降压治疗的白大衣高血压患者和正常血压者相比心血管风险相当。白大衣高血压患者发展为持续性高血压的风险比正常血压者高2~3倍[9],如果发展为持续性高血压后仍不治疗,患者心血管风险将会增加。因此,指南推荐对白大衣高血压应加强随访,每年进行1次诊室外血压监测,明确是白大衣高血压状态后,通常无需启动药物治疗或强化已有的降压治疗方案[7]。

与白大衣高血压临床表现相反的是"隐蔽性高血压",表现为在医生的诊室内血压水平正常(<140/90mmHg),但24小时动态血压水平升高(≥130/80mmHg,或仅白天时段升高≥135/85mmHg,或仅夜间时段升高≥120/70mmHg)。已经启动降压治疗,表现为隐蔽性高血压的则称为"隐蔽性未控制高血压"。在我国景宁自然人群中[8],隐蔽性高血压的患病率约为10%,在国际多中心自然人群动态血压合作研究中[11],隐蔽性高血压为20%~30%,隐蔽性未控制高血压为30%~40%。国内外研究结果一致表明[10-13]:隐蔽性高血压靶器官损伤及心血管疾病发生风险较正常血压者显著增加,而且无论是单纯白天高血压或单纯夜间高血压[10,12],无论诊室血压属于理想血压还是正常高值[13],只要是动态血压增高,患者心血管

风险都显著增加。隐蔽性高血压因为比较隐蔽,虽然患者可能已有比较明显的症状或靶器官损伤出现,但凭医院诊室测量的血压无法得到诊断。临床上男性超重或肥胖患者、诊室血压处于正常高值范围、合并有蛋白尿、左心室肥厚、动脉硬化等靶器官损伤时,需要考虑进行24 小时动态血压监测来筛查隐蔽性高血压可能,以免漏诊。虽然缺乏直接的临床试验证据,国内外指南都推荐对于隐蔽性高血压应考虑生活方式干预,并启动或强化降压药物治疗。

2. 特殊时间段的血压评估

(1) 清晨高血压:清晨是心肌梗死、心脏性猝死及脑卒中等心脑血管疾病高发的时段。血压晨峰增加、清晨血压升高与心血管事件的发生风险关系密切,是死亡和心血管事件的独立预测因子[14]。清晨血压每升高 10mmHg,脑卒中发生风险增加约 44%,无症状颅内动脉狭窄患病风险增加约 30%。所以,临床发现、诊断并及早控制清晨时段高血压非常必要。完整的 24 小时动态血压监测可以用来诊断清晨时段高血压。亚洲专家共识建议[14]将清晨觉醒后 2 小时或早晨 6 点到 10 点时间段作为清晨时段。清晨时段的动态血压平均水平≥135/85mmHg 可以诊断清晨时段高血压。控制清晨高血压,可以采用的降压治疗策略包括长效药物、足剂量药物、联合治疗及调整服药时间等。

(2) 夜间高血压:与白天血压相比,夜间血压与全因死亡及心血管死亡风险更密切。夜间血压能独立于白天血压预测死亡风险[15]。所以,除了白天血压监测,进行夜间血压监测也非常有必要。2007 年我们发现并首先提出"单纯夜间高血压"[12]。单纯夜间高血压患者只表现为夜间血压升高,而白天血压正常,在我国及日本人群、黑人人群中患病率约为10%。单纯夜间高血压患者与正常血压者相比,表现为血管僵硬度增加,心血管死亡及心血管联合事件风险均增加 30% 左右[12]。夜间时段经典定义即睡眠时段,也可以根据人群生活方式特点用短时钟定义法,如夜间 23 点到清晨 5 点定义为夜间时段。夜间动态血压≥120/70mmHg 可以诊断夜间高血压。控制夜间高血压,应首先筛查排除继发性原因,如存在失眠、睡眠呼吸暂停综合征等,如有则需要进行对因治疗。排除继发性因素后,可以使用长效药物或睡前加服药物控制夜间高血压。

3. 血压变异评估　24 小时动态血压监测过程中,除了存在昼夜血压的明显变化外,由于不同时间点的血压测量可能受外界刺激、运动、睡眠等因素的影响,血压读数间会存在不同程度的波动。临床上比较常用的血压变异评估是根据夜间血压下降比值[(白天血压 - 夜间血压)/ 白天血压 × 100%]定义"杓型"(10%~20%)、"非杓型"(0~10%)、"反杓型"(<0)及超杓型(>20%)血压节律。非杓型及反杓型血压节律与靶器官损伤及心血管死亡风险增加有关。其他 24 小时短期血压变异的参数包括标准差、变异系数、最大最小值差值、平均实际变异、独立于均值的变异等,其临床价值仍存在争议。目前缺乏 24 小时血压变异参数的正常参考值标准及直接干预的手段及试验证据。国际动态血压合作研究表明[16],24 小时平均实际变异虽与心血管事件发生风险存在有统计学意义的相关,但并不能明显改善基于血压水平的心血管风险预测。我们在瑞金医院高血压门诊未降压治疗的患者中也发现[17]:24 小时读数间血压变异仅与颈 - 股脉搏波传导速度增加有关($P<0.05$),而与其他靶器官损伤无明显关联。

4. 其他衍生参数的应用

(1) 血压负荷:血压负荷一般是指某一时段内(白天、夜间或 24 小时)血压超过正常值的次数占总的血压测量次数的比例。为了更准确反映血管承受的压力负荷程度,临床研究中也常将血压测量时间和血压描绘成曲线,将曲线下血压超过正常值的面积,作为血压负荷[18]。

血压负荷到底有什么临床意义,我们是否可以利用血压负荷来帮助诊断和管理高血压,临床医生对这个问题一直模棱两可。我们曾系统性地分析了血压负荷与高血压靶器官损伤及心血管病发生风险的关系,并探讨了血压高负荷的诊断阈值[18,19]。在 869 例瑞金医院高血压门诊未降压治疗的受检者中[18],我们发现靶器官损害指标包括左室质量指数、尿微量蛋白肌酐比值、臂 - 踝脉搏波传导速度及颈 - 股脉搏波传导速度均随血压负荷的增加而增加。但是在校正了 24 小时血压水平后,靶器官损害指标与收缩压负荷的相关性没有统计学意义。同样,在 8 711 例欧洲、亚洲及南美洲 10 个自然人群中[19],在预测模型中一旦加入血压水平,血压负荷就不能预测心血管病事件,或风险预测模型的决定系数的增加幅度均小于1%。即使在血压正常者中,血压负荷也不能增加额外于血压水平的预测价值。研究分析显示,收缩压 / 舒张压血压负荷的诊断正常参考值为 <40%。如果以曲线下面积来表示,正常参考值为 90/70mmHg·h。以上两个研究结果提示,利用血压负荷虽然也能诊断高血压,但在已有血压水平的基础上,并无必要再去计算血压负荷。

(2)动态动脉硬化指数:当人的动脉血管弹性较好时,收缩压升高,舒张压也会相应升高;而当血管弹性降低时,收缩压升高时舒张压升高不明显,甚至降低。这说明在一定程度上收缩压与舒张压之间的动态关系可以反映动脉的弹性功能。我们在 2006 年提出可以利用 24 小时动态血压监测数据分析收缩压和舒张压之间的回归关系,计算动态动脉硬化指数(ambulatory arterial stiffness index,AASI)以粗略评估动脉硬化程度[5]。AASI 与其他动脉硬化参数有关,如颈 - 股脉搏波传导速度、反射波指数等,与动态血压变异性也有关联,受动态血压夜间血压下降率影响。AASI≥0.55,致死性脑卒中风险增加,靶器官损伤患病风险也明显增加。其临床意义值得在中国人群中进一步探讨。

(3)盐敏感风险评估:我国高血压患者中盐敏感比较常见,但临床评估困难,有创的盐水滴注试验难以大规模推广。2011 年意大利学者提出可以用 24 小时血压监测的夜间血压下降率结合 24 小时平均心率来初步判断盐敏感风险[6]。他们观察到夜间血压不下降即表现为非杓型血压者,如果 24 小时心率≥70 次 /min,则约 70% 在盐水滴注试验中表现为盐敏感,他们把这种类型患者定义为盐敏感高风险;杓型血压及 24 小时心率 <70 次 /min 定义为盐敏感低风险,其他为盐敏感中等风险。虽然这种分类仍需要进一步研究验证其有效性,但具有较好的可行性和推广使用价值。对盐敏感高风险的患者推荐限盐及使用利尿剂降压可能更有效。

二、家庭血压监测

家庭血压监测是诊室血压测量及 24 小时动态血压监测的重要补充。让患者自己在家里测量血压,可提高高血压患者管理血压的主动性和依从性,提高高血压知晓率、治疗率和控制率;家庭血压监测也能识别白大衣高血压及隐蔽性高血压;家庭血压比诊室血压与心血管风险关系更密切;家庭血压监测可反复多次进行,适合高血压长期随访监测,经济简便,易于推广。

(一)家庭血压监测的方法

1. **设备选择** 目前市售的家庭血压计种类较多,包括水银柱血压计、上臂式电子血压计、腕式电子血压计、气压表式血压计及手指式血压计等。各国家庭血压监测指南,包括我国新近发布的 2019 年家庭血压监测指南[3],都推荐使用上臂式电子血压计,而且要选择通过国际方案验证的血压计型号,型号列表可在 www.stridebp.org 查询。在使用期间的血压计每年还至少需要校准 1 次。腕式血压计因使用方法较复杂,其应用受到一定限制,但对肥胖患者及在不适合裸露手臂的冬季可以考虑使用。水银柱血压计的使用也需要一定的专业培训和技能,而且考虑环境汞污染等问题,不推荐使用水银柱血压计进行家庭血压监测。新型的家庭血压计具有血压数据自动存储和传输功能,或识别心律失常如房颤的功能。选择不同大小袖带的方法同 24 小时血压监测。

2. 家庭血压测量的频率和方法   家庭血压监测时,患者应坐在有靠背的椅子上,安静休息 5~10 分钟后,绑上袖带,使袖带下缘在肘横纹上 2cm 左右,松紧能塞进 1~2 手指,保持袖带与心脏水平平齐,按电子血压计开始健测量血压。每日早、晚分别连续测量 2~3 个读数,每次间隔 1 分钟。早上测量应于起床后 1 小时内,服用降压药物之前、早餐前、早锻炼前进行,测量前应排空膀胱。晚上测量在晚饭后、洗浴后、服药后的"就寝前血压"。初诊或治疗早期应在就诊前连续测量 5~7 天,血压控制良好时,每周测量 1 天。

3. 监测的有效性标准   有关家庭血压监测的有效性标准,目前指南或共识文件中并不非常明确,标准也不统一。欧洲家庭血压监测指南[20]建议至少要进行 3 天家庭血压监测,每次测量至少包括 2 个读数。而日本指南[21]则认为每天 1 个血压读数也可以。有研究表明[22],要使家庭高血压诊断比较可靠,至少需要 3 天测量,每天早晚各 1~2 个读数。

4. 监测报告的标准化   目前家庭血压监测大多由患者自己将血压值记录在纸上,但存在报告偏倚的问题。我们曾在上海莘庄社区高血压患者中,对比了家庭血压纸质记录与血压计导出值之间的一致性,发现纸质记录的 3 788 组血压读数中,3 038 组(80.2%)与导出值完全一致[23]。欧洲指南[20]建议,最好选择有记忆功能的血压计进行家庭血压监测,利用血压计导出值进行家庭血压管理。互联网技术的进步,使实时传输家庭血压成为可能。上海市高血压研究所联合上海烁云信息科技公司研发的"烁云家庭血压分析报告系统"(www.shuoyun.com.cn),实现了家庭血压远程诊断及家庭血压监测报告的标准化和信息化。

(二)家庭血压监测的临床应用

1. 诊断白大衣性高血压和隐蔽性高血压   中国家庭血压监测指南[3]建议,5~7 天的家庭血压平均值 <130/80mmHg 为正常,≥135/85mmHg 为家庭高血压。结合诊室血压测量,利用家庭血压也可诊断白大衣性高血压(诊室血压≥140/90mmHg,家庭血压 <135/85mmHg)和隐蔽性高血压(诊室血压 <140/90mmHg,家庭血压≥135/85mmHg)。我们课题组研究发现[24],相较于 24 小时动态血压监测,家庭血压监测会高估白大衣性高血压的患病率,而低估 25% 左右的隐蔽性高血压。和动态血压相比,家庭血压监测诊断高血压的特异性较好,而敏感性较差。

2. 特殊时间段的血压评估及管理

(1)家庭清晨高血压:家庭清晨血压一般在早上起床后 1 小时内测量。家庭清晨血压平均值≥135/85mmHg 为家庭清晨高血压。用 7 天家庭血压监测评估的清晨血压和动态血压监测评估的起床后 2 小时的清晨血压相比,可重复性较好,和血管损伤的关系也更密切[25]。研究发现,家庭清晨高血压患病率较高。在已经接受降压治疗,且诊室血压达标的上海莘庄社区老年人中,51.3% 仍存在清晨血压未控制[26]。日本 HONEST 研究[27]在 21 591 例已治疗高血压患者平均随访 2 年后结果显示:家庭清晨血压优于诊室血压独立预测脑卒中及冠心病风险,清晨收缩压控制到≥155mmHg 比 <125mmHg 脑卒中及冠心病风险分别增加 5 倍左右。

(2) 家庭夜间血压测量:随着技术的进步,目前也可以用家庭血压计测量夜间血压。日本数年前开发出一种半自动夜间家庭血压监测设备 Medinote(Omron HEM5001),在固定的时间点(夜间 2 点、3 点和 4 点)自动测量睡眠时的血压。J-HOP 研究[28]在 2 562 名参与者中进行了 14 天家庭夜间血压测量,该研究表明,家庭夜间血压自我测量是可行的,同时发现家庭夜间血压与动态夜间血压水平相似,收缩压与舒张压的差别分别仅为 2.6mmHg 及 0.7mmHg。Medinote 还增加了缺氧或低心率触发功能,当血氧饱和度或心率低于设定水平时,设备可以自动触发夜间血压测量。J-HOP 研究表明,家庭夜间血压同靶器官损伤密切相关,控制家庭夜间血压与心左心室肥厚好转相关。综合分析发现[29],家庭夜间血压和动态夜间血压与亚临床靶器官损害的相关系数相似,表明家庭夜间血压具有和动态夜间血压相似的临床意义,值得进一步在前瞻性及干预研究中证实。

3. 血压及血压变异长期随访监测　家庭血压监测相较于动态血压监测的一个优势是可以反复多次进行,适合高血压患者的长期随访监测。日本 OHASAMA 研究显示,家庭血压天和天之间的变异能独立预测心血管和脑卒中风险,和认知功能下降有关[30]。通过家庭血压长期随访监测,把家庭血压控制在理想水平,可以减少家庭血压升高带来的心血管风险。

三、小结及展望

诊室外血压监测是诊室血压测量的一个重要补充,能提高基于诊室血压测量的高血压诊断和管理水平。让患者的血压不仅在医院的诊室达标,在诊室外也能达标;不仅 24 小时达标,而且能年年月月长期达标,这样才能最大限度地减少高血压带来的危害。要达到这个目标,不进行诊室外血压测量几乎无法实现。目前诊室外血压监测应用比较多的是 24 小时动态血压监测及家庭血压监测,未来随着互联网及可穿戴设备的进步,诊室外血压监测的方法将会得到扩展,公共场所及职业场所的血压监测已经在初步开展。诊室 + 诊室外全时空的理想血压是值得我们追求的目标。

(李燕)

参 考 文 献

[1] 中国高血压联盟,中华医学会心血管病学分会,中国医疗保健国际交流促进会,等. 中国高血压防治指南(2018 年修订版)[J]. 心脑血管病防治,2019,19(1):1-44.

[2] 王继光,吴兆苏,孙宁玲,等. 动态血压监测临床应用中国专家共识[J]. 中华高血压杂志,2015,23(8):727-730.

[3] 中国高血压联盟《家庭血压监测指南》委员会. 2019 中国家庭血压监测指南[J]. 中国医学前沿杂志(电子版),2019,11(5):21-25.

[4] BANEGAS J R,RUILOPE L M,DE LA SIERRA A,et al. Relationship between Clinic and Ambulatory Blood-Pressure Measurements and Mortality[J]. N Engl J Med,2018,378(16):1509-1520.

[5] LI Y,WANG J G,DOLAN E,et al. Ambulatory arterial stiffness index derived from 24-hour ambulatory blood pressure monitoring[J]. Hypertension,2006,47(3):359-364.

[6] CASTIGLIONI P,PARATI G,BRAMBILLA L,et al. Detecting sodium-sensitivity in hypertensive patients:information from 24-hour ambulatory blood pressure monitoring[J]. Hypertension,2011,57(2):180-185.

[7] PARATI G,STERGIOU G,O'BRIEN E,et al. European Society of Hypertension practice guidelines for ambulatory blood pressure monitoring[J]. J Hypertens,2014,32(7):1359-1366.

[8] WANG G L,LI Y,STAESSEN J A,et al. Anthropometric and lifestyle factors associated with white-coat,masked and sustained hypertension in a Chinese population[J]. J Hypertens,2007,25(12):2398-2405.

[9] MANCIA G,BOMBELLI M,BRAMBILLA G,et al. Long-term prognostic value of white coat hypertension:an insight from

diagnostic use of both ambulatory and home blood pressure measurements [J]. Hypertension,2013,62(1):168-174.

[10] ASAYAMA K,THIJS L,LI Y,et al. Setting thresholds to varying blood pressure monitoring intervals differentially affects risk estimates associated with white-coat and masked hypertension in the population [J]. Hypertension,2014,64(5):935-942.

[11] FRANKLIN S S,THIJS L,LI Y,et al. Masked hypertension in diabetes mellitus:treatment implications for clinical practice [J]. Hypertension,2013,61(5):964-971.

[12] LI Y,WANG J G. Isolated nocturnal hypertension:a disease masked in the dark [J]. Hypertension,2013,61(2):278-283.

[13] BRGULJAN-HITIJ J,THIJS L,LI Y,et al. Risk stratification by ambulatory blood pressure monitoring across JNC classes of conventional blood pressure [J]. Am J Hypertens,2014,27(7):956-965.

[14] WANG J G,KARIO K,CHEN C H,et al. Management of morning hypertension:a consensus statement of an Asian expert panel [J]. J Clin Hypertens(Greenwich),2018,20(1):39-44.

[15] BOGGIA J,LI Y,THIJS L,et al. Prognostic accuracy of day versus night ambulatory blood pressure:a cohort study [J]. Lancet,2007,370(9594):1219-1229.

[16] HANSEN T W,THIJS L,LI Y,et al. Prognostic value of reading-to-reading blood pressure variability over 24 hours in 8938 subjects from 11 populations [J]. Hypertension,2010,55(4):1049-1057.

[17] WEI F F,LI Y,ZHANG L,et al. Beat-to-beat,reading-to-reading,and day-to-day blood pressure variability in relation to organ damage in untreated Chinese [J]. Hypertension,2014,63(4):790-796.

[18] LIU M,LI Y,WEI F F,et al. Is blood pressure load associated,independently of blood pressure level,with target organ damage? [J]. J Hypertens,2013,31(9):1812-1818.

[19] LI Y,THIJS L,BOGGIA J,et al. Blood pressure load does not add to ambulatory blood pressure level for cardiovascular risk stratification [J]. Hypertension,2014,63(5):925-933.

[20] PARATI G,STERGIOU G S,ASMAR R,et al. European Society of Hypertension practice guidelines for home blood pressure monitoring [J]. J Hum Hypertens,2010,24(12):779-785.

[21] IMAI Y,KARIO K,SHIMADA K,et al. The Japanese Society of Hypertension Guidelines for Self-monitoring of Blood Pressure at Home(Second Edition) [J]. Hypertens Res,2012,35(8):777-795.

[22] BELLO N A,SCHWARTZ J E,KRONISH I M,et al. Number of Measurements Needed to Obtain a Reliable Estimate of Home Blood Pressure:Results From the Improving the Detection of Hypertension Study[J]. J Am Heart Assoc,2018,7(20):e008658.

[23] 王飞,王亚娟,王彦,等. 社区高血压患者家庭血压纸质记录和电子导出记录一致性及其影响因素[J]. 中华高血压杂志,2016,7:657-662.

[24] ZHANG L,LI Y,WEI F F,et al. Strategies for classifying patients based on office,home,and ambulatory blood pressure measurement [J]. Hypertension,2015,65(6):1258-1265.

[25] GUO Q H,CHENG Y B,ZHANG D Y,et al. Comparison Between Home and Ambulatory Morning Blood Pressure and Morning Hypertension in Their Reproducibility and Associations With Vascular Injury [J]. Hypertension,2019,74(1):137-144.

[26] WANG Y,CHEN L,WANG Y,et al. Morning hypertension is more common in elderly hypertensive patients with controlled documented office blood pressure in primary care clinics:the Minhang study [J]. J Hypertens,2017,35(11):2192-2198.

[27] KARIO K,SAITO I,KUSHIRO T,et al. Morning Home Blood Pressure Is a Strong Predictor of Coronary Artery Disease:The HONEST Study [J]. J Am Coll Cardiol,2016,67(13):1519-1527.

[28] KARIO K,HOSHIDE S,HAIMOTO H,et al. Sleep Blood Pressure Self-Measured at Home as a Novel Determinant of Organ Damage:Japan Morning Surge Home Blood Pressure(J-HOP) Study [J]. J Clin Hypertens(Greenwich),2015,17(5):340-348.

[29] KOLLIAS A,NTINERI A,STERGIOU G S. Association of night-time home blood pressure with night-time ambulatory blood pressure and target-organ damage:a systematic review and meta-analysis [J]. J Hypertens,2017,35(3):442-452.

[30] MATSUMOTO A,SATOH M,KIKUYA M,et al. Day-to-day variability in home blood pressure is associated with cognitive decline:the Ohasama study [J]. Hypertension,2014,63(6):1333-1338.

原发性醛固酮增多症的规范诊断和治疗

高血压是遗传因素和环境因素共同作用并伴有代谢性改变的一种心血管综合征。2012 年中国成人高血压患病率为 25.2%，患病人数为 2.7 亿人[1]；国外研究报道，15% 的成人、30% 的小于 40 岁的年轻人和 50% 以上的儿童为继发性高血压[2-5]。当内分泌代谢系统分泌激素异常和调节功能障碍时，则发生激素相关性内分泌性高血压而在继发性高血压中占据重要地位。目前已知至少 15 种内分泌疾病可致血压升高[6]，其中有的可通过手术或用特殊药物治疗而使高血压被治愈或控制达标，患者的生活质量得到改善。

原发性醛固酮增多症（原醛症）是 1954 年由 Conn 首次报道的一种以高血压、低血钾、高血浆醛固酮水平及低血浆肾素为主要特征的临床综合征，又称 Conn 综合征。其发病年龄高峰为 30~50 岁，女性多于男性[7]。

原醛症是内分泌肾上腺性的继发性高血压，因为肾上腺皮质球状带增生或肾上腺皮质腺瘤（或腺癌）自主分泌过多醛固酮，通过上皮细胞钠通道（ENaC）进入细胞内，使细胞内的钠增多，再转运到组织液实现潴钠的功能；醛固酮又通过上皮细胞膜上的 Na^+-K^+-ATP 酶的介导作用调节钾的流动，促使钾排出细胞外。故增多的醛固酮可导致水、钠潴留、血容量增多、血浆肾素活性受抑制、肾小管排钾增多，部分患者可出现低钾血症[8,9]。常见病因为双侧肾上腺增生，又称为特发性醛固酮增多症（特醛症，IHA），其次为单侧肾上腺皮质腺瘤（醛固酮分泌瘤，APA），少见原因为肾上腺皮质腺癌和 4 种类型的家族性醛固酮增多症（familial hyperaldosteronism，FH；分为 FH-I、FH-II、FH-III 和 FH-IV 型）[6]。

目前认为原醛症是继发性高血压的最常见病因，在高血压人群中的患病率为 5%~13%，而在难治性高血压患者中高达 20%。仅有 9%~37% 的原醛症患者伴有低血钾，其中约 50% 的醛固酮腺瘤、17% 的肾上腺增生患者的血清钾浓度 <3.5mmol/L；但也有相当一部分患者血 K^+ 正常，而进高钠饮食或服用含利尿剂的降压药物后诱发低钾血症。原醛症患者的心血管并发症如心室肥厚、心房颤动、心肌梗死的发生率为 14%~35%；其心血管事件的发生率为原发性高血压患者的 2~3 倍；死亡率，糖尿病和心房颤动发生率均高于原发性高血压患者；蛋白尿、肾功能不全、脑卒中等也较常见，病程长者则可出现高血压的心、脑、肾损害而致死亡[10,11]，还可出现水、盐、糖代谢障碍等多种并发症[12-15]。在临床上有一部分患者虽然经手术切除了醛固酮分泌腺瘤，但血压仍未能恢复到正常，其原因则可能与不同程度的肾功能受损有关。

虽然目前认识到在高血压人群中诊断和治疗原醛症的必要性和重要性，但是在临床上还是存在较大问题。中国大多数基层和社区医生对原醛症尚不了解，故需要做大量继续教育工作，提高基层医生/全科医生对此病的认识，开展对原醛症患者规范化早期诊断并进行及时正确的治疗。要重视在高血压患者中筛查原醛症，并尽早发现患者，将疑诊为原醛症的患者转诊到有条件的内分泌科及高血压专科中心去进行正确诊治。近年来 Funder 提出原发性醛固酮增多症不仅是一种高血压疾病，它已成为一个需要大家重视的重要的公共健康问题[16]。

美国内分泌学会联合国际内分泌、国际高血压、欧洲内分泌、欧洲高血压和日本高血压5个学会于2008年首次共同制定了内分泌学会临床实践指南《原发性醛固酮增多症的管理：病例检测、诊断和治疗》，2016年根据临床使用中发现的问题经修改后再次发表。中华医学会内分泌学分会肾上腺学组2016年制定了《原发性醛固酮增多症诊断治疗的专家共识》。指南与共识推荐应在下述高血压患者中进行原醛症的筛查[17-19]：

1. 血压持续≥160/100mmHg；难治性高血压，即联合使用≥3种降压药，包括利尿药，血压仍然>140/90mmHg；或联合使用4种降压药，血压才能控制到<140/90mmHg。

2. 伴有持续自发性或利尿剂引起的低钾血症。

3. 合并肾上腺意外瘤。

4. 有<40岁早发性高血压家族史、脑血管意外家族史。

5. 有原醛症家族史的一级亲属。

6. 合并阻塞性睡眠呼吸暂停综合征的高血压患者。

在基层医院对上述高血压患者可先常规检查血 K^+、Na^+，24小时尿 K^+、Na^+ 水平，如血 $K^+<3.5mmol/L$、尿 $K^+>25mmol/24h$，血 $K^+<3.0mmol/L$、尿 $K^+>20mmol/24h$，则说明肾小管排钾过多而导致低钾血症。应推荐上述伴有或不伴有低钾血症的高血压患者到有条件的上级医院做血浆醛固酮（PAC，ng/dl）和肾素活性[PRA，ng/(ml·h)]或直接肾素浓度（DRC）测定并计算 PAC 与 PRA（或 DRC）的比值（aldosterone to renin ratio，ARR）进行初步筛查[17-19]。

生理条件下，肾素-血管紧张素系统（RAS）是调节醛固酮分泌的主要机制，RAS活性增高可刺激醛固酮分泌增多；而当细胞外液容量增加或肾小管腔内 Na^+ 浓度增高时则抑制肾素、醛固酮分泌，使尿钠排泄增多而纠正高钠和高血容量；故肾素-血管紧张素-醛固酮系统（RAAS）对机体水、电解质平衡起到重要的调节作用。当肾上腺皮质球状带细胞发生肿瘤或增生而自主分泌醛固酮过多时，除了升高血压外，还可因血容量增加而使 RAS 活性受到抑制，出现高醛固酮、低血浆肾素活性（或浓度）而使 ARR 比值升高[8]。

中国医学科学院北京协和医院在分析比较2005—2008年诊断的118例原醛症腺瘤（APA）、111例原醛症增生（IHA）、98例嗜铬细胞瘤（PCC）和86例原发性高血压（EH）的立位 ARR 值的不同切点，其 ROC 曲线分析显示 ARR 预测原醛症的最佳切点值为43.8，其诊断原醛症的敏感性为90.8%，特异性为81.4%，故我们选择 ARR≥40（敏感性93%，特异性76%）作为原醛症的初筛切点[20]。

ARR 仅是原醛症的筛查试验，如醛固酮（ng/dl）与 PRA[ng/(ml·h)]的比值 ARR>30 的高血压患者应高度疑诊原醛症，进一步选用静脉或口服高钠负荷试验、氟氢化可的松、卡托普利抑制试验中的任何1~2个作为确诊试验，以证实患者存在自主性异常高分泌的醛固酮水平和被抑制的肾素活性，而且不能被高钠负荷或/及血管紧张素转换酶抑制剂（ACEI）所抑制，才能最终确诊为原发性醛固酮增多症[17-19]。

由于高钠试验增加患者的血容量，可能诱发高血压加重，增加心脏负荷，诱发心力衰竭的发生，故对年龄大、血压高且不易控制、已有低钾血症、有心功能不全风险的患者应禁止采用高钠试验以免发生心、脑血管意外。因高钠摄入可使低血钾症状加重，故高钠负荷试验仅适用于无明显低血钾，而临床高度怀疑原醛症的患者。中国居民的盐摄入量高，南北方摄盐量差异较大，故对高钠试验的盐负荷敏感性有不同反应。

氟氢可的松是一种盐皮质激素，患者如服药后血浆醛固酮不被氟氢可的松抑制，则可确诊原醛症。该试验操作繁琐、试验时间长，要求检测醛固酮的方法必须精确、可靠，但目前国内无氟氢可的松药物,故国内临床很少开展。

卡托普利是一种血管紧张素转换酶抑制剂,可抑制正常人的血管紧张素Ⅰ向Ⅱ转换,从而减少醛固酮的分泌,降低血压。患者在该试验进行的服药前、后的全部过程中均应始终保持同一体位(卧位/坐位/立位),以避免体位变化对醛固酮的影响。原醛症患者增高的血浆醛固酮水平不被卡托普利抑制,且服药后ARR仍升高。卡托普利试验操作简单、安全性好,选择坐位或立位亦可在门诊进行,可行性好,但有假阴性结果。

我们分析总结了2000—2015年在中国医学科学院北京协和医院内分泌科诊治的222例原发性高血压(EH)、28例嗜铬细胞瘤(PCC)、246例特发性醛固酮增多症(IHA)和178例醛固酮分泌腺瘤(APA)患者的卡托普利试验结果,选择服药卡托普利25mg后ARR的临界值为46.2,其诊断原醛症的敏感性为88.7%,特异性为84.8%。为适应大量的门诊就诊患者,我们在门诊采用坐位卡托普利试验作为原醛症的确诊试验,采用卡托普利试验后ARR≥46,并注意到原醛症患者服卡托普利后的PRA上升率低于原发性高血压患者而有助于两者鉴别[21]。

由于目前大多数高血压患者在检测血浆醛固酮和PRA前,均服用可以干扰其测定结果的不同降压药物,如β受体阻滞剂可降低PRA而使ARR假性升高;噻嗪类利尿剂可引起低钾血症而影响醛固酮的水平;ACEI、ARB、CCB在一些患者中可减少醛固酮的合成,升高PRA而造成ARR假性降低。患者体位、抽血时间、盐摄入量的不同对RAAS均有不同影响。故应在患者病情允许的前提下,停用对ARR影响较大的药物醛固酮受体拮抗剂螺内酯、依普利酮至少4周,停用其他降压药物2周。如患者不能停降压药时,也应选择对RAAS无影响或影响小的α受体阻滞剂和非二氢吡啶类CCB的降压药物[17]。

当选做上述1~2个确诊试验,其结果证实了患者增高的醛固酮浓度不能被抑制时则可确诊为原发性醛固酮增多症。但不是所有患者都需要做确诊试验,2016年原醛症指南中提出如患者有高血压、低钾血症、高醛固酮水平、低肾素活性,高ARR比值时即可以定性诊断原醛症,不需要再做确诊试验而直接进行定位检查[17]。

原醛症的定位及亚型分类常用的诊断方法有[17-19]:

肾上腺CT为首选的无创性定位方法,选择连续薄层(2~3mm)及注射造影剂增强扫描并行肾上腺三维重建显像,可鉴别肾上腺腺瘤或增生并除外肾上腺皮质癌。因肾上腺磁共振显像(MRI)对较小APA的诊断阳性率低于CT扫描,其空间分辨率较差,故临床上不推荐使用。

确诊原醛症后如需鉴别是单侧或双侧肾上腺病变并选择是否需要手术治疗时,指南推荐应在有条件的医院由有经验的放射科医师进行选择性肾上腺静脉取血(adrenal venous sampling,AVS)测定醛固酮水平;使用ACTH刺激后检测两侧肾上腺静脉血中醛固酮/皮质醇比值,可进一步提高诊断符合率;如操作成功其诊断符合率可达95%~100%。但如<35岁,有高血压伴自发性低钾血症、高醛固酮水平、低PRA、肾上腺CT显示单侧肾上腺低密度肿瘤>1cm的患者,指南推荐术前不需要做AVS。因AVS为有创性检查,费用较高,操作复杂,需特殊设备,且有肾上腺出血的风险;目前亦无AVS规范化标准操作流程,无重复性、无正常值,操作过程中存在患者接受高放射性剂量暴露的安全性风险;而原醛症患者因有合并其他良、恶性肿瘤的高风险而应减少放射性暴露,故应强调正确选择AVS适应证及操作人员[17]。

大部分原醛症患者为散发性,但如确诊时患者年龄<20岁,且有原醛症或青年人脑卒中

的家族史,则应做基因检测(GRA 或 KCNJ5 等)以确诊或排除家族性原醛症[17]。

根据不同的病因选择不同的治疗方案对原醛症的预后有着重要意义,指南推荐肾上腺单侧病变 APA 或 PAH 患者需要手术治疗,但要先服用醛固酮受体拮抗剂螺内酯,待血压、血钾浓度恢复正常后经腹腔镜微创手术切除醛固酮分泌腺瘤或单侧肾上腺。腹腔镜微创手术使患者的创伤和出血量大大减少,手术时间和术后恢复时间明显缩短。如患者不愿手术或有手术禁忌证,则推荐用醛固酮受体拮抗剂进行长期治疗,螺内酯(安体舒通)作为一线用药,依普利酮为选择用药;治疗过程中应密切监测患者血压、血钾和肾功能以调整服药剂量。手术切除肾上腺分泌醛固酮的腺瘤后,低钾血症可很快得到纠正,除有较严重的心、脑、肾血管并发症的患者外,大部分患者术后数月血压可下降至正常或接近正常,其余患者的血压也较术前有不同程度的下降,且服用一般降压药物的降压效果也较术前明显。大多数经手术切除醛固酮瘤患者术后病情可全部缓解达到治愈,而病程长,有较严重的并发症者,手术后高血压及其他症状也可达到部分缓解,低钾血症可恢复正常[17-19]。

指南推荐 IHA 患者选择药物治疗[17-19],因双侧肾上腺增生,不适合手术治疗。首选螺内酯作为一线用药,常用剂量为 20~60mg/d,根据血压、血钾的变化和肾功能状况逐渐增加或减少药物剂量。螺内酯的主要不良反应为与剂量相关的男性乳腺增生,女性月经紊乱等,但可以通过调整药物剂量来减轻或避免。为防止高钾血症的发生,肾功能不全 CKD 3 期[肾小球滤过率 GFR<60ml/(min·1.73m^2)]的患者慎用,CKD 4 期及 4 期以上[GFR<30ml/(min·1.73m^2)]的患者禁用。

依普利酮(eplerenone)是一种选择性醛固酮受体拮抗剂,它无拮抗雄激素和孕激素受体的作用,但对醛固酮受体的拮抗和降压作用却弱于螺内酯,且半衰期短,价格昂贵,因此只作为不能耐受螺内酯治疗不良反应患者的选择用药;肾功能不全的 CKD 3 期患者慎用,CKD 4 期及 4 期以上的患者禁用。

家族性醛固酮增多症 1 型(FH1)为糖皮质激素可治疗的醛固酮增多症,指南推荐用小剂量的中、长效肾上腺皮质激素如泼尼松或地塞米松治疗,以纠正高血压和低钾血症,患者须终生服药。

其他降压药物 CCB、ACEI、ARB 等可作为原醛症患者的降压联合辅助治疗。

肾上腺增生和家族性醛固酮增多症患者均需长期或终身服用药物治疗,以拮抗醛固酮的作用、保护靶器官、控制血压、纠正低钾血症、使 ARR 恢复正常,达到控制因醛固酮过度分泌而造成的心脑血管疾病风险、肾脏损害和死亡。对长期口服药物治疗的患者应进行定期复查随诊、监测血压、血钾、肾功能的变化,并注意药物的不良反应[22,23]。

原醛症发现至今 65 年,但还有很多问题等待我们去解决。对原醛症患病率的再认识、新问题的发现、诊断治疗标准的统一、标准化诊治流程的建立等[24,25]均需要内分泌科、心内科、高血压科、泌尿外科、检验科等多个学科的协调合作,取得共识,并按照上述指南和共识的推荐和建议在高血压患者中筛查原醛症。基层医生/全科医生应将疑诊为原醛症的患者转诊到内分泌科及高血压专科中心去做进一步的诊治,才能及早发现、正确诊断、准确治疗,提高对高血压的知晓率、诊断率、治疗率和控制率,为患者带来最大收益。

(曾正陪)

参 考 文 献

[1] 陈伟伟,高润霖,刘力生,等.《中国心血管病报告2016》概要[J].中国循环杂志,2017,32(6):521-530.

[2] YOON S S,OSTCHEGA Y,LOUIS T. Recent trends in the prevalence of high blood pressure and its treatment and control, 1999-2008 [J]. NCHS Data Brief,2010(48):1-8.

[3] JAMES P A,OPARIL S,CARTER B L,et al. 2014 evidence-based guideline for the management of high blood pressure in adults: report from the panel members appointed to the Eighth Joint National Committee(JNC 8)[J]. JAMA,2014,311(5):507-520.

[4] OMURA M,SAITO J,YAMAGUCHI K,et al. Pro-spective study on the prevalence of secondary hypertension among hypertensive patients visiting a general outpatient clinic in Japan [J]. Hypertens Res,2004,27(3):193-202.

[5] GUPTA-MALHOTRA M,BANKER A,SHETE S,et al. Essential hypertension vs. secondary hypertension among children [J]. Am J Hypertens,2015,28(1):73-80.

[6] YOUNG W F Jr,CALHOUN D A,LENDERS J W M,et al. Screening for Endocrine Hypertension:An Endocrine Society Scientific Statement [J]. Endocr Rev,2017,38:103-122.

[7] 曾正陪.醛固酮增多症[M]// 史轶蘩.协和内分泌代谢学.北京:科学出版社,1999:1184-1203.

[8] BAUDRAND R,GUARDA F J,FARDELLA C,et al. Continuum of renin-independent aldosteronenism in normotension [J]. Hypertension,2017,69(5):950-956.

[9] 宁光,许曼音,陈家伦.临床内分泌学[M].上海:上海科学技术出版社,2011:555-564.

[10] FUNDER J W. Primary aldosteronism and cardiovascular risk,before and after treatment [J]. Lancet Diabetes Endocrinol, 2018,6(1):5-7.

[11] MONTICONE S,D'ASCENZO F,MORETTI C,et al. Cardiovascular events and target organ damage in primary aldosteronism compared with essential hypertension:a systematic review and meta-analysis [J]. Lancet Diabetes Endocrinol,2017,6(1):41.

[12] 周亚茹,曾正陪,张晶,等.原发性醛固酮增多症的胰岛素抵抗及葡萄糖代谢异常[J].中华内分泌代谢杂志,2006, 22:294-297.

[13] 梁伟,曾正陪,李汉忠,等.原发性醛固酮增多症患者术前术后胰岛β细胞功能变化的研究[J].中国实用内科杂志, 2006,26:1780-1783.

[14] 曹彩霞,曾正陪,周亚茹,等.代谢综合征患者胰岛素抵抗与醛固酮水平的相关性研究[J].中国糖尿病杂志,2009, 17(1):33-35.

[15] PETRAMALA L,ZINNAMOSCA L,SETTEVENDEMMIE A,et al. Bone and mineral metabolism in patients with primary aldosteronism [J]. Int J Endocrinol,2014,2014:836529.

[16] FUNDER J W. Primary aldosteronism as a public health issue [J]. Lancet Diabetes Endocrinol,2016,4:972-973.

[17] FUNDER J W,CAREY R M,MANTERO F,et al. The Management of Primary Aldosteronism:Case Detection,Diagnosis, and Treatment:An Endocrine Society Clinical Practice Guideline [J]. J Clin Endocrinol Metab,2016,101(5):1889-1916.

[18] FUNDER J W,CAREY R M,FARDELLA C,et al. Case Detection,Diagnosis,and Treatment of Patients with Primary Aldosteronism:An Endocrine Society Clinical Practice Guideline [J]. J Clin Endocrinol Metab,2008,93(9):3266-3281.

[19] 中华医学会内分泌学分会肾上腺学组.原发性醛固酮增多症诊断治疗的专家共识[J].中华内分泌代谢杂志,2016, 32(3):188-195.

[20] 宋爱羚,曾正陪,童安莉,等.不同病因高血压患者血浆肾素活性、血管紧张素Ⅱ及醛固酮水平的差异[J].中华内科 杂志,2012,51(4):294-298.

[21] 陈适,曾正陪,宋爱羚,等.卡托普利试验在原发性醛固酮增多症诊断中的应用[J].中华内科杂志,2017,56(6): 402-408.

[22] HUNDEMER G L,CURHAN G C,YOZAMP N,et al. Cardiometabolic outcomes and mortality in medically treated primary aldosteronism:a retrospective cohort study [J]. Lancet Diabetes Endocrinol,2018,6(1):51-59.

[23] VELEMA M,DEKKERS T,HERMUS A,et al. Quality of life in primary aldosteronism:A Comparative effectiveness study of adrenalectomy and medical treatment [J]. J Clin Endocrinol Metab,2018,103(1):16-24.

[24] MULATERO P,MONTICONE S,BURRELLO J,et al. Guidelines for primary aldosteronism:uptake by primary care physicians in Europe [J]. J Hypertension,2016,34(11):2253-2257.

[25] FUNDER J W. Primary aldosteronism:the next five years [J]. Horm Metab Res,2017,49(12):977-983.

慢性肾脏病患者降压治疗优化策略

慢性肾脏病（chronic kidney disease，CKD）是继心脑血管疾病、糖尿病和恶性肿瘤之后，又一严重危害人类健康的疾病。我国2007—2010年横断面流行病学研究显示，在18岁以上人群中CKD患病率为10.8%[1]，并呈逐年上升的趋势。CKD合并其他心脑血管或代谢疾病增加了治疗的复杂性，成为CKD救治过程中的棘手问题。高血压是CKD最常见的并发症，有研究发现在eGFR<60ml/（min·1.73m²）的CKD人群中高血压患病率达60.5%，而在白蛋白尿人群中高血压患病率为61.2%[1]。此外，一项研究通过对61家三甲医院的8 927例非透析CKD患者调查发现，高血压患病率为67.3%[2]。而透析患者的高血压患病率可达91.7%[3]。

高血压与CKD关系密切，两者互为因果，相互促进。CKD导致的高血压称为肾性高血压，分为肾血管性和肾实质性；而高血压导致的CKD称之为高血压肾病。这两者往往不能明确诊断，患者可以首先表现出高血压或CKD中一个疾病的症状，亦可在首诊时同时发现CKD和高血压，而不能明确因果关系。针对CKD患者的降压治疗既是控制CKD心脑血管并发症的重要措施，也是治疗CKD的主要手段。

一、CKD合并高血压患者的血压控制目标

（一）总体控制目标

与单纯原发性高血压患者相比，CKD合并高血压患者的血压控制指标更为严格，大多数指南推荐此类患者采用强化降压目标。就我国而言，《中国肾性高血压管理指南2016》建议CKD患者血压控制目标为<140/90mmHg，合并显性蛋白尿（尿白蛋白>300mg/d）时血压控制目标为≤130/80mmHg[4]。而《中国高血压防治指南2018年修订版》推荐以CKD患者的白蛋白尿水平指导血压控制目标值：白蛋白尿<30mg/d的患者，其降压目标为<140/90mmHg；白蛋白尿30~300mg/d或更高的患者，其降压目标为<130/80mmHg，对60岁以上的患者可适当放宽降压目标[5]。对CKD患者的血压控制目标，众多国内外指南亦支持在可耐受的情况下达到更为严格的降压目标（表1）。

此外，相关指南也进一步指出：在可耐受的情况下，患者的血压控制应尽早达标。通过2~4周的降压治疗后即可评估患者血压是否达标，并要求已达标患者长期维持血压目标值，而对于未达标的患者则需更深入了解患者的依从性和药物方案。对于治疗耐受性差及高龄CKD合并高血压的患者，其血压达标时间应适当延长并定期评估和检测[4]。

（二）特殊人群的血压控制目标

1. CKD合并糖尿病及高血压患者的降压目标　高血压、糖尿病和CKD往往互为因果，相互促进。部分指南也针对上述三种疾病合并的患者进行专门的探讨。2014年美国成人高血压管理指南（JNC8）和2012年KDIGO指南建议CKD合并糖尿病患者血压应控制于140/90mmHg以下，如可耐受，可控制于130/80mmHg以下，尿白蛋白≥30mg/d时血压应控制于130/80mmHg以下[6,7]。2018年ESC/ESH高血压指南推荐高血压患者合并糖尿病和/

表 1 不同指南推荐的 CKD 降压目标

学科	指南名称	血压控制目标（mmHg）
高血压	2018 年中国高血压防治指南[5]	白蛋白尿 <30mg/d,<140/90;白蛋白尿 30~300mg/d,<130/80
	2017 年 ACC/AHA 高血压指南[13]	<130/80
	2018 年加拿大高血压指南[24]	<140/90
	2018 年 ESC/ESH 高血压指南[8]	年龄 18~65 岁,SBP<140（如可耐受,<130),DBP 70~79;年龄≥65 岁,SBP 130~139,DBP 70~79(如可耐受)
	2016 年澳大利亚高血压指南[25]	<140/90,如可耐受,SBP<120 获益更多
	2014 年日本高血压指南[26]	无蛋白尿,<140/90;存在蛋白尿,<130/80
肾脏病	2016 年中国肾性高血压管理指南[4]	<140/90;白蛋白尿≥300mg/d,<130/80
	2012 年 KDIGO 慢性肾脏病指南[6]	无蛋白尿,<140/90;存在蛋白尿,<130/80

注:ACC:美国心脏病协会;AHA:美国心脏协会;ESC:欧洲心脏病协会;ESH:欧洲高血压协会;KDIGO:改善全球肾脏病预后组织;SBP:收缩压;DBP:舒张压

或 CKD 时,收缩压应控制在 140mmHg 以下,并尽量控制在 130mmHg 以下,但因避免低于 120mmHg[8]。其原因在于,收缩压控制低于 120mmHg 时有利于降低患者脑卒中的风险,但对于急性心肌梗死、急性冠脉综合征、急性失代偿性心衰以及心源性死亡等其余终点事件并无益处。

2. **老年 CKD 合并高血压患者**　2018 年 ESC/ESH 高血压指南推荐年龄≥65 岁的 CKD 合并高血压患者若能耐受,收缩压可控制于 130~139mmHg,舒张压控制于 70~79mmHg[8]。而我国肾性肾性高血压管理认为,60~79 岁老年 CKD 患者血压应控制于 150/90mmHg 以下;如可耐受血压目标为 <140/90mmHg。年龄高于 80 岁的高龄老年人血压目标低于 150/90mmHg,如果可以耐受,可以降至更低,但应避免低于 130/60mmHg[4]。

3. **儿童 CKD 合并高血压患者**　2012 年 KDIGO 指南建议 CKD 合并高血压的儿童,应将血压控制在同年龄、性别及身高儿童血压的第 50 百分位数(P_{50})以下[6]。而 2017 年美国儿科协会(American Academy of Pediatrics,AAP)指南认为 13 岁及以上少年儿童可比照成人标准,将血压控制于 130/80mmHg 以下[9]。

4. **透析患者**　与一般 CKD 患者相比,透析患者的血压控制目标存在较大差异。有研究显示,血压在透析前控制于 140/90mmHg 以下,透析后控制于 130/80mmHg 以下与 45 岁以上透析患者死亡风险增加相关[10],而透析前血压维持于 130~160mmHg 与患者死亡风险降低相关[11]。因此,中国血液透析充分性临床实践指南建议透析患者透析前血压控制于 160mmHg 以下[12]。对于腹膜透析患者,《中国肾性高血压管理指南 2016》推荐其血压控制于 140/90mmHg 以下,年龄 >60 岁血压控制目标为 <150/90mmHg[4]。

5. **CKD 肾移植患者**　2012 年 KDIGO 指南建议肾移植术后的患者血压控制于 130/80mmHg 以下[6]。2017 年 ACC/AHA 高血压指南亦推荐肾移植后目标血压应为 130/80mmHg 以下[13]。

二、CKD 合并高血压的非药物控制手段

（一）饮食方案

1. **限盐**　钠盐摄入过多同为高血压和 CKD 的重要危险因素,限制钠盐的摄入有益于

减轻高血压和 CKD 患者靶器官损害。对 CKD 合并高血压的患者每日摄盐(氯化钠)应低于 5g,若为透析患者,应进一步降低每日摄盐水平。限盐措施可采用减少烹调用盐及含钠调味品,避免或减少摄入含钠加工食品等。

2. **限制蛋白摄入**　研究显示,摄入优质低蛋白有利于减少有害代谢产物聚集、改善代谢紊乱,是治疗 CKD 的重要手段,对合并高血压的患者亦有益处[14]。KDIGO 指南建议早期 CKD 患者避免过高蛋白摄入[>1.3g/(kg·d)],而中晚期患者(CKD 4/5 期)应限制于 0.8g/(kg·d)以下[6]。

3. **适当增加叶酸摄入**　近年来有研究发现,适量增加叶酸摄入(0.8g/d)对延缓高血压肾脏靶器官损伤和高血压肾病进展具有益处,与其风险降低 21% 相关,同时也与 CKD 向终末期进展的风险降低 56% 相关[15]。因此,CKD 合并高血压患者应适当增加新鲜蔬菜的摄入,必要时可口服叶酸片。

(二)体重控制

体重控制包括两个方面,即减少能量摄入和增加运动,从而将体重控制在健康范围内(BMI:18.5~23.9kg/m²;腰围:男性 <90cm,女性 <85cm)。在能量摄入上,应减少高脂高糖或酒精饮料等高热量食物,并适当控制碳水化合物摄入。另一方面,对于 CKD 合并高血压患者应在心血管和整体情况耐受的情况下进行运动。对于非透析的 CKD 患者,可每周进行 4~6次的中等强度运动,每天累计 30~60 分钟。而透析期间的 CKD 患者可适当进行能耐受的运动[4,5]。

(三)控制不良嗜好

烟酒嗜好是心血管疾病和 CKD 的主要危险因素之一。对 CKD 合并高血压的患者,应强烈建议并督促患者戒烟,并对戒烟成功者进行随访和监督,避免复吸[5]。CKD 合并高血压患者应限制饮酒或不饮酒,但相关指南尚未对 CKD 合并高血压患者的每日酒精摄入量进行推荐。参照高血压指南[5],男性每日酒精摄入量不超过 25g,女性不超过 15g。对 CKD 终末期及透析患者而言,或需更为严格的限制酒精摄入。

三、CKD 合并高血压的药物治疗方案

(一)降压药使用的基本原则

针对合并 CKD 的高血压患者,降压药物使用应符合以下 4 项基本原则:

1. **剂量原则**　对于一般患者,初始治疗时采用常规降压剂量,并根据血压控制情况逐步滴定至可足剂量或可耐受剂量。对于老年或高龄老年患者,在初始治疗时往往采用小剂量起始。

2. **优先原则**　从长时疗效和平稳降压考虑,优先选择长效制剂;从患者依从性考虑,优先选用固定复方制剂。

3. **联合原则**　降压以单药起始,2 级和 / 或高危以上高血压采用联合用药。

4. **个体化原则**　应依据 CKD 合并高血压患者的其他心脑血管情况、患者对药物的耐受情况,给予个体化用药。

(二)常用降压药物在 CKD 合并高血压患者中的应用

1. **肾素 - 血管紧张素 - 醛固酮系统(RAAS)拮抗剂**　血管紧张素转化酶抑制剂(ACEI)和血管紧张素Ⅱ受体拮抗剂(ARB)是治疗 CKD 合并高血压的一线药物。无论患者是否合并糖尿病,均应首选 ACEI 或 ARB 进行降压治疗,尤其是出现蛋白尿(≥300mg/d 或白蛋白 -

肌酐比≥300mg/g)的 CKD 合并高血压患者。对于 CKD 3~4 期的患者亦可在严密监测血电解质、肌酐和肾小球滤过率(eGFR)的情况下,以减半初始剂量的 ACEI 或 ARB 进行治疗,并随病情调整药物剂量和类型。对单纯 ACEI 或 ARB 降压效果不佳的患者,可联用钙离子通道拮抗剂(CCB)或利尿剂,但应避免 ACEI 联用 ARB[8,13]。用药过程中应注意 ACEI 或 ARB 应用中的不良反应和禁忌。如 ACEI 或 ARB 可能增加高钾血症的风险。双侧肾动脉狭窄和妊娠期妇女禁用此二类药物。

直接肾素抑制剂(如阿利吉仑等)可为 CKD 合并高血压患者降压的二线药物,但其疗效是否与 ACEI 或 ARB 接近尚缺乏更多的证据[4]。现有指南不推荐肾素抑制剂与 ACEI/ARB 联用。在应用直接肾素抑制剂时应注意其可增加高钾血症风险,并对双侧肾动脉狭窄和妊娠期妇女禁用。

2. CCB 针对 CKD 合并高血压患者的降压治疗主要采用二氢吡啶类 CCB。2018 年 ESC/ESH 高血压指南推荐 CCB 联用 ACEI/ARB 作为降低 CKD 患者血压的首选用药方案[8]。由肝脏代谢,不为血液透析所清除,可适用于透析患者的血压控制。CCB 亦可用于对肾移植术后患者的降压治疗,有助于改善 eGFR 和移植肾脏存活率[13]。

3. 利尿剂 根据不同的作用部位,利尿剂可分为作用于近端小管的碳酸酐酶抑制剂、作用于髓袢的袢利尿剂、作用于远端小管的噻嗪类利尿剂以及作用于集合管和远端小管的保钾利尿剂。其中碳酸酐酶抑制剂临床应用较少。其余利尿剂均可与 ACEI 或 ARB 联用作为 CKD 患者降压治疗的二线用药,特别是袢利尿剂与噻嗪类利尿剂,适用于容量负荷重的 CKD 患者的降压治疗,并且利尿剂有助于降低 ACEI 或 ARB 造成的高钾血症风险。其中,噻嗪类利尿剂适用于 CKD 1~3 期[eGFR≥30ml/(min·1.73m^2)]的轻度肾功能不全者。而对 eGFR<30ml/(min·1.73m^2)的 CKD 患者应使用袢利尿剂。保钾利尿剂亦多用于 CKD 1~3 期的患者,推荐其与噻嗪类利尿剂及袢利尿剂联用。

4. 肾上腺素能受体拮抗剂 α 和 β 受体拮抗剂均不作为 CKD 患者血压控制的一线用药,β 受体拮抗剂可与其他一线药物联用,适用于伴有快速性心律失常、交感神经过度兴奋以及冠心病的患者。而第三代非选择性的 β 受体拮抗剂(即 α/β 受体拮抗剂)同时兼有选择性阻断 α$_1$ 受体的作用,对于心、脑、肾等靶器官具有保护作用,对 CKD 合并高血压患者具有一定的应用价值[16],适用于合并慢性心功能不全、快速性心律失常、糖脂代谢紊乱 CKD 患者的降压治疗,亦适用于中青年高血压合并 CKD 患者。α/β 受体拮抗剂可与 CCB、ACEI、ARB 或利尿剂合用,但应注意药物相互作用,如其与利尿剂合用可能增加直立性低血压发生风险。

(三)联合用药

CKD 合并高血压时内环境紊乱,出现机体多个系统的自身调节或交互作用紊乱。因此 CKD 合并高血压的治疗往往针对多个靶点,常常需要联合两种或更多类型的降压药物进行治疗。常用的双药联合用药方案如下:ACEI/ARB+ 二氢吡啶类 CCB、ACEI/ARB+ 噻嗪类利尿剂、二氢吡啶类 CCB+ 噻嗪类利尿剂[eGFR<30ml/(min·1.73m^2)应将噻嗪类利尿剂换为袢利尿剂]。若两药联用血压难以控制的情况下可采用三药联用方案,一般为 ACEI/ARB+ 二氢吡啶类 CCB+ 噻嗪类利尿剂。对仍不能达标的难治性高血压患者可采用四药联用方案[17]。如合并糖尿病的 CKD 难治性高血压可在上述基础上根据患者的具体情况加用 α/β 受体拮抗剂,改善糖、脂代谢紊乱。现有指南均不推荐各种不同类型的 RAAS 抑制剂之间联用,如 ACEI+ARB 或 ACEI/ARB+ 直接肾素抑制剂。

四、CKD 合并高血压的器械治疗探索

（一）肾脏去交感术（RDN）

尽管存在争议，RDN 仍被认为是高血压最有效的器械治疗方案之一。SYMPLICITY HTN-3 和 WAVE Ⅳ 等临床研究并未达到预期的阳性结果；而 SPYRAL HTN-OFF MED、SPYRAL HTN-ON MED 及 RADIANCE-HTN SOLO 试验在排除一些主要影响因素后证实 RDN 能够有效降低血压。SYMPLICITY 研究对患者持续随访 3 年后亦证实了 RDN 的降压效果[18]。对 CKD 合并高血压人群的研究进一步提示了 RDN 的降压效果：一项随访 2 年的小样本临床研究发现，RDN 持续有效地降低了 CKD 合并高血压患者的血压水平[19]。但 RDN 术对肾脏的是否有保护作用尚存在争议。一些基础研究发现 RDN 术有助于改善 CKD 患者的 eGFR[20]，这一结论也得到小样本人群研究的支持[21]。但 SYMPLICITY 研究并未发现上述结论[18]。因此，RDN 在 CKD 降压治疗中的获益缺乏更多的临床证据，仍需高质量的临床和基础研究证实。

（二）其他高血压器械治疗方案

其他器械（或介入）降压手段包括了：压力反射刺激法（BAT）、减慢呼吸频率治疗（DBG）、髂动静脉吻合、深部脑刺激（deep brain stimulation，DBS）等。其中，一些研究发现 BAT 对 CKD 合并高血压患者的血压控制和肾脏保护具有益处[22,23]。对 CKD 合并高血压的患者，其余治疗手段均缺乏的相关研究证据。

五、总　　结

综上所述，高血压和 CKD 之间具有错综复杂的关系，两者共同增加了心、脑及血管等多种靶器官的损害，增加了治疗的复杂性，从而导致 CKD 患者的预后不良。因此对 CKD 合并高血压的患者，在降压治疗上，应根据患者的病情，合理选用降压药物，以延缓 CKD 进展及降低心血管并发症的发生率和死亡率。

（陈垦　曾春雨）

参 考 文 献

［1］ ZHANG L，WANG F，WANG L，et al. Prevalence of chronic kidney disease in china：A cross-sectional survey［J］. Lancet，2012，379：815-822.

［2］ ZHENG Y，CAI G Y，CHEN X M，et al. Treatment Rates in Chronic Kidney Disease Patients with Hypertension in China Collaborative G. Prevalence，awareness，treatment，and control of hypertension in the non-dialysis chronic kidney disease patients［J］. Chin Med J（Engl），2013，126：2276-2280.

［3］ 林静，丁吉俊，傅辰生，等. 慢性肾脏病患者高血压现状的横断面调查［J］. 中华肾脏病杂志，2009，11：827-831.

［4］ 中国医师协会肾脏内科医师分会，中国中西医结合学会肾脏疾病专业委员会. 中国肾性高血压管理指南 2016（简版）［J］. 中华医学杂志，2017，97：1547-1555.

［5］ 《中国高血压防治指南》修订委员会. 中国高血压防治指南（2018 年修订版）［J］. 心脑血管病防治，2019，19：1-44.

［6］ STEVENS P E，LEVIN A，Kidney Disease：Improving Global Outcomes Chronic Kidney Disease Guideline Development Work Group Members. Evaluation and management of chronic kidney disease：synopsis of the kidney disease：improving global outcomes 2012 clinical practice guideline［J］. Ann Intern Med，2013，158（11）：825-830.

［7］ JAMES P A，OPARIL S，CARTER B L，et al. 2014 evidence-based guideline for the management of high blood pressure in adults：Report from the panel members appointed to the eighth joint national committee（JNC 8）［J］. JAMA，2014，311：507-

520.

［8］WILLIAMS B,MANCIA G,SPIERING W,et al. 2018 ESC/ESH guidelines for the management of arterial hypertension［J］. Eur Heart J,2018,39:3021-3104.

［9］FLYNN J T,KAELBER D C,BAKER-SMITH C M,et al. Clinical practice guideline for screening and management of high blood pressure in children and adolescents［J］. Pediatrics,2017,140:1-72.

［10］TENTORI F,HUNT W C,ROHRSCHEIB M,et al. Which targets in clinical practice guidelines are associated with improved survival in a large dialysis organization?［J］. J Am Soc Nephrol,2007,18:2377-2384.

［11］ROBINSON B M,TONG L,ZHANG J,et al. Blood pressure levels and mortality risk among hemodialysis patients in the dialysis outcomes and practice patterns study［J］. Kidney Int,2012,82:570-580.

［12］中国医师协会肾脏病医师分会血液透析充分性协作组. 中国血液透析充分性临床实践指南［J］. 中华医学杂志,2015,95:2748-2753.

［13］WHELTON P K,CAREY R M,ARONOW W S,et al. 2017 ASS/AHA/AAPA/ABC/ACPM/AGS/APHA/ASH/ASPC/NMA/PCNA guideline for the prevention,detection,evaluation,and management of high blood pressure in adults:Executive summary:A report of the american college of cardiology/american heart association task force on clinical practice guidelines［J］. Circulation,2018,138:e426-e483.

［14］黄绮芳,王继光. 亚洲慢性肾脏病患者的血压管理［J］. 中华高血压杂志,2017,25:219-223.

［15］XU X,QIN X,LI Y,et al. Efficacy of folic acid therapy on the progression of chronic kidney disease:The renal substudy of the china stroke primary prevention trial［J］. JAMA Intern Med,2016,176(10):1443-1450.

［16］第八届中华肾脏病学会慢性肾脏病高血压治疗专家协作组. α/β 受体阻滞剂在慢性肾脏病高血压治疗中的实践指南［J］. 中华医学杂志,2013,93:3812-3816.

［17］国家卫生计生委合理用药专家委员会,中国医师协会高血压专业委员会. 高血压合理用药指南(第 2 版)［J］. 中国医学前沿杂志,2017,9:28-126.

［18］MAHFOUD F,BOHM M,SCHMIEDER R,et al. Effects of renal denervation on kidney function and long-term outcomes:3-year follow-up from the Global SYMPLICITY Registry［J］. Eur Heart J,2019. pii:ehz118.

［19］KIUCHI M G,SCHLAICH M P,CHEN S,et al. Relevance of targeting the distal renal artery and branches with radiofrequency renal denervation approaches-a secondary analysis from a hypertensive CKD patient cohort［J］. J Clin Med,2019,8(5). pii:E581.

［20］DE BEUS E,DE JAGER R,JOLES J A,et al. Sympathetic activation secondary to chronic kidney disease:Therapeutic target for renal denervation?［J］. J Hypertens,2014,32(9):1751-1761.

［21］OTT C,MAHFOUD F,SCHMID A,et al. Renal denervation preserves renal function in patients with chronic kidney disease and resistant hypertension［J］. J Hypertens,2015,33:1261-1266.

［22］WALLBACH M,LEHNIG L Y,SCHROER C,et al. Impact of baroreflex activation therapy on renal function--a pilot study［J］. Am J Nephrol,2014,40:371-380.

［23］WALLBACH M,ZURBIG P,DIHAZI H,et al. Kidney protective effects of baroreflex activation therapy in patients with resistant hypertension［J］. J Clin Hypertens(Greenwich),2018,20:1519-1526.

［24］NERENBERG K A,ZARNKE K B,LEUNG A A,et al. Hypertension Canada's 2018 guidelines for diagnosis,risk assessment,prevention,and treatment of hypertension in adults and children［J］. Can J Cardiol,2018,34:506-525.

［25］GABB G M,MANGONI A A,ARNOLDA L. Guideline for the diagnosis and management of hypertension in adults - 2016［J］. Med J Aust,2017,206(3):141.

［26］SHIMAMOTO K,ANDO K,FUJITA T,et al. The Japanese society of hypertension guidelines for the management of hypertension(JSH 2014)［J］. Hypertens Res,2014,37(4):253-390.

氨基肽酶 A 抑制剂——难治性高血压患者的新希望

目前,高血压被认为是心血管疾病、脑卒中及死亡等不良预后的首要危险因素。尽管在过去的 30 年里,高血压的知晓率、治疗率和控制率稳步增长,但仍有一部分成年高血压患者,联用 3 种或以上的降压药,仍未能达到血压控制目标。这类高血压被称为难治性高血压(resistant hypertension,RH)。难治性高血压是心血管病专家们日益关注的话题,而其的治疗也逐渐成为学术争鸣的焦点。目前尚未出现有效的治疗手段能够有效地使绝大部分难治性高血压降至血压控制目标。近年来,国外的基础研究和临床研究开始关注氨基肽酶 A 抑制剂在治疗难治性高血压方面的机制和应用,以期为难治性高血压的治疗寻找新希望。

一、概　　述

在多数的指南和研究中,难治性高血压的定义为使用 3 种或 3 种以上降压药,包括长效钙通道阻滞剂(long-acting calcium channel blocker,CCB)、血管紧张素转换酶抑制剂(angiotensin-converting enzyme inhibitor,ACEI)或血管紧张素受体拮抗剂(angiotensin receptor blocker,ARB)、利尿剂,仍未达到血压控制目标;或使用 4 种或以上降压药物,方能达到血压控制目标[1,2]。作出该诊断时应考虑是否存在白大衣性高血压、继发性高血压、不良生活方式影响、其他可影响血压的药物干扰以及患者不依从用药方案的情况[1]。此外,2017 年美国心脏病学会高血压指南将高血压诊断标准阈值定为 130/80mmHg[1],AHA 的诊断标准对血压控制目标提出了更高的要求,同时也大大增加了难治性高血压的患病率[1]。

如前述,作出难治性高血压的诊断需要考虑患者的依从性、用药剂量、诊室外血压等因素。在接受降压治疗的成人高血压患者中,基于人口统计的患病率为 12%~15%[3-6],而基于临床统计的患病率为 15%~18%[7-9]。较高的患病率可能是由于被统计的人群存在更高的相关风险,如慢性肾脏病等。另有研究指出,难治性高血压在接受降压治疗的人群中患病率为 11%~21%[10],美国的相关研究指出该患病率为 19.9%[1,11]。

难治性高血压在肥胖人群、非裔和男性患者中更为常见。多种高血压并发症与难治性高血压相关,如肥胖、左房肥厚、蛋白尿、糖尿病、慢性肾脏病、更高的 Framingham 10 年风险评分和阻塞性睡眠呼吸暂停综合征[1]。相较于非难治性高血压患者,这些并发症在难治性患者中更为常见[12]。

一项纳入 200 000 人以上的回顾性研究,经过 3.8 年的中位随访时间表明,难治性高血压相较于非难治性患者,出现不良预后的风险升高 47%,如死亡、心肌梗死、心力衰竭、脑卒中或慢性肾脏病[13]。另一个纳入 400 000 人以上的研究表明,难治性患者发展成为终末期肾脏病的风险增加 32%,心肌缺血事件风险增加 24%,心衰风险增加 46%,脑卒中风险增加 14%,死亡风险增加 6%[14]。综上,难治性高血压患者与心血管风险增加相关,并与不良预后的相关性更强。因此,心血管专家更加迫切地寻找出难治性高血压治疗的有效途径,进一步降低其发生率,从而改善难治性高血压患者的预后。

二、难治性高血压的治疗策略

(一)非药物治疗

如前所述,难治性高血压与肥胖存在更显著的相关性。控制体重和运动锻炼有助于超重和肥胖者降低血压、改善预后。此外,钠盐已证实能够升高血压,在盐敏感个体中尤为显著。一项 META 分析中指出,每日减少摄入 1g 钠盐,能够分别降低高血压人群和非高血压人群血压 2.1mmHg 和 1.2mmHg[15]。美国心脏病学会高血压指南中指出,难治性高血压的生活干预方案主要包括体重控制、限制钠盐摄入、戒酒、运动锻炼等方式[1,2]。

对于白大衣性高血压患者,应监测家庭血压或 24 小时动态血压,评估血压的真实水平[1,12]。此外,对于继发性高血压患者,应在筛查原发病因后,针对原发病因进行相应治疗,如进行肾神经消融术、颈动脉压力感受器激活疗法、血液净化技术等[1,12]。

(二)药物治疗

常规药物治疗主要包括三种药理作用机制不同的降压药:长效钙通道阻滞剂、肾素 - 血管紧张素系统抑制剂(ACEI 或 ARB)以及利尿剂。这三种不同药理作用的药物必须给予最大剂量,例如:氨氯地平 10mg,氯噻酮 25mg,以及最大剂量给予 ACEI 或 ARB[1,2]。如果使用三种降压药物仍不能降至目标血压,应加入第四种药物,如螺内酯等[1,2]。

尽管目前的国际指南已经给出相对完善的药物治疗方案,仍有一部分难治性高血压患者无法降至目标血压。因此,专家学者们均希望能够探讨出一种新的用药方案,或通过新的作用机制来进行降压治疗,从而降低难治性高血压患者的血压和心血管风险。目前,新型药物已逐渐被应用于临床研究当中,如氨基肽酶 A 抑制剂,通过新的药理作用机制和作用靶点,有望在治疗难治性高血压中发挥作用。

三、氨基肽酶 A 抑制剂

(一)作用机制

氨基肽酶 A 抑制剂是目前应用于临床研究的新型降压药物,具有中枢活性降压作用,主要用于原发性高血压的治疗。研究表明,大脑中存在功能性的肾素血管紧张素系统(renin angiotensin system,RAS 系统),负责控制心血管功能和体液稳态。在多种试验动物形成和发展成为难治性高血压均被检测到,脑部 RAS 系统,特别是脑部氨基肽酶 A(aminopeptidase A,APA)的超活化[16]。氨基肽酶 A 是一种膜结合的锌指蛋白,参与血管紧张素Ⅱ转化为血管紧张素Ⅲ的过程[16]。在动物模型中,血管紧张素Ⅲ对血压具有主要控制作用[17,18]。阻断氨基肽酶 A 的活性能够使血压降低[17,18]。目前应用于临床研究中的氨基肽酶 A 抑制剂主要包括 Firibastat[11]和 GCQ006[19],两者的作用机制是类似的。下面以 Firibastat 为例,具体介绍氨基肽酶 A 抑制剂的药理机制。

Firibastat,既往被命名为 QGC001 或 RB150,是一种口服的具有脑部穿透性的活性前药,氨基肽酶 A 的选择性和特异性抑制剂。由于氨基肽酶 A 抑制剂活性产物 EC33 不能穿过血 - 脑屏障,因此,研究者们研发出 Firibastat,即 EC33 的口服活性前体药物,其化学结构是由二硫键连接的两分子 EC33,以此渗透进入脑部,再转化为具有活性作用的 EC33 分子[20,21]。Firibastat 在进入大脑后,被脑细胞的还原酶裂解为两个活性分子 EC33,在数小时内拮抗氨基肽酶 A 的活性,阻断脑部的血管紧张素Ⅱ转化为血管紧张素Ⅲ的过程,从而降低血压[20,21]。该药理机制在自发性高血压大鼠和醋酸去氧皮质酮 - 盐敏感性高血压大鼠（DOCA salt rat）均得已验证[20,21]。醋酸去氧皮质酮 - 盐敏感性高血压大鼠是难治性高血压相关的盐敏感和血浆肾素水平低的试验模型，对 RAS 系统阻滞剂敏感性较低[22]。相反，对于血压正常的大鼠，大脑中的氨基肽酶 A 不存在超活化现象，因此，即使重复大剂量口服 Firibastat 1 000mg/kg 以上，对血压和心率还是不产生任何作用，且不影响 RAS 系统的活性[22]。在健康人群中进行的临床试验也得出同样的结论，单次口服 2 000mg 或每日 2 次口服 750mg 均具有良好耐受性，且对血压、心率和 RAS 系统活性无影响[23]。由此可得，氨基肽酶 A 抑制剂仅对氨基肽酶 A 超活化的难治性高血压患者起作用，具有中枢性降压作用。

除此以外，有基础研究表明，氨基肽酶 A 抑制剂能改善心肌梗死后心力衰竭。心肌梗死后大鼠模型经过 4 周的脑室腔内灌注 Firibastat，可减低交感过度活跃，从而预防心功能下降[24]。另一个研究在心肌梗死造模后 2 日开始，随机给予心肌梗死小鼠模型 Firibastat 150mg/kg 或依那普利 1mg/kg，并在第 2 天、第 1 周、2 周、3 周、4 周评估脑部氨基肽酶 A 的活性以及左室射血分数。结果表明，口服 Firibastat 可以使心肌梗死后脑部 APA 过度活跃趋向正常化，同时使脑内 RAS 系统和交感系统活动正常化，从而预防心功能下降、左室肥厚及纤维化[25]。Firibastat 和依那普利的治疗效果相似[25]。因此，氨基肽酶 A 抑制剂有望成为心肌梗死后治疗的新药物。

综上所述，基础研究已经证实，氨基肽酶 A 抑制剂通过抑制脑部超活化的氨基肽酶 A，从而减少血管紧张素Ⅱ转化为血管紧张素Ⅲ，能够有效治疗高血压和心肌梗死后心衰，达到降压和改善心功能，降低心血管风险。氨基肽酶 A 抑制剂有别于其他的降压药物作用途径，有可能在难治性高血压的治疗中发挥作用。目前，已有临床研究探讨氨基肽酶 A 抑制剂在血压控制不佳患者中的治疗效果。

（二）相关临床研究

1. NEW-HOPE 研究　　一项Ⅱb 期、开盲、多中心临床研究（novel evaluation with QGC001 in hypertensive overweight patients of multiple ethnic origins，NEW-HOPE）[11]，将 Firibastat 应用于 256 名肥胖的高血压患者，纳入标准为接受或未接受降压治疗的高血压患者，接受 2 周药物洗脱后收缩压 145~170mmHg，舒张压低于 105mmHg，体重指数（body mass index，BMI）为 25~45kg/m²。该研究采用自动化诊室血压测量（automated office blood pressure，AOBP）。患者在纳入研究后将停用原有的药物治疗方案，接受每日 2 次 250mg Firibastat 治疗，2 周后若血压下降，AOBP≤140/90mmHg，则维持该剂量至第 56 天。若血压控制未能达标，则将用药方案倍增，即每日 2 次 500mg Firibastat 治疗。若第 28 天血压控制仍未达标，AOBP≥160/110mmHg，则联用氢氯噻嗪每日 1 次，每次 25mg。研究过程中，每 2 周、4 周、8 周进行 AOBP 测量，基线和第 56 天进行动态血压测量。

该研究的主要终点为第 56 天与基线相比，坐位诊室血压的变化情况。根据 AOBP 血压监测结果，8 周治疗后收缩压下降 9.5mmHg（95%CI -10.7~-7.3，P<0.000 1），舒张压下降 4.2mmHg（95%CI -5.5~-3.3，P<0.000 1）。对于使用 Firibastat 作为单一疗法的 215 名受试者，结果具有一致性，诊室血压测量收缩压变化（-9.4 ± 14.3）mmHg，舒张压变化（-4.20 ± 9.5）mmHg。由于该研究的研究对象均为肥胖人群，且部分受试者在接受原有降压治疗后，血压仍控制不佳，且肥胖与难治性高血压存在相关性，由此可以说明氨基肽酶 A 抑制剂可能对难治性高血压治疗有效。

NEW-HOPE 研究为难治性高血压的治疗提供了新思路，Firibastat 作为中枢作用的降压药,可增加到药物联用方案当中,通过不同的药物机制进行降压治疗。然而,NEW-HOPE 研究中的受试者均为肥胖的高血压患者,且其中 54% 为非裔或西班牙裔。有研究指出,非裔与西班牙裔的难治性高血压有着特殊的内分泌特点,为较低水平的血浆肾素活性和较高的抗利尿激素水平,且于高盐敏感性相关[26,27]。因此,氨基肽酶 A 抑制剂是否适用于亚裔人群的难治性高血压治疗,仍需更多的循证证据支持。

2. 2QG1 研究 2QG1 研究(phase Ⅱa study of the product QGC001 compared with placebo in patients with essential hypertension,2QG1)[19]是一项多中心、随机、双盲、对照的临床试验,以评估药效学和激素变化效应。该研究入组了 34 位 135~170mmHg/85~105mmHg 的高血压患者,经 2 周安慰剂洗脱后,口服 Firibastat 或安慰剂 4 周(第 1 周口服 250mg,每日 2 次;第 2~4 周口服 500mg,每日 2 次)。相较于对照组,试验组 4 周后动态血压监测白天清醒时段收缩压降低 2.7mmHg(95%CI –6.5~1.1mmHg);诊室血压收缩压降低 4.7mmHg(95%CI –11.1~1.8mmHg)。研究表明,Firibastat 可降低白天收缩压,但对 24 小时动态心率无明显影响。此外,Firibastat 对血浆肾素、皮质醇浓度无影响,且不改变 RAS 系统活性。

与 NEW-HOPE 研究相似,2QG1 研究表明氨基肽酶 A 抑制剂能够降低传统降压药物控制不佳的血压水平,且对其他升压激素水平无显著影响。然而,2QG1 研究的样本量较少,其受试者均为高血压 1 级或 2 级水平,尚未能说明 Firibastat 对更高血压水平的治疗效应。因此,仍需更多的临床研究对该问题进行探讨。

(三)药物耐受性与安全性

在多个临床研究中,健康受试者单次使用大剂量氨基肽酶 A 抑制剂,尚未对血压、心率产生影响,在高血压患者中也有着良好的耐受性。一项随机、双盲、安慰剂对照的临床研究纳入 56 名健康成年男性并进行随机分组,单次空腹口服剂量为 10mg、50mg、125mg、250mg、500mg、750mg、1 000mg 或 1 250mg 的氨基肽酶 A 抑制剂或安慰剂。血药浓度峰值与药物剂量呈正相关[23]。与安慰剂组相比,试验组的血浆肾素浓度、血浆及游离醛固酮浓度、血浆抗利尿激素前体浓度、血浆和尿皮质醇浓度均无显著变化[23]。由此可得,氨基肽酶 A 抑制剂不会影响血浆中的升高血压的激素浓度,对整体的 RAS 系统活性和抗利尿激素释放无影响。

此外,不同于其他的 RAS 系统抑制剂,氨基肽酶 A 抑制剂不会引起血钾水平和肾功能变化,且未发生神经性水肿的个案[23]。实验室检查的变化无显著的临床意义[11,19,23,28]。个别案例报道,使用氨基肽酶 A 抑制剂后可出现可逆性的皮疹或多形性红斑,研究者认为可能与研究药物相关,具体机制是氨基肽酶 A 抑制剂活性产物 EC33 的分子结构为与锌结合的巯基,该结构能够增加皮疹发生的频率,但该药物反应尚未对受试者的安全性产生不良影响[29]。另外,研究中有 1 例个案报道血压正常的受试者口服 500mg 的 QGC001 后,出现研究药物相关的直立性低血压[23]。2QG1 研究中曾报告 1 例研究药物相关的可逆性皮肤过敏伴颜面部水肿。目前报告的氨基肽酶 A 抑制剂相关不良事件均为轻度或中度,该药物尚无严重不良事件的报告[19]。由于目前相关研究较少,最大的可耐受剂量和具体用药方案仍有待探讨。

四、展望与未来

综上所述,氨基肽酶 A 抑制剂通过作用于脑部 RAS 系统,特别是通过抑制氨基肽酶 A 来阻断血管紧张素Ⅲ的转化过程,从而达到降血压的目的。氨基肽酶 A 抑制剂有别于 ACEI、ARB 或肾素的抑制剂等传统的 RAS 系统拮抗剂,通过新的作用靶点进行降压,可以与传统的降压药形成机制互补。尽管药物的使用剂量、安全性和耐受性仍需得到更多临床证据来支持和验证,但现有的临床研究已可为进一步的剂量探讨和用药方案提供指导方向。氨基肽酶 A 抑制剂的作用机制为我们制订难治性高血压的治疗策略提供了新思路,有望为难治性患者实施有效的降压治疗,并且降低高危患者的患病率和死亡率,减少不良预后的发生。氨基肽酶 A 抑制剂有望成为新型的降血压药物,为难治性高血压患者带来新希望!

（余钰玲　冯颖青）

参 考 文 献

[1] CAREY R M,CALHOUN D A,BAKRIS G L,et al. Resistant Hypertension:Detection,Evaluation,and Management:A Scientific Statement From the American Heart Association [J]. Hypertension,2018,72(5):e53-e90.

[2] WHELTON P K,CAREY R M,ARONOW W S,et al. 2017 ACC/AHA/AAPA/ABC/ACPM/AGS/APhA/ASH/ASPC/NMA/PCNA Guideline for the Prevention,Detection,Evaluation,and Management of High Blood Pressure in Adults:A Report of the American College of Cardiology/American Heart Association Task Force on Clinical Practice Guidelines [J]. Circulation,2018,138(17):e484-e594.

[3] DIAZ K M,BOOTH J R,CALHOUN D A,et al. Healthy lifestyle factors and risk of cardiovascular events and mortality in treatment-resistant hypertension:the Reasons for Geographic and Racial Differences in Stroke study [J]. Hypertension,2014,64(3):465-471.

[4] TANNER R M,CALHOUN D A,BELL E K,et al. Prevalence of apparent treatment-resistant hypertension among individuals with CKD [J]. Clin J Am Soc Nephrol,2013,8(9):1583-1590.

[5] PERSELL S D. Prevalence of resistant hypertension in the United States,2003-2008 [J]. Hypertension,2011,57(6):1076-1080.

[6] EGAN B M,ZHAO Y,AXON R N,et al. Uncontrolled and apparent treatment resistant hypertension in the United States,1988 to 2008 [J]. Circulation,2011,124(9):1046-1058.

[7] BORGHI C,TUBACH F,DE BACKER G,et al. Lack of control of hypertension in primary cardiovascular disease prevention in Europe:Results from the EURIKA study [J]. Int J Cardiol,2016,218:83-88.

[8] THOMAS G,XIE D,CHEN H Y,et al. Prevalence and Prognostic Significance of Apparent Treatment Resistant Hypertension in Chronic Kidney Disease:Report From the Chronic Renal Insufficiency Cohort Study [J]. Hypertension,2016,67(2):387-396.

[9] EGAN B M,ZHAO Y,LI J,et al. Prevalence of optimal treatment regimens in patients with apparent treatment-resistant hypertension based on office blood pressure in a community-based practice network [J]. Hypertension,2013,62(4):691-697.

[10] SMITH S M,GURKA M J,WINTERSTEIN A G,et al. Incidence,prevalence,and predictors of treatment-resistant hypertension with intensive blood pressure lowering [J]. J Clin Hypertens(Greenwich),2019,21(6):825-834.

[11] FERDINAND K C,BALAVOINE F,BESSE B,et al. Efficacy and Safety of Firibastat,A First-in-Class Brain Aminopeptidase A Inhibitor,in Hypertensive Overweight Patients of Multiple Ethnic Origins [J]. Circulation,2019,140(2):138-146.

[12] WEI F F,ZHANG Z Y,HUANG Q F,et al. Diagnosis and management of resistant hypertension:state of the art [J]. Nat Rev Nephrol,2018,14(7):428-441.

[13] DAUGHERTY S L,POWERS J D,MAGID D J,et al. Incidence and prognosis of resistant hypertension in hypertensive patients [J]. Circulation,2012,125(13):1635-1642.

[14] SIM J J,BHANDARI S K,SHI J,et al. Comparative risk of renal,cardiovascular,and mortality outcomes in controlled,uncontrolled resistant,and nonresistant hypertension [J]. Kidney Int,2015,88(3):622-632.

[15] MENTE A,O'DONNELL M,RANGARAJAN S,et al. Associations of urinary sodium excretion with cardiovascular events in individuals with and without hypertension:a pooled analysis of data from four studies [J]. Lancet,2016,388(10043):465-475.

[16] BASSO N,RUIZ P,KURNJEK M L,et al. The brain renin-angiotensin system and the development of DOC-salt hypertension

［J］. Clin Exp Hypertens A,1985,7(9):1259-1268.

［17］REAUX A,FOURNIE-ZALUSKI M C,DAVID C,et al. Aminopeptidase A inhibitors as potential central antihypertensive agents［J］. Proc Natl Acad Sci U S A,1999,96(23):13415-13420.

［18］FOURNIE-ZALUSKI M C,FASSOT C,VALENTIN B,et al. Brain renin-angiotensin system blockade by systemically active aminopeptidase A inhibitors:a potential treatment of salt-dependent hypertension［J］. Proc Natl Acad Sci U S A,2004,101 (20):7775-7780.

［19］AZIZI M,COURAND P Y,DENOLLE T,et al. A pilot double-blind randomized placebo-controlled crossover pharmacodynamic study of the centrally active aminopeptidase A inhibitor,firibastat,in hypertension［J］. J Hypertens, 2019,37(8):1722-1728.

［20］MARC Y,GAO J,BALAVOINE F,et al. Central antihypertensive effects of orally active aminopeptidase A inhibitors in spontaneously hypertensive rats［J］. Hypertension,2012,60(2):411-418.

［21］BODINEAU L,FRUGIERE A,MARC Y,et al. Orally active aminopeptidase A inhibitors reduce blood pressure:a new strategy for treating hypertension［J］. Hypertension,2008,51(5):1318-1325.

［22］BASTING T,LAZARTIGUES E. DOCA-Salt Hypertension:an Update［J］. Curr Hypertens Rep,2017,19(4):32.

［23］BALAVOINE F,AZIZI M,BERGEROT D,et al. Randomised,double-blind,placebo-controlled,dose-escalating phase I study of QGC001,a centrally acting aminopeptidase a inhibitor prodrug［J］. Clin Pharmacokinet,2014,53(4):385-395.

［24］HUANG B S,AHMAD M,WHITE R A,et al. Inhibition of brain angiotensin Ⅲ attenuates sympathetic hyperactivity and cardiac dysfunction in rats post-myocardial infarction［J］. Cardiovasc Res,2013,97(3):424-431.

［25］BOITARD S E,MARC Y,KECK M,et al. Brain renin-angiotensin system blockade with orally active aminopeptidase A inhibitor prevents cardiac dysfunction after myocardial infarction in mice［J］. J Mol Cell Cardiol,2019,127:215-222.

［26］BAKRIS G,BURSZTYN M,GAVRAS I,et al. Role of vasopressin in essential hypertension:racial differences［J］. J Hypertens,1997,15(5):545-550.

［27］ERGUL A. Hypertension in black patients:an emerging role of the endothelin system in salt-sensitive hypertension［J］. Hypertension,2000,36(1):62-67.

［28］KECK M,DE ALMEIDA H,COMPERE D,et al. NI956/QGC006,a Potent Orally Active,Brain-Penetrating Aminopeptidase A Inhibitor for Treating Hypertension［J］. Hypertension,2019,73(6):1300-1307.

［29］KITAMURA K,AIHARA M,OSAWA J,et al. Sulfhydryl drug-induced eruption:a clinical and histological study［J］. J Dermatol,1990,17(1):44-51.

如何看待降压治疗目标的争议

从 1946 年美国心脏病学家 Friedberg 在 *Disease of the Heart* 一书中首次定义,低于 200/100mmHg 为轻度的良性高血压,没有使用降压药物的指征[1];到 1957 年,Framingham 研究首先定义了高血压为左上臂动脉血压≥160/95mmHg[2];到 1999 年世界卫生组织国际高血压联盟定义≥140/90mmHg 为高血压[3];再到 2017 年,美国高血压指南定义≥130/80mmHg 为高血压[4]。高血压诊断标准和降压目标的变迁,生动地展现了医学特别是循证医学发展对高血压危害的认识不断地深入。同时,也启发医学科学工作者需要不断探索高血压的降压目标,科学研究无止境。

而我们面临的挑战是,一方面,我国高血压人数超 2.7 亿人。中国高血压调查(CHS)于 2012—2015 年采用分层、多阶段、随机抽样的方法在中国 31 个省、自治区和直辖市的 262 个城市和农村抽取 451 755 名≥18 岁居民进行调查[5],结果显示,中国成人高血压患病粗率为 27.9%(年龄标化患病率为 23.2%),男性高于女性(24.5% *vs.* 21.9%),患病率随年龄增加而升高。≥18 岁成人高血压的知晓率、治疗率和控制率分别为 51.6%、45.8% 和 16.8%,三率仍偏低,我国人群高血压的控制任重而道远。同时,高血压水平与心血管病发病和死亡风险之间存在密切的因果关系。在对全球 61 个人群(约 100 万人,40~89 岁)的前瞻性研究中,基线血压从 115/75mmHg 到 185/115mmHg,平均随访 12 年,结果发现诊室 SBP 或 DBP 与脑卒中、冠心病事件、心血管死亡的风险呈连续、独立、直接的正相关关系。SBP 每升高 20mmHg 或 DBP 每升高 10mmHg,心脑血管病发生的风险倍增[6]。我国是脑卒中大国,脑卒中筛查项目显示,2014 年我国 40 岁以上成人脑卒中患病率为 2.06%。与脑卒中发生相关性最强的危险因素为高血压[7]。预防脑卒中是我国治疗高血压的重要目标。

另一方面,多项研究表明,降压的获益是毋庸置疑的。SPRINT 研究是 2017 美国高血压指南的重要理论基础。在该试验中,9 000 余例收缩压 >130mmHg 的心血管高危患者随机接受强化降压(目标值 <120mmHg)或标准降压(目标值 <140mmHg)治疗;随访 3.26 年以后,强化降压组的主要心血管事件风险降低 25%,全因死亡相对风险降低 27%[8];还有 ACCORD 试验,入选的受试者是合并高血压与糖尿病的患者,研究发现强化降压组(<120mmHg)复合终点(冠心病、脑卒中与心血管死亡)风险降低情况并不优于常规治疗组(<140mmHg);但在该试验中,严格控制血压降低了 40% 的脑卒中风险[9]。Ettehad 等的 Meta 分析结果提示,高危高血压患者的脑卒中与心衰风险显著增加,而使用不同种类的降压获益不同[10]。但也不难看出,降压本身带来的获益更为重要。因此,目前的主流观点一致认为,对于高血压患者来说,防止心血管疾病及其终点事件的发生,血压下降是"硬道理"。然而,下降到什么程度(即降压目标)?

一、新版指南的降压目标值

在 2017 年美国高血压指南中[4],对于成人高血压患者,如果已有心血管疾病或 10 年心血管疾病风险 >10%,建议降压目标值为 <130/80mmHg;如果没有心血管危险因素,推荐血

压降至 130/80mmHg 以下也是合理的;对于 65 岁以上的老年人,收缩压应 <130mmHg,对于合并多种疾病的老年患者或预期生命有限的老年患者,则可以根据临床情况制订合理的降压目标值。2018 年欧洲高血压指南在提出降压目标时,使用了"靶目标血压范围(target BP ranges)"这样一个指标[11]。推荐所有患者的初始降压目标为 <140/90mmHg;如能耐受治疗,大多数患者的靶目标值应降至 130/80mmHg 或更低;对于 <65 岁的患者,推荐收缩压降至 120~129mmHg 的范围;对于 ≥65 岁的老年患者,建议收缩压降至 130~139mmHg,但需要密切监测不良反应;推荐所有患者的舒张压降至 70~79mmHg[11]。2018 年正式发表的中国高血压指南则推荐[12]:一般高血压患者应降至 <140/90mmHg;能耐受者和部分高危及以上心血管风险患者可进一步降至 <130/80mmHg;65~79 岁的老年人,首先应降至 <150/90mmHg;如能耐受,可进一步降至 <140/90mmHg。≥80 岁的老年人应降至 <150/90mmHg;如 <130/80mmHg 耐受良好,可继续治疗而不必回调血压。最近发布的日本高血压指南对于降压目标的推荐更为简洁,对于 ≤75 岁的患者,推荐诊室血压降至 130/80mmHg 以下(家庭血压 <125/75mmHg);对于 >75 岁的老年患者,建议诊室血压降至 140/90mmHg 以下(家庭血压 <135/85mmHg)。

二、不同指南降压目标的争议

2017 年美国高血压指南在重新定义高血压诊断标准的同时,也将降压的目标值调整为 <130/80mmHg。新版指南较 JNC8 强调了强化降压的重要性,其依据主要是 ACCORD[9]、SPS3[13] 及 SPRINT[8] 研究及近来发表的多篇系统回顾。ACCORD 研究纳入 4 733 例高血压合并糖尿病及心血管疾病高风险的患者,随机分为强化降压组(<120mmHg)及标准降压组(<140mmHg)[9]。平均随访 4.7 年后,结果显示两组非致死性心肌梗死、非致死性脑卒中及心血管死亡的发生率无显著差别,但强化降压组脑卒中的风险显著降低($P=0.01$)。皮层下小卒中二级预防研究(SPS-3)纳入 3 020 例经 MRI 证实的腔隙性脑梗死的患者(平均年龄 63 岁),随机进入强化降压组(目标血压 <130mmHg)及普通降压组(目标血压 130~149mmHg),观察不同血压水平脑卒中及其他心脑血管事件的发生率[13]。结果显示,平均随访 3.7 年后,强化降压组中缺血性脑卒中、心肌梗死和心血管死亡的复合终点的发生率较普通降压组下降,而脑出血的发生率大幅降低 60%($P=0.03$)。SPRINT 研究更是因为强化降压组(<120mmHg)患者主要复合心血管终点事件发生率和全因死亡率较标准降压组(<140mmHg)显著下降($P \leqslant 0.005$)而提前终止[8]。但指南考虑到 RCT 研究中的入选患者可能无法代表所有人群,且临床研究中的血压测量方法较临床实践更严格,所以推荐降压目标值 <130/80mmHg[4]。

2017 年美国高血压指南对于降压目标值进行了一些更新,总体来说具有以下特点。首先,指南推荐对于成人高血压患者降至 130/80mmHg 以下,但并未设置下限值。指南依据 SPRINT[8]、ACCORD[9] 等多项研究结果,认为强化降压会显著降低心脑血管事件发生率,同时肾功能恶化、心肌梗死、急性冠脉综合征等不良事件的发生率并没有明显升高。另外,在 SPRINT 老年亚组研究[14] 及 HYVET 研究[15] 中,强化降压组患者获益明显而不良事件并未显著增加,因此指南中对于 ≥65 岁的老年人也推荐收缩压降至 130mmHg 以下。但指南同时也指出,目前包括 SPRINT、HYVET 等研究随机对照研究均将虚弱、痴呆、心力衰竭等老年患者排除,故对于存在多种合并症、预期寿命有限的老年人,可根据临床情况、患者意愿及风险 / 获益评估合理制定降压治疗目标和选择降压药物。

尽管新版欧洲高血压指南对于高血压的定义没有根本的变化,但在降压目标值方面却更为积极,指南根据患者年龄及合并症情况确定靶目标,并规定降压下限:推荐大多数患者第一步将血压降至 140/90mmHg 以下,能够耐受者应进一步降至 130/80mmHg 或更低,但不低于 120mmHg。指南认为,虽然 SPRINT 研究的结果显示[8],对于高危心血管风险的患者,强化降压可以降低主要复合终点事件、心力衰竭及全因死亡发生率,但研究所采用的无人值守的诊室血压测量(AOBP)与以往研究的测量方法不同,其血压测量值避免了白大衣效应,较传统的诊室血压测量值更低,因而强化降压组对应的诊室血压仍然在 130~140mmHg 范围内。指南对于降压目标的推荐主要依据为多项大型系统回顾和 Meta 分析。Thomopoulos 等通过对 16 项随机对照研究进行 Meta 分析显示[16],当收缩压 <140mmHg 时,可降低脑卒中、冠心病、主要心血管事件及全因死亡风险,当血压进一步降至 <130mmHg 时,这种获益仍然显著;对于舒张压,降至 <80mmHg 时,所有类型的心血管终点事件均明显降低;但研究也显示,强化降压组不良事件的发生率也显著升高。Ettehad 等通过对 123 项随机对照研究进行 Meta 分析表明[10],在心血管事件高危风险患者中,不论合并症和基线血压情况如何,降低血压均可以显著降低心血管事件。收缩压每下降 10mmHg,主要心血管疾病、冠心病、脑卒中及心力衰竭事件分别减少 20%、17%、27% 和 28%,但慢性肾脏疾病的发生风险无明显改善。作者进一步通过分层分析显示,血压降至 <130mmHg 时,这种获益仍然显著。为了平衡强化降压带来的获益及不良事件发生率升高的危害,指南实际上提出了实现“分步达标”的策略。

总体来说,2018 年欧洲高血压指南在降压目标的推荐上体现了审慎的态度;推荐所有患者(包括老年人)的首先降至 <140/90mmHg,如能够耐受,可进一步降至 130/80mmHg 甚至更低,但不能低于 120mmHg;所有高血压患者均可考虑将舒张压降至 <80mmHg,但不能低于 70mmHg。指南强调获益的同时,也考虑了血压与心脑血管事件的 J 型曲线问题。对于老年患者的降压治疗,新版指南也参考了 2016 年高龄衰弱老年高血压管理的专家建议[17],鉴于老年高血压患者的治疗较中青年患者更为困难,因此需要结合患者的临床情况、认知功能与衰弱程度评估。特别强调年龄本身不能成为降压治疗的障碍,只要能够耐受,降压治疗就不能保守。另外,指南专门针对诊室外血压测量的目标进行了阐述。虽然动态血压和家庭血压还没有随机对照研究的证据来指导高血压治疗,但其在高血压诊疗的地位逐渐提高,基于观察性研究的数据,指南提出了家庭血压的靶目标值。

不同于既往版本指南借鉴国外临床研究结果来制定高血压的诊断和治疗目标,2018 年中国高血压防治指南更多的基于中国自己的研究证据来进行降压靶目标值的推荐[12]。Syst-China 研究显示[18],在单纯收缩期高血压的老年患者中,降压治疗仍然可以使脑卒中、全因死亡、心血管死亡分别减少 38%、39% 及 39%。HYVET 研究是第一个在老年高血压患者中进行的降压干预研究[15],研究纳入了 1 526 名中国患者。结果显示,积极治疗组全因死亡率降低 21%,脑卒中发生率减少 30%,致命性脑卒中发生减少 39%,心力衰竭发生率降低 64%,心血管事件发生率降低 34%。CHIEF 研究共随机 13 542 例高血压患者,研究结果显示,小剂量联合治疗伴心血管危险因素的 1~2 级高血压患者是有益的,可明显降低患者的血压水平,降低心血管事件。FEVER 研究是一项大规模、多中心的随机、双盲、对照试验[19],结果显示,强化降压组脑卒中发生率显著下降 26.8%,心血管事件下降 27.4%,冠脉事件降低 32.5%,全因死亡率下降 30.4%,心血管病死率下降 33.2%;研究提示,血压降至 <140/90mmHg 可以带来更大的心血管获益。

整体来看,新版中国高血压指南更接近于欧洲高血压指南。首先,新版指南强调心血管危险分层,降压药物治疗的时机取决于风险评估水平,而不是血压的绝对水平。即使血压≥140/90mmHg,也可开始小剂量联合治疗。对于合并糖尿病、冠心病、心力衰竭、慢性肾脏疾病的患者,指南推荐更为严格的降压目标(<130/80mmHg)。其次,对于一般人群均采取"分步达标"的策略,先应降至<140/90mmHg,如可以耐受,进一步降至<130/80mmHg。指南体现的强化降压的治疗策略,也体现了本领域专家积极推动中国高血压防治工作的决心。

2019年日本高血压指南已于今年4月全文发布,但目前尚未有英文版全文发表。从已有的信息来看,指南也强调了强化降压的理念。除了75岁以下无并发症的成人,新版指南还将脑血管病患者、冠状动脉疾病患者的降压目标值设定为<130/80mmHg,此目标值要低于旧版指南(JSH2014)[20]。此外,新指南将75岁以上老人的降压目标值设定为<140/90mmHg,这比JSH2014中的目标值150/90mmHg标准更高;并且认为,如果由于共病(共存疾病)等原因使患者符合降压目标值低于130/80mmHg的条件,那么即便是老年人,如具备耐受性,也可单独对其进行判断,以低于130/80mmHg为降压目标值。指南充分考虑日本老龄化社会的现状,根据年龄进行降压目标的推荐。在低于75岁年龄的成年人中,指南参考以往大型临床研究数据及Meta分析的结果,认为低于130/80mmHg时,改善心脑血管事件的获益仍然存在;在75岁以上的老年人群众,指南参考了VALISH研究的结果[21],认为老年单纯收缩性高血压患者,降低收缩压可降低心血管事件和全因死亡率,收缩压<140mmHg患者的终点不良事件发生率最低,因此推荐这部分患者将血压降至140/90mmHg以下。至于降压目标的下限,指南认为目前没有针对此目的的临床研究,但是在不同心血管风险的患者中,血压低于120mmHg时,全因死亡、脑卒中、肾功能恶化的概率增加,因此指南也强调根据患者临床情况及心血管风险,个体化进行降压治疗。另外,新版日本高血压指南继续强调诊室外血压测量的重要性。指南参考Ohasama研究[22]及HOMED-BP研究[23]的结果,认为根据家庭血压指导降压治疗可以有效地降低心血管死亡、心肌梗死及脑卒中的发生率;因而,指南继续对家庭自测血压也做出了推荐。

三、如何看待降压目标的不同

首先,各国高血压诊断标准不同、不同人群启动降压的时机不同、降压目标也有所不同,这其实是一个比较现实的问题。基于我国人群三率低、疾病危险、社会环境、医疗保险制度、初级医疗保健条件等与其他国家不同,制定不同的诊断标准和治疗目标,既符合科学精神又符合社会现实。

其次,高血压治疗的根本目标是降低高血压引起的心、脑、肾并发症及由此引起的死亡的总风险[12]。但由于全球不同区域人群有其独特的人群特点、饮食及生活习惯,具体到不同人群时,高血压又具有其独特的流行病学特点、病因学方面特点和心脑血管终点事件的部分差异,因此不同国家及区域高血压治疗目标的选择在权衡长期获益、最终获益的基础上,需要综合制定本国(本区域)自己的降压目标。

事实上,从HOT、ACCORD研究,到HYVET、FEVER再到SPRINT,关于血压靶目标的探索从未停止过。首先,从横断面来看,不同国家、地区的人群具有其独特的人口学特征,在制定高血压指南时采用的循证学依据不同,对于人群降压靶目标的推荐具有区域特点。因此,对于不同高血压指南的推荐,我们不能盲目跟随,要结合患者的实际情况进行个体化的治疗。

然而,纵向分析高血压指南的变迁,我们可以发现虽然指南在具体数值上存在着差异,

但从既往到现在,整体都开始强调强化降压。较低的降压目标值总体来说优于较高的降压
目标值,强化降压患者心脑血管事件的发生率下降,对于高血压二级预防,推荐较低的降压
目标值是合理的。我国目前高血压控制率与发达国家相比,仍有较大差距,强化降压这一理
念的更新同样也有助于高血压诊治水平提高,这也与《"健康中国 2030"规划纲要》中提高高
血压知晓率、治疗率和控制率的目标相一致。最后,指南中对于老年患者的降压靶目标,均
单独给出了推荐。鉴于老年高血压的复杂性及特殊性,血压综合管理显得更为重要[24]。我
们不应仅关注年龄,更应关注老年人的整体健康。

(徐少坤　张丽　谢建洪)

参 考 文 献

[1] FRIEDBERG C K. Diseases of the heart [M]. 3rd ed. Philadelphia: W. B. Saunders, 1966.

[2] WOLF P A, D'AGOSTINO R B, BELANGER A J, et al. Probability of stroke: a risk profile from the Framingham Study [J].
Stroke, 1991, 22(3): 312-318.

[3] CHALMERS J. The 1999 WHO-ISH Guidelines for the Management of Hypertension [J]. Med J Aust, 1999, 171(9): 458-
459.

[4] WHELTON P K, CAREY R M, ARONOW W S, et al. 2017 ACC/AHA/AAPA/ABC/ACPM/AGS/APhA/ASH/ASPC/NMA/
PCNA Guideline for the Prevention, Detection, Evaluation, and Management of High Blood Pressure in Adults: Executive
Summary: A Report of the American College of Cardiology/American Heart Association Task Force on Clinical Practice
Guidelines [J]. Hypertension, 2018, 71(6): 1269-1324.

[5] WANG Z, CHEN Z, ZHANG L, et al. Status of Hypertension in China: Results From the China Hypertension Survey, 2012-
2015 [J]. Circulation, 2018, 137(22): 2344-2356.

[6] LEWINGTON S, CLARKE R, QIZILBASH N, et al. Age-specific relevance of usual blood pressure to vascular mortality: a
meta-analysis of individual data for one million adults in 61 prospective studies [J]. Lancet, 2002, 360(9349): 1903-1913.

[7] WANG J G, STAESSEN J A, GONG L, et al. Chinese trial on isolated systolic hypertension in the elderly. Systolic
Hypertension in China(Syst-China)Collaborative Group [J]. Arch Intern Med, 2000, 160(2): 211-220.

[8] WRIGHT J J, WILLIAMSON J D, WHELTON P K, et al. A Randomized Trial of Intensive versus Standard Blood-Pressure
Control [J]. N Engl J Med, 2015, 373(22): 2103-2116.

[9] CUSHMAN W C, EVANS G W, BYINGTON R P, et al. Effects of intensive blood-pressure control in type 2 diabetes mellitus
[J]. N Engl J Med, 2010, 362(17): 1575-1585.

[10] ETTEHAD D, EMDIN C A, KIRAN A, et al. Blood pressure lowering for prevention of cardiovascular disease and death: a
systematic review and meta-analysis [J]. Lancet, 2016, 387(10022): 957-967.

[11] WILLIAMS B, MANCIA G, SPIERING W, et al. 2018 ESC/ESH Guidelines for the management of arterial hypertension:
The Task Force for the management of arterial hypertension of the European Society of Cardiology and the European Society
of Hypertension: The Task Force for the management of arterial hypertension of the European Society of Cardiology and the
European Society of Hypertension [J]. J Hypertens, 2018, 36(10): 1953-2041.

[12] 《中国高血压防治指南》修订委员会, 高血压联盟(中国), 中华医学会心血管病学分会, 等. 中国高血压防治指南
(2018 年修订版)[J]. 中国心血管杂志, 2019, 24(1): 24-56.

[13] BENAVENTE O R, COFFEY C S, CONWIT R, et al. Blood-pressure targets in patients with recent lacunar stroke: the SPS3
randomised trial [J]. Lancet, 2013, 382(9891): 507-515.

[14] WILLIAMSON J D, SUPIANO M A, APPLEGATE W B, et al. Intensive vs Standard Blood Pressure Control and
Cardiovascular Disease Outcomes in Adults Aged ≥75 Years: A Randomized Clinical Trial [J]. JAMA, 2016, 315(24):
2673-2682.

[15] BECKETT N S, PETERS R, FLETCHER A E, et al. Treatment of hypertension in patients 80 years of age or older [J]. N
Engl J Med, 2008, 358(18): 1887-1898.

[16] THOMOPOULOS C, PARATI G, ZANCHETTI A. Effects of blood pressure lowering on outcome incidence in hypertension: 7.

Effects of more vs. less intensive blood pressure lowering and different achieved blood pressure levels - updated overview and meta-analyses of randomized trials［J］. J Hypertens,2016,34(4):613-622.

［17］BENETOS A,BULPITT C J,PETROVIC M,et al. An Expert Opinion From the European Society of Hypertension-European Union Geriatric Medicine Society Working Group on the Management of Hypertension in Very Old,Frail Subjects［J］. Hypertension,2016,67(5):820-825.

［18］LIU L,WANG J G,GONG L,et al. Comparison of active treatment and placebo in older Chinese patients with isolated systolic hypertension. Systolic Hypertension in China(Syst-China)Collaborative Group［J］. J Hypertens,1998,16(12 Pt 1): 1823-1829.

［19］ZHANG Y,ZHANG X,LIU L,et al. Is a systolic blood pressure target <140mmHg indicated in all hypertensives? Subgroup analyses of findings from the randomized FEVER trial［J］. Eur Heart J,2011,32(12):1500-1508.

［20］SHIMAMOTO K,ANDO K,FUJITA T,et al. The Japanese Society of Hypertension Guidelines for the Management of Hypertension(JSH 2014)［J］. Hypertens Res,2014,37(4):253-390.

［21］YANO Y,RAKUGI H,BAKRIS G L,et al. On-Treatment Blood Pressure and Cardiovascular Outcomes in Older Adults With Isolated Systolic Hypertension［J］. Hypertension,2017,69(2):220-227.

［22］YASUI D,ASAYAMA K,TAKADA N,et al. Evaluating home blood pressure in treated hypertensives in comparison with the referential value of casual screening of blood pressure:the Ohasama study［J］. Blood Press Monit,2012,17(3):89-95.

［23］NOGUCHI Y,ASAYAMA K,STAESSEN J A,et al. Predictive power of home blood pressure and clinic blood pressure in hypertensive patients with impaired glucose metabolism and diabetes［J］. J Hypertens,2013,31(8):1593-1602.

［24］谢建洪. 年龄不是问题——浅评 2017 美国高血压指南的老年高血压部分[J]. 中国医学前沿杂志(电子版),2018, 10(10):5-7.

全球五月血压测量月项目对高血压防治的价值与意义

　　近年来,高血压一直居全球死因之首[1],每年有约 940 万人死于高血压相关疾病,如冠心病(coronary heart disease,CHD)、脑卒中、肾衰竭等。2017 年的最新数据显示,全球当年有 1 040 万人因高血压相关疾病死亡,高血压显然仍是全球疾病最大的负担[2]。随着人口的老龄化以及生活方式的改变,高盐、高脂肪、高糖食物摄入,过大的心理压力,以及体力活动不足,受高血压影响的人数及其患病率势必会进一步上升,至 2025 年,高血压人数可能增长约 60%,对全球的影响将超过 15 亿人[3]。然而,高血压[收缩压(systolic blood pressure,SBP)≥140mmHg 和 / 或舒张压(diastolic blood pressure,DBP)≥90mmHg)]的防治现状并不理想,其知晓率、治疗率及控制(SBP<140mmHg 和 DBP<90mmHg)率均比较低。前瞻性城乡流行病学(Prospective Urban Rural Epidemiology,PURE)研究数据显示[4],人群中仅 46.5% 的高血压患者知晓自己有高血压,在知晓高血压的患者中,治疗率为 87.5%,而治疗控制率仅 32.5%。近年来我国高血压的知晓率、治疗率及控制率虽有改善,但总体仍很低,我国 2015 年中国居民营养与慢性病状况报告显示[5],2012 年我国 18 岁及以上成年人高血压知晓率为 46.5%,治疗率及控制率分别为 41.1% 和 13.8%。迫切需要有效的干预措施来提高高血压的知晓率,进而提高治疗率和控制率,实现对心脑血管疾病的有效预防。

　　提高公众高血压知晓率的关键是血压测量。2005 年,世界高血压联盟(World Hypertension League,WHL)将每年的 5 月 17 日定为世界高血压日,将其作为旨在提高高血压知晓行动的一部分,2014 起,世界高血压日的主题始终是“知晓你的血压”。2017 年,国际高血压学会(International Society of Hypertension,ISH)联合 WHL 以及柳叶刀高血压委员会发起五月血压测量月(May Measurement Month,MMM)全球血压筛查项目[6]。MMM 是一项全球血压横断面调查,主要针对年龄大于 18 岁成人志愿者,尤其是 1 年内未曾测量过血压者。

　　2017 年,全球共有 80 个国家与地区参加了 MMM 项目,数千名志愿者采用水银血压计或电子血压计为超过 120 万人测量血压,结果显示,高血压的治疗控制率为 53.7%[7]。2018 年,89 个国家与地区参与项目,使用带有自动传输功能的电子血压计,为超过 150 万人测量了血压,高血压的知晓率、治疗率以及治疗控制率分别为 59.5%、55.3% 及 60.0%[8]。2017 年,我国共有 200 余个测量点,为近 50 万人进行血压测量,2018 年,我国共有 367 个测量点,为 34 万余人进行测量。

　　在五月血压测量月基础上,为进一步提高公众的高血压意识率,我们计划在人群密集的公众场所建立一个全国性的基于网络和微信的血压测量系统——智慧血压亭。智慧血压亭通过个人可识别信息,包括身份证号码和 / 或手机号码登录或查询。血压测定严格遵循标准化的程序,在坐位休息至少 5 分钟后,连续测量三次血压,间隔为 30 秒,测量后,血压和脉搏读数会自动发送至受测者微信账号,并可立即得到正常或异常的判断,如果同意,可在线咨询医生。希望尽快在全国所有城市建设这一系统,让血压测量技术可以尽快得到普及[9]。

知晓血压只是第一步。在五月血压测量月的基础上,我们也在开展一系列全国性项目,包括万人动态血压达标行动、中国高血压患者原发性醛固酮增多症筛查登记、智慧化高血压诊疗中心(intelligent Hypertension Excellence Center, iHEC)建设等,旨在提高高血压知晓基础上的控制率。

首先,希望能够进一步提高高血压诊断的准确性。动态血压监测可以识别白大衣高血压和隐匿性高血压,并通过评估昼夜节律更加准确预测心血管事件的风险[10]。与诊室血压相比,动态血压能更好地预测靶器官损害[11]及心脑血管事件[12]。万人动态血压达标行动是由上海市高血压研究所发起的在全国范围内基于因特网实现操作流程的标准化以推广规范动态血压监测并为动态血压监测结果提供专业的专家意见的项目,其通过动态血压监测以及积极的降压治疗,以期达到诊室血压和动态血压双达标的目的,提高我国高血压控制率,降低心脑血管事件风险。

在准确诊断的基础上,还需要通过识别部分继发性高血压对难治性高血压等进行有效的分型诊治。原发性醛固酮增多症(primary aldosteronism, PA)是成年人常见的继发性高血压的病因之一,在高血压患者中占5%~10%,且随着血压水平升高,其患病率升高,在难治性高血压中可达到20%[13]。PA是由于过量的醛固酮分泌,醛固酮保钠排钾,血容量增多,致血压增高、肾素 - 血管紧张素系统受抑,严重且长期的血钾丢失可能造成低血钾,过量的醛固酮还会对心血管及肾脏组织造成损害。PA患者与年龄、性别及血压相匹配的原发性高血压相比,发生非致死性心肌梗死、房颤及脑卒中的风险明显增高[14]。而针对性的治疗,包括手术和盐皮质激素受体拮抗剂不仅可治愈或显著缓解高血压,也能逆转PA患者的心血管损害[15]。在我国,虽然已建立了PA诊断和治疗的规范[16],但心血管内科医师对PA的筛查和诊治还不够重视。为提高心血管PA的筛查水平,提高继发性高血压的诊断和治疗率,进而减少PA可能导致的心血管事件,我们发起了"中国高血压患者原发性醛固酮增多症筛查登记"项目,在高血压患者中,对疑似人群进行规范的筛查,如醛固酮肾素比值阳性,进一步进行PA的定性和定位诊断。

近来,我们又启动了"智慧化高血压诊疗中心(intelligent Hypertension Excellence Centre, iHEC)"项目,旨在建设高血压诊治专业技术平台,培养专业技术人才,建设专业技术能力。iHEC由四部分构成:规范化的诊室血压测量;规范化的诊室外血压测量,即动态血压和家庭血压测量;规范化的血管结构与功能检测和评估;以及高血压的病因学分型诊治。iHEC将采用包括蓝牙、无线网络等在内的各种通信系统,连接多种检测设备,包括自动传输的诊室血压测量,网络与微信连接的动态血压与家庭血压监测,同步四肢血压测量获得的踝臂血压指数(ABI),脉搏波传导速度(PWV),血管内皮舒张功能(FMD)以及睡眠呼吸监测等。iHEC将实现高血压患者线上线下一体化的诊疗和随访,对高血压靶器官损害早发现、早治疗,从而更加有效地预防各种心脑血管并发症的发生。对每一个高血压患者来说,将可以在iHEC平台上,更加智能化地管理自己的高血压等心血管健康问题。

五月血压测量月项目是改善我国血压控制率低重要的第一步。我们将在全国范围内,建设便捷的血压测量技术支持系统,提高公众的高血压知晓率,并结合一系列血压控制行动,大幅度提高我国高血压的控制率。我们将在"健康中国2030"宏伟计划这一框架内,力争在 2030 年前将我们高血压的知晓治疗率和治疗控制率都提高至 70% 以上,从而达到 50% 以上的高血压控制率。

(陈歆　王继光)

参 考 文 献

[1] LIM S S,VOS T,FLAXMAN A D,et al. A comparative risk assessment of burden of disease and injury attributable to 67 risk factors and risk factor clusters in 21 regions,1990-2010:a systematic analysis for the Global Burden of Disease Study 2010 [J]. Lancet,2012,380(9859):2224-2260.

[2] GBD 2017 Risk Factor Collaborators. Global,regional,and national comparative risk assessment of 84 behavioural, environmental and occupational,and metabolic risks or clusters of risks for 195 countries and territories,1990-2017:a systematic analysis for the Global Burden of Disease Study 2017 [J]. Lancet,2018,392:1923-1994.

[3] KEARNEY P M,WHELTON M,REYNOLDS K,et al. Global burden of hypertension:analysis of worldwide data [J]. Lancet,2005,365(9455):217-223.

[4] CHOW C K,TEO K K,RANGARAJAN S,et al. Prevalence,awareness,treatment,and control of hypertension in rural and urban communities in high-,middle-,and low-income countries [J]. JAMA,2013,310(9):959-968.

[5] National Health and Family Planning Commission of the People's Republic of China. The 2015 Report of Disease Prevention and Control Progress in China [R/OL]. (2015-06-03) [2019-07-08]. http://www.chinadaily.com.cn/m/chinahealth/2015-06/03/content_20897809.htm.

[6] POULTER N R,SCHUTTE A E,TOMASZEWSKI M,et al. May Measurement Month:a new joint global initiative by the International Society of Hypertension and the World Hypertension League to raise awareness of raised blood pressure [J]. J Hypertens,2017,35(5):1126-1128.

[7] BEANEY T,SCHUTTE A E,TOMASZEWSKI M,et al. May Measurement Month 2017:an analysis of blood pressure screening results worldwide [J]. Lancet Glob Health,2018,6(7):e736-e743.

[8] BEANEY T,BURRELL L M,CASTILLO R R,et al. May Measurement Month 2018:a pragmatic global screening campaign to raise awareness of blood pressure by the International Society of Hypertension [J]. Eur Heart J,2019,40(25):2006-2017.

[9] WANG J G. Unique approaches to hypertension control in China [J]. Ann Transl Med,2018,6(15):296.

[10] PARATI G,STERGIOU G,O'BRIEN E,et al. European Society of Hypertension practice guidelines for ambulatory blood pressure monitoring [J]. J Hypertens,2014,32(7):1359-1366.

[11] MANCIA G,PARATI G. Ambulatory blood pressure monitoring and organ damage [J]. Hypertension,2000,36:894-900.

[12] CLEMENT D L,DE BUYZERE M L,DE BACQUER D A,et al. Prognostic value of ambulatory blood-pressure recordings in patients with treated hypertension [J]. N Engl J Med,2003,348:2407-2415.

[13] YOUNG W F,CALHOUN D A,LENDERS J W M,et al. Screening for endocrine hypertension:an endocrine society scientific statement [J]. Endocr Rev,2017,38(2):103-122.

[14] MILLIEZ P,GIRERD X,PLOUIN P F,et al. Evidence for an increased rate of cardiovascular events in patients with primary aldosteronism [J]. J Am Coll Cardiol,2005,45(8):1243-1248.

[15] ROSSI G P,CESARI M,CUSPIDI C,et al. long-term control of arterial hypertension and regression of left ventricular hypertrophy with treatment of primary aldosteronism [J]. Hypertension,2013,62(1):62-69.

[16] 中华医学会内分泌学分会肾上腺学组 . 原发性醛固酮增多症诊断治疗的专家共识[J]. 中华内分泌代谢杂志,2016, 32(3):188-195.

妊娠期高血压疾病的管理

妊娠期高血压疾病(hypertensive disorders in pregnancy,HDP)是妊娠与血压升高并存的一组疾病。其中,子痫前期/子痫是引起早产最主要的原因之一,也是导致孕产妇死亡的主要原因之一。近年来,子痫前期发生风险呈全球性增加趋势,这与女性生育年龄推迟、女性肥胖率流行及辅助生殖技术的普及等有关。预防子痫前期是妊娠期高血压疾病管理的关键。

一、HDP 诊断标准的变化

2018 年 5 月 23 日国际妊娠期高血压研究学会(International Society for the Study of Hypertension in Pregnancy,ISSHP)在其官方杂志 *Pregnancy Hypertension* 上发布了《ISSHP 妊娠期高血压疾病分类、诊断和管理建议》[1]。该建议在妊娠期高血压疾病(hypertensive disorders of pregnancy,HDP)的分类、诊断和管理等方面做了新的推荐。2018 年 ISSHP 建议在 HDP 原有四种分类(妊娠期高血压、子痫前期/子痫、慢性高血压、慢性高血压并发子痫前期/子痫)基础上,将 HDP 创新性的分为两大类、6 种亚型,分别是妊娠前诊断或妊娠 20 周前新发现的高血压(慢性高血压、白大衣性高血压和隐匿性高血压)、妊娠 20 周后发生的高血压(一过性妊娠高血压、妊娠高血压和子痫前期)。6 种亚型中包含了 3 种特殊类型 HDP——白大衣高血压、隐匿性高血压和一过性高血压。ISSHP 对于 HDP 疾病谱的新划分,使临床医生有较好的临床可操作性,更贴合临床实践。

2018 年 ESC 妊娠期心血管疾病指南和 2018 年 ESC 高血压指南[2]采用了同一分类标准。即在 2013 美国妇产科医师学会(American Congress of Obstetricians and Gynecologists,ACOG)指南 4 分类的基础上,增加了妊娠期未分类高血压(antenatally unclassified hypertension),即妊娠期首次血压在孕 20 周后测定达到高血压标准。由于不能够确定血压升高是否在 20 周之前,需要在产后 42 天再次随访血压,根据产后血压回落情况,来回顾性判定妊娠期的 HDP 分类。在一些经济欠发达地区,妊娠早期产检普及率低,此类 HDP 妊娠妇女不在少数。妊娠期未分类高血压这一设定是客观而实用的。

关于子痫前期的诊断标准,目前广为接受的为 2013 年 ACOG 妊娠高血压疾病指南标准[3],指在妊娠 20 周后发生的高血压的基础上,并发蛋白尿,或者脑、肺、肝、肾、胎盘等其他终末靶器官功能障碍。该指南中蛋白尿不再作为子痫前期诊断的必需条件。在没有蛋白尿的病例中,出现高血压同时伴有以下表现,仍可诊断为子痫前期:①血小板减少(血小板计数 $<100 \times 10^9$/L);②肝功能损害(血清转氨酶水平为正常参考值 2 倍以上);③肾功能损害(血肌酐升高大于 97.2μmol/L 或为正常参考值 2 倍以上);④肺水肿;⑤新发脑功能或视觉障碍。2014 年澳大利亚-新西兰产科学会指南、2015 年我国妊娠期高血压疾病指南、2014 年和 2018 年 ISSHP 指南均采用的这一诊断标准。

2018 年 ESC 妊娠期心血管疾病指南和 2018 年 ESC 高血压指南,关于子痫前期的诊断标准与 2011 ESC 妊娠期心血管疾病指南一致。仍然将 24 小时尿蛋白 >300mg(或尿蛋白/肌酐比值≥30mg/mmol)作为诊断子痫前期的必需条件。与美国、澳大利亚和中国指南相比,这一诊断标准显得过于保守,也引发部分学者的争议。

二、妊娠期血压测量

妊娠期间的高血压定义为收缩压≥140mmHg和/或舒张压≥90mmHg。ISSHP建议使用电子血压计进行血压测量时,需选择适中的袖口大小。重度血压升高(收缩压≥160mmHg和/或舒张压≥110mmHg)需在15分钟内重复测量验证,轻度血压升高应在4~6小时内重复测量。

诊室血压升高的妊娠妇女中,约有1/4为白大衣性高血压。因此,ISSHP推荐采用24小时动态血压监测(ambulatory blood pressure monitoring,ABPM)或家庭血压监测(home blood pressure monitoring,HBPM),目的是为了鉴别白大衣性高血压和慢性高血压,以便针对不同的临床情况给予相应的处置,尤其是对妊娠20周之前发现的高血压。妊娠20周前如诊室血压≥140/90mmHg,应进行24小时ABPM,如日间血压<130/80mmHg且睡眠血压<115/70mmHg,诊断为白大衣性高血压。如日间血压≥130/80mmHg且睡眠血压≥115/70mmHg,诊断为慢性高血压。慢性高血压的女性发生子痫前期的风险高达25%,在整个妊娠期需密切监测血压、蛋白尿、血常规、肝功能、凝血功能等指标。如果诊断为慢性高血压的妊娠妇女在进行ABMP时发现有明显的白大衣效应,需进行HBPM来长期监测血压情况。对于在妊娠20周之前诊断为白大衣性高血压的妊娠妇女,需持续进行HBPM,如果妊娠20周之后HBPM≥135/85mmHg,则诊断为妊娠期高血压。ISSHP特别指出,在进行HBPM前,应采用汞柱血压测量方法来验证家庭电子血压计测量的准确性。

另外,应强调通过基线血压识别慢性高血压,记录孕前或妊娠早期的基线血压值。在生理状态下,妊娠妇女的血压在妊娠早期末会出现下降,至妊娠中期达到最低谷。因此,在不了解基线血压的情况下,妊娠12周后首次测得的血压值即使正常仍有潜在慢性高血压的可能。

三、启动降压阈值和降压目标值

ISSHP推荐所有HDP患者降压阈值为诊室血压≥140/90mmHg或家庭血压≥135/85mmHg;血压管理目标值为舒张压85mmHg,收缩压110~140mmHg,以降低发生严重高血压和其他并发症的风险。

由于缺乏大样本的RCT研究证据支持,在HDP降压问题上,国内外始终存在争议。2013 ACOG妊娠高血压指南和2013年ESC高血压管理指南均指出,在血压≥160/110mmHg时应启动降压治疗。2010年中国高血压管理指南推荐妊娠妇女血压≥150/100mmHg应开始药物治疗,降压的目标值为130~139mmHg/80~89mmHg。2015年中国妊娠期高血压疾病诊治指南指出,应对收缩压≥160mmHg和/或舒张压≥110mmHg的高血压妊娠妇女进行降压治疗;对收缩压≥140mmHg和/或舒张压≥90mmHg的高血压患者也可应用降压药。妊娠妇女未并发器官功能损伤,目标血压应控制在130~155mmHg/80~105mmHg;若妊娠妇女并发器官功能损伤,收缩压应控制在130~139mmHg/80~89mmHg,但血压不可低于130/80mmHg。

2015年发表的妊娠期高血压控制研究(control of hypertension in pregnancy study,CHIPS)被视为妊娠期高血压临床治疗的里程碑研究,该研究在轻中度高血压治疗策略上有了突破[4]。CHIPS研究是加拿大英属哥伦比亚大学牵头开展的一项控制轻中度妊娠高血压的国际多中心 RCT 研究。发起人和首席科学家是 ISSHP 的现任主席 Laura A. Magee 教授。该研究纳入 1 030 例妊娠 14 周 $^{+0}$~33 周 $^{+6}$、患有慢性高血压(75%)和妊娠期高血压(25%)的女性,研究将纳入者随机分为两组,非严格控制组的靶舒张压为 100mmHg,严格控制组靶舒张压为 85mmHg,研究最终纳入病例 981 例。主要结局是流产、出生后 28 天内新生儿高级护理超过 48 小时。次要结局是产后 6 周内或出院前发生严重母婴并发症。该研究结果显示,两组患者在主要结局和其他围生期结局上并未存在显著差异。严格控制血压对胎儿未产生不良影响,且妊娠妇女进展为严重高血压的风险减少。该研究结果为舒张压降低至 85mmHg 时关于胎儿安全性的问题提供了证据支持。2018 年 ISSHP 指南接受了 CHIPS 研究结果,指出对于非严重高血压妊娠妇女应实施严格血压管理,以减少严重高血压的发生风险。

CHIPS 研究的结果对后续 HDP 指南的制定产生了重大影响。继 CHIPS 之后发表的欧洲和美国指南均引用了 CHIPS 的研究结果。除 ISSHP 外,2018 年 ESC 高血压管理指南和 2018 年 ESC 妊娠心血管病指南也接受了 CHIPS 研究的部分结果,推荐血压 >150/100mmHg 即开始药物治疗,而对伴亚临床器官损害症状的患者,血压 >140/90mmHg 即需要开始药物治疗。

四、药物治疗更新

20 世纪 60 年代,沙利度胺的致畸事件提高了公众对妊娠期用药的关注度。1966 年,美国食品和药品监督管理局(FDA)颁布了动物实验的要求;1979 年,FDA 推出了一套 5 级字母分类(ABCDX),旨在指导临床中妊娠期药物使用的安全性问题。在这一分类中,A 类药物通常可安全使用,X 类为禁忌。然而,围绕 B、C 和 D 类模棱两可的临床数据使相应药物缺乏临床应用价值。因此,2015 年 6 月 30 日之后,FDA 对所有处方药和生物制品的新申请都采用了妊娠和哺乳期标签规则(PLLR)[5],以取代沿用了 35 年之久的 ABCDX 分类法。该叙述性标签旨在为临床医生提供更有意义的信息,制订标签时需要对妊娠期间药物的风险进行叙述性总结,并对支持这些结论的数据进行讨论。该规则正在逐步应用于 2001 年 6 月至 2015 年 6 月期间批准的所有处方药。新的 PLLR 风险分类是在现有流行病学数据的背景下编写的。PLLR 分类的变化之一是将妊娠和分娩包含在同一分类中,而将哺乳期做了单独的类别划分。根据新的 ESC 指南,ABCDX 不再被推荐用于临床决策。

鉴于药物对妊娠的潜在风险,且缺乏大型临床研究证据,妊娠期降压的药物种类一直存在争议。目前各指南推荐的药物,还是基于 20 世纪 70—80 年代的一些小样本 RCT 研究。2013 年 ACOG 妊娠期高血压指南、2013 年 ESC 高血压管理指南和 2017 年 ACC/AHA 高血压指南均推荐妊娠期使用甲多巴、拉贝洛尔或硝苯地平控制血压。2015 年中国妊娠高血压指南推荐可用于妊娠期的口服降压药物有拉贝洛尔、硝苯地平,静脉用药推荐拉贝洛尔、酚妥拉明[6]。2018 年 ISSHP 建议推荐甲多巴、拉贝洛尔、氧烯洛尔、硝苯地平、地尔硫草作为妊娠高血压起始的一线治疗药物,哌唑嗪和肼屈嗪可作为二线和三线药物。

大多数指南均推荐静脉用拉贝洛尔作为急性、重度妊娠高血压的一线用药。总体看来,目前的趋势是用拉贝洛尔取代肼屈嗪作为重度妊娠高血压的推荐用药。2013 年 ESC 高血压管理指南推荐在急诊情况下给予静脉拉贝洛尔或硝普钠。ISSHP 推荐对于严重妊娠高血压口服硝苯地平、静脉使用拉贝洛尔和肼屈嗪。2018 年 ESC 高血压管理指南和 ESC 妊娠心血管病指南推荐对严重高血压的妊娠患者,给予口服硝苯地平、甲多巴,静脉应用拉贝洛尔。有研究表明,与拉贝洛尔和硝苯地平相比,肼屈嗪可能会增加妊娠妇女和胎儿发生并发症的风险,包括妊娠妇女反射性心动过速、狼疮样症状和胎儿血小板减少。因此,在最新 2018 年 ESC 妊娠期心血管病指南中,肼屈嗪不再作为一线药物。欧洲指南的观点与 ISSHP 的观点仍存在差异,在高血压急症(BP≥160/110mmHg)处理中,ISSHP 仍然推荐静脉使用肼屈嗪,并在 2018 年 ISSHP 建议正文中以图表形式列出了以口服硝苯地平和静脉肼屈嗪为基础的高血压急症处理流程。

ISSHP 建议用药方面的另一特点就是强调硫酸镁的使用。推荐当子痫前期患者出现严重高血压、蛋白尿、血压升高伴神经症状或体征时,给予硫酸镁预防抽搐发生。并在建议中列出了静脉和肌内注射两种使用途径。静脉途径负荷剂量:4g MgSO$_4$+100ml 生理盐水,300ml/h(超过 20 分钟以上)。维持剂量:10g MgSO$_4$+80ml 生理盐水,10ml/h(1g/h),产后持续泵入 24 小时。肌内注射途径负荷剂量:4g MgSO$_4$+100ml 生理盐水,一侧臀部肌内注射 5g;另一侧肌内注射 5g。维持剂量:臀部肌内注射 5g/4h,两侧臀部交替,持续 24 小时。另外,ISSHP 也强调了初级医疗保健机构向上级医院转诊之前,应给予硫酸镁以改善患者症状,预防子痫。

五、子痫前期的预测与预防

子痫前期严重威胁母胎安全,全球范围内每年因子痫前期导致的胎儿和新生儿死亡超过 50 万例,孕产妇死亡超过 7 万例。研究表明,在妊娠中期对子痫前期进行预防性干预并没有效果。因此对子痫前期进行早期筛查和干预是防范女性妊娠期心血管风险的关键措施之一[7,8]。

阿司匹林有抑制炎症反应、抑制环氧合酶 COX-1 和 COX-2、抑制血小板聚集、调节免疫和血管生成、刺激 NO 生成作用,从而起到预防作用。2013 年 ACOG 妊娠高血压指南推荐对于子痫前期的高危女性在妊娠 <16 周时给予小剂量阿司匹林(60~80mg/d)治疗。2013 年 ESC 高血压管理指南推荐对子痫前期的高危女性在排除消化道出血高风险后,应从 12 周起服用 75mg/d 阿司匹林直至分娩。2015 年中国妊娠期高血压疾病诊治指南推荐,子痫前期高危因素者可以在妊娠 12~16 周起服用小剂量阿司匹林(50~100mg/d),维持到孕 28 周。2018 年 ISSHP 建议子痫前期高危人群(如子痫前期病史、慢性高血压、孕前糖尿病、妊娠妇女体重指数 >30kg/m^2、抗磷脂综合征和接受辅助生殖等)妊娠 16 周前给予小剂量阿司匹林(75~162mg/d)预防子痫前期。该推荐源于 2017 年欧洲最大规模的多中心双盲 RCT 研究[9]。该研究纳入 13 家医院 1 776 名研究对象,将其随机分为阿司匹林组及安慰剂组,以确定妊娠 11~13 周妊娠妇女服用低剂量阿司匹林(至 36 周)是否降低子痫前期发生率及其严重程度。结果显示,阿司匹林组早产型子痫前期(<37 周)发生率为 1.6%,安慰组早产型子痫前期发生率为 4.3%(OR=0.38,95%CI 0.20~0.74,P=0.004),同时两组间新生儿结局或其他不良事件无显著差异。该研究提示对高危妊娠妇女实施低剂量阿司匹林预防治疗,可降低早产型子痫前期发生率。

2018 年 ISSHP 建议推荐钙摄入量不足的人群(<600mg/d)应该给予 1.2~2.5g/d 钙剂预防子痫前期。该证据源于 1997 年一项研究[10],该研究证实了钙摄入不足人群每天补充钙剂可以预防子痫前期。ISSHP 推荐与中华医学会妇产科学分会指南推荐一致:2015 年中国妊娠期高血压指南推荐钙摄入低的人群(<600mg/d)口服至少 1g/d 钙剂以预防子痫前期。目前,也有关于低分子肝素预防子痫前期的研究,但研究结果尚不一致。2018 年 ISSHP 指南不推荐使用低分子肝素预防子痫前期。

采用生物标记物来预测子痫前期是目前研究的热点之一。2013 年 PELICAN 研究结果提示,在小于 35 孕周疑诊子痫前期的妊娠妇女中,低 PlGF 水平(PlGF≤100pg/ml 或相应孕周 PlGF 浓度的 1/5)提示 14 天内发展为子痫前期可能[11]。2016 年 PROGNOSIS 研究显示,sFlt-1/PlGF 比值 <38 的妊娠妇女可以排除 7 天内发生子痫前期可能[12]。基于先前的这两项多中心人群研究,2016 年英国 NICE 指南推荐 PlGF 和 sFlt-1/PlGF 比值可用于预测子痫前期[13]。该指南推荐在 20~34^{+6} 孕周的妊娠妇女中进行 sFlt-1/PlGF 或者 PlGF 测定,可作为排除(rule out)伴蛋白尿的子痫前期或需要在 7 天(sFlt-1/PlGF)至 14 天(PlGF)之内结束妊娠的子痫前期的标准临床评估手段。与 NICE 指南观点不同,2018 年 ISSHP 建议认为上述检测手段并不能给常规产检的妊娠妇女带来更多的临床获益,因此 ISSHP 不推荐在子痫前期预测中使用"rule-in"(确诊患有某种疾病)或"rule-out"(排除某种疾病)的试验,现阶段,ISSHP 也不推荐常规将 PlGF 或 sFlt-1/PlGF 比值用于子痫前期筛查。

生活方式干预是子痫前期预防的基础。无论是否进行药物治疗,都应进行生活方式干预[14]。ISSHP 建议特别强调了运动和体重管理可以减少妊娠期高血压的发生。该证据源于 2016 年 Barakat 等进行的一项 RCT 研究,该研究发现每周 3 次、每次 50 分钟的有氧运动可有效降低妊娠高血压、子痫前期和巨大儿的发生,同时减少妊娠期体重增加[15]。

六、妊娠期蛋白尿的检测和意义

蛋白尿是 HDP 的一个重要监测指标,是妊娠妇女肾脏损伤的一个重要标记物。ISSHP 定义蛋白尿不再作为子痫前期诊断的必要条件。蛋白尿的诊断可以采用 24 小时尿蛋白定量或尿蛋白/肌酐比值(PCR),其中 24 小时尿蛋白检测是"金标准"。妊娠期蛋白尿的诊断标准是≥300mg/24h。临床上 24 小时尿蛋白定量可以被 PCR 所替代,临床诊断界值是≥30mg/mmol(0.3mg/mg)。PCR 具有较高的阴性检测价值。如果条件允许,PCR 阳性结果的任期内需进一步行 24 小时尿蛋白检测确诊,尤其是 PCR>230mg/mmol 的人群。近期研究显示,大量蛋白尿(>5g/24h 或尿肌酐 >900mg/mmol)与母胎不良结局相关。尿蛋白试纸定性检测的优点是即刻可获得结果,仅需单次尿,操作方便。缺点是敏感性较低。如果临床高度疑诊子痫前期,且 24 小时尿蛋白定量和 PCR 都不能够实施时,可以进行蛋白定性检测,如果结果为明显的蛋白尿(2+),对临床诊断具有较大价值。对于高度疑诊子痫前期的妊娠妇女,如果蛋白定性检测为阴性,也需要高度警惕。如果仅依赖定性的蛋白试纸,漏诊率将会很高。

对于有蛋白尿,但没有发现血压升高的妊娠妇女,暂时不按照子痫前期来处置。但需要定期监测随访,追踪是否进展为子痫前期,或者存在其他肾病。研究表明,在有蛋白尿但不合并高血压的妊娠妇女中,有 51% 会在分娩前进展为子痫前期。

七、产后管理和长期随访

事实上,有 32%~44% 的子痫是发生在产后。子痫前期亦可在产后首次出现。因此,无论在妊娠期间血压是否升高,产后持续测量血压十分必要,这应作为所有女性常规产后检查的一部分。对于已知患有高血压的女性,应避免使用非甾体类抗炎药,因其可能会加剧高血压和肾脏损伤。产后血压控制的目标与妊娠期相同:在接受药物治疗时,血压应低于 150/100mmHg。如果出现严重疾病的征象,均应提高母亲的护理等级,并考虑给予至少 24 小时的硫酸镁预防子痫。如果出现新发严重头痛,不论是否伴有神经症状,都应进行评估,以判断产后卒中或静脉血栓形成的可能性。对于在妊娠期已经有子痫前期的妊娠妇女,产后更需要严密的监测。产后的前 3 天,在清醒状态时,至少每 4 小时要进行 1 次血压测量和临床观察,并继续服用产前的降压药物。在数天之后,可以根据情况逐渐减量,不能够突然停药。所有产妇均需在产后 3 个月时进行复查,以明确血压、尿常规和其他妊娠期异常的实验室检查项目是否恢复正常。如果仍有蛋白尿和高血压,应启动下一步的检查,以排除与妊娠不直接相关的病理机制,如原发性高血压或潜在的内分泌、神经或肾脏疾病。

　　研究表明,HDP 是女性产后远期发生心血管疾病(cardiovascular diseases,CVD)的重要预测指标甚或致病因素[16]。因此,应特别强调 HDP 女性进行 CVD 终生预防。对罹患 HDP 女性母子两代尽早开始 CVD 防控,有可能减少子痫前期的发生及母子两代远期 CVD 的发生风险。

(杨宁　李玉明)

参 考 文 献

[1] BROWN M A,MAGEE L A,KENNY L C,et al.The hypertensive disorders of pregnancy:ISSHP classification,diagnosis & management recommendations for international practice [J]. Hypertension,2018,72(1):24-43.

[2] WILLIAMS B,MANCIA G,SPIERING W,et al. 2018 ESC/ESH Guidelines for the management of arterial hypertension[J]. Eur Heart J,2018,39(33):3021-3104.

[3] American College of Obstetricians and Gynecologists,Task Force on Hypertension in Pregnancy. Hypertension in pregnancy. Report of the American College of Obstetricians and Gynecologists' Task Force on Hypertension in Pregnancy [J]. Obstet Gynecol. 2013,122(5):1122-1131.

[4] MAGEE L A,VON DADELSZEN P,REY E,et al. Less-tight versus tight control of hypertension in pregnancy [J]. N Engl J Med,2015,372(24):407-417.

[5] HALPERN D G,WEINBERG C R,PINNELAS R,et al.Use of Medication for Cardiovascular Disease During Pregnancy: JACC State-of-the-Art Review [J]. J Am Coll Cardiol,2019,73(4):457-476.

[6] 中华医学会妇产科学分会妊娠期高血压疾病学组. 妊娠期高血压疾病诊治指南(2015)[J]. 中华妇产科杂志,2015,50(10):721-728.

[7] 李玉明,杨宁. 重视妊娠高血压子痫前期的早期筛查[J]. 中华心血管病杂志,2016,44(3):193-196.

[8] 李玉明,杨宁. 关注生命早期心血管病风险暴露和初始预防[J]. 中华心血管病杂志,2017,45(4):274-276.

[9] ROLNIK D L,WRIGHT D,POON L C,et al.Aspirin versus Placebo in pregnancies at high risk for preterm preeclampsia [J]. N Engl J Med,2017,377(7):613-622.

[10] LEVINE R J,HAUTH J C,CURET L,et al.Trial of Calcium to prevent preeclampsia [J].N Engl J Med,1997,337(2):69-77.

[11] CHAPPELL L C,DUCKWORTH S,SEED P T,et al. Diagnostic accuracy of placental growth factor in women with suspected preeclampsia:a prospective multicenter study[J]. Circulation,2013,128(19):2121-2131.

[12] ZEISLER H,LLURBA E,CHANTRAINE F,et al. Predictive Value of the sFlt-1:PlGF Ratio in Women with Suspected Preeclampsia [J]. N Engl J Med,2016,374(1):13-22.

[13] NICE. PlGF-based testing to help diagnose suspected pre-eclampsia (Triage PlGF test,Elecsys immunoassay sFlt-1/PlGF ratio,DELFIA Xpress PlGF 1-2-3 test,and BRAHMS sFlt-1 Kryptor/BRAHMS PlGF plus Kryptor PE ratio)[EB/OL]. (2016-05)[2017-10-15]. https://www.nice.org.uk/guidance/DG23.

[14] 杨宁,李玉明. 宽严相济:孕期血压管理[J]. 中华高血压杂志,2019,27(1):2-4.

[15] BARAKAT R,PELAEZ M,CORDERO Y,et al. Exercise during pregnancy protects against hypertension and macrosomia: randomized clinical trial [J].Am J Obstet Gynecol,2016,214(5):641-649.

[16] 李玉明,杨宁,WANG P P. 妊娠期高血压疾病患者母子两代均应尽早开始心血管疾病防控[J]. 中国循环杂志,2016,31(3):214-217.

围卒中期的血压管理

颅内血管闭塞导致缺血性脑卒中（AIS）和颅内血管破裂导致出血性脑卒中（ICH）是脑血管病的危重症。在患者围卒中期治疗中，血压管理是影响预后的重要因素。数十年来，脑卒中患者的血压管理一直是一个复杂而有争议的话题。根据经验，医生可能倾向于保持AIS患者的血压以保证颅内血管灌注，而降低ICH患者血压以避免出血加重。然而，近年来大规模临床试验数据既没有证实这种简单的推理，也没有为最佳血压目标值提供充分一致的意见。本文将回顾并总结AIS和ICH围卒中期血压管理的相关研究及指南推荐，旨在为围卒中期患者的血压管理提供参考。

一、缺血性脑卒中

（一）概述

急性缺血性脑卒中是我国最常见的脑卒中类型，占急性脑卒中的70%。对于脑卒中急性期的时间划分，我国2018脑卒中指南界定缺血性脑卒中急性期一般指发病后2周内（轻型1周内，重型4周内）[1]。缺血性脑卒中患者急性期血压升高[2,3]与不良预后相关[4]。目前，针对脑卒中后早期是否应该立即降压、降压的目标值、脑卒中后何时恢复原用降压药及降压药物的选择等问题，尚缺乏充分一致的研究证据。

（二）临床研究

对于缺血性脑卒中，早期、快速降压是否有益一直存在争议。尽管高血压一直与脑水肿或出血性转化有关，但急性期血压迅速或过度降低，可能会降低脑血管灌注压，从而加重缺血或导致"分水岭梗死"[5]。

1. 降压治疗对急性缺血性脑卒中的影响　中国急性缺血性脑卒中降压研究（the China Antihypertensive Trial in Acute Ischemic Stroke, CATIS）是一项随机单盲临床试验[6]，主要研究终点为14天、出院时及3个月的死亡及严重残疾。该研究纳入来自全国26家医院的4 071例发病48小时内的急性缺血性脑卒中患者。2 038例患者接受了降压治疗，24小时内将收缩压（SBP）降低10%~25%，且在7天内保持血压低于140/90mmHg，并在住院期间保持这一水平；2 033例患者住院期间停用所有降压药物（对照组）。尽管在第7天时降压治疗组血压与对照组平均压差异明显[（137.3 ± 11.8）mmHg *vs.*（146.5 ± 13.6）mmHg，*P*<0.001]，但14天及出院时研究终点在两组间无明显差异（*P*=0.98）；继续随访至3个月，死亡及严重残疾的复合终点亦无差异（OR=0.99，95%CI 0.88~1.15，*P*=0.93）。急性脑卒中后继续或停止降压治疗协作研究（Continue or Stop Post-Stroke Antihypertensives Collaborative Study, COSSACS）是英国一项多中心、前瞻性、随机、开放、盲法终点临床试验[7]，主要终点为2周内的死亡或依赖（修改后的Rankin量表得分>3分）。该研究共纳入763例急性脑卒中患者，随机分为继续或停止降压治疗组。研究结果显示，尽管两组患者在2周时收缩压（SBP）及舒张压（DBP）分别相差13mmHg及8mmHg（*P*均<0.000 1），持续降压治疗并没有减少2周的死亡或依赖、心血管事件发生率或6个月的病死率。在急性轻度脑卒中后继续降压治疗的患者中，血压偏低

与不良事件发生率的增加并不相关。Liu 等的 Meta 分析[8]显示,急性脑卒中后早期(48 小时内)血压控制对早期和长期死亡、依赖、脑卒中复发等风险均无显著影响,而个体化血压控制可能是一个较好的选择性方式。上述研究提示,降压治疗虽未在脑卒中的超急性期带来临床获益,但此阶段的降压治疗是安全的。

2. 降压治疗在溶栓治疗中的研究 第三次国际卒中试验(the third international stroke trial,IST-3)[4]纳入 3 035 例 6 小时内溶栓治疗的急性脑卒中患者。研究中监测了患者溶栓起始、30 分钟、1 小时、24 小时血压,并记录降压治疗的药物使用情况,探讨血压特征或降压治疗与早期不良事件、早期死亡和 6 个月功能预后的关系。结果显示,高基线血压和发病 24 小时内的血压高变异性与早期不良事件和早期死亡的发生显著相关。无论是否给予溶栓治疗,6 个月时不良事件风险降低与发病 24 小时内血压下降(OR=0.93,95%CI 0.89~0.97,P=0.001)以及使用降压药物有关(OR=0.78,95%CI 0.65~0.93,P=0.007)。上述提示对于缺血性脑卒中接受溶栓治疗的患者,应控制发病 24 小时内的血压和血压波动,24 小时内降压治疗的获益主要源于症状性颅内出血的减少。Waltimo 等研究[9]显示,溶栓后症状性颅内出血患者在多个时间点(溶栓后 2 小时、4 小时、12 小时和 48 小时)SBP 明显高于未出血患者。血压每增加 10mmHg,症状性颅内出血的风险增加 1.14 倍。Liu 等[10]研究了急性缺血性脑卒中溶栓后每小时血压的变异性与严重出血转化的关系,提示溶栓后 6 小时 SBP 的高变异性与颅内出血有关。因此,对需要溶栓的急性脑卒中患者不但要考虑降低血压,而且要控制血压的波动,以降低溶栓后出血风险。

3. 急性脑卒中的腔内治疗患者的血压管理 除了药物治疗,对急性期介入治疗患者的血压也是有要求的。然而在较为重要的几个机械袪栓的 RCT 临床试验中,除了 EXTEND-IA[11]外,其他几项研究(MR CLEAN[12]、ESCAPE[13]、SWIFT PRIME[14]、REVASCAT[15]和THRACE[16])均排除了血压在 185/110mmHg 以上的患者。这些研究证实了急性缺血性脑卒中发病 6 小时内导管介入治疗的疗效。因此,对拟接受腔内治疗的患者,将血压控制在 185/110mmHg 以下是合理的,研究结果也被 2018 年美国心脏学会 / 美国卒中学会(AHA/ASA)的脑卒中指南所引用。

4. 降压治疗对脑卒中复发的影响 急性期血压升高还与脑卒中复发有关。Mustanoja 等研究[17]显示,在脑卒中急性期 SBP≥160mmHg 与 SBP<160mmHg 相比可显著增加脑卒中复发风险,缩短脑卒中复发时间。我国的数据也证实了脑卒中复发与高血压的相关性(OR=3.370,95%CI 1.15~10.183)[18]。Wang 等进一步证实了高血压与脑卒中复发的关系可能因脑卒中类型而不同[3]。高血压(≥140/90mmHg)主要与小血管闭塞相关的复发性脑卒中显著相关(OR=1.52,95%CI 1.03~2.31),而与其他亚型的脑卒中(如大动脉粥样硬化性脑卒中、心源性脑栓塞等)无关。

5. 急性脑卒中与低血压 一些观察性研究显示了急性期低血压与患者不良结局的相关性。Wohlfahrt 等研究显示,入院平均压及出院 SBP 是预测死亡的独立因素[19]。入院时平均压低于 100mmHg 的患者死亡风险高于 SBP 100~110mmHg、110~121mmHg 及≥122mmHg 的患者。出院时 SBP 在 120~130mmHg 以及 130~141mmHg 的患者死亡风险与 141mmHg 以上患者相似,而 120mmHg 以下的患者死亡风险更高。血压的高低与脑卒中结局之间存在 U 形曲线关系,其拐点分别在 130mmHg[20]和 150mmHg[21]。然而,Manning 等对 CHHIP、COSSACS 两项脑卒中降压随机临床试验的汇总分析[22],并未发现急性期血压的变异性与早期死亡或残疾事件相关。目前,还没有研究针对低血压采用何种处理、如何补液、采用何种液体的相关研究。

6. **指南推荐**　目前对于缺血性脑卒中急性期的血压管理,不同指南的推荐存在差异,也说明在此领域存在的争议。表1~表3罗列了国内外最新的缺血性脑卒中诊治指南中有关血压管理的内容,供读者对比参考。

表1　2018年AHA/ASA急性缺血性脑卒中早期治疗指南[23]

血压管理部分
对于血压较高且有溶栓指征者来说,溶栓前需将血压降至185/110mmHg。而在溶栓后24小时内,血压需保持在180/105mmHg以下(Ⅰ,B-NR)
对于拟接受动脉腔内治疗、未接受静脉溶栓治疗的患者,血压控制在185/110mmHg以下是合理的(Ⅱa,B-R)
在急性脑卒中患者合并严重并发症,包括ACS、急性心衰、主动脉夹层、溶栓后症状性脑出血、子痫前期/子痫等时,推荐早期控制血压。推荐采用个体化治疗方案,过度的降低血压可加重脑缺血。最初血压降幅为15%一般是安全的(Ⅰ,C-EO)(新推荐)
在BP<220/120mmHg且未接受静脉溶栓或腔内治疗,且没有急性并发症需急性降压治疗的患者,在急性缺血性脑卒中之后的48~72小时内,尽管降压治疗是安全的,但不能有效的预防死亡或改善脑功能。因此,在48~72小时内的降压治疗效果尚不确定。但24小时内,控制性降压15%是合理的(Ⅱb,C-EO)
除非禁忌,无论有无高血压病史的脑卒中患者,住院治疗期间若血压>140/90mmHg且神经系统稳定时,开始或重新开始降压治疗是安全合理的,且能改善长期的血压控制(Ⅱa,B-R)(新推荐)
目前尚无可靠的数据来指导降压药物的选择,但合理的种类及剂量推荐如下(Ⅱ,C-EO) * 对于急性再灌注治疗的患者,血压超过185/110mmHg,可考虑使用拉贝洛尔、尼卡地平及其他药物,包括肼屈嗪、伊那普利等 * 如果血压未在185/110mmHg以下,不要使用阿替普酶;在使用阿替普酶期间、之后以及其他急性再灌注治疗的措施时,需将血压保持在180/105mmHg以下。从使用阿替普酶开始,每15分钟监测1次,持续2小时,之后每30分钟1次,持续6小时,此后每小时1次,持续16小时 * 如果SBP>180~230mmHg或DBP>105~120mmHg,可予拉贝洛尔10mg iv,之后2~8mg/min持续泵入;或静脉滴注尼卡地平5mg/h,每5~15分钟滴定2.5mg/h,直至达到预期效果(最大15mg/h)。如果血压不能被控制或DBP>140mmHg,考虑静脉硝普钠治疗
对于低血压或低血容量者,需积极纠正,以维持脑灌注及器官功能(Ⅰ,C-EO)

表2　加拿大急性脑卒中管理最佳实践建议2018血压管理[24]总结

加拿大急性脑卒中管理最佳实践建议2018更新总结
目前尚不清楚在超急性期应该达到和维持的血压目标水平。应选择药物和给药途径,以避免血压急剧下降(证据C级)
符合溶栓治疗条件的缺血性脑卒中患者:高血压(>185/110mmHg)应同时降压治疗,降低出血转化风险(证据B级)。在接受阿替普酶治疗前,应将血压降至185/110以下,并在接下来的24小时内维持在180/105mmHg以下(证据C级)
不适合溶栓治疗的缺血性脑卒中患者:不应常规治疗急性缺血性脑卒中或TIA背景下的高血压,除非血压超过220/120mmHg(证据C级)
应治疗血压的极度升高(如SBP>220mmHg或DBP>120mmHg),使血压在最初24小时内降低约15%,不超过25%,此后逐渐降低至长期预防再发脑卒中的血压目标(证据C级)
避免快速或过度降低血压,因为这可能会加剧现有的缺血或诱发缺血,特别是在颅内或颅外动脉闭塞的情况下(证据C级)

表3　中国急性缺血性脑卒中诊治指南2018[1]

血压管理总结
应谨慎处理缺血性脑卒中后24小时内血压升高的患者。血压持续升高≥200/110mmHg或伴有严重心功能不全、主动脉夹层、高血压脑病的患者,可降压治疗,并严密观察血压变化。可选用拉贝洛尔或尼卡地平等,建议使用微量输液泵静脉给药,避免使用引起血压急剧下降的药物
准备溶栓及桥接血管内取栓者,血压应控制在<180/100mmHg。对未接受静脉溶栓而计划进行腔内治疗的患者血压管理可参照该标准,根据血压开通情况控制术后血压水平,避免过度灌注或低灌注。具体目标有待进一步研究
对脑卒中后病情稳定、血压持续≥140/90mmHg且无降压禁忌的患者,可于起病数天后恢复使用发病前服用的降压药物或开始启动降压治疗
脑卒中后低血压者(指血压显著低于病前状态或SBP<120mmHg),应积极寻找和处理病因,必要时可采用扩容升压措施。可静脉输注0.9%氯化钠溶液纠正低血容量,处理可能引起心排出量减少的心脏问题

二、脑　出　血

(一) 概述

脑出血在脑卒中各亚型中发病率仅次于缺血性脑卒中。在西方国家中,脑出血约占所有脑卒中的15%,我国为18.8%~47.6%[25]。自发脑出血急性期血压升高常见[26],且升高幅度通常超过缺血性脑卒中,这可能与应激、疼痛、颅内压升高及既往血压升高等有关。

(二) 临床研究

1. 早期降压治疗的有效性　脑出血急性期高血压与血肿扩大、神经功能恶化、死亡有关[27,28]。急性脑出血强化降压治疗研究(INTERACT)[27]为脑出血患者早期降压提供了依据。研究将发病6小时内CT诊断为急性自发性脑出血、SBP升高(150~220mmHg)且无明确治疗禁忌的患者随机分为早期强化降压(目标SBP 140mmHg)或标准血压管理(目标SBP 180mmHg)。结果显示,强化降压组(146mmHg vs. 157mmHg,P<0.000 1)可降低血肿扩大的发生率,且耐受性好。尽管如此,强化降压并未降低不良事件风险及改善90天的临床预后。急性脑出血抗高血压研究(ATACH)[29]根据降压目标将患者分为170~200mmHg、140~170mmHg、110~140mmHg三组,结果显示110~140mmHg组患者血肿增大及住院期间病死率均降低,但神经功能恶化及3个月病死率却最高。该研究的缺点是样本量较小,故不能显示降压带来的获益。Sakamoto等[28]给予211例超急性期(3小时内)SBP超过180mmHg的脑出血患者静脉降压治疗。降压目标为120~160mmHg。在调整已知的危险因素后,平均SBP与神经功能恶化(OR=4.45,95% 2.03~9.74)、血肿扩大(OR=1.86,95% 1.09~3.16)独立相关,提示在超急性期脑出血患者中,积极抗高血压治疗可改善临床预后。我国的一项大样本多中心研究[30]显示,脑出血后抗高血压药物的应用与预后改善显著相关。

2. 早期降压治疗安全性的研究　INTERACT II[31]是一项随机、开放、前瞻性(非安慰剂对照)研究,共纳入自发性脑出血6小时内的高血压患者2 839例。随机分组接受强化降压治疗(1小时内使SBP降至<140mmHg)或基于指南推荐的降压治疗(SBP降至<180mmHg)。主要研究终点为死亡或严重残疾。研究显示,强化治疗显著降低脑卒中后功能恢复评分(改良Rankin评分,OR=0.87,95%CI 0.77~1.00,P=0.04)。接受强化治疗及指南推荐治疗组的死亡率、非致命性严重不良事件发生率均无差别。因此,强化降压治疗并不增加患者死亡或严

重残疾发生率,但强化降压降低了改良 Rankin 量表评分,有可能改善功能预后。

另外,血压的变异性对预后也有影响。INTERACT Ⅱ的研究者进一步分析了 2 645 名超急性期及 2 347 名急性期患者,显示 SBP 变异性大预示着脑出血患者预后较差。早期平稳、持续的血压控制低于 140mmHg,可通过规避 SBP 的峰使患者获益[32],从而证实了在脑出血早期平稳管理血压的重要性。

3. 早期降压的血压目标 INTERACT Ⅱ研究[31]显示,脑出血后 6 小时内进行强化降压治疗过程中,强化治疗(<140mmHg)与标准治疗(<180mmHg)相比,主要终点(90 天内死亡或脑卒中相关残疾)仅呈降低趋势(OR=0.87,95%CI 0.75~1.01)。在急性脑出血强化抗高血压研究(ATACH)-2 试验[33]中,将 1 000 例自发性脑出血患者随机分为强化降压组(SBP 目标为 110~139mmHg)和标准降压组(140~179mmHg)。与 INTERACT-2 相似,两种降压方案对主要终点的影响无明显差异,强化降压不但没有带来明显获益,还使不良事件呈增加趋势,肾脏不良事件明显增高(9.0% *vs.* 4.0%,P=0.002)。这两项试验结果均提示在自发性脑出血后应谨慎降压。目前还没有试验证据确立出血性脑卒中早期合适的 SBP 目标,现有的共识是早期应将 SBP 控制在 180mmHg 以下。

4. 早期降压与脑出血复发 脑出血患者往往存在再发出血及其他血管出血的高风险,复发出血的风险约为 4%/ 年,高于缺血性脑卒中患者的脑出血风险[34]。尽管复发性出血率在脑出血后第 1 年最高,但风险可持续存在数年,特别是脑叶的自发出血[35]。与脑出血复发相关的危险因素包括:高血压、脑叶出血(提示脑淀粉样血管病变可能性大)、高龄、饮酒、接受抗凝治疗等。其中,高血压是最为重要的可控危险因素[36],在同时接受抗血栓治疗的患者中同样适用[37]。Biffi 等[36]关于血压控制与脑出血复发的研究显示,血压控制不足与脑叶出血(HR=3.53,95%CI 1.65~7.54,P<0.001)和非脑叶出血(HR=4.23,95%CI 1.02~17.52,P=0.048)的复发风险升高有关。SBP 每增加 10mmHg,复发性脑叶出血(HR=1.33,95%CI 1.02~1.76,P=0.04)和非脑叶出血(HR=1.54,95%CI 1.03~2.30,P=0.04)分别增加 33% 和 54%,而 DBP 每升高 10mmHg,非脑叶出血复发风险增加约 21%(HR=1.21,95%CI 1.01~1.47,P=0.05)。

5. 正在进行的研究 正在进行的 ICH ADAPT Ⅱ研究[38]旨在探索降压治疗对脑缺血损伤标志物的影响,该研究将进一步论证脑出血患者降压治疗与缺血性损伤的关系。另外,Dong 等[39]正在国内进行一项多中心、随机对照研究,应用瑞芬太尼镇痛联合右旋美托咪定或降压药物(乌拉地尔、尼卡地平、拉贝洛尔)治疗颅内出血。观察治疗后 1 小时内 SBP 控制率及降压方案的疗效和安全性。该研究对传统的单纯降压治疗提出了挑战,研究结果将对脑出血急性期的血压的综合管理提供新的思路。

综上,尽管早期积极降压治疗在多数研究中显示了短期益处,但并未显示出长远的获益。对于血压控制的目标仍无明确结论。目前,总体上还是倾向于出血性脑卒中急性期应控制血压,该治疗策略至少未导致不良事件的增加,但临床应用中还要考虑个体因素,严格选择合适的患者。

(三)指南推荐

出血性脑卒中指南更新较慢,尽管如此,现有的指南在结合既往研究的基础上,仍对出血性脑卒中急性期的血压管理作出了重要的推荐,总结如表 4。

表 4　2015 AHA/ASA 及 2014 中国脑出血诊治指南(血压管理部分)

2015 AHA/ASA 自发性脑出血处理指南[40]	2014 中国脑出血诊治指南[25]
所有 ICH 患者均需控制血压(Ⅰ,A)(修订)	应综合管理脑出血患者的血压,分析血压升高的原因,再根据血压情况决定是否进行降压治疗(Ⅰ,C)
ICH 后血压控制需在发病后即刻开始(Ⅰ,A)(新推荐)	早期积极降压是安全的,其改善患者预后的有效性还有待进一步验证(Ⅲ,B)
对起病时 SBP>220mmHg 者应持续监测,积极予以静脉降压(Ⅱb,C)(新推荐)	当急性脑出血患者 SBP>220mmHg 时,应积极使用静脉降压药物降低血压;降压治疗期间应严密观察血压水平的变化,每隔 5~15 分钟进行 1 次血压监测(Ⅰ,C)
对 SBP 介于 150~220mmHg、无急性降压禁忌的 ICH 患者,将 SBP 紧急降至 140mmHg 是安全的(Ⅰ类推荐,A 级证据),可能会改善患者功能预后(Ⅱa,B)(修订)	当患者 SBP>180mmHg 时,可使用静脉降压药物控制血压,根据患者临床表现调整降压速度,160/90mmHg 可作为参考的降压目标值(Ⅲ,C)
血压控制的长期目标为 130/80mmHg 以下是合理的(Ⅱa,B)(新推荐)	应对脑出血患者进行复发风险评估,并针对病因控制危险因素(Ⅱ,B) 积极治疗高血压是预防脑出血复发的有效手段(Ⅰ,B) 推荐血压控制目标为 <140/90mmHg(Ⅱ,B)

另外,在 2018 加拿大高血压诊治指南[41]中也有关于急性出血性脑卒中发病至 72 小时内血压管理的推荐:对于超急性期脑出血患者(前 24 小时),应避免 SBP 降至 <140mmHg(A 级证据)。

三、结　语

根据现有研究证据,缺血性脑卒中急性期患者仅在血压极高时启动降压治疗,除非考虑到溶栓或动脉内介入治疗。应努力使血压保持在稳定水平(血压可迅速降低到低于 180mmHg,但应避免低于 120mmHg 水平),且不出现大的波动。快速降低血压对急性脑卒中的益处,必须平衡自身调节和灌注的改变所导致的脑缺血恶化的潜在风险。对脑出血急性期的降压治疗似乎是有益的。尽管远期预后尚不明确,但降压的安全性已经得到初步证实。脑卒中病因多样,无论对于缺血性脑卒中还是出血性脑卒中,血管管理策略的选择需要依据个体化的原则而制定,需同时履行切实可行的综合性治疗措施,以减少并发症,并改善患者预后。

(严晓伟　王青海)

参 考 文 献

[1] 中华医学会神经病学分会,中华医学会神经病学分会脑血管病学组.中国急性缺血性脑卒中诊治指南 2018 [J].中华神经科杂志,2018,51(9):666-682.

[2] BARLINN J,GERBER J,BARLINN K,et al. Acute endovascular treatment delivery to ischemic stroke patients transferred within a telestroke network:a retrospective observational study [J]. Int J Stroke,2017,12(5):502-509.

[3] WANG Y,XU J,ZHAO X,et al. Association of hypertension with stroke recurrence depends on ischemic stroke subtype [J]. Stroke,2013,44(5):1232-1237.

[4] BERGE E,COHEN G,LINDLEY R I,et al. Effects of Blood Pressure and Blood Pressure-Lowering Treatment During the

First 24 Hours Among Patients in the Third International Stroke Trial of Thrombolytic Treatment for Acute Ischemic Stroke [J]. Stroke, 2015, 46(12): 3362-3369.

[5] PATARROYO S X, ANDERSON C. Blood pressure lowering in acute phase of stroke: latest evidence and clinical implications [J]. Ther Adv Chronic Dis, 2012, 3(4): 163-171.

[6] HE J, ZHANG Y, XU T, et al. Effects of immediate blood pressure reduction on death and major disability in patients with acute ischemic stroke: the CATIS randomized clinical trial [J]. JAMA, 2014, 311(5): 479-489.

[7] ROBINSON T G, POTTER J F, FORD G A, et al. Effects of antihypertensive treatment after acute stroke in the Continue or Stop Post-Stroke Antihypertensives Collaborative Study (COSSACS): a prospective, randomised, open, blinded-endpoint trial [J]. Lancet Neurol, 2010, 9(8): 767-775.

[8] LIU S, LI C, LI T, et al. Effects of Early Hypertension Control after Ischaemic Stroke on the Outcome: A Meta-Analysis [J]. Cerebrovasc Dis, 2015, 40(5-6): 270-278.

[9] WALTIMO T, HAAPANIEMI E, SURAKKA I L, et al. Post-thrombolytic blood pressure and symptomatic intracerebral hemorrhage [J]. Eur J Neurol, 2016, 23(12): 1757-1762.

[10] LIU K, YAN S, ZHANG S, et al. Systolic blood pressure variability is associated with severe hemorrhagic transformation in the early stage after thrombolysis [J]. Transl Stroke Res, 2016, 7(3): 186-191.

[11] CAMPBELL B C, MITCHELL P J, KLEINIG T J, et al. Endovascular therapy for ischemic stroke with perfusion-imaging selection [J]. N Engl J Med, 2015, 372(11): 1009-1018.

[12] BERKHEMER O A, FRANSEN P S, BEUMER D, et al. A randomized trial of intraarterial treatment for acute ischemic stroke [J]. N Engl J Med, 2015, 372(1): 11-20.

[13] GOYAL M, DEMCHUK A M, MENON B K, et al. Randomized assessment of rapid endovascular treatment of ischemic stroke [J]. N Engl J Med, 2015, 372(11): 1019-1030.

[14] SAVER J L, GOYAL M, BONAFE A, et al. Stent-retriever thrombectomy after intravenous t-PA vs. t-PA alone in stroke [J]. N Engl J Med, 2015, 372(24): 2285-2295.

[15] JOVIN T G, CHAMORRO A, COBO E, et al. Thrombectomy within 8 hours after symptom onset in ischemic stroke [J]. N Engl J Med, 2015, 372(24): 2296-2306.

[16] BRACARD S, DUCROCQ X, MAS J L, et al. Oppenheim C, Moulin T, Guillemin F; THRACE investigators. Mechanical thrombectomy after intravenous alteplase versus alteplase alone after stroke (THRACE): a randomised controlled trial [J]. Lancet Neurol, 2016, 15(11): 1138-1147.

[17] MUSTANOJA S, PUTAALA J, GORDIN D, et al. Acute-Phase Blood Pressure Levels Correlate With a High Risk of Recurrent Strokes in Young-Onset Ischemic Stroke [J]. Stroke, 2016, 47(6): 1593-1598.

[18] ZHANG Q, QIU D X, FU R L, et al. H-Type Hypertension and C Reactive Protein in Recurrence of Ischemic Stroke [J]. Int J Environ Res Public Health, 2016, 13(5): 1-9.

[19] WOHLFAHRT P, KRAJCOVIECHOVA A, JOZIFOVA M, et al. Low blood pressure during the acute period of ischemic stroke is associated with decreased survival [J]. J Hypertens, 2015, 33(2): 339-345.

[20] VEMMOS K N, TSIVGOULIS G, SPENGOS K, et al. U-shaped relationship between mortality and admission blood pressure in patients with acute stroke [J]. J Intern Med, 2004, 255(2): 257-265.

[21] LEONARDI-BEE J, BATH P M, PHILLIPS S J, et al. Blood pressure and clinical outcomes in the International Stroke Trial [J]. Stroke, 2002, 33(5): 1315-1320.

[22] MANNING L S, MISTRI A K, POTTER J, et al. Short-term blood pressure variability in acute stroke: post hoc analysis of the controlling hypertension and hypotension immediately post stroke and continue or stop post-stroke antihypertensives collaborative study trials [J]. Stroke, 2015, 46(6): 1518-1524.

[23] POWERS W J, RABINSTEIN A A, ACKERSON T, et al. 2018 Guidelines for the Early Management of Patients With Acute Ischemic Stroke: A Guideline for Healthcare Professionals From the American Heart Association/American Stroke Association [J]. Stroke, 2018, 49(3): e46-e110.

[24] BOULANGER J M, LINDSAY M P, GUBITZ G, et al. Canadian Stroke Best Practice Recommendations for Acute Stroke Management: Prehospital, Emergency Department, and Acute Inpatient Stroke Care, 6th Edition, Update 2018 [J]. Int J Stroke, 2018, 13(9): 949-984.

[25] 中华医学会神经病学分会, 中华医学会神经病学分会脑血管病学组. 中国脑出血诊治指南[J]. 中华神经科杂志,

2015,48(6):435-444.

[26] ZHANG Y,REILLY K H,TONG W,et al. Blood pressure and clinical outcome among patients with acute stroke in Inner Mongolia,China [J]. J Hypertens,2008,26(7):1446-1452.

[27] ANDERSON C S,HUANG Y,WANG J G,et al. Intensive blood pressure reduction in acute cerebral haemorrhage trial (INTERACT):a randomised pilot trial [J]. Lancet Neurol,2008,7(5):391-399.

[28] SAKAMOTO Y,KOGA M,YAMAGAMI H,et al. Systolic blood pressure after intravenous antihypertensive treatment and clinical outcomes in hyperacute intracerebral hemorrhage:the stroke acute management with urgent risk-factor assessment and improvement-intracerebral hemorrhage study [J]. Stroke,2013,44(7):1846-1851.

[29] Antihypertensive Treatment of Acute Cerebral Hemorrhage (ATACH) investigators. Antihypertensive treatment of acute cerebral hemorrhage [J]. Crit Care Med,2010,38(2):637-648.

[30] WEI J W,HEELEY E L,WANG J G,et al. Comparison of recovery patterns and prognostic indicators for ischemic and hemorrhagic stroke in China:the ChinaQUEST (QUality Evaluation of Stroke Care and Treatment) Registry study [J]. Stroke,2010,41(9):1877-1883.

[31] ANDERSON C S,HEELEY E,HUANG Y,et al. Rapid blood-pressure lowering in patients with acute intracerebral hemorrhage [J]. N Engl J Med,2013,368(25):2355-2365.

[32] MANNING L,HIRAKAWA Y,ARIMA H,et al. Blood pressure variability and outcome after acute intracerebral haemorrhage:a post-hoc analysis of INTERACT2,a randomised controlled trial [J]. Lancet Neurol,2014,13(4):364-373.

[33] QURESHI A I,PALESCH Y Y,BARSAN W G,et al. Intensive Blood-Pressure Lowering in Patients with Acute Cerebral Hemorrhage [J]. N Engl J Med,2016,375(11):1033-1043.

[34] BAILEY R D,HART R G,BENAVENTE O,et al. Recurrent brain hemorrhage is more frequent than ischemic stroke after intracranial hemorrhage [J]. Neurology,2001,56(6):773-777.

[35] WEIMAR C,BENEMANN J,TERBORG C,et al. Recurrent stroke after lobar and deep intracerebral hemorrhage:a hospital-based cohort study [J]. Cerebrovasc Dis,2011,32(3):283-288.

[36] BIFFI A,ANDERSON C D,BATTEY T W,et al. Association Between Blood Pressure Control and Risk of Recurrent Intracerebral Hemorrhage [J]. JAMA,2015,314(9):904-912.

[37] ARIMA H,ANDERSON C,OMAE T,et al. Effects of blood pressure lowering on intracranial and extracranial bleeding in patients on antithrombotic therapy:the PROGRESS trial [J]. Stroke,2012,43(6):1675-1677.

[38] GIOIA L,KLAHR A,KATE M,et al. The intracerebral hemorrhage acutely decreasing arterial pressure trial Ⅱ (ICH ADAPT Ⅱ) protocol [J]. BMC Neurol,2017,17(1):100.

[39] DONG R,LI F,XU Y,et al. Safety and efficacy of applying sufficient analgesia combined with a minimal sedation program as an early antihypertensive treatment for spontaneous intracerebral hemorrhage:a randomized controlled trial [J]. Trials,2018,19(1):607.

[40] HEMPHILL J C 3rd,GREENBERG S M,ANDERSON C S,et al. Guidelines for the Management of Spontaneous Intracerebral Hemorrhage:A Guideline for Healthcare Professionals From the American Heart Association/American Stroke Association [J]. Stroke,2015,46(7):2032-2060.

[41] NERENBERG K A,ZARNKE K B,LEUNG A A,et al. Hypertension Canada's 2018 Guidelines for Diagnosis,Risk Assessment,Prevention,and Treatment of Hypertension in Adults and Children [J]. Can J Cardiol,2018,34(5):506-525.

主动脉夹层病例精选解析

主动脉夹层(aortic dissection,AD)是指主动脉内膜撕裂,主动脉内膜与中膜分离,循环中的血液通过裂口进入主动脉中层并沿长轴方向扩展,导致主动脉被分隔为真腔和假腔。急性主动脉夹层非常凶险,若不接受及时治疗,发病开始72小时内死亡率可高达每小时1%,多数患者在发病3个月内死亡,只有少数患者生存时间超过5年[1,2]。尽管目前药物、手术治疗已经得到了显著的提高,但是急性主动脉夹层的总体死亡率仍然较高。

主动脉夹层主要病因是高血压,主动脉夹层患者中约有75%合并高血压[3,4]。长期的高血压会导致主动脉内膜增厚,中层平滑肌凋亡,纤维化,血管壁失去弹性[5]。我国《主动脉夹层诊断与治疗规范中国专家共识》指出[6],相比于发达国家,我国的主动脉夹层病因以高血压为主,青壮年多。这与我国的高血压知晓率、治疗率、控制率低,大量的高血压患者血压未能得到长期有效的控制相关。主动脉夹层的分型主要依据病变发生的部位和累及的范围:①DeBakey法[7]:Ⅰ型,起源于升主动脉,扩展至主动脉弓或其远端;Ⅱ型,起源并局限于升主动脉;Ⅲ型,起源于降主动脉沿主动脉向远端扩展。②Stanford法[8]:A型,所有累及升主动脉的夹层;B型,所有不累及升主动脉的主动脉夹层。以上两种分型方法主要反映夹层累及的范围以及内膜破口的位置,难以全面反映其病变程度和预后[6]。

急性AD患者常以突然发生的难以忍受的剧烈胸痛为主诉,多为撕裂样、刀割样或针刺样,可伴有烦躁、大汗、面色苍白、四肢厥冷等休克表现。A型夹层常表现为前胸痛或背痛,B型夹层常表现为背痛或腹痛。若夹层累及无名动脉、左颈总动脉则可导致中枢神经系统缺血症状,累及左锁骨下动脉则会导致上肢血压不对称、脉搏减弱,累及肾动脉则会导致血尿、无尿、少尿甚至是肾衰竭,累及腹腔干、肠系膜上动脉则会导致胃肠道缺血的症状,累及髂动脉可导致下肢血压不对称、脉搏减弱,跛行甚至急性缺血坏死。

治疗上主要是血流动力学管理和必要时行受累的血管修补重建。血压管理在主动脉夹层的治疗中发挥着举足轻重的作用,同时术后长期血压的管理对改善主动脉夹层的远期预后也至关重要。本章选取了两个典型的主动脉夹层病例,通过阐述其病例特点以及治疗方案,希望对读者有所启发。

一、病例一

1. **临床资料** 患者男性,38岁,因"突发剧烈胸痛5天"转入院。入院前5天因情绪激动突发剧烈胸痛,为撕裂样疼痛,伴胸闷、大汗淋漓,无意识丧失,无心慌气短、恶心呕吐、反酸烧心,于当地医院就诊,测血压160/120mmHg。予以降压、镇痛治疗,CT检查显示"主动脉夹层",转我院就诊。既往抽烟20年,每天20~40支。既往高血压5年,最高达180/110mmHg,未规律接受降压治疗。明确否认冠心病史。

体格检查:血压144/96mmHg;心率68次/min;呼吸16次/min;意识清楚;双肺呼吸清晰;心律规整,未闻及心脏杂音;腹软无压痛,肝肋下未触及,未闻及腹部血管杂音;双下肢无水肿;双侧桡动脉、足背动脉搏动良好。

实验室检查:D- 二聚体 2.37μg/ml,血沉 44mm/h,CRP 101.0mg/L,hsCRP 13.90mg/L;TG 1.5mmol/L,CHOL 5.08mmol/L,HDL-C 0.85mmol/L,LDL-C 3.50mmol/L,GLU 10.31mmol/L,WBC 13.87×10⁹/L,NE% 91.7%,肌酐 84.94μmol/L,尿素氮 5.59mmol/L,余肝功能、肾功能、电解质、血常规、尿常规均正常,血淀粉酶、甲状腺功能正常;心肌梗死三项阴性。

辅助检查:心电图未见异常;床旁超声示左心房内径 34mm,左心室舒张末期内径 49mm,室间隔厚度 11mm,左室射血分数 62%;升主动脉及降主动脉内均可见内膜片状回声,心包腔未见异常,各瓣膜口未见异常血流信号。

全主动脉 CT:冠状动脉动脉开口以远至右侧髂外动脉开口水平主动脉腔内可见内膜片影、双腔结构,假腔较大,胸主动脉段假腔充盈较差。左冠状动脉未受累,右冠状动脉开口紧邻内膜片,主要起自真腔;三支头臂血管起自真腔,未见受累。腹腔干动脉、肠系膜上下动脉和左肾动脉均起自真腔,右肾动脉开口受累,以远显影好,双肾皮质灌注良好。右侧髂总及髂外动脉开口受累,左侧髂动脉未受累(图 1)。

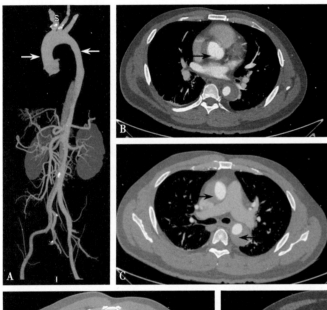

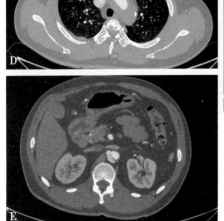

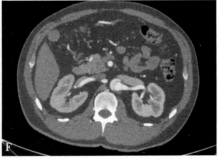

图 1　术前增强 CT

A. 增强 CT 冠状面显示三支头臂干动脉均起自真腔;腹腔干动脉、肠系膜上下动脉和左肾动脉均起自真腔,右肾动脉开口受累;右侧髂总及髂外动脉开口受累,左侧髂动脉未受累;箭头示假腔,但由于假腔充盈差,未能显示。B. 冠状窦层面,可见假腔在右冠窦、无冠窦外,箭头示右冠状动脉开口紧邻内膜片。C. 升主动脉和降主动脉层面可见大的假腔以及受压的真腔,箭头示假腔内广泛壁内血肿形成。D. 主动脉弓层面可见广泛壁内血肿形成。E 和 F. 双肾动脉均起源于真腔

诊断:主动脉夹层 Stanford A 型;高血压 3 级(极高危);2 型糖尿病。

诊疗经过:入院后卧床、吸氧、镇痛,静脉泵入乌拉地尔、艾司洛尔,控制血压在 110~120mmHg/70~80mmHg,心率 50~70 次 /min。胸疼痛症状有所缓解。入院第二天降压方案改为口服美托洛尔 50mg、每日 3 次,硝苯地平控释片 30mg、每日 2 次,逐渐停静脉用药。入院后第 6 天进行了升主动脉置换术 + 全主动脉弓人工血管置换并支架象鼻手术。

住院 2 周病情好转出院。出院时降压方案改为口服美托洛尔 25mg、每日 2 次,硝苯地平控释片 30mg、每日 2 次。维持血压 120/80mmHg,心率 60 次 /min 左右。

术后 2 个月超声提示人工血管血流通畅,增强 CT 显示升主动脉弓部人工血管形态欠规则,无明确造影剂外溢。人工血管上可见三个分支发出,头臂动脉显影良好;颈总动脉远端吻合口略细。降部支架,贴壁良好,支架段假腔较前明显减小,远端局部假腔内少量造影剂充盈,为自下方逆行充盈。支架以远仍可见双腔影,向下延续累及右髂外动脉;腹腔干、肠系膜上动脉及左肾动脉均起自真腔,右肾动脉开口骑跨于内膜片上,大部起自真腔,双肾皮质灌注好(图 2)。术后四肢血压:右上肢 109/55mmHg,左上肢 117/59mmHg,右下肢 103/69mmHg,左下肢 119/65mmHg,右侧踝肱指数 0.88,左侧踝肱指数 1.02。

术后 9 个月再次复查超声和 CT,与术后 2 个月相比无明显改变,双肾动脉仍由真腔发出,肾功能正常。

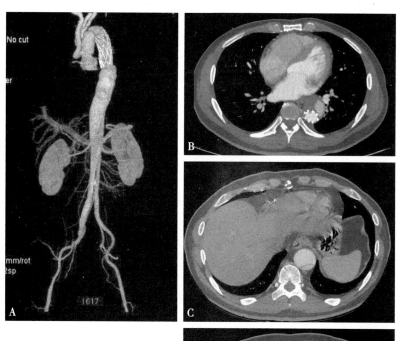

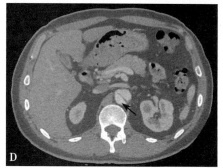

图 2 术前第二个月增强 CT
A.重建的增强 CT 可见三根头臂动脉起自于人工血管,支架位于降主动脉,支架以远至右髂外动脉仍可见假腔,双肾动脉均起源于真腔;B.冠状窦和降主动脉层面,可见三个冠状窦完整,位于降主动脉的支架通畅、假腔内部分血栓形成;C.胸主动脉层面显示真腔仍大,假腔小;D.右肾动脉开口骑跨于内膜片上,箭头示假腔

2. **讨论** 由于急性冠脉综合征系胸痛病因的首位,很多经验不足的医生在接诊患者时往往忽视其他胸痛病因,如主动脉夹层和肺栓塞。所以,推荐胸痛的诊疗参照相应的流程执行[9](图3)。但是临床医生不能拘泥于该流程,应综合考虑。如 A 型主动脉累及冠状动脉时,按照该流程可能被误诊为急性冠脉综合征。若只进行急诊 PCI 处理,而未能及时发现夹层,则会对患者造成致命性的灾难。

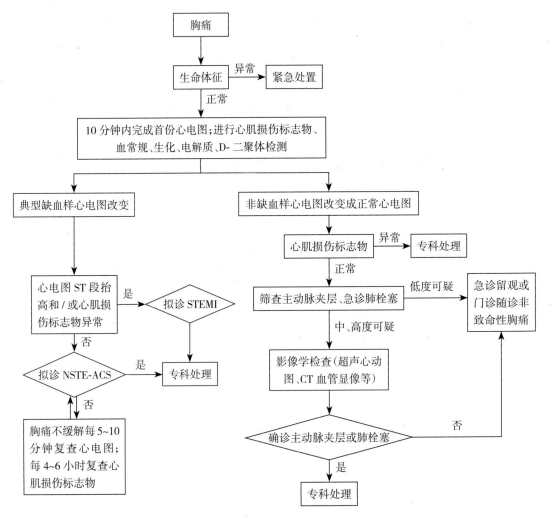

图 3 胸痛评估与临床诊断流程[9]
STEMI:ST 段抬高型心肌梗死;NSTE-ACS:非 ST 段抬高型急性冠脉综合征

该患者以急性胸痛为首发表现,为典型的撕裂样疼痛,意识清楚,无呼吸困难,双侧桡动脉、足背动脉均搏动良好。同时心电图、心肌损伤标志物正常,D- 二聚体升高,CT 明确显示夹层累及升主动脉,故诊断 Stanford A 型主动脉夹层明确。

Stanford A 型主动脉夹层约占主动脉夹层的 60%~70%[10]。若不治疗,则将近 50% 的患者会在起病内 48 小时死亡,68% 的患者会在起病 1 周内死亡[11]。本例患者存在长期的高血压,推断其诱因为长期未控制的高血压。

A 型主动脉夹层的治疗原则是在血流动力学管理与镇痛的基础治疗上进行紧急外科手

术治疗[6]。基础治疗包括及时镇痛、控制血压、心率,以减轻血流搏动波对主动脉壁的冲击,达到预防 AD 扩展、破裂及其他并发症的目的[6]。急性期患者应安置于重症监护病房,对意识、血压、心率、尿量、心律及中心静脉压进行严密监测。合并有休克者应抗休克治疗,如静脉输全血、血浆或液体。血压明显低于正常时可用升压药如多巴胺等,应从小剂量开始,以防血压升高过快。

血压、心率的控制目标是:按高血压急诊处理。尽快开始静脉用药,使血压、心率分别降至 110mmHg、60 次 /min 乃至更低的水平[5,12]。β 受体阻滞剂可以同时降低心肌收缩力、减慢心率,因而被推荐作为治疗的一线用药。在不能耐受或者存在使用的禁忌的患者中,推荐用非二氢吡啶类替代,如维拉帕米、地尔硫草。但是单独使用 β 受体阻滞剂很难实现血压的控制,所以往往需要增加直接血管舒张剂,如硝普钠。硝普钠的起始剂量是 25μg/min。但需警惕的是,在硝普钠的应用前,心率应该得到充分的控制,因为其可以反射性地增加心率。其他血管舒张剂如依那普利、肼屈嗪、尼卡地平亦可使用。除此之外,也应注意及时地采取方法减轻患者地痛苦。因为剧烈的疼痛也会导致血压、心率上升。对于该患者,通过静脉泵入艾司洛尔、乌拉地尔将血压维持在了合适的水平,既保证了重要器官的灌注又降低了夹层破裂的风险。

该患者破口在冠状动脉动脉开口以远,直至右侧髂外动脉开口水平,假腔大、真腔小,累及右冠状动脉,并且形成了广泛壁内血肿,诊断主动脉夹层 Stanford A 型明确。根据孙氏细化分型,归为 A2C 型,故首选升主动脉、全主动脉弓人工血管置换并支架象鼻手术(孙氏手术)。应用四分支人工管的优势是,在术中吻合完主动脉远心端,即可恢复下半身血供,再吻合左颈总动脉,就可恢复脑部的正常血供。替换升主动脉、全主动脉弓时,在降主动脉真腔内置入支架人工血管,具有如下优势[13]:①对管腔支撑强,能使真腔得到最大限度扩张,治疗主动脉病变地范围更加广泛;②若胸降主动脉还存在破口,则可同期封闭破口;③若降主动脉远段还存在病变,可再择期在支架人工血管的远端套接上覆膜支架。孙氏手术把手术病死率降低到了 5% 以下,术后假腔闭合率由过去的 18%~40% 提高到了 95%[6]。目前,孙氏手术作为复杂 A 型主动脉夹层的首选手术已在全国推广。

术后需要密切地监视患者的血压,在保证重要脏器的灌注同时预防高血压的发生。因为在术后早期人工血管吻合处很脆弱,即使短暂的高血压发作也可能会导致缝线断裂,造成严重的出血或者假性动脉瘤的形成。因而术后的 24~48 小时需要将平均动脉压维持在80~90mmHg,在某些情况下(如急性夹层、马方综合征)需要维持在 70~80mmHg[5]。

影响手术效果的主要因素是肾脏、肠系膜的灌注以及外周血管床的情况[6]。该患者肾脏、肠系膜灌注良好,且术后恢复良好,经过 9 个月随访,夹层未继续撕裂,假腔内血栓逐渐形成,取得了较好的效果。右肾动脉虽由真腔发出,但开口部分受累,应定时随访复查,若有必要,可采用介入治疗处理。

诊疗中有些方面需要完善,如转院时间过长。延误的时间越长,失去生存的机会越多,而存活的患者也会因为出现器官的灌注不良而影响手术效果、增加并发症的发生率。

二、病 例 二

1. **临床资料** 患者男性,42 岁,因"突发背部撕裂样疼痛 2 小时"入院。入院前 2 小时突然剧烈胸背疼,为撕裂样疼痛,伴胸闷、大汗淋漓,无心慌气短、恶心呕吐、反酸烧心,随即到我院急诊就诊,测血压 178/102mmHg。予以降压、镇痛治疗,次日疼痛明显缓解。既往抽烟 20 年,每天 10~20 支。既往高血压 10 年,最高达 170/110mmHg,未规律降压治疗。明确否认冠心病史。

入院体格检查:血压左上肢 122/72mmHg,右上肢 118/72mmHg,左下肢 119/72mmHg,右下肢 117/72mmHg;心率 78 次 /min;呼吸 20 次 /min;意识清楚;双肺呼吸清晰;心律规整,未闻及心脏杂音;腹软无压痛,肝肋下未触及,未闻及腹部血管杂音;双下肢无水肿;桡动脉、足背动脉搏动良好。

试验室检查:D- 二聚体 9.2μg/ml,血沉 2mm/h,CRP 3.18mg/L,hsCRP 14.09mg/L;TG 1.96mmol/L,CHOL 5.59mmol/L,HDL-C 1.17mmol/L,LDL-C 3.87mmol/L,WBC 11.97×10⁹/L,NE% 87.5%,肌酐 88.2μmol/L,尿素氮 7.9mmol/L,余肝功能、肾功能、电解质、血常规、尿常规均正常,血淀粉酶、甲状腺功能正常;心肌梗死三项阴性。

辅助检查:心电图未见异常;床旁超声示左心房内径 32mm,左心室舒张末期内径 49mm,室间隔厚度 10mm,左室射血分数 65%;主动脉弓降部可见内膜剥脱回声,心包腔未见异常,各瓣膜口未见异常血流信号。

全主动脉 CT:自左锁骨下动脉开口以远至左侧髂外动脉水平主动脉腔内可见内膜片影,呈双腔结构,假腔较大,充盈良好。冠状动脉未见受累。三支头臂血管起自真腔,左锁骨下动脉开口部未见受累。腹腔干动脉大部分起自假腔,肠系上动脉开口邻内膜片,大部分起自真腔。右肾动脉起自真腔,左肾起自假腔,双皮质灌注良好。左髂动脉受累,真假腔显影好(图 4)。

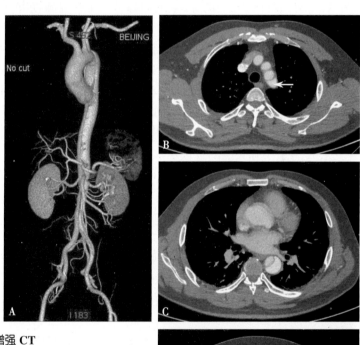

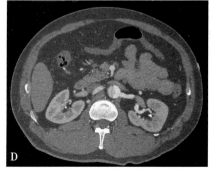

图 4 术前增强 CT

A. 经过重建后的增强 CT 显示三支头臂干动脉均起自真腔;破口位于左锁骨下动脉远端;右肾动脉起源于真腔,左肾动脉起源于假腔;左侧髂总及髂外动脉受累,右侧髂动脉未受累。B. 主动脉弓层面显示破口位于左锁骨下动脉远端,箭头示假腔。C. 降主动脉层面显示真腔受压、变小,假腔大。D. 左肾动脉起源于假腔诊断：主动脉夹层 Stanford B 型；高血压 3 级（极高危）。

诊疗经过：入院后卧床、吸氧，静脉泵入乌拉地尔、地尔硫䓬、硝普钠，间断使用乌拉地尔 200mg、地尔硫䓬 100mg 静脉注射，血压控制在 110~120mmHg/70~80mmHg，胸背疼痛症状有所缓解。入院第二天降压方案改为口服美托洛尔 25mg、每日 3 次，硝苯地平缓释片 30mg、每日 1 次，逐渐停静脉用药。入院第 3 天行手术治疗。

手术过程：全麻下行胸主动脉带膜支架植入术 + 左锁骨下动脉烟囱支架植入术。全麻后，右股动脉、左肱动脉游离解剖。穿刺经左肱动脉导入并预置 10~60mm 覆膜支架于左锁骨下动脉起始部。行主动脉造影显示主动脉夹层，破口位于左锁骨下动脉开口处。经右股动脉导入 24mm × 24mm × 80mm 及 32mm × 32mm × 200mm 胸主动脉覆膜支架，封堵破口。支架释放后，释放左锁骨下动脉烟囱支架，8~60mm 球囊扩张左锁骨下动脉烟囱支架。行主动脉造影显示支架形态良好，破口封闭。头臂动脉、左颈总动脉、左锁骨下动脉显影良好（图 5）。撤出各导丝导管后，缝合右股动脉、左肱动脉。手术顺利，术中生命体征平稳。

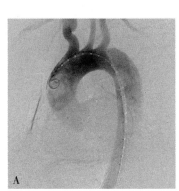
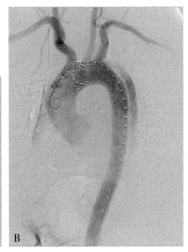
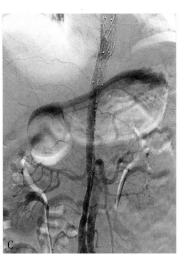

图 5　术中造影和介入治疗

A. 造影显示破口位于左锁骨下动脉远端，三支头臂干动脉未受累；B 支架释放后，造影显示破口被封闭，假腔内存在少量造影剂；C. 造影显示右肾动脉起源于真腔，左肾动脉起源于假腔

出院时降压方案改为口服美托洛尔 25mg、每日 3 次，硝苯地平缓释片 20mg、每日 2 次，抗血小板方案为阿司匹林 100mg、每日 1 次，氯吡格雷 75mg、每日 1 次。

术后四肢血压：右上肢 126/66mmHg，左上肢 125/68mmHg，右下肢 132/72mmHg，左下肢 119/72mmHg，右侧踝肱指数 1.05，左侧踝肱指数 0.94。

术后 1 个月随访，肾功能正常，全主动脉 CT 显示：主动脉弓部 - 降主动脉远段支架贴壁良好，显影通畅，未见内漏；支架近端左锁骨下动脉近段可见"烟囱"支架，支架内未见明确充盈缺损。支架以远锁骨下动脉显影好。支架以远腹主动脉以及主要分支累及显影情况同术前（图 6）。

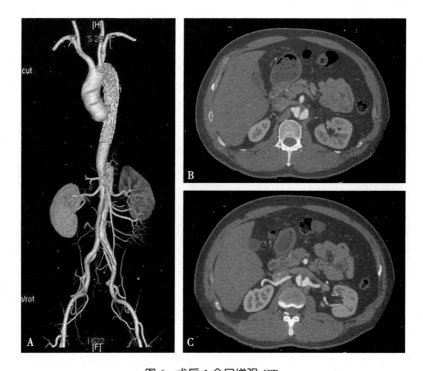

图 6　术后 1 个月增强 CT

A. 经过重建的增强 CT 显示破口被支架覆盖，夹层延续至左髂外动脉；B、C. 右肾动脉起源于真腔，左肾动脉起源于假腔

2. 讨论　该患者以急性胸背痛为首发表现，为典型的撕裂样疼痛，意识清楚，无呼吸困难，双侧上肢血压对称、足背动脉搏动良好，且心电图、心肌损伤标志物正常，D- 二聚体明显升高，CT 明确显示夹层位于降主动脉，故诊断 Stanford B 型主动脉夹层明确。

急性 Stanford B 型主动脉夹层的凶险程度多低于 Stanford A 型主动脉夹层，其住院的总体死亡率小于 15%[14]。对于非复杂型 B 型夹层，保守治疗 1 个月存活率为 90%，而有外科干预指征的患者则降低至为 75%[5]。

研究表明，85%~90% 无内脏缺血或肢体缺血等并发症的急性非复杂性的 B 型夹层尽可通过最佳药物治（严格控制血压、心率）出院，所以药物治疗是 B 型夹层的基本治疗方式[6,12]。反复的、难以控制的疼痛，夹层继续扩张，早期瘤样扩张，夹层破裂，灌注不良综合征的出现表明药物治疗失败，需行手术处理。另外，手术治疗也是复杂病变类型的替代选择。无论患者采取何种治疗方式，均应长期使用降压药以实现平稳的血压控制。

手术治疗方法主要有胸主动脉腔内修复术（thoracic endovascular aortic repair，TEVAR）、开放手术、杂交手术等。其中，胸主动脉腔内修复术将覆膜支架放置在真腔内、封闭破裂口，隔绝真、假腔之间的血流，重建主动脉管壁，假腔中的血流与真腔中血流隔绝后，将逐渐形成血栓。但是 TEVAR 能否作为非复杂性 B 型夹层的首选治疗方式尚存在争议，因为多项随机对照研究并没有证实其相比最佳药物治疗可以降低死亡率[6]。

该患者采用静脉泵入乌拉地尔、地尔硫䓬、硝普钠的降压方案，将血压控制在了合适的范围。根据孙氏细化分型，为 B2S 型。由于破口邻近左锁骨下动脉，支架锚定区不足，加之是年轻患者、预期寿命长，所以本例采取了胸主动脉带膜支架植入术 + 左锁骨下动脉烟囱支架植入术。内漏是 TEVAR 术后的常见并发症，主要原因是锚定区过短、覆膜支架头端与主动脉内壁贴合不严。本例患者使用了两个覆膜支架,以预防内漏。

除了内瘘,支架移动、支架末端动脉瘤形成、主动脉钝性破裂、主动脉分支阻塞、缺血性脊髓病、入路血管损伤等也是其并发症,需要长期、密切的随访。

该患者在随访1个月时,CT显示未见内漏,"烟囱"支架通畅,双肾动脉血流灌注可,同时夹层也没有继续延伸,手术取得了一定的效果。但是本例患者左肾由假腔供血,可考虑采用介入或开放手术进一步处理。

(邓宇 蒋雄京)

参 考 文 献

［1］BICKERSTAFF L K,PAIROLERO P C,HOLLIER L H,et al. Thoracic aortic aneurysms:a population-based study［J］. Surgery,1982,92(6):1103-1108.

［2］CRAWFORD E S,CRAWFORD J L,SAFI H J,et al. Thoracoabdominal aortic aneurysms:preoperative and intraoperative factors determining immediate and long-term results of operations in 605 patients［J］. J Vasc Surg,1986,3(3):389-404.

［3］HIRATZKA L F,BAKRIS G L,BECKMAN J A,et al. 2010 ACCF/AHA/AATS/ACR/ASA/SCA/SCAI/SIR/STS/SVM guidelines for the diagnosis and management of patients with thoracic aortic disease［J］. J Am Coll Cardiol,2010,55(14): e27-e129.

［4］HAGAN P G,NIENABER C A,ISSELBACHER E M,et al. The International Registry of Acute Aortic Dissection(IRAD): new insights into an old disease［J］. JAMA,2000,283(7):897-903.

［5］CREAGER M,BECKMAN J A,LOSCALZO J. Vascular Medicine:A Companion to Braunwald's Heart Disease:Expert Consult-Online and Print［M］. New York:Elsevier Health Sciences,2012.

［6］中国医师协会心血管外科分会大血管外科专业委员会. 主动脉夹层诊断与治疗规范中国专家共识［J］. 中华胸心血管外科杂志,2017,33(11):641-654.

［7］DEBAKEY M. Surgical management of dissecting aneurysms of the aorta［J］. J Thorac Cardiovasc Surg,1965,49:130-149.

［8］DAILY P O. Management of acute aortic dissections［J］. Ann Thorac Surg,1970,10:237-247.

［9］中华心血管病杂志编辑委员会,胸痛规范化评估与诊断共识专家组. 胸痛规范化评估与诊断中国专家共识［J］. 中国循环杂志,2014,42(s2):106-112.

［10］孙立忠,刘宁宁,常谦,等. 主动脉夹层的细化分型及其应用［J］. 中华外科杂志,2005,43(18):1171-1176.

［11］KHAN I A,NAIR C K. Clinical,diagnostic,and management perspectives of aortic dissection［J］. Chest,2002,122(1): 311-328.

［12］ERBEL R,ABOYANS V,BOILEAU C,et al. 2014 ESC Guidelines on the diagnosis and treatment of aortic diseases: Document covering acute and chronic aortic diseases of the thoracic and abdominal aorta of the adult The Task Force for the Diagnosis and Treatment of Aortic Diseases of the European Society of Cardiology(ESC)［J］. Eur Heart J,2014,35(41): 2873-2926.

［13］刘震铖,郭应强,蒙炜,等. 全主动脉弓置换加支架象鼻手术治疗A型主动脉夹层［J］. 中国胸心血管外科临床杂志, 2009(2):148-149.

［14］JANUZZI J L,SABATINE M S,EAGLE K A,et al. Iatrogenic aortic dissection［J］. Am J Cardiol,2002,89(5):623-626.

脑出血诊断与治疗 1 例

一、病 例 摘 要

患者男性,76 岁,主因"突发左侧肢体力弱伴麻木 5 小时余"于 2019 年 5 月 20 日到急诊就诊。

患者 5 小时前洗澡后突发左侧肢体力弱伴麻木,不能站立,伴轻度头痛、头部昏沉感,家属发现后急呼 120,急救车测血压 202/120mmHg,给予静脉滴注乌拉地尔降压治疗,到我院急诊时,体温 36.6℃,心率 57 次/min,血压 164/89mmHg,SpO₂ 99%。神经系统查体:神清语利,双侧瞳孔等大等圆,直径 3mm,双眼对光反射灵敏,双侧鼻唇沟对称,伸舌居中,左侧偏身针刺觉减退,左侧肢体肌力Ⅳ级,右侧肢体肌力Ⅴ级,双侧共济检查基本稳准,左侧病理征阳性,颈无明显抵抗。既往有高血压病史,最高 160/90mmHg,降压药物口服不规律,间断服用多种药物,具体不详,偶尔测量血压。

辅助检查:头 CT 示右侧基底核区脑出血,量约 10ml。

血常规:WBC 7.01×10⁹/L,NEUT% 73.7%,HGB 145g/L,PLT 212×10⁹/L。

凝血六项:PT 13.3 秒,INR 1.01,Fib 4.8g/L,APTT 35.9 秒,D-D 1.50mg/l,FDP 3.82μg/ml。

抗核抗体谱:阴性。

生化:ALT 11IU/L,AST 19IU/L,ALB 37g/L,GLU 5.46mmol/L,Urea 4.03mmol/L,CR 55.0μmol/L,UA 192μmol/L,CHO 3.55mmol/L,TG 0.77mmol/L,HDL 0.90mmol/L,LDL 2.20mmol/L,K⁺ 3.8mmol/L,Na⁺ 136mmol/L,Cl⁻ 101mmol/L,HS-CRP 16.38mg/L,HCY 12.50μmol/L,LDH 220U/L,CK87U/L,CK-MB 10U/L,HBDH 162U/L。

心肌标志物:Myo 90.06ng/ml,cTnT 0.013ng/ml,NT-proBNP 127pg/ml。

心电图:窦律,未见异常。

诊断:脑出血。

治疗经过:收入急诊抢救室,密切监测生命体征,绝对卧床休息,鼻导管吸氧,留置尿管,保持二便通畅,并给予补液、脱水及预防应激性胃溃疡治疗。

入院后密切监测血压,患者血压波动于 127~215mmHg/77~106mmHg,继续静脉滴注乌拉地尔降压治疗,根据血压情况调整泵入速度。2 天后患者症状平稳,转入神经科病房进一步治疗。

患者转入病房后,体温 36.5℃,心率 65 次/min,血压 160/80mmHg,SpO₂ 99%,降压药物调整为口服氨氯地平 5mg、每日 1 次,继续密切监测血压,并给予脱水、补液及护胃等治疗,患者住院 1 周后出院,出院时血压控制于 130/70mmHg 左右,神经系统症状较前有所好转。神经系统查体:神清语利,双侧瞳孔等大等圆,直径 3mm,双眼对光反射灵敏,双侧鼻唇沟对称,伸舌居中,左侧偏身针刺觉减退,左侧肢体肌力Ⅳ+级,右侧肢体肌力Ⅴ级,双侧共济检查基本稳准,左侧病理征阳性,颈无明显抵抗。

二、诊治思维

(一)概述

脑出血(intracerebral hemorrhage,ICH)是神经内科及神经外科的治疗难点之一,是全球范围内残疾和死亡的主要原因,在脑卒中各亚型的发病率仅次于缺血性脑卒中,在欧美国家中,占脑卒中患者的 10%~15%,而亚洲国家占脑卒中患者的 25%~55%。

(二)脑出血的分类

脑出血的危险因素及病因以高血压、脑淀粉样血管变性(cerebral amyloid angiopathy,CAA)、脑动静脉畸形、脑动脉瘤、脑瘤性卒中、凝血功能障碍等多见。欧洲将 ICH 分为原发性脑出血(primary ICH)、继发性脑出血(secondary ICH)和不明原因脑出血。

继发性脑出血一般指有明确病因的脑出血,多由脑动静脉畸形、脑动脉瘤、使用抗凝药物、溶栓治疗、抗血小板治疗、凝血功能障碍、脑肿瘤、脑血管炎、硬脑膜动静脉瘘、烟雾病、静脉窦血栓形成等引起,占 ICH 的 15%~20%。

原发性脑出血指无明确病因的脑出血,多数合并有高血压。在我国多年来沿用"高血压脑出血"的命名,而在欧美多命名为"自发性脑出血"。ICH 的临床指南一向落后于缺血性脑卒中和蛛网膜下腔出血(subarachnoid hemorrhage,SAH),但在过去 10 余年中有关 ICH 血压干预的研究急剧增多,并指导指南作出了相当大的改变,本文主要就此进行概括性总结。

(三)脑出血的诊断

脑出血诊断可根据:①急性起病;②局灶神经功能缺损症状(少数为全面神经功能缺损),常伴有头痛、呕吐、血压升高及不同程度意识障碍;③头颅 CT 或 MRI 显示出血灶;④排除非血管性脑部病因。

但原发性脑出血,特别是高血压脑出血的诊断并无"金标准",一定要排除各种继发性脑出血疾病,避免误诊,作出最后诊断需要达到以下全部标准:

1. 有确切的高血压病史。

2. 典型的出血部位(包括基底节区、脑室、丘脑、脑干、小脑半球)。

3. DSA/CTA/MRA 排除继发性脑血管病。

4. 早期(72 小时内)或晚期(血肿消失 3 周后)增强 MRI 检查排除脑肿瘤或海绵状血管畸形等病。

5. 排除各种凝血功能障碍性疾病。

(四)脑出血的治疗

脑出血的治疗包括内科治疗和外科治疗,大多数患者均以内科治疗为主,如果病情危重或发现有继发原因,且有手术适应证者,则应该进行外科治疗,本文仅对内科治疗及血压控制进行介绍。

1. 一般治疗 脑出血患者在发病后的最初数天病情往往不稳定,尤其血压常急剧升高,应常规予以持续生命体征监测、神经系统评估、持续心肺监护,包括袖带血压监测、心电图监测、氧饱和度监测和定时神经系统评估,密切观察病情及血中的变化,定期复查头部 CT,尤其是发病 3 小时内行首次头部 CT 的患者,应于发病 8 小时,最迟 24 小时内再次复查头部 CT。

ICH 治疗的首要原则是保持安静,稳定血压,防止继续出血,适当降低颅内压,防治脑水肿,维持水电解质、血糖、体温平衡,同时加强呼吸道管理,预防各种颅内和全身并发症。

2. **血压管理**　脑出血患者常常出现血压明显升高,且升高幅度通常超过缺血性脑卒中患者,并与死亡、残疾、血肿扩大、神经功能恶化等风险增加相关。

有关脑出血患者出现血压明显升高的机制,早前人们认为是脑出血的一种代偿反应,不主张积极降压,但随着多项大规模临床试验研究显示在脑出血急性期降压治疗的临床显著获益,改变了人们对急性脑出血降压治疗的认识,2015 年的 AHA/ASA 指南对于血压控制进行了里程碑式的更新,各国指南对于脑出血患者强化血压管理进行了推荐(表 1~表 3)。

我国 2015 年发布的《自发性脑出血诊断治疗中国多学科专家共识》在降压目标值方面参考了 2015 年 AHA/ASA 自发性脑出血管理指南相关高血压降压目标的推荐,并结合我国的实际情况建议:①收缩压在 150~220mmHg 和无急性降压治疗禁忌证的脑出血患者,急性

表 1　中国指南对于脑出血患者血压管理的更新

2003 年中国脑血管病防治指南	2014 年中国脑出血诊治指南
脑出血患者不要急于降血压,因为脑出血后的血压升高是对颅内压升高的一种反射性自我调节,应先降颅内压后,再根据血压情况决定是否进行降血压治疗	应综合管理脑出血患者的血压,分析血压升高的原因,再根据血压情况决定是否进行降压治疗(Ⅰ级推荐,C 级证据)
血压≥200/110mmHg 时,在降颅压的同时可慎重平稳降血压治疗,使血压维持在略高于发病前水平或 180/105mmHg 左右;收缩压在 170~200mmHg 或舒张压 100~110mmHg,暂时尚可不必使用降压药,先脱水降颅压,并严密观察血压情况,必要时再用降压药。血压降低幅度不宜过大,否则可能造成脑低灌注。收缩压 <165mmHg 或舒张压 <95mmHg,不需降血压治疗 血压过低者应升压治疗,以保持脑灌注压	当急性脑出血患者收缩压 >220mmHg 时,应积极使用静脉降压药物降低血压;当患者收缩压 >180mmHg 时,可使用静脉降压药物控制血压,根据患者临床表现调整降压速度,160/90mmHg 可作为参考的降压目标值(Ⅲ级推荐,C 级证据)。早期积极降压是安全的,其改善患者预后的有效性还有待进一步验证(Ⅲ级推荐,B 级证据)
	在降压治疗期间应严密观察血压水平的变化,每隔 5~15 分钟进行 1 次血压监测(Ⅰ级推荐,C 级证据)

表 2　美国指南对于脑出血患者血压管理的更新

2010 年 AHA/ASA 自发性脑出血管理指南	2015 年 AHA/ASA 自发性脑出血管理指南
如果 SBP>200mmHg 或 MAP>150mmHg,考虑静脉给药积极降低血压,每 5 分钟监测 1 次血压如果 SBP>180mmHg 或 MAP>130mmHg,并有颅内压(intracranial pressure,ICP)增高的证据或怀疑,考虑监测 ICP,间断或持续静脉给药降低血压,以保证脑灌注压 >60~80mmHg	对于 SBP 为 150~220mmHg 且无急性降压禁忌证的 ICH 患者,快速降低收缩压至 140mmHg 是安全的(Ⅰ级推荐;A 级证据)并且能有效改善功能转归(Ⅱa 级推荐;B 级证据)。(较上一版指南有修订)
如果 SBP>180mmHg 或平均动脉压(mean artery pressure,MAP)>130mmHg,无 ICP 增高的证据或怀疑,考虑间断或持续静脉给药适度降低血压(MAP 110mmHg 或目标血压 160/90mmHg,每 15 分钟给患者做 1 次临床检查	对于 SBP>220mmHg 的 ICH 患者,考虑在密切监测血压的情况下采用持续静脉滴注进行强化降压治疗可能是合理的(Ⅱb 级推荐;C 级证据)(新增推荐)

表3 欧洲指南对于脑出血患者血压管理的更新

2006年欧洲卒中促进会(EUSI)脑出血治疗推荐	2014欧洲卒中组织(European Stroke Organisation, ESO)自发性脑出血管理指南
不建议常规降低血压,除非血压通过重复测量确定在以下水平: 已知高血压病史或有证据(心电图、视网膜)的慢性高血压患者,SBP>180mmHg和/或DBP>105mmHg,考虑启动治疗,目标血压应为170/100mmHg(或MAP<125mmHg) 无高血压患者:SBP>160mmHg和/或DBP>95mmHg时考虑启动降压治疗,目标血压应为150/90mmHg(或MAP<110mmHg) 应避免将MAP减少20%以上 在ICP增高的患者中应适当提高目标值,以保证脑灌注压(cerebral perfusion pressure,CPP)>70mmHg	在急性脑出血发病后6小时内,积极的降压治疗(SBP目标值<140mmHg,时间<1小时)是安全的,并且可能优于SBP目标值<180mmHg(证据质量:中等;推荐强度:弱)

期收缩压降至140mmHg是安全的(Ⅰ类,A级证据),且能有效改善功能结局(Ⅱa类,B级证据);②收缩压>220mmHg的脑出血患者,连续静脉用药强化降低血压和频繁血压监测是合理的(Ⅱb类,c级证据)。但在临床实践中应根据患者高血压病史的长短、基础血压值、颅内压情况及入院时的血压情况个体化决定降压目标;③为了防止过度降压导致脑灌注压不足,可在入院时高血压基础上每日降压15%~20%,这种分布阶梯式的降压方法可供参考。脑出血急性期推荐静脉给予快速降压药物,可选择乌拉地尔、拉贝洛尔、盐酸艾司洛尔、依那普利等药物。

(1)早期强化降压治疗的安全性:研究发现,脑出血患者的缺血半暗带不明显,血肿周围的信号衰弱影与血管外渗的血浆有关。一项主要在中小量出血的ICH患者中进行的临床随机试验(the intracerebral hemorrhage acutely decreasing arterial pressure trial,ADAPT)采用CT灌注成像发现,在ICH发病后数小时内以收缩压目标值为<140mmHg进行早期强化降压治疗不会造成血肿周围区域脑血流量的显著降低,而于2017年公布了研究设计的ICH ADAPT Ⅱ研究,拟增加以MRI来评价血肿情况,可能会回答更多关于强化降压会否影响脑部血供的问题。在一项纳入211例ICH患者的临床队列研究中,患者在发病3小时内接受以尼卡地平为基础的标准降压治疗方案,并且在平均30分钟内(范围15~45分钟)使收缩压降至<160mmHg的目标值,结果发现收缩压降至最低组(<135mmHg)的临床转归最好。ATACH(antihypertensive treatment in acute cerebral hemorrhage)研究与INTERACT 1(INTensive blood pressure reduction in acute cerebral hemorrhage trial)研究均发现将收缩压快速降低至<140mmHg是安全的。而INTERACT 2研究发现,早期降低收缩压并未增加患者病死率或严重不良事件发生率。几项观察性研究发现,ICH后MR扩散加权成像常可见小缺血病灶,而这些病灶与降压及临床预后是否相关各研究间尚存争议。

(2)早期强化降压治疗的疗效:INTERACT 2(the intensive blood pressure reduction in acute cerebral hemorrhage trial 2),纳入2 839例在发病6小时内且收缩压为150~220mmHg的ICH患者,其中中国人占68%。共2 794例可确定主要观察终点的患者中,1 382例接受早期强化治疗(按照包括当地可用的静脉药物的治疗方案,在随机分组1小时内将收缩压降至<140mmHg的目标值并持续7天),1 412例接受标准治疗(收缩压<180mmHg),2组分别有

719 例（52.0%）和 785 例（55.6%）患者出现死亡或严重残疾［改良 Rankin 量表评分≥3 分的主要转归事件（OR=0.87,95%CI 0.75~1.01,P=0.06）。次要终点分析表明,强化治疗组的功能预后显著优于对照组（OR=0.87,95%CI 0.77~1.00,P=0.04）,且 EQ-5D 评分显示,强化治疗组的生活心理质量优于对照组。尽管 INTERACT2 在几个预先规定的患者亚组中得到了一致的治疗效果,但从 ICH 发病到开始治疗的时间与临床转归之间并无明确的相关性,强化降压治疗对血肿增大也没有显著的影响。而且,仅有 1/3 的患者在 1 小时内达到目标收缩压水平（半数患者在 6 小时达到目标血压）,而且大多数（75%）患者血肿量为少至中等（<20ml）。

　　发表于 2016 年的 ATACH-2 研究,旨在明确急性自发性脑出血的血压控制水平,该研究在常规护理的基础上将基线 SBP 180~240mmHg 的 1 000 例患者随机分为两组,强化治疗组（SBP 110~139mmHg）较标准降压组（SBP 140~179mmHg）,并未降低患者 3 个月时的死亡和严重残疾,而增加了 7 天内的肾脏不良事件。

　　积极的降压治疗并没有改善患者 3 个月的预后,提示了 ICH 患者的转归不仅与降压幅度相关,可能还有更复杂的机制,而收缩压变异性（systolic BP variability,SBPV）就可能是一种潜在的影响。在对 INTERACT2（the intensive blood pressure reduction in acute cerebral hemorrhage trial 2）、FASTMAG（field administration of stroke therapy－magnesium）、ENRICH（early minimally-invasive removal of intracerebral hemorrhage）多项研究的数据进行分析,均得出了收缩压变异性增高预示功能恢复不良的结论,甚至与死亡风险相关,而 2019 年新发表的一项队列研究得出同样结果。该研究纳入了 10 年内 2 个中心的 762 例患者,提示入院 24 小时内的 SBPV 较高与住院结局差相关。

　　综上所述,早期降压,降压达标,平稳降压,似乎并不仅仅是单纯高血压治疗的标准,对于脑出血患者也同样适用,而对于缺血性脑卒中,目前可以明确的是血压水平与预后之间存在着 U 形或者是 J 形曲线,因此对于血压的控制并不主张过于积极,应依据指南并分析患者的具体情况制订个体化的降压策略。对于脑卒中的血压控制,目前尚存在一些争议,期待新的临床研究提供更多的急性脑出血降压治疗的依据。

（刘蕾　马琳琳　刘尊敬　程文立　孙丽丽）

参 考 文 献

［1］中华医学会神经病学分会,中华医学会神经病学分会脑血管病学组.中国脑出血诊治指南（2014）［J］.中华神经科杂志,2015,48（6）:435-444.

［2］国家卫生计生委脑卒中防治工程委员会.中国脑出血诊疗指导规范［S］.2015.

［3］卫生部疾病控制司,中华医学会神经病学分会.中国脑血管病防治指南［M］.北京:人民卫生出版社,2007.

［4］STEINER T,KASTE M,FORSTING M,et al. Recommendations for the management of intracranial haemorrhage-part I: spontaneous intracerebral haemorrhage. The European Stroke Initiative Writing Committee and the Writing Committee for the EUSI Executive Committee.［J］. Cerebrovasc Dis,2006,22（4）:294-316.

［5］STEINER T,AL-SHAHI SALMAN R,BEER R,et al. European Stroke Organisation（ESO）guidelines for the management of spontaneous intracerebral hemorrhage［J］. Int J Stroke,2014,9（7）:840-855.

［6］ANDERSON C S,HEELEY E,HUANG Y,et al. Rapid blood-pressure lowering in patients with acute intracerebral hemorrhage［J］. N Engl J Med,2013,368（25）:2355-2365.

［7］BUTCHER K S,JEERAKATHIL T,HILL M,et al. The Intracerebral Hemorrhage Acutely Decreasing Arterial Pressure Trial ［J］. Stroke,2013,44（3）:620-626.

［8］MANNING L,HIRAKAWA Y,ARIMA H,et al. Blood pressure variability and outcome after acute intracerebral haemorrhage：a post-hoc analysis of INTERACT2,a randomised controlled trial［J］. Lancet Neurol,2014,13（4）：364-373.

［9］中华医学会神经外科学分会,中国医师协会急诊医师分会,国家卫生和计划生育委员会脑卒中筛查与防治工程委员会. 自发性脑出血诊断治疗中国多学科专家共识［J］. 中华神经外科杂志,2015,31（12）：1189-1194.

［10］QURESHI A I,PALESCH Y Y,BARSAN W G,et al. Intensive Blood-Pressure Lowering in Patients with Acute Cerebral Hemorrhage［J］. N Engl J Med,2016,375（11）：1033-1043.

［11］CHUNG P W,KIM J T,SANOSSIAN N,et al. Association between hyperacute stage blood pressure variability and outcome in patients with spontaneous intracerebral hemorrhage［J］. Stroke,2018,49（2）：348-354.

［12］MEEKS J R,BAMBHROLIYA A B,MEYER E G,et al.High in-hospital blood pressure variability and severe disability or death in primary intracerebral hemorrhage patients［EB/OL］.［2019-07-11］. https：//doi.org/10.1177/1747493019827763.

［13］DIVANI A A,LIU X,DI NAPOLI M,et al.Blood Pressure Variability Predicts Poor In-Hospital Outcome in Spontaneous Intracerebral Hemorrhage［EB/OL］.［2019-07-11］. https：//doi.org/10.1161/STROKEAHA.119.025514.

难治性高血压诊治1例

患者男性,23岁。

主诉:发现血压升高1年余。

现病史:患者于2015年11月于外院确诊"肺结核"时发现血压升高,当时血压为150/90mmHg,无头晕、头痛等不适,未重视、未服用降压药物。自2016年3月起患者血压突然升至210/106mmHg,偶伴有耳鸣头痛,遂开始服用"厄贝沙坦氢氯噻嗪1片、每日1次,苯磺酸氨氯地平片5mg、每日1次,琥珀酸美托洛尔缓释片47.5mg、每日1次"控制血压,自诉服药期间血压波动于130~150mmHg/85~100mmHg。于2017年2月14日当地医院行腹部CT示肾上腺可疑结节,为明确高血压原因及进一步控制血压收入我科。

病程中,患者精神、饮食、睡眠尚可,大小便未见明显异常,偶有夜尿,睡眠无打鼾,近期体重无明显增减。

查体:体温36.5℃,脉搏79次/min,呼吸18次/min,血压157/89mmHg,身高165cm,体重53kg,BMI 19.47kg/m²。神清,精神可,无满月脸,无面部痤疮,伸舌居中,浅表淋巴结未触及肿大压痛,皮肤、巩膜未触及明显黄染、瘀点、瘀斑,未见明显皮肤紫纹,双侧颈动脉未闻及杂音。心率79次/min,律齐,无病理性杂音,双肺呼吸音清,无干湿啰音,腹软,无压痛、反跳痛,剑突下至脐部可闻及吹风样血管杂音,肝脾肋下未及,NS(−),足背动脉搏动无异常。

既往史:2015年11月确诊为"肺结核、结核性胸膜炎",于上海市肺科医院就诊,给予"异烟肼+利福平+乙胺丁醇"三联抗结核治疗1年,于2017年1月起停服;否认吸烟、饮酒史;出生体重为2.45kg,为出生低体重儿,否认早产史;父母均无高血压病史,有1妹妹,血压正常。

辅助检查(2017年2月14日,外院):腹部CT示肾上腺可疑结节(图1)。

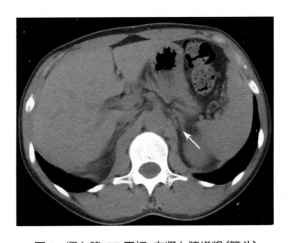

图1 肾上腺CT平扫:左肾上腺增粗(箭头)

【一般生化及常规情况】

1. **血常规** 白细胞计数 6.00×10^9/L,中性粒细胞 % 59.6%,淋巴细胞 % 24.5%,红细胞计数 4.93×10^{12}/L,血红蛋白146g/L,血小板计数 96×10^9/L。

2. **肝功能** 前白蛋白266mg/L,丙氨酸氨基转移酶51IU/L,天门冬氨酸氨基转移酶34IU/L,碱性磷酸酶67IU/L,γ-谷氨酰基转移酶14IU/L,总胆红素22.3μmol/L,白蛋白49g/L。

3. **肾功能** 尿素8.1↑mmol/L,肌酐75μmol/L,尿酸365μmol/L,eGFR 128min/1.73m²。

4. **电解质** 钠139mmol/L,钾3.19mmol/L↓,氯99mmol/L,钙2.41mmol/L,磷1.18mmol/L。

5. **脂代谢**　甘油三酯 0.86mmol/L,总胆固醇 4.00mmol/L,高密度脂蛋白胆固醇 1.36mmol/L,低密度脂蛋白胆固醇 2.19mmol/L。

6. **糖代谢**　葡萄糖 4.46mmol/L,二小时血糖 6.42mmol/L,胰岛素(INS)(空腹)1.86μIU/ml↓,胰岛素(INS)(2 小时)27.91μIU/ml,糖化血红蛋白(HbA1C)4.7%。

7. **尿蛋白系列**　24 小时尿蛋白 76mg/24h,尿液肌酐 11.51mmol/L,尿白蛋白比肌酐 1.11,24 小时尿钠 107.2mmol/24h↓,24 小时尿钾 17.44mmol/24h↓,尿量 0.8L,24 小时尿微量白蛋白 10.24mg/24h,24 小时尿转铁蛋白 1.76mg/24h,24 小时尿免疫球蛋白 G 3.36mg/24h,24 小时尿 A1 微球蛋白 <14.09mg/24h。

8. **DIC**　APTT 27.3 秒,PT 13.1 秒,Fg 2.8g/L,D- 二聚体定量 0.45mg/L。

【内分泌激素水平】

1. **甲状腺功能**　三碘甲腺原氨酸(T3)1.88nmol/L,甲状腺素(T4)100.61nmol/L,游离三碘甲腺原氨酸(FT3)4.94pmol/L,游离甲状腺素(FT4)15.37pmol/L,促甲状腺素(TSH)1.129 8μIU/ml,甲状腺球蛋白抗体(TGAb)0.58IU/ml,甲状腺过氧化物酶抗体(TPOAb)0.12IU/ml。

2. **甲状旁腺激素(PTH)**　50.8pg/ml。

3. **肾上腺激素**　醛固酮(基础)121.57pg/ml,醛固酮(立位)469.00pg/ml↑,血浆肾素活性基础 2.20ng/(ml·h),血浆肾素活性激发 3.74ng/(ml·h),尿醛固酮(Aldo)5.41μg/24h 尿,ACTH 6 140pg/ml,血皮质醇 25.32μg/dl,尿游离皮质醇(cortisol,free)47.28μg/24h 尿。

4. **尿儿茶酚胺**　尿游离肾上腺素 8.43μg/24h,尿游离去甲肾上腺素 60.08μg/24h,尿游离多巴胺 280.92μg/24h。

5. **血儿茶酚胺**　血变肾上腺素 28.5pg/ml,血去甲变肾上腺素 51.5pg/ml。

【炎症免疫指标】

1. **高敏 C 反应蛋白(hsCRP)**　0.31mg/L;复查 0.26mg/L。

2. **ESR**　4mm/h。

3. **免疫球蛋白**　IgG 944mg/dl,IgA 209mg/dl,IgM 215mg/dl,IgE 12.9IU/ml。

4. **补体**　补体 50 32.0U/ml,补体 C3 59mg/dl↓,补体 C4 12mg/dl↓。

5. **抗链球菌溶血素"O"**　46IU/ml。

6. **循环免疫复合物**　0.047。

7. **RF**　<20IU/ml。

8. **ANA**　抗核抗体:阳性(+),ANA 主要核型为均质型,主要核型强度 1:80。复查 ANA- 周边型:阴性(−);ANA- 均质型:阴性(−);ANA- 颗粒型:阴性(−);ANA- 核仁型:阴性(−);ANA- 着丝点型:阴性(−)。

9. **抗双链 DNA**　IgG(ELISA)124.5IU/ml。

10. **ENA 抗体谱**　抗 RNP/Sm 抗体(印迹法)阴性(−),抗 Sm 抗体(印迹法)阴性(−),抗 SSA 抗体(印迹法)阴性(−),抗 Ro-52 抗体(印迹法)阴性(−),抗 SSB 抗体(印迹法)阴性(−),抗 SCL-70 抗体(印迹法)阴性(−),抗 Jo-1 抗体(印迹法)阴性(−),抗核糖体 P 蛋白抗体(印迹法)阴性(−)。

11. **24 小时 ABPM**　平均:155/96mmHg;日:165/102mmHg;夜:140/92mmHg。

12. **心电图**　T 波改变。

13. **心超**　AO 30mm,LA 32mm,EDD 49mm,ESD 34mm,IW 10mm,PW 10mm,EF 60%。

14. **ABI** 左 1.1,右 1.2。

15. **颈动脉超声** 双侧颈动脉血流参数未见明显异常。

16. **胸部 X 线片** 两肺纹理略多,脊柱侧弯,请结合临床、病史及其他检查,随访(图 2)。

【诊治思路及经过】

1. 患者入院后行 24 小时动态血压监测,排除假性难治性高血压,因"左肾上腺结节"查因,但经查肾上腺及甲状腺激素排除了原发性醛固酮增多症、库欣综合征、嗜铬细胞瘤、甲亢等内分泌性高血压。患者尿常规基本正常,肾功能正常,无蛋白尿,排除肾实质性高血压。患者 ABI 正常,可基本排除主动脉缩窄。

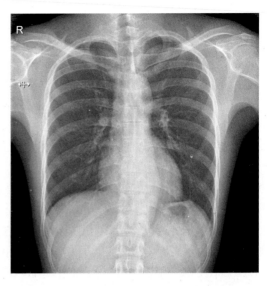

图 2　胸部 X 线片:两肺纹理略多,脊柱侧弯

2. 但患者有低血钾及醛固酮增多症,肾素不低,为继发性醛固酮增多症,查体闻及腹部杂音,考虑肾血管性高血压可能,行肾动脉 CTA(图 3)提示双肾动脉狭窄,同时完善分侧肾功能检查,右肾 GFR 明显下降(图 4,彩图见二维码 2)。

3. 患者青年男性,需明确肾动脉狭窄病因。常见的青年患者的病因为纤维肌性发育不良或者为大动脉炎。患者 CRP,ESR 等炎症因子均正常,且肾动脉 CTA 呈串珠样改变,考虑纤维肌性发育不良可能性大。

4. 于 2017 年 4 月行肾动脉造影术,术中见右肾动脉开口及进段狭窄且呈"串珠样"改变(图 5),左肾动脉开口及近段局灶性狭窄(图 6)。同时行肾动脉 IVUS,示:右肾动脉正常中膜消失,"新生内膜"明显增厚,考虑中膜型纤维肌性发育不良可能性大(图 7);左肾动脉未见明显内中膜增厚,仅仅见管径明显变小,考虑外膜型纤维肌性发育不良(图 8)。故行双肾动脉成形术:右肾动脉经扩张后狭窄基本消失,血流良好;但左肾动脉行球囊扩张后出现内膜撕裂,予以支架植入术,术后血流恢复(图 9,图 10)。

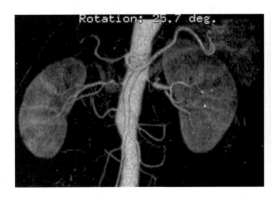
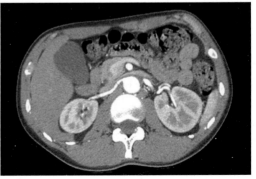

图 3　肾动脉 CTA:双肾动脉狭窄

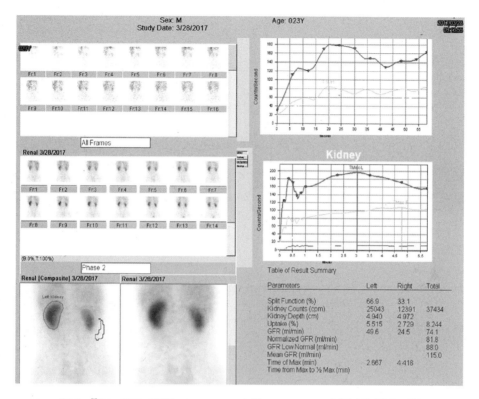

图 4 ^{99m}Tc-GFR：右肾 24.5ml/min，左肾 49.6ml/min，右肾功能明显下降

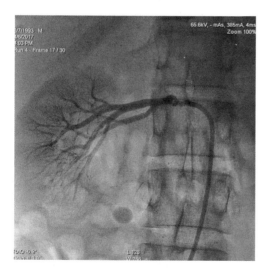

图 5 右肾动脉近段呈"串珠样"狭窄

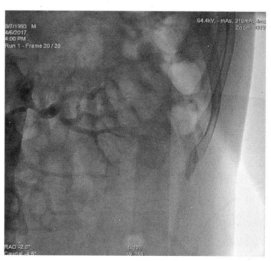

图 6 左肾动脉开口及近段狭窄

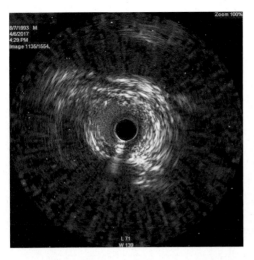

图 7 右肾动脉 IVUS 右肾动脉正常中膜消失，"新生内膜" 明显增厚

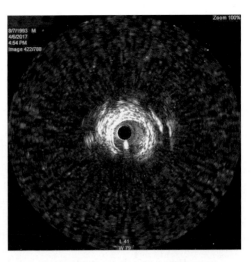

图 8 左肾动脉未见明显内中膜增厚,仅仅见管径明显变小

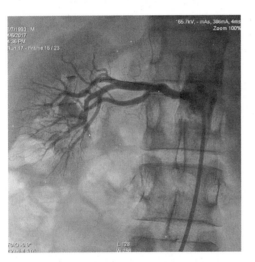

图 9 右肾动脉 PTRA 术后,残余狭窄 <10%

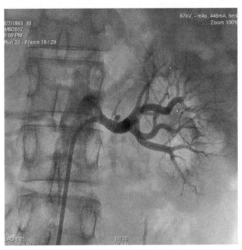

图 10 左肾动脉支架术后,狭窄消失

【转归】

1. 术后 2 周患者减药至厄贝沙坦 150mg/d 单药治疗,血压控制在 120/80mmHg 左右,1 个月后停用所有降压药物,血压仍控制良好,遂未再监测血压。患者服用拜阿司匹林及氯吡格雷双抗治疗 3 个月后改为阿司匹林单药抗血小板治疗。

2. 术后 3 个月,患者再次出现头晕、头胀,自测血压 150/90mmHg,未予以重视,术后 6 个月,血压高达 180/120mmHg,故再次本院就诊,考虑"肾动脉支架术后再狭窄"收治入院。

【入院后相关检查】

1. **肾功能** 尿素 7.8mmol/L,肌酐 93μmol/L,尿酸 346μmol/L。

2. **尿常规** 蛋白质 阳性(+)↑,红细胞计数 5/μl,白细胞计数 7/μl。

3. **尿蛋白定量** 151mg/24h。

4. **肾素** 血浆肾素活性基础 2.27ng/(ml·h),血浆肾素活性激发 5.39ng/(ml·h)。

5. **醛固酮** 醛固酮(基础)87.57pg/ml,醛固酮(立位)169.00pg/ml。

6. **T-SPOT 结核感染 T 细胞** (A 抗原)28↑,(B 抗原)64↑。

7. **C 反应蛋白** 高敏 C 反应蛋白(hsCRP)0.23mg/L。

8. **血沉** 3mm/h

9. **24 小时 ABPM** 平均血压 173/99mmHg,白天 179/102mmHg,夜间 154/89mmHg。

【再入院诊治思路及经过】

1. 患者血压再次升高,考虑 PTRA 术后再狭窄可能性大,GFR 证实肾功能较前有明显下降(图 11,彩图见二维码 3),故再狭窄诊断明确。

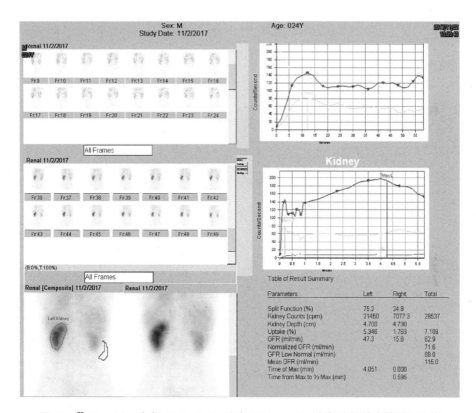

图 11 ^{99m}Tc-GFR:右肾 16.8ml/min,左肾 47.3ml/min,右肾功能较术前明显下降

2. 患者短时间内再狭窄,病因考虑大动脉炎,但炎症指标都在正常范围。结合患者 2 年前有过肺结核病史,虽然经过正规抗结核治疗,但仍需排除结核性大动脉炎可能。

3. 患者 T-spot 明显升高,经肺科,风湿免疫科等联合会诊,考虑结核性血管炎导致的肾动脉再狭窄,建议肾动脉球囊扩张术后再次抗结核治疗。

4. 2017 年 11 月患者再次肾动脉造影术,术中见右肾动脉开口及近段明显再狭窄且呈"串珠样"改变(图 12),左肾动脉支架内 90% 以上再狭窄(图 13)。均予以球囊扩张术,术后狭窄消失(图 14),血流恢复。

5. 术后经过 1 年正规抗结核治疗。

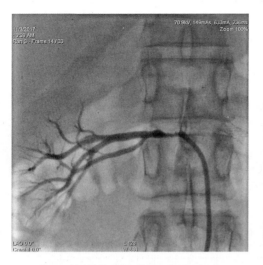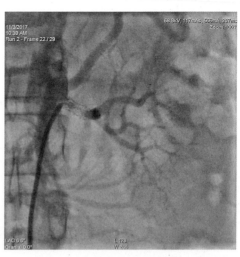

图12　右肾动脉球囊扩张术后再狭窄　　　图13　左肾动脉支架内再狭窄

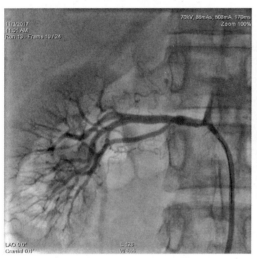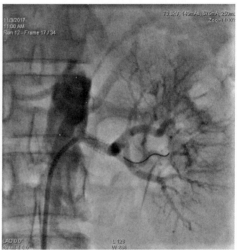

图14　球囊扩张术后,狭窄消失,血流良好

【转归】

1. 术后患者正规抗结核治疗。

2. 术后2周患者服用美托洛尔23.75mg/d,血压控制在120/80mmHg左右,1个月后停用所有降压药物,血压仍控制良好。患者服用拜阿司匹林及氯吡格雷双抗治疗3个月后改为阿司匹林单药抗血小板治疗。

3. 目前已术后1年半,患者未服用降压药物,血压正常。

【讨论】

肾血管性高血压是常见的继发性高血压之一,该患者经肾动脉CTA明确为双肾动脉狭窄所致的肾血管性高血压,但查病因时对病因考虑还是欠周全,仅仅把思路集中在纤维肌性发育不良或是大动脉炎,忽略了比较少见的结核性大动脉炎。本例患者为在纤维肌性发育不良所致的狭窄基础上合并有结核性大动脉炎,这种病例则更为罕见,至今未见相关报道。

纤维肌性发育不良(fibromuscular dysplasia,FMD)是一种特发性、非炎症、非动脉粥样硬化的节段性血管性疾病。早在 1938 年 Ledbetter 等就首次报道了纤维肌性发育不良病例，但直至 1961 年才由 Palubinskas 等经血管造影证实，将这类病因不明的系统性血管疾病命名为纤维肌性发育不良(fibromuscular dysplasia,FMD)[1]。FMD 主要累及中小动脉，如肾动脉，颈、椎动脉，颅内动脉，髂动脉及肠系膜动脉等，偶尔也可累及冠状动脉；若早期发现进行干预则预后良好，但长期血管病变则可导致动脉狭窄，闭塞，动脉瘤或夹层[2]，乃至心血管事件发生。

FMD 主要发生在 15~50 岁女性，但也有婴儿及老年患者的个案报道，其男女比例为 1∶4。最常累及的血管是肾动脉，约占 FMD 的 80%，其他 20%~40% 累及弓上及颅内动脉，10%~20% 累及肠系膜动脉，同时累及两部位以上动脉的患者占 20%~30%[3-5]。有学者估计，在有症状的肾动脉 FMD 在普通人群中的发病率约为 0.4%；而无症状的肾动脉 FMD 则发病率相对高，一项研究发现，716 例肾移植的供体行肾动脉造影，发现有 6.6% 的肾动脉 FMD[6]；而另有研究者总结了 4 项肾移植供体肾动脉造影结果，在 3 181 个供体中发现了 4.4% 的肾动脉 FMD[7]；而最近发表的 CORAL 研究——一项肾动脉粥样硬化性肾动脉狭窄介入治疗随机对照研究，造影中发现了 5.7% 的患者(平均年龄 71.8 岁)为肾动脉 FMD 导致的肾动脉狭窄[8]，由此估计以前我们可能远远低估了肾动脉 FMD 的发病率。在欧美，一般认为肾动脉 FMD 是引起肾动脉狭窄的第二大病因，约占 10%[9]。我国尚缺少确切的流行病学资料。

动脉造影分型由 Kincaid 在 1968 年提出[10]，分为多灶型(典型的呈"串珠样"改变)，局灶型及管样型狭窄。早年，外科手术是 FMD 的主要治疗方式，1971 年 Harrison 与 McCormack 提出对 FMD 的病理分型[11]，该分型根据 FMD 所累及的血管壁确定了三种分型：内膜、中膜及外膜型，沿用至今。其中中膜型最常见，占 80%~90%，病理表现为内弹力板周围胶原蛋白的沉积导致的血管狭窄与血管瘤交替出现，影像学上呈现典型的"串珠样"改变；内膜型占 10%，病理表现为内膜下间质细胞不规则的分布于疏松的基质组织中，影像学多表现为局灶型病变；外膜型最为少见，少于 5%，病理表现为中膜与外膜间的结缔组织明显增厚，影像学多表现为局灶型或管样狭窄。

2014 年欧洲 FMD 诊治专家共识指出[2]，对以下高血压人群需进行肾动脉 FMD 的筛查：①30 岁以下，尤其是女性高血压患者；②高血压 3 级，急进型高血压及恶性高血压患者；③难治性高血压；④无泌尿道手术史的小肾患者；⑤腹部可闻及杂音，但无明显动脉粥样硬化；⑥在肾动脉以外的其他部位血管发现有 FMD 的患者。

介入治疗可作为肾动脉 FMD 的首选治疗，特别是球囊扩张术，支架治疗只是作为球囊扩张出现撕裂的补救措施[12]。2014 年欧洲专家共识不推荐对于球囊扩张失败的患者使用切割球囊[2]。FMD 肾血管性高血压的治愈率或改善率各项研究差别较大。一般而言，治愈率在 10%~60%，而改善率为 20%~80%，介入治疗的效果与患者的年龄明显相关，年轻患者预后明显好于年长患者。最近的一项 meta 分析，包括 47 项研究，总计 1 616 例患者，肾动脉介入治疗后，FMD 所致高血压的治愈率为 36%[13]。

本患者肾动脉 FMD 合并有结核感染，推测由于肾动脉狭窄的存在，导致首次抗结核治疗并不能杀灭肾脏中的结核分枝杆菌，故在肾动脉血运重建后，结核性大动脉炎导致再狭窄。而第二次介入治疗后，在肾动脉血运充足的情况下，再次抗结核治疗，这样可以彻底消灭结核分枝杆菌,故再次介入治疗后未有再狭窄发生。

(吴祁红 许建忠)

参 考 文 献

[1] OLIN J W,GORNIK H L,BACHARACH J M,et al. Fibromuscular dysplasia:state of the science and critical unanswered questions:a scientific statement from the American Heart Association [J]. Circulation,2014,129(9):1048-1078.

[2] PERSU A,GIAVARINI A,TOUZE E,et al. European consensus on the diagnosis and management of fibromuscular dysplasia [J]. J Hypertens,2014,32(7):1367-1378.

[3] OLIN J W,FROEHLICH J,GU X,et al. The United States Registry for Fibromuscular Dysplasia:results in the first 447 patients [J]. Circulation,2012,125(25):3182-3190.

[4] VAN DE NES J A,BAJANOWSKI T,TRUBNER K. Fibromuscular dysplasia of the basilar artery:an unusual case with medico-legal implications [J]. Forensic Sci Int,2007,173(2-3):188-192.

[5] DE BRAY J M,MARC G,PAUTOT V,et al. Fibromuscular dysplasia may herald symptomatic recurrence of cervical artery dissection [J]. Cerebrovasc Dis,2007,23(5-6):448-452.

[6] NEYMARK E,LABERGE J M,HIROSE R,et al. Arteriographic detection of renovascular disease in potential renal donors: incidence and effect on donor surgery [J]. Radiology,2000,214(3):755-760.

[7] PLOUIN P F,PERDU J,LA BATIDE-ALANORE A,et al. Fibromuscular dysplasia [J]. Orphanet J Rare Dis,2007,2:28.

[8] HENDRICKS N J,MATSUMOTO A H,ANGLE J F,et al. Is fibromuscular dysplasia underdiagnosed? A comparison of the prevalence of FMD seen in CORAL trial participants versus a single institution population of renal donor candidates [J]. Vasc Med,2014,19(5):363-367.

[9] BAUMGARTNER I,LERMAN L O. Renovascular hypertension:screening and modern management [J]. Eur Heart J,2011, 32(13):1590-1598.

[10] KINCAID O W,DAVIS G D,HALLERMANN F J,et al. Fibromuscular dysplasia of the renal arteries. Arteriographic features,classification,and observations on natural history of the disease [J]. Am J Roentgenol Radium Ther Nucl Med, 1968,104(2):271-282.

[11] HARRISON E G Jr,MCCORMACK L J. Pathologic classification of renal arterial disease in renovascular hypertension [J]. Mayo Clin Proc,1971,46(3):161-167.

[12] ROOKE T W,HIRSCH A T,MISRA S,et al. Management of patients with peripheral artery disease(compilation of 2005 and 2011 ACCF/AHA Guideline Recommendations):a report of the American College of Cardiology Foundation/American Heart Association Task Force on Practice Guidelines [J]. J Am Coll Cardiol,2013,61(14):1555-1570.

[13] TRINQUART L,MOUNIER-VEHIER C,SAPOVAL M,et al. Efficacy of revascularization for renal artery stenosis caused by fibromuscular dysplasia:a systematic review and meta-analysis [J]. Hypertension,2010,56(3):525-532.

妊娠期高血压疾病——HELLP综合征合并可逆性脑后部白质病变综合征1例

前　言

妊娠期高血压疾病(hypertensive disorders complicating pregnancy,HDCP)是指发生于妊娠20周以后、产后6周内血压回复正常的血压升高,包括妊娠期高血压、子痫前期、子痫、慢性高血压伴子痫前期、慢性高血压5种类型。我国妊娠期高血压疾病患病率为5.6%~9.4%[1],欧美国家的患病率为6%~10%[2],严重威胁母儿健康。妊娠期高血压疾病发病机制尚未完全明确,可能与胎盘发育不良、免疫因素、遗传因素等均相关。

HELLP综合征(hemolysis elevated liver enzymes and low platelet count syndrome,HELLP syndrome)为妊娠期高血压的一种并发症,以溶血、肝酶升高、血小板减少为主要特点,对母婴产生严重威胁。HELLP综合征的产生可能与全身小血管痉挛引起的组织缺血、缺氧,血管内皮损伤和血小板聚集消耗有关,肝血管痉挛、纤维素沉积造成肝窦血流不足,诱发肝酶升高。

可逆性后部脑病综合征(posterior reversible encephalopathy syndrome,PRES)是一种潜在可逆的神经临床影响综合征,常表现为血压急剧升高、头痛、癫痫、意识障碍、视觉障碍等。影像学表现为双侧大脑半球对称性白质可逆性水肿。妊娠期高血压疾病是PRES的常见病因之一,子痫患者及HELLP综合征患者更为常见。

病 例 摘 要

患者40岁,河南省人,已婚。2019年1月25日3:12急诊入院。孕6产2孕21^(+6)周,末次月经2018年5月25日。患者平素月经规律,5天/30天。停经30余天查尿妊娠试验阳性,妊娠早期各项检查未见异常,NT 0.14cm,血压正常。2018年12月28日开始出现双下肢及颜面部水肿,休息后缓解,夜间睡眠差,无头晕头痛及其他不适,就诊建档医院未行特殊处理嘱观察。孕21^(+1)周产检测血压138/89mmHg,休息后复测119/80mmHg。孕21^(+3)周(2019年1月22日)尿蛋白+++,自诉血压及血常规无异常(未见记录)。昨日孕21^(+5)周,21:30与家人争执后出现头痛、胸闷伴恶心呕吐及上腹不适,就诊门头沟妇幼保健院,测血压166/87mmHg,10分钟后复测,血压195/100mmHg,给予吸氧、口服盐酸拉贝洛尔200mg降压治疗,由医生陪同120救护车转诊至我院,02:20到达我院急诊科,测血压为193/98mmHg,诉头痛伴恶心呕吐及上腹不适,无明显下腹痛,无阴道流血、流液等。妊娠期精神状态良好,体力情况良好,食欲、食量良好,睡眠情况良好,大小便正常,体重增加20kg。

既往史:2013年因社会因素足月行剖宫产(血压正常),否认传染病史,否认高血压、心脏病病史,否认糖尿病、脑血管疾病、精神疾病病史,否认外伤史,否认输血史,否认药物、食物过敏史,预防接种史不详。

月经婚育史:平素月经规律,5 天 /29 天,末次月经 2018 年 5 月 25 日。30 岁再婚,配偶 35 岁,体健。孕 6 产 2,2000 年家中自娩一活男婴,体重不详,现体健,长子归前夫抚养;2013 年行剖宫产助娩一活女婴,体重 3 700g,现体健;人工流产 3 次,具体不详;本次妊娠为自然 受孕。前夫及配偶无高血压,配偶前妻无高血压及妊娠期高血压疾病。

家族史:父母已故,有一姐,体健,家族中无传染病及遗传病史。

体格检查:体温 36.0 ℃,脉搏 62 次 /min,呼吸 18 次 /min,血压 196/106mmHg,身高 168cm,体重 82kg,BMI 29.1kg/m²。心前区无隆起,心尖搏动正常,心浊音界正常,心率 62 次 /min,律齐,各瓣膜听诊区未闻及杂音。宫高 24cm,腹围 104cm,胎心 142 次 /min,无宫缩。

实验室检查:①血常规:血红蛋白测定 124g/L,红细胞计数 3.64×10^{12}/L,白细胞计数 7.44×10^9/L,血小板计数 128×10^9/L。②尿常规:尿蛋白 3+,酮体阴性,尿糖正常。③心电图: 窦性心律,大致正常心电图。

患者入院诊断考虑:①6/2 宫内孕 21^{+6} 周;②重度子痫前期;③瘢痕子宫(剖宫产史); ④高龄。

处理:患者 2:50 急诊入科,入科时测血压 196/106mmHg,心率 62 次 /min,诉头痛、恶 心、呕吐伴上腹疼痛不适,立即给予硝苯地平缓释片 20mg 降压治疗,给予心电监护、吸氧、 硫酸镁解痉、甘油果糖降颅压治疗。3:23 复测血压 201/97mmHg,心率 57 次 /min。3:31 复 测血压 177/84mmHg,心率 58 次 /min。3:32 复查血常规回报:血红蛋白 137g/L,红细胞计数 3.78×10^{12}/L,白细胞计数 13.81×10^9/L,血小板计数 86×10^9/L;3:50 左右拟复测血压,患者 于 3:55 突发抽搐伴意识丧失,立即给予口腔填塞纱垫,给予地西泮 10mg 静推,甘油果糖快 速静脉滴入,3:58 血常规示血小板 86×10^9/L,4:06 测血压 132/92mmHg,心率 97 次 /min,给 予置入口咽通气管,同时予硫酸镁 5g 静脉泵入,4:14 测血压 144/97mmHg,心率 96 次 /min, 氧分压 96%,给予留置导尿,导出尿液为酱油色;4:20 给予地塞米松 10mg 滴斗入;同时建立 第二条静脉通路,4:23 患者意识恢复,给予撤口咽通气管。4:30 急诊生化:丙氨酸氨基转移 酶 219.9U/L,天冬氨酸氨基转移酶 286.6U/L,血清白蛋白 33.0g/L,总胆红素 28.0μmol/L,乳 酸脱氢酶 763.6U/L,二氧化碳 18.3mmol/L。复查血常规:白细胞计数 13.43×10^9/L,中性粒 细胞 0.937,血红蛋白测定 132g/L,血小板计数 68×10^9/L。复查急诊生化:丙氨酸氨基转移 酶 293.8U/L,天冬氨酸氨基转移酶 533.1U/L,血清白蛋白 35.1g/L,总蛋白 56.1g/L,总胆红素 46.4μmol/L,肌钙蛋白 T0.014ng/ml,结合胆红素 7.9μmol/L,尿素 5.05mmol/L,肌酐 68.9μmol/L, 乳酸脱氢酶 1 234.0U/L,镁 1.94mmol/L,钙 2.08mmol/L,脑利钠肽前体 800.5pg/ml。患者转氨 酶、乳酸脱氢酶、总胆红素进一步升高,血小板下降,考虑 HELLP 综合征。患者目前头痛症 状仍较明显,伴恶心、呕吐,不除外脑部病变可能。继续盐酸乌拉地尔持续泵入降压,根据血 压情况调整剂量,硫酸镁解痉、异甘草酸镁 + 多烯磷脂酰胆碱保肝治疗。现孕 21^{+6} 周,需尽 早终止妊娠,患者现肝功能异常,且既往剖宫产术,短时间内阴道分娩困难,考虑剖宫产术终 止妊娠。

手术情况:手术过程顺利,于 2019 年 1 月 25 日 15:42 双足先露娩出一死男胎。估计术 中出血 200ml,输入 A 型血小板 1U,输血过程无过敏反应不适,尿量 50ml,尿色浓茶色,血压 110/60mmHg,气管插管状态转 ICU。胎盘胎膜完整,胎盘大小 10cm × 6cm × 1cm,重量 50g, 脐带长 49cm,附着在边缘,两动脉一静脉。

术后患者转入 ICU 病房治疗。查体:脉搏 80 次 /min,呼吸 17/min,血压 143/80mmHg, SPO₂ 100%;全麻未醒。瞳孔 3mm。心率 80/min,律齐,未闻及病理性杂音。继续给予持续心电、呼吸、脉搏、血压、血氧饱和度监测及呼吸机辅助呼吸(呼吸机模式为 VCV 容量控制模式,氧浓度 50%,呼吸频率 15 次 /min,PEEP 5cmH₂O,PS 7cmH₂O,VT 400ml);给予适当镇痛、镇静、补液、抗感染及对症支持等治疗。乌拉地尔降压治疗。复查血常规:白细胞介素 621.31pg/ml、C 反应蛋白测定 6.2mg/dl;凝血:凝血酶时间测定 16.2 秒,血浆活化部分凝血活酶时间测定 35.6 秒,血浆凝血酶原时间测定 15.1 秒,血浆 D- 二聚体测定 2.2μg/ml;丙氨酸氨基转移酶 101.8U/L,天冬氨酸氨基转移酶 107.7U/L,总蛋白 42.2g/L,血清白蛋白 29.7g/L,总胆红素 37.0μmol/L,葡萄糖 6.96mmol/L,尿素 7.58mmol/L,乳酸脱氢酶 925.2U/L,钙 1.88mmol/L,无机磷 2.05mmol/L,脑利钠肽前体 220.1pg/ml,肌红蛋白定量 97.4ng/ml。

2019 年 1 月 26 日拔管。查体:生命体征平稳,血压 126/79mmHg。见右上肢肌力减低,鼻唇沟变浅,伸舌居中,瞳孔等圆等大,对光反射均灵敏。右上肢肌力 2+,右下肢肌力 3-,左侧上下肢肌力正常。再次复查血常规:血红蛋白测定 77g/L,红细胞计数 2.23 × 10¹²/L,白细胞计数 10.04 × 10⁹/L,红细胞比容测定 0.216L/L,平均红细胞血红蛋白量 34.5pg,血小板计数 45 × 10⁹/L↓,C 反应蛋白测定 4.163mg/dl,白细胞介素 68.54pg/ml;凝血:凝血酶时间测定 15.5 秒,血浆活化部分凝血活酶时间测定 35.1 秒,血浆凝血酶原时间测定 14.1 秒,血浆凝血酶原活动度测定 86.0%,血浆 D- 二聚体测定 3.77μg/ml;生化:丙氨酸氨基转移酶 57.8U/L,天冬氨酸氨基转移酶 34.9U/L,总蛋白 44.5g/L,血清白蛋白 31.8g/L,总胆红素 22.2μmol/L,肌酸激酶 276.8U/L,乳酸脱氢酶 608.2U/L,镁 1.53mmol/L,脑利钠肽前体 291.0pg/ml;降钙素原 0.303ng/ml。患者血红蛋白进行性降低,血小板低,肝功能逐渐恢复正常。给予输 A 型悬浮红细胞 1.5U、机采血小板 0.5U 补充血红蛋白纠正贫血,防治出血治疗。输血过程顺利,无不良反应。行头颅 CT 提示双侧枕叶、左侧顶叶皮层下低密度影(图 1)。请神经内科会诊:印

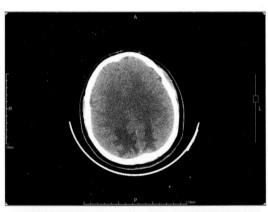
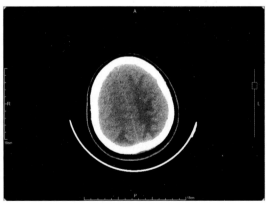
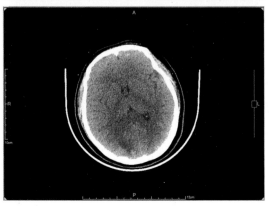

图 1 头颅 CT 提示双侧枕叶、左侧顶叶皮层下低密度影

$$10^{12}, 10^9$$

象:可逆性脑后部白质脑病可能性大,妊娠高血压,继发性癫痫。加用丁苯酞、甘露醇等治疗。口服拉贝洛尔 0.1g、每 6 小时 1 次降压治疗。

2019 年 1 月 28 日拔除胃管,继续持续心电监护、留置尿管,保肝、抗感染、回奶对症处理。体温 36.5℃,呼吸 15 次 /min,脉搏 78 次 /min,血压 132/91mmHg。复查血常规:血红蛋白测定 74g/L,白细胞计数 8.03×10⁹/L,中性粒细胞 0.844,血小板计数 46×10⁹/L,C 反应蛋白测定 1.456mg/dl,白细胞介素 -6 10.26pg/ml。凝血功能:血浆 D- 二聚体测定 9.05μg/ml,血浆活化部分凝血活酶时间测定 31.6 秒,血浆凝血酶原活动度测定 101.0%。生化:丙氨酸氨基转移酶 47.1U/L,天冬氨酸氨基转移酶 22.8U/L,血清白蛋白 31.7g/L,结合胆红素 3.8μmol/L,总胆红素 17.4μmol/L,乳酸脱氢酶 424.9U/L,脑利钠肽前体 614.7pg/ml。患者血红蛋白及血小板未再明显下降,患者血红蛋白仍低,给予输 A 型悬浮红细胞 2U,输血过程顺利,无不良反应。

2019 年 1 月 29 日,患者出现幻觉,头颅 MR 提示双侧顶、枕叶、左侧额叶、半卵圆中心区及侧脑室旁白质多发异常信号,结合病史,考虑可逆性后部脑病综合征可能,静脉性梗死待排(图 2)。颅脑静脉成像提示:左侧颈内静脉、乙状窦、横窦显影浅淡,发育变异可能。神经内科会诊后予加用前列地尔、甲钴胺、维生素 B₁ 等治疗,监测癫痫发作情况。患者血压平稳,维持在 110~120mmHg/75~90mmHg,拉贝洛尔减量为 0.1g、每 8 小时 1 次治疗。

2019 年 2 月 2 日,患者生命体征平稳,血压维持在 120/85mmHg 左右,神清,语利,双肺呼吸音清,律齐,各瓣膜听诊区未闻及病理性杂音,双乳轻微胀痛,少量泌乳。腹部切口甲级愈合,无红肿及渗出。子宫复旧好,阴道少量浆液性恶露。术后胎盘病理回报:妊娠中期胎盘,胎盘实质内绒毛发育尚可;间质纤维蛋白样物质沉积,血管管腔扩张、充血,局部见较多出血;羊膜及绒毛膜内见少许中性粒细胞浸润,脐带未见著变(图 3)。

予出院,出院诊断:①6/2 宫内孕 21⁺⁶ 周臀位剖宫产;②子痫;③HELLP 综合征;④瘢痕子宫(剖宫产史);⑤可逆性脑后部白质脑病;⑥轻度贫血。继续口服盐酸拉贝洛尔 0.1g,Q8h,继续监测血压、根据血压调整用药。

产后 45 天复诊,血压控制可,均在 140/90mmHg 以下。自诉产后规律服用拉贝洛尔 0.1g、每 8 小时 1 次治疗 20 天,血压控制在 110/65mmHg 左右,自行停药后无其他不良反应。查体:血压 132/76mmHg,双侧眼裂正常等大,直接、间接对光反射灵敏,两侧额纹对称,双侧鼻唇沟对称存在,示齿口角无偏斜,四肢肌力 5 级。自诉产后无癫痫、意识丧失、幻觉等发作。外院复查头颅 MR 提示无明显异常(未见报告)。

产后 5 个月随访,血压平稳,自诉无癫痫、意识丧失、幻觉等发作,无其他不适。

诊断思路及讨论

本例患者夜间睡眠差,高龄妊娠(35 岁),患者超重(BMI 29.1kg/m²),具有妊娠期高血压的易患因素。孕 21⁺³ 周时产检尿蛋白 +++,自诉血压未见异常,未引起重视,未进行进一步检查。情绪激动后出现头痛、胸闷伴恶心呕吐及上腹不适,已经出现重度子痫前期表现。入院后发生子痫,肝脏受累(丙氨酸氨基转移酶 293.8U/L,天冬氨酸氨基转移酶 533U/L),复查血常规血小板减少(86×10⁹/L),溶血(红细胞计数、血红蛋白降低)。上述情况支持子痫、HELLP 综合征诊断。HELLP 综合征多发生于妊娠中晚期及产后,国外报道 HELLP 综合征发病率为 0.5%~0.9%,在重度子痫前期患者中发病率为 10%~20%[3]。本例患者发病较早(21 周),病情严重,及时进行剖宫产术终止妊娠是对于子痫和 HELLP 综合征最有效的治疗

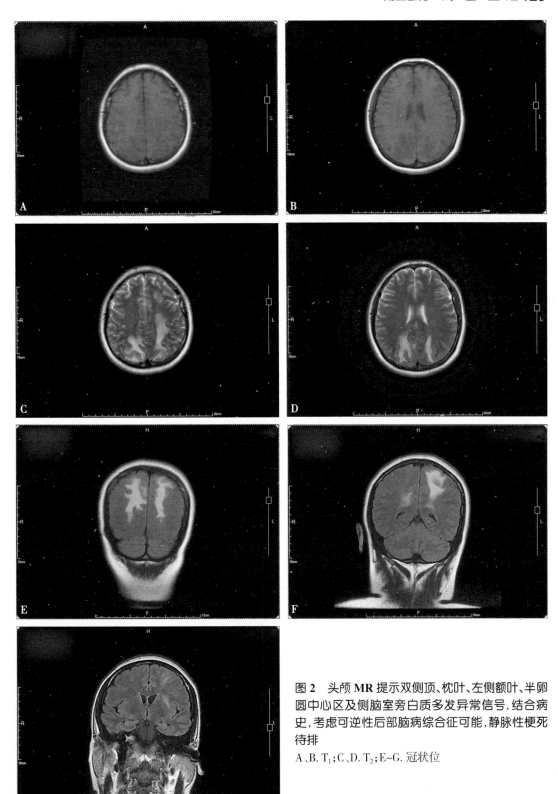

图 2 头颅 MR 提示双侧顶、枕叶、左侧额叶、半卵圆中心区及侧脑室旁白质多发异常信号,结合病史,考虑可逆性后部脑病综合征可能,静脉性梗死待排

A、B. T_1;C、D. T_2;E~G. 冠状位

办法。

可逆性后部脑病综合征病因较为复杂，子痫是其中较为常见的病因，可能与妊娠期高血压疾病导致中枢神经系统损伤有关。其病理改变包括血管内皮损伤、毛细血管滤过压增加、血-脑屏障破坏及脑水肿[4,5]。本例患者发病前出现情绪激动，血压急剧升高，可能是引起RPLS的诱因之一。患有妊娠期高血压疾病的患者其免疫调节增加，血压波动更频繁[6]，引起内皮损伤，血管调节能力进一步降低，大脑后部白纸毛细血管通透性增加导致水肿。但在血压控制后，神经系统症状及影像学改变能够很快恢复[7]。本例患者产后出现右上肢肌力减低，鼻唇沟变浅，并出现幻觉，头颅CT及MRI检查提示双侧顶、枕叶、半卵圆中心及侧脑室旁白质多发异常信号，可逆性后部脑病综合征诊断明确。产后45天复查头颅MRI未见明显异常，说明积极治疗，有效控制血压和其他临床表现，影像学改变可完全恢复正常，符合可逆性的特点[8]。

本例患者经及时救治，目前恢复良好，未遗留后遗症。妊娠期出现蛋白尿、头痛、上腹痛等，需考虑排除妊娠高血压疾病，一旦确诊需积极改变生活习惯，适当运动，必要时服用药物控制血压。如出现重度子痫前期、子痫等高危疾病表现，应当结合病史及辅助检查及早诊断，积极干预治疗。HELLP综合征患者应立即给予解痉、降压、镇静、扩容、利尿等对症治疗，同时应用糖皮质激素，输注红细胞及血小板，以降低肝酶并快速提高血小板数量。术后可视情况酌情应用抗凝药物，预防血栓形成。有子痫及HELLP综合征病史的患者再次妊娠应严密监测血压，警惕妊娠性高血压疾病再发，早期诊断、及时干预能够有效预防严重并发症的发生，降低母儿不良结局。可逆性后部脑病综合征患者需严密监测生命体征及关注神经系统症状，及时复查神经影像学检查。

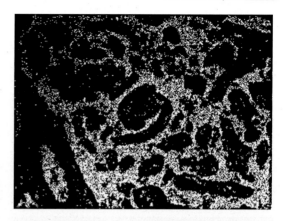

图3　胎盘病理提示妊娠中期胎盘，胎盘实质内绒毛发育尚可；间质纤维蛋白样物质沉积，血管管腔扩张、充血，局部见较多出血；羊膜及绒毛膜内见少许中性粒细胞浸润，脐带未见著变

检查所见：送检完整的胎盘、胎膜及脐带，胎盘最大直径为9cm，最小直径为6cm；胎膜破裂处距胎盘边缘最近为1cm，胎膜青灰色、半透明状，胎盘母体面分叶结构清晰可见，胎儿面呈青灰色、光滑；自脐带附着点向胎盘边缘可见5对血管呈放射状走行，脐带附着点距离胎盘边缘最近处为2cm，最远处为7cm，脐带长13cm，直径为0.6cm，未见打结，切面3条血管可见。将胎盘呈书页状切开，最厚处为2.8cm，最薄处为1.5cm。病理诊断：(胎盘及附属物)妊娠中期胎盘，胎盘实质内绒毛发育尚可；间质纤维蛋白样物质沉积，血管管腔扩张、充血，局部见较多出血；羊膜及绒毛膜内见少许中性粒细胞浸润，脐带未见显著变化

（李瑶　薛浩）

参 考 文 献

[1] YE C,RUAN Y,ZOU L,et al. The 2011 survey on hypertensive disorders of pregnancy (HDP) in China：prevalence，risk factors，complications，pregnancy and perinatal outcomes[J]. PLoS One，2014，9(6)：e100180.

[2] UMESAWA M,KOBASHI G. Epidemiology of hypertensive disorders in pregnancy：prevalence，risk factors，predictors and prognosis[J]. Hypertens Res，2017，40(3)：213-220.

[3] CHAWLA S,MARWAHA A,AGARWAL R. HELLP or Help:A Real Challenge[J]. J Obstet Gynaecol India,2015,65(3):
172-175.

[4] BARTYNSKI W S,TAN H P,BOARDMAN J F,et al. Posterior reversible encephalopathy syndrome after solid organ
transplantation[J]. AJNR Am J Neuroradiol,2008,29(5):924-930.

[5] MARRA A,VARGAS M,STRIANO P,et al. Posterior reversible encephalopathy syndrome:the endothelial hypotheses [J].
Med Hypotheses,2014,82(5):619-622.

[6] HELLMEYER L,IWINSKA-ZELDER J,GERKEN L,et al. Changes in MR images in pre-eclampsia and eclampsia [J]. Z
Geburtshilfe Neonatol,2009,213(1):27-31.

[7] REHMAN T. Posterior reversible encephalopathy syndrome[J]. Am J Med Sci,2015,349(3):244.

[8] JACQUOT C,GLASTONBURY C M,TIHAN T. Is posterior reversible encephalopathy syndrome really reversible? Autopsy
findings 4.5 years after radiographic resolution[J]. Clin Neuropathol,2015,34(1):26-33.

从一个病例浅析继发性高血压的诊治思路与规范

继发性高血压是难治性高血压的重要原因之一,同时,有些继发性高血压是可以通过去除病因而根治的,因此,继发性高血压的筛查、诊断与合理治疗,对于改善高血压患者的预后尤为重要。肾动脉狭窄引起的肾血管性高血压、肾上腺球状带过度分泌醛固酮所引起的原发性醛固酮增多症(简称原醛症),均是目前临床很常见且有治愈可能的继发性高血压,国内外对此,均有相关诊断及治疗指南或专家共识。但临床上,其诊断与治疗的不规范现象仍较普遍,因此,本文通过分析一例疑似肾上腺源性与肾血管性高血压共病病例的诊治经过,借以探讨继发性高血压的诊断与治疗思路及规范。

病 例 资 料

患者女性,24岁,发现血压升高6年。患者6年前因体检发现血压增高,未规律服药治疗,血压水平常为重度升高,以舒张压升高为主,无特殊不适。2年前于当地一所三甲医院住院,经查血醛固酮示卧位基础181.3pg/ml、立位(2小时)激发272.3pg/ml,血浆肾素活性示立位激发3.33μg/(L·h),肾小球滤过率(GFR)示左侧62.7ml/min、右侧30.5ml/min;肾动脉MRA显示右肾动脉中段轻度不规则狭窄;肾上腺CT示左侧肾上腺小结节、腺瘤可能(图1)。行腹腔镜下左侧肾上腺切除术,术后病理为"左侧肾上腺皮质增生结节"。出院后服用左旋氨氯地平5mg,每日1次,血压仍在150/100mmHg左右,为进一步诊治收入院。

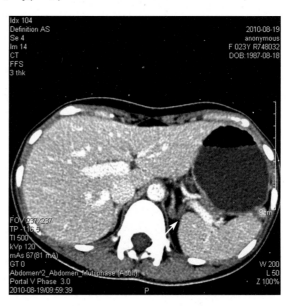

图1 肾上腺CT增强(术前)

患者既往无慢性病史;足月出生,出生时体重3kg;14岁初潮,月经规律;未婚未育。有高血压家族史。

入院体格检查:身高160cm,体重40kg,BMI 15.6kg/m^2,腰围64cm,血压149/104mmHg,心率105次/min,律齐,胸骨左缘第2、3肋间可闻及收缩期2/6柔和吹风样杂音;上腹部及肋脊角处未及血管杂音,双侧桡动脉、足背动脉搏动良好。

实验室检查:空腹血糖4.56mmol/L,甘油三酯0.52mmol/L,胆固醇3.15mmol/L,高密度脂蛋白-胆固醇1.66mmol/L,低密度脂蛋白-胆固醇1.43mmol/L,血尿酸173μmol/L;血肌酐

43μmol/L，尿微量白蛋白／肌酐比值 1.89mg/mmol，尿蛋白定量 96mg/24h；血钾 3.26mmol/L，同步血尿电解质示血钾 3.47mmol/L、尿钾 40.08mmol/24h，尿钠 136mmol/24h，血醛固酮示卧位基础 204.09pg/ml、立位激发 1 121.97pg/ml，血浆肾素活性示卧位基础 0.81ng/（L·h）、立位激发 2.13ng/（L·h），尿醛固酮 44.0μg/24h，血皮质醇 16.46μg/dl，尿皮质醇 52.68μg/24h，尿游离肾上腺素 5.89μg/24h，游离去甲肾上腺素 52.5μg/24h，游离多巴胺 273.00μg/24h，血变肾上腺素 46.6pg/ml，去甲变肾上腺素 62.6pg/ml，甲状腺功能正常范围；血沉、C 反应蛋白、抗链球菌溶血素 O、免疫球蛋白、补体、抗中性粒细胞胞质抗体、抗核抗体、抗可溶性抗原抗体均正常。肾脏超声：左侧 103mm×42mm、右侧 90mm×30mm，GFR 示左侧 66.9ml/min、右侧 42.8ml/min；踝臂指数（ABI）示左侧 1.06、右侧 1.05，肾上腺 CT 示左侧肾上腺萎缩及术后状态，右侧肾上腺未见异常。动态血压：24 小时平均血压 127/90mmHg，日间平均 132/94mmHg，夜间平均 116/78mmHg，昼夜节律存在。心脏超声未见异常（左房内径 27mm，室间隔厚度 8mm，左室后壁厚度 8mm，射血分数 77%），颈动脉超声未见异常。进一步行肾动脉造影，术中示右肾动脉主干远端狭窄 80%，球囊扩张术后狭窄明显改善，无残余狭窄（图 2）。

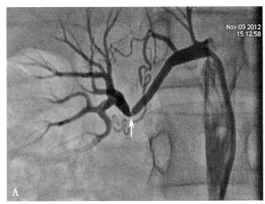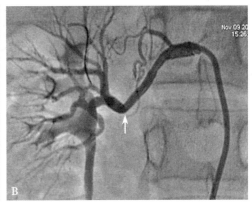

图 2　肾动脉造影 + 球囊扩张术

A. 术前；B. 术后

　　临床诊断：肾血管性高血压，肾动脉狭窄（右侧，纤维肌性发育不良），左侧肾上腺切除术后。2 年后随访，服用左旋氨氯地平 1.25mg，每日 1 次，血压 118/82mmHg。复查血钾 4.27mmol/L。

讨　　论

　　继发性高血压在高血压患者中占 5%~10%，是形成难治疗性高血压的重要原因之一，同时，继发性高血压明显增加心脑血管病的风险。目前，临床上最常见的继发性高血压仍是肾实质性高血压、肾血管性高血压（RVH）、原醛症及阻塞性睡眠呼吸暂停综合征（OSAS）。在不同年龄的高血压患者中，继发性高血压类型与病患率不同[1]。但无论如何，继发性高血压均较原发性高血压有较高的心血管风险。有报道原醛症发生脑卒中、冠心病（CAD）、心房颤动、心力衰竭、左室肥厚的风险明显增高。有荟萃分析显示，与原发性高血压相比，原醛症发生脑卒中、CAD 的比值比分别为 2.58（95%CI 1.93~3.45）及 1.77（95%CI 1.10~2.83）[2]，而手术治疗或足剂量的盐皮质激素受体拮抗剂能减少事件的发生[3]；纤维肌性发育不良（fibromuscular dysplasia，FMD）的延迟诊断可导致生活质量下降和预后不良，如血压控制不良及其带来的临床事件，包括短暂性脑缺血发作、脑卒中、夹层或动脉瘤破裂[4]；因此，早期明确继发性高血压的诊断，及时、合理地进行治疗非常重要。

原醛症是近十余年中最受关注的继发性高血压。其患病率明显增高，最初 Conn 首次报道时，仅是一少见的继发性高血压，在高血压患者中所占比例 <1%，而现在已有报道 5%~10%，在难治性高血压中可高至 20%，这主要缘于原醛症筛查、诊断的方法有了很大改进。首先，低钾血症并非原醛症所必备的临床表现，有报道，原醛症患者中只有 30% 左右[5]表现为低钾血症；而影像学检查，对于微小腺瘤分辨率较低，且无法判定肾上腺结节、增生及腺瘤的功能；尤其在成年人中，无功能结节、腺瘤比较常见。因此，在高血压合并肾上腺占位的患者中，影像学不能作为原醛症的诊断与分型的手段。国内外相继出台多个原醛症的诊断治疗指南或专家共识[6,7]，以规范该疾病的诊断与治疗。然而，临床诊断治疗不规范的现象仍常有发生[8,9]。依据国内外原醛症检测、诊断与治疗指南，血醛固酮 / 肾素比值（ARR）是筛查原醛症的重要方法，优于低钾血症、血醛固酮水平，但仍有较高的假阴性或假阳性。因此，对 ARR 筛查疑似原醛症者，仍需进一步行定性检查。原醛症的定性检查，包括静脉盐水试验、口服钠盐负荷试验、氟氢可的松抑制试验、卡托普利抑制试验中的任何 1~2 项来明确原醛症诊断。本病例患者女性，18 岁时发现高血压，22 岁时住当地医院，血压呈中重度升高，体型偏瘦，生长发育正常，有轻度低钾血症，立位血醛固酮水平增高（272.3pg/ml）、立位血浆肾素活性水平亦偏高 [3.33μg/（L·h）]，ARR<70（至少应大于 250~300 为原醛症筛查试验阳性），左肾上腺为小结节，腺瘤可能。在 ARR 不支持原醛症诊断，未进行定性诊断，即对肾上腺性质、功能不明情况下，经腹腔镜行左侧肾上腺切除术，术后病理为"肾上腺皮质增生结节"。术后 2 年血压仍控制不佳，提示可能诊断有误或还合并其他原发或继发性高血压。

肾动脉狭窄可起引起缺血性肾病，进而导致肾血管性高血压是一常见的继发性高血压。其临床特点，除血压水平较高，易引起心脑血管并发症外，一般为高肾素，呈继发性醛固酮增多症的表现。有研究表明，在不同年龄阶段，常见的继发性高血压类型不同。例如，中年人常见的继发性高血压为原醛症、阻塞性睡眠呼吸暂停综合征；而儿童和青少年常见的继发性高血压，则为肾实质、肾血管性高血压、主动脉缩窄以及甲状腺疾病。在青少年肾血管性高血压患者中，以纤维肌性发育不良（FMD）最常见。老年患者则需考虑动脉粥样硬化所致的肾动脉狭窄、肾衰竭、甲状腺功能减退等所导致的继发性高血压[1,10]。结合本病例患者，很容易排除肾实质性高血压；而第 1 次住院时，其病例特点，除年轻发病、血压中重度升高外，已表现出两侧肾小球滤过率（GFR）不对称，左侧 62.7ml/min、右侧 30.5ml/min，右侧较左侧下降大于 20%；肾动脉 MRA 也提示，右肾动脉中段伴有轻度不规则狭窄；在有肾上腺占位，不除外原醛症情况下，肾素活性正常偏高水平，需考虑有肾动脉狭窄，纤维肌性发育不良的可能，有行肾动脉介入诊断及治疗的指征。该患者于肾上腺占位切除手术后 2 年，因血压控制不佳第二次住院，本次入院，进一步排除肾实质性高血压、嗜铬细胞瘤、库欣综合征；复查肾动脉 CTA，提示右肾动脉中重度狭窄伴狭窄后扩张，肾小球滤过率（GFR）右侧较左侧下降仍大于 20%（36%），继发性醛固酮增多症表现（血尿醛固酮水平明显升高，尿醛固酮 44.0μg/24h，轻度低钾血症），高度疑似右肾动脉狭窄，缺血性肾病，肾血管性高血压诊断，在排除大动脉炎后，考虑 FMD，予球囊扩张，术后两年内随访，血压、血钾基本正常。

合并两种继发性高血压的病例，虽然不很常见，但近年来屡有报道。原醛症合并肾动脉狭窄病例，早在 1960—2008 年间，仅有 18 例报道[11]。但近年来，随着原醛症筛查、检出率增高以及动脉粥样硬化性肾动脉狭窄的患病率增高,这两种继发性高血压共患的病例报道也有所增多,但迄今尚无有关这两种继发性高血压共病时的诊断治疗流程的指导性文献。肾动脉狭窄所引起的肾血管高血压与原醛症,均表现为醛固酮水平增高,但两者主要鉴别要点,前者因缺血性肾病,使肾素水平活性增高;而后者,则因醛固酮的自主分泌,使肾素明显受抑。因此,当疑似原醛症合并肾动脉狭窄时,原醛症的诊断受到肾动脉狭窄时肾素水平升高的干扰。因此,若要明确原醛症诊断,宜先消除肾动脉狭窄对原醛症的生物学表现的干扰;而肾血管性高血压的诊断,与治疗方案的选择,更依赖影像学及分侧肾脏功能的检查,而非生物学检测。同时,也考虑到肾动脉狭窄对血压影响较剧,而原醛症时的血压升高常较肾动脉狭窄相对温和,且亦可用盐皮质激素受体拮抗剂(螺内酯)进行特异性的治疗,故当这两种继发性高血压共患时,可能首先明确肾血管性高血压的诊断,解除狭窄后,再按原醛症诊疗常规进行定性及分型诊断的思路更好。本病例,在肾上腺切除术前,ARR 未达到阳性标准,不排除受了肾动脉狭窄时的肾素活性升高的影响,从而造成了假阴性结果。而在未明确肾上腺占位的性质、功能情况下,采取手术治疗,从而再也无法判断本病例可否为原醛症与肾血管性高血压共患病例。如果该患诊断与治疗路径采用先盐皮质激素受体拮抗剂联合其他类降压药物治疗控制血压,通过介入诊断明确肾动脉狭窄的部位与程度,进行介入治疗,然后再择期进行原醛症的定性、定位诊断,这样整个病例的诊断就会更清晰,治疗更合理。

　　原醛症的治疗亦应遵循相关指南进行。经原醛症筛查及定性检查,明确原醛症的诊断后,是采取内科药物治疗,还是外科的手术治疗,要依据原醛症的定位分型诊断的结果。原醛症腺瘤及单侧高功能结节,约占35%,可通过手术治愈;而近 60% 的原醛症,为双侧肾上腺皮质增生,属于特发性醛固酮增多症,另外,还有一些相对少见的家族性原醛症(如糖皮质激素可抑制的醛固酮增多症等),是无法采用手术方法根治,只能内科药物治疗。肾上腺 CT可以帮助定位分型,但因影像学对微小腺瘤分辨率低,且无法判定结节或腺瘤的功能,尤其,35 岁以上的成人,肾上腺无功能腺瘤、结节很常见,因此,依据影像学检查结果决定是否手术,显然不合理;而分侧肾上腺静脉取血(adrenal venous sampling, AVS)已被证明是定位分型诊断的"金标准",有研究证实,影像学检查结果有 37.8% 与 AVS 的结果不符[6]。因此,只要有手术意愿的成年人均需进行 AVS 以明确原醛症的分型、定位[6],从而指导手术治疗。只有 35 岁以下,明确原醛症诊断,具有典型临床表现,且影像学提示单侧腺瘤者,可直接手术,免做 AVS[6]。此外,在肾上腺功能、性质未明情况下即进行肾上腺的手术切除甚或全肾上腺切除,部分患者可能在围术期出现并发症,如嗜铬细胞瘤未在术前进行 α 受体和 β 受体的阻断,术中可能出现血压的急剧升高、甚至出现嗜铬细胞瘤危象;皮质醇分泌瘤术后可能出现皮质功能不全、甚至肾上腺皮质危象;醛固酮分泌瘤术后因醛固酮不足而发生低血压、高血钾等。因此,影像学不能作为指导治疗的主要依据。在肾上腺意外瘤中,有 80%(中位数,范围:33%~96%)是无功能腺瘤,目前指南并不推荐进行手术干预[12]。对高血压、影像学提示肾上腺病变的患者,应按照指南或共识,规范地进行筛查、确诊试验,待明确诊断后,进行定位分型,以此指导临床治疗。应杜绝在不明确肾上腺占位性质、在未定位犯罪病灶的情况下,盲目进行肾上腺切除手术;一方面,所切除的肾上腺结节、增生,并非一定是犯罪病灶,致使术后疗效不佳;同时,未明性质的手术,使术后治疗及随访失去针对性;由此,将给患者带来一些不良后果。

　　综上所述,对于继发性高血压要优化临床的诊断思路,在疾病的诊断与治疗过程中,要遵循国内外权威指南的基本原则。

(胡哲 初少莉)

参 考 文 献

[1] RIMOLDI S F,SCHERRER U,MESSERLI F H. Secondary arterial hypertension:when,who,and how to screen? [J]. Eur Heart J,2014,35(19):1245-1254.

[2] MONTICONE S,D'ASCENZO F,MORETTI C,et al. Cardiovascular events and target organ damage in primary aldosteronism compared with essential hypertension:a systematic review and meta-analysis [J]. Lancet Diabetes Endocrinol,2018,6(1): 41-50.

[3] HUNDEMER G L,CURHAN G C,YOZAMP N. Cardiometabolic outcomes and mortality in medically treated primary aldosteronism:a retrospective cohort study [J]. Lancet Diabetes Endocrinol,2018,6(1):51-59.

[4] OLIN J W,GORNIK H L,BACHARACH J M,et al. Fibromuscular dysplasia:state of the science and critical unanswered questions:a scientific statement from the American Heart Association [J]. Circulation,2014,129(9):1048-1078.

[5] PUAR T H,MOK Y,DEBAJYOTI R,et al. Secondary hypertension in adults [J]. Singapore Med J,2016,57(5):228-232.

[6] FUNDER J W,CAREY R M,MANTERO F,et al. The Management of Primary Aldosteronism:Case Detection,Diagnosis,and Treatment:An Endocrine Society Clinical Practice Guideline [J]. J Clin Endocrinol Metab,2016,101(5):1889-1916.

[7] 中华医学会内分泌学分会肾上腺学组.原醛症诊断治疗的专家共识[J].中华内分泌代谢杂志,2016,32(3):188-195.

[8] 曲华伟,郑峥,蒋绍博,等.肾上腺结节样增生性高血压的诊断与治疗(附31例报告)[J].山东医药,2007,47(21):5-6.

[9] 李连军,蒋绍博,王翰博,等.肾上腺结节样增生性高血压的影像诊断和外科处理(附59例报告)[J].泌尿外科杂志(电子版),2010,2(1):26-29.

[10] VIERA A J,NEUTZE D M. Diagnosis of secondary hypertension:an age-based approach [J]. Am Fam Physician,2010,82 (12):1471-1478.

[11] TSUNODA K,ABE K,YAMADA M,et al,A Case of Primary Aldosteronism Associated with Renal Artery Stenosis and Preclinical Cushing's Syndrome [J]. Hypertens Res,2008,31(8):1669-1675.

[12] FASSNACHT M,ARLT W,BANCOS I,et al. Management of adrenal incidentalomas:European Society of Endocrinology Clinical Practice Guideline in collaboration with the European Network for the Study of Adrenal Tumors [J]. Eur J Endocrinol,2016,175(2):G1-G34.

肾血管性高血压——纤维肌性发育不良1例

一、病史摘要

患者女性,28岁,汉族,以"发现血压高1年,加重伴头痛、头晕8天"入院。患者自述1年前体检发现血压高,血压130/100mmHg,否认头晕、头痛,否认血压一过性升高时心慌、出汗、头痛、面色苍白;患者未予重视。8天前患者拔牙前测血压210/140mmHg,伴头晕、头痛,否认黑蒙、恶心、呕吐、视物旋转、耳鸣,头晕与体位改变及颈部活动无关,就诊于武警总医院,测血压222/152mmHg,诊断为"高血压病",给予"缬沙坦氢氯噻嗪1片/天口服+螺内酯20mg早晚1片口服+富马酸比索洛尔5mg1片/天口服+氨氯地平5mg早晚1片口服"降压治疗,血压控制在150~160mmHg/100~110mmHg,间断头晕、头痛,性质同前。病程中患者否认血尿、腰痛,否认颜面与下肢水肿,否认双下肢无力及夜尿增多,否认血压骤升骤降,否认眩晕、心悸、大汗。神志清,饮食、睡眠尚可,大小便正常,夜间睡眠有打鼾,无憋气,近1年体重无明显变化。

既往史: 平素健康状况体健,否认病毒性肝炎、肺结核病史,否认糖尿病、高血脂病史,否认心脏病、脑血管疾病史,否认精神病史、地方病史、职业病史。否认外伤、输血、中毒,否认药物、食物过敏史,预防接种史不详。2010年行剖宫产手术。

体格检查: 体温36.6℃,脉搏89次/min,呼吸19次/min,血压164/104mmHg,身高163cm,体重51kg,腹围71cm,BMI 19.20kg/m²,腹部听诊肠鸣音正常,脐上可闻及低调短促的血管杂音。肾区无叩击痛。

辅助检查:

1. **双肾脏、肾上腺CT** ①左侧肾上腺结合部、内侧肢增粗,请结合临床;②双侧肾脏未见明显异常(图1)。

2. **肾脏B超** 双肾大小未见异常。双肾动脉内径未见异常。双肾动脉起始段血流速度未见异常。

3. **眼底照相** 眼底出血,高血压性视网膜病变三级(双眼)。

4. **睡眠监测** ①重度睡眠呼吸暂停(低通气为主);②重度夜间低氧血症。

初步诊断:

1. 高血压3级(待查),肾血管性高血压?原发性醛固酮增多症?

2. 重度阻塞性睡眠呼吸暂停综合征(重度夜间低氧血症)。

3. 眼底出血。

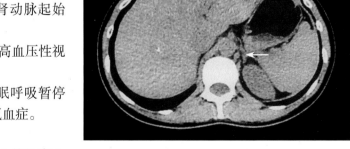

图1 肾上腺CT

病例特点与诊治经过:

1. 病例特点 患者青年女性,高血压病史1年,四联降压药治疗,血压控制在150~160mmHg/100~110mmHg;查体脐上可闻及低调短促的血管杂音,肾区无叩击痛;经四联降压治疗,患者血压仍未下降到正常水平,合并眼底出血,综上考虑继发性高血压(肾动脉狭窄-肾血管性高血压)。

2. 临床诊治思路 患者肾上腺CT提示左侧肾上腺结合部、内侧肢增粗,可能需要考虑原发性醛固酮增多症的诊断,但经螺内酯在内的四联降压药物治疗血压仍难以控制,加之患者为青年女性,查体脐上可闻及低调短促的血管杂音,合并眼底出血,综上考虑指向肾动脉狭窄-肾血管性高血压。

3. 进一步完善专科检查

(1) 坐位血管紧张素醛固酮测定:血管紧张素活性4.26ng/(ml·h)[参考值0.20~1.9ng/(ml·h)],醛固酮43.12ng/dl(参考值2.94~16.15ng/dl)。

(2) ANA(抗核抗体测定)+↑,抗体滴度(IIF)1:100,荧光模型(IIF)均质+颗粒型↑。

(3) 中性粒细胞胞质抗体+中性粒细胞胞质+抗中性粒细胞胞质抗体+抗中性粒细胞胞质:核周型抗中性粒细胞胞质抗体(IIF)阴性(-),胞质型抗中性粒细胞胞质抗体(IIF)阴性(-),抗髓过氧化物酶抗体(ELISA)<2.00RU/ml,抗蛋白酶3抗体(ELISA)<2.00RU/ml。

(4) 甲状腺功能、血皮质醇测定、血沉均未见异常。

(5) 双肾ECT:双肾GFR、ERPF减低,以左肾减低明显。

(6) 双肾增强CT:①左肾动脉中段局限性狭窄;②右肾动脉狭窄(图2)。

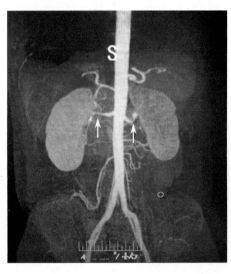
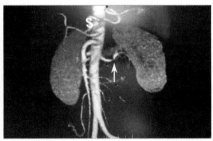

图2 双肾增强CT正位片

(7) 肾动脉造影术+球囊扩张术:腹主动脉无明显扭曲,双侧髂总动脉通畅。左肾显影显著延迟,左肾动脉主干中段重度局限性狭窄,起始处直径6.9mm,最窄处直径约2mm,狭窄处有折角,狭窄后有扩张,扩张后直径7.5mm。左肾动脉近端压力为135/84mmHg,左肾动脉狭窄远端压力为69/68mmHg。右肾动脉起始处直径为7.5mmHg,逐渐变窄,中段直径4.5mm,远端分叉处可见"串珠样"改变,双肾内血管未见异常。左肾动脉行球囊扩张术,扩张后造影,狭窄明显改善,未见夹层,肾动脉各分支血流通畅(图3~图5)。

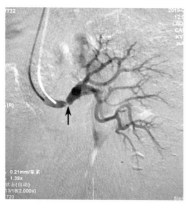

图3 肾动脉造影

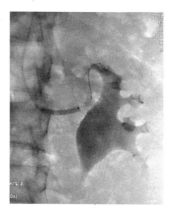

图4 球囊扩张

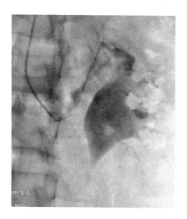

图5 球囊扩张后

最终诊断:

1. 继发性高血压(Ⅲ期)肾血管性高血压(纤维肌性发育不良)。

2. 重度阻塞性睡眠呼吸暂停综合征(重度夜间低氧血症)。

3. 眼底出血。

住院治疗转归: 经球囊扩张后患者血压平稳下降,给予:氨氯地平片5mg/d 口服 + 缬沙坦 80mg 一日 1 次 口服 联合降压 + 氯吡格雷 75mg 一日 1 次 口服 + 阿托伐他汀 20mg 每晚 1 次 口服后,患者血压控制在 120~130mmHg/80~85mmHg。动态血压:全天平均 107/75mmHg,白天平均 113/80mmHg,夜间平均 101/69mmHg,白天、夜间血压均值正常;血压负荷正常;血压变化节律正常、夜间呈杓型。

二、专 家 点 评

(一)肾血管性高血压的诊断线索[1]

①30 岁以前发现的高血压;②55 岁以后出现的严重高血压,伴有慢性肾脏病(CKD)或心力衰竭;③高血压并存在腹部血管杂音;④已经得到控制的高血压快速、持续恶化;⑤顽固性高血压;⑥高血压危象(即急性肾衰竭、急性心力衰竭、高血压脑病,或 3~4 级视网膜病变);⑦使用 RAAS 阻滞剂后出现氮质血症或肾功能恶化;⑧原因不明的肾萎缩、肾大小差异或肾衰竭;⑨一过性肺水肿。综合考虑上述线索,本例患者高度怀疑继发性高血压 - 肾血管性高血压。尽管在青年人群中原发性高血压仍为最常见病因。相比中老年人群,青年高血压患者中继发性高血压相对常见,尤其是 3 级高血压患者和难治性高血压患者。如果这些患者能够得到早期正确诊断及治疗,部分患者的高血压能够被治愈。

肾血管性高血压由多种病因引起的一种肾血管疾病,一般肾动脉狭窄 >50% 才有血流动力学意义。常见疾病有动脉粥样硬化性肾动脉狭窄(atherosclerotic renal artery stenosis,ARAS)、大动脉炎(takayasu disease)和纤维肌性发育不良(fibromuscular dysplasia,FMD)等。其次为肾动脉先天发育异常、血管炎、动脉栓塞、肾动脉瘤、嗜铬细胞瘤压迫肾动脉、转移瘤压迫肾动脉、主动脉缩窄等。

(二)肾动脉狭窄的诊断方法

肾动脉狭窄是指一侧或双侧肾动脉主干或主要分支狭窄≥50%,狭窄两端收缩压差≥20mmHg(1mmHg=0.133kPa)或平均压差≥10mmHg。在临床实际工作中,主要依据以上临床诊断线索,对疑有肾血管性高血压的患者进行相关筛选检查,最终明确诊断。彩色多普勒超声、CTA 和 MRA 被首先推荐用于诊断肾血管性高血压,其次在临床高度怀疑且非侵入性检查结果不确定的情况下,DSA 可作为诊断的确认依据,而不推荐肾闪烁显像、ACEI 试验前后血浆肾素的测定和静脉肾素的测定。目前所用的筛选试验和检查可分为无创伤性检查和创伤性检查:

1. 无创检查目前常用的方法[2-6]

(1) 外周血浆肾素活性(PRA)测定:只有 50%~80% 的肾血管性高血压患者的外周静脉血 PRA 升高。PRA 测定有助于鉴别高血压伴低钾血症患者的原发性与继发性醛固酮增多,但其对于肾血管性高血压的诊断价值有限。

(2) 卡托普利试验:给予 25~50mg 卡托普利后测定 PRA 的升高情况可以提高 PRA 的预测价值。与正常人相比,肾动脉狭窄患者的 PRA 增加更强烈。

(3) 分侧肾静脉血浆肾素活性测定:血管狭窄侧肾的肾素分泌会增强,两肾肾素浓度存在明显差异(单侧优势分泌)提示存在有生理意义的肾动脉狭窄。肾静脉肾素测定可用于确定哪侧肾脏对高血压的促成作用最大。

(4) 磁共振血管成像(magnetic resonance angiography,MRA) 钆增强的 MRA 提供了肾动脉、周围血管、肾脏肿块甚至肾脏排泄功能的优良特征。它往往高估狭窄的严重程度,对直径较小的血管显示不佳,且使用钆造影剂具有肾性系统性纤维化的风险。另外,体内植入金属或起搏器者或有幽闭恐惧症患者不能施行该检查。

(5) CT 血管成像技术(CTA):不仅可直观立体地观察肾血管的支数、走行分布、扭曲狭窄、变异情况等,而且可较好的显示副肾动脉的来源,对显示肾血管解剖、变异的敏感度和特异度达 90%~100%。其缺点是节段性动脉狭窄和小动脉狭窄显像差,对 FDM 的准确性较低;所需要的造影剂量较大,患者接受辐射剂量大。临床需要注意应用含碘造影剂有引起造影剂肾病(contrast-induced nephropathy,CIN)的风险,但随着第三代双源 CT"双低"(即低辐射剂量、低对比剂量)检查技术的应用,有望使肾功能不全患者实现 CTA 检查。

(6) 肾核素显像:首次用于肾功能评估是在 20 世纪 50 年代末,是一种功能性检查,主要用于判定两肾的相对功能,比较双肾的血流和滤过功能(包括测量单侧肾 GFR、ERPF 和总体 GFR、ERPF),能较客观、准确显示肾脏滤过及排泄功能,血管腔闭塞至少 60%~75% 才会限制血流量和降低灌注压。但其不能提供肾脏血管的解剖信息,对于肾功能不全患者仍然使用。

2. 创伤性检查

(1) 数字减影血管造影(DSA):DSA 的主要优势就是可以测量病变的压力梯度,这对中度狭窄非常有效。在有症状的患者中,收缩压梯度 >20mmHg 或狭窄远端 - 近端压力比 <0.90 被认为是显著狭窄。

(2) 动脉造影:是诊断肾动脉狭窄的"金标准",如果仅用于诊断,与 CTA 比较基本上无优势,该方法主要用于计划同期行肾动脉介入的患者。

三、随访情况

出院后 3 个月复查头痛、头晕明显缓解;血常规、血脂均正常;患者血压控制 115~125mmHg/80~85mmHg。动态血压:全天平均 105/73mmHg,白天平均 110/78mmHg,夜间平均 100/67mmHg。

四、知识拓展

(一)肾血管性高血压的临床治疗

肾血管性高血压的治疗包括药物治疗、介入治疗[经皮肾动脉血管内成形术(PTRA)和支架植入术(PTHAS)]和外科手术治疗(肾血管重建术、肾切除术和自体肾移植术)。

1. **药物治疗** 药物降压是肾血管性高血压的基础治疗,可选用的药物有 ACEI/ARB、钙拮抗剂、β 受体阻滞剂等。以往的研究表明,钙拮抗剂是治疗肾血管性高血压的安全有效药物。ACEI/ARB 是最有针对性的降压药物,对大部分患者推荐使用[7,8],但这类药物有可能使单功能肾或双肾 RAS 患者的肾功能恶化,因此 ACEI/ARB 被推荐用于单侧 RAS,而单功能肾或双侧 RAS 慎用,开始使用时需要密切监测尿量和肾功能,如服药后尿量锐减或血清肌酐快速上升超过 0.5mg/dl,表明已发生急性肾功能不全,应立刻减量或停药,一般肾功能均能恢复。β 受体阻滞剂能抑制肾素释放,有一定的降压作用,可以选用。利尿剂激活肾素释放,一般不主张用于肾血管性高血压,但患者如合并原发性高血压、肺水肿或心力衰竭,仍可选用。

他汀可以延缓狭窄进展、改善长期预后并降低支架内再狭窄率,提倡使用。抗血小板药物也应适当使用。

2. **介入治疗** 介入治疗包括经皮球囊成形术和支架植入术,目前一般推荐经皮介入治疗作为肾动脉血管重建的首选方法[9,10]。PTRA 尤适用于纤维肌性结构不良患者。但目前尚无一致意见 RAS 到何种程度必须进行血管重建。近年来的 3 个 RCT 研究[8,11](STAR 研究、ASTRAL 研究、CORAL 研究)认为动脉粥样硬化造成的肾动脉狭窄患者血运重建除了可以减低血压外,并不能降低心脑血管和肾脏事件,基于此临床医生应准确评估血管介入治疗的时机和风险。

3. **外科手术治疗** 外科手术可解除肾动脉的解剖异常,仅适用于某些特殊情况:病变不适合行介入治疗,病变肾动脉附近腹主动脉瘤需要外科重建,介入治疗失败的补救措施,对比剂严重过敏,服用抗血小板药物有禁忌等。

(二)肾动脉纤维肌性发育不良导致的肾血管性高血压相关鉴别诊断

纤维肌性发育不良(fibromuscular dysplasis,FMD)是一种非动脉粥样硬化性、非炎症性疾病。通常累及肾动脉和颈动脉,其中以肾动脉受累最为常见(60%~70%),目前已经取代多发性大动脉炎成为肾动脉狭窄的第二常见病因。FMD 临床症状因其受累动脉节段、狭窄程度和病变类型而表现各异,累及肾动脉常引起肾性高血压,但是继发肾功能不全少见。FMD一般累及肾动脉远端 2/3 及分支,右侧多于左侧,约 35% 为双侧病变。血管造影可形成特征性的"串珠样"表现。目前有多种方法可用于诊断肾动脉纤维肌性发育不良,而肾动脉造影仍然是诊断肾动脉纤维肌性发育不良的"金标准"。需要与以下引起肾血管性高血压的原因鉴别:

1. **先天性主动脉缩窄** 本病多见于男性,血管杂音位置较高,限于心底部及肩背部,无腹部杂音,全身无炎症活动表现,胸主动脉造影可见特定部位狭窄。

2. **多发性大动脉炎(TA)** 是指主动脉及其主要分支的慢性进行性非特异性炎性疾病。病变多见于主动脉弓及其分支,其次为降主动脉、腹主动脉和肾动脉[12]。由于 TA 早期发病较为隐匿,非特异性全身炎症症状是该疾病早期阶段唯一显著的临床表现。因此,TA 的早期诊断较为困难[13]。TA 与高血压的关系密切,60% 以上的 TA 患者都合并高血压[14,15],临床表现以头臂部动脉受累引起的上肢无脉症为最多,其次是降主动脉、腹主动脉受累的下肢无脉症和肾动脉受累引起的肾动脉狭窄性高血压。

不同国家 TA 诊断标准各有不同,目前世界多数国家沿用美国 1990 年风湿病学会制定的 TA 的诊断标准(表1)[16]。

表1　1990 年美国风湿病协会制定的 TA 的诊断标准

发病年龄≤40 岁
肢体间歇性跛行
肱动脉搏动减弱或消失。
两上肢收缩压差大于 10mmHg
锁骨下动脉与主动脉连接区有血管杂音
动脉造影异常,主动脉一级分支或上下肢近端的大动脉狭窄或闭塞,病变常为局灶或节段性

注:符合上述 6 项中的 3 项或以上可诊断为 TA。此诊断标准的敏感性和特异性分别是 90.5% 和 97.8%

3. **结节性多动脉炎**(polyarteritis nodosa,PAN)　是一种以中小动脉的节段性炎症与坏死为特征的血管炎,不伴有肾小球肾炎或微小动脉、毛细血管或微小静脉炎症,与抗中性粒细胞质抗体(ANCA)无关[17];常累及皮肤(结节和溃疡)、外周神经系统(单发或多发性神经炎)和内脏血管(狭窄和微动脉瘤)[18],可引起肾血管性高血压,甚至导致恶性高血压[19-21]。目前采用 1990 年美国风湿病学会(ACR)的分类标准及 2012 年 CHCC 会议的命名及定义对其进行诊断[17]。因为 PAN 无特异性血清反应,所以只能根据典型的坏死性动脉炎的病理改变[22],或对中等血管作血管造影时显示的典型动脉瘤作出诊断[23]。由于病变的局灶性,活检有时可能得不到阳性结果。当没有肯定的组织学证据时,选择性血管造影见到肾、肝和腹腔血管小动脉瘤形成对疾病有诊断价值。

(李南方　王林)

参 考 文 献

[1] ABOYANS V,RICCO J B,BARTELINK M E L,et al. 2017 ESC Guidelines on the Diagnosis and Treatment of Peripheral Arterial Diseases,in collaboration with the European Society for Vascular Surgery(ESVS)[J]. Eur Heart J,2018,39(9): 763-816.

[2] HARVIN H J,VERMA N,NIKOLAIDIS P,et al. ACR Appropriateness Criteria(®)Renovascular Hypertension[J]. J Am Coll Radiol,2017,14(11S):S540-S549.

[3] ODUDU A,VASSALLO D,KALRA P A. From anatomy to function:diagnosis of atherosclerntic renal artery stenosis[J]. Expert Rev Cardiovasc Ther,2015,13(12):1357-1375.

[4] LONATI C,MORGANTI A,Italian Society of Hypertension.Clinical management of renovascular hypertension:practical recommendations from the Italian Society of Hypertension(SIIA)[J]. High Blood Press Cardiovasc Prev,2013,20(4):257-260.

[5] WILCOX C S. Use of angiotensin-converting-enzyme inhibitors for diagnosing renovascular hypertension[J]. Kidney Int,1993,44(6):1379-1390.

[6] WILLIAMS G J,MACASKILL P,CHAN S F,et al. Comparative accuracy of renal duplex sonographic parameters in the diagnosis of renal artery stenosis:paired and unpaired analysis[J]. AJR Am J Roentgenol,2007,188(3):798-811.

[7] EVANS K L,TUTTLE K R,FOH D A,et al. Use of renin-angiotensin inhibitors in people with renal artery stenosis[J]. Clin J Am Soc Nephrol,2014,9(7):1199-1206.

［8］ COOPER C J,MURPHY T P,CUFLIP D E,et al. Stenting and medical therapy for atherosclerotic renal-artery stenosis［J］. N Engl J Med,2014,370(1):13-22.

［9］ PARIKH S A,SHISHEHBOR M H,GRAY B H,et al. SCAI expert consensus statement for renal artery stenting appropriate use［J］. Catheter Cardiovasc Interv,2014,84(7):1163-1171.

［10］ ANDERSON J L,HALPERIN J L,ALBERT N M,et al. Management of patients with peripheral artery disease(compilation of 2005 and 2011 ACCF/AHA guideline recommendations):a report of the American College of Cardiology Foundation/ American Heart Association task force on practice guidelines［J］. Circulation,2013,127(13):1425-1443.

［11］ ASTRAL Investigators,WHEATLEY K,IVES N,et al. Revaseularization versus medical therapy for renal-artery stenosis［J］. N Engl J Med,2009,361(20):1953-1962.

［12］ MISRA D P,WAKHLU A,AGARWAL V,et al. Recent advances in the management of Takayasu arteritis［J］. Int J Rheum Dis,2019,22 Suppl 1:60-68.

［13］ KIM E S H,BECKMAN J. Takayasu arteritis:challenges in diagnosis and management［J］. Heart,2018,104(7):558-565.

［14］ QI Y,YANG L,ZHANG H,et al. The presentation and management of hypertension in a large cohort of Takayasu arteritis［J］. Clin Rheumatol,2018,37(10):2781-2788.

［15］ LEE G Y,JANG S Y,KO S M,et al. Cardiovascular manifestations of Takayasu arteritis and their relationship to the disease activity:analysis of 204 Korean patients at a single center［J］. Int J Cardiol,2012,159(1):14-20.

［16］ AREND W P,MICHEL B A,BLOCH D A,et al. The American College of Rheumatology 1990 criteria for the classification of Takayasu arteritis［J］. Arthritis Rheum,1990,33(8):1129-1134.

［17］ TAKAHASHI K,OHARASEKI T,YOKOUCHI Y,et al. Overview of the 2012 Revised International Chapel Hill Consensus Conference Nomenclature of Vasculitides(CHCC2012)［J］. Nihon Jinzo Gakkai Shi,2014,56(2):70-79.

［18］ VIRGILIO A D,GRECO A,MAGLIULO G,et al. Polyarteritis nodosa:A contemporary overview［J］. Autoimmunity Reviews,2016,15(6):564-570.

［19］ FONSEKA C L,GALAPPATHTHI S R,ABEYARATNE D,et al. A Case of Polyarteritis Nodosa Presenting as Rapidly Progressing Intermittent Claudication of Right Leg［J］. Case Rep Med,2017,2017:4219718.

［20］ TOPALOGLU R,KAZIK M,SAATCI I,et al. An unusual presentation of classic polyarteritis nodosa in a child［J］. Pediatr Nephrol,2005,20(7):1011-1015.

［21］ MAEDA M,KOBAYASHI M,OKAMOTO S,et al. Clinical observation of 14 cases of childhood polyarteritis nodosa in Japan ［J］. Pediatr Int,2015,39(2):277-279.

［22］ MORGAN A J,SCHWARTZ R A. Cutaneous polyarteritis nodosa:a comprehensive review［J］. Int J Dermatol,2010,49(7): 750-756.

［23］ HOWARD T,AHMAD K,SWANSON J A,et al. Polyarteritis nodosa［J］. Tech Vasc Interv Radiol,2014,17(4):247-251.

第三部分　血　脂　异　常

主编视角

抗击动脉粥样硬化进入"他汀＋时代"

2019年4月,《中国循环杂志》发布了2018年《中国心血管病报告》,该报告再次显示中国人群心血管病发生率仍在继续攀升,报告推算,中国现患心血管病人数约2.9亿人。更重要的是,心血管疾病仍高居死亡率首位,而且农村心血管死亡率远高于城市。心血管疾病占居民全部死因的40%以上,每5例死亡病例中,就有2例是死于心血管疾病。同时全球健康数据报告显示,动脉粥样硬化性心血管病(ASCVD)是中国人群心血管病增长的主要原因[1]。

一、胆固醇是动脉粥样硬化的独立危险因素

动脉粥样硬化(atherosclerosis,AS)是一种古老的疾病,有关其发病机制存在多种假说,其中胆固醇学说影响最为深远。该学说迄今为止已经得到流行病学、临床干预试验、遗传学研究等多层次证据的支持,上升为胆固醇理论。近年来数项非他汀类药物与他汀联合的大规模临床试验显示,将低密度脂蛋白胆固醇(low density lipoprotein cholesterol,LDL-C)水平降得更低,可以带来更多的心血管获益,证实LDL-C降幅是心血管获益的核心,进一步验证了胆固醇理论。

二、中国人群面临血脂异常流行的挑战

在一项2013—2014年开展的全国人群调查中,纳入年龄18岁以上成人163 641例,结果显示,高总胆固醇(total cholesterol,TC)、高LDL-C、低高密度脂蛋白胆固醇(high density lipoprotein cholesterol,HDL-C)和高甘油三酯(triglyceride,TG)的发生率分别为6.9%、8.1%、20.4%和13.8%。其中,LDL-C的水平从2002年、2010年到2014年分别为1.91mmol/L、2.27mmol/L和2.88mmol/L,2014年较2002年的人均LDL-C增长了51%。在动脉粥样硬化性心脏病(atherosclerotic cardiovascular disease,ASCVD)高危人群中,74.5%的LDL-C水平没有得到有效控制(<2.6mmol/L),治疗率只有5.5%。对于ASCVD极高危患者,93.2%没有达到LDL-C目标(<1.8mmol/L),接受治疗的只占14.5%[2]。

三、他汀是降低LDL-C的基石

20世纪80年代,对胆固醇的研究促成了他汀类药物的发现,一系列他汀临床试验一致证实他汀降低胆固醇,降低CVD风险,胆固醇学说逐渐深入人心,关于他汀降脂外效应与心

血管事件获益的争议随非他汀临床研究结果的出现也逐渐平息。

1. 他汀降低 CVD 是 LDL-C 下降幅度依赖，并非他汀剂量依赖 他汀二级预防 4S 研究中，辛伐他汀治疗带来高达 42% 的冠心病死亡相对风险降低，与之后对比他汀与安慰剂的研究如 CARE、LIPID、HPS 以及 LIPS 研究相比，风险下降幅度最大，为何如此？分析研究基线特征发现，4S 研究受试者 LDL-C 水平高达 180mg/dl，治疗组 LDL-C 降幅 35%，绝对降低高达 63mg/dl，LDL-C 降低最多。PROVE-IT、A to Z、TNT、IDEAL 和 SEARCH 等对比大剂量和常规剂量他汀的研究显示，更大幅度的 LDL-C 降低带来 CVD 风险的进一步下降，可见 LDL-C 绝对下降幅度决定事件下降幅度。荟萃分析显示，治疗后 LDL-C<70mg/dl 的患者 LDL-C 降低 >50% 者较降低 <50% 者事件显著减少。因此，降脂治疗理念已由原来的强化他汀转变为强化降脂。至于什么样的 LDL-C 目标能更准确反映强化降脂理念？<70mg/dl 还是 >50% 下降幅度？对于对多数人来说，特别是基线 LDL-C 较低的中国人群，LDL-C 降低 >50% 更能体现强化降脂。所以 AHA/ACC 2018 年血脂管理指南提出对所有 ASCVD 患者，不论基线 LDL-C 水平，均需要降低 50% 以上，这一指南虽然没有像其他指南（2017 美国内分泌协会指南）提出更低的 LDL-C 绝对目标如 55mg/dl，但对于所有 ASCVD 患者不论基线水平均如何均先降低 50%LDL-C[3]，意味着基线 LDL-C 70mg/dl 以下也需要降 50%，即达到 35mg/dl 以下的 LDL-C 目标。这也是目前最严格的 LDL-C 推荐目标。

2. 短期大剂量他汀不能减少心血管事件已成共识 经皮冠状动脉介入治疗（PCI）围术期负荷剂量他汀应用以往一直存在争议。早期 ARMYDA 研究通过 150~300 例受试者的研究发现，临时负荷量他汀可减少心血管病事件。但随后在中韩人群中开展的 ALPACS 研究 PCI 术前他汀强化治疗未能较常规治疗显著降低 30 天主要不良心血管事件（MACE）发生率；中国人群的 ISCAP 研究也证实，在稳定型心绞痛择期 PCI 患者中，术前 2 天给予负荷剂量他汀并未减少 MACE。此外，我国对于心脏外科围术期他汀应用的 STICS 研究也显示，择期心脏手术患者术前负荷剂量他汀应用并未减少心脏术后并发症。最近纳入人群最多的 SECURE-PCI 研究显示，与常安慰剂相比，PCI 围术期负荷剂量他汀应用在整个研究人群中并未带来主要心血管终点（30 天全因死亡、非致死性心肌梗死、卒中、非计划 PCI）风险的降低。这些研究一致提示，短期他汀大剂量应用无远期作用，不能减少远期心血管事件。

3. 他汀治疗后存在高剩余风险 尽管接受强化他汀治疗，ASCVD 患者仍然存在较高的剩余缺血事件风险，剩余风险来自不能达标的 LDL-C、Lp（a）升高、甘油三酯（残粒胆固醇）升高、AS 斑块局部炎症反应等。近年的 ASCVD 二级预防的研究因此也集中在探讨他汀基础上：加用非他汀进一步降低胆固醇，加用鱼油类降低 TG、加 IL-1β 抗体及甲氨蝶呤抑制炎症反应。这些研究均取得一定结果，因此抗动脉粥样硬化已进入了他汀 + 时代。

四、他汀 + 非他汀降低 LDL-C 进一步降低 ASCVD

1. 非他汀途径降低同样幅度 LDL-C 能否产生同样的 CVD 降低效果 IMPROVE-IT 研究首次证实非他汀类药物在他汀基础上能够带来进一步的心血管获益：与单用他汀相比，依折麦布联合他汀使 LDL-C 水平进一步降低（53.7mg/dl *vs.* 69.5mg/dl），使主要终点（心血管死亡、MI、因不稳定心绞痛住院、随机后 >30 天的血运重建或卒中）事件风险显著降低 6.4%（*P*=0.016）。随后的 FOURIER 研究[4] 和最新公布的 ODYSSEY Outcome 研究[5] 都证实，他汀治疗基础上加用非他汀类药物 PSCK9 抑制剂均可使 LDL-C 水平进一步降低，带来显著的心血管终点乃至全因死亡获益。FOURIER 研究中，治疗组 LDL-C 平均只有 30mg/dl，达到极低水平,一级终点连续降低提示对于 ASCVD 来说,LDL-C 降低没有阈值。同时治疗组无不良事件增加,提示极低 LDL-C 具有良好安全性。

值得关注的是,25 项他汀研究荟萃分析显示,LDL-C 降低 1mmol/L,CVD 风险降低 22%;而 8 项非他汀研究分析亦显示,LDL-C 降低 1mmol/L,CVD 风险降低 22%,提示通过非他汀途径降低同样幅度 LDL-C 可以产生相同的 CVD 风险降低获益。提示降脂治疗获益与 LDL 降低幅度有关,而与降低方式无关。

2. 联合治疗是强化降脂的最佳选择 尽管非他汀研究证实非他汀降低同样幅度 LDL-C 获益与他汀相同,但目前国外指南仍然推荐先使用最大耐受量他汀不达标才考虑加用非他汀。因此如何达到强化降脂是需要进一步探索。但单纯从降脂机制及降脂幅度看,他汀联合非他汀是降脂治疗趋势。他汀治疗会诱发细胞内系列代偿机制来对抗他汀的作用:如 HMG-CoA 还原酶表达上调,使胆固醇合成增加;肠道上皮细胞 NPC1L1 表达上调,使肠道吸收胆固醇增加;更关键的是 PCSK9 表达上调使上调的 LDL 受体使用寿命缩短等。这些代偿机制使得增加他汀剂量所产生的疗效增加非常有限,即"6%"原则(他汀剂量翻倍 LDL-C 降幅增加 6%)。这些代偿机制提示降脂治疗需要联合用药。近年两项 PCSK9 抗体的大规模临床终点研究(FOURIER 研究和 ODYSSEY Outcome 研究)均提示他汀基础上 PCSK9 抗体额外降低 LDL-C 50%~60%,同时显著降低心血管 MACE 事件,且安全性良好。但 2018 年 AHA/ACC 指南并没有按照指南推荐的标准进行推荐。AHA/ACC 指南推荐标准是 2 项高质量 RCT 研究证实某种干预手段产生的获益 >> 危害,应为 IA 类推荐。目前基于成本效益的考虑给予 PCSK9 抗体的推荐为ⅡA,这也是唯一将成本效益作为参考指标制定推荐级别的降脂手段。

五、他汀 + 高纯度鱼油,为降低 TG 相关剩余风险带来希望

高 TG,特别是残粒胆固醇是 ASCVD 的独立危险因素,但降低 TG 的临床研究结果不一致,特别是他汀基础上联合贝特的 ACCORD 研究及他汀加烟酸的 HPS2-THRIVE 研究,均未显示一级终点显著下降,但去年完成的 REDUCE IT 研究显示,8 179 例接受他汀治疗后 TG 仍升高(135~400mg/dl)的 ASCVD 和 ASCVD 高危患者,随机接受浓缩鱼油 2g、每日 2 次和安慰剂,经平均 4.9 年随访,心血管一级终点(心血管死亡、非致死性心肌梗死、非致死性卒中、冠脉血运重建和不稳定心绞痛)下降 25%($P<0.001$)[6]。这一结果给他汀 + 鱼油预防 ASCVD 带来希望。鱼油的广泛推广还有待于另外一项类似设计的 STRENGTH 研究结果。

六、他汀 + 抗炎药物的希望与失望

尽管炎症在动脉粥样硬化发生发展中起重要作用,但抗炎治疗对 ASCVD 的影响仍然没有理想的结果。经历两项脂蛋白相关磷脂酶 A_2(Lp-PLA$_2$)抑制剂的大规模临床研究失败后,2017 年 CANTOS 研究首次显示在他汀基础上,IL-1β 抗体(canakinumab)对心肌梗死后 CRP 升高的患者能显著降低 CRP 及 ASCVD[7],该研究的成功给动脉粥样硬化的炎症干预带来曙光。遗憾的是,去年发表的 SIRT 研究通过观察他汀 + 低剂量甲氨蝶呤对冠心病患者 MACE 事件影响未能重复 CANTOS 研究的结果[8],这使动脉粥样硬化抗炎治疗的前景变得扑朔迷离,也对动脉粥样硬化炎症理论提出挑战。实际上,炎症的病理过程具有双向性,首先炎症导致组织破坏(如粥样斑块坏死核心扩大,纤维帽破裂等),另一方面,损伤组织清除和修复也需要炎性细胞参与(炎性细胞吞噬坏死组织并迁移到周围淋巴结),所以要通过干预炎症治疗动脉粥样硬化注定充满不确定性。

七、他汀 + 新靶点的探讨

1. 他汀 + 降 Lp(a) 治疗任重道远 Lp(a) 与 ASCVD 的关系曾经充满争议,后来因为基因流行病学研究证实基因突变导致 Lp(a) 升高与心肌梗死危险密切相关,让 Lp(a) 再次进入研究者关注视野,但他汀 + 烟酸的研究显示烟酸降低 Lp(a) 20% 后并未产生心血管获益。同样,在他汀 + CETP 抑制剂的研究中,CETP 抑制剂能使 Lp(a) 降低 20%~30%,但未见有意义的心血管 MACE 事件下降。在他汀 + 研究中能显著降低 Lp(a) 水平同时降低心血管 MACE 事件的治疗手段只有 PCSK9 抗体。PCSK9 抗体降低心血管事件的主要原因是因其大幅度降低 LDL-C,其同时降低的 Lp(a) 是否带来获益? 最新的荟萃分析将 10 项 ODYSSEY3 期临床研究结果综合分析,比较 Alirocumab 与安慰剂对 Lp(a) 水平及 MACE 事件影响,结果发现,在控制 LDL-C 作用后,Lp(a) 的降低对 MACE 事件无独立贡献[9]。因此到目前为止,他汀 + 研究未能显示伴随的 Lp(a) 下降对心血管病风险有保护作用。要回答降低 Lp(a) 是否能产生独立于 LDL-C 之外的心血管保护作用有赖于新的特异性降低载脂蛋白 a(Apo a) 的研究。目前已有的二期临床研究显示,Apo a 的反义核苷酸 IONIS-Apo(a) 能选择性降低 Lp(a) 高达 60% 以上[10],其三期临床研究可以最终回答降低 Lp(a) 的价值。

2. 他汀 + Bempedoic Acid 减少肌病发生 他汀通过抑制 HMG-CoA 还原酶降低 LDL-C 从而降低 ASCVD 危险,但他汀的作用缺乏组织特异性,能抑制所有组织细胞内(包括肌肉组织)的 HMG-CoA 还原酶活性,因此他汀能诱发肌病。Bempedoic Acid 通过抑制 ATP-柠檬酸裂解酶抑制胆固醇合成最上游的原料乙酰辅酶 A 的合成,达到降低细胞内胆固醇目的。但与他汀不同的是,Bempedoic Acid 是一种前体药物,需要肝脏特有的非常长链乙酰辅酶 A 合成酶 1 的激活,因此不在肝脏以外的组织中发挥作用,减少他汀肌病的可能性。最新的研究证实,在他汀基础上加 Bempedoic Acid 可显著降低 LDL-C 水平,降低幅度较他汀加倍大,但没有肌病风险增加[11]。虽然这一小规模的二期临床研究没有发现心血管病风险降低,但最近的基因流行病学研究发现 ATP-柠檬酸裂解酶基因突变可降低 ASCVD 风险[12],提示这一靶点具有临床应用前景,特别是他汀相关肌病的患者。

3. 他汀 + ApoCⅢ抑制剂治疗严重高 TG 血症 关于降低 TG 对 ASCVD 的影响一直缺乏充分的证据,首先是流行病学研究提示在控制 LDL-C 及 HDL-C 的作用后,TG 与 ASCVD 的关系趋于消失。即使最新的 REDUCE IT 研究证实高剂量的鱼油能显著降低 ASCVD,但其效应不能完全由 TG 降低解释。不过,近期的一系列基因流行病学研究显示,在人群中 ApoCⅢ基因突变可导致 TG 大幅度下降及 CVD 风险显著下降。这为 TG 干预提供了新的靶点和潜在希望。目前 ApoCⅢ的反义核苷酸 Volanesorsen 已在严重高 TG 患者中显示强效降低 TG 作用,目前已在欧洲批准用于成人高 TG 血症。但与他汀联用对 TG 中度升高的 ASCVD 患者是否减少 ASCVD 风险还有待大规模临床研究证实[13]。

4. 他汀 + 血管生成素样蛋白 3(ANGPTL3)抑制剂为血脂异常治疗新靶点 基因流行病学发现 ANGPTL3 基因突变可降低 LDL-C 和 TG,同时 ASCVD 风险也有显著降低,因此,抑制 ANGPTL3 已成为降脂治疗及预防 ASCVD 的新靶点。目前有两种方式抑制 ANGPTL3,包括单克隆抗体 Evinacumab 和反义核苷酸 IONIS-ANGPTL3-LRx。Evinacumab 的健康志愿者研究显示其可降低 TG 和 LDL-C 分别达到 75% 和 23%。更引人关注的是,其对 LDL 受体缺乏的纯合子 FH 可显著降低 LDL-C 和 TG 分别达到 49% 和 47%[14]。反义核苷酸 IONIS-ANGPTL3-LRx 的人体初步结果显示出显著降低 TG(60%) 和 LDL-C(36%)作用[15],目前正在对糖尿病合并高 TG 患者进行二期临床观察。因此,他汀 + 成员中不久会增加另一新成员 ANGPTL3 抑制剂。

八、小 结

抗动脉粥样硬化治疗是逆转中国心血管疾病增长趋势的关键,降 LDL-C 是目前抗动脉粥样硬化的重要手段,大量研究提示 LDL-C 越低,动脉粥样硬化心血管疾病风险越低,他汀治疗虽然是降低 LDL-C 的基础,但单一他汀已不能满足强化降脂的需求,他汀 + 非他汀应成为强化降脂的首要选择。除 LDL-C 外,他汀 + 治疗的靶点还包括 Lp(a)、TG、炎症等。

（彭道泉）

参 考 文 献

[1] ZHAO D,LIU J,WANG M,et al. Epidemiology of cardiovascular disease in China:current features and implications [J]. Nat Rev Cardiol,2019,16(4):203-212.

[2] ZHANG X,LIU J,WANG M,et al. Twenty-year epidemiologic study on LDL-C levels in relation to the risks of atherosclerotic event,hemorrhagic stroke,and cancer death among young and middle-aged population in China [J]. J Clin Lipidol,2018,12 (5):1179-1189.

[3] GRUNDY S M,STONE N J,BAILEY A L,et al.2018 AHA/ACC/AACVPR/AAPA/ABC/ACPM/ADA/ AGS/APhA/ASPC/ NLA/PCNA Guideline on the Management of Blood Cholesterol:A Report of the American College of Cardiology/American Heart Association Task Force on Clinical Practice Guidelines [J]. J Am Coll Cardiol,2019,73(24):e285-e350.

[4] SABATINE M S,GIUGLIANO R P,KEECH A C,et al. Evolocumab and Clinical Outcomes in Patients with Cardiovascular Disease [J]. N Engl J Med,2017,376(18):1713-1722.

[5] SCHWARTZ G G,STEG P G,SZAREK M,et al. Alirocumab and Cardiovascular Outcomes after Acute Coronary Syndrome [J]. N Engl J Med,2018,379(22):2097-2107.

[6] BHATT D L,STEG P G,MILLER M,et al.Cardiovascular Risk Reduction with Icosapent Ethyl for Hypertriglyceridemia [J]. N Engl J Med,2019,380(1):11-22.

[7] RIDKER P M,EVERETT B M,THUREN T,et al. Antiinflammatory Therapy with Canakinumab for Atherosclerotic Disease [J]. N Engl J Med,2017,377(12):1119-1131.

[8] RIDKER P M,EVERETT B M,PRADHAN A,et al. Low-Dose Methotrexate for the Prevention of Atherosclerotic Events [J]. N Engl J Med,2019,380(8):752-762.

[9] RAY K K,VALLEJO-VAZ A J,GINSBERG H N,et al. Lipoprotein(a) reductions from PCSK9 inhibition and major adverse cardiovascular events:Pooled analysis of alirocumab phase 3 trials [J]. Atherosclerosis,2019. pii:S0021-9150(19) 31353-X.

[10] VINEY N J,VAN CAPELLEVEEN J C,GEARY R S,et al. Antisense oligonucleotides targeting apolipoprotein(a) in people with raised lipoprotein(a):two randomised,double-blind,placebo-controlled,dose-ranging trials [J]. Lancet,2016,388 (10057):2239-2253.

[11] RAY K K,BAYS H E,CATAPANO A L,et al. Safety and Efficacy of Bempedoic Acid to Reduce LDL Cholesterol [J]. N Engl J Med,2019,380(11):1022-1032.

[12] FERENCE B A,RAY K K,CATAPANO A L,et al. Mendelian Randomization Study of ACLY and Cardiovascular Disease [J]. N Engl J Med,2019,380(11):1033-1042.

[13] GAUDET D,ALEXANDER V J,BAKER B F,et al. Antisense Inhibition of Apolipoprotein C-Ⅲ in Patients with Hypertriglyceridemia [J]. N Engl J Med,2015,373(5):438-447.

[14] GAUDET D,GIPE D A,PORDY R,et al. ANGPTL3 inhibition in homozygous familial hypercholesterolemia [J]. N Engl J Med,2017,377:296-297.

[15] GRAHAM M J,LEE R G,BRANDT T A,et al. Cardiovascular and metabolic effects of ANGPTL3 antisense oligonucleotides [J]. N Engl J Med,2017,377:222-232.

ASCVD 一级预防中的降脂治疗

鱼油在 ASCVD 一级预防中的研究结果解读

鱼油也称 ω-3 脂肪酸、omega-3 脂肪酸、n-3 脂肪酸等,其主要成分是二十二碳六烯酸(DHA)和二十碳五烯酸(EPA),主要调脂疗效是降低血中甘油三酯(TG)水平。TG 是 ASCVD 的重要危险因素之一,鱼油因其明确的降 TG 作用且安全性高,多年来一直备受关注。目前虽有多项心血管硬终点的循证医学研究探讨了鱼油在冠状动脉粥样硬化性心脏病(ASCVD)一级预防领域的作用,但结果存在不一致,至今仍有一定争议[1-4]。

目前共有 6 项已经公布的关于鱼油应用于 ASCVD 一级预防相关大规模随机对照研究(RCT)研究,分别是:JELIS 研究(他汀同时代)、ORIGIN 研究和多重危险因素患者鱼油干预研究(他汀后时代),以及去年公布的 ASCEND FISH-OIL 研究、VITAL 研究和 REDUCE-IT 研究。

1. **JELIS 研究**[5] 该研究纳入合并或不合并冠心病的高胆固醇血症(TC≥6.5mmol/L)患者 18 645 例,2/3 为绝经后女性、1/3 为男性,随机接受他汀联合 EPA 1.8g/d 或他汀单药治疗,主要终点是任何主要冠状动脉事件,平均随访 4.6 年,结果显示,联合 EPA 组的主要冠状动脉事件风险降低 19%(P=0.011);但亚组分析显示,不伴冠心病的一级预防亚组风险降低未达统计学差异(HR=0.82,P=0.132);此外,联合 EPA 组在心源性猝死或冠状动脉性死亡风险方面无获益。该研究在致死性事件方面缺乏获益的原因可能与研究人群特点有关,其一纳入者均为饮食摄入鱼油量较高的日裔患者,其二仅 1/3 为男性,因此该研究人群的致死性冠脉事件发生率本身较低,在有限的随访时间内难以显示两治疗组之间的差异,尤其对于一级预防亚组。

2. **ORIGIN 研究**[6] 该研究纳入确诊心血管疾病或心血管风险高危伴糖代谢异常的患者 12 536 例,采用 2×2 析因设计,鱼油分支随机将纳入者分为 n-3 脂肪酸 1g/d 或安慰剂(橄榄油)治疗,降糖分支随机将纳入者分为甘精胰岛素或常规降糖治疗,主要终点是心血管死亡。两组的他汀使用率(约 54%)和平均饮食摄入鱼油量(平均约 210mg/d)匹配,平均随访 6.2 年,结果显示,n-3 脂肪酸组的心血管死亡风险、主要血管性事件、心律失常性死亡风险均未见降低。然而,该研究主要纳入的是经造影证实的冠状动脉或外周动脉狭窄 >50% 的二级预防人群,其中存在既往心肌梗死、卒中、冠脉血管重建史者将近 60%,而一级预防人群比例不到 40%,因此,该研究结果阴性并不能完全否认鱼油对 ASCVD 一级预防的有效性。

3. **多重危险因素患者鱼油干预研究**[7] 该研究是在意大利进行的一项大规模 RCT,共纳入 12 513 例具有多重心血管危险因素的一级预防患者(70.5%)或确诊 ASCVD 但除外心肌梗死的二级预防患者(29.5%),其中糖尿病伴 1 项以上的心血管危险因素患者占总体人群的 47.9%。纳入者随机接受 n-3 脂肪酸 1g/d 或安慰剂(橄榄油)治疗,主要有效性终点为心血管死亡时间或首次因心血管原因住院时间的复合终点。该研究平均随访 5 年,研究结果显示两组他汀使用率(40.8% *vs.* 41.4%,*P*>0.05)等基线特征匹配,鱼油干预组未能进一步降低主要终点事件风险(HR=0.97,95%CI 0.88~1.08,*P*=0.58);但次要终点显示鱼油组的心衰再住院率显著低于安慰剂组(1.5% *vs.* 2.3%,*P*=0.002),此外,预设亚组分析显示,鱼油干预可显著降低女性患者的心血管事件风险(HR=0.82,95%CI 0.67~0.99,*P*=0.04)。该研究人群与 ORIGIN 研究有一定的相似性,均包含较高比例的糖代谢异常伴其他心血管危险因素的 ASCVD 一级预防人群,鱼油浓度与干预剂量、安慰剂设置也都一致,遗憾的是,和 JELIS 研究结果类似,这两项研究均未能证实鱼油能减少 ASCVD 一级预防人群的心血管死亡风险。

4. ASCEND-Fish Oil 研究[8]　糖尿病心血管事件研究(a study of cardiovascular events in diabetes,ASCEND)纳入≥40 岁、无 ASCVD 证据的糖尿病患者 15 480 例,采用 2×2 析因设计,鱼油分支随机接受 n-3 脂肪酸 1g/ 天或安慰剂(橄榄油)治疗(即 ASCEND-Fish Oil 研究),抗血小板分支则随机接受阿司匹林 100mg 或安慰剂治疗(即 ASCEND-Aspirin 研究),主要有效性终点为首次严重血管性事件,包括非致死性心肌梗死、卒中(非出血性)、TIA 及血管性死亡(除外颅内出血性死亡),次要有效性终点为任何严重血管性事件或血管重建治疗术的复合终点,该研究平均随访长达 7.4 年,研究结果显示:鱼油干预组未能进一步降低首次严重血管性事件风险(HR=0.97,95%CI 0.87~1.08,*P*=0.55),次要终点也未能显示获益。对该研究人群的基线特征进行分析发现,尽管纳入人群均为≥40 岁的糖尿病患者,但 5 年严重血管性事件风险评估显示中低危者高达 83%,高危者仅 17%,且他汀使用率高达 75%,因此对于这样一组整体 ASCVD 风险不高的一级预防人群,1g/d 的鱼油干预恐怕确实难以在有限的时间内显示出心血管硬终点的显著获益。

5. VITAL 研究[9]　维生素 D 和鱼油干预研究(the vitamin D and omega-3 trial,VITAL)纳入≥50 岁男性或≥55 岁女性、既往无心血管疾病或恶性肿瘤的健康人群,采用 2×2 析因设计,鱼油分支随机接受鱼油 1g/d 或安慰剂(橄榄油)治疗,VitD 分支随机接受 $VitD_3$ 2 000IU/d 或安慰剂治疗,主要终点为心血管死亡、非致死性心肌梗死、非致死性卒中的复合终点以及恶性肿瘤。该研究规模很大,最终共纳入符合研究入排标准的人群 25 871 例,基线特征均匹配,包括:平均 67 岁、男女各半、高血压患者 49.8%、糖尿病患者 13.7%、吸烟者 7.2%、他汀使用率 37.5% 等,该研究平均随访 5.3 年,研究最终结果显示鱼油干预并不能降低心血管主要终点事件或恶性肿瘤风险。然而,有两方面结果值得注意,第一,预设的次要终点中,鱼油组总的冠心病事件风险降低了 17%、总的心肌梗死风险降低了 28%、致死性心肌梗死风险降低了 50%;第二,预设的亚组分析显示,对于每周饮食摄入鱼类不足 1.5 份者,鱼油干预较安慰剂显著降低主要心血管终点事件风险达 19%(HR=0.81,95%CI 0.67~0.98,*P*=0.045),而每周饮食摄入鱼类≥1.5 份者则无此获益,这提示对饮食鱼类少于推荐量的人群 1g/d 的鱼油可能带来一定的心血管获益。这两方面都是值得开展进一步临床研究的实用性课题。

6. REDUCE-IT 研究[10]　EPA 干预减少心血管事件研究(reduction of cardiovascular events with icosapent ethyl-intervention trial,REDUCE-IT)纳入他汀治疗至少 4 周、LDL-C 基本达标(1.1~2.6mmol/L)而仍存在 TG 升高(1.7~5.6mmol/l)的 ASCVD 高危和极高危患者,其中 ASCVD 一级预防人群入选标准为≥50 岁糖尿病合并至少一种其他心血管危险因素,二级预防人群为≥45 岁的明确 ASCVD 患者。研究最终纳入 8 179 例患者,其中一级预防人群占 29.3%、二级预防人群占 70.7%,平均年龄 64 岁,男性约 71%。患者随机接受 4g/d 的 EPA 或安慰剂(矿物油)治疗,主要终点是心血管死亡、非致命性心肌梗死、非致命性卒中、冠状动脉血运重建或不稳定心绞痛的复合终点,研究随访时间中位数为 4.9 年。研究结果显示,与安慰剂组相比 EPA 组心血管主要终点事件相对风险显著降低 25%(HR=0.75,95%CI 0.68~0.83,$P<0.001$)、绝对风险降低 4.8%(95%CI 3.1~6.5)、NNT=21(95%CI 15~33);主要次要终点相对风险显著降低 26%、绝对风险降低 3.6%、NNT=28;各个预设亚组分析(如:分别以 TG 200mg/dl、CRP 2mg/L、HDL-C 35mg/dl 为界值)一致显示 EPA 组获益;按预设次序对各终点事件进行分级检验显示,EPA 显著降低心血管死亡风险(HR=0.80,95%CI 0.66~0.98,$P=0.03$);预设三级终点分析显示 EPA 组心源性猝死风险显著降低 31%、心脏停搏风险显著降低达 48%。

综上所述,REDUCE-IT 研究与前述 5 项研究结果截然不同,该研究结果显示了鱼油全面而显著的心血管获益,这可能归功于以下两点:第一,研究人群的选择,REDUCE-IT 研究不仅以极高危的二级预防人群为主(占 70.7%)、其一级预防人群的心血管危险度也很高,从而整体人群 MACE 事件率高于前述各项研究,并且所有患者均存在一定程度的 TG 升高,这提示合并高 TG 血症的 ASCVD 高危/极高危患者才可能是他汀联合鱼油产生心血管获益的最适合人群;第二,鱼油的选择,REDUCE-IT 研究采用的是高纯度、大剂量 EPA,而普通纯度、低剂量 n-3 脂肪酸可能不足以对 ASCVD 一级预防人群产生显著益处。然而,REDUCE-IT 研究的翻转性结果也引起了专家们较多争议,如:矿物油是否有毒性效应而导致安慰剂组事件率升高?单用 TG 降低不足以解释 EPA 的显著心血管获益,是否大剂量 EPA 存在其他心血管获益机制如抗炎、抗栓?大剂量的高纯度 DHA 以及高纯度 EPA/DHA 混合鱼油是否同样有效?

目前正在进行中的另一项鱼油 ASCVD 一级预防研究(STRENGTH,NCT0204817)[11]与 REDUCE-IT 研究类似,也是采用高纯度、大剂量 EPA,也是针对合并高 TG 血症患者,而且均为心血管风险高危的 ASCVD 一级预防患者,其研究结果的揭晓将对解答上述争议有很大帮助,并对鱼油在 ASCVD 一级预防人群中的应用更有指导价值。

(郭远林 李子煦 李小林)

参 考 文 献

[1] MOZAFFARIAN D,WU J H. Omega-3 fatty acids and cardiovascular disease:effects on risk factors,molecular pathways,and clinical events [J]. J Am Coll Cardiol,2011,58:2047-2067.

[2] WU J H,MOZAFFARIAN D. ω-3 fatty acids,atherosclerosis progression and cardiovascular outcomes in recent trials:new pieces in a complex puzzle [J]. Heart,2014,100(7):530-533.

[3] RIZOS E C,ELISAF M S. Does supplementation with omega-3 PUFAs add to the prevention of cardiovascular disease [J]?. Curr Cardiol Rep,2017,19(6):47.

[4] CALDER P C,DECKELBAUM R J. Editorial:Omega-3 fatty acids and cardiovascular outcomes:an update [J]. Curr Opin Clin Nutr Metab Care,2019,22(2):97-102.

[5] YOKOYAMA M,ORIGASA H,MATSUZAKI M,et al. Effects of eicosapentaenoic acid on major coronary events in hypercholesterolaemic patients (JELIS):a randomised open-label,blinded endpoint analysis [J]. Lancet,2007,369(9567):1090-1098.

[6] ORIGIN Trial Investigators,BOSCH J,GERSTEIN H C,et al. n-3 fatty acids and cardiovascular outcomes in patients with dysglycemia [J]. N Engl J Med,2012,367(4):309-318.

[7] Risk and Prevention Study Collaborative Group,RONCAGLIONI M C,TOMBESI M,et al. n-3 fatty acids in patients with multiple cardiovascular risk factors [J]. N Engl J Med,2013,368(19):1800-1808.

[8] ASCEND Study Collaborative Group,BOWMAN L,MAFHAM M,et al. Effects of n-3 Fatty Acid Supplements in Diabetes Mellitus [J]. N Engl J Med,2018,379(16):1540-1550.

[9] MANSON J E,COOK N R,LEE I M,et al. Marine n-3 Fatty Acids and Prevention of Cardiovascular Disease and Cancer [J].

N Engl J Med,2019,380(1):23-32.

[10] BHATT D L,STEG P G,MILLER M,et al. Cardiovascular Risk Reduction with Icosapent Ethyl for Hypertriglyceridemia[J]. N Engl J Med,2019,380(1):11-22.

[11] Outcomes Study to Assess Statin Residual Risk Reduction With EpaNova in HiGh CV Risk PatienTs With Hypertriglyceridemia(STRENGTH)[EB/OL].(2016-04-26)[2019-07-15].https://clinicaltrials.gov/ct2/show/NCT02104817.

2018 AHA/ACC 血脂指南中关于一级预防部分的解读

随着我国经济的飞速发展和医疗水平的改善,国民的生活水平和饮食习惯发生了急剧的变化,人口老龄化发进程也在不断加速。而我国心血管疾病的发生率及病死率仍呈逐年上升趋势,心血管疾病死亡率的拐点依旧没有到来。据报道,2016年我国城市人口心血管疾病死亡占全部死因的比率为43.16%,农村人口中这一比例更是高达45.50%,几乎每5例死亡患者中就有2例死于心血管疾病[1]。而与此同时,西方国家心血管疾病的病死率已呈下降趋势,究其原因,逐渐优化的生活方式以及血压、血脂管理等一级预防措施的推行在其中起到了关键作用[2]。2018年美国心脏病学会(American College of Cardiology,ACC)及美国心脏协会(American Heart Association,AHA)联合发布了最新的胆固醇管理指南[3],我们将对该血脂指南中关于一级预防部分进行解读,借此机会求道解惑并供大家借鉴参考,为我们在临床实践和决策的思考判断提供帮助。

1. **动脉硬化性心血管疾病(arteriosclerotic cardiovascular disease,ASCVD)需以健康的生活方式为基础进行终生防控** 心血管疾病的一级预防应从早期开始,健康的生活方式、危险因素评估和疾病防范策略应贯穿整个生命周期(图1),同时提出了更加个体化的风险评估和血脂管理建议。新指南更加强调了健康生活方式的重要性,从“生命早期”开始健康的生活方式是ASCVD一级预防的基石。研究显示,健康的生活方式可降低所有年龄段人群ASCVD发生风险,延缓年轻人群发展心血管疾病危险因素的进程。在我国,人们对健康生活方式的认识还远远不足,除吸烟率略有下降外,我国高血压、糖尿病、血脂异常等心血管病危险因素患病率均呈快速增加趋势[4]。在临床工作中向ASCVD患者及临界风险和中高危人群普及健康生活方式我们责无旁贷,且可获得更大获益经济比。健康的生活方式包括合理饮食、规律体育锻炼、控制体重和戒烟等。具体来说,健康的饮食包括增加蔬菜、水果、全谷物、豆类等摄入比例,并增加优质蛋白摄入,包括低脂乳制品、低脂肪家禽(去皮)、鱼/海鲜、坚果和非甾体植物油;并限制糖果,含糖饮料和红肉的摄入量。这个饮食模式应调整到适当的卡路里要求、个人和文化对食品的影响需求,同时应兼顾到包括糖尿病在内的其他疾病的偏好和营养治疗需要。应调整热量摄入量以避免体重增加,或在超重/肥胖患者,以促进减肥。指南推荐规律的体育锻炼,在一般情况下,建议成年人每周进行3~4次有氧运动。

尽管我们知晓动脉粥样硬化在新生儿时期即已开始缓慢启动进展进程,但对于如何从青少年甚至更早时期进行危险程度评估及血脂管理鲜有共识或指南报道。该指南根据不同年龄分组,提出个体化的风险评估及血脂管理的建议,同时强调了健康生活、改善生活方式和预防的重要性。总体来说,对于儿童、青少年(10~19岁)和年轻人(20~39岁),应优先终身

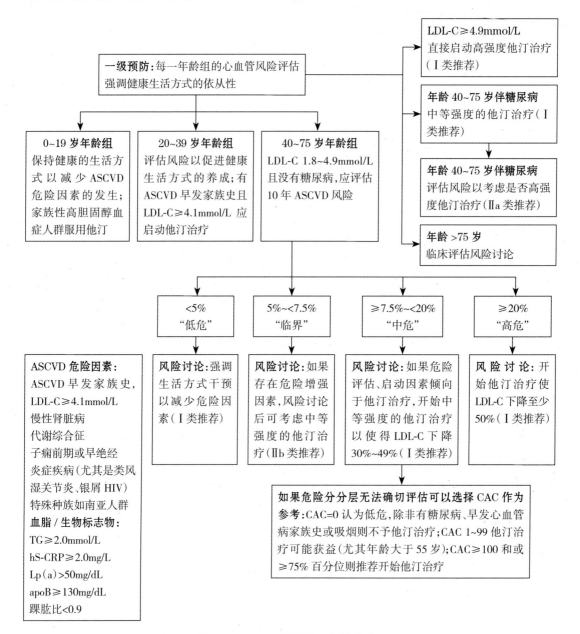

图 1 ASCVD 一级预防血脂管理流程图

风险评估和促进改善生活方式。仅在具有中等高 LDL-C 水平[≥160mg/dl(≥4.1mmol/L)]或极高 LDL-C 水平患者[190mg/dl(4.9mmol/L)]中考虑药物治疗。主要的三类高危人群包括:①严重高胆固醇血症患者[LDL-C 水平≥190mg/dl(≥4.9mmol/L)];②患有糖尿病的成年人;③40~75 岁的成年人。其中严重的高胆固醇血症和患有糖尿病的 40~75 岁的成年人无需进一步风险评估,可立即考虑开始他汀治疗。指南继续加强了对合并患有糖尿病的高危人群的血脂管理建议,推荐这部分人群立即开始使用中等强度的他汀类药物,并可以考虑应用高强度他汀治疗。在没有上述主要高危因素的其他 40~75 岁的成年人中,也应该评估 10 年 ASCVD 风险以指导治疗策略。ASCVD 风险越高,患者就越有可能从他汀类药物治疗中获益。风险讨论还应该考虑几个"风险增强因素"可用于促进他汀类药物治疗的开始或强化。

当风险不确定或因为某些原因无法进行他汀治疗时,测量冠脉钙化积分(coronary artery cCalcification score,CAC)以改进风险评估可能会有所帮助。CAC积分以分级方式预测ASCVD事件,且独立于其他如年龄、性别和年龄种族等危险因素。如CAC评分等于零则将患者重新划分在低风险组,除非存在更高的风险条件,否则不建议他汀类药物治疗。

2. 除评估10年ASCVD风险外,鼓励医患之间充分讨论风险增强因素 指南推荐,合理和个体化的血脂管理不应是医生单方面的决策,应在医患之间充分沟通、讨论后进行方案制订,对于临界风险或高龄人群更应如此。自2013年ACC/AHA指南推荐确定10年的ASCVD风险≥7.5%作为他汀类药物治疗获益的阈值以来,利用方程(PCE)计算器计算的10年ASCVD风险评估被广泛应用以指导临床实践。在本指南中,ASCVD的10年风险被归类为低风险(<5%)、临界风险(5%至<7.5%)、中等风险(7.5%~20%)和高风险(≥20%)。中等强度他汀类药物可以为ASCVD的10年风险>7.5%的患者提供有效且具有成本效益的一级预防治疗。

指南提出,10年ASCVD风险计算器实则是基于人口学的计算公式,鼓励临床医生与患者之间充分讨论"风险增强因素"以更加个体化的评估患者的实际状态,识别某些特别风险因素。风险增强因素的识别有助于确认是否存在更高风险状态,从而帮助决策启动或加强他汀类药物治疗的决定。风险增强因素包括:早发ASCVD家族史;LDL-C水平持续升高≥160mg/dl(≥4.1mmol/L);代谢综合征;慢性肾病;先兆子痫或过早绝经(年龄<40岁);慢性炎症性疾病,如类风湿关节炎、银屑病或HIV感染;特殊种族,如东南亚人群;ApoB≥130mg/dl(特别是伴有持续升高的甘油三酯)和Lp(a)高值;hsCRP≥2.0mg/L;踝肱比ABI<0.9等。如存在上述这些风险增强因素,尤其是对于"临界风险"的患者,在患者医患间病情讨论时,更加推荐使用他汀治疗。

3. 他汀药物仍是ASCVD风险升高患者一级预防的首选药物,同时肯定了非他汀药物(依折麦布与PCSK9抑制剂)的临床地位 除健康的生活方式外,他汀仍然是ASCVD风险升高患者一级预防的基石和首选药物。随着WOSCOPS研究、AFCAPS/TexCAPS研究、JUPITER研究、CARDS研究、MEGA研究、HOPE-3降脂分支研究以及WOSCOPS10年随访研究的陆续进行和结果显示,他汀降脂治疗可在一级预防方面显著降低心血管终点事件[5,6]。该指南仍然强调他汀是ASCVD风险升高患者一级预防的首选药物。同时随着依折麦布、PCSK9抑制剂等非他汀降脂药物研究的推进,指南同时肯定了上述药物的临床地位。该指南指出,对于严重原发性高胆固醇血症LDL-C≥4.9mmol/L可不计算未来10年ASCVD风险,直接启动高强度他汀治疗。如LDL-C水平仍≥2.6mmol/L,加用依折麦布是合理的。如果在他汀联合依折麦布治疗后,LDL-C水平仍≥2.6mmol/L,且患者有多种因素增加后续ASCVD事件风险,可考虑使用PCSK9抑制剂。对于患有糖尿病且LDL-C≥1.8mmol/L的40~75岁患者,可以在不计算10年ASCVD风险的情况下直接启动中等强度的他汀治疗;如同时合并其他多中共危险因素或年龄在50~75岁之间,高强度治疗将LDL-C降低≥50%是合理的。

4. 更加重视冠脉钙化积分(CAC)的临床指导价值,但在我国临床实践仍有限制性 目前认为冠脉钙化积分与斑块负荷之间存在显著的正相关。除传统心血管疾病危险因素外,钙化积分进来被证明对心血管事件有额外的预测价值[7]。近来有包括MESA、HNR、Rotterdam研究等在内的多个大型前瞻性队列研究分析了钙化积分和心血管风险之间的关系[8,9]。2013年AHA/ACC风险评估指南首次对钙化积分作出推荐,该指南指出:如果使用传统危险因素进行风险评估后,对于治疗方式选择仍不确定,可以使用钙化积分帮助确定治疗决策（Ⅱb 推荐,B 级证据）。近来 CAC 的临床应用价值不断得到验证,证据等级也不断提高。在本次指南中进一步提高了 CAC 的推荐等级（Ⅱa 推荐,B-NR 级证据）,对于不患糖尿病、LDL-C 水平≥1.8~4.9mmol/L、10 年 ASCVD 风险在 7.5%~20% 即"中危"的 40~75 岁成年人,如果不能确定是否使用他汀,CAC 的测量可作为帮助决策的重要手段。如果 CAC 评分为 0 分,除非有吸烟者、糖尿病和早发 ASCVD 家族史外,可不用或延迟他汀治疗。CAC 评分 1~99 分更加支持他汀治疗,这一点尤其对于≥55 岁的患者更加具有指导意义。对于任何患者,如果 CAC 评分已超过 100 分或 75 百分位,建议开始他汀治疗。由此可见,CAC 对于决策那些不确定是否给予他汀治疗的患者有重要的参考价值。但在我国,CAC 的开展仍需要大量的经济、医疗资源支持,其临床实践仍有限制性。

5. 高血压、糖尿病及慢性肾脏病人群的降脂治疗　尽管 LDL-C 水平的升高是动脉粥样硬化进程的核心,但高血压、糖尿病、慢性肾脏病作为代谢综合征的重要组成部分,也在内皮损伤、氧化应激、动脉粥样硬化斑块发生发展中起到关键作用[10]。在一级预防方面,指南继续延续了 2013 年指南的观点,在三项重要的高危因素中更加突出了糖尿病对于危险分层的重要性,对于患有糖尿病且 LDL-C≥1.8mmol/L 的 40~75 岁患者,可以在不计算 10 年 ASCVD 风险的情况下启动中等强度的他汀治疗。对于风险较高的糖尿病患者,特别是有多种危险因素或 50~75 岁的患者,高强度他汀治疗将 LDL-C 降低≥50% 是合理的。而高血压、慢性肾脏病仅作为在医患风险讨论决策中起参考意见的 10 年 ASCVD 风险计算中的参与因素和"危险增强因素"。对于高血压的级别/严重程度以及慢性肾脏病的分期,在血脂管理风险讨论方面,指南并没有给出具体的建议。

6. 启发、思考和未来展望　不难看出,无论是美国、欧洲还是我国的血脂管理,都更加鼓励健康的生活方式、充分的危险因素评估和医患沟通等个体化管理模式。自 2016 年我国成人血脂异常防治指南修订联合委员会发布《中国成人血脂异常防治指南（2016 年修订版）》以来,血脂防控在临床工作中有了更加积极、有效及个体化的管理。然而在真实世界中的各个年龄层组血脂达标率依然不足[11]。在我国,由于人们对于健康生活理念的认识欠缺、对于他汀类药物治疗安全性的担忧甚至恐惧、经济原因等因素的存在,血脂达标率更是不尽人意。由于指南推荐和真实世界存在的巨大差距,我国人群的血脂达标现状和随访研究仍然欠缺,现行的血脂达标靶点是否真正适合我国人群仍不可知。因此加强正面的宣传教育,提高我国 ASCVD 一级预防的水平和血脂达标率,才能够有望制定出更加符合中国人群的血脂靶点,继续开展血脂相关的基础和临床研究工作,争取早日迎来国家心血管疾病死亡率拐点,是我们今后努力的方向。

（高海洋　汪芳）

参 考 文 献

[1] BI Y,JIANG Y,HE J,et al. Status of Cardiovascular Health in Chinese Adults［J］. J Am Coll Cardiol,2015,65（10）:1013-1025.

[2] FORD E S,AJANI U A,CROFT J B,et al. Explaining the decrease in U.S. deaths from coronary disease,1980-2000［J］. N Engl J Med,2007,356（23）:2388-2398.

[3] GRUNDY S M,STONE N J,BAILEY A L,et al. 2018 AHA/ACC/AACVPR/AAPA/ABC/ACPM/ADA/AGS/APhA/ASPC/NLA/PCNA Guideline on the Management of Blood Cholesterol［J］. J Am Coll Cardiol,2019,73（24）:e285-e350.

［4］LI H,GE J. Cardiovascular diseases in China:Current status and future perspectives［J］. Int J Cardiol Heart Vasc,2015,6: 25-31.

［5］MORTENSEN M B,AFZAL S,NORDESTGAARD B G,et al. Primary Prevention With Statins:ACC/AHA Risk-Based Approach Versus Trial-Based Approaches to Guide Statin Therapy［J］. J Am Coll Cardiol,2015,66(24):2699-2709.

［6］ZIFF O J,BANERJEE G,AMBLER G,et al. Statins and the risk of intracerebral haemorrhage in patients with stroke: systematic review and meta-analysis［J］. J Neurol,Neurosurg Psychiatry,2019,90(1):75-83.

［7］MULDERS T A,TARABOANTA C,FRANKEN L C,et al. Coronary artery calcification score as tool for risk assessment among families with premature coronary artery disease［J］. Atherosclerosis,2016,245:155-160.

［8］DING J,HSU F C,HARRIS T B,et al. The association of pericardial fat with incident coronary heart disease:the Multi-Ethnic Study of Atherosclerosis(MESA)［J］. Am J Clin Nutr,2009,90(3):499-504.

［9］MCCLELLAND R L,JORGENSEN N W,BUDOFF M,et al. 10-Year Coronary Heart Disease Risk Prediction Using Coronary Artery Calcium and Traditional Risk Factors:Derivation in the MESA(Multi-Ethnic Study of Atherosclerosis)With Validation in the HNR(Heinz Nixdorf Recall)Study and the DHS(Dallas Heart Study)［J］. J Am Coll Cardiol,2015,66(15):1643-1653.

［10］YU Z,REBHOLZ C M,WONG E,et al. Association Between Hypertension and Kidney Function Decline:The Atherosclerosis Risk in Communities(ARIC)Study［J］. Am J Kidney Dis,2019. pii:S0272-6386(19)30617-1.

［11］DANCHIN N,ALMAHMEED W,AL-RASADI K,et al. Achievement of low-density lipoprotein cholesterol goals in 18 countries outside Western Europe:The International ChoLesterol management Practice Study(ICLPS)［J］. Eur J Prev Cardiol,2018,25(10):1087-1094.

2018《高血压患者血压血脂综合管理中国专家共识》解读

高血压与血脂异常均为动脉粥样硬化性心血管病(ASCVD)的重要危险因素。两者同时存在时,患者发生心血管事件的风险将进一步增加。对于高血压合并血脂异常的患者应该采用以治疗高血压、高胆固醇血症为主的方案进行综合干预,从而最大程度地降低患者心血管事件风险。近年来,我国居民中高血压合并血脂异常的患病率逐年增高,这是导致ASCVD流行趋势日趋严重的重要原因之一。为加强对高血压合并血脂异常患者的合理干预,我国相关领域的专家共同制定并颁布了《高血压患者血压血脂综合管理中国专家共识》(以下简称"共识"),本文将结合共识中的重点内容进行解析。

一、血压与血脂的干预目标

无论高血压还是血脂异常,治疗干预的目的在于最大程度地降低患者发生 ASCVD 的风险。单纯降压治疗或降脂治疗均难以为心血管系统提供全面保护,因此本共识提出血压与血脂双达标的理念。此外,对高血压合并血脂异常的患者还应积极筛查并干预患者并存的其他危险因素,如高血糖、肥胖、吸烟、缺乏运动、持续精神紧张等。针对多重危险因素进行综合管理是降低患者心血管事件风险的有效措施。

患者基线特征不同,启动药物治疗的时机与干预目标也不同,因此共识强调应对每位患者进行心血管风险评估,并以此为基础制订治疗方案。本共识建议,对于普通高血压患者,应将血压控制在 140/90mmHg 以下;对心血管风险高危及以上人群,应将血压控制在 130/80mmHg 以下。近年来,一些研究证据提示积极控制血压有助于进一步降低 ASCVD

风险,因此在患者能够耐受且不需要太复杂治疗方案的情况下,将患者的血压控制在130/80mmHg 以下是合理的。这一建议与我国现行高血压防治指南相一致,体现了积极干预高血压的基本理念。关于血脂异常的治疗,由于专家们对于甘油三酯升高及高密度脂蛋白胆固醇降低的治疗意见不统一,因此本专家共识主要针对低密度脂蛋白胆固醇(LDL-C)增高进行了推荐。共识指出,在未发生 ASCVD 的患者中,高血压合并血脂异常者均属于中危及以上的人群,其 LDL-C 应控制在 <3.4mmol/L;若患者同时合并糖尿病或其他危险因素则属于高危人群,应将 LDL-C 控制在 <2.6mmol/L;若患者已经合并 ASCVD 则属于二级预防的对象,应将 LDL-C 控制在 <1.8mmol/L。对于未接受降胆固醇药物治疗、但 LDL-C 已经低于相应目标值的患者,应接受他汀治疗将 LDL-C 在原基础上进一步降低 30% 以上。本共识所作出的上述建议,充分体现了"胆固醇理论"的基本理念,倡议临床医生更为积极的干预胆固醇。

二、更加强调生活方式干预的基石地位

无论降压治疗还是降胆固醇治疗,纠正不健康生活方式是最为安全、有效且经济的治疗措施。近三十余年来,我国居民 ASCVD 患病率不断上升,与不健康生活方式的流行趋势加重密切相关,因此积极有效的干预不健康生活习惯,对降低全人群心血管风险水平具有重要意义。对于高血压合并血脂异常的患者,纠正不健康生活方式可显著降低血压与血脂水平,从而减少其对降压药和降脂药的需求。摄入热量过剩、食盐摄入量过高及体力活动过少是最值得我国居民关注的问题。本共识建议高血压合并高血脂的患者,每日食盐摄入量应<6g,胆固醇摄入量应 <300mg,同时减少高热量饮食的摄入并控制饮食总热量。每人每日应进行 30~60 分钟的中等强度体力运动,每周 4~7 天。上述健康生活方式有助于患者减轻体重,进而对血压、血脂以及血糖产生全面有益的影响。对血压或血脂轻度升高的患者,通过持久有效的生活方式干预可能使患者血压与血脂降至正常范围,从而降低整体心血管事件风险。在临床实践中,很多医生对生活方式干预的重要性认识不足,很少或从不为患者制订生活方式干预方案。希望本共识的颁布与推广能够进一步提高医生的重视程度。

三、治疗药物的选择

在降压药物选择方面,本共识建议首选长效降压药物,因其可持久、平稳地控制血压。由于高血压合并血脂异常的患者常存在高肾素活性,因此肾素 - 血管紧张素系统(RAS)抑制剂应作为首选降压药物。长效钙拮抗剂有助于降低动脉粥样硬化病变风险,也是该类患者的理想降压药物。由于长期大剂量应用利尿剂或 β 受体阻滞剂治疗增加脂代谢紊乱风险,因此共识推荐若无其他强适应证不宜将作为首选的降压药物,尤其不宜长期大剂量用药。单片固定剂量复方制剂(SPC)可以简化治疗方案、显著提高患者治疗依从性,对于需要两种或以上降压药物联合治疗的患者应首选复方制剂。

在降脂治疗方面,共识推荐将他汀作为多数高血压合并血脂异常患者的首选降脂药物。常规剂量他汀治疗后 LDL-C 不能达标者,可在此基础上联合应用依折麦布,必要时联用前蛋白转化酶枯草溶菌素 9(PCSK9)抑制剂。本共识的上述建议与我国现行的血脂异常防治指南保持一致。在各类降脂药物中,他汀的临床研究证据最为充分,应作为血脂异常药物治疗的核心。由于我国居民对大剂量他汀的耐受性较欧美人群更差,所以经过常规剂量他汀治疗后若 LDL-C 不能达标,不建议进一步增加他汀剂量,而应在常规剂量他汀治疗的基础上联

合应用依折麦布等非他汀类药物。这种治疗方案不仅可以改善降胆固醇疗效,还可以降低不良反应的发生率。高血压患者中甘油三酯增高者较为常见,但关于降甘油三酯治疗的临床研究证据尚不充分,故不将其作为主要的干预靶点。对于甘油三酯重度升高(≥5.6mmol/L)者,为降低急性胰腺炎风险,应首选非诺贝特单独或与他汀联合应用,以尽快将甘油三酯降至相对安全的水平。上述推荐体现了本共识对血脂异常的个体化治疗原则。

高血压合并血脂异常的患者常需要同时应用降压药物与降脂药物,药物间的相互作用是一个值得关注的问题。本共识对上述问题也进行了讨论。例如一些钙通道阻滞剂(氨氯地平等)与部分他汀(辛伐他汀、洛伐他汀等)均需通过细胞色素 P450 酶 CYP3A4 代谢,联合应用氨氯地平与辛伐他汀或洛伐他汀时,后两者的剂量均不宜超过 20mg/d。联合应用多种药物时需要更为密切地关注药物相关不良反应、特别是肌肉与肝脏相关的不良反应,必要时对用药剂量和种类作出适当调整。与其他类型降压药物相比,由于代谢途径不同,RAS 抑制剂与他汀类药物之间发生相互影响较少,因此对于合并血脂异常需要接受他汀治疗的高血压患者,宜首选 RAS 抑制剂降低血压。

四、充分发挥 SPC 的优势

无论高血压还是血脂异常,均需长期治疗,因此治疗依从性是决定治疗效果乃至患者远期预后的重要因素之一。本共识对 SPC 在高血压合并血脂异常患者中的临床地位予以充分肯定。与自由联合治疗相比,应用 SPC 治疗可以显著改善患者远期预后,有研究发现应用 SPC 治疗与缺血性心脏病及卒中风险降低 80% 相关。此外,应用 SPC 治疗还可节约治疗费用,并与降低不良反应事件发生率相关。对于需要两种及以上降压药物治疗的患者,或者需要同时应用降压药物和他汀治疗的患者,应优先选用由不同类型降压药或由降压药与他汀所组成的 SPC。

结合近年来公布的最新研究结果,本共识针对高血压合并血脂异常患者的综合管理策略进行了阐述,重点强调全面管控多重危险因素的基本思路,倡导临床医生树立以生活方式干预为基础、以血压血脂双达标为导向、以降低 ASCVD 事件风险为最终目的基本理念,对临床实践具有很好的指导意义。相信本共识的颁布及推广,对我国心血管病防治工作将起到积极促进作用。

(郭艺芳)

参 考 文 献

陈源源,王增武,李建军,等.高血压患者血压血脂综合管理中国专家共识[J].中华高血压杂志,2019,27(7):605-614.

ASCVD 二级预防的降脂指南

2017 年中国台湾高危患者血脂指南解读

2017 年中国台湾高危患者血脂指南,由来自中国台湾 10 余位多学科专家组成的写作组撰写,并发表在 *Journal of the Formosan Medical Association*。该指南的撰写得到中国台湾血脂与动脉粥样硬化学会资助,并得到中国台湾多个学会的签署,包括中国台湾心脏病学会、中国台湾心血管干预学会、中国台湾卒中学会、中国台湾糖尿病学会、中国台湾肾脏病学会等。

首先要解释的是:该指南所指的高危患者主要是指欧美血脂指南和中国血脂指南定义的极高危患者,部分的高危患者定义与后者相同,如 40 岁以上的糖尿病患者均定义为高危患者。

该指南涵盖三大部分组成:血脂流行病学;调脂方法、调脂主要药物及其详细介绍和推荐;极高危患者和高危患者调脂获益的证据和调脂的 LDL-C 目标值推荐。

一、"推荐"是该指南的第一亮点,有助于临床医生迅速掌握并应用

(一) 调脂主要药物的推荐

1. 他汀类药物

(1) 他汀类药物是一线治疗,中等强度或高强度的他汀类药物对高危患者是首选,除非不能耐受。

(2) 基于个体风险,将滴定剂量提高到最高推荐剂量或最大耐受剂量,以达到目标水平是必要的。

2. 依折麦布

(1) 有他汀类药物禁忌证或不耐受的患者中,依折麦布被认为是他汀类药物的替代品。

(2) 当他汀类药物的最大耐受剂量不能达到治疗目标时,依折麦布可以与他汀类药物联合使用。

(3) 对于 ACS 患者,常规使用中等强度的他汀类药物联合依折麦布可能是另一种选择。

3. 前蛋白转化酶枯草素溶菌素 9(PCSK9)抑制剂

(1) 用于 FH 患者。

(2) 他汀类药物不满意者(尽管最大剂量他汀 ± 依折麦布,CV 患者 LDL-C 未达到目标值)。

(3) 他汀不耐受者。

4. 烟酸

(1) 烟酸是低 HDL-C 和高 LDL-C 高风险患者一种选择,尽管已用了他汀类药物。

(2) 烟酸可降低混合性血脂异常患者的 TC、LDL-C 和 TG 水平,并可增加 HDL-C。

(3) 烟酸被认为是治疗严重高甘油三酯血症(TG)的辅助疗法。

(4) 烟酸联合他汀类药物可能是高甘油三酯血症和相关低 HDL-C 患者的合适选择。

5. 贝特类

(1) 预防胰腺炎,贝特类可作为治疗严重高甘油三酯血症(TG≥500mg/dl)的一线药物。

(2) TG<500mg/dl 的混合性血脂异常患者,贝特类用于与他汀的联合治疗。

(3) 不推荐他汀与吉非贝齐联合。

(4) 不推荐仅有 LDL-C 升高的血脂异常。

6. ω-3 脂肪酸

(1) 用于治疗非常高 TG(≥500ng/dl)。

(2) EPA 和 DHA 被推荐用于冠心病合并高甘油三酯血症患者。

7. 联合治疗推荐

(1) 对高强度他汀类药物单药治疗不耐受或无反应的高危患者;较低强度的他汀类药物联合非他汀类药物可能是另一种选择。

(2) 当胆固醇水平显著升高(如 FH)和他汀类药物单一治疗不能达到治疗目标。

(3) 当出现混合性血脂异常时。

(4) 烟酸或贝特类联合他汀类药物可能是高甘油三酯血症和低 HDL-C 的高危患者的合适选择。

(5) 如果最大耐受他汀类药物没有达到非 HDL-C 的目标值,可以考虑使用贝特类、Omega-3 和烟酸进行附加治疗。

(二) ASCVD 和高危患者调脂推荐

1. ACS

(1) 无禁忌证的患者均应使用他汀或他汀 + 依折麦布。

(2) LDL-C<70mg/dl。

(3) 合并糖尿病的 ACS 患者,考虑更低的 LDL-C 目标值(<55mg/dl)。

(4) 他汀或他汀 + 依折麦布治疗应在急性冠脉综合征住院后即启动,或在急性冠脉综合征 PCI 术前开始。

(5) TG 升高可能是 ACS 后 CV 复发的危险因素之一,非 HDL-C<100mg/dl 可作为伴有 TG>200ng/dl ACS 患者的二级目标值。

2. 稳定冠状动脉疾病(SCAD)

(1) 他汀类获益的 SCAD 患者包括有 ACS 病史(>6 个月)、冠状动脉再血管化史、有缺血症状并伴有阳性应激反应、或经心电图或超声心动图怀疑有缺血性心脏病、或经导管造影诊断有明显冠状动脉狭窄的患者(狭窄 >50%)。

(2) SCAD 患者 LDL-C<70mg/dl。

(3) 非阻塞性冠状动脉狭窄的患者(狭窄 <50%),考虑应用他汀。

(4) SCAD 患者的 TG 或 HDL-C 的干预与 ACS 患者相同。

3. 外周动脉疾病(PAD)　PAD 患者 LDL-C<100mg/dl,如合并 CAD,LDL-C<70mg/dl。

4. 缺血性卒中和短暂性脑缺血发作(TIA)

(1) 推测起源于动脉粥样硬化的缺血性卒中和 TIA,推荐强化他汀疗法,LDL-C<100mg/dl。

(2) 推测是非起源于动脉粥样硬化的缺血性卒中和 TIA,不能确定强化他汀疗法的益处。

5. 急性卒中

（1）对于急性缺血性脑卒中或 TIA 患者，建议尽早开始他汀类药物治疗。

（2）对于溶栓治疗的急性缺血性脑卒中患者，溶栓前后他汀类药物治疗是安全的，可能是有益的。

（3）对于急性缺血性脑卒中、出血性脑卒中或 TIA 患者，不建议停止卒中前他汀类药物治疗。

6. 颈动脉狭窄

（1）有症状的颈动脉狭窄患者，需积极地抗血小板，降压，血脂和其他危险因素控制，LDL-C<100mg/dl。

（2）无症状的颈动脉狭窄，但伴有其他 ASCVD 临床证据患者，需积极地抗血小板，降压，血脂和其他危险因素控制，LDL-C<100mg/dl。

（3）无症状的颈动脉狭窄，不伴有其他 ASCVD 临床证据患者，应考虑血脂控制。

7. 颅内动脉狭窄（ICAS）

（1）由 ICAS 狭窄 50%~99% 导致的卒中或 TIA，建议强化降脂和血压控制，LDL-C<100mg/dl。

（2）无症状 ICAS（狭窄 >50%），但伴有其他 ASCVD 证据的患者，推荐积极地药物治疗，包括抗血小板，血压和血脂控制，LDL-C<100mg/dl。

（3）无症状 ICAS（狭窄 >50%），也无其他 ASCVD 证据的患者，应考虑控制血脂。

8. 糖尿病

（1）无明确 CV 疾病的糖尿病患者，LDL-C<100mg/dl。

（2）伴有明确 CV 疾病的糖尿病患者，LDL-C<70mg/dl。

（3）如果最大耐受剂量他汀疗法不能达到上述目标值，LDL-C 至少降低 30%~40%。

（4）LDL-C 达标的患者，其 TG<150mg/dl 和 HDL-C>40mg/dl（男性）>50mg/dl（女性）应为第二目标值。

9. 慢性肾病（CKD）

（1）GFR<60ml/（min·1.73m^2），但没有慢性透析（CKD 3~5 期）的成年人，如果其 LDL-C>100mg/dl，应当启动他汀治疗。

（2）没有透析的 CKD 患者，推荐他汀治疗。

（3）依赖透析的 CKD 成年人，启动他汀治疗被证明无效。依折麦布可加入他汀类药物，以加强 CKD 患者的心血管保护。

（4）伴 GFR<60ml/（min·1.73m^2）的肾移植患者，如果其 LDL-C>100mg/dl 应当启动他汀治疗。

（5）如果谨慎使用，他汀类药物不会增加有或没有透析的 CKD 患者横纹肌溶解和肝功能异常的发生率。

10. 家族性高胆固醇血症（FH）

（1）杂合子和纯合子家族性高胆固醇血症（HeFH，HoFH）成年人 LDL-C<100mg/dl；儿童 LDL-C<135mg/dl。

（2）伴有 ASCVD 的 HeFH、HoFH 患者，推荐 LDL-C<70mg/dl。

（3）治疗 FH 新的药物：

1）微粒体甘油三酸酯转运蛋白（MTP）口服抑制剂——洛美他派（Lomitapide），非特异性抑制肝脏与小肠中 MTP，可降低 HoFH 患者的 LDL-C 高达 50%。

2）ApoB 抑制剂：米泊美生（Mipomersen）：人工合成的第二代反义寡核苷酸类似物，靶向性作用于 ApoB-100 mRNA，减少肝脏合成 ApoB。可降低 HoFH 患者的 LDL-C 38%。

二、该指南首先提出：合并糖尿病的 ACS 患者，考虑更低的 LDL-C 目标值（<55mg/dl）

这与 2017 年 AACE/ACE 血脂异常和心血管疾病预防指南将人群按照危险程度分类的"超高危人群"，其 LDL-C 靶目标值 <55mg/dl 是一致的。该指南所谓的超高危是指：①LDL-C<70mg/dl 时仍伴有进展性 ASCVD 的患者如不稳定心绞痛；②临床确诊的 ASCVD 且伴有 DM，CKD 3~4 期，或 HeFH 的患者；③临床确诊的 ASCVD 存在早发 ASCVD 家族史者（男性 <55 岁或女性 <65 岁）。

2018AHA 血胆固醇管理指南新将临床 ASCVD 患者分为极高危 ASCVD 人群和非极高危 ASCVD 人群。

极高危 ASCVD 人群的定义为：①多个主要 ASCVD 事件；②1 个主要 ASCVD 事件 + 多个高危因素。主要 ASCVD 事件包括：12 个月内的 ACS，近期除 ACS 外的心肌梗死，既往缺血性卒中，有症状的 PAD；高危因素包括：年龄 ≥65 岁，杂合子型家族性高胆固醇血症，非主要 ASCVD 事件所致 CABG 或 PCI 治疗史，糖尿病，高血压，CKD［eGFR 15~59ml/（min·1.73m²），目前吸烟，最大耐受剂量他汀联合依折麦布治疗后 LDL-C 仍持续 ≥100mg/dl，缺血性心衰］。

AHA 指南这样将临床 ASCVD 人群再次进行危险分级的原因为：IMPROVE-IT，FOUTRIER 以及 ODYSSEY-OUTCOMES 研究证实：临床 ASCVD 且为极高危的患者应当给予最大耐受剂量的他汀基础上，其 LDL-C≥70mg/dl 或 non-HDL-C≥100mg/dl 时，加用依折麦布或 PCSK-9 抑制剂有更大获益。

可见 2017 年 AACE/ACE 血脂异常和心血管疾病预防指南对超高危人群的定义以及 2018ACC/AHA 血脂管理指南对于临床 ASCVD 人群中极高危的定义相似。同时由上述几个国际血脂管理指南定义临床 ASCVD 人群本身即为极高危人群，因此为了便于临床医生理解和使用，2018AHA/ACC 指南定义的 ASCVD 极高危人群应为"超高危人群"，而临床 ASCVD 中非极高危风险的人群应为极高危人群。

综合近期临床研究的证据，超高危人群的可定义为：①多个主要 ASCVD 事件；②近期 MI，或多次 MI，或多支冠脉病变；③一个主要 ASCVD 事件合并 1~2 个高危因素：高血压，糖尿病，高 Lp（a）血症，冠心病家族史，HeFH，CKD 3~4 期，仍在吸烟，年龄 >65 岁等。其 LDL-C 靶目标值应 <55mg/dl。

联合降胆固醇治疗是超高危患者的治疗选择：他汀 + 肠道胆固醇吸收抑制剂；或他汀 + 肠道胆固醇吸收抑制剂 +PCSK9 单抗；或他汀 +PCSK9 单抗。

三、与 2017 年中国台湾高危患者血脂指南的商榷

关于 ASCVD 患者的 LDL-C 目标值

ASCVD 通常包括冠心病［既往心肌梗死（MI）、急性冠脉综合征（ACS）、冠脉血运重建（经皮冠脉介入治疗（PCI）冠脉旁路移植术（CABG）和其他动脉血运重建术］；卒中［缺血性卒

中和短暂性脑缺血发作（TIA）]；外周动脉疾病（PAD）。只要是 ASCVD 患者，其 LDL-C 均需 <70mg/dl。

但该指南的相关推荐相对保守，如起源于动脉粥样硬化的缺血性卒中和 TIA，推荐强化他汀疗法，LDL-C<100mg/dl；又如 PAD 患者 LDL-C<100mg/dl；即使是有症状的颈动脉狭窄患者，血脂控制的 LDL-C<100mg/dl；包括由颅内动脉狭窄 50%~99% 导致的卒中或 TIA，LDL-C 也是 <100mg/dl。

（陆国平）

参 考 文 献

[1] Li Y H，Ueng K C，Jeng J S，et al.2017 Taiwan lipid guidelines for high risk patients［J］.J Formos Med Assoc，2017，116（4）：217-248.

[2] CATAPANO A L，GRAHAM I，DE BACKER G，et al. 2016 ESC/EAS Guidelines for the Management of Dyslipidaemias［J］.Eur Heart J，2016，37（39）：2999-3058.

[3] GRUNDY S M，STONE N J，BAILEY A L，et al. 2018 AHA/ACC/AACVPR/AAPA/ABC/ACPM/ADA/AGS/APhA/ASPC/NLA/PCNA Guideline on the Management of Blood Cholesterol：A Report of the American College of Cardiology/American Heart Association Task Force on Clinical Practice Guidelines［J］.Circulation，2019，139（25）：e1082-e1143.

[4] 中国成人血脂异常防治指南修订联合委员会 . 中国成人血脂异常防治指南（2016 年修订版）［J］. 中国循环杂志，2016，31（10）.

[5] JELLINGER P S，HANDELSMAN Y，ROSENBLIT P D，et al. AMERICAN ASSOCIATION OF CLINICAL ENDOCRINOLOGISTS AND AMERICAN COLLEGE OF ENDOCRINOLOGY GUIDELINES FOR MANAGEMENT OF DYSLIPIDEMIA AND PREVENTION OF CARDIOVASCULAR DISEASE［J］.Endocr Pract，2017，23（Suppl 2）：1-87.

[6] FERENCE B A，GINSBERG H N，GRAHAM I，et al. Low-density lipoproteins cause atherosclerotic cardiovascular disease［J］.Eur Heart J，2017，38（32）：2459-2472.

[7] CANNON C P，BLAZING M A，GIUGLIANO R P，et al. Ezetimibe Added to Statin Therapy after Acute Coronary Syndromes［J］.N Engl J Med，2015，372（25）：2387-2397.

[8] SABATINE M S，GIUGLIANO R P，KEECH A C，et al. Evolocumab and Clinical Outcomes in Patients with Cardiovascular Disease［J］.N Engl J Med，2017，376（18）：1713-1722.

[9] SCHWARTZ G G，STEG P G，SZAREK M，et al. Alirocumab and Cardiovascular Outcomes after Acute Coronary Syndrome［J］.N Engl J Med，2018，379（22）：2097-2107.

[10] CANNON C P，KHAN I，KLIMCHAK A C，et al. Simulation of Lipid-Lowering Therapy Intensification in a Population With Atherosclerotic Cardiovascular Disease［J］.JAMA Cardiol，2017，2（9）：959-966.

[11] KOSKINAS K C，SIONTIS G C M，PICCOLO R，et al. Effect of statins and non-statin LDL-lowering medications on cardiovascular outcomes in secondary prevention：a meta-analysis of randomized trials［J］.Eur Heart J，2018，39（14）：1172-1180.

2017 AACE 血脂异常管理与动脉粥样硬化疾病预防指南解读

血脂异常是动脉粥样硬化性心血管疾病（ASCVD）的主要危险因素。近 30 年的流行病学数据[1]显示，尽管总胆固醇（TC）以及低密度脂蛋白胆固醇（LDL-C）水平的控制有所改善，但根据 2009—2012 年的数据[2]，美国≥20 岁的成年人中仍有超过 1 亿人的 TC≥200mg/dl，近 310 万人 TC≥240mg/dl,且 69% 的美国成人的 LDL-C 水平超过 100mg/dl;肥胖以及高甘油三酯血症的发生率也成倍增加,血脂异常依然是内科医生需要重点关注的 ASCVD 危险因素。

基于此,2017 年美国内分泌医师协会(AACE)发布了《血脂异常与动脉粥样硬化预防管理指南》[3],更新和拓展了 2012 年的 AACE 临床应用指南(CPGs)[2]。这里我们将重点解读该部指南二级预防部分的内容。

该指南的一大亮点是在 ASCVD 危险分层中,在原有极高危人群中划分出超高危或极度高危人群,并推荐这部分人群的 LDL-C 目标值降低至 55mg/dl(<1.4mmol/L)以下。超高危人群定义为除有明确的动脉粥样硬化性心血管病,还伴有以下任何一种临床情况:①在低密度脂蛋白胆固醇(LDL-C)<70mg/dl 或 <1.8mmol/L 时,仍存有包括不稳定心绞痛在内的进展性疾病;②伴有 2 型糖尿病,慢性肾病(CKD)3 或 4 期,或者杂合子家族性高胆固醇血症;③伴有早发心脑血管疾病(男性 <55 岁,女性 <65 岁)。

一、指南强调和坚持总体风险评估

基于流行病学研究,指南建议 2 型糖尿病(T2DM)的个体应被认为具有 ASCVD(动脉粥样硬化性心血管病)的高危、很高危或极度高危[4]。根据流行病学和前瞻性队列研究结果,1 型糖尿病(T1DM)患病时间 >20 年或伴有 2 项或以上主要 CV 危险因素(如白蛋白尿,CKD 3 或 4 期,诊断后强化降糖 >5 年),糖化血红蛋白(A1C)升高 >10.4% 或伴代谢综合征的胰岛素抵抗,应被认为与 T2DM 的风险相当。

对于其他患者,应用以下 1 种或多种方法对冠状动脉事件的 10 年发生风险(高、中或低)进行评估:

1. Framingham 风险评估法。

2. 多种族动脉粥样硬化研究 10 年心血管风险评估法。

3. 包括高敏 C 反应蛋白(hs-CRP)和早发 ASCVD 家族史的 Reynold 风险评分系统。

4. 英国前瞻性糖尿病研究(UKPDS)ASCVD 心血管风险评估系统。

5. 应用上述 Reynold 风险评分或 Framingham 风险评估法对女性 ASCVD 的 10 年发生风险(低、中或高)进行评估。

指南还强调,应当尽早对儿童和青春期血脂异常人群进行诊断与处理,以控制 LDL-C 水平并降低成年后心血管事件的发生风险。当高密度脂蛋白胆固醇(HDL-C)>60mg/dl 时,可去除总体风险评估中一项其他危险因素(HDL-C 增高是保护性因素);高三酰甘油(TG)作为风险评估的组成部分,可协助识别危险因素,实现个体化和最优化的降脂治疗。

二、ASCVD 风险个体的治疗目标和手段

(一)治疗目标

指南推荐,应根据 ASCVD 的风险水平,实现个体化血脂异常治疗目标。

1. 对于低危(无危险因素)的个体,推荐 LDL-C 目标 <130mg/dl。

2. 对于中危(存在≤2 种危险因素且 10 年发病风险 <10%)的个体,推荐 LDL-C 目标 <100mg/dl。

3. 对于高危(3 或 4 期慢性肾脏病或糖尿病,不伴有其他危险因素;存在≥2 种危险因素,且 10 年发病风险为 10%~20%)人群,推荐 LDL-C 治疗目标为 <100mg/dl。

4. 对于很高危[既往或近期有急性冠状动脉综合征住院史;确诊冠状动脉、颈动脉或外周动脉疾病;3或4期慢性肾脏病或糖尿病且合并≥1种危险因素;10年心血管病风险>20%;杂合子家族性高胆固醇血症(HeFH)]人群,推荐 LDL-C 治疗目标为 <70mg/dl[5]。

5. 对于超高危(如进展性 ASCVD,包括 LDL-C<70mg/dl 但仍持续存在的不稳定型心绞痛;ASCVD 合并 3 或 4 期慢性肾脏病、糖尿病[6]或 HeFH;早发 ASCVD 家族史者)人群,推荐 LDL-C 治疗目标为 <55mg/dl。根据美国儿科学会的建议,儿童和青少年 LDL-C 目标<100mg/dl 被认为是"可以接受"的,但对于 LDL-C 值处于临界值(100~129mg/dl)或高(130mg/dl)的儿童和青少年应进行干预。

对于 HDL-C 降低者主要通过生活方式干预(如减肥,体育锻炼和戒烟),保持 HDL-C>40mg/dl;当危险因素出现(LDL-C 升高至临界值,个人或家族的早发 ASCVD 病史),此时使用药物治疗,主要以降低 LDL-C 为主。

对于大多数人,建议非 HDL-C 目标(TC-HDL-C)比相应的 LDL-C 目标高 30mg/dl。对于极高危患者,建议非 HDL-C 目标比个体特异性 LDL-C 目标高 25mg/dl。

存在 ASCVD 风险进行性升高的患者,如糖尿病患者,ApoB 应 <90mg/dl;确诊 ASCVD 或糖尿病合并 1 个及 1 个以上危险因素的患者,ApoB 的目标值应 <80mg/dl;对于极高危人群最佳 ApoB 目标值为 <70mg/dl。

TG 目标值为 <150mg/dl。

(二)治疗推荐

1. 生活方式干预

(1)合理有效的体力活动:推荐每周进行 4~6 次 30 分钟以上的中等强度运动(如快走、骑踏步机、水中有氧运动、清扫/擦洗、修剪草坪等),并可通过全天间歇性(每次至少 10 分钟)运动方式提高人群依从性。除有氧运动外,推荐每周进行 2 次肌肉力量训练。

(2)饮食营养治疗:对于成年人推荐低热量饮食,包括蔬菜、水果(每天至少 5 份)、谷物、鱼类以及少量肉类,限制饱和脂肪、反式脂肪和胆固醇的摄入量,增加可降低 LDL-C 的植物固醇(约 2g/d)和可溶性纤维饮食(10~25g/d)[6];在所有健康的儿童中,建议采取预防性营养餐,包括培养健康的生活习惯。

(3)强调和鼓励戒烟。

2. 药物治疗

(1)推荐在有 ASCVD 风险的人群中进行积极的调脂治疗,以达到 LDL-C 目标水平。他汀类药物仍作为 LDL-C 达标的首选药物[7]。虽然强化他汀治疗可能引起血糖轻度升高和(或)新发 T2DM 风险增加,但这并不影响他汀类药物用于降低 ASCVD 发生风险的地位[8,9]。对于高危和很高危患者,将 LDL-C 降至目标值以下,可能进一步减少 ASCVD 事件发生。推荐将确诊冠状动脉、颈动脉和外周血管疾病或糖尿病合并≥1 种危险因素的很高危患者的 LDL-C 水平控制在 70mg/dl 以下;将超高危或极度高危患者 LDL-C 水平控制在 55mg/dl 以下[9]。

(2)推荐应用贝特类药物治疗严重高 TG 血症(TG>500mg/dl)。对于 TG≥200mg/dl 且 HDL-C<40mg/dl 的患者,应用贝特类药物进行一级预防和二级预防可能改善 ASCVD 的预后。高纯度 Ω-3 鱼油(每天 2~4g)可用于治疗严重高 TG 血症(TG>500mg/dl)[10]。烟酸类药物亦可作为治疗高 TG 血症的辅助用药,但不推荐烟酸类药物用于接受强化他汀治疗且 LDL-C 已达标的患者。

（3）其他：胆汁酸螯合剂可降低 LDL-C 和 ApoB，适度升高 HDL-C，但有可能导致 TG 升高。胆固醇吸收抑制剂如依折麦布可单独用于降低 LDL-C 和 ApoB，尤其对于他汀不耐受患者[11]。依折麦布联合他汀类药物可进一步降低 LDL-C 水平和 ASCVD 发生风险[12]。推荐 PCSK9 抑制剂与他汀类药物联用降低 FH 患者的 LDL-C。对于已接受最大耐受量他汀治疗的 ASCVD 患者，若其 LDL-C 或非 HDL-C 仍不能达标，推荐应用 PCSK9 抑制剂[13]。除非患者不能耐受他汀治疗，否则不建议单独应用 PCSK9 抑制剂。当单药（通常为他汀类药物）治疗不能使显著升高的 LDL-C 或非 HDL-C 达标时，可考虑降脂药物联合治疗。

3. 特殊人群

（1）女性：建议对女性评估以确定其是否具有 ASCVD 危险因素[14]，评估生活方式干预及潜在的他汀治疗获益时，临床医生应对女性人群考虑特殊情况，如早熟绝经（<40 岁），孕期相关紊乱史（高血压、先兆子痫、妊娠糖尿病、小胎龄儿、早产）；如果生活方式干预不够的话，则需要进行药物治疗，处于育龄期且有性生活的女性，在进行他汀治疗时，建议采取可靠的避孕，若计划怀孕，应提前 12 个月停止他汀治疗，或治疗过程中一旦发现怀孕则立即停止他汀治疗。不推荐激素替代疗法治疗绝经后女性的血脂异常。

（2）儿童和青少年：对于儿童和青少年肥胖相关的脂质代谢紊乱，推荐生活方式改善性治疗，包括控制热量摄入和定期的体育锻炼[15]。36 个月生活方式治疗反应不佳时，对 10 岁以上儿童及青少年推荐启动他汀治疗，特别是对于符合以下标准者：①LDL-C≥190mg/dl；②接受充分生活方式干预后，LDL-C≥160mg/dl 且存在≥2 种心血管危险因素；③有早发 ASCVD 家族史（55 岁以前）；④超重、肥胖或其他导致胰岛素抵抗综合征的因素。对于伴有家族性早发 CVD 史或显著的高胆固醇血症的儿童和青少年，在 2 岁时测量空腹或非空腹血脂情况以尽早发现 FH 或罕见类型的高胆固醇血症[16,17]。

三、随访和监测

1. 建议初始治疗 6 周复查血脂情况，之后每 6 周复查 1 次直至血脂达标，稳定治疗状态下每 6~12 个月复查 1 次。当出现以下情况史应更频繁监测血脂水平：血糖控制不佳；使用会影响血脂的新药物；动脉血栓性疾病进展；体重明显增加；任何血脂成分出现非预期的不良变化；新发 ASCVD 危险因素；临床试验证据或指南建议更严格的血脂控制目标。

2. 多数肝功能异常发生于初次治疗 3 个月内，故应在接受他汀类或贝特类药物治疗前和治疗 3 个月后检测肝脏转氨酶水平，并于此后每半年到 1 年定期监测。当出现肌痛或乏力症状时，应暂停止他汀，检测肌酸激酶水平[18]。

四、小　　结

该指南继续强调降低 LDL-C 的重要性并坚持 LDL-C"低一些、好一些"的建议。根据心血管危险分层确定相应的 LDL-C 的目标值，其中极度高危人群、儿童或青春期人群的 LDL-C 目标值较 2012 年 AACE 血脂指南有所调整。推荐使用载脂蛋白 B（ApoB）和／或低密度脂蛋白颗粒重新定义 LDL-C 降低水平，同时还对特殊人群的降胆固醇策略做出新的推荐。AACE 指南的更新为我国相关领域的医师提供了血脂管理方面的有益参考。

（陈桢玥）

参 考 文 献

[1] COHEN J D, CZIRAKY M J, CAI Q, et al. 30-year trends in serum lipids among United States adults: results from the National Health and Nutrition Examination Surveys Ⅱ, Ⅲ, and 1999-2006 [J]. Am J Cardiol, 2010, 106: 969-975.

[2] JELLINGER P S, SMITH D A, MEHTA A E, et al. American Association of Clinical Endocrinologists' guidelines for management of dyslipidemia and prevention of atherosclerosis [J]. Endocr Pract, 2012, 18 Suppl 1: 1-78.

[3] JELLINGER P S, HANDELSMAN Y, ROSENBLIT P D, et al. American association of clinical endocrinologists and American college of endocrinology guidelines for management of dyslipidemia and prevention of cardiovascular disease [J]. Endocr Pract, 2017, 23 (4): 479-497.

[4] BRUNZELL J D, DAVIDSON M, FURBERG C D, et al. Lipoprotein management in patients with cardiometabolic risk: consensus statement from the American Diabetes Association and the American College of Cardiology Foundation [J]. Diabetes Care, 2008, 31: 811-822.

[5] BOUHAIRIE V E, GOLDBERG A C. Familial hypercholesterolemia [J]. Cardiol Clin, 2015, 33: 169-179.

[6] GINSBERG H N, KRIS-ETHERTON P, DENNIS B, et al. Effects of reducing dietary saturated fatty acids on plasma lipids and lipoproteins in healthy subjects: the DELTA Study, protocol 1 [J]. Arterioscler Thromb Vasc Biol, 1998, 18: 441-449.

[7] American Diabetes Association. Standards of medical care in diabetes—2017 [J]. Diabetes Care, 2017, 40 Suppl 1: S1-S135.

[8] BAIGENT C, KEECH A, KEARNEY P M, et al. Efficacy and safety of cholesterol-lowering treatment: prospective meta-analysis of data from 90,056 participants in 14 randomised trials of statins [J]. Lancet, 2010, 376: 1670-1681.

[9] SHEPHERD J, BLAUW G J, MURPHY M B, et al. Pravastatin in elderly individuals at risk of vascular disease (PROSPER): a randomised controlled trial [J]. Lancet, 2002, 360: 1623-1630.

[10] DAVIDSON M H, STEIN E A, BAYS H E, et al. Efficacy and tolerability of adding prescription omega-3 fatty acids 4g/d to simvastatin 40mg/d in hypertriglyceridemic patients: an 8-week, randomized, double-blind, placebo-controlled study [J]. Clin Ther, 2007, 29: 1354-1367.

[11] Heart Protection Study Collaborative Group. MRC/ BHF Heart Protection Study of cholesterol lowering with simvastatin in 20,536 high-risk individuals: a randomised placebo-controlled trial [J]. Lancet, 2002, 360: 7-22.

[12] ZIMMERMAN M P. How do PCSK9 inhibitors stack up to statins for low-density lipoprotein cholesterol control? [J]. Am Health Drug Benefits, 2015, 8: 436-442.

[13] CANNON C P, BLAZING M A, GIUGLIANO R P, et al. Ezetimibe added to statin therapy after acute coronary syndromes [J]. N Engl J Med, 2015, 372: 2387-2397.

[14] MOSCA L, APPEL L J, BENJAMIN E J, et al. Evidencebased guidelines for cardiovascular disease prevention in women [J]. Circulation, 2004, 109: 672-693.

[15] JACOBSON M S. Heart healthy diets for all children: no longer controversial [J]. J Pediatr, 1998, 133: 1-2.

[16] DANIELS S R, GREER F R, Committee on Nutrition. Lipid screening and cardiovascular health in childhood [J]. Pediatrics, 2008, 122: 198-208.

[17] HOPKINS P N, HEISS G, ELLISON R C, et al. Coronary artery disease risk in familial combined hyperlipidemia and familial hypertriglyceridemia: a case-control comparison from the National Heart, Lung, and Blood Institute Family Heart Study [J]. Circulation, 2003, 108: 519-523.

[18] BOEKHOLDT S M, HOVINGH G K, MORA S, et al. Very low levels of atherogenic lipoproteins and the risk for cardiovascular events: a meta-analysis of statin trials [J]. J Am Coll Cardiol, 2014, 64: 485-494.

2018 版美国 AHA/ACC 血脂管理指南 ASCVD 二级预防部分解读

2018 版美国心脏协会（AHA）/ 美国心脏病学学会（ACC）血脂管理指南于 2018 年 11 月

10 日在 AHA/ACC 年会上公布(简称 2018 版指南)[1]。2018 版指南在 2013 版 AHA/ACC 血脂管理指南(简称 2013 版指南)基础上进行了诸多更新[2],为临床血脂管理实践提供了最新指导。本文对 2018 版指南中动脉粥样硬化性心血管疾病(ASCVD)二级预防的相关内容进行详细解读。

一、2018 版指南 ASCVD 二级预防的策略流程

临床上 ASCVD 包括急性冠脉综合征(ACS)、心肌梗死(MI)、稳定型或不稳定型心绞痛、冠状动脉或其他动脉血运重建、卒中、短暂性脑缺血发作(TIA)或包括动脉粥样硬化性质主动脉瘤在内的外周动脉疾病(PAD)等。2018 版指南首先强调,针对 ASCVD 患者的所有治疗手段都应建立在健康生活方式之上。根据主要 ASCVD 事件和高危因素(表 1),所有 ASCVD 患者可分为非特高危和特高危 ASCVD 患者。凡具有多个主要 ASCVD 事件或一个主要 ASCVD 事件和多个高危因素的患者即为特高危 ASCVD 患者。2018 版指南仍然推荐将他汀类药物作为 ASCVD 二级预防首选药物治疗方案。对于不同类型的 ASCVD 患者,指南对于起始他汀治疗的强度和联合治疗方案有不同推荐(图 1)。

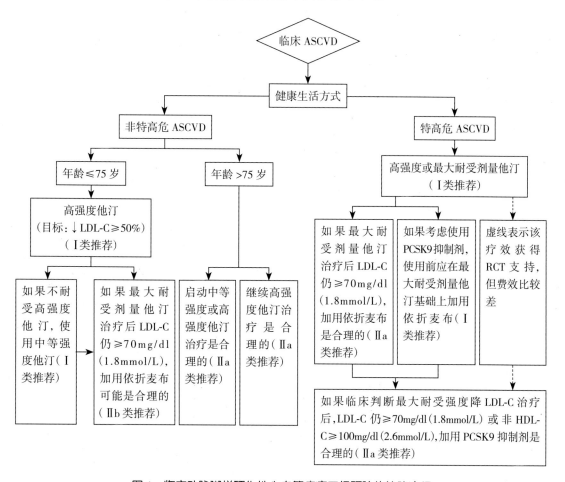

图 1 临床动脉粥样硬化性心血管疾病二级预防的策略流程

ASCVD:动脉粥样硬化性心血管疾病;LDL-C:低密度脂蛋白胆固醇;非 HDL-C:非高密度脂蛋白胆固醇;PCSK9:前蛋白转化酶枯草溶菌素 9。特高危 ASCVD 包括多个主要 ASCVD 事件或一个主要 ASCVD 事件的历史和多个高危因素

对于 75 岁(含)以下的非特高危 ASCVD 患者,推荐起始使用高强度他汀治疗,达到低密度脂蛋白胆固醇(LDL-C)水平下降 50% 以上的治疗目标(Ⅰ类推荐)。对于不能耐受高强度他汀治疗或出现他汀相关副作用的患者,可使用中等强度他汀治疗,达到 LDL-C 水平下降 30%~49% 的治疗目标(Ⅰ类推荐)。如果接受最大耐受剂量的他汀治疗后,患者 LDL-C 水平仍≥70mg/dl(1.8mmol/L),可考虑加用依折麦布(Ⅱb 类推荐)。

对于 75 岁以上的非特高危 ASCVD 患者,综合评估潜在 ASCVD 风险降低、药物不良反应、药物间相互作用和患者意愿后,可使用中等强度或高强度他汀治疗(Ⅱa 类推荐)。如果患者能耐受高强度他汀治疗,评估潜在 ASCVD 风险降低、药物不良反应和药物间相互作用后,根据患者意愿,可继续使用高强度他汀治疗(Ⅱa 类推荐)。

对于特高危 ASCVD 患者,推荐起始使用高强度或最大耐受剂量的他汀治疗(Ⅰ类推荐)。若接受最大耐受剂量他汀后,患者 LDL-C 水平仍≥70mg/dl(1.8mmol/L),可考虑联合依折麦布治疗(Ⅱa 类推荐)。如果考虑使用前蛋白转化酶枯草溶菌素 9(PCSK9)抑制剂,加用该药前应先在最大耐受剂量他汀治疗的基础上加用依折麦布(Ⅰ类推荐)。若接受最大耐受强度降 LDL-C 治疗后,患者 LDL-C 水平仍≥70mg/dl(1.8mmol/L)或非 HDL-C 水平≥100mg/dl(2.6mmol/L),与患者就心血管净获益、安全性和治疗费用行充分沟通后,可考虑加用 PCSK9 抑制剂治疗(Ⅱa 推荐),但该药费用昂贵,治疗的效价比不高。

二、2018 版指南 ASCVD 二级预防的修订和更新点

大量流行病学证据和临床随机对照试验(RCT)数据均显示,LDL-C 是 ASCVD 的关键致病因素,LDL-C 水平与心血管事件发生呈线性关系[3]。因此,胆固醇理论认为,降低 LDL-C 水平是心血管获益的"硬道理",即"LDL-C 水平越低越好"。但是,当时大部分 RCT 研究都基于他汀治疗,即他汀类药物显著降低 LDL-C 水平,减少主要 ASCVD 事件,而非他汀类降脂药物的心血管获益尚缺乏充分的 RCT 证据支持。因此,2013 版指南取消了 LDL-C 水平目标值,而是明确了 4 类他汀获益人群,推荐这 4 类获益人群直接启动不同强度或剂量的他汀治疗。这种治疗方法过于激进,不利于临床操作和管理,引起了极大争议。除 2013 版指南外,其他国家和地区的血脂管理指南均保留了 LDL-C 水平目标值,并根据 LDL-C 水平目标值指导降脂治疗。

从 2013 年至今,多个非他汀类降脂药物的 RCT 研究结果公布,如进一步降低终点事件:葆至能疗效国际试验(IMPROVE-IT)[4]、长期评估 LDL-C 的开放标签研究(OSLER)[5]和高风险患者应用 PCSK9 抑制剂的远期心血管预后研究(FOURIER)[6]等。这些研究显示,在 ASCVD 患者中,使用非他汀类降脂药物进一步降低 LDL-C 水平可以降低 ASCVD 风险。另外,荟萃分析也显示,包括贝特类药物、依折麦布、烟酸、胆固醇酯转移蛋白(CETP)抑制剂、饮食控制、他汀、胆汁酸螯合剂、回肠旁路术和 PCSK9 抑制剂等在内的不同降脂治疗方式同等降低 LDL-C 水平,具有一致的心血管获益[7]。基于 5 年来最新的高质量循证证据,2018 版指南在 ASCVD 二级预防部分进行了以下修订。

首先,2018 版指南强调了生活方式改变是治疗 ASCVD 的基础。其次,2018 版指南突出了个体化风险评估的重要性,进行了更详细的风险评估及讨论,并且细化了不同危险分层的治疗推荐。再次,在明确他汀是 ASCVD 患者二级预防的首选药物,以及 ASCVD 患者应首先采用高强度或最大耐受剂量他汀治疗的同时,2018 版指南肯定了他汀联合非他汀类降脂药物治疗的心血管获益,尤其是对于特高危 ASCVD 患者。这说明 2018 版指南已经承认了

联合降脂方案的疗效。最后,2018 版指南重新使用 LDL-C 水平目标值。虽然 2018 版指南首要降脂目标是 LDL-C 水平下降幅度≥50%,并未明确标注各类 ASCVD 患者需要达到的 LDL-C 水平目标值。但 2018 版指南使用 70mg/dl(1.8mmol/L)这一 LDL-C 水平阈值,来考虑在已接受高强度或最大耐受剂量他汀治疗的患者中,是否依次联合依折麦布或 PCSK9 抑制剂等其他非他汀类降脂药物治疗,实际上认可了 70mg/dl(1.8mmol/L)的 LDL-C 水平目标值以及胆固醇理论。

三、2018 版指南 ASCVD 二级预防的局限性和未解决问题

尽管 FOURIER 研究已经证实 PCSK9 抑制剂降低 LDL-C 水平的疗效及其带来的心血管风险获益,但 PCSK9 抑制剂的高额治疗费用限制了其在 ASCVD 二级预防中的广泛应用。因此 2018 版指南仍然推荐联合依折麦布作为高强度或最大耐受剂量他汀治疗后的第一选择,而推荐 PCSK9 抑制剂用于已使用最大耐受剂量他汀联合依折麦布或仅使用最大耐受剂量他汀的患者。

2018 版指南指出 PCSK9 抑制剂目前尚缺乏 3 年以上的数据证明其安全性。但在 2019 年 AHA/ACC 年会上公布的 OSLER-1 研究最终报告证实,在长达 5 年的随访期间,PCSK9 抑制剂不但能够显著而持续地降低患者的 LDL 水平,而且具有稳定的安全性与耐受性。另外,同样在本次 AHA/ACC 年会上公布的急性冠状动脉综合征后接受阿利库单抗治疗的心血管结局评估研究(ODYSSEY OUTCOMES)也证实,在长达 4 年的随访期间,PCSK9 抑制剂的安全性和耐受性良好[8]。

2018 版指南不光在二级预防方面提供了治疗指导,还提出几个将来需要严格 RCT 研究明确解答的问题:①在二级预防方面是否存在 LDL-C 水平治疗目标下限,当超过这一下限值,降低 LDL-C 水平所增加的心血管效益就可能被风险或治疗成本所抵消?②在二级预防方面,如何确定在高强度或最大耐受剂量他汀基础上直接加用 PCSK9 抑制剂的适应证?③如果 ASCVD 患者存在他汀相关不良反应或不能耐受他汀时,PCSK9 抑制剂是否是高强度他汀的有效安全替代方案?

关于第一个问题,目前的 RCT 研究已给出了部分解答。有学者对 FOURIER 研究进行二次分析,根据接受 PCSK9 抑制剂治疗后第 4 周 LDL-C 水平,把 FOURIER 研究受试者分为 <20mg/dl(<0.5mmol/L)、20~49mg/dl(0.5~1.3mmol/L)、50~69mg/dl(1.3~1.8mmol/L)、70~99mg/dl(1.8~2.6mmol/L)、≥100mg/dl(≥2.6mmol/L)等 5 个亚组,随访 2.2 年并进行分析。结果发现,LDL-C 水平 <20mg/dl(<0.5mmol/L)患者的心血管风险最低,不良事件发生率也没有增加。研究结果表明,即使将 LDL-C 水平降至 20mg/dl(0.5mmol/L),同样能够增加心血管效益,并且足够安全[9]。

总之,LDL-C 与 ASCVD 密切相关,血脂管理是 ASCVD 防治的基石。2018 版 AHA/ACC 血脂管理指南内容充实丰富,证据确凿翔实,逻辑层次清晰,对于指导临床降脂治疗和改善 ASCVD 患者预后具有重要意义。

表1 主要动脉粥样硬化性心血管疾病事件和高危因素

主要 ASCVD 事件
近期 ACS（12 个月内）
既往心肌梗死和超过 12 个月 ACS 病史
缺血性卒中史
有症状的外周动脉疾病（跛行史且 ABI<0.85，或曾经血运重建 / 截肢）
高危因素
年龄≥65 岁
杂合子型家族性高胆固醇血症
非 ASCVD 事件所致 CABG 或 PCI 治疗史
糖尿病
高血压
CKD［eGFR 15~59ml/（min·1.73m^2）］
目前吸烟
接受最大耐受剂量他汀及依折麦布治疗后 LDL-C 仍持续≥100mg/dl（2.6mmol/L）
充血性心力衰竭史

注：ABI：踝肱指数；ACS：急性冠脉综合征；ASCVD：动脉粥样硬化性心血管疾病；CABG：冠状动脉搭桥手术；CKD：慢性肾病；eGFR：肾小球滤过率；LDL-C：低密度脂蛋白胆固醇；PCI：经皮冠状动脉介入治疗

（赵旺 赵水平）

参 考 文 献

［1］GRUNDY S M, STONE N J, BAILEY A L, et al. 2018 AHA/ACC/AACVPR/AAPA/ABC/ACPM/ADA/AGS/APhA/ASPC/NLA/PCNA Guideline on the Management of Blood Cholesterol: A Report of the American College of Cardiology/American Heart Association Task Force on Clinical Practice Guidelines ［J］. Circulation, 2019, 139 (25): e1082-e1143.

［2］STONE N J, ROBINSON J G, LICHTENSTEIN A H, et al. 2013 ACC/AHA guideline on the treatment of blood cholesterol to reduce atherosclerotic cardiovascular risk in adults: a report of the American College of Cardiology/American Heart Association Task Force on Practice Guidelines ［J］. Circulation, 2014, 129 (25 Suppl 2): S1-S45.

［3］FERENCE B A, GINSBERG H N, GRAHAM I, et al. Low-density lipoproteins cause atherosclerotic cardiovascular disease. 1. Evidence from genetic, epidemiologic, and clinical studies. A consensus statement from the European Atherosclerosis Society Consensus Panel ［J］. Eur Heart J, 2017, 38 (32): 2459-2472.

［4］CANNON C P, BLAZING M A, GIUGLIANO R P, et al. Ezetimibe Added to Statin Therapy after Acute Coronary Syndromes ［J］. N Engl J Med, 2015, 372 (25): 2387-2397.

［5］SABATINE M S, GIUGLIANO R P, WIVIOTT S D, et al. Efficacy and safety of evolocumab in reducing lipids and cardiovascular events ［J］. N Engl J Med, 2015, 372 (16): 1500-1509.

［6］SABATINE M S, GIUGLIANO R P, KEECH A, et al. Rationale and design of the Further cardiovascular OUtcomes Research with PCSK9 Inhibition in subjects with Elevated Risk trial ［J］. Am Heart J, 2016, 173: 94-101.

［7］SILVERMAN M G, FERENCE B A, IM K, et al. Association Between Lowering LDL-C and Cardiovascular Risk Reduction Among Different Therapeutic Interventions: A Systematic Review and Meta-analysis ［J］. JAMA, 2016, 316 (12): 1289-1297.

［8］SCHWARTZ G G, STEG P G, SZAREK M, et al. Alirocumab and Cardiovascular Outcomes after Acute Coronary Syndrome［J］. N Engl J Med, 2018, 379 (22): 2097-2107.

［9］GIUGLIANO R P, PEDERSEN T R, PARK J G, et al. Clinical efficacy and safety of achieving very low LDL-cholesterol concentrations with the PCSK9 inhibitor evolocumab: a prespecified secondary analysis of the FOURIER trial ［J］. Lancet, 2017, 390 (10106): 1962-1971.

非他汀（PCSK9 抑制剂）指南解读

美国 NLA 2017 成人 PCSK9 抑制剂
使用建议更新解读

一、概　　述

冠状动脉疾病（CAD）是威胁人类健康的首要因素，低密度脂蛋白胆固醇（LDL-C）水平升高是 CAD 及动脉粥样斑块形成的主要危险因素之一[1,2]。积极降低 LDL-C 能显著减少心血管不良事件，LDL-C 水平每降低 1.0mmol/L 心血管事件的发生风险可降低 22%[3]。尽管他汀类药物是降脂治疗的基石，但仍存在以下问题：心血管病极高危人群中，仍有 50%~80% 的患者血脂水平难以达标；存在"在初始剂量基础上，他汀类药物剂量翻倍，降脂得益仅增加 6%"这一瓶颈，且随他汀类药物剂量的增加，药物副作用也明显增加；对于家族性高胆固醇血症（FH）患者，特别是纯合子 FH（HoFH）患者，他汀类药物的作用有限[4,5]。因此，需要新型降脂药物调节患者脂质代谢水平。前蛋白转化酶枯草溶菌素 9（PCSK9）是降脂治疗的新靶点。大量研究证实，PCSK9 单克隆抗体能显著降低 LDL-C 水平，其不良反应的发生率与安慰剂相当，且患者多可耐受注射部位反应[6-8]。PCSK9 抑制剂的出现对于心血管疾病防治具有重大意义，或可视为降脂治疗领域的一大突破。

肝细胞表面的 LDL 受体（LDLR）可与 LDL-C 结合，以达到清除血液中 LDL-C 的目的。LDLR 上有 PCSK9 的结合位点，当 PCSK9 与 LDLR 结合后可增加 LDLR 的降解，导致循环中的 LDL-C 清除率下降，而血液中 LDL-C 的水平随之升高[7]。PCSK9 抑制剂通过特异性地与 PCSK9 结合，阻断 PCSK9 与 LDLR 结合，减少 LDLR 的内吞和降解。PCSK9 单克隆抗体是迄今为止抑制 PCSK9 和降低 LDL-C 水平的有效方法之一。

2016 年关于使用血管内超声评估粥样斑块的研究[9]和 2017 年一项心血管疾病预后研究证实，PCSK9 抑制剂在降低 LDL-C 水平上安全、有效，且可诱导斑块消退，降低心血管不良结局的发生率[6]。进一步的研究证实了 PCSK9 抑制剂在降低 LDL-C≥190mg/dl、ASCVD 高风险患者的 LDL-C 方面具有较好的安全性和有效性。基于这些最新证据，2017 年美国国家脂质协会（NLA）专家组在《2015 年 NLA 以患者为中心的血脂异常管理建议·第二部分》的基础上对成人使用 PCSK9 抑制剂的推荐进行了更新[10]。当前专家组基于循证医学证据，推荐 PCSK9 抑制剂用于以下几种情况：①稳定性动脉粥样硬化性心血管疾病（ASCVD）；②进展性 ASCVD；③LDL-C 水平≥190mg/dl［包括多基因高胆固醇血症、杂合子 FH（HeFH）和 HoFH］的患者；④极高危且他汀不耐受的患者。本文对重要相关推荐研究信息进行了总结归纳。

二、2017 年 NLA 推荐 PCSK9 抑制剂应用的主要依据

（一）PCSK9 抑制剂稳定性 ASCVD 患者粥样斑块的试验

2016 年一项随机、双盲、安慰剂对照试验（GLAGOV）中，968 例冠状动脉造影提示冠状动脉狭窄 20%~50%、LDL-C≥80mg/dl 或 LDL-C 60~80mg/dl 且合并 1 种主要或者 3 种次要心血管危险因素的患者，随机分入 Evolocumab 组（420mg）和安慰剂组[9]。主要终点是粥样斑块体积百分比变化，次要终点是总体斑块体积的变化和患者斑块消退的百分比。治疗 76 周后，Evolocumab 组粥样斑块体积百分比下降 0.95%，总体斑块体积下降 5.8mm³，动脉粥样硬化改善更明显，而安慰剂组无变化。另外，这项研究也表明，LDL-C 降至 20mg/dl 仍可获益。

（二）心血管终点事件研究

2017 年 3 月份发表的 FOURIER 研究是首个评价 Evolocumab 联合他汀治疗对高危心血管风险患者心血管终点事件影响的大规模临床研究，共纳入全球 49 个国家有明确动脉硬化证据的高危心血管疾病患者 27 564 例。已接受最大剂量的他汀治疗但 LDL-C 水平仍高于 70mg/dl 的受试者随机分入 Evolocumab 组（140mg 每两周 1 次或 420mg 每月 1 次）和安慰剂组[6]。主要终点为首次发生心血管死亡、心肌梗死、因不稳定型心绞痛住院、卒中或冠状动脉血运重建。治疗 48 周后，Evolocumab 可使 LDL-C 较基线水平降低 59%，且疗效持久而平稳，长期观察未见反弹。与安慰剂组相比，Evolocumab 组的主要和次要终点事件的绝对风险降低了 1.5%，主要终点事件风险降低幅度倾向于随时间变化而增高，从第 1 年的 12% 增高到第 1 年后的 19%。

（三）PCSK9 抑制剂治疗的安全性

FOURIER 试验和其他 PCSK9 抑制剂试验结果均表明，PCSK9 抑制剂并未增加新发糖尿病、认知功能障碍等主要不良反应事件的风险[9,11]。此外，虽然既往研究显示 PCSK9 抑制剂可增加注射部位不良反应，如白内障的风险，但 FOURIER 试验结果表明，白内障发生风险并未增加[12]。目前正在进行 PCSK9 抑制剂的长期随访分析，以明确安全性的结果。

三、PCSK9 抑制剂临床应用新推荐总结

NLA 专家组关于 PCSK9 抑制剂治疗推荐更新见表 1。

（一）推荐 1：稳定性 ASCVD

以上关于 PCSK9 抑制剂治疗的有效性及安全性的实验结果显示，PCSK9 抑制剂可显著降低 LDL-C 水平、减小斑块体积、改善动脉粥样硬化，并且减少 ASCVD 事件的发生。这些数据表明，稳定性 ASCVD 患者应考虑 PCSK9 抑制剂治疗，特别是有额外 ASCVD 危险因素的患者更应接受 PCSK9 抑制剂治疗。（强度：A，质量：高）

（二）推荐 2：进展性 ASCVD

FOURIER 试验中纳入了部分进展性 ASCVD 患者，这些患者更容易合并遗传因素或其他不可控的危险因素，这些因素会加速 ASCVD 的疾病进展。因此，专家小组认为，虽然证据等级较低，但对这些进展性 ASCVD 患者来说，采用类似的治疗建议是合理的。（强度：B，质量：中）

（三）推荐 3：LDL-C≥190mg/dl FH 表型

LDL-C 水平≥190mg/dl 定义为严重高胆固醇血症，包括多基因高胆固醇血症、HeFH 和 HoFH[13]。不管 LDL-C≥190mg/dl 是否由基因突变所致，合并其他附加的关键高危标志物的

人群,包括不受控制的危险因素、早发 ASCVD 家族史、脂蛋白(a)升高、高敏 C 反应蛋白浓度升高、冠状动脉钙化或慢性肾脏病的人群,都是值得关注的高危人群。尽管目前没有关于 LDL-C≥190mg/dl 患者接受 PCSK9 抑制剂联合他汀治疗能否降低 ASCVD 终点事件的相关研究,但 Alirocumab[14] 和 Evolocumab[6] 的药物研究都已证实了 PCSK9 抑制剂 + 他汀药物治疗的安全性及有效性。基于以上数据,专家组建议 PCSK9 抑制剂用于治疗 LDL-C≥190mg/dl 的患者,并且建议根据伴随的不同 ASCVD 风险因素进行分层,制订不同 LDL-C 治疗目标,同时重点增加 ASCVD 风险标记或 FH 基因确认。

对于年龄 18~39 岁、LDL-C≥190mg/dl、已接受最大耐受剂量他汀治疗的 FH 患者,目前血脂管理策略仍不明确。此类患者短期发生 ASCVD 事件的风险虽较低,但是长期风险仍然较高。尽管 PCSK9 抑制剂研究认为该年龄段患者使用 PCSK9 抑制剂安全有效,但目前没有关于特定年龄人群的可用结果数据。基于其他年龄组药物治疗的有效性和安全性研究,专家共识对这一年龄段患者使用 PCSK9 抑制剂的建议进行更新是合理的。

HoFH 患者的早发 ASCVD 风险非常高,因此必须尽早启动有效降低 LDL-C 的治疗。由于大多数 HoFH 患者的 LDLR 存在缺陷,高强度他汀治疗仅能降低 10%~20% 的 LDL-C 水平。TESLA Part B 是一项随机双盲的 3 期临床试验,纳入 50 例符合条件的 HoFH 患者,这些患者接受至少 4 周稳定调脂治疗,按 2∶1 比例随机皮下注射 Evolocumab 420mg 或安慰剂,每 4 周 1 次,连续治疗 12 周[15]。在 12 周治疗结束后,与安慰剂组相比,Evolocumab 组的 LDL-C 水平降低 30.9%。基于以上关于 HoFH 患者的研究结果,专家组建议 PCSK9 抑制剂可用于 HoFH 患者的治疗,无论是未知基因型还是已知 LDLR 缺陷。

总之,研究表明,对于 LDL-C≥190mg/dl 的患者,在接受最大耐受剂量他汀(加或不加依折麦布)治疗后,使用 PCSK9 抑制剂进一步降低 LDL-C 水平是安全、有效的,对多基因遗传和 HeFH 患者效果最为显著,对 HoFH 患者,尤其是 LDLR 缺陷的 HoFH 患者效果欠佳。

(四)推荐 4:极高危 / 他汀不耐受

ASCVD 患者他汀不耐受是临床治疗面临的一大挑战性,目前还没有公认的他汀类药物不耐受的定义,NLA 对他汀不耐受的定义标准如下:①减少他汀剂量并起始依折麦布治疗;②他汀类药物换成依折麦布单药治疗;③满足国际疾病分类第九版中横纹肌溶解定义或他汀类药物减量或停药后出现不良事件,或 1 年内他汀类药物换药超过 3 种。

新推荐增加了对既往有心肌梗死且他汀类不耐受患者 ASCVD 风险的观察识别,专家组推荐对于他汀不耐受的高危患者,例如曾出现 ASCVD 事件或者使用其他降低 LDL-C 药物后 LDL-C 水平仍未达标的患者,可考虑使用 PCSK9 抑制剂治疗。

表 1 2017 年 NLA 专家小组对 PCSK9 抑制剂治疗的推荐

应用对象	具体建议	推荐强度	证据质量
稳定性 ASCVD	稳定性 ASCVD,特别是有额外 ASCVD 危险因素、接受最大耐受剂量他汀 ± 依折麦布治疗、治疗后 LDL-C≥70mg/dl 或非 HDL-C≥100mg/dl 的患者	A	高
进展性 ASCVD	进展性 ASCVD、接受最大耐受剂量他汀 ± 依折麦布治疗、治疗后 LDL-C≥70mg/dl 或非 HDL-C≥100mg/dl 的患者	B	中等

续表

应用对象	具体建议	推荐强度	证据质量
LDL-C≥190mg/dl	年龄 40~79 岁的 FH 患者，预治疗 LDL-C≥190mg/dl、无未控制的 ASCVD 危险因素或其他附加的关键高危标志物 *，最大耐受剂量他汀 ± 依折麦布治疗后 LDL-C≥100mg/dl 或非 HDL-C≥130mg/dl	B	中等
	年龄 40~79 岁的 FH 患者，预治疗 LDL-C≥190mg/dl 有未控制的 ASCVD 危险因素或其他附加的关键高危标志物 * 或基因确认 FH，最大耐受剂量他汀 ± 依折麦布治疗后 LDL-C≥70mg/dl 或非 HDL-C≥100mg/dl	B	中等
	年龄 18~39 岁的 FH 患者，预治疗 LDL-C≥190mg/dl、有未控制的 ASCVD 危险因素或其他附加的关键高危标志物 * 或基因确认 FH，最大耐受剂量他汀 ± 依折麦布治疗后 LDL-C≥100mg/dl 或非 HDL-C≥130mg/dl	E	低
	未知基因型或已知 LDLR 缺陷的 HoFH 患者，最大耐受剂量他汀 ± 依折麦布治疗后 LDL-C≥70mg/dl 或非 HDL-C≥100mg/dl	B	中等
极高危 / 他汀不耐受	符合他汀不耐受定义（由 NLA 他汀专家小组定义）或尽管接受了其他降脂治疗仍需大幅降低致动脉粥样硬化胆固醇的水平	C	低

注：ASCVD：动脉粥样硬化性心血管疾病；FH：家族性高胆固醇血症；LDL-C：低密度脂蛋白胆固醇；HDL-C：高密度脂蛋白胆固醇；NLA：美国国家脂质协会；PCSK9：前蛋白转化酶枯草杆菌转化酶。* 包括高血压患者血压未控制、糖尿病患者血糖未控制、正在吸烟者、早发 ASCVD 家族史或者额外的高风险标志物有冠脉钙化评分≥300 Agatston 单位；脂蛋白（a）≥50mg/dl；高敏 C 反应蛋白≥2.0mg/L；尿微量白蛋白 / 肌酐比值≥30mg/g。所有使用 PCSK9 抑制剂的患者应排除继发性高脂血症，如：甲状腺功能减退、肾病综合征、阻塞性肝病和药物引起

四、结　　语

以 Alirocumab 和 Evolocumab 为代表的 PCSK9 抑制剂为 ASCVD 高危或不能耐受他汀药物治疗或难治性高胆固醇血症患者带来了福音，其可有效降低 LDL-C 水平且能减少心血管事件的发生风险。目前已发表的临床试验尚未见与 PCSK9 抑制剂相关的严重不良反应。PCSK9 抑制剂作为一种有效性和安全性兼备的新药，有望在将来的调脂治疗领域发挥重要的作用。后续Ⅳ期临床试验还将关注 PCSK9 抑制剂的长期安全性问题。

（曹晔萱　李建军）

参 考 文 献

[1] PIEPOLI M F, HOES A W, AGEWALL S, et al. 2016 European Guidelines on cardiovascular disease prevention in clinical practice：The Sixth Joint Task Force of the European Society of Cardiology and Other Societies on Cardiovascular Disease Prevention in Clinical Practice（constituted by representatives of 10 societies and by invited experts）Developed with the special contribution of the European Association for Cardiovascular Prevention & Rehabilitation（EACPR）[J]. Eur Heart J, 2016, 37（29）：2315-2381.

[2] DOWNS J R, O'MALLEY P G. Management of dyslipidemia for cardiovascular disease risk reduction：Synopsis of the 2014 U.S.

Department of veterans affairs and U.S. Department of defense clinical practice guideline [J]. Ann Intern Med,2015,163(4):291-297.

[3] NAVARESE E P,ROBINSON J G,KOWALEWSKI M,et al. Association between baseline LDL-C level and total and cardiovascular mortality after LDL-C lowering:A systematic review and meta-analysis [J]. JAMA,2018,319(15):1566-1579.

[4] ADHYARU B B,JACOBSON T A. Safety and efficacy of statin therapy [J]. Nat Rev Cardiol,2018,15(12):757-769.

[5] LIU A,WU Q,GUO J,et al. Statins:Adverse reactions,oxidative stress and metabolic interactions [J]. Pharmacol Ther,2019,195:54-84.

[6] SABATINE M S,GIUGLIANO R P,KEECH A C,et al. Evolocumab and clinical outcomes in patients with cardiovascular disease [J]. N Engl J Med,2017,376(18):1713-1722.

[7] BURKE A C,DRON J S,HEGELE R A,et al. PCSK9:Regulation and target for drug development for dyslipidemia [J]. Annu Rev Pharmacol Toxicol,2017,57:223-244.

[8] HESS C N,LOW WANG C C,HIATT W R. PCSK9 inhibitors:Mechanisms of action,metabolic effects,and clinical outcomes [J]. Annu Rev Med,2018,69:133-145.

[9] NICHOLLS S J,PURI R,ANDERSON T,et al. Effect of evolocumab on progression of coronary disease in statin-treated patients:The glagov randomized clinical trial [J]. JAMA,2016,316(22):2373-2384.

[10] ORRINGER C E,JACOBSON T A,SASEEN J J,et al. Update on the use of PCSK9 inhibitors in adults:Recommendations from an expert panel of the national lipid association [J]. J Clin Lipidol,2017,11(4):880-890.

[11] COLHOUN H M,GINSBERG H N,ROBINSON J G,et al. No effect of PCSK9 inhibitor alirocumab on the incidence of diabetes in a pooled analysis from 10 odyssey phase 3 studies [J]. Eur Heart J,2016,37(39):2981-2989.

[12] Robinson J G,Rosenson R S,Farnier M,et al. Safety of very low low-density lipoprotein cholesterol levels with alirocumab:Pooled data from randomized trials [J]. J Am Coll Cardiol,2017,69(5):471-482.

[13] KHERA A V,WON H H,PELOSO G M,et al. Diagnostic yield and clinical utility of sequencing familial hypercholesterolemia genes in patients with severe hypercholesterolemia [J]. J Am Coll Cardiol,2016,67(22):2578-2589.

[14] KASTELEIN J J,GINSBERG H N,LANGSLET G,et al. ODYSSEY FH I and FH II:78 week results with alirocumab treatment in 735 patients with heterozygous familial hypercholesterolaemia [J]. Eur Heart J,2015,36(43):2996-3003.

[15] RAAL F J,HONARPOUR N,BLOM D J,et al. Inhibition of PCSK9 with evolocumab in homozygous familial hypercholesterolaemia (tesla part b):A randomised,double-blind,placebo-controlled trial [J]. Lancet,2015,385(9965):341-350.

欧洲 ESC/EAS 2017 PCSK9 抑制剂在 ASCVD 及 FH 患者中使用推荐解读

心血管病是威胁人类生命和健康的重大公共卫生问题。据世界卫生组织报道,2016 年全球十大死亡原因中缺血性心脏病仍然位居首位。2016 年我国死于动脉粥样性硬化性心血管疾病(atherosclerotic cardiovascular disease,ASCVD)的人数约 240 万人,较 1990 年增加了 100 万人,占死亡原因的首位[1]。LDL-C 作为最主要和可控的 ASCVD 危险因素已获公认,但降 LDL-C 的知晓率、治疗率、控制率均欠佳。

LDL-C 达标率涉及医学和社会诸多因素,其中包括他汀类药物本身的局限性。他汀类药物作为 LDL-C 降低的首选药物在临床应用中得到广泛认可,是 ASCVD 防治的"基石",但最大耐受量的强效他汀也只能使 LDL-C 的水平降低 50% 左右,无法满足所有严重高胆固醇血症和 / 或高危 ASCVD 患者的临床需求,即使在依从性良好的情况下也难以使部分上述患者的 LDL-C 达标;他汀不耐受现象也是不容忽略的另一个影响达标的因素。前蛋白转化酶枯草溶菌素 9 型(proprotein convertase subtilisin/kexin type 9,PCSK9)抑制剂的问世为提高 LDL-C 达标率带来了新的希望。为加深对 PCSK9 抑制剂的了解,规范临床行为,获得最大的效价比,欧洲心脏病学会(ESC)/欧洲动脉粥样硬化学会(EAS)于 2017 年发表了"proprotein convertase subtilisin/kexin type 9 inhibitors:practical guidance for use in patients at very high cardiovascular risk"[2],对 PCSK9 抑制剂在极高危 ASCVD 患者中的使用给予了建议,受到了业界的广泛关注,但由于当时 FOURIER 研究和 ODYSSEY-OUTCOME 试验的结果尚未发表,所以有些观点有一定的局限性,本文在解读该共识的同时,并尽可能地将最新进展融入其中。

自 2003 年首次发现编码 PCSK9 基因突变与高胆固醇血症有关,到 PCSK9 抑制剂问世进入临床仅用了 12 年的时间,发展迅速。2003 年 Abifadel 等首次发现编码 PCSK9 基因的 2 个突变可导致家族性高胆固醇血症(familial hypercholesterolemia,FH)[3],其后又发现 PCSK9 基因的失功能突变与冠心病的低发病率有关,2009 年首个可以降低 LDL-C 循环浓度的 PCSK9 单克隆抗体研发成功,2015 年 FDA,EMA 均批准 Evolocumab 和 Alirocumab 可以用于临床,但两药的适应证略有差别(表 2)。我国 SFDA 也于 2018 年批准 Evolocumab(依洛尤单抗,商品名瑞百安)进入临床。考虑到卫生经济学,该共识推荐的 PCSK9 抑制剂的适应证比欧洲批准的适应证要更严格,聚焦在下列三类人群:①LDL-C 未达标的极高危患者;②没有 ASCVD 的 FH 患者;③有上述情况的他汀不耐受患者。该共识定义的极高危患者为确诊的 ASCVD(包括冠状动脉造影或颈动脉超声发现存在动脉粥样硬化斑块)的患者、合并靶器官损害或合并严重高胆固醇血症等主要危险因素的糖尿病患者。事件后 5 年内反复发作急性冠脉综合征、反复计划外冠状动脉血运重建,或反复缺血性卒中的患者被定义为进展性 ASCVD 患者。

表 2　欧洲批准的 Alirocumab 和 Evolocumab 适应证

适应证	PCSK9 抑制剂
在饮食控制的基础上,原发性高胆固醇血症[家族性(杂合)和非家族性]或混合性血脂异常的成年人:使用了最大耐受量的他汀或他汀类联合其他降脂药物治疗 LDL-C 仍不达标时,可以加用 PCSK9 抑制剂,或他汀不耐受或他汀禁忌的患者,PCSK9 抑制剂可以单独或与其他降脂药联合使用	Alirocumab Evolocumab
PCSK9 抑制剂可以和其他降脂措施联用于 ≥12 岁纯合子型家族性高胆固醇血症	Evolocumab

心血管疾病极高危患者 LDL-C 的靶目标至少为 1.8mmol/L 以下,或在原有基础上下降 >50% 是目前的共识,但该人群的达标率极低,约 22.8%[4],中国的情况则更令人担忧,仅为 7%[5]。尽管一些临床研究已经证实了 PCSK9 单克隆抗体对使用了最大耐受的有效他汀(即阿托伐他汀 40~80mg 或瑞舒伐他汀 20~40mg)LDL-C 仍未达标的高危和极高危(包括 2 型糖尿病患者)患者降低 LDL-C 的有效性和安全性,但由于当时缺乏相关的预后研究的结果,所以该共识将 PCSK9 抑制剂作为 ASCVD 防治的三线药物,建议在最大耐受量的强效他汀联合依折麦布后,如果 LDL-C 仍 >3.6mmol/L(140mg/dl)方可加用 PCSK9 抑制剂,对于进展性 ASCVD,加用 PCSK9 抑制剂的阈值可以降低为 >1.8mmol/L(70mg/dl)。FOURIER 研究和 ODYSSEY-OUTCOME 研究是探讨 PCSK9 抑制剂对心血管临床预后影响的研究(表 3),一致提示在他汀基础上直接加用 PCSK9 抑制剂能进一步降低心血管风险,在观察期内未发现严重的不良反应,因此 2018 年 AHA/ACC 等 12 个专业学术机构共同制定的"guideline on the

表 3　PCSK9 抑制剂相关的临床预后研究

	药物	样本	患者	随访	结果
FOURIER	Evolocumab（联合他汀）	27 564	近 3 年 MI、卒中或 PAD	2.2 年	主要终点降低 15%；CV 死亡、MI 或卒中降低 20%
ODYSSEY-OUTCOME	Alirocumab（联合他汀）	18 924	4~52 周内 ACS	2.8 年	主要终点降低 15%

management of blood cholesterol"认为循证证据支持将 PCSK9 抑制剂作为 ASCVD 极高危患者防治的二线药物,但效价比有待进一步研究。

FH 是常染色体遗传疾病,以明显增高的 LDL-C 水平和早发 ASCVD 为其临床特征,分为纯合子型 FH(HoFH)和杂合子型 FH(HeFH)。早期诊治是改善预后最重要的措施,因此该共识建议在临床实践中应对于胆固醇水平明显增高的所有患者进行 FH 的筛查,共识建议使用荷兰标准。我国在 2018 年也发表了"家族性高胆固醇血症筛查与诊治中国专家共识"[6],建议成人和儿童的 LDL-C 分别≥3.8mmol/L(146.7mg/dl)和≥2.92mmol/L(112.7mg/dl)时要进行 FH 的筛查。

由于缺乏 PCSK9 抑制剂对 FH 患者预后影响的试验结果,所以共识对 HeFH 患者使用 PCSK9 抑制剂的适应证仍是最大剂量的他汀联合依折麦布后仍不能达标者。由于合并和不合并 ASCVD 的 HeFH 患者 LDL-C 目标值不同,分别为 <1.8mmol/L(70mg/dl) 和 <2.6mmol/L(100mg/dl),所以推荐开始使用 PCSK9 抑制剂的阈值略有差异。该共识推荐的合并 ASCVD 的 HeFH 患者的血 LDL-C 水平管理如上,不再赘述;而未合并 ASCVD 的 HeFH 患者则在他汀类联合依折麦布后如 LDL-C 仍 >5.0mmol/L(200mg/dl) 可考虑加用 PCSK9 抑制剂,对合并其他心血管危险因素的 HeFH 患者加用 PCSK9 抑制剂的 LDL-C 浓度可以为 >4.5mmol/L(175mg/dl)。

迄今为止只有 Evolocumab 评估了对 HoFH 患者的影响,它可使 LDL-C 水平下降约 30% 左右。因此对 HoFH 患者,该共识只推荐了 Evolocumab,同时对 LDLR 完全缺乏者推荐首选 Lomitapide。

他汀不耐受是客观现象,尽管所有他汀相关的不良反应均可引起该综合征,但以肌肉异常的临床表现最为常见,占所有他汀不耐受的 92%。他汀不耐受至今缺乏统一的定义,该共识建议采用"因肌肉症状和/或肌酸激酶(creatine kinase,CK)升高而不能耐受至少 2 种任何剂量的他汀类药物"这一定义,推荐对存在他汀不耐受的 ASCVD 极高危患者和 FH 患者,如果依折麦布不能有效控制 LDL-C 水平(如前述),可考虑用 PCSK9 抑制剂治疗。GAUSS-2 研究是一个针对他汀不耐受患者的为期 12 周的随机双盲研究,旨在评价 Evolocumab 对该人群的疗效和安全性,结果提示单独使用 Evolocumab 可使他汀不耐受患者的 LDL-C 水平降低 40%~50%,耐受性良好。最近的另一项研究发现自我报告的他汀不耐受患者停用他汀类药物换用 Evolocumab 或 Alirocumab 后,LDL-C 降低 48.7%,94% 左右的他汀不耐受患者能耐受 PCSK9 抑制剂。

由于他汀不耐受的定义不同、缺乏特异性标志物、症状的主观性,以及对副作用的担忧等常常导致诊断过度。STOMP 研究[7]是第一个评价他汀类药物对肌肉影响的前瞻性随机双盲安慰剂对照试验,该研究提示他汀相关肌肉疾病的发生率为 4.8% 左右,与加拿大学者的观点类似。Mancini 等认为尽管在临床实践中报告的他汀不耐受达 20%~30%,但排除非他汀相关的因素后,真正的他汀不耐受发生率为 5%~6%[8]。由于他汀类药物是目前 ASCVD 防治的最主要药物,所以诊断他汀不耐受以及停用他汀类药物均要科学慎重。

PCSK9 抑制剂自上市以来无论是其降低 LDL-C 的疗效,还是心血管保护作用均获得认可,但其长期疗效和安全性还有待进一步证实,同时基于"好钢用在刀刃上"的考虑,PCSK9 抑制剂目前总体的适应证为上述 3 类患者,但随着更多类型 PCSK9 的问世,以及更多临床试验的完成,其适应证会进一步扩大。

(连政 陈红)

参 考 文 献

[1] ZHAO D,LIU J,WANG M,et al. Epidemiology of cardiovascular disease in China:current features and implications [J].Nat Rev Cardiol,2019,16(4):203-212.

[2] LANDMESSER U,CHAPMAN M J,FARNIER M,et al. Proprotein convertase subtilisin/kexin type 9 inhibitors:practical guidance for use in patients at very high cardiovascular risk [J].Eur Heart J,2017,38:2245-2255.

[3] ABIFADEL M,VARRET M,RABÈS J P,et al. Mutations in PCSK9 cause autosomal dominant hypercholesterolemia [J].Nat Genet,2003,34:154-156.

[4] CHIANG C E,FERRIÈRES J,GOTCHEVA N N,et al. Suboptimal Control of Lipid Levels:Results from 29 Countries Participating in the Centralized Pan-Regional Surveys on the Undertreatment of Hypercholesterolaemia (CEPHEUS)[J].J Atheroscler Thromb,2016,23(5):567-587.

[5] ZHANG M,DENG Q,WANG L H,et al. Prevalence of dyslipidemia and achievement of low-density lipoprotein cholesterol targets in Chinese adults:A nationally representative survey of 163,641 adults [J]. Int J Cardiol,2018,260:196-203.

[6] 中华医学会心血管病学分会动脉粥样硬化及冠心病学组. 家族性高胆固醇血症筛查与诊治中国专家共识[J]. 中华心血管病杂志,2018,46(2):1-5.

[7] PARKER B A,CAPIZZI J A,GRIMALDI A S,et al. Effect of statins on skeletal muscle function [J]. Circulation,2013,127(1):96-103.

[8] MANCINI G B,BAKER S,BERGERON J,et al. Diagnosis,Prevention,and Management of Statin Adverse Effects and Intolerance:Canadian Consensus Working Group Update(2016)[J]. CanJ Cardiol,2016,32:S35-S65.

美国 ACC 2017 非他汀类药物在 ASCVD 降脂管理的专家共识解读

指南作为临床医生的辅助,有助于帮助临床医生在缺乏研究证据以及证据较新时作出正确的临床决策,还包括在证据相对欠缺的特殊情况如何处理。2015 年 9 月 16 日美国心脏病学会(ACC)举办"LDL:Address the Risk of Think Tank"会议,并起草了 2016 版 ACC 非他汀降脂治疗在动脉粥样硬化性心血管疾病(ASCVD)风险管理中的作用的专家共识决策途径(简称共识)。该共识发表后公布了一系列新的随机临床试验,尤其是枯草杆菌蛋白酶转化酶原蛋白 9(PCSK9)抑制剂的长期有效性和安全性研究,及其心血管终点事件试验,为临床中使用该药物提供了更加充分的依据。2017 版共识基于当时的 ACC/AHA 胆固醇指南(2013 版指南)的思路,针对四类他汀获益人群提出非他汀治疗的处理流程,这是对 2013 版 ACC/AHA 指南未给出调脂目标值的重要补充。该共识获得美国脂质协会认可,并于 2017 年 8 月被美国心脏病学会临床政策批准委员会批准。还需注意 2018 版 ACC/AHA 胆固醇管理指南已经将 PCSK9 抑制剂作为正式推荐(推荐级别 2a)。

一、2017 版共识的重要更新

2017 版共识的主要更新内容包括 PCSK9 抑制剂的随机临床研究,涉及三个药物,分别是 evolacumab、alirocumab 和 bococizumab;增加了不同危险分层患者的 LDL-C 和非 HDL-C 的目标值;在 2013 版指南界定的四类他汀获益患者中根据 LDL-C 和非 HDL-C 目标值评估是否需要非他汀治疗;所有年龄≥21 岁的临床 ASCVD 且 LDL-C 为 70~189mg/dl 患者的调脂目标均为 LDL-C 降低≥50% 或 LDL-C<70mg/dl 或非 HDL-C<100mg/dl;年龄≥21 岁伴并发症且 LDL-C 为 70~189mg/dl 的 ASCVD 患者,可将依折麦布或 PCSK9 抑制剂作为首选药物,并提出两个药物的选择标准。基于新的临床研究,增加了 ASCVD 高危患者的标准,包括年龄≥65 岁;既往心肌梗死或非出血性脑卒中;正在吸烟;伴有外周动脉疾病且之前发生过心肌梗死或非出血性脑卒中;非心肌梗死相关性冠状动脉血运重建史;冠状动脉≥2 支大血管狭窄≥40%;男性 HDL-C<40mg/dl,女性 <50mg/dl;hs-CRP>2mg/L;伴有代谢综合征。降低对胆汁酸螯合剂(BAS)使用的推荐,将其作为依折麦布的次选药物;对杂合子和纯合子家族性高胆固醇血症患者的诊断增添了新的要求。

二、非他汀治疗的适用人群

2017 版共识主要回答了哪些患者哪些情况下需要考虑非他汀治疗,以及如何选择药物或治疗方法。在 2013 ACC/AHA 血脂指南中的四类他汀治疗获益群体如果 LDL-C 或非 HDL-C 未达到治疗目标,或患者不能耐受治疗量的他汀类药物或他汀完全不能耐受的患者。

临床医生应该在非他汀药物前注意评估和强化患者生活方式的改善,如健康饮食、规律锻炼、戒烟以及控制体重等。此外,开始降脂治疗后 4~12 周进行第二次血脂监测,此后每 3~12 个月进行血脂监测。最后,对于他汀不耐受的患者启动非他汀治疗前,确认患者为真正的他汀不耐受,因为这种情况并不常见。临床医生应做好评估与识别,当出现肌肉症状时,应停药至症状消失。可从小剂量开始并随后观察肌肉相关症状是否复发。当最低有效强度的他汀类药物仍不可耐受,可考虑采用长半衰期他汀类(如阿托伐他汀、匹伐他汀及瑞舒伐他汀)。严格评估患者不能耐受他汀类药物后,再考虑非他汀类药物治疗。

三、非他汀类药物的选择

非他汀药物选择的原则最重要的是有随机对照研究证据的可降低 ASCVD 风险的治疗药物,并同时考患者的偏好。为此,该共识已经不再推荐烟酸用于 ASCVD 一级预防和二级预防的治疗。研究证据最充分的是胆固醇吸收抑制剂和 PCSK9 抑制剂。其他药物如胆酸螯合剂、植物甾醇和可溶性膳食纤维的临床研究证据有限,而新型药物如米泊美生(mipomersen)、洛美他派(lomitapide)和 LDL 单采治疗尚缺少 ASCVD 临床研究终点研究,仅作为家族性高胆固醇血症患者的候选治疗。

如患者需要非他汀治疗,尤其是 ASCVD 二级预防的人群,应该在他汀基础上选择依折麦布或 PCSK9 抑制剂。在两者选择的优先顺序上主要考虑 LDL-C 降幅和用药的便利,LDL-C 降幅不超过 25% 可考虑首选依折麦布适,尤其是近期 ACS 患者(3 个月内),该药口服更加方便。在该共识制定时 ODSSEY 研究还在进行中,PCSK9 抑制剂被批准的适应证主要是家族性高胆固醇血症。因此,PCSK9 抑制剂更加适用于伴有合并危险因素的高危

ASCVD,需要 LDL-C 降幅超过 25% 的患者首选。如果患者在一种非他汀治疗不能达到治疗目标时,应该联合使用。但是对于 LDL-C 水平为 70~189mg/d 的非糖尿病一级预防人群,未达标时仅推荐依折麦布。

四、特殊人群的治疗

1. **家族性高胆固醇血症** 在他汀治疗后 LDL-C 仍然大于 190mg/dl 的患者要考虑是否存在家族性高胆固醇血症,多为常染色体显性遗传,需要做家族遗传的筛查。

2. **有临床症状的心力衰竭患者** 心力衰竭患者的临床研究证据不明确,因多数研究排除了心力衰竭患者。两项针对心衰的研究未能证实他汀治疗可改善预后,但是其中缺血性心脏病导致的心衰亚组心肌梗死的发生率下降 19%。因此,对于冠心病合并 NYHA 分级 Ⅱ~Ⅲ级的患者,如他汀未达标可考虑非他汀治疗,但是不建议使用 PCSK9 抑制剂。

3. **透析患者** 在终末期肾病和透析患者的研究显示,对于非透析的终末期肾病患者他汀联合依折麦布明显降低 ASCVD 风险,但是对于长期透析的患者没有临床获益。因此,非透析的终末期肾病患者属于高危人群,如必要可使用非他汀治疗。透析患者应该个体化处理。

4. **妊娠患者** 绝经期前女性使用他汀必须保证有效避孕,不能哺乳。绝经前女性如 LDL-C 大于 190mg/dl 往往可能时家族性高胆固醇血症,或合并多重危险因素。除了胆酸螯合剂,服用他汀的患者应在孕前 1~3 个月停用他汀。如患者合并 ASCVD、糖尿病或一级预防人群,首先强化生活方式管理,可以使用胆酸螯合剂,需要监测有无维生素 K 缺乏。家族性高胆固醇血症的患者不能使用米泊美生(mipomersen)、洛美他派(lomitapide)和 PCSK9 抑制剂。共识建议如治疗未达标采用 LDL 单采。

(孙艺红　陈意浓)

参 考 文 献

[1] GRUNDY S M,STONE N J,BAILEY A L,et al. 2018 AHA/ACC/AACVPR/AAPA/ABC/ACPM/ADA/AGS/APhA/ASPC/NLA/PCNA Guideline on the Management of Blood Cholesterol:A Report of the American College of Cardiology/American Heart Association Task Force on Clinical Practice Guidelines [J]. J Am Coll Cardiol,2019,73(24):e285-e350.

[2] LLOYD-JONES D M,MORRIS P B,BALLANTYNE C M,et al. 2017 Focused Update of the 2016 ACC Expert Consensus Decision Pathway on the Role of Non-Statin Therapies for LDL-Cholesterol Lowering in the Management of Atherosclerotic Cardiovascular Disease Risk:A Report of the American College of Cardiology Task Force on ExpertConsensus Decision Pathways [J]. J Am Coll Cardiol,2017,70(14):1785-1822.

各 PCSK9 抑制剂指南之间的差异及解读

2016 年,在临床研究证据相对不足的情况下,中国成人血脂异常防治指南(2016 年修订版)指出对严重血脂异常的患者,尤其是家族性高胆固醇血症(FH)的患者,联合应用他汀与前蛋白转化酶枯草溶菌素 9(proprotein convertase subtilisin/kexin type 9,PCSK9)抑制剂能更大程度降低 LDL-C 水平,从而提高血脂达标率[1]。FH,尤其是纯合子型(HoFH)患者,经改善生活方式及最大剂量调脂药物(如他汀 + 依折麦布)治疗后,LDL-C 水平仍 >2.6mmol/L (100mg/dl)的动脉粥样硬化性心血管疾病(ASCVD)患者,可考虑加用 PCSK9 抑制剂,即联合三种不同作用机制的调脂药。随着临床研究的陆续发布,2017 年 10 月欧洲心脏病学会(ESC)联合欧洲动脉硬化学会(EAS)更新了关于 ASCVD 或 FH 患者使用 PCSK9 抑制剂的临床指南[2];2017 年美国国家脂质协会(NLA)也更新了成人使用 PCSK9 抑制剂的推荐[3];美国心脏病学会(ACC)同年发布了 ASCVD 风险管理中 LDL-C 的非他汀治疗专家共识[4],命名为专家共识决策途径(ECDP);2018 年美国心脏协会(AHA)等发布了胆固醇管理指南[5]。四个指南均肯定了 PCSK9 抑制剂治疗高脂血症的安全性和有效性(长期安全性即 >3 年的安全性尚不确定),但对 PCSK9 抑制剂的应用对象、启动 PCSK9 抑制剂治疗的阈值、治疗的目标指标却有所不同。

一、应用对象有所不同

1. 结合 2016 年 ESC/EAS 血脂异常管理指南[6],2017 年 ESC/EAS 指南(更新版)认为经最大耐受剂量的他汀 ± 依折麦布治疗后,推荐 PCSK9 抑制剂治疗的对象及治疗目标如表 4。

表 4 2017 ESC/EAS 指南:PCSK9 抑制剂的应用对象及治疗目标

患者类型	治疗阈值(mg/dl)	治疗目标(mg/dl)
ASCVD 患者	LDL-C>140	LDL-C 下降≥50% 或 LDL-C<70
有 ASCVD 的患者,若合并有严重额外风险 *	LDL-C>100	LDL-C 下降≥50% 或 LDL-C<70
无 ASCVD 的 FH 患者,无额外风险	LDL-C>180	LDL-C 下降≥50% 或 LDL-C<100
无 ASCVD 的 FH 患者,有额外风险#	LDL-C>140	LDL-C 下降≥50% 或 LDL-C<100
极高危的 ASCVD 患者,无法耐受三种及以上他汀类药物		LDL-C 下降≥50% 或 LDL-C<70

* 严重额外风险指标:家族性高胆固醇血症、糖尿病伴有靶器官损害或主要危险因素,如明显的高血压;严重或广泛的 ASCVD;或快速进展的 ASCVD(反复急性冠状动脉综合征,非计划性冠状动脉血运重建或 5 年内的缺血性卒中)。#额外风险指:糖尿病伴有靶器官损害或具有一项主要危险因素(如高血压);脂蛋白(a)>50mg/dl;主要危险因素,如吸烟、血压≥160/100mmHg;年龄 >40 岁且未治疗;直系亲属早发 ASCVD(男性 <55 岁,女性 <60 岁);以及风险升高的影像指征

2. 2017 年 NLA 专家组建议成人 PCSK9 抑制剂应用的对象为:经最大耐受剂量的他汀 ± 依折麦布治疗后未达标的:①ASCVD(包括稳定性 ASCVD 和进展性 ASCVD);②LDL-C≥190mg/dl 患者;③极高危 / 他汀不耐受的 ASCVD 患者(表 5)。

表 5 2017 NLA 指南:PCSK9 抑制剂的应用对象

患者类型	治疗阈值(mg/dl)	推荐强度	推荐质量
稳定性 ASCVD 合并有额外的 ASCVD 危险因素	LDL-C≥70 或非 HDL-C≥100	A	高
进展性 ASCVD	LDL-C≥70 或非 HDL-C≥100	B	中等
LDL-C≥190mg/dl+ 年龄 40~79 岁 + 无不可控的 ASCVD 危险因素或关键高危的指标 *	LDL-C≥100 或非 HDL-C≥130	B	中等
LDL-C≥190mg/dl+ 年龄 40~79 岁 + 不可控的 ASCVD 危险因素或关键高危的指标	LDL-C≥70 或非 HDL-C≥100	B	中等
LDL-C≥190mg/dl+ 年龄 18~39 岁 + 不可控的 ASCVD 危险因素、关键高危的指标或引发 FH 的突变	LDL-C≥100 或非 HDL-C≥130	E	低

续表

患者类型	治疗阈值（mg/dl）	推荐强度	推荐质量
纯合子 FH（未知基因型或是已知 LDL 受体缺陷的患者）	LDL-C≥70 或非 HDL-C≥100	B	中等
极高危 / 他汀不耐受 ASCVD 患者	临床判断	C	低

* 包括患者血压未控制，患者血糖未控制，正在吸烟者，早发 ASCVD 家族史，或额外的高风险的标志［有冠脉钙化评分≥300 Agatston 单位（患者的年龄、性别、种族≥75%）；脂蛋白（a）≥50mg/dl；高敏 C 反应蛋白≥2.0mg/L；尿微量白蛋白 / 肌酐比值≥30mg/g］

3. 2017 年 ACC 发布的 ECDP，可考虑使用 PCSK9 抑制剂治疗的人群有如表 6。

表 6 2017 ACC 指南：PCSK9 抑制剂的应用对象

适合非他汀治疗的对象	首要治疗目标	次要治疗目标（mg/dl）	他汀治疗后不达标，考虑
年龄≥21 岁，稳定性 ASCVD 且无并发症	LDL-C 下降≥50%	LDL-C<70 或非 HDL-C<100	先加依折麦布，再加用或者改为 PCSK9 抑制剂
年龄≥21 岁，确诊 ASCVD 伴并发症	LDL-C 下降≥50%	LDL-C<70 或非 HDL-C<100	加用依折麦布或 PCSK9 抑制剂，必要时联合另外一种药物
年龄≥21 岁，ASCVD，基线 LDL-C≥190mg/dl（非继发性）	LDL-C 下降≥50%	LDL-C<70 或非 HDL-C<100	加用依折麦布或 PCSK9 抑制剂，必要时联合另外一种药物
年龄≥21 岁，无 ASCVD，基线 LDL-C≥190mg/dl（非继发性）	LDL-C 下降≥50%	LDL-C<100 或非 HDL-C<130	加用依折麦布或 PCSK9 抑制剂，必要时联合另外一种药物

注：并发症包括：糖尿病，近期（<3 个月）ASCVD 事件，ASCVD 事件（同时已服用他汀类药物治疗），基线 LDL-C≥190mg/dl 不是由于继发性原因，控制不佳的其他主要 ASCVD 危险因素，Lp（a）升高或 CKD 升高

4. 2018 年美国心脏协会（AHA）胆固醇管理指南[5]（表 7）

表 7 2018 AHA 指南：PCSK9 抑制剂的应用对象

适合 PCSK9 抑制剂治疗的对象	首要目标	次要治疗目标（mg/dl）	在最大剂量他汀 + 依折麦布治疗后	推荐级别	证据水平
极高危 ASCVD 患者	LDL-C 下降 50%	LDL-C<70	若 LDL-C≥70mg/dl，非 HDL-C≥100mg/dl，在医生与患者讨论净获益、安全性和成本后，加 PCSK9 抑制剂是合理的	IIa	A^SR
LDL-C 水平≥190mg/dl+30~75 岁 + 杂合子 FH	LDL-C 下降 50%	LDL-C<70	若 LDL-C 水平≥100mg/dl，可考虑加用 PCSK9 抑制剂	IIb	B-R
LDL-C 水平≥220mg/dl+40~75 岁 + 杂合子 FH	LDL-C 下降 50%	LDL-C<70	若 LDL-C 水平≥130mg/dl 可考虑加用 PCSK9 抑制剂	IIb	C-LD

注：①临床 ASCVD 包括 ACS、有 MI 史、稳定型或不稳定型心绞痛或冠状动脉其他动脉血运重建、卒中、短暂性脑缺血发作（TIA）或外周动脉疾病（PAD）包括主动脉瘤，均为动脉粥样硬化所致；②极高危包括多次重大 ASCVD 事件或 1 次重大 ASCVD 事件和多次高风险条件；③重大 ASCVD 事件：近期 ACS（过去 12 个月内）；MI 病史（上文列出的近期 ACS 事件除外）；缺血性卒中史；症状性外周动脉疾病（跛行病史，ABI<0.85，或既往血运重建或截肢）④高风险条件：年龄≥65 岁；家族性杂合子高胆固醇血症；既往冠状动脉旁路移植术或除大血管病变外的经皮冠状动脉介入治疗史；ASCVD 事件；糖尿病；高血压；CKD［eGFR 15~59ml/（min·1.73m²）］；当前吸烟史；尽管最大耐受他汀类药物和依折麦布治疗后 LDL-C 持续升高［LDL-C≥100mg/dl（≥2.6mmol/L）］；充血性 HF 病史

不同之处主要是：对未合并 ASCVD 有 / 无危险因素的 FH 或基线 LDL-C≥190mg/dl 患者要求的目标值基本相同，但 PCSK9 抑制剂启用时所要求的 LDL-C 水平不同。对无 ASCVD 及危险因素的 FH 或基线 LDL-C≥190mg/dl 患者，2017 ESC/EAS 指南（更新版）的 LDL-C 阈值为 >180mg/dl（4.5mmol/L），使用范围相对窄一些。相对于 2017 ESC/EAS 指南（更新版），2017 年 NLA 专家组推荐的 PCSK9 抑制剂应用范围更广一些，启用 PCSK9 抑制剂的 LDL-C 阈值为 >100mg/dl。对无 ASCVD 伴有危险因素的 FH 或基线 LDL-C≥190mg/dl 患者，2017 ESC/EAS 指南（更新版）中对应用 PCSK9 抑制剂的 LDL-C 阈值为 >140mg/dl，2017 年 NLA 专家组推荐的启用 PCSK9 抑制剂的 LDL-C 阈值为 >70mg/dl。虽然目前对 FH 没有统一的定义，但不管严重高胆固醇血症是否是由于基因突变所致，LDL-C 长期升高导致 ASCVD 风险较高，因此 NLA 专家组的建议更贴近临床实际。

二、各个指南的相同之处

PCSK9 抑制剂的使用对象主要是在他汀等调脂药物使用的基础上 LDL-C 未达标的 ASCVD 和严重高胆固醇血症（LDL-C 水平≥190mg/dl）患者。血管内超声临床试验（GLAGOV）的研究结果表明[7]，在接受 Evolocumab 治疗的患者和 LDL-C 基线 <70mg/dl 的患者中，80% 的患者动脉粥样硬化得到改善。所以，对稳定性 ASCVD，特别是合并有危险因素、LDL-C 未达到治疗目标的患者，启动 PCSK9 抑制剂治疗是合理的。

对他汀不耐受的 ASCVD 患者均为 PCSK9 抑制剂的适用对象。

三、PCSK9 抑制剂的使用

2018 AHA 指南建议，在高强度他汀应用的基础上使用 PCSK9 抑制剂，但在临床工作是在中等强度还是高强度他汀应用的基础上使用 PCSK9 抑制剂可能要根据具体临床情况确定，对于亚裔人群尤其是中国人群在中等强度他汀基础上使用 PCSK9 抑制剂是更为合理的。

四、对于心血管事件风险特高的 ASCVD 患者

有一部分心血管事件风险特高的 ASCVD 患者（如糖尿病并 ACS、LDL-C<70mg/dl 其动脉粥样硬化仍在进展），是否需尽早联合使用 PCSK9 抑制剂与他汀类药物正日益受到临床的高度重视。因对这类患者，尽早联用 PCSK9 抑制剂与他汀类药物可更好地控制 LDL-C，从而改善预后。

随着新的临床研究及亚组结果的不断出现、真实世界数据和临床经验的积累，PCSK9 抑制剂的适应证从最初的家族性高胆固醇血症逐渐扩大到特高危期的 ASCVD 患者，期待 PCSK9 抑制剂在未来 ASCVD 防治领域的重要贡献。

（陈仕兰　董吁钢）

参 考 文 献

[1] 中国成人血脂异常防治指南修订联合委员会 . 中国成人血脂异常防治指南（2016 年修订版）[J]. 中国循环杂志，2016，16（10）：15-35.

[2] LANDMESSER U，CHAPMAN M J，STOCK J K，et al. 2017 Update of ESC/EAS Task Force on practical clinical guidance for proprotein convertase subtilisin/kexin type 9 inhibition in patients with atherosclerotic cardiovascular disease or in familial hypercholesterolaemia [J]. Eur Heart J，2018，39（14）：1131-1143.

［3］ ORRINGER C E,JACOBSON T A,SASEEN J J,et al. Update on the use of PCSK9 inhibitors in adults：Recommendations from an Expert Panel of the National Lipid Association ［J］. J Clin Lipidol,2017,11（4）：880-890.

［4］ LLOYD-JONES D M,MORRIS P B,BALLANTYNE C M,et al. 2017 focused update of the 2016 ACC expert consensus decision pathway on the role of non-statin therapies for LDL-cholesterol lowering in the management of atherosclerotic cardiovascular disease risk：a report of the American College of Cardiology Task Force on expert consensus decision pathways ［J］. J Am Coll Cardiol,2017,70：1785-1822.

［5］ GRUNDY S M,STONE N J,BAILEY A L,et al. 2018 AHA/ACC/AACVPR/AAPA/ABC/ACPM/ADA/AGS/APhA/ASPC/NLA/PCNA Guideline on the Management of Blood Cholesterol：A Report of the American College of Cardiology/American Heart Association Task Force on Clinical Practice Guidelines ［J］. Circulation,2019,139（25）：e1082-e1143.

［6］ CATAPANO A L,GRAHAM I,DE BACKER G,et al. 2016 ESC/EAS Guidelines for the Management of Dyslipidaemias［J］. Eur Heart J,2016,37（39）：2999-3058.

［7］ NICHOLLS S J,PURI R,ANDERSON T,et al. Effect of evolocumab on progression of coronary disease in statin-treated patients. The GLAGOV randomized clinical trial ［J］. JAMA,2016,316：2373-2384.

降低甘油三酯还是其他——REDUCE-IT 研究结果解读

　　动脉粥样硬化是一个复杂的病理生理过程,涉及血脂异常、氧化应激和炎症等机制。升高的低密度脂蛋白 - 胆固醇(LDL-C)水平被认为是致动脉粥样硬化的关键危险因素。即使服用他汀类药物控制 LDL-C 水平已达到靶目标,心血管病患者仍可能因为残余的心血管风险而发生临床事件。随着甘油三酯水平的升高,冠心病的风险也在增加。然而,降低甘油三酯水平是否能带来临床获益? 目前还存有争议。比如,在随机的临床试验中,缓释烟酸或贝特类与他汀类药物的联合应用虽然能够降低甘油三酯水平,但并不能降低心血管事件的发生率[1]。n-3 脂肪酸与他汀类药物的联合使用也没有显示出临床获益[2-4]。有趣的是日本的二十碳五烯酸(EPA)脂质干预研究(即 JELIS 研究),这一研究以 18 645 例高胆固醇血症患者为研究对象,在他汀类药物基础上随机给予每日 1.8g 的 EPA 治疗,服用 EPA 的患者的主要冠脉事件风险显著下降了 19%[5]。这使得学术界开始关注 EPA 的心血管保护作用。

　　EPA 是人体常需的 Omega-3 脂肪酸之一。但是,日常饮食所含的 Omega-3 脂肪酸相对不足。补充鱼油制剂可以提高人体内的 EPA 浓度。Vascepa(icosapent ethyl)是一种二十碳五烯酸(EPA)的乙酯,也是 Amarin 公司首个获美国食品和药物管理局(FDA)批准、用于治疗严重高甘油三酯血症(≥5.6mmol/L)的处方药。Vascepa 属于 Omega-3 多不饱和脂肪酸,其中的 EPA 纯度 >96%,而且不含二十二碳六烯酸(DHA)。近期公布的 REDUCE-IT 研究是一项多中心、随机、双盲、安慰剂对照的Ⅲ期临床试验。该项试验招募到了来自全球 11 个国家 8 179 名 45 岁以上、并且具有心血管风险升高因素(既往发生心血管事件或共患糖尿病且合并至少一个额外危险因素)的受试者。所有受试者在随机分组之前已经稳定使用他汀类药物 4 周以上。该研究旨在探究联合他汀类药物时,Vascepa 对心血管事件的风险有无影响[6]。

　　研究对象的基础空腹甘油三酯水平维持在 135~499mg/dl(1.52~5.63mmol/L),LDL-C 水平维持在 41~100mg/dl(1.06~2.59mmol/L)。患者被随机分成试验组和对照组,前者接受每天 2 次,每次 2g 的 Vascepa(每日总剂量 4g),对照组接受安慰剂。主要观察终点是心血管死亡、非致死性心肌梗死、非致死性卒中、冠脉血运重建或不稳定型心绞痛。次要终点是心血管死亡、非致死性心肌梗死、非致死性卒中。70.7% 的患者进行二级预防,29.3% 的患者进行一级预防。该试验于 2011 年 11 月发起,2018 年 7 月完成了最后一例受试者的主要疗效判定指标的观测。平均随访时间为 4.9 年。结果发现:对照组与试验组患者的主要终点事件发生率分别是 22.0% 与 17.2%,试验组的相对风险下降了 25%,且具有显著的统计学差异。两组的次要终点事件发生率分别为 14.8% 与 11.2%,试验组的相对风险降低了 26%。在安全性方面,试验组患者对大剂量的 EPA 耐受良好,发生严重不良反应的概率与对照组无显著差异。研究者认为:对于服用他汀类药物后甘油三酯水平升高的患者来说,每天 4g 的 Vascepa 能够降低包括心血管死亡在内的缺血事件的风险[6]。

　　研究者相信 REDUCE-IT 研究中的阳性结果主要缘于高纯度、大剂量的 EPA。REDUCE-IT 研究的结果显然不同于以往那些使用缓释烟酸、贝特类或 n-3 脂肪酸等降甘油三酯药物的研究的阴性结果[1-4]。尽管这些药物都能降低甘油三酯水平。与胆固醇相比，几乎所有细胞的代谢功能都需要甘油三酯。甘油三酯是乳糜微粒与极低密度脂蛋白主要成分。甘油三酯水平升高意味着血液中这两种富含甘油三酯脂蛋白以及水解产物——致动脉粥样硬化的残粒脂蛋白的增多。与 LDL-C 一样，残粒脂蛋白-胆固醇水平的升高与冠心病的发病密切相关，这使甘油三酯与致动脉粥样硬化心血管病发生了一定的联系。但是 REDUCE-IT 研究没有检测残粒脂蛋白-胆固醇水平，故无法得知 Vascepa 是否通过影响残粒脂蛋白-胆固醇水平来发挥心血管保护作用。另外，n-3 脂肪酸的阴性结果可能与制剂中 EPA 的低剂量、EPA 相对于 DHA 的较低比例有关[3,4]。有证据显示：以 DHA 为基础的配方制剂会升高 LDL-C 水平，而以 EPA 为基础的配方制剂不会升高 LDL-C 水平[7]。而消费者在超市购买的并不是这种高纯度的处方药级别的 EPA。尤其是作为食物添加剂的 n-3 脂肪酸，由于所含有的脂肪酸成分的多样性而未能证明其具有心血管保护作用[2-4]。

　　保持血液中较高的 EPA 浓度可能是 REDUCE-IT 研究临床获益的重要原因。试验组与对照组之间的 EPA 水平差异非常大，达到 358%。虽然日本的 JELIS 研究中的 EPA 剂量较低（仅每日 1.8g），低于 REDUCE-IT 研究中的每日 4g EPA，但其观察对象血液中的 EPA 含量达到了 170μg/ml[5]。曾有一个研究观察到：如果每日服用 4g EPA，12 周后西方人群血液中的 EPA 浓度达到 183μg/ml[8,9]；这与 REDUCE-IT 研究的 EPA 剂量非常接近。尽管日本的 JELIS 研究与 REDUCE-IT 研究在多个方面有所不同，比如前者是一个开放性的研究、研究仅限于一国而非多中心、基础 LDL-C 水平较高而甘油三酯水平较低等。但可能因为相近的 EPA 浓度导致相似的临床获益。

　　虽然 Vascepa 具有降甘油三酯的疗效，但是 REDUCE-IT 研究的临床获益并不能用甘油三酯的下降来解释。试验组的甘油三酯水平降低了 18.3%，对照组降低了 2.2%。研究者认为甘油三酯水平的差异可能会导致主要临床事件相对减少 6%~7%，但不会是相对减少 25% 那么大的差异。REDUCE-IT 研究以甘油三酯水平≥150mg/dl（1.70mmol/L）作为一项入选标准，但是考虑到血脂检测的变异性，有 10.3% 的患者的基础甘油三酯水平低于 150mg/dl（1.70mmol/L）。根据基础甘油三酯水平的高低将 EPA 试验组患者分为三个亚组，即甘油三酯水平 <150mg/dl、≥150mg/dl<200mg/dl、≥200mg/dl。结果发现心血管的临床获益在三个亚组之间是相似的。也就是说，甘油三酯水平不高的患者服用 Vascepa 也能获益。此外，心血管的临床获益与患者 1 年之后的甘油三酯水平是否维持在 <150mg/dl（1.70mmol/L）无关。这说明心血管风险的下降与是否维持一个更为正常的甘油三酯水平并不相关。研究者推测 Vascepa 降低心血管风险的临床获益至少有一部分来自于代谢方面的效应，而并非甘油三酯水平的下降[6]。

　　研究者分析 REDUCE-IT 研究的临床获益可能与 Vascepa 的抗栓作用有关。但是，不太支持这一推测的依据是：服用 Vascepa 的试验组严重出血事件的发生率为 2.7%，而对照组为 2.1%（P=0.06）。也就是说，Vascepa 试验组的严重出血事件的发生率相比对照组并没有大幅升高。由于试验组的心搏骤停和心脏性猝死明显减少，研究者推测 Vascepa 所带来的临床获益可能与其膜稳定性有关。此外，还可能与其稳定或逆转斑块、降低高敏 C- 反应蛋白（hsCRP）的抗炎作用有关。

　　值得注意的是，REDUCE-IT 研究中的安慰剂是矿物油。矿物油可能引起消化道反应、减少肠道对他汀类药物的吸收,并提高致动脉粥样硬化脂蛋白和 hsCRP 的水平。在 REDUCE-IT 研究中,对照组的甘油三酯、LDL-C 和非高密度脂蛋白 - 胆固醇的水平分别增加了 2.2%、10.9% 和 10.4%,载脂蛋白 B 和 hsCRP 的水平分别增加了 7.8% 和 32.3%。两组之间 hsCRP 的差异很大,大约达到 40%。试验组患者的 hsCRP 水平从基线时的 2.2mg/L 降至 2 年时的 1.8mg/L,降低了 14%;而对照组显示 hsCRP 从基线时的 2.1mg/L 增加至 2.8mg/L,增加了 32%。由于矿物油的潜在影响,因此,Vascepa 真正的心血管保护效应可能比 REDUCE-IT 研究中观察到的 25% 要小。日本的 JELIS 研究虽然是一项开放性研究、但没有使用矿物油作为安慰剂,其中服用 EPA 的高胆固醇血症患者的主要冠脉事件风险下降了 19% 左右[5],低于 REDUCE-IT 研究所公布的 25%[6]。这也间接地支持 Vascepa 真正的心血管保护效应可能较小这一推测。

在不良反应方面,EPA 试验组的房颤住院率略高于对照组($3.2\%:2.1\%$,$P=0.004$)。研究者认为:尽管房颤有轻微的增加,但考虑到试验组显著的临床获益,房颤的轻微增加是一个可以接受的风险。

总之,REDUCE-IT 研究显示高纯度、大剂量的 EPA 可显著降低接受他汀治疗后的甘油三酯水平升高的心血管病或糖尿病患者的心血管风险,但是,Vascepa 带来的心血管获益与甘油三酯的基础值以及是否下降无关。尽管其作用机制尚不清楚,未来有必要开展研究进一步明确 EPA 的作用机制和经济效益比。

(刘玲)

参 考 文 献

[1] GANDA O P,BHATT D L,MASON R P,et al. Unmet need for adjunctive dyslipidemia therapy in hypertriglyceridemia management [J]. J Am Coll Cardiol,2018,72:330-343.

[2] The ORIGIN Trial Investigators. N-3 Fatty acids and cardiovascular outcomes in patients with dysglycemia [J]. N Engl J Med,2012,367:309-318.

[3] The ASCEND Study Collaborative Group. Effects of n-3 fatty acid supplements in diabetes mellitus [J]. N Engl J Med,2018,379:1540-1550.

[4] AUNG T,HALSEY J,KROMHOUT D,et al. Associations of omega-3 fatty acid supplement use with cardiovascular disease risks:meta-analysis of 10 trials involving 77 917 individuals [J]. JAMA Cardiol,2018,3:225-234.

[5] YOKOYAMA M,ORIGASA H,MATSUZAKI M,et al. Effects of eicosapentaenoic acid on major coronary events in hypercholesterolaemic patients (JELIS):a randomised open-label,blinded endpoint analysis [J]. Lancet,2007,369:1090-1098.

[6] BHATT D L,STEG P G,MILLER M,et al. Cardiovascular Risk Reduction with Icosapent Ethyl for Hypertriglyceridemia [J]. N Engl J Med,2019,380(1):11-22.

[7] CHANG C H,TSENG P T,CHEN N Y,et al. Safety and tolerability of prescription omega-3 fatty acids:a systematic review and meta-analysis of randomized controlled trials [J]. Prostaglandins Leukot Essent Fatty Acids,2018,129:1-12.

[8] ITAKURA H,YOKOYAMA M,MATSUZAKI M,et al. Relationship between plasma fatty acid composition and coronary artery disease [J]. J Atheroscler Thromb,2011,18:99-107.

[9] BAYS H E,BALLANTYNE C M,DOYLE R T Jr,et al. Icosapent ethyl:eicosapentaenoic acid concentration and triglyceride-lowering effects across clinical studies [J]. Prostaglandins Other Lipid Mediat,2016,125:57-64.

从 ODYSSEY 亚组分析结果，看降低 Lp(a)是否有益

引言：1963 年，挪威遗传学家 Berg 在研究低密度脂蛋白(low density lipoprotein cholesterol，LDL)的遗传变异时，将在家兔身上新发现的抗原成分命名为脂蛋白(a)[lipoprotein(a)，Lp(a)]。1972 年，有学者发现许多冠心病患者的血浆脂蛋白谱中有一前 β 脂蛋白，并证实该区带即为 Lp(a)。随后大量的实验室研究、全基因组关联研究、流行病学研究和荟萃分析均证实了 Lp(a)系动脉粥样硬化性心血管疾病(atherosclerotic cardiovascular disease，ASCVD)的独立危险因素。然而，长期以来未发现有效的干预 LP(a)的方式，造成了有关 LP(a)的研究一度停滞不前。如何降低 LP(a)及降低后带来的获益如何令人期待。

一、ODYSSEY 研究

(一) ODYSSEY 研究背景

1904 年"动脉粥样硬化"的首次提出，开启了胆固醇与 ASCVD 因果关系的百年探索与验证之路，目前认为 ASCVD 为低密度脂蛋白胆固醇(LDL-C)沉积在血管内皮下所触发的动脉壁炎性病变。20 世纪 70 年代他汀药物被发现后，随之而来的大量基础与临床试验证据证实了他汀对 LDL-C 的有效降低作用，并发现了 LDL-C 血浆水平下降程度与 ASCVD 的风险降低之间存在着明显的量效关系，即 LDL-C 每降低 39mg/dl，主要心血管事件的风险降低 22%，5 年内全因死亡率降低 10%；且他汀药物使用后，LDL-C 水平越低，持续时间越长，心血管获益越大[1,2]。故目前多数指南推荐，ASCVD 患者都需要有效的他汀治疗以达到 70mg/dl 的目标。

然而，临床实践中发现他汀使用时存在 6% 原则：即他汀剂量翻倍后 LDL-C 降幅只增加 6%，不良反应却增加了 1 倍，部分患者因肝脏及骨骼肌肉系统的不良反应无法耐受他汀；此外，也有部分人群在使用了强化他汀治疗后，LDL-C 仍无法达标，高危患者依然具有较高心血管事件的风险。寻求他汀或单用他汀之外的降低 LDL-C 方案显得尤为重要。

人体内的胆固醇一部分来源于食物(外源性胆固醇)，另一部分来源于体内各组织细胞合成(内源性胆固醇)。胆固醇吸收抑制剂依折麦布联合中低强度他汀，可以同时抑制胆固醇的吸收和合成，两种机制互补协同增效，降 LDL-C 幅度即达 50% 以上，为临床强化降脂治疗提供了一个新型的选择；并且联合用药的安全性和耐受性与他汀单药治疗相当。但部分患者尤其家族性高胆固醇血症(familial hypercholeslerolemia，FH)患者，在联合使用他汀与依折麦布后 LDL-C 仍不能下降至目标水平。因此，科学界始终在探索降低 LDL-C 的新靶点和新疗法。在众多新疗法中，前蛋白转化酶枯草杆菌蛋白酶 9(proprotein convertase subtilisin/kexin type 9，PCSK9)最引人注目。PCSK9 为分泌型丝氨酸蛋白酶，可与低密度脂蛋白胆固醇受体(low density lipoprotein cholesterol receptor，LDL-R)结合并将其内化引导至溶酶体降解，抑制 LDL-R 再循环到肝细胞表面，从而减弱肝脏代谢血浆 LDL-C 的能力。通过抑制 PCSK9

从而达到降低 LDL-C 的目的,成为近些年的研究热点。Alirocumab 便是一种针对 PCSK9 的单克隆抗体,能结合 PCSK9 并抑制循环型 PCSK9 与 LDL-R 的结合,从而阻止 PCSK9 介导的 LDL-R 降解,提高肝脏从血液中清除 LDL-C 的能力。2018 年美国心脏病学会年会(ACC会议)上公布的 ODYSSEY OUTCOMES 研究[3],即为一项围绕 Alirocumab 有效性及安全性展开的大规模临床研究。

(二) ODYSSEY OUTCOMES 研究及其亚组分析

研究目的:评估 Alirocumab 对既往有急性冠状综合征患者再发缺血性心血管事件的影响。

纳入对象:18 924 名在近期(1~12 个月内)发生过急性冠脉综合征的患者,且对患者血脂谱有严格的筛选标准:在接受高强度或者能耐受的最大剂量他汀治疗后其 LDL-C≥70mg/dl,或非高密度脂蛋白胆固醇(non-high density lipoprotein cholesterol,non-HDL-C)≥100mg/dl,或载脂蛋白 B(apolipoprotein B,apoB)≥80mg/dl。

试验设计:所有患者在维持现有最佳治疗的基础上随机均分为两组:Alirocumab 组及安慰剂组。Alirocumab 组在盲法条件下调整药物剂量,使 LDL-C 水平达到预先设定的目标(25~50mg/dl;且要求治疗终点 LDL-C>15mg/dl,低于该水平则停药)。具体给药方案:Alirocumab 组每两周皮下注射 75mg 或 150mg Alirocumab 或过低停用,安慰剂组每两周皮下注射相应剂量安慰剂。主要终点事件是冠心病死亡、非致命性心肌梗死、缺血性卒中或需要住院治疗的不稳定心绞痛。

研究结果:在经历中位随访时间为 2.8 年的治疗后,Alirocumab 组 LDL-C 水平降低 54.7%,主要终点事件及全因死亡风险均降低了 15%。因此,在既往有急性冠状动脉综合征且接受高强度他汀类药物治疗的患者中,接受 Alirocumab 治疗的患者再发缺血性心血管事件的风险降低。

而后续的研究结果的亚组分析[4,5]中,研究者们发现了超乎预料的结果:通过校正 LDL-C 的水平,将 Lp(a)作为连续变量和分类变量后,发现 Alirocumab 通过降低 Lp(a)降低了主要终点事件的风险,且与同时降低的 LDL-C 无关。Lp(a)分别是在研究起点、4 个月和 12 个月及研究终点以免疫比浊法进行测定。将 Lp(a)基线浓度从小到大排列并分为四等份,同安慰剂组相比,Alirocumab 组基线 Lp(a)四分位数较高的患者使用 Alirocumab 后在减少终点事件上可获得更大的绝对危险度减少率(absolute risk reduction,ARR)(ARR Q1=0.4%,ARR Q2=1.4%,ARR Q3=2.3%,ARR Q4=2.1%),且 Lp(a)的绝对值变化更大,而 LDL-C 则没有类似变化。这提示我们 ARR 值的不同是由 Lp(a)变化引起的,而非 LDL-C。更为重要的是,在校正其他因素后,以基线 Lp(a)水平作为变量进行研究分析时,结果表明 Lp(a)水平的降低与终点事件发生风险的降低相关;在进一步调整基线 LDL-C 浓度后,在不同浓度下按照上述方式进行分析后也可得出相似的结论。此外,在事后分析中,Bittner 等人也表明治疗降低 Lp(a)与总终点事件的减少相关。这与一直以来通过降低 LDL-C 来减少 ASCVD 风险的传统观点不同,要证实此结论的真实性还需要明确 Lp(a)的下降与 LDL-C 下降是否存在关联性。在另外的 10 项 ODYSSEY 3 期研究结果汇总分析[6]与 3 个 Alirocumab2 期研究的汇总分析[7]中,得出 Lp(a)的变化与 LDL-C 变化之间的相关系数分别为 0.307 与 0.223 6,均可得出两者关联性弱的结论。那么,Alirocumab 对 Lp(a)的降低效应,应大部分甚至全部是独立于其降低 LDL-C 的机制之外的,即 Alirocumab 并非通过降低 LDL-C 来实现 Lp(a)的降低。此结果证实了该亚组分析结论的可靠性。

二、讨 论

(一) Lp(a) 的生物学特性

结构特征:Lp(a)是血浆中的一种高分子复合物,由两分子构成:含有 apoB 的低密度脂蛋白样颗粒与具有高度多态性的糖蛋白 apo(a),两组分以二硫键共价连接在一起。电镜下 Lp(a)呈圆球形,直径约 21nm,内核富含胆固醇酯,外壳表层为游离胆固醇、磷脂、apo(a)及 apoB。apo(a)亚基由肝脏合成,特征是存在名为 kringles 的环状结构。类似的结构也存在于其他凝血因子中,如纤溶酶原(PLG)、凝血酶原、尿激酶和组织型 PLG 活化剂[8]。

遗传特征:Lp(a)的遗传特征在于其定量遗传而非定性遗传,其血浆浓度具有高度遗传性。水平主要受位于 6 号染色体上编码 apo(a)组分的 LPA 基因调控[9]。人类血浆中 Lp(a)的浓度范围可从 <0.1mg/dl 到大于 200mg/dl 跨越三个数量级,在个体间存在的显著差异远远超过其他血浆脂蛋白成分,不同种群之间的差异也可高达 3 倍。

合成与代谢:目前 Lp(a)的合成和代谢途径尚未准确阐明。肝脏是 Lp(a)合成的主要场所。apo(a)在肝细胞内合成,能在肝细胞表面和 apoB 结合后分泌至血液中。Lp(a)颗粒的装配在肝脏或血液循环中完成。其分解代谢主要发生在肝脏内,实验室证据及临床研究表明 Lp(a)的分解代谢并非通过 LDL-R 完成。此外,研究者们相继提出新的受体诸如排序受体(如 sortilin[10])、内吞受体(如 syndecan-1 肝素硫酸蛋白聚糖[11])或对接受体等被认为可能对 Lp(a)清除产生了贡献,但其具体过程并不清楚。也有人在尿液中发现 apo(a),推测肾脏也可能是 Lp(a)分解代谢场所之一。

生理作用:Lp(a)颗粒的结构成分提示其可能作为胆固醇转运和纤溶系统之间的联系,并可能调节凝血和纤溶过程,确实也有一些研究表明,Lp(a)和 apo(a)在体外条件下对凝血和纤溶级联系统的许多步骤有所影响。除此之外,Lp(a)还被认为可能与创伤愈合和组织修复有关及作为急性期蛋白等。但在 LPA 基因存在剪接位点变异造成其功能丧失的患者中没有发现临床症状或可识别的缺陷,没有发现死亡率或发病率增加的迹象。这一遗传证据与先前报道的或假设的 Lp(a)的一些功能似乎有所矛盾,这有待进一步研究证明。

病理作用:胆固醇和 Lp(a)均具有黏附性,能黏附于血管内皮细胞,但是 Lp(a)的黏附能力更强,同时具有吸引更多 Lp(a)聚集的趋势,而 Lp(a)的聚集形成斑块导致血管阻塞。现有研究结果认为,LP(a)可能从多方面参与动脉粥样硬化的形成:抑制内皮细胞一氧化氮合成、促进细胞黏附因子表达和白细胞黏附迁移、促进白细胞介素 8 和纤溶酶介导的炎症和细胞外基质的分解破裂并可促进平滑肌细胞生长和泡沫细胞形成等。最新的研究表明 Lp(a)是氧化磷脂(OxPLs)的优先载体,可通过结合氧化磷脂引发多种炎症通路,且与巨噬细胞结合后有导致脂质在巨噬细胞内蓄积的能力,并能促进单核细胞中细胞间黏附分子-1 的表达,引起单核细胞与巨噬细胞结合从而促进泡沫细胞形成等。

(二) Lp(a) 是 ASCVD 的独立危险因素

全基因组关联研究、流行病学研究和系统回顾与 meta 分析均显示脂蛋白(a)水平升高是冠心病的独立危险因素[12]。全基因组关联研究发现多个 LPA 基因与冠心病风险的增加有关,且 Lp(a)水平表现出较强的遗传学特征,可导致无其他危险因素的年轻个体发生冠心病[13,14]。长期前瞻性流行病学研究表明,增加的 Lp(a)水平与冠心病、卒中风险升高相关,这种相关性是独立于 LDL-C 或非高密度脂蛋白胆固醇水平之外的[15]。尤其值得注意的是,在 LDL-C 控制达标的情况下,Lp(a)水平升高可增加冠心病的不良预后风险;此处,

ACS 患者事后再发缺血性事件的残余风险与 Lp(a) 的水平息息相关[16]，这点从 ODYSSEY OUTCOMES 研究里足以说明。现有研究认为，Lp(a) 是国人 2 型糖尿病患者周围动脉疾病的独立危险因素，且发现超过 133mg/L 的最佳切点后，在经过多因素校正后周围动脉疾病的风险增加了 2.7 倍。类似的现象在冠状动脉旁路移植术后大隐静脉移植血管再狭窄、经皮冠状动脉成形术后再狭窄事件、主动脉瓣狭窄事件、冠状动脉粥样硬化体积增加等中也能见到[17]。总之，现有证据尤其是在校正其他危险因素后的研究分析大多是持肯定态度的，认为其可以作为 ASCVD 的一项独立危险因素。

（三）Lp(a) 的临床价值为什么长期不受重视

Lp(a) 被视为致动脉粥样硬化的危险因素之一由来已久，然而在以往的指南与共识对于 Lp(a) 的建议少之又少，在预防上建议可以在一些高危患者譬如 FH 患者中进行 Lp(a) 的筛查，在治疗建议方面，明确指出他汀类药物对 Lp(a) 的下降几乎没有影响，其他目前可用的治疗方案有限。原因主要在于我们一直找不到 Lp(a) 的有效干预方式。在之前，无论是以生活方式干预为基础，或使用烟酸类、反义寡核苷酸、ω-3 脂肪酸、鱼油、维生素 C、维生素 E 等其他药物，甚至采用血脂净化确实观测到不同程度的 Lp(a) 的降低，但因证据不足、效应不明确、毒副反应强、价格过高等各种原因未受推广。而没有有效的干预方式，导致了难以开展 Lp(a) 有关的一级、二级预防临床研究，缺少足够的对照实验来证明降低 Lp(a) 水平可以减少心血管事件；另外，也导致了不能像 LDL-C 一样系统的形成基线浓度水平与疾病风险之间明确的量效关系，不能明确 Lp(a) 在临床实践中所能发挥的效力大小。

（四）PCSK9 单抗降低 Lp(a) 的机制讨论

ODYSSEY OUTCOMES 研究结果已明确提示 Alirocumab 导致 Lp(a) 的下降及其临床获益，我们也可以从 Alirocumab 降低 Lp(a) 的机制来更深入的阐述干预 Lp(a) 的获益问题。

1. PCSK9 单抗及其他降脂药物在胆固醇代谢中的作用机制 他汀药物、依折麦布及 PCSK9 单抗产生调制作用的机制不一（图 1，彩图见二维码 4）。他汀类药物是羟甲基戊二酰辅酶 A（HMG-CoA）还原酶抑制剂，通过竞争性抑制内源性胆固醇合成限速酶（HMG-CoA）还原酶，使细胞内胆固醇合成减少，从而激活核因子固醇元件调节蛋白 2（SREBP2），反馈性地刺激肝细胞膜表面 LDL-R 数量和活性增加，促进 LDL 摄取从而降低血清 LDL-C 水平。依折麦布作用于小肠黏膜的刷状缘，特异性结合于肠黏膜上 NPC1L1 转运蛋白，选择性抑制食物中和胆汁中胆固醇的吸收，以达到减少肝脏胆固醇储量和降 低血浆胆固醇的目的。而 Alirocumab 被认为能抑制循环型 PCSK9 与 LDL-R 的结合，从而阻止 PCSK9 介导的 LDL-R 降解，即增加 LDL 受体的数量，提高肝脏从血液中清除 LDL-C 的能力。

2. PCSK9 单抗下调 Lp(a) 的可能机制 首先，Alirocumab 是不是通过 LDL-R 来降低 LP(a) 的呢？曾经有人发现，LDL-R 在 HepG2 细胞中的过表达显著促进了 Lp(a) 的内化；使用针对 LDL-R 的功能阻断抗体治疗后，Lp(a) 的内化显著降低[19]。出于此作者认为 LDL 受体可能成为 Lp(a) 分解代谢的重要途径。但大多数研究表明他汀类药物对 Lp(a) 的降低影响甚微。从结构上看，由于 apo(a) 的存在，影响了 Lp(a) 中含有 apoB 的 LDL 样颗粒与 LDL-R 的结合。此前有报道称，两名携带无义突变后产生无功能 LDL 受体的纯合 FH 患者，在接受一种 PCSK9 单抗 AMG145 治疗后 Lp(a) 水平显著降低，而 LDL-C 未出现变化[20]。ODYSSEY 研究结果也显示了 Lp(a) 下降与 LDL-C 下降之间不存在高度的关联性。这些研究均提示 Lp(a) 并非是通过 LDL 受体途径清除的。

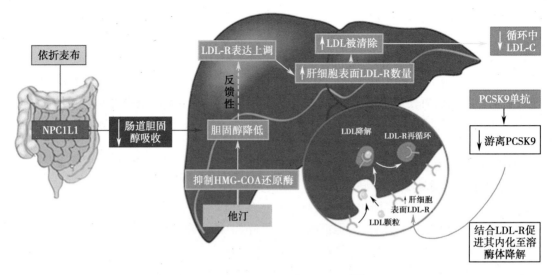

图1　不同降脂药物作用机制图[18]

本图展示了他汀药物、依折麦布及 PCSK9 单抗如何发挥调脂作用：他汀药物主要通过抑制 HMG-CoA，使细胞内胆固醇合成减少，反馈性地刺激肝细胞膜表面 LDL-R 数量和活性增加；依折麦布特异性结合于肠黏膜上 NPC1L1 转运蛋白，选择性抑制食物中和胆汁中胆固醇的吸收；Alirocumab 能抑制循环型 PCSK9 与 LDL-R 的结合，从而阻止 PCSK9 介导的 LDL-R 降解，即增加 LDL 受体的数量

最近的体外研究结果支持了非 LDL 受体清除 Lp(a) 的机制。Roubtsova 等人发现，与野生小鼠相比，PCSK9(−/−) 小鼠的细胞表面 VLDLR 水平提高了 40 倍而且内脏脂肪组织累积量增加了 80%。他们认为野生小鼠体内内源性的 PCSK9 可通过增加肝脏 LDL-R 的降解和下调 VLDLR 限制内脏脂肪生成，从而使循环处于高胆固醇水平。而 Lp(a) 可以与 VLDLR 结合，且亲和力高于 LDL-R。故推测在 PCSK9 抗体治疗下 Lp(a) 的降低可能是由于 Lp(a) 与上调的 VLDLR 结合增加所致[21]。也有猜测认为上文叙述的 sortilin、syndecan-1 等受体可能在 Lp(a) 清除过程中发挥了一定作用。比如研究者认为 sortilin 在 Lp(a) 被肝细胞内化和 apo(a) 分泌中都发挥了作用。而具体 Alirocumab 是否通过且如何通过影响 sortilin 亦或其他受体从而发挥降低 LP(a) 的作用还有待研究。

有意思的是，也有假设认为 Alirocumab 治疗后 LDL 受体的进一步上调再加上所达到的极低 LDL 和 apo B 水平，使得 LDL 受体能够摄取 LP(a)[7]。假如能被证实，这是不是可以用来解释，ODYSSEY 研究结果分析里降低 LDL-C 与降低 LP(a) 之间那部分不能用非 LDL-R 机制解释的微弱关联性呢？

三、展　望

他汀药物在抑制 HMG-CoA 还原酶活性的同时激活了 SREBP2，后者在发挥上调 LDL-R 清除 LDL-C 的功能之外，也上调了 PCSK9 的表达与分泌从而防止 LDL-R 过度增加，另外可上调小肠上皮细胞 NPC1L1 的表达从而促进胆固醇吸收，以拮抗他汀的降脂作用。另外，近期一项荟萃分析[22]纳入了六项随机对照试验共 5 256 例受试者，并分析了他们在接受他汀类药物治疗前和接受治疗时的脂蛋白(a)水平。这六项研究中，三项为他汀类药物与安慰剂相比较，其余三项为不同他汀类药物之间的比较。研究显示，与安慰剂应用者相比，使用他汀类药物的患者，脂蛋白(a)水平比治疗前明显升高，较基线波动范围为 8.5%~19.6%；而在安慰剂组,则波动范围为 $-2.3\%\sim-0.4\%$;就不同他汀类药物相比,阿托伐他汀要比普伐他汀更能升高脂蛋白(a),前者从基线到治疗期间平均百分比变化波动在 $18.7\%\sim24.2\%$,而后者在 $11.6\%\sim20.4\%$。实验室研究还发现,阿托伐他汀可诱导 HepG2 肝细胞的脂蛋白(a)mRNA 和构成脂蛋白的载脂蛋白(a)表达增加。这些证据为我们提供了理论上联合用药的可能,他汀上调 PCSK9、LP(a)与 NPC1L1 的水平,而 PCSK9 单抗与胆固醇吸收抑制剂在发挥自身调脂作用的同时,又可以拮抗他汀药物代偿机制带来的不利影响,起到协同增效的作用。这点在近年来相继开展的 IMPROVE-IT 研究[23]、FOURIER 研究[24]及本文论述的 ODYSSEY 研究中得到了证实:在他汀药物治疗的基础上分别合用胆固醇吸收抑制剂依折麦布、PCSK9 单抗 Evolocumab 或 Alirocumab,使血浆 LDL-C 浓度下降至更低水平甚至达到自然界的极限(10mg/dl),并取得进一步的临床收益。这表明我们降低胆固醇获益失效的阈值倾向于无穷小,也提示我们 PCSK9 单抗应用于临床实践上的发展方向。但如何更好地用于临床尚有很多问题需要解决。

(一)从他汀研究历史来看,PCSK9 单抗研究方兴未艾

从他汀角度来看,百年胆固醇理论有近乎一半是伴随着他汀药物的发展而成长起来的,从他汀发现后有效性与安全性的验证到降脂目标的逐步演变,从跨时代意义的 4S 研究到 IMPROVE-IT 研究、FOURIER 及 ODYSSEY 研究,基础研究与临床实践并未弱化了他汀药物的意义,反而强化了他汀在高危人群中的基石地位,且与他汀药物研究相比,现有的干预 LP(a)的研究在长期性、系统性与全面性方面仍有所欠缺。另外,即使我们以最积极的态度选择干预 LP(a),其目标值仍是尚待确定的重大问题。

在 ODYSSEY OUTCOMES 研究里,治疗组与安慰剂组除了局部注射部位反应有所差异外(Alirocumab 组 3.8%,安慰剂组 2.1%),不良事件发生率相似,没有出现新发糖尿病、认知障碍、出血性卒中、白内障等任何安全性问题。这与之前开展的 PCSK9 单抗研究得出的结论类似。但其更长期的有效性及安全性仍需观测。另外,此研究是目前唯一一项根据 LDL-C 水平滴定降脂药物的剂量研究,因此其对设定 LDL-C 目标值有重要参考意义,但近 8% 的治疗组因连续 2 次测定 LDL-C 水平低于 15mg/dl 而停用药物,此种特殊的剂量调整策略会不会影响药物的疗效与安全性评定仍是未知的。相比来看,他汀药物虽然在部分人群中表现出来肝脏损害及骨骼肌肉系统不良反应等,但由于研究证据的充分与明确,我们可以选择定期定项的监测及合理的预防与适时地治疗。

(二)PCSK9 单抗成本效益问题尚未解决

目前 PCSK9 单抗引发的争论主要在其成本效益上。有学者分析,对于 LDL<70mg/dl 的 ASCVD 患者,应根据基线风险的大小决定是否加用非他汀进一步降低 LDL-C,以提高降脂治疗效益使需要治疗人数(NNT)在 50 以下。而 FOURIER 实验 2 年的 NNT 为 74,ODYSSEY 试验期间为 NNT 为 64,对于售价 1.4 万美元的药物,我们必须思考付出是否能取得足够的回报? 目前持有的观点为,无条件不加以限制地在当前价格基础上使用此类药物是不值得的。综合现有的 PCSK9 抑制剂的指南及专家共识等,该药主要用于经强化他汀治疗后 LDL-C 仍不达标或不能耐受他汀治疗的高危心血管患者及 FH 患者。在当前的价格基础上,用或不用该药及如何用药应是获得更大成本效益的重中之重。而 ODYSSEY 研究结果为我们带来了新的思考,既往我们并未将 LP(a)的水平明确作为用药与否的参考标准,在 ODYSSEY OUTCOMES 亚组分析的结果中可以看出,Alirocumab 对 ASCVD 的危险因素——LP(a)是有明显降低作用的,且在基线浓度值高的患者中能取得更大的获益。这提示我们

Lp(a)水平的升高,或可作为确定患者更有可能从使用 PCSK9 单抗中获得更高 ARR 的一项参考指标。基于此,我们可以充分探索并找到 LP(a)水平的合适切点,结合其他危险因素,协助确立 PCSK9 的最佳用药标准。另外,成本效益问题争论不休的一部分原因也在于仍缺少将干预 LP(a)获得额外临床收益量化的更为充分、确切的、具体的证据,这也可作为以后发展的一个方向。

结语:基于现有研究,尤其是 ODYSSEY 研究及其后续的数据分析,我们可以积极地肯定 LP(a)存在的临床意义,同时也应认识到目前的局限性。一方面,我们支持 LP(a)可以独立地预测 ASCVD 相关风险,但 LP(a)在临床实践中远不足以替代具有重要预测价值的 LDL-C;另一方面,PCSK9 单抗可以显著且持续地降低 LP(a),并且可以带来降低 LDL-C 之外的临床收益,但肯定 LP(a)的同时并非是对他汀作用的弱化,反之 ODYSSEY 研究进一步夯实了他汀的基石地位。

尽管目前的研究尚未发现 PCSK9 单抗明显的安全性问题,但是其长期有效性与安全性仍需要更多的临床研究证明。此外,成本效益仍是待攻克的一项重要课题:找到 LP(a)水平的合适切点,结合我们关注的其他传统的合并危险因素,制定判断是否需要联合应用 PCSK9 单抗及预测治疗收益大小的最佳指标;进一步系统地开展更多干预 LP(a)的临床研究,寻找权威的、确切的、具体的 LP(a)降低与风险获益间的量效关系;以及明确干预 LP(a)的目标值,这些都将有助于权衡此类药物的成本效益并有助于将其运用于真实世界的临床实践。

(黄贤圣 朱文强)

参 考 文 献

[1] BAIGENT C,BLACKWELL L,EMBERSON J,et al. Cholesterol Treatment Trialists(CTT) Collaboration. Efficacy and safety of more intensive lowering of LDL cholesterol:a meta-analysis of data from 170 000 participants in 26 randomised trials [J]. Lancet,2010,376:1670-1681.

[2] FULCHER J,O'CONNELL R,VOYSEY M,et al. Cholesterol Treatment Trialists'(CTT) Collaboration. Efficacy and safety of Ldl-lowering therapy among men and women:meta-analysis of individual data from 174 000 participants in 27 randomised trials [J]. Lancet,2015,385:1397-1405.

[3] SCHWARTZ G G,STEG P G,SZAREK M,et al. Alirocumab and Cardiovascular Outcomes after Acute Coronary Syndrome[J]. N Engl J Med,2018,379(22):2097-2107.

[4] AL RIFAI M,JIA X,AL-MALLAH M H,et al. Major Randomized Clinical Trials in Cardiovascular Disease Prevention Presented at the 2019 American College of Cardiology Annual Scientific Session [J]. Curr Atheroscler Rep,2019,21(8):31.

[5] BITTNER V A. Lowering by Alirocumab Contributes to Event Reduction Independent of Low-Density Liporpotein Cholesterol in the ODYSSEY OUTCOMES Trial. Am Coll Cardiol Annu Sci Sess(ACC 2019) [R]. LA:New Orleans,2019.

[6] GAUDET D,WATTS G F,ROBINSON J G,et al. Effect of Alirocumab on Lipoprotein(a) Over ≥1.5 Years (from the Phase 3ODYSSEY Program)[J]. Am J Cardiol,2017,119(1):40-46.

[7] GAUDET D,KEREIAKES D J,MCKENNEY J M,et al. Effect of alirocumab,a monoclonal proprotein convertase subtilisin/ kexin 9 antibody,on lipoprotein(a) concentrations (a pooled analysis of 150mg every two weeks dosing from phase 2 trials)[J]. Am J Cardiol,2014,114(5):711-715.

[8] SCHMIDT K,NOUREEN A,KRONENBERG F,et al. Structure,function,and genetics of lipoprotein(a)[J]. J Lipid Res, 2016,57(11):1339-1359.

[9] NORDESTGAARD B G,LANGSTED A. Lipoprotein(a) as a cause of cardiovascular disease:insights from epidemiology, genetics,and biology [J]. J Lipid Res,2016,57(11):1953-1975.

[10] STRONG A,DING Q,EDMONDSON A C,et al. Hepatic sortilin regulates both apolipoprotein B secretion and LDL catabolism [J]. J Clin Invest,2012,122(8):2807-2816.

［11］ VAN BARLINGEN H H，KLEINVELD H A，ERKELENS D W，et al. Lipoprotein lipase-enhanced binding of lipoprotein（a）［Lp（a）］to heparan sulfate is improved by apolipoprotein E（apoE）saturation：secretioncapture process of apoE is a possible route for the catabolism of Lp（a）［J］. Metabolism，1997，46：650-655.

［12］ ELLIS K L，BOFFA M B，SAHEBKAR A，et al.The renaissance of lipoprotein（a）：Brave new world for preventive cardiology?［J］. Prog Lipid Res，2017，68：57-82.

［13］ KRONENBERG F. Prediction of cardiovascular risk by Lp（a）concentrations or genetic variants within the LPA gene region［J］. Clin Res Cardiol Suppl，2019，14（Suppl 1）：5-12.

［14］ MANITA D，YOSHIDA H，HIROWATARI Y.Cholesterol Levels of Six Fractionated Serum Lipoproteins and its Relevance to Coronary Heart Disease Risk Scores［J］. J Atheroscler Thromb，2017，24：928-939.

［15］ BOFFA M B，KOSCHINSKY M L.Lipoprotein（a）：truly a direct prothrombotic factor in cardiovascular disease?［J］. J Lipid Res，2016，57：745-757.

［16］ KONISHI H，MIYAUCHI K，KASAI T，et al. Impact of lipoprotein（a）as residual risk on long-term outcomes in patients after percutaneous coronary intervention［J］. Am J Cardiol，2015，115：157-160.

［17］ KRONENBERG F. Human Genetics and the Causal Role of Lipoprotein（a）for Various Diseases［J］. Cardiovasc Drugs Ther，2016，30：87-100.

［18］ FERENCE B A，GINSBERG H N，GRAHAM I，et al. Low-density lipoproteins cause atherosclerotic cardiovascular disease. 1. Evidence from genetic，epidemiologic，and clinical studies. A consensus statement from the European Atherosclerosis Society Consensus Panel［J］. Eur Heart J，2017，38（32）：2459-2472.

［19］ ROMAGNUOLO R，SCIPIONE C A，BOFFA M B，et al. Lipoprotein（a）catabolism is regulated by proprotein convertase subtilisin/kexin type 9 through the low density lipoprotein receptor［J］. J Biol Chem，2015，290（18）：11649-11662.

［20］ STEIN E A，HONARPOUR N，WASSERMAN S M，et al. Effect of the proprotein convertase subtilisin/kexin 9 monoclonal antibody，AMG 145，in homozygous familial hypercholesterolemia［J］. Circulation，2013，128（19）：2113-2120.

［21］ ROUBTSOVA A，MUNKONDA M N，AWAN Z，et al.Circulating proprotein convertase subtilisin/kexin 9（PCSK9）regulates VLDLR protein and triglyceride accumulation in visceral adipose tissue［J］. Arterioscler Thromb Vasc Biol，2011，31（4）：785-791.

［22］ TSIMIKAS S，GORDTS P L S M，NORA C，et al. Statin therapy increases lipoprotein（a）levels［J］. Eur Heart J，2019. pii：ehz310.

［23］ CANNON C P，BLAZING M A，GIUGLIANO R P，et al. Ezetimibe Added to Statin Therapy after Acute Coronary Syndromes［J］. N Engl J Med，2015，372：2387-2397.

［24］ SABATINE M S，GIUGLIANO R P，KEECH A C，et al. Evolocumab and Clinical Outcomes in Patients with Cardiovascular Disease［J］. N Engl J Med，2017，376：1713-1722.

冠心病的抗炎治疗——从CANTOS 到CIRT研究

一、动脉粥样硬化的"炎症学说"

来自动物实验和临床研究的大量数据为动脉粥样硬化的"炎症学说"提供了强有力的证据,即炎症独立于血脂水平参与了动脉粥样硬化疾病的发生发展[1]。血管内皮功能障碍导致的低密度脂蛋白胆固醇(low-density lipoprotein cholesterol,LDL-C)渗出并在动脉壁内积聚是动脉粥样硬化斑块形成的起始步骤。而后随着沉积在血管壁的胆固醇结晶被巨噬细胞所吞噬,斑块病变处的巨噬细胞转换为泡沫细胞,激活含NLR家族pyrin结构域蛋白3(NLR family pyrin domain containing 3,NLRP3)炎性小体的半胱天冬酶-1(caspase-1),后者将白介素1β(interleukin-1β,IL-1β)前体分子转变为IL-1β活性分子。IL-1β作为能够强烈激活先天免疫应答的细胞因子,能够活化其下游的IL-6炎症信号通路,从而加重冠状动脉的炎症反应,促进粥样硬化斑块病变的进展和不稳定斑块的形成,最终导致心血管不良事件的发生[1]。因此,过度激活的血管炎症一直被认为是冠心病治疗的可能靶点。

二、CANTOS(Canakinumab anti-inflammatory thrombosis outcome study)研究

尽管基础研究提示抗炎治疗能够抑制动脉粥样硬化斑块的形成和发展,然而抗炎是否能够治疗冠心病仍然缺乏充足的临床证据。既往通过抗炎治疗改善冠心病预后的临床试验显示阴性结果,包括非甾体类抗炎药物,磷脂酶抑制剂和p38丝裂原活化蛋白激酶抑制剂等[2,3],但这一切随着CANTOS研究结果的公布发生了变化。CANTOS研究是一项大规模、国际多中心、双盲随机对照试验,该研究总共纳入了存在既往心肌梗死(myocardial infarction,MI)病史并满足残余炎症风险定义的10 061名高风险患者[4]。该研究对残余炎症风险的定义为:接受高强度他汀类药物治疗后,高敏C反应蛋白(high sensitive C-reactive protein,hs-CRP)水平仍然>2mg/L的患者。在CANTOS研究中,研究对象被随机分配到不同剂量的卡那单抗(Canakinumab)组(每3个月分别给予50mg,150mg或300mg)和安慰剂组[4]。研究发现[4],卡那单抗作为一种可以靶向IL-1β的全人源化单克隆抗体,能够剂量依赖性地降低hs-CRP和IL-6水平。在150mg剂量组,卡那单抗显著降低了主要心血管复合终点事件(MI、卒中、心血管死亡)和次要终点事件(因不稳定型心绞痛的紧急血运重建),两者的风险比(hazard ratio,HR)分别为0.85和0.83。虽然在药物安全性分析中,卡那单抗引起血小板减少症和致命感染的风险轻度增加,但其安全性风险总体可控[4]。对CANTOS研究的亚组分析显示,治疗后hs-CRP低于2mg/L患者的主要终点事件发生率、心血管死亡率和全因死亡率分别降低25%、31%和31%。对于那些治疗后hs-CRP水平仍然高于2mg/L的患者,没有观察到上述终点事件的显著性差异[5]。上述结果说明,卡那单抗治疗后炎症标

志物水平是否下降是决定其疗效的重要因素。

CANTOS 是冠心病抗炎治疗领域里具有里程碑意义的随机对照试验(randomized controlled trial,RCT),明确证实了抗炎治疗可显著减少冠心病患者的心血管事件,为冠心病的"炎症学说"提供了临床证据。CANTOS 研究证明了 IL-1β 是冠心病抗炎治疗的有效靶点。150mg 剂量组的患者达到了主要终点事件(HR=0.85,95%CI 0.74~0.98;P=0.021) 和次要终点事件(HR=0.83,95%CI 0.73~0.95,P=0.005) 的显著性阈值。但在随访期间这些患者的 LDL-C 水平并无显著性差异,间接提示了独立于血脂水平的"炎症学说"的存在[4]。既往基础研究发现,亚临床炎症可能导致胰岛素抵抗和分泌障碍,且与 2 型糖尿病发病有关[6]。一些小规模临床研究也证实了抗炎治疗或可以改善 2 型糖尿病患者的糖化血红蛋白(hemoglobin Alc,HbAlc)水平[7]。因此,需要考虑卡那单抗治疗对于心血管结局的改善是否来源于对患者血糖的影响。对 CANTOS 研究的分析显示,卡那单抗不能降低糖尿病前期患者新发 2 型糖尿病的发生率,也不能持续、显著地改善 HbA1c 和空腹血糖水平[8]。因此,卡那单抗治疗对于患者的血糖水平没有明显影响,即卡那单抗既不依赖于降脂,也不依赖于降低新发糖尿病风险来改善心血管预后,充分说明了单纯抗炎策略确实可以降低心血管事件风险。

CANTOS 研究虽然获得成功,但仍有部分问题值得进一步思考。首先,虽然卡那单抗 150mg 剂量组的心血管主要终点事件风险显著下降,其风险比为 0.85;但是卡那单抗 300mg 剂量组的风险比为 0.86,与 150mg 剂量组相当,且 300mg 剂量组经过 P 值校正后,其主要终点事件风险相对于安慰剂组未达到显著性差异,这一统计学分析结论不符合剂量 - 效应关系原则。此外,CANTOS 研究中研究对象的基线 LDL-C 水平中位数大约是 80mg/dl。虽然该 LDL-C 水平已经接近目前指南建议的目标水平,但在 9 型前蛋白转化酶枯草杆菌蛋白酶 /kexin(proprotein convertase subtilisin/kexin type 9,PCSK9) 抑制剂到来的时代,LDL-C 水平可能会进一步降低。因此,对于那些在接受联合降脂治疗后 LDL-C 水平能够进一步降低,但 hs-CRP 水平仍然大于 2mg/L 的患者,是否能够从抗炎治疗中获益,仍然需要进一步的研究[9]。

尽管 CANTOS 研究仍然有一些悬而未决的问题,但其明确了抗炎治疗能够独立于血脂水平改善冠心病患者的心血管预后,验证了动脉粥样硬化血脂非依赖性炎症学说的科学假设。同时,CANTOS 研究的结果进一步呼应了他汀类药物用于一级预防的论证:评价瑞舒伐他汀的干预性试验(justification for the use of statins in primary prevention:an intervention trial evaluating rosuvastatin,JUPITER)的结果,即冠心病患者可能同时存在血脂相关风险和炎症残余风险[10]。通过该两项研究,心脏病医生可以根据血脂和炎症标志物水平对患者的血脂相关风险和炎症残余风险进行评估,为心血管精准治疗方案的设计提供依据。未来的相关临床研究应该重点关注抗炎治疗如何选择治疗对象,如何确保治疗的安全性,如何根据患者的 LDL-C 和炎症标志物水平来个体化地选择治疗策略,从而为冠心病抗炎治疗提供更多的循证医学证据。

三、CIRT(cardiovascular inflammation reduction trial)研究

在使用低剂量甲氨蝶呤(low-dose methotrexate,LD MTX)治疗类风湿关节炎、银屑病或银屑病关节炎的研究中,甲氨蝶呤治疗可以显著降低 hs-CRP 水平和 21% 的心血管事件风险,且不影响这些患者的血脂、血糖和血压水平,这一结果显示出 LD MTX 在冠心病抗炎治

疗中的前景和希望[11]。基于此,研究者开展了大规模 RCT 研究——CIRT 研究,旨在评估 LD MTX 能否改善冠心病患者心血管结局。研究纳入了 4 786 名既往 MI 或存在多支病变的冠心病患者,所有患者均存在 2 型糖尿病或代谢综合征[12]。该研究中位随访 2.3 年后被中止。与安慰剂相比,LD MTX 没有降低 IL-1β、IL-6 或 hs-CRP。主要终点事件风险(非致死性心肌梗死、非致死性卒中、心血管死亡和因不稳定型心绞痛导致的紧急血运重建)在 LD MTX 组和安慰剂组间无显著性差异(HR=0.96,95%CI 0.79~1.16)[13]。与安慰剂相比,LD MTX 治疗与肝酶水平升高、白细胞计数和血细胞比容降低以及非基底细胞皮肤癌的发病风险增加相关。

CIRT 研究的阴性结果令人倍感遗憾。相对于 CANTOS 研究,CIRT 研究有几个明显的不同之处:①CANTOS 研究中,研究对象 hs-CRP 大于 2mg/L 才被定义为存在炎症残余风险的患者,其 hs-CRP 水平的中位值为 4.2mg/L,与 JUPITER 研究中高炎症残余风险患者的 hs-CRP 水平相似;而 CIRT 研究根据患者是否存在 2 型糖尿病或代谢综合征,而不是直接通过炎症标志物水平来筛选研究对象,导致该研究中患者的 hs-CRP 水平中位值仅为 1.5mg/L,显著低于 JUPIETER 研究和 CANTOS 研究中患者的 hs-CRP 水平[13,14]。②低剂量 LD MTX 治疗并未显著降低患者的血清 IL-6 和 hs-CRP 水平,说明 LD MTX 治疗不能特异性拮抗 IL-1β/IL-6 炎症通路。而在 CANTOS 研究中,IL-1β 单克隆抗体卡那单抗可以直接抑制 IL-1β/IL-6 炎症信号通路,从而显著降低 IL-6 和 hs-CRP 水平[15,16]。③CANTOS 研究和 CIRT 研究在癌症风险的结果上存在显著差异,CANTOS 研究中卡那单抗显著降低了肺癌的发生率和死亡率[17],但是 CIRT 研究中,LD MTX 治疗引起非基底细胞皮肤癌的发生率上升,其机制未明[12]。

CIRT 研究与 CANTOS 研究结果的不同,反映了炎症标志物水平对于指导抗炎治疗的适应证的重要意义。只有存在高炎症残余风险,在治疗后 hs-CRP 显著下降的冠心病患者才能够从抗炎治疗中获益。对于不能降低冠心病患者炎症标志物水平的抗炎治疗策略,可能也不能降低心血管事件风险,这一点在 CANTOS 研究的亚组分析中也被证实[5]。CIRT 研究的阴性结果,体现了冠心病抗炎治疗对象和策略选择的重要性。

四、结论与展望

综上所述,CANTOS 和 CIRT 两项研究的目的都是为了证实通过不影响血脂水平的抗炎治疗能够改善冠心病患者的临床结局。CANTOS 研究的阳性结果证实了冠心病"炎症学说"的存在,强调了血清炎症标志物水平和治疗靶目标对于抗炎治疗适应证选择和疗效的重要性。CIRT 研究得到了阴性结果,可能与纳入标准的设计和药物选择的不恰当有关。期待随着未来更多冠心病抗炎治疗领域临床研究结果的公布,抗炎治疗能够在冠心病二级预防中拥有一席之地。

(朱亦橙 余淼 程翔)

参 考 文 献

[1] RUPARELIA N,CHAI J T,FISHER E A,et al. Inflammatory processes in cardiovascular disease:a route to targeted therapies [J]. Nat Rev Cardiol,2017,14(3):133-144.

[2] BACK M,HANSSON G K. Anti-inflammatory therapies for atherosclerosis [J]. Nat Rev Cardiol,2015,12(4):199-211.

[3] 程翔. 冠心病的抗炎治疗:历经艰辛终见彩虹[J]. 中华心血管病杂志,2018,46(5):341-343.

［4］RIDKER P M,EVERETT B M,THUREN T,et al. Antiinflammatory Therapy with Canakinumab for Atherosclerotic Disease［J］. N Engl J Med,2017,377(12):1119-1131.

［5］RIDKER P M,MACFADYEN J G,EVERETT B M,et al. Relationship of C-reactive protein reduction to cardiovascular event reduction following treatment with canakinumab:a secondary analysis from the CANTOS randomised controlled trial［J］. Lancet,2018,391(10118):319-328.

［6］DONATH M Y,SHOELSON S E. Type 2 diabetes as an inflammatory disease［J］. Nat Rev Immunol,2011,11(2):98.

［7］HENSEN J,HOWARD C P,WALTER V,et al. Impact of interleukin-1β antibody(canakinumab)on glycaemic indicators in patients with type 2 diabetes mellitus:results of secondary endpoints from a randomized,placebo-controlled trial［J］. Diabetes Metab,2013,39(6):524-531.

［8］EVERETT B M,DONATH M Y,PRADHAN A D,et al. Anti-Inflammatory Therapy with Canakinumab for the Prevention and Management of Diabetes［J］. J Am Coll Cardiol,2018,71(21):2392-2401.

［9］WEBER C,VON P H. CANTOS Trial Validates the Inflammatory Pathogenesis of Atherosclerosis:Setting the Stage for a New Chapter in Therapeutic Targeting［J］. Circ Res,2017,121(10):1119-1121.

［10］RIDKER P M,DANIELSON E,FONSECA F A,et al. Reduction in C-reactive protein and LDL cholesterol and cardiovascular event rates after initiation of rosuvastatin:a prospective study of the JUPITER trial［J］. Lancet,2009,373(9670):1175-1182.

［11］MICHA R,IMAMURA F,VON BALLMOOS M W,et al. Systematic review and meta-analysis of methotrexate use and risk of cardiovascular disease［J］. Am J Cardiol,2011,108(9):1362-1370.

［12］EVERETT B M,PRADHAN A D,SOLOMON D H,et al. Rationale and design of the Cardiovascular Inflammation Reduction Trial:A test of the inflammatory hypothesis of atherothrombosis［J］. Am Heart J,2013,166(2):199-207.

［13］RIDKER P M,EVERETT B M,PRADHAN A,et al. Low-Dose Methotrexate for the Prevention of Atherosclerotic Events［J］. N Engl J Med,2018,380(8):752-762.

［14］RIDKER P M,DANIELSON E,FONSECA F A H,et al. Rosuvastatin to prevent vascular events in men and women with elevated C-reactive protein［J］. N Engl J Med,2008,359(21):2195-2207.

［15］RIDKER P M. Anticytokine agents:targeting interleukin signaling pathways for the treatment of atherothrombosis［J］. Circ Res,2019,124(3):437-450.

［16］ADAY A W,RIDKER P M. Targeting Residual Inflammatory Risk:A Shifting Paradigm for Atherosclerotic Disease［J］. Front Cardiovasc Med,2019,6:16.

［17］RIDKER P M,MACFADYEN J G,THUREN T,et al. Effect of interleukin-1â inhibition with canakinumab on incident lung cancer in patients with atherosclerosis:exploratory results from a randomised,double-blind,placebo-controlled trial［J］. Lancet,2017,390(10105):1833-1842.

如何识别和处理他汀不耐受

2018 年 AHA《他汀类药物安全性和相关不良事件》科学声明要点解读

2018 年 AHA 发布的《他汀类药物安全性和相关不良事件》科学声明旨在对他汀的安全性和耐受性进行严格评价。

一、他汀引起的不良反应

（一）肌肉

他汀偶尔会引起剂量相关肌病,定义为不能解释的肌肉疼痛或无力,伴随肌酸激酶超过正常上限 10 倍。他汀诱导的横纹肌溶解是肌病的一种严重类型,该声明定义其为肌酸激酶超过正常上限 40 倍。

大型、长期随访的 RCT 表明,与安慰剂相比,他汀额外增加的肌病风险小于 0.1%[1]。该风险在服药第一年、增加药物剂量、加用影响他汀代谢的药物时最高。肌酶超过正常上限 10 倍(或在易感人群中高于 5 倍)时,应立即停药。若肌酶中度升高(如高至正常上限的 3~4 倍)合并轻度症状,可停用他汀,并在数天后复查肌酶。

约 5% 的美国患者因无法耐受肌肉症状而停用他汀[2]。ODYSSEY ALTERNATIVE 是一项随机、双盲双模拟、活性药物对照研究[3],314 名因肌肉症状对至少两种他汀无法耐受的原发性高胆固醇血症患者在导入期后以 2∶2∶1 的比例被随机分入阿莫罗布单抗、依折麦布或阿托伐他汀(20mg)三组,在 24 周的随访中,因肌肉症状停药的概率在他汀组和另外两组无统计学差异。

在临床实践中,许多接受他汀治疗的患者会出现肌肉症状,并因此停用他汀。这是其长期降脂治疗的主要障碍。纳入了不同种类患者的双盲 RCT 发现,他汀治疗组和其他药物治疗组因肌肉症状停药的概率无显著差异。接受他汀治疗的患者可以因对他汀副作用的担忧而出现肌肉和其他症状,这源于医生的告知,也来自媒体的负面报道。尽管肌肉症状很可能不是由他汀引起的,调低剂量或者换用其他种类的他汀是这类患者恢复治疗的首要步骤。当肌病被排除后,恢复并维持他汀治疗可降低其动脉粥样硬化性血管事件的风险,这对高危患者尤为重要。

（二）糖尿病

该声明用"新诊断糖尿病"代替"新发糖尿病"。

JUPITER 研究是第一个有糖尿病发生率数据的前瞻性研究。该研究对 17 802 名基线无糖尿病的患者进行中位时间为 1.9 年的随访后,瑞舒伐他汀治疗组的新诊断糖尿病率为 3.0%,比安慰剂组高 0.6%[4]。

他汀治疗会轻度增加糖尿病发生风险,其机制尚不确切。该风险基本局限在有多种糖尿病危险因素的患者中。无论患者是否合并糖尿病,他汀均可显著降低心血管事件风险。他汀每增加一个新诊断糖尿病的同时,可预防多个心血管事件。并且,新诊断糖尿病远不如心肌梗死、卒中或心血管死亡等事件威胁生命。对合并心血管事件高危风险的患者而言,新诊断糖尿病的风险不应使其停用他汀。谨慎起见,对于有糖尿病高发风险尤其是接受高强度他汀治疗的患者,应增加糖尿病预防和筛查的力度。

(三)肝脏

研究发现,他汀会导致1%的患者发生剂量相关的、无症状的肝酶升高(转氨酶超过正常上限的3倍)。

转氨酶升高反映了肝细胞内酶的释放,但并不等同于肝功能损害或肝细胞损伤。若转氨酶升高是由他汀引起,谷丙转氨酶(ALT)的水平几乎总是高于谷草转氨酶(AST)[5]。

Björnsson等分析了瑞典药物不良反应委员会22年来(1988—2010)搜集的73例怀疑他汀导致肝脏损伤的患者数据,其结果表明,他汀治疗引起肝脏损伤的发生率仅约1/100 000[6]。

目前还不明确他汀会导致哪些患者出现严重肝损害,临床医生应对该罕见并发症保持警惕。

(四)神经系统

流行病学调查发现胆固醇水平和出血性卒中风险之间呈负向关联。在纳入有美国22个临床中心361 662名男性数据的MRFIT研究中,总胆固醇水平最低的患者(<4.14mmol/L)发生颅内出血相关死亡的风险是最高的[7]。但目前无随机对照研究数据表明心血管事件高风险患者(但无脑卒中)接受他汀治疗后发生出血性卒中的风险会增加。

在大型、长期随访的RCT中,外周神经疾病风险在他汀治疗组和安慰剂组没有显著差异[8,9]。

他汀会对认知功能产生有益还是有害影响,这一问题在多番探究之后尚无定论。

现有研究并未发现他汀增加卒中一级预防患者的脑出血风险。他汀用于脑血管疾病患者的卒中二级预防时可能增加脑出血风险,但绝对风险非常小,并且其降低动脉粥样硬化性血管事件带来的获益总体上超过了风险。除此之外,没有证据表明他汀会增加其他中枢神经系统疾病的风险。目前也无提示他汀和外周神经疾病关联性的结论性证据。

(五)肾脏

一项纳入了29个RCT,4 968名接受他汀治疗至少6个月的成年患者的meta分析发现,和安慰剂或常规治疗相比,他汀会显著降低蛋白尿水平;而且每一种他汀均不增加肾衰竭的风险[10]。

他汀可能引起横纹肌溶解而导致急性肾损伤,还可导致急性肾衰竭,但其发生概率极低。

对24个安慰剂对照研究和2个不同剂量他汀比较研究的荟萃分析发现,他汀治疗(无论剂量高低)不增加肾脏相关严重不良事件的风险[11]。

近期Zheng Z等开展的一项安慰剂对照RCT发现,心脏手术后48小时内,他汀治疗使急性肾损伤的风险增加5.4%[12]。

综上,他汀不导致也不加重持续性蛋白尿,不引起无横纹肌溶解患者的急性肾损伤,不使肾功能恶化。但他汀可能会增加心脏手术围术期的肾脏损害风险。

（六）肿瘤

目前无有力证据表明他汀会导致癌症。一项纳入 27 个研究的个体病例数据 meta 分析提示他汀治疗并无致癌作用[13]。

（七）其他

目前并未发现他汀对糖皮质激素的分泌有影响[14]。他汀可能轻度降低血浆睾酮水平，但不会引起性腺功能减退。

绝大部分研究表明他汀不会增加白内障的风险。

目前关于他汀和肌腱炎或肌腱断裂的研究均为观察性研究，其结果不一致。

二、药物 - 药物交互作用

不同种类他汀的代谢和清除途径有较大差异。除了一些他汀会轻度增加华法林的活性外，他汀在和其他药物的交互作用中常常是被动而非主动产生影响的一方。和他汀产生交互作用的药物可大幅增加他汀原型或其代谢产物的血浆浓度，从而增加肌病风险。

三、他汀在特殊人群的应用

（一）老年人

目前无证据表明老年人使用他汀不安全，尽管其肌病风险约为年轻患者的 2 倍。然而，在该群体中，肌病仍是罕见的不良反应。

（二）儿童、青少年

高危的血脂异常患儿可在 8 岁以后开始他汀治疗。目前未发现他汀对 8~10 岁以上的儿童和青少年有不良影响。

（三）东亚人

HPS2-THRIVE 研究纳入了 25 673 名既往有心血管疾病，正接受辛伐他汀治疗的患者。其中，60% 是北欧人，40% 是中国人。研究对象被随机分入烟酸 / 拉罗皮兰缓释片治疗组或安慰剂组，中位随访时间 4 年[15]。中国和欧洲两个安慰剂组肌病发生率分别为 0.17% 和 0.05%，提示东亚人发生肌病的风险高于欧洲人[15]。

东亚人与白人相比，他汀及其代谢产物的血浆浓度更高。这可能因为他汀代谢相关的酶和膜转运体的编码基因在东西方人种中不同。中国患者似乎对辛伐他汀相关肌病更加易感，这可能反映了东亚人总体上对他汀敏感性更高。多个机构以及《美国专业药物信息》均推荐东亚患者使用更低强度的他汀治疗。

（四）既往颅内出血

现有数据表明，应避免有颅内出血史的患者服用他汀。已使用他汀治疗的患者因颅内出血住院，若其发生缺血性心血管事件的风险超过了可能的颅内再出血风险时，应继续他汀治疗。

（五）慢性肾脏病

2~4 期或透析治疗的慢性肾脏病患者服用他汀是安全的。然而，目前并无证据表明透析患者能从他汀治疗中获益。

（六）肝病

现有数据表明，非酒精性脂肪肝或慢性病毒性 C 型肝炎患者使用他汀治疗是安全的。稳定的慢性肝病患者若转氨酶小于正常上限的 3 倍，无需避用他汀。

（七）其他

现有证据未发现妊娠期使用他汀会出现严重不良事件,但妊娠期使用他汀的安全性也未得到证实。因此,他汀禁用于妊娠期。

合并家族性高胆固醇血症患者服用他汀的安全性和其他患者一致。

HIV 携带者使用他汀的安全性取决于药物间交互作用是否增加他汀的血药浓度。匹伐他汀似乎和反转录治疗药物的交互作用最小。

器官移植患者服用的免疫抑制剂和他汀之间没有重要的交互作用。

（祝烨　孟庆滔）

参 考 文 献

［1］AMARENCO P,BOGOUSSLAVSKY J,CALLAHAN A,et al. High-dose atorvastatin after stroke or transient ischemic attack［J］. N Engl J Med,2006,355:549-559.

［2］ZHANG H,PLUTZKY J,SKENTZOS S,et al. Discontinuation of statins in routine care settings:a cohort study［J］. Ann Intern Med,2013,158:526-534.

［3］MORIARTY P M,THOMPSON P D,CANNON C P,et al. Efficacy and safety of alirocumab vs ezetimibe in statin-intolerant patients,with a statin rechallenge arm:the ODYSSEY ALTERNATIVE randomized trial［J］. J Clin Lipidol,2015,9:758-769.

［4］RIDKER P M,DANIELSON E,FONSECA F A,et al. Rosuvastatin to prevent vascular events in men and women with elevated C-reactive protein［J］. N Engl J Med,2008,359:2195-2207.

［5］TOBERT J A. Efficacy and long-term adverse effect pattern of lovastatin［J］. Am J Cardiol,1988,62:28J-34J.

［6］BJÖRNSSON E,JACOBSEN E I,KALAITZAKIS E. Hepatotoxicity associated with statins:reports of idiosyncratic liver injury post-marketing［J］. J Hepatol,2012,56:374-380.

［7］ISO H,JACOBS D R Jr,WENTWORTH D,et al. Serum cholesterol levels and six-year mortality from stroke in 350 977 men screened for the multiple risk factor intervention trial［J］. N Engl J Med,1989,320:904-910.

［8］Heart Protection Study Collaborative Group. MRC/BHF Heart Protection Study of cholesterol lowering with simvastatin in 20 536 high risk individuals:a randomised placebo-controlled trial［J］. Lancet,2002,360:7-22.

［9］PEDERSEN T R,BERG K,COOK T J,et al. Safety and tolerability of cholesterol lowering with simvastatin during 5 years in the Scandinavian Simvastatin Survival Study［J］. Arch Intern Med,1996,156:2085-2092.

［10］SU X,ZHANG L,LV J,et al. Effect of statins on kidney disease outcomes:a systematic review and meta-analysis［J］. Am J Kidney Dis,2016,67:881-892.

［11］BANGALORE S,FAYYAD R,HOVINGH G K,et al. Statin and the risk of renal-related serious adverse events:analysis from the IDEAL,TNT,CARDS,ASPEN,SPARCL,and other placebo-controlled trials［J］. Am J Cardiol,2014,113:2018-2020.

［12］ZHENG Z,JAYARAM R,JIANG L,et al. Perioperative rosuvastatin in cardiac surgery［J］. N Engl J Med,2016,374:1744-1753.

［13］Cholesterol Treatment Trialists'（CTT）Collaboration. Lack of effect of lowering LDL cholesterol on cancer:meta-analysis of individual data from 175 000 people in 27 randomised trials of statin therapy［J］. PLoS One,2012,7:e29849.

［14］DOBS A S,SCHROTT H,DAVIDSON M H,et al. Effects of high-dose simvastatin on adrenal and gonadal steroidogenesis in men with hypercholesterolemia［J］. Metabolism,2000,49:1234-1238.

［15］HAYNES R,JIANG L,HOPEWELL J C,et al. HPS2-THRIVE randomized placebo-controlled trial in 25 673 high-risk patients of ER niacin/laropiprant:trial design,pre-specified muscle and liver outcomes,and reasons for stopping study treatment［J］. Eur Heart J,2013,34:1279-1291.

《2019 台湾专家共识声明：他汀类药物不耐受》解读

他汀类药物可显著降低动脉粥样硬化性心血管疾病（ASCVD）患者血浆低密度脂蛋白-胆固醇（LDL-C）水平，改善临床预后。但在临床应用中，有 10%~25% 的他汀类药物的使用者出现副作用，导致患者不能或不愿继续使用他汀类药物，即他汀类药物不耐受，为此我国台湾血脂与动脉粥样硬化学会颁布了《2019 台湾专家共识声明：他汀类药物不耐受》。本文将对此声明进行解读。

目前可以明确他汀类药物治疗可轻微增加新发糖尿病的风险，但是其带来的心血管获益远大于糖尿病的风险[1-3]，他汀类药物相关的肌肉不良反应和肝脏副作用是导致他汀类药物停用的最常见原因。事实上很多有关他汀类药物副作用的报道很难证明因果关系。现有证据表明，他汀类药物治疗对认知、肾功能和睡眠质量起到中性甚至有益的作用[4-7]，他汀类药物与颅内出血、癌症和肌腱断裂的发生无因果关系[8-10]，有关对他汀类药物相关间质性肺病和抑郁症的关系尚有较大争议[11-14]。他汀类药物能降低睾酮的生成，但幅度不大，不具有临床意义[15]。

诊断他汀类药物不耐受应满足以下四个条件：①至少评估 2 种他汀类药物的耐受性，一种是最低起始剂量，另一种是任何剂量；②他汀类药物治疗后出现不适症状或实验室测试结果异常；③停用他汀类药物后不良反应是可逆的，但再次用药后再出现；④排除其他可能的病因。

共识强调，任何记录在案的他汀类相关横纹肌溶解症的发生都应视为他汀类药物不耐受。

一、他汀类药物相关肌肉事件

他汀类药物相关肌肉不良事件（SAMEs）是他汀类药物使用者最常见的副作用，临床表现差异较大，从轻微症状到明显的肌肉损伤伴肌酸激酶（CK）显著升高、甚至横纹肌溶解症。针对 SAMEs 需要依据临床情况，降低剂量或立即停止他汀类药物。

（一）定义

SAMEs 主要有四种临床表现：肌痛、肌病、肌炎和横纹肌溶解。肌痛是指 CK 值正常的任何与他汀相关的肌肉症状，是最常见的 SAMEs。然而，关于如何定义"他汀相关"肌肉症状仍存在争议。这是因为各种肌肉症状（疼痛、压痛、僵硬、抽筋或无力）可能是由慢性体力活动或原有的肌肉疾病引起的。此外，肌肉症状是主观的，难以验证。

如果出现下列情况，可能发生了他汀相关的肌痛：①症状部位对称且在近端（臀部、大腿或小腿）；②他汀治疗后 <4 周出现症状；③停用他汀 2 周内症状缓解；④再次使用他汀后，症状又出现。

该声明提出了改良的他汀相关肌痛评分系统，以防止过度诊断（表 1）。

表1 他汀相关肌痛评分系统

症状分布 / 形式		停药	
对称的髋屈肌 / 大腿疼痛	3	停药后 <2 周症状改善	2
对称的小腿疼痛	2	停药后 2~4 周症状改善	1
对称的上肢近端疼痛	2	停药后 >4 周症状改善	0
非特异性,不对称,间歇性	1	换用另一种他汀	
时间模式		相同的症状 <4 周再次出现	3
他汀治疗后 <4 周出现症状	3	相同的症状 4~12 周再次出现	1
他汀治疗后 4~12 周出现症状	2	他汀相关肌痛:≥7 可能,<7 不可能	
他汀治疗后 >12 周出现症状	1		

有关肌病是一个统称,包括所有形式的肌肉障碍,肌肉无力或肌病,这一术语应该被认为是与他汀类相关的肌肉症状之一,而不是一个特定的临床类别。

肌炎是指血清 CK 水平高于正常上限(ULN),提示肌肉损伤或炎症。

一旦 CK 水平 >10 × ULN,可诊断横纹肌溶解。

目前美国心脏病学会(ACC)和美国心脏协会(AHA)、加拿大工作组(CWG)、美国国家脂质协会(NLA)、欧洲动脉粥样硬化协会(EAS)和国际脂质专家小组(ILEP)均对进行了 SAMEs 定义(表2)。

表2 不同学会关于 SAMEs 定义的比较

分类	ACC/AHA	NLA	CWG	EAS/ILEP
肌病	任何肌肉疾病	肌无力	任何肌肉疾病	–
肌痛	SAMS,CK≤ULN	疼痛,僵硬,痉挛	SAMS,CK≤ULN	CK 正常
肌炎	SAMS,CK>ULN	炎症,肌坏死	SAMS,CK>ULN,高 CK 症	= 肌病 +CK>10 × ULN
		轻度:3 × ULN<CK≤10 × ULN	轻度 1:ULN<CK<5 × ULN	
			轻度 2:5 × ULN<CK≤10 × ULN	
		中度:10 × ULN<CK≤50 × ULN	中度:10 × ULN<CK≤50 × ULN	
		重度 CK>50 × ULN	重度 CK>50 × ULN	
横纹肌溶解症	CK>10 × ULN	CK>3 × ULN	CK>10 × ULN	CK>40 × ULN(EAS) CK>50 × ULN(ILEP)

注:CK:肌酸激酶;ULN:正常上限;SAMEs:他汀类药物相关肌肉不良事件;ACC:美国心脏病学会;AHA:美国心脏协会;CWG:加拿大工作组;NLA:美国国家脂质协会;EAS:欧洲动脉粥样硬化协会;ILEP:国际脂质专家小组

(二)危险因素

临床医生应评估出现 SAMEs 时潜在的易感因素或危险因素。近期病毒感染、常见的肌病(如风湿性多肌痛)、甲状腺功能减退、肾、肝功能不全、饮酒、创伤或过度运动等可能是 SAMEs 的易感因素[16-18]。高龄、女性、身体残疾、低体重指数是 SAMEs 的危险因素[16,19]。此外,亚洲人口有更高的风险出现 SAMEs。药物的相互作用可增加 SAMEs 风险,氟伐他汀、匹他伐他汀和瑞舒伐他汀的大部分代谢不依赖于细胞色素 P(CYP)450 3A4 酶系统,这些他汀类药物相互作用的风险较小[16]。

（三）管理

首先要仔细评估以确认不良事件与他汀类药物之间的因果关系。同时应查明和消除潜在的诱发因素。最后，在重新评估个体的风险和获益后，决定是否继续使用他汀类药物。通常减量或换用另外一种他汀类药物是安全和实用的。

一旦怀疑SAMEs，临床医生需要用评分系统来评估患者的症状，并测定CK水平。图1总结了如何确诊他汀类药物不耐受和处理SAMEs。无症状且CK轻度升高者（<3ULN）通常能耐受继续目前他汀类药物治疗，且不太可能出现更严重的副作用[20,21]，但CK值应在2~4

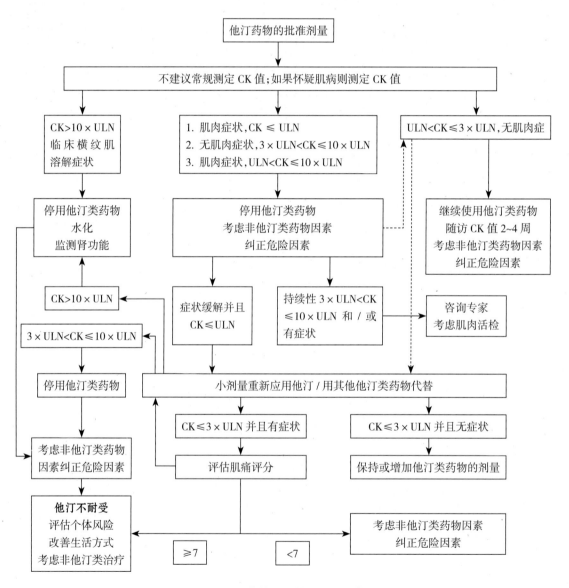

图1 SAMEs 的管理和他汀不耐受的诊断

周后重新评估。一旦受试者有症状或 CK 水平上升到 3~10 倍 ULN,建议立即停用他汀类药物。当 CK 水平恢复至 ULN 内,症状得到缓解后,建议用小剂量重新启动他汀类药物或可考虑换用低强度的其他他汀类药物。再次启用他汀类药物后,应仔细监测复发症状和 CK 水平,并应逐步滴定至最大耐受剂量,以达到最佳的血脂目标。非他汀类药物,包括依折麦布或 PCSK9 抑制剂,可在他汀类药物最大耐受剂量下血脂不能达目标时作为的联合治疗,或者作为他汀类药物不耐受的单药治疗。如果,CK>10 × ULN 合并肾功能受损则要高度怀疑横纹肌溶解,应立即停用他汀类药物并进行支持治疗与充分的水化,后续治疗中换用非他汀类药物是合理的。对于停用他汀后 CK 持续升高的患者可进行肌肉活检,有助于诊断特殊类型的自身免疫性肌病。双盲临床试验和 Meta 分析均表明辅酶 Q10 并没有改善他汀相关的肌肉症状,维生素 D 对 SAMEs 的疗效也不确定。

二、他汀类药物与肝功能异常

(一)他汀类药物相关肝功能改变

在他汀治疗的第一年,约 3% 接受他汀治疗患者的血清肝转氨酶[丙氨酸氨基转移酶(ALT)和 / 或天冬氨酸转氨酶(AST)]升高[22],通常是 3 × ULN 以内的轻微升高,在没有胆红素升高或肝脏合成功能障碍的情况下,不代表临床或组织学上的肝损伤[23-25],在不停用或调整他汀类药物剂量的情况下,转氨酶的升高往往回到基线。他汀类药物引起的临床显著药物性肝损伤(DILI)很少见,他汀相关肝衰竭的发生率约为每年 1/100 万[26]。此外,没有证据表明需要定期监测服用他汀类药物患者的肝功能。

(二)他汀类药物在慢性肝病(CLD)中的作用

在开始他汀类药物治疗之前,应先获得基线肝功能[17,28]。肝脏正常的患者,可以开始他汀治疗,并在 12 周内重新检测转氨酶水平。如果正常,此后无需常规监测肝功能,除非临床症状 / 体征提示肝病。

代偿期或无急性加重的 CLD 患者[如慢性乙型肝炎或丙型肝炎、非酒精性脂肪肝(NAFLD)和肝硬化等]基本上不是他汀类药物使用的禁忌[27.28],因为没有证据表明他汀类药物对 CLD 病程有不利影响[29]。对于在使用经相同的 CYP 450 酶系来代谢的抗肝炎病毒药物的情况下,应考虑更换他汀类药物或调整他汀剂量[28]。对于失代偿性 CLD 患者,应避免使用他汀类药物,只有在基础疾病缓解和肝功能异常恢复后才考虑开始治疗(图 2)。

三、总　结

尽管一系列研究报道了各种不良反应可能来自于他汀类药物的治疗,实际上大多数的不良反应是缺乏实质性证据。但在他汀类药物广泛应用的今天,如何正确看待他汀相关的不良反应,以及准确诊断他汀类药物不耐受现象,正确处理他汀相关的不良反应,避免不必要的停用他汀类药物,对他汀的合理使用、防治 ASCVD 具有重要意义。

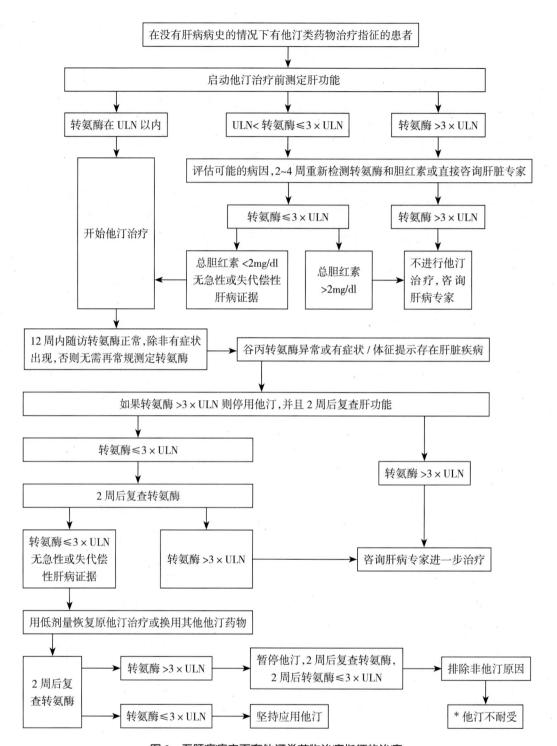

图 2 无肝病病史而有他汀类药物治疗指征的治疗

ULN 为正常值上限。* 确诊他汀不耐受至少是使用了 2 种以上的他汀

（张大庆）

参 考 文 献

［1］SWERDLOW D I,PREISS D,KUCHENBAECKER K B,et al. HMG-coenzyme A reductase inhibition,type 2 diabetes,and bodyweight:evidence from genetic analysis and randomised trials［J］. Lancet,2015,385:35-61.

［2］PREISS D,SESHASAI S R,WELSH P,et al. Risk of incident diabetes with intensive-dose compared with moderate-dose statin therapy:a meta-analysis［J］. J Am Med Assoc,2011,305:2556-2564.

［3］WANG K L,LIU C J,CHAO T F,et al. Statins,risk of diabetes,and implications on outcomes in the general population［J］. J Am Coll Cardiol,2012,60:1231-1238.

［4］SWIGER K J,MANALAC R J,BLUMENTHAL R S,et al. Statins and cognition:a systematic review and meta-analysis of short- and long-term cognitive effects［J］. Mayo Clin Proc,2013,88:1213-1221.

［5］OTT B R,DAIELLO L A,DAHABREH I J,et al. Do statins impair cognition? A systematic review and meta-analysis of randomized controlled trials［J］. J Gen Intern Med,2015,30:348-358.

［6］SAVARESE G,MUSELLA F,VOLPE M,et al. Effects of atorvastatin and rosuvastatin on renal function:a meta-analysis［J］. Int J Cardiol,2013,167:2482-2489.

［7］BRONCEL M,GORZELAK-PABIS P,SAHEBKAR A,et al. Sleep changes following statin therapy:a systematic review and meta-analysis of randomized placebocontrolled polysomnographic trials［J］. Arch Med Sci,2015,11:915-926.

［8］BAIGENT C,BLACKWELL L,EMBERSON J,et al. Efficacy and safety of more intensive lowering of LDL cholesterol:a meta-analysis of data from 170 000 participants in 26 randomised trials［J］. Lancet,2010,376:1670-1681.

［9］DALE K M,COLEMAN C I,HENYAN N N,et al. Statins and cancer risk:a meta-analysis［J］. J Am Med Assoc,2006,295:74-80.

［10］CONTRACTOR T,BERI A,GARDINER J C,et al. Is statin use associated with tendon rupture? a population-based retrospective cohort analysis［J］. Am J Therapeut,2015,22:377-381.

［11］XU J F,WASHKO G R,NAKAHIRA K,et al. Statins and pulmonary fibrosis:the potential role of NLRP3 inflammasome activation［J］. Am J Respir Crit Care Med,2012,185:547-556.

［12］SAAD N,CAMUS P,SUISSA S,et al. Statins and the risk of interstitial lung disease:a cohort study［J］. Thorax,2013,68:361-364.

［13］YOU H,LU W,ZHAO S,et al. The relationship between statins and depression:a review of the literature［J］. Expert Opin Pharmacother,2013,14:1467-1476.

［14］O'NEIL A,SANNA L,REDLICH C,et al. The impact of statins on psychological wellbeing:a systematic review and meta-analysis［J］. BMC Med,2012,10:154.

［15］SCHOOLING C M,AU YEUNG S L,FREEMAN G,et al. The effect of statins on testosterone in men and women,a systematic review and meta-analysis of randomized controlled trials［J］. BMC Med,2013,11:57.

［16］THOMPSON P D,PANZA G,ZALESKI A,et al. Statin-associated side effects［J］. J Am Coll Cardiol,2016,67:2395-2410.

［17］MANCINI G B,BAKER S,BERGERON J,et al. Diagnosis,prevention and management of statin adverse effects and intolerance:Canadian Consensus Working Group Update (2016)［J］. Can J Cardiol,2016,32:S35-S65.

［18］BRUCKERT E,HAYEM G,DEJAGER S,et al. Mild to moderate muscular symptoms with high-dosage statin therapy in hyperlipidemic patients-the PRIMO study［J］. Cardiovasc Drugs Ther,2005,19(6):403-414.

［19］STROES E S,THOMPSON P D,CORSINI A,et al. Statin-associated muscle symptoms:impact on statin therapy-European Atherosclerosis society consensus panel statement on assessment,aetiology and management［J］. Eur Heart J,2015,36:1012-1022.

［20］GUYTON J R,BAYS H E,GRUNDY S M,et al. The national lipid association statin intolerance panel. An assessment by the statin intolerance panel:2014 update［J］. J Clin Lipidol,2014,8(3 Suppl):S72-S81.

［21］ALFIREVIC A,NEELY D,ARMITAGE J,et al. Phenotype standardization for statininduced myotoxicity［J］. Clin Pharmacol Ther,2014,96:470-476.

［22］MICHALSKA-KASICZAK M,SAHEBKAR A,MIKHAILIDIS D P,et al. Analysis of vitamin D levels in patients with and without statin-associated myalgia - a systematic review and meta-analysis of 7 studies with 2 420 patients［J］. Int J Cardiol,2015,178:111-116.

[23] HERRICK C,BAHRAINY S,GILL E A. Statins and the liver [J]. Cardiol Clin,2015,33:257-265.

[24] BAYS H,COHEN D E,CHALASANI N,et al. An assessment by the statin liver safety task force:2014 update [J]. J Clin Lipidol,2014,8:S47-57.

[25] CHALASANI N,ALJADHEY H,KESTERSON J,et al. Patients with elevated liver enzymes are not at higher risk for statin hepatotoxicity [J]. Gastroenterology,2004,126:1287-1292.

[26] LAW M,RUDNICKA A R. Statin safety:a systemic review [J]. Am J Cardiol,2006,97:52C-60C.

[27] COHEN D E,ANANIA F A,CHALASANI N. National lipid association statin safety task force liver expert panel. An assessment of statin safety by hepatologists [J]. Am J Cardiol,2006,97:77C-81C.

[28] BAYS H,COHEN D E,CHALASANI N,et al. An assessment by the statin liver safety task force:2014 update [J]. J Clin Lipidol,2014,8:S47-S57.

[29] SNIDERMAN A D. Is there value in liver function test and creatine phosphokinase monitoring with statin use? [J]. Am J Cardiol,2004,94(suppl):30F-34F.

LDL-C 是否应该有底线

动脉粥样硬化性心血管疾病(ASCVD)是目前全球人口死亡的最主要原因,动脉粥样硬化血栓疾病导致的死亡占全部人口死亡的22.3%,如何根除或显著减少动脉粥样硬化性心血管疾病成为目前所面临的最为紧迫的公共卫生问题。

一、动脉粥样硬化斑块的形成机制

动脉粥样硬化是一种古老的疾病,5 000年前埃及木乃伊的动脉中就已发现粥样硬化性病变。而人类认识到动脉粥样硬化是一种疾病并对其发病机制进行相关研究也有100余年的历史。随着社会的发展和生活水平的提高,感染性疾病所导致的死亡不断减少,而动脉粥样硬化疾病导致的死亡迅速增多,目前已成为全球人口死亡的首位原因。高热量、高饱和脂肪酸食物摄入过多以及缺乏体力活动等不良生活方式是其元凶。

血管不只是一个简单的解剖学管道,而是有着复杂功能的器官。早在100年前,Virchow等就认识到血管内皮细胞参与了动脉粥样硬化的发生,并认为动脉粥样硬化是一种增生性疾病,而Rokitanshy等学者认为粥样斑块是血栓吸收和修复的结果。后来人们用高脂饮食喂养动物诱发出动脉粥样硬化,并认识到胆固醇尤其是低密度脂蛋白胆固醇(LDL-C)参与了动脉粥样硬化的形成。动脉粥样硬化的起始步骤目前还存在争议。动物实验显示,给予富含胆固醇和饱和脂肪酸的饮食,动脉内皮下很快就会出现以LDL为主的脂质颗粒的蓄积,这些脂质颗粒蓄积的部位与随后发生动脉粥样硬化的部位是一致的。许多因素使颗粒与内膜下蛋白多糖结合并有聚集的倾向,易发生脂质颗粒沉积导致内皮损伤而使其对脂质颗粒的通透性增加,可明显加快LDL颗粒的沉积速度。而影响LDL颗粒沉积速度更重要的因素是血浆LDL的浓度,浓度越高沉积速度越快,就越容易发生动脉粥样硬化,而动物实验显示如果LDL-C<80mg/dl,则较难诱导动脉粥样硬化的产生。动脉内皮下LDL等脂质颗粒的蓄积是动脉粥样硬化发生的必备条件。

过多沉积的LDL等脂质颗粒需要依赖巨噬细胞的吞噬而清除,内皮下LDL首先需要进行化学修饰以区别于血液中正常运行的LDL,方便巨噬细胞的识别。脂质颗粒与蛋白多糖的结合使其更容易被氧化或其他化学修饰,而LDL的氧化修饰被认为是动脉粥样硬化发生的重要步骤。这些沉积的被氧化修饰的脂质颗粒吸引血液中的单核细胞、淋巴细胞等迁移至内皮下;迁移至内皮下的单核细胞转化为巨噬细胞并大量吞噬氧化修饰的脂质颗粒;如果超过HDL等把胆固醇向内膜外转运的能力,则巨噬细胞形成的泡沫细胞可在血管壁内死亡;大量死亡泡沫细胞聚集形成脂池并吸引动脉中层的平滑肌细胞迁移至内膜,随后平滑肌细胞由收缩型衍变为合成型并产生大量胶原和弹力纤维等包裹脂池形成典型粥样硬化病变。

二、降胆固醇治疗目标值的探索

动脉粥样硬化的危险因素包括高胆固醇血症、高血压、糖尿病和吸烟等,其中胆固醇水平的异常升高是动脉粥样硬化斑块形成的基本病因,高血压、糖尿病和吸烟则是主要的促发因素。降低胆固醇水平(脂蛋白颗粒的浓度)是目前最为有效的抑制动脉粥样硬化斑块进展的手段,LDL-C 则是主要干预的靶标,"LDL-C 低一些更好"已经成为共识,而近半个世纪无数研究者从基础到临床进行了大量的探索,苦苦追寻一个答案,即降 LDL-C 的"底线"到底在哪里。

(一)他汀前时代

1988 年全球首个血脂管理指南 ATP I(NCEP 成人高胆固醇血症诊断、评估及治疗报告 I)诞生,提出成年人 LDL-C 的理想水平为小于 130mg/dl,对冠心病患者应将 LDL-C 控制在 130mg/dl 以下,随后大量临床研究开展,探讨应用包括氯贝丁酯、烟酸、饮食控制、手术治疗等各种不同的方法降低胆固醇来减少心血管事件,随着临床证据的积累,人们发现对于冠心病等患者,将 LDL-C 降至 100mg/dl 以下可以获得更多益处,指南随之更新,1993 年 ATP II(NCEP 成人高胆固醇血症诊断、评估及治疗报告 II)正式提出,对于冠心病等心血管事件高危患者 LDL-C 的目标值为 100mg/dl。

(二)他汀类的探索

90 年代他汀类药物开始上市,为降胆固醇策略带来革命性变化,4S、LIPID、CARE、WOSCOPS 等大型临床研究陆续发表,证实无论是二级预防还是一级预防,他汀类药物通过降低胆固醇水平可显著降低高危心血管事件风险患者的心血管事件,为降胆固醇理论奠定了坚实的基础。2004 年发表的 PROVE-IT 研究为 LDL-C "底线"探索道路上的重要里程碑,该研究入选了 4 162 例既往 10 天内因 ACS 住院(急性心肌梗死或高危不稳定型心绞痛)且病情稳定的患者,基线 TC 为 180mg/dl,基线 LDL-C 为 106mg/dl,服用 80mg/d 阿托伐他汀将 ACS 患者 LDL-C 降至 62mg/dl,可进一步降低心血管终点事件风险,这是医学史上第一次通过大型临床随机对照试验证实,将 LDL-C 降到 70mg/dl 左右是安全有效的,该研究燃起了人们有关人类内皮能够适应的最佳 LDL-C 值到底是多少的广泛讨论,胆固醇是细胞膜和神经元的重要组成部分,也是类固醇激素和维生素 D 合成所必需的生理物质,健康的新生儿 LDL-C 水平约 1mmol/L,而未接受现代生活方式的俾格米人其 LDL-C 为 1.3~2.0mmol/L,其冠状动脉粥样硬化罕见或根本不存在,50~70mg/dl 可能是由遗传决定的人类"理想的"LDL-C 水平。指南迅速跟进,2004 年 ATP III进行了更新,建议冠心病等心血管事件高危患者可将 LDL-C 降至 70mg/dl 以下。

2010 年 CTT(胆固醇治疗试验合作组)发布了一项荟萃分析,入选了 26 个临床试验共 169 138 患者,结果显示,接受他汀治疗的患者 LDL-C 每减少 1.0mmol/L,主要心血管事件可减少 24%。即使 LDL-C 基线较低的个体也会有显著的临床获益,对于基线 LDL-C<2.0mmol/L 的患者,LDL-C 进一步降低 1.0mmol/L,主要心血管事件的发生率可减少 29%。2014 年的一项荟萃分析进一步证实了 CTT 的结果,该研究分析了 8 个随机对照试验 38 153 名受试者的数据,接受他汀治疗后 LDL-C<50mg/dl 的个体发生 ASCVD 事件最低。与 LDL-C≥175mg/dl 的患者相比,LDL-C 水平 <50mg/dl 的患者发生主要心血管事件的风险降低了 54%。与 LDL-C 水平在 75~100mg/dl 患者相比,LDL-C 水平 <50mg/dl 的患者发生主要心血管事件的风险降低了 19%。

(三)胆固醇吸收抑制剂的探索

肠道内胆固醇分别来自于饮食摄入与胆汁,其中由肝脏形成并经胆汁排泌入肠道的胆固醇约占 3/4。已有研究显示,小肠组织对于胆固醇的吸收能力可显著影响血液循环中

LDL-C 的水平。肠黏膜吸收胆固醇的过程非常复杂,但位于小肠黏膜刷状缘的一种特殊转运蛋白 NPC1L1 起到至关重要的作用。胆固醇吸收抑制剂可选择性抑制 NPC1L1 的活性,从而有效减少肠道内胆固醇的吸收,降低血浆胆固醇水平以及肝脏胆固醇储量。而肝脏胆固醇储量的降低,导致肝细胞表面 LDL 受体的表达增多,从而进一步增加血液中胆固醇的清除;此环节与他汀类药物的作用机制殊途同归。初步研究显示,依折麦布等胆固醇吸收抑制剂能够使小肠吸收胆固醇的数量降低 50% 以上。

依折麦布与他汀作用机制互补,两者联合应用降胆固醇作用显著增强。依折麦布的出现又为强化降胆固醇治疗进一步减少心血管事件带来新的突破,同时将 LDL-C 受益的底线探索到了 55mg/dl。IMPROVE-IT 研究是"降 LDL-C 底线探索征程"的另一项具有里程碑意义的血脂干预临床试验。该研究共纳入 18 144 例急性冠状动脉综合征患者(基线 LDL-C 为 2.46mmol/L),将其随机分为 2 组,分别予辛伐他汀(40mg/d)加安慰剂或辛伐他汀(40mg/d)加依折麦布(10mg/d)治疗。主要终点为由心血管死亡、非致死性心肌梗死、因不稳定型心绞痛再次住院、冠状动脉血运重建所组成的复合终点。辛伐他汀组与辛伐他汀联合依折麦布组患者中位数随访时间分别为 6.0 年和 5.9 年。结果显示,随访期间辛伐他汀组与辛伐他汀联合依折麦布组患者平均 LDL-C 水平分别为 70mg/dl 与 53mg/dl,主要终点事件发生率分别为 34.7% 与 32.7%(P=0.016),心肌梗死发生率分别为 14.8% 与 13.1%(P=0.002),缺血性卒中发生率分别为 4.1% 与 3.4%(P=0.008),心血管死亡、心肌梗死、卒中复合终点发生率分别为 22.2% 与 20.4%(P=0.003)。两组间肝脏不良事件、肌肉不良事件以及癌症发生率均无明显差异。

IMPROVE-IT 研究为"胆固醇理论"提供了新的临床研究证据。并首次论证了将 LDL-C 降低至 50mg/dl 左右是安全有效的。

(四) PCSK9 抑制剂的探索

PCSK9 是肝脏合成的分泌型丝氨酸蛋白酶,可与 LDL 受体结合并使其降解。通过抑制 PCSK9,可减少 LDL 受体降解,上调细胞表面 LDL 受体数量,促进血浆 LDL 的清除,可显著降低 LDL-C 水平。PCSK9 抑制剂以 PCSK9 单克隆抗体发展最为迅速,其中依洛尤单抗(evolocumab)、阿利库单抗(alirocumab)在许多国家已经进入临床应用。

研究显示 PCSK9 抑制剂可在他汀的基础上进一步降低 LDL-C 约 60%,随着 PCSK9 抑制剂系列临床研究的发表,人类对 LDL-C 获益低限的探索进入了全新的时期,答案近在咫尺。

ODYSSEY OUTCOMES 研究入选了 18 924 例过去 12 个月内发生过 ACS 的高危 ASCVD 患者,结果显示安慰剂组 LDL-C 降至 100mg/dl,阿利库单抗组 LDL-C 水平降至 53mg/dl,与安慰剂组相比,阿利库单抗组主要终点风险降低了 15%,全因死亡风险也降低了 15%。ODYSSEY OUTCOMES 与 IMPROVE IT 入选人群相似,ODYSSEY OUTCOMES 研究再次有力佐证了 IMPROVE IT 的研究结论,将 ASCVD 患者中具有更高心血管事件风险人群的 LDL-C 水平进一步降低至 50mg/dl 左右安全有效,可进一步改善患者预后。

FOURIER 研究是 LDL-C 低限探索新的里程碑,该临床研究共纳入有明确动脉粥样硬化证据的高危 ASCVD 患者 27 564 例,已经应用强效或者中效他汀(联合或不联合依折麦布治疗)但 LDL-C 水平仍高于 70mg/dl,结果显示依洛尤单抗可使 LDL-C 水平从 100mg/dl 左右下降至 30mg/dl,LDL-C 水平平均下降 59%,可使心血管事件进一步下降,主要复合终点事件(心血管死亡、心肌梗死、卒中、因不稳定型心绞痛住院与冠状动脉血运重建的复合事件)下降

15%,次要终点事件(心血管死亡、心肌梗死与卒中的复合事件)下降 20%。不良反应事件,包括过敏反应、神经认知、新发糖尿病和肌肉相关问题,两组间没有明显差异。FOURIER 研究首次将降 LDL-C 获益低限探索至 30mg/dl,FOURIER 研究亚组分析显示,部分人群 LDL-C 降到 10mg/dl 左右可进一步改善患者预后且试验期间安全性良好。

FOURIER 研究再次突破我们对降低 LDL-C 获益低限的认知,LDL-C 具有重要的生理功能,也就是说 LDL-C 应该有它的生理范围,就像血压、血糖等一样也应该有低限。我们已经意识到,工业化革命后由于生活方式及饮食结构改变,人类 LDL-C 迅速攀升,现代人群血中 LDL-C 的平均值(100~130mg/dl)并不是生理正常值,50~70mg/dl 可能是包括人类在内哺乳类动物血管内皮能够适应的生理值,但 FOURIER 研究现实将 LDL-C 降到 30mg/dl,甚至 10mg/dl,患者仍可以受益,LDL-C 的低限在哪里?

三、LDL-C 的生理正常值

我们现在认为正常的 LDL 胆固醇水平是真的正常还是已经偏高。研究表明工业化社会 LDL-C 水平远远高于非工业化社会。除现代人类外所有哺乳动物中 LDL-C 水平均低于 50mg/dl,人类新生儿 LDL-C 与这一水平相似,到了青少年,人类 LDL-C 水平开始明显升高,成年后可增加到 2~4 倍水平。人工喂养的哺乳动物的 LDL-C 水平也显著高于野生哺乳动物,提示现代饮食结构等的改变,显著提升了现代人类的 LDL-C 水平,使血液中 LDL 等脂蛋白颗粒水平大幅度提升,弥散到血管壁中的脂蛋白颗粒也大幅度增加,导致脂蛋白颗粒过度蓄积而诱导单核巨噬细胞的炎性清理,粥样斑块是炎性清理过程的一种不良结局。人类有上百万年的进化史,如何明确未接受现代生活方式"史前"人类的血 LDL-C 水平是多少是一个难题。但仍有一些线索可供我们探索,即使社会高度发达的今天,仍有部分生活在热带雨林的人类种群保持着原始的生活状态,对他们所进行的研究发现,这些种群即使到了老年期,动脉粥样硬化疾病也极其少见。他们血液分析显示其 LDL-C 水平在 70mg/dl 左右,强烈提示现代人群 LDL-C 100~130mg/dl 的平均值并不是正常的生理值,人类进化过程中内皮能够适应的血 LDL-C 水平可能在 50~70mg/dl,也就是说人类血 LDL-C 正常生理值应该在 50~70mg/dl 甚至更低。

四、LDL-C 的维持机体生理功能的低限

即使我们认可人类血 LDL-C 的正常值为 50~70mg/dl,但 FOURIER 研究所展示的一些情况我们仍然不好理解。FOURIER 研究进行亚组分析,把受试人群按照治疗后 LDL-C 水平分成了五组:<20mg/dl 组、20~49mg/dl 组、50~69mg/dl 组、70~99mg/dl 组、≥100mg/dl 组,其中 ≥100mg/dl 组作为参照组。结果显示,与 LDL-C≥100mg/dl 参照组相比,LDL-C 70~99mg/dl 组心血管事件降低了 3%,LDL-C 50~69mg/dl 组心血管事件降低了 6%,LDL-C 20~49mg/dl 组心血管事件降低了 15%,LDL-C<20mg/dl 组心血管事件降低了 24%。而不良反应各组之间没有显著性差异。提示 LDL-C 降到了 20mg/dl 以下,患者可以获得更多益处,在试验 2~3 年观察期内没有见到不良事件的增加。显示降到显著低于 LDL-C 的生理值的 20mg/dl 以下,患者可进一步受益而没有显著的不良反应(短期如此)。提示 LDL-C 维持机体或细胞正常生理功能所需要的浓度远远低于其生理值 50~70mg/dl。

这里面就有了三个概念,第一个是现代人类 LDL-C 的平均值,由于生活方式及饮食结构的不同,相差比较大,欧美国家及中国成年人 LDL-C 的平均值在 100~130mg/dl。第二个

是人类 LDL-C 的生理正常值,为 50~70mg/dl。第三个是维持人类机体或细胞正常生理功能 LDL-C 的最低值,这个值也是我们苦苦探究的降低 LDL-C 的低限,之前认为其与 LDL-C 生理正常值(50~70mg/dl)接近。但目前看,维持人类机体或细胞正常生理功能 LDL-C 的最低值可能远远低于 50~70mg/dl。

胆固醇在体内的主要功能有两个,首先,胆固醇是动物细胞膜的重要组成成分,占质膜脂类的 20% 以上,其作为细胞和环境之间的屏障可以调节细胞膜的流动性;其次,胆固醇是体内所有的类固醇激素和胆酸合成的前体物质,参与体内的正常代谢。这些胆固醇都需要组织细胞通过 LDL 受体摄取 LDL 颗粒来获得。生理情况下,LDL 颗粒依照浓度梯度的势能驱动,从血液中弥散到外周组织液中,而细胞则从组织液中来摄取 LDL 颗粒。早年所进行的基础研究使用放射性碘元素标记 LDL,显示当组织液中 LDL-C 浓度达到 2.5mg/dl 时,LDL 受体即饱和,即使再增加 LDL-C 浓度,LDL 的摄取不再增加。组织液中 LDL-C 浓度达到 2.5mg/dl 时即可完全满足机体组织细胞摄取胆固醇的需求。组织液中 LDL 颗粒是从血液中弥散过来的,血液中 LDL-C 浓度一般是组织液的 5~10 倍。当血液中 LDL-C 浓度达到 12.5~25mg/dl 即可满足机体组织细胞摄取胆固醇的需求。据此推测,维持人类机体或细胞正常生理功能的血液 LDL-C 最低值为 12.5~25mg/dl。

人类 LDL-C 的平均值与 LDL-C 的生理正常值有 50mg/dl 的差距,这个可以用现代不良生活方式或不良饮食结构来解释。但为什么 LDL-C 的生理正常值与维持人类机体或细胞正常生理功能 LDL-C 的最低值也有着近 50mg/dl 巨大的差距?

我们来看看 LDL 颗粒的代谢情况,机体组织能量代谢的底物有两种:葡萄糖和游离脂肪酸。其中游离脂肪酸主要依赖 VLDL(极低密度脂蛋白)颗粒来输送。VLDL 是由肝脏合成,VLDL 颗粒装载有大量的甘油三酯和少量胆固醇。VLDL 由肝脏释放进入血液后,其含有的甘油三酯被循环中的脂蛋白酯酶不断裂解,VLDL 颗粒也就不断变小,我们给它命名为中间密度脂蛋白(IDL),当其甘油三酯大部分被裂解后,其颗粒变得最小,我们给它命名为低密度脂蛋白(LDL),LDL 颗粒大部分被肝脏重新摄取并重新合成 VLDL 颗粒再分泌到血液中。从某种意义上说 LDL 颗粒正是 VLDL 颗粒的终末代谢产物。LDL 颗粒虽然是一种代谢终末颗粒(废产物),但也有生理功能,LDL 颗粒除了大部分回到肝脏被吸收分解,少部分 LDL 颗粒会弥散到外周组织供外周组织胆固醇代谢需求,但这部分需求所需要的 LDL 颗粒占比不高。也就是说 LDL-C 生理浓度不是 LDL 的生理需求量决定的,而是 VLDL 的生理需求量决定的。从目前研究结果推测,LDL-C 的正常生理范围在 50~70mg/dl,而 LDL-C 的生理需求值在 10~30mg/dl。

五、如何实现生理水平 LDL-C

人体中仅有 7% 胆固醇处于循环中,其余的 93% 则主要位于细胞膜和细胞内,循环中的胆固醇 70% 装载在 LDL 颗粒内(LDL-C),Goldstein 和 Brown 在 1972 年进行的家族性高胆固醇血症(FH)的研究开始时即提出以下关键问题:如何在不影响细胞内胆固醇的前提下减少循环 LDL-C 水平。

循环中 LDL 颗粒 70% 是由 LDL 受体清除的,另外的 30% 则由多种细胞清道夫受体在单核 - 吞噬细胞系统进行清除。LDL 受体广泛分布于肝脏和其他组织,它的主要功能是摄入血浆胆固醇,调节组织细胞内胆固醇的动态平衡。LDL 颗粒通过 ApoB-100 与 LDL 受体结合形成 LDL- 受体复合物进入细胞内,随后 LDL 从 LDL 受体分离,LDL 受体回到质膜上进行下一次循环再利用,而 LDL 被传送给溶酶体,在溶酶体中 LDL 上的蛋白质被降解,胆固醇酯被水解成游离胆固醇和脂肪酸,游离胆固醇被释放进入胞质,用于细胞膜的装配或进入其他代谢途径。

如何增加 LDL 受体合成、表达和(或)功能,从而在不损害细胞胆固醇含量的前提下,增加循环中 LDL 的分解代谢和胆固醇的肝胆清除代谢,近几十年人们进行了大量的探索。

考来酰胺是第一个通过增加 LDL 受体合成而降低循环 LDL-C 水平的治疗药物。考来酰胺是一种胆汁螯合树脂,1960 年后用于家族性高胆固醇血症患者,考来酰胺可螯合小肠内富含胆固醇的胆汁酸,减少肠肝循环中的胆固醇水平,使肝脏从肠道摄取的胆固醇较少,肝脏游离胆固醇池水平降低促使肝脏合成更多的 LDL 受体,从循环中摄取更多 LDL-C 来补充肝脏游离胆固醇池。简言之,考来酰胺通过增加肝细胞 LDLR 数量实现循环中 LDL-C 水平的降低。他汀可抑制 HMGCoAR 功能,使肝脏合成的胆固醇下降,肝脏游离胆固醇池水平的降低刺激 LDL 受体的合成表达和功能水平增加,从循环中摄取更多 LDL 颗粒补充肝脏胆固醇池,从而使循环 LDL-C 水平显著降低,也减轻了动脉粥样硬化斑块负荷以及动脉粥样硬化相关的心血管事件。依折麦布的作用机制是通过抑制转运体 NPC1L1 功能来减少肠道对胆固醇的吸收。尽管抑制胆固醇吸收是依折麦布作用的核心机制,但这种机制的实质在于其结果"类似于考来酰胺"。换句话说,抑制肠道对胆固醇的吸收作用使肝细胞中 LDL 受体的合成、表达和功能提高,从而使 LDL-C 的循环水平降低 15%~20%。PCSK9 抑制剂则直接干扰 LDL 受体的代谢,大幅上调细胞表面 LDL 受体水平,导致循环中 LDL 颗粒大量被摄取,LDL-C 水平显著降低。PCSK9 抑制剂的出现为我们探索降 LDL-C 获益的低限提供了强有力的武器。PCSK9 抑制剂联合他汀和依折麦布可使多数患者的 LDL-C 降至"生理正常值"甚至"生理需求量的底线",其短期安全性已经被证实,我们期待着其长期安全性的数据,这里面既包括观察药物本身是否有潜在的副作用,更多是对 LDL-C 低限的探索。

六、总　结

综上所述,在 21 世纪,作为心血管科医师,我们的主要目标是根除或至少显著减少 ASCVD 的发生。为实现此目标,需要我们缩小临床实践中异常的"LDL-C 平均水平"和"生理值"之间的差距。

我们从过去 40 年的关键科学证据的回顾中发现,生理水平的 LDL 底线可能在 10~30mg/dl,除了采取旧石器时代的生活方式,我们还有药物和生物措施来有效地缩小所谓"LDL-C 平均水平"与 LDL-C "生理正常值"或"生理需求底线"差距。这些措施通过不同的生理途径,来增加 LDL 受体的合成、表达和功能水平,从而促进 LDL-C 的分解代谢,将循环 LDL-C 降至生理水平,目前已被证实可以延缓动脉粥样硬化的进展,减少 ASCVD 事件的发生,这无疑是当代心脏病学中最激动人心的故事。

这个故事仍在继续。

(史旭波)

高甘油三酯血症与 ASCVD，相关还是因果关系

血脂异常是一种常见的代谢疾病，与动脉粥样硬化性心血管疾病(atherosclerotic cardiovascular disease，ASCVD) 的发生发展密切相关。低密度脂蛋白胆固醇(low density lipoprotein cholesterol，LDL-C) 水平升高被公认为心血管事件的独立危险因素，他汀类药物因其能够有效降低 LDL-C 并降低心血管事件的发生率，已经成为防治 ASCVD 的基石。然而，尽管对心血管疾病传统危险因素的综合控制已取得成效，但在经过以目前临床证据为指导的标准治疗后(包括治疗传统的危险因素如不健康生活方式、高胆固醇血症、高血压、高血糖和肥胖等)，患者仍然存在发生大血管及微血管事件的风险，即心血管剩留风险。

心血管剩留风险与诸多因素有关，高甘油三酯血症(hypenriglyceridemia，HTG) 作为我国最常见的血脂异常，与心血管剩留风险的相关性值得关注。2017 年中国胆固醇教育计划委员会《高甘油三酯血症及其心血管风险管理专家共识》[1]认为：观察性的前瞻性队列研究、基因学研究、随机对照研究及荟萃分析等均证实，甘油三酯(triglyceride，TG) 升高与心血管疾病风险增加密切相关，是 ASCVD 的独立危险因素。2018 年鉴于新证据的出现，尤其是 REDUCE-IT 试验，人们再次关注了 TG、残余胆固醇(residual cholesterol，RC) 和富含甘油三酯的脂蛋白(rich in triglyceride lipoprotein，TGRL) 在 ASCVD 发展中的作用，《2018 ACC/AHA 血液胆固醇管理指南》[2]同样将 TG 持续升高作为 ASCVD 的危险因素。

一、中国 HTG 的流行病学现状

(一) HTG 的合成

TG 主要存在于人体的脂肪组织中，血浆 TG 主要存在于 TGRL 中，包括乳糜微粒(chylomicron，CM)、极低密度脂蛋白(very-low-density lipoprofein，VLDL) 及其残粒。食物摄取外源性 TG 和肝脏合成及分泌富含 TG 的 VLDL 均可导致血浆 TG 升高。

食物摄取的外源性 TG 经胰脂肪酶水解后由肠道吸收，在小肠内合成 CM 并进入淋巴管，后经由胸导管运送至血液。CM 中的 TG 被脂蛋白脂酶(lipoprotein lipase，LPL) 水解后形成残粒，并能够被肝细胞识别并摄取。空腹时，血浆中一般无 CM 存在。食物来源的 CM 体积较大，无法直接进入血管内皮下，但其残粒和 LDL 一样，可侵入血管内皮下。其中的 TG 被 LPL 降解之后可形成游离脂肪酸，刺激局部引起炎症反应，促进单核细胞吞噬脂质形成泡沫细胞。

肝脏中内源性 TG 的合成由底物供给(游离脂肪酸的可用性)、能量平衡(肝糖原的储存水平)和激素状态(胰岛素与胰高血糖素之间的平衡)所调节。上述情况可促进脂肪组织中的游离脂肪酸向肝脏流入，并刺激 VLDL 的合成和分泌。因此，肥胖、单糖和饱和脂肪摄入过多、缺乏运动、饮酒和胰岛素抵抗者常伴有 HTG。胰岛素抵抗、肥胖、糖尿病及代谢综合征相关的高 TG 则与肝脏过多合成 TGRL 有关。在糖尿病或糖尿病前期的患者中，胰岛素抵

抗导致脂肪分解增加,游离脂肪酸释放增加,使肝脏产生的富含 TG 的 VLDL 颗粒增多,发生 HTG。这是糖尿病患者因血脂异常导致动脉粥样硬化性病变的病理生理机制之一[3,4]。

（二）HTG 的诊断标准及我国流行现状

HTG 可以分为原发性与继发性 2 种类型。原发性 HTG 主要和遗传有关,主要有家族性高甘油三酯血症、家族性异常 β- 脂蛋白血症以及家族性混合型血脂异常等。继发性 HTG 和多种因素有关,比如过量饮酒、内分泌疾病、肾脏疾病、使用某些药物(如糖皮质激素、利尿剂、雌激素、β- 受体阻滞剂等)、其他系统疾病等。目前最常见的继发性原因是不合理饮食、代谢综合征以及缺乏运动等。我国成人血脂异常以低 HDL-C 血症和 HTG 为主,一项全国血脂异常的流行病学调查显示我国 HTG 患病率高达 12.7%[5]。经他汀治疗后仍有大量的患者 TG 未达标,治疗尚不充分,需要关注。中国血脂异常调查研究(DYSIS-China)[6]显示服用他汀的患者中,仍有高达 47.6% 的患者伴 HTG 和 / 或低 HDL 血症;在极高危患者人群中,其比例更高达 74.2%。但对 HTG 的知晓率、治疗率和控制率较低。

依据《中国成人血脂异常防治指南(2016 年修订版)》[7],TG 水平以空腹(禁食 12 小时以上)<1.7mmoL/L 为合适水平,TG≥2.3mmoL/L 为升高。根据空腹 TG 水平的不同,对 HTG 严重程度进行分层(表 1)。血清 TG>2.3mmoL/L 者患 ASCVD 风险增加;当 TG>5.6mmoL/L 时,除 ASCVD 风险外,急性胰腺炎风险明显增高。2017 年《高甘油三酯血症及其心血管风险管理专家共识》采用了同样的诊断标准和危险分层。

表 1　高甘油三酯血症的诊断和严重程度分层

分类	空腹甘油三酯（mmol/L）
合适水平	<1.7
高甘油三酯血症	
边缘升高	≥1.7 且 <2.3
升高	≥2.3 且 <5.6
重度升高	≥5.6

二、HTG 的 ASCVD 致病机制

HTG 的危害在于其与 ASCVD 和急性胰腺炎密切相关。具体而言,轻中度高 TG 主要与 ASCVD 相关,而重度高 TG 则导致急性胰腺炎风险明显升高。遗传学研究表明,HTG 与心血管疾病存在因果关系。在肝脏合成过多的富含 TG 的 VLDL 时,通过体内复杂的脂质交换,导致富含 TG 及胆固醇的残粒脂蛋白增高。流行病学研究显示,残粒胆固醇与低密度脂蛋白胆固醇(LDL-C)增高的分布十分近似,并且孟德尔遗传学和流行病学研究均显示,残粒胆固醇和 LDL-C 增高呈相同的心血管风险增加。因此,高 TG 血症的致病作用主要来自于残粒胆固醇的增高。

循环的 TRL 来源于饮食(乳糜微粒及其残粒)和肝脏[极低密度脂蛋白胆固醇(VLDL)及其残粒]。脂蛋白脂肪酶(LPL)排列在毛细血管腔的表面,并将 TGRL 核心内的 TG 水解为游离脂肪酸(FFA)和甘油。随着 FFA 的释放,富含甘油三酯脂蛋白(triglyceride-rich lipoprotein,TGRL)颗粒在物理(通过失去 TG 和表面的磷脂)和化学(变得富含胆固醇)上进行了重塑。这些被部分脂化的 TGRL 被称为残粒(remnant)。在代谢改变的情况下,餐后残

粒可能积聚,并促进动脉粥样硬化形成。在临床上,血浆 TG 浓度可作为 TGRL/ 残粒的替代指标。

首先,与低密度脂蛋白(LDL)相似,一旦 TGRL 被困在内皮下,就可直接被动脉壁的巨噬细胞吸收,TGRL 及其残余物可轻易穿透动脉壁,并易在结缔组织基质内滞留,促进动脉粥样硬化进展。其次,TGRL 可以通过诱导炎症因子、纤维蛋白原和凝血因子产生,促进动脉壁的炎症反应和内皮细胞的损伤。另外,当 TG 水平升高时,影响脂蛋白在脂质间交换的脂酶活性,易产生小而密的高密度脂蛋白(HDL),加速 HDL 从肾脏排出,导致血浆 HDL-C 水平下降;同时会使小而致密的 LDL 增加,增加胆固醇在血管壁内沉积,对动脉粥样硬化性病变产生不良影响,成为糖尿病患者血脂异常发生动脉粥样硬化性病变的病理生理机制之一。

三、HTG 是 ASCVD 的独立危险因素

观察性的前瞻性队列研究、基因学研究、随机对照试验及荟萃分析等证据,表明 TG 升高与心血管疾病风险增加密切相关,是心血管疾病的独立危险因素。

(一)流行病学研究

研究发现 TG 每增加 1mmol/L(88mg/dl),男女心血管疾病发病率分别增加 32% 和 76%。纳入亚太地区 26 项研究(总计 96 244 人)的荟萃分析发现,血清 TG 水平是冠心病和卒中风险的重要独立预测因子[8]。一项纳入 29 项研究包含 262 525 人的荟萃分析发现,HTG 可使心血管疾病风险增高 72%,校正 HDL-C 等其他相关因素后,此关联仍存在[9]。另一纳入 61 项前瞻性研究的荟萃分析进一步证实,TG 每增加 1mmol/L(88mg/dl),ASCVD 的患病风险增加 22%,高 TG 水平与心血管疾病和全因死亡相关[10]。哥本哈根心脏研究随机入选了 13 981 位受试者进行随访,结果表明,当校正其他心血管疾病危险因素,如年龄、体重指数、原发性高血压(高血压)、吸烟等后,非空腹 TG 水平升高可用于预测心肌梗死、缺血性心脏病及死亡的风险,特别是对于女性[11,12]。一项对 26 509 名 45 岁以上的体检健康的美国妇女进行了 11.4 年的随访,发现餐后高甘油三酯水平与冠心病密切相关,且这种相关性独立于总胆固醇、HDL-C、糖尿病、体质指数等传统冠心病危险因素。JDCS 研究[13]发现在日本 2 型糖尿病患者中,TG 是与 LDL-C 相当的冠心病危险因素,TG 和 LDL-C 水平每增加 1mmoL/L,冠心病风险分别增加 63% 和 64%。BIP 研究[14]随访 22 年,对 15 355 例冠心病患者中的死亡数据进行分析后发现 TG 水平升高与冠心病患者全因死亡率升高独立相关。我国发布了大庆研究 23 年随访结果,该研究评估了 833 例受试者的心血管疾病风险,其中 34% 为 HTG(基线血浆 TG 水平≥1.7mmol/L),高 TG 组较非高 TG 组的心血管疾病风险高 27%;基线 TG 水平每增加 1mmoL/L,其后 20 年首次心血管疾病风险升高 8%[15]。一项随访 15 年的国内多省市大样本队列研究发现,在低 LDL-C 人群中,高 TG 是冠心病的预测因子[16]。

(二)他汀治疗基础上 TG 与心血管风险

即使用他汀控制 LDL-C 后,高 TG 的患者仍然具有较高的心血管风险。ACCORD 研究中,TG≥2.3mmol/L、HDL-C≤0.9mmol/L 的患者主要心血管事件发生率较其他患者升高 71%[17]。PROVE IT-TIMI 22 研究显示,即使他汀治疗使 LDL-C<1.8mmol/L,但 TG≥2.26mmol/L 的 ACS 患者发生主要心血管事件的风险仍较 TG<2.26mmol/L 的患者增加 27%[18]。一项对 IDEAL 研究和 TNT 研究的事后分析,在已经使用中等或大剂量他汀的稳定性冠心病患者中,TG 水平与其心肌梗死等心血管事件的再发风险相关[19]。DAL-OUTCOMES 研究[20]纳入 15 817 例 ACS 患者,观察其长期心血管风险,结果发现 TG 每升高

10mg/dl（0.113mmol/L），长期心血管事件风险增加 1.8%，相对于最低五分位组（TG=80mg/dl），TG>175mg/dl 组心血管事件风险增加 50%。MIRACL[20]研究纳入 1 501 例 ACS 患者，观察空腹 TG 水平与 ACS 患者短期风险，结果发现 HTG 可使 ACS 患者短期心血管事件风险增加 1.4%。上述研究结果均提示，在 ASCVD 高危和极高危者中，即使他汀治疗使 LDL-C 水平达标，甘油三酯的增高与随访期间 MACE 事件发生率明显相关。因此，需要进一步研究明确他汀治疗基础上降低 TG 是否可能带来临床获益。

（三）基因学研究

采用孟德尔随机化方法进行的遗传学研究显示，载脂蛋白 A5 功能缺失及载脂蛋白 C3 功能增强等基因变异会显著影响 TG 水平并增加冠心病风险[26]。载脂蛋白 C3 罕见 DNA 序列变异与终生的血浆 TG 和载脂蛋白 C3 水平下降相关，且这些突变可产生冠心病保护作用[27]，并与冠状动脉钙化积分下降相关，也从遗传学角度证实了 TG 和冠心病之间的因果关系。因此，载脂蛋白 C3 可作为潜在的降低心血管剩留风险的新靶点。新近发表的关于血管生成素样蛋白 4 基因的研究，纳入近 43 000 例有欧洲血统的受试者，在携带血管生成素样蛋白 4 基因突变的个体中，TG 水平比未携带突变的个体低 13%，而 HDL-C 水平高 7%，冠心病风险也低 19%[28]。另一项研究血管生成素样蛋白 4 功能丧失的等位基因携带者 TG 水平低 35%，发生心肌梗死风险低 53%[29]。这些研究从基因遗传学角度提供了血浆 TG 水平与冠心病因果关系的新证据。

（四）非 -HDL-C 与心血管风险

非 -HDL-C 指除 HDL-C 以外其他脂蛋白中含有胆固醇的总和，主要包括 LDL-C 和 VLDL-C，其中 LDL-C 占 70% 以上。NIPPON-DATA 90 研究[30]纳入 6 701 例患者，随访 20 年，旨在观察在日本人群中非 -HDL 水平与致死性心肌梗死及卒中的相关性，结果发现在矫正了多因素后，non-HDL 水平与由冠心病引发的死亡风险相关。一项对 Framingham 心脏研究中的患者数据（5 794 例患者随访 15 年）的事后分析发现，非 -HDL-C 水平相同的情况下，LDL-C 与冠心病风险无相关性，而 LDL-C 水平相同时，非 -HDL-C 水平与冠心病风险强相关[31]。我国 Ren[32]等对全国 11 个省共 30 378 例患者随访 15 年的研究显示，VLDL-C 升高（≥0.78mmol/L）与冠心病风险增加显著相关。

（五）降低 TG 水平与减少 ASCVD 的相关性临床证据

对于 ASCVD 患者，他汀治疗可以有效地降低 LDL-C，LDL-C 每降低 1mmol/L，心血管风险降低 22%。但是，他汀治疗后仍有较高的心血管风险，TG 的升高是他汀治疗后心血管剩留风险的重要组成部分。

FIELD、ACCORD 研究和荟萃分析研究均证实在 HTG（TG≥2.3mmol/L）伴低 HDL-C（HDL-C≤0.88mmol/L）亚组中，降低 TG 能有效降低心血管事件的发生[21-25]。FIELD 研究纳入 9 795 例 2 型糖尿病患者，对比了非诺贝特或安慰剂对患者心血管事件影响。虽然研究结果未发现非诺贝特对 2 型糖尿病患者心血管预后的有益影响，但在 HTG 伴低 HDL-C 患者的亚组分析提示，非诺贝特组较安慰剂组心血管事件风险下降 27%。ACCORD 试验纳入伴有心血管高危因素的 2 型糖尿病患者 5 518 例，随机分为 2 组，一组给予辛伐他汀加非诺贝特，另一组给予辛伐他汀加安慰剂治疗，平均随访 4.7 年。同样在 HTG 伴低 HDL-C 患者的亚组分析结果提示，加用非诺贝特组心血管死亡、心肌梗死或卒中的发生风险较安慰剂组降低 31%（P<0.05）。另有多项荟萃分析提示使用降低 TG 和富含 TG 脂蛋白的药物，能够使 HTG 患者心血管疾病或冠心病风险降低。2018 AHA[2]科学会议公布的 REDUCE-IT 研究发

现,在 8 179 例有心血管病或糖尿病合并一种危险因素的甘油三酯升高的人群中,在接受他汀治疗使 LDL-C 降至 40~100mg/dl 基础上,高纯 ω-3 度鱼油[二十碳五烯酸(EPA)]4g/d 能够降低 TG 20% 左右,带来显著心血管获益:心血管死亡、非致命性心肌梗死、非致命性卒中、冠状动脉血运重建或不稳定型心绞痛的主要复合终点降低 25%(HR:0.75,$P<0.001$),重要的次要终点也相应减少,包括心血管死亡的硬终点事件(HR=0.80,P =0.03)。正在进行的 STRENGTH 试验(NCT02104817)旨在评估 EPA 和 DHA 复合剂对心血管结局的影响,我们拭目以待。

四、降 TG 的治疗

导致 HTG 的主要继发性原因包括肥胖、糖尿病、慢性肾脏病和饮酒等,使用糖皮质激素,大剂量 β 受体阻滞剂和利尿剂也可导致 HTG。HTG 的治疗首先应纠正和去除继发性原因,进行严格的治疗性生活方式改善。在控制体重、合理饮食、限制饮酒、有氧运动和戒烟等生活方式干预后,仍有 HTG 时需启用药物治疗。目前治疗 HTG 的药物主要有以下几种:

(一)贝特类

贝特类药物是过氧化物酶增生体活化受体仪(PPARα)激动剂。贝特类药物通过激动 PPARα,调节靶基因 LPL 和载脂蛋白 AI 和载脂蛋白 AII 的表达,从而发挥降低血浆 TG 水平,提高 HDL-C 水平作用,并使小而致密的 LDL 颗粒转变为大而疏松的 LDL 颗粒,促进胆固醇的逆转运。贝特类药物可使 LDL-C 降低 20%,HDL-C 升高 5%~20%,TG 降低 25%~50%。非诺贝特还可显著降低餐后 TG 和富含 TG 的脂蛋白残粒水平 45%~70%,降低氧化脂肪酸 15%。贝特类药物可以有效降低 TG,升高 HDL-C,单用或与他汀联用可有效改善血脂异常患者的血脂谱。由于非诺贝特与他汀联合治疗具有良好的安全性,建议对 HTG 的心血管病高危患者在他汀基础上加用非诺贝特。以下情况需启动非诺贝特治疗:①TG≥5.6mmol/L 时,需立即启动非诺贝特治疗,预防急性胰腺炎;②LDL-C 已达标但 TG 仍≥2.3mmoL/L 的心血管疾病高风险患者(如糖尿病患者)的一级预防;③LDL-C 已达标但 TG 仍≥2.3mmoL/L 的 ASCVD 患者的二级预防。

(二)ω-3 脂肪酸

ω-3 脂肪酸在细胞膜的功能和稳定性中起着重要作用,是炎症介质(类花生酸类物质、前列腺素、保护素、分解素、白三烯)的前体。日本的开放性研究 JELIS 试验显示,与单纯使用他汀类药物相比,联合使用他汀类药物(普伐他汀 10mg 或辛伐他汀 5mg)与二十碳五烯酸(EPA,1.8g/d)可降低主要冠状动脉事件达 19%(P=0.01)。亚组分析显示,在 TG>150mg/dl 和 HDL-C<40mg/dl 的患者中,EPA 治疗可使冠状动脉疾病的发病率降低 53%[危险比(HR):0.47,P=0.043]。REDUCE-IT 研究进一步显示,在 8 179 例心血管风险高危和极高危患者接受了适当的他汀类药物治疗后,采用更高剂量的高纯度 EPA(4g/d)与安慰剂比较,1 年时 EPA 组患者的 TG 水平显著下降(19.3%),主要复合终点降低 25%(HR:0.75,$P<0.001$),包括心血管死亡的次要终点也相应减少。研究证明,对于 TG 升高的 ASCVD 高风险和极高风险患者,在他汀治疗上联合 EPA 可显著增加心血管获益,安全性好。但目前国内的 ω-3 脂肪酸均为保健品,尚无高纯度的 ω-3 脂肪酸类药物上市,低剂量 ω-3 脂肪酸的降脂作用弱,缺乏心血管保护的证据。目前多个高纯度 ω-3 脂肪酸制剂在国内进行临床注册研究,等待研究结果及批准上市。

（三）烟酸及其衍生物

烟酸类药物属于 B 族维生素,可降低 TG 水平,并升高 HDL-C。AIM-HIGH 和 HPS2-THRIVE 试验证明,尽管 TG 水平降低,但并未观察到烟酸联合他汀治疗的额外获益,且增加严重不良事件的风险。更有研究发现使用烟酸影响糖尿病患者血糖的控制,升高空腹血糖和糖化血红蛋白。据此,烟酸已淡出欧美市场。

（四）新型药物

国际上积极进行新型降 TG 药物研发,新型 PPAR 激活剂如 pemafibate 与 PPARα 具有高选择性和高亲和力,小剂量即可显著降低 TG 达 40%,期待未来的 PROMINENT 研究将为我们认识他汀基础上,对高 TG 患者联合降低 TG 药物 pemafibrate 是否可带来 MACE 风险下降提供新的证据。针对载脂蛋白 C-Ⅲ 的反义寡核苷酸 Volanesorsen 可大幅度降低 TG,APPROCH 研究显示,与对照组相比,干预 3 个月可使空腹 TG 降低 94%,并显著减少急性胰腺炎复发。这无疑为急性胰腺炎反复发作、TG 非常高的家族性或非家族性高乳糜微粒血症患者带来福音。此外,Ⅰ 期临床研究发现,血脂正常受试者中抗 ANGPTL3 单克隆抗体降低 TG 水平,从这个意义上来说,抗 ANGPTL3 单克隆抗体未来也有望成为降低 TG 的新药物。

综上所述,从病理生理机制、遗传学研究、流行病学研究均显示高甘油三酯血症是 ASCVD 的独立危险因素,而不仅仅是相关,但至今仍缺乏有力的干预研究结果确定高 TG 是 ASCVD 的致病性危险因素,还有待于更多临床干预研究的结果。至今 REDUCE IT 研究毕竟为我们重新认识 TG 与 ASCVD 的因果关系提供了一定的有益证据,对未来的干预研究,如 STRENGTH 和 PROMINENT 研究均值得期待,以进一步说明 HTG 与 ASCVD 的因果关系。

（王晓娜　叶平）

参 考 文 献

[1] 中国胆固醇教育计划委员会. 高甘油三酯血症及其心血管风险管理专家共识[J]. 中华心血管病杂志,2017,45(2):108-115.

[2] GRUNDY S M,STONE N J,BAILEY A L,et al. 2018 AHA/ ACC/ AACVPR/ AAPA/ ABC/ ACPM/ ADA/ AGS/ APhA/ ASPC/ NLA/ PCNA guideline on the management of blood cholesterol:a report of the American College of Cardiology/ American Heart Assocaition Task Force on Clinical Practice Guidelines [J]. Circulation,2019,139(25):e1187.

[3] VERGES B. Pathophysiology of diabetic dyslipidaemia:where are we? [J]. Diabetologia,2015,58(5):886-899.

[4] MILLER M,STONE N J,BALLANTYNE C,et al.Triglycerides and cardiovascular disease:a scientific statement from the American Heart Association [J]. Circulation,2011,123(20):2292-2333.

[5] 李剑虹,王丽敏,李镒冲,等. 2010 年我国成年人血脂异常流行特点[J].中华预防医学杂志,2012,46(5):414-418.

[6] PAN L,YANG Z,WU Y,et al. The prevalence,awareness,treatment and control of dyslipidemia among adults in China [J]. Atherosclerosis,2016,248:2-9.

[7] 诸骏仁,高润霖,赵水平,等. 中国成人血脂异常防治指南(2016 年修订版)[J].中国循环杂志,2016,31(10):937-953.

[8] PATEL A,BARZI F,JAMROZIK K,et al.Serum triglycerides as a risk factor for cardiovascular diseases in the Asia-Pacific region [J]. Circulation,2004,110(17):2678-2686.

[9] SARWAR N,DANESH J,EIRIKSDOTTIR G,et al. Triglycerides and the risk of coronary heart disease:10 158 incident cases among 262 525 participants in 29 Western prospective studies [J]. Circulation,2007,115(4):450-458.

[10] LIU J,ZENG F F,LIU Z M,et al.Effects of blood triglycerides on cardiovascular and all cause mortality:a systematic review and meta-analysis of 61 prospective studies [J]. Lipids Health Dis,2013,12:159.

[11] NORDESTGAARD B G,BENN M,SCHNOHR P,et al.Nonfasting triglycerides and risk of myocardial infarction,ischemic heart disease,and death in men and women [J]. JAMA,2007,298(3):299-308.

［12］ FREIBERG J J,TYBJAERG-HANSEN A,JENSEN J S,et al. Nonfasting triglycerides and risk of ischemic stroke in the general population［J］. JAMA,2008,300(18):2142-2152.

［13］ SONE H,TANAKA S,TANAKA S,et al. Serum Level of Triglycerides Is a Potent Risk Factor Comparable to LDL Cholesterol for Coronary Heart Disease in Japanese Patients with Type 2 Diabetes:Subanalysis of the Japan Diabetes Complications Study(JDCS)［J］. J Clin Endocrinol Metab,2011,96(11):3448.

［14］ KLEMPFNER R,EREZ A,SAGIT B Z,et al. Elevated Triglyceride Level Is Independently Associated With Increased All-Cause Mortality in Patients With Established Coronary Heart Disease［J］. Circ Cardiovasc Qual Outcomes,2016,9(2):100-108.

［15］ AN Y L,ZHANG P,WANG J P,et al. Hypertriglyceridemia Predicts Cardiovascular Events in Chinese Adults:23-Year Follow-up of DaQing Diabetes and IGT Study(DQDIS)［J］.Diabetes,2016,65(Suppl 1):A367.

［16］ LIU J,WANG W,WANG M,et al. Impact of diabetes,high triglycerides and low HDL cholesterol on risk for ischemic cardiovascular disease varies by LDL cholesterol level:A 15-year follow-up of the Chinese Multi-provincial Cohort Study［J］. Diabetes Res Clin Pract,2012,96(2):217-224.

［17］ FLEG J L,EVANS G W,MARGOLISK L,et al. Orthostatic hypotension in the ACCORD(Action to Control Cardiovascular Risk in Diabetes) blood pressure trial:prevalence,incidence,and prognostic significance［J］. Hypertension,2016,68(4):888-895.

［18］ MILLER M,CANNON C P,MURPHY S A,et al. Impact of Triglyceride Levels Beyond Low-Density Lipoprotein Cholesterol After Acute Coronary Syndrome in the PROVE IT-TIMI 22 Trial［J］. J Am Coll Cardiol,2008,51(7):724-730.

［19］ KASTELEIN J J,VANDER STEEG W A,HOLME I,et al.Lipids,apolipoproteins,and their ratios in relation to cardiovascular events with statin treatment［J］.Circulation,2008,1179(23):3002-3009.

［20］ SCHWARTZ G G,ABT M,BAO W,et al. Fasting Triglycerides Predict Recurrent Ischemic Events in Patients With Acute Coronary Syndrome Treated With Statins［J］. J Am Coll Cardiol,2015,65(21):2267-2275.

［21］ KLEMPFNER R,EREZ A,SAGIT B Z,et al. Elevated triglyceride level is independently associated with increased all-cause mortality in patients with established coronary heart disease twenty-two-year follow- up of the Bezafibrate Infarction Prevention Study and Registry［J］. Circ Cardiovasc Qual Outcomes,2016,9:100-108.

［22］ KEECH A,SIMES R J,BARTER P,et al. Effects of long-term fenofibrate therapy on cardiovascular events in 9 795 people with type 2 diabetes mellitus (the FIELD study):randomized controlled trial［J］. Lancet,2005,366:1849-1861.

［23］ SCOTT R,O'BRIEN R,FULCHER G,et al. Effects of fenofibrate treatment on cardiovascular disease risk in 9,795 individuals with type 2 diabetes and various components of the metabolic syndrome:the Fenofibrate Intervention and Event Lowering in Diabetes(FIELD)study［J］. Diabetes Care,2009,32:493-498.

［24］ SACKS F M,CAREY V J,FRUCHART J C. Combination lipid therapy in type 2 diabetes［J］. N Engl J Med,2010,363:692-694.

［25］ NORDESTGAARD B G,VARBO A. Triglycerides and cardiovascular disease［J］. Lancet,2014,384:626-635.

［26］ DO R,WILLER C J,SCHMIDT E M,et al. Common variants associated with plasma triglycerides and risk for coronary artery disease［J］. Nat Genet,2013,45(11):1345-1352.

［27］ JORGENSEN A B,FRIKKE-SCHMIDT R,NORDESTGAARD B C,et al.Loss-of -function mutations in APOC3 and risk of ischemic vascular disease［J］.N Engl J Med,2014,371(1):32-41.

［28］ DEWEY F E,GUSAROVA V,O'DUSHLAINE C,et al. Inactivating Variants in ANGPTL4 and Risk of Coronary Artery Disease［J］. N Engl J Med,2016,374(12):1123.

［29］ STITZIEL N O,STIRRUPS K E,MASCA N G D,et al. Coding Variation in ANGPTL4,LPL,and SVEP1 and the Risk of Coronary Disease［J］. N Engl J Med,2016,374(12):1134-1144.

［30］ ITO T,ARIMA H,FUJIYOSHI A,et al. Relationship between non-high-density lipoprotein cholesterol and the long-term mortality of cardiovascular diseases:NIPPON DATA 90［J］. Int J Cardiol,2016:S0167527316310324.

［31］ LIU J,SEMPOS C T,DONAHUE R P,et al. Non－High-Density Lipoprotein and Very-Low-Density Lipoprotein Cholesterol and Their Risk Predictive Values in Coronary Heart Disease［J］. Am J Cardiol,2006,98(10):1363-1368.

［32］ REN J,GRUNDY S M,LIU J,et al. Long-term coronary heart disease risk associated with very-low-density lipoprotein cholesterol in Chinese:The results of a 15-Year Chinese Multi-Provincial Cohort Study(CMCS)［J］. Atherosclerosis,2010,211(1):327-332.

类似家族性高胆固醇血症1例

患儿男,6岁,因膝盖黄色瘤就诊于首都医科大学附属北京安贞医院动脉硬化门诊。患儿父母在其5岁时发现膝盖皮肤结节状黄色瘤,平素饮食结构正常。其父母身体健康,无家族遗传性疾病。既往高脂血症病史8个月,否认肝、肾、甲状腺功能异常。心电图和超声心动图未见异常。体格检查示患儿身高体重与同龄儿童相仿,两侧膝盖有明显凸起于皮肤表面的黄色瘤,余部位未见异常。实验室检查示TC 14.65mmol/L、LDL-C 10.44mmol/L、TG 0.9mmol/L、HDL-C 1.82mmol/L,根据我国纯合子家族性高胆固醇血症(homozygous familial hypercholesterolemia,HoFH)诊断标准初步诊断为HoFH。

进一步检查家系成员,患儿父亲血脂结果为TC 4.57mmol/L、TG 3.01mmol/L、HDL-C 1.0mmol/L、LDL-C 2.66mmol/L;母亲TC 4.89mmol/L、TG 0.87mmol/L、HDL-C 1.36mmol/L、LDL-C 3.24mmol/L,均在正常范围。患者父母LDL-C水平正常,患儿LDL-C显著升高,提示该疾病为隐性遗传。在FH样表型的隐性遗传疾病中,ABCG5/G8基因突变引起的植物固醇血症最为常见,因此高度怀疑患者是植物固醇血症。

参考植物固醇血症患者植物固醇(菜油固醇,豆固醇,谷固醇)水平较正常人明显升高的临床特点,使用气相色谱检测患者及其父母植物固醇水平,发现患者植物固醇水平较正常值显著升高,其父母菜油固醇水平较正常值轻度增高,豆固醇和谷固醇水平正常(表1)。

表1 患者及其家系成员植物固醇

	先证者(mg/L)	父亲(mg/L)	母亲(mg/L)	参考值(mg/L)
菜油固醇	178.52	18.19	12.19	0.1~10.0
豆固醇	30.63	0.65	0.71	1.0~8.5
谷固醇	73.94	2.9	1.6	1.0~15.0

为进一步确诊,收集患者及其家系外周血并提取DNA,在排除LDLR、ApoB100、PCSK9等致病突变后,结果发现患者ABCG5基因7号内含子存在c.904+1G>A纯合突变,确诊患者是一例植物固醇血症患者,一代测序验证突变分别来自患者父母(图1,彩图见二维码5)。此突变目前尚未在OMIM数据库收录。

建议患者饮食控制性治疗加依折麦布5mg qd,1个月后复查血脂TC 4.33mmol/L、LDL-C 2.98mmol/L、TG 0.46mmol/L、HDL-C 1.36mmol/L。长期随访,患者的LDL-C和TC水平控制在正常范围内(图2,彩图见二维码6),但是植物固醇水平通过饮食控制和药物治疗后依旧明显高于正常水平(表2,彩图见二维码6)。并且随着患者胆固醇水平恢复正常,患者黄色瘤也出现了明显的消退(图3,彩图见二维码7)。

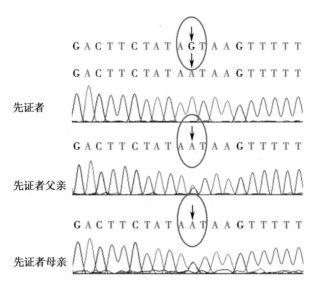

图1 患者及家系成员一代测序验证图谱

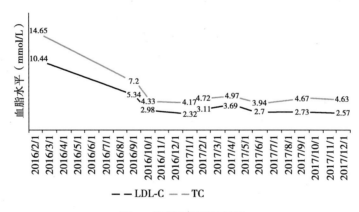

图2 患者血脂随访结果

表2 患者植物固醇水平随访

日期	谷固醇（μmol/L）	豆固醇（μmol/L）	菜油固醇（μmol/L）
2016/7/26	73.94	30.63	178.52
2017/9/17	358.69	25.89	176.35
2018/7/15	339.28	34.35	134.46

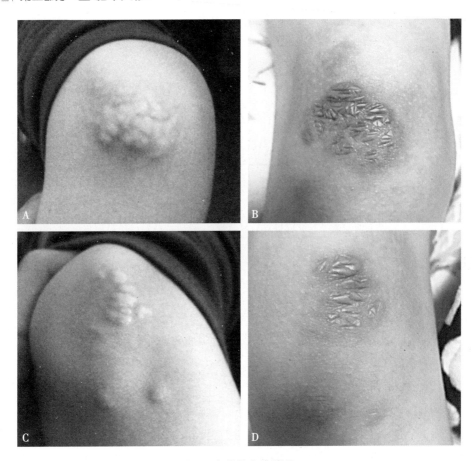

图3　患者黄色瘤消退

A、C. 为患者初次就诊治疗前黄色瘤图片；B、D. 为患者治疗 21 个月后随访黄色瘤图片，随着患者血脂水平下降，黄色瘤也出现了明显的消退

讨　　论

我们收治了一例酷似纯合子 FH 的植物固醇血症患者，临床表现为极高水平的 TC 和 LDL-C、皮肤黄色瘤。饮食控制性治疗和依折麦布药物治疗可以使 TC 和 LDL-C 恢复到正常水平，伴随血脂水平恢复正常黄色瘤也出现明显消退。

家族性高胆固醇血症是常染色体显性遗传代谢性疾病[1]，植物固醇是常染色体隐性遗传疾病，两者临床均会表现出极高水平的 LDL-C 及多部位黄色瘤，我们课题组前期也遇到一例由于临床特点极为相似而被误诊的病例[2]。由于两者遗传方式不同，家族史可协助鉴别诊断植物固醇血症与 FH。同时，因为植物固醇血症患者通过饮食控制和胆固醇吸收抑制剂可以显著降低血浆胆固醇水平，因此可根据患者对饮食控制的反应辅助鉴别诊断。日常饮食每天摄取 150~450mg 植物固醇，正常人只吸收 5%，纯合子植物固醇血症患者由于 ABCG5/G8 基因编码的 ATP 结合盒突变，植物固醇吸收率高达 50%~60%，导致血浆植物固醇比正常人升高 50~200 倍[3]，其中谷固醇在饮食中含量最高，在植物固醇血症患者中升高最明显，杂合子患者血浆甾醇吸收轻度增高，但是其血浆胆固醇水平通常正常，仅植物甾醇轻度升高[4]。普通检测方法无法区分胆固醇和植物固醇，因此主要依靠气相色谱或液相色谱检测植物固醇水平。纯合子植物固醇患者由于血浆植物固醇水平极高,导致其在红细胞膜沉积,改变红细胞膜通透性,产生口型红细胞,引起溶血性贫血。血涂片还可见有巨大血小板,最近 Kanaji 等人已经确定与植物固醇血症相关的出血异常和巨大血小板症是由于直接植物甾醇进入血小板膜,导致血小板超活化,αⅡbβ3 表面表达减少,GPⅠba-FlnA 连锁功能丧失,影响微粒形成,最终导致止血功能变差[5]。有文章报道过因溶血性贫血脾脏功能亢进切除脾脏患者,所以植物固醇患者除注意血脂水平外,还需要注意血液方面问题。

目前关于植物固醇血症患者全球仅 100 余例报道[6],但其发病率其实不低,在犹他州脂质中心的一项实验中发现,随着 LDL-C 升高,植物固醇含量跟着升高,以谷固醇 >15mg/L 为植物固醇血症诊断标准,在 LDL-C≥190mg/L 组,植物固醇血症患病率高达 0.334%[7]。报道极少的重要原因是缺乏对植物固醇血症导致心血管疾病风险的认识,早先有文献综述植物固醇血症在心血管疾病进展中发挥着重要作用[8]。一些植物固醇血症的患者发展为早发性动脉粥样硬化导致较小年龄发生心源性猝死,甚至有报道[9]5 岁植物固醇血症女孩即出现颈动脉内膜增厚现象,提示植物固醇血症患者早期既有心血管疾病风险,需要尽早开展基因筛查和干预治疗。植物甾醇占谷甾醇血症患者总血浆甾醇的 15%~20%,并可以由 LDL-C 和极低密度脂蛋白颗粒运输。植物固醇血症患者通过饮食控制可以控制 LDL-C 水平,但是植物固醇水平通过饮食控制和药物治疗很难恢复到正常水平,且常规血脂化验难以区分植物固醇和胆固醇,因此我们可能忽略了许多植物固醇血症患者,日本动脉粥样硬化协会正在研究正常人群的植物固醇水平和植物固醇血症患者的患病率,并希望在不久的将来植物固醇可以成为常规检查项目[10]。为了防止由于患者 LDL-C 水平恢复正常,从而忽略植物固醇过高导致的动脉硬化心血管疾病造成的危害,正确诊断十分重要,并且要进行冠状动脉及心血管事件随访。

早期国际上即有文献报道,依折麦布治疗植物固醇血症是安全有效的,不仅可以降低患者 LDL-C 及植物固醇水平,而且可以改善贫血并增加血小板数量[11]。植物固醇血症与纯合子家族性高胆固醇血症因为临床特点极为相似但治疗和预后不同,必须鉴别区分,尽早采用正确的治疗对于预后至关重要。植物固醇血症患者相较于 HoFH 患者治疗效果较好,仅用饮食控制性治疗加依折麦布药物治疗即可使胆固醇水平得到很好的控制,早期确诊可以避免过度医疗,并减轻患者及其家庭成员心理压力。

(温文慧 吴月 匡泽民 王绿娅)

参 考 文 献

[1] LOZANO P, HENRIKSON N B, DUNN J, et al. Lipid Screening in Childhood and Adolescence for Detection of Familial Hypercholesterolemia: Evidence Report and Systematic Review for the US Preventive Services Task Force [J]. JAMA, 2016, 316(6): 645-655.

[2] WANG W, JIANG L, CHEN P P, et al. A case of sitosterolemia misdiagnosed as familial hypercholesterolemia: A 4-year follow-up [J]. J Clin Lipidol, 2018, 12(1): 236-239.

[3] BERGE K E, TIAN H, GRAF G A, et al. Accumulation of dietary cholesterol in sitosterolemia caused by mutations in adjacent ABC transporters [J]. Science, 2000, 290(5497): 1771-1775.

[4] MYRIE S B, MYMIN D, TRIGGS-RAINE B, et al. Serum lipids, plant sterols, and cholesterol kinetic responses to plant sterol supplementation in phytosterolemia heterozygotes and control individuals [J]. Am J Clin Nutr, 2012, 95(4): 837-844.

[5] KANAJI T, KANAJI S, MONTGOMERY R R, et al. Platelet hyperreactivity explains the bleeding abnormality and macrothrombocytopenia in a murine model of sitosterolemia [J]. Blood, 2013, 122(15): 2732-2742.

［6］COLIMA F A G,GONZÁLEZ G J R,WONG L M L E,et al. Two novel mutations in the ABCG5 gene,c.144 -1G>A and c.1523 delC,in a Mexican family with sitosterolemia［J］. J Clin Lipidol,2016,10(1):204-208.

［7］BRINTON E A,HOPKINS P N,HEGELE R A,et al. The association between hypercholesterolemia and sitosterolemia,and report of a sitosterolemia kindred［J］. J Clin Lipidol,2018,12(1):152-161 .

［8］温文慧,王仲华,王绿娅,等.植物固醇血症致动脉粥样硬化作用研究进展[J].中国动脉硬化杂志,2018,26(12): 1285-1290.

［9］YAGASAKI H,NAKANE T,TODA T,et al. Carotid intima media thickness in a girl with sitosterolemia carrying a homozygous mutation in the ABCG5 gene［J］. J Pediatr Endocrinol Metab,2017,30(9):1007-1011.

［10］TADA H,NOHARA A,INAZU A,et al. Sitosterolemia,Hypercholesterolemia,and Coronary Artery Disease［J］. J Atheroscler Thromb,2018,25(9):783-789.

［11］OTHMAN R A,MYRIE S B,MYMIN D,et al. Ezetimibe reduces plant sterol accumulation and favorably increases platelet count in sitosterolemia［J］. J Pediatr,2015,166(1):125-131.

Alirocumab 失效而 Evolocumab 有效冠心病患者 1 例

患者男性,50 岁。

主诉:突发胸闷 1 天,于 2017 年 8 月 1 号急诊入院。

现病史:入院前 1 天,患者剧烈运动及饮酒后突发胸闷,伴出冷汗、头痛、恶心,立即平卧休息,症状无缓解,自行至我院急诊,当时急查肌钙蛋白、BNP、头颅 CT 均正常,心电图正常,入院当天复查心电图提示 Ⅱ、Ⅲ、avF、V7~V9 导联 ST 段抬高,肌钙蛋白升高如 TnT 1.02ng/ml,TnI 21ng/ml,CK-MB 145.5U/L,ALT 92U/L,诊断"冠心病,急性下壁、后壁心肌梗死",予替格瑞洛 180mg、阿司匹林 300mg、阿托伐他汀 20mg 口服后,急诊冠脉造影提示:LAD 开口狭窄 40%×10mm,中段肌桥,收缩期狭窄 70%×20mm,血流 TIMI 3 级;LCX 开口狭窄 30%×10mm,血流 TIMI 3 级;RCA 开口完全闭塞,血流 TIMI 0 级。对罪犯血管 RCA 行血栓抽吸和 PTCA 术,术后收入 CCU。

既往史:2000 年行胆囊切除术,无高血压、糖尿病、高血脂病史,无冠心病家族史,长期饮酒史,最多饮白酒 150g/d,不吸烟。

体格检查:体温 36.3℃,脉搏 68 次 /min,呼吸 19 次 /min,血压 106/75mmHg。平卧位,呼吸平顺,无贫血貌,皮肤和巩膜无黄染,颈静脉无怒张,双肺呼吸音清,未闻及干湿啰音,心界不大,心率 68 次 /min,律齐,心音有力,各瓣膜听诊区未闻及杂音,未闻及心包摩擦音,腹部无压痛和反跳痛,肝脾肋下未触及,肠鸣音正常,双下肢无凹陷性水肿。

入院时部分化验结果:①血常规:WBC15.6×10⁹/L,中性粒细胞 13.4×10⁹/L;②生化指标:TG 0.95mmol/L,LDL-C 2.32mmol/L,ALT 101U/L,GLU 7.43mmol/L(随机血糖),血钾 3.42mmol/L,肾功能正常。

初步诊断:冠心病,急性下壁、后壁心肌梗死 心功能Ⅰ级(Killip 分级)。

诊治思路:依据患者临床症状、心电图和心肌标记物结果,结合冠脉造影结果,"冠心病,急性下壁、后壁心肌梗死"诊断明确,入院后急诊对罪犯血管 RCA 行血栓抽吸和 PTCA 治疗,血流 TIMI 3 级,无残余狭窄。后入住 CCU,继续予依诺肝素抗凝治疗,阿司匹林和替格瑞洛双联抗血小板,美托洛尔缓释片和培哚普利口服,瑞舒伐他汀 20mg 调脂治疗。患者病情稳定,无胸闷胸痛发作,于 8 月 10 号复查冠脉造影提示左冠脉病变同前,RCA 近段和中段各有一狭窄 30%×10mm,血流 TIMI3 级。继续药物治疗,于 8 月 10 号出院。门诊随诊。

随访情况:患者出院后继续给予冠心病二级预防规范化治疗,出院 1 个月复查发现 ALT 升高至 255U/L,追问病史患者 2000 年因胆囊结石行手术治疗,1 年后出现恶心、呕吐伴明显黄疸,诊断为梗阻性黄疸,ALT 和 γ-GT 升高,经过内镜解痉治疗后,黄疸消失,ALT 长期升高,具体诊断不详,可疑自身免疫性肝炎。停用他汀药物,1 个月后再复查 ALT 降至 96U/L,改用依折麦布 10mg、每日 1 次和 Alirocumab 75mg、每 2 周 1 次,定期复查 ALT 在 76~138U/L 之间,约 10 个月后发现 LDL 由最低时 0.91mmol/L 升高到 2.02mmol/L,并维持该水平约半年,至 2019 年 2 月 LDL-C 升高至 2.53mmol/L,给予 Alirocumab 加量至 150mg,每 2 周 1 次,于 2019 年 4 月换用 Evolocumab 140mg、每 2 周 1 次,2 个月后复查 LDL-C 降至 1.08mmol/L,ALT 94U/L,目前患者仍在治疗观察中。目前用药:阿司匹林 100mg,每日 1 次;美托洛尔缓释片 47.5mg,每日 2 次;依折麦布 10mg,每日 1 次;Evolocumab 140mg,皮下注射,每 2 周 1 次。

　　分析该患者 LDL-C 水平的变化,我们考虑该患者应用 Alirocumab 半年后可能产生抗药性,换用依洛尤单抗注射液后,仍可以有良好的降脂效果,而且对肝脏有较好的安全性。患者调脂药物调整情况,LDL-C 水平以及 ALT 变化曲线见图 1(彩图见二维码 8)。

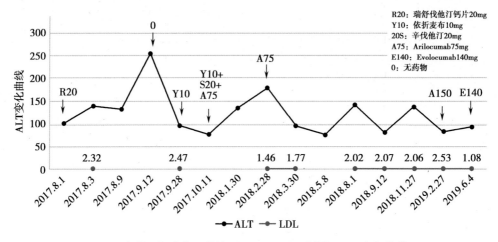

图 1　患者调脂药物调整情况,LDL-C 水平以及 ALT 变化曲线

　　目前冠心病患者人群庞大,其中同时合并肝病或者肝功能异常的患者也较多,对于这些患者的调脂治疗,他汀类药物和依折麦布显然是不合适的,而 PCSK9 抑制剂作为降脂靶点药物,与 PCSK9 高度结合来抑制 PCSK9 的活性,阻止 PCSK9 蛋白与肝脏表面的 LDL-R 结合,使肝细胞表面的 LDL-C 受体升高,从而能更多地与血浆中的 LDL-C 结合转运至溶酶体降解,降低 LDL-C 水平[1,2],降脂能力与他汀类药物相当,少数携带 PCSK9 双拷贝变异的患者有显示 LDL-C 水平降至 14mg。此外,PCSK9 抑制剂还可以抑制 NF-κB 通道,从而减少血栓、炎症、血管内皮细胞激活等急性冠状动脉综合征风险[3]。同时,该药不经肝脏代谢,药物相互作用少,可作为与他汀联用或因人种、不良反应、药物相互作用等因素不耐受他汀治疗的替代疗法。Alirocumab 是一种全人源 IgG1 型单克隆抗体,而 Evolocumab 是一种全人源 IgG2 型单克隆抗体,均是目前上市的 PCSK9 抑制剂。在该例患者应用 Alirocumab 过程中出现从有效到失效的现象,提示我们要注意抗药性的可能,换用 Evolocumab 后患者 LDL-C 明显降低。在 OSLER-1 和 OSLER-2 分析中,虽然 0.3% 的 Evolocumab 接受者和单独接受标准治疗的患者中检测到新的 Evolocumab 结合抗体,但 Evolocumab 结合抗体是瞬时的,暂未发现 Evolocumab 耐药现象,更多评估需长时间临床观察[4]。在另一项研究中,Evolocumab 用药一年未检测到有中和性抗药物抗体[5]。而且有证据显示 Evolocumab 在轻度或中度肝损伤患者中,无需调整剂量[6]。也提示了药物的肝脏安全性。在 Evolocumab 的 FOURIER 研究和 Alirocumab 的 ODYSSEY OUTCOME 研究中均提示药物在降低 LDL-C 的同时,对 ASCVD 患者有显著改善预后的作用。随着临床经验和数据的丰富,相信 PCSK9 抑制剂可以为广大的

ASCVD 患者带来更好的治疗效果。

（曲环 吴淳）

参 考 文 献

[1] STEIN E A,WASSERMAN S M,DIAS C,et al.AMG-145 [J].Drugs Future,2013,48(7):451-459.

[2] DIAS C S,SHAYWITZ A J,WASSERMAN S M,et al.Effects of AMG 145 on low-density lipoprotein cholesterol levels:results from 2 randomized,double-blind,placebocontrolled,ascending-dose phase 1 studies in healthy volunteers and hypercholesterolemic subjects on statins [J]. J Am Coll Cardiol,2012,60(19):1888-1898.

[3] NAVARESE E P,KOLODZIEJCZAK M,KEREIAKES D J,et al.Proprotein convertase subtilisin/kexin type 9 monoclonal antibodies for acute coronary syndrome:a narrative review [J].Ann Intern Med,2016,164(9):600-607.

[4] SABATINE M S,GIUGLIANO R P,WIVIOTT S D,et al.Efficacy and safety of evolocumab in reducing lipids and cardiovascular events [J]. N Engl J Med,2015,372(16):1500-1509.

[5] PETER P,OLIVIER D,JACQUES G,et al. Pooled Safety Analysis of Evolocumab in Over 6 000 Patients From Double-Blind and Open-Label Extension Studies [J] Circulation,2017,135:1819-1831.

[6] EMERY M G,GIBBS J P,SLATTER J G,et al. Evolocumab pharmacokinetics and its effects on LDL-C and PCSK9 lowering in subjects with mild or moderate hepatic impairment [abstract no.PII-034] [J].Clin Pharmacol Ther,2015,97 Suppl 1:S69.

血浆置换治疗家族性高胆固醇血症黄色瘤逆转1例

一、病 史 摘 要

(一) 主诉、病史及家族史

患者女性,29岁,以"皮肤改变27年,活动时气短1年半、加重2个月"为主诉。患者2岁时发现手腕处皮肤出现黄褐色结节,突出皮面,当地医院诊断为"黄色瘤"。7岁时曾行激光治疗皮肤结节,但不久之后再发。后上述皮肤改变加重,结节逐渐增大,且双膝关节、肘关节、臀部皮肤亦逐渐出现上述结节。12岁时查血脂水平显著升高(具体不详)。15岁逐渐出现眼周黄褐色结节。1年半前出现活动时气短,休息数分钟可缓解。2个月前活动后气短加重、发作频繁,步行500m即可诱发。当地医院行冠脉CTA示:三支冠状动脉不同程度狭窄,主动脉粥样硬化改变。查血脂示:甘油三酯(TG)0.95mmol/L,总胆固醇(TC)13.69mmol/L,高密度脂蛋白胆固醇(HDL-C)2.86mmol/L,低密度脂蛋白胆固醇(LDL-C)9.57mmol/L。予阿司匹林、氯吡格雷、瑞舒伐他汀及曲美他嗪口服,症状有所改善,但服药1个月后胆固醇水平无明显降低(TC 13.93mmol/L,LDL-C 10.6mmol/L)。否认服用避孕药等其他药物。父亲查血脂均显示胆固醇升高。

(二) 体格检查

血压120/60mmHg,BMI 26.5kg/m^2。眼睑部、双膝关节、肘关节、臀部、腕部、手指、足跟腱部、足趾等部位可见散在多发皮肤结节、质韧(图1,彩图见二维码9)。心脏浊音界正常,心率83次/min,律齐,未闻及心脏杂音。双下肢未见水肿。

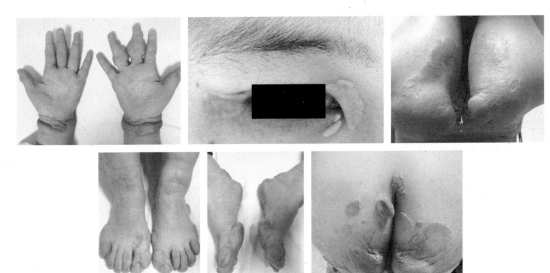

图1 多发皮肤黄色瘤

234

（三）辅助检查

血生化：TC 13.38mmol/L，HDL-C 0.92mmol/L，LDL-C 11.16mmol/L；血常规：轻度贫血，血红蛋白水平 104g/L，血细胞比容 0.327；血糖、肝肾功能、甲状腺功能均正常；尿蛋白阴性。心电图、胸片未见异常；超声心动图：左心房内径 35mm，左心室舒张末期内径 42mm，左心室射血分数（LVEF）64%，主动脉根部斑块形成。

（四）初步诊断

家族性高胆固醇血症；冠状动脉粥样硬化性心脏病，劳力型心绞痛；黄色瘤。

二、诊治思路

（一）病例特点

1. 青年女性，2 岁时皮肤出现黄色瘤。
2. 典型劳力心绞痛 1 年半，加重 2 个月。
3. 查体可见全身皮肤、肌腱等部位多发黄色瘤。
4. TC 和 LDL-C 显著升高，服用他汀 1 个月后 LDL-C 未见下降。
5. 冠脉 CTA 示：三支冠状动脉不同程度狭窄，主动脉粥样硬化改变。
6. 超声心动图提示：主动脉根部斑块形成。
7. 父亲胆固醇水平升高。
8. 否认其他疾病史、否认服用激素类药物史。
9. 甲状腺功能正常、肾功能正常、尿蛋白阴性。

（二）诊断依据与鉴别诊断

结合上述病史特点、查体和辅助检查结果、家族史等，考虑诊断：家族性高胆固醇血症（FH）；冠状动脉粥样硬化性心脏病，劳力型心绞痛；黄色瘤。依据 2014 年欧洲纯合子型家族性高胆固醇血症（HoFH）诊治指南[1]，未治疗 LDL-C≥13mmol/L，同时存在 10 岁前发生的皮肤肌腱黄色瘤者诊断为 HoFH。本例患者未治疗 LDL-C 接近 13mmol/L，2 岁即发生皮肤黄色瘤，很可能为 HoFH。

鉴别诊断：①继发性高胆固醇血症：甲状腺功能减退、肾病综合征及激素类药物等因素可导致继发性高胆固醇血症，但去除病因或停药后血脂可恢复正常、降脂药物效果好[2,3]；本例均不符合。②植物固醇血症：也可表现为 LDL-C 显著升高伴早发动脉粥样硬化性心血管疾病（ASCVD），但家族史阴性，本例家族史明确、不符合。

（三）诊治策略和诊治经过

1. **联合调脂及冠心病二级预防治疗** FH 患者需强化、联合调脂治疗，他汀类药物联合胆固醇吸收抑制剂依折麦布是联合治疗的首选推荐，患者口服药物调整为：瑞舒伐他汀 20mg 每晚 1 次 + 依折麦布 10mg 每日 1 次 + 普罗布考 0.5g 每日 2 次，并继续予以阿司匹林、氯吡格雷、曲美他嗪、单硝酸异山梨酯、美托洛尔缓释片等治疗。

2. **开展家系级联筛查** 对患者的一级亲属进行家族级联筛查，家系图如图 2 所示。

3. **致病基因检测** 低密度脂蛋白受体（LDLR）基因双杂合致病性突变。

4. **冠状动脉造影检查和血管重建治疗** 冠脉造影结果显示：左冠状动脉左主干开口处斑块；左冠状动脉前降支近端近段 90% 狭窄，中段 90% 狭窄；左冠状动脉回旋支中段 90% 狭窄；右冠状动脉近端开口处 90% 狭窄，中端 100% 狭窄。经心外科医生会诊，择期行冠状动脉旁路移植术。

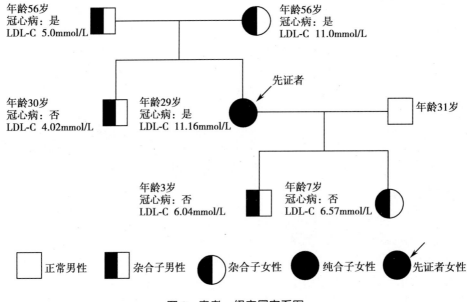

图 2　患者一级亲属家系图

　　5. 血浆置换(血液净化)治疗　纯合表型的 HoFH 患者通常对多种降脂药物反应很差,应考虑联合血液净化治疗。血液净化主要用于 HoFH 患者,对伴有冠心病的高危杂合子型(复杂杂合、双杂合)家族性高胆固醇血症(HeFH)患者,或对他汀类药物不耐受,或药物治疗下 LDL-C 仍较高的 HeFH 患者也可以采用[2,3]。

　　本例 FH 患者为纯合表型,基因检测显示为 LDLR 双杂合基因突变,降脂药物效果差,并伴有严重冠脉病变,遂采取血液净化治疗。治疗前充分评估患者病情稳定程度和用药情况,记录心电图、血常规、生化指标、凝血功能、免疫球蛋白、冠脉造影、患者容量和进食情况等,采用 Plasauto 血液净化装置治疗。治疗时采用双重滤过血浆置换方式,经双侧肘正中静脉置入动静脉穿刺针(17G);根据体重和 HCT 计算置换血浆量为 4L,设置血流速为 90ml/min,分离流量 25%,弃液流量和补液流量 5%,加温 37℃。肝素抗凝首次剂量 20mg 血浆分离器前注入,维持量 5mg/h;正确预防和处理引流不畅、血浆分离器跨膜压或血浆成分分离器跨膜压升高等问题;总治疗时间为 123 分钟。治疗结束后,嘱患者卧床 30 分钟再活动,预防低血压发生,拔除双腔透析导管,肘正中静脉穿刺局部加压止血 15 分钟。血液净化后继续饮食和强化调脂药物治疗。经上述处理,患者顺利完成首次血液净化治疗。

　　患者入院、血液净化治疗当日、治疗后第 1 日、第 3 日、第 7 日及第 30 日血脂谱变化如图 3(彩图见二维码 10)所示。可见血液净化降脂疗效确切、显著,净化次日 LDL-C 降幅达 71.46%,1 周时有所回升、但 LDL-C 降幅仍有 30.94%,30 天时 LDL-C 降幅仍维持在 24.46%。

　　6. 出院指导　建议患者限制饱和脂肪酸摄入、适当摄入植物甾醇 / 甾烷醇酯以及可溶性纤维增加;持续瑞舒伐他汀 + 依折麦布 + 普罗布考联合降脂药物治疗,定期复查血脂、肝功能和肌酶水平,建议至少每月行血液净化治疗 1 次;建立患者及其家属健康档案,定期随访,评价生理和心理状态、治疗依从性和生活质量等。

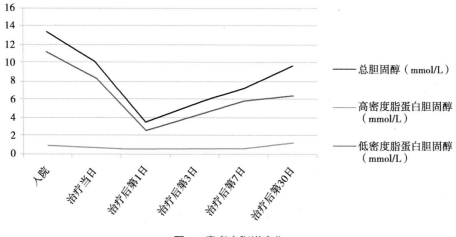

图3 患者血脂谱变化

三、随 访 情 况

患者在坚持药物治疗的基础上,间断来我院行血液净化治疗;血脂谱变化维持在 TC 2.95~8.35mmol/L,LDL-C 2.33~7.50mmol/L;出院 1 年后行冠脉 CTA 示:前降支桥血管及钝缘支搭桥血管通畅,左主干未见有意义狭窄;2 年后患者皮肤黄色瘤消退明显(图 4,彩图见二维码 11)。

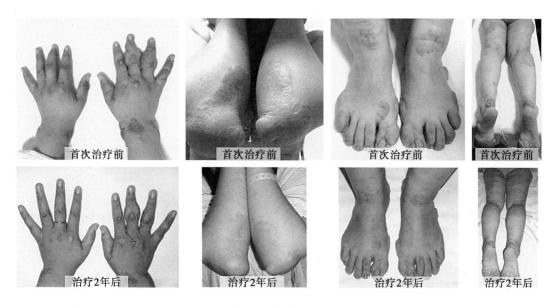

图4 患者皮肤黄色瘤消退明显

四、知 识 拓 展

家族性高胆固醇血症(FH)是以血浆 TC 和 LDL-C 异常升高、外周组织黄色瘤、动脉粥样硬化甚至早发冠心病为特征的常染色体遗传病。目前公认的 FH 致病基因有 4 个:低密度脂蛋白受体(LDLR)、载脂蛋白 B(ApoB)、前蛋白转换酶枯草溶菌素 9(PCSK9)和低密度脂蛋白受体衔接蛋白 1(LDLRAP1)基因[4]。FH 按基因型可分为杂合子、纯合子、复合杂合子和双重杂合子 4 种类型,而后三者的临床表型均可呈纯合表型。据欧洲大型队列研究数据显示,HeFH 发病率为 1/250~1/200,HoFH 发病率为 1/30 万~1/16 万。

由于 FH 患者从出生就处于高 LDL-C 水平暴露状态,所以 ASCVD 风险明显增高。HoFH 全身动脉粥样硬化发生早,进展快,可在儿童及青年期发生心绞痛或心肌梗死,并于 20~30 岁之前死亡。未经治疗的 HeFH 早发冠心病风险亦显著高于正常人,颈动脉内中膜增厚及冠状动脉钙化也十分常见[2,3]。因此,早期诊断、早期干预是减少 FH 相关的 ASCVD 死亡率的重要策略[4]。FH 降脂治疗 LDL-C 目标:合并 ASCVD 者 <1.8mmol/L;不合并 ASCVD 者 <2.6mmol/L;儿童 <3.4mmol/L;若难以达到上述目标值,建议至少将 LDL-C 降低 50%[3]。

FH 的降脂治疗策略主要包括生活方式和饮食控制、药物治疗、血液净化以及肝脏移植等。他汀类药物为首选药物,建议使用最大耐受剂量的强效他汀;依折麦布是联合治疗的首选推荐;对经上述治疗仍不达标者建议加用 PCSK9 抑制剂[3,5]。而对于 HoFH、患有冠心病且药物疗效欠佳的 HeFH、妊娠期女性等应考虑血液净化。定期血液净化是 FH 患者控制 LDL-C 水平的有效方式,其原理是通过将患者的血液引出体外,经过血浆分离器将血浆和血细胞分开,通过滤过膜将血浆中过多的 LDL 清除,然后将血细胞与滤过的血浆回输至患者体内。一般指南建议每 1~2 周接受 1 次净化。血液净化治疗的不良事件主要包括血流量不足、溶血、滤器堵塞、低血压、穿刺局部出血或感染、过敏反应、血浆丢失等[6],可经有效预防和及时缓解,安全性良好。长期血液净化治疗与调脂药物联用可以有效降低患者 LDL-C 水平(一般降幅达 60%~70% 以上)[4,6],延缓 ASCVD 进展,减少心血管事件,促使黄色瘤消退,具有良好的效果。但因该治疗需要专业医护团队操作、治疗费用较昂贵并且需长期进行,其临床应用受到一定限制。

(刘庚　贾翠娜)

参 考 文 献

[1] CUCHEL M,BRUCKERT E,GINSBERG H N,et al. Homozygous familial hypercholesterolaemia:new insight sand guidance for clinicians to improved etection and clinical management. A position paper from the Consensus Panel on Familial Hypercholesterolaemia of the European Atherosclerosis Society[J]. Eur Heart J,2014,35(32):2146-2157.

[2] 葛怡兰,刘佳敏,高岩,等.中国家族性高胆醇血症诊疗现状[J].中国动脉硬化杂志,2018,26(8):851-857.

[3] 中华医学会心血管病学分会动脉粥样硬化及冠心病学组中华心血管病杂志编辑委员会.家族性高胆固醇血症筛查与诊治中国专家共识[J].中华心血管病杂志,2018,46(2):99-103.

[4] 朱成刚,刘庚,吴娜琼,等.血液净化治疗在家族性高胆固醇血症患者中的应用[J].中国循环杂志,2016,31(12):1175-1178.

[5] 陈盼盼,江龙,王伟,等.重症家族性高胆固醇血症患者的诊断及临床管理[J].中华心血管病杂志,2017,45(3):247-249.

[6] 野入英式,花房规男.血液净化疗法手册[M].北京:科学技术出版社,2013,5:136-142.

严重高甘油三酯血症所致丘疹性黄色瘤 1 例

病史摘要

患者男性,30 岁,因发现全身多处皮疹 1 年入院。患者 1 年前开始出现四肢与腰背部等处皮肤小米粒大小的黄色丘疹,质硬、无痛、不痒,不易破损。此后皮疹逐渐增大、增多,部分有融合成簇(图 1,彩图见二维码 12),于当地医院反复就诊治疗无效,遂来皮肤科门诊就诊,行皮肤活检示:真皮上部可见泡沫样细胞呈结节状或散在分布,血管周围及间质中可见散在淋巴细胞(图 2,彩图见二维码 13)。完善血脂及肝功能检查:总甘油三酯(TG)67.6mmol/L,总胆固醇(TC)20.72mmol/L,低密度脂蛋白胆固醇(LDL-C)10.3mmol/L,高密度脂蛋白胆固醇(HDL-C)1.10mmol/L。谷丙转氨酶(ALT)49.9U/L,谷草转氨酶(AST)48.7U/L。当时考虑诊断黄色瘤、高脂血症,为寻找病因及治疗转诊至心内科。既往体健,无气促、胸痛、腹痛等。否认胰腺炎、痛风病史。否认长期服药史。个人史:大量饮酒(每日摄入酒精 >100g × 10 年)。习惯每晚吃夜宵。家族史:父母健在。有 1 兄,体健;否认家族成员有类似皮疹表现,否认早发冠心病家族史。

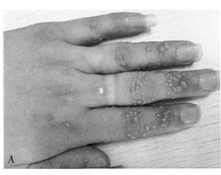
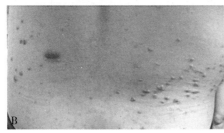
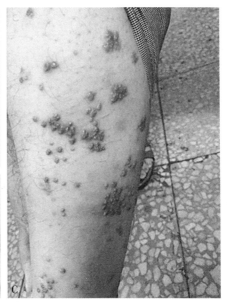

图 1　患者初次就诊时皮疹情况
A. 手背;B. 腰背部;C. 小腿

239

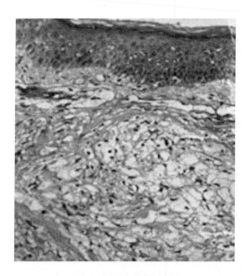

图 2　皮损病理活检

体 格 检 查

血压 120/80mmHg,脉搏 75 次 /min。体重 90kg,身高 1.83m,BMI 27kg/m²,腰围 100cm。双手背掌指关节伸侧、小腿及腰背部可见多个粟粒样大小黄红色丘疹,表面光滑,中央呈淡黄色,质硬,无压痛,部分有融合成簇。其余查体未见异常。

辅 助 检 查

血糖、肝 / 肾功能、尿酸、甲状腺功能均正常。

初 步 诊 断

皮肤黄色瘤、混合型高脂血症。

诊 治 思 路

1. 病例特点

(1)青年男性,全身皮疹病史 1 年。

(2)皮疹特点:双手背、小腿与腰背部粟粒样黄色丘疹,质硬,不易挠破,不痛不痒,部分可融合成簇。

(3)肥胖、大量饮酒、不良饮食习惯,无糖尿病、甲状腺功能减退、痛风、胰腺炎,无长期用药史。

(4)血脂检查示严重高脂血症(混合型,TG 升高为主);皮肤活检示黄色瘤。

2. 鉴别诊断

(1)原发性高甘油三酯血症[1]:其诊断需要先排除继发性原因所致高甘油三酯血症(hypertriglyceridemia,HTG)。大部分原发性 HTG 是由于单基因突变所致,因此又称为家族性HTG;极少数是非基因相关不明原因的。家族性 HTG 是一种常染色体显性遗传疾病,有家族遗传倾向,容易罹患早发 ASCVD,通常 TG>11.3mmol/L(1 000mg/dl)。目前已知的导致 TG 升高的基因突变包括脂蛋白脂酶(LPL)、APOC2、C3、APOA5、LMF1(脂肪酶成熟因子 1)、GPD1 与

GPIHBP1(糖基磷脂酰肌醇锚定 HDL 结合蛋白1)[2,3],因此基因检测是诊断的必需方法。

(2)家族性高胆固醇血症(familial hypercholesterolemia,FH)[4,5]:一种常染色体遗传病,以高 LDL-C 血症、早发 CAD、肌腱和皮肤黄色瘤为主要临床特征。经典的 FH 为常染色体显性遗传(致病基因 LDLR、APOB、PCSK-9),罕见的常染色体隐性遗传(致病基因 LDLRAP1)。其特征性皮肤损害多表现为腱黄色瘤(跟腱、四肢关节伸侧腱黄色瘤)或结节性黄色瘤,而眼睑扁平黄色瘤、角膜弓因特异性较差,不作为 FH 诊断标准。而本病例患者皮疹为丘疹样黄色瘤为主,形态上不同于常见 FH,没有腱黄色瘤,且血脂升高以 TG 为主,没有家族史或早发冠心病史,因此不满足 FH 诊断标准。

3.**诊治经过** 该患者因"多发皮疹"首诊于皮肤科,在皮肤活检后才明确的黄色瘤,与其严重 HTG 相符合。患者血脂以 TG 升高为主(正常上限 40 倍),TC 及 LDL-C 虽有所升高,但是变化没有甘油三酯显著。患者皮疹与甘油三酯水平严重升高密切相关,黄色瘤的出现提示 HTG 时间较长,这么严重 HTG 病因首先需要考虑原发性家族性 HTG,也就是 TG 代谢相关基因突变所致。该患者无家族史,兄弟姐妹无类似病史,不太支持家族性 HTG,但不能排除该患者为先证者,因此需要进一步完善甘油三酯代谢相关基因检测。其次,继发性因素可同时存在共同导致血脂异常,我们需要寻找继发性 HTG 的原因,除了详细询问饮酒、饮食、药物使用史,还要进一步排查糖尿病、高尿酸血症、甲状腺功能减退、肾功能不全、胆汁淤积性肝病等导致 TG 升高的疾病。经过筛查,并未发现以上合并疾病,目前继发性原因主要集中在高能量/高脂饮食、过量饮酒、肥胖。在基因结果出来之前,我们予以该患者综合性治疗:①非药物治疗:低脂低胆固醇饮食、戒烟、运动、减重;②药物治疗微粒化的非诺贝特 200mg/d 降甘油三酯。

4.**病情演变** 经治疗 40 天后,患者返院复查,查体可见皮疹较前明显消退,部分完全消失不留痕迹(图3,彩图见二维码14)。血生化:TG 4.21mmol/L,TC 5.28mmol/L,LDL-C 3.44mmol/L,HDL-C 0.90mmol/L,ALT 22.7U/L,AST 25.3U/L。经过改善生活方式以及药物治疗,患者 TG 水平显著下降,同步可见黄色瘤消退明显,说明 HTG 确实是黄色瘤形成的根本原因。基因结果显示未发现 LPL、APOC2/3、APOA5、LMF1、GPD1 与 GPIHBP1 等基因突变。从而该患者最终诊断为继发性 HTG 合并丘疹样黄色瘤;肥胖、饮酒、不良饮食习惯等多个因素共同导致血浆 TG 严重升高。因此,对于存在明确继发性因素的 HTG 患者,纠正这些继发性因素才是治疗的根本,患者目前 TG<5.6mmol/L,治疗上也应当强化生活方式为主,可辅助使用药物。

5.**诊治总结** 高脂血症是黄色瘤形成的主要原因,由于黄色瘤无主观感觉异常,因此容易漏诊,大部分患者是由于糖尿病、痛风等原发病或者出现心血管疾病就诊后才检查发现。本例患者混合型高脂血症以 TG 严重升高为主(TG 67.6mmol/L),皮损以结节丘疹性黄色瘤为表现。通常轻-中度 HTG(TG≥1.7mmol/L 或 150mg/dl),多由继发性病因(高能量/高脂饮食、过量饮酒、肥胖、糖尿病、痛风、药物等)所致;重度 HTG(TG≥5.6mmol/L 或 500mg/dl),可以是多基因异常与继发性因素共同作用所致;非常严重高甘油三酯血症(TG≥11.3mmol/L 或 1 000mg/dl)[6],可能存在对 TG 代谢影响较大的罕见单基因突变。但此病例患者严重 HTG 并没有找到相关基因突变,单纯由于肥胖、饮食、饮酒等因素导致如此严重 HTG 实属罕见,这说明严重 HTG 也可能是多个继发性因素共同作用的结果。该患者长期大量饮酒可能是导致 TG 升高的主要因素,当血 TG>11.3mmol/L(1 000mg/dl)时,脂蛋白酯酶(LPL)清除系统已处于饱和状态,此时若进食高脂或产生 TG 的食物,如单糖或乙醇,

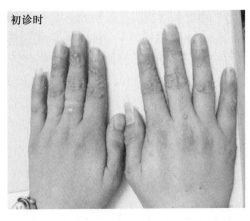
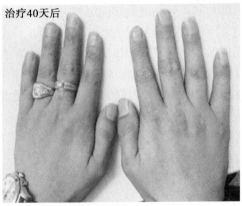

初诊时　　　　　　　　　　　治疗40天后

图3　治疗40天后手背黄色瘤明显减少

血 TG 水平将成倍升高。因此严格戒酒有助于迅速控制改患者酗酒有关的严重 HTG。严重 HTG 除了导致脂质沉积于皮肤导致损害，还可以导致急性胰腺炎、增加动脉粥样硬化性心血管疾病（ASCVD）的风险，本病例虽然暂时未发现皮肤以外其他器官受累，治疗效果良好，但是仍然应该长期坚持后定期随访。

随 访 情 况

　　此后患者坚持严格戒酒、戒宵夜、减肥至 75kg，逐渐停用非诺贝特，1 年后再复查血脂完全正常，黄色瘤基本消失（图 4，彩图见二维码 15）。

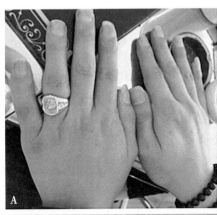
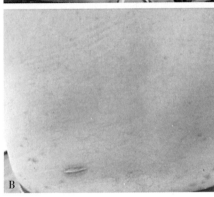
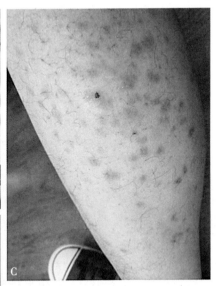

图4　治疗 1 年后丘疹样黄色瘤基本消退
A. 手背；B. 腰背部；C. 小腿

知 识 拓 展

黄色瘤是吞噬了脂质的巨噬细胞(泡沫细胞)聚集于真皮或者肌腱等组织所致的损害,临床表现为黄色、橘黄色或红棕色丘疹、结节或斑块,常伴有血脂代谢异常[7]。根据皮疹形态、部位可分为:①结节性黄色瘤:好发于受压或摩擦部位,如肘、膝、踝、髋、掌指关节伸侧,常见于家族性高胆固醇血症(Ⅱ型高脂蛋白血症)和高甘油三酯血症(Ⅲ型高脂蛋白血症或异常β脂蛋白血症);②丘疹性黄色瘤:常见部位同前,但单个皮疹较前者小,也可融合成结节,常见于家族性高甘油三酯血症,该患者手背、腰背部属于丘疹样黄色瘤;③掌纹黄色瘤:发生与手掌或手指掌侧皱褶处的扁平黄色瘤;④眼睑黄色瘤:好发于上眼睑的扁平黄色瘤,橘黄色,略高出皮面,边界清楚,可见于各种高脂血症;⑤腱黄色瘤:又称腱鞘巨细胞瘤,好发于跟腱附着处,常与结节性黄色瘤并存,特征性见于家族性高胆固醇血症[8,9];⑥泛发性扁平黄色瘤:可对称性发于面、颈、胸部,也可累及四肢屈侧和手掌,多见于中老年人;⑦发疹性黄色瘤:突然成批出现,大小不等丘疹样,可累及口唇及口腔黏膜,伴有痒感,经处理后可消失不留痕迹。各种黄色瘤的组织病理大体相同,主要为真皮内可见散在或成团的泡沫细胞。黄色瘤细胞核通常为单个,也可以形成多核巨细胞(如腱黄色瘤)。

高脂血症是黄色瘤形成的最主要原因,因此对于黄色瘤的患者一定要进行血脂检测,首先确定是哪一种类型的高脂血症所致。根据病因高脂血症可分为原发性、继发性[1]。继发性高脂血症是指由于不良生活方式或其他疾病所引起的血脂异常,常见病因包括:高能量、高脂和高糖饮食、过量饮酒、肥胖、糖尿病、甲状腺功能减退症、痛风、肾病综合征、肝脏疾病、激素类药物等。在排除继发性高脂血症后可诊断原发性高脂血症,大部分原发性高脂血症是由于单一或多个基因突变所致,具有家族遗传性,临床上通常称单一基因突变者为家族性高脂血症。通常 HTG 与高胆固醇血症所致黄色瘤稍有差异,HTG 通常导致丘疹性黄色瘤,高胆固醇血症多引起扁平黄色瘤或肌腱结节性黄色瘤。

甘油三酯主要存在于人体脂肪组织中,血浆 TG 主要存在于富含 TG 的脂蛋白中,包括乳糜微粒(chylomicron,CM)、极低密度脂蛋白(very-low-density-lipoprotein,VLDL)、中间密度脂蛋白。食物摄取外源性 TG 和肝脏合成和分泌富含 TG 的 VLDL 均可诱导血浆 TG 升高。因此高脂饮食直接升高血浆 CM 水平,而高糖饮食、饮酒、肥胖、缺乏运动和胰岛素抵等则通过促进游离脂肪酸释放,刺激肝脏合成分泌更多 VLDL。TG 升高时,胆固醇酯转移蛋白(CETP)活性增强,促使 TG 从富含 TG 脂蛋白(VLDL、CM 及其残粒)向 HDL 和 LDL 转化,肝酯酶和脂蛋白酯酶(LPL)进一步水解 HDL 与 LDL 中 TG,形成小而致密的 HDL 与 LDL 颗粒,前者因体积小容易从肾脏排出,导致 HDL 下降;小而密的 LDL 不易被肝脏代谢在血管中停留时间长,容易沉积于血管壁,刺激局部炎症反应、泡沫细胞形成,从而促进动脉粥样硬化。

目前多项研究已证实高 TG 与心血管疾病风险增加密切相关[11],《2018 ACC/AHA 血液胆固醇管理指南》[8]已将 TG 持续升高作为 ASCVD 的危险因素。FIELD 和 ACCORD 研究显示,贝特类药物可以降低高 TG 亚组的心血管事件风险[12,13]。依据《中国成人血脂异常防治指南(2016 年修订版)》[10],甘油三酯 TG 水平以空腹(禁食 12 小时以上)<1.7mmol/L 为合适水平,TG≥2.3mmol/L 为升高,且患 ASCVD 风险增加;TG≥5.6mmol/L 为重度升高,除 ASCVD 风险外,急性胰腺炎风险明显增高。

目前针对 HTG 的治疗主要包括非药物治疗和药物治疗。非药物治疗包含限制脂肪、糖类摄入、禁止酒精摄入、增加 ω-3 脂肪酸摄入、适当体育锻炼。继发性 HTG,生活方式干预可使 TG 降低 50% 以上,黄色瘤随 TG 下降而消退[14]。药物治疗主要包括他汀、贝特类、烟酸、ω-3 脂肪酸,以及针对其他疾病继发性 HTG 的原发病治疗。对于 ASCVD 患者或高危者,LDL-C 不达标时,首选他汀类药物降低 LDL-C 的同时降低 TG、升高 HDL-C,若 TG 仍≥2.3mmol/L 时应启动药物治疗,推荐联用非诺贝特、ω-3 脂肪酸。若 TG≥5.6mmol/L 应立即使用非诺贝特,预防急性胰腺炎发生。

(伍莎)

参 考 文 献

[1] 中国胆固醇教育计划委员会. 高甘油三酯血症及其心血管风险管理专家共识[J]. 中华心血管病杂志,2017,45(2):108-115.

[2] DO R,WILLER C J,SCHMIDT E M,et al. Common variants associated with plasma triglycerides and risk for coronary artery disease[J]. Nat Genet,2013,45(11):1345-1352.

[3] PÉTERFY M,BEN-ZEEV O,MAO H Z,et al. Mutations in LMF1 cause combined lipase deficiency and severe hypertriglyceridemia[J]. Nat Genet,2007,39(12):1483-1487.

[4] CUCHEL M,BRUCKERT E,GINSBERG H N,et al. Homozygous familial hypercholesterolaemia:new insights and guidance for clinicians to improve detection and clinical management. A position paper from the Consensus Panel on Familial Hypercholesterolaemia of the European Atherosclerosis Society[J]. Eur Heart J,2014,35(32):2146-2157.

[5] 中华医学会心血管病学分会动脉粥样硬化及冠心病学组,中华心血管病杂志编辑委员会. 家族性高胆固醇血症筛查与诊治中国专家共识[J]. 中华心血管病杂志,2018,46(2):99-103.

[6] CATAPANO A L,GRAHAM I,DE BACKER G,et al. 2016 ESC/EAS guidelines for the management of dyslipidaemias[J]. Eur Heart J,2016,37(39):2999-3058.

[7] CORNELIUS C E 3rd. Xanthomata in primary hyperlipoproteinemia[J]. Arch Dermatol,1970,101(6):701.

[8] GRUNDY S M,STONE N J,BAILEY A L,et al. 2018 AHA/ACC/AACVPR/AAPA/ABC/ACPM/ADA/AGS/APhA/ASPC/NLA/PCNA Guideline on the Management of Blood Cholesterol:A Report of the American College of Cardiology/American Heart Association Task Force on Clinical Practice Guidelines[J]. J Am Coll Cardiol,2019,73(24):e285-e350.

[9] Anderson T J,Grégoire J,Pearson G J,et al. 2016 Canadian Cardiovascular Society guidelines for the management of dyslipidemia for the prevention of cardiovascular disease in the adult[J][J]. 2016,32(11):1263-1282.

[10] 诸骏仁,高润霖,赵水平等. 中国成人血脂异常防治指南(2016 年修订版)[J]. 中国循环杂志,2016,16(10):15-35.

[11] Sarwar N,Sandhu M S,Ricketts S L,et al. Triglyceride-mediated pathways and coronary disease:Collaborative analysis of 101 studies[J]. The Lancet,2010,375(9726):1634-1639.

[12] Keech A,Simes RJ,Barter P,et al. Effects of long-term fenofibrate therapy on cardiovascular events in 9 795 people with type 2 diabetes mellitus(the FIELD study):randomised controlled trial[J]. Lancet. 2005,366(9500):1849-61.

[13] ACCORD Study Group,Ginsberg HN,Elam MB,Lovato LC,et al. Effects of Combination Lipid Therapy in Type 2 Diabetes Mellitus[J]. N Engl J Med,2010,362(17):1563-1574.

[14] Durrington P P. Dyslipidaemia[J]. The Lancet,2003,362(9385):717-731.

心脏病学实践 2019

主　　编　陈义汉　丛洪良

主　　审　张　健　韩雅玲

学术秘书　沈运丽　李曦铭

人民卫生出版社

图书在版编目（CIP）数据

心脏病学实践：2019：全 6 册 / 陈义汉，丛洪良主编 . —北京：人民卫生出版社，2019

ISBN 978−7−117−28871−2

Ⅰ.①心… Ⅱ.①陈…②丛… Ⅲ.①心脏病学

Ⅳ.①R541

中国版本图书馆 CIP 数据核字（2019）第 186491 号

人卫智网	www.ipmph.com	医学教育、学术、考试、健康，购书智慧智能综合服务平台
人卫官网	www.pmph.com	人卫官方资讯发布平台

心脏病学实践 2019

（全 6 册）

主　　编：陈义汉　丛洪良
出版发行：人民卫生出版社（中继线 010-59780011）
地　　址：北京市朝阳区潘家园南里 19 号
邮　　编：100021
E - mail：pmph @ pmph.com
购书热线：010-59787592　010-59787584　010-65264830
印　　刷：北京盛通印刷股份有限公司
经　　销：新华书店
开　　本：787 × 1092　1/16　总印张：76
总 字 数：1897 千字
版　　次：2019 年 9 月第 1 版　2019 年 11 月第 1 版第 2 次印刷
标准书号：ISBN 978-7-117-28871-2
定价（全 6 册）：230.00 元

打击盗版举报电话：010-59787491　E-mail：WQ @ pmph.com
（凡属印装质量问题请与本社市场营销中心联系退换）

第二分册
冠 心 病

分册主编　陈绍良

编者名单

（按文中出现顺序排序）

陈绍良　南京市第一医院

张　奇　上海市东方医院

李　晨　四川大学华西医院

贺　勇　四川大学华西医院

曹　丰　中国人民解放军总医院

张　然　中国人民解放军总医院

梁　春　上海长征医院

胡博文　上海长征医院

于　波　哈尔滨医科大学附属第二医院

候静波　哈尔滨医科大学附属第二医院

邢　磊　哈尔滨医科大学附属第二医院

单守杰　南京市第一医院

涂圣贤　上海交通大学

丁代欣　上海交通大学

杨峻青　广东省人民医院

赵　韧　中国人民解放军北部战区总医院

梁振洋　中国人民解放军北部战区总医院

韩雅玲　中国人民解放军北部战区总医院

王　乐　天津市胸科医院

丛洪良　天津市胸科医院

李曦铭　天津市胸科医院

卜　军　上海交通大学医学院附属仁济医院

孙嘉腾　上海交通大学医学院附属仁济医院

王　焱　厦门大学附属心血管病医院

李穗吉　厦门大学附属心血管病医院

朱建华　浙江大学医学院附属第一医院

王启闻　浙江大学医学院附属第一医院

刘　斌　吉林大学第二医院

李龙波　吉林大学第二医院

邱春光　郑州大学第一附属医院

潘　亮　郑州大学第一附属医院

戴奕宁　广东省人民医院

刘　津　广东省人民医院

谭　宁　广东省人民医院

王　娟　中国医学科学院阜外医院

许浩博　中国医学科学院阜外医院

管常东　中国医学科学院阜外医院

徐　波　中国医学科学院阜外医院

陈良龙　福建医科大学附属协和医院

李成祥　中国人民解放军空军军医大学第一附属医院（西京医院）

吴向起　南京市第一医院

叶　飞　南京市第一医院

尹　涛　中国人民解放军空军军医大学第一附属医院（西京医院）

陶　凌　中国人民解放军空军军医大学第一附属医院（西京医院）

黄幸涛　哈尔滨医科大学附属第二医院

方　毅　中国人民解放军北部战区总医院

徐　凯　中国人民解放军北部战区总医院

蒲祥元　浙江大学附属第一医院

周逸蒋　浙江大学附属第一医院

张　力　浙江大学附属第一医院

谢渡江　南京市第一医院

周　陵　南京市第一医院

邵一兵　青岛市市立医院

关爱丽　青岛市市立医院

夏　伟　青岛市市立医院

目 录

冠 心 病

过去一年中,多个临床研究发布了从预测冠状动脉粥样硬化斑块(下称冠脉斑块)形成和发展的流体力学机制到制定血运重建策略的最新结果。这些研究结论将极大地指导和推动冠状动脉粥样硬化性心脏病(简称冠心病)分级预防和治疗的理论及技术进步。为此,本文针对上述新研究、新发现简述如下。

一、冠脉斑块的炎症性病变特征及其流体力学机制

冠心病患者常存在多重危险因素,但是冠脉斑块却主要发生在冠脉成角的内侧缘或分叉部位的外侧缘。冠脉病变的这一解剖学特征触发了关于冠脉斑块形成机制的深入思考。首先,尽管有效地控制了传统危险因素,但是致命性心血管事件并没有显著减少。新近研究发现白细胞介素(IL)1-IL6- 高敏 C 反应蛋白(hCRP)炎性信号通路过度激活是促进冠脉斑块发生发展的最主要机制。CANTOS 研究[1]进一步报道使用他汀类药物显著降低低密度脂蛋白(LDL)及 hCRP 的基础上,有效抑制 IL-1 可以进一步使得心血管性及全因死亡率下降31%。该研究首次提出"残余炎性风险"这一概念,用于伴有慢性肾功能不全和糖尿病的高危冠心病患者的危险分层。鉴于 IL-1 促发炎性反应的独特作用,针对 IL-1 分子靶点的新药开发也必将成为未来冠心病防治的研究热点。

冠脉斑块好发的形态学特点主要与上述部位的内皮剪切力(ESS)异常有关。ESS 是流动的血液与血管内膜之间的摩擦力,当 ESS 降低或出现涡流等异常血流时启动一系列促炎、促增殖和致内膜损伤的信号传导,从而导致冠脉狭窄。最近 Siasos 等[2]报道微血管功能异常的冠脉血管 ESS 显著降低,作者还发现外膜内皮功能异常的血管段 ESS 也明显低于正常组。作者进一步发现微血管功能异常的血管段表现出进行性 ESS 降低和进展性动脉硬化。已知 ESS 增高与冠脉斑块的不稳定性相关、冠脉血流储备分数(FFR)<0.8 时单纯强化药物治疗增加心脏不良事件。Kumar 等[3]报道入选 FAME Ⅱ研究的 441 例 FFR≤0.8 的稳定性冠心病患者中,FFR 有预测心肌梗死(MI)的趋势(HR=0.084,P=0.064),而最大 ESS 显著预测 MI 的发生(HR=1.234,P=0.002);当联合最大 ESS 值与 FFR 降低时预测 MI 的能力进一步提高。透明质酸是内皮细胞的主要功能成分之一,透明质酸降解是内皮细胞损伤的标志,而启动这一降解过程的关键酶是透明质酸降解酶(Hyal 2),而 CD44 是透明质酸的主要受体。Pedicino 等[4]报道急性冠脉综合征患者外周血中 Hyal 2、CD44v1 和 CD44 v6 的基因表达量均显著高于稳定性心绞痛和正常对照组;但冠脉斑块侵蚀患者只有 Hyal2 的蛋白水平显著高于斑块破裂患者。这一结果提示 Hyal2 蛋白水平可以成为鉴别急性冠脉综合征冠脉病变特征的重要标记物。

二、冠脉腔内影像学的临床地位及研究进展

冠脉腔内影像技术进展神速,从早期的血管内超声(IVUS)到OCT,极大地增强冠脉介入医生对冠脉斑块的识别、术中术后并发症的防治及预测远期预后的能力。虽然OCT分辨率显著高于IVUS,尤其是分析钙化病变、富含脂质斑块和血栓,OCT的优势明显。然而IVUS应用临床时间较长、医生对IVUS图像更为熟悉、IVUS在测定血管外膜直径等方面依然具有独特的优势。与OCT一样,IVUS主要提供冠脉及其斑块的形态学特征:参照血管直径、血管直径狭窄程度、病变长度、斑块的易损程度等。早期研究已经表明IVUS指导的PCI可以显著降低支架内再狭窄(ISR)和支架内血栓(ST),之后多个临床研究证实IVUS指导的慢性冠脉完全闭塞(CTO)、长病变、急性冠脉综合征合并分叉病变PCI术预后显著优于单纯造影引导的PCI术。最近有研究指出IVUS引导的PCI术主要可以降低第一代药物洗脱支架(DES)术后靶病变血运重建(TLR)。然而,当第二代DES广泛应用于临床的时期,IVUS是否还具有显著改善预后的作用是介入医生十分关注的焦点问题。张俊杰等发布的ULTIMATE研究[5]首次回答了这个问题。该研究入选了1 448例冠心病接受第二代DES置入的患者,随机分为IVUS指导和造影指导两个研究组,研究的一级终点是术后一年时靶血管失败(TVF)。经过12个月的随访,IVUS组TVF发生率为2.9%,显著低于造影组的5.4%(HR=0.530,95%CI 0.312~0.901,P=0.019)。依据该研究设定IVUS成功标准,IVUS组中患者符合IVUS成功者TVF(1.6%)进一步低于IVUS没有达标的患者(4.4%,P=0.029)。该研究新近亚组分析表明IVUS引导的PCI还显著降低慢性肾功能不全患者的一级及二级终点。结合韩国研究小组几年前发布的IVUS-XPL研究[6](入选需要置入支架长度≥28mm)取得的结果,我们有理由相信IVUS指导PCI术将会极大地推动指南更新,并指导临床实践。但是IVUS成功的主要标准是支架腔内最小面积 >5mm^2,这一标准在部分患者是无法实现地;联合支架膨胀指数、对称指数和有无夹层等指标可以提高达标率,但是各指标对预后影响的区别尚不清楚。另外,对于特殊类型冠脉病变如CTO、分叉病变及左主干病变,来自于大样本量的客观、可靠的标准还需要继续研究。

FFR是判断冠脉病变是否导致缺血的"金标准",侵入性FFR需要使用压力导丝,难以在临床广泛使用。因此,无创伤性测定FFR一直是临床研究的重点。冠脉CTA是可靠的无创伤性冠脉造影技术,从CTA计算的FFR-CT敏感性与特异性较高,而且可以在86%以上的患者获得。鉴于SYNTAX评分的可靠性已在临床研究中得到证实,Collet等[7]报道在77例多支病变患者中,与侵入性冠脉造影相比,CTA计算出的SYNTAX积分常常显著高于冠脉造影;但是联合使用FFR-CT和SYNTAX获得功能性SYNTAX积分与基于侵入性FFR得出的SYNTAX积分十分接近;作者还发现依据FFR-CT大约30%的高危患者被重新定义为低危,而这一比例在侵入性FFR组为23%。中国和韩国联合研究小组[8]将1 136例多支病变并接受FFR测定的患者分为无病变(三支血管FFR均 >0.87)、单支血管病变、多支血管病变和任一一支血管存在功能性病变。在2年的随访期内,单支病变和无病变组一级终点的发生率相等(均为2.6%);而多支病变组事件率显著高于单支病变组(7.4% $vs.$ 2.6%,P=0.03)。因此,FFR能够独立预测冠心病患者的心脏不良事件。

OCT除能够提供IVUS类似的形态学参数外,它具有高分辨率识别冠脉斑块特征的强大优势。冠脉斑块增大的过程中,平滑肌细胞缺血缺氧,因此促进新生血管(IPMV)的形成。Xu等报道535例冠心病患者中,IPMV发生率为48.6%,且主要位于病变的近端肩部;IPMV

与重度炎性反应和斑块易损性高度一致,且与 DES 术后即刻无复流及围术期 MI 高度相关;对于存在 IPMV 的血管单纯药物治疗后的随访期内再次血运重建比例为 12.4%,也显著高于无 IPMV 的患者。鉴于 ILUMIEN 系列研究已经证实 OCT 与 IVUS 等效优于冠脉造影引导的 PCI 术,今后明确 IVUS 和 OCT 的成功标准对于指导大样本量临床研究具有十分重要的意义。

三、经皮冠脉成形术(PCI)长期疗效分析

STEMI 合并心源性休克是治疗的难点。LEE 等报道入选 KAMIR-NIH 研究[9]的 13 104 例 STEMI 合并心源性休克的患者中,659 例患者为 STEMI 合并多支病变(约为 50%),作者将这些患者再次分为完全血运重建和单纯梗死相关血管 PCI 术两组。结果发现完全血运重建组全因死亡和非梗死相关血管 TLR 比例显著低于单纯梗死血管 PCI 组。这和 CULPRIT 研究相似,但后者指出完全血运重建组增加肾透析的比例。因而,STEMI 合并心源性休克的研究亟待进一步的临床研究。

采用 DES 治疗左主干一直是临床研究的热点。PARK 等回顾性分析了 MAIN-COMPARE 研究[10] 10 年临床随访结果,作者发现 PCI 与 CABG 两组 10 年间矫正后的死亡风险及复合终点均无差异。但是 5 年后的随访数据表明:DES 组死亡比例明显增高,且再次血运重建的比例也逐年增加。由此可见,长期随访对评价 DES 治疗左主干病变的远期疗效十分重要。EXCEL 研究与 NOBLE 研究[11]入选患者相似(左主干病变),但却得出了完全不同的结果。前者发现第二代 DES 与 CABG 相比术后 3 年内的主要终点无显著性差异,但是 TLR 比例在 CABG 组较低。该研究的亚组分析表明对于主干末端分叉病变双支架术似乎可以取得较低的 TLR 发生率,由于该研究没有使用核心实验室对病变进行分层,因而无法提供简单和复杂病变的区别。针对左主干末端分叉病变,DKCRUSH-V 研究[12]入选了 482 例左主干末端 MEDINA111 和 011 两种真性分叉病变,一级终点为一年时靶病变失败(TLF)。结果表明 482 例患者中 TLF 的总体发生率为 7.9%,其中分支补救组 10.7%、DK 组为 5.0%(HR=0.42,95% CI 0.21~0.85,P=0.02)。与分支补救组相比,DK crush 组靶血管 MI 发生率为 0.4%,显著低于补救组的 2.9%;同样,DK 组支架内血栓发生率为 0.4%,也显著低于补救组(3.3%,P=0.02)。

昙花一现的 BVS 到底失败在哪里? 新近发布的 ABSORB-EXTEND 研究[13]报道 OCT 随访 1 年和 5 年时发现 BVS 内富含脂质的新生内膜比例、钙化及其严重程度、新生血管(IPMV)及薄壁纤维帽均逐年增加;而 DES 组则没有这一特征。因此,BVS 内斑块进展性恶化可能是 BVS 失败的主要机制。

一度争议的停跳搭桥(ON-PUMP)和不停跳搭桥(OFF-PUMP)终于有了较为明确的结论。新近发布的荟萃分析表明[14],已有的 6 个临床研究共入选了 8 145 例患者,ON-PUMP 术后累计死亡率为 12.3%,显著低于 OFF-PUMP 组(13.9%,P=0.03)。但是两组心绞痛再发比例、MI 发生率、再次血运重建及脑卒中发生率无统计学差异。

四、PCI 术后双抗的意义

双联抗血小板治疗(DAPT)是指联合使用 aspirin 和一种 $P2Y_{12}$ 受体抑制剂,但是临床研究表明延长 DAPT 使用时间增加出血、死亡及医疗费用。因此,今年来多个临床研究分析缩短 DAPT 的临床意义。ACC/AHA 和 ESC/EACTS 指南推荐:对于稳定冠心病患者 PDES 术后的 DAPT 时间为 6 个月,而急性冠脉综合征术后可以为 12 个月(只要没有禁忌证)。氯吡格

雷是最广泛使用的 P2Y12 受体抑制剂,而替格瑞洛(ticagrelor)作为 P2Y12 受体的直接抑制剂,其抑制血小板聚集的能力较氯吡格雷强大而持久,且不依赖于 CYP2C19 的基因多态性。PLATO 研究首次报道 ticagrelor 能够显著降低急性冠脉综合征患者 DES 术后的心血管死亡、MI 及脑卒中,且不增加脑卒中的发生率。随着新型 DES 的问世,支架的金属壁厚愈加变薄、抗栓能力增强、内皮覆盖时间缩短。新近荟萃分析[15]发现 11 473 例患者中急性冠脉综合征为 4 758 例,≤6 个月的 DAPT 组与 1 年 DAPT 组之间 MI 及死亡率之间无显著差异。进一步的 RCT 研究表明 3~6 个月的 DAPT 不仅减少主要出血事件的发生,而且不增加缺血事件的发生。2019 年 ACC 公布的 STOP-DAPT2 研究[16]再次表明 DES 术后 1 个月的 DAPT 同样取得了和 12 个月 DAPT 相似的较低的缺血事件率,而且大出血的发生率显著降低。这一结论虽然没有在 GLOBAL-LEADERs 研究中得到重复,显然临床研究已经从 DES 术后 12 个月、6 个月、3 个月 DAPT 直至缩短到 1 个月 DAPT 服用时间,并以此来和 12 个月 DAPT 的比较。目前,虽然不能明确得出 DES 术后 1~3 个月 DAPT 优于 12 个月 DAPT 的结论,但是未来的研究终将回答这一个问题。EXCELLENT 研究入选 1 443 例患者,结果证明 DES 术后 6 个月 DAPT 优于 12 个月 DAPT。OPTIMIZE 研究入选了 3 119 例患者,DES 术后 3 个月 DAPT 同样在降低出血风险的同时,并不增加缺血事件的发生。XIENCE 90(n=2 000)和 XIENCE 28 Global(n=800)研究进一步比较了 DES 术后 28 天 DAPT 和 3 个月 DAPT 的差别。总之,对于高出血和低缺血患者,DES 术后 3~6 个月 DAPT 是安全有效的。GLOBAL LEADERS 研究[17]入选了 15 968 例患者,由于从替格瑞洛交叉到氯吡格雷组比例高达 20%,因此针对这一研究的解读存在多种争议。2019 年即将在 TCT 公布的 TWILIGHT 研究将回答 DES 术后 DAPT 治疗时长的关键问题。

在 DES 术后 DAPT 这一领域亟待回答的另外一个重要问题是:对于急性冠脉综合征患者,DES 术后 1 个月 DAPT 到底能否在减少大出血的同时不增加缺血事件? 鉴于 DES 术后急性事件主要发生在术后 1 个月内,因此新的 RCT 研究十分重要。

（陈绍良）

参 考 文 献

[1] NICHOLLS M. CANTOS: One year on: When the findings of the CANTOS trial were unveiled at ESC Congress 2017 in Barcelona, there was a sense of hope that a new era in preventive cardiology was set to begin. One year on, CANTOS Principle Investigator and study author Paul M. Ridker discusses whether that optimism is being realized [J]. Eur Heart J, 2018, 39(45): 3989-3990.

[2] SIASOS G, SARA J D, ZAROMYTIDOU M, et al. Local Low Shear Stress and Endothelial Dysfunction in Patients With Nonobstructive Coronary Atherosclerosis [J]. J Am Coll Cardiol, 2018, 71(19): 2092-2102.

[3] PIJLS N H, FEARON W F, TONINO P A, et al. Fractional flow reserve versus angiography for guiding percutaneous coronary intervention in patients with multivessel coronary artery disease: 2-year follow-up of the FAME (Fractional Flow Reserve Versus Angiography for Multivessel Evaluation) study [J]. J Am Coll Cardiol, 2010, 56(3): 177-184.

[4] PEDICINO D, VINCI R, GIGLIO A F, et al. Alterations of Hyaluronan Metabolism in Acute Coronary Syndrome: Implications for Plaque Erosion [J]. J Am Coll Cardiol, 2018, 72(13): 1490-1503.

[5] ZHANG J, GAO X, KAN J, et al. Intravascular Ultrasound Versus Angiography-Guided Drug-Eluting Stent Implantation: The ULTIMATE Trial [J]. J Am Coll Cardiol, 2018, 72(24): 3126-3137.

[6] HONG S J, KIM B K, SHIN D H, et al. Effect of Intravascular Ultrasound-Guided vs Angiography-Guided Everolimus-Eluting Stent Implantation: The IVUS-XPL Randomized Clinical Trial [J]. JAMA, 2015, 314(20): 2155-2163.

［7］COLLET C，MIYAZAKI Y，RYAN N，et al. Fractional Flow Reserve Derived From Computed Tomographic Angiography in Patients With Multivessel CAD［J］. J Am Coll Cardiol，2018，71（24）：2756-2769.

［8］LEE J M，KOO B K，SHIN E S，et al. Clinical implications of three-vessel fractional flow reserve measurement in patients with coronary artery disease［J］. Eur Heart J，2018，39（11）：945-951.

［9］LEE J M，RHEE T M，HAHN J Y，et al. Multivessel Percutaneous Coronary Intervention in Patients With ST-Segment Elevation Myocardial Infarction With Cardiogenic Shock［J］. J Am Coll Cardiol，2018，71（8）：844-856.

［10］PARK D W，AHN J M，YUN S C，et al. 10-Year Outcomes of Stents Versus Coronary Artery Bypass Grafting for Left Main Coronary Artery Disease［J］. J Am Coll Cardiol，2018，72（23 Pt A）：2813-2822.

［11］CAMPOS C M，CHRISTIANSEN E H，STONE G W，et al. The EXCEL and NOBLE trials：similarities，contrasts and future perspectives for left main revascularisation［J］. EuroIntervention，2015，11 Suppl V：V115-V119.

［12］CHEN S L，ZHANG J J，HAN Y，et al. Double Kissing Crush Versus Provisional Stenting for Left Main Distal Bifurcation Lesions：DKCRUSH-V Randomized Trial［J］. J Am Coll Cardiol，2017，70（21）：2605-2617.

［13］MORIYAMA N，SHISHIDO K，TANAKA Y，et al. Neoatherosclerosis 5 Years After Bioresorbable Vascular Scaffold Implantation［J］. J Am Coll Cardiol，2018，71（17）：1882-1893.

［14］SMART N A，DIEBERG G，KING N. Long-Term Outcomes of On-Versus Off-Pump Coronary Artery Bypass Grafting［J］. J Am Coll Cardiol，2018，71（9）：983-991.

［15］PALMERINI T，STONE G W. Optimal duration of dual antiplatelet therapy after drug-eluting stent implantation：conceptual evolution based on emerging evidence［J］. Eur Heart J，2016，37（4）：353-364.

［16］WATANABE H，DOMEI T，MORIMOTO T，et al. Effect of 1-Month Dual Antiplatelet Therapy Followed by Clopidogrel vs 12-Month Dual Antiplatelet Therapy on Cardiovascular and Bleeding Events in Patients Receiving PCI：The STOPDAPT-2 Randomized Clinical Trial［J］. JAMA，2019，321（24）：2414-2427.

［17］VRANCKX P，VALGIMIGLI M，JUNI P，et al. Ticagrelor plus aspirin for 1 month，followed by ticagrelor monotherapy for 23 months vs aspirin plus clopidogrel or ticagrelor for 12 months，followed by aspirin monotherapy for 12 months after implantation of a drug-eluting stent：a multicentre，open-label，randomised superiority trial［J］. Lancet，2018，392（10151）：940-949.

指 南 概 要

2018—2019 年冠脉介入治疗指南更新要点

随着经皮冠状动脉(冠脉)介入治疗(PCI)新技术及研究数据的不断出现,国内外这方面的治疗指南也在动态更新[1-3]。本章就 2018 年欧洲心脏病学会(ESC)/欧洲心胸外科协会(EACTS)心肌血运重建指南[4]中的更新要点作一回顾。

一、指南主要更新内容

该指南中首先标出了在 2014 年指南基础上的更新内容。

(一)Ⅰ类推荐新增内容

1. 左主干或多支血管病变行血运重建时应当计算 SYNTAX 积分。

2. 桡动脉作为冠脉造影及 PCI 治疗的标准入径。

3. 任何 PCI 治疗使用药物洗脱支架(DES)。

4. 稳定后的非 ST 段抬高型急性冠脉综合征(NSTE-ACS)患者的血运重建策略应当根据稳定性冠脉疾病(SCAD)进行。

5. 对于高度狭窄患者更倾向于应用桡动脉取代大隐静脉;冠心病、心衰且左心室射线分数(LVEF)≤35% 的患者推荐冠状动脉旁路移植术(CABG),但 PCI 可作为 CABG 的替代(Ⅱa 类推荐)。

(二)Ⅱa 类推荐更新内容

1. 选择 CABG 或是 PCI 治疗时应当首先考虑哪种方式可以达到完全血运重建。

2. 非瓣膜性房颤患者需要抗凝和抗血小板治疗时首选新型口服抗凝药物(NOAC)。

3. 若 CABG 使用静脉,在获取时应当采用"无接触"(保留静脉血管周围组织)技术。

4. 左主干 PCI 治疗术者每年应当有至少 25 例的左主干 PCI 手术量。

5. 中重度慢性肾病(CKD)患者若预计使用造影剂 >100ml 时,围术期使用等渗生理盐水进行水化治疗。

(三)Ⅱb 类推荐更新内容

1. 高危患者血运重建术后 6 个月常规非侵入性影像学监测。

2. 真性左主干分叉病变双次对吻挤压(DK)技术优于临时性 T 支架术式。

3. 坎格雷洛(Cangrelor)应用于未接受血小板 P2Y$_{12}$ 抑制剂、接受 PCI 治疗的患者。

4. 糖蛋白Ⅱb/Ⅲa 受体抑制剂应用于未接受 P2Y$_{12}$ 抑制剂、接受 PCI 治疗的 ACS 患者。

5. PCI 术后单药抗血小板治疗时联用 150mg 剂量达比加群优于 110mg 剂量。

6. ACS 患者根据血小板功能监测下调 P2Y$_{12}$ 抑制剂。

（四）Ⅲ类推荐新增内容

1. 急性心肌梗死（AMI）合并心源性休克患者非罪犯血管病变常规血运重建。

2. 除临床研究外应用目前的完全生物可吸收支架（BRS）。

（五）推荐等级上调的内容

1. 由原先Ⅱa类推荐上升为Ⅰ类推荐

（1）分叉病变PCI治疗临时性支架术（主支支架植入后分支扩张或植入支架）策略。

（2）院外心脏骤停复苏后心电图符合STEMI表现的患者立刻进行冠脉造影及适当的血运重建。

（3）对所有患者进行造影剂肾病的风险评估。

2. 由原先Ⅱb类推荐上升为Ⅱa类推荐　光学相干断层扫描（OCT）指导下的支架优化。

（六）推荐等级下调的内容

1. 大隐静脉桥（SVG）PCI治疗中使用远端保护装置由原来Ⅰ类推荐下调为Ⅱa类推荐；

2. 非ST段抬高型ACS患者PCI治疗中使用比伐芦定由原先的Ⅰ类推荐下调为Ⅱb类推荐。

3. STEMI患者PCI治疗中使用比伐芦定、糖尿病及SYNTAX积分<23的多支血管病变患者接受PCI治疗、接受心脏手术患者在血小板功能检测指导下进行抗血小板治疗、应用EUROSCORE Ⅱ来评估CABG术后患者的院内死亡率等内容由原先Ⅱa类推荐下调为Ⅱb类推荐。

二、更新要点内容的循证医学证据

SYNTAX积分对冠脉病变程度进行分层，其本质上反映的是冠脉病变的复杂程度，而后者可决定患者从PCI或是CABG治疗中的获益程度。大量研究表明，病变越复杂的患者，其从CABG治疗中获益越大。SYNTAX研究中验证了其对左主干或多支血管病变患者接受PCI治疗后发生心脑血管不良事件（MACCE）及死亡率的预测准确性。根据SYNTAX研究结果，低中危患者接受PCI或CABG治疗预后相似，但高危患者CABG治疗能显著获益。尽管后续的随机对照研究并未得出与SYNTAX研究一致的结果，但最新基于患者层面的汇总分析仍表明SYNTAX积分是一种有效的分层指标。因此，SYNTAX积分仍然是左主干或多支血管病变患者接受血运重建治疗前需要考虑的指标。

大量研究提示，新一代DES和桡动脉入径是当代PCI治疗的标准方式，即使对于术后只能短时间（1个月）接受双重抗血小板治疗（DAPT）的患者，新一代DES也是安全、有效的。

心肌血运重建的目的是减少残余缺血，COURAGE研究同位素亚组分析表明，将负荷诱导的残余心肌缺血范围从>10%减少到≤5%患者能显著获益。PCI治疗若能取得完全血运重建，患者预后与CABG治疗相比并无区别。根据FAME和FAME2研究结果，功能性完全血运重建是目前PCI治疗的首先推荐。CABG治疗的优势之一是可以不考虑搭桥血管的近端病变进展是否会导致缺血，但前提是桥血管要保持通畅。综合而言，目前对于多支血管病变患者接受PCI还是CABG治疗，需要首要考虑哪种方式能实现完全血运重建结果。

再灌注时间延迟目前仍然是救治STEMI患者面临的主要问题，特别是对于高风险的STEMI患者。合并心源性休克及院外心脏骤停的STEMI患者，应尽可能缩短其从发病到接受再灌注治疗的时间。CULPRIT-SHOCK研究显示，对于合并心源性休克的AMI（包括STEMI和NSTEMI-ACS）患者，与即刻处理所有病变相比，急诊处理罪犯病变联合择期处理其他病变的策略可减少 30 天全因死亡率或严重肾功能不全的发生率。尽管该研究中有 12.5% 的患者因术者因素,从初始随机的仅处理罪犯病变组跨入了即刻处理所有病变组,但这并未影响研究的总体结果及其给临床治疗带来的影响。基于这一研究结果,更新后的指南将 AMI 合并心源性休克患者非罪犯血管病变常规血运重建列为Ⅲ类推荐。

完全生物可吸收支架(BRS)的设计初衷是在完成其"脚手架"的作用后完全降解为惰性终末物质,以期减少或消除远期支架相关的不良事件。数项随机对照研究比较了 Absorb BVS 与当代 DES 的效果,结果发现其有效性不如当代 DES,特别是靶病变再次血运重建和器械血栓发生率有所增高。为此,雅培公司也在 2017 年停止了其商业应用。在目前阶段,BRS 仅推荐用于经严格设计的临床研究。

大量随机对照研究表明,分叉病变介入治疗中采取常规双支架策略的临床效果并不优于主支支架术 + 分支选择性支架术的策略。荟萃分析表明,接受常规双支架策略治疗的患者 5 年生存率较低,且操作时间、造影剂用量、X 线剂量及费用均增加。对于绝大部分分叉病变,主支支架 + 分支选择性支架术是首选治疗策略。但对于大分支血管(≥2.75mm)、长开口病变(>5mm)或重要分支估计主支支架术后导丝再次进入有困难,以及左主干远端真性分叉病变的患者,可考虑分支血管首先植入支架的双支架策略。

中国的一项多中心研究比较了左主干末端真分叉病变患者接受两次对吻(DK)挤压双支架技术与选择性双支架技术治疗的效果,前者术后 1 年发生主要终点事件的比率更低。对于左主干真分叉病变患者,在常用的三种双支架技术中(Culotte、经典或 DK-Crush、TAP),DK-Crush 技术的临床数据最为充分。

OCT 在评估病变形态学细节上要优于冠脉造影及血管内超声(IVUS),但现有比较 OCT 和 IVUS 指导下 PCI 治疗的临床研究并未发现两种技术对临床预后的影响存在差异。对于支架术后再狭窄的患者,OCT 检查有助于明确支架失败的原因,包括血栓或新生内膜动脉粥样硬化等,有助于后续治疗决策的制定。

三、对我国 PCI 治疗的影响和意义

该指南采纳了众多最新临床研究结果,回答了一些以往含糊不清的问题。对于既往指南的推荐,总体上倾向于保守态度未做过多改动,但对于一些有重量级临床研究证据支持的内容,指南对原先的推荐做出了更改甚至颠覆。该指南的众多更新要点为临床工作提供重要的指导和参考,也会对我国 PCI 治疗产生重要的影响。

纵观指南内容,其首先强调的是评估血运重建的获益性,也就是"做或不做"的问题。随后阐述怎么做才能让患者最大化获益,即"怎么做"的问题。回顾 2018 年,中国 PCI 治疗数量创历史新高,达 91 万余例,居世界之首。数量增加的同时毫无疑问会带来质量控制的问题,因此,认真学习指南内容对提高我国 PCI 治疗质量大有裨益。另外,与我国 PCI 数量快速发展极不对称的是我们的学术产出少之又少。指南所引用的近 800 篇参考文献,源自于我国的文章仅有个位数,总体比例 <1%,这一巨大的反差值得深思。

(张奇)

参 考 文 献

[1] LEVINE G N,BATES E R,BLANKENSHIP J C,et al. 2011 ACCF/AHA/SCAI Guideline for Percutaneous Coronary

Intervention. A report of the American College of Cardiology Foundation/American Heart Association Task Force on Practice Guidelines and the Society for Cardiovascular Angiography and Interventions [J]. J Am Coll Cardiol,2011,58(24): e44-e122.

[2] WINDECKER S,KOLH P,ALFONSO F,et al. 2014 ESC/EACTS Guidelines on myocardial revascularization:The Task Force on Myocardial Revascularization of the European Society of Cardiology(ESC)and the European Association for Cardio-Thoracic Surgery(EACTS)Developed with the special contribution of the European Association of Percutaneous Cardiovascular Interventions(EAPCI)[J]. Eur Heart J,2014,35(37):2541-2619.

[3] 中华医学会心血管病学分会介入心脏病学组,中国医师协会心血管内科医师分会,血栓防治专业委员会中华心血管病杂志编辑委员会. 中国经皮冠状动脉介入治疗指南(2016)[J]. 中华心血管病杂志,2016,5:382-400.

[4] NEUMANN F J,SOUSA-UVA M,AHLSSON A. 2018 ESC/EACTS Guidelines on myocardial revascularization [J]. Eur Heart J,2019,40(2):87-165.

2018—2019 年急性冠脉综合征指南更新要点

2018—2019 年,欧美针对急性冠脉综合征的几个主要的指南均没有更新,在这一方面的一些更新主要见于 2018 年 ESC/EACTS 发布的血运重建指南,现择选几点叙述如下。

一、合并心源性休克 ACS 患者不再推荐同期开通非罪犯血管

SYNTAX 研究显示,多支病变患者若能实现完全血运重建,预后明显优于未能完全血运重建者[1]。但合并多支病变的高危 ACS 患者是否采取完全血运重建策略尚存争议。2013年发表的 PRAMI 研究显示,合并多支病变的 STEMI 患者,与只开通梗死相关罪犯血管相比,同期处理非罪犯血管可以显著减少 MACE 事件[2]。此后的 CVLPRIT 研究也同样显示,对于合并多支病变的 STEMI 患者,同期或出院前分期完成非罪犯血管血运重建可减少 MACE 事件[3]。考虑到对于多支病变患者,单凭造影往往难以准确判断有血流动力学意义的病变,DANAMI-3-PRIMULTI 研究[4]和 Compare-Acute 研究[5]。基于 FFR 结果评估是否开通 STEMI 患者非罪犯血管,同样观察到同期开通非罪犯血管可明显减少 MACE 事件。但 PRAMI、CVLPRIT、DANAMI-3-PRIMULTI 和 Compare-Acute 这四个研究观察到的主要阳性结果是心绞痛和再次血运重建事件的减少,仅 PRAMI 研究观察到非致死性心肌梗死的减少。尽管四项研究均未能观察到心血管死亡硬终点的改善,但这些研究一致显示出同期完全血运重建可带来非致死性心血管事件方面的获益。因此 2017 年 ESC STEMI 诊疗指南对合并多支病变患者早期完全血运重建策略做出了 I 类推荐。在非罪犯血管开通时机方面,通常推荐在出院前完成完全血运重建,而其中合并心源性休克的重症患者推荐直接 PCI 时同期完成。

对于 NSTE-ACS 患者,开通非罪犯血管能否获益的证据更加匮乏。基于一些非 RCT 的研究证据,2014 年 ACC/AHA 的 NSTE-ACS 诊疗指南对多支病变患者开通非罪犯血管做出了 IIb 类推荐。2016 年 ESC NSTE-ACS 指南则更加保守,由于缺乏高质量 RCT 证据,做出的推荐非常模糊。2016 年 ESC NSTE-ACS 指南建议,对于合并多支病变的 NSTE-ACS 患者应充分考虑其临床情况、合并症及血管病变严重程度,最终由内外科联合心脏团队讨论决定是否进行非罪犯血管 PCI 或 CABG 手术。在欧洲和美国的 NSTE-ACS 指南发布之后,2016 年 JACC 杂志发表了 SMILE 研究结果,结果显示合并多支病变的 NSTEMI 患者同期完成完全血

运重建可能优于分期手术[6]。但该研究中同期完全血运重建组主要减少了靶血管重建率。尽管 SMILE 研究结果支持对合并多支病变的 NSTEMI 患者同期完全血运重建,但该研究发现在临床医生更为关注的 MI 发生率和心血管死亡率方面,同期完全血运重建未能体现出优势。

如前所述,有证据显示 ACS 合并多支病变患者同期处理非罪犯血管可能减少心血管事件,但尚无确切证据证实可以改善患者生存率。合并休克的患者由于其病情危重,尽管缺乏硬终点改善上的证据,既往指南对这部分患者通常积极推荐早期完全血运重建。2017 年在新英格兰医学杂志上发表了一项针对心源性休克 ACS 患者是否同期开通非罪犯血管的关键性证据——CULPRIT-SHOCK 研究[7]。该研究纳入了 706 例合并多支病变及心源性休克的急性心梗患者,其中约 62% 为 STEMI。这些患者随机分为两组,一组仅开通罪犯血管,另一组则同期或分期开通非罪犯血管。结果发现,开通非罪犯血管组并没有带来血流动力学和心梗面积方面的获益,反而增加了死亡率和肾功损害的风险。由于 CULPRIT-SHOCK 是该领域唯一在死亡率硬终点上得出阳性结果的研究,基于 CULPRIT-SHOCK 结果,2018 年 ESC/EACTS 发布的血运重建指南做出了重大更新,对多支病变合并心源性休克的心梗患者不再推荐常规行非罪犯血管血运重建。

二、比伐芦定推荐级别降低

比伐芦定是一种直接凝血酶抑制剂,早期研究显示比伐芦定可替代肝素作为围术期抗凝药物,具有安全、高效的优点。ACUITY[8]和 ISAR-REACT 4[9]。研究显示,NSTEMI 患者中,比伐芦定与肝素 +GPI(糖蛋白Ⅱb/Ⅲa 受体拮抗剂)方案相比可显著减少出血风险,且不增加血栓事件风险。STEMI 患者中开展的 HORIZONS-AMI 研究[10]及 EUROMAX 研究[11],同样显示围术期抗凝方案使用比伐芦定出血风险明显低于肝素 +GPI 方案。尽管这些研究提示对于接受直接 PCI 的 STEMI 患者,比伐芦定方案急性支架内血栓风险明显增加,但主要心血管事件并未增加,相反比伐芦定可带来心血管死亡和全因死亡的减少。

考虑到出血风险方面的优势,ACC/AHA 2013 年发布的 STEMI 指南和 2014 年 NSTE-ACS 指南将 PCI 围术期比伐芦定作为 I 类推荐。ESC/EACTS 2014 年发布的血运重建指南中,对于 NSTEMI 患者围术期比伐芦定的使用做了 I 类推荐。但对于 STEMI 患者,考虑到患者支架内血栓风险,对围术期比伐芦定替代肝素做了Ⅱa 类推荐,I 类推荐仍首选普通肝素。

早期比伐芦定的研究中肝素对照组一般常规联合使用 GPI,而比伐芦定组则较少使用 GPI。因此一直有学者质疑这些研究中比伐芦定组出血比例降低可能主要源于 GPI 使用率的差异,并不能直接证明比伐芦定在安全性上优于普通肝素。近年来随着 PCI 技术进步,ACS 患者围术期不再需要常规使用 GPI。此外,桡动脉入路也逐渐取代股动脉入路成为常规手术的选择,这些技术细节上的改进使得 ACS 患者 PCI 围术期出血风险大大降低。因此,迫切需要在现代 PCI 技术条件下重新评估比伐芦定是否优于标准的单用肝素或肝素 + 选择性 GPI 方案。对于这一问题我国做出了重要贡献。2015 年韩雅玲院士牵头的 BRIGHT 研究在 JAMA 上发表[12]。该研究纳入 2 194 例心肌梗死患者,随机分为 3 组,分别接受比伐芦定、普通肝素、普通肝素 +GPI 三种不同围术期抗凝方案,结果发现与单用肝素或肝素 +GPI 方案相比,比伐芦定组的出血风险分别减少 50% 和 60%。此外,该研究认为既往发现 STEMI 患者围术期使用比伐芦定增加支架内血栓风险可能主要是因为氯吡格雷吸收和起效慢,部分患者术后氯吡格雷仍未完全起效,而比伐芦定半衰期非常短,停药后可能产生一段抗血小板药物真空期。因此,BRIGHT 研究中比伐芦定组在 PCI 术后采用了较长的维持时间(平均 3 小时),以便完全覆盖氯吡格雷起效前的真空期。结果显示采用术后长时间维持方案后,比伐芦定组支架内血栓风险甚至略低于肝素或肝素 +GPI 方案(0.6% *vs.* 0.9% *vs.* 0.7%,*P*=0.77)。BRIGHT 研究显示,在中国人群中采用比伐芦定兼具良好的安全性和较强的围术期抗凝效果。遗憾的是,之后在西方人群中进行的研究未能重复 BRIGHT 研究鼓舞人心的结果。2017 年新英格兰医学杂志上发表了 VALIDATE-SWEDEHEART 研究[13],纳入了6 006 例接受 PCI 治疗的 ACS 患者,其中一半为 STEMI,一半为 NSTEMI。这些患者随机分为两组,围术期分别给予比伐芦定和肝素抗凝。VALIDATE-SWEDEHEART 研究纳入的患者人群更符合现代的 PCI 技术条件,常规使用桡动脉入路,不常规使用 GPI(比伐芦定和肝素组 GPI 使用率分别为 2.4% 和 2.8%),常规使用较强的新型 P2Y$_{12}$ 受体拮抗剂。在现代PCI 技术背景下,比伐芦定在出血事件、支架内血栓和心肌梗死事件、死亡率方面与标准肝素抗凝方案相比均无明显差异。2018 年发表的一项系统评价同样显示,ACS 患者 PCI 围术期比伐芦定抗凝方案和标准肝素方案相比在血栓事件预防方面并无差异。尽管部分早期研究显示 GPI 相比于肝素可能减少出血,但在平衡了 GPI 的使用率之后比伐芦定与肝素出血风险并无显著差异[14]。基于 VALIDATE-SWEDEHEART 研究结果,2018 年 ESC/EACTS 发布的新版血运重建指南中对比伐芦定的推荐进行了降级,ACS 患者 PCI 围术期抗凝方案推荐首选普通肝素。

VALIDATE-SWEDEHEART 虽然为比伐芦定在现代 PCI 技术条件下的作用提供了重要证据,但其结果与既往研究结果差异较大,也受到一定质疑。首先,VALIDATE-SWEDEHEART 研究排除了计划使用 GPI 的患者,导致总体出血事件显著低于其他研究。更为重要的是,比伐芦定和肝素半衰期很短,VALIDATE-SWEDEHEART 随访期长达 180 天,期间观察到的多数事件可能与围术期抗凝方案无关。如果取术后 24 小时为时间截点,则可以观察到比伐芦定有减少缺血及出血事件的趋势(3.1% *vs.* 4.0%,HR=0.78,95%CI 0.59~1.02,*P*=0.07)。考虑到比伐芦定具有半衰期极短的特点,且在 BRIGHT 等部分研究中有良好表现,新指南对比伐芦定做出Ⅱb 类推荐,可考虑在部分出血高危患者中选择性使用。

三、合并房颤的 ACS 患者 PCI 术后抗栓治疗方案

口服抗凝药物(oral anticoagulation,OAC)是高危非瓣膜病心房颤动患者预防血栓栓塞的基石。房颤患者合并冠心病比例可达 15%~30%,这部分患者在 PCI 术后需要同时接受DAPT 和 OAC 三联抗栓治疗,大型注册研究显示,三联抗栓治疗导致大出血的风险是 OAC或 DAPT 单独用药的 3~4 倍。三联抗栓治疗中阿司匹林作用较弱,抗栓效能与出血比相对较差。2013 年发表的 WOEST 研究[15]首次探讨了在三联抗栓中删除阿司匹林,使用氯吡格雷 + 华法林的双联抗栓方案。WOEST 研究发现与标准三联抗栓相比,双联抗栓明显减少出血风险,且不增加血栓事件风险。尽管 WOEST 研究开创了 PCI 术后房颤患者双联抗栓的新理念,但 WOEST 研究样本量有限,且由于研究较早,PCI 桡动脉入路使用比例较低,预防性 PPI 使用比例不足,对照组三联抗栓时间也明显长于目前指南推荐的 1~3 个月。这些研究设计上的缺陷限制了 WOEST 研究的结论在临床工作中的推广。近两年来两项大样本 RCT 探索了基于新型口服抗凝药(NOAC)的双联抗栓方案。PIONEERAF-PCI 研究纳入ACS 伴 NVAF 患者 2 100 例,随机分为 3 组,一组给予氯吡格雷 + 利伐沙班(15mg、每日 1 次),一组给予阿司匹林 + 氯吡格雷 + 利伐沙班 2.5mg、每日 2 次,对照组采用标准三联抗栓治疗。

研究结果显示,利伐沙班 + 氯吡格雷与极小剂量利伐沙班 +DAPT 出血风险显著低于基于华法林 +DAPT 标准治疗,而 MACE 事件没有明显差异。RE-DUAL PCI 研究纳入 2 725 例接受 PCI 治疗的 NVAF 患者,其中 50% 为 ACS 患者随机接受基于达比加群的双联抗栓(达比加群 110mg 或 150mg、每日 2 次 +P2Y12 抑制剂)或华法林 +DAPT 标准三联抗栓治疗。结果表明,基于新型口服抗凝药达比加群的双联抗栓在降低缺血风险方面不劣于标准三联抗栓治疗,而出血风险显著低于三联抗栓治疗。基于 PIONEER PCI 和 RE-DUAL PCI 研究结果,2018 年急性冠状动脉综合征特殊人群抗血小板治疗中国专家建议、2018 年北美房颤患者 PCI 术后抗栓治疗共识[16] 及 2018 年 ESC/EACTS 血运重建指南均一致推荐尽量缩短三联抗栓治疗时间以避免出血。多数患者 PCI 完成即可停用三联抗栓,少数血栓风险较高而出血风险不高的患者可术后短期使用三联抗栓至 1 个月,术后 1 年内优先选择 NOAC+ 氯吡格雷的双联抗栓,一年后单用 NOAC。

四、ACS 患者不再推荐常规吸氧

学术界过去普遍认为吸氧可增强缺血心肌的氧气供给,可以减少心肌梗死面积,降低心衰或心律失常等并发症的发生风险。JCS 2013 指南推荐 STEMI 患者入院后 6 小时内常规吸氧。但这一观点一直缺乏充分的循证医学证据支持。近年来有研究表明吸氧可通过氧化应激途径加重血管内皮损伤,加剧了对 ACS 患者常规吸氧是否安全有效的争议。2017 年 ESC 年会上公布了 DETO2X-SWEDEHEART 研究结果,为这一领域提供了迄今为止最为可靠的证据。DETO2X-SWEDEHEART 是一项瑞典全国性注册登记数据库的前瞻性随机对照研究,共纳入瑞典 35 家医院 6 229 例可疑心肌梗死患者,其中半数接受面罩吸氧治疗,平均治疗时间为 11.6 小时。DETO2X-SWEDEHEART 研究 1 年期随访显示,常规吸氧组死亡率为 5.0%,而未吸氧的对照组为 5.1%,两组间没有明显差异[17]。基于 DETO2X-SWEDEHEART 系列研究的结论,2018 年 JCS 发布的 ACS 诊疗指南做出了重要更新,建议吸氧仅限于合并低氧(氧饱和度低于 90%)或合并心衰、休克的 ACS 患者(Ⅰ类推荐),而无低氧血症的常规 ACS 患者不再推荐吸氧(Ⅲ类推荐)。

五、高危患者围术期血流动力学支持

IABP-SHOCK Ⅱ研究显示,对于合并休克的心肌梗死患者,IABP 支持并不能改善预后[18]。基于该研究结果,既往指南已经不推荐常规使用 IABP。近年来 ECMO 越来越普遍地被用作高危患者围术期的血流动力学支持方案。基于既往观察性研究的一项系统评价显示[19],对于 ACS 合并心源性休克患者,ECMO 相比于 IABP 可明显提高患者生存率达 33%,但 ECMO 与左室辅助装置如 TandemHeart 或 Impella 相比则无明显差异。此外,对于心搏骤停的患者 ECMO 可提高患者生存率 13%,并能明显减少神经系统损伤。尽管缺乏高质量的 RCT,但基于目前观察性研究的证据,2018 年 ESC/EACTS 血运重建指南推荐,对于合并休克的 ACS 患者,可选择性地短期使用 ECMO 或 LVAD 等血流动力学支持手段。

（李晨　贺勇）

参 考 文 献

[1] FAROOQ V,SERRUYS P W,GARCIA-GARCIA H M,et al. The negative impact of incomplete angiographic

revascularization on clinical outcomes and its association with total occlusions：The SYNTAX（Synergy Between Percutaneous Coronary Intervention with Taxus and Cardiac Surgery）trial［J］. J Am Coll Cardiol,2013,61（3）：282-294.

［2］WALD D S,MORRIS J K,WALD N J,et al. Randomized trial of preventive angioplasty in myocardial infarction［J］. N Engl J Med,2013,369（12）：1115-1123.

［3］GERSHLICK A H,KHAN J N,KELLY D J,et al. Randomized trial of complete versus lesion-only revascularization in patients undergoing primary percutaneous coronary intervention for STEMI and multivessel disease：the CvLPRIT trial［J］. J Am Coll Cardiol,2015,65（10）：963-972.

［4］ENGSTRØM T,KELBAK H,HELQVIST S,et al. Complete revascularisation versus treatment of the culprit lesion only in patients with ST-segment elevation myocardial infarction and multivessel disease（DANAMI-3-PRIMULTI）：an open-label, randomized controlled trial［J］. Lancet,2015,386（9994）：665-671.

［5］SMITS P C,ABDEL-WAHAB M,NEUMANN F J,et al. Fractional flow reserve-guided multivessel angioplasty in myocardial infarction［J］. N Engl J Med,2017,376（13）：1234-1244.

［6］SARDELLA G,LUCISANO L,GARBO R,et al. Single-staged compared with multi-staged PCI in multivessel NSTEMI patients：The SMILE Trial［J］. J Am Coll Cardiol,2016,67：264-272.

［7］THIELE H,AKIN I,SANDRI M,et al. PCI Strategies in Patients with Acute Myocardial Infarction and Cardiogenic Shock［J］. N Engl J Med,2017,377（25）：2419-2432.

［8］STONE G W,MCLAURIN B T,COX D A,et al.Bivalirudin for patients with acute coronary syndromes［J］. N Engl J Med, 2006,355：2203-2216.

［9］KASTRATI A,NEUMANN F J,SCHULZ S,et al. Abciximab and heparin versus bivalirudin for non-ST-elevation myocardial infarction［J］. N Engl J Med,2011,365（21）：1980-1989.

［10］STONE G W,WITZENBICHLER B,GUAGLIUMI G,et al. Bivalirudin during primary PCI in acute myocardial infarction［J］. N Engl J Med,2008,358（21）：2218-2230.

［11］STEG P G,VAN 'T HOF A,HAMM C W,et al. Bivalirudin started during emergency transport for primary PCI［J］. N Engl J Med,2013,369（23）：2207-2217.

［12］HAN Y,GUO J,ZHENG Y,et al. Bivalirudin vs heparin with or without tirofiban during primary percutaneous coronary intervention in acute myocardial infarction：the BRIGHT randomized clinical trial［J］. JAMA,2015,313（13）：1336-1346.

［13］ERLINGE D,OMEROVIC E,FRÖBERT O,et al.Bivalirudin versus Heparin Monotherapy in Myocardial Infarction［J］. N Engl J Med,2017,377（12）：1132-1142.

［14］NÜHRENBERG T G,HOCHHOLZER W,MASHAYEKHI K,et al. Efficacy and safety of bivalirudin for percutaneous coronary intervention in acute coronary syndromes：a meta-analysis of randomized-controlled trials［J］. Clin Res Cardiol, 2018,107（9）：807-815.

［15］DEWILDE W J,OIRBANS T,VERHEUGT F W,et al. Use of clopidogrel with or without aspirin in patients taking oral anticoagulant therapy and undergoing percutaneous coronary intervention：an open-label,randomised,controlled trial［J］. Lancet,2013,381（9872）：1107-1115.

［16］ANGIOLILLO D J,GOODMAN S G,BHATT D L,et al. Antithrombotic Therapy in Patients With Atrial Fibrillation Treated With Oral Anticoagulation Undergoing Percutaneous Coronary Intervention［J］. Circulation,2018,138（5）：527-536.

［17］HOFMANN R,JAMES S K,JERNBERG T,et al. Oxygen therapy in suspected acute myocardial infarction［J］. N Engl J Med,2017,377：1240-1249.

［18］THIELE H,ZEYMER U,NEUMANN F J,et al. IABP-SHOCK II Trial Investigators. Intra-aortic balloon support for myocardial infarction with cardiogenic shock［J］. N Engl J Med,2012,367（14）：1287-1296.

［19］OUWENEEL D M,SCHOTBORGH J V,LIMPENS J,et al. Extracorporeal life support during cardiac arrest and cardiogenic shock：a systematic review and meta-analysis［J］. Intensive Care Med,2016,42：1922-1934.

2019 ARC-HBR 专家共识白皮书——
PCI 患者高危出血定义解读

经皮冠状动脉介入治疗(percutaneous coronary intervention, PCI)已经成为冠心病治疗的重要手段,PCI 术后需要接受双联抗血小板治疗(dual antiplatelet therapy, DAPT)以降低支架内血栓风险,而抗栓治疗后继发出血又成为 DAPT 最常见的非心脏并发症。医疗保健系统研究网络(Health Care Systems Research Network, HCSRN)的一项注册研究纳入了 8 371 例患者,所有患者均植入第一代药物洗脱支架(drug eluting stent, DES),在术后 12 个月内有 4.8%的患者因发生严重出血事件而住院治疗,其中 58.3% 的住院原因是胃肠道出血[1]。PCI 术后出血与死亡、心肌梗死、卒中等不良事件风险增加相关[1,2]。ADAPT-DES 研究纳入了 8 577 例 PCI 患者,平均随访 300 天,535 例(6.2%)患者发生出血事件,其中胃肠道出血最常见(61.7%),术后发生出血事件与全因死亡率(13% vs. 3.2%,P<0.001)、出院后急性心肌梗死(HR=1.92,P=0.009)和 2 年死亡风险(HR=5.03,P<0.000 1)增加相关[3]。尽管多种原因与 PCI 术后出血有关,目前还没有公认准确的危险分层方法预测和评估 PCI 术后出血风险,即便是大型随机对照试验的入选和排除标准对高危出血风险(high bleeding risk, HBR)的定义也不一致。因此,如何准确定义 PCI 术后患者的高危出血风险对于指导临床治疗至关重要。

高出血风险学术研究联盟(The Academic Research Consortium for High Bleeding Risk, ARC-HBR)是由研究团体、监管机构和医生科学家组成的学术组织,专注于 PCI 相关出血的防控研究。欧洲心血管研究中心(Cardiovascular European Research Center)组织包括美国食品药品管理局、日本药品和医疗器械局、欧洲公告机构以及制药和医疗器械行业在内的多领域专家分别于 2018 年 4 月在华盛顿特区和 2018 年 10 月在法国巴黎举行了两次讨论会,随后于 2019 年 5 月在 Eur Heart J 和 Circulation 同步在线发表了关于 PCI 患者高危出血定义的专家共识白皮书,ARC-HBR 专家共识结合最新的临床研究证据对 PCI 患者高危出血风险的危险因素进行了全面系统总结分析,给出了接受 PCI 治疗患者高危出血风险的实用性定义,旨在帮助医务工作者识别接受 PCI 治疗的 HBR 患者及提高临床研究数据收集和报告的一致性和质量[4,5]。

一、ARC-HBR 专家共识形成的背景

冠状动脉支架和抗血小板治疗的现代临床试验由于纳入研究人群的局限性导致其结论不适用于接受 PCI 治疗的 HBR 患者。较早期的 ENDEAVOR Ⅱ(2006)、RESOLUTE US(2011)、SPIRIT Ⅲ(2008)和 PLATINUM(2011)研究均排除了不能长期接受 DAPT 的患者,即便是最近发表的 EVOLVE Ⅰ(2015)、BIONICS(2017)和 BIOFLOW Ⅴ(2017)研究也完全排除了重度肾功能不全、凝血功能异常以及既往合并出血或卒中病史等公认的 HBR 患者。虽然 ISAR-TEST-4(2009)、HOSTASSURE(2014)、SORT OUT Ⅱ(2010)和 BIO-RESORT(2016)等研究纳入标准相对宽泛一些,但实际上仍把不能接受长期 DAPT 的患者排除在外。这些奠定 DAPT 在 PCI 围术期二级预防重要地位的研究一致的排除了 HBR 患者,因此其结论仅适用于低危出血患者,不能推论到 HBR 患者,对指导接受 PCI 的 HBR 患者临床治疗策略和风险评估的

应用价值有限。

缩短接受 PCI 治疗的 HBR 患者 DAPT 持续时间能够降低出血风险,对于植入第二代 DES 或生物可吸收聚合物涂层 DES 治疗的 HBR 患者,DAPT 持续时间缩短至 1~6 个月可能是合理的。LEADERS FREE、ZEUS-HBR 和 SENIOR 研究旨在回答短期(1~6 个月)DAPT 治疗的有效性和安全性。LEADERS FREE 和 ZEUS-HBR 研究纳入了 PCI 术后接受 DAPT 治疗持续时间 1 个月的患者,随访 1 年发现 BARC 3~5 型出血发生率为 7.3% 和 4.2%,而 SENIOR 研究中患者(DAPT 持续时间 1~6 个月)出血发生率为 3.5%。尽管这三项研究的目标是纳入 HBR 患者,但入选标准各不相同,纳入标准异质性较大:①这三项研究均纳入了一定数量的老龄患者(分别为 64%、51%、100%)和服用抗凝药物治疗的患者(分别为 36%、38%、18%),但对老龄的定义不一致;② LEADERS FREE 研究包含了 19% 的肾功能不全患者和 16% 近期拟行外科手术的患者,SENIOR 研究则排除了既往出血性卒中的患者。因此,这种出血风险差异归因于临床试验入组患者高危出血因素的异质性,ARC-HBR 专家写作组认为有必要对接受 PCI 的 HBR 患者进行统一准确的定义。

本专家共识首先分析比较了目前 6 个用于预测 PCI 术后出血风险的评分模型(REACH、Dutch ASA Score、DAPT、PARIS、PRECISE-DAPT 和 BleeMACS),认为:①尽管这些评分均把老龄作为高危出血因素,但是老龄的界限值以及年龄对出血的权重并不一致;②贫血是 PCI 术后 DAPT 相关出血的高危因素,Dutch ASA Score、PARIS、PRECISE-DAPT 和 BleeMACS 评分均纳入了贫血,但对贫血的定义不一致,而 REACH 和 DAPT 评分均未将贫血作为高危出血因素;③这些评分均没有包含一些显著增加 PCI 术后 DAPT 出血风险的临床情况,比如严重肝病、出血体质、血小板减少症、服用非甾体抗炎药物和近期拟行外科手术,尽管这些合并症发生率较低(图 1)。ARC-HBR 专家共识写作组认为这些评分的差异和局限性来源于临床试验入组患者的异质性、对出血高危因素的权重赋值以及出血的定义不同。

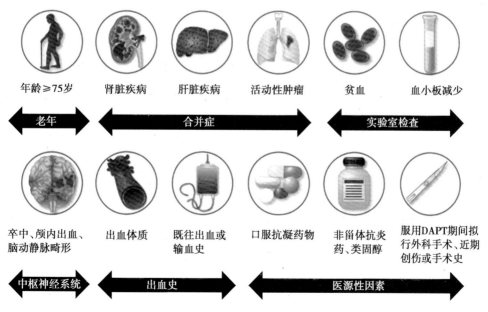

图 1　经皮冠状动脉介入治疗(PCI)术后出血风险增加的相关因素

二、PCI 患者高危出血风险的定义

2011 年,出血学术研究会(Bleeding Academic Research Consortium,BARC)提出了出血终点的定义和 BARC 出血分型[6],该分型在临床研究设计中获得了广泛的认可和应用。ARC-HBR 专家共识将 HBR 定义为 1 年 BARC 定义的 3 型或 5 型出血风险≥4%,或 1 年颅内出血(intracerebral hemorrhage,ICH)风险≥1%。ARC-HBR 专家共识提出了高出血风险的 20 条标准,包括 11 项主要标准和 6 项次要标准,主要标准被定义为 1 年 BARC 3 或 5 型出血发生率≥4% 或 ICH 风险≥1% 的出血风险因素,次要标准被定义为 1 年 BARC 3 或 5 型出血发生率 <4% 的出血风险因素。如果患者满足至少 1 条主要标准或 2 条次要标准,则可以定义为 PCI 术后高危出血风险人群(表 1)。

表 1 经皮冠状动脉介入治疗(PCI)术后高出血风险(HBR)定义的主要标准和次要标准

主要标准	次要标准
	年龄≥75 岁
需长期口服抗凝药物 *	
严重或终末期慢性肾脏病(eGFR<30ml/min)	中度慢性肾脏病(eGFR 30~59ml/min)
血红蛋白 Hb<11g/dl	男性 Hb 11~12.9g/dl,女性 Hb 11~11.9g/dl
过去的 6 个月内发生需要住院或输血的自发性出血(或反复发作)	12 个月内发生过需要住院或输血的自发性出血,且不符合主要标准
中度或重度基线血小板减少症(<100×10^9/L)†	
慢性出血体质	
肝硬化伴门静脉高压	
	长期应用非甾体类抗炎药或类固醇类药物
过去 12 个月内存在活动性恶性肿瘤(非黑色素瘤皮肤癌除外)‡	
既往自发性颅内出血史,12 个月内存在创伤性颅内出血,存在脑动静脉畸形,过去 6 个月内发生过中度或重度卒中§	任何时间发生的缺血性卒中,且不符合主要标准
双联抗血小板治疗期间拟行大手术	
最近 30 天内的大手术或严重创伤	

* 不包括血管保护剂量的口服抗凝药物;† 基线血小板血小板减少症定义为 PCI 术前血小板减少;‡ 活动性恶性肿瘤定义为 12 个月新确诊的恶性肿瘤和 / 或正在接受抗肿瘤治疗(包括外科手术、化疗或放疗);§ 美国国立卫生研究院(National Institutes of Health,NIH)卒中评分≥5 分

三、PCI 术后 HBR 定义的标准解读

ARC-HBR 专家共识在回顾临床证据的基础上,将表 1 中的 ARC-HBR 主要标准和次要标准中的 13 项 PCI 术后出血风险因素分别进行详细说明,虽然衰弱、种族差异、急性冠脉综合征和患者 DAPT 依从性并没有纳入 ARC-HBR 主要标准和次要标准,但 ARC-HBR 专家共识也强调了其重要性。这些 PCI 术后出血风险因素大致可分为患者因素、药物因素和非药物因素(表 2)。

表 2　经皮冠状动脉介入治疗(PCI)术后出血风险因素

出血风险因素	
患者因素	老龄、慢性肾脏病、贫血、既往出血或输血史、血小板减少症、慢性出血体质、肝硬化合并门静脉高压、恶性肿瘤、既往缺血性卒中或颅内出血病史、衰弱*、种族*、急性冠脉综合征*
药物因素	口服抗凝药物、长期口服非甾体抗炎药物或者类固醇药物、DAPT 依从性*
非药物因素	PCI 术后拟行非心脏大手术、近期大手术或创伤后

* 未被纳入 ARC-HBR 定义的主要标准和次要标准

(一) HBR 患者因素

1. **老龄**　ARC-HBR 专家共识将年龄≥75 岁列为 PCI 患者 HBR 定义的次要标准。随着人口老龄化,接受 PCI 治疗的老年患者越来越多,但绝大多数临床试验均排除了老年人,使得年龄对于 PCI 术后出血风险评估的证据有限。LEADERS FREE 和 SENIOR 研究均发现老龄是 PCI 术后出血的高危因素,老年患者(≥75 岁)PCI 术后 1 年 BARC3~5 型出血发生率高于入组患者总体发生率(7.8% *vs.* 3.2%)。ACUITY 研究数据显示,接受 PCI 的患者在年龄 <55 岁、55~64 岁、65~74 岁和≥75 岁年龄组的大出血发生率分别为 3.4%、5.1%、5.5% 和 11.8%[7]。ARC-HBR 专家共识写作组指出,PCI 术后出血风险随着年龄的增长而增加的原因在于老年患者常有更多的临床合并症,但专家共识同时也强调生物年龄和实际年龄可能不同,具体风险需要个体化分析。

2. **慢性肾脏病**　ARC-HBR 专家共识以慢性肾脏病(chronic kidney disease,CKD)分期而不是 eGFR 作为 PCI 患者 HBR 定义的标准,严重或终末期慢性肾脏病 CKD(eGFR <30ml/min)为 ARC-HBR 主要标准,中度 CKD(eGFR 30~59ml/min)为 ARC-HBR 次要标准。约 60% 接受 PCI 的患者 eGFR <60ml/min,但现行的临床试验均把重度 CKD(eGFR <30ml/min)排除在外。CKD 是 PCI 术后出血的独立危险因素,可能与抗栓药物肾脏清除降低有关。PRODIGY 研究比较了不同程度的 CKD 以及不同疗程 DAPT(6 个月或 24 个月)对 PCI 术后出血的影响,研究结果发现轻中度 CKD 并不增加 PCI 术后 DAPT 持续时间 6 个月或 24 个月出血风险,但重度 CKD 患者 DAPT 持续时间 24 个月出血风险显著增加[8]。ARC-HBR 专家共识特别强调,对 CKD 患者出血风险的解读需要权衡缺血风险,并指出 DAPT 评分没有将 CKD 列为出血预测标准也是考虑了 PCI 术后 DAPT 缺血风险获益抵消了出血风险。

3. **贫血**　血红蛋白水平(Hb)<11g/dl 被认为是 ARC-HBR 的主要标准。男性 Hb 为 11~12.9g/dl,女性 Hb 为 11~11.9g/dl 被认为是 ARC-HBR 的次要标准。一项纳入 44 项研究的 Meta 分析(n>230 000)发现,16% 的患者存在 WHO 定义的贫血且其 PCI 术后出血风险增加 2 倍[9]。RENAMI 注册研究中(新型 P2Y12 受体拮抗剂普拉格雷或替格瑞洛),接受 PCI 的急性冠脉综合征患者 1 年 BARC 3~5 型出血发生率显著高于无贫血患者(5.4% *vs.* 1.5%,*P*=0.001)[10]。因此,基线贫血是 PCI 术后重要的出血预测因素,Dutch ASA Score、PARIS、PRECISE-DAPT 和 BleeMACS 等出血风险评分模型中纳入了该因素。此外,接受 PCI 患者未来出血风险与贫血的严重程度密切相关,因此,本专家共识依据 Hb 水平分为 ARC-HBR 的主要标准和次要标准。

4. **既往出血或输血史**　在过去 6 个月内(或在任何时候如果复发)发生需要住院或输血的自发性(非颅内)出血是 ARC-HBR 主要标准,PCI 术前 6~12 个月发生需要住院或输血的第一次自发性(非颅内)出血是 ARC-HBR 次要标准。目前关于既往有出血或输血史的

PCI 术后患者服用 DPAT 后出血风险的临床研究较为缺乏。有研究表明,急性消化性溃疡患者服用阿司匹林后再出血发生率为 10.3%;需要急性输血患者,其未来发生再出血风险较高。CHAMPION 研究显示,PCI 围术期出血风险与既往出血严重程度有关,因严重出血而输血的患者,术后 30 天和 1 年死亡率较高[11]。因此,ARC-HBR 专家共识将发生需要住院或输血的自发性(非颅内)出血定义为主要标准。然而在真实世界中,出血部位不同,其预后明显不同,本专家共识的局限性在于没有对既往出血部位和严重程度进行细化,仅强调了非颅内出血。因此,需要有更多的临床证据支持 ARC-HBR 标准细化。

5. **血小板减少症** ARC-HBR 专家共识将中度或重度基线血小板减少症(血小板计数 <100×10^9/L)列为 ARC-HBR 主要标准。血小板减少症分为轻度(100~149×10^9/L)、中度(50~99×10^9/L)和重度(<50×10^9/L)。不同于 PCI 术后获得性血小板减少症,基线血小板减少指的是 PCI 术前血小板减少,其发生率在美国和日本分别为 2.5% 和 1.5%,但临床试验均排除了血小板减少症。一项来自美国全国住院患者样本(NIS)数据库的研究发现,PCI 术后出血发生率在血小板减少症患者中更高,而且与长期出血事件明显相关[12]。本专家共识定义 HBR 依据的仍然是血小板减少的程度,没有考虑血小板减少的病因,不同原因的血小板减少症,其出血风险也不同[13]。

6. **慢性出血体质** 有临床意义的慢性出血体质被列为 ARC-HBR 主要标准。本专家共识列出了常见的慢性出血性疾病,如血小板功能障碍、血管性血友病、遗传或获得的凝血因子缺乏或凝血因子的获得性抗体等。ARC-HBR 专家共识认为出血性疾病患者发生出血事件最重要和最可靠的预测因素是个人出血史,可以通过出血调查问卷进行评估。同时专家共识也提出了该定义标准的局限性:由于缺乏真实世界数据且此类疾病在接受 PCI 患者中发病率较低,尚不能依据慢性出血病因或严重程度进行准确定义。

7. **肝硬化合并门静脉高压** 存在肝硬化伴门静脉高压被列为 ARC-HBR 的主要标准,这类 PCI 术后的患者接受抗血栓治疗后如果发生出血并发症可能是致命的。慢性肝病的出血风险可能与出凝血功能障碍(凝血因子缺乏、血小板减少、血小板功能障碍或纤维蛋白溶解增加)或门静脉高压患者食管静脉曲张有关。美国 NIS 注册研究(n= 4 376 950)数据显示,肝病是接受 PCI 患者院内消化道出血的独立预测因素(OR=2.59,95%CI 2.22~3.02,$P<0.001$)[14]。这可能与患者在基线是存在高危出血危险因素有关,因为在另一项 NIS 关于 PCI 手术的回顾性研究中(n=1 051 252),26.0% 的肝硬化患者在基线时出现凝血功能障碍,20.5% 患有贫血,3.9% 患有血液系统或实体恶性肿瘤[15]。尽管在一些 DES 和 DAPT 临床试验中使用 Child-Pugh 和 Mayo 终末期肝病标准作为排除标准,但这些评分本身并不用于预测出血风险的评估。

8. **恶性肿瘤** 活动性恶性肿瘤(不包括非黑色素瘤皮肤癌)被认为是 ARC-HBR 的主要标准。ARC-HBR 专家共识将活动性恶性肿瘤定义为在过去 12 个月内的诊断或正在进行的恶性肿瘤治疗(包括手术、放疗、化疗或免疫疗法),而将完全缓解或仅需要维持治疗的恶性肿瘤定义为非活动性恶性肿瘤。LEADERS FREE 和 TRILOGY ACS 研究数据显示,既往恶性肿瘤病史和新诊断恶性肿瘤均与 PCI 术后高出血风险有关,可能与肿瘤局部侵袭或使用抗肿瘤药物相关。此外,胃肠道恶性肿瘤明显增加 PCI 术后服用 DAPT 期间的消化道出血风险。最新一项来自美国全国住院病人样本数据库的研究,纳入了 6 571 034 例 PCI 术后的患者(2004—2014 年),该研究发现新诊断和既往有恶性肿瘤病史的比例分别为 1.8% 和 5.8%,结肠癌和前列腺癌与 PCI 术后出血显著相关,而乳腺癌并不增加 PCI 术后出血风险[16]。这项研究也证明了 PCI 术后出血风险与肿瘤的发生部位、是否发生转移以及肿瘤的分期有关,但是由于缺少充分的数据支持,本专家共识并没有将这些重要因素纳入定义标准中,期待未来的研究能够提供更加充分的证据支持。

9. 既往缺血性卒中或颅内出血病史 本专家共识将在 PCI 术前 6 个月内的脑动静脉畸形(brain arteriovenous malformation,bAVM)、既往颅内出血(ICH)以及中度或重度缺血性卒中史(NIH 卒中量表评分≥5 分)列为 ARC-HBR 主要标准,任何时间内的缺血性卒中列为 ARC-HBR 次要标准。卒中在 SCAAR 和 NCDR Cath-PCI 登记注册研究中的发生率分别为 6% 和 12%,绝大多数 DES 和 DAPT 的临床试验均排除了 6 个月内卒中病史的患者。LEADERS FREE、ZEUS-HBR 和 SENIOR,以及 TRITON 和 PLATO 研究虽然纳入了缺血性卒中,但排除了出血性卒中。ASA/AHA 指南建议卒中 24 小时内启动 DAPT(阿司匹林和氯吡格雷)进行早期二级预防,但不建议用于轻微卒中或短暂性脑缺血发作后的常规长期二级预防。对于合并严重卒中、既往 ICH 和 bAVM 的患者,目前缺乏服用 DAPT 治疗后出血风险的前瞻性数据。一项纳入 2 525 例 bAVM 患者的荟萃分析显示,首次和复发 ICH 的年风险为 1.3% 和 4.8%。本专家共识指出,虽然 bAVM 患者的 ICH 长期风险较高,但目前缺乏 bAVM 患者接受抗血小板治疗后出现 ICH 的循证医学证据。

(二)HBR 药物因素

1. 口服抗凝药物 ARC-HBR 专家共识将需要使用口服抗凝药物(华法林或新型口服抗凝药)列为 PCI 患者 HBR 定义的主要标准。接受 PCI 治疗的患者常合并心房颤动,或者因共存静脉血栓性疾病需要接受三联抗栓治疗,从而增加 PCI 术后出血风险。WOEST 研究发现双联抗血小板(阿司匹林 + 氯吡格雷)和三联抗栓(阿司匹林 + 氯吡格雷 + 华法林)的出血风险分别为 6.5% 和 12.7%(HR=0.49,P=0.011)。PIONEER AF-PCI 和 RE-DUAL PCI 研究发现双联抗栓治疗方案(氯吡格雷 + 立伐沙班、氯吡格雷 + 达比加群)的出血风险显著低于三联抗栓治疗方案(阿司匹林 + 氯吡格雷 + 华法林)。本共识强调三联抗栓治疗的出血风险与抗凝药物种类和药物剂量有关,且药物服用持续时间和肾功能情况也会影响 PCI 术后出血风险。

2. 长期口服非甾体抗炎药物或者类固醇药物 ARC-HBR 专家共识将长期使用类固醇或口服非甾体抗炎药物(NSAIDs)(定义为计划每日摄入量≥4 天 / 周)列为 ARC-HBR 次要标准。类固醇和 NSAIDs 类药物显著增加上消化道出血风险,LEADERS FREE 和 ZEUS-HBR 研究纳入了少量上述患者(分别为 3% 和 2.8%),但并没有提供这部分患者出血发生率。

(三)HBR 非药物因素

1. PCI 术后拟行非心脏大手术 PCI 后服用 DAPT 期间拟行不可延迟的大手术被列为 ARC-HBR 主要标准。PCI 术后 1 年内,多达 17% 的患者接受了侵入性诊疗手术。该共识指出,术前是否停用 DAPT 需要权衡出血风险与支架内血栓风险。需要考虑的因素包括:① PCI 与非心脏手术的先后关系;②手术是否可以延迟;③手术过程特有的预期出血风险;④停用 DAPT 所带来的潜在血栓风险。不同的非心脏手术出血风险不同,围术期停服与恢复 DAPT 的时间各异,ARC-HBR 专家共识没有对此进行具体定义,仅将 PCI 后服用 DAPT 期间拟行不可延迟的大手术列为主要标准。是否有必要根据不同类型的非心脏外科手术将主要标准区分为主要标准和次要标准值得商榷。

2. 近期大手术或创伤后 PCI 术前 30 天内的大手术或严重创伤被认为是 ARC-HBR 主要标准。大的非心脏手术后围术期心肌梗死的发生率高达 10%,但大手术或创伤后紧急

PCI 术的出血发生率不但与手术、创伤的种类有关,也与不同的手术策略相关。因为循证医学证据有限,ARC-HBR 专家共识并没有阐述推荐的原因,也没有对该 ARC-HBR 主要标准进行细化。

除了上述 ARC-HBR 主要标准和次要标准,专家共识撰写组也提到了衰弱、种族、急性冠脉综合征和 DAPT 依从性。易于跌倒、无法行走或直立性低血压导致的衰弱状态可能会增加出血风险。急性冠脉综合征患者往往需要强化抗栓治疗,也增加出血风险。虽然不遵医嘱服用 DAPT 会增加血栓并发症风险,但不按照建议时间停 DAPT 也会增加出血风险。由于定义不够规范且统一或缺乏相应的循证医学证据,上述出血风险因素并未被纳入 ARC-HBR 主要标准和次要标准。但本共识强调了这些出血风险因素在 PCI 术后高危出血风险评估中的重要性,呼吁更多的研究证据能够优化 ARC-HBR 定义。

总之,定义高危出血风险是平衡 HBR 患者接受 PCI 治疗后风险和获益的第一步。ARC-HBR 专家共识在文末再一次说明了制定 PCI 高危出血风险定义的目的,即提供一个具有可操作性的定义框架来评估 PCI 术后患者出血风险,期望使用统一的定义对每一位患者进行个体化评估,促进医学进步、创新和质量控制举措。ARC-HBR 撰写专家组呼吁临床试验申办者和实施者考虑在临床研究中使用 ARC-HBR 定义报告 BARC 3 或 5 型出血发生率,并使用 ARC-HBR 主要标准和次要标准进行危险分层,以便对 PCI 术后 HBR 患者的出血风险进行统一、全面的评估。

(曹丰　张然)

参 考 文 献

[1] VALLE J A,SHETTERLY S,MADDOX T M,et al. Postdischarge Bleeding After Percutaneous Coronary Intervention and Subsequent Mortality and Myocardial Infarction:Insights From the HMO Research Network-Stent Registry [J]. Circ Cardiovasc Interv,2016,9(6). pii:e003519.

[2] CHHATRIWALLA A K,AMIN A P,KENNEDY K F,et al. National Cardiovascular Data Registry. Association between bleeding events and in-hospital mortality after percutaneous coronary intervention [J]. JAMA,2013,309(10):1022-1029.

[3] GÉNÉREUX P,GIUSTINO G,WITZENBICHLER B,et al. Incidence,Predictors,and Impact of Post-Discharge Bleeding After Percutaneous Coronary Intervention [J]. J Am Coll Cardiol,2015,66(9):1036-1045.

[4] URBAN P,MEHRAN R,COLLERAN R,et al. Defining high bleeding risk in patients undergoing percutaneous coronary intervention:a consensus document from the Academic Research Consortium for High Bleeding Risk [J]. Eur Heart J,2019. pii:ehz372.

[5] URBAN P,MEHRAN R,COLLERAN R,et al. Defining High Bleeding Risk in Patients Undergoing Percutaneous Coronary Intervention:A Consensus Document From the Academic Research Consortium for High Bleeding Risk [J]. Circulation, 2019.

[6] MEHRAN R,RAO S V,BHATT D L,et al. Standardized bleeding definitions for cardiovascular clinical trials:a consensus report from the Bleeding Academic Research Consortium [J]. Circulation,2011,123(23):2736-2747.

[7] LOPES R D,ALEXANDER K P,MANOUKIAN S V,et al. Advanced age,antithrombotic strategy,and bleeding in non-ST-segment elevation acute coronary syndromes:results from the ACUITY (Acute Catheterization and Urgent Intervention Triage Strategy)trial [J]. J Am Coll Cardiol,2009,53(12):1021-1030.

[8] GARGIULO G,SANTUCCI A,PICCOLO R,et al. Impact of chronic kidney disease on 2-year clinical outcomes in patients treated with 6-month or 24-month DAPT duration:An analysis from the PRODIGY trial [J]. Catheter Cardiovasc Interv, 2017,90(4):E73-E84.

[9] KWOK C S,TIONG D,PRADHAN A,et al. Meta-Analysis of the Prognostic Impact of Anemia in Patients Undergoing Percutaneous Coronary Intervention [J]. Am J Cardiol,2016,118(4):610-620.

［10］GUERRERO C，GARAY A，ARIZA-SOLÉ A，et al. Anemia in patients with acute coronary syndromes treated with prasugrel or ticagrelor：Insights from the RENAMI registry［J］. Thromb Res，2018，167：142-148.

［11］VADUGANATHAN M，HARRINGTON R A，STONE G W，et al. Short-and long-term mortality following bleeding events in patients undergoing percutaneous coronary intervention：insights from four validated bleeding scales in the CHAMPION trials［J］. EuroIntervention，2018，13（15）：e1841-e1849.

［12］RAPHAEL C E，SPOON D B，BELL M R，et al. Effect of Preprocedural Thrombocytopenia on Prognosis After Percutaneous Coronary Intervention［J］. Mayo Clin Proc，2016，91（8）：1035-1044.

［13］SANZ M Á，VICENTE GARCÍA V，FERNÁNDEZ A，et al. Guidelines for diagnosis，treatment and monitoring of primary immune thrombocytopenia［J］. Med Clin（Barc），2012，138（6）：261.e1-261.e17.

［14］PATEL N J，PAU D，NALLURI N，et al. Temporal Trends，Predictors，and Outcomes of In-Hospital Gastrointestinal Bleeding Associated With Percutaneous Coronary Intervention［J］. Am J Cardiol，2016，118（8）：1150-1157.

［15］SINGH V，PATEL N J，RODRIGUEZ A P，et al. Percutaneous Coronary Intervention in Patients With End-Stage Liver Disease［J］. Am J Cardiol，2016，117（11）：1729-1734.

［16］POTTS J E，ILIESCU C A，LOPEZ MATTEI J C，et al. Percutaneous coronary intervention in cancer patients：a report of the prevalence and outcomes in the United States［J］. Eur Heart J，2019，40（22）：1790-1800.

对《SCAI 心源性休克分期临床专家共识声明》的解读

一、临床基础概要

心源性休克（cardiogenic shock，CS）是指心脏泵功能受损或心脏血液流出道受阻引起的心排量快速下降［CI<2.2L/（min·m²）］而代偿性血管收缩不足所致的有效循环血量不足、低灌注和低血压状态[1]。

（一）病因

CS 的病因多种多样，而心功能不全是最主要的原因，其中急性心肌梗死（acute myocardial infarction，AMI）是最常见的原因。另外，心肌病、心肌炎、严重的心律不齐等也可以导致 CS 的发生。

（二）病理生理学

CS 的病理生理学特征表现为心功能不全、心肌收缩力下降，进而导致心排出量和动脉血压下降，这使得冠脉和外周组织灌注不足，使心功能、心输出量进一步下降，形成恶性循环（图 2）[2]。

（三）临床表现

首先是原发病的症状和体征，如继发于 AMI 的 CS 患者可有剧烈的胸痛、牵涉痛、大汗淋漓、情绪紧张等。

然后是典型的有效循环血量不足的表现，如皮肤苍白、发绀，皮肤湿冷；烦躁不安、谵妄或昏迷；血压降低，收缩压≤80mmHg，舒张压≤60mmHg，伴有脉压减小（<30mmHg）；脉搏细弱，常为 90~110 次/min[3]。

（四）辅助检查

1. 生物化学检查 各类生化指标有助于 CS 的确诊和分期，详见二（一）3 内容。

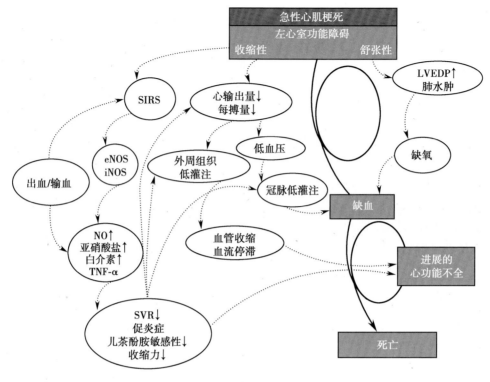

图 2　CS 的病理生理学特征

2. **心电图**　疑诊 CS 的患者应及时行心电图检查,以确定或排除 AMI 或严重心律不齐等。

3. **连续性血压监测**　包括无创性及动脉内插管两种方式。连续性血压监测有助于判断患者状态、判断病情进展、指导治疗、评估治疗效果等。

4. **超声心动图**　超声心动图有助于发现心脏血流动力学改变、乳头肌断裂、瓣膜功能不全等情况,从而确定心源性休克的诊断并排除其他类型休克。

5. **侵入性血流动力学监测**　侵入性血流动力学监测有助于判断患者血流动力学状态、排除血容量不足的情况,进而判断病情、指导治疗、评估预后。

6. **冠脉造影**　冠脉造影有助于发现心肌梗死的罪犯血管,及时指导治疗、评估预后。

(五) 诊断

CS 患者的病情危重、复杂多变、进展迅速,应结合患者的特征性临床表现和辅助检查结果综合判断,同时应及时进行相关治疗以改善患者病情和预后。

(六) 治疗

CS 治疗的目的在于纠正低血压、减轻肺淤血、改善心肌氧供需平衡等。

1. **供氧**　CS 患者常伴缺氧,而低氧血症又可以加重 CS 病情,形成恶性循环。因此应及时对 CS 患者进行供氧。若鼻导管吸氧无法维持 $PaO_2>60mmHg$,则应考虑气管内插管,行机械辅助通气。

2. **镇痛**　若 CS 由 AMI 引起,则应进行镇痛,可使用吗啡 5~10mg,皮下注射;或 2~5mg,加于葡萄糖液中,缓慢静脉推注[4]。

3. **补充血容量**　若 CS 继发于 AMI,则应谨慎补液。若 PCWP>18mmHg,则不应行扩容治疗,以免加重肺淤血,此时可控制输液量在 2 000ml/d 之内;若 PCWP<18mmHg,则应行扩容治疗,并密切关注 PCWP 变化。

4. 血管升压药物 对于 CS 患者,作为一线用药的去甲肾上腺素具有较强的收缩血管及正性肌力作用。一项研究显示,去甲肾上腺素具有较少的临床不良反应。去甲肾上腺素初始剂量 2~4μg/min,可逐步增加剂量,如果剂量增加至 15μg/min 而全身灌注压或收缩压仍不能维持在 90mmHg 以上,进一步增加剂量不一定能够获益[3]。

5. 血管扩张剂 CS 患者不宜单用血管扩张剂,以免加重血压降低,应在使用血管升压药物将血压提高至 100mmHg 以上时加用血管扩张剂[4],以减轻肺淤血、降低左心室负荷、减少心脏做功、降低心脏氧耗。

6. 机械循环辅助治疗 包括主动脉内球囊反搏(IABP)、Impella、ECMO 等。IABP 的优势在于增加冠脉血供、降低左心室后负荷,从而降低了心肌耗氧量,并且也微弱增加心输出量[5];Impella 可提供 2.5~5.0L/min 的循环支持,以减轻左心室负荷,但在循环衰竭时起不到完全性支持作用;ECMO 不依赖心脏功能和节律,对循环的支持最全面彻底,治疗效果最佳。

7. 血管再通疗法 包括溶栓疗法、急诊 PCI 和 CABG 等血运重建术。

8. 其他治疗 包括并发症如肺淤血、肺水肿的治疗等。

(七)预后

在这些高危患者中,年龄、血流动力学异常的严重程度、低灌注临床表现的严重性和早期是否进行血运重建均影响预后,死亡率也存在较大差异[3]。

二、SCAI 心源性休克分期临床专家共识声明

近年来,尽管对 CS 患者的支持治疗技术不断提高,但患者的生存率并没有显著改善。因此,SCAI 组织了一个多学科专家组,制定了《SCAI 心源性休克分期临床专家共识》(以下简称《共识声明》)。

(一)CS 的分期

1. CS 的分期 《共识声明》将 CS 分为 A~E 五期:① A 期:CS 前的"风险"期。处于该期的患者没有表现出 CS 的体征或症状,实验室检查和体格检查结果可能都正常,但有进展为 CS 的风险。临床医生应该对该期患者保持高度警惕! ②B 期:CS"开始"期。该期的患者具有相对的低血压(收缩压 <90mmHg 或平均动脉血压 <60mmHg 或低于基线值 >30mmHg)或心动过速而无低灌注的临床证据。该期患者体格检查可能表现出轻度的容量超负荷,实验室检查结果可能正常。该期强调动态观察的重要性,应早期识别。治疗必须尽早开始,切勿视而不见! ③C 期:"典型"CS 阶段。该期的患者处于低灌注状态,需要在容量复苏之外进行初步的干预措施以恢复灌注,如使用正性肌力药物、升压药、IABP 或 ECMO。该期患者通常表现为典型的休克症状,如低血压并伴有低灌注的表现。实验室检查可能有肾功能受损、乳酸水平、脑钠肽和 / 或肝酶升高等表现。侵入性血流动力学表现为典型的与 CS 相关的心脏指数的降低。对处于该期的患者应迅速出击,严防死守,呼唤 MCS(机械辅助循环支持)团队待命! ④D 期:CS 的"恶化期"。该期的患者尽管进行了一系列的初步治疗,但情况仍未能稳定下来,需要进一步的治疗。⑤E 期:CS 的"终末"期。该期的患者循环衰竭,经常在进行心肺复苏(CPR)时出现顽固性心脏骤停,或者正在接受多种同时进行的急性干预措施,包括 ECMO 辅助的心肺复苏术(ECPR)[6]。

2. 心脏骤停的修正(A) 心脏骤停属于致命性不良事件,病程发展通常难以预料。(A)

用于描述已发生过心脏骤停的患者。例如,如果患者处于 B($_A$) 期,那表明该患者有 B 期的临床表现的同时并发心脏骤停[6]。

3. **生物标志物**

(1) 实验室检查:电解质、肾功能特别是血尿素氮和肌酐的水平,以及肝功能,都是重要器官存在低灌注的标志物。肌酐值的变化对判断预后有重要意义[6]。

(2) 肌酸激酶和肌钙蛋白:如果怀疑原发疾病是 AMI,可以使用多种血清标志物进一步确定诊断,包括肌酸激酶(CK)及其亚类(CK-MB)和肌钙蛋白(cTnI 和 cTnT)。

(3) 乳酸:乳酸是线粒体功能障碍和细胞低灌注的早期标志物。有证据表明其水平升高与不良结果有关,但没有特异性[6]。

(4) 血气分析:动脉血气对血液酸碱度和血氧的测量可以及时评估患者的临床状态。它也是在患者整个复苏期间都需要遵循的重要标志。

(5) 血清碳酸氢盐:在对有 CS 风险的患者的早期评估时,血清碳酸氢盐可提供有关预后的信息。相对于高乳酸而言,低碳酸氢盐水平是 30 天死亡率的更好的预测因子[6]。

(6) 脑钠肽(BNP)和新兴的生物标志物:脑钠肽(BNP)可用作 HF 的诊断指标之一,并作为 CS 低生存率水平的独立预后因子,然而,BNP 水平升高并不能确定诊断,因为任何形式的心室或心房应激都可能使 BNP 水平升高。

另外一些新兴的标志物正处于研究阶段,尚未应用于临床。

4. **血流动力学**

(1) CS 的血流动力学诊断:尽管可以临床诊断 CS,但是在没有侵入性血流动力学监测的情况下通常难以将其与其他形式的休克区分开。对于疑诊 CS 的患者,测量其心腔内压力和心输出量至关重要。

(2) 血压测量:SBP 可以通过于肱动脉处测量获得(测量大腿或踝关节的血压存在误差),但动脉曲线可能更适合连续监测压力并有利于频繁监测动脉血气和乳酸[6]。

(3) 肺动脉导管测量:肺动脉(PA)导管对于鉴别 CS 和其他原因的休克非常重要,同时也有助于评估心肌梗死中的右心室受累、区分经典心源性与混合性休克、协助血管加压药物或正性肌力药物的选择或剂量调整等。测量 PA 血氧饱和度以及 CI 和 CPO 也有助于判断预后[6]。

5. **CS 分期的转变**　CS 患者可能从 B 期恶化到 D 期,然后经过治疗重新恢复到 B 期,但是这种情况下的患者其病程和预后与原本就处于 B 期且从未恶化过的患者是否相同,还需要进一步的研究证实[6]。

(二)《共识声明》的意义

首先,该分期标准简单直观,无需计算,有利于临床医师对 CS 患者或疑诊 CS 患者进行快速有效的评估,进而及时进行有针对性的治疗。

其次,新标准适合快速评估,并且可以随着患者病情的进展进行重新评估。适应于休克患者病情常突然恶化的特点。

第三,该分期标准适用范围广,可应用于心脏病学、急诊医学、重症医学、心脏护理等领域。作为一个共同标准,有利于多学科间的交流沟通。

第四,该分期标准适用于回顾性分析或既往试验,从而可以重新审视不同的休克类别是否与明确诊断的患者结局相关。

此外,该分期标准的应用可识别试验之间潜在的差异,并且解释为什么机械支持疗法的临床试验结果存在分歧。《共识声明》可为未来临床试验的设计提供帮助。

（三）《共识声明》有待完善之处

制定 CS 分期方案的目的应该是为临床诊断、风险分层、治疗和预后提供一个科学和实用的工具。《共识声明》对于临床实践中正确诊断 CS 并迅速、准确分期提供了有力依据。然而，《共识声明》并非完美。

首先，该 CS 分期首次提出，并未在临床实践中得到广泛应用，其未来仍需要不断进行验证以评估其实用性和潜在的对预后的影响。

其次，CS 患者由较低的分期进展为更高的分期后，经过治疗又恢复为原分期，这类患者与处于相同分期且从未进展过的患者，其疾病发展和预后是否相同，有待于进一步研究证实，进而有利于指导临床治疗方案。

最后，《共识声明》只是给出了具体的 CS 的分期方案，但缺乏明确的各期 CS 的治疗方案，期待在下一版的分期中增加这部分内容，以更好地指导临床应用。因此，《共识声明》仍有待完善。

三、前沿内容

目前对于 CS 的研究尚不成熟，尤其是在 CS 严重程度分级以及对应的治疗、管理措施方面有待进一步探索。

一项研究是将 CS 的严重程度按照比较传统的休克指标如收缩压、心率、末梢循环状态、精神状态、血乳酸水平等进行分级，将 CS 分为早期 / 前期、经典期和严重期（表 3）。

表 3 CS 的严重程度

参数	休克前期	休克期	严重休克期
收缩压（mmHg）	<100	<90	<90
心率（次 /min）	70~100	>100	>120
终末循环	凉	凉	凉
精神状态	正常	出现改变	迟钝
血乳酸水平（mmol/L）	正常（<1.0）	>2.0	>4.0
CI［L/(min·m²)］	>2.0	1.5~2.0	<1.5
PCWP（mmHg）	<20	>20	>30
CPO（watts）	>1.0	<1.0	<0.6
VIS	<20	20~30	>30

另外，由对 219 位 CS 患者院内死亡率进行统计得出的 CS 患者死亡风险评分系统，涉及的评分项目有年龄、LVEF、血乳酸含量等指标，评分在 0~3 分的为低级，院内死亡率在 8.7%，在 4~5 分的为中级，院内死亡率在 36.0%，而评分在 6~9 分的为高级，院内死亡率高达 77.9%（表 4，表 5）。

表 4　CS 患者死亡风险评分系统

参数	分数	参数	分数
年龄 >75 岁	1	2~4mmol/L	1
混合	2	>4mmol/L	2
MI 前期或 CABG	1	eGFR CKD-EPI	
现阶段 ACS	1	>60ml/(min·1.73m^2)	0
LVEF<40%	1	30~60ml/(min·1.73m^2)	1
血乳酸值		<30ml/(min·1.73m^2)	2
<2mmol/L	0	总分	10

表 5　CS 患者风险分层

风险分类	死亡率
0~3 分:低	8.7%
4~5 分:中	36.0%
6~9 分:高	77.0%

有文章根据 IABP-SHOCK Ⅱ 试验结果设计出 CS 风险评分系统,该评分系统是在对 600 位 AMI 行 PCI 治疗后发生 CS 的患者进行 30 天死亡率统计的基础上提出的,该系统的评分指标包含年龄、卒中史、血糖、肌酐、血乳酸含量等指标,最终得分在 0~2 分的为低级,死亡率在 23.8%,3~4 分的为中级,死亡率在 42.9% 而评分达到 5~9 分的患者死亡率高达 77.3%(表 6,表 7,图 3,彩图见二维码 16)。

表 6　CS 风险评分系统

参数	分数	参数	分数
年龄 >73 岁	1	动脉血乳酸 >5mmol/L	2
卒中史	2	PCI 后 TIMI 血流分级 <3	2
葡萄糖 >191mg/dl	1	总分	9
肌酐 >1.5mg/dl	1		

表 7　风险分层

风险分层	死亡率
0~2 分:低	23.8%
3~4 分:中	42.9%
5~9 分:高	77.3%

另外一项基于对 3 846 位经 ECMO 支持治疗的 CS 患者院内死亡率进行统计的分级系统显示,综合考虑病因、年龄、体重等因素,以及是否并发慢性肾衰、急性器官衰竭等情况,将 CS 的死亡风险分为 5 级,评分 >5 分、1~5 分、-4~0 分、-9~-5 分和 <-10 分的分别为 Ⅰ~Ⅴ级,其对应死亡率分别为 25%、42%、58%、70% 和 82%(表 8,表 9)。

分数			风险分类	
可变因素	分值		分类	分值
年龄>73岁	1		低	0~2
卒中史	2		中	3~4
葡萄糖>10.6mmol/L（191mg/dl）	1		高	5~9
肌酐>132.6μm/L（1.5mg/dl）	1			
动脉乳酸>5mmol/L	2			
PCI后TIMI流动分级<3	2			
最大值	9			

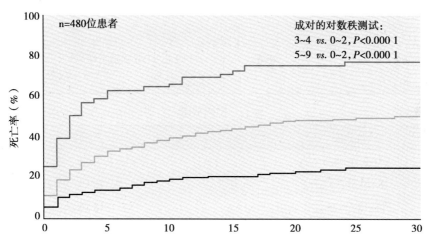

图 3　AMI 行 PCI 治疗后发生 CS 的患者 30 天死亡率统计

表 8　CS 患者院内死亡率分级系统

可变量	分数		可变量	分数
CS 病因	−3~3		肾脏	−3
年龄	0~7		中枢	−3
体重	0~2		HCO_3^-<15mmol/L	−3
DBP>40mmHg	3		PIP<20mmHg	3
PP<20mmHg	−2		心脏骤停	−2
慢性肾衰	−6		分值	−36~17
急性器官衰竭				
肝脏	−3			

表 9　风险分层

风险分层	死亡率		风险分层	死亡率
>5 分：I 级	25%		−9~−5 分：Ⅳ级	70%
1~5 分：Ⅱ级	42%		<−10 分：Ⅴ级	82%
−4~0 分：Ⅲ级	58%			

在一项对 6 838 名 AMI 患者发展为 CS 的风险进行分析的研究中,提出了相应的风险分级评分系统。该分级系统将年龄、卒中史、前壁心肌梗死、收缩压、Killip 分级、心率等作为评分参考指标,将 AMI 患者发展为 CS 的风险程度分为 3 级,其中 0~7 分、8~10 分、11~12 分分别对应着低级、中级和高级,其发展为 CS 的风险分别为 3.1%、10.6% 和 18.1%(表 10,表 11)。

表 10 CS 风险分级评分系统

可变量	分值	可变量	分值
年龄 >70 岁	2	PP<45mmHg	1
卒中史	2	血糖过高 >10mmol/L	3
前壁 STEMI	1	PCI 延迟 >90min	2
SBP<125mmHg	1	左主干病变	5
Killip 分级	0~6	PCI 后 TIMI 血流分级 <3	5
心率 >90 次 /min	3	总分	31

表 11 风险分层

风险分层	CS 风险
0~7 分:低	3.1%
8~10 分:中	10.6%
11~12 分:高	18.1%

此外,研究者已经开发出一项基于蛋白质 CS4P 的新型 CS 患者短期死亡风险分级系统。与现有的 CS 风险评分系统相结合,CS4P 可以提高预测量度,这有助于指导临床医生筛选病人进行高级治疗[7]。

国内一项研究,对比了 APACHE Ⅱ、APACHE Ⅲ、SAPS Ⅱ、PAMI、TIMI-STEMI、TIMI-NSTEMI 和 CADILLAC7 项评分系统及 CADILLAC-PLUS 评分对 AMI 伴 CS 患者的短期死亡率的预测价值,研究发现患者自确诊为 CS 后,于 28 日内死亡的患者其 8 项评分均高于存活的患者,其中 CADILLAC-PLUS 评分的效果最为突出[8]。

综上所述,目前国际上对 CS 的分期、分级尚无统一、完备的体系,各评分系统或分期系统都有其侧重点和优缺点,要制定一个全面、完备、准确、实用的分期、分级体系,尚需进一步研究。

(梁春 胡博文)

参 考 文 献

[1] 张文武.急诊内科学[M].4 版.北京:人民卫生出版社,2019:140-145.
[2] VAN DIEPEN S,KATZ J N,ALBERT N M,et al. Contemporary Management of Cardiogenic Shock :A Scientific Statement From the American Heart Association[J]. Circulation,2017,136(16):232-268.
[3] LOSCALZO J.哈里森心血管病学[M].2 版.韩雅玲,译.北京:科学出版社,2019:296-302.
[4] 谢灿茂.内科急症治疗学[M].6 版.上海:上海科学技术出版社,2017:64-68.
[5] BONELLO L,DELMAS C,SCHURTZ G,et al. Mechanical circulatory support in patients with cardiogenic shock in intensive care units:A position paper of the "Unité de Soins Intensifs de Cardiologie" group of the French Society of Cardiology,

endorsed by the "Groupe Athérome et Cardiologie Interventionnelle" of the French Society of Cardiology [J].Cardiovasc Dis, 2018,111:601-612.

［6］ BARON D A,GRINES C L,BAILEY S,et al. SCAI clinical expert consensus statement on the classification of cardiogenic shock[J].Catheter Cardiovasc Interv,2019,94(1):29-37.

［7］ RUEDA F,BORRÀS E,GARCÍA-GARCÍA C,et al. Protein-based cardiogenic shock patient classifier [J]. Eur Heart J, 2019. pii:ehz294.

［8］ GUO C,LUO X L,GAO X J,et al. Comparison of the predictive value of different scoring systems for risk of short-term death in patients with acute myocardial infarction complicating cardiogenic shock [J]. Zhonghua Xin Xue Guan Bing Za Zhi, 2018,46(7):529-535.

冠脉腔内影像和生理学评估的新认识：冠脉易损斑块的识别

冠状动脉造影术曾被认为是诊断冠状动脉粥样硬化性心脏病的"金标准"，但随着临床研究和实践的深入，我们发现其难以准确的评估血管腔内的实际情况，包括冠状动脉的病变基础、动脉粥样硬化斑块的成分或血栓的类型及负荷等。冠状动脉内的易损斑块，是指不稳定的、易形成血栓的，而突然导致急性心脏事件发生的斑块。易损斑块的血栓形成是急性冠脉综合征（acute coronary syndrome，ACS）的重要发病机制，它可以表现为斑块破裂继发血栓形成，或是斑块侵蚀或钙化结节等病变诱发血栓形成等。很多情况下介入医生仅通过冠状动脉造影并不能明确识别易损斑块，我们需要更加精确的腔内影像和生理学评估手段来检测患者，特别是 ACS 患者的病变基础。

一、经典的斑块破裂

（一）斑块破裂的定义

斑块破裂在病理学上为脂质斑块的纤维帽缺损并延伸到脂质核心，常有血小板及纤维蛋白构成的非闭塞性血栓。破裂的脂质斑块常伴有薄纤维帽及较大的脂质核心，纤维帽中有大量的巨噬细胞浸润，而脂质核心中富含胆固醇结晶。在临床上常用的腔内影像学技术中，光学相干断层成像技术（optical coherence tomography，OCT）可以对斑块破裂进行很好地识别。由于其高分辨率（10~15μm），可以明确观察到斑块纤维帽的连续性中断，破裂后斑块内的空腔形成，以及伴有的血栓形成（图 1A，彩图见二维码 17）。作为另一种

临床上常用的腔内影像学手段，血管内超声（intravenous ultrasound，IVUS），也可以识别部分确切的斑块破裂（图 1B，彩图见二维码 17）。虽然两者有着极为相似的腔内影像学斑块破裂的诊断标准，在对急性心肌梗死的患者的研究中发现，使用 OCT 能观察到 73% 的斑块破裂，而使用 IVUS 只观察到了 40%[1]。

（二）具有高破裂风险的易损斑块的检测

检测具有高破裂风险的易损斑块，对预防 ACS 的发生有着重要的意义。病理学上，纤维帽厚度 <65μm 被认为是易损斑块的主要特征之一。OCT 在此基础上对薄纤维帽富含脂质斑块（thin cap fibroatheromas，TCFA）进行了定义，即 OCT 图像显示脂质核心角度≥2 个象限和纤维帽厚度 <65μm 的脂质斑块。虚拟组织学 -IVUS（VH-IVUS）也可对斑块的成分和形态可提供定量信息，如 VH-IVUS 显示的斑块面积狭窄 >70%，有较大的脂池（脂池 / 斑块

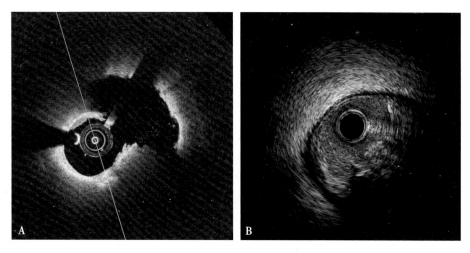

图1　OCT(A)与IVUS(B)识别斑块破裂

面积 >20%),纤维帽较薄(<0.7mm)或消失,且为偏心性,提示为易损斑块(TCFA)。研究发现 ACS 患者的 TCFA 发生率要显著多于稳定型心绞痛患者(55% vs. 18%)[2]。

虽然 OCT 模仿病理学的 TCFA 的定义延续应用下来,但后续研究仍发现其对高破裂风险的易损斑块的预测有着一定的局限性和不足。进而有学者联合应用 OCT 与 IVUS 对冠状动脉不稳定斑块进行了系统性评估,发现纤维帽厚度(<52μm)是一个斑块破裂的关键因素,斑块负荷(>76%)及狭窄管腔(< 2.6mm^2)是破裂引起事件的必要条件[3]。随着管腔狭窄程度的增加,TCFA 在血管中的绝对数量虽然在减少,但是 TCFA 的相对比例及高危的 TCFA 在显著增加[4]。

值得一提的是,作为冠状动脉腔内影像学的两个主流技术,IVUS 的高穿透性可从"宏观"上看到整个冠状动脉管壁各个层次的情况,而具有更高分辨率 OCT 则是从"微观"上观察冠状动脉管壁的细微结构,二者在识别易损斑块方面的作用是相辅相成的。

(三)斑块破裂的其他危险因素

斑块破裂不但主要取决于其纤维帽的厚度和脂质核心的大小,还与巨噬细胞等炎性细胞的浸润、新生血管的形成等因素相关。OCT 凭借其较高的组织分辨率,能够很好地成像这些形态学特征,从而为识别易损斑块提供依据。

1. 巨噬细胞　研究表明,巨噬细胞是 ACS 发病的中心环节。巨噬细胞对纤维帽基质的降解是斑块易损的重要影响因素,测定纤维帽中巨噬细胞的含量,可以评估动脉粥样硬化斑块是否稳定。巨噬细胞内有大量的吞噬溶酶体,其内含有脂质和其他细胞碎片等。由于巨噬细胞胞质内不同成分折射指数不同,这些细胞将产生强烈的光学信号。而且,由于巨噬细胞在动脉粥样硬化斑块组织中的分布不同,巨噬细胞含量高的斑块 OCT 信号也会相应增高,这种独特的检测能力使 OCT 能对患者进行易损斑块的鉴定。既往一项 OCT 研究指出,ACS 患者巨噬细胞密度较稳定型心绞痛患者明显增加,罪犯病变部位的巨噬细胞密度也显著大于非罪犯斑块,斑块破裂部位的巨噬细胞密度大于非破裂部位[5],表明斑块表面的巨噬细胞浸润能预测易损斑块的实际临床情况。

2. 斑块内新生血管　斑块内新生血管近年来已经证实是斑块易损性的一种标志。腔内影像学(OCT 联合 IVUS)研究显示,OCT 观察到的斑块内新生血管较多的斑块,其纤维帽厚度更薄,IVUS观察到正性重构更严重[6]。大量研究已经证明炎症反应是导致易损斑块破裂的重要因素,而新生血管为炎性细胞进入斑块提供了通道,炎性细胞及其产物对斑块脂质核心的扩大、纤维组织完整性的破坏及细胞外基质的破坏起到了重要作用,这些都是炎症促使易损斑块破裂的重要因素。同时,新生血管也可以发生破裂进而导致斑块内出血坏死,从而诱发斑块破裂或夹层。

(四)他汀对易损斑块(脂质斑块)的影响

研究证实,他汀类药物可以稳定冠状动脉斑块,使脂质斑块纤维帽增厚、脂质成分减少、减轻斑块及动脉管壁的炎症反应,从而降低斑块的易损性。一项利用OCT的研究对比了他汀类药物及非他汀类药物在急性心肌梗死患者中的应用效果,结果发现9个月随访时,应用他汀类药物组的非罪犯病变纤维帽可见明显增厚[7]。另一项联合应用OCT和IVUS比较强化他汀治疗和常规剂量他汀治疗对脂质斑块纤维帽厚度和斑块负荷的影响显示,两组的纤维帽厚度都呈连续增厚的趋势,虽然斑块负荷并没有随着强化他汀治疗而显著减少,但强化他汀治疗可以使纤维帽厚度在更早的时间段呈现增厚的倾向[8]。在易损斑块的组成中,纤维帽厚度是决定斑块易损性最重要的因素,纤维帽的降低使斑块的易损性得到一定的降低。这些研究都证实了他汀类药物在易损斑块的治疗中的应用是十分有效且可行的。另一项前瞻性注册研究发现非罪犯病变富含脂质斑块与远期主要不良事件发生相关,同时未使用或停用他汀类药物也是再发心血管事件的重要预测因子之一[9]。该研究首次建立易损斑块与临床事件相关性,再次强调介入手术后二级预防的重要意义,可能是降低ACS再发的有效途径。

(五)血栓的检测

临床上,斑块破裂是继发性血栓形成的主要原因。与IVUS相比,OCT对血栓的检测堪称完美。OCT发现100%的急性心肌梗死患者中冠状动脉管腔中出现了血栓,而IVUS的检测率仅为33%。尸检研究证实OCT观测的血栓性状与病理学有着高度的一致性,特别是区分红色血栓与白色血栓。应用腔内影像学检测斑块破裂的血栓还是存在着一些不足,如:应用OCT检测时遇到大量红色血栓而无法观察病变结构,应用IVUS无法观察到细小血栓,又或早期抗栓治疗导致病变处血栓消失等。然而,应用OCT对易损斑块继发的血栓形成能够准确识别,也为斑块侵蚀的在体诊断打下了基础。

二、斑块侵蚀

(一)斑块侵蚀的在体诊断

冠状动脉内的血栓形成常见的三个病理过程为斑块破裂、斑块侵蚀和钙化结节。尽管尸检显示斑块破裂是最常见的病因(占60%~80%),但仍有1/3的心源性猝死是由斑块侵蚀造成的,这一点在年轻女性和吸烟患者中更为突出。病理学上,斑块侵蚀的表现为血管内皮的连续性丧失,常伴有附壁血栓。与斑块破裂不同,斑块侵蚀在病理上血管结构相对较好,管腔直径通常较大。斑块侵蚀的在体诊断目前相对缺乏形态学证据。目前应用已经建立的

二维码18

OCT诊断标准可以对ACS患者的罪犯病变类型进行检测和区分(图2)。斑块侵蚀在体的OCT定义为没有斑块破裂存在下(纤维帽完整),血管管腔表面形态不规则(伴有血栓形成)(图3,彩图见二维码18)[10]。这也是其他腔内影像学技术暂时无法比拟的。

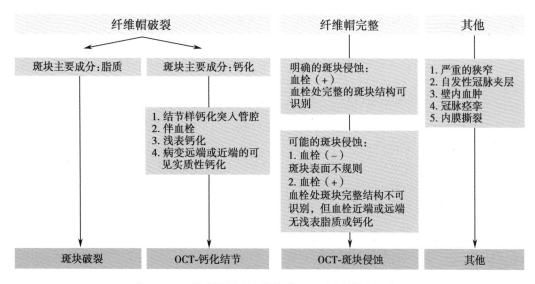

图 2　ACS 患者犯罪病变类型的 OCT 诊断标准及流程

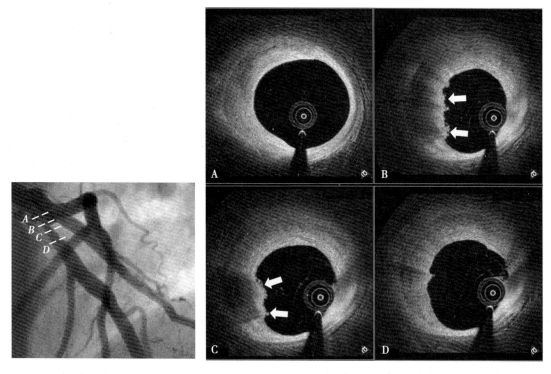

图 3　OCT 识别诊断斑块侵蚀病变

（二）在体诊断斑块侵蚀的意义

病理学已经证实斑块侵蚀是 ACS 发病第二大病因,25%~35% 的 ACS 是由斑块侵蚀引起,斑块破裂与斑块侵蚀组织学特征有极大差异,推论前期病变发展成斑块破裂或侵蚀的临床及造影特征也应有区别。大样本临床研究证实,斑块侵蚀引起的 ACS 患者年龄 <50 岁(尤其是绝经期前女性)、吸烟、无其他冠心病危险因素、单支血管病变、病变程度较轻、管腔残余

面积大、病变靠近分支与斑块侵蚀显著相关[11]。研究结果表明,患者群体特征、危险因素、病变部位与程度的显著差异可用于斑块破裂与侵蚀早期预警,由此也引出了针对不同 ACS 病变基础的不同干预性策略的临床研究。

目前临床上针对 ACS 患者的治疗主要为抗栓及支架植入治疗,急性血栓是 ACS 发生的罪魁祸首,血栓性质与量的不同决定了 ACS 抗栓治疗的反应与预后。通过对溶栓成功的心肌梗死患者进行 OCT 观察发现,斑块破裂的残余血栓负荷更高,以红色血栓为主,斑块侵蚀患者血栓负荷低且多以白色血栓为主[10],研究结果发现不同病因基础的 ACS 患者药物治疗后残余血栓负荷、性质及分布的不同,提示应依据 ACS 病因选择不同的抗栓治疗策略。经过随访观察发现,ACS 斑块侵蚀患者支架植入后内膜愈合劣于斑块破裂者,存在与支架内血栓形成密切相关的支架内膜覆盖不良与异质性增生发生比例增高,提示斑块侵蚀 ACS 患者支架应慎重[12]。

(三) 斑块侵蚀的"多取出,少植入"

基于斑块侵蚀患者的临床与影像特征、治疗反应与斑块破裂者迥异的研究结果,一项纳入 492 例 ACS 患者的前瞻性研究对确定斑块侵蚀且管腔狭窄小于 70% 的患者采用抗栓治疗避免支架植入,并进行 OCT 随访观察,抗栓药物治疗 1 个月可有效降低 94.2% 血栓体积,增加 13.6% 管腔直径,1 年随访安全有效,结果表明 25.4% 的 ACS 患者病因为斑块侵蚀可以抗栓治疗而避免支架植入(图4,彩图见二维码 19)[13]。就此提出了斑块侵蚀的"多取出(血栓),少植入(支架)"的治疗新理念,避免支架植入后带来的近、远期并发症,特别是支架内血栓的致死性并发症。

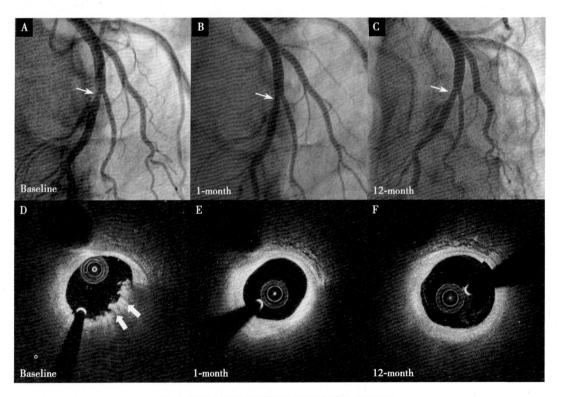

图 4 斑块侵蚀患者采用抗栓治疗避免支架植入

三、钙化结节

病理上,钙化结节表现为钙化片突入管腔,纤维帽连续性中断(破裂),并可在其上覆盖不完全阻塞管腔的血栓。病理研究表明,2%~7%的ACS是由钙化结节引起的。由于OCT具有很高的分辨率,使其具备识别诊断钙化结节及其他引起ACS的能力。由此,OCT已经可以对ACS患者罪犯病变的进行系统的形态学分析,形成了新的完整的ACS-OCT诊断标准。IVUS在诊断钙化病变也具有一定的优势,其特异性和敏感性与OCT相似。但正如前文提到,OCT在识别血栓方面更具有优势。虽然钙化结节在ACS患者中发生率不高,但其可能对支架植入的效果有着一定的影响。伴有钙化(结节)的ACS患者在接受支架植入治疗后具有较高的靶病变血运重建率[14]。应用腔内影像学手段,对此病变类型进行充分的预处理,包括充分预扩张,或应用切割球囊、旋磨、激光消蚀等技术,以减少支架失败的发生。

四、易损斑块的其他特征

斑块破裂、斑块侵蚀及钙化结节是从形态学为基础的ACS相关的易损斑块的三种主要病理类型。实际上在病理生理中,影响斑块易损性的因素是多方面的,包括炎症反应、斑块内脂质含量、内皮功能状态、斑块受到的剪切力及斑块处的张力等等。例如,研究显示斑块破裂往往发生在斑块纤维帽的肩部或边缘,因这些部位的纤维帽厚度相对薄弱,或因血流动力学影响,易发生破裂。

心肌血流储备分数(fractional flow reserve,FFR)的测定对易损斑块也具有一定的诊断价值。在诊断性研究中,0.75的界限值能区分狭窄是否引起心肌缺血,当FFR<0.75与运动试验阳性结果相关良好,可作为病变需再血管化的重要指标之一,且经再血管化治疗后患者症状可明显改善,运动试验结果转阴性。一项前瞻性FFR研究显示,经介入治疗后,FFR≥0.75的患者心绞痛改善不明显,而FFR<0.75的患者在介入治疗后心绞痛分级明显降低[15]。由此可以看出,应用FFR指导冠状动脉再血管化策略在安全性及经济性上占有一定的优势。

近红外光谱(near infrared spectrum,NIRS)是另一项描述斑块是否为富含脂质的易损斑块的技术。基于不同分子吸收分散近红外线能力不同,而且能够避开血管内皮和血细胞等的影响,NIRS能够评价动脉粥样硬化斑块的脂质和蛋白含量。在一项NIRS研究中发现,在易损斑块水平分析中,最大脂质核心负荷指数(maximal lipid-core burden index,maxLCBI)每增加100个单位,24个月内发生主要心血管事件的风险高于45%,maxLCBI的易损斑块的主要心血管事件率为3.7%,而maxLCBI<400的易损斑块事件率仅为0.8%[16]。多血管NIRS可以评估和识别易损斑块,并可与IVUS或OCT结合作为高风险事件患者的识别工具。

（于波　候静波　邢磊）

参 考 文 献

[1] KUBO T,IMANISHI T,TAKARADA S,et al. Assessment of culprit lesion morphology in acute myocardial infarction:ability of optical coherence tomography compared with intravascular ultrasound and coronary angioscopy [J]. J Am Coll Cardiol, 2007,50(10):933-939.

[2] RAFFEL O C,JANG I K. Incidental finding of a ruptured thin-cap fibroatheroma by optical coherence tomography [J]. Eur Heart J,2006,27(20):2393.

[3] TIAN J,REN X,VERGALLO R,et al. Distinct morphological features of ruptured culprit plaque for acute coronary events

compared to those with silent rupture and thin-cap fibroatheroma：a combined optical coherence tomography and intravascular ultrasound study［J］. J Am Coll Cardiol，2014，63(21)：2209-2216.

［4］TIAN J，DAUERMAN H，TOMA C，et al. Prevalence and characteristics of TCFA and degree of coronary artery stenosis：an OCT，IVUS，and angiographic study［J］. J Am Coll Cardiol，2014，64(7)：672-680.

［5］MACNEILL B D，JANG I K，BOUMA B E，et al. Focal and multi-focal plaque macrophage distributions in patients with acute and stable presentations of coronary artery disease［J］. J Am Coll Cardiol，2004，44(5)：972-979.

［6］KITABATA H，TANAKA A，KUBO T，et al. Relation of microchannel structure identified by optical coherence tomography to plaque vulnerability in patients with coronary artery disease［J］. Am J Cardiol，2010，105(12)：1673-1678.

［7］TAKARADA S，IMANISHI T，KUBO T，et al. Effect of statin therapy on coronary fibrous-cap thickness in patients with acute coronary syndrome：assessment by optical coherence tomography study［J］. Atherosclerosis，2009，202(2)：491-497.

［8］HOU J，XING L，JIA H，et al. Comparison of Intensive Versus Moderate Lipid-Lowering Therapy on Fibrous Cap and Atheroma Volume of Coronary Lipid-Rich Plaque Using Serial Optical Coherence Tomography and Intravascular Ultrasound Imaging［J］. Am J Cardiol，2016，117(5)：800-806.

［9］XING L，HIGUMA T，WANG Z，et al. Clinical Significance of Lipid-Rich Plaque Detected by Optical Coherence Tomography：A 4-Year Follow-Up Study［J］. J Am Coll Cardiol，2017，69(20)：2502-2513.

［10］JIA H，ABTAHINA F，AGUIRRE A D，et al. In vivo diagnosis of plaque erosion and calcified nodule in patients with acute coronary syndrome by intravascular optical coherence tomography［J］. J Am Coll Cardiol，2013，62(19)：1748-1758.

［11］DAI J，XING L，JIA H，et al. In vivo predictors of plaque erosion in patients with ST-segment elevation myocardial infarction：a clinical，angiographical，and intravascular optical coherence tomography study［J］. Eur Heart J，2018，39(22)：2077-2085.

［12］HU S，WANG C，ZHE C，et al. Plaque erosion delays vascular healing after drug eluting stent implantation in patients with acute coronary syndrome：An In Vivo Optical Coherence Tomography Study［J］. Catheter Cardiovasc Interv，2017，89(S1)：592-600.

［13］JIA H，DAI J，HOU J，et al. Effective anti-thrombotic therapy without stenting：intravascular optical coherence tomography-based management in plaque erosion (the EROSION study)［J］. Eur Heart J，2017，38(11)：792-800.

［14］KOBAYASHI N，TAKANO M，TSURUMI M，et al. Features and Outcomes of Patients with Calcified Nodules at Culprit Lesions of Acute Coronary Syndrome：An Optical Coherence Tomography Study［J］. Cardiology，2018，139(2)：90-100.

［15］KOO B K，PARK K W，KANG H J，et al. Physiological evaluation of the provisional side-branch intervention strategy for bifurcation lesions using fractional flow reserve［J］. Eur Heart J，2008，29(6)：726-732.

［16］WAKSMAN R. Assessment of coronary near-infrared spectroscopy imaging to detect vulnerable plaques and vulnerable patients，the Lipid-Rich Plaque study［R］. San Diego，CA：TCT，2018.

冠脉腔内影像学作用、地位及研究进展

　　冠状动脉疾病(CAD)仍然是全球范围内死亡的主要原因之一，因此，对在体冠状动脉斑块特征的研究越来越受到关注，即 CAD 临床表现的解剖学基础。冠脉造影仅仅显示管腔的二维轮廓，但不能显示动脉血管壁本身。相比之下，冠脉内(IC)成像技术可以直接可视化在体冠状动脉斑块的特征。血管内超声(IVUS)应用于临床目前已超过 25 年，可以提供血管壁的断层显像。目前通过对 IVUS 射频(RF)背向散射信号的光谱分析和光学相干断层扫描(OCT)可以更好对斑块形态进行分类，以及近红外光谱(NIRS)来提供成分(但没有结构)信息，从而丰富了可用的临床工具的数量(表 1)。这些成像技术拓宽了我们对 CAD 疾病自然进程的理解；评价药物治疗冠状动脉粥样硬化的疗效；以及评估斑块成分指数与随后相关联的心血管事件。此外，随着经皮冠状动脉介入治疗(PCI)应用于日益复杂的患者和病变亚群，IC 成像显示出优化手术结果和识别支架失败(即再狭窄和血栓形成)机制的潜力。本文中我们将综述目前临床主要 IC 成像技术（IVUS、OCT 和 NIRS）在诊断冠心病和风险分层中作用和地位，并讨论了该领域新的成像技术和未来展望。

表1　IVUS、RF-IVUS、NIRS 和 OCT 评估斑块形态和特征比较

	IVUS	RF-IVUS	NIRS	OCT
一般特性				
能量来源	超声波	超声波	近红外光	红外光
回撤速度（mm/s）	0.5~1.0	0.5~1.0	0.5	10~40
穿透力（mm）	8~10	8~10	1~2	1~3
空间分辨率（μm）	80~120	80~120	不适应	10
清除血液要求	不	不	不	是
实时结果	是	不	是	是
原位病变评估				
动脉粥样硬化体积	是	是	不	不
纤维帽厚度	不	不	不	是
血管重构	是	是	不	不
钙化	较佳	较佳	－	良好
脂质池 / 坏死核心	－	良好	良好	良好
非表浅脂质核心斑块成像	－	是	不	不
巨噬细胞聚集	不	不	不	是
新生血管	－	－	－	较佳
管腔完整性评估（侵蚀、破裂、裂隙）	较佳	较佳		良好
支架 /BVS 成像				
指导 PCI	是	－		是
支架内新生动脉粥样硬化	差	较佳	－	良好
膨胀不良	是	不适应	不	是
贴壁不良	是	不适应		是
支架小梁内皮覆盖	不	不	不	是

一、冠脉斑块的特征

基于 IVUS 描绘血管腔和中膜 - 外膜边界的能力，IVUS 能够识别冠脉造影上非狭窄性病变中的斑块、量化动脉粥样硬化负荷、评估动脉重构、三维动脉重建（可以测量 IC 流变学）以及评估与斑块进展或消退相关的因素。目前商业化 IVUS 探头的工作频率为 20~40MHz。更高的频率（≥40MHz）提供更高的分辨率和较好的图像质量，但代价是降低了组织的穿透能力，尽管最近传感器设计的改进减少了更高频率对组织穿透能力的负面影响[1]。灰阶 IVUS 不能直接评估斑块成分，超声衰减斑块在组织学上与纤维粥样硬化瘤的形态相关，特异性高，但敏感性低[2]。

对 IVUS-RF 背向散射信号光谱分析可以用来对斑块的不同组织成分进行分类。基于背向散射 RF 数据处理的图像分析系统包括 IVUS 虚拟组织学(IVUS-VH)、iMAP 和集成背向散射 IVUS(IB-IVUS)。使用 VH-IVUS，斑块成分可分为坏死核心、纤维脂肪组织、纤维组织或致密钙化，病变可分为病理性内膜增厚、纤维斑块、纤维钙化斑块、厚或薄纤维帽纤维粥样硬化斑块(TCFA)[3](图 5，彩图见二维码 20)。IVUS-VH 的组织特征在人类尸检研究一直显示出与组织学的良好相关性[4]，但在猪 CAD 中没有[5]，鉴于这些相互矛盾的发现，未来的科学研究需要继续关注现有的和新的成像技术对组织学的可靠验证，需要坚实的样本量大小、独立的成像核心实验室和病理学实验室。

OCT 轴向分辨率(≈10μm)和侧向分辨率(≈30μm)均比 IVUS 高 10 倍，但穿透深度(1~3mm)低于 IVUS，因此很难显示病变的整个深度，尤其是在光信号强衰减的富含脂质组织存在的情况下。OCT 成像已得到组织学验证，可以精确测量纤维帽厚度和组织成分(纤维、钙化、富含脂质/坏死)[6]，还可以检测巨噬细胞聚集、斑块破裂、微钙化、新生血管和血栓[7](图 5，彩图见二维码 20)，潜在的局限性包括不能看到红色血栓的后面；需要置换血液才能清晰观察动脉壁，则需要增加的造影剂使用量；血液置换不充分可能被误认为血栓或夹层内膜片。需要注意的是，对于可能的伪像(例如切向伪像会误认为斑块破裂)和钙化和富含脂质斑块的鉴别。

近红外光谱(NIRS)是基于有机分子对光的差异吸收，对冠状动脉粥样硬化斑块中脂质池检测显示出良好的特异性(90%)和适中的灵敏度(50%)[8]，但目前临床上尚未有广泛应用。NIRS 能够识别相对表浅的脂质核(纤维帽厚度 <450mm)。

IC 成像技术的局限性包括导管不能通过严重狭窄、钙化或扭曲的病变；成本相对较高；以及需要经过培训的技师来解读结果。尽管 IC 成像技术的应用(如夹层、血栓形成)和冲洗(诱发心室颤动)存在固有的风险，但这些并发症仍然很少发生，且这些方法对于有经验的术者是非常安全的[9]。

二、易损斑块的在体评估及临床意义

大约为 2/3 的致命性冠状动脉血栓形成是由于 TCFA 破裂所致[10]，因此完整的 TCFA 被认为是具有破裂和触发急性冠脉综合征(ACS)的高风险的易损斑块。此外，表面侵蚀也越来越多地被认为是 ACS 的潜在机制。然而目前的现有成像技术无法识别易于发生表面侵蚀的斑块特征，在我们更好地理解"易侵蚀"病变的自然进程之前，目前研究兴趣仍然继续集中于在体识别易破裂的 TCFA。IC 成像技术可以检测易损斑块，并在一定程度上预测随后的临床事件，但是否转化为临床结果的改善目前尚未定论。

三、IC 成像技术检测假定的易损斑块

虽然目前 IC 成像技术可以相当准确地评估在体易损斑块的指标，但没有单一的成像技术可以同时评估纤维帽厚度、坏死核心大小和炎症程度，即组织学 TCFA 特征的组合[10]。虽然 IVUS-VH 的坏死核心与人类组织学相关，但 TCFA 表型的特征尚未得到验证，并且是推断性的(定义为邻近血管腔的坏死核心)[11]，因为尸检破裂斑块的纤维帽厚度(<65μm 或 54μm)远低于 IVUS 分辨率(≈200μm)。只有 OCT 才能测量纤维帽厚度，然而由于病理标本中的斑块收缩，与破裂相关的纤维帽厚度界值可能与尸检不同[12]，OCT 对 TCFA 组织学的验证显示出极好的敏感性(100%)和特异性(97%)，但阳性预测值有限(41%)[13]。巨噬细

胞聚集在 OCT 上显示为高信号、清晰的点状区域伴有后方强烈的信号衰减[7](图 5E,彩图见二维码 20),纤维粥样硬化斑块纤维帽内巨噬细胞聚集的定量已显示出与人类组织学良好的相关性。在动脉壁的任何位置检测被定义为"亮点"(不一定是阴影)的巨噬细胞的特异性较低,因为在内膜的其他地方看到的成分也在 OCT 中显示为亮点(例如细胞纤维组织、钙化纤维组织界面、微钙化、胆固醇晶体)[14]。OCT 还可以检测与斑块进展和易损性相关的微血管[15](图 5F,彩图见二维码 20)。与 IVUS 整合应用时,可以增强 NIRS 识别 TCFA 的能力。NIRS 能够准确地检测脂质池,但不能在缺乏解剖学信息的情况下精确定位 TCFA。此外,IC 成像可以捕捉易破裂病变的特征,包括正性重构和点状钙化(IVUS)[2,16];具有先前破裂的证据的复杂的斑块形态;以及斑块弹性和变形能力(IVUS 弹力图)[17]。亚临床破裂在 ACS 或稳定 CAD 患者中并不少见,在破裂的病变中,IVUS 和 OCT 与 ACS 的临床表现相关,包括更大的斑块负荷、更严重的管腔狭窄、更多的血栓[18]。

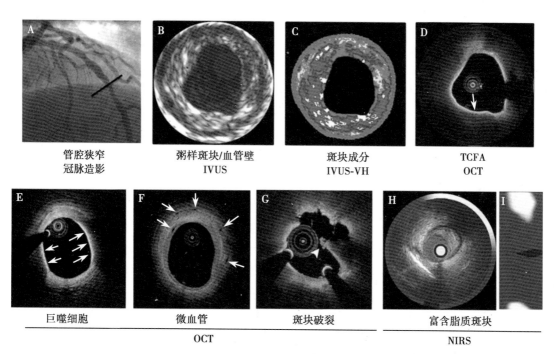

图 5　通过冠脉造影(**A**)、灰阶 **IVUS**(**B**)、**VUS**- 虚拟组织学(**C**)和 **OCT**(**D**)对前降支远端病变进行多种成像技术显像

四、IC 成像与临床事件预测

　　ACS 患者的三支血管 IVUS 成像预测临床事件的 PROSPECT 研究显示,非罪犯病变合并斑块负荷≥70%,最小管腔面积(MLA)≤4mm²,IVUS-VH TCFA 表型与无这些特征的病变相比,触发后续的主要心血管不良事件(MACE)的风险高 11 倍[19]。IVUS-VH TCFA 表型单独就比非 TCFA 病变导致 MACE 的风险高 3 倍,大多数并发症是由于心绞痛导致的再次住院,其硬终点非常罕见。单中心 VIVA 研究[20]和 ATHEROREMO-IVUS 研究[21]报道了一致的发现。值得注意的是,所确定的病变特异性特征与经典的血管造影和临床风险预测并不

相关,表明预后益处的增加,但也表明这些特征非常普遍(40%~50% 的患者),对 MACE 具有较高阴性预测值,但阳性预测值较低(图6,彩图见二维码21)。因应用非连续 IC 成像时预测未来事件准确性的价值有限,在此阶段不支持对假定的高风险病变进行预防性介入治疗。PREDICTION 研究显示低基线剪应力的增量值可以预测需要 PCI 的临床相关病变进展[22],

ATHEROREMO-NIRS 研究中脂质核心负荷指数(LCBI,分析节段内黄色像素与所有可行像素之比)的基线值高于或低于中位数,与 1 年内 MACE 风险增加 4 倍相关,但其阳性预测值仍然较低[23]。目前尚未有前瞻性 OCT 研究探讨最小纤维帽厚度和 TCFA 检测的预测价值。

研究	成像技术	病变特征	临床终点	阳性预测值	阴性预测值
PROSPECT n=697	IVUS & IVUS-VH	PB≥70% & MLA<4mm² & IVUS-VH TCHA	MACE	18%	98%
ATHEROREMO IVUS n=581	IVUS & IVUS-VH	PB≥70% & MLA<4mm² & IVUS-VH TCHA	MACE	23%	93%
PREDIC TION n=506	IVUS & ESS	PB≥58% & Low ESS<1.0Pa	PCI	41%	92%
ATHEROREMO NIRS n=203	NIRS	LCBI4mm>43	MACE	12%	99%

图6 临床研究中 IC 成像对临床预后预测的阳性和阴性预测值总结

除了无症状的非罪犯病变外,通过 IVUS-VH 检测 TCFA 和 NIRS 检测计划性 PCI 的病变中的脂质核心斑块,可以识别围术期并发症(MI、远端栓塞)的高危患者。基于这些影像学发现,已经提出了预防性的临床策略和专用栓塞保护装置,但尚未进入常规临床实践。通过 OCT 识别斑块破裂和 / 或斑块侵蚀作为 ACS 的触发机制与较差的临床结果相关。然而考虑到异常高的事件报告率以及 OCT(尽管分辨率很高)不能检测内皮细胞剥蚀和内皮细胞缺失,即定义斑块侵蚀特征,这些结果需要证实。体内斑块侵蚀的证据仍然是间接的,基于血栓的存在和纤维帽破裂的缺失,可能会导致某种程度不精确。

五、IC 成像评估斑块进展 / 消退

(一) IVUS 检测斑块体积消退的证据和决定因素

目前已有众多强化降脂治疗斑块进展 / 消退的系列 IVUS 研究发表。在病变负荷的不同测量方法中,建议动脉粥样硬化体积百分比(PAV,即动脉粥样硬化体积所占血管壁体积的百分比)的变化作为研究终点,因为与其他可能对回撤长度差异敏感的终点相比,可变性

较小。在接受他汀类药物或其他具有抗动脉粥样硬化特性药物治疗(依折麦布、升 HDL 药物、抗高血压药物、在糖尿病患者中使用胰岛素增敏剂)的患者中,IVUS 研究表明,在高强度他汀类药物治疗中,斑块没有进展或轻度消退,阿托伐他汀 80mg 对应 PAV 降低 2%,瑞舒伐他汀 40mg 对应 PAV 下降 0.8%~1.2%。尽管 LDL-C 水平低于 70mg/dl,接受高强度他汀类药物治疗的患者中至少 1/3 出现斑块进展,可能反映了该疾病的多因素特质以及目前可用的药物治疗的局限性。与他汀类药物介导的斑块消退相关的因素包括高基线 PAV,较低的治疗时 LDL-C 和 C 反应蛋白水平。

(二) 斑块体积消退的临床意义

基于 IVUS 检测较大的全身性动脉粥样硬化负荷已被确定为后续临床事件的一个预测因素,PAV 系列变化的临床意义仍不清楚。在对包括超过 4 000 名患者在内的 6 项连续性 IVUS 研究的汇总分析中,PAV 进展是 MACE 的一个依赖的预测因子,这一发现是再次血运重建(不明显归因于先前的成像节段)而不是心肌梗死或死亡率所驱动。尽管高强度他汀类药物治疗可以逆转 IVUS 定义解剖学的斑块进展,但斑块消退与临床结果改善之间的明确联系尚有待确定。

(三) IC 成像检测斑块易损性的逆转

虽然他汀类药物在实验和人类组织学研究中有效地逆转了高风险斑块特征[24],但 IVUS-VH 研究显示他汀类药物或非他汀类药物对坏死核心的反应是稳定的,没有净减少[17,25]。darapladip 药物的治疗方案缺乏与坏死核心稳定(IBIS-2 研究的次要终点)相关的临床获益,表明使用 IVUS-VH 和其他基于成像的终点作为临床结果的替代终点需要谨慎。相比之下,系列 OCT 研究发现常规剂量的阿托伐他汀导致纤维帽增厚和巨噬细胞聚集减少[26],但需要人工测量纤维帽厚度。类似地高剂量瑞舒伐他汀可以使狭窄性病变基于 NIRS 检测的最大 LCBI 降低[27](图 7,彩图见二维码 22)。

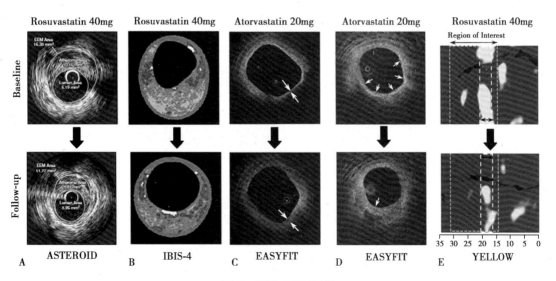

图 7 系列 OCT 研究

A. ASTEROID 研究斑块消退(灰阶 IVUS);B. IBIS-4 研究坏死核心(IVUS-VH)没有变化;C、D. EASY-FIT 研究纤维帽增厚和巨噬细胞聚集减少(OCT);E. YELLOW 研究 LCBI 降低(NIRS)

(四) IC 成像研究易损斑块的时间演变

不仅在单一时间点检测到假定的易损斑块,而且能够预测其随后的生物学行为,目前这种能力还不是太成熟,但在临床上具有高度相关性。IVUS-VH 对斑块形态的时间演变仅在小规模患者队列中进行了评估,并提供了相互矛盾的结果。一项针对稳定的冠心病患者为主研究发现 75% IVUS-VH TCFA 表型随后回归到低风险表型[28];与持续性 IVUS-VH TCFA 形态学相关的因素包括病变位于近端、较大的斑块负荷和病变长度。相反其他研究表明 IVUS-VH 病变形态学的暂时稳定性,即使在高强度他汀类药物治疗情况下也是如此。与局部血流动力学因素相关的动物模型一致,尤其是低内皮剪切应力和随后发展的具有最高风险特征的 TCFA 相联系,基线剪切应力与随后 IVUS-VH 治疗的斑块进展更大和上坏死核心扩张相关。局部血流动力学评估对血管行为预测具有重要的前景,但目前受到耗时和耗力的限制[29-31]。

六、IC 成像用于指导 PCI

虽然用于无症状、非罪犯性病变的 IC 成像是目前是一种具有临床应用潜力的研究工具,但 IVUS 和 OCT 正越来越多地用于评估血管造影上模糊病变,指导和优化 PCI,并确定支架失效的机制(图 8)。

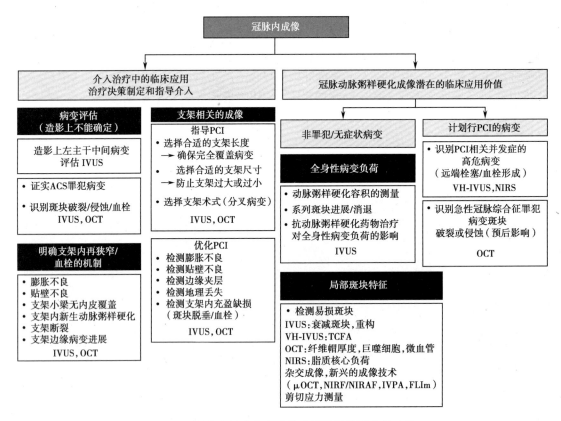

图 8　IC 成像在目前临床中的应用价值和潜在的意义

（一）IC 成像有助于血管造影上模糊病变的治疗决策

在日常的介入治疗中，当单凭血管造影不足以确定某一特定病变的临床意义时，术者常常面临两难境地。尽管在科学研究中很难捕捉到这些场景，但 IC 成像对于临床上具有挑战性的血管造影上模糊病变的治疗决策具有重要价值。虽然缺乏直接比较的具体证据，但 OCT 至少和 IVUS 具有同等价值，而且由于其分辨率更高，往往优于 IVUS[32,33]。然而无法对严重狭窄的血管充分置换血液；不能到达远端病变，或无法评估较大血管节段（如主动脉 - 开口病变），行 OCT 检查时需要考虑。图 9（彩图见二维码 23）显示日常临床实践中的代表性示例，说明 IC 成像如何影响治疗策略。

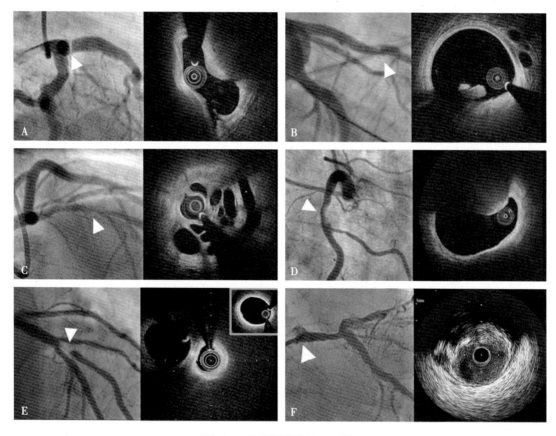

图 9　造影模糊病变的 IC 成像

A. 前降支开口"皱褶"，OCT 提升示显著的偏心性狭窄；B. 前降支中段模糊病变，OCT 提示纤维斑块处斑块侵蚀伴血栓；C. 前降支中段弥漫性模糊病变，OCT 提示机化血栓再通；D. 右冠中段模糊病变，OCT 提示钙化结节；E. 对角支严重狭窄，OCT 提示 TCFA；F. 左主干体部中间病变，IVUS 示开口偏心性斑块

（二）IVUS 用于评价非左主干中间病变

确定血管造影中间病变的血流动力学相关性可能具有挑战，虽然非左主干病变 MLA≥4mm² 意味着可以延迟行 PCI[34]，但也提出了多个完全不同的界值[35]。目前血流储备分数（FFR）或无创性缺血检测是评价非左主干中间病变的首选方法，而不是 IVUS 或 OCT 的形态学的测量评估[36]。

（三）IVUS 用于评估左主干病变

血管造影对左主干病变的评估可能会受到左主干长度短、缺乏正常的参考节段、造影剂层流等因素的阻碍。血管造影评估左主干的中间病变存在观察者内和观察者间的高度变异性，尤其是评估开口病变更不可靠[37]，并且不能准确定义左主干远端和分叉病变斑块的环向和纵向分布[38]。左主干病变使用 FFR 同样具有挑战性，因为测量结果可能由于导管压力嵌顿（尤其是开口病变）或并存的下游病变（尤其是 LAD）出现假阴性[39]。目前 IVUS 评估无保护左主干病变严重性为 Ⅱa 类适应证。正常左主干 MLA 下限为 7.5mm^2。IVUS 上 MLA<5.9mm^2 与 FFR 定义的缺血相关[40]，尽管对于亚裔患者较低 MLA 界值（<4.8mm^2）可以最佳预测 FFR<0.80，可能是种族相关差异的反映[41]。目前 MLA>6.0mm^2 是左主干病变延迟 PCI 安全的界值。对于左主干远端和分叉病变，IVUS 可明确纵向斑块分布，IVUS 应分别从 LAD 和 LCX 回撤评估可能对计划行 PCI 策略提供额外的价值[42]。

（四）IVUS 用于 PCI 治疗指导和优化

支架植入前，IVUS 可以评估近端和远端非病变参考节段的参考管腔大小，以及最小管腔面积处的外弹力膜面积（与 OCT 不同）、病变长度、是否存在钙化情况和钙化程度等信息可以优化支架大小和植入策略的选择。支架植入后，IVUS 可以识别支架和血管壁相关的可纠正的异常，这些异常与再狭窄或血栓形成的风险有关，包括支架膨胀不全、贴壁不良、边缘夹层和斑块的地理丢失。尽管已经提出了不同的标准，最小支架面积与近端和远端参考管腔平均面积比值小于 80% 是目前较为广泛接受的支架膨胀不良的综合性界值。与 IVUS 检查结果相关的 PCI 优化的统一、规范化的标准尚待建立，是目前一个巨大的未满足的临床需求。

在裸金属支架（BMS）时代，IVUS 引导与再狭窄率减少和降低血运重建率降低相关，但对死亡率没有影响[43]。在药物洗脱支架（DES）时代，尽管植入后支架尺寸更大，但一些效能不足的研究显示 IVUS 引导并没有带来临床获益，表明 IVUS 引导带来临床获益可能被 PCI 与药物洗脱支架（DES）的整体疗效改善所掩盖[44]。早期随机研究无法证明常规 IVUS 引导与血管造影引导下 PCI 相比在死亡率、MACE 或支架血栓形成方面的优越性，这可能是因为样本量小，以及纳入了可预测 IVUS 引导获益低的患者[45]。然而，最近 IVUS 引导对比血管造影引导下 PCI 的优越性在 IVUS-XPL 随机研究中得到体现，该研究纳入 1 400 名接受 DES 治疗长冠脉病变（≥28mm）患者，研究结果表明使用 IVUS 指导下的依维莫司洗脱支架植入术可显著降低 MACE，这一差异源于靶病变血运重建（TLR）和非心脏死亡率或心肌梗死的降低[46]。我们的 ULTIMATE 研究是一项前瞻性、多中心、随机对照研究，共入选 1 448 例拟接受 PCI 的 all-comers 患者，按 1∶1 随机分为单纯造影引导组和 IVUS 引导组，研究表明与血管造影指导相比，IVUS 引导的支架植入术显著改善所有患者的临床结局，特别是对接受 IVUS 定义的最佳手术患者[47]。此后的一个观察研究（具有固有的偏倚和局限性）报告了缺血性结局的一致性降低[48]，纳入超过 2.5 万名患者的主要观察研究荟萃分析显示，IVUS 引导 PCI 相关的支架血栓形成、死亡率、心肌梗死以及与血运重建率可以显著降低[49,50]。总体而言，目前的证据（主要基于观察研究和一项随机研究）表明对比造影引导，IVUS 引导对于复杂冠脉病变和 ACS 患者的临床获益更大，尽管关于后者存在相互矛盾的结果[51]。

（五）IVUS 指导左主干 PCI 治疗

IVUS 引导下 PCI 的临床价值在左主干介入治疗中尤为明显。在最近一项对 1 670 例接受 DES 治疗的患者进行的观察研究中，IVUS 引导与 3 年随访期内心脏死亡、心肌梗死、血运重建和支架血栓形成的减少有关[52]。观察性 MAIN-COMPARE 研究显示死亡率有降低的趋势,但有趣的是,与 IVUS 指导相关的心肌梗死或血运重建没有显著差异,因此不能为观察到的死亡率益处提供机械学的解释[53]。目前两项随机试验(Excel 研究和 Noble 研究)比较 PCI 和 CABG 治疗无保护左主干病变,得出相反的研究结论,预计 IVUS 亚组分析会有重要的见解。

(六) OCT 指导 PCI 治疗

由于 OCT 具有超高的分辨率,OCT 比 IVUS 更能精确地显示细微的支架或管腔相关(包括边缘和支架内夹层、贴壁不良、残余的血栓和组织脱垂)的形态。虽然介入治疗后支架面积小和不规则突起与随后的中期临床结果相关,但细微异常(支架金属小梁与血管壁的距离较短的贴壁不良,轻微的支架边缘夹层)可能不需要纠正[54],但需要明确的评估。与 IVUS 相似,OCT 指导 PCI 优化的标准化标准仍有待确定。只有一项观察研究比较了 OCT 和血管造影引导下的 PCI,OCT 引导 PCI 的患者心脏死亡率和 MACE 发生率降低[55]。非随机 ILLUMIEN-I 研究报道,支架植入术前和支架植入术后 OCT 检查改变了 57(27%)例患者的手术策略[56]。一项小的随机研究报告了与 IVUS 引导 PCI 相比,OCT 引导支架植入具有更高的支架膨胀不良和更大的残余参考段狭窄的发生率[57]。最近发布的 OPINION 研究则对比了 OCT 和 IVUS 引导下 PCI 治疗的预后,研究共纳入了 829 名接受 PCI 治疗的患者,随机分成两组,分别应用 IVUS 和 OCT 指导介入治疗。并以术后 1 年靶血管失败率及 8 个月时随访造影上的再狭窄率作为研究终点。该研究显示,OCT 组的靶血管失败率不劣于 IVUS 组(5.2% $vs.4.9\%$,$P=0.042$),且两组冠脉造影的再狭窄率相近(支架内:1.6% $vs.1.6\%$,$P=1.00$;支架段内:6.2% $vs.$ 6.0%,$P=1.00$)[58]。

(七) IC 成像指导 BRS 植入

IC 成像的作用与生物可吸收支架(BRS)的使用尤其相关。与金属 DES 相比,对植入技术细致程度的关注似乎更具相关性,可能与更大的支架小梁厚度、更小的径向力和更低的后扩张耐受性有关[59]。BRS 植入前,使用 IC 成像可以选择最佳的支架尺寸和识别植入后次优的支架膨胀和贴壁情况或者 BRS 断裂[60]。一项观察性研究证实,与金属 DES 相比,使用 IC 成像辅助 BRS 植入术可提供相类似的术后结果[61]。尽管目前需要适当设计的研究来确定 IC 成像在 BRS 植入中的作用,但 BRS 植入中 IC 成像的常规使用可能是一个合理的策略。

(八) IVUS 和 OCT 确定支架失败的机制

目前 IVUS 和 OCT 评估导致支架再狭窄或支架血栓形成的机械性问题在欧洲 PCI 指南上为Ⅱa类适应证[62]。虽然随着新一代 DES 的出现,再狭窄率大幅下降,但对导致支架或 BRS 血栓形成的机制越来越受到关注。IC 成像研究一致认为支架膨胀不良和较大夹层与早期(急性/亚急性)血栓形成有关,支架贴壁不良和支架小梁未覆盖(OCT 可以直观评估)是晚期和极晚期血栓形成的机制[63,64]。支架贴壁不良可以是持续性(即植入相关性)或晚期获得性,如果缺乏系列成像则难以区分。虽然晚期获得性贴壁不良在引发血栓事件中的作用没有争议,但持续性贴壁不良的影响仍有争议[65]。OCT 和 IVUS-VH 可以在体识别支架内新生的动脉粥样硬化,即新生内膜中的动脉粥样硬化形成[66],与自然疾病进展相关(提示相似的病理生理机制),并被确定为晚期支架血栓形成的一个重要原因[67],目前欧洲最大的支架血栓登记的 PRESTION 研究结果(NCT 01300507)有望提供进一步的见解。虽然目前雅培公司的 BRS 已经退出商业销售,但人们对 BRS 失败的机制研究兴趣也越来越高,因为 BRS 再吸收过程本身可能会导致新的病理机制,如新内膜支架覆盖不充分的情况下的 BRS 晚期崩解。

七、IC 成像的新进展及未来方向

(一) IVUS/OCR 与 NIRS 的整合导管

IVUS-NIRS 是目前唯一被批准用于临床的 IC 杂交影像学技术，为评估斑块形态和成分提供更为可靠的证据。该杂交技术同时进行 NIRS 和 IVUS 成像，然后进行整合，在检测含有坏死核心或大的脂池的斑块方面，其准确度比单独使用 IVUS 或 NIRS 更高[68]。目前已经推出了直径仅为 3.2F 的 IVUS-NIRS 杂交影像导管，其中机械旋转式 IVUS 频率已扩展至 50MHz。IVUS-NIRS 的局限性包括：①IVUS 的分辨率不足，无法精确地测量支架小梁的内膜覆盖程度以及纤维帽厚度；无法识别钙化及支架丝之后的结构；当存在血栓或血液信号过高时，IVUS 无法界定管腔的边界；使用前需要冲洗导管腔，不便于反复操作。②NIRS 无法明确地给出脂质斑块核心的深度，无法将同一轴线方向上不同深度的脂质成分区分开来。

虽然通过 OCT 可以推断出斑块的某些化学成分，例如脂质，但是由于 OCT 成像深度有限，无法得到脂质以及巨噬细胞的更进一步信息。而 OCT-NIRS 整合影像技术可以将 OCT 和 NIRS 的优势整合在一起，该导管包括 2 根光纤，其中 1 根光纤接受散射回来的光并将其转化为 OCT 图像，另 1 根光纤则接受血管壁深部组织的光线并将其转化为化学信号。OCT-NIRS 杂交影像导管的图像为 OCT 图像之外环绕着 NIRS 图像，不同的颜色反映了不同的斑块内化学成分。此成像技术的优势包括有助于非 OCT 专业人员识别纤维粥样斑块，建立起斑块形态和化学成分之间的联系，有助于将富含脂质成分的病变与其他病变区分开来。目前已有一种与当前 OCT 具有相似特征的 OCT-NIRS 联合导管[69]，预计在不久的将来 OCT 和 NIRS 整合导管进入临床商业应用。

(二) OCT 与 IVUS 的整合导管

IVUS 和 OCT IVUS 和 OCT 是目前应用最为广泛、临床研究最多的 IC 影像学技术，两种影像技术各有优缺点（表 1）。IVUS 的探查范围及深度更为广阔，并且不受血液影响，但是对脂质斑块、纤维斑块及血栓的辨识度不及 OCT。虽然 OCT 的分辨率优于 IVUS，但是其扫描深度差，对粥样斑块负荷程度及血管重构特征的识别能力欠佳。使用两个单独的导管需要一个耗时的图像配准过程，可能会导致不准确。OCT 和 IVUS 联合导管目前已经研制出来[70]，结合高分辨率的纤维帽厚度测量，同时保留了体外人体冠状动脉和动物模型体内的坏死核心和斑块体积测量的深穿透。临床应用的挑战包括 IVUS 成像速度与第二代 OCT 更高速度的构象，图像融合和显示，以及导管尺寸和机械性能的配置，以便在人体安全使用。

(三) 更为先进的 OCT 成像技术

新型偏振敏感 OCT（PS-OCT）导管可以在显微结构形态 OCT 图像的背景下提供组织双折射和光去极化的测量方法。在尸体冠状动脉中，PS-OCT 评估了纤维帽胶原的显微结构排列，纤维帽胶原是病变稳定性的关键决定因素。目前验证 PS-OCT 的研究正在进行中。此外，还提出了光谱 OCT（SOCT）用于 OCT 数据中深度分辨检测脂质。

(四) 1μm 分辨率成像

我们目前对人类 CAD 的理解受到无法在体内观察细胞和细胞外成分的限制。1μm 分辨率的 OCT（μOCT）使用非常宽的带宽光源（即 650~950μm）、共路光谱域 OCT 和相对较大的数值孔径，分别产生 1μm 和 2μm 的轴向和空间分辨率。在尸体冠状动脉中，μOCT 能够清晰地显示和量化原位巨噬细胞和胆固醇晶体（图 10A，彩图见二维码 24）以及平滑肌细胞，血小板聚集和微钙化。目前人类体内使用的 μOCT 的开发正在进行中，预计在不久的将来首次在人体内使用第一代成像导管。

（五）OCT 与近红外荧光成像（near infrared pectroscopy，NIRF）的整合导管

NIRF 是一种可以使冠脉呈现出相应生物学特征的成像技术，有助于显示动脉粥样硬化、支架内再狭窄或者支架内血栓形成患者潜在的促炎症和促血栓环境。OCT-NIRF 杂交影像导管是一种能够同时反映在体血管组织学和生物学特征的技术，有助于识别潜在的高风险斑块。通过不同的 NIRF 显像剂，NIRF 技术可以识别斑块内蛋白酶活性、巨噬细胞数量、内皮通透性异常以及支架部位的纤维蛋白沉积。

外源性试剂（如吲哚菁绿）的使用允许独立的近红外荧光（NIRF）检测体内的斑块炎症和酶活性。预计在不久的将来，NIRF 有望实现对人类患者靶向分子成像。近红外自荧光（NIRAF）是一种内源性信号，在具有坏死核心的人主动脉和冠状动脉尸体斑块中升高。已开发出临床 OCT-NIRAF 系统，并使 OCT 图像的采集与斑块的体外自荧光同步（图 10B 和图 10C，彩图见二维码 24）。

（六）IVUS 与血管内光声学（Intravascular Photoacoustic，IVPA）的整合导管

IVPA 是一种利用激光激发，超声波作为载体的成像技术，能够识别动脉粥样硬化斑块的成分，特别是胆固醇酯；此外，还可以检测支架丝的结构，获得与 IVUS 本质上相同的血管结构信息。与 NIRS 相比，IVPA 的扫描深度更深，可以准确地识别斑块的空间位置和体积。最近的体外研究表明，通过使用外源性造影剂能够确定斑块成分（如脂质）和炎症（图 10D~图 10F，彩图见二维码 24）。目前正在评估临床使用和外源性制剂（即 IVPA 纳米颗粒）对人体的影响，不过，在临床广泛应用前还需要解决一些技术问题，例如需要清除血液（血液会导致信号衰减）、分辨率较低（尚不能将整个斑块中的脂质成分以图形的方式清晰地显示出来）。

（七）IVUS 与自体荧光寿命成像（fluorescence lifetime imaging，FLIm）的整合导管

FLIm 是一种通过对特定荧光寿命的测量以定量获取斑块功能信息的影像技术。FLIm 允许评估穿透深度为 200μm 的动脉壁（胶原蛋白、弹性蛋白、胆固醇）的组成方面（图 10G 和图 10H，彩图见二维码 24）。最近 IVUS-FLIm 整合导管已经设计出来，尽管临床使用尚存在需要解决的问题，但该技术可以量化多种相关的斑块成分，使其成为斑块成像的较有前途的技术。

八、IC 成像的结论与展望

动脉粥样硬化的 IC 成像可以量化体内 CAD 的整体负担，并确定具有假定高风险形态的单个病变。然而影像学定义的 TCFA 的高发病率（通常是简单的长期过程）不可避免地提出了一个问题，即易损斑块的检测如何转化为指导患者管理。目前需要更多的证据来评估现有和新兴的 IC 成像所获得的信息能否改善临床结果。

目前欧洲经皮冠脉介入治疗指南对于优化选定的患者支架植入 IVUS 为 Ⅱa 和 OCT 为 Ⅱb 类适应证（表 2），欧洲 IC 成像使用率为 5%~10%，日本高达 70%。既往随机研究确定了 IVUS 改善手术结果，但未能证明临床结果的显著改善，而最近的一项里程碑研究显示了 IVUS 优于血管造影指导 PCI，可以降低一年随访期内 TLR[46]。由于 OCT 具有高分辨率和易于使用，可能是未来临床研究中的最为常用的影像技术和指南推荐级别得到提高。IC 成像将有助于对血管造影上模糊病变的患者进行临床决策，指导选择的干预措施，并优化最终的 PCI 结果，尤其在左主干或复杂分叉病变中、BRS 植入和可能的高危 ACS 患者（表 3）。

μOCT imaging

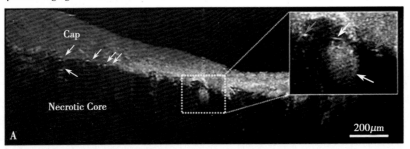

OCT & NIRAF

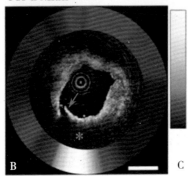

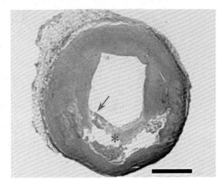

IVUS & IVPA

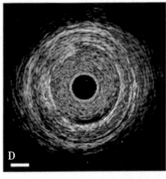

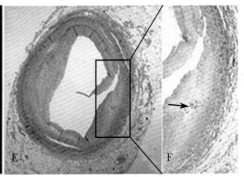

IVUS & FLMi

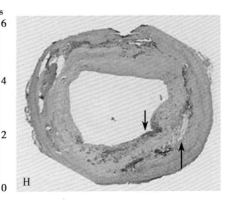

图 10　冠脉杂交影像学技术

表 2　血管内超声和光学相干断层扫描使用的当前指南建议

ACCF/AHA/SCAI PCI 建议指南（2011）	ESC 心肌血运重建指南（2014）
IVUS	
IVUS 对血管造影不确定的左主干冠状动脉疾病的评估是合理的（Ⅱa 类，证据水平 B）	IVUS 评估严重程度，优化无保护左主干病变的治疗（Ⅱa 类，证据水平 B）
IVUS 和冠状动脉造影在心脏移植后 4~6 周和 1 年内是合理的，可以排除供体冠状动脉疾病，检测快速进行的心脏移植物血管病，并提供预后信息（Ⅱa 类，证据水平 B）	对选定的患者进行血管内超声检查以优化支架优化（Ⅱa 类，证据水平 B）
IVUS 是确定支架再狭窄机制的合理方法（Ⅱa 类，证据水平 C）	IVUS 评估支架失败的机制（Ⅱa 类，证据水平 C）
IVUS 评估非左主干冠状动脉血管造影显示的中间冠状动脉狭窄（50%~70% 直径狭窄）可能是合理的（Ⅱb 类，证据水平 B）	
IVUS 可用于指导冠状动脉支架植入，尤其是在左主干冠状动脉支架植入的情况下（Ⅱb 类，证据水平 B）	
IVUS 检查可能有助于确定支架血栓形成的机制（Ⅱb 类，证据水平 C）	
当不考虑经皮冠状动脉介入治疗或冠状动脉旁路移植术进行血管重建时，不建议使用 IVUS 进行常规病变评估（Ⅲ类，证据水平 C）	
OCT	
OCT 在常规临床决策中的适当作用尚未确定	应考虑使用 OCT 以了解支架失败的机制（Ⅱa 类，证据水平 C）
	对选定的患者 OCT 优化支架植入（Ⅱb 类，证据水平 C）

表 3　IC 成像技术在临床上应用可能获益

诊断性评价	指导 PCI 和在选定的患者优化结果
发现支架相关的机械问题	无保护左主干病变
评估支架失败的机制	高危 ACS
造影上模糊病变	冠脉造影图像采集不足（如肥胖、极度成角）
左主干病变	植入 BRS
复杂分叉病变	

　　冠脉杂交影像学技术为动脉粥样硬化的研究带来了新机遇，先进的数据融合方法使得冠状动脉血运重建、快速准确评估血管形态和斑块分布成为现实。多种导管的应用，能够详细和全面地评估血管壁和动脉粥样化斑块的结构、组成和生物学特征。在未来还需要克服现有导管设计的局限性，使其广泛应用于临床实践和研究。

（单守杰　陈绍良）

参 考 文 献

［1］MINTZ G S,NISSEN S E,ANDERSON W D,et al. American College of Cardiology Clinical Expert Consensus Document on Standards for Acquisition,Measurement and Reporting of Intravascular Ultrasound Studies (IVUS). A report of the American College of Cardiology Task Force on Clinical Expert Consensus Documents ［J］. J Am Coll Cardiol,2001,37:1478-1492.

［2］PU J,MINTZ G S,BIRO S,et al. Insights into echo-attenuated plaques,echolucent plaques,and plaques with spotty calcification:novel findings from comparisons among intravascular ultrasound,near-infrared spectroscopy,and pathological histology in 2,294 human coronary artery segments ［J］. J Am Coll Cardiol,2014,63:2220-2233.

［3］GARCIA-GARCIA H M,MINTZ G S,LERMAN A,et al. Tissue characterisation using intravascular radiofrequency data analysis:recommendations for acquisition,analysis,interpretation and reporting ［J］. EuroIntervention,2009,5:177-189.

［4］NASU K,TSUCHIKANE E,KATOH O,et al. Accuracy of in vivo coronary plaque morphology assessment:a validation study of in vivo virtual histology compared with in vitro histopathology ［J］. J Am Coll Cardiol,2006,47:2405-2412.

［5］THIM T,HAGENSEN M K,WALLACE-BRADLEY D,et al. Unreliable Assessment of Necrotic Core by VHTM IVUS in Porcine Coronary Artery Disease ［J］. Circ Cardiovasc Imaging,2010.

［6］YABUSHITA H,BOUMA B E,HOUSER S L,et al. Characterization of human atherosclerosis by optical coherence tomography ［J］. Circulation,2002,106:1640-1645.

［7］TEARNEY G J,REGAR E,AKASAKA T,et al. Consensus standards for acquisition,measurement,and reporting of intravascular optical coherence tomography studies:a report from the International Working Group for Intravascular Optical Coherence Tomography Standardization and Validation ［J］. J Am Coll Cardiol,2012,59:1058-1072.

［8］GARDNER C M,TAN H,HULL E L,et al. Detection of lipid core coronary plaques in autopsy specimens with a novel catheter-based near-infrared spectroscopy system ［J］. JACC Cardiovasc Imaging,2008,1:638-648.

［9］TANIWAKI M,RADU M D,GARCIA-GARCIA H M,et al. Long-term safety and feasibility of three-vessel multimodality intravascular imaging in patients with ST-elevation myocardial infarction:the IBIS-4 (integrated biomarker and imaging study) substudy ［J］. Int J Cardiovasc Imaging,2015,31:915-926.

［10］NARULA J,NAKANO M,VIRMANI R,et al. Histopathologic characteristics of atherosclerotic coronary disease and implications of the findings for the invasive and noninvasive detection of vulnerable plaques ［J］. J Am Coll Cardiol,2013,61:1041-1051.

［11］THIM T,HAGENSEN M K,WALLACE-BRADLEY D,et al. Unreliable assessment of necrotic core by virtual histology intravascular ultrasound in porcine coronary artery disease ［J］. Circ Cardiovasc Imaging,2010,3:384-391.

［12］YONETSU T,KAKUTA T,LEE T,et al. In vivo critical fibrous cap thickness for rupture-prone coronary plaques assessed by optical coherence tomography ［J］. Eur Heart J,2011,32:1251-1259.

［13］FUJII K,HAO H,SHIBUYA M,et al. Accuracy of OCT,grayscale IVUS,and their combination for the diagnosis of coronary TCFA:an ex vivo validation study ［J］. JACC Cardiovasc Imaging,2015,8:451-460.

［14］PHIPPS J E,VELA D,HOYT T,et al. Macrophages and intravascular OCT bright spots:a quantitative study ［J］. JACC Cardiovasc Imaging,2015,8:63-72.

［15］TARUYA A,TANAKA A,NISHIGUCHI T,et al. Vasa Vasorum Restructuring in Human Atherosclerotic Plaque Vulnerability:A Clinical Optical Coherence Tomography Study ［J］. J Am Coll Cardiol,2015,65:2469-2477.

［16］SCHOENHAGEN P,ZIADA K M,KAPADIA S R,et al. Extent and direction of arterial remodeling in stable versus unstable coronary syndromes :an intravascular ultrasound study ［J］. Circulation,2000,101:598-603.

［17］SERRUYS P W,GARCIA-GARCIA H M,BUSZMAN P,et al. Effects of the direct lipoprotein-associated phospholipase A(2) inhibitor darapladib on human coronary atherosclerotic plaque ［J］. Circulation,2008,118:1172-1182.

［18］TIAN J,REN X,VERGALLO R,et al. Distinct morphological features of ruptured culprit plaque for acute coronary events compared to those with silent rupture and thin-cap fibroatheroma:a combined optical coherence tomography and intravascular ultrasound study ［J］. J Am Coll Cardiol,2014,63:2209-2216.

［19］STONE G W,MAEHARA A,LANSKY A J,et al. A prospective natural-history study of coronary atherosclerosis ［J］. N Engl J Med,2011,364:226-235.

［20］CALVERT P A,OBAID D R,O'SULLIVAN M,et al. Association Between IVUS Findings and Adverse Outcomes in Patients With Coronary Artery Disease The VIVA (VH-IVUS in Vulnerable Atherosclerosis) Study ［J］. JACC Cardiovasc Imaging,

2011,4:894-901.

[21] CHENG J M,GARCIA-GARCIA H M,DE BOER S P,et al. In vivo detection of high-risk coronary plaques by radiofrequency intravascular ultrasound and cardiovascular outcome:results of the ATHEROREMO-IVUS study [J]. Eur Heart J,2014, 35:639-647.

[22] STONE P H,SAITO S,TAKAHASHI S,et al. Prediction of progression of coronary artery disease and clinical outcomes using vascular profiling of endothelial shear stress and arterial plaque characteristics:the PREDICTION Study [J]. Circulation, 2012,126:172-181.

[23] OEMRAWSINGH R M,CHENG J M,GARCIA-GARCIA H M,et al. Near-infrared spectroscopy predicts cardiovascular outcome in patients with coronary artery disease [J]. J Am Coll Cardiol,2014,64:2510-2518.

[24] PUATO M,FAGGIN E,RATTAZZI M,et al. Atorvastatin reduces macrophage accumulation in atherosclerotic plaques:a comparison of a nonstatin-based regimen in patients undergoing carotid endarterectomy [J]. Stroke,2010,41:1163-1168.

[25] PURI R,LIBBY P,NISSEN S E,et al. Long-term effects of maximally intensive statin therapy on changes in coronary atheroma composition:insights from SATURN [J]. Eur Heart J Cardiovasc Imaging,2014,15:380-388.

[26] KOMUKAI K,KUBO T,KITABATA H,et al. Effect of atorvastatin therapy on fibrous cap thickness in coronary atherosclerotic plaque as assessed by optical coherence tomography:the EASY-FIT study [J]. J Am Coll Cardiol,2014,64: 2207-2217.

[27] KINI A S,BABER U,KOVACIC J C,et al. Changes in Plaque Lipid Content After Short-Term Intensive Versus Standard Statin Therapy:The YELLOW Trial (Reduction in Yellow Plaque by Aggressive Lipid-Lowering Therapy)[J]. J Am Coll Cardiol,2013,62:21-29.

[28] KUBO T,MAEHARA A,MINTZ G S,et al. The dynamic nature of coronary artery lesion morphology assessed by serial virtual histology intravascular ultrasound tissue characterization [J]. J Am Coll Cardiol,2010,55:1590-1597.

[29] ZHAO Z,WITZENBICHLER B,MINTZ G S,et al. Dynamic nature of nonculprit coronary artery lesion morphology in STEMI:a serial IVUS analysis from the HORIZONS-AMI trial [J]. JACC Cardiovasc Imaging,2013,6:86-95.

[30] KOSKINAS K C,SUKHOVA G K,BAKER A B,et al. Thin-Capped Atheromata With Reduced Collagen Content in Pigs Develop in Coronary Arterial Regions Exposed to Persistently Low Endothelial Shear Stress [J]. Arterioscler Thromb Vasc Biol,2013,33:1494-1504.

[31] SAMADY H,ESHTEHARDI P,MCDANIEL M C,et al. Coronary artery wall shear stress is associated with progression and transformation of atherosclerotic plaque and arterial remodeling in patients with coronary artery disease [J]. Circulation, 2011,124:779-788.

[32] KUBO T,IMANISHI T,TAKARADA S,et al. Assessment of culprit lesion morphology in acute myocardial infarction:ability of optical coherence tomography compared with intravascular ultrasound and coronary angioscopy [J]. J Am Coll Cardiol, 2007,50:933-939.

[33] JANG I K,BOUMA B E,KANG D H,et al. Visualization of coronary atherosclerotic plaques in patients using optical coherence tomography:comparison with intravascular ultrasound [J]. J Am Coll Cardiol,2002,39:604-609.

[34] BRIGUORI C,ANZUINI A,AIROLDI F,et al. Intravascular ultrasound criteria for the assessment of the functional significance of intermediate coronary artery stenoses and comparison with fractional flow reserve [J]. Am J Cardiol,2001, 87:136-141.

[35] BEN-DOR I,TORGUSON R,GAGLIA M A Jr,et al. Correlation between fractional flow reserve and intravascular ultrasound lumen area in intermediate coronary artery stenosis [J]. EuroIntervention,2011,7:225-233.

[36] GONZALO N,ESCANED J,ALFONSO F,et al. Morphometric assessment of coronary stenosis relevance with optical coherence tomography:a comparison with fractional flow reserve and intravascular ultrasound [J]. J Am Coll Cardiol,2012, 59:1080-1089.

[37] SANO K,MINTZ G S,CARLIER S G,et al. Assessing intermediate left main coronary lesions using intravascular ultrasound [J]. Am Heart J,2007,154:983-988.

[38] OVIEDO C,MAEHARA A,MINTZ G S,et al. Intravascular ultrasound classification of plaque distribution in left main coronary artery bifurcations:where is the plaque really located ? [J]. Circ Cardiovasc Interv,2010,3:105-112.

[39] DANIELS D V,VAN'T VEER M,PIJLS N H,et al. The impact of downstream coronary stenoses on fractional flow reserve assessment of intermediate left main disease [J]. JACC Cardiovasc Interv,2012,5:1021-1025.

［40］JASTI V,IVAN E,YALAMANCHILI V,et al. Correlations between fractional flow reserve and intravascular ultrasound in patients with an ambiguous left main coronary artery stenosis［J］. Circulation,2004,110:2831-2836.

［41］PARK S J,AHN J M,KANG S J,et al. Intravascular ultrasound-derived minimal lumen area criteria for functionally significant left main coronary artery stenosis［J］. JACC Cardiovasc Interv,2014,7:868-874.

［42］OVIEDO C,MAEHARA A,MINTZ G S,et al. Is accurate intravascular ultrasound evaluation of the left circumflex ostium from a left anterior descending to left main pullback possible?［J］. Am J Cardiol,2010,105:948-954.

［43］PARISE H,MAEHARA A,STONE G W,et al. Meta-analysis of randomized studies comparing intravascular ultrasound versus angiographic guidance of percutaneous coronary intervention in pre-drug-eluting stent era［J］. Am J Cardiol,2011, 107:374-382.

［44］JAKABCIN J,SPACEK R,BYSTRON M,et al. Long-term health outcome and mortality evaluation after invasive coronary treatment using drug eluting stents with or without the IVUS guidance. Randomized control trial. HOME DES IVUS［J］. Catheter Cardiovasc Interv,2010,75:578-583.

［45］CHIEFFO A,LATIB A,CAUSSIN C,et al. A prospective,randomized trial of intravascular-ultrasound guided compared to angiography guided stent implantation in complex coronary lesions:the AVIO trial［J］. Am Heart J,2013,165:65-72.

［46］HONG S J,KIM B K,SHIN D H,et al. Effect of Intravascular Ultrasound-Guided vs Angiography-Guided Everolimus-Eluting Stent Implantation:The IVUS-XPL Randomized Clinical Trial［J］. JAMA,2015,314:2155-2163.

［47］ZHANG J,GAO X,KAN J,et al. Intravascular Ultrasound Versus Angiography-Guided Drug-Eluting Stent Implantation:The ULTIMATE Trial［J］. J Am Coll Cardiol,2018,72:3126-3137.

［48］WITZENBICHLER B,MAEHARA A,WEISZ G,et al. Relationship between intravascular ultrasound guidance and clinical outcomes after drug-eluting stents:the assessment of dual antiplatelet therapy with drug-eluting stents(ADAPT-DES)study ［J］. Circulation,2014,129:463-470.

［49］AHN J M,KANG S J,YOON S H,et al. Meta-analysis of outcomes after intravascular ultrasound-guided versus angiography-guided drug-eluting stent implantation in 26 503 patients enrolled in three randomized trials and 14 observational studies［J］. Am J Cardiol,2014,113:1338-1347.

［50］JANG J S,SONG Y J,KANG W,et al. Intravascular ultrasound-guided implantation of drug-eluting stents to improve outcome:a meta-analysis［J］. JACC Cardiovasc Interv,2014,7:233-243.

［51］AHMED K,JEONG M H,CHAKRABORTY R,et al. Role of intravascular ultrasound in patients with acute myocardial infarction undergoing percutaneous coronary intervention［J］. Am J Cardiol,2011,108:8-14.

［52］DE LA TORRE HERNANDEZ J M,BAZ ALONSO J A,GOMEZ HOSPITAL J A,et al. Clinical impact of intravascular ultrasound guidance in drug-eluting stent implantation for unprotected left main coronary disease:pooled analysis at the patient-level of 4 registries［J］. JACC Cardiovasc Interv,2014,7:244-254.

［53］PARK S J,KIM Y H,PARK D W,et al. Impact of intravascular ultrasound guidance on long-term mortality in stenting for unprotected left main coronary artery stenosis［J］. Circ Cardiovasc Interv,2009,2:167-177.

［54］KAWAMORI H,SHITE J,SHINKE T,et al. Natural consequence of post-intervention stent malapposition,thrombus,tissue prolapse,and dissection assessed by optical coherence tomography at mid-term follow-up［J］. Eur Heart J Cardiovasc Imaging,2013,14:865-875.

［55］PRATI F,DI VITO L,BIONDI-ZOCCAI G,et al. Angiography alone versus angiography plus optical coherence tomography to guide decision-making during percutaneous coronary intervention:the Centro per la Lotta contro l'Infarto-Optimisation of Percutaneous Coronary Intervention(CLI-OPCI)study［J］. EuroIntervention,2012,8:823-829.

［56］WIJNS W,SHITE J,JONES M R,et al. Optical coherence tomography imaging during percutaneous coronary intervention impacts physician decision-making:ILUMIEN Ⅰ study［J］. Eur Heart J,2015,36:3346-3355.

［57］HABARA M,NASU K,TERASHIMA M,et al. Impact of frequency-domain optical coherence tomography guidance for optimal coronary stent implantation in comparison with intravascular ultrasound guidance［J］. Circ Cardiovasc Interv, 2012,5:193-201.

［58］KUBO T,SHINKE T,OKAMURA T,et al. Optical frequency domain imaging vs. intravascular ultrasound in percutaneous coronary intervention(OPINION trial):one-year angiographic and clinical results［J］. Eur Heart J,2017,38:3139-3147.

［59］SERRUYS P W,CHEVALIER B,DUDEK D,et al. A bioresorbable everolimus-eluting scaffold versus a metallic everolimus-eluting stent for ischaemic heart disease caused by de-novo native coronary artery lesions(ABSORB Ⅱ):an interim 1-year analysis of clinical and procedural secondary outcomes from a randomised controlled trial [J]. Lancet,2015,385:43-54.

[60] BROWN A J,MCCORMICK L M,BRAGANZA D M,et al. Expansion and malapposition characteristics after bioresorbable vascular scaffold implantation [J]. Catheter Cardiovasc Interv,2014,84:37-45.

[61] MATTESINI A,SECCO GG,DALL'ARA G,et al. ABSORB biodegradable stents versus second-generation metal stents:a comparison study of 100 complex lesions treated under OCT guidance [J]. JACC Cardiovasc Interv,2014,7:741-750.

[62] Authors/Task Force members,WINDECKER S,KOLH P,et al. 2014 ESC/EACTS Guidelines on myocardial revascularization:The Task Force on Myocardial Revascularization of the European Society of Cardiology (ESC) and the European Association for Cardio-Thoracic Surgery (EACTS)Developed with the special contribution of the European Association of Percutaneous Cardiovascular Interventions(EAPCI)[J]. Eur Heart J,2014,35:2541-2619.

[63] GUAGLIUMI G,SIRBU V,MUSUMECI G,et al. Examination of the in vivo mechanisms of late drug-eluting stent thrombosis:findings from optical coherence tomography and intravascular ultrasound imaging [J]. JACC Cardiovasc Interv,2012,5:12-20.

[64] SOUTEYRAND G,AMABILE N,MANGIN L,et al. Mechanisms of stent thrombosis analysed by optical coherence tomography:insights from the national PESTO French registry [J]. Eur Heart J,2016,37:1208-1216.

[65] ATTIZZANI G F,CAPODANNO D,OHNO Y,et al. Mechanisms,pathophysiology,and clinical aspects of incomplete stent apposition [J]. J Am Coll Cardiol,2014,63:1355-1367.

[66] KANG S J,MINTZ G S,AKASAKA T,et al. Optical coherence tomographic analysis of in-stent neoatherosclerosis after drug-eluting stent implantation [J]. Circulation,2011,123:2954-2963.

[67] TANIWAKI M,WINDECKER S,ZAUGG S,et al. The association between in-stent neoatherosclerosis and native coronary artery disease progression:a long-term angiographic and optical coherence tomography cohort study [J]. Eur Heart J,2015,36:2167-2176.

[68] KANG S J,MINTZ G S,PU J,et al. Combined IVUS and NIRS detection of fibroatheromas:histopathological validation in human coronary arteries [J]. JACC Cardiovasc Imaging,2015,8:184-194.

[69] FARD A M,VACAS-JACQUES P,HAMIDI E,et al. Optical coherence tomography—near infrared spectroscopy system and catheter for intravascular imaging [J]. Opt Express,2013,21:30849-30858.

[70] LI B H,LEUNG A S,SOONG A,et al. Hybrid intravascular ultrasound and optical coherence tomography catheter for imaging of coronary atherosclerosis [J]. Catheter Cardiovasc Interv,2012.

计算冠脉生理学——合理性和研究进展

一、基于冠状动脉 CT 造影的 FFR 计算与验证

冠状动脉 CT 造影（computed tomography angiography，CTA）是一项评估冠状动脉疾病（coronary artery disease，CAD）的非侵入式成像手段，具有较高诊断准确度。然而，常规 CTA 无法实现冠脉生理功能学评估。2011 年，研究者提出了一种基于 CTA 影像三维重建冠脉树与计算流体力学（computed fluid dynamics，CFD）计算血流储备分数（fractional flow reserve，FFR）的方法（FFR_{CT}）[1,2]，之后出现了基于简化 CFD 方法的 FFR[3] 和基于机器学习[4,5] 的 FFR，计算时间大大缩短，但临床应用价值有待进一步验证。

（一）FFR_{CT}

Taylor 等研发了 FFR_{CT} 并由美国 HeartFlow 公司提供核心实验室分析服务。该方法主要基于三个生理学假设：①对于静息心绞痛患者，基线冠脉血流量与心肌质量存在相关关系；②静息时冠脉微循环阻力与血管大小呈非线性反比关系（形态学定律）；③腺苷诱发的最大充血状态时微循环阻力以一定比例降低。

利用 64 排或更高探测器采集的冠脉 CTA 影像可三维重建冠脉树。运用图像处理技术可对主动脉根、冠脉血管主支以及二级、三级边支的管腔边界进行三维分割。基于冠脉血管与心室的三维重建，可估算正常基线冠脉血流量，并作为重建冠脉的初始入口边界条件。结合患者冠脉压力数据可计算总冠脉血流阻力。心室和体循环对冠脉血流的影响由两个简化参数模型代表，分别与主动脉入口和主动脉出口耦合。最终模拟微循环阻力降低将基线血流转化为充血血流。冠脉血流建模为以纳维叶 - 斯托克斯（Navier-Stokes）方程表征的不可压缩牛顿流体，通过三维 CFD 仿真方法求解冠脉每个位置的压力与血流，将压力与主动脉压力相比可得到 FFR_{CT} 在重建冠脉树的空间分布。

FFR_{CT} 诊断有血流动力学意义的狭窄较传统 CTA 准确，主要提高了阳性预测值。DeFACTO，DISCOVER-FLOW 和 NXT 等 3 项临床研究验证了 FFR_{CT} 的可行性与诊断准确度（表 1）。FFR_{CT} 与 FFR 的数值一致性及诊断表现在不同研究之间差异较大，原因可能是各研究患者的病变严重程度不同及 CTA 影像质量不同。综合分析表明，FFR_{CT} 略微低估 FFR 数值，平均偏差 -0.03 ± 0.09，FFR 值越低偏差越大。FFR_{CT} 的重复性高，重复测量的标准偏差为 0.033[6]。

ADVANCE 研究 90 天随访结果表明，FFR_{CT} 指导血运重建或药物治疗的方案选择优于传统冠脉 CTA。一年随访显示，以心血管死亡与心肌梗死作为临床终点，$FFR_{CT} >0.80$ 的患者比 $FFR_{CT} \leq 0.80$ 的患者事件率低。然而，FFR_{CT} 与传统冠脉 CTA 或侵入式成像方法的比较仍需更多临床验证。

准确计算 FFR_{CT} 首先要求冠脉 CTA 采集遵循严格的方法，CTA 影像质量差是限制 FFR_{CT} 计算准确度的重要因素，钙化伪影、心脏运动伪影和血管显影不良等均影响 CTA 图像质量。DeFACTO 和 NXT 研究分别约 11% 和 13% 的病例由于影像质量差无法分析。准确

表1 基于冠脉影像的计算 FFR 方法临床验证

研究	方法	设计	在线/离线	患者/血管	FFR	FFR≤0.80(%)	平均偏差±标准偏差	观察者内差异	观察者间差异	灵敏度%	特异度%	准确度%	AUC	参考解剖参数
基于冠脉 CTA 的计算 FFR														DS%
DeFACTO[1]	FFR$_{CT}$	前瞻性多中心	离线	252(615)	-	54	-	-	-	90	54	73	0.81	AUC 0.68
NXT[2]	FFR$_{CT}$	前瞻性多中心	离线	254(484)	-	32	0.03±0.07	-	-	86	79	81	0.90	AUC 0.81
Coenen 等[3]	cFFR	回顾性单中心	离线	116(203)	-	44	-	-	-	88	65	75	-	-
Itu 等[4]	cFFR$_{ML}$	回顾性单中心	离线	87(125)	-	30	-	-	-	82	84	83	0.90	-
Röther 等[5]	cFFR$_{ML}$	回顾性单中心	离线	71(91)	0.86±0.068	23	-	-	-	91	96	93	0.94	0.81
Li 等[10]	CT-QFR	回顾性多中心	离线	134(156)	-	-	0.00±0.06	-	-	90	85	87	0.92	0.76
基于冠脉造影的计算 FFR														DS%
Morris 等[12]	vFFR	前瞻性单中心	离线	19(22)‡	0.85(范围：0.35~1.04)	36	0.01±0.10‡	-	-	86	100	97	-	-
Tu 等[14]	FFR$_{QCA}$	回顾性多中心	离线	68(77)	0.82±0.11	30	0.00±0.06	0.00±0.03	0.01±0.03	78	93	88	0.93	Accuracy 68%
FAVOR Pilot[8]	QFR	前瞻性多中心	离线	73(84)	0.84±0.08	32	0.00±0.06	-	-	74	91	-	0.92	AUC 0.72
FAVOR II 中国[9]	QFR	前瞻性多中心	在线	304(328)	0.82±0.12	34	0.01±0.06	0.00±0.03	0.00±0.03	95	92	93	0.96	Accuracy 60%
FAVOR II 欧洲/日本[15]	QFR	前瞻性多中心	在线	272(317)	0.83±0.09	33	0.01±0.06	0.01±0.06	0.01±0.06	87	87	87	0.92	Accuracy 66%

续表

研究	方法	设计	在线/离线	患者/血管	FFR	FFR≤0.80(%)	平均偏差±标准偏差	观察者内差异	观察者间差异	灵敏度%	特异度%	准确度%	AUC	参考解剖参数
WIFI II[18]	QFR	前瞻性单中心	离线	172(240)	0.84(0.77-0.89)	36	0.01±0.08	0.00±0.06	-	77	86	83	0.86	AUC 0.61
Smit 等[16]	QFR	回顾性单中心	离线	290(334)	0.85±0.08	-	0.01±0.05	-	-	90	71	86	-	-
Smit 等[17] 糖尿病患者	QFR	回顾性单中心	离线	66(82)	0.85±0.07	29	0.01±0.05	-	-	95	75	88	0.91	AUC 0.76
非糖尿病患者	QFR		离线	193(238)	0.85±0.08	28	0.01±0.05	-	-	88	69	82	0.93	AUC 0.77
Emori 等[21] Prior MI(-)	QFR	回顾性单中心	离线	75(75)	0.76±0.13	56	0.00±0.04	-	-	95	88	92	0.97	-
Prior MI(+)	QFR		离线	75(75)	0.79±0.11	48	0.02±0.06	-	-	92	82	87	0.93	-
Mejía-Rentería 等[20]	QFR	回顾性多中心	离线	248(300)	0.80±0.11	45	0.01±0.07	-	-	89	87	88	0.93	Accuracy 69%
Yazaki 等[19]	QFR	回顾性单中心	离线	142(151)	0.84±0.08	31	0.01±0.05	-	-	89	89	89	0.93	Accuracy 64%
Fearon 等[24]	FFRangio	前瞻性多中心	在线	352(376)	0.81±0.13	43	-	-	-	94	91	92	-	-
Pellicano 等[23]	FFRangio	前瞻性多中心	在线	184(203)	-	-	0.01±0.05	-	0.00±0.04	88	95	93	0.98	AUC 0.59
Masdjedi 等[25]	vessel FFR	回顾性单中心	离线	100(100)	0.82±0.08	-	0.01±0.04	-	0.00±0.02	-	-	-	0.93	AUC 0.66

基于 OCT 的计算 FFR

研究	方法	设计	在线/离线	患者/血管	FFR	FFR≤0.80(%)	平均偏差±标准偏差	观察者内差异	观察者间差异	灵敏度%	特异度%	准确度%	AUC	MLA(mm^2)
Yu 等[30]	QFR	回顾性多中心	离线	118(125)	0.80±0.09	50	0.01±0.07	0.00±0.02	0.00±0.03	87	92	90	0.93	AUC 0.80
Ha 等[26]	FFR$_{OCT}$	回顾性单中心	离线	92(92)	0.86(0.79-0.89)	26	0.03±0.08	0.01±0.05	0.01±0.01	69	96	88	0.93	AUC 0.93

续表

研究	方法	设计	在线/离线	患者/血管	FFR	FFR≤0.80(%)	平均偏差±标准偏差	观察者内差异	观察者间差异	灵敏度%	特异度%	准确度%	AUC	参考解剖参数
Lee 等[28]	OCT-FFR	回顾性单中心	离线	13(17)	–	24	0.00±0.04	–	–	–	–	94	–	–
Seike 等[29]	–	回顾性单中心	离线	31(31)	0.70±0.14	70	0.01±0.06	–	–	–	–	–	–	–
基于 IVUS 的计算 FFR														
Seike 等	IVUS-FFR	回顾性单中心	离线	48(50)	0.69±0.08	98	0.01±0.06	–	–	–	–	–	–	MLA(mm²)
Bezerra 等[32]	IVUS_FR	前瞻性单中心	离线	24(33)	0.89(0.80-0.95)	27	0.01±0.07	–	–	89	92	91	–	Accuracy 82%

注：DS%：直径狭窄率；FFR：血流储备分数；IVUS：血管内超声成像；MLA：最小管腔面积；OCT：光学相干断层成像。‡ 术前 vFFR 与 FFR 的比较结果

计算 FFR$_{CT}$ 值需要精确重建所有冠脉主支和边支,并进行复杂的有限元分析,目前平均分割时间约为 1 小时,且需要由专门分析人员操作。另外,三维瞬态 CFD 计算仿真需要在超级并行计算机上完成。FFR$_{CT}$ 的平均检查及分析费用较为昂贵。这些都限制了 FFR$_{CT}$ 在临床上的广泛应用。

(二) cFFR 和 cFFR$_{ML}$

cFFR(CT-based FFR)通过将冠脉狭窄处压力下降模型与正常血管段降维 CFD 模型耦合求解 FFR 值。通过从 CTA 数据中自动检测冠脉血管中心线与各处横截面积可三维重建冠脉树模型。血管狭窄段对压力下降进行精确建模,结合狭窄处几何结构与湍流效应,使任意一处管腔面积变化值与该处压力变化值耦合。非狭窄血管段使用一维 CFD 方法建模,并与狭窄段模型耦合进行 FFR 计算。一例 cFFR 的总分析时间为 30~120 分钟,其中 FFR 计算约为 5 分钟,这意味着大部分时间用于冠脉分割与三维重建[3]。研究表明 cFFR 诊断有血流动力学意义的狭窄准确度在 75% 左右(表 1),图像伪影和高钙化评分都会降低 cFFR 的诊断特异度[3]。

最新公布的基于机器学习的 cFFR 算法(cFFR$_{ML}$,machine learning-based cFFR)进行智能管腔分割与 FFR 计算,进一步提高三维重建与计算效率[4]。该算法自动提取血管中心线和管腔边界,用户可手动调整生成三维冠脉树结构。通过人工生成涵盖不同病变特征与解剖结构的冠脉血管树数据集,一方面从数据集中提取血管特征,另一方面对数据集中各病变血管进行 CFD 仿真计算获得 FFR 数值,将两者作为机器学习模型的训练数据,通过机器学习获得最优模型来计算冠脉树中心线上任意一点的 FFR 数值。该研究提出,几何结构本身可作为患者特异血流动力学状态的预测因素,无需进行复杂的血流动力学方程求解[4]。研究表明一例病变的 cFFR$_{ML}$ 平均分析时间为(12.4±3.4)分钟[5],其中 FFR 计算平均用时(2.4±0.44)秒[4]。

研究表明,基于机器学习的 cFFR$_{ML}$ 方法运行速度快,对硬件要求较低,且与基于 CFD 的 CT-FFR 诊断表现类似。对 71 名低危冠心病患者(FFR 均值 0.86±0.07)的研究表明,以压力导丝测量的 FFR 为“金标准”,cFFR$_{ML}$ 诊断有血流动力学意义的狭窄准确度为 93%,灵敏度为 91%,特异度为 96%(表 1)[5]。然而,该研究排除了主动脉 - 冠脉开口病变、分叉病变、支架内再狭窄病变与串联病变血管,约一半入组患者被排除(n=77)。cFFR$_{ML}$ 用于模型训练的数据集由人工编程合成,尽管几乎包含所有临床常见的病理特征,但未能考虑斑块性质对 FFR 计算的影响[7]。部分特殊病例,如冠脉开口异常和冠状动脉瘤等,可能无法获得准确的 FFR 数值。另外,机器学习模型以 CFD 计算的 FFR 数值作为“金标准”进行训练,准确度直接受到 CFD 方法本身计算准确度的影响。

(三) CT-QFR

近期,CT-QFR 方法利用从 CTA 影像中分割出的管腔边界重建三维冠脉树并运用定量血流分数(quantitative flow ratio,QFR)算法[8,9]计算 FFR。基于三维重建的冠脉树结构,系统自动重建参考管腔(假设无狭窄时的血管管腔),并基于异速生长定律估算患者基线冠脉血流,利用基线血流与充血血流的转化关系计算冠脉最大充血血流,并以此作为边界条件,通过 QFR 算法计算出冠脉树任一位置的 FFR 数值(图 1,彩图见二维码 25)。

一项对 134 名患者的 156 条血管的研究表明,CT-QFR 的可行性为 90%。以 FFR 为“金标准”,CT-QFR 与 FFR 具有良好的相关性(r=0.79,P<0.001)和一致性(平均偏差:0.00±0.06,

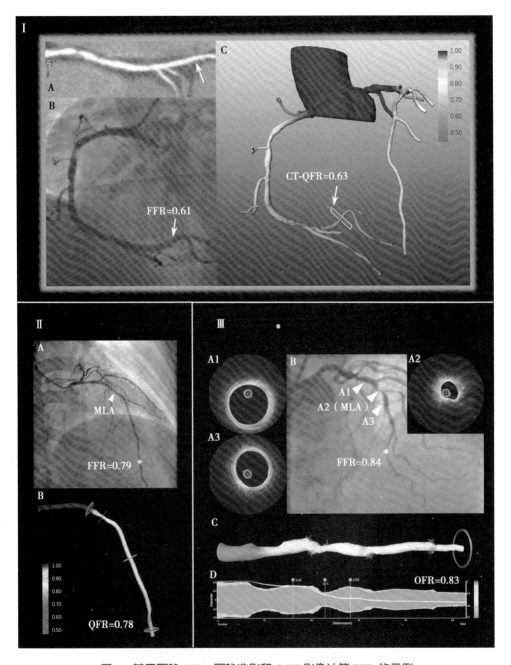

图1　基于冠脉 CTA、冠脉造影和 OCT 影像计算 FFR 的示例

I. 基于冠脉 CTA 影像进行 FFR 计算：A.CTA 影像显示一例右冠状动脉近端存在病变；B. 冠脉造影显示该右冠状动脉近端存在病变，远端 FFR 测量值为 0.61（箭头位置）；C. 基于冠脉 CT 造影影像进行冠脉树三维重建与 CT-QFR 分析，计算得到右冠状动脉与 FFR 测量位置相同处 CT-QFR 值为 0.63。II. 结合三维定量冠脉造影和 TIMI 数帧进行 FFR 计算：A. 冠脉造影显示前降支中段存在病变，远端 FFR 测量值为 0.79（星号位置）；B. 三维冠脉血管重建与伪彩表示的血流动力学计算压力结果，血管远端 cQFR 值为 0.78（白色圆盘表示）。III. 从 OCT 影像计算一例前降支血管的 OFR 值：A1~A3. 一例前降支病变段三处管腔 OCT 影像（白色箭头位置）；B. 冠脉造影显示前降支近中段存在病变，OCT 测量的最小管腔面积（MLA）位于 A2 处（中间白色箭头位置），远端 FFR 测量值为 0.84（星号位置）；C. 算法自动重建前降支血管并自动检测边支开口管腔轮廓；D. 重建前降支的管腔纵切面长短轴视图与沿血管中心线的虚拟 FFR 值回撤曲线，在此例中，血管远端 OFR 计算值为 0.83。FFR：血流储备分数；MLA：最小管腔面积；OCT：光学相干断层成像

P=0.823) [10]。CT-QFR 预测有血流动力学意义的狭窄患者水平的准确度、灵敏度和特异度分别为 87.3%、90.2% 和 84.9%，且其诊断效能优于冠脉 CTA 直径狭窄率和最小管腔面积（表 1）。CT-QFR 可在普通计算机上进行计算，管腔分割与三维重建平均用时(17.1±7.6)分钟，QFR 平均计算时间为(18.9±8.5)秒。研究同时发现，严重钙化影响 CT-QFR 的诊断准确度和分析重复性。

二、基于冠脉造影的 FFR 计算与验证

相较于冠脉 CT 造影，冠脉造影成像时空分辨率显著提高。但基于冠脉造影预测具有血流动力学意义的冠脉狭窄的准确度有限，大样本回顾性研究表明约 1/3 的患者群体存在 FFR 与定量冠脉造影(QCA)诊断不一致 [11]。近年来基于冠脉造影三维重建与血流动力学分析的 FFR 计算方法被提出并获得广泛的临床验证，显著提升了冠脉造影的诊断性能。血管重叠、短缩或造影剂充盈不佳等冠脉造影影像缺陷限制基于冠脉造影计算 FFR 的可行性与准确度，使用标准冠脉造影采集方法能够提高计算成功率。

（一）vFFR（virtual FFR）

Morris 等利用旋转冠脉造影影像三维重建冠脉血管并结合瞬态三维 CFD 方法计算 FFR（virtual FFR，vFFR）[12]。利用两个投照体位互相垂直的造影图像可重建三维冠脉模型。以测量的冠脉开口压力波形作为冠脉模型的入口边界条件，以不同参数表征冠脉下游微循环的血流阻力与血管顺应性，并作为出口边界条件。利用瞬态三维 CFD 方法求解冠脉血流动力学方程，获得三维血管压力与血流分布，从而求得靶血管的 FFR 值。该方法平均计算时间超过 24 小时。2017 年，该团队利用半瞬态方法代替瞬态 CFD 方法实现半瞬态 vFFR 模型(pseudotransient vFFR)，将 vFFR 平均计算时间缩短为约 4 分钟，且与瞬态 vFFR 诊断表现相似，但其在术中的可操作性有待验证 [13]。

由于 vFFR 基于临床上普及度较低的旋转血管造影影像，限制了其在临床上的推广。对患者微循环进行准确建模也具有较大难度，目前以大量患者微循环阻力与顺应性数据的平均值作为参数计算，对于特殊患者群体如微循环障碍患者可能不再适用。

（二）FFR_QCA

2014 年涂圣贤等利用三维定量冠脉造影(quantitative coronary angiography，QCA)对基于单平板或双平板血管造影机获取的两个造影影像进行血管三维重建，并结合心肌梗死溶栓(thrombolysis in myocardial infarction，TIMI)数帧法获得平均血流速度计算 FFR 数值(FFR_QCA)[14]。利用两个投照角度 >25° 的造影数据可将冠脉树进行三维重建。与 vFFR 的原理不同，FFR_QCA 使用反映患者个体微循环状态的充血血流速度作为血管入口边界条件，无需另对冠脉微循环建模。另外，FFR_QCA 利用稳态 CFD 仿真方法求解血流动力学方程，整体计算时间不超过 10 分钟，通过一次计算过程可以重建所有分支的压力回撤曲线。

国际多中心临床研究在 68 名患者的 77 根中度狭窄病变血管验证 FFR_QCA，以压力导丝测量的 FFR 作为"金标准"，FFR_QCA 诊断心肌缺血的准确度达 88% [14]（表 1）。FFR_QCA 诊断缺血性冠脉病变的表现(AUC=0.93)优于最小管腔直径(AUC=0.73，P<0.01)或直径狭窄率(AUC=0.65，P<0.01)。但是，由于 FFR_QCA 计算需要采用药物诱导最大充血状态下采集的冠状动脉造影，加上 CFD 仿真方法需要采用复杂的有限元分析，且需要重建出所有分支血管，临床应用的便利性仍显不足。

（三）QFR

2016年涂圣贤等提出基于冠脉造影快速计算FFR的新方法——定量血流分数（QFR）[8]，并集成到上海博动医学影像科技公司的AngioPlus系统与荷兰Medis公司的QAngio XA 3D软件中。该方法基于两个投照角度>25°的常规冠脉造影数据，无需重建分支血管，无需采用复杂的CFD仿真，可计算出重建血管每个位置的FFR数值。该方法结合血管腔的形态变化与下游供应心肌所需要的血流量计算出冠脉病变血管段的压力下降，进而得到血管远端压力和近端压力的比值，即QFR（图1，彩图见二维码25）。病变弥漫和斑块偏心等因素均会增加血管内压降，使得QFR降低。根据充血血流速度的获取条件不同，计算QFR的模型分为三种：①固定血流模型（fix-flow QFR，fQFR），以既往临床患者数据所得平均血流速度（0.35m/s）作为血流边界条件计算QFR；②造影剂血流模型（contrast-flow QFR，cQFR），通过从常规冠脉造影影像中利用TIMI数帧法计算造影剂充盈速度，再通过数学模型转化为充血血流速度计算QFR；③诱导充血血流模型（adenosine-flow QFR，aQFR），通过测量药物诱导充血状态冠脉造影所示血流速度计算QFR。FAVOR Pilot研究表明，相比于fQFR，cQFR和aQFR与FFR的一致性更高，但cQFR与aQFR诊断表现差异没有统计学意义，考虑到cQFR计算不需要药物诱导最大充血，使用更简便，推荐cQFR用于临床。

前瞻性研究表明，在导管室中测量QFR高度可行，平均总分析时间（包括手动操作）小于5分钟，显著小于FFR的测量时间[9,15]。另外，遵循相同的标准操作流程进行QFR分析，两个核心实验室之间QFR分析的差异为0.004±0.03，表明遵守同样的标准操作流程进行QFR分析具有很好的可重复性。

QFR是目前基于造影的FFR技术中临床验证最为充分的。以FFR为"金标准"，QFR在诊断有血流动力学意义的狭窄与FFR诊断的一致性在83%~94%[8,9,15-19]（表1）。FAVOR II China研究表明，导管室中QFR的诊断精度达到92.7%，显著优于传统二维QCA。在微循环障碍患者（IMR>23U）[20]和陈旧性心肌梗死供血血管[21]，QFR和FFR的一致性有所降低。对前瞻性QFR研究的综合分析表明，糖尿病和严重病变（低FFR数值，高直径狭窄率）是QFR和FFR差异增大（±0.10）的独立预测因素[22]。

对SYNTAX II研究的回顾性分析表明，基于QFR的功能学SYNTAX评分比传统的解剖学SYNTAX评分能更好地预测以患者为导向的复合终点（patient-oriented composite endpoint，POCE）[AUC 0.68（0.50~0.87）vs. 0.56（0.37~0.75），P=0.002]，而基于瞬时无波比值（instantaneous wave-free ratio，iFR）融合FFR获得的SYNTAX评分则不优于解剖学SYNTAX评分（AUC 0.62（0.42~0.82）vs. 0.56（0.37~0.75），P=0.16）。

（四）FFRangio

以色列Cathwork公司研发了一个基于造影影像计算FFR的方法（FFRangio）。FFRangio采用传统血流动力学方程代替CFD方法计算FFR数值[23,24]。该方法利用三个或以上冠脉造影影像重建三维冠脉树，基于重建冠脉树的总体积和长度估算正常冠脉的基线血流量。根据每段血管的直径和长度估算出该段血管对血流的阻力，将各血管段阻力以电阻表示并连接成电路系统，通过求解电路系统可求得狭窄血管中最大冠脉血流量，将其与假设正常血管段中最大血流量相比即得FFRangio值。

前瞻性研究表明，FFRangio在核心实验室中的可行性为92%，在导管室分析的可行性为96%[23]，FFRangio平均计算机运算时间（未包括手动操作步骤）为2.7分钟。以FFR为"金标准"，FFRangio诊断有血流动力学意义的冠脉狭窄准确度在92%~93%[23,24]（表1）。FAST-

FFR 研究表明,以压力导丝测量的 FFR 为"金标准",导管室中 FFRangio 的诊断表现达到预设标准,且优于传统三维 QCA[24]。

(五) vFFR(vessel FFR)

Masdjedi 等基于三维 QCA 和流体力学方程计算 FFR(vessel FFR,vFFR)[25]。利用两幅投照角度大于的造影图像重建出三维血管模型。根据既往临床经验数据确定患者最大充血血流量,并假设冠脉开口充血血流速度在整段靶血管内保持不变,从静息主动脉压和三维 QCA 重建出的血管几何结构获得充血血流,作为后续计算的边界条件。病变处压力下降的计算基于压降与血流关系的经验公式,基于病变处的压降可求得血管 FFR。

对 100 名稳定型心绞痛或非 ST 段抬高型心肌梗死(NSTEMI)患者的回顾性单中心研究[25]表明,vFFR 与 FFR 具有较高的相关性(r=0.89,P<0.001),vFFR 诊断有血流动力学意义的狭窄准确度高于三维 QCA(AUC=0.93 *vs.* AUC=0.66)(表 1)。然而,尚无研究验证 vFFR 在导管室中的可行性与诊断表现。

三、基于血管腔内成像的 FFR 计算与验证

血管腔内成像技术如血管内超声(intravascular ultrasound,IVUS)或光学相干断层成像(optical coherence tomography,OCT)提供的高分辨率影像数据可进行更精准的 FFR 计算,且工作流程更加自动化。然而,目前的 OCT 成像需要在成像过程中使用造影剂冲洗血液,限制了对主动脉 - 冠脉开口病变以及长段病变的评估。在出现显著栓塞或严重狭窄病变时,血液很难完全冲洗干净,管腔自动分割也会受到限制。

(一) 基于 OCT 的 FFR 计算与验证

韩国的 Ha 等基于 OCT 图像重建三维冠脉主支并运用 CFD 方法计算 FFR(FFR_OCT)[26]。该方法将一组患者(n=37)的造影影像中获取的血流速度均值作为靶血管的入口边界条件,将冠脉压力均值作为出口边界条件,运用稳态 CFD 求解血流方程。研究表明 FFR_OCT 的平均分析总时间小于 10 分钟。对 92 名前降支中度狭窄患者的回顾性分析表明,以 FFR 为"金标准",FFR_OCT 诊断缺血性病变的准确度为 88%,灵敏度 68.7%,特异度 95.6%,诊断表现(AUC=0.93)与最小管腔面积(AUC=0.93)相比并无提高(表 1)。同批患者的重复性分析表明,同一用户不同时间分析 FFR_OCT 的差异为 0.01±0.05,不同用户分析差异为 0.01±0.01。FFR_OCT 在非前降支的诊断表现尚不清楚,算法中的通用边界条件可能不适用于特殊人群。另外,该算法未重建边支对主支血流的影响,忽略主支到边支的血液分流可能显著降低 FFR 计算值[27]。

Lee 等通过将 OCT 影像提供的管腔三维形态学信息与表征冠脉微循环状态的简化模型耦合计算 FFR(OCT-FFR)[28]。根据每搏输出量和心率等生理学信息估计静息冠脉血流量,根据各主支(LAD、RCA、LCX)与分支血管的中心线总长度分配血流,与下游冠脉微循环由简化模型代表耦合,通过 CFD 仿真可得到三维靶血管区域任意位置的 FFR。OCT-FFR 的平均计算时间(不包括手动调整)约为 29 分钟。基于 13 名患者 17 条血管的小样本研究表明,以 FFR 为"金标准",OCT-FFR 诊断有血流动力学意义的冠脉病变的准确度为 94%,且与 FFR 的相关性和一致性较好[28](表 1)。

2017 年,日本的 Seike 等结合 OCT 影像所得血管解剖结构与患者特异的狭窄血流分数(stenosis flow reserve,SFR),运用流体动力学原理计算 FFR,整个操作过程不超过 10 分钟[29]。该方法基于对病变处压降与血流呈二次关系的假设,认为压降包含血流流经狭窄段的黏性

阻力与流出狭窄段的分离损失,而这两者的系数可通过血管解剖信息与血液流变特性计算得到。通过患者的 SFR 值求得充血血流速度,即可计算病变处压降。该研究表明,此方法计算出的 FFR 数值与压力导丝测量的 FFR 数值的相关性(r=0.89)高于 QCA 测量的直径狭窄率(r=−0.65)或 OCT 测量的最小管腔面积(r=0.68)。

近期,余炜与涂圣贤等进一步延伸 QFR 算法,将其应用于冠脉 OCT 影像并快速计算出每个位置的 FFR 数值(OCT-based FFR,OFR)[30]。该算法首先自动识别每帧 OCT 回撤影像中的血管轮廓并重建三维血管结构;接着自动检测主支血管上的边支开口,并测量开口横截面积。基于分叉分形定律和边支开口面积,重建出理想冠脉参考管腔,并结合冠脉发生病变前心外膜血管段的最大充血血流速度恒定的假设,获得冠脉充血体积流量,并以此作为入口边界条件,运用 QFR 算法可计算 OCT 成像血管段任一位置的 FFR(图 1,彩图见二维码 25)。对 OFR 的首个国际多中心临床研究回顾性分析了 118 名患者的 125 条血管。结果表明,以 FFR 为"金标准",OFR 诊断有血流动力学意义的狭窄准确度、灵敏度、特异度分别为 90%、87% 和 92%[30](表 1)。OFR 的诊断表现(AUC=0.93)显著高于 OCT 测量的最小管腔面积(AUC=0.80)。该研究同时表明 OFR 的重复性很高:同一用户不同时间分析差异为 0.00±0.02,不同用户分析差异为 0.00±0.03。OFR 平均分析总时间仅为(55±23)秒,使其有望在导管室用于实时冠脉功能学评估,但实际临床价值仍需要进一步验证。

(二)基于 IVUS 的 FFR 计算与验证

2018 年,Seike 等将基于 OCT 影像的血流动力学方法用于 IVUS 影像计算 FFR。所有的假设条件与血流动力学方程都不变,除了由 IVUS 所得形态学参数估计黏性摩擦导致的病变处压力下降。该方法计算的 FFR 与压力导丝测量的 FFR 的相关性(r=0.78)也高于 IVUS 测量的最小管腔面积(r=0.43)。尚无研究验证该方法在核心实验室或导管室中的诊断表现。

同年,Bezerra 等基于 IVUS 影像进行血管重建并结合稳态 CFD 方法计算 FFR(IVUS$_{FR}$)。通过从两幅投照角度相互垂直的冠脉造影图像中重建出 IVUS 探头回撤轨迹,并将 IVUS 图像中分割出的主支血管管腔轮廓——排列在垂直于重建轨迹的平面上,可三维重建出靶血管。结合患者心输出量、心率、年龄和体重等信息估算静息冠脉血流量,再依据异速生长定律估算分配到靶血管入口的血流量和靶血管下游血管阻力,作为出口边界条件。通过稳态 CFD 计算仿真,可计算冠脉病变处压力下降与 FFR 值。IVUS$_{FR}$ 的平均计算时间约为 72 分钟。小型前瞻性临床研究表明以 FFR 为"金标准",IVUS$_{FR}$ 诊断有血流动力学意义的狭窄准确度、灵敏度和特异度分别为 91%、89% 和 92%。但该研究样本量较小(24 个患者 33 条血管),FFR 阳性患者构成比较低。另外,分析耗时较长,不能用于实时评估。

四、计算冠脉生理学的临床应用

(一)术前筛查及优化转诊

合理利用基于 CTA 或冠脉造影的 FFR 计算方法可提高诊断效率。许多导管室没有基于导丝的生理学评估的条件,基于冠脉造影的 FFR 计算能一定程度填补空缺。在不能开展经皮冠脉介入治疗(percutaneous coronary intervention,PCI)的导管室,也有助于减少不必要的转诊和二次介入检查。荷兰一项研究表明,QFR 使 50% 的患者免于二次造影,且在接受二次造影的患者中,有 22% 依据 FAVOR Ⅱ 欧洲 / 日本研究确定的 QFR 治疗阈值(≤0.77)可以直接接受 PCI 治疗[16]。

（二）指导冠脉介入治疗手术

除了提供功能学信息之外，基于影像学的 FFR 还可提供详细的三维解剖学信息，可用于指导 PCI。首先，与标准冠脉造影指导治疗相比，基于影像学的 FFR 方法可以更加准确地评估血管和支架尺寸。研究表明，对偏心病变进行二维分析可能导致管腔尺寸测量不准，而三维分析能更准确地评估预期支架尺寸。三维 QCA 与 IVUS 或 OCT 测量的血管长度和管腔直径有较好的相关性。其次，基于造影的 FFR 方法能为术者提供最佳视角，有助于提高复杂病变的显像，如暴露分支开口病变。最后，通过将血管腔内影像与冠脉造影影像配准，可同时提供完整的生理学信息与支架植入区域的解剖学信息。

（三）冠脉介入治疗疗效评估

考虑到基于冠脉影像的生理学评估在术前与 FFR 具有良好的一致性，也期望其在术后生理评估方面起一定作用。近期一项研究用 QFR 评估冠状动脉植入支架后的生理功能。该研究调查了来自 PIONEER 随机试验的 170 名患者的 196 条血管，结果表明尽管植入 BuMA Supreme 支架和 zotarolimus 药物洗脱支架的两组患者支架内腔最小管腔直径、平均管腔直径与参考管腔直径等解剖特征显著不同，两组患者的 QFR 值并无异差。行 PCI 后病变血管生理学未达最优化可由多种因素引起，如存在弥漫病变、植入支架血管段优化不足等。相比于传统冠脉造影影像，OCT 影像能提供更加精确的支架位置、支架膨胀程度、内膜损伤程度等信息，更适合于术后 FFR 计算。

（四）评估急性心肌梗死患者的非罪犯病变

对存在多支血管病变的 STEMI 患者，何时（急性期或择期）以及如何评估非犯罪病变的血流动力学意义仍有争论（临床试验号：NCT03298659 和 NCT02862119）。与仅治疗罪犯病变相比，FFR 指导的完全血运重建显示更好的临床结果。然而，怀疑论者会认为患者急性期时冠脉微循环功能受到干扰，最大充血状态无法达到，FFR 测量结果不可靠。因此，FFR 指导急性心肌梗死患者非罪犯病变的效用仍有待验证。值得注意的是，非罪犯病变的 QFR 或者 OFR 测量不受病程影响。这些新的生理学评估方法的临床价值值得研究。

五、计算冠脉生理学的现状与挑战

（一）医学图像采集

准确重建冠脉几何模型是计算生理学的基石。冠脉 CTA 成像的质量直接影响冠脉的边界分割，从而影响 FFR 计算的结果。严重伪影或钙化均会降低 FFR 计算的准确度。同样，为保证有创冠脉造影的成像质量，在图像采集时应注意使造影剂完全充盈，减少手术台移动，并采用最佳投照体位最小化血管短缩或重叠的影响。使用旋转冠脉造影可以减少血管重叠的影响，但临床中使用较少。与回顾性研究相比，前瞻性研究遵循标准化采集流程显著提高了分析的可行性。对基于腔内影像的计算方法，检查涵盖靶血管段中所有病变非常重要。理想的腔内影像采集应从远端正常血管段回撤到最近端正常血管段。漏过任何狭窄会低估病变严重程度。另外，计算 FFR 方法对分叉病变、左主干病变、串联病变等病变类型和急性冠脉综合征患者诊断表现还需进一步研究。

（二）冠心病临床表现的多样性

计算生理学面临的最大挑战之一是将患者特异的真实冠脉血流动力学以边界条件准确表征用于计算。最近一项研究表明，不同患者冠脉微循环阻力的变异性对 vFFR 的影响程度大于其他冠脉解剖参数的变异性[13]。然而，对冠脉微循环进行理想建模需要获得患者特异的数据和庞大的计算量,限制了其临床实用性。由于采用压力导丝进行 FFR 测量本身也受微循环阻力影响,在微循环功能障碍或靶血管供血区域出现过心肌梗死的人群,使用人群平均化冠脉血流速度的计算结果与压力导丝测得的 FFR 可能有较大偏差,此时 FFR 和计算生理学结果孰优孰劣有待研究。微循环障碍患者 CFR 和 FFR 往往不匹配,以 FFR 指导血运重建可能会导致不正确的治疗方案。另一方面,为闭塞血管下游心肌代偿性供血的血管若有狭窄,更易测得阳性 FFR。此类患者开通闭塞血管后,供血血管的 FFR 可能恢复正常范围。同理,若中度狭窄病变的血管供血心肌区域较大,且该区域对充血诱导过度响应,测得 FFR 值可能较低。这种情况使用固定血流模型和患者特异血流模型计算 FFR 会得到不同结果。目前此类患者的最佳治疗策略正在研究中(临床试验号:NCT02328820)。

(三)串联病变的生理学评估

冠状动脉内同时存在多个病变时,病变之间相互影响血流,生理学分析较困难。研究近端病变时,远端病变作为额外的血流阻力,使整条血管无法达到最大充血反应,导致 FFR 测量结果低估近端病变严重程度。近端病变也会掩盖远端病变的严重程度,如近端病变较重,处理近端病变后需再次测量 FFR 评估远端病变的真实程度。多项研究提出了校正 FFR 测量数值的方法,但是目前的临床常规操作仍是根据整条血管回撤所得的压力曲线,先治疗压降最大处的病变,再复测 FFR 评估剩余病变是否需要干预。iFR 研究者提出,可将在线 iFR 回撤曲线与冠脉造影图像配准,从而准确预测对特定病变行虚拟 PCI 的生理学预后。基于冠脉影像的生理学评估可通过虚拟植入支架"消除"病变,从而独立评估在剩余血管段完全正常情况下某处病变的血流动力学影响,可能有助于改善对串联病变的治疗决策。

(四)分叉病变的生理学评估

冠状动脉分叉病变的生理学评估是临床上的一个难点。在 Nordic-Baltic 的分叉病变子研究中,10% 的患者边支由于夹层或导丝进入失败无法测量 FFR。目前,探究基于冠脉影像的计算 FFR 在分叉病变的诊断表现的研究十分有限。Coenen 等[3]发现 cFFR 在分叉病变与非分叉病变的诊断精度无显著差异,对 Medina 分型 1,1,1 或 Duke 类型 D 的分叉病变,cFFR 在近端与远端分叉病变也无显著差异,但该研究样本量较小。另一项对分叉病变的 FFR 研究表明,分叉病变植入支架后,传统冠脉造影影像容易高估边支开口狭窄程度,冠脉造影估测开口狭窄程度小于 75% 的边支 FFR 均高于 0.75。三维 QCA 对血管三维重建更清晰暴露分叉病变,使分叉角度测量和分叉病变处参考管腔重建更加精准,而这两者是决定主支到边支血流分布的关键因素。传统的基于 CFD 的 FFR 计算方法基于质量与动量守恒原则,若建模时忽略边支对血流的分流影响,会导致高估或低估靶血管血流和压差[27]。血管内成像能清楚地显示分叉病变处血管壁结构与斑块成分,使用精准的分叉模型,结合冠脉影像评估分叉狭窄,可能提高计算流体方法对分叉病变的诊断准确度。

六、展　望

(一)结合冠脉生理与斑块特征

研究显示冠脉 CTA 获得的斑块特征信息与心肌缺血相关,其中斑块体积与 FFR 数值呈反比关系且不受血管狭窄程度的影响,低密度非钙化斑块独立于其他斑块特征预测心肌缺血。最新研究利用流固耦合方法模拟理想病变冠脉血管不同成分斑块与血流之间的相互作用,发现可变形富含脂质斑块的 FFR 数值高于刚性纤维或钙化斑块的 FFR 数值[7]。尽管如此,在校正斑块体积和病变长度等其他参数的影响后,斑块成分与 FFR 的相关性不具统计学意义。该研究支持目前计算 FFR 采用刚性血管壁假设。然而,诊断冠心病时考虑斑块特征无疑有提高的空间。近期发表的 FAME Ⅱ研究 5 年随访结果表明,FFR 指导决策组紧急血运重建率较低,并持续优于冠脉造影指导组。然而,大部分 FFR<0.80 的患者 5 年预后结果仍然较好。因此,在诊断决策中结合冠状动脉疾病的其他预后因素可能有所帮助。血管腔内影像能准确识别与 MACE 事件相关的高危斑块(如薄帽纤维瘤)。将自动检测高危斑块特征与计算生理学相结合可能改善诊断策略,有待进一步研究。

(二)随机对照临床研究

利用计算生理学指导 PCI 的临床价值有待临床研究证明。目前,两项正在进行的随机对照临床试验旨在评估 QFR 用于稳定性冠心病患者的临床价值。FAVOR Ⅲ中国(临床试验号:NCT03656848)评估 QFR 指导 PCI 策略是否优于冠脉造影指导 PCI,减少 MACE。FAVOR Ⅲ欧洲 / 日本(临床试验号:NCT03729739)评估 QFR 指导的临床结果是否不亚于FFR 指导。

七、总 结

基于冠脉影像的计算 FFR 将冠脉形态学与功能学评估相结合,帮助临床决策,并简化操作、提高安全性、减少患者不适和减少费用。证据表明,计算 FFR 与直接测量的 FFR 的相关性和诊断一致性良好。随着临床研究的开展,会有更充分的证据支持计算 FFR,使融合形态学信息与功能性评估的诊断方法进一步推广,优化医疗资源配置,提高诊疗水平。

(涂圣贤 丁代欣 杨峻青)

参 考 文 献

[1] MIN J K,JONATHON L,PENCINA M J,et al. Diagnostic accuracy of fractional flow reserve from anatomic CT angiography [J]. J Am Med Assoc,2012,308(12):1237-1245.

[2] NØRGAARD B L,LEIPSIC J,GAUR S,et al. Diagnostic performance of noninvasive fractional flow reserve derived from coronary computed tomography angiography in suspected coronary artery disease:The NXT Trial(Analysis of Coronary Blood Flow Using CT Angiography:Next Steps)[J]. J Am Coll Cardiol,2014,63(12):1145-1155.

[3] COENEN A,LUBBERS M M,KURATA A,et al. Coronary CT angiography derived fractional flow reserve:Methodology and evaluation of a point of care algorithm[J]. J Cardiovasc Comput Tomogr,2016,10(2):105-113.

[4] ITU L,RAPAKA S,PASSERINI T,et al. A machine-learning approach for computation of fractional flow reserve from coronary computed tomography[J]. J Appl Physiol,2016,121(1):42-52.

[5] RÖTHER J,MOSHAGE M,DEY D,et al. Comparison of invasively measured FFR with FFR derived from coronary CT angiography for detection of lesion-specific ischemia:Results from a PC-based prototype algorithm[J]. J Cardiovasc Comput Tomogr,2018,12(2):101-107.

[6] GAUR S,BEZERRA H G,LASSEN J F,et al. Fractional flow reserve derived from coronary CT angiography:Variation of repeated analyses[J]. J Cardiovasc Comput Tomogr,2014,8(4):307-314.

[7] WU X,VON BIRGELEN C,ZHANG S,et al. Simultaneous evaluation of plaque stability and ischemic potential of coronary lesions in a fluid-structure interaction analysis[J]. Int J Cardiovasc Imaging,2019.

[8] TU S,WESTRA J,YANG J,et al. Diagnostic accuracy of fast computational approaches to derive fractional flow reserve from diagnostic coronary angiography:the international multicenter FAVOR Pilot study[J]. JACC Cardiovasc Interv,2016,9(19):2024-2035.

[9] XU B,TU S,QIAO S,et al. Diagnostic accuracy of angiography-based quantitative flow ratio measurements for online assessment of coronary stenosis[J]. J Am Coll Cardiol,2017,70(25):3077-3087.

[10] LI Z,ZHANG J,XU L,et al. Diagnostic accuracy of a fast computational approach to derive fractional flow reserve from

coronary CT angiography［R］. EuroPCR,2019.

［11］TOTH G,HAMILOS M,PYXARAS S,et al. Evolving concepts of angiogram:fractional flow reserve discordances in 4 000 coronary stenoses［J］. Euro Heart J,2014,35(40):2831-2838.

［12］MORRIS P D,RYAN D,MORTON A C,et al. Virtual fractional flow reserve from coronary angiography:modeling the significance of coronary lesions:results from the VIRTU-1 (VIRTUal Fractional Flow Reserve From Coronary Angiography) study［J］. JACC Cardiovasc Interv,2013,6(2):149-157.

［13］MORRIS P D,SILVA SOTO D A,FEHER J F A,et al. Fast virtual fractional flow reserve based upon steady-state computational fluid dynamics analysis:results from the VIRTU-Fast Study［J］. JACC Basic Transl Sci,2017,2(4):434-446.

［14］TU S,BARBATO E,KÖSZEGI Z,et al. Fractional flow reserve calculation from 3-dimensional quantitative coronary angiography and TIMI frame count:a fast computer model to quantify the functional significance of moderately obstructed coronary arteries［J］. JACC Cardiovasc Interv,2014,7(7):768-777.

［15］WESTRA J,ANDERSEN B K,CAMPO G,et al. Diagnostic performance of in-procedure angiography-derived quantitative flow reserve compared to pressure-derived fractional flow reserve:The FAVOR II Europe-Japan Study［J］. J Am Heart Assoc,2018,7(14):e009603.

［16］SMIT J,KONING G,VAN ROSENDAEL A,et al. Referral of patients for fractional flow reserve using coronary contrast-flow quantitative flow ratio［J］. J Am Coll Cardiol,2018,71(11):1577.

［17］SMIT J M,EL MAHDIUI M,VAN ROSENDAEL A R,et al. Comparison of diagnostic performance of quantitative flow ratio in patients with versus without diabetes mellitus［J］. Am J Cardiol,2019,123(10):1722-1728.

［18］WESTRA J,TU S,WINTHER S,et al. Evaluation of coronary artery stenosis by quantitative flow ratio during invasive coronary angiography:the WIFI II study (Wire-Free Functional Imaging II)［J］. Circ Cardiovasc Imaging,2018,11(3):e007107.

［19］YAZAKI K,OTSUKA M,KATAOKA S,et al. Applicability of 3-dimensional quantitative coronary angiography-derived computed fractional flow reserve for intermediate coronary stenosis［J］. Circulation J,2017,81(7):988-992.

［20］MEJÍA-RENTERÍA H,LEE J M,LAURI F,et al. Influence of microcirculatory dysfunction on angiography-based functional assessment of coronary stenoses［J］. JACC Cardiovasc Interv,2018,11(8):741-753.

［21］EMORI H,KUBO T,KAMEYAMA T,et al. Diagnostic accuracy of quantitative flow ratio for assessing myocardial ischemia in prior myocardial infarction［J］. Circulation J,2018,82(3):807-814.

［22］WESTRA J,TU S,CAMPO G,et al. Diagnostic performance of quantitative flow ratio in prospectively enrolled patients:An individual patient-data meta-analysis［J］. Catheter Cardiovasc Interv,2019:1-9.

［23］PELLICANO M,LAVI I,DE B B,et al. Validation study of image-based fractional flow reserve during coronary angiography ［J］. Circ Cardiovasc Interv,2017,10(9):e005259.

［24］FEARON W F,ACHENBACH S,ENGSTROM T,et al. Accuracy of fractional flow reserve derived from coronary angiography［J］. Circulation,2019,139(4):477-484.

［25］MASDJEDI K,VAN ZANDVOORT L J C,BALBII M M,et al. Validation of 3-dimensional quantitative coronary angiography based software to calculate fractional flow reserve:Fast assessment of stenosis severity (FAST)-study［J］. EuroIntervention,2019. pii:EIJ-D-19-00466.

［26］HA J,KIM J S,LIM J,et al. Assessing computational fractional flow reserve from optical coherence tomography in patients with intermediate coronary stenosis in the left anterior descending artery［J］. Circ Cardiovasc Interv,2016,9(8):e003613.

［27］LI Y,GUTIÉRREZCHICO J L,HOLM N R,et al. Impact of side branch modeling on computation of endothelial shear stress in coronary artery disease:coronary tree reconstruction by fusion of 3D angiography and OCT［J］. J Am Coll Cardiol,2015,66(2):125-135.

［28］LEE K E,LEE S H,SHIN E S,et al. A vessel length-based method to compute coronary fractional flow reserve from optical coherence tomography images［J］. BioMed Eng Online,2017,16(1):83.

［29］SEIKE F,UETANI T,NISHIMURA K,et al. Intracoronary optical coherence tomography-derived virtual fractional flow reserve for the assessment of coronary artery disease［J］. Am J Cardiol,2017,120(10):1772-1779.

［30］YU W,HUANG J,JIA D,et al. Diagnostic accuracy of intracoronary optical coherence tomography-derived fractional flow reserve for assessment of coronary stenosis severity［J］. EuroIntervention,2019,15(2):189-197.

急性冠脉综合征抗血小板治疗策略进展

心血管疾病,特别是急性冠脉综合征(ACS)是全球致死及致病的重要原因之一[1]。21世纪初,随着对 ACS 发病机制的深入了解以及经皮冠状动脉介入治疗(PCI)的蓬勃发展,以 CURE、CREDO 等关键性随机对照临床研究(RCT)为肇始[2,3],冠心病抗血小板治疗似乎一直朝着"更多、更强、更长"的目标飞奔:高危患者应用三联,甚至四联的多靶点抗栓策略并非少见;高负荷量/高维持量氯吡格雷以及常规应用血小板糖蛋白 $IIb/IIIa$ 受体拮抗剂(GPI)进一步降低了 PCI 围术期血栓事件的风险;其后,出于对第一代药物洗脱支架(DES)术后迟发血栓的担忧,超过 12 个月的超长时程双联抗血小板治疗(DAPT)成为研究的热点;再往后,普拉格雷、替格瑞洛等新型 $P2Y_{12}$ 抑制剂的出现又让我们为有了对抗血栓事件的更强大的利器而雀跃。但近年来,事情似乎出现了反转,通过 GPI 跌落神坛、短程 DAPT 写入指南、曾经奉为圭臬的"阿司匹林信仰"饱受质疑等一系列事件,"降阶"治疗在不经意间已经成为冠心病抗血小板治疗研究领域新的热点。所谓"降阶",顾名思义就是指治疗强度由强到弱的转换,ACS 早期强化抗血小板治疗一段时程后,随着血栓风险的降低,适时、适度地降低抗血小板治疗强度,以降低出血和其他药物不良反应发生率。笔者应邀出席 2017 年欧洲心脏病大会高端论坛时,总结了冠心病抗血小板治疗领域"降阶治疗"的四种主要形式(早期 $P2Y_{12}$ 受体抑制剂单药治疗、减少 $P2Y_{12}$ 受体抑制剂剂量、减少双联抗血小板治疗的用药时间、将强效 $P2Y_{12}$ 抑制剂换为氯吡格雷),本文以该四种"降阶"治疗方式为线索,对相关文献进行综述回顾,希望能够为临床优化 ACS 患者抗血小板治疗提供一些参考。

"降阶治疗"的背景和定义:探索"降阶治疗"策略有多种原因。首先,严重出血事件与死亡率增加相关,因此需要适当控制抗血小板治疗的强度以减少出血的发生,而随着 ACS 病情的演变,出血事件的风险逐渐增加而缺血风险下降是需要"降阶治疗"最重要的原因。其次,对于使用普拉格雷的低体重和老年患者剂量要求的不明确,替格瑞洛要求的每天两次给药,以及后者呼吸困难等副作用限制了这些新型抑制剂的广泛和长期使用[4]。第三,与氯吡格雷相比,使用替格瑞洛和普拉格雷引起的药物花费相对较多,这也会影响患者的依从性。简而言之,如果发生较多的药物相关不良反应、出血风险或需要同时口服抗凝药或者必须减少药物开支的问题时,就需要考虑"降阶治疗"。

"降阶治疗"包括任何对 ACS 患者抗血小板治疗强度的减少的治疗方法,旨在与 ACS 早期不稳定斑块破裂导致的高血栓风险、而随后血栓风险逐渐下降、不稳定斑块趋于愈合的病理生理演变状态相吻合,进行适当、合理及个体化的抗栓治疗,比如换用相对弱效的 $P2Y_{12}$ 受体抑制剂、减少其剂量、缩短 DAPT 用药时间或早期(ACS 后 3 个月)改用 $P2Y_{12}$ 受体抑制剂单药治疗、减少抗血小板药物联合使用的种类等,以下针对降阶的种类分别予以介绍。

一、早期 $P2Y_{12}$ 受体抑制剂单药治疗

当前国内外相关指南推荐植入 DES 的 ACS 患者应当接受阿司匹林联合强效 $P2Y_{12}$ 抑制剂的 DAPT 至少 12 个月,且由 DAPT 向单一抗血小板治疗转换时均建议停用 $P2Y_{12}$ 抑制

剂,保留阿司匹林长期服用,除非存在阿司匹林不耐受或禁忌证。但近年来,阿司匹林的经典地位受到了挑战。为了减少 DAPT 在保留适宜抗栓效力前提下的出血风险,短期 DAPT 后降阶为应用 P2Y$_{12}$ 抑制剂单药治疗是否可以替代长期 DAPT 是正在探索的热点问题之一。GLOBAL LEADERS、TWILIGHT、EA OUTCOME 等一系列大样本、多中心 RCT 均将目光聚焦至早期停用阿司匹林而保留 P2Y$_{12}$ 抑制剂单药治疗的新策略,其原理主要考虑到胃肠道出血占 DAPT 过程中全部出血的近一半,而阿司匹林是导致胃肠出血的"罪魁祸首",因此,停用阿司匹林而保留 P2Y$_{12}$ 抑制剂有望在保持抗栓疗效的基础上减少出血风险。

STOPDAPT-2 和 SMART-CHOICE 研究为相对缺血低危患者提供了 PCI 术后长期单用 P2Y$_{12}$ 抑制剂可行且有获益的证据[5,6]。STOPDAPT-2 是一项日本学者开展的前瞻性多中心、开放标签、随机对照、非劣效研究,旨在评估 PCI 患者接受氯吡格雷单药长期应用的疗效与安全性[5]。研究纳入 2 974 例 PCI 患者,其中 60% 以上为稳定性冠心病患者,缺血及出血风险均相对低危。随机分组后,试验组给予 DAPT 治疗 1 个月后转为氯吡格雷单药治疗,对照组给予标准 DAPT 治疗 12 个月。主要终点是 12 个月时心血管死亡、心肌梗死、卒中、明确的支架血栓或 TIMI 大出血 / 小出血的复合终点。结果显示,12 个月时,试验组患者的主要终点事件发生率较对照组显著更低(2.4% $vs.$ 3.7%,$P_{非劣效性}$ <0.001,$P_{优效性}$ =0.04)。试验组在缺血事件终点方面与对照组无显著差异(2.0% $vs.$ 2.5%,$P_{非劣效性}$ =0.005,$P_{优效性}$ =0.34),但出血事件显著改善(0.4% $vs.$ 1.5%,$P_{优效性}$ =0.004)。SMART-CHOICE 是另一项非劣效研究,由韩国学者开展,研究纳入 2 993 例植入 DES 的冠心病患者[6]。与 STOPDAPT-2 研究不同的是,该研究试验组在 DAPT 治疗 3 个月后才转为单药 P2Y$_{12}$ 受体抑制剂,其中单药治疗组和 DAPT 组使用氯吡格雷的患者分别占 76.9% 和 77.6%。结果显示,虽然患者使用的新型 DES 类型有多种,在 DAPT 3 个月后,应用 P2Y$_{12}$ 受体抑制剂单药均可实现与长期持续 DAPT 相当的抗缺血事件疗效,并较长期持续 DAPT 显著降低出血风险。结果中,两组患者的主要心脑血管不良事件(全因死亡、心肌梗死、卒中的复合终点)均不足 3%,提示该研究所纳入的患者也相对低危。两项研究结果提示,对 PCI 尤其是稳定性冠心病患者,使用 DAPT 进行短期治疗后单用氯吡格雷,与传统标准 DAPT 方案的长期使用相比,不增加缺血风险,同时显著降低出血风险。

老年患者往往合并有多种并发疾病,有更高的缺血和出血风险,GLOBAL-LEADER 老年亚组分析显示,与对照组相比,试验组拥有更低的主要终点事件发生率,尤其在全因死亡、POCE、明确的支架血栓以及明确 / 可能的支架血栓风险方面[7]。然而,这一获益可能是以 BARC 3/5 出血事件增加为代价的。GLASSY 研究是 GLOBAL LEADERS 的子研究,研究对象由 GLOBAL LEADERS 前 20 位中心招募的患者组成,占 GLOBAL LEADERS 总人数的47.5%,全部进行了独立终点事件判定,目的是对 GLOBAL LEADERS 研究中已报告及潜在的未报告的终点事件进行独立判定[8]。分组及治疗策略与 GLOBAL LEADERS 保持一致。随访 2 年时,试验组与对照组在主要疗效终点(CEC 判定的全因死亡、非致死性心肌梗死、非致死性卒中或紧急 TVR 的复合终点)发生率分别为 7.1% $vs.$ 8.4%,($P_{非劣效性}$ <0.001),BARC 3/5 出血事件发生率为 2.5% $vs.$ 2.5%(P=0.99),无显著差异。进一步分析发现,2 年时试验组在紧急 TVR 方面表现出了显著优势。界标分析显示,1 年后试验组患者在降低明确的支架血栓方面表现出了显著优势,在降低心肌梗死方面表现出了有更多获益的趋势。以上数据表明,替格瑞洛联合阿司匹林治疗 1 个月后单用替格瑞洛治疗 23 个月,与 DAPT 治疗 12 个月后单用阿司匹林 12 个月的治疗方案相比,并未增加缺血事件风险,且 1 年后在减少心肌

梗死发生率及支架内血栓方面表现出了优势。提示老年患者 PCI 后长期使用替格瑞洛单药可能降低缺血事件风险，但同时，应该密切关注其出血风险的增加。

目前尚在进行中的国际多中心、随机、双盲、安慰剂对照的 TWILIGHT 研究[9]评价高危 ACS 患者替格瑞洛联合阿司匹林的 DAPT 3 个月后换为替格瑞洛单药治疗的有效性和安全性，入选 DES 植入术后接受 DAPT（阿司匹林 81~100mg/d+ 替格瑞洛 90mg 2 次 / 日）3 个月的高危 ACS 患者，拟探讨在减少临床相关出血事件上替格瑞洛单药治疗 12 个月是否优于 DAPT（替格瑞洛 + 阿司匹林）12 个月。本研究纳入≥65 岁的 ACS 患者，且存在至少一个高危缺血因素（比如糖尿病或慢性肾病）以及至少一个血管造影缺血危险因素。研究筛查后，患者会被随机分组至替格瑞洛 + 阿司匹林治疗组或替格瑞洛 + 安慰剂治疗组，于 3 个月、9 个月、以及 15 个月进行随访。研究结果将于 2019 年经皮导管介入会议（TCT）公布，其中中国区 27 家中心共入选了 1 028 例随机研究患者。

由北部战区总医院牵头的双盲、安慰剂对照的 OPT bi-RISK 研究（原名 EA OUTCOME 研究）将在全国 100 余家中心入选 7 700 例患者，探讨缺血和出血双高危患者新一代 DES 术后 9~12 个月 DAPT 后转换至氯吡格雷单药继续治疗 9 个月的有效性和安全性，目前已完成入选患者近 4 000 例。TWILIGHT 中国区亚组数据和 OPT bi-RISK 研究将为中国冠心病人优化抗血小板治疗策略提供高质量的证据。

二、减少 P2Y$_{12}$ 受体抑制剂剂量

在不换用 P2Y$_{12}$ 抑制剂的前提下减少其剂量，如临床比较常见的在 ACS 急性期过后将氯吡格雷维持量由 150mg/d 调整至常规的 75mg/d，但何时调整为佳至今没有定论。替格瑞洛是一种强效、直接作用的 P2Y$_{12}$ 抑制剂，目前欧洲和美国 ACS 指南中均推荐其作为首选药物。PLATO 研究显示替格瑞洛抑制血小板会减少 ACS 患者动脉粥样血栓事件[10]，这显著促进了该药物在现今临床实践中的广泛使用。但是使用替格瑞洛抑制血小板的强度和时程在心肌梗死（MI）后的急性期和接下来的稳定期应当有所不同。替格瑞洛的降阶治疗是一个热点话题，临床上对于缺血风险较高但同时存在高出血风险（如老年、肾功能不全、低体重等）以及存在明显呼吸困难症状的患者，医生往往希望能够调低替格瑞洛的用量。在 PEGASUS-TIMI54 研究中[11]，将合并至少一种动脉粥样血栓危险因素（年龄≥65 岁、既往 2 次心肌梗死、多支冠脉病变或慢性终末期肾功能不全）的 MI 1~3 年患者随机分为 3 组（均服用低剂量阿司匹林）给予 DAPT 12 个月：替格瑞洛 90mg（2 次 / 日）、替格瑞洛 60mg（2 次 / 日）或氯吡格雷 75mg（1 次 / 日）[12]。与替格瑞洛 90mg（2 次 / 日）相比，替格瑞洛 60mg（2 次 / 日）血小板抑制程度稍低，但仍比氯吡格雷 75mg（1 次 / 日）强效[12]。与氯吡格雷 75mg（1 次 / 日）相比，两种剂量的替格瑞洛均显著减少 12 个月随访期内的心血管死亡、MI 或卒中的主要终点，90mg 组减少 15% 的相对风险，60mg 组减少 16%[90mg 组 HR=0.85，95% CI 0.75~0.96，P=0.008；60mg 组 HR=0.84，95% CI 0.74~0.95，P=0.004]。替格瑞洛组 TIMI 严重出血发生率（90mg 组 2.60%，60mg 组 2.30%）高于氯吡格雷组（1.06%）（不同剂量组与氯吡格雷组相比 P<0.001）；3 组中的颅内出血或致命出血发生率未见统计学差异（为 90mg 替格瑞洛组 0.63%、60mg 替格瑞洛组 0.71% 和氯吡格雷组 0.60%，P>0.05）[13]。替格瑞洛 60mg 组相似的抗栓效力和更低的不良事件发生率，使其在 ACS 患者长期抗血小板治疗中似乎更有优势。

刚刚发表的来自波兰的 ELECTRA 研究（ClinicalTrials.gov，识别号：NCT03251859）[14]是一项随机、开放标签，药物代谢动力学及药物效应动力学研究。研究目的是评估近期患 AMI

并接受直接 PCI 的稳定期冠心病患者减少替格瑞洛的维持剂量对血小板抑制率的影响。入选发生 AMI 并接受直接 PCI 的患者，随机将其分为 2 组：替格瑞洛 90mg（2 次 / 日）治疗 45 天组和替格瑞洛 90mg（2 次 / 日）治疗 30 天后减少维持剂量至 60mg（2 次 / 日）继续治疗 15 天组。研究结果提示替格瑞洛减量组仍能够达到较理想的血小板抑制结果，为下一步开展替格瑞洛低剂量用于心肌梗死后早期患者的临床研究提供了可行性证据。

三、缩短 DAPT 时程

当前国内外指南均建议 ACS 患者接受 DAPT 至少 12 个月，DAPT、PEGASUS-TIMI 54 等研究进一步证实，对于血栓事件高危的患者，延长 DAPT 至 30-36 个月仍有获益[11,15]。但真实世界中，患者对于长期 DAPT 的依从性并不太好，其主要原因有二，一是长期使用 DAPT 会导致更多的出血事件，二是医疗支出明显增加，因此，临床上对于如何准确地甄别风险，个体化缩短 DAPT 疗程有很大的需求。早在 2006 年，由中国人民解放军北部战区总医院牵头的、随访期 5 年的 CREATE 前瞻性注册研究就开始关注短程 DAPT 的临床安全性[16]。在当时国内外指南一致要求 DES 植入后应用 12 个月 DAPT 的临床环境中，尽管大多数参研者对于新型可降解涂层 DES 术后给予 6 个月的 DAPT 存在较大疑虑，但最终结果表明，约 80% 的患者在 6 个月时停用氯吡格雷而应用阿司匹林单药治疗，与应用 12 个月 DAPT 患者相比并不增加缺血风险。此后进行的多个 RCT（包括由笔者所在中心主持的 I-LOVE-IT 2 研究）进一步证实，对于植入新一代 DES 的缺血中低危 ACS 患者，相比给予 12 个月 DAPT，给予 6 个月 DAPT 在心血管事件或严重出血事件发生风险方面未见明显差异[17]。基于上述结果，最近国内外相关指南均推荐稳定冠心病患者新一代 DES 术后 DAPT 时程 6 个月即可。而最近在 ACC19 大会上公布的纳入人群 60% 以上为稳定性冠心病的 STOP DAPT2 研究[5]，更是大胆地将钴铬合金依维莫斯洗脱支架术后 DAPT 疗程缩短至 1 个月，其后用氯吡格雷单药治疗，结果表明与 12 个月的常规 DAPT 相比，其缺血事件风险未增高，而出血事件明显减少，临床净获益增加。基于近年的临床证据，对于缺血中低危的患者，新一代 DES 植入术后将常规 12 个月 DAPT 疗程降阶至 6 个月已成为共识，但是否能进一步缩短至 3 个月甚至 1 个月、降阶后是采用阿司匹林、还是采用 $P2Y_{12}$ 受体抑制剂进行单药治疗，能够采用降阶的 DES 种类适应范围等还需要更多的证据。

四、从相对强效的 $P2Y_{12}$ 抑制剂转换为氯吡格雷

PLATO 和 TRITON 研究奠定了强效 $P2Y_{12}$ 抑制剂替格瑞洛和普拉格雷在 ACS 治疗中的地位[11,18]。目前，虽然多个国际指南推荐在发生 ACS 后第一年 $P2Y_{12}$ 抑制剂应首选普拉格雷或替格瑞洛，但在临床实践中，初始接受强效 $P2Y_{12}$ 抑制剂的患者中，一部分会因出血、不良反应、依从性和经济负担等原因，将强效 $P2Y_{12}$ 抑制剂改换为氯吡格雷。这种"自发"的降阶治疗虽然在临床上有一定的比例（5%~20%），但由于存在较多的不确定性，其疗效和安全性不易评价。鉴于此，近年有学者通过 RCT 探索"主动"降阶治疗的疗效和安全性。TOPIC 研究入选 646 例接受 PCI 的 ACS 患者，接受阿司匹林 + 新型 $P2Y_{12}$ 抑制剂治疗一个月后降阶至阿司匹林 + 氯吡格雷，与维持原治疗方案者相比，可显著减少出血并发症且缺血事件风险无差别[19]。TROPICAL-ACS 研究结果提示，服用普拉格雷 1 周后采用血小板功能检测指导抗血小板降阶治疗（至氯吡格雷）在 1 年净临床获益方面不劣于普拉格雷标准治疗[20]。上述研究证实了 $P2Y_{12}$ 抑制剂从强到弱的降阶治疗是安全可行的，但由于样本量较

少，入选患者多为中、低危 ACS 患者，因此，这种降阶方案的适用人群、转换时间、判断标准、是否需要血小板功能检测指导以及应用何种检测方法等都还需要进一步研究。

五、新时代下阿司匹林在 ACS 患者抗血小板治疗中的地位变化

随着新型 DES 技术的广泛使用，PCI 患者的支架血栓风险相对降低。因此，PCI 术后 DAPT 的持续时间再次成为人们讨论的话题。前述多项证据提示，单药 P2Y$_{12}$ 受体抑制剂长期用于 PCI 患者可行，且有一定终点事件获益；对合并房颤的 ACS 患者，单药 P2Y$_{12}$ 受体抑制剂抗血小板治疗已足够，无需额外添加阿司匹林。P2Y$_{12}$ 受体抑制剂基础上使用阿司匹林疗效增加有限，但出血风险增加明显，为了平衡抗栓治疗的获益与风险，有必要重新思考阿司匹林在冠心病患者二级预防中的地位与价值。阿司匹林导致的出血风险主要表现在胃肠道，源自其抗血小板机制。阿司匹林以抑制环氧化酶(COX)来发挥抗血小板作用，通过局部直接作用和全身作用两个方面导致胃肠道出血。而 P2Y$_{12}$ 受体抑制剂通过抑制 ADP 受体发挥抗血小板作用，并不直接损伤消化道黏膜，这一点与阿司匹林明显不同。前述证据已提示，无论对于缺血和出血风险低危还是高危的患者，P2Y$_{12}$ 受体抑制剂单药均能长期安全使用，降低出血风险，同时不增加缺血风险。对于冠心病血栓的预防，如果加用一种药物的风险大于它所带来的获益，那么势必会重新思考这种药物的治疗价值。总体而言，在新抗栓时代，ACS 患者长期治疗中阿司匹林的治疗地位值得商榷。

六、合并房颤的 ACS 患者的抗栓治疗

AUGUSTUS 研究[21]是首次针对出血及缺血高风险的房颤合并 ACS 患者展开的抗栓治疗优化策略的探讨，共纳入患者 4 600 余例。所有患者均接受 P2Y$_{12}$ 受体拮抗剂(绝大多数为氯吡格雷)治疗，在此基础上患者被随机分为 4 组：阿哌沙班联合阿司匹林组、单用阿哌沙班组、华法林联合阿司匹林组、单用华法林组。结果显示，在 P2Y$_{12}$ 受体拮抗剂治疗基础上应用阿哌沙班具有最佳的获益风险比。这一结果提示，对伴房颤的 ACS 患者，联合应用阿哌沙班与氯吡格雷可以以最低的出血性并发症风险获取最佳的预防血栓栓塞事件的效果，在此基础上应用阿司匹林似乎已无必要。

综上所述，冠心病抗血小板治疗(包括合并房颤的 ACS 患者的抗栓治疗)的"降阶策略"是临床实际中是真实存在的，常常是心血管医生根据患者的血栓风险变化及对药物的耐受程度自发使用的。对出血风险的顾虑以及社会经济因素是真实世界中"降阶治疗"的关键决定因素。但是，降阶治疗存在一定风险，比如降阶太早易导致血栓风险增高、降阶太迟易导致出血风险增高，而且何种患者适合何种降阶策略目前尚未统一。需要心血管医生通过循证探索完善降阶策略。临床实践中，医生应充分考虑患者各种因素，动态评估病情演变，权衡抗血小板与预防出血的获益和风险，给出适合患者 ACS 不同病程的、个体化的抗血小板治疗方案。

综观冠心病抗血小板治疗近 20 年的历史，从升阶到降阶，几乎完成了一个轮回，而隐藏其间的原因则发人深思。首先，对出血风险及其危害的充分认识促使冠心病抗血小板药物治疗策略从一味疾火猛攻变得不温不火，是降阶治疗的内在驱动；第二，对 ACS 患者病情动态演变的认知和把握，促使既往一刀切式的抗血小板药物治疗策略变得更加灵活务实，多与少、强与弱、长与短可以随时进行动态的调整和转换，这是降阶治疗的理论依据；第三，器械、PCI 技术和二级预防措施的进步大大减少了血栓事件风险，这是降阶治疗得以实施的基

础保障。例如,新一代 DES 在支架平台、涂层材料和涂层药物方面的改良、全降解支架术中 PSP 技术(良好预扩张、优化支架尺寸、充分后扩张)原则的实施、分叉病变介入治疗新术式 (如改良的微小挤压支架技术、双对吻挤压支架技术)的发明,均显著降低了支架血栓的风险。根据东亚人群血栓风险低而出血风险高的种族特点,降阶式抗血小板药物治疗尤其适合在中国冠心病患者中进行研究、实践和推广。近十余年来,笔者及其团队联合全国 200 余家医院,在多项国家及省部级课题的支持下,开展了一系列相关的临床研究,如 CREATE、I LOVE IT 2、OPT bi-RISK 研究(EA OUTCOME)、OPT-PEACE 等,产生或即将产生一批源自中国人群的临床循证证据,部分已被国内外指南所采纳。降阶治疗是冠心病防治技术到达一定阶段后水到渠成的产物,它代表着当下的热点,但又远不是终点。除了降阶治疗本身仍有很多未解之谜外,有理由相信,在新技术和新药械的催生下,必然会有更优化的治疗策略出现在不远的将来。

(赵韧　梁振洋　韩雅玲)

参 考 文 献

[1] BENJAMIN E J,BLAHA M J,CHIUVE S E,et al. Heart Disease and Stroke Statistics-2017 Update:A Report From the American Heart Association [J]. Circulation,2017,135(10):e146-e603.

[2] YUSUF S,ZHAO F,MEHTA S R,et al. Effects of clopidogrel in addition to aspirin in patients with acute coronary syndromes without ST-segment elevation [J]. N Engl J Med,2001,345(7):494-502.

[3] STEINHUBL S R,BERGER P B,MANN J T 3rd,et al. Early and sustained dual oral antiplatelet therapy following percutaneous coronary intervention:a randomized controlled trial [J]. JAMA,2002,288(19):2411-2420.

[4] STOREY R F,BECKER R C,HARRINGTON R A,et al. Characterization of dyspnoea in PLATO study patients treated with ticagrelor or clopidogrel and its association with clinical outcomes [J]. Eur Heart J,2011,32(23):2945-2953.

[5] WATANABE H,DOMEI T,MORIMOTO T,et al. Effect of 1-Month Dual Antiplatelet Therapy Followed by Clopidogrel vs 12-Month Dual Antiplatelet Therapy on Cardiovascular and Bleeding Events in Patients Receiving PCI:The STOPDAPT-2 Randomized Clinical Trial [J]. JAMA,2019,321(24):2414-2427.

[6] HAHN J Y,SONG Y B,OH J H,et al. Effect of P2Y$_{12}$ Inhibitor Monotherapy vs Dual Antiplatelet Therapy on Cardiovascular Events in Patients Undergoing Percutaneous Coronary Intervention:The SMART-CHOICE Randomized Clinical Trial [J]. JAMA,2019,321(24):2428-2437.

[7] VRANCKX P,VALGIMIGLI M,JUNI P,et al. Ticagrelor plus aspirin for 1 month,followed by ticagrelor monotherapy for 23 months vs aspirin plus clopidogrel or ticagrelor for 12 months,followed by aspirin monotherapy for 12 months after implantation of a drug-eluting stent:a multicentre,open-label,randomised superiority trial [J]. Lancet,2018,392(10151):940-949.

[8] LEONARDI S,FRANZONE A,PICCOLO R,et al. Rationale and design of a prospective substudy of clinical endpoint adjudication processes within an investigator-reported randomised controlled trial in patients with coronary artery disease:the GLOBAL LEADERS Adjudication Sub-StudY(GLASSY)[J]. BMJ Open,2019,9(3):e026053.

[9] BABER U,DANGAS G,COHEN D J,et al. Ticagrelor with aspirin or alone in high-risk patients after coronary intervention:Rationale and design of the TWILIGHT study [J]. Am Heart J,2016,182:125-134.

[10] WALLENTIN L,BECKER R C,BUDAJ A,et al. Ticagrelor versus clopidogrel in patients with acute coronary syndromes[J]. N Engl J Med,2009,361(11):1045-1057.

[11] BONACA M P,BHATT D L,COHEN M,et al. Long-term use of ticagrelor in patients with prior myocardial infarction [J]. N Engl J Med,2015,372(19):1791-1800.

[12] BONACA M P,BHATT D L,BRAUNWALD E,et al. Design and rationale for the Prevention of Cardiovascular Events in Patients With Prior Heart Attack Using Ticagrelor Compared to Placebo on a Background of Aspirin-Thrombolysis in Myocardial Infarction 54(PEGASUS-TIMI 54)trial [J]. Am Heart J,2014,167(4):437-444. e5.

[13] BONACA M P, BRAUNWALD E, SABATINE M S. Long-Term Use of Ticagrelor in Patients with Prior Myocardial Infarction [J]. N Engl J Med, 2015, 373 (13): 1274-1275.

[14] KUBICA J, ADAMSKI P, BUSZKO K, et al. Rationale and Design of the Effectiveness of LowEr maintenanCe dose of TicagRelor early After myocardial infarction (ELECTRA) pilot study [J]. Eur Heart J Cardiovasc Pharmacother, 2018, 4(3): 152-157.

[15] CAMENZIND E, BOERSMA E, WIJNS W, et al. Modifying effect of dual antiplatelet therapy on incidence of stent thrombosis according to implanted drug-eluting stent type [J]. Eur Heart J, 2014, 35 (29): 1932-1948.

[16] HAN Y L, ZHANG L, YANG L X, et al. A new generation of biodegradable polymer-coated sirolimus-eluting stents for the treatment of coronary artery disease: final 5-year clinical outcomes from the CREATE study[J]. EuroIntervention, 2012, 8(7): 815-822.

[17] HAN Y, XU B, XU K, et al. Six Versus 12 Months of Dual Antiplatelet Therapy After Implantation of Biodegradable Polymer Sirolimus-Eluting Stent: Randomized Substudy of the I-LOVE-IT 2 Trial [J]. Circ Cardiovasc Interv, 2016, 9 (2): e003145.

[18] MONTALESCOT G, WIVIOTT S D, BRAUNWALD E, et al. Prasugrel compared with clopidogrel in patients undergoing percutaneous coronary intervention for ST-elevation myocardial infarction (TRITON-TIMI 38): double-blind, randomised controlled trial [J]. Lancet, 2009, 373 (9665): 723-731.

[19] CUISSET T, DEHARO P, QUILICI J, et al. Benefit of switching dual antiplatelet therapy after acute coronary syndrome: the TOPIC (timing of platelet inhibition after acute coronary syndrome) randomized study [J]. Eur Heart J, 2017, 38 (41): 3070-3078.

[20] SIBBING D, ARADI D, JACOBSHAGEN C, et al. Guided de-escalation of antiplatelet treatment in patients with acute coronary syndrome undergoing percutaneous coronary intervention (TROPICAL-ACS): a randomised, open-label, multicentre trial [J]. Lancet, 2017, 390 (10104): 1747-1757.

[21] LOPES R D, HEIZER G, ARONSON R, et al. Antithrombotic Therapy after Acute Coronary Syndrome or PCI in Atrial Fibrillation [J]. N Engl J Med, 2019, 380 (16): 1509-1524.

冠心病合并房颤的抗凝策略

　　冠状动脉粥样硬化性心脏病(冠心病)是最常见的心血管疾病,而心房颤动(房颤)是临床上最常见的心律失常之一。冠心病和房颤有诸多的共同危险因素,如高龄、高血压、糖尿病、睡眠呼吸暂停、肥胖和吸烟,因此在临床实践中冠心病和房颤这两种疾病常常共存。在临床中,17%~46.5%的房颤患者合并冠心病,其中5%~15%的患者需要接受经皮冠状动脉介入治疗(PCI)。Garfield全球房颤注册登记研究显示,19.4%的房颤患者合并有冠心病,而我国房颤患者伴冠心病的比例高达32.4%。反之,冠心病PCI术后患者合并房颤的比例为5%~7%,急性冠脉综合征(ACS)患者合并房颤的比例是10%~20%。中国队列研究显示,>60岁的冠心病患者中合并房颤的比例高达20.9%。房颤最大的临床风险是引起血栓栓塞,冠心病与显著增加房颤患者发生脑卒中以及1年后ACS事件风险相关;而房颤是冠心病患者远期预后不良的独立危险因素,房颤与冠心病患者发生全因死亡、心肌梗死以及PCI术后不良心血管事件风险增高相关。

　　由于冠心病和房颤血栓形成机制不同,因此需要采用不同的抗栓治疗策略。房颤患者的血栓富含纤维蛋白,类似于静脉血栓,因此中高危房颤患者需要口服抗凝剂(包括华法林和新型口服抗凝剂NOAC)以减少缺血性脑卒中。冠心病尤其是ACS时的血栓富含血小板,冠心病患者需要长期接受抗血小板治疗以减少冠状动脉事件,特别是PCI术后患者,需要接受双联抗血小板药物治疗以降低支架内再狭窄、支架内血栓形成等不良心血管事件的风险。冠心病合并房颤的治疗难点在于抗凝药物和抗血小板药物不能完全相互替代,联合应用会显著增加出血风险。因此,对于冠心病合并房颤的患者,如何平衡血栓栓塞和出血风险,在获得最大抗栓获益的同时将出血的风险降至最低,这是冠心病合并房颤患者抗栓治疗的关键。

一、冠心病合并心房颤动的风险评估

　　对于冠心病合并房颤的患者,抗栓的治疗策略的决定因素包括:房颤患者发生脑卒中及出血的风险、冠心病的临床类型(稳定型心绞痛、急性冠脉综合征)、是否接受冠状动脉介入治疗、介入治疗时植入的支架类型以及患者自身合并症对抗栓治疗的影响。冠心病合并房颤患者抗凝治疗的策略需要综合患者房颤相关脑卒中和体循环栓塞、缺血性冠脉事件和出血的危险性进行个体化和精准化的判断。首先针对房颤脑卒中风险进行危险分层,采用CHA_2DS_2-VASc评分评估患者发生脑卒中的风险,同时采用HAS-BLED评分评估患者发生出血的风险,决定患者是否需要抗凝治疗。CHA_2DS_2-VASc评分最高为9分,CHA_2DS_2-VASc评分≥1分的男性或≥2分的女性的房颤患者需要接受抗凝治疗。HAS-BLED评分最高为9分,评分≤2分时患者出血风险较低,评分≥3分时提示出血风险增高,其出血风险是0分患者的8.56倍。除上述HAS-BLED评分外,ARTIA评分、ORBIT评分以及ABC评分也可有效的预防房颤患者出血风险。需要强调的是,房颤患者出血和血栓栓塞具有许多共同的危险因素,出血风险增高者发生血栓栓塞事件的风险也高,这些患者接受抗凝治疗的临床净获益可能更大。因此,只要患者具备抗凝的适应证仍应进行抗凝治疗,而不应将 HAS-BLED 评分 ≥3 分作为抗凝治疗的禁忌证。对于 HAS-BLED 评分≥3 分的患者,应注意筛查并纠正增加 出血风险的可逆因素,并在开始抗凝治疗之后加强监测。

　　另一方面,针对冠心病,需要采用 TIMI 评分、PURSUIT 评分、GRACE 评分、CURSADE 评分以及 SYNTAX 评分等对患者进行危险分层,决定介入治疗以及抗血小板治疗的方案。 其中 GRACE 评分常被用于评估 ACS 患者发生不良心血管事件的风险,GRACE 评分总分 为 0~258 分,GRACE 评分 >140 分为高危。中国学者韩雅玲发现,基于中国冠心病人群建立 的 OPT-CAD 评分(包括年龄、心率、高血压、陈旧性心肌梗死、陈旧性脑卒中、肾功能不全、贫 血、低 EF 值、肌钙蛋白阳性、ST 段抬高等 10 个变量)在预测长期缺血事件方面优于 GRACE 评分[1]。CURSADE 评分用于评估患者的出血风险,CURSADE 评分 >50 分提示出血风险很 高。根据近期研究结果和国外相关指南推荐,对接受双联抗血小板治疗(DAPT)的患者进行 PRECISE-DAPT 评分(包括血红蛋白、白细胞计数、年龄、肌酐清除率、出血史)以预测 DAPT 治疗期间 TIMI 大出血 / 小出血的风险,对于 PRECISE-DAPT 评分 >25 分者建议缩短 DAPT 时程[2];采用 DAPT 评分(包括年龄、吸烟史、糖尿病、心肌梗死、PCI 治疗史或心肌梗死史、紫 杉醇洗脱支架、支架直径 <3mm、慢性心衰或 LVEF<30%、移植静脉血管支架)预测 PCI 术后 1 年内无事件患者的缺血和出血风险,对于 DAPT 评分 >2 分者建议延长 DAPT 时程[3]。但 是目前,我们还不能明确这些评分是否适用于评估房颤合并冠心病患者联合抗栓治疗的时 程,以及未来我们是否需要更加细化的评分系统。

二、冠心病合并心房颤动抗凝治疗的临床证据

(一)稳定性冠心病合并心房颤动抗凝治疗的临床证据

　　对于稳定的冠心病患者,单一的抗血小板药物被推荐用于冠心病的二级预防。对于房 颤患者,口服抗凝药(OAC)预防脑卒中的疗效优于抗血小板药物。对于这类患者,问题的 关键在于 OAC 代替抗血小板治疗是否合理,对于高危的缺血患者,OAC 联用抗血小板治疗 是否合理。来自丹麦的队列研究通过纳入 8 700 例稳定性冠心病合并房颤的患者,以评价 不同抗栓方案的临床效果。研究发现,平均随访 3.3 年,与华法林单药方案相比,华法林联 合阿司匹林或华法林联合氯吡格雷两种治疗方案在急性心肌梗死 / 冠心病死亡率和血栓栓 塞事件发生率方面相似,但出血事件显著增加[4]。上述研究提示,对于稳定性冠心病合并 房颤患者,与华法林单药治疗相比,华法林联合阿司匹林或华法林联合氯吡格雷的治疗方 案在心肌梗死 / 冠心病死亡和血栓栓塞事件发生率方面无明显优势,却显著增加出血风险。 CORONOR 研究通过前瞻性的纳入 4 184 名稳定性冠心病合并房颤的门诊患者,评价华法林 和华法林 + 抗血小板两种不同抗栓方案的临床效果。研究发现,在 2 年的随访期内,共发生 51 起 BARC 定义的≥3 型的大出血事件(0.6%),大多数事件为 BARC3a 型出血,还有 12 起 致命性出血(BARC5 型),54.9% 为胃肠道出血;同时大出血显著增加死亡风险。与华法林单 药治疗方案相比,华法林联合抗血小板的治疗方案显著增加出血风险,而心血管死亡、心肌 梗死或者非出血性脑卒中的发生率在上述两种治疗方案中相似[5]。上述研究结果提示,对 于稳定性冠心病合并房颤患者,尽管大出血事件发生率很低,但一旦发生常是致命的。稳定 性冠心病合并房颤患者,应当避免华法林 + 抗血小板药物联合抗栓方案。目前相关指南推 荐对于稳定冠心病合并房颤的患者,单用华法林的抗凝治疗方案是可行的。需要注意的是, 上述治疗方案局限于 ACS 和 PCI 术后以及未行 PCI 术的冠心病患者。

近年完成的 COMPASS 研究是一项评价稳定性冠心病不同抗栓治疗方案临床效果的多中心随机双盲安慰剂对照研究,该研究纳入了 24 824 名患者,患者被随机分配(1:1:1)接受利伐沙班(2.5mg 每日 2 次)+ 阿司匹林(100mg 每日 1 次)、单独服用利伐沙班(5mg 每日 2 次)、单独服用阿司匹林(100mg 每日 1 次)。研究发现,与单用阿司匹林相比,单用利伐沙班(5mg 每日 2 次)并未显著的改善临床主要终点(心肌梗死、脑卒中、心血管死亡),小剂量的利伐沙班联合阿司匹林的抗栓治疗方案可以显著的减少主要临床终点,但会导致更多的出血事件发生,但颅内出血 / 其他重要脏器出血的风险相似。这一研究提示,对于稳定性冠心病患者,联合利伐沙班和阿司匹林的抗栓治疗方案可以在不增加颅内 / 其他重要脏器出血的前提下降低主要心血管事件,同时可以将死亡风险降低 23%[6]。这一研究也为稳定性冠心病的抗栓治疗策略带来了新的思路和治疗选择,但是这一治疗方案并未推荐用于房颤患者用于预防脑卒中。对房颤患者而言,临床上常需要使用大剂量的利伐沙班(15mg/20mg)进行抗凝治疗,目前尚缺乏确凿的证据支持冠心病合并房颤的患者单用大剂量利伐沙班预防脑卒中。来自丹麦的队列研究发现,与服用华法林相比,服用新型口服抗凝药物(NOACs)会显著的降低心肌梗死的 1 年绝对风险(1.1%~1.2% *vs.* 1.6%)[7]。既往的临床研究发现,15%~20% 的房颤患者合并有陈旧性心肌梗死,亚组分析发现陈旧性心肌梗死对 NOCAs 的疗效及安全性无交互作用。这提示了 NOACs 单药治疗稳定性冠心病患者是可行的。

(二)急性冠脉综合征 / 冠状动脉支架植入术后合并心房颤动抗凝治疗的临床证据

ACS 或 PCI 术后的患者常需要 DAPT 治疗以预防支架内血栓和其他不良心血管事件的发生。对于房颤合并 ACS 或 PCI 术后的患者,如果房颤脑卒中风险高,则抗凝联合 DAPT 治疗是必要的,临床处理这类患者非常具有挑战性。三联抗栓治疗多年来一直是房颤合并 ACS 或 PCI 术后患者的治疗策略。然而,与单用华法林相比,三联抗栓治疗(华法林 + 阿司匹林 + 氯吡格雷)使大出血和非大出血事件的发生率增加 3 倍。三联抗栓治疗 30 天内的严重出血发生率为 2.6%~4.6%,而延长至 12 个月时则增加至 7.4%~10.3%。丹麦的国家注册研究提示,ACS 或 PCI 术后的房颤患者,华法林联合氯吡格雷的双联抗栓治疗,在疗效和安全性方面均不劣于三联抗栓治疗。最近的随机对照研究表明,与三联抗栓相比,OAC 联合 $P2Y_{12}$ 抑制剂的双联抗栓治疗方案能够在保证预防支架内血栓和不良心血管事件的前提下,显著的降低出血风险。

WOEST 研究首次评价了双联抗栓治疗(华法林 + 氯吡格雷)在冠心病合并房颤患者 PCI 术后的有效性和安全性。该研究为开放、多中心、随机对照研究,共入选 573 名患者,PCI 术后将所有患者随机分成双联抗栓组(华法林 + 氯吡格雷)和三联抗栓组(华法林 + 阿司匹林 + 氯吡格雷)。主要终点是 PCI 术后 1 年内的任何出血事件,结果显示,双联抗栓组的出血事件发生率显著低于三联抗栓组(19.4% *vs.* 44.4%,*P*<0.001)。次要终点是死亡、心肌梗死、脑卒中、靶血管血运重建和支架内血栓形成的复合终点,双联抗栓组复合终点的发生率也显著低于三联抗栓组(11.1% *vs.* 17.6%,*P*=0.025)。这项研究证实了 PCI 术后 OAC 联合氯吡格雷双联抗栓治疗的有效性和安全性。但 WOEST 研究也存在许多局限性:①该研究样本量小,不足以评估支架内血栓或死亡等临床结局;②仅有 69% 的患者接受了 OAC 治疗,有 30% 的患者具有房颤以外的 OAC 治疗指征,择期 PCI 占到 70%~75%;③有 74% 的患者使用股动脉入路,增加了出血的风险性;④三联抗栓治疗时间持续 12 个月,没有常规使用质子泵抑制剂;⑤该研究结果不能推广至更多的抗血小板药物和 NOAC。尽管该这项研究还不能改变当前的指南和临床实践,但 WOEST 研究证实了双联抗栓治疗(华法林 + 氯吡格雷)

对冠心病合并房颤患者 PCI 术后的安全性，为开展后续的研究奠定了基础[8]。

PIONEER AF-PCI 研究是第一个比较 PCI 术的房颤患者应用 NOAC 与维生素 K 拮抗剂的随机、对照、多中心临床试验，旨在评价利伐沙班联合 DAPT 的三联抗栓方案是否优于华法林为基础的三联抗栓方案。该研究将 2 124 名 PCI 术后的房颤患者，按照 1∶1∶1 随机分为三组：第 1 组患者接受利伐沙班 15mg 每日 1 次 + 氯吡格雷 75mg 每日 1 次，治疗 12 个月；第 2 组患者接受利伐沙班 2.5mg 每日 2 次 + 氯吡格雷 75mg 每日 1 次 + 阿司匹林 75~100mg 每日 1 次（按照双联抗血小板 1、6、12 个月分层），治疗 12 个月；第 3 组为常规治疗组，华法林（INR 控制在 2.0~3.0）+ 氯吡格雷 75mg 每日 1 次 + 阿司匹林 75~100mg 每日 1 次（按照双联抗血小板 1、6、12 个月分层），治疗 12 个月发现，主要安全性终点事件临床显著出血发生率分别为 16.8%、18.0% 和 26.7%，差异有统计学意义，说明两种利伐沙班治疗策略均显著降低临床出血事件，而且减少剂量的三联疗法相对减少了出血风险，这种获益在 DAPT 使用时间内持续存在[13]。以利伐沙班为基础的治疗策略在降低出血风险方面优于以华法林为基础的三联抗栓策略，且与 INR 值的稳定性无关[9]。该研究进一步分析发现，与传统的三联抗栓治疗方案相比，两种利伐沙班治疗策略均不能显著减少大出血，研究结果与 WOEST 研究一致。主要不良心血管事件（心血管相关死亡、心肌梗死或脑卒中）发生率分别为 6.5%、5.6%、6.0%，差异无统计学意义。事后分析提示与传统三联抗栓治疗相比，以利伐沙班为基础的治疗策略能够减少由全因死亡和再住院（因心血管疾病和出血导致的再住院）组成的复合终点事件。从临床的安全性和操作可行性方面考虑，减少剂量的利伐沙班（15mg 每日一次）+ P2Y$_{12}$ 抑制剂可能成为房颤患者 PCI 术后抗栓治疗的一种选择[9]。

RE-DUAL PCI 研究是一项多中心、前瞻性、随机、开放标签的随机对照研究。该研究将 2 725 名行 PCI 治疗的非瓣膜性房颤患者随机分为达比加群（150mg 每日 2 次）+P2Y$_{12}$ 受体拮抗剂组、达比加群（110mg 每日 2 次）+P2Y$_{12}$ 受体抑制剂组和华法林（INR 2.0~3.0）+ 双联抗血小板药物组。平均随访时间为 14 个月，研究的主要终点为首次国际血栓与止血学会（ISTH）定义的大出血事件或临床相关的非大出血事件。研究结果显示，与传统的华法林三联治疗组相比，达比加群 150mg+P2Y$_{12}$ 受体抑制剂组和达比加群 110mg+P2Y$_{12}$ 受体抑制剂组使 ISTH 大出血和临床相关的非大出血事件绝对风险分别降低了 11.5% 和 5.5%，并且所有血栓栓塞事件不劣于传统治疗组。该研究还发现，不管患者出血风险如何，与华法林三联抗栓治疗相比，达比加群双联治疗均可减少出血事件；同样，不管患者的脑卒中风险如何，达比加群治疗组均具有相似的临床有效性[10]。

上述两项研究的优势在于为房颤患者 PCI 术后抗栓治疗提供了全新的思路与治疗选择，其三联抗栓时限的决策由患者的危险分层所决定，反映了当前在最新实践背景下 NOAC 药物的优势。然而，需要注意的是：①相当大比例的患者接受了择期 PCI（WOEST 研究 72%，PIONEER AF-PCI 研究 48%，RE-DUAL PCI 研究 44%）。由于 ACS 患者比稳定性冠心病患者具有更高的缺血风险，缺血事件的发生率可能被低估。②未充分利用降低出血风险的措施（如桡动脉入路、股动脉闭合装置、常规使用质子泵抑制剂、更低的 INR 目标值和），表明与当代实际临床实践相比，三联抗栓治疗组出血的发生率偏高。③ PIONEER AF-PCI 研究和 RE-DUAL PCI 研究均比较了 NOAC 与 P2Y$_{12}$ 受体拮抗剂组成的双联抗栓治疗方案与以华法林为基础的三联抗栓治疗方案，但是不知道由华法林所组成的双联的抗栓治疗方案是否具有相似的结果。④上述研究充分证明了安全性终点，但由于样本量的限制，上述各项研究均不足以验证各种治疗策略在血栓栓塞事件方面的差异。

最近发表的 AUGUSTUS 研究是一项开放性,2×2 双因素比较的临床试验,在房颤伴 ACS 和(或)PCI 且需要服用至少 6 个月 P2Y$_{12}$ 受体拮抗剂的患者中,比较阿哌沙班和 VKA 拮抗剂合用阿司匹林或安慰剂的安全性。研究的主要终点是 ISTH 定义的大出血事件或临床相关的非大出血事件。次要终点包括死亡或住院和缺血事件组成的复合终点事件。研究结果显示,两个随机化因素在主要终点和次要终点之间没有显著的交互作用。大出血事件或临床相关的非大出血事件在各组具有显著性差异(阿哌沙班组和 VKA 拮抗剂组分为 10.5% 和 14.7%,P<0.001;阿司匹林组和安慰剂组分别为 16.1% 和 9.0%,P<0.001)。与 VKA 组相比较,阿哌沙班组患者死亡或住院风险更低,而缺血事件发生率相似;而与安慰剂比较,阿司匹林组患者的死亡或住院和缺血事件风险相似。这项研究提示,对于房颤伴 ACS 和(或)PCI 患者,与 VKA 拮抗剂 + 阿司匹林 +P2Y$_{12}$ 抑制剂组成的三联抗栓治疗方案相比,由阿哌沙班和 P2Y$_{12}$ 抑制剂所构成的双联抗栓治疗方案,引起的出血和住院风险更低,而缺血事件风险没有差异[11]。因此,NOAC 目前应该常规的被推荐用于房颤合并 ACS 或 PCI 的患者。

ISAR-TRIPLE 研究主要评价在植入药物洗脱支架需要三联抗栓治疗的患者中缩短氯吡格雷的应用时间能否获得更好的临床效果。该项研究共纳入 614 名同时服用阿司匹林和口服抗凝药的患者,将其随机分为氯吡格雷 6 周治疗组和氯吡格雷 6 个月治疗组。主要研究终点是由随访 9 个月过程中死亡、心肌梗死、确诊支架内血栓、脑卒中或 TIMI 大出血组成的复合终点。研究结果表明,两组在主要复合终点、次级缺血性复合终点(心源性死亡、心肌梗死、确诊支架内血栓和缺血性脑卒中)及 TIMI 严重出血方面均无明显差异。该项研究表明,6 周的三联抗栓治疗净临床结局不优于 6 个月的三联抗栓治疗[12]。这些结果表明,医生在选择较短或较长三联抗栓治疗时,应当权衡缺血和出血风险。对缺血风险较高的患者可适当延长三联抗栓时程,在 1~3 个月内逐渐降级为双联治疗。值得注意的是,本项研究绝大多数患者是慢性稳定心绞痛行择期 PCI 植入支架的患者,现在还不能明确 ACS 患者是否能受益于更长时间的三联抗栓治疗。

一项由 WOEST、PIONEER AF-PCI、RE-DUAL PCI 研究以及 ISAR-TREPLE 界标分析构成的荟萃分析比较了双联抗栓和三联抗栓治疗的有效性和安全性。该荟萃分析显示,与三联抗栓治疗相比,双联抗栓治疗显著降低了 TIMI 大出血和 TIMI 小出血风险,而且各项研究间没有异质性。同时,在全因死亡、心血管死亡、心肌梗死、确诊支架内血栓的发生率方面,两组间没有差异。这项荟萃分析包括了 ISAR-TRIPLE 研究的界标分析,意味着 6 周的三联治疗被入选到双联治疗组。然而,在排除掉 ISAR-TRIPLE 研究后,仍得到相似的结果。最近一项随机对照试验的网络荟萃分析,比较了不同抗栓治疗策略的安全性和有效性。该项荟萃分析纳入了 WOEST、PIONEER AF-PCI、RE-DUAL PCI 和 AUGUSTUS 共 4 项随机对照研究,研究的主要安全性终点包括 TIMI 大出血;次要安全性终点包括 TIMI 大小出血、试验定义的主要出血事件、颅内出血和住院。主要有效性终点包括试验定义的 MACE,次要有效性终点是 MACE 的各个组成部分。研究结果显示,与 VKA+ 双联抗血小板(阿司匹林 +P2Y$_{12}$ 抑制剂)三联抗栓治疗相比,VKA+P2Y$_{12}$ 抑制剂双联抗栓治疗组,TIMI 大出血风险降低 42%,NOCA+P2Y$_{12}$ 抑制剂双联抗栓治疗组 TIMI 大出血风险降低 51%,NOCA+ 双联抗血小板组成的三联抗栓治疗组 TIMI 大出血风险降低 30%。与 VKA+ 双联抗血小板组成三联抗栓治疗相比,MACE 事件在 VKA+P2Y$_{12}$ 抑制剂双联抗栓治疗组、NOCA+P2Y$_{12}$ 抑制剂双联抗栓治疗组和 NOCA+ 双联抗血小板组成的三联抗栓治疗组的相对风险分别是 0.96、1.02 和 0.94。这项研究再次证明,与传统的三联抗栓方案相比,NOCA 联合 P2Y$_{12}$ 抑制剂的双联抗栓方案出血风险更低。与使用阿司匹林的策略相比,不使用阿司匹林的策略显著降低出血风险,包括颅内出血,而 MACE 事件没有差异。同时这项研究也提示,NOAC 联合 P2Y$_{12}$ 抑制剂抗栓方案应当作为高危房颤患者 PCI 术后优选的抗栓治疗策略,通常应当避免 VKA 和 DAPT 构成的三联抗栓方案[14]。

(三)新型抗血小板药物在冠心病合并心房颤动中的临床证据

与氯吡格雷相比,新型抗血小板药物普拉格雷和替格瑞洛具有更强和更快的抑制血小板的作用,并且个体之间变异性小,能够有效地减少 MACE 事件,但是也增加出血风险。最近指南建议 ACS 或 PCI 患者使用替格瑞洛和普拉格雷。然而,目前指南没有推荐它们用于三联抗栓治疗[15]。PIONEER AF-PCI 研究中仅 28 名患者口服普拉格雷作为双联或三联治疗。PIONEER AF-PCI 研究亚组中,与 21 名接受 VKA+ 阿司匹林 + 替格瑞洛三联治疗的患者相比,36 名接受利伐沙班 15mg+ 替格瑞洛双联治疗的患者出血风险更低(16% *vs.* 43.9%,*P*=0.039),而 MACE 事件无差异[13]。同样,RE-DUAL PCI 研究亚组分析提示,与传统的华法林三联治疗组相比,达比加群 150mg+ 替格瑞洛组(n=104)和达比加群 110mg+ 替格瑞洛组(n=132)ISTH 大出血和临床相关的非大出血事件发生率更低,而全因死亡、心肌梗死和死亡、心肌梗死、脑卒中、体循环栓塞或未计划的血运重建组成的复合终点没有差异[15]。最近 Meta 分析提示,与三联抗栓治疗相比,联用替格瑞洛的双联抗栓治疗增加了临床有意义出血的风险,而脑卒中和 MACE 事件的发生率没有差异,而在三联抗栓组中使用替格瑞洛显著增加临床有意义出血的风险和 MACE 事件的风险[17]。然而,由于研究样本量的限制,目前还没有足够的证据证实新型抗血小板药物在冠心病合并房颤患者抗栓治疗中的价值。

三、冠心病合并心房颤动抗凝治疗的指南推荐

最近有关冠心病合并房颤抗凝治疗的指南或共识包括《2018 EHRA 房颤患者非维生素 K 拮抗剂口服抗凝剂药物临床实用指导》[18]《2018 ESC 心肌血运重建指南》[15]《2018 CHEST 房颤抗栓治疗指南及专家组报告》[19]《心房颤动:目前的认识和治疗建议(2018)》[20]《2019 AHA/ACC/HRS 房颤管理指南更新》[21]。上述指南的共同特点是:①强调对患者进行危险分层,充分平衡缺血和出血风险,选择最佳抗凝治疗方案,进行个体化治疗;②尽量缩短三联抗栓治疗方案;③P2Y$_{12}$ 抑制剂优选氯吡格雷;④对于新型抗血小板药物没有推荐具体给药方案。

1.**《2018 EHRA 房颤患者非维生素 K 拮抗剂口服抗凝剂药物临床实用指导》** 依据血栓和出血风险个体化考虑起始 NOAC 与抗血小板药物联合方案以及随后联合单一抗血小板药物;应尽可能缩短三联治疗时间,急性期(1~7 天)后采取 NOAC+P2Y$_{12}$ 受体拮抗剂抗栓治疗;择期 PCI 患者可能受益于双联治疗(NOAC+ 氯吡格雷,从出院到 1 年时);ACS 接受 PCI 治疗的患者,应先给予三联治疗 3 个月,换为双联治疗(NOAC+ 氯吡格雷)至 1 年时。1 年后,所有患者应继续 NOAC 单药治疗。缩短三联治疗时间的因素:不能纠正的出血风险,低动脉粥样硬化血栓风险(择期 PCI,选用 REACH 或 SYNTAX 评分;ACS 患者 GRACE>140 分);延长三联治疗时间的因素:第一代 DES,高动脉粥样硬化血栓风险(上述评分;左主干或左前降支近端或近端分叉部位,再发心肌梗死;支架内血栓等),低出血风险(HAS-BLED 评分)

2.**《2018 ESC 心肌血运重建指南》** ①对于植入冠脉支架的患者,推荐围术期间应用阿司匹林氯吡格雷(Ⅰ,C);②对于植入冠脉支架的患者,不论使用的是何种支架,应考虑进行 1 个月的由阿司匹林、氯吡格雷和口服抗凝剂组成的三联治疗(Ⅱa,B);③对于因 ACS 或其

他解剖、手术特点而存在高缺血风险的患者,在权衡过出血风险后,应考虑进行超过1个月、长达6个月的由阿司匹林、氯吡格雷和口服抗凝剂组成的三联治疗(Ⅱa,B);④对于出血风险大于缺血风险的患者,应考虑应用由75mg/d的氯吡格雷和口服抗凝剂组成的双联抗栓治疗代替为期1个月的三联治疗(Ⅱa,A);⑤非瓣膜房颤患者需要抗凝和抗血小板治疗,NOAC优于VKA(Ⅱa,A);⑥对于有VKA适应证同时接受阿司匹林和/或氯吡格雷治疗的患者,VKA的剂量应根据一个低于推荐目标值范围的目标值仔细地进行调整,且治疗窗内时间>65%(Ⅱa,B);⑦接受口服抗凝剂治疗的患者应考虑在12个月内停止抗血小板治疗(Ⅱa,B);⑧NOAC与阿司匹林或氯吡格雷联用时,应考虑运用经证明能预防心房颤动发生脑卒中的最低有效剂量(Ⅱa,C);⑨当利伐沙班与阿司匹林或氯吡格雷联用时,利伐沙班的剂量应为15mg每日1次,而非20mg每日1次(Ⅱb,B);当达比加群与阿司匹林或氯吡格雷联用时,达比加群150mg每日2次优于110mg每日1次(Ⅱb,B);⑩不推荐将替格瑞洛或普拉格雷与阿司匹林和口服抗凝剂组合作为三联治疗(Ⅲ,C)。

3.《2018 CHEST房颤抗栓治疗指南及专家组报告》 ①对于房颤合并ACS,或者房颤患者行PCI或植入支架时,建议使用CHA$_2$DS$_2$-VASc积分评估脑卒中风险;②对于房颤合并ACS,或者房颤患者行PCI或植入支架时,建议使用HAS-BLED评分评估出血风险,注意监控每个患者可改变的出血危险因素;③对于房颤患者行择期PCI或植入支架需要口服抗凝药时,如果相对于ACS复发和/或支架内血栓形成风险,出血风险低(HAS-BLED评分0~2分),建议三联治疗1~3个月,随后口服抗凝药+单个抗血小板药物(优选氯吡格雷)双联治疗至12个月,随后口服抗凝药单药治疗;④对于房颤患者行择期PCI或植入支架需要口服抗凝药时,如果出血风险高(HAS-BLED评分≥3分),建议三联抗栓治疗1个月,随后口服抗凝药+单个抗血小板药物(优选氯吡格雷)双联治疗至6个月,随后口服抗凝药单药治疗;⑤对于房颤患者行择期PCI或植入支架需要口服抗凝药时,如果出血风险非常高而血栓风险相对低,建议口服抗凝药+单个抗血小板药物(优选氯吡格雷)双联治疗至6个月,随后口服抗凝药单药治疗;⑥对于房颤合并ACS行PCI或植入支架时,如果相对ACS或支架内血栓形成风险,出血风险低(HAS-BLED评分0~2分),建议三联抗栓治疗6个月,随后口服抗凝药+单个抗血小板药物(优选氯吡格雷)双联治疗至12个月,随后口服抗凝药单药治疗;⑦对于房颤合并ACS行PCI或植入支架时,如果出血风险高(HAS-BLED评分≥3分),建议三联抗栓治疗1~3个月,随后口服抗凝药+单个抗血小板药物(优选氯吡格雷)双联治疗至12个月,随后口服抗凝药单药治疗;⑧对于房颤合并ACS行PCI或植入支架时,如果出血风险非常高而血栓风险相对低,建议口服抗凝药+单个抗血小板药物(优选氯吡格雷)双联治疗至6~9个月,随后口服抗凝药单药治疗;⑨对于房颤合并ACS或房颤患者行PCI需要口服抗凝药时,建议使用VKA且治疗窗内时间>65%~70%(INR 2.0~3.0)或者预防房颤脑卒中剂量的NOAC;对于联合阿司匹林+口服抗凝药治疗的房颤患者,建议阿司匹林的剂量为75~100mg/d,同时服用PPI以减少胃肠道出血;对于联合P2Y$_{12}$抑制剂+口服抗凝药治疗的房颤患者,建议使用氯吡格雷;⑩对于房颤合并稳定性冠心病(例如近1年无ACS)选用口服抗凝药治疗时,建议选用NOAC或剂量调整的VKA单药治疗(INR 2.0~3.0)而不联合口服抗凝药+阿司匹林。

4.《心房颤动:目前的认识和治疗建议(2018)》 ①对所有房颤患者应用CHA$_2$DS$_2$-VASc积分进行血栓栓塞危险评估(Ⅰ,A);CHA$_2$DS$_2$-VASc≥2分的男性或≥3分的女性房颤患者应长期接受抗凝治疗(Ⅰ,A);在抗凝药物选择中,如无NOAC的禁忌,可首选NOAC,也可用华法林抗凝(Ⅰ,A);对所有行抗凝治疗的房颤患者,应进行出血危险因素评估,识别和纠正可逆的出血危险因素(Ⅱa,B)。②对于植入冠状动脉支架的房颤患者,如有服用抗凝药适应证,不论支架类型,应考虑1个月的由阿司匹林、氯吡格雷和口服抗凝药组成的三联治疗。其后可应用氯吡格雷与口服抗凝药联合治疗。在冠心病稳定期(心肌梗死或PCI后1年),可单用华法林或NOCA治疗(Ⅱa,B)。③对于植入冠脉支架的房颤患者,如有服用抗凝药适应证,且出血风险大于缺血风险的患者,应考虑应用75mg/d的氯吡格雷和口服抗凝药组成的双联疗法代替为期1个月的三联疗法(Ⅱa,A)。④对于急性冠脉综合征合并房颤的患者,如有服用抗凝药的适应证,且冠脉缺血风险高而且出血风险不高,应考虑进行大于1个月,不超过6个月的由阿司匹林、氯吡格雷和口服抗凝药组成的三联疗法(Ⅱa,B)。

5.《2019 AHA/ACC/HRS 房颤管理指南更新》 ①对于全身性血栓栓塞风险增加(CHA_2DS_2-VASc≥2分)的ACS和房颤患者,建议进行抗凝治疗,除非出血风险超过预期获益;②对于因ACS而植入支架的房颤患者,如果CHA_2DS_2-VASc≥2分脑卒中风险增加而选用三联抗栓治疗(口服抗凝药、阿司匹林、$P2Y_{12}$受体拮抗剂)时,选择氯吡格雷优于普拉格雷(Ⅱa,B);③对于因ACS而植入支架的房颤患者,如果CHA_2DS_2-VASc≥2分脑卒中风险增加时,与三联抗栓治疗相比,选择$P2Y_{12}$受体拮抗剂+剂量调整的VKA拮抗剂以减少出血风险是合理的(Ⅱa,B);④对于因ACS而植入支架的房颤患者,如果CHA_2DS_2-VASc≥2分脑卒中风险增加时,与三联抗栓治疗相比,选择氯吡格雷+低剂量的利伐沙班(每日15mg)以减少出血风险是合理的(Ⅱa,B);⑤对于因ACS而植入支架的房颤患者,如果CHA_2DS_2-VASc≥2分脑卒中风险增加时,与三联抗栓治疗相比,选择氯吡格雷+达比加群(150mg,每日2次)以减少出血风险是合理的(Ⅱa,B);⑥对于因ACS而植入支架的房颤患者,如果CHA_2DS_2-VASc≥2分脑卒中风险增加而选用三联抗栓治疗(口服抗凝药、阿司匹林、$P2Y_{12}$受体拮抗剂)时,可以考虑4~6周后过渡到双联抗栓治疗(口服抗凝药+$P2Y_{12}$受体拮抗剂)(Ⅱb,B)。

(王乐　丛洪良　李曦铭)

参 考 文 献

[1] HAN Y,CHEN J,QIU M,et al. Predicting long-term ischemic events using routine clinical parameters in patients with coronary artery disease:The OPT-CAD risk score [J]. Cardiovas Ther,2018,36(5):e12441.

[2] COSTA F,VAN KLAVEREN D,JAMES S,et al. Derivation and validation of the predicting bleeding complications in patients undergoing stent implantation and subsequent dual antiplatelet therapy(PRECISE-DAPT)score:a pooled analysis of individual-patient datasets from clinical trials [J]. Lancet,2017,389(10073):1025-1034.

[3] VALGIMIGLI M,COSTA F,LOKHNYGINA Y,et al. Trade-off of myocardial infarction vs. bleeding types on mortality after acute coronary syndrome:lessons from the Thrombin Receptor Antagonist for Clinical Event Reduction in Acute Coronary Syndrome(TRACER)randomized trial [J]. Eur Heart J,2017,38(11):804-810.

[4] LAMBERTS M,GISLASON G H,LIP G Y,et al. Antiplatelet therapy for stable coronary artery disease in atrial fibrillation patients taking an oral anticoagulant:a nationwide cohort study [J]. Circulation,2014,129(15):1577-1585.

[5] HAMON M,LEMESLE G,TRICOT O,et al. Incidence,source,determinants,and prognostic impact of major bleeding in outpatients with stable coronary artery disease [J]. J Am Coll Cardiol,2014,64(14):1430-1436.

[6] EIKELBOOM J W,CONNOLLY S J,BOSCH J,et al. Rivaroxaban with or without Aspirin in Stable Cardiovascular Disease[J]. N Engl J Med,2017,377(14):1319-1330.

[7] LEE C J,GERDS T A,CARLSON N,et al. Risk of Myocardial Infarction in Anticoagulated Patients With Atrial Fibrillation[J]. J Am Coll Cardiol,2018,72(1):17-26.

［8］DEWILDE W J,OIRBANS T,VERHEUGT F W,et al. Use of clopidogrel with or without aspirin in patients taking oral anticoagulant therapy and undergoing percutaneous coronary intervention：an open-label,randomized,controlled trial［J］. Lancet,2013,381（9872）：1107-1115.

［9］KERNEIS M,YEE M K,MEHRAN R,et al. Association of International Normalized Ratio Stability and Bleeding Outcomes Among Atrial Fibrillation Patients Undergoing Percutaneous Coronary Intervention［J］. Circ Cardiovasc Interv,2019,12（2）：e007124.

［10］CANNON C P,BHATT D L,OLDGREN J,et al. Dual Antithrombotic Therapy with Dabigatran after PCI in Atrial Fibrillation［J］. N Engl J Med,2017,377（16）：1513-1524.

［11］LOPES R D,HEIZER G,ARONSON R,et al. Antithrombotic Therapy after Acute Coronary Syndrome or PCI in Atrial Fibrillation［J］. N Engl J Med,2019,380（16）：1509-1524.

［12］FIEDLER K A,MAENG M,MEHILLI J,et al. Duration of Triple Therapy in Patients Requiring Oral Anticoagulation After Drug-Eluting Stent Implantation：The ISAR-TRIPLE Trial［J］. J Am Coll Cardiol,2015,65（16）：1619-1629.

［13］GIBSON C M,MEHRAN R,BODE C,et al. Prevention of Bleeding in Patients with Atrial Fibrillation Undergoing PCI［J］. N Engl J Med,2016,375（25）：2423-2434.

［14］LOPES R D,HONG H,HARSKAMP R E,et al. Safety and Efficacy of Antithrombotic Strategies in Patients With Atrial Fibrillation Undergoing Percutaneous Coronary Intervention：A Network Meta-analysis of Randomized Controlled Trials［J］. JAMA Cardiol,2019.

［15］NEUMANN F J,SOUSA-UVA M,AHLSSON A,et al. 2018 ESC/EACTS Guidelines on myocardial revascularization［J］. Eur Heart J,2019,40（2）：87-165.

［16］OLDGREN J,STEG P G,HOHNLOSER S H,et al. Subgroup Analysis From the RE-DUAL PCI Trial：Dual Antithrombotic Therapy With Dabigatran in Patients With Atrial Fibrillation Undergoing Percutaneous Coronary Intervention［J］. Circulation,2017,136（24）：E457-E457.

［17］ANDREOU I,BRIASOULIS A,PAPPAS C,et al. Ticagrelor Versus Clopidogrel as Part of Dual or Triple Antithrombotic Therapy：a Systematic Review and Meta-Analysis［J］. Cardiovasc Drugs Ther,2018,32（3）：287-294.

［18］STEFFEL J,VERHAMME P,POTPARA T S,et al. The 2018 European Heart Rhythm Association Practical Guide on the use of non-vitamin Kantagonist oral anticoagulant in patients with atrial fibrillation［J］. Eur Heart J,2018,39（16）：1330-1393.

［19］LIP G Y H,BANERJEE A,BORIANI G,et al. Antithrombotic Therapy for Atrial Fibrillation：CHEST Guideline and Expert Panel Report［J］. Chest,2018,154（5）：1121-1201.

［20］黄从新,张澍,黄德嘉,等. 心房颤动：目前的认识和治疗建议(2018)［J］. 中华心律失常学杂志,2018,22（4）：279-346.

［21］JANUARY C T,WANN L S,CALKINS H,et al. 2019 AHA/ACC/HRS Focused Update of the 2014 AHA/ACC/HRS Guideline for the Management of Patients With Atrial Fibrillation：A Report of the American College of Cardiology/American Heart Association Task Force on Clinical Practice Guidelines and the Heart Rhythm Society［J］. J Am Coll Cardiol,2019,74（1）：104-132.

急性心肌梗死患者非罪犯血管处理时机

　　急性心肌梗死(acute myocardial infarction, AMI)是目前临床上心血管疾病患者死亡的主要原因之一。急性ST段抬高型心肌梗死(ST-segment elevation myocardial infarction, STEMI)的主要病理生理基础是在冠状动脉粥样硬化基础上发生的斑块破裂或糜烂,导致血栓形成、管腔闭塞,引起心肌缺血性坏死。因此,及时开通罪犯血管、恢复心肌再灌注是目前STEMI患者最为有效的治疗方法。

　　对于STEMI患者的梗死相关动脉(infarction relative artery, IRA),应立即行经皮冠状动脉介入治疗(percutaneous coronary intervention, PCI)干预。患有多支血管病变的STEMI患者接受梗死相关动脉干预后,若仍存在非罪犯血管病变,则其干预时机是临床常面临的问题。在STEMI患者中,合并多支血管病变的患者所占比例约为40%~50%[1]。已有研究[2,3]证实,多支血管病变是导致STEMI患者预后不良的主要原因,可显著增加患者PCI术后的30天死亡率及心肌梗死复发率。因此,急性心肌梗死合并多支血管病变患者血运重建策略的选择和制订具有重要意义。

一、急性心肌梗死完全血运重建的临床研究进展

　　既往观察性研究认为,急诊PCI除开通患者的罪犯血管外,若同时完成多支血管的血运重建可能有害。有研究[4]表明,仅治疗梗死相关动脉的保守策略可避免长时间手术引起的并发症,例如大量使用造影剂可能增加患者造影剂肾病的风险、手术时间延长可导致患者用药量和接受辐射量增加、患者非梗死心肌区域缺血的风险上升等。2013年美国心脏病学会基金会(ACCF)和美国心脏协会(AHA)联合制订的STEMI指南[5]将"对血流动力学稳定的STEMI患者,在行直接PCI的同时实施非罪犯血管PCI"列为Ⅲ级推荐。这主要基于如下考虑:一次性PCI策略手术并发症多,手术时间长,在STEMI患者高血栓和高炎症状态下发生造影剂肾病和支架血栓的风险升高,进而会对临床预后产生不良影响。

　　近年来,随着医疗领域新技术的发展(如主动脉反搏术、血流储备分数检测、光学相干断层成像、血管内超声等)、第二代药物涂层支架的推广以及血小板膜糖蛋白Ⅱb/Ⅲa抑制剂、凝血酶抑制剂(如比伐芦定)的应用,多血管PCI的疗效得以显著提高。有研究[6,7]提示多血管治疗方案是可选策略。

　　目前多项随机对照试验[8-11]表明,对STEMI并多支血管病变患者,多血管PCI治疗方案是安全有效的,完全血运重建(即刻或分期进行)相较仅处理罪犯血管具有显著优势。这些随机试验包括PRAMI(心肌梗死预防性血管成形术)研究、CvLPRIT(完全性血运重建与仅罪犯病变直接经皮冠状动脉介入对比)研究、DANAMI-3-PRIMULTI(STEMI患者最佳急性治疗试验:多支血管病变的首次PCI)研究和Compare-Acute(STEMI合并多支血管病变患者中血流储备分数FFR指导下的完全血运重建与仅处理罪犯血管的差异)研究。

　　PRAMI研究是一项随机对照试验,比较STEMI患者完全血运重建策略与仅处理罪犯血管PCI策略的疗效,主要临床终点为心源性死亡、非致命心肌梗死、顽固性心绞痛,纳入了

465 例 STEMI 患者,随机分为预防性 PCI 组(n=234)和仅罪犯血管 PCI 组(n=231),结果显示,对伴有严重狭窄的非罪犯血管行 PCI 治疗可显著降低患者不良心血管事件的发生风险,降低终点事件发生率,优于仅处理罪犯血管的 PCI 策略。另一项随机开放性试验——CvLPRIT 研究,入选 296 例 STEMI 患者,随机分为仅罪犯血管血运重建组(n=146)和完全血运重建组(n=150),结果显示完全血运重建组患者 12 个月时的主要复合终点(全因死亡、复发性心肌梗死、心力衰竭及缺血导致的血运重建)发生率显著低于仅罪犯血管血运重建组(10% vs. 21%)。其后 DANAMI 3-PRIMULTI 研究进一步证实,FFR 指导完全血运重建组患者的复合终点事件发生率和血运重建率分别较仅罪犯血管治疗组降低了 41% 和 71%,完全血运重建优于仅处理罪犯血管。COMPARE-ACUTE 研究是在 STEMI 合并多支血管病变患者中,比较 FFR 指导下的完全血运重建与仅处理罪犯血管治疗策略差异的前瞻性随机对照研究,结果证实,FFR 指导完全血运重建组的主要心血管事件(major cardiovascular events,MACE)较仅犯罪血管治疗组降低了 62%,且整体费用降低了 1/3。

以上几项临床研究虽尚不能就完全血运重建的时机给予明确答案,但却让人们开始深思能否可以更好地实施完全血运重建,也促使美国指南对于完全血运重建的推荐态度由"不应该这样做"转变为"在适当情况下可以这样做"。

2015 年 AHA/ACC/SCAI 联合发布的急诊 PCI 指南[12]对 2013 年版指南进行了更新,将血流动力学稳定的 STEMI 合并多支血管病变患者的非罪犯血管同一个手术周期或择期 PCI 列为Ⅱb 级推荐,同时指出这个更新并非认可对所有 STEMI 合并多支血管病变患者常规行多支血管 PCI 治疗,而是临床医生需要综合考虑多支血管 PCI 的指征和时间窗,进一步完善患者的临床数据,了解病变的严重性和复杂程度,评估造影剂肾病的发生风险,从而制定最优的治疗策略;此次指南更新可应用于对血流动力学稳定患者的非梗死相关动脉行常规 PCI 的策略选择。

2017 年欧洲心脏病学会(ESC)与欧洲心胸外科学会(EACTS)发布了最新的急性 ST 段抬高型心肌梗死管理指南[13](STEMI 指南),将完全血运重建从原先的Ⅲ类推荐更新为Ⅱa 推荐,指出 STEMI 患者如存在多支血管病变时,出院前考虑在非 IRA 病变区域进行血运重建。2018 ESC 和 EACTS 共同更新发布了心肌血运重建指南[14],仍将完全血运重建列为Ⅱa 推荐,指出心肌血运重建的预后和症状改善的关键取决于血运重建的完全性,然而是否具备完全血运重建能力是治疗策略选择的关键问题。

然而以上指南均未明确完全血运重建的最佳时机(即刻还是分期),且目前尚无任何指南推荐即刻或者择期对多支血管进行 PCI。目前越来越多的研究[4,15-16]开始聚焦于对合并多支血管疾病的急性心肌梗死患者进行完全血运重建的时机选择,着重为非罪犯血管的处理时机。

2017 年 Elgendy 等[17]的一项荟萃分析纳入了 10 个随机对照研究,将 2 285 例患有多支血管病变的 STEMI 患者根据各自的血运重建策略随机分为 4 组:急诊同时完成对罪犯血管和非罪犯血管的血运重建,急诊仅完成对罪犯血管的血运重建并在患者出院前开通非犯罪血管,急诊完成对罪犯血管的血运重建并在出院后几周内开通非犯罪血管,仅开通罪犯血管。该研究结果表明,完全血运重建组(即前三组)患者的 MACE 风险显著低于仅开通罪犯血管组,而前三组在 MACE 风险、远期死亡率和心肌梗死再发率方面没有统计学差异,说明 STEMI 患者 MACE 风险的降低与非罪犯血管的开通时机以及完全血运重建的完成时间无关,急性期完全血运重建、同次住院期间阶段性完全血运重建和非同次住院期间阶段性完全血运重建这三种不同的处理策略对患者预后的影响没有明显区别。

2018 年 Bangalore 等[18]的一项纳入 11 个临床试验的荟萃分析,通过比较 3 150 例 STEMI 合并多支血管病变患者行多支血管 PCI 与仅对罪犯血管 PCI 的临床疗效和安全性,发现行单次多血管 PCI 的患者死亡率和心肌梗死再发率均显著低于仅罪犯血管 PCI 患者,而行阶段性多支血管 PCI 的患者死亡率和心肌梗死再发率与仅罪犯血管 PCI 患者相比无显著差异,该研究结果表明单次多血管 PCI 可能是 STEMI 合并多支血管病变患者的首选治疗策略。

Marino 等[19]的研究纳入 2005—2013 年期间接受 PCI 治疗的 600 例 STEMI 合并多支血管病变患者,其中 300 例接受阶段性完全血运重建,300 例仅接受罪犯病变治疗,评估这两种治疗方案对患者临床结局和预后的影响,结果表明阶段性完全血运重建组患者的全因死亡率和心血管相关死亡率均低于仅接受罪犯病变治疗组,且在 30 天内接受阶段性完全血运重建的患者主要终点事件发生率与 30 天后接受治疗的患者相比显著降低,该研究结果表明 STEMI 发生 30 天内的完全血运重建与较好的临床结局相关。

Shah 等[20]的一项纳入 9 个随机对照试验 2 176 例 STEMI 合并多支血管病变患者的荟萃分析,通过比较 3 种血运重建策略(单纯梗死相关动脉血运重建、单次完全血运重建和阶段性完全血运重建)的有效性,发现单次完全血运重建组患者的心肌梗死风险比单纯梗死相关动脉血运重建组低 66%,但阶段性完全血运重建组患者则没有这种优势;3 种血运重建策略之间的全因死亡率没有差异。该研究表明,在首次 PCI 手术期间进行完全血运重建,可降低 STEMI 患者心肌梗死复发率,急性期单次完全血运重建的治疗方案是 STEMI 合并多支血管病变患者最为有效的血运重建策略。

Gaffar 等[21]对 4 个随机对照试验进行了系统性回顾和荟萃分析,比较了 838 例 STEMI 或非 ST 段抬高型心肌梗死(NSTEMI)合并多支血管病变患者单次完全血运重建和阶段性 PCI 治疗的疗效和安全性,发现接受单次完全血运重建治疗的患者,最长随访期内的非计划性重复血运重建风险、主要不良心血管事件的风险、死亡率和复发性心肌梗死发生率均显著低于接受阶段性 PCI 治疗的患者。该研究表明单次完全血运重建是安全并有效的,其对患者的长期风险亦有降低的趋势。

Sardella 等[22]比较了 NSTEMI 合并多支血管病变患者 2 种不同的完全血运重建策略(单次完全血运重建和多阶段 PCI)的主要不良心血管和脑血管事件的长期结果,发现单次治疗组患者的主要终点发生率显著低于多阶段组,靶血管血运重建率显著高于多阶段组,故该研究认为在 NSTEMI 合并多支血管病变患者中,就主要不良心脑血管事件而言,单次完全血运重建优于多阶段 PCI 治疗方案。

上述的多项随机临床试验及荟萃分析显示,在心肌梗死合并多支血管病变的患者中,尽早的完全血运重建(即刻或同一手术周期)相较出院后的择期 PCI 存在优势。这一优势不仅体现在重复血运重建风险的显著降低,也体现在全因死亡率的降低。而即刻多血管 PCI 与阶段性 PCI 孰优孰劣,尚缺少足够的临床研究结果证实,未来需要更多的多中心、前瞻性、随机对照研究给我们更清晰的回答。

二、急性心肌梗死合并心源性休克的临床治疗

值得一提的是,前述研究均排除了心源性休克患者。心源性休克是急性心肌梗死患者最为严重的并发症之一。近年来,随着早期血运重建的广泛开展,急性心肌梗死合并

心源性休克的发生率已经明显降低,但患者病死率仍然很高,且往往合并多支血管病变(约80%)[23,24],其原因可能与 PCI 成功率和完全血运重建比例低,泵功能衰竭、组织灌注减低导致多器官功能衰竭有关。心源性休克已经成为急性心肌梗死患者院内死亡最重要的原因,因此急性心肌梗死合并心源性休克仍然是治疗的重点和难点。对于此类患者虽然早期血运重建的远期疗效显著优于单纯药物治疗,但非罪犯血管的血运重建时机和策略仍有争议,其最佳血运重建策略尚无定论[25,26]。

2017 年 de Waha 等[27]的一项荟萃分析纳入 10 项观察性研究(包括 IABP-SHOCK Ⅱ、ALKK、KAMIR、EHS-PCI、NCDR、SHOCK),对 6 051 例 STEMI 合并多支血管病变的心源性休克患者进行早期随访,结果显示"急诊仅对罪犯血管进行介入治疗,择期对非罪犯血管进行可能的延期 PCI"组,其 30 天死亡率显著低于"即刻对多支血管 PCI"组(28.8% vs. 37.5%),但长期随访显示两组死亡率无显著差异(41.7% vs. 44.7%)。

由于缺乏随机对照临床试验,不同研究间的入排标准存在差异,以及多种混杂因素的影响,故这些研究结果难以令人完全信服,亦导致国内外指南推荐并不统一。2017 年 ESC 的 STEMI 指南[13]建议,对于 STEMI 合并心源性休克的多支血管病变患者,若其血流动力学不稳定可考虑"即刻对多支血管 PCI"(推荐级别Ⅱa),但对非罪犯血管行 PCI 应满足以下标准:特别严重的狭窄(狭窄直径≥90%)、高度不稳定的病变或罪犯血管处理后仍有持续的心肌缺血证据。2017 年 AHA 的合理化建议[28](appropriate use criteria)认为对合并心源性休克的心肌梗死患者,行罪犯血管 PCI 后若休克状态持续存在,可考虑即刻处理非罪犯血管,实施完全血运重建治疗,推荐级别为 A,而 ACC/AHA 和中华医学会心血管病分会的 STEMI 指南则没有特别推荐。

CULPRIT-SHOCK 研究是迄今为止探讨合并多支血管病变急性心肌梗死伴心源性休克患者最佳 PCI 策略的、规模最大的欧洲前瞻性、多中心、随机对照研究。该研究共纳入合并有心源性休克的急性心肌梗死患者(STEMI 占 62%)706 例,分为同期多血管 PCI 组和择期 PCI 组(在 IRA 直接 PCI 的急性期之后,先评估患者的剩余心肌缺血风险,再根据评估结果,决定是否对非罪犯血管实施治疗)。该研究的 30 天结果[29]已于 2017 年美国经导管心血管治疗学术会议(TCT)公布。研究的主要终点为 30 天内的全因死亡,或需行肾脏替代治疗的肾衰竭的比例。安全性指标包括出血事件和卒中,次要终点包括 1 年时任何原因的死亡、复发性心肌梗死、重复血运重建、因充血性心力衰竭入院、死亡或复发心肌梗死的复合事件,以及死亡、复发性梗死或心衰再入院的复合事件。

该研究的 30 天随访结果显示,与完全血运重建策略相比,仅处理罪犯病变的 PCI 策略可显著降低患者 30 天死亡率以及需肾脏替代治疗的复合终点发生风险,且上述终点事件的减少主要源于 30 天死亡率的下降。因此,CULPRIT-SHOCK 研究认为,对患有多支血管病变且伴有心源性休克的急性心肌梗死患者,在急性期仅处理罪犯病变(择期根据剩余心肌缺血风险处理非梗死相关血管病变),与同时处理多支病变相比,不但不影响患者血流动力学的稳定性,反而可降低死亡率,减少肾功能受损风险;多支血管 PCI 意味着更长的介入时间、更多的造影剂使用剂量、更高的支架血栓风险和操作相关并发症发生风险,导致该类患者的不良临床预后。尽管该研究仍存在选择性偏倚、样本量偏小、随访时间短等局限性,但仍对国内外指南相关内容的更新与修订提供了重要依据。

正是因为以上结果,2018 ESC 血运重建指南不再推荐合并心源性休克的急性心肌梗死患者行急诊完全血运重建,认为这类患者的非罪犯血管病变的常规血运重建不宜在初次

PCI 期间进行,对这类患者的多支血管 PCI 推荐等级由原来的Ⅱa 级降至Ⅲb 级。然而该指南发布后不久,在 ESC 2018 现场公布的 CULPRIT-SHOCK 1 年随访结果则向上述推荐提出了挑战。该研究的 1 年随访分析[30]显示,多支血管 PCI 与仅罪犯血管 PCI 两组在死亡率、心肌梗死再发率方面无显著差异。与仅罪犯血管 PCI 策略相比,多支血管 PCI 策略可显著降低随访 1 年时心力衰竭再住院风险(RR=0.22,95%CI 0.08~0.66,P=0.003)及再次血运重建风险(RR=0.29,95%CI 0.20~0.42,P<0.001)。但两种策略的卒中及出血事件风险均无显著差异。该结果的出炉,也提示多支血管完全血运重建策略可能给心源性休克合并急性心肌梗死患者带来长期获益。

Lee 等[31]的一项全国性、多中心、前瞻性研究亦得到了与之类似的结论。该研究共纳入 659 例患有多支血管病变并伴有心源性休克的 STEMI 患者,通过比较多支血管 PCI 和仅罪犯血管 PCI 这两种血运重建方案对患者一年预后的影响,发现多支血管 PCI 组患者术后一年全因死亡率和非罪犯血管重复血运重建的风险明显低于仅罪犯血管 PCI 组(21.3% $vs.$ 31.7%,6.7% $vs.$ 8.2%),因此该研究认为多支血管 PCI 用于完全血运重建是改善 STEMI 合并心源性休克患者预后的合理策略,通过对非罪犯血管行 PCI 来实现完全血运重建,不仅可降低再次血运重建的风险,还可通过恢复心肌灌注来改善患者临床预后。

急性心肌梗死合并心源性休克最根本的治疗措施是紧急血运重建,挽救濒死、顿抑心肌,减少缺血坏死范围,维持心排血量。针对急性心肌梗死合并心源性休克患者,仅对罪犯血管实施 PCI 仍是可接受的标准治疗策略,对非罪犯血管的额外干预是否获益至今仍尚未明确。针对此类患者的最佳血运重建策略仍需要更多的随机临床试验来验证。

三、对于完全血运重建的临床考虑

尽管 STEMI 合并多支血管病变的完全血运重建对患者具有潜在的益处,但在目前我国的临床实践中较少对该类患者进行一次性完全血运重建。考虑到术中造影剂用量的增加,将加重多支血管病变患者造影剂介导急性肾损伤的发生,而急性肾损伤是导致患者死亡的主要因素之一。2017 年发表的 COMPARE-ACUTE 研究结果表明,完全血运重建的治疗效果优于仅罪犯血管血运重建,但完全血运重建的手术时间明显长于单支血管血运重建,且完全血运重建患者术中造影剂用量多于单支血管血运重建。除 COMPARE-ACUTE 研究外,PRAMI 研究和 CvLPRIT 研究也得出了类似的结论。相关荟萃分析[32]也表明,无论是否合并心源性休克,完全血运重建比单纯处理犯罪血管有更高的急性肾损伤风险。

除造影剂的不利影响外,非罪犯血管 PCI 可能引起小血管的闭塞风险亦是临床制定患者血运重建策略时需要考虑的因素。2015 年发表的 CvLPRIT 研究[33]结果表明,完全血运重建组患者的心肌坏死率显著高于仅罪犯血管血运重建组患者,而两组患者心脏总缺血面积、心肌梗死面积、左室射血分数等指标无论在短期或长期随访过程中并无显著差异。

既往研究表明,FFR 是评估非犯罪血管是否需要介入处理的可靠手段。尽管 FFR 引导下的 PCI 在稳定型心绞痛患者中的应用越来越多,但在急性冠脉综合征患者中却很少使用,主要原因是考虑到急性心肌梗死患者的早期微血管功能紊乱可能影响该技术的可靠性。然而在国外一项大规模的对照研究[34]显示,在 FFR 指导下对非罪犯血管行完全血运重建的急性心肌梗死患者,其全因死亡、非致命性心肌梗死、脑出血等心血管事件的发生率较单纯处理罪犯血管者显著降低,该结果主要归因于对急性期患者采取 FFR 指导的完全血运重建策略可大大减少初级 PCI 期间不必要的干预次数以及随后的血运重建次数。值得一提的是,该研究中近 50% 的非罪犯血管虽经造影显示严重狭窄,而相应的 FFR 值 >0.8,说明 FFR 值可更为准确地识别出需要及时处理的非罪犯血管,有效减少对不必要血管的开通。

综上所述,目前的临床研究倾向于对于 STEMI 合并多支血管病变且血流动力学稳定的患者,支持进行单次完全血运重建或阶段性完全血运重建,且借助 FFR 指导的完全血运重建,则有更充分的证据。对于合并心源性休克的 STEMI 患者急诊 PCI 时不建议常规完全血运重建,因为完全血运重建手术风险高,且可能导致造影剂用量增加以及出现栓塞等并发症。然而,在具体的临床实践中,临床医师要根据患者年龄、肾脏功能、出血与缺血风险、冠脉病变的复杂程度、手术时间以及造影剂用量等情况制订不同的个体化治疗方案,才能使患者临床获益最大化。

（卜军 孙嘉腾）

参 考 文 献

[1] TOMA M,BULLER C E,WESTERHOUT C M,et al. Non-culprit coronary artery percutaneous coronary intervention during acute ST-segment elevation myocardial infarction:insights from the APEX-AMI trial [J]. Eur Heart J,2010,31(14):1701-1707.

[2] PARK D,CLARE R M,SCHULTE P J,et al. Extent,location,and clinical significance of non-infarct-related coronary artery disease among patients with ST-elevation myocardial infarction [J]. JAMA,2014,312(19):2019-2027.

[3] JANG J S,SPERTUS J A,ARNOLD S V,et al. Impact of multivessel revascularization on health status outcomes in patients with ST-segment elevation myocardial infarction and multivessel coronary artery disease[J]. J Am Coll Cardiol,2015,66(19):2104-2113.

[4] POLITI L,SGURA F,ROSSI R A,et al. A randomised trial of target-vessel versus multi-vessel revascularisation in ST-elevation myocardial infarction:major adverse cardiac events during long-term follow-up [J]. Heart,2010,96(9):662-667.

[5] O'GARA P T,KUSHNER F G,ASCHEIM D D,et al. 2013 ACCF/AHA guideline for the management of ST-elevation myocardial infarction:executive summary:a report of the American College of Cardiology Foundation/American Heart Association Task Force on Practice Guidelines [J]. J Am Coll Cardiol,2013,61(4):485-510.

[6] BRENER S J,MILFORD-BELAND S,ROE M T,et al. Culprit-only or multivessel revascularization in patients with acute coronary syndromes:an American College of Cardiology National Cardiovascular Database Registry report [J]. Am Heart J,2008,155(1):140-146.

[7] IJSSELMUIDEN A J,EZECHIELS J,WESTENDORP I C,et al. Complete versus culprit vessel percutaneous coronary intervention in multivessel disease:a randomized comparison [J]. Am Heart J,2004,148(3):467-474.

[8] WALD D S,MORRIS J K,WALD N J,et al. Randomized trial of preventive angioplasty in myocardial infarction [J]. N Engl J Med,2013,369(12):1115-1123.

[9] GERSHLICK A H,KHAN J N,KELLY D J,et al. Randomized trial of complete versus lesion-only revascularization in patients undergoing primary percutaneous coronary intervention for STEMI and multivessel disease:The CvLPRIT trial [J]. J Am Coll Cardiol,2015,65:963-972.

[10] ENGSTROM T,KELBAEK H,HELQVIST S,et al;DANAMIPRIMULTI Investigators. Complete revascularisation versus treatment of the culprit lesion only in patients with ST-segment elevation myocardial infarction and multivessel disease (DANAMI-3—PRIMULTI):an open-label,randomised controlled trial [J]. Lancet,2015,386(9994):665-671.

[11] SMITS P C,ABDEL-WAHAB M,NEUMANN F J,et al;Compare-Acute Investigators. Fractional flow reserve-guided multivessel angioplasty in myocardial infarction [J]. N Engl J Med,2017,376(13):1234-1244.

[12] LEVINE G N,BATES E R,BLANKENSHIP J C,et al. 2015 ACC/AHA/SCAI Focused Update on Primary Percutaneous Coronary Intervention for Patients With ST-Elevation Myocardial Infarction:An Update of the 2011 ACCF/AHA/SCAI Guideline for Percutaneous Coronary Intervention and the 2013 ACCF/AHA Guideline for the Management of ST-Elevation Myocardial Infarction [J]. J Am Coll Cardiol,2016,67(10):1235-1250.

［13］IBANEZ B,JAMES S,AGEWALL S,et al. 2017 ESC Guidelines for the management of acute myocardial infarction in patients presenting with ST-segment elevation:The Task Force for the management of acute myocardial infarction in patients presenting with ST-segment elevation of the European Society of Cardiology(ESC)［J］. Eur Heart J,2018,39(2):119-177.

［14］NEUMANN F J,SOUSA-UVA M,AHLSSON A,et al. 2018 ESC/EACTS Guidelines on myocardial revascularization ［J］. Kardiol Pol,2018,76(12):1585-1664.

［15］KORNOWSKI R,MEHRAN R,DANGAS G,et al. Prognostic impact of staged versus "one-time" multivessel percutaneous intervention in acute myocardial infarction:analysis from the HORIZONS-AMI(harmonizing outcomes with revascularization and stents in acute myocardial infarction)trial ［J］. J Am Coll Cardiol,2011,58(7):704-711.

［16］DI MARIO C,MARA S,FLAVIO A,et al. Single vs multivessel treatment during primary angioplasty:results of the multicentre randomised HEpacoat for cuLPrit or multivessel stenting for Acute Myocardial Infarction(HELP AMI)Study［J］. Int J Cardiovasc Intervent,2004,6(3-4):128-133.

［17］ELGENDY I Y,MAHMOUD A N,KUMBHANI D J,et al. Complete or culprit-only revascularization for patients with multivessel coronary artery disease undergoing percutaneous coronary intervention:A pairwise and network meta-analysis of randomized trials ［J］. JACC Cardiovasc Interv,2017,10:315-324.

［18］BANGALORE S,TOKLU B,STONE G W,et al. Meta-Analysis of Culprit-Only Versus Multivessel Percutaneous Coronary Intervention in PatientsWith ST-Segment Elevation Myocardial Infarction and Multivessel Coronary Disease ［J］. Am J Cardiol,2018,121(5):529-536.

［19］MARINO M,CRIMI G,LEONARDI S,et al. Comparison of Outcomes of Staged Complete Revascularization Versus Culprit Lesion-Only Revascularization for ST-Elevation Myocardial Infarction and Multivessel Coronary Artery Disease ［J］. Am J Cardiol,2017,119(4):508-514.

［20］SHAH R,BERZINGI C,MUMTAZ M,et al. Meta-Analysis Comparing Complete Revascularization Versus Infarct-Related Only Strategies for Patients With ST-Segment Elevation Myocardial Infarction and Multivessel Coronary ArteryDisease ［J］. Am J Cardiol,2016,118(10):1466-1472.

［21］GAFFAR R,HABIB B,FILION K B,et al. Optimal Timing of Complete Revascularization in Acute Coronary Syndrome:A SystematicReview and Meta-Analysis ［J］. J Am Heart Assoc,2017,6(4). pii:e005381.

［22］SARDELLA G,LUCISANO L,GARBO R,et al. Single-Staged Compared With Multi-Staged PCI in Multivessel NSTEMI Patients:The SMILE Trial ［J］. J Am Coll Cardiol,2016,67(3):264-272.

［23］REYENTOVICH A,BARGHASH M H,HOCHMAN J S. Management of refractory cardiogenic shock ［J］. Nat Rev Cardiol,2016,13:481-492.

［24］THIELE H,DESCH S,PIEK J J,et al. Multivessel versus culprit lesion only percutaneous revascularization plus potential staged revascularization in patients with acute myocardial infarction complicated by cardiogenic shock:design and rationale of CULPRIT-SHOCK trial ［J］. Am Heart J,2016,172:160-169.

［25］HOCHMAN J S,SLEEPER L A,WEBB J G,et al. Early revascularization and long-term survival in cardiogenic shock complicating acute myocardial infarction ［J］. JAMA,2006,295:2511-2515.

［26］VAN HERCK J L,CLAEYS M J,DE PAEP R,et al. Management of cardiogenic shock complicating acute myocardial infarction ［J］. Eur Heart J Acute Cardiovasc Care,2015,4(3):278-297.

［27］DE WAHA S,JOBS A,EITEL I,et al. Multivessel versus culprit lesion only percutaneous coronary intervention in cardiogenic shock complicating acute myocardial infarction:a systematic review and meta-analysis ［J］. Eur Heart J Acute Cardiovasc Care,2018,7(1):28-37.

［28］PATEL M R,CALHOON J H,DEHMER G J,et al. ACC/AATS/AHA/ASE/ASNC/SCAI/SCCT/STS 2016 Appropriate Use Criteria for CoronaryRevascularization in Patients With Acute Coronary Syndromes:A Report of the American College of Cardiology Appropriate Use Criteria Task Force,American Association for Thoracic Surgery,American Heart Association,American Society of Echocardiography,American Society of Nuclear Cardiology,Society for Cardiovascular Angiography and Interventions,Society of Cardiovascular Computed Tomography,and the Society of Thoracic Surgeons ［J］. J Am Coll Cardiol,2017,69(5):570-591.

［29］THIELE H,AKIN I,SANDRI M,et al. PCI Strategies in Patients with Acute Myocardial Infarction and Cardiogenic Shock［J］. N Engl J Med,2017,377(25):2419-2432.

［30］THIELE H,AKIN I,SANDRI M,et al. One-Year Outcomes after PCI Strategies in Cardiogenic Shock ［J］. N Engl J Med,

2018,379(18):1699-1710.

[31] LEE J M,RHEE T M,HAHN J Y,et al. Multivessel Percutaneous Coronary Intervention in Patients With ST-Segment Elevation Myocardial Infarction With Cardiogenic Shock [J]. J Am Coll Cardiol,2018,71(8):844-856.

[32] BERTAINA M,FERRARO I,OMEDÈ P,et al. Meta-Analysis Comparing Complete or Culprit Only Revascularization in Patients With Multivessel Disease Presenting With Cardiogenic Shock [J]. Am J Cardiol,2018,122(10):1661-1669.

[33] MCCANN G P,KHAN J N,GREENWOOD J P,et al. Complete Versus Lesion-Only Primary PCI:The Randomized Cardiovascular MR CvLPRIT Substudy [J]. J Am Coll Cardiol,2015,66(24):2713-2724.

[34] BIBAS L,THANASSOULIS G. Fractional Flow Reserve-Guided Multivessel Angioplasty in Myocardial Infarction [J]. N Engl J Med,2017,377(4):396-397.

急性心肌梗死机械并发症诊疗原则

一、总 论

继心源性休克和充血性心力衰竭之后,机械并发症(MCs)已成为再灌注期间急性心肌梗死(AMI)住院后早期死亡的第三位常见原因。MCs 主要是指:游离壁破裂(FWR)、室间隔穿孔(VSR)、急性二尖瓣反流及乳头肌断裂(AMR/PMR),这些并发症会在短时间内造成急性血流动力学障碍,死亡率高,预后差,为心肌梗死后急性并发症。左室室壁瘤(LVA)也是心肌梗死后机械并发症的一种,其发生时间相对稍晚,一般不会造成急性血流动力学障碍,但会引起恶性心律失常、顽固性心衰和栓塞等不良事件。

尽管近些年来发病率虽有所下降,但其死亡率仍然很高。Puerto 等报道了 1988—2008 年 75 岁以上共 1 393 例 STEMI 患者的连续观察结果:尽管在 20 年观察期内 MCs 发生率由 11.1% 降至 4.3%。但 MCs 的住院病死率无明显变化(由 87.1% 降至 82.4%)(图 1)。表 1 显示了不同的研究的这些急性 MCs 的流行病学、临床特征及诊断方法的比较。

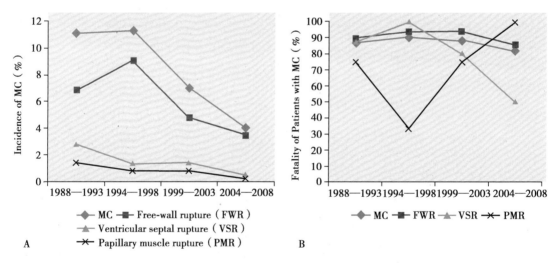

图 1 20 年来急性心肌梗死及其机械并发症的趋势
A. 各种 MCs 的发生率的变化;B. 各种 MCs 的死亡率无明显下降

AMI 后的急性 MCs 有可能造成突发循环崩溃,机械循环支持对于该类患者的抢救至关重要,可为这部分患者赢得外科/介入手术的时间。2018 ESC/EACTS 心肌管理指南中建议:在某些特定的 ACS 和心源性休克患者中,可以考虑短期应用机械循环支持(Ⅱb,C)[1]。目前常用的机械循环支持包括:①静脉-动脉模式 ECMO(VA-ECMO):在心脏骤停患者中,与 IABP 相比,VA-ECMO 提供了更好的循环支持。在 ACS 后心源性休克患者中,VA-ECMO 的 30 天存活率比 IABP 高 33%。②主动脉球囊反搏(IABP):研究表明,如果在 MCs 患者心源

表1 导致急性心功能不全的 STEMI 并发症比较

特征	游离壁破裂	室间隔穿孔	乳头肌断裂
发生率	溶栓前时代 2%~6.2%；溶栓时代 0.85%，PCI 时代 0.39%~0.52%	溶栓时代前 1%~3%；溶栓时代 0.2%~0.34%，PCI 时代 0.115%~0.31%	溶栓时代前 1%~3%；PCI 时代 0.26%
溶栓的效应	未减少风险,增加高危患者患病风险	减少风险	减少风险
PCI 的效应	减少风险	减少风险	减少风险
占心肌梗死死亡的比例	占心肌梗死死亡的15%	占心肌梗死死亡的5%	占心肌梗死死亡的5%
发生时间窗	时间范围 1~14 天；高峰 3~5 天；溶栓时代 12~24 小时；PCI 时代发病中位数 20.7 小时[2]	时间范围 1~14 天；双峰:24 小时内以及 3~7 天	时间范围 1~14 天；双峰:24 小时内以及 3~5 天
生存率	院内 43%；90 天 37%	院内 60%；90 天 20%	院内 73%；90 天 73%
危险因素	年龄≥55 岁；女性；首次心肌梗死；LAD 完全闭塞；低 GFR；Q 波心肌梗死；高血压；Killip>2 级；持续 ST 段抬高	侧支形成不良、单支病变、高龄、女性、慢性肾脏疾病、无心绞痛史等	首次心肌梗死；单支病变
累及血管构成	LAD 50%；LCX 18%；RCA 29%	LAD 40%；LCX 0%；RCA 60%	LAD 27%；LCX 27%；RCA 33%
临床症状	再发心绞痛；胸膜或心包源性疼痛；晕厥；低血压；无脉；反复呕吐；烦躁；猝死	再发胸痛、气短、低血压	突发气短、肺水肿、低血压
体征	颈静脉扩张(29%)，奇脉(47%)，心电机械分离，心源性休克,心动过缓	粗糙的全收缩期杂音,震颤,S3、S2 亢进,肺水肿,RV 和 LV 衰竭,心源性休克	一些病例杂音柔和,无震颤,右室负荷过重,严重肺水肿,心源性休克
心脏彩超	并非所有病例均可见 >5mm 心包积液；心包内的分层高回声(血块)；直接可见撕裂；填塞的迹象	彩色多普勒超声证实室间隔破裂、左向右分流、右室超负荷	左室收缩增强、乳头肌或腱索撕裂、连枷叶、重度二尖瓣反流
心导管	心室造影敏感性低	从 RA 到 RV 的血氧饱和度增加 >10%,大 v 波	从 RA 到 RV 的血氧饱和度没有增加,大的 v 波,PCWP 值较高

性休克期间使用 IABP,可改善死亡率。IABPSHOCK 和 IABP-Shock II 试验没有显示 IABP 在心源性休克中降低死亡率的优势,但这些研究排除了有机械并发症的患者。尽管有相互矛盾的证据,2013 年 AHA 的 STEMI 指南为心源性休克中使用 IABP 提供了具有 B 级证据的 IIa 建议。③左心室辅助装置(Impella)与 IABP 相比,Impella 能提高心脏输出和降低前负荷,能改善动脉血压和外周灌注。但在死亡率方面与 IABP 无明显区别。虽然它在 MCs 中的应用较少,但它是休克患者机械支持的另一种选择。

急性 MCs 患者有着共同的病理基础,治疗方面的原则包括:①尽早开通罪犯血管,治疗急性心肌梗死,防止 MCs 的发生;②控制 MCs 发生的危险因素,减少 MCs 发生概率;③根据患者病情,及时使用机械循环支持,稳定血流动力学;④根据血流动力学监测进行液体管理及药物治疗;⑤及时有效的进行 MCs 的急诊手术/介入治疗,减少死亡率;⑥如在循环支持下患者血流动力学稳定,可行部分患者的延期手术/介入治疗,提高手术成功率;⑦加强术后监护管理,减少并发症,及时处理合并症。表 2 列出 AHA 急性 MCs 的管理推荐中及时外科手术为首选治疗。但同时应积极寻求替代治疗方案,如:经皮介入治疗 VSR 和 AMR。特别是对于血流动力学不稳定的高危患者或不接受外科手术风险的患者[1]。

表 2　AHA 心肌梗死后急性机械并发症管理指南

VSR	
Class I	1. 急性 VSR 患者应考虑进行紧急心脏外科修复,除非因患者拒绝或存在禁忌证或不适合进一步侵入性治疗(证据水平:B)
	2. 冠状动脉旁路移植术应与二尖瓣手术同时进行(证据水平:B)
FWR	
Class I	1. FWR 患者应考虑进行紧急心脏外科修复,除非因患者拒绝或存在禁忌证或不适合进一步侵入性治疗(证据水平:B)
	2. 冠状动脉旁路移植术应与二尖瓣手术同时进行(证据水平:C)
PMR	
Class I	急性 PMR 患者应行急诊心脏外科瓣膜置换手术,除非因患者拒绝或存在禁忌证或不适合进一步侵入性治疗(证据水平:B)
	冠状动脉旁路移植术应与二尖瓣手术同时进行(证据水平:B)

二、左心室游离壁破裂(FWR)

(一)流行病学

溶栓时代前,左心室游离壁破裂(FWR)发生率为 2%~6.2%[3]。但再灌注治疗时代后 FWR 发生率明显下降,溶栓时代发生率为 0.85%。PCI 时代的发病率为 0.39%~0.52%[2,4]。溶栓治疗与破裂风险之间的关系是与再灌注时间密切相关的:及时的溶栓降低了破裂和死亡的风险,但延迟溶栓(发病 14 小时后)会导致坏死心肌内出现夹层和内出血,增加破裂的风险[5]。

FWR 后死亡率高达 75%~90%,住院死亡率为 80%[4]。即使能及时心包穿刺和手术,其住院死亡率仍高达约 50%[6]。FWR 90 天生存率为 37%。再灌注时代 FWR 发病时间提前(表 1)。有研究显示,急诊 PCI(pPCI)及时开通血管,降低了 FWR 的发生率;但 pPCI 在某些情况下会诱导再灌注损伤和心肌出血,从而加速 FWR 的发生[6]。

(二)危险因素及保护因素

与 FWR 相关的危险因素包括[6,7]:年龄 >70 岁,未及时再灌注,延迟溶栓,女性,无侧支循环的单支血管疾病,完全闭塞左前降支(LAD),首次透壁性心肌梗死,较差的 PCI 术后 TIMI 血流,高血压(近年来作为传统危险因素的作用在下降),Killip II 级以上,持续性 ST 段抬高,以及使用皮质类固醇和非甾体类抗炎药。

与 FWR 相关的危险因素包括:急诊 PCI 是减少 FWR 发生最重要的保护因素[6]。而 24 小时内使用 β 受体阻断剂、低分子肝素、既往 MI 病史的患者似也可减少心脏破裂的发生[4]。

(三)病理及分型

Becker 将 FWR 分为裂隙样破裂(Ⅰ型)、侵蚀样破裂(Ⅱ型)、室壁瘤破裂(Ⅲ型)三种类型(表 3)[8]。Ⅰ型破裂的特点是突发裂隙样的心肌撕裂,多发于 MI 的急性期(<24 小时)。Ⅱ型破裂是一种缓慢进行性的撕裂,存在明显的心肌侵蚀区域。Ⅲ型破裂为室壁瘤的穿孔,通常发生在 MI 晚期(>7 天)。接受再灌注治疗患者的心肌出血发生率增加:未再灌注治疗18.0%、溶栓治疗71.4%、急诊 PCI 治疗83.3%,尤其易发生在梗死相关动脉未闭的患者,这可导致了 Becker Ⅰ型或Ⅱ型破裂的发生。心肌出血是反映 AMI 后严重微血管损伤和再灌注损伤的一种现象[6]。心肌出血可以在梗死心肌中造成夹层并延迟愈合过程。

按外科角度一般将 FWR 分为:①渗出型:没有明显的出血源,血液在心包腔中缓慢集聚;②爆破型:具有较大裂口和高容量出血,导致突然的心脏压塞。急性 FWR 迅速出现心包积血及填塞,导致突然的严重休克,通常是迅速致命的。亚急性 FWR 可能由于破裂在心室壁心肌各层之间蜿蜒前行、血栓形成后部分封闭破裂部位以及心包的屏障作用推迟了心包积血及填塞的时间,并为心包穿刺以及血流动力学稳定后的手术赢得时间。

室壁破裂前通常伴有大面积心肌梗死及梗死面积的扩大,或为心肌内血肿、夹层的撕裂;发生部位多位于梗死和正常心肌交界处。左心室(特别是前壁或侧壁)比右心室更常见,但很少发生在心房。FWR 几乎只发生在 STEMI 患者,NSTEMI 则罕见。

表 3　FWR 病理分型

分型	Ⅰ型	Ⅱ型	Ⅲ型
描述	缝隙样破裂	侵蚀性破裂	室壁瘤破裂
时间	24 小时内	24 小时后	少见
部位	乳头肌基底部游离壁与室间隔交界处	侵蚀梗死心肌	室壁瘤过度扩张所致
破口	内膜片撕裂呈缝隙样	外观为豆腐渣样呈凝固性坏死	纤维瘢痕组织梗死区穿孔与周围心包粘连

(四)临床特点

根据疾病进程 FWR 可分为三种临床类型:急性、亚急性和慢性。急性游离壁破裂占70%,可迅速出现急性心脏压塞,循环"崩溃"伴或不伴电机械分离,患者常在数分钟内死亡。慢性破裂时可能血流动力学稳定,也可出现呼吸急促和心律失常。亚急性游离壁破裂时患者出现恶心、低血压和累及心包的症状是主要临床线索,行急诊手术可能会挽救生命,临床表现取决于出血的速度:若出现大量出血,可出现心源性猝死;如果缓慢进行性出血则可能表现为低血压及心源性休克。破裂前可以有或无先兆症状,可表现为胸痛、烦躁、频繁呕吐。亚急性破裂患者几乎总是伴有低血压。在急性心肌梗死患者中,突发低血压伴心动过缓需要高度警惕心脏破裂。

(五)辅助检查及诊断

近年来 FWR 的检出率逐渐升高,超声心动图(UCG)是诊断疑似心脏破裂的首选手段。但 28% 的心脏未破裂的 AMI 患者 UCG 也可见心包积液。如果心包积液大于 5mm,则假阳性非常低。可同时发现右室舒张期受压,如穿刺有血性液体可进一步证实,有心包团状回声则更提高了诊断的敏感性(97%)和特异性(93%)。除非有其他证据,近期 MI 患者存在中度心包积液应考虑是否存在 FWR。彩色多普勒可用于评估破裂部位的血流特征(图 2E 和图 2F,彩图见二维码 26)。心超声学造影可用于鉴别心脏破裂或假性室壁瘤。

在合适的患者中,计算机断层扫描(CT)或心脏磁共振(CMR)可以通过识别心脏破裂及其解剖特征来辅助诊断,从而指导外科干预(图 2G 和图 2H,彩图见二维码 26)[7]。CMR 检查发现接受急诊 PCI 的 AMI 患者中有 25%~40% 合并心肌内出血,且与左心室不良重构相关。

急诊修补前是否行 CAG 检查目前仍有争议:一些研究认为应避免行 CAG 以节约时间;而另一些研究则建议在心脏压塞前迅速完成造影检查,其结果为缝合部位的选择及手术过程提供了参考,另外在修补过程中同时行 CABG 可提高生存率并减少心绞痛的发作。

假性室壁瘤:当室壁不完全破裂时,血栓、血肿连同心包可封堵左心室破裂裂口,延缓心脏压塞的进展。随着时间的推移,这个由血栓和心包组成的区域可以演变为假性动脉瘤。与真性动脉瘤不同的是(其瘤体可见心肌成分),假性动脉瘤瘤体缺乏心肌的成分,其体积较大,有时甚至相当于心室腔大小,通过狭窄的颈部与左室腔相交通,瘤内常含有大量的陈旧和新鲜的血栓,其表浅部分可能会脱落并引起栓塞。与真性室壁瘤一样,假性

室壁瘤内的血液可作为心室每搏量的一部分,从而影响射血分数。如果患者的病情稳定,假性室壁瘤的诊断可通过心室照影、UCG、CMR 或 CT 证实,但有时鉴别真性室壁瘤和假性室壁瘤仍较为困难(图 2I 和图 2J,彩图见二维码 26)。

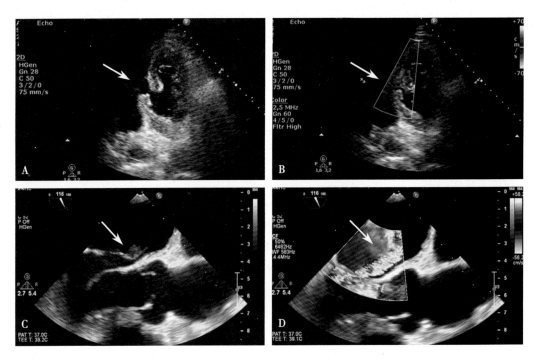

图 2　FWR、PMR、VSR 的诊断

A.VSR,2D-TTE,心尖四腔切面:可见 VSR(箭头);B.彩色多普勒显示从左向右分流的穿孔(箭头);C.PMR,TEE,食管中段长轴切面:二尖瓣后叶连枷改变,注意左房的乳头肌断裂部分(箭头);D.彩色多普勒显示二尖瓣喷射反流(箭头)

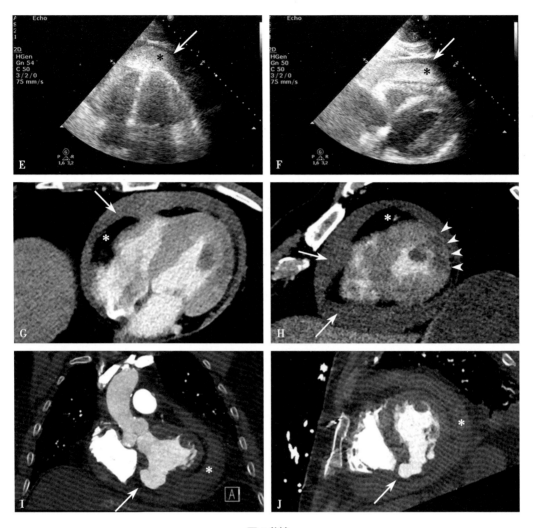

图 2 (续)

E. FWR,床边 TTE,心尖四腔切面:注意心包腔内的圆形血肿(星号)和积液(箭头);F. FWR,肋下视图:与图 E 为相同患者,左心室侧壁梗死,注意巨大的心包内血肿(团状回声,星号)和积液(箭头)压缩右房;G. FWR 的急诊 CTA:轴位图像显示心包腔内有积液(箭头),CT 值 50HU 左右,这是血液的特征,心外膜脂肪用星号标记;H. 短轴重建:与图 G 为相同患者,梗死区(深灰色区域,用短箭头标记)清晰可见,注意圆形心包积液(长箭头),心外膜脂肪用星号标记;I. CTA 提示左心室假性室壁瘤,冠状图像显示左心室下壁的包含性破裂(箭头),注意圆形心包血肿(星号);J. 与图 I 为相同的患者,短轴重建有助于定位破裂(箭头),心包血肿用星号标记

(六) 治疗

该并发症进展迅速,手术机会少,对有条件的患者及时手术修复是唯一的治疗选择。破裂部位为凝固性坏死,很难缝合,预后差,死亡率高达 75%~90%。如果明确诊断应立即手术修复破裂部位。同时按需进行液体管理、使用血管活性药物。机械循环支持(IABP、Impella 或 ECMO)可稳定血流动力学,在急救中起到重要作用,使得患者能够过渡到外科修复。在围术期也可能有适应证,特别是存在左室功能严重受损的大面积心肌梗死,可避免低心排综合征的发生。爆裂型 FWR 手术机会少,一般需要使用假体材料进行缝合修复。在渗出型 FWR 的患者,使用胶水和补片的无缝合技术,同样能取得手术成功,且中远期结果良好,但

其发生再破裂的风险高(约为 5%)。亚急性破裂或假性室壁瘤也应立即选择手术,因其保守治疗的破裂风险接近 50%,手术死亡率在 20%~75%。如果及时诊断及手术,亚急性 FWR、假性室壁瘤具有较好的长期生存率。

对于一般情况较差而且具有极高手术风险的患者可以考虑行经皮心包内纤维蛋白胶注射疗法,目前已有个别研究报道,此法的住院死亡率为 25%。

目前,预防 AMI 后 FWR 最有效的策略是早期行 pPCI 血运重建。然而,目前的病理研究也显示接受 pPCI 的 CR 患者心肌出血的发生率较高,这可能部分与再灌注损伤有关。因此,预防再灌注损伤可能是未来 AMI 辅助治疗的新目标,以期进一步降低 FWR 的发生率。

三、室间隔破裂(VSR)

(一)流行病学

AMI 在再灌注前时代的室间隔破裂(VSR)发生率为 1%-3%;溶栓时代 VSR 的发生率为 0.2%-0.34%[9]。PCI 时代的 VSR 发生率呈逐年下降趋势:从 1999 年(0.197%)到 2014 年(0.115%)下降了 41.6%[10]。

VSR 的总体死亡率为 40%~75%[4]。如不行手术治疗,第一周内死亡率为 46%;2 个月内死亡率为 62%~82%。术后死亡率也达 20%~40%。1999—2014 年间,所有 VSR-AMI 住院患者的平均死亡率分别为住院期间 50.5%,30 天内为 60.2%,1 年内为 68.5%[10]。在 PCI 时代的 15 年时间内 VSR 死亡率没有显著变化,目前的内科和外科治疗并没有降低这种并发症的死亡风险。

VSR 在溶栓前时代发生时间窗在 AMI 后 3~5 天,很少在 2 周后。随着溶栓和 PCI 的广泛应用,VSR 在溶栓和 PCI 患者中出现得更早,VSR 的平均发病时间已缩短到 24 小时[6,9]。

(二)VSR 的危险因素及保护因素

溶栓前时代的危险因素包括:高血压、年龄(60~69 岁)、女性、无心绞痛病史、无既往心肌梗死病史、完全闭塞病变且侧支形成不充分。如果 MI 前心肌存在缺血预适应,如糖尿病、慢性心绞痛或有心肌梗死史的患者,则可降低透壁心肌坏死及间隔破裂的可能性。

溶栓时代的主要危险因素包括:高龄、前壁心肌梗死、女性、无吸烟史。其他危险因素包括:高血压(BP>130/75mmHg)、大面积心肌梗死、右室心肌梗死、罪犯血管的完全闭塞且侧支形成不良、单支病变、慢性肾病、既往卒中、ST 段抬高和增快的心率等。保护因素:早期使用 β 受体阻断剂、低分子肝素、既往 MI 病史可减少 VSR 的发生[4]。早期溶栓(≤7 小时)可减少 VSR 的发生,但延迟溶栓(>17 小时),特别在老年人群体中,发生 VSR 的概率则增加[4,5]。

PCI 时代的影响因素:延迟或择期 PCI 心脏破裂的概率大于直接 PCI。缩短缺血总时间可显著减少 AMI 后 VSR 的发生。

统计分析发现:既往有高血压、糖尿病、OMI、吸烟等因素的患者发生 VSR 较少,这可能与这些患者在心肌梗死前由于存在心肌缺血及预适应有关,但不能排除此类患者由于迅速出现心源性休克或致命的心脏破裂导致死亡而出现了统计的偏倚。

(三)病理及病理生理

LAD 是发生 VSR 最常见的血管,累及前壁、心尖部的 LAD 闭塞导致的 MI 发生 VSR 的比例较高,尤其是绕过心尖部的 LAD 闭塞引起的 AMI 患者似乎有更高的间隔破裂风险。然而,当下壁 MI 发生 VSR 时,则更为复杂,可同时发生基底部室壁瘤和右心室梗死,且预后不佳。透壁性梗死是室间隔破裂的基础,传统的间隔破裂机制包括缺血组织凝固性坏死和中性粒细胞浸润,最终导致间隔心肌变薄,这一亚急性过程需要 3~5 天。再灌注时代 VSR 在

MI 后 24 小时内发生可能是由于心肌内血肿或出血。破裂一般发生在梗死心肌的边缘,梗死区的边缘区域的剪切力加上远离梗死区域的心肌收缩力增强共同作用导致心脏破裂。下壁梗死合并 VSR 一般位于下间隔的基底部,与由 LAD 供血的收缩力增强的上中间隔相邻。

间隔破裂在形态学上分为:①简单穿孔:贯穿性缺损,通常位于前壁,穿孔的两侧在左右心室位于同一水平(图 3,彩图见二维码 27);②复杂穿孔:锯齿状穿孔,通常位于下壁,穿孔的两侧不在同一水平,大多由坏死间隔内的出血和不规则撕裂引起,多见于下侧壁心肌梗死(图 4,彩图见二维码 28)。室间隔破裂可同时合并 LVA、FWR 或 PMR。

VSR 引起左向右分流,使富氧血液从高压的左心室(LV)向低压右心室(RV)分流。RV 容量超负荷,肺动脉血流量增加,致左房(LA)和 LV 容量增加。随着左心系统收缩功能的恶化和前向血流的减少,代偿性血管收缩使系统性的血管阻力(SVR)增加,进一步加重了左向右的分流量。血流动力学可以稳定

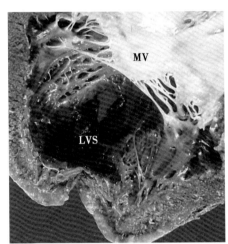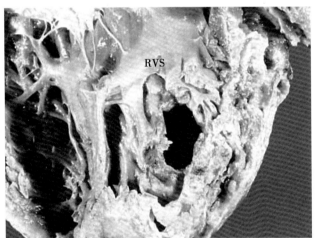

图 3 VSR 的简单穿孔类型
RVS:右室间隔;MV:二尖瓣;LVS:左室间隔

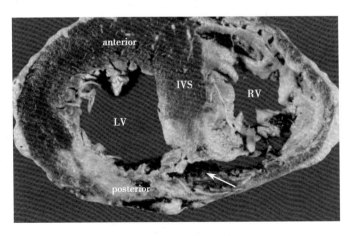

图 4 VSR 的复杂穿孔类型
anterior:前壁;LV:左室;posterior:后壁;IVS:室间隔;RV:右室

或是循环崩溃,其与缺损的大小、是否合并 RV 梗死、RV 的缺血以及 RV 超负荷相关。大约 20% 死于 VSR 的患者合并 FWR 和 PMR,多见于下壁心肌梗死。

(四)症状及体征

患者在疾病早期可能无特殊不适。VSR 发生后通常表现为临床症状突然恶化,患者可出现再发胸痛、气短、尿少等。超过 50% 的患者出现心源性休克,下壁 MI 更为常见。

VSR 体征包括:胸骨左下缘新发的、粗糙的、响亮的全收缩期杂音,辐射到腋部和心尖部,通常伴有震颤。全心衰通常在几小时到几天内发生。如果出现心源性休克,则杂音和震颤会减弱。可闻及右心室和左心室 S3 奔马律,肺动脉瓣听诊区 S2 亢进。与急性二尖瓣反流(AMR)相比,VSR 杂音更强,常合并震颤和右心衰竭,但较少表现为严重肺水肿。此外,20% 的 VSR 患者可能发生严重的二尖瓣反流。

(五)辅助检查

心电图:在 MI 后 VSR 的病例中,40% 的患者出现房室或束支传导异常。

超声心动图(UCG):经胸超声心动图(TTE)确定间隔破裂的部位、大小以及左右心室功能,评估右室收缩压及左向右分流情况。其敏感性和特异性接近 100%。胸骨旁长轴、心尖长轴和肋下长轴切面可显示 VSR。心尖部 VSR 在心尖四腔切面中显示效果最好(见图 2A 和图 2B,彩图见二维码 26;图 5,彩图见二维码 29);右室扩张和肺动脉高压的证据也是 VSR 的重要线索。左心室其余部分的心肌

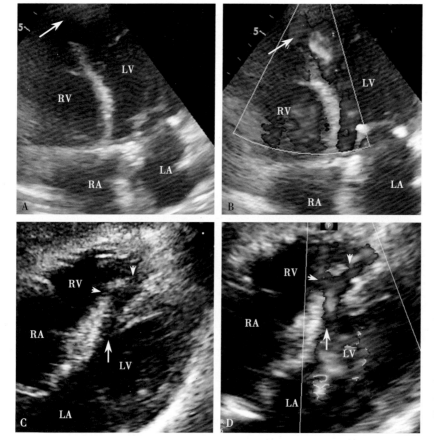

图 5 简单与复杂 VSR 的心脏超声表现

TTE 显示在 2D(A) 和彩色多普勒(B)中 LAD 心肌梗死患者 VSR 的简单穿孔(箭头);RCA 近端梗死的复杂 VSR,2D-TTE(C) 和彩色多普勒(D) 显示血流由 LV 底部进入(箭头),并在 RV 心尖部(箭头)的多个出口流出

通常表现为收缩增强,除非合并大面积梗死或既往有严重的缺血性多支病变。在接受辅助通气的危重病患者中,TTE 的图像质量较差,建议使用经食管超声心动图(TEE)。

右心 - 肺动脉导管:记录左向右分流来识别缺损。患者可能有一个大的"v"波,因为肺血流量增加。肺动脉高饱和度(>80%)提示左向右分流,并可二尖瓣反流(MR)鉴别。

左室造影:如果高度怀疑 VSR,可行左室造影证实。左前斜位加头位角度显示效果最好。

(六)治疗

1. 术前治疗 一旦考虑 VSR,应立即进行血流动力学监测指导液体管理。维持血氧饱和度,纠正低氧血症。药物治疗:减轻后负荷、强心、利尿。硝普钠可减少左向右分流和改善心脏输出量,但也可能引起低血压,在急性肾功能衰竭不宜使用。低血压可能需要使用血管活性药物和正性肌力药来维持动脉血压,但左心室压力的增加可能会使左向右分流增加。如药物治疗后血流动力学仍不稳定需及时予机械循环支持(图6,图7)。药物治疗及循环支持的目的是为能够过渡至手术赢得时间。如急诊 PCI 之前诊断出 VSR 时,应及时评估急诊外科手术指征及双重抗血小板治疗(DAPT)后可能会带来手术出血风险。及时开通罪犯血管仍然是关键。故心脏介入医师和心脏外科医生之间协作十分重要。理想情况下,PCI 之前能诊断 VSR,通过血栓抽吸和 / 或球囊血管成形术,使梗死相关动脉恢复血流,并为即刻进行冠状动脉旁路移植术(CABG)和 VSR 修复做好准备。如果外科手术延迟,应考虑放置裸金属支架,以最大限度减少 DAPT 时间。

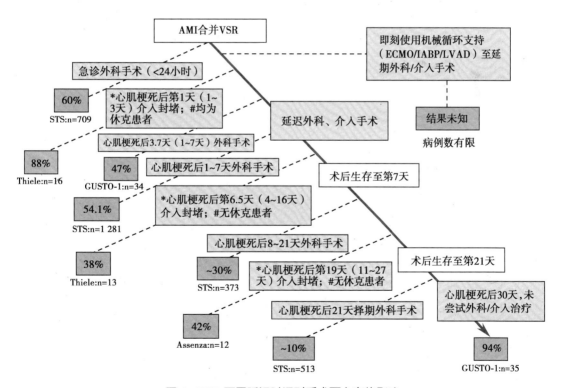

图 6 VSR 不同延迟时间对手术死亡率的影响

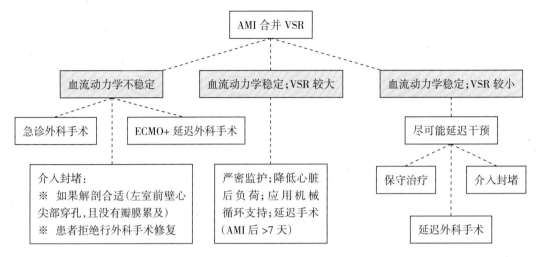

图7　VSR 治疗流程（VSR 较大，一般直径 >15mm）

2. 手术治疗　外科手术为该类疾病治疗的首选。溶栓前时代，院内外科手术死亡率约为 45%，而未手术患者的死亡率约为 90%；在溶栓时代，手术死亡率约为 47%，而未手术的患者 30 天内的死亡率约为 94%[9]。PCI 时代，2014 年外科手术患者 30 天死亡率 41.9%，未外科手术患者 30 天死亡率 66.22%[10]。这些研究表明，保守治疗有较高的死亡率。

长期以来，人们一直认为，急性心肌梗死后不久，心肌太脆弱，不能安全地修复。术前 3~6 周的等待时间是标准方案。但许多患者在等待手术时死亡，或在出现循环失代偿后接受紧急手术。存活主要取决于血流动力学情况和缺损的大小。但由于破裂可能会突然扩大，即使在血流动力学稳定的患者中，也需要迅速手术。2008 年 ESC 及 2013 年 ACCF/AHA 的急性心肌梗死指南建议立即对间隔破裂患者进行手术干预，而不管他们的临床状况如何。

但是，多个临床研究显示早期修复 VSR 死亡率较高。与早期手术相比，6 周后的晚期手术，其存活时间更长。患者在心肌梗死后 7 天内接受手术，死亡率为 54.1%，而如果延迟到 7 天，则死亡率为 18.4%。胸科外科医师协会国家数据库（STS 数据库）的回顾发现，1999—2010 年间，接受了 MI 后 VSR 修复患者手术总死亡率为 42.9%。择期手术死亡率（约 13.2%）比紧急手术（约 56.0%）和抢救手术（约 80.5%）低得多。图 6 显示多个临床研究中延迟手术对手术死亡率的影响。

有研究建议，如果 VSR>15mm，并有明显分流导致血流动力学损害，建议进行早期手术；否则，如果血流动力学稳定，手术可推迟至 3~4 周。2012 年的 ESC 指南考虑外科修补的死亡风险非常高，建议如有指征可延期手术，减少死亡率。2017 年 ESC STEMI 管理指南建议：应对所有强化治疗反应不佳的严重心力衰竭患者进行早期手术，但对心力衰竭强化治疗反应良好的患者可考虑延迟择期手术修复[7]。图 7 为 AMI 后 VSR 的治疗流程建议。

基底部室间隔破裂合并下壁心肌梗死的死亡率高达 70%。其死亡率高的原因是手术技术难度的增加和这类患者可能同时合并 AMR，需要对其进行修补或置换。

关于是否同时进行血运重建和间隔修复仍有争议。血运重建可减少缺血负担，增加侧支血流量，如有指征应该进行。不完全血运重建是梗死后 VSR 手术修复后晚期死亡的重要预测因素。有鉴于此，建议所有 VSR 手术修补的患者应同时对有缺血证据的冠脉病变行冠状动脉旁路移植术（CABG），包括供应非梗死区的冠状动脉病变。

在最初 VSR 事件和手术中的幸存者有良好的 5 年和 10 年的结局。在术后最初 30 天幸存的患者中,死亡率仅为 6%[9]。5 年生存率为 69%;10 年生存率为 50%;14 年生存率为 37%[11]。穿孔复发的概率约为 25%,原因包括:封堵不彻底、补片开裂或穿孔扩大。大多数患者对穿孔复发耐受性良好;然而,如合并严重的心功能衰竭需进行再次手术,其死亡率为 60%。

3. **介入治疗** 介入封堵在治疗 VSR 的适应证包括:①作为暂时性的治疗手段,目的是为能够安全过渡至外科修复;②可封堵外科手术后残余缺损;③也可以在一些解剖结构适合的情况下(简单穿孔 <15mm,亚急性期 / 慢性期心肌梗死后 >3.5 周),使用经皮封堵治疗;④对于外科手术风险大且患者过于虚弱不能耐受外科手术的患者,经皮封堵也是一种选择。

2017 年 ESC STEMI 管理指南建议,使用设计适当的装置经皮封堵缺损可能为外科手术外的另一种选择[7]。2018 ESC/EACTS 心肌管理指南中建议,在血流动力学不稳定的情况下,根据心脏小组的决定,建议对 ACS 的机械并发症进行紧急外科手术或经导管修复(Ⅰ,C)[1]。封堵术术中死亡率在 0~17%,术后 30 天死亡率 28%~42%。介入封堵的技术难点在于:①间隔下后部穿孔的封堵仍有技术难度;②曲折的复杂穿孔不仅使得导丝难以通过,而且由于心室之间的路径不规则,可能会出现严重的术后渗漏;③新发梗死的心肌较为脆弱,封堵器周围渗漏较为常见。联合外科 / 经皮封堵杂交手术可能是今后的新选择:通过标准的开胸手术,建立轨道,在透视指导下,通过常规步骤进行操作;或也可以将间隔封堵装置在开胸直视下放置。与完全经皮封堵相比,杂交手术更易通过穿孔并具有更好的视野。避免缝合新鲜、脆弱的梗死心肌。表 4 为 VSR 手术 / 介入治疗的指南推荐汇总。

表 4 VSR 的指南推荐

ESC 指南 (2008)	ESC 指南 (2012)	ACCF/AHA 指南 (2013)	ESC 指南 (2017)
紧急外科手术是室间隔穿孔伴心源性休克存活的唯一机会	需要紧急外科修补,但最佳时间尚不确定	紧急外科手术是室间隔穿孔伴心源性休克存活的唯一机会	手术修复是迫切需要的,但对于手术的最佳时机还没有达成共识
即使血流动力学稳定也推荐外科手术治疗	外科紧急修补死亡率非常高,容易再次发生心脏破裂	即使血流动力学稳定也推荐外科手术治疗	应对所有强化治疗反应不佳的严重心力衰竭患者进行早期手术;但对心力衰竭强化治疗反应良好的患者可考虑延迟期手术修复
	延迟修补也是可以的,死亡率还是非常高	经皮室间隔封堵可以考虑但经验有限,残余分流发生率高	使用适当设计的装置经皮封堵缺损可能很快成为外科手术的另一种选择
	下壁心肌梗死室间隔穿孔发生率高于前壁心肌梗死		

四、急性二尖瓣反流(AMR)及乳头肌断裂(PMR)

AMR 是 AMI 后的严重并发症,但如果及时诊断并干预,其预后相对良好。AMI 后 15%~45% 的患者会出现一过性及无症状的轻至中度 MR,其反流程度是可以耐受的;然而,当乳头肌断裂(PMR)导致的 AMR 及心源性休克则是一种少见但致死性的并发症,如不及时处理预后较差。

AMR 包括:①功能性 MR(或是缺血性 MR);②结构性 MR(乳头肌或腱索完全 / 不完全 / 部分断裂)。

(一)流行病学

溶栓前时代 PMR 的发生率为 1%~3%。PCI 时代 AMI 后 PMR 的发病率为 0.25%~0.26%。心肌缺血导致的功能性 MR 为 8%~74%(心脏超声心动图)或 1.6%~9%(心室造影),由于研究设计、检查时间、MR 的严重程度及使用检查方法的不同,导致了各研究发病率差异较大。

发病时间为 AMI 后第 1~14 天,发病高峰为双峰:分别为发病后 13~24 小时及 2~7 天。保守治疗的住院死亡率约为 80%。单纯药物治疗的完全 PMR 患者 24 小时内的死亡率为 75%[12]。

(二)危险因素

继发于 AMR 的心源性休克的患者多见于:右冠优势的右冠心肌梗死、既往有冠脉病变和糖尿病。其他危险因素包括女性、年龄的增长和合并脑血管疾病。

(三)病理及病理生理

功能性 MR 可以继发于左心室扩大导致的二尖瓣环扩张;或由于乳头肌缺血性功能障碍而引起的瓣叶关闭不全、心尖部及后侧乳头肌的移位、节段性室壁运动异常。即便是心室和瓣膜结构之间轻微的几何关系改变也会导致 MR。

乳头肌断裂在解剖上分为(图 8):乳头肌基底部完全断裂、基底部不完全断裂、部分断裂。左心室乳头肌的完全横断后突发的大量二尖瓣反流及肺水肿可能是致命的。乳头肌的部分断裂比完全断裂更为常见,通常发生在乳头肌的顶端或头部,虽不至于立即致命,但会导致严重二尖瓣反流。

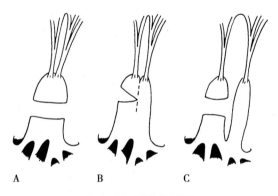

图 8 乳头肌断裂分型
A. 乳头肌基底部完全断裂;B. 乳头肌不完全断裂;C. 乳头肌部分断裂

90% 的乳头肌断裂发生在后内侧乳头肌(PPM),是前外侧乳头肌(APM)的 6~12 倍,主要原因是:前外侧乳头肌有 LAD 及 LCX 供血,但后内侧乳头肌(PPM)由 PDA(LCX 或 RCA)单独供血。下壁梗死可导致 PPM 断裂,前外侧壁心肌梗死则会导致 APM 断裂。PMR 以下壁心肌梗死多见。另外,APM 由多个乳头肌构成,一根乳头肌断裂不至于短期内死亡;但 PPM 只有单个的乳头肌,其完全断裂后较为凶险。与 VSR 较多发生在大面积梗死的情况不同,50% 的 PMR 发生在相对较小面积梗死的患者。一项 AMI 后 PMR 患者尸检研究发现,82% 是首次心肌梗死,50% 的患者为单支病变。右心室乳头肌破裂是较少见的,但可导致严重三尖瓣反流和右心室功能衰竭。在少数患者中,可同时合并 FWR、VSR 和 PMR。

心脏一部分搏出量反流回左房,造成有效的左室心搏量的减少,同时造成左房前负荷增加,压力传递到肺静脉,导致肺淤血和肺水肿。同时也会影响右室收缩功能。由于左室没有充分时间扩大及代偿,一般在 AMR 发生后,肺水肿和心源性休克很快出现。

(四)症状及体征

临床表现因 AMR 程度不同而有差异,PMR 后重度 AMR 表现为迅速出现的急性肺水肿、低血压和心源性休克症状，包括精神状态改变、少尿、低血压、呼吸急促和低氧等。可听到心尖部全收缩期响亮而柔和的杂音，并向腋下传导。收缩期杂音的程度，从重度到无杂音不等。收缩期杂音可以出现在全收缩期、中期或晚期。合并休克、左心功能不全时，反流量减少，左室和左房在收缩早期迅速达到压力平衡，杂音可能消失。

（五）辅助检查

ECG：可能显示心动过速，MI 以下壁和后壁心肌梗死多见。

胸部 X 线检查：可见肺水肿，以右上肺叶为主，提示右上肺静脉血流增加。

超声心动图（UCG）：UCG 是诊断 PMR 的"金标准"，TTE 识别 PMR 的敏感性为 65%~85%，TEE 诊断准确率为 95%~100%。由于存在二尖瓣反流，导致收缩末期左室（LV）压力及内径迅速下降。LV 呈现收缩功能增强，射血分数（EF）可正常或高于正常。乳头肌完全断裂的征象为：可见附着在腱索和二尖瓣叶上的可移动的肿块，可漂浮至左房（LA）。脱垂或连枷状的瓣叶或连枷状的乳头肌强烈往往提示严重的 AMR。彩色血流多普勒可进一步确定 AMR 的严重程度。决定哪一根乳头肌受累是反流束的方向，而不是脱垂的瓣叶。部分/不全断裂时，可见到乳头肌附着于其主干上，部分失去连续性，部分腱索附着物延伸到二尖瓣叶。在诊断部分/不全 PMR 方面，TEE 优于 TTE（见图 2C 和图 2D，彩图见二维码 26），而 3D-TEE 的敏感性更高。

心脏导管检查：重度 AMR 时，肺毛细血管楔压（PCWP）升高，示踪时常出现明显的 v 波。VSR 患者也可出现明显的 v 波，但其肺动脉含氧量增加明显，同时 a 波与 v 波的间隔时间正常，但 AMR 时 v 波明显提前。

左室造影：AMR 的严重程度也可以通过经猪尾导管左室造影，然后通过收缩期反流至左房的造影剂量来评估。最轻为 +1（造影剂未充满左心房，在每个心动周期后被清除），最重为 +4（有肺静脉造影剂充盈）。除非必须，否则不应对乳头肌破裂的患者进行心室造影。

（六）治疗

1. 一般治疗　一般治疗的目标是增加左心室前向血流，减少 MR 量，为后续手术赢得机会。建议立即进行血流动力学监测来指导液体管理。必要时使用无创通气或气管插管进行气道管理。及时利尿以及血液超滤以纠正急性肺水肿。建议使用扩血管药物（SBP>90mmHg），减少 MR。尽管有后负荷增加的不利影响，必要时需使用如去甲肾上腺素之类的血管活性药物来纠正休克。对于 AMR，也可能需要正性肌力药（多巴酚丁胺等）来支持足够的心输出量。如果药物治疗效果不佳、血流动力学难以稳定，应迅速进行机械循环支持。

2. 外科手术　AMR/PMR 的及时诊断和急诊手术对于提高生存率至关重要。二尖瓣的修复或置换的急诊手术通常是唯一能挽救患者生命的治疗方法，如果与血运重建相结合，存活率可高达 80%。如果不行手术治疗，PMR 的 1 周内死亡率达 90%。

应尽量缩短 AMR 从发病到手术的时间。在最初的 24~48 小时内进行干预会增加生存率[13]。当 PMR 导致大量 MR 时，应进行急诊手术。在血流动力学稳定的部分患者中，手术可推迟 2~4 周，以便使梗死部分愈合。

二尖瓣手术治疗 PMR 具有很高的手术死亡率，较早的研究报道手术死亡率高达 50%。近年来，由于技术的进步和完全血运重建的实施，手术死亡率有所下降。患者术后 30 天的死亡率为 22.5%[14]。一项研究从 1980—2000 年随访了 54 例患者，其中 91% 出现心源性休克，手术死亡率为 18.9%，10 年生存率为 35%。术后患者的 5 年生存率为 60%~70%，PMR 术后存活患者的长期临床预后与未发生 PMR 的 AMI 患者相似[15]。

MI 后二尖瓣完全断裂时组织脆弱、易碎,不宜进行修复,而应行置换手术。继发于部分 PMR 的部分脱垂,其邻近组织损伤有限,通常可进行修补术。

因为持续的左心室重塑,缺血性 MR 复发率较高,缺血性 AMR 一般建议首先予血运重建及药物治疗。2016 年的一项 RCT 研究显示,与单纯 CABG 相比,对于中度缺血性 MR 患者行 CABG+ 二尖瓣修补不能改善术后 2 年的左室重构及生存率,不能减少 MACE 事件。所以,2017 年的 AHA 瓣膜病管理指南更新对 2014 年的指南做出了修改:不再推荐对于中度缺血性 MR 患者在 CABG 的同时行二尖瓣修补手术(表 5)。但对于有症状的重度继发性 MR 患者,2017 年 AHA 瓣膜病指南更新维持了在 CABG 或外科主动脉瓣置换(SAVR)同时进行二尖瓣手术的Ⅱa 类推荐,以及在没有其他心脏手术指征时进行单纯二尖瓣手术的Ⅱb 类推荐。

表 5 缺血性 MR AHA 的管理指南

2014 AHA/ACC 瓣膜性心脏病管理指南	
Class Ⅱa	对于慢性重度继发 MR 患者(C 期和 D 期)行冠状动脉旁路移植术(CABG)或(证据水平:C),二尖瓣手术是合理的
Class Ⅱb	1. 对于按照指南进行了最佳心力衰竭的药物治疗后,仍有严重症状的患者(NYHA Ⅲ~Ⅳ级),有慢性重度继发性 MR(D 期),可以考虑二尖瓣修复或置换(证据水平:B)
	2. 对于正在接受其他心脏手术的慢性中度继发性 MR(B 期)患者,可以考虑二尖瓣修复术(证据水平:C)
2017 AHA/ACC 瓣膜性心脏病管理指南更新	
Class Ⅱa	对于经过了包括心脏再同步化治疗(CRT)在内的最佳优化的心力衰竭治疗后仍然存在严重症状(NYHA Ⅲ~Ⅳ级)的重度慢性缺血性 MR 患者,推荐采用保留腱索的二尖瓣置换术(证据水平:BR)
Class Ⅲ	不再推荐对慢性中度继发性缺血性 MR 的患者在 CABG 时同期进行二尖瓣修复

先前的研究和 AHA 指南更倾向于修补而不是替换,但有研究显示,与瓣膜修补相比,保留腱索的二尖瓣置换术在 30 天和 1 年的结局没有差异[14]。且另一 RCT 研究显示,在因重度缺血性 MR 而接受二尖瓣修补术或二尖瓣置换术的患者中,在改善术后 2 年的左室重构或生存率方面两组之间没有显著差异。修补组的 MR 复发更多,并导致更多的与心衰相关的不良事件和心血管入院。因此,对于经过了包括心脏再同步化治疗(CRT)在内的最佳优化的心力衰竭治疗后仍然存在严重症状(NYHA Ⅲ~Ⅳ级)的重度慢性缺血性 MR 患者,2017 年 AHA 瓣膜病指南推荐采用保留腱索的二尖瓣置换术。

缺血除了会导致 AMR 外,还可加重左室收缩功能障碍和血流动力学不稳定,故建议同时进行 CABG,能提高这些患者的短期和长期存活率[15]。在迄今为止最大的一项试验中,与非血运重建的患者相比,同时进行 CABG 的死亡率从 42% 降至 8.7%。其 15 年生存率约为 60%,而仅接受二尖瓣手术的患者为 23%[14]。这可能与冠脉病变引起缺血和血流动力学不良有关。

3. 二尖瓣钳夹技术 二尖瓣钳夹技术是唯一被指南采用的经导管二尖瓣治疗技术,其安全性和有效性已被临床试验证实。2017 年 AHA 及 ESC 瓣膜性心脏病管理指南推荐:推荐二尖瓣钳夹技术作为外科手术高危或无法手术的 MR 患者的替代治疗方案(Ⅱb,C)。

(王焱 李穗吉)

参 考 文 献

［1］NEUMANN F J,SOUSA-UVA M,AHLSSON A,et al. 2018 ESC/EACTS Guidelines on myocardial revascularization ［J］. Eur Heart J,2019,40:87-165.

［2］FRENCH J K,HELLKAMP A S,ARMSTRONG P W,et al. Mechanical complications after percutaneous coronary intervention in ST-elevation myocardial infarction(from APEX-AMI)［J］. Am J Cardiol,2010,105:59-63.

［3］BAJAJ A,SETHI A,RATHOR P,et al. Acute Complications of Myocardial Infarction in the Current Era:Diagnosis and Management ［J］. J Investig Med,2015,63:844-855.

［4］LÓPEZ-SENDÓN J,GURFINKEL E P,LOPEZ DE SA E,et al. Factors related to heart rupture in acute coronary syndromes in the Global Registry of Acute Coronary Events ［J］. Eur Heart J,2010,31:1449-1456.

［5］HONAN M B,HARRELL F E Jr,REIMER K A,et al. Cardiac rupture,mortality and the timing of thrombolytic therapy:a meta-analysis ［J］. J Am Coll Cardiol,1990,16:359-367.

［6］HONDA S,ASAUMI Y,YAMANE T,et al. Trends in the clinical and pathological characteristics of cardiac rupture in patients with acute myocardial infarction over 35 years ［J］. J Am Heart Assoc,2014,3:e000984.

［7］IBANEZ B,JAMES S,AGEWALL S,et al. 2017 ESC Guidelines for the management of acute myocardial infarction in patients presenting with ST-segment elevation:The Task Force for the management of acute myocardial infarction in patients presenting with ST-segment elevation of the European Society of Cardiology(ESC)［J］. Eur Heart J,2018,39:119-177.

［8］BECKER A E,VAN MANTGEM J P. Cardiac tamponade. A study of 50 hearts ［J］. Eur J Cardiol,1975,3:349-358.

［9］CRENSHAW B S,GRANGER C B,BIRNBAUM Y,et al. Risk factors,angiographic patterns,and outcomes in patients with ventricular septal defect complicating acute myocardial infarction. GUSTO-Ⅰ(Global Utilization of Streptokinase and TPA for Occluded Coronary Arteries)Trial Investigators ［J］. Circulation,2000,101:27-32.

［10］GOLDSWEIG A M,WANG Y,FORREST J K,et al. Ventricular septal rupture complicating acute myocardial infarction:Incidence,treatment,and outcomes among medicare beneficiaries 1999-2014 ［J］. Catheter Cardiovasc Interv,2018,92:1104-1115.

［11］RH D,KD D,PD S,et al. Late functional results after surgical closure of acquired ventricular septal defect ［J］. J Thorac Cardiovasc Surg,1993,106:592-598.

［12］CLEMENTS S Jr,STORY W,HURST J,et al. Ruptured papillary muscle,a complication of myocardial infarction:clinical presentation,diagnosis,and treatment ［J］. Clin Cardiol,1985,8:93-103.

［13］TEPE N A,EDMUNDS L H Jr. Operation for acute postinfarction mitral insufficiency and cardiogenic shock ［J］. J Thorac Cardiovasc Surg,1985,89:525-530.

［14］LORUSSO R,GELSOMINO S,DE CICCO G,et al. Mitral valve surgery in emergency for severe acute regurgitation:analysis of postoperative results from a multicentre study ［J］. Eur J Cardiothorac Surg,2008,33:573-582.

［15］RUSSO A,SURI R M,GRIGIONI F,et al. Clinical outcome after surgical correction of mitral regurgitation due to papillary muscle rupture ［J］. Circulation,2008,118:1528-1534.

冠脉内支架研究进展及展望

临床上习惯把冠状动脉粥样硬化性心脏病简称为冠心病,冠心病的发病通常是因为冠状动脉粥样硬化致使血管腔局部狭窄或阻塞,或由于冠状动脉功能性改变(如冠脉痉挛等)使得心肌缺血缺氧甚至坏死而引起的心血管疾病。随着社会经济水平的发展,以及居民生活习惯和饮食结构的改变,加上人口老龄化和城镇化进程的加快,近年来我国心血管疾病的发病率呈现出逐年上升的趋势,并且稳居各类疾病发病率的首位,严重威胁了人们的身体健康和生命安全。根据中国心血管病报告2018的数据[1],中国心血管病患病率及死亡率仍处于上升阶段,其中冠心病患病人数达到1 100万人。

对于冠心病的了解和防控经历了一个漫长的过程,随着人类认识的加深和医疗水平的发展,目前治疗的主要方法有:药物治疗、冠状动脉搭桥手术(coronary artery bypass grafting,CABG)和经皮冠状动脉介入治疗(percutaneous coronary intervention,PCI)三大类。PCI手术独具创伤小、效率高、见效快等优势,特别是20世纪80年代经皮冠状动脉球囊成形术(percutaneous transluminal coronary angioplasty,PTCA)和20世纪90年代冠脉内支架植入术的临床应用,开拓了冠心病治疗的崭新局面。根据国家卫生健康委员会冠心病介入治疗注册数据,2017年我国冠心病介入治疗总例数已达到753 142例,较2016年增长13%[1],2018年全国冠脉介入总量更是达到了915 256例。

一、冠脉支架出现的背景

1977年9月17日,Andreas Gruntzig在瑞士苏黎世大学医院为一名38岁的男性心绞痛患者施行了世界上第一例具有划时代意义的经皮冠状动脉成形术(PTCA)术,开启了冠心病非外科手术治疗的新纪元[2]。PTCA是经皮穿刺动脉输送球囊导管,通过球囊在狭窄病变处的扩张,使狭窄的血管内膜向外扩张,最终解除冠状动脉管腔的梗阻,重新保持血流通畅。随着PTCA经验的累积,手术操作成功率逐渐提高,相较于药物治疗的优势日益彰显,并且手术创伤小、恢复快,深受患者和医务人员的欢迎,使得PTCA一度成为冠心病介入治疗的主要手段。

然而随着对该方法研究的深入,人们逐渐发现了PTCA的相关问题,包括急性闭塞、早期弹性回缩、血管负性重构、新生内膜过度增生等。PTCA的急性闭塞发生率为3%~8%,由内皮撕裂及血管损伤引起的急性血栓所致;早期弹性回缩发生率为5%~10%,由内膜组织回弹引起,发生在术后的数分钟至数小时不等;局部血管损伤造成的炎症反应将引起血管平滑肌细胞的迁移和增生,最终导致30%~50%的再狭窄率,再狭窄大都发生在PTCA术后的6个月内[3]。这些问题严重降低了PTCA的远期疗效,为了减少PTCA的再狭窄率,当时的心脏介入医生采用了冠状动脉支架作为机械支撑,支架的使用可以有效制止血管弹性回缩和负性重塑使得再狭窄率得以明显下降,自此冠心病的介入治疗进入了快速发展的通道,冠脉支架的时代也由此开启。回顾冠脉介入的40多年发展历史,冠脉内支架的发展经历了裸金属支架(bare metal stent,BMS)、药物洗脱支架(drug-eluting stent,DES)以及可降解支架

（bioresorbable vascular scaffold，BVS）几个阶段。

二、裸金属支架

1986 年，Ulrich Sigwart 在法国的图卢兹植入了第一例冠脉内支架[4]（Wallstent，自膨式裸金属支架）。随后的数年逐渐开发出的几款 BMS（如 Gianturco-Roubin 支架、Palmaz-Schatz 支架、Multilink 支架、AVE 支架、NIR 支架等），大大的改良了之前的设计，其中 Schatz 等研发的 Palmaz-Schatz 不锈钢支架通过球囊扩张释放，1994 年被美国食品药品监督管理局（Food and Drug Administration，FDA）批准应用，进一步推动了冠脉介入治疗技术的发展。

BMS 可为血管提供持久支撑力，并能使术中撕裂的冠状动脉内膜迅速贴壁，有效防止 PTCA 后血管急性回缩，基本解决术后急性和亚急性血管闭塞的问题，使冠心病的介入治疗得到了飞跃式的发展。针对支架植入后的血栓问题，当时的医生们采用术中足量肝素以及术后口服华法林抗凝，明显减少了支架内血栓形成的风险，后续继续使用双联抗血小板药物（当时为阿司匹林联合噻氯吡啶）将支架内血栓风险降低到可以接受的程度。1993 年公布的两个里程碑式的临床试验 BENESTENT[5]和 STRESS[6]，均证实了 BMS 相较 PTCA 的优越性，确立了 BMS 为 PCI 手术的金标准，使得冠脉介入进入到 BMS 时代。1987—1997 年，世界范围内有超过 100 万个患者接受了 PTCA 或支架治疗，到 1999 年，支架的使用占到了 PCI 总量的 85% 左右。

但 BMS 术后，血管内膜在支架植入后损伤、愈合过程中平滑肌细胞过度增生，导致血管腔逐渐减小，最终引起支架内再狭窄需要再次血运重建的问题仍未解决。中长期的临床随访结果显示，BMS 仅将 PTCA 术后再狭窄率从 50% 降至 20%~30%[7]。

三、药物洗脱支架

为了针对 BMS 术后的高再狭窄率，药物洗脱支架应运而生。

传统的 DES 是在 BMS 的基础上转载一层具有细胞毒或细胞生长抑制药物的高分子涂层，如紫杉醇、西罗莫司等，相关药物可以阻止细胞分裂，抑制血管平滑肌细胞增生。在血流冲刷和溶解作用下，药物持续地从支架表面释放，有效地抑制内膜组织增生，从而减少了血管再狭窄的发生。

（一）第一代 DES

第一代 DES 以西罗莫司涂层支架（sirolimus-eluting stent，SES）——Cypher 支架和紫杉醇涂层支架（paclitaxel-eluting stent，PES）——Taxus 支架为代表，均使用不锈钢骨架为平台，支架壁相对较厚，涂层材料为不可降解的高分子聚合物。

1999 年，Cypher 支架首次被植入人体。2001 年 9 月，在瑞典斯德哥尔摩召开的欧洲心脏病学会（European Society Of Cardiology，ESC）会议上公布了著名的 RAVEL 试验结果[8]，与 BMS 组相比，西罗莫司洗脱支架组（Cypher）的 6 个月再狭窄率及支架内血栓均为 0，远远低于 BMS 组。此外，Cypher 支架组的晚期管腔丢失、最小管腔直径均明显优于 BMS 组，开创了 DES 治疗冠心病的新里程碑，2003 年，Cypher 支架成为第一个获得 FDA 认证的 DES。同年，TAXUS I 研究表明[9]，6 个月时 TAXUS 支架组再狭窄率为 0，远低于 BMS 组的 10%，TAXUS 支架组最小管腔直径[(2.60±0.49) mm *vs.* (2.19±0.65) mm]、直径狭窄[(13.56±11.77) *vs.* (27.23±16.69)]、晚期管腔丢失[(0.36±0.48) *vs.* (0.71±0.48)]均显著优于 BMS 组（$P<0.01$）。2004 年，Taxus 支架也获得 FDA 批准。随后的多个对照试验证明，DES 相比于 BMS，能显

著降低 6~12 个月的再狭窄率、晚期血管腔径丢失和靶病变血管重建率,DES 被誉为冠脉介入发展的第二个里程碑,标志着冠脉介入治疗进入到 DES 时代。DES 在世界范围内被迅速推广应用,仅据美国统计,2003 年 DES 使用率占所有支架患者的 28%,2004 年快速上升到 75%,2005 年高达 91%。而在中国,Firebird 支架及 PARTNER 支架均于 2005 年批准上市,在临床研究和应用中,国产支架展现了与 Cypher 支架及 TAXUS 支架相似的 MACE 事件率和再狭窄率,摆脱了我国 DES 支架全部依赖进口的境地,因其相对较低的价格也显著减轻了患者负担。

然而第一代 DES 的全球热潮很快就被泼上了一盆凉水,DES 的安全性问题逐渐显现出来。2006 年 3 月,瑞士的 Matthias Pfisterer 教授团队公布了 BASKET-LATE 研究[10],该研究纳入了 746 例患者,以 2∶1 的比例随机分配至 DES 组与 BMS 组,所有患者植入支架后使用氯吡格雷 6 个月,比较 DES 组与 BMS 组在 PCI 术后 18 个月的心脏死亡/心肌梗死(myocardial infarction,MI)事件的发生率。结果显示,DES 组和 BMS 组患者 18 个月心脏死亡/MI 的发生率无差异,但是在氯吡格雷停药后(7~18 个月),这些事件在 DES 后发生率为 4.9%,而 BMS 植入后发生率为 1.3%,DES 组的晚期支架内血栓形成和相关的死亡/靶血管 MI 是 BMS 组的两倍(2.6% vs. 1.3%)。2006 年 9 月在巴塞罗那 ESC 会议上公布的两项荟萃分析更是掀起轩然大波。Edoardo Camenzind 教授团队的荟萃分析结果显示[11],接受 DES 治疗的患者 Q 波心肌梗死发生率较高,主要由于晚期支架内血栓形成率更高。Alain Joel Nordmann 教授团队[12]纳入了 17 项试验总共 8 221 名患者的荟萃分析结果显示,从术后 2 年开始,DES 较 BMS 呈现出更高总死亡风险的趋势。在所有试验中,心脏死亡的 OR 值没有差异,而在敏感性分析中,西罗莫司 DES 与随访 2 年和 3 年时非心脏死亡(主要是恶性肿瘤)的增加有关。

尽管这些分析结果具有局限性,但是大家对 DES 植入晚期支架内血栓和严重不良事件更加关注。2007 年新英格兰医学杂志发表了瑞典的 SCAAR 研究[13]结果,该研究纳入了 DES 治疗的 6 033 名患者和 BMS 治疗的 13 738 名患者,随访长达 3 年。与 BMS 支架相比,DES 支架与死亡率增加有关。这种趋势在 6 个月后出现,平均每年死亡风险增加 0.5%,死亡或 MI 的联合风险每年增加 0.5%~1.0%。随后在 DES vs. BMS 领域发表了大量的研究结果,在多个国际性的学术会议上引起了广泛的争论。当时的观点认为相较于 BMS,DES 可显著减少再狭窄的发生,但晚期支架内血栓的风险可能增加。

DES 植入后的晚期支架内血栓形成增多可能和 DES 导致内皮修复延迟有关,考虑可能和高分子聚合物引起局部组织炎症或过敏反应有关,也可能与运载的抗增殖药物在抑制血管平滑肌细胞增生的同时也抑制了内皮细胞的增殖和迁移有关。DES 导致内皮修复延迟的现象已经被病理学切片、血管内超声(IVUS)、血管内光学相干断层显像(OCT)等检查所证实。为预防支架植入后的支架内血栓形成,当时多个国内外指南均推荐植入 DES 后双联抗血小板治疗至少 12 个月。由于支架内血栓往往是致命的,第一代 DES 的安全性问题受到了媒体和 FDA 的广泛关注和质疑,第一代 DES 的使用量随之减少,更多的目光转向下一代 DES 的开发中,改善内皮修复,减少支架内血栓成为了 DES 进一步发展最大的课题。

(二)第二代 DES

如上所述,DES 主要由支架骨架、聚合物涂层和抗增殖药物三个部分组成,第二代 DES 的改进也主要是在上面这三个方面进行的。

支架骨架决定了支架的透视性、支撑性和顺应性,直接影响支架的再狭窄率、支架内血栓形成率以及操作的顺利程度。BMS 和第一代 DES 的支架骨架主要采用 316L 不锈钢材料,第二代 DES 则替换成了强度和密度都更高的钴铬合金(Co-Cr)或铂铬合金(Pt-Cr),在不减少支撑力的前提下降低了支架壁的厚度,从 130~140μm 降低到 80~90μm,也加强了支架的强度及通过性,更利于支架的输送,同时也提供了更好的生物相容性,更有利于支架内皮化。在聚合物涂层的选择上,第二代 DES 选择了如偏氟乙烯、磷酰胆碱等涂层,相较于广泛用于第一代 DES 的聚苯乙烯涂层,此类聚合物涂层的生物相容性更佳,减少了聚合物所引起的炎症反应或过敏反应,亦可加快支架内皮化。药物是 DES 的核心,第一代 DES 主要采用西罗莫司、紫杉醇等抗增殖药物。而以依维莫司、佐他莫司等为代表的新一代抗增殖药物具有低水溶性和较强亲脂性,可减少局部炎症作用,进一步缩短药物释放时间,使药物起效局限于支架植入后的血管壁受损阶段,避免对后期内皮修复的影响。

国外第二代 DES 以 Endeavour 支架和 Resolute 支架、Xience 支架、Promus Element 支架为代表,其中 Endeavour 支架和 Resolute 支架为佐他莫司洗脱支架(zotarolimus-eluting stent,ZES),Xience 支架和 Promus Element 支架为依维莫司洗脱支架(everolimus-eluting stent,EES)。

ENDEAVOR 项目比较了 ZES 与 BMS、SES 及 PES 的临床疗效。ZES 的支架内晚期管腔丢失劣于 SES 和 PES。但是在临床预后方面,ZES 与 PES 相比,预后相似甚至更好。比较 ZES 和 SES 临床预后的数据准确性欠佳,尽管 ZES 的安全性似乎与 SES 相同或者较之略好,然而 ZES 的血运重建率却更高。ENDEAVOR Ⅲ试验[14]评估了 ZES 与 SES 的临床安全性和有效性,该试验总共纳入了 436 例新发冠脉病变患者,323 例进入 ZES 组,113 例进入 SES 组。8 个月随访冠脉造影提示的晚期管腔丢失,ZES 组更高(0.34mm *vs.* 0.13mm),9 个月时 TLR 发生率,也是 ZES 组更高(6.3% *vs.* 3.5%)。但是随访到 3 年时,ZES 组的死亡或 MI 发生率明显降低(3.9% *vs.* 10.8%,$P=0.028$)。在 ENDEAVOR Ⅳ试验[15]的 5 年随访中,有 722 例(93.4&)ZES 患者和 718 例(92.6%)PES 患者可获得临床数据。研究发现 5 年时,目标病变血运重建的总体发生率(7.7% *vs.* 8.6%,$P=0.70$)两者相近,但是 ZES 组的死亡或 MI 发生率更低(6.4% *vs.* 9.1%,$P=0.048$)。

对于 EES,多项临床试验表明在复合终点方面(包括死亡、支架内血栓形成、MI 和血运重建),EES 优于 PES,与 SES 相当。2011 年发表的一项荟萃分析纳入了 5 项随机对照临床试验(共计 7 370 例患者),包含了规模很大的 SORT OUT Ⅳ试验,该荟萃分析[16]发现:中位随访 13.3 个月时,主要心脏不良事件(major adverse cardiac events,MACE)的风险(HR=0.91,95%CI 0.77~1.08,$P=0.28$)、心源性死亡(HR=1.02,95%CI 0.73~1.41,$P=0.92$)、MI(HR=0.97,95%CI 0.66~1.35,$P=0.76$)、再次血运重建(HR=0.85,95%CI 0.68~1.07,$P=0.16$)以及明确和可能的支架内血栓形成(HR=0.79,95%CI 0.49~1.27,$P=0.33$)在 EES 和 SES 之间没有显著差异。2012 年发表的另一项荟萃分析纳入了 4 项比较 EES 和 PES 的随机对照临床试验(共计 6 792 名患者)[17]。结果表明,EES 与 PES 相比,两者的全因死亡、心源性死亡相似。EES 的支架内血栓形成显著减少(0.7% *vs.* 2.3%,OR=0.32,95%CI 0.20~0.51,$P<0.000\ 01$),MI 显著减少(OR=0.56,95%CI 0.43~0.72,$P<0.000\ 01$),缺血症状导致的靶病变血运重建(target lesion revascularization,TLR)显著减少(OR=0.57,95%CI 0.46~0.71,$P<0.000\ 01$)。此荟萃分析中纳入 3 项著名的临床试验,分别为 SPIRIT Ⅲ、SPIRIT Ⅳ以及 COMPARE 试验。

目前,欧洲和美国因为市场原因已不再生产 SES,由于第二代 DES 的优势,PES 也已较少应用,ZES、EES 在临床上被广泛应用。在中国,由公司和复旦大学附属中山医院葛均波院士团队共同研发的三氧化二砷药物涂层支架也投入于临床应用,为中国第一个自主原创的药物洗脱支架,在多个临床试验中亦显示了其良好的安全性。此外,Firebird 2 支架也应用了 Co-Cr 合金支架骨架,在病变通过性及抗再狭窄性能上均明显优于前一代 Firebird 支架。在 2012 年中国介入心脏病学大会上,葛均波院士报告了评估 Firebird 2 支架在"真实世界"患者中安全性和疗效的 FOCUS 研究 2 年随访结果,研究表明 Firebird 2 支架的 MACE 发生率为 5.20%。尽管第二代 DES 在关键技术上没有革命性的变化,然而其稳妥的改进,临床结果展现的可靠性和安全性使其成为目前冠脉介入的主角。

(三)生物可降解聚合物药物洗脱支架(biodegradable-polymer drug-eluting stent,BP-DES)

第二代 DES 显著降低了支架内血栓的发生率,其安全性及有效性明显好于第一代 DES 及 BMS。然而多数第二代 DES 含有永久性聚合物,在抗增殖药物洗脱后,永久性聚合物仍留存在支架上。聚合物作为一种外来物质进入体内,具有高致敏性,且聚合物的撕裂、剥脱、不均一等一系列问题均会引起血管慢性炎症,最终导致内皮修复延迟,增加支架内血栓形成风险。为了克服永久性聚合物涂层支架所引起的血管慢性炎症及内皮修复延迟的问题,生物可降解聚合物药物洗脱支架应运而生。这类支架的设计希望在不影响抗增殖药物作用的前提下,通过聚合物涂层的完全降解,减少聚物涂层所引起的炎症反应,从而起到加快内皮修复的作用。理论上讲,生物可降解涂层相比于永久性聚合物涂层可以降低支架内血栓风险,然而这种理论优势能否转化为临床获益尚未明确。

BP-DES 是近年来支架研究的热点,国外有 BioMatrix 支架、Nobori 支架、Mistent 支架、Orsiro 支架、SYNERGY 支架等,国内有 Firehawk 支架、EXCEL 支架、Tivoli 支架等。国产的 EXCEL 支架是世界上第一款上市的 BP-DES,其多中心注册研究 CREATE 由韩雅玲院士牵头,长达 5 年的随访结果[18]表明,EXCEL 支架 5 年累计 MACE 发生率为 7.4%,其中心源性死亡发生率为 3.0%,非致命性 MI 发生率为 1.5%,TLR 发生率为 3.7%,其长期安全性值得肯定。Firehawk 支架以微包裹槽靶向洗脱为特点,是全球载药量最低的 DES,同时具有 BMS 的安全性和 DES 的有效性这两个看似矛盾的特点。在欧洲进行的 TARGET AC 研究[19]纳入了从 2015 年 12 月—2016 年 10 月的 1 653 位患者,按 1∶1 随机分组至 Firehawk 支架组或 XIENCE 支架组。研究表明,Firehawk 支架在 12 个月的靶病变失败率和 13 个月时支架内晚期管腔丢失方面不劣于 XIENCE 支架。

但是截至目前,相较于第二代 DES,多项研究显示 BP-DES 并没有带来额外临床获益。BIO-RESORT 研究[20]旨在比较 Synergy 支架、Orsirio 支架、永久聚合物涂层 ZES 的安全性和有效性,纳入了 3 514 例所有类型冠心病患者,按 1∶1∶1 随机入组。主要终点为 12 个月安全性(心源性死亡或靶血管相关 MI)和有效性(靶血管再次血运重建)的复合终点,结果显示三种支架的复合终点发生率无显著性差异(均为 5%)。DESSOLVE Ⅲ 研究将 1 398 例接受 PCI 治疗的患者(ACS 患者占到 60%),按照 1∶1 随机分组至 MiStent 支架组和 Xience 支架组,MiStent 支架的聚合物会在 3 个月内完全降解。12 个月时,以心源性死亡、靶血管 MI 或有临床指征的 TLR 为主要复合终点,在两组中的发生率没有显著性差异(5.8% vs. 6.5%),且支架内血栓形成率均较低,组间无差异。2017 年的一项荟萃分析[21]纳入了 16 项比较第二代 DES 与 BP-DES 的随机对照试验(n=19 886)结果显示,第二代 DES 与 BP-DES 在靶血管血运重建(P=0.62)、心源性死亡(P=0.46)、MI(P=0.98)、支架内血栓形成(RR=0.83,95%CI 0.64~1.09)均无显著性差异。无论洗脱药物种类、支架平台异同、BP-DES 的支架壁厚度和 DAPT 疗程(≥6 个月 vs. ≥12 个月)如何,结局均相似。

（四）无聚合物涂层药物洗脱支架（polymer-free drug-coated stent，PF-DCS）

无聚合物药物洗脱支架直接由金属合金骨架和抗增殖药物组装组成，彻底摒弃了聚合物涂层，通过在支架上构建纳米微孔道的特殊工艺来实现药物的贮藏和控释，使得支架既有 DES 抗内膜增生的优势又具备 BMS 的安全性。由于没有聚合物涂层，可为高出血风险患者提供较短的双联抗血小板治疗时程。这类支架的代表有国外的 Yukon SES、VESTASync SES、BioFreedom BES，国内的 Nano 支架和垠艺支架等。

ISAR-TEST 研究[22]纳入了 450 名未累及左主干的新发冠脉病变患者，随机分配至 Yukon DES（无聚合物西罗莫司支架组）和传统的 Taxus 支架组。对于晚期管腔丢失、再狭窄率或因再狭窄引起的靶病变血运重建率，两组无统计学差异。LEADERS FREE 研究[23]纳入了 2 466 名高出血风险患者，将他们随机分配至 BioFreedom BES 组和 BMS 组，前者可向血管壁持续释放 Biolimus A9 药物长达 1 个月，所有患者 PCI 术后进行 1 个月的双联抗血小板治疗，随后长期单用阿司匹林。BioFreedom BES 组的主要安全性终点事件更少（9.4% *vs.* 12.9%，P=0.005），靶病变血运重建的发生率也更低（5.1% *vs.* 9.8%，P<0.001）。2 年时 BioFreedom BES 相对于 BMS 的安全性和有效性终点得以维持。

PF-DCS 是当前冠脉支架的又一大热点研究内容，仅在 2018 年美国经导管心血管治疗学术会议（TCT）上，就有 BIONYX、ReCre8、LEADERS FREE II、SORT OUT IX、TALENT 等多项重磅研究公布，但未来仍需更多随机对照研究验证 PF-DCS 的潜在优势。

（五）其他类型尚在研究阶段的 DES

Combo 支架联用了 CD34 抗体涂层和西罗莫司载药涂层，CD34 抗体直接作用于血液循环中的内皮前体细胞，可增加内皮覆盖率。理论上讲，Combo 支架起到了抗血管平滑肌增殖和促进血管内皮修复的双重功效。REMEDEE[24]试验结果提示，相较 PES，Combo 支架在 9 个月支架内晚期管腔丢失及 12 个月的 MACE 发生率上均无明显差异。除此之外，其他药物洗脱支架模型包括阿昔单抗涂层支架、17-β- 雌二醇洗脱支架和地塞米松洗脱支架，经过了测试试验，但没有进入临床试验阶段。

四、可降解支架

当 DES 以其不断提升的性能和安全性占领当前冠脉介入治疗主体市场的同时，BVS 正悄然展开冠脉介入治疗的第四次革命。理想的 BVS 在植入早期（1~6 个月）可提供与金属支架类似的支撑力，防止血管回弹，也可运载抗增殖药物抑制平滑肌增生。在植入后期，BVS 通过自身降解避免如 DES 作为异物所引起的炎症反应，减少晚期支架内血栓事件的发生。随着支架的完全降解（12~24 个月）最终可以恢复血管的自然形态和舒缩功能，不会影响二次治疗。到目前为止，国内外多家知名的医疗器械公司已经开始着手进行 BVS 的研发工作，当下的 BVS 按照材料不同主要分为可降解高分子支架和可降解金属支架两大类。

（一）可降解高分子支架

可降解高分子支架是目前研究最多的一种，以高分子聚合物为骨架，在早期提供足够力学支撑，经过体内代谢降解后可排出体外。目前以聚乳酸（PLLA）、聚羟基乙酸（PGA）研究最为广泛。1998 年日本的 Igaki-Tamai（PLLA）支架[25]是第一个用于临床研究的 BVS，经过 10 年随访也证实了其良好的长期结果，但是该聚合物支架在输送至靶病变位置时，需要加热到 70~80℃才能实现支架的膨胀，难以在临床上广泛应用，在当时仅批准用于外周血管介入。随后的 ABSORB 是第一个由 PLLA 构成的依维莫司药物涂层 BVS，是目前临床研究最多、证据最多的 BVS。ABSORB 在 2011 年获得欧盟 CE 认证，2016 年获得美国 FDA 认证。

然而 2017 年美国 TCT 年会上，ABSORB Ⅱ 试验 4 年随访结果[26] 和 ABSORB Ⅲ 试验 3 年随访结果[27] 分别公布。ABSORB Ⅱ 试验随访 4 年时，BVS 的靶病变失败率(11.1% *vs.* 5.6%，*P*=0.05)、支架内血栓形成(2.8% *vs.* 0，*P*=0.03)均显著高于 XIENCE 支架。ABSORB Ⅲ 试验随访 3 年时，BVS 的靶病变失败率高于 XIENCE 支架(13.4% *vs.* 10.4%，*P*=0.06)，靶血管心肌梗死 BVS 显著高于 XIENCE 支架(8.6% *vs.* 5.9%，*P*=0.03)，支架内血栓形成 BVS 显著高于 XIENCE 支架(2.3% *vs.* 0.7%，*P*=0.01)，术前参照血管直径 <2.25mm 是靶病变失败和支架内血栓的独立预测因素。由于 ABSORB 远期效果不及预期，2017 年 9 月 ABSORB 退市。但是与之形成鲜明对比的是 ABSORB China 研究[28]，在 BVS 组和 XIENCE 支架组中，靶病变失败率、心源性死亡、靶血管心肌梗死以及支架内血栓均没有显著差异。ABSORB China 临床试验取得较为理想结果的原因是选择了合适大小的血管(参考血管直径 >2.25mm)，并严格遵守 PSP 原则，即充分的预扩张和完全后扩张。

不同于国外可降解高分子支架所遇到的冷遇和停滞不前，国内持续在可降解高分子支架的研发和手术中积累着更多的经验，目前市场主流的有 Xinsorb 支架(葛均波院士团队)、NeoVas 支架(韩雅玲院士团队)、Firesorb 支架(高润霖院士团队)，多个国产可降解高分子支架的大规模临床试验正在进行中，部分阶段性的研究结果令人欣喜，最终结果值得期待。

(二)可降解金属支架

相比于可降解高分子支架，可降解金属支架力学机械性能更高、显影性更好，作为血管支架具有很强的优势。德国 DREAMS 系列支架是最早研发的可降解金属支架。DREAMS 系列支架以可被吸收的镁合金作为基础，覆盖有生物可降解的聚合物 / 抗增生药物涂层，最终可在血管内完全降解。最新的 BIOSOLVE-Ⅱ 研究[29]纳入了 123 例冠心病患者，用新型的第二代西罗莫司洗脱可降解镁合金支架(DREAMS 2G)进行治疗。术后 6 个月时，平均晚期管腔丢失为 0.27mm，在 25 名患者中 20 名(80%)记录到了血管造影可辨别的血管舒缩活动，该结果优于前一代支架(DREAMS 1G)。2016 年 6 月，DREAMS 2G 支架获得欧盟 CE 认证。国内的可降解镁合金支架也是研发热点，上海交通大学的 JDBM 支架和中国科学院金属所的 AZ31 支架等均正在进行大量的体内外相关实验研究。同时，铁合金和铁合金可降解支架也在国内开展初步研究。

五、未来展望

纵观冠脉介入治疗 40 余年的发展历史，总离不开改革与创新二词，PTCA 的出现使冠心病摆脱了单纯药物治疗和外科手术的时代，BMS 的出现进一步奠定了冠脉介入的优势，而 DES 的出现与持续更新迭代使得冠脉支架技术获得了广泛的推广，随后的 BVS 浪潮又使得血管功能恢复和介入无植入成为可能，但这绝不是冠脉内支架研究的终点，临床上尚有诸多问题需要我们去继续探索和奋进。

(朱建华　王启闻)

参 考 文 献

[1] 胡盛寿,高润霖,刘力生,等.《中国心血管病报告 2018》概要[J].中国循环杂志,2019,34(3):209-220.

[2] GRÜNTZIG A,SCHNEIDER H J. The percutaneous dilatation of chronic coronary stenoses—experiments and morphology[J].

Schweiz Med Wochenschr,1977,107(44):1588.

［3］ HOLMES D R Jr,VLIETSTRA R E,SMITH H C,et al. Restenosis after percutaneous transluminal coronary angioplasty (PTCA):A report from the PTCA registry of the national heart,lung,and blood institute［J］. Am J Cardiol,1984,53(12): C77-C81.

［4］ SIGWART U,PUEL J,MIRKOVITCH V,et al. Intravascular Stents to Prevent Occlusion and Re-Stenosis after Transluminal Angioplasty［J］. N Engl J Med,1987,316(12):701-706.

［5］ SERRUYS P W,DE JAEGERE P,KIEMENEIJ F,et al. A Comparison of Balloon-Expandable-Stent Implantation with Balloon Angioplasty in Patients with Coronary Artery Disease［J］. N Engl J Med,1994,331(8):489-495.

［6］ FISCHMAN D L,LEON M B,BAIM D S,et al. A Randomized Comparison of Coronary-Stent Placement and Balloon Angioplasty in the Treatment of Coronary Artery Disease［J］. N Engl J Med,1994,331(8):496-501.

［7］ DOUGLAS J S. Role of adjunct pharmacologic therapy in the era of drug-eluting stents［J］. Atheroscler Suppl,2005,6(4): 47-52.

［8］ REGAR E,SERRUYS P W,BODE C,et al. Angiographic findings of the multicenter Randomized Study With the Sirolimus-Eluting Bx Velocity Balloon-Expandable Stent (RAVEL):sirolimus-eluting stents inhibit restenosis irrespective of the vessel size［J］. Circulation,2002,12(1):57.

［9］ GRUBE E,SILBER S,HAUPTMANN K E,et al. TAXUS I:six-and twelve-month results from a randomized,double-blind trial on a slow-release paclitaxel-eluting stent for de novo coronary lesions［J］. Circulation,2003,107(1):38-42.

［10］ PFISTERER M,BRUNNER-LA ROCCA H P,BUSER P T,et al. Late Clinical Events After Clopidogrel Discontinuation May Limit the Benefit of Drug-Eluting Stents. An Observational Study of Drug-Eluting Versus Bare-Metal Stents［J］. J Am Coll Cardiol,2006,48(12):2584-2591.

［11］ CAMENZIND E,STEG P G,WIJNS W. Stent thrombosis late after implantation of first-generation drug-eluting stents:a cause for concern［J］. Circulation,2007,115(11):1440-1455.

［12］ NORDMANN A J,BRIEL M,BUCHER H C. Mortality in randomized controlled trials comparing drug-eluting vs. bare metal stents in coronary artery disease:a meta-analysis［J］. Eur Heart J,2006,27(23):2784-2814.

［13］ LAGERQVIST B,JAMES S K,STENESTRAND U,et al. Long-Term Outcomes with Drug-Eluting Stents versus Bare-Metal Stents in Sweden［J］. N Engl J Med,2007,356(10):1009-1019.

［14］ EISENSTEIN E L,LEON M B,KANDZARI D E,et al. Long-Term Clinical and Economic Analysis of the Endeavor Zotarolimus-Eluting Stent Versus the Cypher Sirolimus-Eluting Stent:3-Year Results From the ENDEAVOR III Trial (Randomized Controlled Trial of the Medtronic Endeavor Drug［ABT-578］Eluting Coronary Stent System Versus the Cypher Sirolimus-Eluting Coronary Stent System in De Novo Native Coronary Artery Lesions)［J］. JACC Cardiovasc Interv,2009,2 (12):1199-1207.

［15］ KIRTANE A J,LEON M B,BALL M W,et al. The "Final" 5-Year Follow-Up From the ENDEAVOR IV Trial Comparing a Zotarolimus-Eluting Stent With a Paclitaxel-Eluting Stent［J］. JACC Cardiovasc Interv,2013,6(4):325-333.

［16］ WAHA A D,DIBRA A,BYRNE R A,et al. Everolimus-Eluting Versus Sirolimus-Eluting Stents:a meta-analysis of randomized trials［J］. Circ Cardiovasc Interv,2011,4(4):371-377.

［17］ ALAZZONI A,AL-SALEH A,JOLLY S S. Everolimus-Eluting versus Paclitaxel-Eluting Stents in Percutaneous Coronary Intervention:Meta-Analysis of Randomized Trials［J］. Thrombosis,2012,2012:126369.

［18］ HAN Y L,ZHANG L,YANG L X,et al. A new generation of biodegradable polymer-coated sirolimus-eluting stents for the treatment of coronary artery disease:final 5-year clinical outcomes from the CREATE study［J］. EuroIntervention,2012,8 (7):815-822.

［19］ LANSKY A,WIJNS W,XU B,et al. Targeted therapy with a localised abluminal groove,low-dose sirolimus-eluting, biodegradable polymer coronary stent (TARGET All Comers):a multicentre,open-label,randomised non-inferiority trial［J］. Lancet,2018,392(10153):1117-1126.

［20］ VON BIRGELEN C,KOK M M,VAN DER HEIJDEN L C,et al. Very thin strut biodegradable polymer everolimus-eluting and sirolimus-eluting stents versus durable polymer zotarolimus-eluting stents in allcomers with coronary artery disease (BIO-RESORT):a three-arm,randomised,non-inferiority trial［J］. Lancet,2016,388(10060):2607-2617.

［21］ EL-HAYEK G,BANGALORE S,DOMINGUEZ A C,et al. Meta-Analysis of Randomized Clinical Trials Comparing Biodegradable Polymer Drug-Eluting Stent to Second-Generation Durable Polymer Drug-Eluting Stents［J］. JACC

Cardiovasc Interv,2017,10(5):462-473.

[22] MEHILLI J,KASTRATI A,WESSELY R,et al. Randomized Trial of a Nonpolymer-Based Rapamycin-Eluting Stent Versus a Polymer-Based Paclitaxel-Eluting Stent for the Reduction of Late Lumen Loss[J]. Circulation,2006,113(2):273-279.

[23] GAROT P,MORICE M C,TRESUKOSOL D,et al. 2-Year Outcomes of High Bleeding Risk Patients after Polymer-Free Drug-Coated Stents[J]. J Am Coll Cardiol,2017,69(2):162-171.

[24] HAUDE M,LEE S W,WORTHLEY S G,et al. The REMEDEE trial:a randomized comparison of a combination sirolimus-eluting endothelial progenitor cell capture stent with a paclitaxel-eluting stent[J]. JACC Cardiovasc Interv,2013,6(4): 334-343.

[25] TAMAI H,IGAKI K,KYO E,et al. Initial and 6-month results of biodegradable poly-l-lactic acid coronary stents in humans [J]. Circulation,2000,102(4):399-404.

[26] CHEVALIER B,CEQUIER A,DUDEK D,et al. Four-year follow-up of the randomised comparison between an everolimus-eluting bioresorbable scaffold and an everolimus-eluting metallic stent for the treatment of coronary artery stenosis(ABSORB Ⅱ trial)[J]. EuroIntervention,2018,13(13):1561-1564.

[27] KEREIAKES D J,ELLIS S G,METZGER C,et al. 3-Year Clinical Outcomes With Everolimus-Eluting Bioresorbable Coronary Scaffolds:The ABSORB ⅢTrial[J]. J Am Coll Cardiol,2017,70(23):2852-2862.

[28] GAO R,YANG Y,HAN Y,et al. Bioresorbable Vascular Scaffolds Versus Metallic Stents in Patients With Coronary Artery Disease:ABSORB China Trial[J]. J Am Coll Cardiol,2015,66(21):2298-2309.

[29] HAUDE M,INCE H,ABIZAID A,et al. Safety and performance of the second-generation drug-eluting absorbable metal scaffold in patients with de-novo coronary artery lesions(BIOSOLVE-Ⅱ):6 month results of a prospective,multicentre,non-randomised,first-in-man trial[J]. Lancet,2016,387(10013):31-39.

药物洗脱球囊的原理及应用现状

1977 年 Gruentzig 完成了首例经皮冠状动脉腔内血管成形术(percutaneous transluminal coronary angioplasty,PTCA),开启了冠心病介入治疗的长河,成为冠心病介入治疗史上的第一个里程碑[1]。单纯球囊扩张术可有效缓解冠状动脉狭窄,但血管壁的弹性回缩以及球囊扩张过程中内膜受损继发的内膜过度增生导致的再狭窄也不可忽视。在 PTCA 时代,靶血管术后 3~6 个月再狭窄率高达 30%~50%。高急性血管闭塞及靶血管重建率使人们不得不继续寻找新的方法解决这一难题。金属裸支架(bare metal stent,BMS)的出现,解决了血管壁弹性回缩的问题,再狭窄率下降至 30% 左右,成为冠心病介入治疗史上的第二个里程碑。药物涂层支架(drug-eluting stent,DES),是在金属裸支架的表面涂有一层抗细胞增殖的药物。药物涂层支架表面的抗增殖药物可有效抑制平滑肌细胞及内皮细胞的增殖,使再狭窄率降至 3% 左右。药物涂层支架的出现,无疑是冠心病介入治疗史上的第三个里程碑。

但随着药物涂层支架的广泛应用,药物涂层支架的弊端也逐渐显现。药物涂层球囊金属网仅能覆盖血管壁大约 15% 的面积,该区域抗增殖药物浓度较高,而其余 85% 未被金属支架网覆盖的部分抗增殖药物浓度较低。抗增殖药物无法直接涂于金属支架表面,需要多聚物才能牢固结合于支架表面,并且需要依赖多聚物控制抗增殖药物的释放速度,来达到长期抗增殖的目的。但多聚物缺诱发血管壁的慢性炎症反应,延迟血管内皮化,增加晚期血栓事件。

如何预防和治疗支架内再狭窄?如何减少或避免晚期支架内血栓?这是目前介入心脏病学面临的两大主要问题,也是近年来以及今后一段时间该领域研究的焦点和热点。药物球囊本质上是表面涂有抗增殖药物的介入球囊导管,在球囊扩张时可将抗增殖药物释放至冠状动脉血管壁,从而达到抑制血管内膜增生、预防冠状动脉再狭窄的效果。药物球囊是普通球囊与药物涂层支架技术相结合的产物,它保留了单纯球囊扩张术"介入无植入"的优点,又结合了药物涂层支架的药物涂层技术,解决了单纯球囊扩张术再狭窄率高的问题,有望成为冠心病介入史上的第四次腾飞。

一、药物球囊原理及研发过程

药物球囊(drug coated balloon,DCB)的研发过程与其他新兴事物一样,起初受到了许多质疑。早在 1991 年便有学者提出了药物球囊的概念。当时使用的药物仅限于抗凝药物及抗血小板药物,并且由于药物释放方法学等原因,前期研究效果不理想,故该技术一直徘徊不前。

2000 年的一项动物实验,为药物球囊的应用提供了理论基础。Scheller 等在猪的动脉粥样硬化病变处植入了支架,之后将紫杉醇和碘普罗胺的混合物弹丸式注入植入支架的冠状动脉内,研究发现,此方法可大大减少支架内膜过度增生,在一定程度上促进了药物球囊的研发过程,证明了紫杉醇短时间接触血管内皮便可有效抑制内皮过度增生[2]。下一步便是寻找更理想的传送系统,可以将抗增殖药物有效释放于病变部位。而药物球囊,便成为最理想的传送系统。

球囊 + 涂层 + 抗增殖药物是药物球囊的基本设计原理,但药物球囊不是简单地将抗增殖药物涂在普通球囊上,在药物种类、涂层技术及药物释放技术等方面都具有特殊性。药物球囊技术的关键是在球囊扩张的短时间内快速、均一、足量的将足够多的抗增殖药物传递至血管壁而发挥发作。球囊作为抗增殖药物的载体,与普通球囊相比,应在扩张时与血管壁有良好的接触性,以便抗增殖药物的释放。而抗增殖药物也选择了脂溶性强的紫杉醇,这类药物在与血管壁接触时可迅速转移至血管壁,被血管组织摄取,从而发挥抗增殖作用。

传统观念认为,维持血管局部抗增殖药物的持续作用是抗内皮增殖的基础,这也是许多人对药物球囊抱有怀疑态度的原因。然而事实并非如此。研究发现,紫杉醇与造影剂混合后与血管平滑肌细胞共同孵育 3 分钟,可完全抑制平滑肌细胞增生,作用持续时间可达 2 周[2,3]。Scheller 等进行的动物实验显示,与普通球囊相比,紫杉醇药物涂层球囊与血管壁接触 1 分钟,血管壁中紫杉醇的浓度即可达到抗细胞增殖的浓度,使新生内膜面积减少 63%,从而显著降低再狭窄的发生率,并且支架内皮化保留完整,未发生支架内血栓[4]。因此,DCB 作用机制主要基于以下两点:脂溶性抗增殖药物在药物球囊扩张时可迅速被血管组织摄取;持续释放对抑制内皮增生并非必要,药物短时间高浓度暴露即可阻断早期增生启动因子,发挥抗内膜增生作用,预防再狭窄。

二、药物球囊应用现状

药物球囊最初主要应用于支架内再狭窄病变,以降低支架内再狭窄的发生率。而随着药物球囊的广泛应用,药物球囊的适应证也在不断拓宽。在分叉病变、小血管病变这类原位病变中,药物球囊也取得了良好的效果。而对于高危出血患者、金属过敏、正在服用抗凝药物或既往支架内血栓患者,药物球囊也是一个不错的选择。

(一)支架内再狭窄病变

支架内再狭窄为支架内全程和 / 或支架两端 5mm 节段内管腔狭窄≥50%。随着我国冠心病患者越来越多,药物支架的植入量也越来越多。在金属裸支架(bare metal stent,BMS)时代,支架内再狭窄率为 30% 左右。药物涂层支架出现后,再狭窄率已降至 3% 左右。但由于我国冠心病患者基数庞大,3% 的再狭窄患者也不可忽视。对于支架内再狭窄病变,单纯球囊扩张术术后二次狭窄率高达 50%[5],而再次植入药物涂层支架二次狭窄率也高达 20%~40%[6]。而结合了单纯球囊及药物涂层支架优点的药物球囊,不仅可降低二次狭窄风险,还可反复应用,成为支架内再狭窄病变的新选择(图 1)。

1. 药物球囊在 BMS 再狭窄病变中的应用证据　PACCOCATH ISR 研究为随机对照、双盲、多中心研究,是第一个研究药物球囊治疗 BMS 支架内再狭窄病变的研究。该研究分 PACCOCATH ISR-I[5] 及 PACCOCATH ISR-II[7] 两部分,对比了药物球囊与普通球囊在支架内再狭窄病变中的应用。PACCOCATH ISR-I 研究共入选了 52 例患者,按 1∶1 的比例随机分配至药物球囊组及普通球囊组,每组 26 例患者。6 个月随访时发现,药物球囊组晚期管腔丢失明显低于普通球囊组[(0.03±0.48)mm vs.(0.74±0.86)mm,P=0.002],药物球囊组再狭窄率明显低于普通球囊组(5% vs. 43%,P=0.002)。12 个月临床随访普通球囊组总心脏不良事件发生率为 31%,而药物球囊组仅为 4%,明显低于普通球囊组(P=0.01)。PACCOCATH ISR-I 研究证明了对支架内再狭窄病变,药物球囊较普通球囊,能明显降低晚期管腔丢失及再狭窄率的发生[5],并能降低心脏不良事件的发生率,奠定了药物涂层球囊在支架内再狭窄

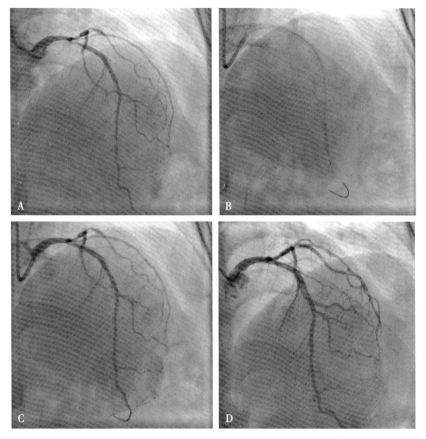

图 1 前降支远段支架内再狭窄病变应用药物球囊

A. 前降支远段支架内 95%~99% 狭窄;B. 2.0×20 药物球囊置于支架内 8 个大气压
扩张 60 秒;C. 药物球囊扩张后残余狭窄 <30%;D. 术后 1 年随访未见再狭窄

病变中的应用基础。

　　PACCOCATH ISR-II 是在 PACCOCATH ISR-I 研究的基础上,将入选患者增至 108 例,普通球囊组及药物球囊组各 54 例。6 个月造影随访显示药物球囊组晚期管腔丢失明显低于普通球囊组[(0.11±0.45)mm *vs.* (0.81±0.79)mm,*P*<0.001],再狭窄率也明显低于普通球囊组(6.4% *vs.* 51.0%,*P*<0.001)。2 年随访时药物球囊组靶血管重建率明显低于普通球囊组(6% *vs.* 37%,*P*=0.001),总心脏不良事件发生率也低于普通球囊组(11% *vs.* 46%,*P*=0.001),表明药物球囊的优势可持续至术后 2 年。而近期,PACCOCATH ISR 5 年随访结果的公布,更为药物球囊在支架内再狭窄病变中的应用添加了新的证据。药物球囊组靶血管重建率(9.3% *vs.* 38.9%,*P*=0.004)及总心脏不良事件发生率(27.8% *vs.* 59.3%,*P*=0.009)均明显低于普通球囊组[8]。证明药物球囊对支架内再狭窄病变是安全有效的,能有效降低二次再狭窄率,并且这种效果至少可持续至术后 5 年。

　　RIBS V[3] 研究为一项多中心、前瞻性的随机对照研究,该研究入选了 189 例植入金属裸支架后出现支架内再狭窄的患者。但与 PACCOCATH ISR 研究不同,对照组选择了药物涂层支架。95 例患者随机分配至药物球囊组,其余 94 例患者分配至药物涂层支架组。两组在晚期管腔丢失[(0.04±0.5)mm *vs.* (0.14±0.5)mm,*P*=0.14]及二次再狭窄率(4.7% *vs.* 9.5%,

P=0.22)方面无明显差异。而1年临床随访时两组在总心脏不良事件发生率(6% *vs.* 8%,P=0.6)及靶血管重建率(2% *vs.* 6%,P=0.17)方面无明显统计学差异。该研究结果证实对于金属裸支架内再狭窄病变,药物球囊的效果至少不劣于再次植入药物涂层支架。

PEPCAD Ⅱ[9]研究同 RIBS Ⅴ 研究一样,对比了药物球囊与药物涂层支架在金属裸支架再狭窄病变中的应用,并且得出了相似的结论。该研究共入选了131例患者,药物球囊组66例,药物支架组65例,6个月造影随访时发现,药物球囊组晚期管腔丢失为(0.17±0.42)mm,而药物支架组为(0.38±0.61)mm(P=0.03),再狭窄率药物球囊组为7%,而药物涂层支架组为20.3%(P=0.06)。12个月临床随访发现两组间总心脏不良事件发生率(9.1% *vs.* 21.5%,P=0.08)及靶血管重建率(6.3% *vs.* 15.4%,P=0.15)无明显统计学差异。表明对于金属裸支架内再狭窄病变,药物球囊至少不劣于再次植入药物支架,甚至有降低晚期管腔丢失及靶血管重建率的趋势。

2. 药物球囊在 DES 再狭窄病变中的应用证据　2011年,Habar 等发表了一项前瞻性的随机对照研究结果,以探讨 DES 再狭窄病变应用药物球囊效果。该研究共入选50例药物涂层支架内再狭窄病变患者,随机分配至药物球囊组及普通球囊组,两组各25例患者。6个月造影随访发现,药物球囊组在多个方面均优于普通球囊组。药物球囊组晚期管腔丢失为(0.18±0.45)mm,普通球囊组为(0.72±0.55)mm,药物球囊组明显低于普通球囊组(P=0.001)。再狭窄率(8.7% *vs.* 62.5%,P=0.000 1)及靶血管重建率(4.3% *vs.* 41.7%,P=0.003)也明显低于普通球囊组,药物球囊组无事件生存率为96%,而普通球囊组仅为60%。与 BMS 再狭窄病变一样,对于 DES 再狭窄病变,药物球囊同样优于普通球囊。

随后发表的前瞻性多中心随机对照 PEPCAD-DES[10]研究同样证实了药物球囊在 DES 再狭窄病变中的作用。该研究共入选了110例植入药物涂层支架后出现支架内再狭窄的患者。结果显示,在晚期管腔丢失[(0.43±0.61)mm *vs.* (1.03±0.77)mm,$P<0.001$]及再狭窄率(17.2% *vs.* 58.1%,$P<0.001$)方面,药物球囊组明显优于普通球囊组,药物球囊组总心脏不良事件发生率为16.7%,远远低于普通球囊组50.0%($P<0.001$)。ISAR-DESIRE 3[11]研究则对比了药物球囊、普通球囊及药物涂层支架三者在 DES 再狭窄病变中的应用。该研究共入先了402例患者,其中137例分配至药物球囊组,131例分配至药物涂层支架组,134例分配至普通球囊扩张组。术后6~8个月随访造影发现,药物球囊组与药物涂层支架组在直径狭窄率方面无明显统计学差异(38% *vs.* 37.4%,P=0.8),但两组均明显优于普通球囊组(38% *vs.* 54.1%,$P<0.000 1$;37.4% *vs.* 54.1%,$P<0.000 1$),而在死亡率、心肌梗死及靶血管血栓方面三组间无明显统计学差异。上述证实,对于 DES 再狭窄病变,药物球囊不劣于药物涂层支架,但明显优于普通球囊。

2014年发表的前瞻性、多中心的随机对照 PEPCAD CHINA ISR[12]研究,为药物球囊在 DES 再狭窄病变中的应用添加了中国证据。该研究共入选了220例药物涂层支架内再狭窄病变患者,按1∶1的比例随机分配至药物球囊组及药物涂层支架组。9个月造影随访时发现,药物球囊组晚期管腔丢失不劣于药物涂层支架组[(0.46±0.51)mm *vs.* (0.55±0.61)mm,$P_{非劣性}$=0.000 5],两组间的9个月狭窄率和12个月复合临床事件率没有明显差异。

目前关于支架内再狭窄病变应用药物球囊的研究较多,并且各个研究结果较为一致。对于支架内再狭窄病变,无论植入的是金属裸支架还是药物涂层支架,药物球囊均是良好选择。在远期管腔丢失及再狭窄率方面,药物球囊明显优于普通球囊,而不劣于再次植入药物涂层支架。但与药物涂层支架相比,药物球囊的优势在于避免金属异物的再次植入,并可多次应用。2010年,欧洲心脏病学会推荐药物球囊应用于BMS再狭窄病变(Ⅱa类推荐,B类证据)。2014年ESC指南及2016年中国经皮冠状动脉介入治疗指南,不仅将药物球囊的适应证由BMS再狭窄病变扩展至DES再狭窄病变,并且由原来的Ⅱa类推荐升至Ⅰ类推荐。药物球囊在支架内再狭窄病变中应用的安全性及有效性已得到证实,为介入医师处理支架内再狭窄这一疑难病变提供了新的手段。

(二)小血管病变

冠状动脉小血管病变是冠心病介入治疗难点,在接受介入治疗的患者中,冠状动脉小血管病变占总数的35%~40%[13]。研究显示,血管内径是冠状动脉支架术后心脏不良事件的重要预测因子[13],血管内径越小,预后越差。大血管病变支架术后远期再狭窄率仅5%,而小血管病变其再狭窄率可高达30%,术后心绞痛及靶血管重建率明显高于大血管病变[14]。药物涂层支架似乎不是冠状动脉小血管病变的最佳选择[15]。与支架不同,药物涂层球囊抗增殖药物分布十分均匀,由此带来更有效的抗增殖效果,理论上可降低再狭窄的发生。小血管病变供血范围小,即使合并急性闭塞等药物球囊扩张并发症,一般不会导致严重的临床后果。药物球囊应用双联抗血小板治疗仅需1~3个月,降低了高危患者出血风险。不同于支架无法多次植入,药物球囊可反复植入并且无金属异物残留。这些理论上的优势都预示着药物球囊有可能替代药物涂层支架,成为治疗原位小血管病变的良好选择(图2)。

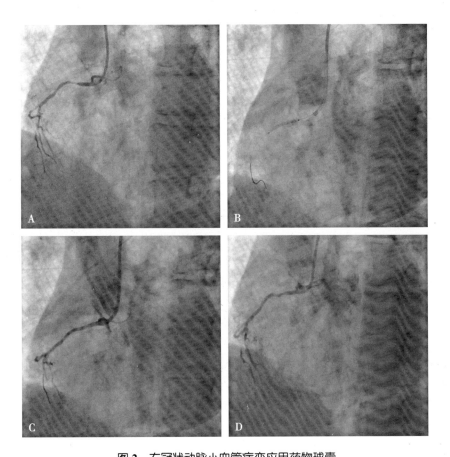

图2 右冠状动脉小血管病变应用药物球囊
A. 右冠状动脉近段狭窄80%左右;B. 2.0mm×17mm药物球囊8个大气压扩张60秒;C. 药物球囊扩张后即刻效果;D. 11个月造影随访

PEPCAD I[16]研究是首个评估药物球囊在小血管病变中的临床研究,该研究虽为非随机对照研究,但其结果奠定了小血管应用药物球囊的理论基础。该研究共入选了 120 小血管病变(直径 2.25~2.8mm,长度 <22mm)患者,2 例患者中途退出,4 例患者药物球囊未能通过靶病变而失败,最终 114 例小血管病变患者纳入分析。114 例患者中,共 21(18.4%)处病变药物球囊成形术后发生夹层。20(28%)例患者因严重夹层(C 级及 C 级以上夹层)补救性植入支架,12 例患者因严重弹性回缩行补救性支架植入术,其余 82(72%)例患者仅应用药物球囊。105 例患者完成 6 个月后冠状动脉造影复查,在单纯药物球囊组,晚期管腔丢失为(0.18±0.38)mm,而补救性支架植入组晚期管腔丢失高达(0.73±0.74)mm(P<0.000 1),具有明显统计学差异。单纯药物球囊组再狭窄率为 5.5%,而补救性支架植入组再狭窄率为 44.8%,远远高于单纯药物球囊组。

12 个月后临床随访结果良好,无患者发生临床死亡。单纯药物球囊组及补救性支架植入组各发生 1 例心肌梗死,补救性支架植入术发生 2 例支架内血栓,而单纯药物球囊组无靶病变血栓发生。单纯药物球囊组靶血管重建率为 4.9%,补救性支架植入组靶血管重建率为 28.1%(P=0.000 5),远远高于单纯药物球囊组。单纯药物球囊组重要心脏不良事件发生率远低于补救性支架植入组(5% vs. 12%,P<0.000 1)。

PEPCAD I 虽然是非随机对照研究,但是第一个将药物球囊应用于原位小血管病变的研究,开创了药物球囊在原位小血管病变应用的先河。

PICCOLETTO 研究[17]是继 PEPCAD I 研究后的第一个前瞻性、单中心、随机对照研究,但遗憾的是,对于小血管病变,PECCOLETTO 研究未能证实药物球囊与药物涂层支架等效。该患者拟入选 80 例小血管病变患者,但在研究进行至 2/3 阶段时,因药物涂层支架组预后明显优于药物球囊组中止了研究。该研究最终入选了 57 例患者,57 例患者随机分配至单纯药物球囊组及药物涂层支架组,其中单纯药物球囊组 28 例,药物涂层支架组 29 例。6 个月后单纯药物球囊组直径狭窄百分比明显高于药物涂层支架组(43.6% vs. 24.3%,P<0.029),而再狭窄率单纯药物球囊组也明显高于药物涂层支架组(32.1% vs. 10.3%,P<0.043),MACE 事件药物球囊组同样较高(35.7% vs. 13.8%,P<0.054)。PICCOLETTO 研究结果,得出原位小血管病变应用药物球囊与药物支架不等效,与之前的 PEPCAD I 研究结果明显不一致。

BELLO 研究[18]是最新的小血管病变应用药物球囊及药物涂层支架的随机对照研究,该研究共入选了 182 例小血管病变患者,按 1:1 的比例随机分配至单纯药物球囊组(90 例)及药物涂层支架组(92 例),采用的是 IN.PACT Falcon 紫杉醇药物球囊。单纯药物球囊组中 20% 的患者因严重夹层及弹性回缩等原因行补救性支架植入术。结果显示,单纯药物球囊组晚期管腔丢失明显低于支架植入组[(0.08±0.38)mm vs.(0.29±0.44)mm],而两组在再狭窄率(8.9% vs. 14.1%,P=0.25)、靶血管重建率(4.4% vs. 7.6%,P=0.37)及重要心脏不良事件发生率(7.8% vs. 13.2%,P=0.77)方面无明显差异。

药物球囊在小血管病变中的应用研究有限,不如支架内再狭窄病变证据充分,且研究结果存在矛盾。PEPCAD I 研究及 BELLO 研究证实应用药物球囊治疗冠状动脉小血管原位病变不劣于药物涂层支架,但 PICCOLETTO 研究却未能证实药物球囊治疗冠状动脉小血管病变与药物涂层支架同样安全、有效。对比这三项研究结果,不难发现,研究结果的不一致可能跟研究应用的药物球囊种类有关。目前,全球已经上市的药物球囊种类有十余种,抗增殖药物均为紫彬醇涂层,但由于制备工艺的不同,各种药物球囊的生物利用度也参差不齐。PEPCAD I 研究应用的是 SeQuentPlease 药物球囊,BELLO 研究应用的是 IN.PACT

Falcon 药物球囊,而 PICCOLETTO 研究应用的是第一代 Dior 药物球囊。三种药物涂层球囊虽均为紫杉醇药物涂层,但这三种药物涂层球囊在涂层制备方法上截然不同。由于制备工艺的差异,在药物球囊扩张时,第一代的 Dior 药物球囊无法将足够量的紫杉醇转移至血管壁上,而 SeQuentPlease 药物球囊及 IN.PACT Falcon 药物球囊在药物释放方面明显优于第一代 Dior 药物球囊,因此,SeQuent Please 药物球囊及 IN.PACT Falcon 药物球囊抗增殖效果更佳,远期狭窄率更低,这也就解释了为何 PEPCAD Ⅰ 及 BELLO 研究研究结果要明显优于 PICCOLETTO 研究结果。

而 2018 年发表于 *Lancet* 上的 Basket Small 2 研究[19]无疑为药物球囊在小血管病变中的应用添加了新的证据。该研究为前瞻性、多中心、随机对照临床研究,该研究共入选 14 个心脏病中心的 758 例小血管病变(2.0mm< 血管直径 <3.0mm)患者,按 1∶1 的比例随机分为 DCB 治疗组与 DES 治疗组,其中 DCB 组 382 例,DES 组 376 例,结果显示主要终点事件 MACE 发生率两组无统计学差异(DCB 组 7.3% *vs.* DES 组 7.5%,P=0.918 0),DCB 组支架内血栓发生率为 0.8%,而 DES 组为 1.1%。该研究是全球最大规模第一个在 <3mm 原发病变血管中 DCB 与二代最新支架的头对头研究,研究证实 DCB 在 12 个月的 MACE 事件发生率不高于 DES,达到非劣效性终点,DCB 术后 4 周的 DAPT 时间,相对于 DES(>6 个月),出血事件稍减少。DCB 因为无永久性植入材料,可能会减少远期不良事件的发生。Basket Small 2 研究为冠脉小血管病变患者提供一种重要的介入治疗选择。

(三) 药物球囊在分叉病变中的应用

冠状动脉分叉病变约占冠状动脉介入治疗的 15%~20%[20],由于其介入操作复杂,手术成功率低及较高的再狭窄发生率,仍然是冠状动脉介入治疗领域的难点[21]。由于每个冠脉分叉病变都有其独特的分叉角度、血管直径、斑块分布等特征,无固定统一的介入策略,需要制定个体化的手术方案;边支血管容易受到斑块移位的影响,边支闭塞等并发症的发生率较高;与其他冠脉病变的介入治疗相比,分叉病变的介入治疗具有相对高的再狭窄率、心肌梗死发生率和支架内血栓发生率[22]。

对于分叉病变,单纯球囊扩张治疗效果不佳,成功率为 75%~85%,并发症发生率高达 8%~22%,而长期再狭窄率高达 40%~65%。金属裸支架时代,分叉病变的再狭窄率较高,单支架术与双支架术相比,再狭窄率分别为 12.5%~48% 与 25%~62%,TLR 分别为 8%~36% 与 24~43%。药物涂层球囊的出现,在有效预防靶病变再狭窄的同时,提高了分叉病变的成功率及安全性,并使术者不再纠结于选择单支架技术或双支架技术(图 3)。

PEPCAD Ⅴ研究[23]探讨了药物涂层球囊在分叉病变中应用的安全性和有效性。这项研究共入选了 28 例左冠状动脉分叉病变的患者,先对主支和分支血管应用药物涂层球囊充分扩张,然后在主支植入裸金属支架,当分支血管血流小于 TIMI 3 级或残余狭窄≥50% 时才对分支植入裸金属支架,术后即刻造影显示主支的最小管腔直径从(0.80±0.39)mm 增至(2.56±0.44)mm(P<0.001),分支的最小管腔面积由(1.00±0.46)mm 增至(1.87±0.35)mm(P<0.001)。主支的直径狭窄率由 73%±13% 降至 15%±9%(P<0.001),分支的直径狭窄率由 59%±19% 降至 23%±11%(P<0.001)。随访 9 个月后,主支血管的晚期管腔丢失及最小管腔直径分别为(0.38±0.46)mm、(2.2±0.60)mm,分支血管的晚期管腔丢失及最小管腔直径分别为(0.21±0.48)mm、(1.7±0.44)mm,有 2 例患者出现分支无症状的再狭窄病变,1 例患者出现主支血管再狭窄病变并行靶血管重建,2 例患者出现晚期支架内血栓,随访过程中无患者死亡。

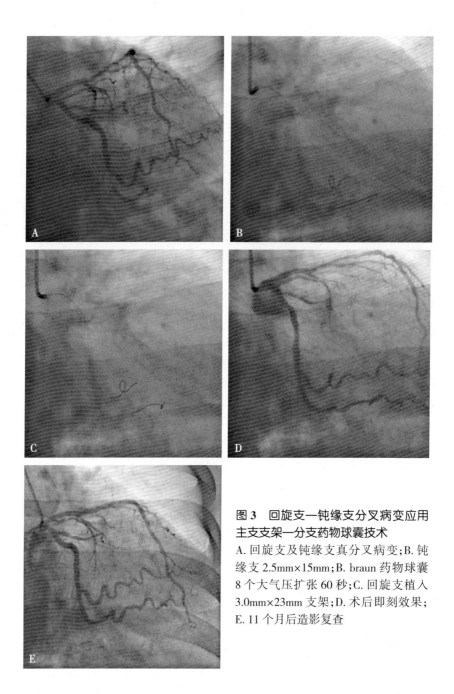

图3 回旋支—钝缘支分叉病变应用主支支架—分支药物球囊技术

A. 回旋支及钝缘支真分叉病变；B. 钝缘支 2.5mm×15mm；B. braun 药物球囊 8 个大气压扩张 60 秒；C. 回旋支植入 3.0mm×23mm 支架；D. 术后即刻效果；E. 11 个月后造影复查

PEPCAD-BIF[24]是另一个 DCB-Only 策略的多中心随机对照试验，患者先进行 MB 和 SB 的充分球囊预扩张，然后随机分配到两组进行 MB 和 SB 的 DCB 治疗或 POBA，结果 DCB 组显示了较低的 TLR 发生率(31% *vs.* 9.4%)，而且在试验中发现了一些潜在的好处，即更好的血流获得及更少的嵴偏移。证实 DCB 组较普通球囊在分叉病变治疗中更具优势。

上述研究证实了药物涂层球囊在分叉病变介入治疗中的有效性及安全性。德国药物涂层球囊专家共识建议在处理分叉病变时，主支及分支均先用常规球囊预扩张，如果造影结果良好，则对主支及分支血管进行药物涂层球囊扩张治疗，如果预扩张后存在急性血管撕裂或血流缓慢等情况,则可以在主支植入 DES 或在药物涂层球囊扩张主支后植入裸支架,分支血管最好应用药物涂层球囊扩张治疗,如果即时效果不佳,如分支血管残余狭窄 >75 或血流 <TIMI 3 级,则行常规对吻球囊扩张治疗。同时,针对分叉病变,学者 Sgueglia 及 Todaro 提出了 "DEB-only" 的概念,即对分叉病变进行充分预扩张,评估血管撕裂的程度,再应用药物涂层球囊扩张释放药物,以避免过多支架的植入。上述研究结果相差较大,不排除与使用的球囊品牌不同造成的偏倚,但总体对比仍显示出在分叉病变中优于 DES 的 TLR 及 MACE 事件发生率。

目前临床研究表明,药物涂层球囊治疗分叉病变安全有效,但由于药物涂层球囊刚应用于临床,相关研究数量较少,样本量同样有限,仍需多中心、大样本的随机对照研究。药物涂层球囊作为一项新兴的治疗手段,存在广阔的应用前景。相信随着研究的不断开展和完善,药物涂层球囊在冠心病介入治疗中,将发挥更重要的作用。

(四)药物球囊在其他 De-novo 病变中的应用

随着药物球囊的广泛应用,除了支架内再狭窄病变、小血管病变及分叉病变,药物球囊也尝试应用于其他原位病变,如慢性闭塞性病变、高出血风险患者、金属过敏、瘤样扩张伴严重狭窄病变和大血管病变患者[25]。

慢性闭塞性病变患者往往年龄较大,合并糖尿病比例较高,病变长,斑块负荷大,钙化重,介入治疗中使用支架数较多,术后再狭窄和再闭塞的发生率远高于非完全性闭塞病变。目前 DCB 治疗 CTO 的研究较少,早期多为个例报道。2016 年 Klber 发表了单纯药物涂层球囊治疗 CTO 的另一个研究[26],共入选 34 例仅用药物涂层球囊治疗的慢性完全闭塞病变患者,残余狭窄小于 30%,无严重夹层认为是令人满意的经皮介入治疗,随访至少 4 周,研究主要终点为定量冠状动脉分析和平均和最小管腔直径和晚期管腔变化,心绞痛发生率及 MACE。研究共纳入 34 例患者,血管再通率在 79.4%(n=27),再狭窄发生率为 11.8%(n=4),再闭塞率为 5.9%(n=2)。血管再通的 27 例患者中,3.7%(n=1)再次闭塞,3.7%(n=1)再次发生再狭窄。研究发现管腔面积增加 67.6%(n=23)平均晚期管腔直径增加为(0.11±0.49)mm,心绞痛组显著改善($P<0.001$)。没有死亡或心肌梗死(图 4)。

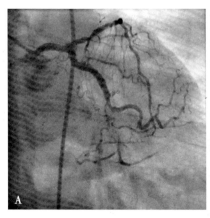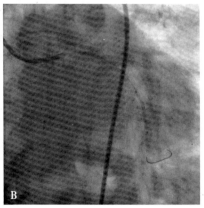

图 4 回旋支慢性闭塞性病变应用药物球囊

A. 回旋支慢性闭塞性病变;B. 2.0mm×20mm 药物球囊 8 个大气压扩张 60 秒

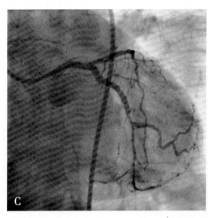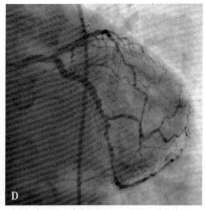

图 4(续)

C. 术后即刻效果;D. 6 个月后造影复查

基于药物球囊在小血管病变中的良好效果,部分介入人员也尝试在 ACS 及大血管病变中应用药物球囊。2018 年,芬兰一项研究入选了 487 例应用 DCB 治疗原位病变患者[27],其中 217 例为稳定型心绞痛患者,而其余的 270 例为 ACS 患者,并且 60% 的药物球囊直径≥3.0mm。结果显示,稳定型心绞痛组靶病变重建率为 1.4%,ACS 组靶病变重建率为 2.8%,无明显统计学差异;而药物球囊组急性血管闭塞仅发生于 0.2% 的患者。结果显示对于 ACS 患者或大血管病变患者,应用药物球囊可能是安全、有效的,但仍需要大规模的临床研究进一步验证(图 5,彩图见二维码 30)。

瘤样扩张伴严重狭窄病变也是介入治疗的难点,由于管腔内径落差较大,应用支架易造成支架贴壁不良,增加血栓风险,药物球囊则无此风险。对伴有瘤样扩张或病变两端血管内径落差较大的病变,为避免血栓风险,药物球囊为良好选择(图 6)。

三、药物球囊操作注意事项

为避免药物丢失,应避免触摸药物球囊部位,勿以生理盐水或其他液体浸泡。为保证药物球囊的效果,靶病变应进行充分的预扩张。原则上预扩张应使用传统球囊或半顺应性球囊,球囊直径/血管直径为 0.8~1.0mm,使用中等压力(8~14 个大气压)进行充分预扩张,在保证充分预扩张的同时尽可能避免夹层的发生。如果预扩张不充分,也可选择顺应性球囊或切割球囊。若预扩张后,血管没有夹层或仅有 A、B 型夹层,远端血流 TIMI 3 级,残余狭窄≤30%,则可应用药物球囊;否则,应植入支架。药物球囊直径应与血管直径匹配(药物球囊直径/血管直径为 0.8~1.0mm),建议药物球囊扩张应持续 30~60 秒,以 7~8 个大气压扩张,以避免夹层,并避免预处理部位与药物球囊之间存在"地理缺失"。由于药物球囊进入人体后会被血流冲击破坏药物涂层,因此,药物球囊进入人体后应于 2 分钟内送达靶病变[25,28]。

大量的临床研究证实,支架内再狭窄病变应用药物球囊效果良好,同时,小血管病变、分叉病变以及部分不耐受抗血小板药物的患者均可尝试应用药物球囊。相信随着药物球囊设计的不断完善,药物球囊定会掀起冠心病介入治疗史上的又一次变革。

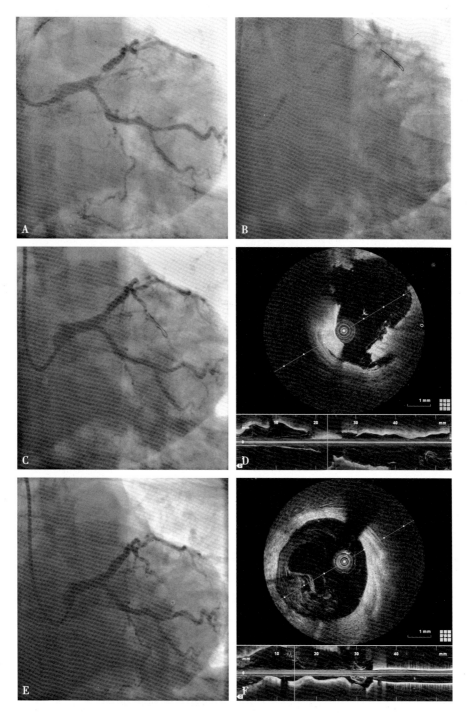

图5 前降支原位大血管病变应用药物球囊

A. 前降支近段重度狭窄;B. 3.5mm×15mm 药物球囊 10 个大气压扩张 60 秒;C. 术后即刻造影结果;D. 术后 OCT 示冠脉夹层;E. 3 个月后造影复查结果;F. 复查时 OCT 示夹层已愈合

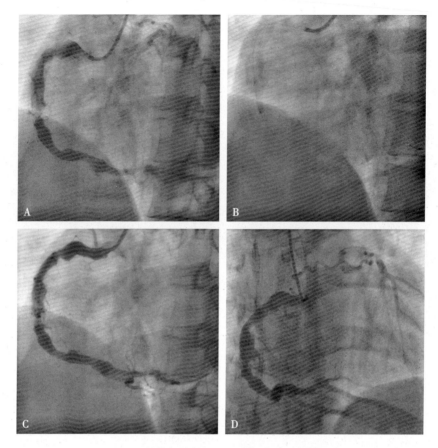

图 6　瘤样扩张合并严重狭窄应用药物球囊

A. 右冠状动脉瘤样扩张伴严重狭窄;B. 3.5mm×15mm 药物球囊 8 个大气压扩张
60 秒;C. 术后即刻效果;D. 6 个月后造影复查未见再狭窄

四、药物包被球囊在冠状动脉疾病中应用的问题与争议

近年来随着药物包被球囊(drug-coated balloon,DCB)临床试验的开展,DCB 被应用于各种冠状动脉疾病,各项研究的结果展示了较好的安全性和有效性,但也发现了不少尚未解决的问题。

(一) 药物包被球囊在冠状动脉支架内再狭窄中的应用

1. **不同类型支架内再狭窄(In-stent restenosis,ISR)对于药物包被球囊的反应可能并不相同**　既往大量研究证实,无论是对于裸金属支架内再狭窄(bare metal stent in-stent restenosis,BMS-ISR)还是药物洗脱支架内再狭窄(drug-eluting stent in-stent restenosis,DES-ISR),DCB 显著优于普通球囊扩张,与第一代 DES 相似。尽管如此,新一代 DES(特别是依维莫司 DES),在这些患者中表现出优于 DCB 的急性和长期血管造影结果。不同荟萃分析的结果似乎也支持这一证据。因此,欧洲心脏病学会的最新血运重建指南[28]建议将 DCB 和新一代 DES 作为 ISR 患者的最佳治疗策略。如前所述,与 BMS-ISR 患者相比,DES-ISR 患者的介入干预更具挑战性,临床和血管造影结果较差。这种普遍现象也同样适用于 DCB 治疗。在全球 SeQuent Please 注册研究中,DCB 在 BMS-ISR 患者中的结果优于 DES-ISR 患者[29]。有趣的是,一个专注于该主题的随机对照试验[30]表明,DCB 在 DES-ISR 患者中获得的长期结果比 BMS-ISR 患者更差。还有一些研究者提出,在 DCB 治疗后某些 DES-ISR 患者可能会发现极晚期再狭窄。同样,在 RIBS Ⅳ 和 RIBS Ⅴ 的汇总分析中,与 BMS-ISR 患者相比,DES-ISR 患者使用 DCB 获得的结果较差[31]。

2. **腔内影像学在 ISR 中的发现**　对于 ISR 患者,冠状动脉腔内影像可能帮助理解和明确潜在问题。腔内影像学可以显示支架的新生内膜组织的位置范围和严重程度。该信息对于具有边缘效应的 ISR 的患者尤其有价值,可以容易地发现与支架边缘相关的新内膜增生的确切位置。支架失败的潜在原因包括支架间隙、支架贴壁不良、支架膨胀不全、支架重叠和支架断裂等。最新的欧洲心脏病学会血运重建指南强调了血管内超声(intravascular ultrasound,IVUS)和光学相干断层扫描(optical coherence tomography,OCT)在优化 ISR 患者结果方面的价值[1]。既往研究发现,新生动脉粥样硬化在 ISR 患者中普遍存在,尤其是在极晚期的 BMS-ISR 患者中,也是大部分 DES-ISR 的根本原因。实际上,新生动脉粥样硬化似乎是解释 ISR 和支架内血栓形成之间联系的环节。在大多数情况下,这两者很少同时存在。然而,许多 ISR 患者也表现为不稳定型心绞痛的症状,并且在许多患者中也发现了肌钙蛋白水平的升高。这些病例中,很多都存在由新生动脉粥样硬化引起的 ISR,OCT 可发现覆盖大脂质池的薄纤维帽的破裂。这种独特的病理生理基础可能衍生出更特殊的治疗手段。在预扩张和最终 DCB 扩张之后,OCT 能够展示多个残留的新生内膜的夹层,而这些夹层在随访时多会愈合[32]。

3. **药物包被球囊较药物洗脱支架治疗 ISR 的优势**　在治疗 ISR 时,DCB 与 DES 相比的主要吸引力在于可以防止血管壁上存在多个金属层。这种被称为"洋葱皮"现象的问题可能是反复复发患者的根本性原因。许多这种患者存在潜在的无法完全膨胀的支架,即使是采用高的压力。在这种情况下,附加金属层的植入不能解决潜在的机械问题。

依维莫司 DES 和 DCB 均被推荐用于治疗 ISR 患者,两者间属于竞争且互补的关系,但最佳方法仍未解决。基于目前临床结果推测,存在多层金属支架层的 ISR、存在直径较大侧支的病变以及在长期双联抗血小板治疗下具有高出血风险的患者可考虑选择 DCB。相反,在支架断裂或边缘 ISR,并且在病变准备期间也显示次优结果的患者,依维莫司 DES 优于DCB。应选择新一代 DES,以最大限度地降低复发风险。

(二) DCB 在分叉病变中的应用

在分叉病变介入治疗中,使用 DCB 进行边支治疗已经成为必要时 T 支架策略或双支架策略的替代方案。分叉病变介入治疗的不良预后主要来源于边支的不良结局。为解决这一问题,研发了各种双支架植入策略。然而,绝大多数研究证实,必要时 T 支架技术优于双支架策略,而其缺陷在于边支口缺乏抗再狭窄药物。因此,边支口 DCB 的应用,可能能使主支和边支均获得良好的结果。其潜在优势可能表现为:①DCB 有更均匀的药物释放,DES 仅在支柱附近释放药物;②更简单的支架术式,不影响分叉处的解剖结构,同时也能减少因支架变形和贴壁不良而导致的支架内血栓发生;③可以减少反复成形导致的支架表面聚合物破坏,造成药物的不可控释放;④分支开口无聚合物,减少了极晚期血栓风险。

然而,与 DES 单支架策略相比,DCB 联合 BMS 策略并未展示良好结果。在 DEBIUT 试验[33]中,使用紫杉醇 DES 的必要时 T 支架策略优于第一代 DIOR DCB 和 BMS 的组合。在PEPCAD Ⅴ研究[23]中,主支的晚期管腔丢失相对较高,表明抗增殖药物作用不足以抑制 BMS中的新内膜增殖。BABILON 试验[34]的结果也证实了 SeQuent Please DCB 与 BMS 的组合不如依维莫司 DES。另一方面,在 DEBSIDE[35]和 Herrador 等[36]的研究中,主支 DES 和边支

DCB 的策略显示出较好的近期临床结果。但在这两项研究中,虽然边支的晚期管腔丢失较低,主支的晚期管腔丢失却很高。当然,与 BMS+DCB 的组合相比,DES+DCB 的结果显然是更优的。

另一点需要注意的是,目前发表的研究中,多为 BMS+DCB 的单支架策略或主支紫杉醇 DES+ 边支紫杉醇 DCB 的策略,而基于 -limus 的 DES 目前被认为是优于紫杉醇的。这可能是造成研究结果与预期不符的原因之一。目前已经有部分小样本试验发现 -limus-DES 联合紫杉醇 DCB 展现出了更好的临床结果。因此,可以推测基于 -limus 的 DES+DCB 策略未来可能是分叉病变的最佳选择。

(三) 药物包被球囊在冠状动脉原位病变中的应用

1. DCB 在钙化病变中的应用 在初始 DCB 使用后,需要组织快速摄取和在一段时间内保留药物在血管壁中以预防再狭窄。钙化病变的存在,使 DCB 在紫杉醇的递送和保留过程中存在潜在的障碍。密集层状内膜钙化可能成为早期组织摄取抗增殖药物的屏障,因为内膜钙质沉积可能阻止足够的药物渗透并分布到血管壁中。严重的冠状动脉钙化对 DES 应用的不良结果影响已经在较多研究中展现。严重的钙化已被证明是晚期管腔丢失和靶病变再次血运重建的独立预测因子,并且与手术并发症(如夹层和扩张受限等)的风险增加有关。

在 DES 时代,为提高钙化病变的介入治疗成功率,采用了高压球囊、切割球囊及刻痕球囊以扩张钙化斑块,旋磨、激光等斑块销蚀技术减轻钙化斑负荷等。目前在 DCB 处理的病变中也有小样本的尝试,那么这些措施能否改善 DCB 在钙化病变中应用的结果目前尚缺乏相应研究的证实。

2. 药物包被球囊在 ST 段抬高型心肌梗死中的应用 DEB-AMI 试验[37]是第一个将 DCB 应用于 STEMI 患者的研究,结果显示,DCB 扩张后植入 BMS 劣于单纯 DES 策略,甚至不优于单纯 BMS 策略。后来,DEB-AMI 试验[38]旨在比较单纯 DCB 策略与上述研究中评估的三种治疗方法。单纯 DCB 策略的血管造影结果与单纯 BMS 策略、DCB+BMS 策略相当。因此,作者认为,对于不适宜 DES 患者,单纯 DCB 策略是急诊 PCI 中潜在的治疗方法之一。然而,这项研究基于一代 DIOR DCB,该球囊的有效性已经被否定。尽管上述试验无法证明单纯 DCB 策略与 DES 相当,在 2019 年法国巴黎举行的 EuroPCR 会议上,来自荷兰阿姆斯特丹的 Nicola S. Vos 教授公布的一项关于 STEMI 患者中使用 DCB 与 DES 介入治疗的一项单中心随机对照研究 REVELATION 的结果。该研究在比较 STEMI 患者中紫杉醇涂层的 DCB(DCB:Pantera Lux;DES:Orsiro 或 Xience)的治疗效果。研究共纳入 120 名 AMI 患者,平均年龄 57 岁,随机分为 DCB 组和 DES 组。纳入标准为罪犯血管无严重钙化病变,且预扩张后残余狭窄小于 50%;其中 70% 以上的患者为单支血管病变,所有患者均在预扩张后再进行随机分组;观察终点为随访 9 个月的血流储备分数(FFR)。DCB 组有 18% 的患者补救性植入了支架,最常见的原因在于出现了冠状动脉严重夹层。研究结果显示,术后 9 个月时,DCB 组的 FFR 为 0.92,DES 组的 FFR 为 0.91,达到了非劣效性的终点($P=0.27$);此外,晚期管腔丢失、参考血管直径及 9 个月时最小管腔直径两组间无统计学差异。研究者指出,DCB 扩张的要点在于最大限度地增加球囊与血管壁接触面积,因此,该研究中术者对所有可见血栓进行血栓抽吸,并对 DCB 组的所有患者进行预扩张。研究者认为在 DCB 的治疗策略中,需要尽可能地去除血栓,并且进行相对保守的预扩张以降低夹层和支架植入的风险。该研究中药物球囊的平均扩张时间为 64 秒,这一扩张时间可使得高亲脂性紫杉醇均匀而快速地分布到血管壁,以维持其抑制增生的效果。

鉴于 DES 引起的内皮延迟愈合和内皮功能障碍,以及在炎症反应最强时将药物递送至罪犯病变局部的概念,DCB 似乎是对 STEMI 患者有效的治疗方式。因此,对于 STEMI 患者,在血栓抽吸及良好的病变准备后采用单纯 DCB 策略可能是符合目前指南实践且安全有效的治疗方式。

(四) 球囊扩张及抗增殖药物的释放

DCB 血管成形术有效并持久治疗血管狭窄的作用包括急性机械效应和延迟药物抗增殖作用两个方面机制。机械效应是指在球囊扩张期间施加在病变或支架上的径向力和扭转力的直接后果。这种作用可使管腔狭窄即刻改善,从而使血管下游的血流量增加,从而增加组织氧供。而在 DCB 血管成形术前进行普通球囊或刻痕球囊进行预处理则是为了最大程度达到减少夹层及弹性回缩。在冠状动脉原位病变中,球囊挤压的主要作用包括局部斑块体积减小和血管壁拉伸。这两者对增加管腔的贡献程度取决于斑块自身特征和病变部位所存在的管腔重构。而对于支架内再狭窄,除了新生内膜破坏和挤压外,还包括支架的重新扩张。

在冠脉介入治疗早期,球囊扩张原位病变后管腔扩大被认为是由于斑块的再分布和压缩。但后来的人类尸检发现,球囊扩张治疗管腔狭窄后并没有造成斑块的挤压。相反的,组织学研究发现球囊成形区域存在广泛的血管壁损伤,主要为内膜的撕裂,并延展至中膜层,这种形成的夹层可能产生额外的血流通道,但这些改变本身并不能解释管腔的扩大。此外,在扩张部位可发现动脉粥样硬化斑块的鼓胀,提示血管壁的伸展可能与管腔扩大有关。因此,通过血管壁的永久性伸展来扩张血管被认为是球囊血管成形术的基本机制,在动物实验也证实了这一点。

IVUS 的应用使得球囊成形术在血管中的急性机械效应得以直接在人体中观察。IVUS 研究揭示了与组织学相同的血管壁变化,包括内膜撕裂和夹层。但在不同的 IVUS 研究中,提示导致管腔面积增加的主要机制并不一致。可以明确的是,所有研究中都可以观察到斑块的减少 。容积 IVUS 分析发现,球囊扩张后斑块体积的减小可能是由于轴向斑块再分布而不是斑块压缩,因为在球囊扩张术后即刻,病变部位的斑块体积减小,而病变相邻的区域中斑块体积增加。

动脉对球囊扩张的反应根据靶病变的特征不同而迥异。斑块形态和组成以及病变部位血管重塑类型是管腔扩大机制的决定因素。非偏心形态的病变对球囊扩张的反应为内膜撕裂和夹层,而偏心病变表现为与病变一致的非病变介质伸展。IVUS 研究表明,管腔增加的机制与病变偏心本身无关,而与非病变部分的血管相关。斑块组成是在血管成形术后影响管腔扩大的另一个特征。钙化斑块更容易发生内膜撕裂和夹层,形成径向压力,以形成更多局部血管扩张而不是全局扩张。这些斑块中丰富的夹层可能是由于钙沉积引起的球囊扩张期间的较高剪切应力。相反,由软斑块组成的病变更容易扩张,仅偶尔出现夹层。纤维化病变的反应则介于这两者之间。冠状动脉重塑模式一直被认为是影响球囊扩张的机制。表现为负性重塑的动脉显示主要通过管壁伸展扩大管腔,表现为血管面积增加而斑块面积保持不变。另一方面,具有代偿性增大的血管通过减少斑块面积来实现管腔增加,提示斑块的重新分布或压缩。在不同重塑模式导致管腔增加的机制差异不影响急性管腔扩大的程度。

支架内再狭窄包括不同的原因,包括先前植入的支架内的新生内膜、支架弹性回缩、支架膨胀不全等。IVUS 研究表明,在冠状动脉 ISR 中,球囊扩张通过支架内新生内膜组织挤压和额外支架扩张实现管腔扩大。OCT 进一步阐明了 DCB 在 ISR 治疗中的机械作用。在常规和 DCB 血管成形术后,OCT 成像研究显示广泛的新内膜撕裂和夹层。新生内膜破坏伴随着组织体积的减小和旧支架的再扩张实现管腔尺寸的增加。

经皮介入治疗阻塞性动脉疾病后的再狭窄涉及两个过程:新内膜增生和动脉重塑。新内膜增生包括通过平滑肌细胞的增殖和迁移以及这些细胞的细胞外基质沉积来增厚内膜层。动脉重塑是指血管大小的永久变化,与新内膜厚度无关。新内膜形成可能是由于球囊对管壁挤压损伤或支架植入损伤引起的血管内膜的炎症和愈合反应。动脉重塑的机制以及控制其向正性或负性血管变化进展的因素尚未完全阐明。有证据表明,动脉重塑是一种外膜过程,受肌成纤维细胞和细胞外基质蛋白的影响。已经证明胶原蛋白的量、相互作用和组织的改变有助于血管重塑。在动物模型中,通过操纵转化生长因子 -β、基质金属蛋白酶和血管内皮生长因子已经实现了预防管腔丢失或甚至诱导管腔增加。球囊扩张后,负性重塑常与新内膜增生同时发生,并且已被证明是晚期管腔丢失最重要的因素。DCB 旨在通过将抗增殖药物输送血管壁中,以抑制新内膜形成来预防血管成形术后的再狭窄。一些证据表明,局部药物输送也可以抵消治疗原位血管疾病的负动脉重塑。DCB 抗增殖药物作用的大小由抗增殖药物的药效学特性和药代动力学特征决定。

(五) DCB 扩张后夹层的处理与修复

在支架时代之前,经皮冠状动脉腔内成形术(percutaneous transluminal coronary angioplasty, PTCA)的即刻和中期结果受到再狭窄、急性血管闭合和冠状动脉夹层等的严重影响。无论血管造影和形态学分类,PTCA 后冠状动脉夹层的发生率为 4%~45%,而尸检显示冠状动脉夹层的存在率高达 80%。但 PTCA 造成的夹层与这些患者的死亡并无相关性。多年来,不同的研究表明,普通球囊血管成形术(plain old balloon angioplasty,POBA)后非限制血流的 A型 ~C 型夹层并不增加急性和长期并发症以及再狭窄发生率。

从机械作用的角度来看,DCB 与普通球囊具有相同的局限性,特别是急性回缩和冠状动脉夹层的风险。因此有了"补救性支架"的概念。然而,分析所有的研究显示 DCB 后支架使用率变化很大,从早期的 30% 到目前的不到 10%。在一项前瞻性观察性研究[39]中,其目的是研究接受第二代 DCB 治疗和残余夹层的冠状动脉原位病变患者的序列变化,1 个月和 9个月评估临床状况,并在 6 个月时开始进行造影随访,可以观察到大部分夹层修复且无显著内膜增生,造影结果与没有夹层的患者相似。

(六) DCB 应用后的管腔扩张

Kleber 等[40]最早描述了紫杉醇包被球囊扩张 58 例冠状动脉原位病变后,随访定量冠状动脉造影分析显示 69% 出现晚期管腔增加。不仅 DCB 处理节段出现管腔直径增加,病变相邻 5mm 也出现了管腔扩大。他们提出 DCB 扩张后的晚期管腔增大可能是由于紫杉醇通过调节微管形成和上调促凋亡因子抑制平滑肌细胞增殖,也可能是由于中膜的变薄和扩张。因此,我们推测该作用是由于抑制细胞增殖和细胞凋亡的综合原因。Ann 等[41]用 DCB 治疗 28 例冠状动脉原位病变后,在 9 个月的造影随访中发现,血管和管腔面积均显著增加[(12.0±3.5) mm² vs. (13.2±3.9) mm²,P<0.001;(5.4±1.2) mm² vs. (6.5±1.8) mm²,P<0.001]。随访期间 IVUS 虚拟组织学显示,平均斑块面积无变化[(6.6±2.6) mm² vs. (6.6±2.4) mm²,P=0.269],但动脉粥样硬化体积百分比减少(53.4%±7.9% vs. 49.5%±6.4%,P=0.002)。斑块组成没有明显变化。

Levin 等[42]研究了牛颈内动脉节段中紫杉醇和雷帕霉素的壁内药物分布和运输特性,

结果显示,结合微管的紫杉醇主要保留在亚内膜组织中,主要是外膜组织。这可以解释上面所示的正性血管重构导致晚期管腔扩大。因此,紫杉醇的作用、冠状动脉夹层的存在以及没有金属或聚合物植入都可能导致 DCB 扩张后的晚期腔扩大。

(七)-limus 类药物包被球囊的应用

如今,-limus 洗脱支架在 DES 领域占主导地位,并且在有效性和安全性方面均优于紫杉醇洗脱支架。因此,理应在初期即研发基于 -limus 的药物包被球囊。之所以在十多年前选用紫杉醇,是基于其良好的药代动力学特性:一种亲脂性药物,能迅速穿过细胞膜,不可逆地与微管结合,抑制细胞分裂和迁移,从而抑制细胞增殖。球囊的涂层(基质或载体)具有关键作用:它必须能够在输送过程中通过血管和病变并减少输送过程中药物的丢失,从而在扩张期间快速均匀地将药物转移到血管壁,降低分散的风险。

西罗莫司用于 DCB 时的主要问题是克服其低亲脂性,这可能妨碍其在血管壁接触时的渗透。第一代西罗莫司 DCB Magic Touch(Envision Scientific PVT,India)采用 Nanolutè 技术,将西罗莫司包裹在保护性亲脂性包裹中,允许药物在球囊膨胀期间扩散并转移到动脉壁中,克服了西罗莫司的低亲脂性。

SABRE 试验[43]是 -limus DCB 的第一项人体研究,评估了新的 Virtue 西罗莫司 DCB(Calibre Therapeutics、New Hope、Pennsylvania)在 ISR 患者中的安全性和有效性。手术操作全部成功,所有患者接受 6 个月造影随访,1 年临床随访。30 天评估的靶病变失败(包括心源性死亡、靶血管心肌梗死和临床驱动的靶病变血运重建)的主要安全性终点为 0,6 个月的晚期管腔丢失为(0.31±0.52)mm,表现出良好的安全性和有效性。然而,在意向治疗人群中,12 个月的 TLR 为 12.2%,在预设人群中降至 2.8%。

虽然随着 Nanolutè、FASICO、EASTBOURNE 等注册研究的发表,-limus DCB 的初步安全性和有效性得到了证实,但其研究数据尚不健全,需要更深入研究的开展。

(刘斌　李龙波　邱春光　潘亮)

参 考 文 献

[1] MOROI M,YAMAGUCHI T. History of cardiology in the last 100 years:Cardiac catheterization [J]. Nihon Naika Gakkai Zasshi,2002,91(3):808-813.

[2] SCHELLER B,SPECK U,ROMEIKE B,et al. Contrast media as a carrier for local drug delivery:successful inhibition of neointimal proliferation in the porcine coronary stent model [J]. Eur Heart J,2003,24:1462-1467.

[3] SCHELLER B,SPECK U,SCHMITT A,et al. Addition of paclitaxel to contrast media prevents restenosis after coronary stent implantation [J]. J Am Coll Cardiol,2003,42(8):1415-1420.

[4] SCHELLER B,SPECK U,ABRAMJUK C,et al. Paclitaxel balloon coating,a novel method for prevention and therapy of restenosis [J]. Circulation,2004,110(7):810-814.

[5] SCHELLER B,HEHRLEIN C,BOCKSCH W,et al. Treatment of coronary in-stent restenosis with a paclitaxel-coated balloon catheter[J]. N Engl J Med,2006,355(20):2113-2124.

[6] MEHILLI J,BYRNE R A,TIROCH K,et al. Randomized trial of paclitaxel-versus sirolimus-eluting stents for treatment of coronary restenosis in sirolimus-eluting stents:the ISAR-DESIRE 2(Intracoronary Stenting and Angiographic Results:Drug Eluting Stents for In-Stent Restenosis 2)study[J]. J Am Coll Cardiol,2010,55(24):2710-2716.

[7] SCHELLER B,HEHRLEIN C,BOCKSCH W,et al. Two year follow-up after treatment of coronary in-stent restenosis with a paclitaxel-coated balloon catheter[J]. Clin Res Cardiol,2008,97(10):773-781.

[8] ALFONSO F,PÉREZ-VIZCAYNO M J,CÁRDENAS A,et al. A randomized comparison of drug-eluting balloon versus everolimus-eluting stent in patients with bare-metal stent-in-stent restenosis:the RIBS V Clinical Trial(Restenosis Intra-stent

of Bare Metal Stents:paclitaxel-eluting balloon vs. everolimus-eluting stent)[J]. J Am Coll Cardiol,2014,63(14):1378-1386.

[9] UNVERDORBEN M,VALLBRACHT C,CREMERS B,et al. Paclitaxel-coated balloon catheter versus paclitaxel-coated stent for the treatment of coronary in-stent restenosis[J]. Circulation,2009,119(23):2986-2994.

[10] RITTGER H,BRACHMANN J,SINHA A M,et al. A randomized,multicenter,single-blinded trial comparing paclitaxel-coated balloon angioplasty with plain balloon angioplasty in drug-eluting stent restenosis:the PEPCAD-DES study[J]. J Am Coll Cardiol,2012,59(15):1377-1382.

[11] BYRNE R A,NEUMANN F J,MEHILLI J,et al. Paclitaxel-eluting balloons,paclitaxel-eluting stents,and balloon angioplasty in patients with restenosis after implantation of a drug-eluting stent(ISAR-DESIRE 3):a randomised,open-label trial[J]. Lancet,2013,381(9865):461-467.

[12] XU B,GAO R,WANG J,et al. A prospective,multicenter,randomized trial of paclitaxel-coated balloon versus paclitaxel-eluting stent for the treatment of drug-eluting stent in-stent restenosis:results from the PEPCAD China ISR trial[J]. JACC Cardiovasc Interv,2014,7(2):204-211.

[13] WONG P,LAU K W,LIM Y L,et al. Stent placement for non-STRESS/BENESTENT lesions:a critical review[J]. Catheter Cardiovasc Interv,2000,51(2):223-233.

[14] MORICE M C,COLOMBO A,MEIER B,et al. Sirolimus-vs paclitaxel-eluting stents in de novo coronary artery lesions:the REALITY trial:a randomized controlled trial[J]. JAMA,2006,295(8):895-904.

[15] SERRUYS P W,DE JAEGERE P,KIEMENEIJ F,et al. A comparison of balloon-expandable-stent implantation with balloon angioplasty in patients with coronary artery disease. Benestent Study Group[J]. N Engl J Med,1994,331(8):489-495.

[16] UNVERDORBEN M,KLEBER F X,HEUER H,et al. Treatment of small coronary arteries with a paclitaxel-coated balloon catheter[J]. Clin Res Cardiol,2010,99(3):165-174.

[17] CORTESE B,MICHELI A,PICCHI A,et al. Paclitaxel-coated balloon versus drug-eluting stent during PCI of small coronary vessels,a prospective randomised clinical trial. The PICCOLETO study[J]. Heart,2010,96(16):1291-1296.

[18] LATIB A,COLOMBO A,CASTRIOTA F,et al. A randomized multicenter study comparing a paclitaxel drug-eluting balloon with a paclitaxel-eluting stent in small coronary vessels:the BELLO(Balloon Elution and Late Loss Optimization)study[J]. J Am Coll Cardiol,2012,60(24):2473-2480.

[19] JEGER R V,FARAH A,OHLOW M A,et al. Drug-coated balloons for small coronary artery disease(BASKET-SMALL 2):an open-label randomised non-inferiority trial[J]. Lancet,2018,392(10150):849-856.

[20] MEIER B,GRUENTZIG A R,KING S B 3rd,et al. Risk of side branch occlusion during coronary angioplasty[J]. Am J Cardiol,1984,53(1):10-14.

[21] KATRITSIS D G,SIONTIS G C,IOANNIDIS J P. Double versus single stenting for coronary bifurcation lesions:a meta-analysis[J]. Circ Cardiovasc Interv,2009,2(5):409-415.

[22] LATIB A,COLOMBO A. Bifurcation disease:what do we know,what should we do？[J]. JACC Cardiovasc Interv,2008,1(3):218-226.

[23] MATHEY D G,WENDIG I,BOXBERGER M,et al. Treatment of bifurcation lesions with a drug-eluting balloon:the PEPCAD V(Paclitaxel Eluting PTCA Balloon in Coronary Artery Disease)trial[J]. EuroIntervention,2011,7 Suppl K:K61-K65.

[24] KLEBER F X,RITTGER H,LUDWIG J,et al. Drug eluting balloons as stand alone procedure for coronary bifurcational lesions:results of the randomized multicenter PEPCAD-BIF trial[J]. Clin Res Cardiol,2016,105(7):613-621.

[25]《药物涂层球囊临床应用中国专家共识》专家组. 药物涂层球囊临床应用中国专家共识[J]. 中国介入心脏病学杂志,2016,24(2):61-65.

[26] KOLN P J,SCHELLER B,LIEW H B,et al. Treatment of chronic total occlusions in native coronary arteries by drug-coated balloons without stenting-A feasibility and safety study[J]. Int J Cardiol,2016,225:262-267.

[27] USKELA S,KÄRKKÄINENKARKKAINEN J M,ERÄNEN J,et al. Percutaneous coronary intervention with drug-coated balloon-only strategy in stable coronary artery disease and in acute coronary syndromes:An all-comers registry study[J]. Catheter Cardiovasc Interv,2019,93(5):893-900.

[28] NEUMANN F J,SOUSA-UVA M,AHLSSON A,et al. 2018 ESC/EACTS Guidelines on myocardial revascularization[J]. Eur Heart J,2019,40(2):87-165.

［29］ WOHRLE J,ZADURA M,MOBIUS-WINKLER S,et al. SeQuentPlease World Wide Registry:clinical results of SeQuent please paclitaxel-coated balloon angioplasty in a large-scale,prospective registry study［J］. J Am Coll Cardiol,2012,60(18): 1733-1738.

［30］ HABARA S,IWABUCHI M,INOUE N,et al. A multicenter randomized comparison of paclitaxel-coated balloon catheter with conventional balloon angioplasty in patients with bare-metal stent restenosis and drug-eluting stent restenosis［J］. Am Heart J,2013,166(3):527-533.

［31］ ALFONSO F,PEREZ-VIZCAYNO M J,GARCIA DEL BLANCO B,et al. Usefulness of Drug-Eluting Balloons for Bare-Metal and Drug-Eluting In-Stent Restenosis (from the RIBS Ⅳ and Ⅴ Randomized Trials)［J］. Am J Cardiol,2017,119(7): 983-990.

［32］ AGOSTONI P,BELKACEMI A,VOSKUIL M,et al. Serial morphological and functional assessment of drug-eluting balloon for in-stent restenotic lesions:mechanisms of action evaluated with angiography,optical coherence tomography,and fractional flow reserve［J］. JACC Cardiovasc Interv,2013,6(6):569-576.

［33］ STELLA P R,BELKACEMI A,DUBOIS C,et al. A multicenter randomized comparison of drug-eluting balloon plus bare-metal stent versus bare-metal stent versus drug-eluting stent in bifurcation lesions treated with a single-stenting technique: six-month angiographic and 12-month clinical results of the drug-eluting balloon in bifurcations trial［J］. Catheter Cardiovasc Interv,2012,80(7):1138-1146.

［34］ LOPEZ MINGUEZ J R,NOGALES ASENSIO J M,DONCEL VECINO L J,et al. A prospective randomised study of the paclitaxel-coated balloon catheter in bifurcated coronary lesions (BABILON trial):24-month clinical and angiographic results ［J］. EuroIntervention,2014,10(1):50-57.

［35］ BERLAND J,LEFEVRE T,BRENOT P,et al. DANUBIO-a new drug-eluting balloon for the treatment of side branches in bifurcation lesions:six-month angiographic follow-up results of the DEBSIDE trial［J］. EuroIntervention,2015,11(8):868-876.

［36］ HERRADOR J A,FERNANDEZ J C,GUZMAN M,et al. Drug-eluting vs. conventional balloon for side branch dilation in coronary bifurcations treated by provisional T stenting［J］. J Interv Cardiol,2013,26(5):454-462.

［37］ BELKACEMI A,AGOSTONI P,NATHOE H M,et al. First results of the DEB-AMI (drug eluting balloon in acute ST-segment elevation myocardial infarction) trial:a multicenter randomized comparison of drug-eluting balloon plus bare-metal stent versus bare-metal stent versus drug-eluting stent in primary percutaneous coronary intervention with 6-month angiographic,intravascular,functional,and clinical outcomes［J］. J Am Coll Cardiol,2012,59(25):2327-2337.

［38］ NIJHOFF F,AGOSTONI P,BELKACEMI A,et al. Primary percutaneous coronary intervention by drug-eluting balloon angioplasty:the nonrandomized fourth arm of the DEB-AMI (drug-eluting balloon in ST-segment elevation myocardial infarction) trial［J］. Catheter Cardiovasc Interv,2015,86 Suppl 1:S34-S44.

［39］ CORTESE B,SILVA ORREGO P,AGOSTONI P,et al. Effect of Drug-Coated Balloons in Native Coronary Artery Disease Left With a Dissection［J］. JACC Cardiovasc Interv,2015,8(15):2003-2009.

［40］ KLEBER F X,SCHULZ A,WALISZEWSKI M,et al. Local paclitaxel induces late lumen enlargement in coronary arteries after balloon angioplasty［J］. Clin Res Cardiol,2015,104(3):217-225.

［41］ ANN S H,BALBIR SINGH G,LIM K H,et al. Anatomical and Physiological Changes after Paclitaxel-Coated Balloon for Atherosclerotic De Novo Coronary Lesions:Serial IVUS-VH and FFR Study［J］. PLoS One,2016,11(1):e0147057.

［42］ LEVIN A D,VUKMIROVIC N,HWANG C W,et al. Specific binding to intracellular proteins determines arterial transport properties for rapamycin and paclitaxel［J］. Proc Natl Acad Sci U S A,2004,101(25):9463-9467.

［43］ VERHEYE S,VROLIX M,KUMSARS I,et al. The SABRE Trial (Sirolimus Angioplasty Balloon for Coronary In-Stent Restenosis):Angiographic Results and 1-Year Clinical Outcomes［J］. JACC Cardiovasc Interv,2017,10(20):2029-2037.

多支冠脉病变血运重建治疗策略——CABG or PCI

多支冠脉病变(multi-vessel coronary artery disease,MVD)在冠心病患者中较为常见,其发生率为30%~60%,相比于单支血管病变患者,MVD患者病变相对复杂,且可能更多的合并其他疾病,这提高了手术难度,增加了死亡率[1-3]。近些年来,随着冠状动脉旁路移植术(coronary artery bypass grafting,CABG)和经皮冠状动脉介入治疗(percutaneous coronary intervention,PCI)技术的不断提高,MVD患者的血运重建率升高、预后改善显著。目前,CABG与PCI治疗作为MVD患者血运重建的主要手段,但在临床实践中,在PCI与CABG治疗策略之间的选择仍有争议。本文将主要参考现阶段荟萃分析、大规模临床研究以及相关指南,从循证医学角度评估MVD患者在CABG与PCI治疗的疗效差异。

一、CABG 与 PCI

(一)前瞻性随机对照实验

SYNTAX 研究最终纳入 1 800 名 MVD 患者,按 1:1 分配原则随机分配到 CABG 组与 PCI 组,主要终点采用非劣效性分析。1 年随访结果提示 PCI 组 MACCE(major adverse cardiovascular and cerebrovascular event,MACCE)发生率显著高于 CABG 组(17.8% *vs.* 12.4%,$P=0.002$),主要与 PCI 组行再次血运重建治疗相关不良事件增加有关(13.5% *vs.* 5.9%,$P<0.001$)。两组患者的死亡率和心肌梗死发生率相似;但 CABG 组更容易发生卒中(2.2% *vs.* 0.6%,$P=0.003$)。5 年随访结果提示 PCI 组患者 MACCE 发生率明显高于 CABG(37.5% *vs.* 24.2%,$P<0.001$)。与 CABG 组相比,PCI 组患者死亡 / 卒中 / 心肌梗死的复合终点发生率较高(22.0% *vs.* 14.0%,$P<0.001$),全因死亡(14.6% *vs.* 9.2%,$P=0.006$),心肌梗死(9.2 % *vs.* 4.0%,$P=0.001$)和再次血运重建(25.4% *vs.* 12.6%,$P<0.001$);然而,5 年随访结果提示 PCI 组和 CABG 组的卒中率相似(分别为 3.0% *vs.* 3.5%,$P=0.66$)。SYNTAX 评分亚组分析结果为,在 SYNTAX 评分为 0~22 分的患者 PCI 与 CABG 的 MACCE 发生率相似(分别为 33.3% *vs.* 26.8%,$P=0.21$),但再次血运重建发生率明显升高(25.4% *vs.* 12.6%,$P=0.038$),而在 SYNTAX 评分为 23~32 分或评分≥33 分的患者 中,CABG 组相比 PCI 组 MACCE 事件率显著较低。值得一提的是,糖尿病亚组中 PCI 和 CABG 治疗之间的 MACCE 差异更大(HR=2.30)。该研究 5 年随访结果表明,MVD 患者行 CABG 治疗在死亡率、心肌梗死和重复血运重建事件上优于 PCI 治疗,而两组间卒中事件发生率相似。研究在 SYNTAX 评分的亚组分析中发现,对于 SYNTAX 评分较低的患者,PCI 是一种可靠的血管重建策略,但在 SYNTAX 评分为 23~32 分或评分≥33 分的患者中,PCI 疗效较差。这也提示在 PCI 和 CABG 的临床决策中,SYNTAX 评分应作为一项重要的评估方法。此外,糖尿病亚组中 MACCE 差异更大,也提示了糖尿病的潜在评估价值[4]。

BEST 研究共筛选 1 776 位 MVD 患者,最后 880 位患者参与随机,其中 438 位患者接受

PCI 治疗(使用第二代药物涂层支架),另外 442 位患者接受 CABG 治疗。研究的主要终点为入组后 2 年内的死亡、心肌梗死或靶血管血运重建的复合终点。在中位随访时间 4.6 年中,PCI 组主要终点事件发生率显著高于 CABG(HR=1.47,95%CI 1.01~2.13,P=0.04),PCI 组中的再次血运重建事件和自发心肌梗死事件发生率也显著高于 CABG 组。但对于死亡、心肌梗死和卒中的差异两者相似(11.9% $vs.$ 9.5%,P=0.26)。该研究结果表明,使用第二代药物涂层支架的 PCI 治疗,其主要不良心血管病事件(major adverse cardiovascular and cerebrovascular event,MACE)高于 CABG 治疗,但在死亡、心肌梗死和卒中的安全性终点上两者无明显差异。CABG 应该首选考虑,在综合考虑患者自身情况后,选择 PCI 治疗也是安全、可行的[5]。

FREEDOM 研究纳入 1 900 名糖尿病(占筛查人群的 6%)MVD 但无左主干狭窄的患者,比较 CABG 治疗与接受第一代支架的 PCI 治疗(94%)。在 5 年随访中,PCI 组发生任何原因死亡、非致命性心肌梗死或卒中的主要终点为 26.6%,CABG 组为 18.7%(P=0.005)。同时,PCI 组的死亡率(16.3% $vs.$ 10.9%,P=0.049)和再发急性心肌梗死(13.9% $vs.$ 6.0%,$P <$0.001)都较高,但卒中发生率较低(2.4% $vs.$ 5.2%,P=0.03)。使用胰岛素治疗的糖尿病患者事件发生率较高,但胰岛素治疗和胰岛素需求和主要终点的交互作用无显著性(P=0.40)。此外,研究入组合并糖尿病的 MVD 患者,在该人群中,PCI 的主要终点事件、死亡率、再发急性心肌梗死率均明显高于 CABG 组。上述提示合并糖尿病的 MVD 患者中,应慎重选用 PCI 作为血运重建手段,同时确立了糖尿病在 PCI 和 CABG 决策上的重要地位[6]。

目前,在如何选择 CABG 或 PCI 治疗的随机对照实验证据有限,决策仍存在争议,特别在某些亚组患者中的决策则更加困难,但这部分研究确立了 SYNTAX 评分、糖尿病在决策上的重要意义。而 SYNTAX 和 BEST 研究纳入采用第二代药物涂层支架的 PCI 患者,长期随访结果表明,在目前医疗水平下,对于 MVD 患者,CABG 仍应该作为首选。

(二)汇总分析

2018 年发表在 Lancet 的基于个体患者资料的汇总分析,纳入了 11 项随机试验,纳入的随机对照实验中,要求:①无急性心肌梗死的 MVD 或左主干病变;②行 PCI(裸金属或药物洗脱支架);③随访了 1 年以上全因死亡率。该研究最终一共纳入 11 518 名患者,随后,他们被分配到 PCI 组(n=5 753)或 CABG 组(n=5 765)。在随访过程中,共 976 例患者死亡,平均随访时间为(3.8±1.4)年。SYNTAX 评分的均值为 26.0 ± 9.5,8 138 例患者中有 1 798 例(22.1%)的 SYNTAX 评分为 33 或更高。PCI 术后 5 年全因死亡率为 11.2%,CABG 术后 5 年全因死亡率为 9.2%(P=0.003 8)。MVD 患者 5 年全因死亡率干预组间差异有统计学意义(PCI 组 11.5% $vs.$ CABG 组 8.9%,P=0.001 9),其中糖尿病亚组死亡率(PCI 组 15.5% $vs.$ CABG 组 10.0%,P=0.000 4),但非糖尿病组则没有显著性(PCI 组 8.7% $vs.$ CABG 组 8.0%,P=0.49)。SYNTAX 评分对 MVD 干预措施的差异有显著影响。左主干病变亚组人群 5 年全因死亡率比较(PCI 组 10.7% $vs.$ CABG 组 10.5%),该亚组与糖尿病状态和 SYNTAX 评分无关。此项研究结果表明,MVD 患者行 CABG 治疗,在降低糖尿病和 SYNTAX 评分较高的患者的死亡率方面,与 PCI 相比具有显著优势。在左主干病变患者中,CABG 与 PCI 治疗预后无显著差异[7]。

一项发表在 JACC 上的研究汇总分析了 SYNTAX 和 BEST 的结果,在 1 275 名没有糖尿病的 MVD 患者中(其中 89% 为三支血管病变患者,平均 SYNTAX 评分为 26 分)患者中,比较 CABG 和行二代药物涂层支架的 PCI 治疗患者预后。结果显示,平均随访 61 个月,CABG 组死亡风险(6.0% $vs.$ 9.3%,P=0.04)和心肌梗死风险(3.3 % $vs.$ 8.3%,$P <$0.001)低于 PCI 组。

其中,分析显示,选择 CABG 或 PCI 治疗对于 149 位 SYNTAX 评分低(0~22 分)的患者中的死亡风险无显著差异(6.0% *vs.* 7.5%,*P*=0.66),而在 SYNTAX 中到高(>22 分)的患者中,CABG 优于 PCI(7.1% *vs.* 11.6%,*P*=0.02)。另一个 Meta 分析了 SYNTAX 和 BEST 的结果,5 年的随访结果表明在 1 166 例合并左前降支(LAD)近端病变的 MVD(88% 为三支血管病变患者,其平均 SYNTAX 为评分为 28 分),PCI 组死亡、心肌梗死和卒中的复合终点风险(16.3% *vs.* 11.5%,*P*=0.02)较高。值得注意的是,在低 SYNTAX 评分(0~22 分)的亚组患者中,两组患者仅心肌梗死事件有显著差异。此项研究结果表明,在合并左主干病变患者中,CABG 与 PCI 治疗患者其死亡、心肌梗死或卒中的复合终点发生率相似。在明确单纯左主干或左主干 + 单支冠脉病变患者,PCI 治疗相对 CABG 治疗死亡率较低[8]。

一项荟萃分析一共纳入 6 项前瞻性研究,比较了使用药物洗脱支架的 PCI(PCI-DES)、CABG 在糖尿病合并左主干病变或 MVD 患者的疗效。结果显示,与 CABG 组相比,PCI 组发生 MACEs(HR=1.12,95%CI 1.01~1.25,*P*=0.03)、发生 MACCE(HR=1.85,95%CI 1.58~2.16)、心肌梗死(HR=1.48,95%CI 1.04~2.09,*P*=0.03)、再次血运重建(HR=3.23,95%CI 1.37~7.59,*P*=0.007)的风险均较高。此项分析结果表明,对于多血管和 / 或左主干冠脉病变的糖尿病患者,CABG 在 MACE、MACCE、MI、重复血运重建和卒中方面优于 PCI-DES,但全因死亡率无明显差异[9]。

荟萃分析结果提示,在 CABG 和 PCI 决策上,SYNTAX 分值和糖尿病应该作为首先考虑的因素。总体而言,CABG 优于 PCI。

二、MVD 的同期 PCI 和分期 PCI

既往有研究表明(PRAMI 研究[10]等),完全血运重建相对于仅开通罪犯血管而言,更能改善患者的预后。但在 MVD 患者中,短时间内开通多条血管将延长手术时间,也使患者在短时间内接受较多造影剂,增加造影剂肾病的可能,因此,合理选择非罪犯血管开通的时间,将尤为重要。

SMILE 试验将 584 例 MVD、非 ST 段抬高性心肌梗死患者,随访分配至两种冠状动脉血运重建中的一种:① 1 期经皮冠状动脉介入治疗(1S-PCI);②多期经皮冠状动脉介入治疗(MS-PCI)(在住院期间完成冠状动脉血运重建)。主要研究终点为主要不良心脑血管事件发生率,定义为心源性死亡、死亡、再梗死、再住院治疗不稳定型心绞痛、重复冠状动脉血运重建(靶血管血运重建)、1 年卒中。结果显示,1 期 PCI 组的主要终点发生率明显降低(13.63% *vs.* 23.19%,*P*=0.004)。MS-PCI 组 1 年靶血管重建率明显高于 1S-PCI 组(15.20% *vs.* 8.33%,*P*=0.01)。当仅分析心脏死亡 1S-PCI 与 MS-PCI(3.41% *vs.* 5.32%,*P*=0.27)、心肌梗死(2.65% *vs.* 3.80%,*P*=0.46)时,各组间差异无统计学意义。此研究提示,在 MVD 非 ST 段抬高型心肌梗死患者中,多期冠状动脉完全血运重建在降低主要不良心脑血管事件方面优于一期 PCI[11]。

2017 年 *N Engl J Med* 发表的一项随机对照实验,将 706 位 MVD、急性心肌梗死和心源性休克的患者随机分配到两种冠状动脉血运重建策略中的一种:①只对罪魁祸首病变进行 PCI,并可选择对非罪犯血管进行分期血运重建;②立即进行多血管 PCI。主要终点是入组后 30 天内死亡或严重肾功能衰竭导致肾替代治疗的复合事件。安全终点包括出血和卒中。在 30 天内,在 344 位患者只开通罪犯血管的 PCI 患者中,仅 158 位患者(45.9%)出现了死亡或肾替代治疗的综合主要终点,而在 341 位同时开通多血管的 PCI 患者中,有 189 名患者(55.4%)出现了死亡或肾替代治疗的综合主要终点(*P*=0.01)。只开通罪犯血管 PCI 组与开通多血管 PCI 组的相对,死亡风险(RR=0.84,95%CI 0.72~0.98,P=0.03)和需要肾替代治疗的风险(RR=0.71,95%CI 0.49~1.03,P=0.07)均较低。两组患者血流动力学情况、儿茶酚胺水平及血管开通时间、肌钙蛋白 T 和肌酸激酶水平、出血和卒中发生率无显著差异。此项研究表明,在 MVD、急性心肌梗死和心源性休克的患者中,立即开通多血管 PCI 相较于只开通罪犯血管 PCI,将增加死亡或严重肾功能衰竭导致肾替代治疗的综合终点,因此不建议在此类患者中立即进行开通多血管 PCI[12]。

在同期 PCI 和分期 PCI 的决策方面,仍存在较多争议。至于分期 PCI 中,如何选择第二次 PCI 的时机则更具挑战性。目前比较合理的做法应该是:基于指南,为患者制定个体化的决策。

三、讨 论

综上所述,MVD 患者血运重建 CABG 治疗优于 PCI 治疗。现有的证据表明,在没有糖尿病且病变复杂度较低的 MVD 患者,PCI 与 CABG 在生存率和死亡、心肌梗死、卒中的综合发生率方面的长期随访结果相似。但在复杂性的 MVD 患者中,使用第二代药物涂层支架的两项大型试验——SYNTAX 和 BEST 发现,在没有糖尿病的情况下 CABG 组在生存率和死亡、心肌梗死、卒中综合发生率方面优于 PCI 组。因此,2018 年 ESC[13] 指南在 MVD 治疗中,均推荐 CABG 为 I 类,而 PCI 推荐情况如下:①在双支血管病变患者中,当存在 LAD 近端狭窄时,推荐为 I 类,当不存在 LAD 近端狭窄时,推荐为 IIb 类;②在三支血管病变患者中,仅在 SYNTAX 评分为 0~22 分的非糖尿病患者中作为 I 类推荐。

而对于是否同期 PCI,目前尚有争议,但基于目前证据,2018 ESC 指南不推荐在有心源性休克的急性心肌梗死患者中进行同期 PCI(III 类),但推荐出院前开通非罪犯病变血管(IIa 类)。

目前在临床实践中,MVD 患者 CABG 或 PCI 治疗策略的选择应该首先考虑 SYNTAX 评分及是否合并糖尿病。在此基础上,其他因素如是否有左心室射血分数降低、年龄等也影响疗效,心脏团队应该综合考虑利弊。

(戴奕宁 刘津 谭宁)

参 考 文 献

[1] MABIN T A,HOLMES D R Jr,SMITH H C,et al. Follow-up clinical results in patients undergoing percutaneous transluminal coronary angioplasty [J]. Circulation,1985,71(4):754-760.

[2] CORPUS R A,HOUSE J A,MARSO S P,et al. Multivessel percutaneous coronary intervention in patients with multivessel disease and acute myocardial infarction [J]. Am Heart J,2004,148(3):493-500.

[3] PARK D W,CLARE R M,SCHULTE P J,et al. Extent,location,and clinical significance of non-infarct-related coronary artery disease among patients with ST-elevation myocardial infarction [J]. JAMA,2014,312(19):2019-2027.

[4] VSERRUYS P W,MORICE M C,KAPPETEIN A P,et al. Percutaneous coronary intervention versus coronary-artery bypass grafting for severe coronary artery disease [J]. N Engl J Med,2009,360(10):961-972.

[5] PARK S J,AHN J M,KIM Y H,et al. Trial of everolimus-eluting stents or bypass surgery for coronary disease [J]. N Engl J Med,2015,372(13):1204-1212.

[6] DANGAS G D,FARKOUH M E,SLEEPER L A,et al. Long-term outcome of PCI versus CABG in insulin and non-insulin-treated diabetic patients:results from the FREEDOM trial [J]. J Am Coll Cardiol,2014,64(12):1189-1197.

[7] HEAD S J,MILOJEVIC M,DAEMEN J,et al. Mortality after coronary artery bypass grafting versus percutaneous coronary

intervention with stenting for coronary artery disease：a pooled analysis of individual patient data［J］. Lancet，2018，391 (10124)：939-948.

［8］CAVALCANTE R，SOTOMI Y，LEE C W，et al. Outcomes After Percutaneous Coronary Intervention or Bypass Surgery in Patients With Unprotected Left Main Disease［J］. J Am Coll Cardiol，2016，68(10)：999-1009.

［9］XIN X，WANG X，DONG X，et al. Efficacy and safety of drug-eluting stenting compared with bypass grafting in diabetic patients with multivessel and/or left main coronary artery disease［J］. Sci Rep，2019，9(1)：7268.

［10］WALD D S M，MORRIS J K，WALD N J，et al. Randomized trial of preventive angioplasty in myocardial infarction［J］. N Engl J Med，2013，369(12)：1115-1123.

［11］SARDELLA G，LUCISANO L，GARBO R，et al. Single-Staged Compared With Multi-Staged PCI in Multivessel NSTEMI Patients：The SMILE Trial［J］. J Am Coll Cardiol，2016，67(3)：264-272.

［12］THIELE H，AKIN I，SANDRI M，et al. PCI Strategies in Patients with Acute Myocardial Infarction and Cardiogenic Shock［J］. N Engl J Med，2017，377(25)：2419-2432.

［13］NEUMANN F J，SOUSA-UVA M，AHLSSON A，et al. 2018 ESC/EACTS Guidelines on myocardial revascularization［J］. Eur Heart J，2019，40(2)：87-165.

左主干病变血运重建策略及研究进展

冠状动脉左主干(LMCA)提供左心室约70%的血供,LMCA病变患者占冠心病病人总数的5%~7%。LMCA病变通常由动脉粥样硬化引起,LMCA重度狭窄可累及大面积心肌,因此患者不仅症状持续时间长、程度重,且较一般冠心病面临更高的风险和更差的预后。除传统的药物治疗外,LMCA病变的治疗策略一般包括冠状动脉旁路移植术(CABG)和经皮冠状动脉介入治疗(PCI),其中CABG被认为是LMCA病变血运重建的首选治疗方案。但是,由于其创伤大、恢复慢,手术病死率相对较高,部分患者不能接受。近20年来,随着PCI的发展,包括药物洗脱支架(DES)技术的提高、操作的优化、辅助血管内成像技术的进步、围术期抗凝及长期抗血小板药物治疗、二级预防等改进,使得CABG的地位受到挑战,介入治疗在LMCA病变的治疗中发挥着越来越重要的作用。PCI目前正获得更多的临床认可,将会进一步影响LMCA病变血运重建方式的临床指南制订。但是,当选择PCI作为LMCA血运重建的方式时,必须应用现有的先进技术,包括更安全有效的支架、腔内影像学指导和血管生理学评价等,以达到最佳的治疗结局。因此,本文将重点从临床试验数据的更新和介入操作技术的发展对目前LMCA病变治疗策略的现状进行阐述。

一、LMCA病变的评价手段

LMCA严重狭窄的患者常有心脏缺血的症状,对于无典型临床症状且LMCA临界狭窄的患者,需要进一步评估。目前,多种有创和无创的手段均可对LMCA病变进行评估,而单纯通过冠状动脉造影评估LMCA病变狭窄程度是不够的。血管内超声(IVUS)和血流储备分数(FFR)可以提供中等狭窄程度的LMCA病变详细的解剖特征和血流动力学参数。研究显示,IVUS测得的LMCA最小管腔面积≥6mm^{2}时,是可以推迟血运重建的安全标准[1]。2018年ESC血运重建指南也将应用IVUS评价LMCA病变的狭窄程度列为Ⅱa类推荐。在进行IVUS检查时,需要分别从前降支和回旋支回撤导管以对LMCA分叉处进行全面的评估,避免仅从前降支/回旋支回撤导管评估另一血管开口受累的情况。FFR对LMCA临界狭窄病变的生理学评价意义同样重大。仅根据冠状动脉造影对病变进行评价与实际测得的FFR结果的出入可高达30%~40%[2,3]。对LMCA病变进行FFR测量与其他病变相比更具挑战性,要求指引导管分离,且无法直接在冠脉内给予血管扩张药。观察性的研究显示,使用FFR来决定LMCA病变是否应接受血运重建是可行的。最大的一项研究共纳入了230例LMCA中等狭窄病变的患者,其中23%的患者FFR值≤0.80,对FFR>0.80的患者仅给予药物治疗,而FFR≤0.80的患者接受CABG治疗,5年随访结果显示两组预后无显著差异[3]。因此,FFR值>0.75或0.80也被证明是LMCA病变推迟血运重建较为安全的数值。值得关注的是,在对LMCA病变进行FFR测量时,需考虑到前降支或回旋支病变的影响,可能会造成结果的假阴性。目前,光学相干成像(OCT)对判定LMCA病变是否应进行血运重建的证据还相对有限。一项回顾性研究显示,OCT可以评价中等狭窄程度的LMCA远端病变是否应接受血运重建治疗[4]。研究共纳入122例患者,OCT评价接受血运重建的标准为:

① LMCA 面积狭窄率≥75%；②面积狭窄率 >50% 但最小管腔面积 <4mm^2；③出现斑块溃疡；④前降支或回旋支开口重度狭窄。按照此标准其中 48% 的患者给予保守药物治疗,52% 的患者接受 PCI 或 CABG 治疗。经过 18 个月的随访结果显示,两组的靶病变失败率无显著差异,提示该 OCT 标准具有一定临床价值及可行性。OCT 对既往支架植入术后的 LMCA 病变患者,判断其内皮覆盖等血管壁反应情况依然具有显著优势,这点不容忽视。

二、LMCA 病变的药物治疗

COURAGE 研究显示,对于稳定性冠心病患者,初始强化药物治疗和初始血运重建的远期预后相似,但该研究除外了 LMCA 病变的患者[5]。目前对于稳定性 LMCA 病变患者推迟血运重建是否安全仍然不详。既往随机对照试验(RCT)显示,CABG 与药物治疗相比在 5~10 年生存率上有明显优势。目前临床指南推荐,所有 LMCA≥50% 的患者进行血运重建(ⅠA)[6]。研究显示[7],不同危险分层的 LMCA 病变的患者其临床结局也不尽相同。与病变狭窄率 >70% 且左室功能受损、左室舒张末压升高或合并陈旧性心肌梗死的相对高危患者相比,病变狭窄率在 50%~70% 且左室功能正常的相对低危患者单独接受药物治疗,其 3 年生存率(66%)明显高于前者(41%)。但是这些研究开展较早,大部分患者并未强化药物治疗,随着冠心病二级预防药物的发展,这些研究的结果可能会不同。2018 年 ESC 血运重建指南中指出,对于稳定型心绞痛患者,LMCA 病变狭窄程度 >50%,需要进行血运重建,为Ⅰ类推荐[6]。EXCEL 研究的生活质量亚组分析结果提示,无论血运重建方式为 PCI 还是 CABG,血运重建组术后早期和长期的心绞痛症状都有显著的改善[8]。鉴于目前比较药物治疗和血运重建临床预后差别的大型 RCT 研究均除外了 LMCA 病变患者,故最佳药物治疗能否在特定 LMCA 病变人群中,如低危且稳定型心绞痛患者中代替血运重建治疗目前仍不清楚。

三、LMCA 病变血运重建的策略选择

LMCA 病变的治疗策略主要包括 CABG 和 PCI。其中,CABG 自 1966 年开展,已经被各种临床研究证明能明显改善 LMCA 病变患者的症状及远期预后,一直被认为是 LMCA 病变的首选治疗方法。但由于其创伤大、恢复慢、围术期并发症较多,使其应用范围受到了限制。在 PCI 的 40 年历史中,冠状动脉支架术的使用克服了球囊血管成形术的固有局限性,并扩展了 PCI 对 LMCA 病变的治疗作用。随着 DES 的问世,其治疗范围越来越广,更多的冠心病患者接受 PCI。与此同时,第二代和第三代 DES 采用改进的技术和工程,包括更薄的支撑平台,更容易输送,更好的生物相容性,以及更加有效的抗增殖药物,使得 PCI 在 LMCA 血运重建方面更加安全及有效。

(一)随机对照研究对不同策略预后的比较

多个 RCT 研究比较 PCI 和 CABG 对 LMCA 病变血运重建的疗效(表 1)。SYNTAX 研究是第一个比较应用第一代 DES 进行 PCI 和 CABG 治疗冠脉三支病变和 / 或无保护 LMCA 病变的前瞻性、多中心、随机对照临床研究,其中 LMCA 亚组中共计纳入 705 例患者,357 例行 PCI,348 例行 CABG[9]。5 年随访结果显示,主要不良心脑血管事件(MACCE)的发生率在 PCI 组和 CABG 组中分别为 36.9% 和 31.0%(HR=1.23,95%CI 0.95~1.59,P=0.12),无显著差异。两组在死亡和心肌梗死的发生率上也无明显差异。CABG 组有更多的卒中事件(PCI 组 1.5% $vs.$ CABG 组 4.3%,HR=0.33,95%CI 0.12~0.92,P=0.03),而 PCI 组的再次血运重建率更高(PCI 组 26.5% $vs.$ CABG 组 15.5%,HR=1.82,95%CI 1.28~2.57,P<0.01)。进一步分析显示,

表1 比较 PCI 和 CABG 对 LMCA 病变治疗预后的随机对照研究

研究名称	入组时间	PCI/CABG（例）	随访时间（年）	SYNTAX评分（平均值）	ACS（%）	多支病变（%）	支架种类	主要终点（PCI 比 CABG）	最长随访时的次要终点（PCI 比 CABG）
SYNTAX-LEFT MAIN	2005-2007	357/348	5	30	30	68	永久性涂层紫杉醇洗脱支架	1年死亡、脑血管事件、心肌梗死、再次血运重建：15.8% 比 13.6%，P=0.4	• 5年死亡、脑血管事件、心肌梗死、再次血运重建：36.9% 比 31.0%，P=0.12 • 5年死亡、脑血管事件、心肌梗死：19.0% 比 20.8%，P=0.57 • 5年死亡：12.8% 比 14.6%，P=0.53 • 5年脑血管意外：1.5% 比 4.3%，P=0.03 • 5年心肌梗死：8.2% 比 4.8%，P=0.10 • 5年再次血运重建：26.5% 比 15.5%，P<0.001
PRECOMBAT	2004-2009	300/300	5	25	45	73	永久性涂层雷帕霉素洗脱支架	1年死亡、卒中、心肌梗死、缺血驱动靶病变血运重建：8.7% 比 6.7%，非劣效 P=0.01	• 5年死亡、卒中、心肌梗死、缺血驱动靶病变血运重建：17.5% 比 14.3%，非劣效 P=0.26 • 5年死亡、卒中、心肌梗死：8.4% 比 9.6%，P=0.66 • 5年死亡：5.7% 比 7.9%，P=0.32 • 5年卒中：0.7% 比 0.7%，P=0.99 • 5年心肌梗死：2.0% 比 1.7%，P=0.76 • 5年再次血运重建：13% 比 7.3%，P=0.02
NOBLE	2008-2015	592/592	5	22	17	未报告	可降解涂层biolimus 洗脱支架，永久性涂层雷帕霉素洗脱支架	5年死亡、卒中、非操作相关心肌梗死、血运重建：29% 比 19%，P=0.006 6	• 5年死亡：12% 比 9%，P=0.77 • 5年卒中：5% 比 2%，P=0.073 • 5年非操作相关心肌梗死：7% 比 2%，P=0.004 • 5年再次血运重建：16% 比 10%，P=0.032
EXCEL	2010-2014	948/957	3	21	24	51	永久性涂层依维莫司洗脱支架	3年死亡、卒中、心肌梗死：15.4% 比 14.7%，非劣效 P=0.02，优效 P=0.98	• 3年死亡、卒中、心肌梗死、缺血驱动血运重建：23.1% 比 19.1%，非劣效 P=0.01 • 3年死亡：8.2% 比 5.9%，P=0.11 • 3年卒中：2.3% 比 2.9%，P=0.37 • 3年心肌梗死：8.0% 比 8.3%，P=0.64 • 3年缺血驱动血运重建：12.6% 比 7.5%，P<0.001

低 - 中 SYNTAX 评分(评分 <33 分)的患者中 PCI 组和 CABG 组的 MACCE 发生率无显著差异,而在高 SYNTAX 评分(评分 ≥33 分)患者中,PCI 组 MACCE 发生率更高。SYNTAX 研究证实,PCI 和 CABG 都是可以选择的血运重建治疗方式,但是高 SYNTAX 评分的患者选择 CABG 受益更多。而第一个仅纳入 LMCA 病变的 PRECOMBAT 研究中,随访 5 年的 MACCE、死亡、心肌梗死及卒中的发生率在 PCI 组和 CABG 组中无显著差异,但是靶血管再次血运重建率在 PCI 组更高[10]。正是上述研究的结果,催生了另两项大型的 RCT,即 NOBLE 研究和 EXCEL 研究。

NOBLE 研究是一项前瞻性、随机、开放、非劣效研究,比较 CABG 和应用新一代 DES(biolimus 洗脱支架)为主的 PCI 在无保护 LMCA 病变中的疗效[11]。PCI 组(592 例)和 CABG 组(592 例)平均 SYNTAX 评分为 23 分。1 年的 MACCE 发生率两组间无显著差异。5 年随访时 PCI 组 MACCE 发生率为 29%,明显高于 CABG 组 19%(HR=1.48,95%CI 1.11~1.96,P=0.007),证明 CABG 组优于 PCI 组。两组在 5 年的全因死亡和卒中方面无显著差异;但 PCI 组非操作相关心肌梗死和再次血运重建发生率较高。SYNTAX 评分亚组分析显示,无论评分 ≤32 分还是 >32 分的患者,PCI 组 MACCE 风险率均高于 CABG 组。

与 NOBLE 研究同时期发表的 EXCEL 研究得到了不尽相同的结果。EXCEL 研究涉及 17 个国家 162 个中心的 2 905 例无保护 LMCA 患者,经心脏团队的一致性评价,纳入 SYNTAX 评分 ≤32 分的 1 905 例中 - 低危 LMCA 病变患者,随机分为 CABG 组(n=957)与依维莫司洗脱支架 PCI 组(n=948)[12]。主要终点为 3 年的全因死亡、心肌梗死和卒中的复合终点。结果显示,PCI 组主要终点事件发生率为 15.4% 与 CABG 组 14.7% 相比无显著差异($P_{非劣效性}$=0.018,$P_{优效}$=0.98)。随访 3 年的死亡、卒中、心肌梗死或缺血驱动的血运重建的复合终点在 PCI 组为 23.1% 与 CABG 组 19.1% 相比无显著差异($P_{非劣效性}$=0.01,$P_{优效}$=0.10)。但 PCI 组术后 30 天的死亡、卒中或心肌梗死的复合终点事件更低(4.9% $vs.$ 7.9%,$P_{非劣效性}$ <0.001,$P_{优效}$=0.008)。3 年的缺血驱动血运重建率在 PCI 组更高(12.6% $vs.$ 7.5%,P<0.001),而 CABG 组中症状相关的桥血管闭塞率比 PCI 组中明确的支架内血栓事件发生率更高(5.4% $vs.$ 0.7%,P<0.001)。因此,作者结论在低 - 中 SYNTAX 评分的 LMCA 病变患者中行血运重建时,PCI 不劣于 CABG。

EXCEL 研究与 NOBLE 研究得到不同的结果,有以下几种可能的解释。首先,NOBEL 研究患者入选周期较长,使用支架混杂,11% 的患者使用第一代永久性涂层雷帕霉素洗脱支架,不同于 EXCEL 研究中只使用具有更薄架体结构的依维莫司洗脱支架,毫无疑问第二代 DES 的安全性更高。另外,EXCEL 试验中规定尽可能多地使用腔内影像指导 PCI 和使用 FFR 来评价缺血。因此,两项研究中发生确定的支架内血栓事件发生率有差异明显(EXCEL 研究中 0.7%,NOBLE 研究中 3.0%),提示不同的介入技术在治疗 LMCA 病变时的表现不同。其次,NOBLE 研究的主要终点事件中包含了再次血运重建。大多数既往的研究均显示,PCI 的再次血运重建率显著高于 CABG。SYNTAX 研究结果显示,PCI 组血运重建率的增加并不引起死亡或心肌梗死事件的增加,因此这一主要终点事件的组成可能对 PCI 疗效的评估产生误判。第三,两项研究对于心肌梗死的定义不同。EXCEL 研究采用了美国心血管造影和介入协会对心肌梗死的定义,而 NOBLE 研究舍弃了操作相关心肌梗死。EXCEL 研究显示操作相关心肌梗死在 CABG 组更常见,且无论选择 PCI 还是 CABG,发生操作相关心肌梗死的患者术后 3 年心血管死亡和全因死亡风险都明显升高[13]。此外,EXCEL 研究和 NOBLE 研究的随访时间分别为 3 年和 5 年。很多研究已经证实,CABG 能够在远期达到生存优势。

因此，把 PCI 作为治疗 LMCA 病变的可选方案前，仍需 NOBLE 研究和 EXCEL 研究的长期随访结果。最后，在 NOBLE 研究中，PCI 的卒中率明显高于 CABG，这与既往临床研究结果不相符。这一结果目前缺少一个合理的解释和生物可信性，可能与机会效应相关。

（二）EXCEL 研究的亚组分析结果

EXCEL 研究的各亚组结果同样具有启示意义。首先，EXCEL 研究的生活质量（QOL）亚组显示，术后 1 个月，PCI 组生活质量评分高于 CABG 组，而随着时间延长，术后 1 年两组生活质量评分差距大幅缩小，术后 3 年两组无显著差异[8]。该结果提示 PCI 可能更有助于改善 LMCA 患者的生活质量，PCI 不仅是 CABG 的替代治疗，而且是患者更愿意接受的一种治疗。EXCEL 研究也在稳定性冠心病和急性冠脉综合征（ACS）患者中，探讨了 PCI 和 CABG 对 LMCA 病变预后的影响。研究中 60.7% 的患者为稳定性冠心病，39.3% 的患者为 ACS。结果显示，病情的缓急程度与 3 年的主要终点事件不相关。无论在稳定性冠心病还是 ACS 中，PCI 和 CABG 在主要终点事件方面无明显差异（$P_{交互} = 0.34$）[14]。糖尿病亚组分析显示，虽然糖尿病患者的 3 年复合终点发生率高于非糖尿病患者，但无论是 3 年的主要终点还是 30 天和 3 年的次要终点，PCI 和 CABG 在糖尿病组和非糖尿病组患者中无明显差异[15]。在行 PCI 治疗时，分次完成血运重建与单次完成血运重建在复合终点上无明显异常，但分次 PCI 的全因死亡率更低[16]。EXCEL 研究还提示桡动脉入路与股动脉入路有着相似的近期和远期临床结局。在 LMCA 末端病变的患者中，当分叉病变同时累及前降支和回旋支时，单支架和双支架策略的 3 年主要终点无显著差异，而在未同时累及的分叉病变中，单支架的主要终点事件更低。EXCEL 研究还显示，BNP 水平升高、CRP 升高、合并 COPD、合并既往脑血管病等都与术后预后不佳有关，但除 BNP 外，是否合并其他因素，PCI 相对于 CABG 对远期预后的影响均无明显差异。在 BNP 升高的患者中，CABG 组 3 年主要终点事件率更低，而在 BNP 正常的患者中，PCI 组更低[17]。在术前应用降脂治疗的患者中，基础降脂治疗不影响预后，且无论患者是否应用基础降脂治疗，PCI 和 CABG 组的预后是一致的。在合并慢性肾脏病的患者中，3 年复合终点事件发生率更高，且急性肾功能不全在 CABG 术后更常见。PCI 和 CABG 在慢性肾脏病及肾功能正常的患者中 3 年终点事件率无差异。房颤方面，CABG 组有 18.0% 的患者术后新发房颤，而 PCI 组仅 0.1%。CABG 术后新发房颤是 3 年卒中、全因死亡和主要终点的独立预测因素。性别方面，性别本身不是血运重建后主要不良心脑血管事件的独立预测因素，但女性患者接受 PCI 治疗预后较差，可能与女性患者有更多的合并症及围术期并发症有关。

（三）EXCEL 研究中 CABG 的进展

EXCEL 研究中 CABG 组使用当代最新的技术，包括更多、更好的外科技术和围术期护理技术，也为 CABG 领域的进展做了探讨。研究显示，单侧内乳动脉搭桥术与双侧内乳动脉搭桥术相比，3 年的主要终点事件及全因死亡率都更高，在校正基线资料后，两组间无显著差异。研究者还通过倾向性匹配，比较了 EXCEL 研究中 580 例和 SYNTAX 研究中 329 例接受 CABG 治疗的 LMCA 患者的预后[18]。结果显示，两组患者在基线临床资料、解剖 SYNTAX 评分、桥血管种类和数量等方面均无显著差异。EXCEL 中有更多的患者接受非体外循环支持的 CABG，且更多的患者接受指南推荐的药物治疗。与 SYNTAX 研究相比，EXCEL 研究的 3 年主要终点事件更低。除心肌梗死外，EXCEL 研究中的全因死亡、卒中和缺血驱动血运重建等次要终点发生率也均低于 SYNTAX 研究。因此，随着外科技术的发展，CABG 治疗 LMCA 病变的无事件生存率已经得到明显的提升。

（四）荟萃分析及注册研究对策略选择的探索

2017 年发表于 JAMA 心脏病学子刊的荟萃分析共纳入了上述 4 个大型 RCT 研究的数据进行分析,结果显示 PCI 组与 CABG 组在全因死亡、心肌梗死或卒中的复合终点上无显著差异(18.3% vs. 16.9%,P=0.52)[19]。各亚组分析也未发现 PCI 和 CABG 间有显著差异的交互作用。两组在各个次要终点方面,如全因死亡、心源性死亡、心肌梗死和卒中等,也无显著差异,但各项研究结果均提示 PCI 组的再次血运重建率更高。另一项荟萃分析纳入了目前为止全部的 6 项 LMCA 血运重建研究,结果显示,PCI 组 30 天的死亡、心肌梗死或卒中较 CABG 组低 36%,其中围术期心肌梗死发生率比 CABG 低 33%[20]。但这种获益在 30 天以后被抵消,PCI 组 30 天后的心肌梗死发生率比 CABG 组高 93%。在 SYNTAX 评分低分组中(评分≤22 分),PCI 组心源性死亡率更低,在 SYNTAX 评分中分组中(22 分 < 评分≤32 分)两组相似,而在高 SYNTAX 评分组中(评分≥33 分),CABG 组心源性死亡率更低。近期,又一项荟萃分析共纳入 11 项 RCT 研究,共计 11 518 例行 PCI 或 CABG 的患者,结果显示 5 年的全因死亡率在 PCI 组为 11.2%,显著高于 CABG 组 9.2%(HR=1.20,95%CI 1.06~1.37,P=0.004)[21]。但在 LMCA 病变亚组中,两组间的 5 年全因死亡率相当(PCI 组 10.7% vs. CABG 组 10.5%,P=0.52)。该研究还显示 CABG 组的 5 年卒中事件主要发生在术后 30 天内,而术后 1 个月至 5 年间两组的卒中率无差异。

此外,来自不同国家和地区的大型注册研究,如 MAIN-COMPARE、IRIS-MAIN、PRECOMBAT-2 和 DELTA-2 等,也为我们提供了信息。与 EXCEL 研究中接受 PCI 治疗的患者相比,注册研究中患者的平均 SYNTAX 评分更高。DELTA-2 研究通过倾向性匹配将接受第二代 DES 治疗的 LMCA 患者与 DELTA-1 中的 CABG 队列进行比较,结果显示 17 个月时的死亡、心肌梗死或卒中的复合终点在 PCI 组更低,提示 PCI 的早期预后优于 CABG[22]。MAIN-COMPARE 研究中,至少随访 10 年,平均随访 12 年,结果显示两组间在死亡以及包括死亡、心肌梗死或卒中的复合终点方面无显著差异,但 PCI 组的靶血管血运重建率更高。而在接受 DES 的 PCI 和同期接受 CABG 的两组患者中,5 年的死亡和复合终点无显著差异,但 5 年后 PCI 组死亡和复合终点事件的风险更高[23],这一结果提示 CABG 的远期预后更佳。有趣的是,EXCEL 研究和 NOBLE 研究同样提示 CABG 的长期随访结果优于 PCI,表明 PCI 在死亡或死亡、心肌梗死、卒中的复合终点方面显示出远期追赶效应。因此,为比较 PCI 和 CABG 在治疗 LMCA 病变的优劣时,长期随访是必需的,也期望能看到 EXCEL 研究和 NOBLE 研究更长时间的随访。2016 年在 JACC 心脏介入子刊发表的一项来自阜外医院的研究对 2004—2010 年间连续完成的无保护 LMCA 病变血运重建的 4 046 例患者进行观察[24]。结果显示,PCI 组的主要终点表现非常好,3 年全因死亡率仅为 3.8%,但 3 年时 CABG 组成绩更好为 2.5%,两者有显著的统计学差异,说明在总体人群上,CABG 依然占据优势。亚组分析显示,SYNTAX 评分≤32 分时,PCI 组和 CABG 组几乎没有差异,但在 SYNTAX 评分 >32 分的人群中 PCI 组 3 年的全因死亡率约为 CABG 的 3 倍,提示 SYNTAX 评分对策略的选择非常重要。2015 年在中华心血管病杂志发表的首都医科大学附属北京安贞医院的研究共入选 922 例 LMCA 病变患者,PCI 组 456 例,CABG 组 457 例[25]。经过 7.1 年的随访,PCI 组死亡、卒中和复合终点事件(包括心源性死亡、心肌梗死或卒中)发生率更低,而 CABG 组再次血运重建风险更低。校正后两组的复合终点事件无显著差异,PCI 组卒中发生率更低,而再次血运重建风险更高。

四、LMCA 介入治疗在指南中的变迁

现存指南对 LMCA 病变血运重建,CABG 仍然是唯一的Ⅰ类推荐方式。而上述 RCT 研究和注册研究的结果显示,对于解剖低风险等特定 LMCA 病变患者,PCI 治疗是可以选择的。随着证据的增多,指南对于 LMCA 血运重建的推荐也有变迁。2005 年 ACC/AHA 指南中,PCI 治疗 LMCA 病变为Ⅲ类推荐[26]。在 2011 年版的指南中,对于低 SYNTAX 评分或 LMCA 体部或开口部病变,且患者行外科治疗预计手术死亡风险大于 5% 的患者,行 PCI 治疗为Ⅱa 类推荐[27]。2014 年 ESC 指南建议对 LMCA 病变行 PCI 的患者计算 SYNTAX 评分,评分较低者行 PCI 治疗为Ⅰ类推荐,评分中等者为Ⅱa 类推荐,而评分较高者为Ⅲ类推荐[28]。在 2018 年欧洲心肌血运重建指南中,SYNTAX 评分≤22 分的 LMCA 病变患者,行 PCI 治疗的推荐等级上升至Ⅰa 类,且证据等级为 A 级。而对于中危患者,鉴于 EXCEL 研究和 NOBLE 研究的 5 年随访尚未完成,PCI 治疗仍然维持Ⅱa 类推荐[6]。在未来,指南对 PCI 的适应证可能会进一步拓展,有更多的患者适合行 PCI 治疗。

五、LMCA 血运重建治疗新亮点

(一)心脏团队在 LMCA 病变血运重建中的重要性

无论 LMCA 病变血运重建选择哪种方式,心脏团队的重要性都是毋庸置疑的。心脏团队需要根据患者的知情同意情况、冠脉解剖复杂程度、心脏功能、术者经验、合并症及全身因素,评估 PCI、CABG 或者药物治疗的风险和获益。总体来说,PCI 治疗术后恢复更快,早期的不良事件率低,而 CABG 带来的血运重建更持久。心脏团队应结合患者的冠脉复杂程度来判断能否进行完全血运重建。既往研究显示,无论血运重建策略如何选择,完全血运重建的 MACE 事件都要更低。此外,在高危和极高危风险的人群中,心脏团队应评价外科手术的风险和获益。EuroSCORE-Ⅱ评分和 STS 评分都根据临床变量来预测手术院内或 30 天的死亡风险。两种评分的价值都在 CABG 治疗的队列中被证实,且多数研究显示两种评分预测价值相当。尽管如此,现有评分仍存在局限性,如缺少外部验证、未纳入虚弱指数、不能反映其他相关死亡风险等,目前尚无一套完美的风险预测模型。此外,心脏团队还应对术后风险进行预测。其中 SYNTAX Ⅱ评分是目前比较公认的评分系统,是 SYNTAX 评分的衍生评分,包括 2 个冠脉解剖因素(解剖 SYNTAX 评分和 LMCA 病变)和 6 个临床因素(包括年龄、性别、肌酐清除率、左室射血分数、慢性阻塞性肺疾病和外周血管疾病)。SYNTAX Ⅱ评分指导血运重建策略时需对患者分别计算行 PCI 和 CABG 的 SYNTAX Ⅱ评分,预测两者的 4 年死亡率,选择合适的策略[29]。2014 年发表于 *JACC* 介入子刊的阜外医院研究纳入 1 528 例无保护 LMCA 病变接受 PCI 治疗的患者,计算所有患者的 SYNTAX Ⅱ评分,分为低、中和高分组,平均随访 4.4 年。三组死亡率分别为 1.8%、3.5% 和 9.4%,差异有统计学意义($P<0.000\ 1$),多因素回归显示 SYNTAX Ⅱ评分是全因死亡的独立预测因素(HR=1.76,95%CI 1.10~2.82,$P=0.02$),对远期死亡的预测能力高于 SYNTAX 评分[30]。最后,其他一些临床因素,比如患者的虚弱状态、认知状态、术后恢复情况、社会地位、生活质量、预期寿命、个人偏好及其他影响耐受和依从长期双联抗血小板治疗的因素,虽然没有纳入临床风险评估模型,但对于心脏团队的综合评估仍然非常重要。

(二)LMCA 介入治疗术式进展

DKCRUSH-Ⅴ是一项临床多中心随机对照试验,共纳入 26 个中心 482 例 LMCA 远端真

性分叉病变患者,随机分为 DK-Crush 术式组(240 例)与 Provisional 术式组(242 例),临床随访 12 个月,主要终点为靶病变失败率(TLF),包括心源性死亡、靶血管相关心肌梗死或临床驱动的靶病变再次血运重建。结果显示,DK-Crush 术式组 1 年的靶病变失败率为 5.0%,显著低于 Provisional 术式组的 10.7%(HR=0.42,95%CI 0.21~0.85,P=0.02)。DK-Crush 术式组的靶血管心肌梗死和支架内血栓事件更低[31]。在 DKCRUSH-Ⅲ研究中,DK-Crush 术式在治疗无保护 LMCA 远端分叉病变时也显示出较 Culotte 术式更多的获益。DK-Crush 术式组 3 年的 MACE 事件率、心肌梗死和靶血管再次血运重建等均显著低于 Culotte 术式组。因此,2018 版欧洲指南对于 LMCA 真性分叉病变的 PCI 治疗,更推荐使用 DK-Crush 术式,为Ⅱb 类推荐。

(三) IVUS 优化 LMCA 病变 PCI 治疗

荟萃分析发现,DES 时代 IVUS 指导的 PCI 治疗临床预后显著优于造影指导组[32]。在 LMCA 病变 PCI 时,IVUS 的优势更加显著。瑞典的一项观察性研究显示,虽然 IVUS 指导组的冠脉病变更复杂,但全因死亡、支架内再狭窄或支架内血栓的复合终点事件更少[33]。经过倾向性匹配后,结果一致。一项纳入 6 480 例 LMCA 病变患者的荟萃分析显示,IVUS 指导组的全因死亡、心源性死亡、靶病变再次血运重建以及支架内血栓等事件率显著低于造影指导组,其中可显著减少全因死亡风险达 40%[34]。2018 版指南中推荐应用 IVUS 优化无保护 LMCA 的介入治疗。目前尚无证据表明其他血管内影像学检查,如 OCT 等,能够改善 LMCA 病变 PCI 预后。

(四) LMCA 介入治疗术后抗栓治疗

尽管 PCI 技术的发展使得 LMCA 介入治疗的预后得到提升,然而,成功的 PCI 只是治疗的一部分,抗栓治疗同介入操作本身一样重要。LMCA 病变同其他血管 PCI 术后的抗栓治疗既有共性,又有特殊性。一项韩国的研究显示,LMCA 病变 PCI 后应用包括西洛他唑在内的 3 个月以上的三联抗血小板治疗与经典的双联抗血小板治疗相比,并没有改善远期的 MACE 事件[35]。同时,一项患者水平的分析纳入接受双支架或单支架治疗 LMCA 分叉病变的患者,3 年随访结果显示,在应用双联抗血小板时程小于 1 年的患者中,双支架组比单支架组有更高的靶病变失败率和血栓性不良心血管事件,而在双联抗血小板应用时程超过 1 年的患者中两组终点事件相当,提示更长时间的双联抗血小板治疗在 LMCA 患者中可能更佳[36]。2018 版的欧洲血运重建指南中对于择期行 LMCA 支架植入的患者推荐应用普拉格雷或替格瑞洛,为Ⅱb 类推荐,证据等级 C 级。指南中未提及 PCI 后双联抗血小板治疗的时程,能否缩短 LMCA 介入术后双联抗血小板的时程目前还没有临床证据。正在进行的 IDEAL-LM 是一项前瞻性、多中心随机对照研究,计划纳入 818 例接受无保护 LMCA-PCI 的患者,1∶1 分为可降解聚合物 Synergy 支架并接受 4 个月双联抗血小板治疗或植入依维莫司洗脱支架并接受 12 个月双联抗血小板治疗,计划随访 5 年,我们也期待该研究能为 LMCA 介入术后最佳药物治疗时长提供新的思路[37]。

(五) 术者经验对 LMCA 病变 PCI 治疗预后的影响

既往对于治疗策略的选择往往会忽略术者经验这一点,但不可否认,无论 PCI 还是 CABG,任何复杂技术都需考虑术者经验因素。阜外医院进行了相关研究中,定义有经验的术者标准为:连续 3 年且平均每年至少完成 15 例 LMCA 病变 PCI 治疗,而未达到这一数量要求的术者为经验较少组[38]。在 1 948 例行 LMCA-PCI 的患者中,约 73% 的病例由 7 位有经验的术者完成,另外 27% 的病例由 18 位经验较少的术者完成,随访 3 年。结果显示有经验的术者组患者冠脉病变更复杂，但该组 30 天和 3 年的心源性死亡率都显著低于经验较少的术者组。因此，在行 LMCA 病变介入时，不仅要考虑传统的各种因素，还应考虑术者的经验。经验较少的术者应在经验丰富者指导下完成介入治疗，直至经验足够丰富得以独立完成复杂 PCI。

总之，LMCA 病变是目前心脏科医生面临的最富有挑战性的疾病之一，随着临床研究的不断深入、手术技术的成熟和器械的不断改进，PCI 在 LMCA 病变治疗领域的有效性和安全性已经达到甚至可能会超过 CABG。但我们身处循证医学时代，任何临床实践的诊治决策都应该要建立在以下 3 个方面上：①客观的、经得起评价的当前最佳临床证据；②临床专业技能为基础的临床判断；③患者的价值观与期望。这三者相辅相成，缺一不可。对于 LMCA 病变的患者个体，治疗方案的选择不仅应以临床证据为导向，还应该考虑当地多学科心脏团队（包括普通心脏内科医生、介入心脏病医生和心脏外科医生等）的决策与实践能力，结合患者的个人意愿，制订最终的临床诊治策略与方案。

（王娟　许浩博　管常东　徐波）

参 考 文 献

[1] DE LA TORRE HERNANDEZ J M,HERNANDEZ HERNANDEZ F,ALFONSO F,et al. Prospective application of pre-defined intravascular ultrasound criteria for assessment of intermediate left main coronary artery lesions results from the multicenter LITRO study [J]. J Am Coll Cardiol,2011,58(4):351-358.

[2] PARK S J,KANG S J,AHN J M,et al. Visual-functional mismatch between coronary angiography and fractional flow reserve [J]. JACC Cardiovasc Interv,2012,5(10):1029-1036.

[3] HAMILOS M,MULLER O,CUISSET T,et al. Long-term clinical outcome after fractional flow reserve-guided treatment in patients with angiographically equivocal left main coronary artery stenosis [J]. Circulation,2009,120(15):1505-1512.

[4] DATO I,BURZOTTA F,TRANI C,et al. Optical coherence tomography guidance for the management of angiographically intermediate left main bifurcation lesions:Early clinical experience [J]. Int J Cardiol,2017,248:108-113.

[5] BODEN W E,O'ROURKE R A,TEO K K,et al. Optimal medical therapy with or without PCI for stable coronary disease [J]. N Engl J Med,2007,356(15):1503-1516.

[6] NEUMANN F J,SOUSA-UVA M,AHLSSON A,et al. 2018 ESC/EACTS Guidelines on myocardial revascularization [J]. Eur Heart J,2019,40(2):87-165.

[7] TAKARO T,PEDUZZI P,DETRE K M,et al. Survival in subgroups of patients with left main coronary artery disease. Veterans Administration Cooperative Study of Surgery for Coronary Arterial Occlusive Disease [J]. Circulation,1982,66(1):14-22.

[8] BARON S J,CHINNAKONDEPALLI K,MAGNUSON E A,et al. Quality-of-Life After Everolimus-Eluting Stents or Bypass Surgery for Left-Main Disease:Results From the EXCEL Trial [J]. J Am Coll Cardiol,2017,70(25):3113-3122.

[9] MOHR F W,MORICE M C,KAPPETEIN A P,et al. Coronary artery bypass graft surgery versus percutaneous coronary intervention in patients with three-vessel disease and left main coronary disease:5-year follow-up of the randomised,clinical SYNTAX trial [J]. Lancet,2013,381(9867):629-638.

[10] AHN J M,ROH J H,KIM Y H,et al. Randomized Trial of Stents Versus Bypass Surgery for Left Main Coronary Artery Disease:5-Year Outcomes of the PRECOMBAT Study [J]. J Am Coll Cardiol,2015,65(20):2198-2206.

[11] MAKIKALLIO T,HOLM N R,LINDSAY M,et al. Percutaneous coronary angioplasty versus coronary artery bypass grafting in treatment of unprotected left main stenosis (NOBLE):a prospective,randomised,open-label,non-inferiority trial [J]. Lancet,2016,388(10061):2743-2752.

[12] STONE G W,SABIK J F,SERRUYS P W,et al. Everolimus-Eluting Stents or Bypass Surgery for Left Main Coronary Artery Disease [J]. N Engl J Med,2016,375(23):2223-2235.

[13] BEN-YEHUDA O,CHEN S,REDFORS B,et al. Impact of large periprocedural myocardial infarction on mortality after

percutaneous coronary intervention and coronary artery bypass grafting for left main disease:an analysis from the EXCEL trial [J]. Eur Heart J,2019. 40(24):1930-1941.

[14] DOUCET S,JOLICOEUR E M,SERRUYS P W,et al. Outcomes of left main revascularization in patients with acute coronary syndromes and stable ischemic heart disease:Analysis from the EXCEL trial [J]. Am Heart J,2019,214:9-17.

[15] MILOJEVIC M,SERRUYS P W,SABIK J F 3rd,et al. Bypass Surgery or Stenting for Left Main Coronary Artery Disease in Patients With Diabetes [J]. J Am Coll Cardiol,2019,73(13):1616-1628.

[16] COLLET C,MODOLO R,BANNING A,et al. Impact of Staging Percutaneous Coronary Intervention in Left Main Artery Disease:Insights From the EXCEL Trial [J]. JACC Cardiovasc Interv,2019,12(4):411-412.

[17] REDFORS B,CHEN S,CROWLEY A,et al. B-Type Natriuretic Peptide Assessment in Patients Undergoing Revascularization for Left Main Coronary Artery Disease [J]. Circulation,2018,138(5):469-478.

[18] MODOLO R,CHICHAREON P,KOGAME N,et al. Contemporary Outcomes Following Coronary Artery Bypass Graft Surgery for Left Main Disease [J]. J Am Coll Cardiol,2019,73(15):1877-1886.

[19] GIACOPPO D,COLLERAN R,CASSESE S,et al. Percutaneous Coronary Intervention vs Coronary Artery Bypass Grafting in Patients With Left Main Coronary Artery Stenosis:A Systematic Review and Meta-analysis[J]. JAMA Cardiol,2017,2(10):1079-1088.

[20] PALMERINI T,SERRUYS P,KAPPETEIN A P,et al. Clinical outcomes with percutaneous coronary revascularization vs coronary artery bypass grafting surgery in patients with unprotected left main coronary artery disease:A meta-analysis of 6 randomized trials and 4,686 patients [J]. Am Heart J,2017,190:54-63.

[21] HEAD S J,MILOJEVIC M,DAEMEN J,et al. Mortality after coronary artery bypass grafting versus percutaneous coronary intervention with stenting for coronary artery disease:a pooled analysis of individual patient data [J]. Lancet,2018,391 (10124):939-948.

[22] CHIEFFO A,TANAKA A,GIUSTINO G,et al. The DELTA 2 Registry:A Multicenter Registry Evaluating Percutaneous Coronary Intervention With New-Generation Drug-Eluting Stents in Patients With Obstructive Left Main Coronary Artery Disease [J]. JACC Cardiovasc Interv,2017,10(23):2401-2410.

[23] PARK D W,AHN J M,YUN S C,et al. 10-Year Outcomes of Stents Versus Coronary Artery Bypass Grafting for Left Main Coronary Artery Disease [J]. J Am Coll Cardiol,2018,72(23 Pt A):2813-2822.

[24] ZHENG Z,XU B,ZHANG H,et al. Coronary Artery Bypass Graft Surgery and Percutaneous Coronary Interventions in Patients With Unprotected Left Main Coronary Artery Disease [J]. JACC Cardiovasc Interv,2016,9(11):1102-1111.

[25] 玉献鹏,吕树铮,何继强,等. 无保护左主干病变患者血运重建术的长期预后[J]. 中华心血管病杂志,2015,43(5):399-403.

[26] SMITH S C Jr,FELDMAN T E,HIRSHFELD J W Jr,et al. ACC/AHA/SCAI 2005 guideline update for percutaneous coronary intervention:a report of the American College of Cardiology/American Heart Association Task Force on Practice Guidelines (ACC/AHA/SCAI Writing Committee to Update 2001 Guidelines for Percutaneous Coronary Intervention) [J]. Circulation,2006,113(7):e166-e286.

[27] LEVINE G N,BATES E R,BLANKENSHIP J C,et al. 2011 ACCF/AHA/SCAI Guideline for Percutaneous Coronary Intervention:executive summary:a report of the American College of Cardiology Foundation/American Heart Association Task Force on Practice Guidelines and the Society for Cardiovascular Angiography and Interventions [J]. Circulation, 2011,124(23):2574-2609.

[28] WINDECKER S,KOLH P,ALFONSO F,et al. 2014 ESC/EACTS Guidelines on myocardial revascularization:The Task Force on Myocardial Revascularization of the European Society of Cardiology (ESC) and the European Association for Cardio-Thoracic Surgery (EACTS)Developed with the special contribution of the European Association of Percutaneous Cardiovascular Interventions (EAPCI) [J]. Eur Heart J,2014,35(37):2541-2619.

[29] FAROOQ V,VAN KLAVEREN D,STEYERBERG E W,et al. Anatomical and clinical characteristics to guide decision making between coronary artery bypass surgery and percutaneous coronary intervention for individual patients:development and validation of SYNTAX score Ⅱ[J]. Lancet,2013,381(9867):639-650.

[30] XU B,GENEREUX P,YANG Y,et al. Validation and comparison of the long-term prognostic capability of the SYNTAX score-Ⅱ among 1 528 consecutive patients who underwent left main percutaneous coronary intervention [J]. JACC Cardiovasc Interv,2014,7(10):1128-1137.

［31］ CHEN S L,ZHANG J J,HAN Y,et al. Double Kissing Crush Versus Provisional Stenting for Left Main Distal Bifurcation Lesions:DKCRUSH-V Randomized Trial［J］. J Am Coll Cardiol,2017,70(21):2605-2617.

［32］ BUCCHERI S,FRANCHINA G,ROMANO S,et al. Clinical Outcomes Following Intravascular Imaging-Guided Versus Coronary Angiography-Guided Percutaneous Coronary Intervention With Stent Implantation:A Systematic Review and Bayesian Network Meta-Analysis of 31 Studies and 17 882 Patients［J］. JACC Cardiovasc Interv,2017,10(24):2488-2498.

［33］ ANDELL P,KARLSSON S,MOHAMMAD M A,et al. Intravascular Ultrasound Guidance Is Associated With Better Outcome in Patients Undergoing Unprotected Left Main Coronary Artery Stenting Compared With Angiography Guidance Alone［J］. Circ Cardiovasc Interv,2017,10(5). pii:e004813.

［34］ YE Y,YANG M,ZHANG S,et al. Percutaneous coronary intervention in left main coronary artery disease with or without intravascular ultrasound:A meta-analysis［J］. PLoS One,2017,12(6):e0179756.

［35］ LEE H J,YU C W,HWANG H K,et al. Long-term effectiveness and safety of triple versus dual antiplatelet therapy after percutaneous coronary intervention for unprotected left main coronary artery disease［J］. Coron Artery Dis,2013,24(7):542-548.

［36］ RHEE T M,PARK K W,KIM C H,et al. Dual Antiplatelet Therapy Duration Determines Outcome After 2-But Not 1-Stent Strategy in Left Main Bifurcation Percutaneous Coronary Intervention［J］. JACC Cardiovasc Interv,2018,11(24):2453-2463.

［37］ LEMMERT M E,OLDROYD K,BARRAGAN P,et al. Reduced duration of dual antiplatelet therapy using an improved drug-eluting stent for percutaneous coronary intervention of the left main artery in a real-world,all-comer population:Rationale and study design of the prospective randomized multicenter IDEAL-LM trial［J］. Am Heart J,2017,187:104-111.

［38］ XU B,REDFORS B,YANG Y,et al. Impact of Operator Experience and Volume on Outcomes After Left Main Coronary Artery Percutaneous Coronary Intervention［J］. JACC Cardiovasc Interv,2016,9(20):2086-2093.

冠状动脉分叉病变介入治疗进展 2019——老问题与新证据

冠状动脉分叉病变(CBLs)作为复杂冠脉病变的亚组,在经皮冠状动脉介入治疗(PCI)总量中占比较高(≈20%)。现行指南与专家共识推荐:简单治疗策略(如必要时边支支架术)适合于绝大多数CBLs(80%~85%),而复杂治疗策略(如各种双支架术)仅用于处理少数复杂CBLs(15%~20%)[1,2]。新器械如药物涂层球囊(DCB)的应用有可能给CBLs的介入治疗带来新获益。

一、简单与复杂策略治疗分叉病变的疗效是否有别?

近十余年来,先后发布的多项随机临床试验结果比较了必要时边支支架(provisional side-branch stenting,PSS)与计划内双支架(planned dual-branch stenting,PDS)治疗分叉病变的临床疗效。多数研究预设了"较硬"的主要复合终点,如主要不良心血管事件(major adverse cardiac events,MACE)或靶血管/靶病变失败(target lesion/vessel failure,TLF/TVF),以及全因死亡(all-cause death,AD)、心源性死亡(cardiac death,CD)、心肌梗死(myocardial infarction,MI)、靶血管/靶病变血运重建(target lesion/vessel revascularization,TLR/TVR)、支架血栓(stent thrombosis,ST)等。这些随机临床试验结果成为现行指南与专家共识对CBLs治疗策略选择的主要依据。

(一)针对CBLs的随机临床试验

关于CBLs介入治疗策略的选择,曾有许多临床研究试图回答此问题,其中以NORDIC、BBK、CACTUS及BBC-ONE即所谓的"四大经典"随机多中心临床试验最具代表性。

来自CBLs介入治疗的四大经典临床试验比较了简单与复杂策略处理CBLs的临床疗效,结果显示:较之简单策略,复杂策略在主要复合终点MACE等方面并不占优[3-6]。而且BBC-ONE研究还发现双支架术的临床疗效反而更差。在BBC-ONE研究中,简单和复杂策略比较,9个月主要复合终点MACE(死亡、MI、TVF)发生率分别为8.0%和15.2%(HR=2.02,95%CI 1.17~3.47,P=0.009),MI的发生率分别为3.6%和11.2%(P=0.001),住院期间MACE的发生率分别为2.0%和8.0%(P=0.002)[6]。

为了更详细地比较两种策略的有效性与安全性,NORDIC和BBC研究组对所入组的病例进行了患者水平合并分析[7]。2项研究合并后,简单策略组(n=457)中完成最终球囊对吻129例、实际补救性边支支架植入16例;复杂策略组(n=456)中接受CRUSH支架术272例、CULOTTE支架术118例、T-支架术59例。结果显示:简单与复杂策略相比,主要复合终点9个月MACE(AD、MI、TVR)的发生率分别为10.1%和17.3%(HR=1.84,95% CI 1.28~2.66,P=0.001)。两种策略主要复合终点发生率的亚组分析显示:真性分叉病变(n=657)分别为9.2%和17.3%(HR=1.90,95%CI 1.22~2.94,P=0.004)、60~70度较大分叉远角(n=217)分别为9.6%和15.7%(HR=1.67,95%CI 0.78~3.62,P=0.186)、≥2.75mm较大边支(n=281)分别为10.4%

和 20.7%（HR=2.42,95%CI 1.22~4.80,P=0.011）、>5mm 较长的边支开口病变（n=464）分别为 12.1% 和 19.1%（1.71,95%CI 1.05~2.77,P=0.029）、主支与边支大小接近（直径相差 <0.25mm）（n=108）分别为 12.0% 和 15.5%（1.35,95%CI 0.48~3.70,P=0.57）。合并分析得出的结论仍为：简单策略处理 CBLs 在安全性、有效性和费效比方面仍优于复杂策略,即使对解剖形态复杂的分叉病变采用复杂治疗策略似乎也未更多获益。随后,研究者对 913 例患者中的 890 例（97%）进行 5 年的全因死亡随访显示:简单与复杂策略死亡率分别为 3.8% 和 7.0%（P=0.04）,提示简单治疗策略长期死亡率更低[8]。

值得指出的是:①上述临床研究纳入的病变并非全部真性 CBLs（NORDIC、BBK-Ⅰ仅 65%~70% 真性 CBLs）、更非复杂 CBLs,而简单的 CBLs 施以复杂的治疗不仅增加手术难度、降低费效比,还可能增加 MACE;②术中单支架转化为双支架的比例不低（CACTUS 高达 1/3）,可能夸大简单策略的真实疗效;③有些研究 MACE 发生率太低（NORDIC 简单策略组 2.9%,复杂策略组 3.4%）,得出结论的统计学把握度较低。因此,尽管这些临床试验样本量较大、设计较严谨,但其结果并不能代表全部尤其是真性或复杂 CBLs 的介入疗效。

（二）针对真性 CBLs 随机临床试验

双支架策略的主要初衷在于增加边支开口覆盖、降低再狭窄,此外,尚可增加操作安全、避免术中分支闭塞。DEFINITION 研究[9]提示,对于复杂 CBLs,双支架术可降低心源性死亡及住院期间 MACE;而对于简单 CBLs,双支架术则增加住院期间 ST 及 1 年血运重建。换言之,复杂病变 - 复杂治疗、简单病变 - 简单治疗是合理的;反之,复杂病变 - 简单治疗、简单病变 - 复杂治疗则是不可取的。下列临床试验试图验证上述假设。

DK CRUSH-Ⅱ 研究[10,11]入组的病例全部为真性 CBLs（Medina 1,1,1;0,1,1）,比较 DK CRUSH 和 PSS 处理真性 CBLs 的临床疗效,无论是 1 年还是 5 年研究结果均显示,DK CRUSH 处理 CBLs 具有较低的靶病变血运重建率。在 5 年的随访结果中,尽管主要终点 MACE 在 DK CRUSH 和 PSS 组分别为 15.7% 和 23.8%（P=0.051）,但两组 TLR 分别为 8.6% 和 16.2%（P=0.027）;进一步按 DEFINITION 标准将 CBLs 分成复杂与简单病变,若复杂病变分别以 DK CRUSH 和 PSS 处理,则两者 MACE 分别为 15.6% 和 42.1%（P=0.036）、TLR 分别为 12.5% 和 36.8%（P=0.005）;但若简单病变也分别以 DK CRUSH 与 PSS 处理,则两者 MACE 和 TLR 差异无统计学意义。以上结果表明,较之 PSS,DK CRUSH 处理 CBLs 可降低 TLR 并降低复杂 CBLs 的 MACE 发生率。

BBC-TWO 研究[12]将有症状、大边支（边支≥2.5mm）和开口严重病变长度≥5mm 的真性 CBLs 患者随机分为 PSS 组和裤裙双支架组。在欧洲 20 个中心随机抽取 200 例患者,年龄（64±10）岁,82% 为男性,临床表现 69% 为稳定性冠心病、31% 为急性冠脉综合征。支架直径[（2.67±0.27）mm]和长度[（20.30±5.89）mm]证实了较严重的边支病变。两组手术（97% vs.94%）和最终对吻球囊扩张（95% vs.98%）成功率均很高。PSS 组 16% 患者接受了 T 支架植入。主要终点（12 个月死亡、MI 和 TVR）的发生率分别为 7.7% 和 10.3%（HR=1.02,95% CI 0.78~1.34,P=0.53）。PSS 在手术时间、射线剂量和费用占优。结论:当治疗大边支复杂 CBLs 时,PSS 与裤裙双支架术在 1 年死亡、心肌梗死和靶血管重建的复合终点发生率相似。

Nordic-Baltic Bifurcation Study Ⅳ[13]随机临床研究比较了 PSS（n=218）和双支架（n=228）治疗大边支真性 CBLs 的临床疗效。在 2 年随访中,主要复合终点 MACE 发生率分别为 12.9 和 8.3%（P=0.12）,AD（2.3% vs.2.2%,P=0.95）、CD（0.9% vs.0.9%,P=0.96）、非手术相关 MI（5.1% vs.3.1%,P=0.29）、确定的 ST（1.4% vs.1.3%,P=0.96）、TLR（9.2% vs.6.1%,P=0.23）、

CCS≥Ⅱ级心绞痛(3.9% $vs.$4.1%,P=0.89)。8个月两组分别有153例和154例患者接受造影复查,QCA界定再狭窄(≥50%)的发生率:边支(20.3% $vs.$5.2%,P<0.001)、主支近段(1.3% $vs.$0.7%,P=0.56)、主支远段(1.3% $vs.$1.3%,P=0.99)。结果显示,以简单或复杂策略治疗大边支CBLs的长期(2年)MACE发生率相似,简单策略增加8个月边支(再)狭窄率但未增加心绞痛的发生率。

DK CRUSH-V研究[14]全部纳入左主干真性CBLs(Medina 1,1,1;0,1,1),对比PSS和DK CRUSH的临床疗效,主要终点为1年TLF包括CD、靶血管MI、临床驱动性TLR。1年研究结果显示,PSS和DK CRUSH相比,TLF分别为10.7%和5.0%(HR=0.42,95%CI 0.21~0.85,P=0.02)、MI分别为2.9%和0.4%(P=0.03)、TLR分别为7.9%和3.8%(P=0.06)、确定和可能的ST分别为3.3%和0.4%(P=0.02)。DK CRUSH-V研究3年随访结果显示,较之PSS,DK CRUSH显著降低TLF(16.9% $vs.$8.3%,P=0.006),TLF主要由靶血管MI(5.8% $vs.$1.7%,P=0.028)、确定和可能的ST(4.1% $vs.$ 0.4%,P=0.011)驱动的。结果表明,较之PSS,DK CRUSH处理左主干真性CBLs具有较低的TLF发生率[15]。

综上,尽管上述研究入选了相对复杂的真性CBLs,但所入选病变的复杂性仍未全部达到DEFINITION定义的复杂CBLs,这可能部分解释了这些临床试验无法一致地证实简单与复杂策略何者在主要复合终点、全因死亡及心源性死亡等方面的疗效更优。不过,至少有一点可以肯定:对近端大血管尤其是左主干真性或复杂CBLs,复杂策略(计划内双支架术)可减低远期边支再狭窄、靶血管MI或ST及由此驱动的靶血管重建。因此,只有设计专门针对大血管、高危、复杂、真性CBLs的临床试验,方能准确地回答分叉病变的简单与复杂策略何者更佳。迄今,针对左主干真性CBLs的EBC-MAIN[16]或复杂CBLs的DEFINITION-Ⅱ研究[17]仍在入组中,期待这两项大型国际随机多中心研究能对复杂CBLs介入治疗策略的选择提供可靠的循证医学证据。

(三)针对CBLs随机临床试验荟萃分析

自2009年以来,陆续发表了至少10项关于简单与复杂策略处理CBLs的随机临床试验荟萃分析及系统回顾,此处仅列出6项分析质量相对较高、有代表性的荟萃分析。

2009年,Brar等[18]发表了药物洗脱支架年代简单/复杂策略治疗CBLs随机临床试验荟萃分析,共入选基线特征及研究设计相似的6项随机临床研究1 641患者。分析结果发现,在1年随访中,简单/复杂策略比较,死亡(RR=1.12,95%CI 0.42~3.02)、TLR(RR=0.91,95%CI 0.61~1.35)、ST(RR=0.56,95%CI 0.23~1.35)风险相似,但复杂策略组MI(RR=0.57,95%CI 0.37~0.87)风险增加。结论:简单治疗策略的有效性、安全性及费效比更佳。

2010年,Athappan等[19]发表了的单/双支架治疗真性CBLs的荟萃分析,共入选3项随机、2项观察性临床研究1 145名患者(单支架组 n=616例、双支架组 n=529例)。分析结果发现:术后单支架组边支MLD较小(平均差异SMD-0.71,95%CI-0.88~-0.54,P<0.000,I²=0)。两组边支再狭窄(OR=1.11,95%CI 0.47~2.67,P=0.81,I²=76%)、主支再狭窄(OR=0.88,95%CI 0.56~1.39,P=0.58,I²=0)、全因死亡(OR=0.52,95%CI 0.11~2.45,P=0.41,I²=0)、MI(OR=0.92,95%CI 0.34~2.54,P=0.87,I²=49%)及TLR(OR=0.87,95%CI 0.46~1.65,P=0.68,I²=0)的比数比相似。术后单/双两组主支MLD(SMD-0.08,95%CI-0.42~-0.26,P<0.65,I²=67%),随访两组边支MLD(SMD-0.19,95%CI-0.40~0.01,P<0.31,I²=15%)、主支MLD(SMD 0.17,95%CI-0.18~0.542,P<0.35,I²=65%)的平均差异相似。结论:较之单支架术,真性CBLs介入治疗时采用双支架术并无额外获益。尽管本荟萃分析专门针对真性分叉病变,但所纳入的研究设计及

质量较差且部分研究为观察性,故对其荟萃分析结果应审慎解释。

2014 年,Gao 等[20]发表了 DES 年代简单 / 复杂策略治疗 CBLs 荟萃分析,共入选 9 项随机临床研究 2 569 名患者,这些研究至少 6 个月有效性和安全性的临床及造影结果。结果发现,两组 CD(OR=0.99,95%CI 0.40~2.41,P=0.98)、ST(OR=0.64,95%CI 0.31~1.34,P=0.24)风险相似;简单策略组早期 MI(OR=0.53,95%CI 0.36~0.79,P=0.002)或随访 MI(OR=0.60,95% CI 0.43~0.86,P=0.01)风险降低;两组边支再狭窄(OR=1.44,95%CI 0.73~2.87,P=0.30)、TLR(OR=1.72,95%CI 0.95~3.12,P=0.07)、TVR(OR=1.59,95%CI 0.94~2.69,P=0.09)风险相当;简单策略处理大边支真性 CBLs 增加 TVR。结论:有严重 PCI 风险时,复杂策略仍是处理 CBLs 的一种选择、可能是大边支真性 CBLs 较好治疗选择。

2017 年,Nairooz 等[21]发表了的单 / 双支架治疗 CBLs 长期疗效的荟萃分析,共入选 8 项随机临床研究 2 778 名患者。采用随机模型分析,结果显示:在(3.0±1.6)年随访中,单支架组 AD 更低(RR=0.66,95% CI 0.45~0.98,P=0.04),两组 MCAE、MI、TLR 和 ST 的发生率相似。限定分析≥3 年(4.6±0.7)年随访资料显示,单支架治疗组具有更低 AD(RR=0.57,95%CI 0.36~0.88,P=0.01),更低的 MACE(RR=0.71,95% CI 0.52~0.97,P=0.03)和更低的 MI(RR=0.45,95%CI 0.21~0.96,P=0.04)发生率;TLR(RR=0.81,95%CI 0.57~1.15,P=0.2)和 ST(RR=0.75,95%CI 0.19~2.84,P=0.67)发生率则相似。结论:简单治疗策略处理 CBLs 可降低长期 MACE 及死亡的发生率。

2018 年,Ford 等[22]发表了的单 / 双支架治疗 CBLs 的荟萃分析,共入选随访时间超过 1 年[平均(3.1±1.8)年]的 9 项随机临床研究 3 265 名患者。分析结果发现:较双支架治疗组,单支架治疗组具有更低的 AD 发生率(2.94% *vs.* 4.23%,RR=0.69,95%CI 0.48~1.00,P=0.049,I^2=0);两组 MACE(15.8% *vs.* 15.4%,P=0.79)、MI(4.8% *vs.* 5.5%,P=0.51)、TLR(9.3% *vs.* 7.6%,P=0.19)、ST(1.8% *vs.* 1.6%,P=0.28)的发生率相似;在平均 4.7 年的随访中,预设的长期死亡率分析显示单支架治疗组可减低 37% 的全因死亡率(3.9% *vs.* 6.2%,RR=0.63,95%CI 0.42~0.97,P=0.036,I^2=0)。结论:简单治疗策略可降低长期全因死亡率,应作为 CBLs 的既定介入治疗策略。

2019 年,Huang 等[23]发表的 CRUSH/PSS 治疗 CBLs 的荟萃分析,纳入 2004—2016 年 6 项研究共 2 220 名受试者(1 085 例 CRUSH,1 135 例 PSS)。在 6~60 个月的随访期间,CRUSH 组 MACE(OR=0.73,95%CI 0.59~0.91,P=0.005)、TVR(OR=0.62,95%CI 0.43~0.89,P=0.01)、TLR(OR=0.62,95% CI 0.45~0.85,P=0.003)发生率显著降低,但全因死亡率(OR=0.90,95%CI 0.48~1.68,P=0.74)、心脏死亡(OR=0.56,95%CI 0.29~1.08,P=0.08)、心肌梗死(OR=0.89,95%CI 0.62~1.27,P=0.53)和支架血栓形成(OR=0.72,95% CI 0.36~1.42,P=0.34)差异无统计学意义。结论:较之 PSS,CRUSH 用于处理 CBLs 可减低 MACE、TVR 和 TLR 发生,但对死亡、心肌梗死和支架血栓无影响。

毫无疑问,高质量的荟萃分析可提供额外信息或单项临床研究无法确定的信息。然而,现有 CBLs 介入治疗的临床研究在患者及病变选择、终点设计与定义、观察时间长短等方面异质性大,即使采用合适的统计学方法加以校正也难以获得高质量的荟萃分析结果。尽管上述荟萃分析入选了随机临床试验、部分荟萃分析还选择了较复杂的真性 CBLs,但仍不足以证实简单与复杂策略何者在主要复合终点、全因死亡及心源性死亡等方面的疗效更优。

综上,就现有的循证医学证据、基于安全性和有效性的双重考虑,对复杂、高危、近端大血管真性 CBLs,尤其左主干 CBLs,选择计划性双支架术是合理的。

二、不同双支架术处理分叉病变的疗效是否有别

常用双支架术式包括 CULOTTE、CRUSH、T/TAP 家族,而最常用者当属 DK-CRUSH、DK-CULOTTE。在众多的双支架术中,不同的双支架术是否有疗效差异。下列临床试验尝试解答这一问题。

DKCRUSH-Ⅲ研究[24]纳入 419 例无保护左主干分叉病变(LMDBLs)患者,随机分为 DK CRUSH 组和 CULOTTE 组,随访 3 年。主要终点是 3 年 MACE 发生率、支架血栓形成(ST)为安全终点。按 DEFINITION 定义将患者分为简单和复杂 LMDBLs。随访 3 年两组 MACE 发生率分别为 8.2% 和 23.7%($P<0.001$),MACE 主要由 MI(3.4% *vs.* 8.2%,$P=0.037$)和 TVR(5.8% *vs.* 18.8%,$P<0.001$)增加引起。两组 ST 发生率分别为 0 和 3.4%($P=0.007$)。复杂 LMDBLs 患者 3 年 MACE 发生率较高(复杂 35.3% *vs.* 简单 8.1%,$P<0.001$),其中 CULOTTE 组 MACE 发生率极高(复杂 51.5% *vs.* 简单 15.1%,$P<0.001$)。结论:较之 DK CRUSH,CULOTTE 支架术处理无保护左主干 CBLs 显著增加 MACE 和 ST 的发生率。

BBK-Ⅱ研究[25]将 300 例边支需植入支架真性 CBLs 的患者按 1∶1 随机分配裤裙支架组或 TAP 支架组,均使用药物洗脱支架。主要终点是在 9 个月冠脉造影随访中分叉病变的最大直径狭窄率,临床终点为 TLR 和 TLF(CD、靶血管 MI 和 TLR)。造影随访率为 91%。裤裙组和 TAP 组最大直径狭窄率分别为 21%±20% 和 27%±25%($P=0.038$),对应的界定再狭窄率分别为 6.5% 和 17%($P=0.006$)。两组 1 年 TLR 发生率分别为 6.0% 和 12.0%($P=0.069$),TLF 分别为 6.7% 和 12.0%($P=0.11$)。1 年随访仅见裤裙组发生 1 例确定的 ST。结论:与 TAP 相比,裤裙支架植入可显著降低造影再狭窄的发生率。

Chen 等[26]在一项比较挤压式与裤裙式支架术处理 CBLs 的荟萃分析中共纳入 7 项研究(随机试验 3 项,观察研究 4 项)、2 211 例患者(挤压式支架术 1 281 例,裤裙式支架术 930 例)。两组 TLR(RR=0.76,95%CI 0.48~1.23,I^2=57%)、MACE(RR=0.78,95%CI 0.47~1.29,I^2=83%)无显著性差异。挤压式支架组 ST 有降低趋势(RR=0.61,95%CI 0.37~1.01,I^2=23%)。两 组 CD(RR=0.80,95%CI 0.43~1.49,I^2=0)、MI(RR=0.74,95%CI 0.49~1.13,I^2=32%)、TVR(RR=0.76,95%CI 0.49~1.16),I^2=60%)发生率相似。然而,TLR、MACE 和 TVR 的异质性较高、其异质性来源于 DKCRUSH-Ⅲ研究。结论:挤压式支架术尤其是 DKCRUSH 治疗冠状动脉分叉病变可能略优于传统的裤裙式支架术。

对于不同的双支架术是否有疗效差异,上述有限的资料很难得出肯定的答案。应指出,不同双支架术是否有疗效差异更多取决于术者的技术经验及病变的解剖特征而不在于支架术本身。比较双支架术 DK-CRUSH 和 DK-CULOTTE 的随机非劣效临床试验(DK CULOTTE-Ⅰ study)入组已结束(ClincalTrials.gov identifier:NCT01735656),初步结果显示两种术式主要复合终点靶病变失败(TLF)包括死亡、靶病变心肌梗死、支架血栓、靶病变/靶血管血运重建的发生率相似,提示 DK-CULOTTE 的疗效不劣于 DK-CRUSH。

此外,既往认为分叉部解剖形态(分叉远角和分支血管直径差异)可能影响双支架术式的选择和疗效。T 支架和 CRUSH 支架家族不受分支血管直径差异的影响,而经典的 CULOTTE 术式则不适合分支血管直径差异≥0.5mm 的 CBLs。随着 DK-CULOTTE 的出现,分支血管直径差异已不再是术式选择的限制因素。

三、分叉病变单双支架术可否及如何技术优化

(一) 单支架术的技术优化

采用单支架或 PSS 时,当主支支架植入后是否行最终球囊对吻扩张(final kissing balloon dilation,fKBD)极具争议。专家共识主张采用酌情(provisional)处理或保证边支开放(keep it open,KIO)的原则;但支架近端优化(proximal optimization technique,POT)及其衍生技术如 POT-side-POT、POT-kissing-POT 则为专家共识所推荐[1,2]。

PSS 虽可作为主流治疗策略,但将会面临某些困局:当 Y-型病变且主支支架植入后边支需补救植入支架时,若采用 T 支架术,则支架开口定位常很困难;若采用 TAP 术,则部分支托将突入分叉核心区、影响局部流体力学。边支开口优化术(ostial optimization technique,OOT)可有效地破解此困局。OOT 借以三项连续操作:有序球囊-支架操作术(sequentially ballooning-stenting technique,SBS)、POT 技术和序贯球囊对吻扩张技术(sequential kissing balloon dilation,SKD),可实现"单支架植入-双支架效果",或为补救性边支支架植入提供精确定位及主支-边支支架无缝对接[27]。

(二) 双支架术的技术优化

双支架技术优化:双支架术式主要包括 CULOTTE、CRUSH、T/TAP 家族,而以 DK-CRUSH、DK-CULOTTE 最常用。优化型必要时 T-支架(optimized provisional T-stenting,OPT)可为采用单支架或 PSS 需补救性边支支架植入者提供精确定位及主支-边支支架无缝对接[27]。

DK-CRUSH 的技术优化要点为:①边支支架微突入术:首先植入边支支架,其突入主支的长度≤2mm。②边支预埋保护球囊技术:必需使用,以挤压支架突入段。③"U"弯钢丝术:边支支架突入段被挤压后,将一钢丝头端塑成 U 弯送入主支深部,随后回撤至边支支架开口中上部水平并操作钢丝进入边支;如此可避免钢丝误入歧途。④中间球囊对吻扩张术(intermediate kissing balloon dilation,iKBD):选择两尺寸合适的球囊,以合适压力同步对吻扩张、充分挤压边支支架突入段并移开边支开口的冗余支托,是本术式优化的最关键步骤。⑤fKBD 与 POT:选择两尺寸合适的非顺应性球囊完成 fKBD 是所有双支架术必需的,最后以尺寸合适的非顺应性短球囊完成 POT 结束手术[27]。

DK-CULOTTE 技术优化要点为:①边支支架微突入术:首先植入边支支架,其突入主支的长度≤2mm。②主支预埋保护球囊技术:必要时使用,以策手术安全。③"U"弯钢丝术:边支支架植入后,将一钢丝头端塑成 U 弯、旋转送入边支支架深部,随后回撤至分叉嵴水平并操作钢丝进入主支;如此可避免钢丝误入歧途。④序贯中间球囊对吻扩张术(sequential intermediate kissing balloon dilation,siKBD):选择两尺寸合适的球囊,先以较高压力扩张边支(≥16AMT)、维持其扩张压力并以较低压力扩张主支(≈12AMT),如此既可充分扩张边支支架突入段及其侧孔、消除后续主支支架的限制性膨胀不全,又可避免边支开口及近端支架因对吻扩张而牵扯变形、消除边支开口支架覆盖不全,故 siKBD 是本术式优化的最关键步骤。⑤fKBD 与 POT:选择两尺寸合适的非顺应性球囊完成 fKBD 是所有双支架术必需的,最后以尺寸合适的非顺应性短球囊完成 POT 结束手术[27]。

(三) OPT 与技术优化

OPT 的操作步骤及技术优化要点可归纳为:①预埋球囊边支保护术:球囊略小于参考血管直径,近端标记与血管嵴平齐。②SBS:是一种有序的支架-球囊对吻扩张术,先扩张边支球囊、再扩张主支支架,先减压主支、再减压边支球囊,SBS 可防止血管嵴及斑块移位。

③ POT：必要时可用 POT 优化近端支架管腔。④近嵴再过边支钢丝：经 SBS 和 / 或 POT 处理后，钢丝可更易接近血管嵴穿越主支支架侧孔重新进入边支。⑤SKD：是一种有序的对吻球囊扩张技术，选择与两分支血管大小匹配的非顺应球囊、近端标记对齐于嵴水平略上；首先扩张边支、接着扩张主支，最后同步减压。siKBD 可使覆盖边支开口的冗余支托有效外翻并覆盖边支开口上缘、实现边支开口优化，即 OOT。⑥OOT 的后续处理：若 OOT 效果理想则可避免植入边支支架，获得"单支架植入 - 双支架效果"；若 OOT 效果欠佳（严重残余狭窄、夹层、TIMI 血流异常）则可补救性植入边支支架。此时只需将边支支架的近端标记对准分叉嵴，支架释放后便可获得"主支 - 边支支架无缝对接效果"。⑦fKBD：用两非顺应球囊完成 fKBD 以结束手术[27]。

四、药物涂层球囊可否增加分叉病变介入效果

近年来，DCB 探索性治疗已拓展至 CBLs。DCB 处理 CBLs 的方式包括：①分别先用 DCB 扩张主支和边支，再在主支植入金属裸支架；②先用 DCB 处理边支，再在主支植入药物洗脱支架；③先在主支植入药物洗脱支架，再用 DCB 处理边支（与主支球囊对吻扩张）；④单独应用 DCB 处理 CBLs。

BABILON 多中心随机临床试验[28]纳入 108 例 CBLs 患者，随机分成紫杉醇 DEB 组（pDEB 组）和依维莫斯药物洗脱支架组（eDES 组）。pDEB 组：DCB 顺序扩张主支和边支之后，主支植入 BMS，eDES 组主支植入 DES。主要终点为 9 个月晚期管腔丢失（LLL）、次要终点为 MACE（死亡、MI、靶病变血运重建）的发生率。pDEB 组和 eDES 组主支节段内 LLL 分别为（0.31±0.48）mm 和（0.16±0.38）mm（$P=0.15$）；平均差异为 0.15mm（单侧非劣效上限 95%CI 0.27mm，$P=0.001$）。边支 LLL 分别为（−0.04±0.76）mm 和（−0.03±0.51）mm（$P=0.983$）。pDEB 组 MACE（17.3% $vs.$7.1%，$P=0.105$）和 TLR（15.4% $vs.$3.6%，$P=0.045$）发生率更高，主要是因为主支再狭窄率较高（13.5% $vs.$1.8%，$P=0.027$）。结论：较之主支植入 DES，DEB 预处理分叉病变后主支植入 BMS 增加主支晚期管腔丢失及 MACE 但对边支的疗效相似。

BIOLUX-I 多中心小样本研究[29]纳入 35 例 CBLs 患者，先用 DCB 处理边支，随后主支植入 DES。9 个月边支 LLL 为（0.10±0.43）mm，12 个月再狭窄、死亡、心肌梗死及 TLR 分别为 0、1、3 和 1 例。结论：边支 DCB 处理、主支植入 DES 的组合治疗 CBLs 似乎是安全、有效的。

2017 年在 CIT 大会上公布了 BEYOND 研究结果。该研究是一项多中心优效随机对照研究（NCT02325817），旨在评价紫杉醇药物涂层球囊（pDCB）和普通球囊相比在治疗原发 CBLs（Medina 1,1,1；0,1,1；1,0,1）的优效性。入组 216 例患者，由术者判断是否对边支进行球囊预扩张，先在主支植入 DES 并完成对吻扩张，之后随机分成 pDCB 组（以 pDCB 扩张边支）和 POBA 组（仅以普通球囊扩张边支）。主要终点是术后 9 个月 QCA 测量的靶病变血管腔直径狭窄程度，次要终点为术后 1、6、9 个月 TLR、TVR、TVF（心源性死亡、TLR、TVR）。结果：两组靶病变边支直径狭窄程度分别为 22.3%±10.5% 和 34.6%±17.0%（$P<0.000\ 1$）、界定再狭窄分别为 1.1% 和 18.3%（$P<0.000\ 1$）；两组均为发生 TLR、TVR、TVF、死亡、心源性死亡。结论：紫杉醇药物涂层球囊显著降低靶病变直径狭窄程度。

PEPCAD-BIF 多中心随机临床试验[30]选择边支 2~3.5mm、近端血管无病变（Medina 0,0,1；0,1,0；0,1,1）非左主干 CBLs。在成功预扩张后，随机分成 DCB 组（进一步接受 DCB 处理）和无进一步处理（POBA 组）。主要终点为 9 个月 QCA 测量的 LLL。结果：成功随机了 64 例患者，每组各 32 例。两组最小管腔直径和狭窄率相同。仅 5 例需补救性植入支架（均

为 POBA 组),75% 患者完成随访。两组均无死亡,POBA 组 1 例发生心肌梗死。DCB 组和 POBA 组界定再狭窄分别为 6% 和 26%(P=0.045)、TLR 分别为 1 例和 3 例。主要终点 LLL 在 DCB 组和 POBA 组分别为 0.13mm 和 0.51mm(P=0.013)。提示单用 DCB 处理较简单的非左主干 CBLs 具有一定的可行性。

上述有限的资料初步显示 DCB 处理 CBLs 的可行性和安全性。然而,DCB 是否增加 CBL 介入治疗的临床获益尚需要更多大样本的临床研究加以证实。随着强效抗栓药物的合理应用及病变预处理器械的改进,相信 DCB 将有助于提高 CBLs 的介入疗效、简化其治疗策略。

五、总　　结

CBLs 的介入治疗不仅是一项治疗技术(战术),更是一门艺术或哲学(策略)。在决定介入策略前需对病变进行危险分层、甄别简单与复杂 CBLs,选择合适的策略是确保 CBLs 介入治疗安全有效的前提。"简单病变 - 简单策略、复杂病变 - 复杂策略"是合理的;反之,"简单病变 - 复杂策略、复杂病变 - 简单策略"则可能是有害的。无论采取何种策略,应对介入治疗关键环节实施技术优化。新器械如药物涂层球囊(DCB)单独或与支架联合应用可能有助于优化 CBLs 介入治疗的技术与疗效。

（陈良龙）

参 考 文 献

[1] LASSEN J F, HOLM N R, BANNING A, et al. Percutaneous coronary intervention for coronary bifurcation disease: 11th consensus document from the European Bifurcation Club [J]. EuroIntervention, 2016, 12 (1): 38-46.

[2] LASSEN J F, BURZOTTA F, BANNING A P, et al. Percutaneous coronary intervention for the left main stem and other bifurcation lesions: 12th consensus document from the European Bifurcation Club [J]. EuroIntervention, 2018, 13 (13): 1540-1553.

[3] MAENG M, HOLM N R, ERGLIS A, et al. Long-term results after simple versus complex stenting of coronary artery bifurcation lesions: Nordic Bifurcation Study 5-year follow-up results [J]. J Am Coll Cardiol, 2013, 62: 30-34.

[4] FERENC M, AYOUB M, BÜTTNER H J, et al. Long-term outcomes of routine versus provisional T-stenting for de novo coronary bifurcation lesions: five-year results of the Bifurcations Bad Krozingen Ⅰ study [J]. EuroIntervention, 2015, 11 (8): 856-859.

[5] COLOMBO A, BRAMUCCI E, SACCA S, et al. Randomized study of the crush technique versus provisional side-branch stenting in true coronary bifurcations: the CACTUS (Coronary Bifurcations: Application of the Crushing Technique Using Sirolimus-Eluting Stents) Study [J]. Circulation, 2009, 119: 71-78.

[6] HILDICK-SMITH D, DE BELDER A J, COOTER N, et al. Randomized trial of simple versus complex drug-eluting stenting for bifurcation lesions: the British Bifurcation Coronary Study: old, new, and evolving strategies [J]. Circulation, 2010, 121(10): 1235-1243.

[7] BEHAN M W, HOLM N R, CURZEN N P, et al. Simple or complex stenting for bifurcation coronary lesions: a patient-level pooled-analysis of the Nordic Bifurcation Study and the British Bifurcation Coronary Study [J]. Circ Cardiovasc Interv, 2011, 4: 57-64.

[8] BEHAN M W, HOLM N R, DE BELDER A J, et al. Coronary bifurcation lesions treated with simple or complex stenting: 5-year survival from patient-level pooled analysis of the Nordic Bifurcation Study and the British Bifurcation Coronary Study [J]. Eur Heart J, 2016, 37 (24): 1923-1928.

[9] CHEN S L, SHEIBAN I, XU B, et al. Impact of the complexity of bifurcation lesions treated with drug-eluting stents: the DEFINITION study (Definitions and impact of complex bifurcation lesions on clinical outcomes after percutaneous coronary

intervention using drug-eluting stents)[J]. JACC Cardiovasc Interv,2014,7(11):1266-1276.

[10] CHEN S L,SANTOSO T,ZHANG J J,et al. A randomized clinical study comparing double kissing crush with provisional stenting for treatment of coronary bifurcation lesions:results from the DKCRUSH-Ⅱ(Double Kissing Crush versus Provisional Stenting Technique for Treatment of Coronary Bifurcation Lesions) trial [J]. J Am Coll Cardiol,2011,57(8): 914-920.

[11] CHEN S L,SANTOSO T,ZHANG J J,et al. Clinical Outcome of Double Kissing Crush Versus Provisional Stenting of Coronary Artery Bifurcation Lesions:The 5-Year Follow-Up Results From a Randomized and Multicenter DKCRUSH-Ⅱ Study(Randomized Study on Double Kissing Crush Technique Versus Provisional Stenting Technique for Coronary Artery Bifurcation Lesions)[J]. Circ Cardiovasc Interv,2017,10(2). pii:e004497.

[12] HILDICK-SMITH D,BEHAN M W,LASSEN J F,et al. The EBC TWO Study(European Bifurcation Coronary TWO): A Randomized Comparison of Provisional T-Stenting Versus a Systematic 2 Stent Culotte Strategy in Large Caliber True Bifurcations [J]. Circ Cardiovasc Interv,2016,9(9). pii:e003643.

[13] KUMSARS I,HOLM N R,MATTI NIEMELÄ M,et al. Randomized comparison of provisional side branch stenting versus a two-stent strategy for treatment of true coronary bifurcation lesions involving a large side branch. Two-year results in the Nordic-Baltic bifurcation study Ⅳ[R]. EURO PCR,2015.

[14] CHEN S L,ZHANG J J,HAN Y,et al. Double Kissing Crush Versus Provisional Stenting for Left Main Distal Bifurcation Lesions:DKCRUSH-V Randomized Trial [J]. J Am Coll Cardiol,2017,70(21):2605-2617.

[15] CHEN X,LI X B,ZHANG J J,et al. Three year outcomes of the DKCRUSH-V trial comparing DK Crush with provisional stenting for left main bifurcation lesions [J]. J Am Coll Cardiol,2019.

[16] CHIEFFO A,HILDICK-SMITH D. The European Bifurcation Club Left Main Study(EBC MAIN):rationale and design of an international,multicentre,randomised comparison of two stent strategies for the treatment of left main coronary bifurcation disease [J]. EuroIntervention,.2016,12(1):47-52.

[17] ZHANG J J,GAO X F,HAN Y L,et al. Treatment effects of systematic two-stent and provisional stenting techniques in patients with complex coronary bifurcation lesions:rationale and design of a prospective,randomised and multicentre DEFINITION Ⅱ trial [J]. BMJ Open,2018,8(3):e020019.

[18] BRAR S S,GRAY W A,DANGAS G,et al. Bifurcation stenting with drug-eluting stents:a systematic review and meta-analysis of randomised trials [J]. EuroIntervention,2009,5(4):475-484.

[19] ATHAPPAN G,PONNIAH T,JEYASEELAN L. True coronary bifurcation lesions:meta-analysis and review of literature. J Cardiovasc Med,2010,11(2):103-110.

[20] GAO X F,ZHANG Y J,TIAN N L,et al. Stenting strategy for coronary artery bifurcation with drug-eluting stents:a meta-analysis of nine randomised trials and systematic review [J]. EuroIntervention,2014,10(5):561-569.

[21] NAIROOZ R,SAAD M,ELGENDY I Y,et al. Long-term outcomes of provisional stenting compared with a two-stent strategy for bifurcation lesions:a meta-analysis of randomised trials [J]. Heart,2017,103(18):1427-1434.

[22] FORD T J,MCCARTNEY P,CORCORAN D,et al. Single-Versus 2-Stent Strategies for Coronary Bifurcation Lesions:A Systematic Review and Meta-Analysis of Randomized Trials With Long-Term Follow-up[J]. J Am Heart Assoc,2018,7(11). pii:e008730.

[23] HUANG F,LUO Z C. Cardiovascular outcomes associated with crush versus provisional stenting techniques for bifurcation lesions:a systematic review and meta-analysis [J]. BMC Cardiovasc Disord,2019,19(1):93.

[24] CHEN S L,XU B,HAN Y L,et al. Clinical Outcome After DK Crush Versus Culotte Stenting of Distal Left Main Bifurcation Lesions:The 3-Year Follow-Up Results of the DKCRUSH-ⅢStudy [J]. JACC Cardiovasc Interv,2015,8(10):1335-1342.

[25] FERENC M,GICK M,COMBERG T,et al. Culotte stenting vs. TAP stenting for treatment of de-novo coronary bifurcation lesions with the need for side-branch stenting:the Bifurcations Bad Krozingen(BBK)Ⅱ angiographic trial [J]. Eur Heart J, 2016,37(45):3399-3405.

[26] CHEN E,CAI W,CHEN L L. Crush versus Culotte stenting techniques for coronary bifurcation lesions:A systematic review and meta-analysis of clinical trials with long-term follow-up [J]. Medicine(Baltimore),2019,98(14):e14865.

[27] 陈良龙,陈绍良. 冠状动脉分叉病变介入治疗简明教程:优化型必要时 T 支架术[M]. 北京:人民军医出版社,2016: 40-49.

[28] LÓPEZ MÍNGUEZ J R,NOGALES ASENSIO J M,DONCEL VECINO L J,et al. A prospective randomised study of the

paclitaxel-coated balloon catheter in bifurcated coronary lesions（BABILON trial）：24-month clinical and angiographic results ［J］. EuroIntervention，2014，10（1）：50-57.

［29］WORTHLEY S，HENDRIKS R，WORTHLEY M，et al. Paclitaxel-eluting balloon and everolimus-eluting stent for provisional stenting of coronary bifurcations：12-month results of the multicenter BIOLUX-I study ［J］. Cardiovasc Revasc Med，2015，16（7）：413-417.

［30］KLEBER F X，RITTGER H，LUDWIG J，et al. Drug eluting balloons as stand alone procedure for coronary bifurcational lesions：results of the randomized multicenter PEPCAD-BIF trial ［J］. Clin Res Cardiol，2016，105（7）：613-621.

慢性完全闭塞病变介入治疗技术进展

慢性完全闭塞病变(chronic total occlusion,CTO)介入治疗(percutaneous coronary intervention,PCI)热潮在全球范围内持续高涨,国内也不例外。数年前手术量大的介入中心,有经验的术者CTO PCI成功率已经超过90%,日趋接近普通PCI成功率高限98%[1]。最近一年来,该领域并没有新器械、新技术和重大临床试验问世,但已有的前沿观念、新技法却在大规模的推广应用,将CTO PCI水平推上更高层次,成功率、效率普遍而明显地提升[2]。

一、冠脉血管结构内贯通的观念日益普及

冠状动脉壁的结构分为三层:内膜、中膜和外膜。CTO是由于内膜粥样硬化基础上血栓形成和机化共同堵塞血管腔所致。CTO PCI开通后冠状动脉造影很难清楚而明确地显示冠状动脉管腔开通是由斑块内(intra plaque)或者内膜内、绕道内膜下或不同程度斑块内与内膜下贯通的。血管内超声(intravenous ultrasound,IVUS)可以明确贯通路径在是否在斑块内,但对绕行于中层的、平滑肌中层甚至外弹力层以内的具体路径,IVUS无法十分明确地识别、判断,而统称为内膜下(sub-intimal)[3]。但不管是由斑块内,还是由外弹力层以内(sub adventitia)贯通,贯通都是在血管结构(vascular structure)内完成的。由于外弹力层良好的弹性和完整性,只要球囊扩张和支架植入均在其内完成,就不会出现血管穿孔和破裂,即刻贯通的影像确切。事实上,以往纯粹以正向导丝通过CTO的患者,IVUS显示其通过路径不少绕行于内膜下;而以反向控制性正向与逆向内膜下寻径技术(Reverse-CART)为特色的逆向开通患者和以Stingray球囊为基础的正向夹层重入技术(ADR)开通患者,理论上应该是完全绕行于内膜下,但亦有不少从斑块内贯通。不同程度的斑块内直接通过(ture to ture,TTT)与内膜下绕行,是CTO-PCI术的既成事实,往往很难主动选择路径,但血管结构内的概念明确了CTO开通的真相,接受并主动应用这一概念,一旦明确导丝及其他器械是在血管结构内,即可大胆的、自信的应用各种新技术、新器械,对提高CTO-PCI术的成功率与效率,减少造影剂使用剂量与放射量,有巨大的促进效果。近年来Reverse CART技术、Knuckle导丝技术、Stingray基础上ADR技术在国内蓬勃发展,得益于血管结构内开通CTO这一概念的普遍认可与应用。

虽然血管结构内开通CTO的即刻疗效显著,其长期疗效目前仍然不明朗。一般认为,理论上TTT术的远期开通率较高,心脏不良事件(MACE)时间发生率较低,但缺乏临床随机研究和大规模注册研究的证据。现有的小规模回顾性研究认为,内膜下开通和DES支架植入的长期疗效并不劣于前者。但对于长段内膜下植入支架,目前仍然普遍存疑,普遍的观点是应该尽量避免此类现象发生,尽量保护分支血管;对于特别困难的CTO,即使是全程内膜下开通,总是优于完全闭塞,前提是大的血管分支应该保持完整。对于斑块内与内膜下支架的这种疗效的争议,预期会持续一段时间,期待新技术与临床研究能澄清这一问题。

二、ADR 技术演变与 CTO PCI 流程图

要确保开通 CTO,正向、逆向和 ADR 三类技术相互支持,缺一不可。不能以其中任何一项技术或两项技术替代三种技术的综合应用。相对于前两项技术,ADR 技术无疑更加新颖。ADR(antegrade dissection re-entry)意指有意调控正向导丝从内膜下重新回到 CTO 远处血管真腔,从而开通 CTO。早年单纯应用正向导丝技术开通 CTO 时,当首发导丝进入 CTO 远处血管内膜下时,应用平行导丝技术、以首发导丝为参照,调控第二甚至第三根导丝导丝重新在 CTO 节段内寻径,或者在 CTO 远处从内膜下重新进入真腔,就是 ADR 技术的最初缘起。这种以导丝为基础的重入技术易讲难行,更难以复制,且成功率不高。后来又相继发明了其他以正向导丝技术为基础的专门技术如 STAR(subintimal tracking and re-entery)、Mini-STAR、LAST(limited antegrade subintimal tracking)以及 IVUS 指导下的导丝重入真腔技术[4-6]。这些以导丝为基础的正向重入技术(wire-based re-entray),无疑会在部分病变中实施成功,但普遍存在成功率低、难以推广、特别是容易造成 CTO 出口处分支的丢失。为了解决上述问题,以 Stingray 球囊器械为基础的正向导丝重入技术(stingray based re-entry)应运而生[7]。该技术的核心器械是 Stingray 球囊,该扁平球囊到达登陆处血管壁时,一经扩张,必有指向真腔的管孔和与之呈 180° 对称的背离真腔的背面管孔,当找到 Stingray 球囊与管腔平行而呈“单轨征”的投照体位后,导丝在 Stingray 的方向与后坐力辅助下,容易重入真腔。和以导丝为基础的重入技术相比,这种来自器械辅助的重入技术无疑极大地提高了成功率,而且该技术更容易传授和推广使用,故目前所谓的 ADR,是指以 Stingray 为基础的正向导丝重入技术。

ADR 技术发明和推广使用后,欧美等国家于 2011 年讨论、议定和发布了 CTO-PCI 的流程图,即 Hybrid Algorithm 流程。后来欧美术者接受并推广应用该流程图,认为可以提升手术成功率、加快手术进程。但这一流程图自提出时起,一直受到以日本为代表的东方术者的质疑,主要疑问在于:①怀疑 ADR PCI 的必要性,在纯熟的正向和逆向技术的基础上,CTO PCI 的成功率已经达到和超过 90%;②ADR 后内膜下支架植入数目多、支架节段长,远期疗效成疑;③Hybrid 流程图中只有正向导丝升级没有导丝降级与交替使用的概念,更没有平行导丝技术的地位。尽管存在许多争议和瑕疵,Hybrid 策略流程图毕竟首次提出了 CTO PCI 的技术框架,让初学者有径可寻,让有经验者能在相似可交流的思路下进一步探讨和改进,因此,Hybrid 策略流程图一直在争议中且行且进步,近年来亚太 CTO、欧洲以及中国 CTO 俱乐部都以之为蓝本,推出了各具特色的地域性流程图(图 1~ 图 4)[8],并大力推广使用。而 Hybrid 的发端者,也对原来提出的流程图加以改进,吸纳了不同地区的经验,使之更加全面(图 5)。分析各流程可以发现他们在原则上是统一的,不相矛盾的,各具特色、相互参照、交融的,并无明显高下优劣之分。“陈而后战,兵法之常,运用之妙,存乎一心”,学习和参阅各流程图,主要是帮助找寻面对 CTO 的思路,而在具体操作过程中,当然需要根据“火力侦察”的结果、自身的技术特点、手边可用的器械来加以灵活应用,既不拘泥、执迷于单一的策略和技术,也不能在不同可行策略之间“乱花迷眼”,来回折腾而无一所成。

一年来,应用 ADR 技术的热情在国内持续高涨、日益普及。在东邻日本,ADR 也已经解冻开始尝试、探索。在其起始地欧美,ADR 亦在继续探索改善、进化之中,不过其正向导丝技术、平行导丝技术,特别是逆向技术反而应用越来越多。由此可见,开通 CTO 以正向导丝技术为基础,辅以逆向、ADR 技术的格局没有改变,对已有各种技术与器械的持续改进,对新技术、新器械不同方法的开放与精良,仍然是普及、提高 CTO-PCI 的不二法门。

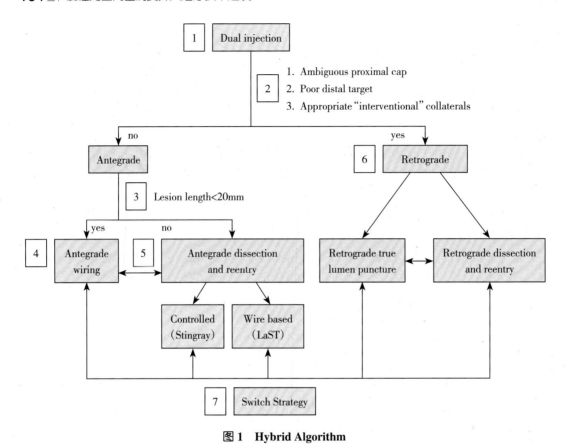

图1 Hybrid Algorithm

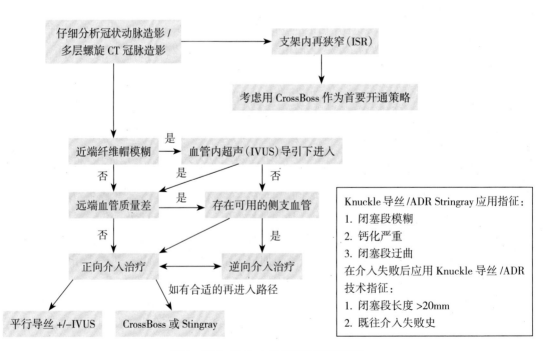

图2 亚太 CTO-PCI 推荐路径流程图

除非介入顺利,否则当操作 >3 小时,对比剂达到 3.7eGFR ml;患者接受辐射剂量 >5Gy 时考虑停止手术

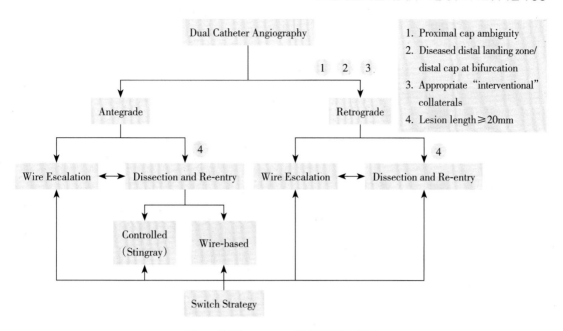

图 3 欧洲 CTO-PCI 推荐路径流程图

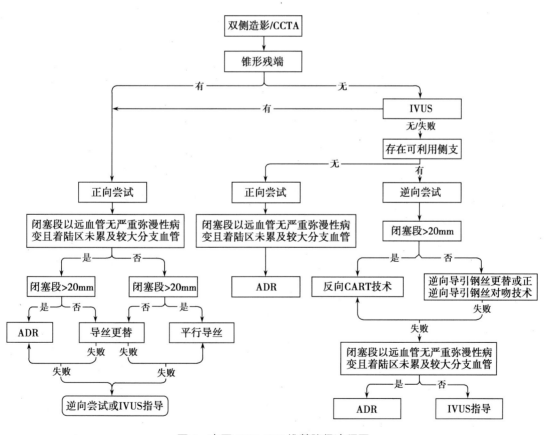

图 4 中国 CTO-PCI 推荐路径流程图

CTOCC:中国冠状动脉慢性闭塞病变介入治疗俱乐部;CTO:慢性完全闭塞;PCI:经皮冠状动脉介入治疗; CCTA:冠状动脉CT血管造影;ADR:正向夹层再进入技术;IVUS:血管内超声;反向CART技术:反向控制性正向和逆向内膜下寻径技术

Knuckle 导丝 /ADR Stringray 应用指征：
1. 闭塞段模糊
2. 钙化严重
3. 闭塞段迂曲
在介入失败后应用 Knuckle 导丝 /ADR 技术指征：
1. 闭塞段长度 >20mm
2. 既往介入失败史

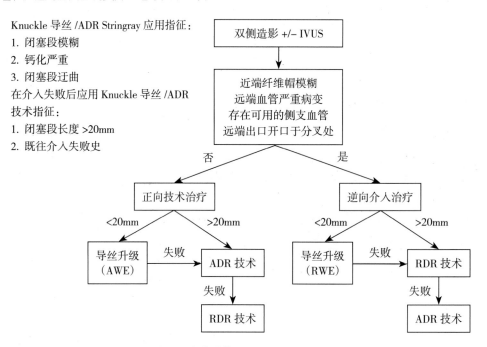

图 5 改进后的 Hybrid algorithm

除非介入顺利，否则当操作 >3 小时，对比剂达到 3.7eGFR ml；患者接受辐射剂量 >5Gy 时考虑停止手术

三、正向导丝技术的进步

现已清楚，CTO 节段阻塞性内膜斑块中，一般存在直径大小不一的微孔道和疏松的组织结构，因此，使用尖细、顺滑的 XT 系列导丝，可以通过斑块而达到闭塞远处血管真腔。但同时也存在难以确定空间位置的致密纤维组织结构和钙化团块，闭塞时间越长、闭塞段越长、走行越迂曲成角，这些阻挡导丝前进，让导丝方向调控困难的危险因素就越多，掌控导丝正向开通 CTO 成功率亦随之下降。

正是基于对 CTO 内在结构与走行对正向导丝寻径影响的理解，正向导丝搭配微导管、导丝交替应用的方法已成为正向导丝技术的标配和常规方法。根据 CTO 不同节段的软硬程度和走行方向，通过跟进的微导管灵活地升级更硬的穿刺导丝，或降级使用较软但追踪性能更佳的细滑导丝，或者两类导丝不断交替使用，已经成为常规。过去执着于一种硬度、一类导丝或者只升不降硬度导丝的习惯已经被彻底摒弃。

经典的平行导丝技术，"See-Saw" 技术正在被双腔微导管支持下的"真正"平行导丝技术所替代。一旦确认首发导丝在血管结构内而所在路径不正确，沿之跟进双腔微导管，参照首发导丝的位置和走行方向，使用另一导丝寻找正确的路径或重入真腔微导管通过前进或后退双腔微导管，新导丝的穿刺与寻径能力明显提升。如发现第二条导丝虽然更接近正确路径但仍然不满意时，可以退回双腔微导管，沿着第二条导丝再次使用第三条导丝进行平行导丝技术操作。微导管辅助下的平行导丝对于 CTO 入口不清晰，恰巧位于大分支开口、平头入口者，或者发现导丝位于出口远处血管内膜下需要重新回到真腔者，特别有用[9]。

Knuckle 导丝可以在 CTO 节段斑块内松软结构内穿行，更容易绕过坚硬的斑块结构而进入内膜下，两种机制都可以保证导丝在极度迂曲、成角、走行方向不清 CTO 节段内通过而不至于刺出血管结构。对于难以通过导丝或其他器械的致密纤维化或严重钙化斑块者，

Knuckle 导丝帮助其绕行于内膜下而通过亦大有裨益,因此在拟行正向导丝或 ADR 重回真腔的病变,或行正向导丝接引逆向导丝的 R-CART 的患者,及早启用 Knuckle 导丝技术特别有用、有效。不过 Knuckle 导丝并不能保证其不进入边支血管结构,而只在主支节段内通行,因此从交叉垂直投照位确认其走行于主支而未进入小分支特别重要[4]。

四、室间隔侧支冲浪通过

室间隔侧支是逆向通过 CTO 最常用也是最安全的逆向通道,一般认为侧支分级在 1~2 级者如无严重成角或非特别迂曲,逆向导丝一般都能通过。实际上,室间隔侧支是否连续、分为几级,与造影充盈是否饱满密切相关。普通造影管的浅淡显影,可能会难以发现本来连续的侧支通道,而高度选择性侧支造影(微导管 Tip injection)则会使一般造影显示不清或看不出的连续侧支的连续性和走行路径清楚更清楚。过去选择应用室间隔侧支时,日本术者特别提倡反复多次进行 Tip injection,精细调控导丝通过室间隔侧支通道。随着临床经验的累积和操作手法越来越熟练,Tip injection 应用越来越少。对于一般造影已经发现的连续性侧支,甚至造影未发现连接的 0 级侧支,调控导丝试探性直接通过即导丝冲浪(Surfing)技术越来越常用。Surfing 技术大大加快了导丝通过逆向侧支的时间,在尝试 1、2 级侧支通道时,不乏导丝从看不见的 0 级通道通过的病例,不过冲浪技术对于熟练的逆向治疗术者,更多的是因为逆向通道已经了然于胸,是有靶向、有目标的冲浪,而不是盲目的听任导丝随意乱撞。而对那些即便有力的 Tip injection 仍显示为 0 级侧支但又必须使用逆向治疗的患者,刻意寻找可通过的侧支,往往是不得已而为之,虽然部分成功,但不推荐为常规方法。对于初学者,切忌盲目冲浪;即便是熟练的逆向术者,适度的 Tip injection 也有助于选择并通过逆向通道,当导丝通过困难或侧支走行异常时,Tip injection 帮助较大。

五、ADR 技术的进化

为使 Stingray 球囊顺利到达登陆区,预先使用 CrossBoss 导管钝性分离 CTO 而建立空间有限正向隧道,即便于 Stingray 球囊到位,又尽可能限制空间过大以防巨大血肿形成而妨碍导丝重入真腔。为重入真腔,ADR 还有专门配套的 Stingray 导丝。既往应用 ADR 系统需使用 8F 指引导管,目前 Stingray 球囊外径已经由 3.7F 缩小至 3.2F(Stingray 球囊导管,LP)。使用 7F 指引导管即可兼容 Stingray 球囊与锚定导丝便于其退出普通球囊。Stingray 球囊外径缩小,可以不常规应用 CrossBoss 导管,仅使用 Corsair 微导管建立 Stingray 通道的方法。该方法既能免去 CrossBoss 的花费,又简化了手术过程,还可能减轻登陆区血肿形成,其成功率并未减低,目前越来越流行。但在应用该简化技术时,由于 Stingray LP 变细变软,其抗折性能下降,因此在推送过程中切忌粗暴操作以防由于 Stingray 球囊导管腔打折,而造成的穿刺导丝通过困难或穿刺重回真腔时难以调控方向。

专用 Stingray 导丝的穿刺性能相当于 Gaia3 导丝,弱于 Conquest Pro 导丝,故此对于在有病变的登陆区穿刺重回真腔,升级至更硬的 Conquest 系列或 Hornet 系列导丝,并不鲜见。如穿刺导丝刺入对向血管壁,或者登陆点以外存在严重狭窄、扭曲、成角,穿刺成功后通常交换以 Pilot 200 导丝到达血管远处(即 Stick-Swap 技术)。与 Stingray 导丝相比,Gaia、Conquest 导丝系列导丝操控性更强,而穿刺性能更好,直接选用这些导丝一站式完成穿刺、到达远处血管(即 Stick-Drive 技术)越来越常用。

六、CTO PCI 的常见困难与对策

1. 近端纤维帽穿刺困难   一般见于 CTO 病变近端平头残端,入口处有分支则更加困难。应用支持力强大的较大型号被动支撑性指引导管是首要选择,边支球囊锚定、使用子母导管也能增强指引导管的支撑力,传统方法通常是升级导丝硬度,而同时应用于近端管腔匹配的球囊锚定与正向导丝配套应用的 Corsair,增加穿透能力更为强大。绕过近端纤维帽而主动从近处内膜下进入 CTO 段是近年来新发现的技术,应用越来越广泛,但应用的前提是可以进行 ADR 或逆向操作,包括 Scratch and go、BASE 技术(balloon assisted sub-intimal entry),笔者认为两种方法大同小异,只需了解后者即可,具体方法如图 6(彩图见二维码 31)。

球囊扩张 CTO 近端的目的是使近端纤维帽近处管壁撕裂易受力,让随后的硬导丝容易进该处的斑块内或内膜下,Corsair 随后进入约 2mm,应立即更换超滑导丝 Pilot 或 Fielder XT 系列,直接推送或 Knuckle 前进(Power Knuckle)。逆向技术亦可使用,逆向导丝如不能逆向穿过近端纤维帽,但会使该处受力结构发生变化,有利于正向导丝正面穿透或从侧面绕行通过。

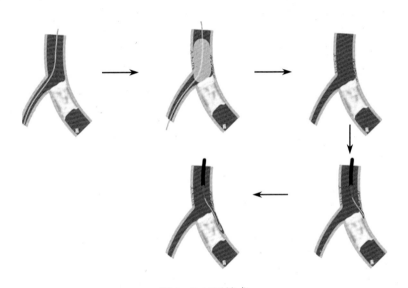

图 6   BASE 技术

BASE 技术:球囊扩张 CTO 近端使近端纤维帽近处管壁撕裂易受力,让随后的硬导丝容易进该处的斑块内或内膜下,Corsair 随后进入约 2mm,立即更换超滑导丝 Pilot 或 Fielder XT 系列,直接推送或 Knuckle 前进(Power Knuckle)

2. 近端入口模糊   CTO 近端位于分叉处时,多体位造影不能显示近端入口精确位置的现象比较常见,术前冠状动脉 CTA 检查对部分患者特别有指导意义。IVUS 从最近处分支后撤至主支近处,一般都能发现入口的具体位置,使用操控性良好的偏硬导丝尽可能穿入斑块的中心位置,有利于后续导丝通过 CTO,若导丝进入或接近内膜下,则对后续导丝方向的调控不利。IVUS 指导下近端纤维帽穿刺有两种方式:实时指导穿刺,找准位置穿刺进入后 IVUS 再次确认位置。前者 IVUS 探头有可能影响穿刺导丝的操作,但 IVUS 不必来回进出。IVUS 显示的近端纤维帽性质,可能有助于穿刺导丝的选择,但多数情况下要实现看得见精准穿刺并不容易,需要反复而耐心的尝试,经验和手法需要不断积累和探索。如果主支血管

巨大,如左主干粗大而前降支开口闭塞,或近端纤维帽完全被钙化片所覆盖,则 IVUS 难以发现并指导穿刺。

CTO 近端入口处发出多支迂曲的自身桥侧支与 CTO 远处真腔相连,尤其当自身桥侧支直径细小难于应用 IVUS 时,采用 Scratch and go 或 BASE 技术主动进入近端内膜下而绕过近端纤维帽进入 CTO 节段,十分有效。绕行近端纤维帽方法对于上述有可用 IVUS 的大分支患者同样适用,结合应用相得益彰。但对于右冠、前降支或回旋支开口者,往往难以或不宜球囊扩张近处。部分患者近端纤维帽以及血管侧壁极其坚硬,即便高压扩张,导丝亦难以主动进入近端斑块或内膜下。近年来有术者提出 Side-BASE 技术(图 7,彩图见二维码 32),机制与 BASE 基本相似,前提是纤维帽与侧壁内膜斑块不够坚硬,否则难以成功。

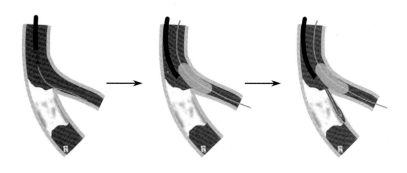

图 7　Side-BASE 技术

Side-BASE 技术:与边支直径 1∶1 大小球囊沿导丝进入边支,球囊充气后利用微导管送入超滑导丝抵达分叉部位,操控导丝进入主支血管结构内

若采用以上 IVUS 指导下穿刺绕行近端纤维帽方法均不奏效,则逆向技术是必需的选择。因有巨大分支而入口不清的 CTO 病变采用逆向技术开通,特别是前降支、回旋支开口或前降支在发出大对角支后闭塞者,必须及早采用正向导丝接应,让导丝贯通位于 CTO 节段内而不是靠近分支内膜下,以保证主要分支血管不会丢失。应用子母导管辅助下的 Reverse CART,让子导管在 CTO 节段内接纳逆向导丝,以确保边支不会丢失,特别值得推荐。

3. 正向导丝通过 CTO 节段但球囊无法通过　球囊难以通过的 CTO 虽然少见,但处理往往很困难。预先使用大腔、较大型号被动支撑型指引导管如 7/8F 1.0 AL、3.75EB 或 XB,能预防或减少该现象发生。Filder XT、Pilot 系列导丝成功通过 CTO 的病例越来越多,但必须清楚这些导丝的支撑能力偏弱,不利于球囊沿之通过 CTO。如能成功更换支撑能力强的导丝如 Miracle 12 通过 CTO,往往球囊即刻通过成功。利用靠近 CTO 的边支进行球囊锚定,采用外径细小的球囊从近处向远处不断扩张、掘进是最常见用的方法。子母导管靠近 CTO 段能提供更强的支撑力,但比边支球囊锚定或指引导管深插提供的支撑力稍弱。掘进的小球囊不宜短或宜长,原因在于球囊 Mark 点处通常最硬、外径最大,是球囊自身的主要梗阻点。BAM(balloon-assisted microdissection)[10]技术即让小球囊(直径≤1.50mm)于梗阻处超高压力扩张以致爆裂,利用超高压造影剂射流额外产生的冲击力撕开坚韧的病变,以利后续球囊通过。该方法安全、易行,成功率约 50%,少数在爆破前因压力超高而扩开病变,但少数患者亦可能导致夹层形成,但仍不能通过小球囊,以致后续旋磨导丝无法通过。激光和旋磨通常有效,激光可在既有的导丝基础上施行,除非钙化特别厚实,一般可行,激光导管一般不必全程通过 CTO 节段,只需消融、软化梗阻力即可。而旋磨则必须在微导管的支持下,更换旋磨导丝成功。

梗阻斑块球囊扩张碎裂术是近年来新出现的方法,对应英文名为 external plague crush,类似于内膜下斑块修饰术(subintimal plaque medification),具体方法有:①沿原导丝送入第二根强支撑导丝,进入真腔更好,进入内膜下亦可,沿坚硬导丝送入球囊至梗阻处,扩张松软,若此导丝在内膜下则随后再沿第一条导丝送球囊扩张。如有必要,增加球囊扩张直径。

②梗阻近处以类似 BASE、Scratch and go 方法,让导丝 Knuckle 主动进入内膜下而绕过梗阻处,在登陆区可以施行 ADR 完成 CTO 开通,或沿此 Knuckle 导丝进入球囊扩张梗阻处,选用的球囊直径不超过参考血管直径。梗阻处斑块碎裂松软后,再由原在真腔导丝通过扩张、开通 CTO(图 8,彩图见二维码 33)。

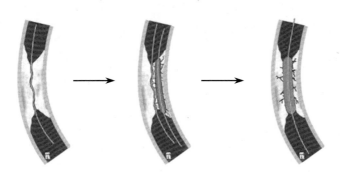

图 8 梗阻斑块碎裂技术

ADR 导丝重入困难。Stingray 球囊到位后,导丝无法在其指导、助力下重入真腔。第一,必须确认 Stingray 球囊位置是否合适。如其恰好在扭曲、成角处,与登陆区管腔纵向不平行,则导丝未能指向管腔,自然不能成功;如登陆区有明显的钙化,成功穿透亦十分困难。选择好登陆位置是重入真腔最为关键的第一步。第二,穿刺手法正确。找到正对管腔的正面孔,瞄准、"助跑"、有力穿刺是 ADR 标准手法。切忌把 Stingray 球囊当成稳定支撑的微导管,在穿刺导丝刚出正面孔后,即旋转、推送,按常规 CTO 导丝操作手法来使用穿刺导丝。该方法虽然对菲薄的隔膜斑块也许同样有效,但只要登陆区血肿扩大或隔膜坚韧,则难于成功。第三,隔膜坚韧甚至钙化者,必要升级导丝硬度。使用硬导丝穿刺者应注意其可能越过管腔而刺入对侧血管壁,如此则必须更换以 Ploit 200 或 Filder XT 系列导丝。一般通过升级导丝和更换登陆点都能成功,否则由于血肿过大或者严重偏心病变而管腔细小而不适合 ADR 处理。有术者认为,通过端孔抽吸可能减少血肿,但实际上由于 Stingray 球囊导管中心腔纤细而径向支撑力弱,通过回抽减少血肿鲜有成功,预防大血肿形成远比处理大血肿重要。另外,穿刺导丝一般在正面孔处即刻重入真腔,但也有少数向远处滑行一段距离后才穿过内膜隔膜而重入真腔,贸然球囊扩张植入支架可能造成边支血管丢失。故尽可能在 CTO 远端纤维帽以近,在 Stingray 球囊所在处重入真腔,是保证 ADR 优质开通 CTO 的关键。

4. 逆向导丝通过而微导管不能跟进 逆向导丝通过侧支后,微导管跟进到达 CTO 远端,而后更换导丝完成直接逆向贯通或 Reverse-CART 后贯通。室间隔侧支纤细或迂曲严重,微导管跟进困难,预先在侧支供给侧放置较大型号的大腔被动支撑指引导管特别有利于逆向器械通过。一般情况下 Finecross 导管利于通过扭曲成角侧支,而 Corsair 则有利于克服因纤细而阻力较大侧支。两者可以交替使用,都可以通过旋转增加通过能力,但前者不宜旋转过快,后者一般逆时针旋转通过能力更强,但由于侧支血管扭曲和走行方向的改变,可以适时改为顺时针方向旋转,或顺、逆时针旋转交替。旋转 Corsair 过度可能造成其腔内和外涂层的损伤,导致"疲劳"甚至损毁,更换新的 Corsair 有时有效。边支球囊锚定下增强推送微导管特别有效,有时使用细小球囊扩张梗阻处亦能起效。

以上方法可以综合应用,但对特别迂曲、成角明显的侧支者,强化推送力时务必伸直逆向导丝,或者用力适可而止,否则微导管会突然穿破侧支。室间隔侧支破裂除非累及心外膜通道节段,一般安全,并可自愈,但对于心外膜通道,适度加力或更换微导管即可,切忌过度用力造成破裂,心脏压塞。新型微导管 Caravel 对于心外膜侧支、扭曲成角严重的室间隔通道特别值得推荐,不过使用时只能推送而不能旋转。

经努力逆向微导管仍然不能通过侧支通道者,不要急于撤回已经到位的逆向导丝,其尚有指导或促进正向导丝通过 CTO 的作用。逆向导丝呈 Knuckle 或团状抵住 CTO 远端纤维帽,特别有利于正向导丝寻入远处真腔,或在 Stingray 基础上的 ADR 技术。少数病例可以在 Reverse-CART 后,逆向导丝贯通 CTO 而进入正向指引导管,后者沿逆向导丝导引,通过 CTO 而完成 CTO 开通。

5. Reverse CART 后逆向导丝贯通 CTO 困难　采用 IVUS 明确正、逆向导丝的相对关系,并寻找两者在相同的斑块内或内膜下结构位置,或者选择足够大的球囊进行 Reverse CART 以完成逆向导丝贯通,是既往最常用的方法。近年来采用子母导管在 CTO 节段甚至近处狭窄段内主动迎纳逆向导丝的技术(active greeting technique,ATG;或称 Pick-Up)应用越来越广泛,使逆向手术进程显著加快。其机制是不管正、逆向导丝的相对位置如何,一般都存在相互靠近的节段,若正、逆向导丝相距太远,可以通过主动调整正向或逆向导丝使两者在某些节段靠近。两者密切交汇处球囊扩引后子母导管到位,逆向微导管亦尽量从纵轴靠近子导管,两导管之间可能在 Reverse CART 后形成贯通空间(common space,CS),但更常见的是两者之间存在隔膜,通过 Reverse CART 扩张后隔膜变松软,使用操作性良好且具有相应穿刺能力导丝即可使之进入子母导管而完成体外化。如所在操作节段未能达成目的,可以前移或后退子导管,转移战场而最终完成逆向导丝贯通。

七、总　　结

血管结构内开通 CTO 的概念日益普及并付诸实践,正向、逆向、ADR 多技术日趋纯熟,流程图越来越深入人心,使 CTO-PCI 的成功率日趋接近普遍 PCI。但手术策略如何最优化、CTO-PCI 适应证的选择、已有和新近使用的不同方法的远期疗效的差异,仍然有待于进一步的探索。CTO-PCI 的热潮持续高涨,技术精进与疗效改善必须齐头并进!

(李成祥)

参 考 文 献

[1] GALASSI A R,BRILAKIS E S,BOUKHRIS M,et al. Appropriateness of percutaneous revascularization of coronary chronic total occlusions:an overview [J]. Eur Heart J,2016,37(35):2692-2700.

[2] MALIK T F,TIVAKARAN V S. Percutaneous Transluminal Coronary Angioplasty(PTCA)[J]. StatPearls,2019.

[3] PARK Y,PARK H S,JANG G L,et al. Intravascular ultrasound guided recanalization of stumpless chronic total occlusion[J]. Int J Cardiol,2011,148(2):174-178.

［4］WILSON W,SPRATT J C. Advances in procedural techniques—antegrade［J］. Curr Cardiol Rev,2014,10(2):127-144.

［5］LOMBARDI W L. Retrograde PCI:what will they think of next？［J］. J Invasive Cardiol,2009,21(10):543.

［6］COLOMBO A,MIKHAIL G W,MICHEV I,et al. Treating chronic total occlusions using subintimal tracking and reentry:the STAR technique［J］. Catheter Cardiovasc Interv,2005,64(4):407-411,discussion 412.

［7］DANEK B A,KARATASAKIS A,KARMPALIOTIS D,et al. Use of antegrade dissection re-entry in coronary chronic total occlusion percutaneous coronary intervention in a contemporary multicenter registry［J］. Int J Cardiol,2016,214:428-437.

［8］中国冠状动脉慢性完全闭塞病变介入治疗推荐路径[J]. 中国介入心脏病学杂志,2018,26(3):121-128.

［9］OCHIAI M,ASHIDA K,ARAKI H,et al. The latest wire technique for chronic total occlusion［J］. Ital Heart J,2005,6(6):489-493.

［10］VO M N,CHRISTOPOULOS G,KARMPALIOTIS D,et al. Balloon-Assisted Microdissection "BAM" Technique for Balloon-Uncrossable Chronic Total Occlusions［J］. J Invasive Cardiol,2016,28(4):E37-E41.

冠状动脉钙化病变的治疗策略与研究进展

一、概　述

半个多世纪以来,冠状动脉粥样硬化已被证实与多种危险因素相关,如高脂血症、高血压、糖尿病、吸烟、年龄、性别等。但是,随着非侵入性CT成像研究的出现,冠状动脉钙化病变(coronary artery calcification,CAC)已被证明能独立地预测人群中的冠状动脉事件(冠心病、非致死性心肌梗死和心源性猝死)。CAC是指矿物质(主要为钙质)在冠状动脉管壁组织或粥样硬化斑块内沉积。流行病学研究发现,冠状动脉钙化与年龄的增长呈正相关,40~49岁人群中发生率在50%左右,60~69岁人群中发生率在达80%。另外,脂质代谢异常、糖尿病、甲状旁腺功能亢进、慢性肾病、肾透析以及高钙血症也是冠状动脉钙化病变的危险因素。已知冠状动脉钙化有两种不同的类型:①中层钙化,即发生于平滑肌细胞的不同细胞层之间,与年龄增长、糖尿病和慢性肾脏疾病相关;②动脉粥样硬化性钙化,即由于动脉粥样斑块的进展而发生于动脉的内膜。在这里,我们将主要讨论内膜或动脉粥样硬化钙化因为它在人群中有着较高的发病率和致死率。

临床研究者早期发现在冠状动脉粥样斑块中有类似骨样组织,其特点为薄片状结构,有骨样细胞和造血要素。接着发现血管钙化是在冠脉粥样斑块进展过程中出现的一个被动的退行性病变,即矿物质沉积于血管壁所致。但近些年来,又逐渐认识到冠状动脉钙化是一个类似于成骨的、细胞向成骨表型分化的主动调节过程,即血管平滑肌细胞或定植初期的周细胞或者循环中的干细胞分化成具有成骨细胞潜能的钙化细胞。目前有多种方法可以评估CAC,包括冠状动脉电子计算机断层扫描血管造影术(computed tomography angiography,CTA)、冠状动脉造影(coronary angiography,CAG)、血管内超声(introvascular ultrasound,IVUS)和光学相干断层成像(optical coherence tomography,OCT)等方法,各有其特点。冠状动脉CTA是发现CAC敏感性及特异性均较高的无创性检查,可评估整体冠状动脉树状结构的钙化严重程度和广度,但其不能对血管内膜的钙化形态做细致评估,而且由于钙化的影响对同部位冠脉狭窄程度的判断欠准确。CAG对CAC的敏感性较低,特异性较高,对于严重钙化病变的特异性诊断率高达98%,多用于在术中对钙化作大体评估。目前IVUS是检测CAC的"金标准",其敏感性和特异性均较高,其可测量钙化灶的弧度、长度、位置,达到更好地分析钙化病变特点。近年来,OCT在CAC的评估中得到一定的应用,与IVUS相比,其优势在于可清晰显示钙化病变的边界和厚度,并能穿透钙化层对钙化后的组织清晰显像,其评价钙化病变的敏感性和特异性也均较高,但OCT的穿透力差(1~2mm)。总之,临床工作者可根据其当地条件和临床需求选择合适的方法对CAC进行评估。

在IVUS或OCT指导下,CAC依据钙化病变在血管壁分布的深度分为:①表浅钙化,即血管内膜钙化:对器械的推送和球囊扩张有文献报道表浅钙化的厚度如在500~750μm,易被球囊扩张或冠脉支架植入,如其厚度 >750μm 则需冠脉内钙化修饰或消蚀治疗后达到以上标准方可被球囊扩张。②深层的钙化,即血管中膜钙化:病变对球囊扩张术的反应往往取决于钙化表面斑块的特点。③混合型钙化,即① + ②。依据钙化分布的弧度分为:Ⅰ级,钙化弧度 <90°;Ⅱ级,钙化弧度 91°~180°;Ⅲ级,钙化弧度 181°~270°;Ⅳ级,钙化弧度 >271°。而对于偏心性钙化而言,此类钙化对侧往往没有钙化且同时伴有负性重构,因此使用过大尺寸的球囊高压扩张时引起冠脉穿孔风险较大,必要时也可使用冠脉内钙化修饰治疗(建议 IVUS/OCT 检查排除偏倚存在时方可使用)。④钙化结节:严重突入管腔的钙化病变,此类钙化球囊往往很难通过或即使能通过也很难扩张,因此常常需要冠脉内钙化修饰或完全消蚀治疗。另外,16 项随机对照试验,共 23 481 名患者平均随访 18 个月,观察重度 CAC 对 PCI 术后预后的影响,结果发现其导致不完全血运重建,并且相关死亡率、心肌梗死率和冠状动脉血运重建率较高。以上结果提示,重度 CAC 是患者预后较差的独立预测因素。然而迄今为止,对于 CAC 还没有公认确切有效的治疗方法,但可分为药物治疗、介入治疗以及外科手术治疗。

二、药 物 治 疗

在圣弗朗西斯心脏研究中,1 005 例 CAC 评分 >80% 的患者按年龄和性别随机分为口服阿托伐他汀 20mg/d 组和安慰剂组,平均随访 4.3 年,结果发现阿托伐他汀能显著减少低密度脂蛋白胆固醇水平和主要心血管事件(major adverse cardiac events, MACE)下降明显,但对 CAC 进展没有影响。Houslay 等的一项随机双盲对照试验研究也显示了血清低密度脂蛋白浓度与 CAC 进展无相关性,阿托伐他汀对 CAC 进展并无明显疗效。此外,一项荟萃分析涉及 8 个前瞻性随机临床试验研究表明 IVUS 显示高剂量他汀类药物治疗能明显抑制动脉粥样硬化体积,但其也能显著增加冠脉病变钙负荷。PARADIGM 前瞻性跨国临床试验比较无他汀类药物的冠状动脉病变患者(n=464 名患者 /1 079 个病灶)和服用他汀类药物冠状动脉病变患者(n=781 名患者 /2 496 个病灶)的冠状动脉斑块体积的连续变化,与未服用他汀类药物相比,结果发现他汀类药物患者的表现较慢的粥样斑块体积进展,但加重 CAC 负担的快速进展。另外,最近的小规模随机临床研究报道激素疗法、钙通道阻滞剂、磷酸盐粘合剂、药用补充剂(如大蒜提取物和辅酶 Q10)能减少 CAC 进展。虽然有几项研究表明中医对冠心病有治疗价值,但是没有研究结果表明中医是否对 CAC 有影响。总之,以上研究提示 CAC 通过药物治疗尚未取得明显效果。

三、介 入 治 疗

(一)球囊血管成形术

对表浅轻度钙化病变可使用常规工作球囊扩张,当与血管相匹配球囊压力达到 16atm 不能充分扩张时,应撤出球囊避免并发症的发生。冠脉钙化病变行经皮冠状动脉介入术(pertancueous coronary intervention, PCI)时球囊扩张存在以下并发症:①即使高压力扩张如压力达 20atm 时,仍不能充分扩张并留下严重残余狭窄;另外,因斑块分布不均,CAC 重的一侧不易扩张,CAC 轻的一侧易扩张,最终也会遗留严重狭窄,导致支架不能通过、支架脱载、支架释放失败。②高压扩张球囊时受压不均和较硬 CAC 易损坏球囊,导致球囊破裂发生冠脉夹层及穿孔。③分叉部位的钙化病变用球囊扩张易撕裂冠状动脉,累及边支开口,出现急性闭塞;主支植入支架后保护导丝不易撤出也不能进入,也容易导致边支闭塞。④中重度 CAC

一旦球囊扩张出现斑块裂纹,便产生很大的剪切力,容易产生冠脉穿孔和内膜下血肿。与普通球囊相比,应用非顺应球囊扩张钙化病变、序贯扩张病变可以提高手术成功率,但仍存在不能充分扩张、再狭窄等并发症。

切割球囊(cutting balloon,CB)是一种将常规球囊与微创外科刀片有机地结合在一起的装置,球囊未加压前刀片紧密包裹在经过特殊折叠的球囊折缝之内,球囊扩张时,沿血管壁的纵向切开动脉粥样硬化斑块和管壁,可以用最小的力量和时间最大限度地扩张靶病变。CB 适用于轻、中度钙化病变。使用切割球囊时最大压力不超过 12atm,以免过高的压力导致刀片嵌顿。而 Liu 与他的团队将 92 例重度 CAC 随机分为普通球囊组和 CB 组,随访 6 个月,CB 组植入支架后急性管腔增益比普通球囊组更明显,住院期间和 6 个月主要不良心脏事件(非致死性心肌梗死和靶血管再次血运重建)发生率没有显著差异,结果提示 CAC 病变应用CB 是安全、有效的。

棘突球囊包含 3 条间隔 120°的尼龙元素的棘突,均搭载在球囊导管的外表面,尼龙元素均附在球囊导管的远端位置,可有效地传递压力,且棘突球囊在低压力可为 CAC 提供压痕,在球囊紧缩时允许导管深入到了目标病变,反复重复这个过程可以促进其通过病变,当高压充气时,3 个尼龙棘突通过其垂直挤压作用而切断钙化环,并嵌入斑块制造斑块裂缝,而避免了球囊滑脱,从而减少了球囊扩张次数及扩张时间。棘突球囊应用于 CAC 时,可使预扩张与后扩张变得相对容易,进而获得满意的冠脉支架膨胀效果。应用棘突球囊处理 CAC 在国内外的一些报道中已获得了良好的效果。

OPNNC(直径 1.5~4.5mm)是双层球囊设计旨在提供最高爆破压力(35atm)并且几乎减轻了标准的非顺应球囊的"狗骨头效应"。它有长锥形尖端能增强其病变通过能力,可与切割或棘突球囊相提并论。但是,一些临床工作者担心高压扩张的 OPN NC 可引起冠脉穿孔,所以需要谨慎。

(二)冠状动脉内旋磨术

20 世纪 80 年代,David 等研发出了冠状动脉旋磨技术(rotational atherectomy,RA),接着Bertrand 等在 1988 年完成了首例冠脉内 RA 术,该术在 1993 年被美国批准使用,从此突破了 CAC 介入治疗的瓶颈,并逐渐得到广泛应用。近些年,随着国内 PCI 手术量的逐年增加,所需要处理的复杂病例也越来越多,且随着人口老龄化带来冠脉病变中钙化比例的升高,更多的钙化病变或一些复杂病变需要通过 RA 术来完成 PCI 手术,RA 也逐渐成为 PCI 术者所关注的技术。在药物洗脱支架(drug eluting stent,DES)时代,RA 被作为斑块修饰(plaque modification)的重要工具来使用。RA 能有效改变钙化斑块的顺应性,从而有利于支架的输送和扩张。RA 结合 DES 植入,能改善远期效果。斑块修饰强调通过磨头打磨钙化斑块之后形成新的通道,一方面旋磨开通的管腔方便后续治疗器械通过;另一方面旋磨能有效修饰钙化病变,有利于支架扩张和贴壁。多项研究显示,RA 用于重度钙化病变,可以增加手术成功率,而远期的 MACE 事件未见增加。2011 年 ACC/AHA 冠脉介入治疗指南,推荐 RA 术作为钙化病变的治疗方式(Ⅱa,C)。

值得注意的是,在 CAC 中有几个关于 DES 释放的操作问题:①强制操纵 DES 通过狭窄段可导致聚合物涂层的破坏和降低 DES 预防再狭窄的有效性;②与裸金属支架相比,DES有着更高的传递失败率;③尽管使用高压球囊扩张,也难以避免 DES 的贴壁不良,从而增加支架内血栓形成的风险。而以上这些不足能被 RA 对 CAC 的修饰作用而均衡,因此消蚀CAC 的 RA 变得引人注目。Tsikaderis 等研究表明,在 RA 后植入 DES 处理严重 CAC 时是有效的,且没有产生主要的安全问题。ROTAXUS(TAXUS 支架植入前旋磨术治疗复杂原发性冠状动脉疾病)研究是唯一评价 RA 后支架植入比标准球囊预扩张后支架植入更有效的随机试验,其把 240 名复杂的冠脉钙化患者随机分为 RA 后支架植入组(n=120)和球囊预扩张后支架植入组(n=120),结果发现 RA 有更高的操作成功(92.5% *vs.* 83.3%,P=0.03),随访 9 个月后发现 RA 后支架植入组的支架内晚期管腔丢失较高[(0.44±0.58)mm *vs.* (0.31±0.52)mm,P=0.04)],尽管最初急性管腔获益较高[(1.56±0.43)mm vs. (1.44±0.49)mm,P=0.01]。支架内再狭窄(11.4% *vs.* 10.6%,P=0.71)、靶病变血运重建(11.7% *vs.* 12.5%,P=0.84)、明确支架内血栓形成(0.8% *vs.* 0,P=1.0)、两组患者的主要不良心脏事件(24.2% *vs.* 28.3%,P=0.46)相似。

目前对于 RA 转速的选择,存在不同的见解,2015 年 PTCRA 的欧洲专家共识指出,旋磨转速的安全范围是 135 000~180 000r/min,低转速尤其低于 135 000r/min 可能会使旋磨头容易卡住嵌顿,而转速高于 180 000r/min 虽然通过性增强但可增加血小板活性和血栓并发症。当前的欧美专家共识对于转速的选择在允许范围内未作具体要求,遵从术者的技术偏好。Sakakura 等将 100 例患者随机分成 140 000r/min 组和 190 000r/min 组,比较慢血流的发生率,结果发现低转速组慢血流的发生率并未降低。而近期 Jinnouchi 等在 219 例 RA 中使用 180 000~210 000r/min 的高转速进行旋磨,随访 5 年结果发现的靶血管血运重建率和晚期支架内血栓形成发生率低。首都医科大学附属北京安贞医院研究发现,RA 术中采用 140 000r/min 和 180 000r/min 的旋磨速度均可获得良好的手术成功率,选择高转速时可能会增加慢血流和血管夹层的发生率,而使用低转速时要预防旋磨头嵌顿和旋磨效果不良的现象,尤其是在严重迂曲钙化病变中要慎重选择。RA 术中如何选择旋磨速度有待于更多的临床证据。

最早 RA 的重点在于完全消蚀冠脉钙化病变,并建议 burr 直径 / 参考冠脉直径之比≥0.80,因此需要 7Fr 和 8Fr 鞘管经股动脉容纳 2.0mm 和 2.25mm 的 burr。文献报道,burr 直径 / 靶血管直径之比≥0.80 时,旋磨过程中脱落的微粒较大,容易导致急性血管并发症,且较大的 burr 在旋磨时易发生转速骤降,转速下降 5 000r/min 时与再狭窄率升高有关。近些年,钙化斑块修饰得到一些学者广泛认同,即 burr 直径 / 靶血管直径之比 <0.70,因此可需要 6Fr 鞘管经桡动脉容纳 1.25mm、1.5mm 和 1.75mm 的 burr。按 burr 直径 / 靶血管直径之比 0.50~0.60 选择 burr,不仅达到打磨修饰 CAC 以及顺利植入支架的目的,而且术中散落微粒较小,一定程度上减少介入治疗并发症。但对于成角、迂曲的病变,为避免穿孔应选用小 burr,大 burr 可能引起穿孔等并发症。总之,术中 burr 型号的选择与病变血管的实际情况有关,我们可以在 IVUS 或 OCT 的指导下选择,也可以根据术者的经验。IVUS 是诊断冠脉钙化的"金标准",可以精确评估钙化斑块,术中指导操作,并评估支架植入效果。CAC 诊治中国专家共识建议,对于重度 CAC 行 RA 治疗,有条件的医院尽量用 IVUS 评价钙化病变。IVUS 指导的优越性主要体现在:①充分预估冠脉病变狭窄和钙化程度,CAG 低估了 CAC 程度,预扩效果不理想,增加了非计划旋磨术概率,从而增加了 MACE 事件;②精确评估冠脉管腔大小,指导 burr 和预扩球囊尺寸的选择;③对冠脉植入支架的贴壁、膨胀情况进行评价。近期中国人民解放军总医院研究发现,IVUS 指导的 RA 可显著降低 12 个月的 MACE 事件,尤其在合并左主干钙化病变中,可能有更大的获益. 这可能与在 IVUS 指导下,可以有效预处理和充分后扩张、减少术中并发症,并获得足够的管腔面积等因素相关。另外,近期 Cruden 等研究发现与 IVUS 指导下相比,OCT 指导能增强 DES 的可视性,检测 DES 贴壁不良,促进改善 DES 后扩

张和增加最小管腔面积。当 OCT 发现钙化弧度≥180°、钙化厚度≥0.5mm 和钙化长度≥5mm 时是支架膨胀不良的主要预测指标。

综上所述,DES 时代 RA 是治疗严重 CAC,甚至是复杂病变的重要手段,具有较好的安全性及有效性。

(三) 冠脉轨道旋切术 (coronary orbital artheretomy, COA)

自 COA 批准以来血运重建指南尚未实施更新,因此指南没有提出具体建议关于 COA 的使用。但是,它是血运重建战略的一个重大变化即从拯救斑块切除术的方法到前期治疗技术。焦点已经从简单地使用动脉粥样硬化切除术便于支架输送难以穿越病变过渡到病变准备以优化支架结果并最大化扩张支架。该病变准备的目标不是越过病灶,相反它是修饰斑块和改变其形态和顺应性以最大化达到充分的支架扩张。理解这种模式转变从减少斑块的治疗演变对病变进行修饰至关重要。因此,可以使用 COA 进行定制治疗,以获得最佳可能的结果。Diamondback 360 冠脉轨道旋切术系统由一个驱动器组成轴上带有金刚石涂层的 crown 偏心安装并消融钙化斑块。差异打磨允许健康冠脉血管在轨道旋切时远离表冠。有一个电动马达手柄,带有速度选择项(低速:80 000r/min;高速:120 000r/min;GlideAssist:5 000r/min)。经典的 crown 由 1.25mm 的旋磨头组成,可以双向打磨在 0.012"(0.014" 尖端)ViperWire 冠状动脉导丝上。设备组装方便快捷,而且系统可以由一个人安全地控制。由于偏心安装,crown 轨道通过离心力椭圆形旋磨并且可以达到最大管腔直径大于 1.8mm,双向机制可以减少旋磨头嵌顿的可能性。COA 旋磨产生的平均微粒直径是 2.04μm,比红细胞还小。椭圆轨道允许在治疗期间连续流动盐水和血液,结合旋磨后的小颗粒,已被理论证实热损伤、短暂心脏血流阻止以及无复流发生率较低。

ORBIT I 临床研究是首次评估 COA 的人体试验,在治疗原发的 CAC 评估 COA 的安全性和可行性,此试验为前瞻性非随机研究,主要来自印度的 2 个地点 50 名患者,CAC 平均长度为 13.4mm,设备成功率为 98%,操作过程成功率为 94%。ORBIT II 试验是美国的研究设备试验,该试验为食品和药物管理局(FDA)于 2013 年批准。ORBIT II 是一项多中心、前瞻性、开放、单臂试验,招募了 443 名患者来自 49 个区域重度 CAC 患者,由于没有其他设备被 FDA 批准用于重度 CAC,该研究缺乏对照组,主要终点是使用 COA 的 30 天 MACE,研究人员与历史对照相比,发现 COA 促进支架输送和改善了临床结果,且该装置符合要求预先规定的表现标准。在 3 年的随访中,MACE 发生率为 23.5%,心源性死亡率为 6.7%,心肌梗死发生率为 11.2%,目标血管血运重建率为 10.2%,目标病变重建率为 7.8%;而使用 RA 的 ROTAXUS 前瞻性研究中,2 年的 MACE 发生在近 1/3 的中至重度的 CAC 患者。另外,Yamamoto 及其团队成员研究发现与 PTCRA 相比,在管腔面积较大的病变中,COA 导致更大斑块修饰,而在较小管腔面积的病变中,发生了类似程度的斑块改变,最后斑块修饰后支架扩张程度相似,COA 的 1.25mm burr 能有效地治疗更大的管腔(>1.25mm),是由于其独特的轨道作用机制。Kini 等还发现了这些设备之间的几个重要的机械差异,并证明了术中冠脉夹层的发生率没有差异,然而 COA 导致更深的 CAC 的修饰和更好的最终支架植入。

总之,在中到重度 CAC 行 PCI 前我们首先要评估钙化斑块是否需要先进行修饰治疗,而 COA 在钙化斑块的修饰作用也起着重要作用。

(四) 准分子激光冠状斑块消蚀术 (excimer laser coronary atherectomy, ELCA)

准分子激光是以氙气和氯化氢为媒介,经 308nm 紫外短波脉冲形成氯化氙准分子的脉冲气体激光。冠状动脉内非水性物质如动脉粥样硬化斑块,经激光照射而被消蚀。准分子激光为冷激光与上一代长波长的热激光相比,穿透深度浅,释放热量少,对正常的冠脉组织损伤小。目前 ELCA 已应用于 CAC、球囊难以通过的病变、支架内再狭窄、慢性完全闭塞病变等复杂的冠脉病变。准分子激光导管以导丝为导引轨道,可保证激光发射方向而不损伤冠脉的血管壁。一般选择直径为冠脉血管参考直径 2/3 的激光导管。在 ELCA 过程中须不断向鞘内注入生理盐水进行冲洗以减少激光对正常冠脉血管的损伤,同时防止病变组织在吸收激光能量过程中产生冲击波而引起冠脉夹层。

冠脉旋磨术往往在旋磨时导致分支丢失,而 ELCA 可以在分支预置导丝保护,操作更加安全。在 CAC 中,支架有时须经平行导丝技术才到达释放部位,但在支架释放后可能导致平行导丝回撤困难,ELCA 适用于上述情况,可使 PCI 操作过程更加方便。Gregorio 等报道 ELCA 术能修饰和软化 CAC,使用平行导丝技术后能成功且安全地取回了支架所压的导丝,对于严重 CAC 使用 ELCA 能松解钙化结构,使 CAC 内部结构断裂,OCT 示其内部出现细小的夹层,这为进一步球囊扩张创造了有利条件。Shlofmitz 等个案报道对左前降支近中段厚实的环状钙化病变,使用 ELCA(能量 60mJ/mm^2、频率 80Hz)后,钙化病变依然存在,但 OCT 显示出现多处细小结构的断裂,后扩球囊充分扩张,DES 充分膨胀贴壁。一项前瞻性试验,收集了 100 例钙化和 / 或球囊抗性病变,其中新的 0.9mm 准分子激光导管用于标准或更高能量水平以促进血管成形术,结果发现激光技术成功为 87 个病灶(92%),手术成功为 88 个病灶(93%),临床成功为 82 个病灶(86%),提示这种新的 0.9mm 准分子激光冠状动脉导管使用更高的能量参数,似乎可安全、有效地处理钙化和球囊不可扩张的病变。Waksman 等收集接受经 PCI 和 ELCA 治疗的 119 例伴随 124 个病变患者,ELCA 使用的主要适应证为隐静脉移植(SVG)(45 个病灶)、急性心肌梗死(AMI)(7 个病灶)、慢性完全闭塞(CTO)(32 个病灶)、支架内再狭窄(ISR)(15 个病灶)和钙化的新发病灶(25 个病灶),结果发现 SVG、AMI、CTO、ISR 和钙化病变适应证的成功率很高(分别为 91.1%、85.7%、93.8%、86.7% 和 80%),10 名患者(8%)报告了 ELCA 相关并发症:4 个冠脉夹层,3 个无复流现象,2 个穿孔,1 个血栓形成。结果提示,在治疗复杂冠状动脉病变方面,ELCA 是一种可选择的解决方案。Lisanti 等纳入 100 名接受激光辅助 PCI 的患者,其中 51 名患者接受了激光消融治疗血栓,36 名患者进行了新内膜 / 斑块消蚀术,13 名患者接受了钙化病变顺应性修饰改变,结果提示 ELCA 是复杂 PCI 的有效且安全的工具,接受激光治疗血栓或新内膜 / 斑块消蚀术的患者在接受随访时比立即接受激光改善钙化病变顺应性的患者有更好的即刻成功和临床结果。

总之,相对于切割球囊、冠脉旋磨等技术,ELCA 术也具有一定的成功率、安全性和可行性。

(五)冠脉冲击波成形术(coronary shortwave lothoplasty,CSL)

近年来,冲击波碎石系统丰富了治疗性医疗器械,它包含在球囊血管成形术导管组合使用声波新技术,类似于治疗肾结石。在支架植入前,球囊导管会发出声波,破坏动脉钙化病变,初步有证据表明,这是一种对冠状动脉和外周动脉钙化性狭窄可靠的治疗方法。

Missiroli 等报道一位 78 岁的无名动脉严重钙化狭窄,用冲击波碎石系统成功地处理了钙化病变以及随后植入支架,最终血管造影显示支架位置、贴壁良好,并证实右椎总动脉和右椎动脉起源的通畅性,结果提示 CSL 对于主动脉的血管治疗是安全有效的。冲击波冠状动脉 R$_X$ 成形系统是在支架植入前利用冲击波破坏钙化病变,Fajadet 等的研究旨在通过 OCT 确定此新型球囊成形系统对严重 CAC 和随后支架植入效果,于是纳入 31 例严重 CAC 患者接受 CSL 治疗,结果发现 CSL 后,OCT 显示 43% 的病灶可见斑块内钙质断裂,环向多

发性断裂 >25%,在钙化最严重的斑块中,每个病变的钙化断裂频率增加,钙化断裂的发生率有增加趋势,CSL 后平均急性管腔面积增加 $2.1mm^2$,随着支架植入进一步增加,最小支架面积为 $(5.94\pm1.98)mm^2$,平均支架扩张 $112.0\%\pm37.2\%$。作为血管成形术效果的一部分,13% 的病例发生了深部夹层,并且成功地接受了支架植入治疗,没有发生急性血管闭塞、慢流动 / 无回流或穿孔,结果提示了 CSL 对于严重 CAC 患者是有效的且安全,但还需更多的临床试验去验证。

(六) 冠脉定向旋切术(coronary direcrional arteretomy, CDA)

1986 年 Simpson 研制了带有旋转推进的切割刀的侧切导管系统,并且首次成功地应用于病人,完成了选择性消除冠脉斑块,即冠脉定向旋切术,使冠脉病变介入性治疗又前进了一步。CDA 旋切导管于 1990 年获得美国 FDA 批准。由于 CDA 导管直径大(2~3mm)和有硬的金属筒,因此常用于管径较大冠脉的近端,且无明显的迂曲和 CAC 患者,偏心性病变特别适用于 CDA,这类病变对 PTCA 或其他设备处理效果不佳。Kawamura 等对 76 例冠心病患者行 CDA,结果发现 26 例发生再狭窄(定义为狭窄率 >50%),巨噬细胞浸润、钙化碎片、富含胆固醇结晶的粥样斑块和黏性细胞外基质为 CDA 再狭窄可能的原因。钙化斑块的 CDA 有很大的局限性,旋切装置较大往往不能到达病变部位,导致手术失败。

四、外科手术治疗

冠状动脉钙化病变诊治中国专家共识建议:对于严重 CAC 估计常规 PCI 实施困难或 IVUS 提示为Ⅲ~Ⅳ级的 CAC,同时合并下列情况时,应选择冠状动脉旁路移植术(coronary artery bypass grafting, CABG)治疗,这些情况包括:①严重的成角病变 >60°,尤其是成角 >90°;②溃疡性或血栓性病变;③内膜明显撕裂的病变;④弥漫性病变,长度 >25mm;⑤左心功能严重降低;⑥慢性完全闭塞严重钙化病变且导丝不能通过。

Stone 和他的团队对 1 315 名中度和重度钙化病变的非 ST 段抬高型急性冠状动脉综合征(NSTEACS)患者进行了血管重建,334 例(25%)接受了 CABG 治疗和 981 例(75%)进行 PCI 治疗,CABG 患者有更严重的基线并发症,通过倾向调整的多变量分析,CABG 组具有更高的 30 天心肌再梗死的发生率、复合死亡率、大出血和血小板减少症的发生率,结果提示使用 CABG 而非 PCI 术对钙化冠状动脉病变进行血运重建后,30 天不良事件更为频繁,需要有必要进一步开展研究,以评估改善这一具有复杂冠状动脉疾病的高风险患者的早期安全性结果的方法。

五、总结与展望

CAC 在冠心病患者中较为常见,如果存在严重的 CAC,冠脉介入和外科手术难度以及风险增大。在 CAC 的治疗策略中,对存在 CAC 的患者应改变不良的生活习惯,控制危险因素可以延缓 CAC 的进展,对轻到中度 CAC 切割球囊具有一定的价值,但对于严重的 CAC 则采用斑块消蚀术联合 DES 植入具有较好的即刻以及远期效果。另外,建议临床工作者在行支架植入术前要正确地识别与评估 CAC,在条件允许的情况下可采用 IVUS 或 OCT 进行术前 CAC 的评估以及支架植入术后效果评价。在我国,目前尚无中医对诊治 CAC 的研究成果,但我们可以充分去挖掘祖国医学的宝库;对于严重的 CAC 的钙化斑块的消蚀,主要采用冠状动脉内旋磨术,而冠脉轨道旋切术、准分子激光冠状斑块消蚀术以及冠脉冲击波成形术等新技术尚未在临床上应用,而 IVUS 或 OCT 对 CAC 的特点以及术后支架植入即刻与远期效果的评估有着独特价值,需要临床科研工作者利用IVUS或OCT通过大规模多中心的临床试验去验证这些技术在我国人群的安全性和有效性,旨在增加对严重CAC的有效治疗手段。

(吴向起 叶飞)

参 考 文 献

[1] TRIPOLINO C,GRILLO P,TASSONE E J,et al. A Case of Critical Calcified Innominate Artery Stenosis Successfully Treated With the Shockwave Lithoplasty [J]. Clin Med Insights Case Rep,2019,12:1179547619828707.

[2] HOU F J,ZHOU Y J,LIU W,et al. Application of Excimer Laser Coronary Atherectomy Guided by Optical Coherence Tomography in the Treatment of a Severe Calcified Coronary Lesion [J]. Chin Med J (Engl),2018,131(8):1001-1002.

[3] ALLEN D W,KAUL P. Atherectomy and Specialty Balloons in Percutaneous Coronary Intervention [J]. Curr Treat Options Cardiovasc Med,2019,21(3):13.

[4] CHAMBERS J W,BEHRENS A N,MARTINSEN B J. Atherectomy Devices for the Treatment of Calcified Coronary Lesions[J]. Interv Cardiol Clin,2016,5(2):143-151.

[5] SHEKAR C,BUDOFF M. Calcification of the heart:mechanisms and therapeutic avenues [J]. Expert Rev Cardiovasc Ther,2018,16(7):527-536.

[6] SHAVADIA J S,VO M N,BAINEY K R. Challenges With Severe Coronary Artery Calcification in Percutaneous Coronary Intervention:A Narrative Review of Therapeutic Options [J]. Can J Cardiol,2018,34(12):1564-1572.

[7] ANDREWS J,PSALTIS P J,BARTOLO B A D,et al. Coronary arterial calcification:A review of mechanisms,promoters and imaging [J]. Trends Cardiovasc Med,2018,28(8):491-501.

[8] NAKAHARA T,DWECK M R,NARULA N,et al. Coronary Artery Calcification:From Mechanism to Molecular Imaging [J]. JACC Cardiovasc Imaging,2017,10(5):582-593.

[9] MADHAVAN M V,TARIGOPULA M,MINTZ G S,et al. Coronary artery calcification:pathogenesis and prognostic implications [J]. J Am Coll Cardiol,2014,63(17):1703-1714.

[10] ULUSOY F R,YOLCU M,IPEK E,et al. Coronary Artery Disease Risk Factors,Coronary Artery Calcification and Coronary Bypass Surgery [J]. J Clin Diagn Res,2015,9(5):OC06-OC10.

[11] RAWLINS J,DIN J N,TALWAR S,et al. Coronary Intervention with the Excimer Laser:Review of the Technology and Outcome Data [J]. Interv Cardiol,2016,11(1):27-32.

[12] LIU W,ZHANG Y,YU C M,et al. Current understanding of coronary artery calcification[J]. J Geriatr Cardiol,2015,12(6):668-675.

[13] YIN D,MAEHARA A,MEZZAFONTE S,et al. Excimer Laser Angioplasty-Facilitated Fracturing of Napkin-Ring Peri-Stent Calcium in a Chronically Underexpanded Stent:Documentation by Optical Coherence Tomography [J]. JACC Cardiovasc Interv,2015,8(8):e137-e139.

[14] TARSIA G,DE MICHELE M,VICECONTE N,et al. Immediate and midterm follow-up results of excimer laser application in complex percutaneous coronary interventions:Report from a single center experience[J]. Interv Med Appl Sci,2013,5(1):10-15.

[15] SAKAKURA K,YAMAMOTO K,TANIGUCHI Y,et al. Intravascular ultrasound enhances the safety of rotational atherectomy [J]. Cardiovasc Revasc Med,2018,19(3 Pt A):286-291.

[16] MAHTTA D,ELGENDY A Y,ELGENDY I Y,et al. Intravascular Ultrasound for Guidance and Optimization of Percutaneous Coronary Intervention [J]. Interv Cardiol Clin,2018,7(3):315-328.

[17] ALI Z A,BRINTON T J,HILL J M,et al. Optical Coherence Tomography Characterization of Coronary Lithoplasty for Treatment of Calcified Lesions:First Description [J]. JACC Cardiovasc Imaging,2017,10(8):897-906.

[18] GUDMUNDSDOTTIR I,ADAMSON P,GRAY C,et al. Optical coherence tomography versus intravascular ultrasound to evaluate stent implantation in patients with calcific coronary artery disease [J]. Open Heart,2015,2(1):e000225.

[19] SHLOFMITZ E,SHLOFMITZ R,LEE M S. Orbital Atherectomy:A Comprehensive Review [J]. Interv Cardiol Clin,2019,8(2):161-171.

[20] SHLOFMITZ E,MARTINSEN B J,LEE M,et al. Orbital atherectomy for the treatment of severely calcified coronary lesions:

evidence,technique,and best practices［J］. Expert Rev Med Devices,2017,14(11):867-879.

［21］TIAN W,LHERMUSIER T,MINHA S,et al. Rational use of rotational atherectomy in calcified lesions in the drug-eluting stent era:Review of the evidence and current practice［J］. Cardiovasc Revasc Med,2015,16(2):78-83.

［22］ZIMARINO M,CORCOS T,BRAMUCCI E,et al. Rotational atherectomy:a "survivor" in the drug-eluting stent era［J］. Cardiovasc Revasc Med,2012,13(3):185-192.

［23］MOTA P,DE BELDER A,LEITÃO-MARQUES A. Rotational atherectomy:Technical update［J］. Rev Port Cardiol,2015, 34(4):271-278.

［24］NAKABAYASHI K,SUNAGA D,KANEKO N,et al. Simple percutaneous coronary interventions using the modification of complex coronary lesion with excimer laser［J］. Cardiovasc Revasc Med,2019,20(4):293-302.

［25］THOMAS I C,FORBANG N I,CRIQUI M H. The evolving view of coronary artery calcium and cardiovascular disease risk［J］. Clin Cardiol,2018,41(1):144-150.

［26］TOMEY M I,SHARMA S K. Interventional Options for Coronary Artery Calcification［J］. Curr Cardiol Rep,2016,18 (2):12.

［27］FARAG M,COSTOPOULOS C,GOROG D A,et al. Treatment of calcified coronary artery lesions［J］. Expert Rev Cardiovasc Ther,2016,14(6):683-690.

［28］郑泽,柳景华,范谦,等. 低转速和高转速旋磨治疗冠状动脉钙化病变的对比研究[J]. 中国介入心脏病学杂志, 2018,26(8):425-429.

［29］严雪岗,程标. 冠状动脉钙化病变研究新进展[J]. 实用医院临床杂志,2015,12(3):141-147.

［30］王伟民,霍勇,葛均波. 冠状动脉钙化病变诊治中国专家共识[J]. 中国介入心脏病学杂志,2014,22(2):69-73.

［31］马晓毅,王悦喜. 冠状动脉旋磨支架术安全性及有效性研究进展[J]. 心脑血管病防治,2016,16(6):450-453.

［32］徐英恺,李拥军. 准分子激光在冠状动脉介入治疗中的应用进展[J]. 国际心血管病杂志,2018,45(4):196-199.

PCI围术期循环支持系统

随着技术和器械的不断进步,心血管的介入医生已经能够挑战复杂、高危、有介入指征(complex high-risk procedures for indicated patients,CHIP)冠心病患者,这类患者往往手术复杂、病情重、风险高但又需要经皮冠状动脉介入治疗(percutaneous coronary intervention,PCI)进行血运重建。CHIP有两个层次的含义[1,2],其一是患者病情重、风险高,可能不能耐受外科手术,如患者心功能严重受损或血流动力学不稳定、左室射血分数(left ventricular ejection fraction,LVEF)≤30%、肺动脉压 >50mmHg、心指数(cardiac index,CI) <2.2L/(min·m²)、肺毛细血管楔压(pulmonary capillary wedge pressure,PCWP)>15mmHg 或是伴有肝肾功能不全、慢性肺部疾病等多脏器功能受损;其二是患者多支病变,合并左主干、分叉、钙化、慢性完全闭塞病变等一种或多种情况,心肌缺血严重,虽已接受规范的药物治疗,但缺血症状明显,如能通过PCI进行血运重建有望迅速缓解患者心绞痛症状,改善病情,有血运重建的必要性。这些患者进行PCI时易出现循环崩溃,导致手术失败甚至死亡,如何保证围术期血流动力学的稳定以及在发生循环崩溃的情况下可以维持有效循环是手术成功与否及影响预后的关键。采用恰当的循环支持(mechanical circulatory support,MCS)手段是上述患者PCI手术顺利完成的重要保障。

一、MCS 的种类

目前循环支持的手段包括主动脉内球囊反搏(intra-aortic balloon pump,IABP)、Impella装置、TandemHeart 系统以及体外膜肺氧合(veno-arterial extracorporeal membrane oxygenation,VA-ECMO)系统。按照辅助原理,IABP 属于搏动辅助泵,Impella 装置为持续轴流泵,而TandemHeart 和 VA-ECMO 为离心泵,IABP 和 Impella 装置为可植入体内型,而 TandemHeart和 VA-ECMO 仅插管位于体内,为并体型。

(一)IABP

IABP 经股动脉植入降主动脉,随心动周期进行充气和放气,在心脏舒张期充气提升主动脉内舒张压,增加冠脉灌注压,改善冠脉血流灌注和心肌供氧,减轻心肌缺血,心脏收缩早期放气降低主动脉内收缩压,从而降低心脏后负荷、室壁张力及心肌耗氧量,增加心输出量。1968 年IABP首次被用于心源性休克(cardiogenic shock,CS)患者,因其操作简便、性价比高、临床应用最广泛。但 IABP 仅能轻度增加心输出量(0.3~0.5L/min)和冠状动脉血流,辅助力度有限,其作用需要依赖于尚存的左室功能和心脏自身节律,是以血流动力学为基础的循环支持设备,当血流动力学完全崩溃时并不能提供有效的循环支持。

IABP 临床应用的证据主要来自急性心肌梗死(acute myocardial infarction,AMI)伴 CS的患者。支持在 AMI 伴 CS 中使用 IABP 的临床试验大多是在溶栓时代完成的,多为观察性和注册研究[3]。近些年的随机对照研究和荟萃分析显示 IABP 并不能显著改善患者的临床预后,其应用价值遭到质疑。IABP SHOCK Ⅱ研究[4]共入选 600 例 AMI 合并 CS 患者,均接受早期血运重建,随机分为 IABP 组和对照组,研究结果显示在早期血运重建和强化药物治疗基础上，IABP 循环支持不能进一步改善患者 30 天内的全因死亡率(39.7% vs. 41.3%，$P=0.69$)。随访 12 个月，两组的死亡率也没有显著差异(51.8% vs. 51.4%，$P=0.91$)。受其影响，ESC 和 ACC/AHA 指南中均下调了 AMI 中应用 IABP 的推荐级别，ACC/AHA 指南建议在伴有机械性并发症的 CS 患者中应用 IABP 或在没有其他 MCS 装置、其他 MCS 装置存在应用禁忌、无法安置的情况使用 IABP[5]；ESC 指南中 IABP 的推荐级别为 Ⅱa/C，仅推荐用于出现机械性并发症合并 CS 患者[6]；中国指南对于 AMI 合并 CS 者不做常规推荐 IABP(Ⅲ，B)，但对药物治疗后血液动力学仍不能稳定者(Ⅱa，B)或合并机械并发症血液动力学不稳定者可植入 IABP(Ⅱa，C)[7]。IABP SHOCK Ⅱ研究有其固有的局限性，因此否定 IABP 的作用为时过早，临床实际工作中 IABP 仍是 AMI 合并 CS 患者最常用的 MCS 装置。BCIS-1 研究[8]则针对的是非 AMI 的 CHIP 患者，共纳入 301 例 $EF<30\%$ 伴有严重冠脉病变且准备行 PCI 术的患者，随机分为 IABP 组和常规治疗组，该研究 30 天、6 个月随访没有发现 IABP 辅助带来的获益，但长期(平均 51 个月)随访发现，IABP 辅助能降低 34% 全因死亡[9]，该研究也显示出了 IABP 在对 CHIP 患者进行 PCI 时的应用价值。

(二) VA-ECMO

VA-ECMO 工作原理是在血泵的驱动下，将患者静脉血经静脉系统(股静脉、颈内静脉)引流至体外，经氧合器进行气体交换(氧合和排出二氧化碳)后，再经动脉系统(股动脉、腋动脉)回输体内，提供氧合和循环支持，以替代心肺功能。整个环路包括以下几个部分：静脉引血管、血泵、氧合器、血液回输管，还包括一个用于调节泵速的控制台、热交换器、多个用于采血和注射药物的端口、输入端的血氧饱和度传感器、输出端的流量传感器。工作模式主要分为两种：V-V 与 V-A 模式。V-V 转流是肺替代的方式，将静脉血引出经氧合器氧合并排出二氧化碳后泵入另一静脉，通常选择股静脉引出，颈内静脉泵入，也可根据患者情况选择双侧股静脉，该模式适合单纯肺功能受损，心功能尚可的患者，呼吸科较为常用。V-A 转流则为心肺联合替代的方式，在减少心室容量的同时，增加左室的收缩压、舒张压及平均动脉压，可额外增加心输出量达 6L/min 以上，增加冠脉灌注，适用于严重心肺功能不全或是合并严重缺氧的心衰 /CS 患者，为其提供循环和呼吸双重支持。此外，VA-ECMO 还可用于体外持续心肺复苏的高级循环支持。

Vainer 等[10]在 15 例无法进行冠状动脉搭桥术(coronary artery bypass grafting，CABG)的患者应用 VA-ECMO 辅助进行了 PCI，初步显示了该 MCS 装置在 PCI 围术期应用的可行性。随后 Tsao 等[11]发现，其中心开展 VA-ECMO 辅助 PCI 后，相比于单纯 IABP 时代，AMI 合并 CS 患者的生存率得到很大提高，但目前仍然缺乏相应的 RCT 研究证实其临床有效应。另外值得关注的是，V-A 模式可一定程度增加左室后负荷，增加心肌氧耗量，且并发症发生率也相对较高，有研究显示联合使用 IABP 或 Impella，可协助减轻左室后负荷，缓解肺水肿[12,13]。目前中国人民解放军空军军医大学第一附属医院(西京医院)心内科已经成功开展了 50 余例 VA-ECMO 联合 IABP 支持下的高危复杂患者的 PCI，两种装置在血流动力学和器官血供方面呈现互补，取得了较好的效果，相关数据正在整理中。ESC[6]和 ACC/AHA[14]指南中对于难治性 CS 患者接受 VA-ECMO 辅助的推荐级别分别为Ⅱb 和Ⅱa 类，证据等级为 C 级。中国指南[7]的建议则是对于 VA-ECMO 等左心室辅助装置，可降低危重患者的 PCI 病死率，有条件时可选用。

VA-ECMO 救治对象通常病情极为危重，住院死亡率即高达 $40\%\sim60\%$，临床预后与其临床适应证、开始辅助的合适时机以及辅助期间严重并发症的积极预防与控制均密切相关。

导致患者循环衰竭的原因可快速恢复时临床预后较好,如暴发性心肌炎等,而冠心病合并心衰或 CS 时,其自身心脏功能可恢复性差,临床预后相对较差。对于常规治疗如药物或 IABP 效果不佳,患者血流动力学仍然不平稳、循环难以维持的情况下,可考虑开始接受 VA-ECMO 辅助治疗。患者接受 VA-ECMO 辅助期间,最好由受过专业化 VA-ECMO 项目培训的医护人员来管理,需要持续监测患者生命体征、血流动力学指标、VA-ECMO 环路相关参数,以动态观察患者心肺功能变化,发现异常尽早处理,以便减轻衰竭心脏的工作负荷,为机体其他组织与器官提供稳定的血流动力学支持。但合适的 VA-ECMO 辅助时机以及撤机指征等仍有待进一步研究。

(三) Impella

Impella 的工作原理是通过插入到左心室的中空轴流导管将左心室的血液直接泵入到升主动脉,达到维持外周血压及满足机体血供的目的。它无需与心动周期同步,可使左心室得到充分休息,减低心肌氧耗,提高心输出量和平均动脉压,可实现 2.5~5.0L/min 心脏辅助泵血。美国食品药品监督管理局(food and drug administration,FDA)批准用于 CS 治疗的 Impella 系统包括 Impella 2.5、Impella CP、Impella 5.0 和 Impella LD,前三种主要用于 AMI 并发 CS/ 严重心衰,在接受急诊血运重建治疗过程中的血流动力学支持,而最后一种主要用于心外科术后并发 CS 患者的血流动力学支持。Impella 2.5 与 Impella CP 较为相似,均可经股动脉入路逆行跨过主动脉瓣插入左心室,而 Impella 5.0 可经股动脉或腋动脉入路插入左心室。

PROTECT Ⅰ研究[15]初步探索了 Impella 在高危冠心病 PCI 患者中应用的可行性,该研究共入选了 20 例非急诊的高危 PCI 患者,平均 LVEF 为 26%±6%,其中 14 例为无保护左主干病变,结果显示,Impella 在所有患者中均植入成功,没有出现主动脉瓣损伤、心脏穿孔和下肢缺血等并发症。PROTECT Ⅱ研究是一项前瞻性、多中心、随机对照试验,在非急诊高危冠心病 PCI 患者中对比研究 Impella 和 IABP 的安全性和有效性,研究共入选 452 例患者,入选标准(符合下述一条):LVEF≤35% 的持续开放桥血管病变或无保护左主干病变行介入治疗的患者;LVEF≤30% 的三支血管病变患者。结果发现,相比 IABP,Impella 显著减少了 90 天的复合终点事件。ISAR-SHOCK 研究[16]将 AMI 合并 CS 的患者随机分为 IABP 组和 Impella 组,研究结果发现 Impella 组的 CI 和平均动脉压的增加比 IABP 组更为显著,该结果说明 Impella 对循环血流动力学的改善作用优于 IABP。但 IMPRESS 研究[17]结果显示,对于 AMI 合并 CS 的患者应用 Impella 或 IABP,30 天及 6 个月的死亡率在两组并无统计学差异。

Impella 主要的缺点是价格昂贵,其优势也有待大规模的临床试验证实。

(四) TandemHeart

TandemHeart 是一个左心房至股动脉旁路系统,包括经房间隔穿刺置管、股动脉置管、体外泵和外控制系统。原理是通过将含氧的血液直接从左心房运送至体循环提供循环支持,降低心脏前负荷和心脏做功,维持有效循环血容量和血压,保证重要组织器官灌注和功能。TandemHeart 循环支持的效应依赖于较好的右心功能和肺部气体交换,可提供 4L/min 的心输出量。

Thiele 等[18]将拟行 PCI 术的急性心肌梗死并 CS 患者随机分为 IABP 组和 TandemHeart 组,研究结果显示 TandemHeart 组患者血流动力学和代谢指数改善程度要优于 IABP 组,但严重出血和下肢缺血发生率也较高,两组 30 天死亡率无统计学差异。Vranckx 等[19]则探索了无法接受 CABG 的无保护左主干患者应用 TandemHeart 进行 PCI 的可行性及有效性,9 例患者全部成功植入 TandemHeart,左室充盈压及 PCWP 显著降低,院内死亡率为 0,6 个月存活率 89%,结果表明 TandemHeart 可为高危冠心病 PCI 提供有效的循环支持。

TandemHeart 主要的缺点是操作复杂,并发症多,需要穿刺房间隔来放置,一旦发生严重出血,会影响冠心病患者的要双联抗血小板治疗。

二、MCS 的选择及管理

如果 CHIP 患者临床状况较差,出现外周组织低灌注的休克状态,如神志淡漠、少尿(尿量 <30ml/h)、血浆乳酸、肝功能指标和肌酐水平进行性升高及外周皮肤湿冷等,经过充分补充血容量,且在血管活性药物辅助下,低灌注状态无明显改善时,应考虑尽早植入 MCS。如果 CHIP 患者临床状况尚可,但 LVEF 较低合并冠脉病变复杂拟行 PCI 时也可考虑植入 MCS。实施 MCS 辅助治疗时,应强调治疗团队的重要性,通常应包括心内科、心外科、重症监护室、超声科、麻醉科等科室经验丰富的医师,能够对 CHIP 患者的病情做出充分评估,选择合适的 MCS 装置快速植入,并能够保障对患者的后期治疗,提高救治率。对于 MCS 装置辅助期间可能出现的各种并发症,能够早期预防并积极处理。如果首次植入的 MCS 装置并不能提供有效辅助,需要考虑植入辅助力度更大的装置,比如在使用 IABP 效果不佳时,可考虑需要使用其他几种 MCS 装置。

虽然目前仍缺乏足够的循证医学证据表明哪类患者需要进行哪种循环支持,但是心脏团队可以针对每个 CHIP 患者的病情,根据其心功能、血流动力学水平、冠脉解剖特点、手术时间、本中心的临床经验、导管室器械的配备及患者能承担的费用,结合各种 MCS 装置的临床适应证、禁忌证、特点、建立途径等,综合考虑选择合适的 MCS 装置。通常在 CS 早期,植入 IABP 可能会有一定效果,当进入严重 CS 阶段,往往需要使用其他三种 MCS 装置。超声心动图通常会提供一些有价值的信息,如患者存在严重的主动脉瓣反流,则为 IABP、TandemHeart 的禁忌证;如需要股动脉插管时,应选择动脉硬化程度较轻的一侧动脉;如双侧股动脉均存在严重狭窄或明显钙化时,可选择腋动脉等其他入路。2015 年 SCAI/ACC/HFSA/STS 针对 PCI 使用 MCS 辅助装置的专家共识[14,20]指出:对于左主干病变、仅存的单支血管病变或严重的多支血管病变,如左心功能正常或轻度减低,PCI 手术不复杂,可不准备 MCS 装置;如病变复杂,PCI 在技术上有挑战或手术时间久,IABP 或 Impella 可作备用;严重左心功能不全(LVEF<35%)或近期曾发生失代偿心衰,即使 PCI 手术不复杂,也需 IABP 或 Impella 备用;严重左心功能不全合并冠脉复杂病变的 PCI 手术,可根据具体情况使用 Impella 或 TandemHeart,VA-ECMO 在患者合并有低氧血症或右心衰时使用。

对于接受 MCS 装置辅助的患者,术后应定期评估其心脏功能状况。当辅助装置时间超过 48 小时,患者自身心脏功能有所恢复,能够承担机体血液循环工作时,应尽早撤离 MCS 辅助装置。对接受 IABP 辅助的患者,应逐渐降低辅助比例,由 1:1 降为 1:2,观察 4~6 小时,循环稳定再降为 1:3,继续观察 4~6 小时,循环稳定即可拔除。Impella 和 VA-ECMO 撤机时,主要有"快"撤机和"慢"撤机两种方式。通常较多采用"慢"撤机方式,患者 MCS 辅助期间超声心动图提示左、右心室功能有所恢复,可逐渐减低 MCS 辅助流量,待循环稳定后,评估患者心肺功能,在较低血管活性药物作用下,循环仍能维持稳定时,可考虑撤离 MCS 装置。使用 Impella 辅助装置时,每减低一次流量,需要观察 2~3 小时。我中心应用 VA-ECMO 的经验是"快"撤机方式,对于一般状况尚可的 CHIP 患者,即使 LVEF 较低,也仅在术中应用 VA-ECMO 辅助,术后即刻撤除,改为 IABP 辅助。

三、植入 MCS 后的抗凝策略及并发症

关于植入 MCS 后的抗凝标准目前尚无可参考的依据。IABP 植入后通常应每天皮下注射低分子肝素。VA-ECMO 辅助期间血液与大面积非生物相容性表面持续性接触,激活和消耗大量凝血因子,机体呈现一种持续性消耗性高凝状态,需要给予一定强度的抗凝,但个体化抗凝策略也尤为重要,目前尚无统一的标准化策略。肝素因其易于获取、起效迅速、易于拮抗的优势,应用最为广泛,推荐在应用肝素后监测 ACT,将 ACT 维持在 180~220 秒,也可以测定 APTT,一般维持在正常基础值的 1.5~2.5 倍。

IABP 可能的并发症包括:脑卒中、下肢缺血、穿刺部位血肿、球囊破裂、血小板减少、急性肾损伤、胃肠道缺血、感染等;VA-ECMO 可能的并发症包括:出血、穿刺部位血肿、下肢缺血、骨筋膜室综合征、急性肾损伤、溶血、血栓栓塞、微气栓、感染、神经系统损伤等;Impella 可能的并发症包括:泵失灵、泵血栓形成、下肢缺血、穿刺部位血肿、溶血、感染、脑卒中等;Tandemheart 可能的并发症包括:微气栓、血栓栓塞、装置移位、心脏压塞、下肢缺血、穿刺部位血肿、溶血、感染、脑卒中等。

四、结　　语

MCS 在心血管急危重症患者的救治过程及 CHIP 冠心病患者的 PCI 治疗中具有不可忽视的作用,临床医生应更好地了解各种 MCS 的构造、工作原理和效应,结合实际情况,选择适宜的 MCS 类型,最大限度发挥 MCS 的循环支持功能。同时对 CHIP 患者要强调风险与获益的评估,做好充分的术前准备,术中仔细操作,术后细致观察,最大程度降低手术风险,降低 CHIP 患者近期及远期的死亡率。

(尹涛　陶凌)

参 考 文 献

[1] KAR S. Percutaneous Mechanical Circulatory Support Devices for High-Risk Percutaneous Coronary Intervention [J]. Curr Cardiol Rep, 2018, 20(1): 2.

[2] MYAT A, PATEL N, TEHRANI S, et al. Percutaneous circulatory assist devices for high-risk coronary intervention [J]. JACC Cardiovasc Interv, 2015, 8(2): 229-244.

[3] SJAUW K D, ENGSTROM A E, VIS M M, et al. A systematic review and meta-analysis of intra-aortic balloon pump therapy in ST-elevation myocardial infarction: should we change the guidelines? [J]. Eur Heart J, 2009, 30(4): 459-468.

[4] THIELE H, ZEYMER U, NEUMANN F J, et al. Intraaortic balloon support for myocardial infarction with cardiogenic shock[J]. N Engl J Med, 2012, 367(14): 1287-1296.

[5] VAN DIEPEN S, KATZ J N, ALBERT N M, et al. Contemporary Management of Cardiogenic Shock: A Scientific Statement From the American Heart Association [J]. Circulation, 2017, 136(16): e232-e268.

[6] IBANEZ B, JAMES S, AGEWALL S, et al. 2017 ESC Guidelines for the management of acute myocardial infarction in patients presenting with ST-segment elevation: The Task Force for the management of acute myocardial infarction in patients presenting with ST-segment elevation of the European Society of Cardiology(ESC) [J]. Eur Heart J, 2018, 39(2): 119-177.

[7] 中华医学会心血管病学分会介入心脏病学组,中国医师协会心血管内科医师分会血栓防治专业委员会,中华心血管病杂志编辑委员会. 中国经皮冠状动脉介入治疗指南(2016) [J]. 中华心血管病杂志, 2016, 44(5): 382-400.

[8] PERERA D, STABLES R, THOMAS M, et al. Elective intra-aortic balloon counterpulsation during high-risk percutaneous coronary intervention: a randomized controlled trial [J]. JAMA, 2010, 304(8): 867-874.

[9] PERERA D, STABLES R, CLAYTON T, et al. Long-term mortality data from the balloon pump-assisted coronary intervention

study（BCIS-1）：a randomized，controlled trial of elective balloon counterpulsation during high-risk percutaneous coronary intervention ［J］. Circulation，2013，127（2）：207-212.

［10］ VAINER J，VAN OMMEN V，MAESSEN J，et al. Elective high-risk percutaneous coronary interventions supported by extracorporeal life support ［J］. Am J Cardiol，2007，99（6）：771-773.

［11］ TSAO N W，SHIH C M，YEH J S，et al. Extracorporeal membrane oxygenation-assisted primary percutaneous coronary intervention may improve survival of patients with acute myocardial infarction complicated by profound cardiogenic shock［J］. J Crit Care，2012，27（5）：530. e1-530. e11.

［12］ PAPPALARDO F，SCHULTE C，PIERI M，et al. Concomitant implantation of Impella（®）on top of veno-arterial extracorporeal membrane oxygenation may improve survival of patients with cardiogenic shock ［J］. Eur J Heart Fail，2017，19（3）：404-412.

［13］ BRECHOT N，DEMONDION P，SANTI F，et al. Intra-aortic balloon pump protects against hydrostatic pulmonary oedema during peripheral venoarterial-extracorporeal membrane oxygenation ［J］. Eur Heart J Acute Cardiovasc Care，2018，7（1）：62-69.

［14］ RIHAL C S，NAIDU S S，GIVERTZ M M，et al. 2015 SCAI/ACC/HFSA/STS Clinical Expert Consensus Statement on the Use of Percutaneous Mechanical Circulatory Support Devices in Cardiovascular Care：Endorsed by the American Heart Assocation，the Cardiological Society of India，and Sociedad Latino Americana de Cardiologia Intervencion：Affirmation of Value by the Canadian Association of Interventional Cardiology-Association Canadienne de Cardiologie d'intervention ［J］. J Am Coll Cardiol，2015，65（19）：e7-e26.

［15］ DIXON S R，HENRIQUES J P，MAURI L，et al. A prospective feasibility trial investigating the use of the Impella 2.5 system in patients undergoing high-risk percutaneous coronary intervention（The PROTECT I Trial）：initial U.S. experience ［J］. JACC Cardiovasc Interv，2009，2（2）：91-96.

［16］ SEYFARTH M，SIBBING D，BAUER I，et al. A randomized clinical trial to evaluate the safety and efficacy of a percutaneous left ventricular assist device versus intra-aortic balloon pumping for treatment of cardiogenic shock caused by myocardial infarction ［J］. J Am Coll Cardiol，2008，52（19）：1584-1588.

［17］ OUWENEEL D M，ERIKSEN E，SJAUW K D，et al. Percutaneous Mechanical Circulatory Support Versus Intra-Aortic Balloon Pump in Cardiogenic Shock After Acute Myocardial Infarction ［J］. J Am Coll Cardiol，2017，69（3）：278-287.

［18］ THIELE H，SICK P，BOUDRIOT E，et al. Randomized comparison of intra-aortic balloon support with a percutaneous left ventricular assist device in patients with revascularized acute myocardial infarction complicated by cardiogenic shock ［J］. Eur Heart J，2005，26（13）：1276-1283.

［19］ VRANCKX P，SCHULTZ C J，VALGIMIGLI M，et al. Assisted circulation using the TandemHeart during very high-risk PCI of the unprotected left main coronary artery in patients declined for CABG ［J］. Catheter Cardiovasc Interv，2009，74（2）：302-310.

［20］ 李晓冉，吴龙梅，李俊峡. 冠心病 CHIP 患者介入治疗中机械循环辅助治疗进展[J]. 中国循证心血管医学杂志，2018，10（7）：893-896.

斑块侵蚀致前壁心肌梗死患者抗栓治疗的长期随访 1 例

急性冠脉综合征(acute coronary syndromes,ACS)的主要病因有三种:斑块破裂、斑块侵蚀和钙化结节[1,2]。在目前的临床实践中,不论其病理基础如何,ACS 患者均可行冠状动脉脉支架植入治疗[3,4]。但是支架植入后的早期和晚期支架相关并发症,如支架内血栓形成和新生动脉粥样硬化等仍然是不可忽视的一个问题[5-8]。一项最近的研究表明,对于斑块侵蚀的患者植入支架,支架内血管内膜愈合不佳[9],因此,因斑块侵蚀所致 ACS 而植入支架后所面临的支架相关并发症可能要较其他病变类型更为严峻。值得关注的是,先前的小型回顾性研究表明,斑块侵蚀引起的 ACS 患者可以通过抗血栓治疗稳定病情,而无需支架植入[10,11]。更让人兴奋的是,EROSION 研究前瞻性地证明了在斑块侵蚀类型 ACS 患者,不植入支架的抗血栓治疗在 1 个月内是安全、可行的[12],并且这种获益能维持在 1 年以上[13]。本文将通过对一例斑块侵蚀致前壁心肌梗死患者抗栓治疗的长期随访分析,进一步探讨斑块侵蚀患者 ACS 抗栓治疗的长期安全性问题。

一、病　　例

患者女性,28 岁,主因"阵发性胸痛 2 日,加重 4 小时"入院。患者于 2 日前开始出现阵发性胸痛,常于活动、劳累后出现,呈心前区压榨性疼痛,范围约手掌大小,未放射至后背、双肩及左上肢,未予重视。患者于入院前 4 小时静息时突发胸痛,呈持续性压榨样,疼痛程度较重,无放射痛,伴濒死感、大汗、气短,伴恶心、呕吐,呕吐 2 次,均为胃内容物,无咳嗽、咳痰,无头晕、头痛等,急诊入住 CCU 病房。既往否认高血压和糖尿病病史,吸烟史 8 年。入院查体:体温 36℃,脉搏 124 次/min,呼吸 18 次/min,血压 91/55mmHg。神清语利,自主体位,急性面容,表情痛苦,查体合作。眼睑无水肿,口唇无发绀,颈静脉无怒张。双侧胸廓对称,双肺呼吸音稍粗,未闻及干湿啰音。律齐,各瓣膜听诊区未闻及杂音;肝脾未及,双下肢无水肿。急诊查心电图提示:窦性心动过速,V1~V4 导联 R 波递增不良,ST 段弓背向上抬高(图 1)。考虑为急性前壁心肌梗死,启动急性心肌梗死急诊救治流程,立即给予替格瑞洛 180mg,阿司匹林肠溶片 300mg 嚼服,瑞舒伐他汀 20mg 口服,肝素 100IU/kg 静推,留取静脉血急查血常规、心肌酶、肌钙蛋白 I、N 末端脑钠肽前体。同时联系导管室行急诊冠状动脉造影检查。造影结果提示左冠状动脉前降支中段闭塞,TIMI 血流 0 级(图 2A,彩图见二维码 34),于前降支中段行血栓抽吸,应用糖蛋白Ⅱb/Ⅲa 抑制剂,血流恢复,残余狭窄 60%,TIMI 血流 3 级。为进一步明确病变特征,行冠状动脉腔内光学相干断层成像检查(optical coherence tomography,OCT),结果显示纤维斑块,管腔内膜连续,血栓抽吸后残余少量白色血栓,考虑斑块侵蚀,(图 2D,彩图见二维码 34)。患者胸痛明显缓解,脉搏 106 次/min,血压 115/65mmHg,考虑到靶病变残余狭窄 <70%,血栓负荷小,未行支架植入。术后继续给予低分子肝素(依诺肝素,1mg/kg,每 12 小时 1 次皮

二维码34

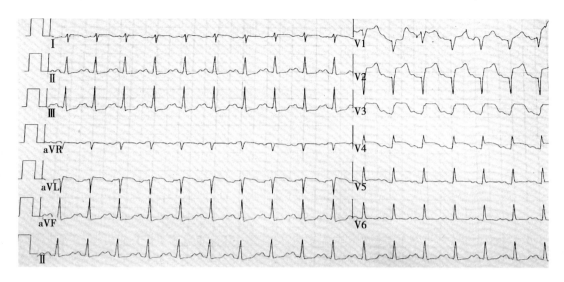

图 1　入院时心电图检查

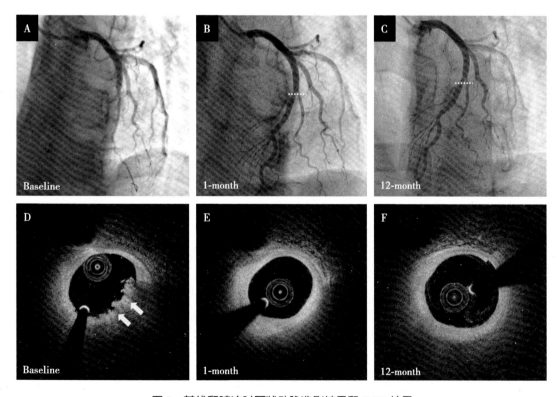

图 2　基线和随访时冠状动脉造影结果和 OCT 结果

A. 基线造影结果,提示左冠状动脉前降支中段闭塞,TIMI 血流 0 级;B. 1 个月随访,冠状动脉造影显示左冠状动脉前降支中段残余狭窄约 30%,TIMI 血流 3 级;C. 12 个月随访,冠状动脉造影显示左冠状动脉前降支中段残余狭窄约 30%,TIMI 血流 3 级;D. 基线冠状动脉腔内 OCT 检查提示靶病变为纤维斑块,内膜连续,血栓抽吸后残余白色血栓,考虑斑块侵蚀;E. 1 个月随访复查 OCT 图像提示纤维斑块,管腔内膜连续,无明显狭窄,未见血栓残留;F. 12 个月随访复查 OCT 图像提示纤维斑块,管腔内膜连续,无明显狭窄,未见血栓残留

下注射)3天,阿司匹林肠溶片100mg每日1次,替格瑞洛90mg每日2次,持续口服。

入院急查化验结果回报:白细胞15.6×10⁹/L,肌钙蛋白I 4.004ng/ml,肌酸激酶同工酶70.5μg/L,N末端脑钠肽前体3 558pg/ml。心脏彩超提示室间隔及心尖部运动幅度减低,余左室壁运动幅度尚可;EF 58%。最终患者诊断为:冠心病,急性前壁心肌梗死。术后患者无复发胸痛和呼吸困难,于第6天出院。出院后继续给予阿司匹林肠溶片、替格瑞洛、瑞舒伐他汀、美托洛尔缓释片、培哚普利等药物治疗,嘱患者1个月后住院随访,复查冠状动脉造影和腔内OCT检查。

患者出院1个月,无再发胸痛、呼吸困难,坚持服用阿司匹林肠溶片、替格瑞洛、瑞舒伐他汀、美托洛尔缓释片、培哚普利。复查冠状动脉造影结果提示原病变处,左冠状动脉前降支中段狭窄约30%,TIMI血流3级(图2B,彩图见二维码34)。腔内OCT图像显示原病变处纤维斑块,管腔内膜连续,无明显狭窄,未见血栓残留(图2E,彩图见二维码34)。嘱患者继续目前用药方案,并于术后1年再次复查。在随访1年期间,患者坚持按医嘱服药,未出现明显胸痛及呼吸困难,无消化道出血。造影结果提示原病变处,左冠状动脉前降支中段狭窄约30%,TIMI血流3级(图2C,彩图见二维码34),较之前无明显进展。腔内OCT图像显示原病变处纤维斑块,管腔内膜连续,无明显狭窄,未见血栓残留(图2F,彩图见二维码34)。

二、讨 论

这是一个经腔内影像学明确诊断的以斑块侵蚀为靶病变特征的急性前壁心肌梗死病例。在此病例中并没有根据既往的常规经验和策略,予以患者行支架植入治疗,而是根据血栓抽吸后,管腔内残余狭窄和腔内影像学所观察到的病变特征(斑块侵蚀)选择了术后抗栓抗血小板治疗的策略。在长达1年的双联抗血小板抗栓治疗过程中,我们发现该患者的短期及远期预后均良好,没有发生主要不良心脏事件(major adverse cardiac events,MACE)。这一病例结局表明斑块侵蚀病变类型的急性冠脉综合征患者如不植入支架,使用单纯抗栓抗血小板治疗具有良好的安全性和可行性。

(一) 斑块侵蚀抗栓治疗的安全性和可行性

急性冠脉综合征患者的治疗方式不断发展,从最初的阿司匹林和肝素治疗,到球囊血管成形术、裸金属支架植入,最后发展到现今的药物洗脱支架植入治疗[14]。目前对急性冠脉综合征患者的主要治疗策略还是植入药物洗脱支架联合至少1年的双联抗血小板治疗[15-17]。采用这种方法治疗的冠状动脉疾病患者1年MACE发生率从4.4%到10.1%不等[18-21],主要包括靶病变血运重建(高达3.9%)、复发性ACS(高达4.6%)和支架内血栓形成(高达1.2%)。相比之下,急性冠脉综合征患者的MACE发生率较高(高达12.6%)[22,23]。

众所周知,急性冠脉综合征是由冠状动脉斑块破裂、斑块侵蚀或极少情况下钙化结节引起,最终导致阻塞性血栓形成[1,2]。体内外研究表明,大约1/3的急性冠脉综合征患者的发病机制是斑块侵蚀[24-29]。在斑块侵蚀中,罪犯病变通常具有较大的管腔,包括保留的血管结构和富含血小板的血栓[24-26,29]。这些研究结果使我们假设斑块侵蚀的患者可通过抗血栓治疗(特别是抗血小板治疗)进行保守治疗,而无需进行支架植入术。这一假设得到了几项回顾性研究的支持[10,11],这些研究表明,侵蚀引起的急性冠脉综合征患者在不植入支架的情况下通过抗血栓治疗可达到病情的相对稳定。在第一项前瞻性概念验证侵蚀研究中,对于斑块侵蚀的患者,无支架植入的抗血栓治疗是有效的,1个月时血栓体积明显减少[12]。Xing 等在 EROSION 研究的 1 年随访报告中评估了斑块侵蚀类型 ACS 患者保守治疗的初始获益是否能维持长达 1 年。结果表明,92.5% 的患者在 1 年时仍然没有发生 MACE。虽然有三名患者因劳累性心绞痛接受非紧急血运重建,但是并没有患者出现复发性急性冠脉综合征。

最近的一项研究发现,药物洗脱支架植入后发生心肌梗死患者,大约有 20% 的患者再次发生心肌梗死的原因是极晚期支架内血栓形成[8]。由于晚期支架血栓形成的可能机制主要包括新生动脉粥样硬化、支架内皮覆盖不良和支架贴壁不良[30],因此预计晚期支架内血栓形成的风险将无限期地持续存在。然而,一项最近的研究表明,斑块侵蚀的患者植入支架后,支架内血管内膜的愈合不佳[9],这类病变类型的患者支架植入后无形中增加了晚期支架内血栓形成的风险。因此,在斑块侵蚀的患者中避免支架植入不仅可以降低晚期支架并发症的风险,还有望减少将来发生支架再狭窄的风险。此外,双联抗血小板还可能带来消化道出血风险,如果患者接受了支架植入治疗,在双联抗血小板期间出现消化道出血,那么需停用抗血小板治疗,这种过早停用双联抗血小板,支架内血栓形成的额外风险会很高。在远期效果相同的条件下,避免支架植入,单纯双联抗血小板治疗,在一定程度上避免了因消化道出血导致停用抗血小板治疗所带来的支架内血栓形成风险。

(二)斑块侵蚀病变残余血栓的演变

在此病例中,术后一个月随访显示管腔内血栓已经完全消失。根据 EROSION 研究结果提示,大部分血栓(40%)在随访 1 个月的时候完全消失(PMID:27578806)。如果在 1 个月随访时血栓仍然残留,那么在随访 1 年时血栓可能持续存在。因为在 EROSION 研究的 1 年随访结果中发现,1 个月随访血栓消失的百分比为 40.8%,而在 1 年随访时,血栓消失率只达到 46.9%,仍有 53.1% 的患者有血栓残留,但是血栓体积明显减小。在 1 个月至 1 年随访期间,只有 3 例血栓完全溶解。也就是说血栓的演变消失大部分发生在 1 个月内。研究者认为这种血栓的演变可能机制是血栓的持续溶解。因为在 EROSION 研究中,1 年随访无残余血栓的患者在急性期使用糖蛋白Ⅱb/Ⅲa 抑制剂的频率更高,且基线时血栓体积较低。这一结果强调了有效抗血小板治疗的重要性,特别是在血栓形成前的急性期,采取更积极的抽吸血栓切除术,可能进一步减少残余血栓负担。因此,在本病例中,术后 1 个月随访血栓消失,可能与术后的血栓抽吸和术中使用糖蛋白Ⅱb/Ⅲa 抑制剂有关。不管残余血栓的演变潜在机制如何,EROSION 研究的结果表明 1 年的 OCT 随访结果发现管腔内环境稳定,没有突出管腔的血栓形成,临床结果良好。

(三)对临床实践的启示

该病例是一例由斑块侵蚀引起的急性前壁心肌梗死的患者,采用了保守的无支架抗血栓治疗并进行为期 1 年的随访,结合最新的 EROSION 研究结果,或将为 ACS 患者的治疗策略改变提供新的理论依据。在 EROSION 研究中,5.7% 患者的血运重建是由于劳力性心绞痛,而不是急性冠脉综合征。与此相反的是,支架植入术后患者发生反复缺血的临床表现往往是由支架相关的并发症引起的急性冠脉综合征导致,因此,支架植入无形中增加了这一类患者的 MACE 风险。此外,随着广泛使用他汀类药物,斑块破裂的发生率降低,斑块侵蚀的相对发生率预计会增加。因此,这种基于病理生理学的对急性冠脉综合征患者的保守治疗方式在积极的二级预防时代可能尤为重要。

(黄幸涛　候静波)

参 考 文 献

［1］VIRMANI R,KOLODGIE F D,BURKE A P,et al. Lessons from sudden coronary death:a comprehensive morphological classification scheme for atherosclerotic lesions ［J］. Arterioscler Thromb Vasc Biol,2000,20(5):1262-1275.

［2］FALK E,NAKANO M,BENTZON J F,et al. Update on acute coronary syndromes:the pathologists' view ［J］. Eur Heart J, 2013,34(10):719-728.

［3］NICCOLI G,MONTONE R A,DI VITO L,et al. Plaque rupture and intact fibrous cap assessed by optical coherence tomography portend different outcomes in patients with acute coronary syndrome ［J］. Eur Heart J,2015,36(22):1377-1384.

［4］SAIA F,KOMUKAI K,CAPODANNO D,et al. Eroded Versus Ruptured Plaques at the Culprit Site of STEMI:In Vivo Pathophysiological Features and Response to Primary PCI ［J］. JACC Cardiovasc Imaging,2015,8(5):566-575.

［5］PALMERINI T,BIONDI-ZOCCAI G,DELLA RIVA D,et al. Stent thrombosis with drug-eluting stents:is the paradigm shifting ［J］. J Am Coll Cardiol,2013,62(21):1915-1921.

［6］OTSUKA F,BYRNE R A,YAHAGI K,et al. Neoatherosclerosis:overview of histopathologic findings and implications for intravascular imaging assessment ［J］. Eur Heart J,2015,36(32):2147-2159.

［7］TANIWAKI M,WINDECKER S,ZAUGG S,et al. The association between in-stent neoatherosclerosis and native coronary artery disease progression:a long-term angiographic and optical coherence tomography cohort study ［J］. Eur Heart J,2015, 36(32):2167-2176.

［8］LEMESLE G,TRICOT O,MEURICE T,et al. Incident Myocardial Infarction and Very Late Stent Thrombosis in Outpatients With Stable Coronary Artery Disease ［J］. J Am Coll Cardiol,2017,69(17):2149-2156.

［9］HU S,WANG C,ZHE C,et al. Plaque erosion delays vascular healing after drug eluting stent implantation in patients with acute coronary syndrome:An In Vivo Optical Coherence Tomography Study ［J］. Catheter Cardiovasc Interv,2017,89(S1): 592-600.

［10］PRATI F,UEMURA S,SOUTEYRAND G,et al. OCT-based diagnosis and management of STEMI associated with intact fibrous cap ［J］. JACC Cardiovasc Imaging,2013,6(3):283-287.

［11］HU S,ZHU Y,ZHANG Y,et al. Management and Outcome of Patients With Acute Coronary Syndrome Caused by Plaque Rupture Versus Plaque Erosion:An Intravascular Optical Coherence Tomography Study ［J］. J Am Heart Assoc,2017,6(3). pii:e004730.

［12］JIA H,DAI J,HOU J,et al. Effective anti-thrombotic therapy without stenting:intravascular optical coherence tomography-based management in plaque erosion(the EROSION study)［J］. Eur Heart J,2017,38(11):792-800.

［13］XING L,YAMAMOTO E,SUGIYAMA T,et al. EROSION Study (Effective Anti-Thrombotic Therapy Without Stenting: Intravascular Optical Coherence Tomography-Based Management in Plaque Erosion):A 1-Year Follow-Up Report ［J］. Circ Cardiovasc Interv,2017,10(12). pii:e005860.

［14］GARG S,SERRUYS P W. Coronary stents:current status ［J］. J Am Coll Cardiol,2010,56(10 Suppl):S1-S42.

［15］LEVINE G N,BATES E R,BITTL J A,et al. 2016 ACC/AHA Guideline Focused Update on Duration of Dual Antiplatelet Therapy in Patients With Coronary Artery Disease:A Report of the American College of Cardiology/American Heart Association Task Force on Clinical Practice Guidelines ［J］. J Am Coll Cardiol,2016,68(10):1082-1115.

［16］ROFFI M,PATRONO C,COLLET J P,et al. 2015 ESC Guidelines for the management of acute coronary syndromes in patients presenting without persistent ST-segment elevation:Task Force for the Management of Acute Coronary Syndromes in Patients Presenting without Persistent ST-Segment Elevation of the European Society of Cardiology (ESC)［J］. Eur Heart J, 2016,37(3):267-315.

［17］IBANEZ B,JAMES S,AGEWALL S,et al. 2017 ESC Guidelines for the management of acute myocardial infarction in patients presenting with ST-segment elevation:The Task Force for the management of acute myocardial infarction in patients presenting with ST-segment elevation of the European Society of Cardiology (ESC) ［J］. Eur Heart J,2018,39(2):119-177.

［18］PARK K W,CHAE I H,LIM D S,et al. Everolimus-eluting versus sirolimus-eluting stents in patients undergoing percutaneous coronary intervention:the EXCELLENT (Efficacy of Xience/Promus Versus Cypher to Reduce Late Loss After Stenting)randomized trial ［J］. J Am Coll Cardiol,2011,58(18):1844-1854.

［19］KIMURA T,MORIMOTO T,NATSUAKI M,et al. Comparison of everolimus-eluting and sirolimus-eluting coronary stents: 1-year outcomes from the Randomized Evaluation of Sirolimus-eluting Versus Everolimus-eluting stent Trial (RESET)［J］.

Circulation,2012,126(10):1225-1236.

[20] VON BIRGELEN C,BASALUS M W,TANDJUNG K,et al. A randomized controlled trial in second-generation zotarolimus-eluting Resolute stents versus everolimus-eluting Xience V stents in real-world patients:the TWENTE trial [J]. J Am Coll Cardiol,2012,59(15):1350-1361.

[21] PARK K W,KANG S H,KANG H J,et al. A randomized comparison of platinum chromium-based everolimus-eluting stents versus cobalt chromium-based Zotarolimus-Eluting stents in all-comers receiving percutaneous coronary intervention:HOST-ASSURE(harmonizing optimal strategy for treatment of coronary artery stenosis-safety & effectiveness of drug-eluting stents & anti-platelet regimen),a randomized,controlled,noninferiority trial [J]. J Am Coll Cardiol,2014,63(25 Pt A):2805-2816.

[22] HOFMA S H,BROUWER J,VELDERS M A,et al. Second-generation everolimus-eluting stents versus first-generation sirolimus-eluting stents in acute myocardial infarction. 1-year results of the randomized XAMI(XienceV Stent vs. Cypher Stent in Primary PCI for Acute Myocardial Infarction)trial [J]. J Am Coll Cardiol,2012,60(5):381-387.

[23] CHEN K Y,RHA S W,WANG L,et al. One-year clinical outcomes of everolimus-versus sirolimus-eluting stents in patients with acute myocardial infarction [J]. Int J Cardiol,2014,176(3):583-588.

[24] FARB A,BURKE A P,TANG A L,et al. Coronary plaque erosion without rupture into a lipid core. A frequent cause of coronary thrombosis in sudden coronary death [J]. Circulation,1996,93(7):1354-1363.

[25] KRAMER M C,RITTERSMA S Z,DE WINTER R J,et al. Relationship of thrombus healing to underlying plaque morphology in sudden coronary death [J]. J Am Coll Cardiol,2010,55(2):122-132.

[26] JIA H,ABTAHIAN F,AGUIRRE A D,et al. In vivo diagnosis of plaque erosion and calcified nodule in patients with acute coronary syndrome by intravascular optical coherence tomography [J]. J Am Coll Cardiol,2013,62(19):1748-1758.

[27] HIGUMA T,SOEDA T,ABE N,et al. A Combined Optical Coherence Tomography and Intravascular Ultrasound Study on Plaque Rupture,Plaque Erosion,and Calcified Nodule in Patients With ST-Segment Elevation Myocardial Infarction:Incidence,Morphologic Characteristics,and Outcomes After Percutaneous Coronary Intervention [J]. JACC Cardiovasc Interv,2015,8(9):1166-1176.

[28] KWON J E,LEE W S,MINTZ G S,et al. Multimodality Intravascular Imaging Assessment of Plaque Erosion versus Plaque Rupture in Patients with Acute Coronary Syndrome [J]. Korean Circ J,2016,46(4):499-506.

[29] YONETSU T,LEE T,MURAI T,et al. Plaque morphologies and the clinical prognosis of acute coronary syndrome caused by lesions with intact fibrous cap diagnosed by optical coherence tomography [J]. Int J Cardiol,2016,203:766-774.

[30] TANIWAKI M,RADU M D,ZAUGG S,et al. Mechanisms of Very Late Drug-Eluting Stent Thrombosis Assessed by Optical Coherence Tomography [J]. Circulation,2016,133(7):650-660.

急性心肌梗死合并心源性休克伴发大面积脑梗死抗栓治疗1例

要点 此病例是急性心肌梗死心源性休克合并大面积脑梗,病情危重,可谓雪上加霜,经过中国人民解放军北部战区总医院经治医生的得当处理,患者病情转危为安,随访恢复较好,结果令人满意。此例患者在选择抗栓治疗及血运重建策略时,需要平衡脑血管和冠状动脉病变处理策略中的矛盾之处,应用循证医学证据和相关指南,并结合患者的具体情况,制定更合理的方案。

病 史 摘 要

患者女性,60岁,以"发作性胸痛10年,加重5.5小时"为主诉。10年前开始出现发作性胸痛,呈闷痛,多与劳累及情绪相关,每次发作3~5分钟,常向背部放射,偶伴轻微出汗,无明显其他伴随症状,经休息或含服"速效救心丸"后可缓解,未予诊治。2017年5月7日19:00无明显诱因突发咽痛、胸痛,就诊当地医院诊断"急性心肌梗死、心源性休克",19:30突发嗜睡,右侧肢体肌力明显减低,给予血管活性药(具体不详)、阿司匹林肠溶片300mg、硫酸氢氯吡格雷片各300mg后,于5月8日0:25转运至我院。

既往史:高血压病史5年,血压最高190/110mmHg,不规律口服降压药物;无糖尿病及吸烟史;父亲因心肌梗死去世;无其他家族遗传病史。

体 格 检 查

体温36.7℃,脉搏46次/min,血压90/50mmHg(给以大量升压药),体重指数31.4kg/m^2,浅昏迷,言语不清,四肢湿冷,查体不配合,双肺未及干湿啰音。心尖搏动位于左侧第5肋间锁骨中线处,无心尖部抬举样搏动,心浊音界正常。心率46次/min,律齐,各瓣膜听诊区未闻及收缩期及舒张期杂音。双侧桡动脉搏动一致有力,腹软,脐周及上腹均未闻及血管杂音。双侧股动脉及足背动脉搏动一致。右侧肢体肌力1级,右侧巴氏征阳性。

辅 助 检 查

血气(3L/min流量吸氧状态下):pH 7.30,PaO$_2$ 66mmHg,SaO$_2$ 89%,HCO$_3^-$ 15.4mmol/L,乳酸5.1mmol/L。外院心电图:三度房室传导阻滞,Ⅱ、Ⅲ、aVF、V1~V5导联ST段抬高0.1~0.5mV(图1)。我院心电图:三度房室传导阻滞,Ⅱ、Ⅲ、aVF、V3R~V5R、V7~V9导联ST段抬高0.1~0.6mV,V2~V3导联ST段压低(图2)。急查头颅CT:未见明显异常,排除脑出血(图3)。

入 院 诊 断

①冠状动脉粥样硬化性心脏病:急性下壁、右心室和正后壁心肌梗死,Ⅲ度房室传导阻滞,心源性休克,Killip Ⅳ级;②急性脑梗死;③高血压3级(极高危)。

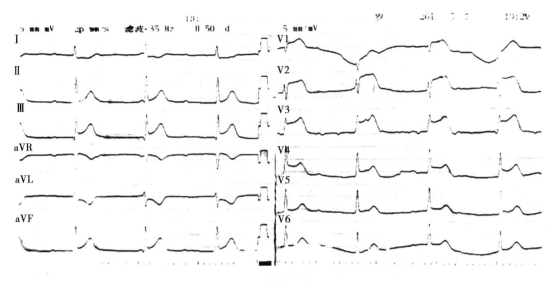

图 1　外院心电图

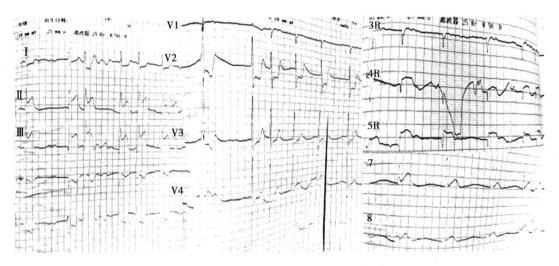

图 2　我院心电图

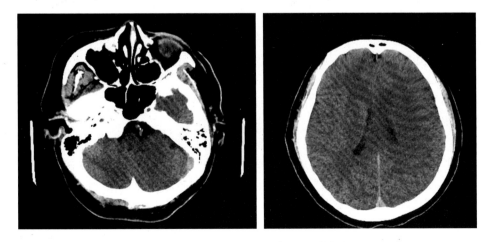

图 3　头颅 CT:未见异常,排除出血

诊治经过与诊治思维

1. 治疗策略选择 患者经急查头颅 CT 提示未发现脑出血,考虑急性脑梗死可能性大,心、脑同时溶栓?患者急性心肌梗死造成血流动力学不稳定,病情非常危重,先处理心脏?患者状态差、病情复杂、风险高,急诊留观或暂保守治疗?

(1) 同时溶栓是否可取?

溶栓治疗用药剂量和时间窗不同[1,2]→ rt-PA(以阿替普酶为例,表 1)。

表 1　溶栓治疗用药剂量和时间窗不同

患者体重	诊断	用药剂量	时间窗
70kg	急性 ST 段抬高型心肌梗死	100mg/90min	<12h
	急性脑梗死	63mg/60min	<4.5h

治疗指南对急性心肌梗死和急性脑梗同时发生是否可以溶栓治疗没有明确推荐,且该患者急性脑梗已超过溶栓最佳时间窗(>5 小时)。

(2) 保守治疗是否可取?

患者急性心肌梗死合并心源性休克(多支血管病变可能性大),血流动力学不稳定,病情非常危重,如放弃早期时间窗内的血运重建,可能造成无法挽回的局面;根据 2018 ESC 心肌血运重建指南,心源性休克患者无论距离症状发生多久,若冠脉解剖适合行 PCI,均推荐急诊 PCI(Ⅰ类推荐,B 级证据)[3]。

(3) 最终选择:考虑患者心肌梗死发病在前,发病后血压低,心率慢,脑灌注不足,其所伴发急性脑梗与此次急性心肌梗死密不可分,目前心肌梗死合并心源性休克,病情危重且不稳定,应积极给以早期血运重建恢复患者心脏泵功能,从根本上改善血流动力学状态,更有利于脑梗死恢复。在向家属反复交代风险和预后,征求家属同意后,签字后启动急诊绿色通道。

2. 术中的抗凝如何选择?

(1) 脑梗死患者急性期的抗凝选择[2](节选《中国急性缺血性脑卒中诊治指南 2018》)

1) 对大多数急性缺血性脑卒中患者,不推荐无选择地早期进行抗凝治疗(Ⅰ类推荐,A级证据)。

2) 抗凝药治疗不能降低随访期末病死率;随访期末的死亡或残疾率亦无显著下降。

3) 抗凝治疗能降低缺血性脑卒中的复发率、降低肺栓塞和深静脉血栓形成发生率,但被症状性颅内出血增加所抵消。

4) 3 小时内进行肝素抗凝的临床试验显示治疗组 90 天时结局优于对照组,但症状性出血显著增加。

(2) CRUSADE 出血危险评分[4]:50 分,高危组,出血风险 11.9%。

(3) 术中抗凝策略的选择:脑梗后的继发出血是常见的并发问题。术中保持有效抗凝的基础上,减少出血是此例患者需要面对的。比伐芦定起效和失效均快,疗效确切,正可以保证以上要求。

(4) 术前及术中抗栓用药

1) 抗血小板:阿司匹林肠溶片 300mg 嚼服(外院);硫酸氢氯吡格雷片 300mg 口服(外院)。

2）术中抗凝：比伐芦定静脉推注9ml,21ml/h持续（患者体重70kg,按60kg减量给予,约为足量的86%),术中ACT 320秒。考虑到患者已经口服双联抗血小板药物负荷剂量超过4小时,故未在术后继续滴注比伐芦定。

3. 冠脉造影及手术策略

（1）冠脉造影（图4）

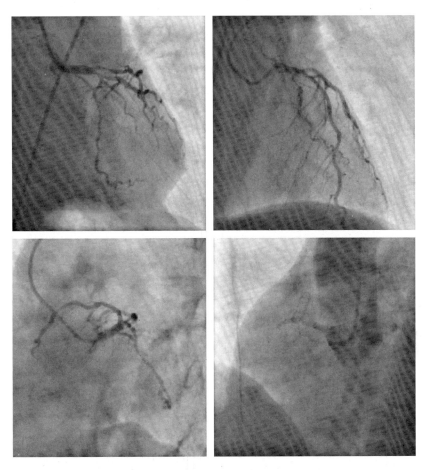

图4 冠脉造影

（2）策略思考

1）显著右冠优势型,且完全闭塞,意义重大,积极再灌注开通靶血管,恢复血流（图5,图6)。

2）右冠脉血流恢复,但全程弥漫病变,同时患者为三支血管病变,下一步治疗,CABG或PCI。患者合并大面积脑梗死,短时间内行外科手术风险高,在等待外科手术期间是否安全;考虑右冠脉病变预处理后最重处残余狭窄仍接近90%,为避免术后再闭塞,以及反复缺血的发生,进一步行支架植入（图7,图8)。

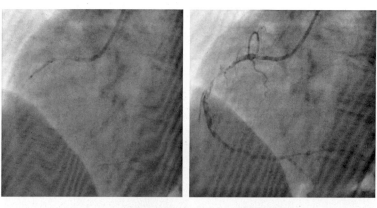

图 5　介入治疗——球囊预扩张

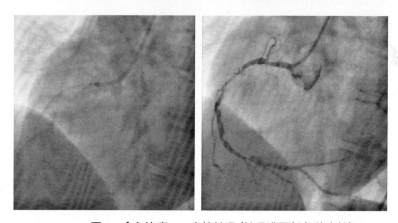

图 6　介入治疗——血栓抽吸(抽吸出两长条状血栓)

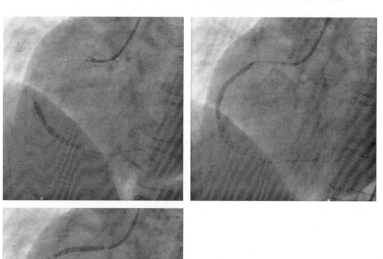

图 7　介入治疗——支架植入(3 枚, 串联)

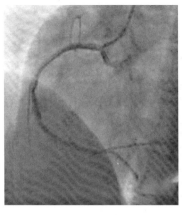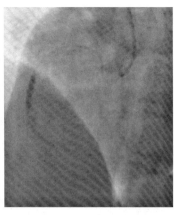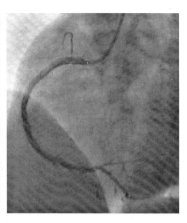

图8 介入治疗——后扩张及最终结果

4. 治疗时间点回顾（表2）

表2 该患者治疗时间点回顾

事件	时间点	事件	时间点
胸痛发病时间	19：00	到达导管室	01：10
到达某市医院	19：20	开通血管	01：34
出现脑梗死症状	19：30	D-B 时间	69min
到达某市医院	20：30	发病-血流恢复时间	6.5h
到我院胸痛中心	00：25		

5. **术后治疗** ①心电血压监护，吸氧。②补液扩容，给予升压等药物维持血流动力学稳定。③抗栓：阿司匹林肠溶片100mg/d，硫酸氢氯吡格雷片75mg/d。④抗凝：比伐芦定20ml/h持续至术后1小时结束；不给予低分子肝素抗凝治疗。⑤术后心脏超声：左室内径46mm，射血分数56%。⑥术后肝、肾功能等良好，未出现多脏器功能障碍。

患者于发病48显示后复查头CT示：左侧额顶叶及半卵圆中心、双侧小脑半球可见多发大片状低密度影（图9）。发病4天后复查头CT示：无继发出血，缺血灶较前无明显进展（图10）。

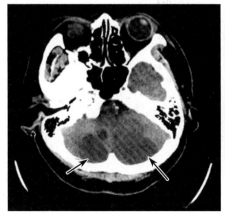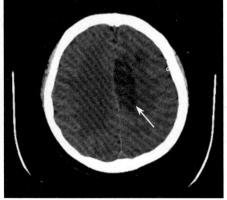

图9 发病48小时头颅CT

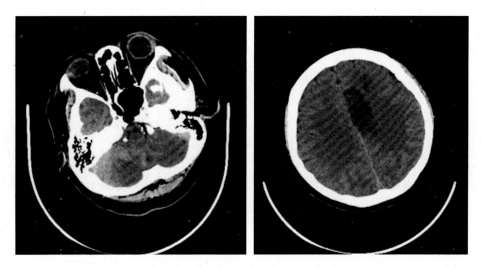

图 10　发病 4 天复查头 CT

出院情况与随访

　　患者于发病 9 天后出院,出院时无胸痛、气短等不适。查体:心率 67 次 /min,血压 134/85mmHg。语言恢复,右侧肢体肌力 3 级。出院用药:①阿司匹林肠溶片 100mg,每日 1 次;②硫酸氢氯吡格雷片 75mg,每日 1 次;③阿托伐他汀钙片 20mg,每日 1 次;④贝那普利片 10mg,每日 1 次;⑤丁苯酞软胶囊 0.2g,每日 3 次。

　　于 18 个月后对患者进行随访,患者右侧肢体肌力 4 级 +,可以自行进行日常活动,偶有活动后气短,无明显胸痛及心脏事件发生。心脏超声示:左室 40mm,射血分数 60%。复查头颅 CT 示:左侧额顶叶、双侧小脑半球梗死灶较前明显缩小(图 11)。

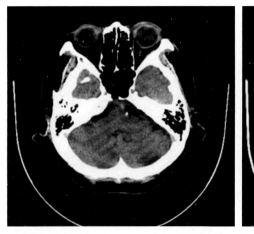
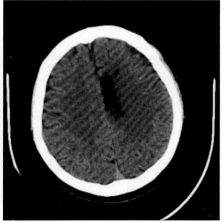

图 11　发病后 18 个月复查头颅 CT

专 家 点 评

此病例病情危重,临床情况较为复杂,但经治医生处置有理有据,患者临床转归较好。急性心肌梗死合并急性大面积脑梗死的患者,首先在抗栓策略上要充分考虑脑出血的预防。该患者已超出急性脑梗死的最佳溶栓时间窗,且考虑为冠脉多支病变可能性较大,因此经治医师果断选择行急诊介入治疗,尽快进行冠脉血运重建,以恢复其心脏泵功能。在介入术前选择应用双联抗血小板治疗的方案较为合理,术中应用抗凝效力稳定且安全的比伐芦定时,通过 ACT 监测其抗凝效力,并适当减少比伐芦定的用量,使 ACT 维持在较为温和的数值范围,可能对降低出血并发症的风险起到了一定的预防作用。对于这种高出血风险患者,减少比伐芦定的使用量是一个现实问题,但无既往指南可以借鉴,还有待进一步探索。

知 识 拓 展

PCI 相关的出血和血管并发症与医疗费用增加、住院时间延长、短期和长期死亡率增加密切相关。据报道,急性冠脉综合征(acute coronary syndrome,ACS)行 PCI 手术的患者总的出血发生率是从 1.7% 到 18% 不等[5]。出血不仅增加了患者住院期间死亡率,由于出血被迫停用抗血栓药物也使再发缺血事件和心肌梗死的发生率明显增加。识别出血高危患者是预防出血的重要基础。目前认为出血危险因素包括:①不可干预因素:高龄、女性、慢性肾功能不全、贫血、既往脑卒中、低体重、糖尿病史、高血压病史等;②可干预因素:抗栓药物种类、剂量、疗程、围术期因素(如发生冠状动脉出血等)等。2018 年 ESC 心肌血运重建指南建议,应用 GRACE 和 CRUSADE 评分来评价 ACS 患者院内死亡率和出血风险[3]。出血风险分层将有利于制定更安全的诊疗策略,防范和控制出血风险。对于合并脑卒中以及老年、肾功能不全等高危人群,临床治疗中重视出血与缺血平衡尤为重要。

PCI 治疗中大约一半的患者出血事件发生在穿刺部位,从临床上不太重要的皮下血肿到致命的腹膜后出血,程度不一。但对预后的影响,非穿刺部位出血要较穿刺部位出血危害更大,因此更需要关注的是 PCI 围术期抗凝治疗和支架术后双联抗血小板治疗所带来的危害。药物策略:①优先选用抗缺血疗效好且出血风险低的药物如比伐芦定、磺达肝癸钠、依诺肝素等;②按照公斤体重使用、适当减少普通肝素用量;③合理选择普拉格雷、替格瑞洛等新型抗血小板药物;④注重对抗凝药物的监测(如 ACT 检测下使用普通肝素和比伐芦定);⑤合理优化抗栓药物剂量、种类和疗程。

综上所述,出血是 PCI 治疗中的严重并发症,与不良临床预后显著相关。临床实践中,应该全面评估患者出血风险进行危险分层,谨慎平衡缺血与出血风险,预防控制出血性并发症,争取最大的临床净获益。众多临床研究均表明,新型直接凝血酶抑制剂比伐芦定与肝素相比,可显著降低 PCI 相关出血风险,同时结合急性心肌梗死患者服用负荷量双联抗血小板药物的起效时间问题,酌情术后持续应用高剂量比伐芦定,并不增加出血风险的作用,为接受 PCI 治疗的高出血风险患者提供了一个很好的选择。随着临床研究的深入,相信比伐芦定在 PCI 领域的运用前景会愈加广阔。

(梁振洋　方毅　徐凯　韩雅玲)

参 考 文 献

［1］中华医学会心血管病学分会,中华心血管病杂志编辑委员会.急性 ST 段抬高型心肌梗死诊断和治疗指南 2015［J］. 中华心血管病杂志,2015,43(5):380-393.

［2］中华医学会神经病学分会,中华医学会神经病学分会脑血管病学组.中国急性缺血性脑卒中诊治指南 2018［J］.中 华神经科杂志,2018,51(9):666-682.

［3］NEUMANN F J,SOUSA-UVA M,AHLSSON A,et al. 2018 ESC/EACTS Guidelines on myocardial revascularization［J］. Eur Heart J,2019,40(2):87-165.

［4］SUBHERWAL S,BACH R G,CHEN A Y,et al. Baseline risk of major bleeding in non-ST-segment-elevation myocardial infarction:the CRUSADE(Can Rapid risk stratification of Unstable angina patients Suppress ADverse outcomes with Early implementation of the ACC/AHA Guidelines)Bleeding Score［J］. Circulation,2009,119(14):1873-1882.

［5］O'DONOGHUE M,WIVIOTT S D. Clopidogrel response variability and future therapies:clopidogrel:does one size fit all?［J］. Circulation,2006,114(22):e600-e606.

急性心肌梗死合并多支血管病变处理1例

患者老年女性,高血压病史 20 余年,糖尿病病史 6 年,均口服药物治疗,控制良好;哮喘病史 30 年,发作时吸入激素治疗;美尼尔氏综合征 40 余年。1 年前当地医院诊断考虑冠状动脉粥样硬化性心脏病,予口服阿司匹林、阿托伐他汀等药物治疗。1 个月半前因剑突下疼痛,放射至手臂、手掌,就诊于当地医院,腹部 CT 提示"胆总管下段可疑结石伴胆总管扩张",遂停用阿司匹林后行 ERCP 术,植入胆总管支架。3 天前再次出现剑突下疼痛,逐渐加重,表现为持续性绞痛,放射至后背,外院心电图提示轻度 T 波改变,心脏超声未见明显异常,未予处理。后患者剑突下疼痛难忍,急诊就诊于我院,以"腹痛待查"收住肝胆胰外科。

入院后完善心肌酶谱、肌钙蛋白、心电图等检查后发现,患者心肌酶谱升高,肌钙蛋白升高,心电图提示侧壁异常 Q 波,诊断考虑急性冠脉综合征,心内科急会诊后考虑非 ST 段抬高型心肌梗死,建议行冠脉介入术,转心内科后行冠脉造影提示:冠脉三支病变,回旋支闭塞,中间支次全闭塞,前降支重度狭窄,右冠中重度狭窄。该患者应该如何处理? 血运重建策略应该如何制定。

一、病 史 摘 要

(一)现病史

患者 69 岁女性,因"胆总管支架植入后 6 周,上腹部疼痛 3 天"入院。既往有哮喘病史 30 余年,发作时吸入激素治疗。高血压病史 20 余年,糖尿病病史 6 年,均口服药物治疗,控制良好。1 年前当地医院诊断冠状动脉粥样硬化性心脏病(具体不详),予口服阿司匹林、阿托伐他汀治疗。6 周前因剑突下疼痛,放射至手臂、手掌,就诊于当地医院,腹部 CT 提示:胆总管下段可疑结石伴胆总管扩张,诊断为"胆总管结石"。完善相关检查,停用阿司匹林,排除禁忌后行 ERCP 术,植入胆总管支架。3 天前再次出现剑突下疼痛,逐渐加重,表现为持续性绞痛,放射至后背,外院心电图提示轻度 T 波改变,心脏超声未见明显异常,未予处理。后患者剑突下疼痛难忍,急诊就诊于我院,以"腹痛待查"收住肝胆胰外科。

(二)体格检查

体温 36.3℃,脉搏 74 次 /min,呼吸 18 次 /min,血压 150/90mmHg。神清,精神可,皮肤巩膜未见明显黄染,浅表淋巴结未及明显肿大,两肺呼吸音清,未及明显干湿啰音。律齐,未及明显心杂音。腹平软,剑突下压痛无反跳痛,未及明显包块,Murphy 征可疑阳性,移动性浊音阴性。神经系统检查阴性。

(三)辅助检查

实验室检查:①2019 年 3 月 19 日外院:NT-proBNP 130.7pg/ml,超敏肌钙蛋白 T 0.018μg/L。CK 36U/L,AST 43U/L,淀粉酶 57U/L。CRP 5.29mg/L。APTT 21.6 秒,纤维蛋白原 4.45g/L,D-二聚体 0.54mg/L。②2019 年 5 月 6 日心肌酶谱(本院):CK 144U/L,CK-MB 33U/L。③2019 年 5

月 6 日 cTnI(本院急诊):肌钙蛋白 I 0.581ng/ml。④2019 年 5 月 6 日 NT-proBNP 4 760pg/ml。

心电图(2019 年 5 月 6 日):V$_4$~V$_6$ 导联 ST 段压低伴 T 波改变,侧壁 AVL 导联异常 Q 波(图 1)。

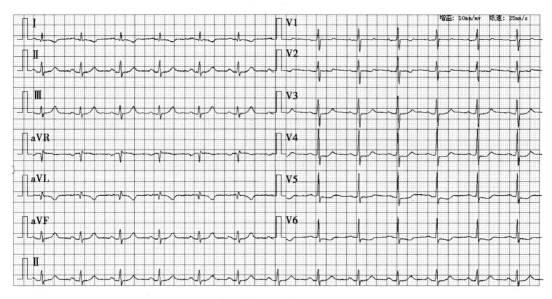

图 1　心电图

心脏超声(2019 年 5 月 9 日,本院):M 型。二维超声心动图示左心房前后径 3.24cm,大小 5.5cm×4.4cm,左心室内径 4.7cm,各个房室大小正常。主动脉不宽,主波可,重搏波清。主瓣细,启闭可。二尖瓣细,前叶双峰,后叶逆向。室间隔不厚,与左室后壁运动逆向。主肺动脉内径 25mm。静息状态下见左室短轴(乳头肌水平)后壁、侧壁收缩运动减弱。多普勒超声示肺动脉收缩期 Vmax=0.78m/s,ACT=11ms。二尖瓣口 E 峰 0.59m/s,A 峰 0.74m/s。收缩期二尖瓣左房侧、三尖瓣右房侧可探及蓝色反流信号。左室射血分数(EF)55%。结论:左室壁运动节段性异常,左室舒张功能减退,二、三尖瓣轻度反流。

全腹 CT 平扫(2019 年 5 月 5 日,本院):急诊腹部 CT 平扫未见明显急症征象。附见:ERCP 术后,胆总管支架植入术后改变;肝内外胆管扩张积气。

(四)入院诊断

1. 冠状动脉粥样硬化性心脏病,急性非 ST 段抬高型心肌梗死,Killip I 级。
2. 胆总管结石(伴胆总管扩张),胆总管支架植入术后。
3. 高血压 2 级(很高危)。
4. 2 型糖尿病。
5. 哮喘。
6. 美尼尔氏综合征。

二、诊治经过与诊治思维

(一)病史特点

1. 老年女性,既往哮喘、高血压、糖尿病病史。

2. 1年前诊断为冠心病,长期口服阿司匹林等治疗,6周前因胆总管结石,停用阿司匹林行 ERCP 术,植入胆总管支架,3天前出现腹痛。

3. 查体未见心血管系统明显阳性体征。

4. 入院后急查心肌酶谱升高,肌钙蛋白升高,心电图提示侧壁异常 Q 波。

综合以上,患者目前诊断非 ST 段抬高型心肌梗死明确,GRACE 评分为 143 分,为高危组 non-STEMI 患者,建议早期血管介入,遂给予阿司匹林、替格瑞洛充分抗血小板基础上,拟行冠脉造影明确病变,必要时行冠状动脉介入术。

（二）冠脉造影

术前准备完成后,经右桡动脉行冠状动脉造影示:左主干末 40% 狭窄;左前降支近段 50% 狭窄,中远段弥漫性病变,50%~80% 狭窄,对角支近段 90% 狭窄,前降支级对角支血流 TIMI 3 级;中间支开口 95% 狭窄,血流 TIMI 2 级;回旋支近段次全闭塞,远段完全闭塞,TIMI 血流 0~1 级;右冠中段 30% 狭窄,远段 50% 狭窄,血流 TIMI 3 级(图 2)。

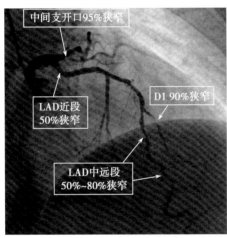
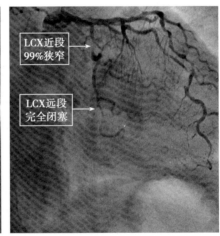
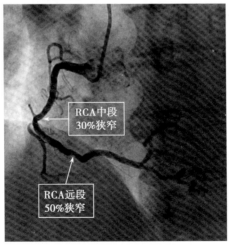

图 2　冠脉造影图

（三）手术策略分析

1. 犯罪血管判定 患者冠脉造影提示回旋支近段次全闭塞,远段闭塞,未见逆向侧支形成,考虑急性闭塞可能大,首先考虑回旋支为此次犯罪血管,此外,患者中间支开口 95% 狭窄,伴血流减慢,心电图提示侧壁异常 Q 波,V_4~V_6 ST 段压低伴 T 波低平导致,不排除中间支为犯罪血管可能性,故此次考虑同期处理中间支严重狭窄。前降支及右冠血流 TIMI 3 级,未发现斑块破裂、血栓形成等不稳定情况,考虑为非犯罪血管。

2. 完全血运重建策略及时机 患者 non-STEMI,冠脉造影提示多支病变(multi-vessel disease, MVD),回旋支及中间支为可能的犯罪血管,前降支为严重弥漫性狭窄,MVD 患者的 PCI 策略包括完全血运重建(CR)以及非完全血运重建(IR)。前者指开通全部病变血管,后者则仅开通梗死相关血管。根据完全开通的手术策略,可分为外科搭桥完全血运重建和内科介入完全血运重建。而介入完全血运重建又可以根据完全开通的时机,再分为同期完全开通、住院期间内完全开通以及出院后择期(3 个月内)完全开通三种策略。目前各项指南均推荐对合并多支严重病变患者进行完全血运重建,对于此患者也是一样,需要对该患者进行完全血运重建。

该患者虽然为糖尿病合并多支病变,指南中对于糖尿病合并多支血管更加推荐外科 CABG 进行完全血运重建,但该患者右冠狭窄程度较轻,前降支中远段弥漫性病变,回旋支远段急性闭塞,无法显影评估远段是否可进行桥血管吻合,且该 Syntax 评分为 21.5 分,因此与患者家属充分沟通,详细告知搭桥及介入手术方案后,患者家属拒绝外科 CABG 术,要求行内科介入术治疗。因此,本患者选择内科介入术进行完全血运重建。

但是否同期完全血运重建,目前仍有争议。对于此患者,考虑到此次可能的犯罪血管已经有 2 支,术中情况比较复杂,同期处理前降支病变将进一步增加手术的复杂程度和更高的手术并发症可能。因此,我们决定对该患者进行分期完全血运重建策略,此次仅处理犯罪血管。

3. PCI 处理策略 患者可能的犯罪血管有 2 支,我们该选择什么样的处理策略呢? 对于该患者,回旋支为次全闭塞及完全闭塞病变,且为主支血管,目前更多的循证证据支持新一代药物洗脱支架(drug eluting stent, DES)植入治疗主支原位病变。而另一支可能的犯罪血管中间支为分支血管且为开口病变,血管直径 <2mm,目前对于直径 <2mm 分支血管处理指南推荐药物球囊(drug-coating balloon, DCB)处理。因此,对于该患者,我们此次 PCI 的策略制定为回旋支病变植入 DES,中间支病变进行 DCB 治疗。择期处理前降支病变。

（四）回旋支及中间支 PCI 术

经鞘循导丝送 EBU 3.5 指引导管至左冠口,循导管送 Field FC 导丝至中间支远段,循中间支导丝送 Sprinter Legend 2.0mm×20mm 球囊至中间支病变处,以 8~12atm×10~20s 压力多次预处理病变,退出球囊,造影示中间支残余狭窄小于 30%,远段血流 TIMI 3 级,未见明显血管夹层。另送一根 Field FC 导丝顺利通过回旋支近端次全闭塞段并送至第二钝缘支远段,循回旋支导丝送 Sprinter Legend 2.0mm×20mm 球囊至回旋支近段病变处,以 8~12atm×10s 压力预处理病变后,退出球囊,造影提示回旋支完全显影,远段狭窄 80%,调整导丝至回旋支远段,循导丝先后送 EVERLINK 2.25mm×28mm 支架至回旋支远段,EVERLINK 2.5mm×28mm 药物支架至回旋支近端病变处,前后支架串联 2mm,精确定位后分布以 10atm×10s 扩张释放支架,并在支架串联处 EVERLINK 2.5mm×28mm 药物支架球囊再次扩张,撤出支架球囊。循中间支导丝送 SeQuent Please 2.5mm×30mm 药物球囊至中间支开口病变处,以 10atm×60s

压力行 PTCA 术。重复造影见回旋支支架完全打开,TIMI 血流 3 级;中间支残余狭窄 <30%,未见明显血管夹层,血流 TIMI 3 级,撤出导丝、导管,结束手术(图 3)。患者生命体征稳定,送入重症监护病房。

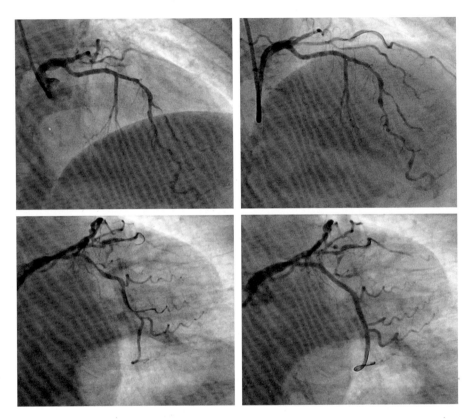

图 3   回旋支 PCI 术 + 中间支药物球囊 PTCA 术

术后继续予阿司匹林 100mg、每日 1 次联合替格瑞洛 90mg、每日 2 次抗血小板,阿托伐他汀 20mg、每晚 1 次稳定斑块,低分子肝素 0.4ml、每日 1 次抗凝,美托洛尔缓释片 23.75mg、每日 1 次及培哚普利 2mg、每日 1 次改善心肌重构,泮托拉唑片 40mg、每日 1 次护胃,格列美脲 2mg、每日 1 次联合阿卡波糖 100mg、每日 2 次控制血糖等治疗。术后 1 天转入心内科普通病房,术后第二天各项生命体征平稳,无明显不适主诉,予带药出院。嘱 1 各个月后处理左冠状动脉病变。

(五) 前降支择期 PCI 术

出院后患者无任何临床不适主诉,电话随访反复劝说患者来院行前降支 PCI 术。根据前次冠脉造影提示前降支近段狭窄 50%,中远段弥漫性病变,50%~80% 狭窄,远段血流 TIMI 3 级;右冠中段 30% 狭窄,远段 50% 狭窄,远段血流 TIMI 3 级,而且在左回旋支及中间支 PCI 术后患者胸闷胸痛症状完全缓解,有 3 个问题我们需要回答:①前降支中远段病变是否导致患者心脏缺血? ②前降支近段 50% 狭窄是否引起心脏缺血? ③右冠病变是否导致心脏缺血? 因此,术者觉得有必要行 FFR 检查评估缺血情况来回答以上问题。

多功能造影导管复查造影,发现中间支药物球囊术后局部瘤样扩张,回旋支支架未见明显异常。经鞘循导丝送 JR4 指引导管至右冠,循导管送压力导丝至右冠远段,行 FFR 检查示血流储备分数为 0.84,术中无任何不适,遂撤出压力导丝及指引导管。再循鞘经导丝送 EBU 3.5 指引导管至左冠口,循导管送压力导丝至前降支远段,行 FFR 检查示血流储备分数为 0.59,术中患者诉胸闷不适,均提示前降支弥漫性病变导致心脏缺血,故决定行左前降支 PCI 术。循压力导丝送 SPRINTER LEGEND 2.0mm×15mm 球囊至前降支病变处,以 8~12atm 压力预处理病变,撤出球囊。循压力导丝先后送 Resolute 2.25mm×30mm、2.5mm×24mm、2.75mm×30mm 药物支架至前降支中远段病变处,前后支架串联 2mm,精确定位后以 10~12atm×10s 扩张释放支架,撤出支架球囊。交换 SION 导丝至前降支远段,循 SION 导丝先后送 Quantum Maverick 2.5mm×15mm、2.75mm×15mm 球囊至支架内,以 16~22atm×10s 由远及近扩张,撤出球囊。重复造影见支架完全打开,TIMI 血流 3 级。复查 FFR 示血流储备分数 0.82,提示前降支缺血解除,且前降支近段 50% 狭窄并未引起心脏缺血,遂撤出导丝、导管,结束手术(图 4,图 5)。患者生命体征稳定,返回病房。

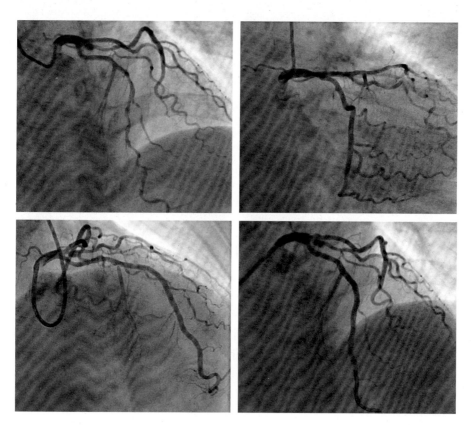

图 4　造影复查及前降支 PCI 术后造影

（六）专家点评

本例患者老年女性,既往高血压、糖尿病、冠心病病史,6 周前停用阿司匹林至今,此次因上腹痛就诊,心电图提示侧壁异常 Q 波,心肌酶、肌钙蛋白增高。排除腹部急症后,首先考虑冠心病(急性冠脉综合征)。冠脉造影示多支血管病变(左主干末 40% 狭窄;左前降支近段 50% 狭窄,中远段弥漫性病变,50%~80% 狭窄,对角支近段 90% 狭窄,前降支级对角支血流 TIMI 3 级;中间支开口 95% 狭窄,血流 TIMI 2 级;回旋支近段次全闭塞,远段完全闭塞,TIMI

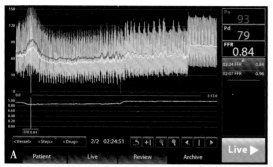
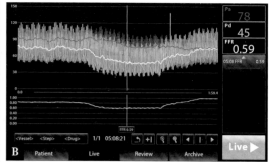
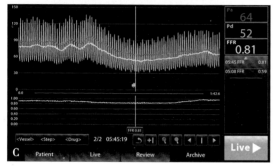

图 5 右冠及前降支血流储备分数(FFR)检查

A. 右冠术前 FFR 为 0.84;B. 前降支术前 FFR 为 0.59;C. 前降支中远段支架植入术后 FFR 为 0.81

血流 0~1 级;右冠中段 30% 狭窄,远段 50% 狭窄,血流 TIMI 3 级。患者诊断非 ST 段抬高型心肌梗死合并多支血管病变明确。结合患者心电图侧壁异常 Q 波,造影未见逆向侧支,考虑此次为急性闭塞,提示左回旋支为罪犯血管可能性最大;此外,中间支狭窄程度极重,血流减慢,不排除为犯罪血管可能;前降支中远段弥漫性中重度狭窄,符合糖尿病患者冠脉的弥漫性病变特点,远端血流 TIMI 3 级,因此考虑非犯罪血管;右冠狭窄程度相对较轻,可暂不予考虑介入治疗。由于患者高龄,基础疾病多,对于手术耐受性较差,同期完全血运重建意味着更多的射线以及造影剂剂量,更长的手术时间以及更多的支架植入,并发症发生率较高,手术风险较大。其次,从介入操作角度看,患者合并糖尿病,前降支弥漫性病变较长,手术难度增加,PTCA 次数以及支架植入数增加,并发症以及手术失败率相对升高。再次,患者血流动力学无血流动力学障碍,无恶性心律失常,非犯罪血管(前降支)病变稳定,故考虑首先开通罪犯血管回旋支及中间支,择期行完全血运重建开通前降支病变。回旋支及中间支术后,患者临床症状完全缓解,故 FFR 评估病变缺血程度并决定是否进一步完全血运重建的策略是合适的。

三、随访情况

出院后患者定期门诊随访,规律抗血小板、降糖等治疗,胸痛或者上腹部疼痛未再发作。2019 年 7 月 2 日心脏超声示心功能参数 AO 28mm,IVSd 9mm,LVDd 39mm,FS 39%,LA 35mm,LVPWd 9mm,LVDs 24mm,LVEF 70%,M 型。二维超声心动图示各房室大小正常范围,升主动脉不宽,主波明显,重搏波清晰,主瓣清晰,启闭无殊;二尖瓣纤细,前叶双峰,后叶逆向运动。室壁不厚,室间隔与左室后壁逆向运动。肺动脉主干内径 19mm。静息状态下见左室短轴(乳头肌水平)后壁、侧壁收缩运动稍减弱。多普勒超声示 PWD 测收缩期经肺动脉瓣峰值流速 0.7m/s。PWD 测收缩期经主动脉瓣峰值流速 1.1m/s。舒张期二尖瓣口血流 E/

A<1。DTI 测得二尖瓣侧壁瓣环运动速度 Ea/Aa<1。彩色多普勒显示二、三尖瓣见少量血液反流信号。结论:左室壁运动节段性异常,左室舒张功能减退,二、三尖瓣轻度反流,符合心肌梗死后改变。

四、知 识 拓 展

冠状动脉多支血管病变(MVD)在冠心病患者群体中的发病率逐年上升,尤其常见于急性冠脉综合征(ACS)的患者,将近 1/2 的 ST 段抬高型心肌梗死(STEMI)以及 2/3 的非 ST 段抬高型心肌梗死(NSTEMI)患者,存在至少 2 支明显狭窄的血管[1]。通常将 MVD 定义为至少 2 支主要冠脉(左主干、左前降支、左回旋支以及右冠脉)或其主要分支存在明显狭窄。但是具体多少程度算严重狭窄目前尚无统一的标准,其中较为常用的标准是狭窄程度≥50%或者≥70%[2,3],也有些研究定义为≥60% 狭窄,甚至根据临床经皮冠状动脉介入治疗的标准将 MVD 定义为至少 2 支或以上的主要冠脉主支或其主要分支狭窄程度≥75%。但是,单从冠脉造影结果的图像结果判断是否存在严重狭窄存在明显的缺陷,容易受主观因素以及图像分辨率、角度的影响。因此,有学者建议采用血流储备分数(FFR)对冠脉的功能进行评估,对每个患者进行个体化评价,从而更加准确、客观地指导治疗。

文献表明,MVD 的病变特点是病变弥漫,复杂且狭窄程度较重,常合并存在慢性完全性闭塞(CTO)、小血管病变、钙化病变、分叉病变、多支血管多处病变等[4]。此外,MVD 在老年群体中发病率高,常合并糖尿病、肾功能不全、慢性阻塞性肺疾病、脑血管疾病等,并且相应的心肌缺血的临床症状也更严重[5],可能是年龄的增长以及合并症(高血压、糖尿病、脑血管疾病、肾功能不全等)加重冠脉病变[6]。越来越多的研究表明,与单支血管病变患者相比,MVD 患者的死亡率和再次心肌梗死的发生率明显升高,可能与非梗死相关血管斑块的不稳定性、心肌灌注不良、心室收缩功能受损或心律失常有关[7]。

MVD 患者的 PCI 策略包括完全血运重建(CR)以及非完全血运重建(IR)。前者指开通全部病变血管,后者则仅开通梗死相关血管。根据完全开通的时机,CR 可再分为同期完全开通、住院期间内完全开通以及出院后择期(3 个月内)完全开通三种策略[8]。早期一些研究发现开通全部病变血管增加 PCI 术后不良心血管事件,可能是由于介入操作复杂、射线暴露时间长以及大剂量的造影剂使用,导致手术相关并发症的风险增高[9]。因此,以往对于诊断为 STEMI 的 MVD 患者,CR 通常不被推荐[10]。随着 PCI 技术以及药物治疗的发展,使手术相关并发症以及远期支架内再狭窄的发生率显著降低[11]。越来越多的文献表明,早期开通非梗死相关血管可使患者获益更大,CR 的益处可能包括:①改善心功能,降低短期和长期死亡率,延长生存时间;②缩短住院时间;③降低再次血运重建可能带来的并发症和费用增加,提高医疗资源的利用率[12]。

关于合并 MVD 的 STEMI 患者 PCI 治疗策略的研究在最近 10 年中大量出现,并且对心脏介入医生的手术操作产生了重要的影响。近年来的研究结果,为非靶血管的血运重建提供了有利的证据。PRAMI[13]研究显示,CR 组的患者主要终点事件(心因性死亡、非致死性心肌梗死以及难治性心绞痛)的发生率显著低于 IR 组(8.97% vs. 22.94%,P<0.001),并且非致死性心肌梗死、难治性心绞痛以及再次血运重建也显著降低。2015 年发表的 DANAMI-3-PRIMULTI 研究和 CvLPRIT 研究[14,15]同样证实了早期干预非罪犯血管对于 MVD 患者具有重要的意义。基于这些研究,2015 年的美国心脏病协会 / 美国心脏协会(ACC/AHA)介入指南提高了对于非罪犯血管处理的地位,对于合并大于 1 支冠脉存在明显狭窄的 STEMI 患者,

无论是进行急诊 PCI 或是择期 PCI,都推荐对非梗死相关的血管进行 PCI 介入开通(Ⅱ类推荐,B 级证据)[16]。

最新的 Compare-Acute[17]研究再次证实了完全血运重建的优势。该研究共纳入了 885 例合并 MVD 的 STEMI 患者,两组试验组用 FFR 对血管的功能进行评估。主要复合终点事件(主要心脑血管不良事件,MACCE)包括全因性死亡、非致命性心肌梗死、再次血运重建以及脑血管事件。经过 1 年的随访观察,CR 组共发生 MACCE 事件 23 例,显著低于 IR 组的 121 例(7.8% vs. 20.5%,HR=0.35,95%CI 0.22~0.55,P<0.001)。因此,2017 年欧洲心脏病学会(ESC)公布的《急性 ST 段抬高型心肌梗死(STEMI)诊断和治疗指南》中将 STEMI 患者急诊 PCI 时施行 CR 的建议从Ⅲ级提升为Ⅱa 级。此外,指南同样建议对合并心源性休克的患者可考虑在同次手术中处理非靶病变血管(Ⅱa 级推荐,C 级证据)[18]。需要注意的是,最近的两个研究(DANAMI-3-PRIMULTI 与 Compare-Acute)均采用了 FFR 对冠脉进行功能评估。FFR 指导的 PCI 在稳定型心绞痛的治疗中较为广泛使用,但是在 ACS 患者中,FFR 使用存在一定的限制,主要的原因可能是急性心肌梗死早期,冠脉微血管的功能障碍,导致 FFR 的检测结果的可靠性降低。但也有证据表明,FFR 对非梗死相关冠脉的检测结论是可信的;FFR 指导下的完全血运重建能显著改善 MACCE 事件且降低整体治疗费用[19]。因此,未来的研究和治疗操作中,功能或腔内影像学技术,包括 FFR、血管内超声(IVUS)以及光学相干断层成像(OCT)的使用,将成为客观评估合并 MVD 的 STEMI 患者病变血管功能以及指导治疗的关键[20]。

以上的临床研究证实,对于合并 MVD 的 STEMI 患者,CR 较 IR 具有明显优势。然而,对于非梗死相关血管的最佳开通时机,目前仍存在争议。Rouan Gaffar 等[21]发表的一篇 Meta 分析纳入了 4 个随机对照试验共 838 例合并多支病变的患者,比较同期 CR 和择期 CR 对于长期 MACE 事件发生率的影响。结果显示,同期完全重建组较择期完全重建组能降低 6 个月以及长期 MACE 事件的发生率,但并未达到具有统计学差异的水平。而 MACE 事件的降低趋势可能是由于同期 CR 能显著降低再次血运重建的发生率所导致的,因此此研究得出了同期完全血运重建较择期完全血运重建更安全的结论。Islam 等[8]发表的一篇网状 Meta 纳入了 10 个随机试验共 2 285 例患者,结果显示,同期完全重建与择期完全重建相比,无论是住院期间的血运重建(P=0.46)还是出院后 3 个月内的血运重建(P=0.13),以及住院期间血运重建与出院后 3 个月内的血运重建相比(P=0.68),在远期 MACE 事件的发生率上无明显差异。Li 等[22]纳入了 10 项研究 820 例患者,结果显示,择期血运重建能显著降低长期(P<0.000 1)以及短期(P<0.000 1)全因性死亡事件,对于 MACE 事件,择期血运重建具有降低此事件的趋势(P=0.22)。既往研究所得出的结论差异较大的可能原因如下:首先,这些研究所纳入的随机试验数量较少,样本量较小;其次,各研究之间的异质性较大;最后,入选的研究均未采用盲法,容易造成统计学上的偏倚。CULPRIT-SHOCK 是迄今规模最大的探究合并 MVD 的急性心肌梗死伴心源性休克患者最佳 PCI 策略的前瞻性、多中心、随机对照试验,共纳入 706 例合并 MVD 的急性心肌梗死伴心源性休克患者随机分为 PCI 同期处理非梗死相关血管组(n=351)和仅处理靶病变血管组(n=355)。主要研究终点为 30 天死亡率和 / 或需要肾脏替代治疗的严重肾衰竭的发生率[23]。研究结果显示,与同期处理非梗死相关血管策略相比,仅处理靶病变血管的 PCI 策略显著降低 30 天死亡率和 / 或需要肾脏替代治疗严重肾衰竭的发生率(RR=0.83,95%CI 0.71~0.96,P=0.01)。其 1 年的临床随访结果再次证实了仅处理靶病变血管策略的优势,主要终点事件的减少主要源于 30 天死亡率的下降[24]。

根据这项研究结果,2018 年 ESC 公布的《心肌血运重建指南》中,针对合并 MVD 的急性心肌梗死伴心源性休克患者,不推荐对非梗死相关血管进行同期处理,由Ⅱb 降级为Ⅲ级[25]。

对于 NSTEMI 患者开通的相关研究相对较少。SMILE 研究[26]共纳入 584 名 NSTEMI 患者,主要研究终点为 MACE 以及脑血管事件(心源性死亡、全因性死亡、再次心肌梗死、因不稳定型心绞痛再次住院、再次 PCI 以及卒中),随访时长 1 年。结果显示,同期血运重建显著降低 MACE 事件(13.64% *vs.* 23.19%,*P*=0.004),然而对事件进行单独分析发现,同期开通组 MACE 的降低来自于再次血运重建的降低,而其他如死亡、心肌梗死等事件两组均无显著差异。

因此,针对合并 MVD 的急性心肌梗死患者的 PCI 策略,介入医生需要根据实际情况,全面评估患者的获益和风险,结合自身及所处医疗单位的设备及抢救水平来制定个体化、最优化的完全血运重建策略,从而使患者获得最大收益。基于功能学评价,我们可以明确患者心肌缺血的存在及程度、缺血的部位、指导治疗策略的制定。在冠脉造影后时代到来之际,FFR 和腔内影像学技术的发展和运用可以显著改善患者预后,尤其是涉及复杂病变如多支病变的介入治疗时。介入技术和器械的进步、理念的更新,将多方位全面优化急性心肌梗死患者的 PCI 治疗和预后。

(蒲祥元　周逸蒋　张力)

参 考 文 献

[1] HAMBRAEUS K,JENSEVIK K,LAGERQVIST B,et al. Long-Term Outcome of Incomplete Revascularization After Percutaneous Coronary Intervention in SCAAR(Swedish Coronary Angiography and Angioplasty Registry)[J]. JACC Cardiovasc Interv,2016,9:207-215.

[2] WALDO S W,ABTAHIAN F,KENNEDY K F,et al. Incidence and predictors of incomplete revascularization in a contemporary cohort[J]. Coron Artery Dis,2016,27:191-198.

[3] IJSSELMUIDEN A J,EZECHIELS J,WESTENDORP I C,et al. Complete versus culprit vessel percutaneous coronary intervention in multivessel disease:a randomized comparison[J]. Am Heart J,2004,148:467-474.

[4] FAVARATO M E,HUEB W,BODEN W E,et al. Quality of life in patients with symptomatic multivessel coronary artery disease:a comparative post hoc analyses of medical,angioplasty or surgical strategies-MASS Ⅱ trial[J]. Int J Cardiol,2007,116:364-370.

[5] WEINTRAUB W S,KING S B 3rd,DOUGLAS J S Jr,et al. Percutaneous transluminal coronary angioplasty as a first revascularization procedure in single-,double-and triple-vessel coronary artery disease[J]. J Am Coll Cardiol,1995,26:142-151.

[6] MCGINN J T Jr,USMAN S,LAPIERRE H,et al. Minimally invasive coronary artery bypass grafting:dual-center experience in 450 consecutive patients[J]. Circulation,2009,120:S78-S84.

[7] KUBO T,IMANISHI T,KASHIWAGI M,et al. Multiple coronary lesion instability in patients with acute myocardial infarction as determined by optical coherence tomography[J]. Am J Cardiol,2010,105:318-322.

[8] ELGENDY I Y,MAHMOUD A N,KUMBHANI D J,et al. Complete or Culprit-Only Revascularization for Patients With Multivessel Coronary Artery Disease Undergoing Percutaneous Coronary Intervention:A Pairwise and Network Meta-Analysis of Randomized Trials[J]. JACC Cardiovasc Interv,2017,10:315-324.

[9] CUTLIP D E,WINDECKER S,MEHRAN R,et al. Clinical end points in coronary stent trials:a case for standardized definitions[J]. Circulation,2007,115:2344-2351.

[10] JENSEN L O,THAYSSEN P,FARKAS D K,et al. Culprit only or multivessel percutaneous coronary interventions in patients with ST-segment elevation myocardial infarction and multivessel disease[J]. EuroIntervention,2012,8:456-464.

[11] SOHN G H,YANG J H,CHOI S H,et al. Long-term outcomes of complete versus incomplete revascularization for patients

with multivessel coronary artery disease and left ventricular systolic dysfunction in drug-eluting stent era [J]. J Korean Med Sci, 2014, 29: 1501-1506.

[12] PATEL S, BAILEY S R. Revascularization Strategies in STEMI with Multivessel Disease: Deciding on Culprit Versus Complete-Ad Hoc or Staged [J]. Curr Cardiol Rep, 2017, 19: 93.

[13] WALD D S, MORRIS J K, WALD N J, et al. Randomized trial of preventive angioplasty in myocardial infarction [J]. N Engl J Med, 2013, 369: 1115-1123.

[14] ENGSTROM T, KELBAEK H, HELQVIST S, et al. Complete revascularisation versus treatment of the culprit lesion only in patients with ST-segment elevation myocardial infarction and multivessel disease (DANAMI-3-PRIMULTI): an open-label, randomised controlled trial [J]. Lancet, 2015, 386: 665-671.

[15] GERSHLICK A H, KHAN J N, KELLY D J, et al. Randomized trial of complete versus lesion-only revascularization in patients undergoing primary percutaneous coronary intervention for STEMI and multivessel disease: the CvLPRIT trial [J]. J Am Coll Cardiol, 2015, 65: 963-972.

[16] LEVINE G N, BATES E R, BLANKENSHIP J C, et al. 2015 ACC/AHA/SCAI Focused Update on Primary Percutaneous Coronary Intervention for Patients With ST-Elevation Myocardial Infarction: An Update of the 2011 ACCF/AHA/SCAI Guideline for Percutaneous Coronary Intervention and the 2013 ACCF/AHA Guideline for the Management of ST-Elevation Myocardial Infarction: A Report of the American College of Cardiology/American Heart Association Task Force on Clinical Practice Guidelines and the Society for Cardiovascular Angiography and Interventions [J]. Circulation, 2016, 133: 1135-1147.

[17] SMITS P C, ABDEL-WAHAB M, NEUMANN F J, et al. Fractional Flow Reserve-Guided Multivessel Angioplasty in Myocardial Infarction [J]. N Engl J Med, 2017, 376: 1234-1244.

[18] IBANEZ B, JAMES S, AGEWALL S, et al. 2017 ESC Guidelines for the management of acute myocardial infarction in patients presenting with ST-segment elevation: The Task Force for the management of acute myocardial infarction in patients presenting with ST-segment elevation of the European Society of Cardiology (ESC)[J]. Eur Heart J, 2018, 39: 119-177.

[19] NTALIANIS A, SELS J W, DAVIDAVICIUS G, et al. Fractional flow reserve for the assessment of nonculprit coronary artery stenoses in patients with acute myocardial infarction [J]. JACC Cardiovasc Interv, 2010, 3: 1274-1281.

[20] KOWALEWSKI M, SCHULZE V, BERTI S, et al. Complete revascularisation in ST-elevation myocardial infarction and multivessel disease: meta-analysis of randomised controlled trials [J]. Heart, 2015, 101: 1309-1317.

[21] GAFFAR R, HABIB B, FILION K B, et al. Optimal Timing of Complete Revascularization in Acute Coronary Syndrome: A Systematic Review and Meta-Analysis [J]. J Am Heart Assoc, 2017.

[22] LI Z, ZHOU Y, XU Q, et al. Staged versus One-Time Complete Revascularization with Percutaneous Coronary Intervention in STEMI Patients with Multivessel Disease: A Systematic Review and Meta-Analysis [J]. PLoS One, 2017, 12: e0169406.

[23] THIELE H, AKIN I, SANDRI M, et al. PCI Strategies in Patients with Acute Myocardial Infarction and Cardiogenic Shock[J]. N Engl J Med, 2017, 377: 2419-2432.

[24] THIELE H, AKIN I, SANDRI M, et al. One-Year Outcomes after PCI Strategies in Cardiogenic Shock [J]. N Engl J Med, 2018, 379: 1699-1710.

[25] NEUMANN F J, SOUSA-UVA M, AHLSSON A, et al. 2018 ESC/EACTS Guidelines on myocardial revascularization [J]. Eur Heart J, 2019, 40: 87-165.

[26] SARDELLA G, LUCISANO L, GARBO R, et al. Single-Staged Compared With Multi-Staged PCI in Multivessel NSTEMI Patients: The SMILE Trial [J]. J Am Coll Cardiol, 2016, 67: 264-272.

急性心肌梗死合并室间隔穿孔
介入封堵 1 例

近年来,介入封堵术成功治疗急性心肌梗死(AMI)后室间隔穿孔(VSR)的临床病例报道和小样本、单中心回顾性或随访性研究,频繁见于国内外期刊。本中心自 2008 年至今,已成功介入治疗 VSR 近 20 例,值得总结经验、展开讨论,现介绍一例病例如下。

病 史 摘 要

患者男性,65 岁,主诉"突发胸痛 1 周"。入院前 1 周突发胸痛,位于胸骨后,闷堵感,持续不缓解,伴恶心、出冷汗,无放射痛,无发热及畏寒,症状持续 1 小时余有所减轻,未及时就诊。2 天后患者感胸闷、乏力及气短,食欲不佳,遂至当地医院门诊,查心电图提示"急性广泛前壁心肌梗死",收住院。住院当日查体发现"心脏杂音",查床边心脏彩超提示"室间隔穿孔,缺损大小约 7mm",积极药物治疗 5 天后症状仍未缓解且逐渐加重,遂转至我院 CCU。既往有高血压病史 10 年,血压控制良好。否认糖尿病及高脂血症史。无烟、酒嗜好。

体 格 检 查

体温 36.8℃,脉搏 94 次 /min,呼吸 21 次 /min,血压 100/65mmHg。心尖搏动位于左侧第 5 肋间锁骨中线外侧 2cm 处,心浊音界向左下扩大。心率 94 次 /min,律齐,胸骨左缘第 3~4 肋间可闻及 4/6 级收缩期吹风样杂音。双肺呼吸音粗,闻及明显湿性啰音。双下肢中度凹陷性水肿。

辅 助 检 查

血常规:WBC $10.0×10^9$/L↑,N 79.4%↑,Hb 142g/L,PLT $354×10^9$/L。

心肌酶谱:CK-MB 20U/L,CK 53U/L,AST 78U/L↑,LDH 719U/L↑。TNI 6.98ng/ml↑。NT-proBNP>15 000pg/ml↑。

肝功能:ALT 76U/L↑,AST 82U/L↑,总蛋白 53.8g/L↓,白蛋白 30.9g/L↓。

肾功能:血肌酐 108μmol/L,尿素氮 8.6mmol/L↑。空腹血糖 6.6mmol/L↑。

血脂:总胆固醇 5.84mmol/L↑,LDL-C 3.52mmol/L↑,HDL-C 0.76mmol/L↓。

电解质:血钾 3.89mmol/L,血钠 145mmol/L。

胸部 X 线片(床边、术前):双肺淤血,左心室增大。

胸部 X 线片(床边、术后):双肺纹理增粗,左心室增大。

心电图动态复查:窦律,急性广泛前壁心肌梗死,V1~V6 导联 Q 波,ST 段弓背向上抬高(提示室壁瘤形成)。

心脏超声检查(术前 1 天):冠心病、急性心肌梗死,左室心尖部室壁瘤形成,室间隔近心尖部穿孔,可见多股左向右分流束,最大分流束宽约 11 mm,LAD 60 mm,LVDd 66 mm,EF (Simpson)30%,二尖瓣中重度反流,三尖瓣中度反流,PASP 87 mmHg(图 1,彩图见二维码 35; 图 2,彩图见二维码 36;图 3)。

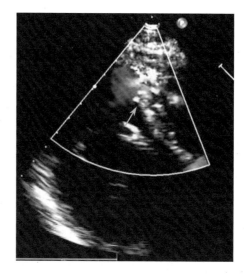

图 1　VSR 封堵术前 - 左室长轴切面

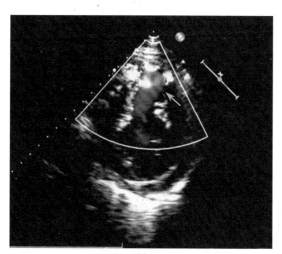

图 2　VSR 封堵术前 - 左室短轴切面

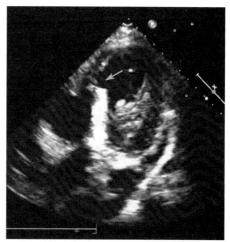

图 3　VSR 封堵术前 - 心尖四腔切面

入 院 诊 断

冠状动脉粥样硬化性心脏病,急性广泛前壁心肌梗死,Killip Ⅲ级,室间隔穿孔(VSR),高血压 3 级(极高危)。

诊治经过与诊治思维

1. 简要治疗经过及临床诊治思路　患者收住 CCU 当日已经确诊 AMI 并发 VSR,遂给予积极药物治疗(抗血小板、抗凝、调脂、利尿减轻心脏前负荷、多巴酚丁胺加强心肌收缩力等)、无创机械通气,并给予主动脉内球囊反搏(IABP)术,以减轻心脏负担,降低心肌耗氧量,降低心脏前后负荷,减少左向右分流,维持心肌及外周器官的灌注。次日组织院内联合会诊(心内科、CCU、心外科、ICU),确定下一步诊疗方案。考虑距离确诊 VSR 仅 6 天,目前血流动力学尚稳定,此时如外科手术风险大,结合患方意愿,目前 UCG 多切面显示 VSR 可介入封堵,拟等待确诊 VSR 14 天后,先尝试行 VSR 封堵术。一旦 VSR 封堵失败,考虑急诊外科修补术。

2. **手术过程** 全麻、气管插管接有创呼吸机,IABP 支持下,Seldinger 法穿刺右侧颈内静脉、左侧股动、静脉植入 7F、6F、7F 鞘管。以 6F 猪尾导管抵达左室心尖部,左前斜 40°~50° 头位 15°~20° 行左室造影,见左室心尖室壁瘤形成,伴室间隔穿孔,破裂口基底部 15~16mm,其上可见数个缺损孔,最大孔直径约 10mm(图 4)。

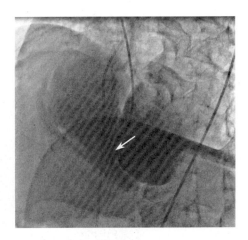

图 4 左室造影显示 VSR

测量左室压 109/18(48)mmHg。以右心导管抵达肺动脉内,测量肺动脉压为 55/19(31)mmHg。取上腔静脉、肺动脉、股动脉血行血气分析,各部位血氧饱和度为 78.5%、92.7%、99.9%,计算 Qp/Qs=2.93。以修剪过的 5F 猪尾导管、260cm 长鱼皮导丝抵达左室并通过缺损孔,抵达肺动脉内。以圈套器至肺动脉内圈套住导丝并拉至下腔静脉,再以右心导管、圈套器经右侧颈内静脉至下腔静脉,将长鱼皮导丝圈套住并拉出至右侧颈内静脉侧,建立右颈内静脉 - 右房 - 右室 - 左室 - 主动脉 - 股动脉连续轨道。将 12F 输送鞘管沿右侧颈内静脉侧导丝插入,经右房、右室并最终顺利通过缺损孔抵达左室内,选择 20mm 肌部室缺封堵器,以左室 - 室缺孔 - 右室路径成功释放封堵器(图 5,图 6)。

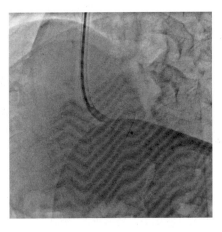

图 5 封堵器释放左侧伞盘

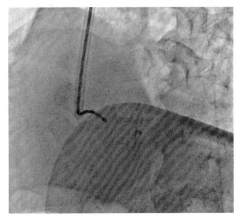

图 6 封堵器释放右侧伞盘

复查左室造影及床边心脏彩超,见封堵器位置固定,封堵器下缘残余分流约 6mm(图 7;图 8,彩图见二维码 37)。释放封堵器。

3. **随访情况**

(1) 术后 3 周:复查血常规、肝肾功能、电解质及 TNI 均正常,NT-proBNP

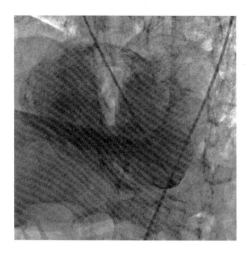
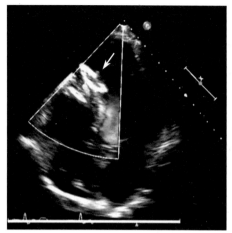

图 7　封堵器完全释放后复查造影　　　图 8　VSR 封堵术后残余分流 6mm

1 820pg/ml。

心电图：窦律，急性广泛前壁心肌梗死，V1~V6 导联 Q 波，ST 段弓背向上抬高（提示室壁瘤形成）。

评估心功能Ⅲ级（NYHA 分级）。

心脏超声检查：冠心病、心肌梗死，左室心尖部室壁瘤形成，室间隔穿孔封堵术后，室间隔封堵器下方可见左向右分流束，宽约 6mm，LAD 56mm，LVDd 59mm，EF（Simpson）31%，二尖瓣中度反流，三尖瓣轻中度反流，PASP 73mmHg。

（2）术后 6 周：复查血常规、肝肾功能、电解质及 TNI 均正常，NT-proBNP 458pg/ml。

心电图：窦律，急性广泛前壁心肌梗死，V1~V6 导联 Q 波，ST 段弓背向上抬高（提示室壁瘤形成）。

评估心功能Ⅱ~Ⅲ级（NYHA 分级）。

心脏超声检查：冠心病、心肌梗死，左室心尖部室壁瘤形成，室间隔穿孔封堵术后，室间隔封堵器下方可见左向右分流束，宽约 6mm，LAD 50mm，LVDd 57mm，EF（Simpson）40%，二尖瓣中度反流，三尖瓣轻度反流，PASP 60mmHg。

（3）术后 6 个月：复查血常规、肝肾功能、电解质及 TNI、NT-proBNP 均正常。

心电图：窦律，急性广泛前壁心肌梗死，V1~V6 导联 Q 波，ST 段弓背向上抬高（提示室壁瘤形成）。

评估心功能Ⅱ级（NYHA 分级）。

心脏超声检查：冠心病、心肌梗死，左室心尖部室壁瘤形成，室间隔穿孔封堵术后，室间隔封堵器下方可见左向右分流束，宽约 6mm，LAD 45mm，LVDd 56mm，EF（Simpson）42%，二尖瓣中度反流，三尖瓣轻度反流，PASP 25mmHg（图 9，图 10）。

专 家 点 评

该患者 AMI 合并 VSR 诊断明确 15 天后，成功行 VSR 封堵术，术后随访半年恢复良好。VSR 是继发于 AMI 的一种高死亡率、高风险的急性并发症，VSR 一旦发生，由于突发左向右大量分流，常迅速出现急性心功能衰竭，进而心源性休克。内科保守治疗 VSR，病死率通

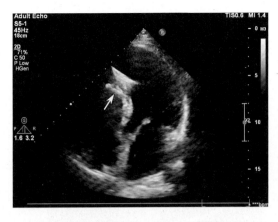

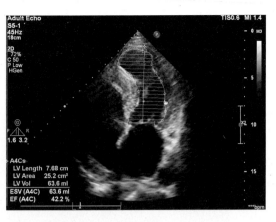

图 9　VSR 封堵术后 6 个月心尖四腔切面　　　　图 10　VSR 封堵术后 6 个月 EF 42%

常极高,约 24% 患者死于 VSR 后 24 小时内,46% 死于 1 周内,67%~82% 死于 2 个月内,仅 5%~7% 患者能够存活超过 1 年。因此,及时有效地闭合 VSR 是挽救患者的唯一方法。该患者为广泛前壁心肌梗死,左室心尖部室壁瘤形成,室间隔穿孔基底部宽,多个隧道样、裂隙样出口,是否适合介入治疗完全依赖于 UCG 多切面扫查来判断。入院当天的 UCG 不能作为能否介入的参考,因为此时急性缺血坏死,穿孔周缘组织水肿、脆弱,缺损孔边缘不稳定,仍会继续扩大。通常确诊 VSR 后至少 2 周,其边缘水肿消退,缺损大小及边缘情况基本稳定,此时被认为是行 VSR 封堵术的合适时机,必须复查心脏超声重新评估 VSR 大小及周缘情况。通常需要仔细多切面来尽可能清晰显示穿孔局部情况,如急性前壁心肌梗死,需通过心尖四腔切面、左室短轴切面来判断缺损孔与心尖及前联合的距离,帮助判断是否可行介入治疗。术中 IABP、有创呼吸机支持,全麻下手术,利于减少术中急性心衰及恶性心律失常的发生,增加手术安全性。术中造影剂的使用量要尽量控制,利于减少术后心功能衰竭及造影剂相关并发症。目前封堵 VSR,常使用肌部室缺封堵器或者由 Amplatzer 封堵器改进的专用 AMI 后 VSR 封堵器,但仍面临缺乏专用器械、封堵器型号不全、封堵器与输送鞘管不适配、设计上尚不能完全适合 VSR 的解剖学、难以提供个体化、多样性选择的窘境;使用的输送鞘管为室间隔缺损或动脉导管未闭专用鞘,其头端弧度,决定了选择右颈内静脉 - 右房 - 右室 - 左室 - 主动脉 - 股动脉途径,输送鞘管张力更小,更易通过缺损孔,相较股静脉 - 右房 - 右室 - 左室 - 主动脉 - 股动脉途径,更易成功。因此,临床实践中,急需研发一系列适应 VSR 复杂多变的解剖学特点的、满足个体化及多样性选择的封堵系统。最后,该患者成功行 VSR 封堵,随访过程中发现,始终存在 6mm 残余分流,但患者心功能仍明显改善。实际上,VSR 封堵术后合并残余分流,很常见甚至难以避免,与 VSR 解剖形态复杂,呈裂隙、不规则形或多个破口,以及目前封堵器的设计仍需完善等因素有关。这提示我们,对如此高危、复杂的手术,术中并不需强求完美,如封堵器形态、残余分流等,只要有效封堵部分缺损孔,能显著减少左向右心室分流,并稳定血流动力学、改善临床症状、降低病死率或者争取外科手术时机,即达到目的。

知 识 拓 展

1. VSR 的自然病程、治疗方法及手术时机　VSR 是 AMI 少见且严重的机械并发症,AMI 后及时的再灌注治疗,主要包括静脉溶栓和直接经皮冠状动脉介入治疗,将 VSR 发生率由再灌注之前的 1%~2% 降低至目前的 0.2%~0.34%。VSR 可发生于 AMI 后几小时至 2 周，通常发生在第 2~4 天。AMI 并发 VSR，因突发心室水平大量左向右分流，心功能往往急剧恶化，易继发顽固性心力衰竭或心源性休克，此类患者若采取保守治疗，约 24% 的患者死于发病后的 24 小时内，46% 死于 1 周内，67%~82% 死于 2 个月内，1 年存活率仅 5%~7%。影响患者预后的因素主要有：女性、未行或早期行外科手术治疗、后间隔穿孔、伴发肺部感染、存在其他脏器严重并发症。穿孔大小、多发穿孔及心源性休克也会影响预后。既往外科手术治疗是 VSR 首选治疗方式，关于外科手术修补 VSR 的时机，美国心脏病学会和美国心脏协会（ACC/AHA）推荐 AMI 后 VSR 的治疗原则是：除非患者不愿接受手术治疗或有手术禁忌，否则无论患者处于何种状态，均应立即行手术治疗。但临床实践中，早期修补（穿孔发生后 1 周内）手术病死率高，有报道心肌梗死后 3 天内手术修补者，病死率高达 75%，7 天内手术病死率为 54.1%；延迟修复 VSR 则明显降低病死率，约 18.4%；如果患者在内科治疗或心室机械辅助装置辅助，如 IABP 或心室辅助装置辅助下，血流动力学情况较稳定，可在心肌梗死后 3~4 周手术，能显著降低手术病死率。已发表的两项大型研究结果也提示，外科手术后 VSR 患者在院死亡率分别高达 42.9% 和 47%；而术后大量残余分流及再破裂发生率可达 10%~20%；有报道外科手术 30 天内病死率高达 60%。自 1988 年首例 AMI 后 VSR 经导管介入封堵成功，随后该方法逐渐发展成 VSR 治疗的又一重要手段。根据国外相关文献，VSR 明确诊断 14 天内行 VSR 介入封堵术定义为急性期封堵。尽管手术成功率高（50%~86.2%），但急性期封堵，患者病情重、EuroSCORE 评分高，术后病死率高（42%~100%）。VSR 明确诊断 14 天后行经皮导管介入封堵术定义为慢性期封堵，此时患者病情相对稳定，手术成功率相比急性期封堵更高（71.4%~100%），术后病死率更低（20%~38.9%）。国内相关研究也表明，在 AMI 发病 3 周之后行介入封堵术是治疗 VSR 的有效方法，虽然手术成功率仅有 80%，与外科手术成功率相当，但介入治疗围术期死亡率仅 8.6%，显著低于外科手术。急性期封堵病死率高，仅作为外科术前的过渡性治疗，推荐慢性期封堵。因此，介入封堵术已成为 AMI 并发 VSR 的重要、有效的治疗方案。

2. **VSR 的解剖特征、介入封堵术的指征及封堵器的选择** VSR 常发生于前壁或下壁心肌梗死，由穿孔周围组织的瘢痕逐步形成，VSR 的直径会增大直至稳定。VSR 的解剖位置比较重要，破口紧邻心尖部、左右心室游离壁或瓣膜周围不适合介入封堵术。VSR 可分为单纯型 VSR 和复杂型 VSR。左右心室经室间隔穿孔横向连接，穿孔通道在同一水平，称为单纯型 VSR。若穿孔通道迂曲匍行，不在同一水平，则称为复杂型 VSR。复杂型 VSR 主要见于急性下壁心肌梗死。相比单纯型 VSR 而言，复杂型 VSR 经皮导管介入封堵治疗更具挑战性。目前应用于临床的封堵器包括房间隔缺损封堵器（ASDo）、肌部室间隔缺损封堵器（VSDo）和由 Amplatzer 封堵器改进的专用心肌梗死后室间隔穿孔封堵器（PimVSDo）。所选封堵器的尺寸要显著大于穿孔实际直径。一般认为，急性期（确诊 VSR 14 天内）行介入封堵治疗，选择封堵器的直径应该是穿孔直径的 2 倍或至少 >10mm，以避免因室间隔穿孔周围组织继续坏死或瘢痕化引起残余分流或分流增加，以及由于封堵器移位脱落造成器械栓塞等并发症。慢性期（确诊 VSR 14 天后）行介入封堵治疗，选择封堵器的直径应比穿孔直径大 4~7mm。何种封堵器是治疗 VSR 的最佳选择，目前尚无定论。由于左右心室间分流的高压力梯度和 ASDo 结构相对稀疏、内部阻流体薄而具有的高渗透性，ASDo 要完全封堵 VSR 比较困难，因此，ASDo 不是治疗 VSR 的理想选择，尤其是在心肌梗死急性期。多数学者倾向于选择 PimVSDo，此种类型的封堵器腰身粗，封堵盘面积大，结构致密，室间隔穿孔封堵更快、更充分。应该指出的是,VSR 并非单一存在,VSR 周围组织常存在数目不等的微小穿孔。因此,面积较大的封堵盘能够减少术后残余分流的发生。除外技术层面,介入医师的选择倾向也会影响术中封堵器的选择。经皮导管介入封堵术具有创伤小、耗时短、费用低、成功率高、住院期间病死率低等优点,AMI 合并 VSR 存在以下情况时首选介入封堵术:①直接经皮冠状动脉介入术后晚发 VSR 或冠脉病变适合行经皮冠状动脉介入治疗;②高龄或拒绝外科手术治疗;③VSR 直径:破裂孔直径 <15mm;④外科术后大量残余分流。

3. 经皮导管介入封堵术的并发症及介入封堵存在的问题 不同于先天性心脏病、室间隔缺损,VSR 具有更为复杂的解剖结构,完全封堵较为困难。VSR 周围坏死组织脆弱,术中任何操作均有可能造成 VSR 直径增大,因此,术后残余分流或封堵器移位发生率高,其中残余分流发生率 12.5%~100%。其他并发症包括:器械栓塞、左室游离壁破裂、心律失常、溶血、穿刺部位出血或血肿等。介入手术并发症发生率低,并较少成为引起患者死亡的直接原因。在选择患者进行介入封堵治疗时,有几个解剖学上的问题。大多数学者认为,<15mm 的缺口是最理想的,很大程度上是因为受限于可用的封堵器大小。由于经常缺乏足够的组织"边缘"来固定封堵器,室间隔下、后部缺损的封堵尤其具有挑战性。复杂型 VSR 由于在心室之间的通道不直,容易在封堵器周围产生残余分流。由于心肌梗死后的几天内,梗死心肌可能表现为持续的坏死和不稳定,应注意封堵器周围残余渗漏或栓塞的问题。因此,介入封堵术前 1 天,需要详细了解 VSR 的大小、形状和边界,通常需要通过经胸超声心动图来多切面显示和测量,甚至需要经食管超声心动图来明确。

(谢渡江　周陵　陈绍良)

参 考 文 献

[1] 张端珍,朱鲜阳,韩雅玲,等.经导管室间隔穿孔封堵术的临床效果[J].中国介入心脏病学杂志,2015,23(10):541-544.

[2] PANG P Y,SIN Y K,LIM C H,et al. Outcome and survival analysis of surgical repair of post-infarction ventricular septal rupture [J]. J Cardiothorac Surg,2013,8:1-8.

[3] RISSEEUW F,DIEBELS I,VANDENDRIESSCHE T,et al. Percutaneous occlusion of post-myocardial infarction ventricular septum rupture [J]. Neth Heart J,2014,22:47-51.

[4] BALDASARE M D,POLYAKOV M,LAUB G W,et al. Percutaneous repair of post-myocardial infarction ventricular septal defect:current approaches and future perspectives [J]. Tex Heart Inst J,2014,41:613-619.

[5] 周陵,谢渡江,董静,等.介入治疗急性心肌梗死合并室间隔穿孔六例[J].介入放射学杂志,2014,23:62-64.

[6] MOREYRA A E,HUANG M S,WILSON A C,et al. Trends in incidence and mortality rates of ventricular septal rupture during acute myocardial infarction [J]. Am J Cardiol,2010,106(8):1095-1100.

[7] PAPALEXOPOULOU N,YOUNG C P,ATTIA R Q. What is the best timing of surgery in patients with post-infarct ventricular septal rupture ? [J]. Interact Cardiovasc Thorac Surg,2013,16(2):193-196.

[8] ASSENZA G E,MCELHINNEY D B,VALENTE A M,et al. Transcatheter closure of post-myocardial infarction ventricular septal rupture [J]. Circ Cardiovasc Interv,2013,6(1):59-67.

应激性心肌病诊治多例

应激性心肌病(Takotsubo 综合征,TTS)又称心碎综合征,是一种由心理或生理应激所导致的、与冠脉阻塞无关的急性心衰综合征。常见临床表现为急性胸痛、呼吸困难、晕厥等。TTS 诊断通常具有一定挑战性,因其临床表型可能与急性心肌梗死非常相似。尽管目前缺乏能够快速、可靠地诊断 TTS 的无创方法,但使用左室冠状动脉造影可视为排除或确诊 TTS 的"金标准"。以下为我院确诊的 4 例应激性心肌病患者的病史资料及诊治过程。

病 例 一

【病史资料】 患者女性,74 岁,以"发作性胸闷 1 个月,加重伴胸痛 3 天"为主诉。近 1 个月内反复情绪波动、夜间睡眠中发作性胸闷,端坐位后症状逐渐缓解,症状持续约 15 分钟,未就诊。3 天前感冒后上述表现有所加重。半天前,平卧后突发胸闷、憋气加重,持续不缓解,来院就诊。

【既往史】 10 余年前发现高血压,血压最高达 180/100mmHg,无规律服药(具体药物不详),血压波动于 140~150/70~90mmHg,已停药半年;半年前发现阵发性房颤,口服"胺碘酮 0.2g 每日 1 次"。10 年前行"子宫切除术"。有"磺胺类"药物过敏史。无烟、酒嗜好,无家族遗传史。

【体格检查】 体温 36.8℃,血压 142/95mmHg,脉搏 80 次/min。患者神志清,端坐呼吸,颈静脉无怒张。两肺呼吸音粗,双下肺可闻及湿啰音。心界正常,律齐,心率 80 次/min,心音可,各瓣膜区未闻及病理性杂音。无其他阳性体征。

【辅助检查】

1. **血常规** WBC 11.79×10⁹/L,HB 128 g/L,PLT 279×10⁹/L。
2. **肾功能** 肌酐 88.11μmol/L;eGFR 0.563ml/min。
3. **心肌标志物** cTnI<0.05ng/ml(参考值:0~1ng/ml),CK-MB 6.7ng/ml;BNP 1 370pg/ml;D-Dimer 0.66μg/ml(参考值:0~0.5μg/ml)。3 小时后复查心肌标志物:cTnI 0.10ng/ml,CK-MB 5.0ng/ml。
4. **心电图** 窦性心律,Ⅲ、aVF 呈 QS 型,T 波低平,V1~V3 呈 rS 型(图 1)。

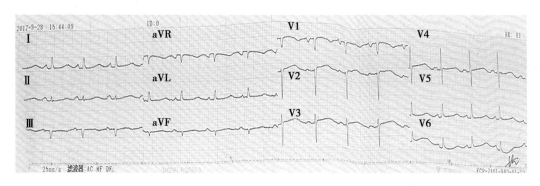

图 1 入院心电图

5. **床旁胸部 X 线片** 胸腔积液(图 2)。

6. **心脏超声检查** 左房大(LAD 4.2cm);左心收缩功能不全(LVD 4.3cm,EF 27%);左室节段性室壁运动异常(左室前壁、室间隔、侧壁中下段、后壁中下段、心尖段心肌运动减弱);右室收缩功能减低(轻度);主动脉瓣钙化并反流(轻度);肺动脉高压(轻度),PAP 43mmHg。

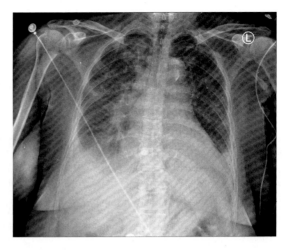

图 2 床旁胸部 X 线片

【入院诊断】

1. 急性心力衰竭。

2. 冠状动脉粥样硬化性心脏病,急性冠脉综合征? 陈旧性下壁心肌梗死?

3. 阵发性房颤。

4. 高血压(3 级,极高危)。

5. 胸腔积液(双侧)。

【诊治经过及病情演变】 入院后予以双联抗血小板、抗凝、利尿纠正心衰等治疗措施(阿司匹林 100mg 每日 1 次;替格瑞洛 90mg 每日 2 次;低分子肝素 4 100u 每 12 小时 1 次;呋塞米 20mg 每日 1 次;螺内酯 20mg 每日 2 次;缬沙坦 80mg 每日 1 次)。入院后第 2 天患者憋气缓解,可平卧,但心电监护示阵发性房颤、室速反复发作(图 3);随以胺碘酮、艾司洛尔静脉泵入,加用美托洛尔 6.25mg 每日 2 次口服;入院后第 3 天患者心电图演变为窦性心律,V2、V3 呈 rS 型,ST 段弓背向上抬高,V4~V6 导联 T 波倒置(图 4),考虑患者急性心肌梗死可能,当日行冠脉造影检查明确冠脉病变情况,冠脉造影未见明显冠脉血管狭窄,TIMI 前向血流 3 级(图 5A),随后行左心室造影,心脏在收缩期呈瓦罐样表现(图 5C),考虑应激性心肌病诊断(视频 1)。随更改治疗策略为:呋塞米 20mg 每日 1 次,螺内酯 20mg 每日 2 次,缬沙坦 80mg 每日 1 次,美托洛尔缓释片 23.75mg 每日 1 次,低分子肝素 4 100U 每 12 小时 1 次,

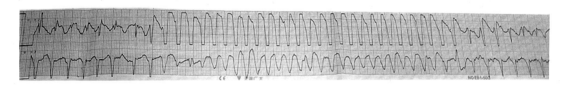

图 3 阵发性房颤、室速心电图

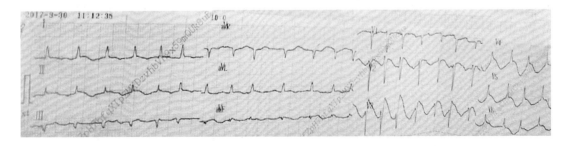

图 4 入院后第 3 天心电图

曲美他嗪片 20mg 每日 3 次;入院第 7 天患者无憋气情况,复查胸部 X 线片示胸腔积液完全消失(图 6)。入院后第 10 天心电图演变为:窦性心律,Ⅲ、aVF 导联呈 rS 型,T 波倒置,V2、V3 呈 rS 型,T 波倒置,V4~V6 导联 T 波倒置(图 7)。入院后第 12 天,复查心脏超声示,LVD 44mm,左室收缩功能正常,EF 58%。出院医嘱:非药物性,控制情绪、避免应激;药物性,缬沙坦 80mg 每日 1 次控制血压。

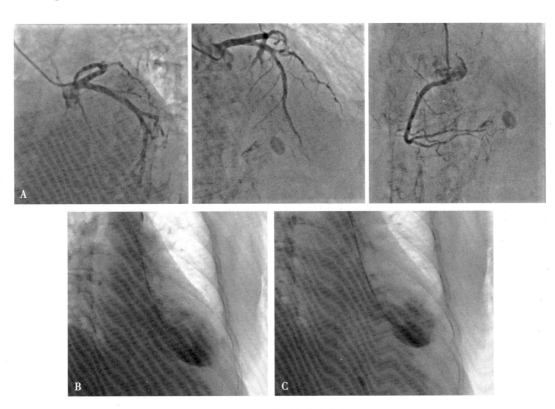

图 5　冠脉造影及左室造影
A. 冠脉造影;B. 左室造影(舒张期);C. 左室造影(收缩期)

视频 1　冠脉造影及左室造影

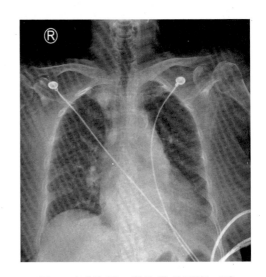

图 6　床旁胸部 X 线片(入院后第 7 天)

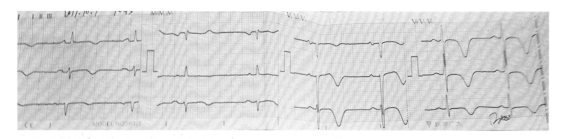

图 7　入院后第 10 天心电图演变

【随访情况】 6 个月后电话随访患者无不适主诉。

病 例 二

【病史资料】 患者女性,82 岁,以"突发肢体抽搐 3.5 小时"为主诉。3.5 小时前进食后突发左侧肢体屈曲、抽搐,双眼及口角向左侧斜视,口角稍有白沫,伴呼吸困难,无大小便失禁,症状反复发作持续约 1 小时不缓解。至我院急诊,测血压 75/40mmHg,血氧饱和度 87%,给予吸氧、扩容、升压等治疗,血压升至 90/50mmHg,血氧饱和度 95%。30 年前发现血压升高,血压最高 160/100mmHg,自诉血压控制可(具体不详,用药史不详);2 年前行脑胶质瘤手术。无糖尿病史,无烟、酒嗜好。

【体格检查】 体温 36.5℃,血压 95/60mm Hg,脉搏 90 次 /min。患者神志清,呼之可应,双侧瞳孔等大等圆,直径约 3mm,对光反射灵敏,双眼左向凝视,颈静脉无怒张。两肺呼吸音低,双肺未闻及干湿性啰音。心界正常,律齐,心率 90 次 /min,心音可,各瓣膜区未闻及病理性杂音。右上肢肌张力高,双侧巴宾斯基征(±)。

【辅助检查】

1. **血常规** WBC $13.56×10^9$/L,N 77.4%,HB 153g/L,PLT $291×10^9$/L。

2. **肾功能** 肌酐 41.78μmol/L,K^+ 3.3mmol/L,eGFR 1.147ml/min。

3. **心肌标志物** cTnI 1.25ng/ml(参考值:0~1ng/ml),CK-MB 13.9ng/ml;MYO>500ng/ml;BNP 25.8pg/ml;D-Dimer 0.89μg/ml(参考值:0~0.5μg/ml)。

4. **血气分析** PO_2 54.9mmHg,PCO_2 38.3mmHg,乳酸 2.6mmol/L。

5. **心电图** 急诊室心电图示,窦性心律,V1~V3 ST 段弓背向上抬高(注:此为住院病例中描述,心电图缺失);入院心电图示,窦性心律,aVL、V1~V2 呈 QS 型,V1~V3 ST 段弓背向上抬高,V1~V5 T 波倒置(图 8)。

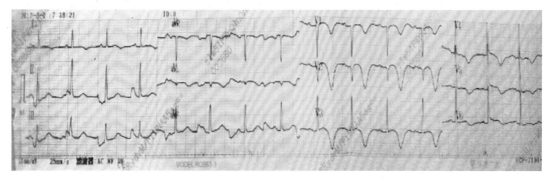

图 8　入院心电图

6. **颅脑及肺 CT** ①颅脑术后所见,右侧顶枕叶软化灶;②脑室旁白质脱髓鞘改变;③脑室系统扩大,脑积水不除外;④大脑镰密度增高;⑤脑萎缩;⑥双下肺炎性病变,双侧胸膜局部增厚。

【入院诊断】

1. 冠状动脉粥样硬化性心脏病,急性 ST 段抬高型心肌梗死,心功能Ⅳ级(Killip 分级)。

2. 癫痫发作。

3. 肺部感染。

4. 低钾血症。

5. 呼吸衰竭(Ⅰ型)。

6. 高血压(2 级,极高危)。

【诊治经过及病情演变】 入院后予以抗血小板、抗炎、利尿、控制癫痫发作等治疗措施(阿司匹林 100mg 每日 1 次;氯吡格雷 75mg 每日 1 次;头孢哌酮舒巴坦 3g 每 12 小时 1 次,呋塞米 20mg 每日 1 次,螺内酯 20mg 每日 1 次,左乙拉西坦片 0.5g 每日 2 次)。查心脏超声示:左房室内径正常,左室壁厚度正常,室间隔、左室前壁、左室下壁中下段、左室心尖段运动减弱,左室收缩功能中度减低(EF 35%)。复查 cTnI 5.18ng/ml。行急诊冠脉造影检查示未见明显冠脉血管狭窄,TIMI 前向血流 3 级(图 9A);左心室造影示左室前壁运动减弱(图 9B,图 9C),考虑应激性心肌病诊断(视频 2~ 视频 5)。随予以停用双联抗血小板治疗,缓慢加用美托洛尔治疗;入院后第 12 天,复查心脏超声示左室节段性运动异常,功能轻 - 中度减低(EF 40%)。患者未再癫痫发作,病情稳定予以出院。出院医嘱:左乙拉西坦片(0.75g 每日 2 次)控制癫痫发作,美托洛尔片 6.25mg 每日 2 次,呋塞米 20mg 每日 1 次,螺内酯 20mg 每日 1 次。

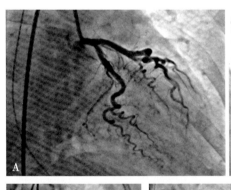
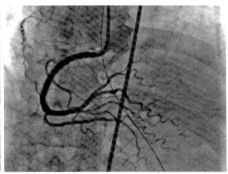
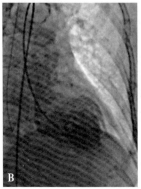
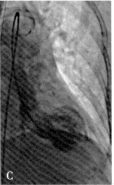

图 9 冠脉造影及左室造影
A. 冠脉造影;B. 左室造影(舒张期);
C. 左室造影(收缩期)

| 视频 2 冠脉造影一 | 视频 3 冠脉造影二 | 视频 4 冠脉造影三 | 视频 5 左室造影 |

【随访情况】 9 个月后患者复查心脏彩超,EF 55%,偶有癫痫发作,长期神经内科门诊随访。

病 例 三

【病史资料】 患者女性,80 岁,以"左髋疼痛、肿胀、活动障碍 10 余天"为主诉,以左股骨粗隆下骨折收入我院骨科,10 年前发现血压升高,血压最高 180/90mmHg,平素服用缬沙坦 80mg 每日 1 次,血压控制在 130~160/70~90mmHg;有糖尿病史,口服降糖药,血糖控制在空腹 11.8mmol/L 左右。无烟、酒嗜好。

【体格检查】 体温 36.8℃,血压 110/65mmHg,脉搏 72 次 /min。神志清,两肺呼吸音清,双肺未闻及干湿性啰音,心界正常,律齐,心率 72 次 /min,心音可,各瓣膜区未闻及病理性杂音。左股骨转子处压痛,左髋关节活动障碍,左下肢外旋,腱反射存在。

【辅助检查】 骨盆正位片:左股骨粗隆下骨折。

【入院诊断】

1. 左股骨粗隆下骨折。

2. 高血压(3 级,极高危)。

3. 2 型糖尿病。

【诊治经过及病情演变】 入院后予以完善术前检查,拟择期行手术治疗。入院后查心电图示窦性心律,Ⅱ、Ⅲ、aVF ST 段弓背向上抬高,V1~V4 呈 QS 型、ST 段弓背向上抬高,V5~V6 导联呈 rS 型、ST 段弓背向上抬高(图 10)。查心肌标志物示,cTnI 3.65ng/ml(参考标准:0~1ng/ml),MYO>500ng/ml,CK-MB 37.2ng/ml;查 BNP 示 894μg/ml;心脏超声示左室壁节段性运动异常,左室收缩功能轻度减低(EF 41%),室间隔基底段增厚,轻度肺动脉高压(49mmHg),心内科会诊后考虑急性心肌梗死可能,予以行急诊冠脉造影检查示左前降支近中段内膜

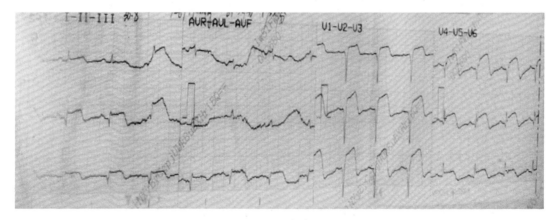

图 10 入院心电图

不规则,可见 30%~40% 狭窄,左回旋支及右冠脉未见明显管腔狭窄,TIMI 前向血流 3 级(图 11A),左心室造影示心脏收缩时呈瓦罐样表现(图 11C),考虑应激性心肌病诊断(视频 6~视频 9)。予以小剂量美托洛尔(6.25mg,每日 2 次)治疗;后于入院后第 11 天在硬膜外麻醉下行左股骨转子下骨折内固定术,手术顺利,第 12 天复查心脏超声示左室节段性运动异常,左心功能轻 - 中度减低(EF 42%),较前无明显变化。于入院后第 20 天,病情平稳离院。期间心电图变化见图 12。

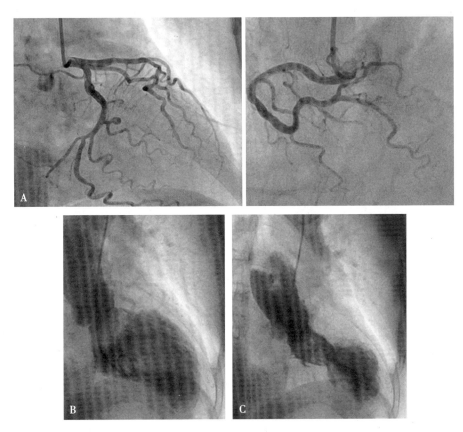

图 11　冠脉造影及左室造影
A. 冠脉造影;B. 左室造影(舒张期);C. 左室造影(收缩期)

视频 6　冠脉造影一　　　视频 7　冠脉造影二　　　视频 8　冠脉造影三　　　视频 9　左室造影

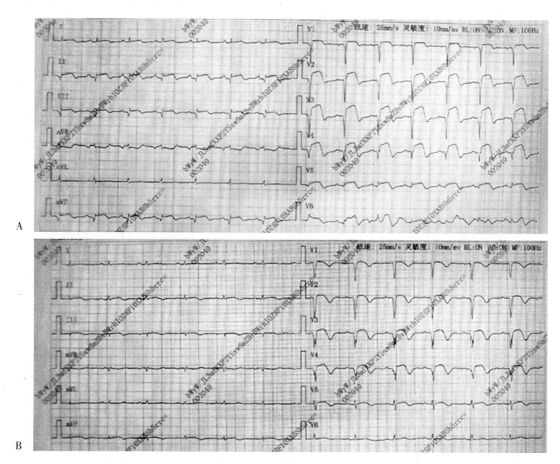

图12　住院心电图变化

A. 入院第 4 天；B. 入院第 10 天

【随访情况】 3 个月后骨科随访,患者无胸闷不适,无胸痛不适,未复查心脏彩超。

病　例　四

【病史资料】 患者女性,73 岁,以"反复胸闷、憋气 1 年余,心前区不适、心慌 6 天"为主诉。1 年前患者出现活动后胸闷、憋气、气短,休息后可很快缓解,每次发作持续约 2 分钟。外院行冠脉 CTA 检查示,左主干、前降支近端局限性钙化斑块,管腔轻度狭窄;前降支中段心肌桥。服用"阿司匹林 100mg 每日 1 次,阿托伐他汀 20mg 每日 1 次,单硝酸异山梨酯 20mg 每日 2 次"治疗,上述症状仍有发作。6 天前,患者出现心前区搏动感、心慌,持续约 2 小时,就诊于当地医院,无特殊处理。后患者自行每日行电热理疗,每次理疗过程中均大汗。1 天前,再次当地医院就诊,心电图示窦性心动过缓,Ⅰ、Ⅱ、aVF、V2~V6 导联 T 波倒置,cTnI 0.03mg/L(参考值不详),BNP 870pg/ml,当地医院以"冠心病,急性非 ST 段抬高型心肌梗死,窦性心动过缓"转入我院。50 年前发现慢性支气管炎,10 年前发现糖尿病,服用二甲双胍片 0.5g 每日 2 次、甘精胰岛素 16U 每晚皮下注射。吸烟史 50 年,20 支 / 天,已戒烟 1 年余。

【体格检查】 体温 36.3℃,血压 131/68mmHg,脉搏 60 次 /min。患者神志清,颈静脉无怒张,两肺呼吸音粗,双肺未闻及干湿性啰音。心界正常,律齐,心率 60 次 /min,心音可,各瓣膜区未闻及病理性杂音。双下肢无水肿。

【辅助检查】

1. **血常规** WBC 5.55×10^9/L,HB 133g/L,PLT 197×10^9/L。

2. **肾功能** 肌酐 41.29μmol/L,eGFR 1.341ml/min。

3. **心肌标志物** cTnI<0.06ng/ml(参考值:0~1ng/ml),CK-MB 1.3ng/ml;MYO74.8ng/ml;BNP 282pg/ml;D-Dimer 0.80μg/ml(参考值:0~0.5μg/ml)。

4. **心电图** 窦性心动过缓,Ⅰ度房室传导阻滞,Ⅰ、aVL、Ⅱ、aVF、V1~V6 T波倒置(图13)。

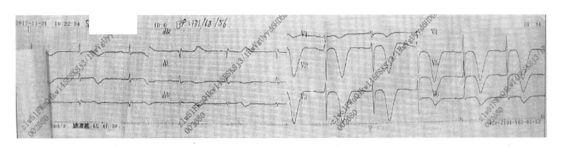

图 13 入院心电图

5. **心脏超声** 左房左室大小正常,左室心尖部运动减弱,EF 55%,少量心包积液,局限于右房顶,约 8mm。

【入院诊断】

1. 冠状动脉粥样硬化性心脏病,急性非ST段抬高型心肌梗死? 心功能Ⅰ级(Killip分级)。

2. 窦性心动过缓,Ⅰ度房室传导阻滞。

3. 心包积液(少量)。

4. 2型糖尿病。

5. 慢性支气管炎。

【诊治经过及病情演变】 入院后予以双联抗血小板、调脂、控制血糖等治疗措施(阿司匹林 100mg 每日 1 次;氯吡格雷 75mg 每日 1 次;二甲双胍片 0.5g 每日 2 次,甘精胰岛素 18U 皮下注射每晚 1 次),行急诊冠脉造影检查示左主干正常,前降支、右冠内膜规则,未见明显狭窄,TIMI 前向血流 3 级;左回旋支管壁不规则,中段局限性狭窄约 50%,TIMI 前向血流 3 级(图14A),左心室造影示左室收缩功能减弱(图14B,图14C),考虑应激性心肌病诊断(视频 10~ 视频 12)。入院第 5 日,患者症状好转,予以出院,出院心电图见图15。

【随访情况】 1个月后心内科门诊随访,患者无胸闷不适,无心慌,心脏超声检查未见明显异常。

知 识 拓 展

随着人们对 Takotsubo 综合征认识的深入,近些年来在临床上诊断并不罕见,2018 年 ESC 公布的 Takotsubo 综合征专家共识[1,2]对该病进行了系统的描述和总结,我们近几年确诊了十余例 Takotsubo 综合征患者,结合欧洲专家共识我们总结体会如下:

1. Takotsubo 综合征在女性发病率比男性高 10 倍,其中 67~70 岁的女性患者占 90%,我院目前确诊的十余例应激性心肌病患者均为女性,文中介绍了 4 例 80 岁左右的女性患者。

2. TTS 最常见的临床症状为急性胸痛,临床上有时与急性心肌梗死无法区分,目前确诊

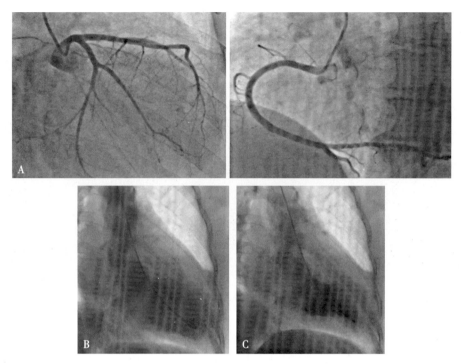

图 14　冠脉造影及左室造影
A. 冠脉造影；B. 左室造影（舒张期）；C. 左室造影（收缩期）

视频 10　冠脉造影一　　视频 11　冠脉造影二　　视频 12　左室造影

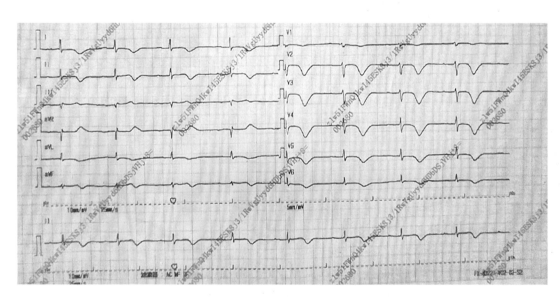

图 15　出院心电图

的主要手段还是心室造影和动态的、可恢复的心脏彩超改变。

3. 以往认为精神激动和创伤是本病的最常见诱因,但共识指出心理、生理疾病均可作为本病的诱发因素。我们确诊的病例中有一半以上是在其他科室因心电图改变应邀会诊时发现(其中以神经科最为常见)。

4. 共识指出 TTS 可分为 4 种主要类型(图 16),第一型为心尖膨胀型,也是 TTS 的典型类型;第二型为心室中层运动异常;第三型为基底段运动异常;第四型为局灶性室壁运动异常(图 16 中虚线所示各型室壁运动异常范围)。文中病例一为典型心尖膨胀型;病例三从左室造影上应与心尖肥厚型心肌病鉴别,属于共识所说的第三型(Basal type);病例四属于共识中所说的第四型(Focal type)。由于未在该患者人群中进行前瞻性随机临床试验,目前缺乏关于 TTS 管理的指南。因此,对 TTS 的治疗策略多基于临床经验和专家共识。治疗上,针对 TTS 患者儿茶酚胺水平升高,使用 β 受体阻滞剂似乎是合理的,但目前没有证据表明使用 β 受体阻滞剂有任何生存获益。

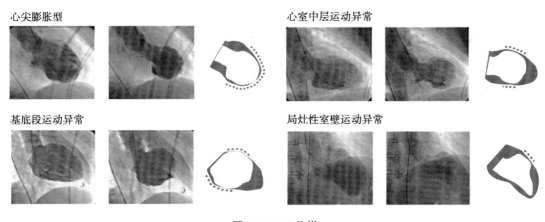

心尖膨胀型   心室中层运动异常

基底段运动异常   局灶性室壁运动异常

图 16　TTS 分类

5. TTS 虽为可逆性疾病,以前认为预后良好,但共识指出其实 TTS 也会有非常严重的病例。急性期的血流动力学不稳定和电不稳定性使得约 1/5 的患者可能发生不良院内事件。恶性心律失常、心衰(包括肺水肿和心源性休克)、心室内血栓、游离壁破裂、心脏骤停等心脏恶性事件院内均可发生,其中尖端扭转型室速、室速、室颤的发生率为 3.0%~8.6%,也是引起死亡的主要原因。文中病例一的患者反复发作室速,病例二以癫痫、心源性休克起病,这说明 TTS 发病可以像急性心肌梗死一样凶险,有时候心电图亦有 ST-T 的动态演变,难以与急性心肌梗死相鉴别,临床工作中应充分认识这一疾病,包括我们在院内会诊的过程中,应想到心电图有 ST-T 改变的疾病不单单是急性心肌梗死这一诊断。近期一项关于葡萄牙人群的多中心研究发现[3],234 名确诊 TTS 的患者中,住院期间有 32.9% 的患者出现并发症,包括急性左心衰、房颤、室性心律失常、完全性房室传导阻滞、心室内血栓、卒中、心脏破裂等,院内死亡率为 2.2%。在均数为(33±33)个月的随访中,全因死亡率为 4.4%,心血管疾病死亡率为 0.9%,恢复率为 4.4%。因此,既往曾认为 TTS 是一种良性心脏疾病,但最新进展显示,TTS 可能与包括死亡在内的严重临床并发症有关;其中,长 QTc 与院外并发症有关[3]。

(邵一兵　关爱丽　夏伟)

参 考 文 献

［1］GHADRI J R，WITTSTEIN I S，PRASAD A，et al. International Expert Consensus Document on Takotsubo Syndrome（Part Ⅰ）：Clinical Characteristics，Diagnostic Criteria，and Pathophysiology［J］. Eur Heart J，2018，39（22）：2032-2046.

［2］GHADRI J R，WITTSTEIN I S，PRASAD A，et al. International Expert Consensus Document on Takotsubo Syndrome（Part Ⅱ）：Diagnostic Workup，Outcome，and Management［J］. Eur Heart J，2018，39（22）：2047-2062.

［3］BENTO D，AZEVEDO O，SANTOS R，et al. Short-and medium-term prognosis of Takotsubo syndrome in a Portuguese population［J］. Rev Port Cardiol，2019. pii：S0870-2551（18）30093-3.

52检

心脏病学实践
2019

主　　编　　陈义汉　丛洪良

主　　审　　张　健　韩雅玲

学术秘书　　沈运丽　李曦铭

人民卫生出版社

图书在版编目（CIP）数据

心脏病学实践：2019：全 6 册 / 陈义汉，丛洪良主编 . —北京：人民卫生出版社，2019

ISBN 978-7-117-28871-2

Ⅰ.①心… Ⅱ.①陈…②丛… Ⅲ.①心脏病学

Ⅳ.①R541

中国版本图书馆 CIP 数据核字（2019）第 186491 号

人卫智网	www.ipmph.com	医学教育、学术、考试、健康，购书智慧智能综合服务平台
人卫官网	www.pmph.com	人卫官方资讯发布平台

心脏病学实践 2019

（全 6 册）

主　　编：陈义汉　丛洪良
出版发行：人民卫生出版社（中继线 010-59780011）
地　　址：北京市朝阳区潘家园南里 19 号
邮　　编：100021
E - mail：pmph @ pmph.com
购书热线：010-59787592　010-59787584　010-65264830
印　　刷：北京盛通印刷股份有限公司
经　　销：新华书店
开　　本：787×1092　1/16　总印张：76
总 字 数：1897 千字
版　　次：2019 年 9 月第 1 版　2019 年 11 月第 1 版第 2 次印刷
标准书号：ISBN 978-7-117-28871-2
定价（全 6 册）：230.00 元
打击盗版举报电话：010-59787491　E-mail：WQ @ pmph.com
（凡属印装质量问题请与本社市场营销中心联系退换）

第三分册

心 律 失 常

分册主编　董建增

编者名单

（按文中出现顺序排序）

董建增　首都医科大学附属北京安贞医院
常三帅　首都医科大学附属北京安贞医院
白　融　首都医科大学附属北京安贞医院
徐臻奕　南昌大学第二附属医院
洪　葵　南昌大学第二附属医院
赵晓燕　郑州大学第一附属医院
陈　英　北京大学第一医院
黄郁文　北京大学第一医院
林曼欣　北京大学第一医院
吴　林　北京大学第一医院
刘少稳　上海市第一人民医院
何　勃　武汉大学人民医院
江　洪　武汉大学人民医院
李梦梦　首都医科大学附属北京安贞医院
龙德勇　首都医科大学附属北京安贞医院
陈学颖　复旦大学附属中山医院
吴圣杰　温州医科大学附属第一医院
黄伟剑　温州医科大学附属第一医院
余金波　上海市东方医院
杨　兵　上海市东方医院
贺玉泉　吉林大学中日联谊医院
杨红亮　吉林大学中日联谊医院
陶海龙　郑州大学第一附属医院
朱　揆　郑州大学第一附属医院
詹贤章　广东省人民医院
魏　薇　广东省人民医院
陈　欣　广东省人民医院
李　楠　首都医科大学附属北京安贞医院
宁　曼　首都医科大学附属北京安贞医院
陈英伟　郑州大学第一附属医院
王　喆　郑州大学第一附属医院

目 录

心 律 失 常

近年心律学取得了许多重要进展,既有精细至基因层面对心律失常进行诊断和干预的尝试,也有宏观上大规模随机对照试验对临床问题进行探索的循证研究;既有前沿的移动医疗设备用于心律失常筛查和诊断,也有最新的设备和技术用于心律失常消融和起搏治疗。本文在心律学研究热点和最新进展中提取 10 个方向进行全景式扫描,以飨读者。

一、可穿戴设备用于房颤筛查和诊断

传统的心电监测设备一直未能为无症状性房颤、偶发房颤、房颤发作时间短等情况提供有效的解决方案。虽然植入性心电监测(ICM)装置可实现长程监测,但因其有创、费用昂贵且电池寿命有限,限制了在临床实践中广泛应用。

近年来,可穿戴设备的兴起丰富了长程无创心电监测的手段,提高了无创心电监测的灵敏度[1]。Zio Patch 是一种贴附式心电监测,可连续记录单导联心电图长达 14 天。在同样的监测时长下,Zio Patch 检测出房颤的能力不劣于传统的动态心电图(Holter),但佩戴 Zio Patch 更为舒适,对日常活动的影响更小。2018 年 *JAMA* 发表的 mSToPS 研究也证实了可穿戴式连续心电监测(Zio Patch)可提高房颤检出率,有助于房颤筛查[2]。智能手表或手环采用光传感器技术间歇性检测手腕部血流活动生成心率图,通过人工智能算法进一步明确是否为不规则心律。2019 年 ACC 公布的 Apple Heart Study 招募了 40 余万参与者,该研究结果显示智能手表能及时、有效地检测出房颤,证实了智能手表在检测心律失常方面的潜能。

在房颤一级预防筛查中,可穿戴设备成本低廉,所得的心电记录简单且易于分析;而在脑卒中后的房颤二级预防筛查中,可穿戴设备检测出房颤的可能性更高。通过简单、准确的可穿戴设备检测出房颤,对脑卒中高风险患者尽早开启抗凝治疗以降低房颤相关脑卒中风险。

二、房颤抗凝治疗率提高

随着 NOAC 在临床应用不断推广,各项真实世界的数据表明房颤抗凝治疗比例显著提高。英国国家数据库(2006—2016 年)数据显示房颤脑卒中发生率在 2011 年后显著下降,其中 NOAC 的贡献功不可没[3]。美国 GWTG-AFIB 队列(2013—2017 年)纳入 33 235 例 CHA_2DS_2-VASc≥2 分的患者,在入院时口服抗凝药的应用比例为 59.5%,出院时抗凝比例达到 93.5%,抗凝率提高主要归因于 NOAC 的使用率增加,而华法林在此期间的使用率呈下降趋势[4]。可以说 NOAC 已经促使房颤抗凝治疗进入新时代,虽然达比加群和利伐沙班在我国上市较晚,但是自临床应用以来,在实践中感受到医生和患者对抗凝治疗的接受度显著提高,因此也期待我国房颤注册研究中 NOAC 的最新数据。

三、房颤合并心衰综合管理

房颤与心衰常合并存在,两者有共同的危险因素如高血压、糖尿病、吸烟、肥胖、慢性肾疾病、睡眠呼吸暂停。两者还互为因果,相互促进。随着对房颤病理生理机制的认识加深,房颤导致心衰的机制不仅有心动过速性心肌病,还包括心房泵功能丧失、心室肌收缩应变力下降、二尖瓣反流、神经内分泌因素等;也就是说,房颤患者心功能受损不仅仅归因于心室率过快,房室节律异常同样重要。因此,理论上讲房颤合并心衰患者维持窦性心律的获益会显著大于单纯控制心室率。

目前重要的临床研究也证实了上述观点。AATAC、CAMERA-MRI、CASTLE-AF 等多中心随机对照试验(RCT)均证实在房颤合并心衰患者中,导管消融在改善预后(左心室射血分数、窦性心律维持率、再住院率、死亡率)方面显著优于药物治疗[5-7]。2019 年 AHA/ACC/HRS 房颤指南更新中着重指出,CASTLE-AF 为房颤合并心衰患者接受导管消融治疗提供了重要的依据,但因样本量仍然较小,指南仅给予Ⅱb 类推荐。而在目前最大规模的房颤消融与药物治疗随机对照研究——CABANA 研究中,尽管主要终点在意向治疗分析中无明显差异,但亚组分析提示导管消融在纽约心功能分级(NYHA)≥2 级的患者中有获益趋势[8]。

这些新的认知和临床证据为房颤合并心衰患者优化管理指明了方向。

四、房颤消融新技术

传统房颤经导管射频消融的安全性及有效性往往不能兼得,过去在已有技术及设备基础上进行优化改进尚不能突破这一瓶颈。电穿孔技术(Pulse Field)以往常用于肿瘤消融,这一技术可在不受周围管血流效应的影响下达到充分消融局部病灶的同时,对周围局部循环、神经及毗邻组织的损伤较小。近期,利用该原理进行房颤脉冲电场消融的首个人体试验结果发表于《美国心脏病学会杂志》上,术后及随访结果显示,术后即刻肺静脉隔离率达到 100%,随访期间无脑卒中、膈神经损伤、肺静脉狭窄及左心房食管瘘发生,窦律维持率达到 87.4%[9]。

与此同时,近期国际多中心研究表明,高功率(45~50W)、短时程(2~15s)放电(Kill Dot)有望取代传统射频消融方式,降低围术期并发症风险,缩短手术时间和放电时间,产生更加局限且持久的透壁损伤。

三维标测也是心律失常非常活跃的领域,图像表现为各种新的技术的应用和整合,无论是三维成像,还是电生理标测都有很大的发展。

五、离子通道病基因变异与心律失常

基因变异参与了多种心律失常和心肌病的发病机制。近些年来基因检测越来越贴近临床,需要注意的是,随着高效的高通量基因检测技术的发展,海量变异的检出为临床医师带来了诊断和治疗的希望,但也增添了诸多困惑和挑战。

与基因变异关系最密切的心律失常是心脏离子通道病,主要包括长 QT 综合征(LQTS)、Brugada 综合征(BrS)、儿茶酚胺敏感性多形性室性心动过速(CPVT)、短 QT 综合征(SQTS)、早期复极综合征(ERS)、家族性心房颤动(FAF)、特发性心室颤动(IVF)、进行性心脏传导疾病(PCCD)和遗传性病态窦房结综合征(SSS)。这类疾病的患者往往心脏结构正常,以晕厥或心源性猝死为首发症状。其中研究较为透彻且基因检测结果与临床诊断治疗结合最为密切的是 LQTS,也是心血管遗传病精准治疗的典范。

目前已发现 17 个致病基因突变能引起 LQTS,多数呈常染色体显性遗传,少数家系呈常染色体隐性遗传。最常见的 3 种基因变异类型为 KCNQ1、KCNH2 和 SCN5A,分别对应的临床类型为 LQT1、LQT2 和 LQT3。对 LQTS 患者来说,明确基因型对确定临床分型和治疗方法的选择有很大帮助。3 种类型的 LQTS 具有各自的心电图特征以及年龄和性别相关的高风险特点,LQT1 和 LQT2 患者在猝死前往往有几次晕厥发作,而 LQT3 可能第一次发病就是猝死。3 种 LQTS 的致病基因不同,发病诱因不同,药物治疗也有很大区别,β 受体阻滞剂在 LQT1 效果很好,但在 LQTS3 患者中使用却增加猝死风险;LQT3 患者可试用钠通道阻断剂,多数有效[10]。

六、非离子通道病基因变异与心律失常

临床上容易忽视的是,部分非离子通道心律失常的发病也与基因变异有关,如预激综合征、房颤、肥厚型心肌病(HCM)、致心律失常性右室心肌病(ARVC)、LMNA 基因突变相关的心脏病等。比如,PRKAG2 基因突变可能引起心肌肥厚,也可能引起房室旁路形成,机制可能是在胚胎发育过程中,由于心肌糖原累积,导致纤维环断裂,不能将心房及心室肌完全分割,从而在心房、心室之间存留一条或多条未离断的心肌纤维,即"房室旁路"。

ARVC 最可怕的并发症就是致死性心律失常,有一半的患者得到明确的分子诊断,其中在心脏中表达的 5 个桥粒蛋白[plakoglobin(JUP)、desmoplakin(DSP)、plakophilin-2(PKP2)、desmoglein-2(DSG2)、desmocollin-2(DSC2)]的基因突变占绝大多数,因此 ARVC 曾被称为"桥粒病"[11]。PKP2 基因是 ARVC 最重要的致病原因,SCN5A 是 BrS 最常见的致病基因,值得关注的是 PKP2 基因的突变可以直接影响 SCN5A 编码 Na^+ 通道的功能,而 SCN5A 基因突变也被证实与 ARVC 相关并影响黏附连接。ARVC 和 BrS 的致病基因在心肌闰盘蛋白编码基因中相互重叠,这提示心肌中的桥粒、筋膜黏附连接、缝隙连接和钠通道复合体组成的复杂结构可能是其共同的致病基础。

七、房颤的基因基础

房颤作为临床最常见的心律失常之一,其发病机制一直笼罩在迷雾之中。分子遗传学研究发现了一系列房颤致病基因及罕见变异,这些基因涉及多种发病机制,包括两大类基因,一类是编码心脏离子通道的基因,另外多种非离子通道基因也被证实与房颤发病相关,包括编码细胞缝隙连接蛋白的基因、心房激素钠尿肽编码基因 NPPA、细胞核孔复合体编码基因 NUP155、编码心肌肌小节蛋白的基因等。但是房颤致病基因的罕见变异只能解释很少一部分患者的致病原因,多数患者的房颤可能是多基因疾病或多因素疾病。因此,近年来,基于多种族大规模房颤队列的全基因组关联分析已经发现了近百个与房颤发生相关的基因及位点,这些基因的功能涉及心脏的发育、电生理、收缩和结构。多个编码心脏特异性转录因子的基因 PITX2、TBX3、TBX5、NKX2-5 与房颤相关,这提示心脏早期发育过程中的转录调控可能是房颤的关键分子机制[12]。目前不推荐对没有家族史的散发房颤患者进行基因检测,期待未来的研究成果能支持对房颤患者实现基于基因型的精准治疗决策。

八、室性心律失常消融

室性心律失常是一组异质性疾病,它可作为某些疾病的伴随表现形式之一,也可以是心脏异常的最早或唯一的表现。导管消融是治疗该类疾病的重要治疗方式,其地位近年来不

断攀升。该技术最早受到外科心内膜切除治疗缺血性室性心动过速（室速）的启发，经过 20 余年的探索与改良至今已日臻成熟。

器械和技术的进步大力推动了室性心律失常导管消融的开展。三维电解剖标测系统、高精密标测技术、影像融合技术及射频消融针的出现，有助于识别心律失常的潜在机制，提高手术治愈率。2019 年的美国心律学会年会上发布的《2019 室性心律失常导管消融专家共识》进一步奠定了导管消融室性心律失常中的地位[13]。在特发性室性心律失常方面，其导管消融手术成功率达到了 80% 以上，已可作为右室流出道室早的一线治疗方式（Ⅰ类推荐，B 类证据）。而在器质性室速方面，导管消融的已被证实可减少心律失常负担及 ICD 放电次数，但在改善临床"硬终点"方面仍无确切证据（表 1）。

表 1　部分器质性室速导管消融临床试验

研究名称	研究设计	入选人群	随访时间（月）	临床结局
SMASH VT，2007 年	RCT，n=128	ICM 合并 VT（ICD+ 预防性基质消融 vs. ICD）	22.5 ± 5.5	ICD 恰当放电，消融组 vs. ICD 组：12% vs. 33%（HR 0.35，95% CI 0.15~0.78，P=0.007）
VTACH，2010 年	RCT，n=107	ICM 合并稳定性 VT（ICD+ 消融 vs. ICD）	22.5 ± 9.0	无 VT/VF 存活率，消融组 vs. ICD 组：47% vs. 29%（HR 0.61，95%CI 0.37~0.99，P=0.045）
VANISH，2016 年	RCT，n=259	ICM 合并药物难治性 VT（消融 vs. 强化 AAD）	27.9 ± 17.1	主要复合终点（全因死亡、室速电风暴及 ICD 恰当放电），导管组 vs. 药物组：59.1% vs. 68.5%（HR 0.72，95%CI 0.53~0.98，P=0.037）
IVTCC，2015 年	回顾性队列，n=2061	ICM 及 NICM 合并 VT	12	无 VT 发作存活率：70%

注：RCT：随机对照临床试验；ICM：缺血性心肌病；NICM：非缺血性心肌病；AAD：抗心律失常药物；ICD：植入式心脏复律除颤器；VT：室性心动过速；VF：心室颤动

我国是心律失常大国，室性心律失常患病人口不容忽视。在导管消融方面虽起步较晚，但目前已有赶超国际领先水平的势头。我国于 2016 年发布了首部《室性心律失常中国专家共识》，上述宝贵资料使广大临床医生不再依靠个人经验和个案报道指导患者治疗策略的制定，临床实践逐步向规范化、个体化的方向发展。

九、肥厚型梗阻性心肌病射频消融

肥厚型梗阻性心肌病（HOCM）的治疗是不容忽视的临床难题之一。传统的非药物治疗方法包括外科室间隔切除术和室间隔化学消融术。前者手术创伤大，后者造成的心肌梗死范围不易控制，房室传导阻滞发生率高，且 5%~15% 的患者冠脉条件不适合行化学消融。

近年来，在心腔内超声及三维电解剖标测系统的辅助下，陆续有个案报道经导管室间隔射频消融术治疗 HOCM 的病例。该术式通过导管释放射频能量，使室间隔组织局部凝固坏死，流出道梗阻得到有效缓解。因为该术式对消融靶点周围心肌细胞破坏小，能避免传导束损伤，减少起搏器植入风险。回顾既往研究，迄今零星散在的病例报道共 94 例患者，82% 的患者通过射频消融治疗 HOCM 取得了良好的效果，但也有 6 例治疗失败。近年来，我国各地相继开展了经导管室间隔射频消融术治疗 HOCM 的治疗。通过总结经验，我中心正在建设 HOCM 室间隔射频消融队列，近期我们完成了首例孕产妇零射线 HOCM 室间隔消融手术，所有患者均取得了良好的疗效。

令人瞩目的是，2018 年《美国心脏病学会杂志（*JACC*）》发表了来自我国空军军医大学第一附属医院（西京医院）独创的 Liwen 式式，其原理是通过经皮肋间穿刺将射频针经心外膜心尖部植入室间隔进行 HOCM 的消融。所纳入的 15 例 HOCM 患者的静息 / 激发左心室流出道压力阶差及室间隔厚度显著下降，无围术期并发症发生，随访 6 个月患者的各项生理指标有所改善。

十、希氏束 - 浦肯野系统起搏

心脏电生理专家的触角在生理性起搏领域同样灵敏而有生机。自 2000 年 Deshmukh 等首次在人体内成功开展永久性直接希氏束起搏（HBP），这种直接夺获心脏传导系统获得生理性传导的心室起搏方式就一直在不断进步和创新。随着鞘管导入的主动固定电极导线等新型植入工具的发展，早期的临床实践中 HBP 面临的操作困难、起搏阈值高、交叉感知等制约因素得到一定程度的改善。同时随着对希 - 浦系统起搏经验积累和认知加深，我国学者率先提出再希氏束以远的束支部位进行起搏，即左束支起搏（left bundle branch pacing，LBBP），又称左束支区域起搏（left bundle branch area pacing，LBBAP），通过将主动固定电极导线穿行室间隔旋至左束支区域，起搏夺获左侧传导系统，包括左束支主干或其近端分支。左束支区域起搏时，可纠正左室内不同步，同时相较于 HBP 而言，LBBP 电学参数好，不容易发生脱位。此外，对于希氏束以远部位阻滞或需要房室结消融的患者，左束支起搏可以越过阻滞部位起搏，保证安全。

2018 年初国际上第一版希氏束起搏专家共识发表，共识规范了希氏束起搏的定义、分类（选择性希氏束起搏和非选择性希氏束起搏）、起搏阈值、感知、电极植入、患者选择、门诊管理以及医生技术培训等方面的内容，大大促进了学科的发展[14]。2018 年 ACC/AHA/HRS《心动过缓和心脏传导阻滞患者的评估和管理指南》首次将 HBP 列入指南推荐：对于左心室射血分数（LVEF）36%~50% 的房室传导阻滞（AVB）患者，如果预计心室起搏比例 >40%，可选择在心脏再同步化治疗（CRT）或 HBP，优于传统右心室起搏（Ⅱa 类）；对于有永久起搏器植入适应证的 AVB 患者，如果 AVB 阻滞部位在房室结，HBP 可保持心室的生理性激动（Ⅱb类）[15]。2018 年中国心力衰竭诊断和治疗指南也对 HBP 进行了推荐：对于 CRT 无反应、左心室导线植入失败及慢性房颤合并心衰需要高比例心室起搏的患者，HBP 可作为心脏再同步化的选择[16]。而左束支起搏目前处于起步阶段，尚无指南推荐，但已有的病例报道或小规模观察性研究均证实其具有诸多优势，为左束支传导阻滞患者的起搏治疗提供了新的选择。

小样本研究证实了希浦 - 系统起搏在部分患者中的安全性和有效性，但尚无大规模、随机对照研究比较其与常规右室起搏或双室起搏的临床效果，尤其缺乏长期预后如生存率的循证医学证据。相信随着临床研究的进步，希 - 浦系统起搏能为患者带来更多获益。

心律学的进展让人欣喜，但仍有大量的临床问题等待解答，也有众多的心律失常患者等待救治。期待更多有志之士为心律学的进步做出贡献，前路漫漫，我国心律失常的诊疗任重而道远，每一位电生理医师应不择地而息。

（董建增　常三帅）

参 考 文 献

[1] ZUNGSONTIPORN N, LINK M S. Newer technologies for detection of atrial fibrillation [J]. BMJ, 2018, 363: k3946.

[2] STEINHUBL S R, WAALEN J, EDWARDS A M, et al. Effect of a Home-Based Wearable Continuous ECG Monitoring Patch on Detection of Undiagnosed Atrial Fibrillation: The mSToPS Randomized Clinical Trial [J]. JAMA, 2018, 320(2): 146-155.

[3] COWAN J C, WU J, HALL M, et al. A 10 year study of hospitalized atrial fibrillation-related stroke in England and its association with uptake of oral anticoagulation [J]. Eur Heart J, 2018, 39(32): 2975-2983.

[4] PICCINI J P, XU H, COX M, et al. Adherence to guideline-directed stroke prevention therapy for atrial fibrillation is achievable [J]. Circulation, 2019, 139(12): 1497-1506.

[5] DI BIASE L, MOHANTY P, MOHANTY S, et al. Ablation Versus Amiodarone for Treatment of Persistent Atrial Fibrillation in Patients With Congestive Heart Failure and an Implanted Device: Results From the AATAC Multicenter Randomized Trial[J]. Circulation, 2016, 133: 1637-1644.

[6] PRABHU S, TAYLOR A J, COSTELLO B T, et al. Catheter Ablation Versus Medical Rate Control in Atrial Fibrillation and Systolic Dysfunction: The CAMERA-MRI Study [J]. J Am Coll Cardiol, 2017, 70: 1949-1961.

[7] MARROUCHE N F, BRACHMANN J, ANDRESEN D, et al. Catheter Ablation for Atrial Fibrillation with Heart Failure [J]. N Engl J Med, 2018, 378: 417-427.

[8] PACKER D L, MARK D B, ROBB R A, et al. Effect of Catheter Ablation vs Antiarrhythmic Drug Therapy on Mortality, Stroke, Bleeding, and Cardiac Arrest Among Patients With Atrial Fibrillation: The CABANA Randomized Clinical Trial [J]. JAMA, 2019, 321(13): 1261-1274.

[9] REDDY V Y, NEUZIL P, KORUTH J S, et al. Pulsed Field Ablation for Pulmonary Vein Isolation in Atrial Fibrillation [J]. J Am Coll Cardiol, 2019, 74(3): 315-326.

[10] 中华医学会心血管病学分会精准心血管病学学组, 中国医疗保健国际交流促进会, 精准心血管病分会, 等. 单基因遗传性心血管疾病基因诊断指南[J]. 中华心血管病杂志, 2019, 47(3): 175-196.

[11] TOWBIN J A, MCKENNA W J, ABRAMS D J, et al. 2019 HRS Expert Consensus Statement on Evaluation, Risk Stratification, and Management of Arrhythmogenic Cardiomyopathy [J]. Heart Rhythm, 2019. pii: S1547-5271(19)30438-2.

[12] TUCKER N R, ELLINOR P T. Emerging directions in the genetics of atrial fibrillation [J]. Circ Res, 2014, 114: 1469-1482.

[13] CRONIN E M, BOGUN F M, MAURY P, et al. 2019 HRS/EHRA/APHRS/LAHRS expert consensus statement on catheter ablation of ventricular arrhythmias [J]. Heart Rhythm, 2019. pii: S1547-5271(19)30210-3.

[14] VIJAYARAMAN P, DANDAMUDI G, ZANON F, et al. Permanent His bundle pacing: Recommendations from a Multicenter His Bundle Pacing Collaborative Working Group for standardization of definitions, implant measurements, and follow-up[J]. Heart Rhythm, 2018, 15(3): 460-468.

[15] Writing Committee Members, KUSUMOTO F M, SCHOENFELD M H, et al. 2018 ACC/AHA/HRS guideline on the evaluation and management of patients with bradycardia and cardiac conduction delay: A Report of the American College of Cardiology/American Heart Association Task Force on Clinical Practice Guidelines and the Heart Rhythm Society [J]. Heart Rhythm, 2018. pii: S1547-5271(18)31127-5.

[16] 中华医学会心血管病学分会心力衰竭学组, 中国医师协会心力衰竭专业委员会, 中华心血管病杂志编辑委员会. 中国心力衰竭诊断和治疗指南 2018 [J]. 中华心力衰竭和心肌病杂志, 2018, 2: 196-225.

心律失常最新指南概要解读

在过去的一年中,国内外学术组织发布了十余个心律失常相关的指南或专家共识,内容涉及心律失常的流行病学、基因学、诊断、治疗以及特殊人群的心律失常等各个方面。限于篇幅,本节选取了四个方面的指南或专家共识进行了解读,希望有助于读者了解本领域的最新进展和观点。

一、心房颤动的复律管理

心房颤动(房颤)是临床最常见的心律失常之一,我国和全世界范围内现有房颤患者已分别超过 800 万人和 3 300 万人,该病严重危害人类健康,其主要表现为脑血管的栓塞及血流动力学障碍。目前治疗房颤的主要策略是预防脑卒中的发生和改善症状,而将房颤转复为正常窦性心律,是达到这一治疗策略的最佳措施;尤其是当房颤导致血流动力学不稳定时,及时复律更为重要。因此,本文根据 2018 年加拿大心血管学会(CCS)房颤管理指南、2018 年澳大利亚国家心脏基金会(NFHA)/澳大利亚和新西兰心脏学会(CSANZ)房颤诊断及治疗指南以及 2019 年美国心脏协会(AHA)/美国心脏病学会(ACC)/美国心律学会(HRS)房颤管理指南来就心房颤动的复律管理策略进行解读。

(一)复律前的准备

房颤患者行复律时,应综合考虑房颤持续时间、症状严重程度、心功能状态、心脏左房大小情况等。新发房颤或刚转为持续性房颤的患者,房颤发作时症状明显,心脏超声检查左房大小正常或轻度扩大,复律成功率高且复律后容易维持。而对于血流动力学不稳定的紧急电复律,以维持生命体征稳定为主。对于房颤患者复律的准备,主要为血栓栓塞风险的评估及抗凝药物的使用。

1. 血栓栓塞风险评估 目前对于房颤患者血栓栓塞风险的评估各指南均推荐采用 CHA_2DS_2-VASc 评分系统。而针对房颤患者行复律治疗,除了 CHA_2DS_2-VASc 评分,往往还需考虑房颤类型及持续时间。一般认为持续时间 <48 小时的非瓣膜性房颤,左房不足以形成血栓,因此复律前可不行充分的抗凝治疗。但近期一些研究报告指出,这类房颤如不行抗凝治疗,其复律后 1 个月体循环栓塞发生率达 0.19%。因此,复律前血栓栓塞的风险评估及抗凝治疗尤为重要。

FinCV(The Finnish Cardioversion)研究对 3 143 例持续时间 <48 小时的急性房颤患者进行回顾性分析后发现,对于 CHA_2DS_2-VASc 评分≥2 分的患者,抗凝治疗组与非抗凝治疗组相比,其体循环栓塞发生率分别为 0.2% 和 1.1%;而对于 CHA_2DS_2-VASc 评分 0~1 分的患者,抗凝治疗组与非抗凝治疗组相比,体循环栓塞发生率分别为 0 和 0.4%。另外,即使在 48 小时内的急性房颤,其复律后仍存在较高的栓塞风险。对于 48 小时以内的急性房颤、房扑患者如不行抗凝治疗,复律后 1 个月的栓塞事件发生率为 0.7%。

基于上述一些观察性研究,2018 年 CCS 房颤管理指南推荐可根据患者是否为瓣膜性房颤,房颤持续时间(12 小时以内、12~48 小时以及超过 48 小时)以及 CHA_2DS_2-VASc 评分来考虑复律前的抗凝治疗策略(图 1)。而 2019 年 AHA/ACC/HRS 房颤管理指南中仅根据患者复律前房颤的持续时间及 CHA$_2$DS$_2$-VASc 评分来推荐抗凝治疗方案,即房颤或房扑持续≥48小时或持续时间不明患者,无论采用何种方法复律,不考虑 CHA$_2$DS$_2$-VASc 评分,复律前至少抗凝治疗 3 周,可使用华法林(需将 INR 控制在 2~3),或采用 Xa 因子抑制剂或凝血酶直接抑制剂(Ⅰ,B-R)。房颤或房扑持续≥48小时或持续时间不明患者,如因血流动力学不稳定而需紧急复律治疗,复律前尽快给予抗凝治疗(Ⅰ,C)。房颤或房扑持续<48小时患者,且CHA$_2$DS$_2$-VASc 评分男性≥2 分、女性≥3 分复律前尽快启用肝素、华法林、Xa 因子抑制剂或凝血酶直接抑制剂(Ⅱa,B-NR)。房颤或房扑持续≥48小时或持续时间不明患者,如复律前未行充分的抗凝治疗,行食管超声检查排除左心房包括左心耳血栓后,可行复律(Ⅱa,B),而临床实践中因特殊原因不能行食管超声检查,采用左房 CT 增强显像检查来排除血栓的方法,指南并未提及。房颤或房扑持续<48小时患者,且 CHA$_2$DS$_2$-VASc 评分男性 0 分、女性 1 分,复律前可考虑使用肝素、华法林、Xa 因子抑制剂或凝血酶直接抑制剂行抗凝治疗(Ⅱb,B-NR)。

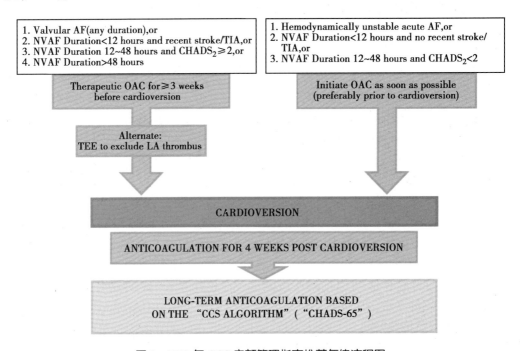

图 1　2018 年 CCS 房颤管理指南推荐复律流程图
AF:房颤;NVAF:非瓣膜病性房颤;OAC:口服抗凝药;LA:左心房;TIA:短暂性脑缺血发作

　　2. 抗凝药物使用　房颤复律前的抗凝治疗尤为重要,其能显著降低复律后 1 个月栓塞事件的发生率。目前关于华法林与非维生素 K 拮抗口服抗凝药(NOACs)在房颤复律围术期的随机对照试验结果显示,采用华法林抗凝治疗组,复律后 1 个月脑卒中及体循环栓塞的发生率在 0.46%,而采用 NOACs 治疗的患者其发生率为 0.31%。一项 Meta 分析结果显示,对于接受复律患者的抗凝治疗来说,NOACs 与华法林相比其安全性与有效性相似。但是由于 NOACs 剂量固定,无需检测凝血功能等优势,2018 年 CCS 指南及 2019 年 AHA/ACC/HRS 指南均推荐 NOACs 用于房颤复律的围术期抗凝治疗,且 2019 年 AHA/ACC/HRS 房颤管理指南更新中,将 NOACs 地位从Ⅱa 类推荐(C 级证据)提升至Ⅰ类推荐(B-R 类证据)。

（二）复律方法

1. 电复律 房颤电复律的即刻成功率在 86%~94%，然而药物复律的成功率显著低于电复律。如复律后不使用药物维持，1 年后患者的窦性心律维持率仅为 23%，2 年后的维持率低至 16%。2019 年 AHA/ACC/HRS 房颤管理指南推荐，对于房颤、房扑患者，可采用电复律恢复窦性心律，如复律失败可以再次尝试复律（Ⅰ,B）;对药物治疗物无反应的快室率房颤、房扑，可行电复律治疗（Ⅰ,C）;血流动力学不稳定的预激合并房颤患者，使用电复律治疗是合理的（Ⅰ,C）。对于持续性房颤，如果电复律后能维持窦性心律较长时间（具有临床意义的维持时间），再次电复律是合理的（Ⅱa,C）。

各指南对房颤电复律影响因素有详细说明。首先，指南推荐对于房颤复律选择能量100~200J，建议优选双相波，双向波的优点是单相波结束心脏干扰杂波后，再给一个方向的单相波引导心脏以激发其正常工作。其次，双相波能用较低的能量来达到更好的复律效果。复律电极板位置:紧急复律时，多采用前侧位，即一个电极板放于心尖，另一个电极板放于胸骨右缘 2~3 肋间;另一复律效率较高的体位为前后位，即一个电极板置于背部左肩胛下区，另一个置于胸骨左缘 3~4 肋间。再者，指南推荐的 12kg 压力为最佳胸壁接触方式。

2. 药物复律 药物复律则多用于电复律前的药物易化或电复律后的药物维持。2019年 AHA/ACC/HRS 指南中指出药物复律多用于房颤持续时间 <7 天患者，静脉使用伊布利特转复房颤成功率在 50%，平均时间 <30 分钟，该药对于房扑的转复效果优于房颤。但伊布利特发生尖端扭转性室速的概率为 3%~4%，且多见于转复前存在 QT 间期延长、低钾血症、LVEF<30% 的患者。有研究表明，胺碘酮使用数周达药物负荷后，其转复持续性房颤的成功率在 25% 左右，且存在减慢心率的问题。而普罗帕酮和氟卡尼可作为"口袋药"在院外转复发作时症状明显的房扑、房颤，但是需注意使用 IC 类药物转复房扑，需提前 30 分钟使用β 受体阻滞剂或非二氢吡啶类钙拮抗剂，以防止因房室 1:1 传导导致心室率增快（表1）。

表 1 用于药物复律的抗心律失常药物

药物	给药途径	剂量及用法		不良反应
胺碘酮	口服	600~800mg/d 分次口服，直至达到 10g 负荷剂量，随后以 200mg/d 维持		静脉炎,血压降低,心动过缓,QT 间期延长,尖端扭转性室速,胃肠道反应,便秘,升高 INR
	静脉	150mg/10min、1mg/min 维持 6 小时、0.5mg/min 维持 18 小时或口服维持		
多菲利特	口服	肌酐清除率	剂量（每日 2 次）	QT 间期延长,尖端扭转性室速,根据肾功能、体重及年龄调整剂量
		>60ml/min	500mg	
		40~60ml/min	250mg	
		20~40ml/min	125mg	
		<20ml/min	不推荐	
氟卡尼	口服	200~300mg 顿服（服药前 30 分钟使用β受体阻滞剂或非二氢吡啶类钙拮抗剂）		低血压,房扑伴 1:1 房室传导,致室性心律失常作用,冠心病及严重结构性心脏病禁用
伊布利特	静脉	1mg 静脉注射 >10 分钟,如有必要 1mg 重复（体重 <60kg,0.01mg/kg）		QT 延长,尖端扭转性室速,低血压
普罗帕酮	口服	450~600mg 顿服（服药前 30 分钟使用β受体阻滞剂或非二氢吡啶类钙拮抗剂）		低血压,房扑伴 1:1 房室传导,致室性心律失常作用,冠心病及严重结构性心脏病禁用

2018 年 NHFA/CSANZ 房颤管理指南、2018 年 CCS 房颤管理指南推荐与 2019 年 AHA/ACC/HRS 指南类似,对于非器质性心脏病房颤患者,氟卡尼、普罗帕酮等药物转复房颤的成功率及转复时间均优于胺碘酮,而对于器质性心脏病或心衰患者,胺碘酮具有其安全性优势。

(三) 复律后的药物治疗

1. 抗凝药物治疗 一项关于华法林与 NOACs 在房颤复律围术期的随机对照试验结果显示,复律后 1 个月血栓栓塞事件的发生风险是复律前栓塞发生风险的 2 倍(复律前华法林组基线栓塞发生风险为 0.14%,NOACs 组为 0.12%);而未使用抗凝治疗的患者,其复律后的栓塞风险是复律前的 5 倍(1.9% vs. 0.5%)。因此,对于复律后患者,无论 CHA_2DS_2-VASc 评分多少,均需抗凝治疗 4 周。由于无症状性房颤检出率低,各指南多建议根据 CHA_2DS_2-VASc 评分继续予以抗凝治疗,而不能因为服用抗心律失常药物维持窦性心律而停止抗凝。但 2019 年 AHA/ACC/HRS 房颤管理指南,对于持续时间 <48 小时的房扑、房颤,且 CHA2DS2-VASc 评分男性 0 分、女性 1 分的患者,复律后可以不行抗凝治疗(Ⅱb,B-NR)。

2. 抗心律失常药物治疗 复律后维持窦性心律的药物选择,应基于药物的安全性及基础心脏疾病和合并症情况来进行综合分。2019 年 AHA/ACC/HRS 指南推荐,使用抗心律失常药物转复及维持窦性心律前,需处理好导致房颤的可逆因素(Ⅰ,C)。根据患者心脏疾病及合并症情况,合理选择胺碘酮、决奈达隆、多菲利特、氟卡尼、普罗帕酮及索他洛尔(Ⅰ,A)。对于永久性房颤,不建议使用抗心律失常药物来转复及维持治疗(Ⅲ,B),决奈达隆不推荐使用于心衰(NYHA 心功能Ⅲ~Ⅳ级)患者或过去 4 周有心衰发生的患者。

(四) 总结

对于房颤患者的电复律及药物复律治疗,需详细评估患者基础疾病情况、心脏左房大小以及房颤持续时间等综合评估后,选择合适的复律方案,复律前根据患者个体情况,进行充分的抗凝治疗,复律后评估血栓栓塞风险及出血风险,制定长期的抗凝策略,同时辅以合适药物进行维持窦律治疗。

二、缓慢型心律失常治疗中的特殊问题

2018 年 ACC/AHA/HRS 联合发布了《2018 ACC/AHA/HRS 心动过缓和心脏传导延迟患者的评估和管理指南》,对比之前的相关指南,该指南定义了成年人心动过缓和心脏传导延迟,并对临床评估和管理进行了阐述。本文选择其中几个方面进行解读。

(一) 睡眠呼吸暂停与心动过缓的相关性

呼吸性睡眠障碍和夜间心动过缓比较常见,患有睡眠呼吸暂停综合征的患者尤其是肥胖者和运动员,其心动过缓和传导障碍患病率更高。窦性心动过缓是睡眠中最常见的心律失常类型,有时也会出现窦性停搏、各种程度的房室传导阻滞和交界性心律。该指南强调了对心动过缓或心脏传导阻滞患者进行睡眠呼吸暂停方面的评估,对于先前接受或考虑过永久性心脏起搏器(PPM)治疗的心动过缓或心脏传导阻滞患者,筛选睡眠呼吸暂停综合征是合理的(Ⅱa 类推荐),对于明确患有阻塞性睡眠呼吸暂停的患者,建议专门针对睡眠呼吸暂停进行治疗(Ⅰ类推荐)。睡眠呼吸暂停的治疗,不仅降低了这些心律失常发生的频率,而且可使患者在心血管方面获益。

(二) 影像学检查

对于新出现的左束支传导阻滞(LBBB)、二度莫氏Ⅱ型、高度或三度房室传导阻滞,该类疾病显著增加了潜在结构性心脏病和诊断左心室收缩功能障碍的风险,对于这些患者,建议

完善经胸超声心动图（TEE）检查（Ⅰ类推荐）。心脏磁共振（MRI）和计算机断层扫描（CT）也可以帮助筛选患者。MRI 有助于诊断包括结节病、血色素沉着症和淀粉样变在内疾病的浸润过程，CT 是诊断主动脉夹层、主动脉瘤的一种有效辅助手段。对于怀疑有结构性心脏病但 TEE 未显示的患者，心脏 MRI、CT 或心肌核素检查是合理的（Ⅱa 类推荐）。

（三）心动过缓的治疗

1. 成人先天性心脏病心动过缓的治疗　成人先天性心脏病是一组不同的人群，他们的传导系统解剖结构与普通人差别明显。对有窦房结和 / 或房室传导障碍的患者在接受心脏手术时，术中心外膜起搏是合理的（Ⅱa 类推荐）。在先天性心脏病患者中，房性心律失常的患病率为 40%~45%，与心室起搏模式相比，普通人群中基于心房起搏的房性心律失常有所减少。对于先天性完全性心脏传导阻滞的患者，他们有很高的猝死发生率，临床医生可以考虑对他们进行永久性起搏治疗。

2. 心肌梗死后房室传导阻滞　所有类型的心脏传导阻滞都可发生在急性心肌梗死后，这些传导阻滞受多种机制影响。对于急性心肌梗死者中房室传导阻滞仅位于房室结者，使用阿托品治疗是安全的。房室传导的不可逆损伤是大多数起搏治疗的病因，临床医师应仔细考虑并一般避免早期（<72 小时）永久性起搏，以避免不必要的起搏器植入。在急性心肌梗死患者中，窦房结功能紊乱（SND）或房室传导阻滞的患者，应在确定是否安装永久起搏器（PPM）前等待一段时间（Ⅰ类推荐）。对于急性心肌梗死伴二度莫氏Ⅱ型房室传导阻滞、高度或三度房室传导阻滞、交替束支传导阻滞的患者，在等待期后，需行永久起搏治疗（Ⅰ类推荐）。对于心肌梗死后短暂性房室传导阻滞和孤立的束支传导阻滞患者，不应进行永久性起搏治疗（Ⅲ类推荐）。

3. 房室传导阻滞相关的心动过缓　与房室传导阻滞相关的症状表现很大程度上取决于阻滞发生的部位、心室率及其发生频率。二度莫氏Ⅰ型房室传导阻滞患者通常无症状，如果阻滞经常发生，也可以引起运动耐量减少和头晕等症状。经静脉临时起搏技术已经使用了近 60 年，却没有足够的数据指导其使用。早期文献表明，并发症和移位的发生率很高。在植入临时起搏器前，必须考虑房室传导阻滞的原因。对于因病情需要长时间经静脉临时起搏的患者，选择外置固定电极导线而非标准被动固定电极导线是合理的（Ⅱa 类推荐）。对于可逆性房室传导阻滞且病因可以去除的患者，无需永久性起搏治疗。在对潜在原因进行治疗后，房室传导阻滞仍不能消除的患者，建议永久性起搏治疗（Ⅰ类推荐）。

4. 围术期管理　通常所有接受心脏外科手术的患者，在手术时都会接受心脏外膜起搏。根据手术类型和一些危险因素，术后起搏的方式变化很大。对 STS 注册和一项随机对照实验分析后发现，房颤消融术与 PPM 植入可能相关。而瓣膜手术后 PPM 植入率差异很大，取决于具体瓣叶和手术方式。

5. 共同决策　对于有症状的心动过缓和心脏传导阻滞患者，基于现有的最佳证据、治疗目标、偏好和价值观，临床医生应和患者共同制定治疗策略。

三、无症状心律失常

不同个体对心律异常的感知是高度可变的，虽然许多患者都能敏锐地意识到轻微的心律失常，但其他患者可能完全不知道快速性心律失常的发作。心悸是各种类型和持续时间的心律不齐患者报告的最常见症状。"心悸"是指对异常心脏活动的主观感知。患者描述为胸部和 / 或邻近区域的不适的脉搏或运动感觉。

一些患者可能会出现其他症状，如疲劳、呼吸短促、呼吸困难、胸部不适、头晕或晕厥，这些症状与记录在案的心律失常有关。这些症状有时被称为症状性心律失常的"非典型表现"。

另一方面,有心律失常的人可能是无症状的。在某些情况下可能无症状的心律失常,如房颤(AF)、持续性室上性心动过速(SVT)和非持续性室性心动过速(NSVT),可能对患者结局有重要影响。无症状房颤可导致卒中,无症状室性心律失常可导致心源性猝死(SCD),各种形式的持续或重复性快速性心律失常可导致左心室(LV)功能恶化。此外,在同一患者中,同一类型的心律失常在某些情况下是有症状的,而在其他情况下是无症状的。

目前尚不清楚无症状性心律失常的评估和管理是否应与有症状性心律失常不同。这在很大程度上是因为已发表的关于心律失常的治疗和治疗的研究主要包括有症状的个体。对于临床医生而言,重要的是要认识到可能存在一些例外情况,无症状性心律失常可能需要进行详细评估,在某些情况下需要适当的治疗。

近年来,医疗检测仪器的数量迅速增加,这些设备可直接提供给消费者使用,并有助于评估心率和心律。这些装置可能提高了心律失常的诊断率,在未来几年可能在很大程度上增加无症状心律失常的患病率。

鉴于目前对无症状心律失常的治疗方法既不明确也不直接,欧洲心律协会(EHRA)与心力衰竭协会(HFA)、美国心律协会(HRS)、亚太地区心律协会(APHRS)、南部非洲心律协会(CASSA)和拉丁美洲心律学会(LAHRS)召集了一个工作组,审查特定类型无症状心律失常的临床治疗。其目的是强调基于证据的风险分层方法和适当的药理学或非药理学治疗,其中包涵了无症状心律失常的证据。然而,医疗保健提供者必须在与患者讨论后,考虑到个人因素和偏好,以及潜在的风险和利益,做出最终的管理决定。

(一)无症状频发房性期前收缩:预示房颤和卒中风险增加

房性期前收缩很常见,但不一定有症状。以前认为房性期前收缩是良性的,没什么问题。目前则认为,频发房性期前收缩是房性心动过速和进展为房颤独立预测因素。频发房性期前收缩与患者死亡或卒中风险增加相关,以及与房颤住院有关。频发房性期前收缩且 CHA_2DS_2-VASc 评分≥2分的患者年卒中风险为每年 2.4%,与 CHA_2DS_2-VASc 评分≥2分的房颤患者相似,支持频发房性期前收缩可能是房颤的替代标记物。频发房性期前收缩可能是亚临床心房心肌病的标志物,增加了房颤和卒中风险。

建议:

1. Holter 发现房性期前收缩 >500 次 /24h 的患者发生房颤的风险增加,应告知患者房颤的症状,并对可能的房颤进行进一步评估,包括更长时间的监测。

2. 建议对房性期前收缩较多的患者全面纠正其心血管危险因素,包括控制高血压、减轻体重和筛查睡眠呼吸暂停,评估有无结构性心脏病。

3. 当观察到房颤短暂发作时,房性期前收缩 >500 次 /24h 或任何连续超过 20 个房性期前收缩时要考虑抗凝,但应个体化。

4. 未发现房颤且房性期前收缩较少的患者不需抗凝。

(二)无症状预激综合征:高强度运动的患者可考虑消融

心电图发现预激综合征发生率为 0.1%~0.3%。有症状预激综合征猝死的终生风险估计为 3%~4%。

建议:

1. 无症状预激综合征患者,应长期随访,特别是间歇预激和生理学检查为低危的患者。

2. 无症状预激可考虑电生理学进行风险分层,具有高危特征的患者可考虑导管消融。

3. 对于参加高强度或专业运动以及有职业风险的人,可考虑导管消融。

4. 应与患者及其家属讨论风险。

（三）无症状房颤/房扑:处理与有症状的患者基本相同

建议:

1. 无症状房颤患者应根据卒中风险进行抗凝,与有症状的房颤患者等同。

2. 应考虑筛查高危人群,例如 CHA_2DS_2-VASc 评分≥2 分的患者。

3. 对于无症状房颤患者,应建议改变生活方式,与有症状的房颤患者等同。

4. 对于无症状的持续性房颤患者,是否需要复律,需要鉴别真正的无症状患者或对房颤症状已经适应的患者。

5. 对于无症状房颤且有快速室率的患者,应处方速率控制药物,以降低心动过速性心肌病风险。

6. 在详细知情同意后,可根据患者的偏好,无症状房颤患者也可考虑消融。

（四）无症状室性期前收缩:负荷 >20% 的患者风险增加,应加强随访

建议:

1. 频繁发生室性期前收缩的患者(>500 次/24h),应转诊专科医生,进行进一步评估,以排除任何潜在的结构性和缺血性或心脏病。

2. 频发室性期前收缩(负荷 >20%)患者全因和心血管死亡风险高,应加强随访。

3. 应治疗怀疑心动过速型心肌的室性期前收缩患者。

4. 无症状室性期前收缩患者的治疗应重点关注潜在的心脏病,以改善预后。

有些特征表明室性期前收缩患者的预后较差,需要排除潜在的结构性、缺血性或心律失常性疾病。室性期前收缩患者预后较差的影响因素如下:①潜在的结构性、缺血性或心律失常性疾病;②室性期前收缩超过 2 000 次/24h;③复杂室性期前收缩(二联律、三联律和非持续性室速);④多形性室性期前收缩;⑤运动时室性期前收缩增加;⑥非流出道室性期前收缩(单形或形态略微不同);⑦室性期前收缩的联律间期短(R-on-T 现象);⑧QRS 宽的室性期前收缩(常见于心肌病)。

（五）无症状非持续性室速:评估心脏病

建议:

1. 应对无症状非持续性室速患者应进行评估,以发现结构性、缺血性或心律失常性疾病。

2. 在排除急性冠状动脉综合征后,非可逆原因导致室速持续性室速且 LVEF<35% 的患者应考虑植入 ICD。

3. 对于 LVEF≥40% 的无症状患者,非持续性室速通常不需要特异性抗心律失常治疗,但应对基础心脏病进行优化治疗。

（六）心动过速性心肌病:应排除其他心脏疾病

诊断要点:①无其他原因导致心肌病(心肌梗死、瓣膜病、高血压、酒精或药物使用、应激等);②无左室肥厚;③无左室腔径明显增加(左室舒张末径 <6.5cm);④控制心动过速(通过控制室率、复律或射频消融)后 1~6 个月内左室功能恢复;⑤在控制心动过速后左室功能恢复,但心动过速复发后左室射血分数迅速下降。

建议:

1. 在考虑诊断心动过速心肌病之前,应该排除其他心脏病(心肌梗死、瓣膜病、高血压、酒精或药物使用、应激性心肌病等)。

2. 心动过速心肌病的管理应包括心力衰竭的药物治疗,心房颤动的室率控制和特定心律失常(包括房颤)的节律控制。

3. 对于持续性或复发性房或室性心律失常的节律控制,优选消融,即使患者无症状和疑似心动过速心肌病时。

(七)无症状心动过缓:完全无症状者不需要治疗

建议:

1. 晕厥伴严重心动过缓或暂停 >6 秒的患者应治疗。

2. 完全无症状的心动过缓不需要治疗。

四、遗传性心律失常与心肌病的基因筛查

遗传性心律失常和遗传性心肌病是一组由基因变异引起的、具有家族聚集性特征的疾病,基因筛查对该类疾病的诊断、危险评估、防治以及选择性生育方面具有重要意义,但不恰当地应用基因检测技术也会向临床工作者、患者及家庭传递不准确的信息,并带来不必要的困惑。心血管医生对基因诊断的作用及适用范围普遍认识不足,限制了其在临床诊疗中的合理应用。本文根据 2019 年中华心血管病学会发表的《单基因遗传性心血管疾病基因诊断指南》和美国 HRS 发布的《遗传性心肌病评估、危险分层和处理专家共识》,对常见遗传性心律失常和心肌病的基因检查策略进行解读。

(一)总则

遗传性心律失常与遗传性心肌病的基因检查适用于下列单基因遗传性心血管疾病基因诊断。

1. 检测基因 大多数单基因遗传性心血管疾病存在多个致病基因,但各个基因致病性的证据强弱不一。本指南仅推荐筛查有家系共分离证据支持的明确致病基因。若筛查可能致病基因,对发现的基因变异致病性应通过家系共分离证据判断,并谨慎解释。

2. 适用人群

(1)临床证据确诊的单基因遗传性心血管疾病患者。

(2)临床证据疑似的单基因遗传性心血管疾病患者。

(3)先证者发现致病基因突变,推荐家系直系亲属通过 Sanger 测序进行同一基因突变检测;如果致病基因突变在家系中与疾病不连锁,推荐使用目标基因靶向测序、全外显子测序等二代测序技术(NGS)对不连锁患者重新进行基因筛查,检测是否存在其他致病基因突变。

(4)先证者发现携带意义未明的基因变异时,应通过家系筛查明确变异致病性。

(5)先证者未发现致病基因突变时,不推荐对家系成员(无论是否患病)进行基因检测。

3. 临床应用推荐

(1)患者发现致病基因突变,结合临床表型可以帮助确诊和鉴别诊断。

(2)先证者未检出致病基因突变,不能完全排除遗传致病。

(3)对发现致病基因突变先证者的家系进行遗传筛查,有助于发现新的患者和致病基因突变携带者;对于未发病的基因突变携带者,应进行临床随访和酌情干预;未携带致病基因突变的成员,可基本排除患此疾病的风险,不推荐进行针对性的临床随访和干预。

(4)携带明确致病基因突变的患者,若有意愿并在符合伦理的前提下,可以通过选择性生育获得不携带该致病基因突变的后代。

(二)长 QT 综合征(LOTS)

目前报道的 LQTS 相关致病基因至少 16 个,其中明确的致病基因 9 个,分别编码电

压门控钾、钠、钙通道蛋白及其相关调节蛋白。其中 KCNQ1（LQTS1）、KCNH2（LQTS2）和 SCN5A（LQTS3）3 个致病基因可解释约 75% 的患者，其余致病基因可解释 5%~10% 的患者。目前仍有 15%~20% 的 LQTS 患者无法用已知的致病基因解释，提示可能存在未发现的致病基因。因缺乏特异性临床表现，绝大多数 LQTS 无法仅通过临床表现和传统实验室检查进行分型，具体分类需依靠基因诊断。

1. **基因诊断** 检测基因应包括 9 个明确致病基因（KCNQ1、KCNH2、SCN5A、KCNE1、KCNJ2、CACNA1C、CAV3、CALM1、CALM2）。

2. **适用人群**

（1）遵循总则相应推荐条目。

（2）排除已知继发原因的无症状 QTc 延长患者，青春前期 QTc>480ms 或成人 >500ms 的患者（Ⅰ，C）。

（3）排除已知继发原因的无症状 QTc 延长的患者，青春前期 QTc>460ms 或成人 >480ms 的患者（Ⅱb，C）。

（4）药物激发试验可诱导出尖端扭转型室速的患者（Ⅱb，B）。

3. **临床应用推荐**

（1）遵循总则相应推荐条目。

（2）LQTS3 型的患者 QTc>500ms 时，使用钠离子阻断剂（美西律、氟卡尼、雷诺嗪）进行快速口服药试验，若可将 QTc 缩短 40ms 以上，则可加用该口服药进行治疗。

（3）基因检测出携带 ≥2 个致病基因突变的 LQTS 患者或先天耳聋的 Jervell-Lange-Nielsen 综合征患者 SCD 风险高，可积极考虑预防性植入 ICD。

（4）LQTS1 的患者应避免剧烈运动，尤其是游泳；LQTS2 的患者应避免突然听到响亮的声音（如闹铃、电话铃等）。

（5）尚未接受 β 受体阻滞剂治疗而发生心脏骤停的 LQTS1 的患者，应首先考虑 β 受体阻滞剂口服治疗或左侧心交感神经切除术，而不是优先考虑植入 ICD，除非患者幼年发病。

（三）Brugada 综合征

Brugada 综合征的主要特征为心脏结构和功能正常，右胸导联（V1~V3）ST 段抬高，伴或不伴右束支传导阻滞，以及因室颤导致的 SCD。Brugada 综合征以 30~40 岁的青年男性为主，男女比例为 8~10∶1。该病患病率约为 5/10 000。Brugada 综合征为常染色体显性遗传，报道的相关致病基因超过 20 个，但目前仅编码心脏钠通道 α 亚基的 SCN5A 基因为其明确致病基因。

1. **基因诊断** 检测基因应包括 SCN5A 基因。

2. **适用人群**

（1）遵循总则相应推荐条目。

（2）不推荐对孤立的 2 或 3 型 Brugada 样心电图个体进行基因检测。

3. **临床应用推荐**

（1）遵循总则相应推荐条目。

（2）基因检测可协助诊断临床可疑病例，但其本身不能诊断 Brugada 综合征。

（3）检测结果不影响 Brugada 综合征的治疗，临床诊断的患者无论基因检测结果如何均应给予预防性治疗。

（四）儿茶酚胺敏感性多形性室速（CPVT）

CPVT 是一种少见却严重的遗传性心律失常和离子通道病，表现为无器质性心脏病的个体在运动或激动时发生双向性、多形性室速导致发作性晕厥。CPVT 可表现为常染色体显性或隐性遗传,目前公认的 CPVT 致病基因包括 RYR2 和 CASQ2。

1. **基因诊断**　检测基因,应包括 RYR2 和 CASQ2 这 2 个明确的 CPVT 致病基因。

2. **适用人群**　遵循总则相应推荐条目。

3. **临床应用推荐**

(1) 遵循总则相应推荐条目。

(2) 携带 RYR2 基因突变的患者发病较早、预后较差,氟卡尼可有效减少 RYR2 基因突变携带者室性心律失常事件发生。

(五) 短 QT 综合征(SQTS)

SQTS 是一种罕见的遗传性心脏离子通道病,以心电图上极短的 QTc、胸前导联易见高尖 T 波以及易发心房颤动(房颤)、室颤及 SCD 而心脏结构正常为特点。SQTS 通常为常染色体显性遗传,目前已经报道至少 3 个基因与其发病相关,其中 KCNH2 基因的致病性明确。

1. **基因诊断**　检测基因应包括 KCNH2 基因。

2. **适用人群**　遵循总则相应推荐条目。

3. **临床应用推荐**

(1) 遵循总则相应推荐条目。

(2) 基因检测确诊 SQTS 的患者考虑使用奎尼丁,尤其是 SQTS1 型患。

(3) 可考虑将索他洛尔用于 SQTS1 以外的其他类型的 SQTS 患者。

(六) 肥厚型心肌病(HCM)

HCM 是最为常见的单基因遗传性心血管疾病,主要为常染色体显性遗传,偶见常染色体隐性遗传。现已报道近 30 个基因与 HCM 发病有关,其中 10 个为明确致病基因,分别编码粗肌丝、细肌丝和 Z 盘结构蛋白等。

1. **基因诊断**　检测基因应包括 10 个 HCM 致病基因和 5 个拟表型疾病致病基因(MYH7、MYBPC3、TNNT2、TNNI3、TPM1、MYL2、MYL3、ACTC1、PLN、FLNC、GLA、LAMP2、PRKAG2、TTR、GAA)。

2. **适用人群**　遵循总则相应推荐条目。

3. **临床应用推荐**

(1) 遵循总则相应推荐条目。

(2) 携带 ≥2 个肌小节致病基因突变增加患者心血管死亡风险。

(七) 致心律失常性右心室心肌病(ARVC)

ARVC 是以右心室为主的心肌细胞凋亡或坏死,并被脂肪和纤维结缔组织替代为病理特征的遗传相关性心肌病,也可同时或单独累及左心室。

ARVC 的致病基因突变主要发生在编码桥粒蛋白的基因上,因此被普遍认为是桥粒疾病;目前报道与 ARVC 相关的基因突变超过 1 400 个,其中 400 余个为致病基因突变,占比最多的为 PKP2 基因(42%),其次为 DSG2(11%)、DSP(6%)和 DSC2(3%)。

1. **基因诊断**　检测基因应包括 6 个 ARVC 致病基因(PKP2、DSP、DSG2、DSC2、JUP、TMEM43)。

2. **适用人群**

(1) 遵循总则相应推荐条目。

(2) 临床诊断满足 2010 年修订的 ARVC 诊断专家共识中临床或疑似诊断标准的患者。

（3）临床诊断仅满足 2010 年修订的 ARVC 诊断专家共识中 1 个次要标准的患者不推荐进行基因检测。

3. 临床应用推荐

（1）遵循总则相应推荐条目。

（2）检出致病基因突变是 ARVC 的主要诊断标准之一。

（3）携带基因突变患者比未携带者预后差；携带 ≥2 个基因突变的患者易发生室性心动过速（室速）/ 心室颤动（室颤），且左心室功能障碍、心力衰竭和心脏移植比例较高。

（4）携带 TMEM43 基因 p.S358L 突变的成年男性和 30 岁以上女性作为一级预防，植入 ICD 能够提高生存率。

其他少见遗传性心律失常和遗传性心肌病基因检测的策略推荐可参考参考文献中的指南和专家共识。

（白融）

参 考 文 献

[1] 黄从新,张澍,黄德嘉,等. 心房颤动:目前的认识和治疗的建议 -2018 [J]. 中国心脏起搏与心电生理杂志,2018,32 (4):315-368.

[2] JANUARY C T,WANN L S,ALPERT J S,et al. 2014 AHA/ACC/HRS Guideline for the Management of Patients With Atrial Fibrillation:Executive Summary:A Report of the American College of Cardiology/American Heart Association Task Force on Practice Guidelines and the Heart Rhythm Society [J]. J Am Coll Cardiol,2014,64(21):2246-2280.

[3] JANUARY C T,WANN L S,CALKINS H,et al. 2019 AHA/ACC/HRS Focused Update of the 2014 AHA/ACC/HRS Guideline for the Management of Patients With Atrial Fibrillation:A Report of the American College of Cardiology/American Heart Association Task Force on Clinical Practice Guidelines and the Heart Rhythm Society [J]. J Am Coll Cardiol,2019,74(1):104-132.

[4] NHFA CSANZ Atrial Fibrillation Guideline Working Group,BRIEGER D,AMERENA J,et al. National Heart Foundation of Australia and the Cardiac Society of Australia and New Zealand:Australian Clinical Guidelines for the Diagnosis and Management of Atrial Fibrillation 2018 [J]. Heart Lung Circ,2018,27(6):1209-1266.

[5] ANDRADE J G,VERMA A,MITCHELL L B,et al. 2018 Focused Update of the Canadian Cardiovascular Society Guidelines for the Management of Atrial Fibrillation [J]. Can J Cardiol,2018,34(11):1371-1392.

[6] LEWICKA-NOWAK E,DABROWSKA-KUGACKA A,RUCINSKI P,et al. Atrial function during different multisite atrial pacing modalities in patients with bradycardia-tachycardia Syndrome [J]. Circ J,2009,73(11):2029-2035.

[7] CLARKE J M,HAMER J,SHELTON J R,et al. The rhythm of the normal human heart [J]. Lancet,1976,1:508-512.

[8] LAMAS G A,LEE K L,SWEENEY M O,et al. Ventricular pacing or dual-chamber pacing for sinus node dysfunction [J]. N Engl J Med,2002,346:1854-1862.

[9] SODECH G H,DOMANOVITS H,MERON G,et al. Compromising Bradycardia:management in the emergency department [J]. Resuscitation,2007,73(1):96-102.

[10] GILLINOV A M,GELIJNS A C,PARIDES M K,et al. Surgical ablation of atrial fibrillation during mitral-valve surgery [J]. N Engl J Med,2015,372:1399-1409.

[11] ARNAR D O,MAIRESSE G H,BORIANI G,et al. Management of asymptomatic arrhythmias:a European Heart Rhythm Association(EHRA)consensus document,endorsed by the Heart Failure Association(HFA),Heart Rhythm Society(HRS), Asia Pacific Heart Rhythm Society(APHRS),Cardiac Arrhythmia Society of Southern Africa(CASSA),and Latin America Heart Rhythm Society(LAHRS)[J]. Europace,2019. pii:euz046.

[12] 中华医学会心血管病学分会精准心血管病学学组,中国医疗保健国际交流促进会精准心血管病分会,中华心血管病杂志编辑委员会. 单基因遗传性心血管疾病基因诊断指南[J]. 中华心血管病杂志,2019,47(3):175-196.

[13] TOWBIN J A,MCKENNA W J,ABRAMS D J,et al. 2019 HRS Expert Consensus Statement on Evaluation,Risk Stratification,and Management of Arrhythmogenic Cardiomyopathy [J]. Heart Rhythm,2019. pii:S1547-5271(19)30438-2.

心律失常的基因学评价

离子通道相关心律失常的基因学评价

心脏离子通道病是一类由心脏离子通道蛋白结构或功能异常,从而引起心律失常的遗传性综合征。心脏离子通道病包括长 QT 综合征(LQTS)、Brugada 综合征(BrS)、儿茶酚胺敏感性多形性室性心动过速(CPVT)、短 QT 综合征(SQTS)、早期复极综合征(ERS)、家族性心房颤动(FAF)、特发性心室颤动(IVF)、进行性心脏传导疾病(PCCD)和遗传性病态窦房结综合征(SSS)。这类疾病的患者往往心脏结构正常,以晕厥或心脏性猝死为首发症状。35 岁以下人群中有 40% 的突然意外死亡者的尸检结果呈阴性,心脏离子通道病是主要的可疑病因[1]。超过 2/3 的年轻心脏性猝死发生在休息或睡眠时;基因检测呈阳性的患者往往有运动或极端情绪诱发史[2,3]。心脏离子通道疾病存在着明显的基因型和心脏表型异质性,其中最为突出的离子通道就是 SCN5A 基因,它可导致多种类型的心脏离子通道病重叠表型,如长 QT 综合征 3 型、Brugada 综合征、心脏传导阻滞等。

目前心脏离子通道病的遗传学领域已取得一定的进展,基因检测在基因分子分型、危险分层和个体化治疗的应用,极大地改变了这类疾病的临床决策。其中 LQTS 中基因检测在诊断、危险分层和治疗中的指导作用较大,是心血管遗传病个体化治疗的典范。2019 年,我国新发布的《单基因遗传性心血管疾病基因诊断指南》中对推荐基因检测在心脏离子通道疾病的检测基因、适用人群和临床应用分别作了相应推荐[4,5],与 2011 年我国发布的相关共识相比,增加了国人资料信息。但随着高效的高通量基因检测技术应运而生,检测出海量变异也给临床医师带来诸多困惑,说明基因检测结果的解释仍具有较大的挑战。本文就几种主要心脏离子通道疾病基因筛查临床应用的作用进行介绍。

一、长 QT 综合征

遗传性长 QT 综合征是由 17 个 LQTS 的致病基因突变引起的[6],通常呈常染色体显性遗传(Romano-Ward 综合征),少数家系呈常染色体隐性遗传,为表型合并耳聋的 Jervell-Lange-Nielsen 综合征。其主要分子生物机制是心脏离子通道基因变异导致心脏动作电位延长,从而导致心电图校正的 QT 间期(QTc)延长,易发尖端扭转型室速导致晕厥甚至心脏性猝死。现已报道的数百个突变都是家族所特有的或非常罕见的。新近发现的钙调蛋白 CALM1、CALM 2 和 CALM 3 基因导致的 LQTS 表型非常严重,似乎仅影响婴幼儿,引起癫痫发作和发育迟缓[7]。基因检测结果有助于确诊,对潜在受累家族成员进行基因筛查,评估风险程度,从而制定治疗方案。

3 种最常见的基因型(LQT1、LQT2 和 LQT3)倾向于具有触发心脏事件的基因型特异性晕厥,具有各自心电图特征以及年龄和性别相关的高风险特征[8]。LQT1 和 LQT2 患者在猝死前往往有几个"预警性"的晕厥发作,而 LQTS 往往直接猝死。LQTS1 中,5~15 岁的男孩风险最高,尤其是在运动和游泳时,心电图 T 波基底部较宽。LQTS2 中,成年女性尤其是产后 9 个月内风险最高。听觉或情绪刺激为主要因素,心律失常通常为暂停依赖性,T 波有双峰或切迹。LQTS3 中,患者常在睡眠中猝死,心电图为心动过缓伴延迟出现的 T 波。高风险的最强预测因子是既往心脏骤停或晕厥以及随访期间任何时间记录的 QTc 间期 >500ms[9]。基因变异的致病性与其所处的蛋白结构域相关,LQTS1 患者 C 末端突变猝死率高[10]。通常成年人 LQT2 比男性有更高的心脏停搏风险,有研究显示如果错义突变位于孔道区域,男性风险更大[11]。

基因筛查结果指导 LQTs 个体化药物治疗有一定的作用。最新中国指南推荐,基因检测出携带≥2 个致病基因突变的 LQTS 患者或先天耳聋的 Jervell-Lange-Nielsen 综合征患者 SCD 风险高,可积极考虑预防性植入 ICD(Ⅰ,B)[4]。LQTS3 型的患者 QTc>500ms 时,使用钠离子阻断剂(美西律、氟卡尼、雷诺嗪)进行快速口服药试验,若可将 QTc 缩短 40ms 以上,则可加用该口服药进行治疗(Ⅱa,B)[4]。β 受体阻滞剂在 LQTS3 患者中使用可增加猝死风险[12]。

二、Brugada 综合征

Brugada 综合征是在心脏结构正常的患者中出现可导致猝死的心脏传导异常,心电图表现为 V1~V3 导联 ST 段异常和室性心律失常高发风险[13]。通常在迷走神经触发(如餐后和夜间)或发热期间发生的潜在致死性心律失常风险相关。猝死的平均年龄约为 40 岁,男性患者比例更大,8~10∶1。BrS 的遗传学较其他遗传性心律失常综合征更为复杂。SCN5A 基因是首个发现的致病基因,也是目前唯一明确的 BrS 肯定致病基因。此外还有其他编码不同离子通道的 24 个基因报道与 BrS 致病相关[4]。所有这些致病基因均与两种机制相关:内向钠离子流或钙离子流减少或外向钾离子流增加。尽管已发现上述诸多致病基因,但 BrS 患者致病性突变的检出率仅约为 30%。

目前,分子遗传学检测推荐应包括 SCN5A,不推荐对孤立的 2 或 3 型 Brugada 样心电图个体进行[5]。如果患者发现致病基因突变,应当对有风险的亲属进行分子遗传检测。怀孕期间的激素变化可引发患有 Brugada 综合征的妇女出现心律失常事件。低剂量静脉输注异丙肾上腺素后,口服奎尼丁可抑制快速性室性心律失常反复发作,并使心电图波形恢复正常[14]。目前基因型在 BrS 危险分层和个体化治疗中的作用有待进一步深化研究[15]。基因型仅被提出作为危险分层的附加指标,尚未证实猝死家族史或基因突变可作为危险分层的参数,但某些特定的截断突变对预后存在一定的意义,仍有待研究。

三、儿茶酚胺敏感性多形性室性心动过速

儿茶酚胺敏感性多形性室性心动过速(CPVT)典型表现为突发的运动相关晕厥或心脏骤停,通常与游泳有关,好发于 4~12 岁男孩。CPVT 有两种遗传模式,常染色体显性遗传和常染色体隐性遗传。2 个不相关的芬兰家系中进行的遗传连锁研究发现,在染色体 1q42~q43 上具有常染色体显性遗传模式[16]。编码心脏 ryanodine 受体(RYR2)的基因被鉴定为位于该位点的第一个致病基因,随后又发现 5 个与 CPVT 相关的基因[17]。

RyR2 突变约占 CPVT 病例的 65%。RYR2 主要表达于心肌细胞的肌质网,参与细胞内钙离子的流动,并在心脏的兴奋 - 收缩耦联中起作用。RyR2 突变导致舒张期钙渗漏,随后胞质的钙浓度增加。细胞内钙离子浓度的增加最终激活钠钙交换器,导致瞬时的内向电流,

导致延迟的后去极化,进而导致触发心律失常。在高 β 肾上腺素能张力设置下,舒张期钙渗漏变得更加明显。已经在 CPVT 患者中描述了超过 200 个功能获得型 RyR2 突变。CASQ2 突变占 CPVT 病例的 2%~5%,呈常染色体隐性遗传。CASQ2 编码心脏 calsequestrin,它是肌质网内的一种钙缓冲蛋白,对 RyR2 具有抑制作用。CASQ2 基因突变扰乱了心肌细胞内 Ca^{2+} 的处理。在运动或情绪应激期间,心脏中受损的 Ca^{2+} 调节可导致 CPVT 患者发生 VT。

基因筛查结果在个体化治疗中有一定的指导作用。β 受体阻滞剂是 CPVT 的首选推荐使用药物,对于 RyR2 基因突变引起的 CPVT,β 受体阻滞剂、卡维地洛、氟卡胺均推荐使用[18]。运动试验可以用于评估 β 受体阻滞剂使用的疗效和剂量[19,20]。

四、早期复极综合征

当 2 个或 2 个以上相邻的下壁和 / 或前壁导联的 J 点切迹或 ST 段抬高大于 1mm 时,即可诊断为早期复极综合征(ERS)[21]。然而,早期复极综合征或者相应的心电图发生较为普遍,超过 5% 的正常人群和 25% 的运动员均可发生,因此不能作为人群猝死风险的筛查工具。在心脏骤停或尸检阴性猝死,并排除其他原因时,如果满足 ECG 标准,才可能被认为是猝死的原因[22]。这些患者的基因检测目前没有特殊的临床指导价值,指南中没有相关的临床推荐。

五、进行性心脏传导疾病

进行性心脏传导疾病(PCCD)是心脏传导系统的进行性退行性改变导致房室或室内传导阻滞,体表心电图上出现 PR 间期及 QRS 波群增宽和 / 或束支传导阻滞,严重时可导致晕厥或心脏性猝死,具有一定的致命危害。本病男性多于女性,发病年龄偏低,且患者的传导功能障碍随年龄增长有加重趋势。进行性心脏传导疾病主要有 3 个发病高峰期:新生儿期、青春期和中年期。发病年龄越早的患者预后越差,新生儿发病可引起新生儿猝死。

遗传因素在进行性心脏传导疾病中起至关重要的作用。一些患者父母虽无临床症状,但心电图常提示心脏传导异常,如 P 波增宽、PR 间期延长和 QRS 波群增宽等,说明进行性心脏传导疾病呈高度遗传性。进行性心脏传导疾病目前已发现数个致病基因,如 SCN5A、SCN1B、AKAP10、TRPM4、LMNA、GJA5 等[23,24]。

编码心脏钠通道 Nav1.5 蛋白的 SCN5A 基因是首个被发现的 PCCD 致病基因,SCN5A 基因突变引起的 PCCD 常与 BrS、病态窦房结综合征等存在一定的临床表型重叠[25]。目前已发现 SCN5A 的 30 余个突变与 PCCD 有关,国内已报道 R1193Q、Y1495X、A1428S、S593G、A1180V、A1784G、L1001Q 等突变位点。队列研究显示,PCCD 患者 SCN5A 基因截断突变和失活的错义突变比有活性的错义突变表型更为严重[26]。另外 3 个常见的致病基因为 TRPM4、LMNA 和 NKX2-5。LMNA 基因突变最初在常染色体显性遗传的扩张型心肌病合并心脏传导疾病家系中发现,而且猝死率高,因此建议植入 ICD 预防猝死。TRPM4 基因在人类浦肯野纤维中高表达,功能获得型 TRPM4 基因突变可导致孤立性 PCCD。同源框转录因子基因 NKX2-5 突变可引起 PCCD,并且多伴有房间隔缺损、室间隔缺损等先天性心脏病。

其他编码心脏离子通道的基因,如 SCN1B、CACNB2、HCN4、KCNQ1、KCNH2 等也报道与 PCCD 相关,其中钾通道基因突变引起的 PCCD 与长 QT 综合征存在表型重叠。编码桥粒蛋白、缝隙连接蛋白和 T 盒的基因亦与 PCCD 有关。PRKAG2 基因突变在国内外合并有心室预激、肥厚型心肌病的家族性心脏传导异常的多个家系中被发现。此外,Holt-Oram 综合征、扩张型心肌病、DES 相关肌病、肢带型肌营养不良、强直性肌营养不良等单基因遗传病,有时会表现为心脏传导疾病,为 PCCD 的拟表型疾病。

如在先证者中检测到特定致病性突变,应当对其一级家系成员进行相关分子遗传检测[5]。因为基因筛查可早期识别有患病风险的个体,也可以排除阴性的家族成员。目前本病遗传学研究证据较少,但仍建议对家族成员进行临床和基因检测充分评估,包括病史、家族史、心电图、心脏彩超或心脏 MRI 等,了解本病的遗传方式和表型 - 基因型关联性。对于无症状的突变携带者需进行定期随访监测。进行性心脏传导疾病患者中,心力衰竭合并 QRS 波群增宽者死亡率增高。目前研究认为,PR 间期和 QRS 波群宽度是影响本病患者预后的因素。目前还没有基于基因型的危险分层。

六、遗传性病态窦房结综合征

遗传性病态窦房结综合征(SSS)指由遗传因素引起的窦房结起搏功能和 / 或窦房结冲动传出障碍,从而导致多种心律失常与临床症状的综合征。遗传性 SSS 可见于无心脏结构异常或其他心脏疾病的胎儿、婴幼儿或儿童,发病具有明显的家族倾向,但尚缺乏具体的流行病学发病数据,遗传方式主要为常染色体显性遗传与常染色体隐性遗传两种模式[4]。

至今遗传性 SSS 已报道有 10 个致病基因与之相关,致病突变的发现绝大多数出自国外研究报道。其中已明确的致病基因有 SCN5A、HCN4、MYH6 与 ANK2,可能的致病基因有 GNB2、KCNQ1、CACNA1D、LMNA、CAV3 与 PRKAG2[27,28]。SSS 的发生与年龄增长密切相关,因此,指南中不推荐 65 岁以上且无阳性家族史的 SSS 患者进行遗传检测[5]。遗传检测也不能作为常规诊断方法。

七、短 QT 综合征

短 QT 综合征(SQTS)表现特征为心电图上极短的 QTc、胸前导联易见高尖 T 波以及易发房颤、室颤及 SCD 而心脏结构正常。SQTS 通常为常染色体显性遗传,目前已经报道至少 6 个基因与其发病相关,其中 KCNH2 基因的致病性明确,其他致病基因目前与 SQTS 的致病关系还有待研究[5]。由于 SQTS 发病率极低,缺乏较大样本的基因型表型分析结果,因此临床基因筛查的经验相对较少。目前基因检测结果对于 SQTS 患者临床诊疗的指导作用不明确。

八、展　　望

最近发布的《单基因遗传性心血管疾病基因诊断指南》对于我国遗传性心脏疾病诊断的个体化诊疗具有重要的指导和一定的规范作用,有助于增进临床医生对于基因检测的理解。目前心脏离子通道病的遗传学研究成果正逐步向临床转化,随着这一领域的不断进展,越来越多患者能从中获益。

（徐臻龚　洪葵）

参 考 文 献

[1] BAGNALL R D,WEINTRAUB R G,INGLES J,et al. A Prospective Study of Sudden Cardiac Death among Children and Young Adults [J]. N Engl J Med,2016,374(25):2441-2452.

［2］ LAHROUCHI N,RAJU H,LODDER E M,et al. Utility of Post-Mortem Genetic Testing in Cases of Sudden Arrhythmic Death Syndrome［J］. J Am Coll Cardiol,2017,69(17):2134-2145.

［3］ FINOCCHIARO G,PAPADAKIS M,ROBERTUS J L,et al. Etiology of Sudden Death in Sports:Insights From a United Kingdom Regional Registry［J］. J Am Coll Cardiol,2016,67(18):2108-2115.

［4］ 中华医学会心血管病学分会精准心血管病学学组,中国医疗保健国际交流促进会,精准心血管病分会,等. 2019 年中国《单基因遗传性心血管疾病基因诊断指南》解读［J］. 中国分子心脏病学杂志,2019,19(2):2793-2798.

［5］ 中华医学会心血管病学分会精准心血管病学学组,中国医疗保健国际交流促进会精准心血管病分会,中华心血管病杂志编辑委员会. 单基因遗传性心血管疾病基因诊断指南［J］. 中华心血管病杂志,2019,47(3):175-196.

［6］ WADDELL-SMITH K E,SKINNER J R,members of the CSANZ Genetics Council Writing Group. Update on the Diagnosis and Management of Familial Long QT Syndrome［J］. Heart Lung Circ,2016,25(8):769-776.

［7］ CROTTI L,JOHNSON C N,GRAF E,et al. Calmodulin mutations associated with recurrent cardiac arrest in infants［J］. Circulation,2013,127(9):1009-1017.

［8］ SKINNER J R,WINBO A,ABRAMS D,et al. Channelopathies That Lead to Sudden Cardiac Death:Clinical and Genetic Aspects［J］. Heart Lung Circ,2019,28(1):22-30.

［9］ SAUER A J,MOSS A J,MCNITT S,et al. Long QT syndrome in adults［J］. J Am Coll Cardiol,2007,49(3):329-337.

［10］ ZHOU H,LAI W,ZHU W,et al. Genotype-based clinical manifestation and treatment of Chinese long QT syndrome patients with KCNQ1 mutations-R380S and W305L［J］. Cardiol Young,2016,26(4):754-763.

［11］ MIGDALOVICH D,MOSS A J,LOPES C M,et al. Mutation and gender-specific risk in type 2 long QT syndrome:implications for risk stratification for life-threatening cardiac events in patients with long QT syndrome［J］. Heart Rhythm,2011,8(10):1537-1543.

［12］ 周慧,洪葵. 心房颤动与心室颤动的发生机制［J］. 心血管病学进展,2013(1):27-31.

［13］ CURCIO A,MAZZANTI A,BLOISE R,et al. Clinical Presentation and Outcome of Brugada Syndrome Diagnosed With the New 2013 Criteria［J］. J Cardiovasc Electrophysiol,2016,27(8):937-943.

［14］ SHARIF-KAZEMI M B,EMKANJOO Z,TAVOOSI A,et al. Electrical storm in Brugada syndrome during pregnancy［J］. Pacing Clin Electrophysiol,2011,34(2):e18-e21.

［15］ YAMAGATA K,HORIE M,AIBA T,et al. Genotype-Phenotype Correlation of SCN5A Mutation for the Clinical and Electrocardiographic Characteristics of Probands With Brugada Syndrome:A Japanese Multicenter Registry［J］. Circulation,2017,135(23):2255-2270.

［16］ SWAN H,PIIPPO K,VIITASALO M,et al. Arrhythmic disorder mapped to chromosome 1q42-q43 causes malignant polymorphic ventricular tachycardia in structurally normal hearts［J］. J Am Coll Cardiol,1999,34(7):2035-2042.

［17］ ROSTON T M,YUCHI Z,KANNANKERIL P J,et al. The clinical and genetic spectrum of catecholaminergic polymorphic ventricular tachycardia:findings from an international multicentre registry［J］. Europace,2018,20(3):541-547.

［18］ LIU N,DENEGRI M,RUAN Y,et al. Short communication:flecainide exerts an antiarrhythmic effect in a mouse model of catecholaminergic polymorphic ventricular tachycardia by increasing the threshold for triggered activity［J］. Circ Res,2011,109(3):291-295.

［19］ 朱文根,赖玮,洪葵. β 受体阻滞剂在遗传性心律失常中的应用［J］. 中华心血管病杂志,2015,43(8):666-669.

［20］ 刘欣,李菊香,胡金柱,等. 兰尼碱受体 2 新生基因突变 R2401H 致反复晕厥相关儿茶酚胺敏感性室性心动过速［J］. 中华心血管病杂志,2017,45(1):39-43.

［21］ PRIORI S G,WILDE A A,HORIE M,et al. HRS/EHRA/APHRS expert consensus statement on the diagnosis and management of patients with inherited primary arrhythmia syndromes:document endorsed by HRS,EHRA,and APHRS in May 2013 and by ACCF,AHA,PACES,and AEPC in June 2013［J］. Heart Rhythm,2013,10(12):1932-1963.

［22］ ANTZELEVITCH C,YAN G X,ACKERMAN M J,et al. J-Wave syndromes expert consensus conference report:Emerging concepts and gaps in knowledge［J］. Europace,2017,19(4):665-694.

［23］ DAUMY X,AMAROUCH M Y,LINDENBAUM P,et al. Targeted resequencing identifies TRPM4 as a major gene predisposing to progressive familial heart block type Ⅰ［J］. Int J Cardiol,2016,207:349-358.

［24］ KISELEV A,MIKHAYLOV E,PARMON E,et al. Progressive cardiac conduction disease associated with a DSP gene mutation［J］. Int J Cardiol,2016,216:188-189.

［25］ TAN H L,BINK-BOELKENS M T,BEZZINA C R,et al. A sodium-channel mutation causes isolated cardiac conduction disease [J]. Nature,2001,409(6823):1043-1047.

[26] MEREGALLI P G,TAN H L,PROBST V,et al. Type of SCN5A mutation determines clinical severity and degree of conduction slowing in loss-of-function sodium channelopathies [J]. Heart Rhythm,2009,6(3):341-348.

[27] MILANESI R,BUCCHI A,BARUSCOTTI M. The genetic basis for inherited forms of sinoatrial dysfunction and atrioventricular node dysfunction [J]. J Interv Card Electrophysiol,2015,43(2):121-134.

[28] ISHIKAWA T,JOU C J,NOGAMI A,et al. Novel mutation in the alpha-myosin heavy chain gene is associated with sick sinus syndrome [J]. Circ Arrhythm Electrophysiol,2015,8(2):400-408.

非离子通道相关心律失常的基因学评价

一、预激综合征(WPW)

预激综合征(WPW)是一种常染色体显性遗传性疾病,是引起阵发性室上性心动过速的主要原因(在中国居第一,在世界居第二)[1],心电图可检测的显性预激占总人口的0.15%~0.25%,但在 WPW 综合征患者的一级亲属中,发病率升至 0.55%,多旁道更多见于有家族史患者。其病理改变为心房与心室之间存在异常传导通路(旁道),从而引起部分心室肌提前激动,改变了心室肌激动的程序性、同步性及统一性。临床上表现为心悸、气短、先兆晕厥、晕厥和猝死。

(一)临床表现

WPW 综合征可合并多种心律失常以及肥厚型心肌病,心律失常以阵发性室上性心动过速最为常见。WPW 综合征在中国是阵发性室上性心动过速第一位的原因,占 70% 以上,其次为心房颤动、心房扑动、其他房性心律失常、少见心室颤动。具有预激心电图表现者,心动过速的发生率为 1.8%,并随年龄增长而增加。其中大约 80% 心动过速发作为房室折返性心动过速,15%~30% 为心房颤动,5% 为心房扑动。频率过于快速的心动过速(特别是持续发作心房颤动),可恶化为心室颤动或导致充血性心力衰竭、低血压。

(二)基因评价

2001 年 Gollob 等[2]首次报道 PRKAG2 基因突变与家族性预激综合征、传导系统疾病和心脏肥大有关,此后陆续有 PRKAG2 基因突变与相似家系相关的报道。迄今为止,国内外至少在 20 个家族性传导系统异常伴心室预激及心肌肥厚家系中发现至少 12 种 PRKAG2 基因的突变与该疾病发病有关,Leu351Ins 为移码突变,另有 11 种错义突变分别是 Arg302Gln、His383Arg、Thr400Asn、Tyr487His、Asn488Ile、Glu506Lys、Arg531Gly、Arg531Gln、Ser548Pro、Gly100Ser、His142Arg 等。

PRKAG2 是 AMPKγ2 亚基的编码基因,AMPK 是由 α 催化亚基和 β、γ 调节亚基组成的异质三联体,广泛存在于哺乳动物组织中,在机体能量不足时是主要的能量调节器。AMPK 调节重要的细胞内代谢,它的关键作用就是通过调节脂质和葡萄糖代谢维持细胞内能量平衡,在细胞内调节葡萄糖摄取和糖酵解,抑制糖原合成,促进葡萄糖的利用,AMPK 被 AMP 激活,被三磷酸腺苷(adenosine-triphosphate,ATP)抑制,当 AMP 缺乏时,α 亚基上的自动抑制区阻碍催化位点导致 AMPK 活性被抑制,当 ATP 被消耗,AMP 水平升高时,AMP/ATP 比例上升,AMP 通过与自动抑制区和 γ 亚基的相互作用与 AMPK 结合,激活 AMPK。因此,γ 亚基突变可能通过减弱 AMP 结合从而降低 AMPK 活性[3]。Sidhu 等[4]通过对过表达

PRKAG2 Arg302Gln 突变的转基因鼠的研究发现,TGR302Q 转基因鼠的 AMPK 活性下降,并观察到过度的心脏糖原沉积,考虑原因是因为 PRKAG2 基因突变干扰了 AMP 的结合,从而降低了 AMPK 活性,并最终导致糖原沉积、心脏肥大。但是,目前的研究对于 PRKAG2 突变对 AMPK 活性的影响,还存在不同的看法。Arad 等[5]通过对过表达 PRKAG2 Asn488Ile 突变的转基因鼠的研究发现,Asn488Ile 转基因鼠 AMPK 活性增加,伴有心脏糖原沉积,从而提出 PRKAG2 突变导致糖原沉积性心肌病,PRKAG2 突变、AMPK 活性及糖原沉积三者之间存在直接联系。从胚胎学角度来看,人体从一个受精卵分化起始,发育为胎儿的过程中,心脏最初是一个单腔,以后由纤维环将其分割为左、右心房和左、右心室 4 个腔,正常心房与心室之间的心肌是被纤维环分隔而不相连的,心房与心室之间唯一的电通道是房室结。异常情况下,在胚胎发育过程中,由于心肌糖原累积,导致纤维环断裂,不能将心房及心室肌完全分割,而在心房、心室之间存留着一条或多条未离断的心肌纤维,则形成"房室旁路",异常旁路具有电传导性,而且它们传导冲动的能力超过房室结,并为非递减性传导。由于房室旁路的存在,每个窦性或房性冲动下传到心室时,都有一部分抢先通过旁道下传到心室,使一部分心室肌预先激动,这就是从解剖层面解释基因在导致预激综合征心律失常及肥厚型心肌病中起到的作用。

二、心房颤动（AF）

房颤是最常见的心律失常之一,2004 年中国部分区域 30~85 岁人群的流行病学调查显示,我国房颤患病率约为 0.77%,≥80 岁人群中可高达 7.5%[6]。房颤的发生与多种临床危险因素有关。已确定的危险因素包括年龄、性别(男性)、高血压、心脏瓣膜病、左心室收缩功能障碍、肥胖和饮酒。新的危险因素是家族和遗传因素,正日益得到承认。人们也越来越认识到在不受其他危险因素影响的情况下,基因变异是如何影响房颤发病机制的。

(一)临床表现

房颤一般分为首诊房颤、阵发性房颤、持续性房颤、长期持续性房颤及永久性房颤。房颤症状的轻重受心室率快慢的影响。心室率超过 150 次 /min,患者可发生心绞痛与充血性心力衰竭。心室率不快时,患者可无症状。房颤并发血栓栓塞的危险性甚大,尤以脑栓塞危害最大,常可危及生命并严重影响患者的生存质量。

(二)基因评价

遗传因素在房颤的发生中具有至关重要的作用。分子遗传学研究已经发现了一系列房颤致病基因及罕见变异,这些基因涉及多种致病机制。离子通道编码基因的突变会影响心房动作电位导致房颤发生(KCNQ1、KCNE2、KCNJ2、KCNE5、KCNA5、SCN5A、SCN3B、CACNB2、CACNA2D4),如 KCNQ1(电压门控性钾通道 Q 亚家族成员 1):第一个被发现与心房颤动相关的基因,是在 2003 年通过连锁分析和测序鉴定出来的,并在染色体 11p15.5 上鉴定了 KCNQ1 基因的致病突变——S140G 突变,S140G 突变可能通过缩短心房肌细胞的动作电位时程和有效不应期来启动和维持房颤[7]。除此之外,多种非离子通道基因也被证实与房颤发病相关。细胞缝隙连接蛋白(编码基因 GJA5 和 GJA1)的损伤会导致心房兴奋传导速度不均,心房激素钠尿肽编码基因 NPPA 的突变可调控心房电生理紊乱,细胞核孔复合体编码基因 NUP155 突变可导致跨核膜运输障碍。心肌肌小节结构异常也可导致房颤,多项研究发现心肌肌小节编码基因的突变能导致房颤,包括 α- 肌球蛋白重链 MYH6、心房特异性肌球蛋白轻链 MYL4、肌联蛋白 TTN、网蛋白 PLEC。其中 MYL4 基因一个罕见的移码缺失,被确定为一个家族性房颤的原因[8]。这种变异可引起一种合并早发性房颤的完全外显的心房心肌病。这一发现强调了在继发于心房心肌病的房颤患者中,研究结构蛋白基因变异在发病机制中的必要性。但是房颤致病基因的罕见变异只能解释很少一部分患者的致病原因,基于多种族大规模房颤队列的关联分析[genome-wide association studies(GWAS)、exome-wide association studies(ExWAS)和 rare variant association studies(RVAS)]已经发现了近百个与房颤发生相关的基因及位点,这些基因的功能涉及心脏的发育、电生理、收缩和结构。最早报道以及得到广泛验证的是 4q25 区域的 r2200733,这个位点是房颤全基因组关联分析中统计效应最强的位点,在多个种族中得到验证,该位点位于 PITX2(配对同源结构域 -2 转录因子)基因附近,编码一种转录因子,该转录因子的功能参与左心房的发育和离子通道蛋白的表达,GWAS 分析也证实了 4q25 区域 rs4611994 和 rs1906617 变异与房颤有显著关联[9,10]。房颤关联分析发现多个心脏特异性转录因子编码基因 PITX2、TBX3、TBX5、NKX2-5 与房颤相关,这提示心脏早期发育过程中的转录调控可能是房颤的关键分子机制。另外,有研究通过通路分析发现了细胞外基质受体和钙信号基因的改变与左心房直径和消融后房颤复发有关。此外,异常的钙信号也与心房纤维化有关,心房纤维化是房颤维持和发展的主要驱动因素。Ca^{2+} 内流可诱导心房成纤维细胞增殖并分化为分泌胶原的肌成纤维细胞,并导致传导减慢、传导异质性和折返。遗传性心律失常的其他致病基因也被发现与房颤发病相关,包括儿茶酚胺敏感性室速的致病基因 CASQ2、致心律失常性右室心肌病的致病基因 PKP2。

综上所述,到目前为止,许多编码离子通道亚单位、心脏间隙连接和信号分子的基因变异已经在单基因引起的房颤患者和孤立性房颤患者中被发现。携带这些变异的人具有心房颤动易感性,致病机制包括:①这些基因变异延长心房动作电位时程,这是折返性心律失常的基础;②基因变异缩短心房不应期、提高异位起搏点自律性导致异位冲动;③这些基因变异导致细胞间通信受损,产生传导异质性,这是维持房颤的基础。

与长 QT 间期综合征和儿茶酚胺敏感性室性心动过速等离子通道病不同,对房颤患者来说,对基因型的了解还不能影响临床治疗决策,因此目前不推荐对没有家族史的散发房颤患者进行基因检测。然而,近年来人们一直在研究基因变异对房颤患者预后的预测能力,该领域研究的进步有可能推动基因信息向改善房颤患者临床处理策略的转化。

三、LMNA 基因突变相关的心脏病

LMNA 基因编码位于细胞核核膜内的核纤层蛋白 A 和 C,LMNA 基因突变可以导致一系列疾病("laminopathies"),包括肌营养不良、心脏病、局部脂肪营养不良和早老综合征[11]。LMNA 基因突变相关心脏病的临床表现包括进展性的心脏传导障碍、房性和 / 或室性心律失常以及扩张型心肌病[12]。

与其他基因突变导致的遗传性心肌病相比,LMNA 突变的患者会更快地进展出高猝死风险的心律失常,这类患者会在更早的年龄进展为心衰[13]。心肌纤维化是 LMNA 突变相关心肌病的典型特征,纤维化的发生不仅增加了左心室的刚性,同时为更早期出现房室传导阻滞和室性心律失常提供基础,近半数未诊治的 LMNA 突变心肌病患者死于致命性心律失常导致的猝死[14]。而 LMNA 突变引起的传导阻滞往往先于扩张型心肌病的症状出现,这意味着在未检出明显的心脏功能损伤时就可能发生不易察觉但是致病性的心律失常[15]。一项欧洲的多中心研究发现,当 LMNA 突变携带者同时并存 2 种以上危险因素时,患者有发生恶性室性心律失常和心脏性猝死的高风险,这些危险因素包括非持续性室速、左室射血分数低

于45%、男性患者、携带功能丧失型突变[16]。

对于怀疑携带 LMNA 突变的心脏病患者,早期进行基因突变筛查是非常重要的,确诊后可考虑预防性地植入除颤器。对于确诊携带 LMNA 突变的先证者,长期临床随访和家族成员的预防性基因筛查都是有必要的,尤其是家系内携带 LMNA 突变但无症状的年轻成员,考虑到 LMNA 突变心脏病的外显率高,应注重心脏性猝死的预防和心衰进展的长期管理[17]。

四、肥厚型心肌病(HCM)

肥厚型心肌病(hypertrophic cardiomyopathy,HCM)是一种常染色体显性遗传病,通常由单一的肌节(包括粗肌丝和细肌丝)基因突变导致,其中位于 MYH7(编码 β 肌球蛋白重链)、MYBPC3(编码心肌肌球蛋白结合蛋白 C)、TNNT2 和 TNNI3(编码肌动蛋白)上的突变最为常见(表 1)。

表 1　与肥厚型心肌病相关的基因

基因	编码蛋白及拟表型疾病	基因	编码蛋白及拟表型疾病
MYBPC3	肌球蛋白结合蛋白 C	PLN	受磷蛋白
MYH7	β- 肌球蛋白重链	FLNC	细丝蛋白 C
MYL2	肌球蛋白轻链 2	GLA	Anderson-Fabry 病
MYL3	肌球蛋白轻链 3	PRKAG2	糖原贮积病
ACTC1	心肌 α- 肌动蛋白	LAMP2	Danon 病
TNNI3	心肌肌钙蛋白 I	TTR	系统性淀粉样变
TNNT2	心肌肌钙蛋白 T2	GAA	庞贝病
TPM1	α- 原肌球蛋白		

室上性和室性心律失常在 HCM 患者中均很常见,其中房颤是最常见的一种持续性心律失常,室性心动过速或室颤引起的心脏性猝死是 HCM 一种重要并且常见的致死特征。HCM 心律失常患者的临床表现有显著差异,患者可无任何症状,也可以表现为心悸、晕厥前状态、晕厥甚至心搏骤停和猝死。本文重点介绍 HCM 致病性的基因突变引起心律失常的分子机制。

细肌丝包括肌动蛋白、原肌球蛋白和肌钙蛋白,肌钙蛋白(肌钙蛋白 T、肌钙蛋白 I 和肌钙蛋白 C)发生 HCM 致病性突变会干扰 Ca^{2+} 的结合、肌钙蛋白之间的相互作用以及受影响的蛋白的构象改变,从而使心肌肌肉收缩过程中 Ca^{2+} 敏感性增加,这是由基因突变的直接作用导致。动物试验证明,Ca^{2+} 的敏感性增加是 HCM 患者发生心律失常的独立危险因素。在肌钙蛋白 T 突变致 HCM 的转基因动物模型中,室性心律失常的发生与 Ca^{2+} 的敏感性程度呈正比,而肌丝去敏感性可预防这些室性心律失常的发生[18]。Ca^{2+} 敏感性增加使细胞内外钙平衡改变,此外,致病性突变可直接改变细胞的生物物理特性,最终导致心肌细胞动作电位时程延长,诱发后除极并引起触发活动,进而发生室性心律失常[19](图 1)。

HCM 致病性变异的直接作用除了 Ca^{2+} 的敏感性改变之外,还包括转录速率和翻译效率的改变、受影响的肌节蛋白的结构和功能的改变。这些初始改变引起一系列继发性的分子事件,包括对 Ca^{2+} 敏感和对应激产生应答的分子通路的激活,这些分子通路共同参与心肌肥厚和纤维化的发展过程,例如钙调磷酸酶通路、丝裂原激活蛋白激酶通路(mitogen-activated

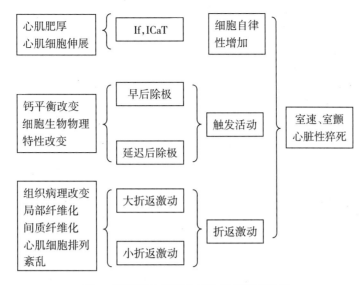

图 1 肥厚型心肌病心律失常的病理机制

异常的细胞自律性、触发活动和折返激动促进室性心律失常的发生,最终导致心脏性猝死

protein kinases,MAPK)、转化生长因子 β 通路(transforming growth factor β,TGFβ)、非编码 RNA 及表观遗传学因子的表达和激活。这些继发性的分子事件引起心肌的组织病理学改变,包括心肌肥厚、间质纤维化及心肌细胞排列紊乱[20,21],最终产生心室内折返激动,引起室速、室颤等心律失常[22-25]。此外,心肌肥厚引起心肌细胞伸展,通过影响 If 通道和 T 型钙通道(ICaT)等自动去极化相关离子通道,使心室肌细胞自律性增加,进而引发室性心律失常的发生[26](图 1)。

房颤是 HCM 患者最常见的一种持续性心律失常,肾素 - 血管紧张素 - 醛固酮系统基因是 HCM 患者的重要修饰基因。MYH7 基因上 Arg663 的错义突变[27]和遗传修饰因子血管紧张素Ⅱ受体基因的多态性均与 HCM 房颤的发生相关。致病性基因变异引起心房纤维化及心房肌原纤维排列紊乱,从而抑制窦性冲动的传导并引起心房内折返激动,导致心房颤动的发生。此外,基因变异导致钙调控异常引起延迟后除极和触发活动以及肥厚的心肌袖诱发肺静脉的触发活动传导至心房均可导致房颤的发生。

综上所述,基因检测对于明确 HCM 中房颤、室速、室颤等心律失常的分子机制具有重要的作用,可以为这类心律失常的治疗提供新的药物靶点。此外,基因检测可以为此类心律失常的患者及其家族成员提供遗传咨询,对无症状的高危患者进行早期识别、优化猝死风险分层和及时给予预防性治疗。

五、致心律失常性右室心肌病(ARVC)

致心律失常性右室心肌病(arrhythmogenic right ventricular cardiomyopathy,ARVC)是一种以危及生命的心律失常、心肌功能障碍和心肌组织被纤维脂肪替代为特征的常染色体显性遗传性疾病(尽管存在与皮肤表型相关的隐性形式,如 Naxos 病和 Carvajal 综合征)。根据人群不同,ARVC 的患病率为 1∶5 000~1∶1 000。以心悸、晕厥和或继发于室性心动过速(VT)或室颤的心搏骤停为主要临床表现,部分患者可出现心室功能障碍和心力衰竭。

致死性心律失常是 ARVC 最可怕的并发症之一。在经典右心室表型中,胸前导联发生复极(T 波倒置)和去极化(终末激活延迟和 ε 波)异常,室性心律失常伴有左束支传导阻滞形态提示右心室起源,动态心电图监测可见室性期前收缩和非持续性室性心动过速高负荷。

在 ARVC 晚期心脏中,广泛的、片状的心肌细胞丢失、纤维脂肪浸润和心肌炎症可产生极易发生心律失常的心肌基质。纤维脂肪部分取代正常心肌细胞后,导致存活心肌细胞被绝缘的纤维细胞部分阻隔,形成解剖电传导阻滞,心肌细胞损伤则致使电传导延缓。以上两者成为折返的电传导基质,从而产生持续性室性心动过速。然而,在 ARVC 的早期"隐蔽性"疾病阶段,尚未出现严重的结构异常,但仍可能会发生严重心律失常。在此,我们主要讨论在没有严重结构异常的情况下,可能导致致死性心律失常风险的遗传学机制。目前已经鉴定出 7 个基因与 ARVC 相关:plakoglobin(JUP)、desmoplakin(DSP)、plakophilin-2(PKP2)、desmoglein-2(DSG2)、desmocollin-2(DSC2)、transforming growth factor beta-3(TGFβ3)和 TMEM43。RYR2 编码 ryanodine 受体的突变也已在无明显心电图或心脏结构异常、而以心律失常(应激性双向室性心动过速)为主要表现的 ARVC 患者中报道。遗传变异大部分存在于负责细胞-细胞结合的桥粒中,在有心律失常症状的患者中大约有 50% 存在这种变异[28]。

心脏冲动的传导需要缝隙连接和心肌钠通道 NaV1.5,前者是由连接蛋白家族形成的特殊细胞间结构,主要包括连接蛋白 43(Cx 43,又称缝隙连接-α1 蛋白),允许离子和细胞之间的小分子通过;后者负责动作电位的快速上升期。

桥粒通过桥粒斑蛋白(由 Dsp 编码)调控微管的局部结构和稳定性。Dsp 突变通过以下机制导致心律失常:①Dsp 的缺失突变影响 Cx 43 沿微管的运输,造成在 Cx 43 心肌中的异常定位,Cx 43 异常定位于膜侧面使其形成的半通道开放增多,导致 ATP 外流与 Na^+ 内流,引起延迟后去极化[29];②Dsp 突变,尤其是氨基端突变,通过阻断细胞与细胞接触点处微管相关蛋白 RP/EB 家族成员 1(EB1)间的相互作用,降低 Cx43 表达强度,Cx 43 表达减少可能非均匀化的降低电传导速率,导致传导障碍和心律失常的风险[30]。

NaV1.5 转运所需的细胞骨架衔接蛋白锚蛋白 3(ankyrin 3)与 PKP2 相互作用。PKP2 基因敲除模型中,桥粒斑菲素蛋白 2(由 PKP2 编码)的耗竭会下调锚蛋白 3 的表达水平,影响 NaV1.5 与辅基(如锚蛋白 3)的相互作用,从而下调 NaV1.5 门控水平和钠电流密度,钠电流减少,动作电位的传播速度减慢[31]。Pkp2 敲除还会破坏桥粒,通过 EB1 破坏微管介导的 NaV1.5 的转运和定位。在新生大鼠心室肌细胞(NRVMs)和 ARVC 患者的心肌样本中,由于 Jup2157del2 的过表达,含 PDZ 结构域的突触相关蛋白 97[SAP 97,又称盘状体 GUE 1(DLG 1)]的表达和定位受到干扰,破坏了 NaV1.5 的靶向性。

以上表明,桥粒通过基于 EB1 和微管的机制将 Cx 43 和 NaV1.5 转运至闰盘。在 ARVC 中,桥粒的解体破坏了这些重要的蛋白质的转运,形成了心律失常的基质。

GSK3β 是一种调节 wnt-连环蛋白-β1 和一系列其他细胞过程的激酶。研究发现,GSK3β 抑制剂 SB216763 改善了 ARVC 的特性,提示 GSK3β 在 ARVC 发病机制中至关重要。在 ARVC 患者的心肌和 ARVC 的细胞和小鼠疾病模型中 GSK3β 错定位在闰盘上,SB216763 可将 GSK3β、Cx 43 和 SAP97 的表达和定位正常化。经 sb216763 处理的 ARVC 小鼠可预防心肌纤维化、炎症和室性异位节律。GSK3β 错误定位的机制及 GSK3β 活性是如何导致心律失常的尚不明确。

钙处理功能失调也与 ARVC 的心律失常发生有关。选择性 Pkp2 敲除小鼠的转录分析显示出细胞内钙稳态相关蛋白基因表达的改变。功能研究表明,敲除 Pkp2 的心肌细胞钙瞬时浓度的幅度和时间增加,并具有发生早期和延迟去极化事件的倾向,易发生心律失常[32]。与 ARVC 患者钙处理功能异常一致,RYR2 和 PLN 的突变已在 ARVC 表型的个体中发现。此外,在 ARVC 突变谱广泛的患者中,PLN mRNA 和蛋白表达上调。总之,这些数据表明,ARVC 患者心肌细胞钙处理失调可能是导致心律失常的原因之一。

Karmouch 和同事通过 Cspg4 调控元件驱动的 Cre 重组酶灭活 Dsp 等位基因来探索心律失常的细胞来源。DSP 存在于房室结和 His-Purkinje 系统中,而在心室肌细胞中不存在,这些传导系统细胞表达桥粒蛋白。研究发现,Dsp 失活导致窦性心动过缓、高度房室传导阻滞、非持续性室速和猝死[33]。然而,因为 ARVC 患者一般不出现传导阻滞,且 ARVC 患者一般也不存在纯合子 DSP 功能丧失,因此其与 ARVC 患者心律失常的相关性有待进一步研究。

尽管我们对 ARVC 引发心律失常的发病机制的理解在不断进步,但大约只有一半的临床诊断患者中发现了相关致病基因,其余患者的病因仍未确定,疾病外显率和表达有较大差异的原因也未确定。我们对 ARVC 引发的心律失常机制的认识仍存在较大的知识空白。

(赵晓燕)

参 考 文 献

[1] GOLLOB M H,GREEN M S,TANG A S,et al. Identification of a gene responsible for familial Wolff-Parkinson-White syndrome [J]. N Engl Med,2001,344 (24):1823-1831.

[2] CHEUNG P C,SALT I P,DAVIES S P,et al. Characterization of AMP-activated protein kinase gamma-subunit isoforms and their role in AMP binding [J]. Biochem J,2000,346:659-669.

[3] OFIR M,HOCHHAUSER E,VIDNE B A,et al. AMP-activated protein kinase:how a mistake in energy gauge causes glycogen storage [J]. Harefuah,2007,146 (10):770-775,813-814.

[4] SIDHU J S,RAJAWAT Y S,RAMI T G,et al. Transgenic mouse model of ventricular preexcitation and atrioventricular reentry tachycardia induced by an AMP-activated protein kinase loss-of-function mutation responsible for Wolff-Parkinson-White syndrome [J]. Circulation,2005,111:21-29.

[5] ARAD M,MOSKOWITZ I P,PATEL V V,et al. Transgenic mice over expressing mutant PRKAG2 define the cause of Wolff-Parkinson-White syndrome in glycogen storage cardiomyopathy [J]. Circulation,2003,107 (22):2850-2856.

[6] 周自强,胡大一,陈捷,等 . 中国心房颤动现状的流行病学研究[J]. 中华内科杂志,2004,43 (7):491-494.

[7] CHEN Y H,XU S J,BENDAHHOU S,et al. KCNQ1 gain-of-function mutation in familial atrial fibrillation [J]. Science,2003,299 (5604):251-254.

[8] GUDBJARTSSON D F,HOLM H,SULEM P,et al. A frameshift deletion in the sarcomere gene MYL4 causes early-onset familial atrial fibrillation [J]. Eur Heart J,2017,38 (1):27-34.

[9] TUCKER N R,ELLINOR P T. Emerging directions in the genetics of atrial fibrillation [J]. Circ Res,2014,114:1469-1482.

[10] EBANA Y,OZAKI K,LIU L,et al. Clinical utility and functional analysis of variants in atrial fifibrillation-associated locus 4q25 [J]. J Cardiol,2017,70:366-373.

[11] BERTRAND A T,CHIKHAOUI K,YAOU R B,et al. Clinical and genetic heterogeneity in laminopathies [J]. Biochem Soc Trans,2011,39 (6):1687-1692.

[12] CAPTUR G,ARBUSTINI E,BONNE G,et al. Lamin and the heart [J]. Heart,2018,104 (6):468-479.

[13] PASOTTI M,KLERSY C,PILOTTO A,et al. Long-term outcome and risk stratification in dilated cardiolaminopathies [J]. J Am Coll Cardiol,2008,52 (15):1250-1260.

[14] VAN BERLO J H,DE VOOGT W G,VAN DER KOOI A J,et al. Meta-analysis of clinical characteristics of 299 carriers of LMNA gene mutations:do lamin A/C mutations portend a high risk of sudden death? [J]. J Mol Med (Berl),2005,83 (1):79-83.

[15] KUMAR S,BALDINGER S H,GANDJBAKHCH E,et al. Long-Term Arrhythmic and Nonarrhythmic Outcomes of Lamin A/C Mutation Carriers [J]. J Am Coll Cardiol,2016,68 (21):2299-2307.

[16] VAN RIJSINGEN I A, ARBUSTINI E, ELLIOTT P M, et al. Risk factors for malignant ventricular arrhythmias in lamin a/c mutation carriers a European cohort study [J]. J Am Coll Cardiol, 2012, 59 (5): 493-500.

[17] HASSELBERG N E, HALAND T F, SABERNIAK J, et al. Lamin A/C cardiomyopathy: young onset, high penetrance, and frequent need for heart transplantation [J]. Eur Heart J, 2018, 39 (10): 853-860.

[18] BAUDENBACHER F, SCHOBER T, PINTO J R, et al. Myofilament Ca^{2+} sensitization causes susceptibility to cardiac arrhythmia in mice [J]. J Clin Invest, 2008, 118 (12): 3893-3903.

[19] TSOUTSMAN T, LAM L, SEMSARIAN C. Genes, calcium and modifying factors in hypertrophic cardiomyopathy [J]. Proc Aus Physiol Soc, 2005, 36: 63-70.

[20] MARIAN A. Pathogenesis of diverse clinical and pathological phenotypes in hypertrophic cardiomyopathy [J]. Lancet, 2000, 355 (9197): 58-60.

[21] LAN F, LEE A S, LIANG P, et al. Abnormal calcium handling properties underlie familial hypertrophic cardiomyopathy pathology in patient-specific induced pluripotent stem cells [J]. Cell Stem Cell, 2013, 12 (1): 101-113.

[22] WOLF C M, BERUL C I. Molecular mechanisms of inherited arrhythmias [J]. Curr Genomics, 2008, 9 (3): 160-168.

[23] ELLIOTT P, SPIRITO P. Prevention of hypertrophic cardiomyopathy-related deaths: theory and practice [J]. Heart, 2008, 94 (10): 1269-1275.

[24] KAWARA T, DERKSEN R, DE GROOT J R, et al. Activation delay after premature stimulation in chronically diseased human myocardium relates to the architecture of interstitial fibrosis [J]. Circulation, 2001, 104 (25): 3069-3075.

[25] SAUMAREZ R, CAMM A, PANAGOS A, et al. Ventricular fibrillation in hypertrophic cardiomyopathy is associated with increased fractionation of paced right ventricular electrograms [J]. Circulation, 1992, 86 (2): 467-474.

[26] SAEED M, LINK M S, MAHAPATRA S, et al. Analysis of intracardiac electrograms showing monomorphic ventricular tachycardia in patients with implantable cardioverter-defibrillators [J]. Am J Cardiol, 2000, 85 (5): 580-587.

[27] GRUVER E J, FATKIN D, DODDS G A, et al. Familial hypertrophic cardiomyopathy and atrial fibrillation caused by Arg663His beta-cardiac myosin heavy chain mutation [J]. Am J Cardiol, 1999, 83 (12A): 13H-18H.

[28] MARCUS F I, MCKENNA W J, SHERRILL D, et al. Diagnosis of arrhythmogenic right ventricular cardiomyopathy/dysplasia: proposed modification of the task force criteria [J]. Circulation, 2010, 121 (13): 1533-1541.

[29] SEVERS N J, DUPONT E, COPPEN S R, et al. Remodelling of gap junctions and connexin expression in heart disease [J]. Biochim Biophys Acta, 2004, 1662 (1-2): 138-148.

[30] PATEL D M, DUBASH A D, KREITZER G, et al. Disease mutations in desmoplakin inhibit Cx43 membrane targeting mediated by desmoplakin-EB1 interactions [J]. J Cell Biol, 2014, 206 (6): 779-797.

[31] SATO P Y, MUSA H, COOMBS W, et al. Loss of plakophilin-2 expression leads to decreased sodium current and slower conduction velocity in cultured cardiac myocytes [J]. Circ Res, 2009, 105 (6): 523-526.

[32] CERRONE M, MONTNACH J, LIN X, et al. Plakophilin-2 is required for transcription of genes that control calcium cycling and cardiac rhythm [J], Nat Commun, 2017. 8 (1): 106.

[33] KARMOUCH J, ZHOU Q Q, MIYAKE C Y, et al. Distinct Cellular Basis for Early Cardiac Arrhythmias, the Cardinal Manifestation of Arrhythmogenic Cardiomyopathy, and the Skin Phenotype of Cardiocutaneous Syndromes [J]. Circ Res, 2017, 121 (12): 1346-1359.

长 QT 综合征的药物治疗

一、长 QT 综合征概述

（一）定义及流行病学特征

长 QT 综合征（long QT syndromes，LQTS）是一类因编码细胞膜离子通道的基因发生突变而导致患者心肌细胞复极时间延长、在心电图上表现为 QT 间期延长，易诱发尖端扭转性室速（torsades de pointes，TdP）等恶性室性心律失常，是导致患者心脏性猝死的疾病。长 QT 综合征是最常见的遗传性心律失常类型，人群发病率为 1/7 000~1/2 000[1]，可发生在各年龄段。患者起病时间相对较早，青春期前男性心脏事件发生率高于女性，而成年后女性心脏事件发生率则高于男性，与性激素可延长心肌复极时间相关。LQTS 患者常常起病隐匿，一旦发作持续时间较长的尖端扭转性室速，室颤时可造成晕厥、抽搐甚至猝死等严重后果，死亡风险高，有资料表明未经治疗的 LQT3 患者 10 年死亡率可高达 50%[2]。然而目前国内对于 LQTS 的认识较为不足，漏诊率高，缺乏严格的临床诊治、随访及队列研究，对本病的进一步研究可提高对这类遗传性心律失常性疾病的认识，挽救患者的生命并延长患者的生存期。

（二）诊断及临床表现

根据 2013 年美国心律学会（HRS）/ 欧洲心律学会（EHRA）/ 亚太心律学会（APHRS）共同发布的《遗传性原发性心律失常综合征诊断治疗专家共识》[3]及 2015 年发布的《遗传性原发性心律失常综合征诊断与治疗中国专家共识》[4]，目前公认的长 QT 综合征诊断标准如下：

（1）具备以下 1 种或多种情况可明确诊断：①无 QT 间期延长的继发性因素，Schwartz 诊断评分≥3.5 分（表 1）；②存在明确的至少 1 个基因的致病突变；③无 QT 间期延长的继发性因素，12 导联心电图 QTc≥500ms。

表 1　遗传性长 QT 综合征的 Schwartz 评分标准[5]

诊断依据	得分
心电图表现	
QTc	
≥480ms	3
460~479ms	2
450~459ms	1
运动平板试验结束休息 4min 后 QTc≥480ms	1
尖端扭转性室速（TdP）（注意除外继发性）	2
T 波电交替	1
T 波切迹（至少 3 个导联）	1
静息心率低于正常 2 个百分位数	0.5

续表

诊断依据	得分
临床表现	
晕厥	
存在情绪紧张诱因	2
不存在情绪紧张诱因	1
先天性耳聋	0.5
家族史	
家庭成员中有确诊长 QT 综合征患者	1
直系亲属中存在无法解释的 <30 岁心脏性的猝死	0.5

注:应除外药物或其他影响心电图的因素。QTc 以 Bazetts 公式计算,即 QTc(ms)=QT(ms)/$\sqrt{RR(s)}$。同一家庭成员不能同时计入 I、J 两项中。评分 ≥3.5 分可诊断长 QT 综合征,1.5~3.0 分考虑可疑长 QT 综合征,评分 ≤1 分考虑长 QT 综合征可能性低

(2) 以下情况可以诊断:有不明原因晕厥,无 QT 间期延长的继发因素,未发现致病性基因突变,重复 12 导联心电图 QTc 在 480~499ms。

长 QT 综合征的临床表现主要分为心电图异常及心律失常相关事件两大类。尽管 QT 间期延长是长 QT 综合征的主要标志,但并非所有患者均能出现心电图上 QT 间期的延长,有研究表明在基因检测证实的有 20%~25% 患者静息 QT 间期可在正常范围内[6]。长 QT 综合征所致心室复极异常在心电图上除了表现为 QT 间期延长外,常伴有 T 波形态的改变,且 T 波形态与致病基因型之间存在一定相关性。心律失常事件如晕厥、猝死等发生的原因在于阵发的尖端扭转性室速,而其诱因很大程度上同样与致病基因相关。LQT1 患者的心电图存在特征性的高大、宽基底 T 波及 T 波电交替,后者是心脏电活动高度不稳定的标志之一,患者易在运动或情绪上出现应激时诱发心律失常事件,与交感神经兴奋关系密切;LQT2 患者的心电图常可见 T 波切迹,振幅较低,常出现 U 波,存在 T 波切迹是心律失常事件高危的标志之一,患者易在休息或突然出现噪声时诱发心律失常事件,部分与交感神经兴奋有关;而 LQT3 患者心电图上常可见较长的窦性停搏,T 波出现较晚,振幅较高,患者多在休息或睡眠中发生心律失常事件,与交感神经兴奋关系不大。

长 QT 综合征的严重程度受基因变异类型、变异位点和离子通道的生物物理特性影响,基因检测结果及特定临床表现有助于对长 QT 综合征患者进行危险分层[3]。特殊基因类型如 Jervell-Lange-Nielsen 综合征及 Timothy 综合征恶性程度较高,早期即可出现严重心律失常事件并对药物治疗反应较差。同时携带 2 种明确致病基因且 QTc>500ms 者属于高风险人群,尤其是已出现症状的人群。临床表现上,QT 间期越长,心脏事件发生率越高,QTc>500ms 即为出现心律失常事件的高危因素,QTc>600ms 时风险进一步升高。此外,心电图上出现 T 波电交替,尤其是接受了足量药物治疗后仍有显著 T 波电交替现象是心脏电活动不稳定的直接证据,提示需采取更积极预防性措施如植入植入式除颤仪(implantable cardiac defibrillator,ICD)。患者起病年龄与病情严重度也密切相关,7 岁前出现晕厥或心脏骤停者应用 β 受体阻滞剂治疗后仍有较高的心律失常事件复发率,出生后 1 岁内出现晕厥或心脏骤停者死亡风险高,传统治疗手段可能效果欠佳。已加用足量药物治疗后仍出现心律失常事件者风险更高。

（三）发病机制

遗传性长 QT 综合征（congenital long QT syndrome，cLQTS）的诊断主要依据心电图特征、临床表现、家族史及基因检测结果。自 1995 年 LQT1-3 致病基因的发现以来，目前分子遗传学研究共确认了 16 种长 QT 综合征亚型（LQT1-16），现已发现至少 20 种基因突变与长 QT 综合征相关[7-9]（表 2），分别由编码钾通道、钠通道、钙通道等结构蛋白及相关因子和膜调节蛋白的基因突变所致，并且不断有新的致病基因被报道。各类型长 QT 综合征之间致病机制不尽相同，其中最常见的是 LQT1、LQT2 和 LQT3，共占超过 92% 基因确诊的病例，而仍有 15%~20% 患者基因检查无明确发现[3]，此外仍有许多尚未明确功能的致病基因型有待进一步研究确定。

表 2　长 QT 综合征亚型及相关致病基因

LQTS 亚型	突变基因	染色体位点	编码蛋白和亚基	受影响离子流	占目前检出突变百分比
LQT1	*KCNQ1*	11p15.5	Kv7.1，α	$I_{Ks}\downarrow$	30%~35%
LQT2	*KCNH2*	7q35~q36	Kv11.1，α	$I_{Kr}\downarrow$	25%~30%
LQT3	*SCN5A*	3p21~p24	Nav1.5，α	$I_{Na}\uparrow$	5%~10%
LQT4	*ANK2*	4q25~q27	ANK-B	$I_{Na,K}\downarrow I_{NCX1}\downarrow$	<1%
LQT5	*KCNE1*	21q22.1	Mink，β	$I_{Ks}\downarrow$	<1%
LQT6	*KCNE2*	21q22.1	MiRP，β	$I_{Kr}\downarrow$	<1%
LQT7	*KCNJ2*	17q23.1~q24.2	Kir2.1，α	$I_{K1}\downarrow$	<1%
LQT8	*CACNA1C*	12p13.3	CaV1.2，α	$I_{Ca-L}\uparrow$	<1%
LQT9	*CAV3*	3p25	Caveolin3	$I_{Na}\uparrow$	<1%
LQT10	*SCN4B*	11q23.4	Nav1.5，β4	$I_{Na}\uparrow$	<1%
LQT11	*AKAP9*	7q21~q22	Yotiao	$I_{Ks}\downarrow$	<1%
LQT12	*SNTA1*	20q11.2	Syntrophin-α1	$I_{Na}\uparrow$	<1%
LQT13	*KCNJ5*	11q24	Kir3.4	$I_{KAch}\downarrow$	<1%
LQT14	*CALM1*	14q24~q31	Calmodulin1	$I_{Ca-L}\uparrow$	<1%
LQT15	*CALM2*	2p21	Calmodulin2	$I_{Ca-L}\uparrow$	<1%
LQT16	*CALM3*	19q13.32	Calmodulin3	$I_{Ca-L}\uparrow$	<1%
	KCNE3	11q13.4	I_{Ks}，β3	$I_{Ks}\downarrow$	未知
	TRDN	6q22.31	Triadin	$I_{Ca-L}\uparrow$	未知
	NAA10	Xq28	NatA	乙酰转移酶 N 端受损	未知
	BAG3	10q26.11	HSP70 和 Bcl-2 的分子伴侣	多种结构蛋白定位改变	未知

离子通道的功能异常是产生遗传性长 QT 综合征的根本原因。长 QT 综合征患者的基因突变导致心肌细胞离子通道功能增强或减弱，进而导致心脏电活动异常。不同类型 LQTS 发生突变的基因及影响的离子通道不尽相同，下面将分别阐述各型遗传性长 QT 综合征的致病机制及特点。

1. **LQT1 与 I_{Ks} 异常** LQT1 是最常见的长 QT 综合征亚型,占遗传性长 QT 综合征病例的 30%~35%,其致病机制是编码 KCNQ1 通道(即 Kv7.1 通道)成孔 α- 亚基的 KCNQ1 基因发生突变,使得构成延迟整流钾电流中的缓慢成分(I_{Ks})相关离子通道的蛋白结构发生改变,进而引起 I_{Ks} 减小、心肌复极时间延长[10](图 1)。

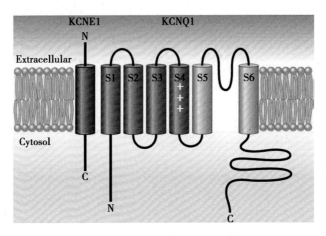

图 1　Kv7.1 离子通道示意图[12]

同前所述,I_{Ks} 是心肌复极阶段发挥主要功能的外向 K^+ 离子流,其激活较为缓慢,在 2 期平台期增大最为显著。I_{Ks} 受 β 肾上腺素能调节,交感神经产生兴奋时,外向的 I_{Ks} 发生上调,以抗衡增大的内向 Ca^{2+} 离子流,使动作电位时程缩短,在心率增快的前提下保证心脏舒张期足够的充盈时间,这对于心肌发挥正常电生理功能至关重要。而 I_{Ks} 在病理情况下激活不充分则会导致无法拮抗内向 Ca^{2+} 离子流,引起动作电位延长,增加诱发心律失常风险。与 I_{Ks} 功能异常相关的长 QT 综合征患者常由应激、运动、游泳等因素诱发心律失常,这与肾上腺素能刺激与 I_{Ks} 功能调整之间的关系相一致[11]。

LQT1 大多由 KCNQ1 基因的错义突变引起,基因突变通过一系列不同分子层面的机制最终导致通道功能丧失,包括离子通透障碍、门控功能障碍、通道转运障碍、α 和 β 亚基之间相互作用异常、PKA- 介导的信号通路异常、磷脂酰肌醇 -4,5- 二磷酸(PIP_2)及钙调蛋白结合异常等。

2. **LQT2 与 I_{Kr} 异常** LQT2 是第二常见的长 QT 综合征亚型,占遗传性长 QT 综合征病例的 25%~30%,其致病机制是编码 hERG 蛋白(即 Kv11.1 通道)的 *KCNH2* 基因发生突变,使得构成延迟整流钾电流中的快速成分(I_{Kr})相关离子通道的蛋白结构发生改变,进而引起 I_{Kr} 减小、心肌复极时间延长(图 2)。

I_{Kr} 为外向延迟整流钾电流中的快速成分,是心肌细胞复极 3 期的主要电流。I_{Kr} 通道具有独特的动力学特点,其通道激活和去激活速率相对较慢(即通道开放时间相对较长),但其电压依赖性失活及从失活状态恢复至备用功能状态的过程则十分迅速。在复极初期,I_{Kr} 通道迅速从失活状态恢复,从而介导更多外向 K^+ 离子流,加快了复极速率,在胞内外 K^+ 电 - 化学梯度不断缩小的前提下保证了复极过程的顺利进行。I_{Kr} 在维持动作电位平台期时程上发挥了重要作用,而平台期的维持保证了肌质网能释放足量的 Ca^{2+} 以保障心肌的收缩。在复极末期,I_{Kr} 通道的关闭十分缓慢,即使在恢复静息电位后一段时间内(即舒张期)仍保持开放状态。此时若有期前收缩出现,则 I_{Kr} 将显著增大,影响细胞后续的去极,形成相对不应

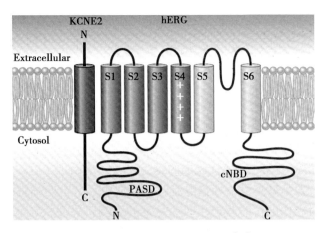

图 2　Kv11.1 离子通道示意图[12]

期以避免诱发快速性心律失常；而在引起 I_{Kr} 减小的病理状态下,患者则容易因期前收缩诱发相应心律失常。与 I_{Ks} 相比,I_{Kr} 受 β 肾上腺素能调节相关刺激影响不大,因而 I_{Kr} 功能异常相关的长 QT 综合征患者产生心律失常的诱因与 I_{Ks} 功能异常相关的长 QT 综合征患者有所不同。

hERG 可与两种不同的 β- 亚基共同组合成具有完整功能的钾离子通道：*KCNE1* 基因编码的 KCNE1(minK)蛋白以及 *KCNE2* 基因编码的 KCNE2(MiRP1)蛋白。二者均为单次跨膜亚基,前者与产生 I_{Ks} 的 KCNQ1 复合体之间关系更为密切,后者则与 hERG 通道的门控特性及各种药物对通道的作用关系密切。

3. LQT3 与 I_{Na} 异常　LQT3 是第三常见的长 QT 综合征亚型,占遗传性长 QT 综合征病例的 5%~10%,其致病机制是编码 Nav1.5 通道的 *SCN5A* 基因发生突变,使得 Nav1.5 通道在平台期、复极期失活减慢、持续开放,从而进而引起 I_{Na} 增大、心肌复极时间延长(图 3)。

在心肌细胞产生动作电位的过程中,大部分电压门控 Na^+ 离子流经由电压门控钠离子通道 Nav1.5 介导,该通道在细胞膜去极化达 –50mV 左右时被大量激活并使 Na^+ 顺着电 - 化学梯度流入胞内,使膜电位迅速去极达 +50mV。Nav1.5 通道的迅速激活、细胞膜的迅速去极化是电压门控 Ca^{2+} 通道及 K^+ 通道发挥兴奋 - 收缩耦联作用及后续复极化的基础。当 Nav1.5 通道失活后,Na^+ 离子流在 1ms 内迅速衰减,形成不应期。正常情况下,绝大多数 Na^+ 通道在动作电位升支激活后的数毫秒内迅速失活,但仍有小部分 Na^+ 通道保持着开放或失

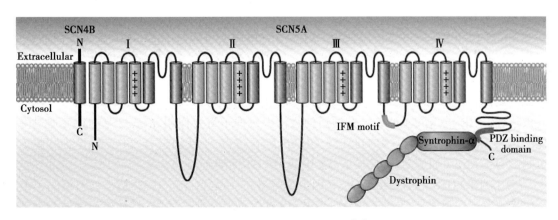

图 3　Nav1.5 离子通道示意图[12]

活后再开放状态,产生的平台期内向 Na^+ 电流被称为晚钠电流(I_{Na-L})。生理状态下,I_{Na-L} 很小,约为峰钠电流的 0.5%[13],对于动作电位时程没有明显影响。但在病理状态如基因突变、药物作用、心肌缺血再灌注、心功能不全等情况下,晚钠电流可出现明显增大,进而影响心肌的复极。

Nav1.5 通道失活受损是 LQT3 的致病机制。Na^+ 通道在平台期和复极期无法失活或维持失活状态可导致持续内向去极的钠电流形成(称为晚钠电流,I_{NaL}),从而延长动作电位时程,使患者容产生非同步化的早起后除极或晚期后除极。早期后除极是指发生在心室复极早期即动作电位 2、3 相的振荡性电位,K^+ 外流减少,Na^+、Ca^{2+} 内流增多都可能与早期后除极相关;晚期后除极是指发生在心室复极晚期的震荡性电位,与细胞内 Ca^{2+} 超载相关。正常心肌组织中也存在 I_{NaL},大小最高可达峰钠电流的 1%,但由于平台期细胞膜阻抗较高,这个微小的去极电流即可对动作电位时程产生较为可观的影响。病理状态下 SCN5A 基因突变引起 Nav1.5 通道失活受损导致 I_{NaL} 增大是 LQT3 的主要致病机制;此外,其他机制引起除 I_{NaL} 外的异常 Na^+ 传导也可产生同样效应。SCN5A 基因的突变同样可通过不同分子层面的机制最终导致通道功能障碍。

4. 其他 LQTS 亚型 除了最常见的 KCNQ1、KCNH2 及 SCN5A,一系列通道辅助蛋白相关基因突变同样可以引起离子通道功能异常,构成了其他较为少见的长 QT 综合征亚型,包括 LQT4-16。

(1) LQT4:LQT4 是由 ANK2 基因突变导致的一类 LQTS,ANK2 基因编码的 Ankyrin-B 是一种质膜蛋白,其作用是物理性连接脂质双分子层与细胞膜骨架,以确保包括 Na^+/Ca^{2+} 交换体、Na^+-K^+-ATP 酶及介导胞内钙释放的 IP_3 受体等在内的离子通道和转运体在细胞膜上的定位及其稳定性。ANK2 基因的突变可影响上述离子通道和转运体在细胞膜上的准确定位,同时也可造成相关蛋白在细胞膜上表达水平的整体降低[14]。在心肌组织中,Ankyrin-B 还参与调节了电压门控 Na^+ 通道、ATP 门控 K^+ 通道及 RYR 受体的功能[15]。它是首个被发现的既非离子通道也非通道亚单位的 LQTS 相关蛋白。

(2) LQT5:LQT5 是由 KCNE1 基因突变导致的一类 LQTS。同前所述,KCNE1 亚单位(minK 蛋白)与 KCNQ1 亚单位的共组装是产生 I_{Ks} 通道的关键,而 KCNE1 基因的不同类型突变可通过引起通道门控障碍、通道转运障碍、KCNQ1-KCNE1 相互作用异常及 PKA 介导的信号传导异常等机制[16],使得 I_{Ks} 减小并导致 QT 间期延长。

(3) LQT6:LQT6 是由 KCNE2 基因突变导致的一类 LQTS。KCNE2 基因编码的 minK 相关肽 1(MiRP1)蛋白作为 β- 亚基参与调节 hERG 通道功能,KCNE2 基因突变患者对于声音刺激及低钾血症较为敏感,而这些因素也是 LQT2 患者常见的心律失常诱因,提示了 KCNE2 与 hERG 在功能上具有一定协同作用。KCNE2 基因突变可通过引起 hERG 通道失活加速、从失活状态恢复备用状态速度减慢等机制减小 I_{Kr}[17],导致 QT 间期延长。

(4) LQT7:LQT7 是由 KCNJ2 基因突变导致的一类 LQTS。该基因编码了产生心肌 I_{K1} 电流的内向整流钾离子通道 Kir2.1,参与了静息电位的形成并协助完成动作电位终末期的复极过程。PIP_2 与 Kir2.1 的结合在通道的激活中发挥了重要作用,KCNJ2 基因突变通过降低 PIP_2 与 Kir2.1 的亲和力、影响通道上的 PIP_2 结合位点、干扰通道合成并转运至细胞膜等机制影响了 Kir2.1 通道功能,使得 I_{K1} 减小并导致 QT 间期延长[18]。

(5) LQT8:LQT8 是由 CACNA1C 基因突变导致的一类 LQTS。CACNA1C 基因编码了电压门控钙离子通道 Cav1.2 通道的 α1c 亚基(Cav1.2 通道的成孔亚基),钙通道产生的 L 型钙离子流 I_{CaL} 是动作电位平台期产生的内向离子流,协助维持膜电位的去极化并诱导肌质网内的钙释放、完成心肌细胞的兴奋 - 收缩耦联过程。该通道的失活受胞内钙离子浓度及电位水平的双重调控,动作电位下钙通道的失活可引起内向 Ca^{2+} 离子流和外向 K^+ 离子流的失衡,促进复极过程的进行。*CACNA1C* 基因突变可通过干扰正常 Cav1.2 通道的电压依赖性失活过程,引起内向 Ca^{2+} 离子流增大以及增大 Ca^{2+} 窗电流等机制,延长动作电位时程[19]。

(6) LQT9:LQT9 是由 *CAV-3* 基因突变导致的一类 LQTS。*CAV-3* 基因编码小窝蛋白的心肌亚型 Cav-3,通过与 Nav1.5 之间的相互作用参与调节钠电流的产生。在一项涉及 905 名长 QT 综合征患者的临床研究中发现了 4 种 CAV-3 基因突变,其中 67%*CAV-3* 基因突变携带者表现为静息下晕厥或猝死,与 Nav1.5 通道 α- 亚基突变的表现型一致[20]。*CAV-3* 基因突变可增快 Nav1.5 通道从失活状态恢复的速率,显著增大 I_{NaL},从而延长动作电位时程。

(7) LQT10:LQT10 是由 *SCN4B* 基因突变导致的一类 LQTS。同前所述,*SCN4B* 基因编码了 Nav1.5 通道的 β4- 亚基,参与调节 Nav1.5 在细胞膜的分布、通道的激活 / 失活等过程。SCN4B 基因的突变可引起 I_{NaL} 显著增大,并引起 Nav1.5 通道稳态失活电位上调(即提高窗电位),从而增加窗电流[21]。

(8) LQT11:LQT11 是由 *AKAP-9* 基因突变导致的一类 LQTS。AKAP-9 是一种脚手架蛋白,参与组成了 I_{Ks} 通道复合体,并在肾上腺素能刺激下 PKA 信号通路引起 I_{Ks} 上调过程中发挥了重要作用。*AKAP-9* 的突变可导致其余 KCNQ1 之间的相互作用异常,进而减少了 cAMP 诱导的 KCNQ1 磷酸化,减少了 cAMP 刺激相关的 I_{Ks} 上调[22]。I_{Ks} 通道基础磷酸化水平的异常引起的 I_{Ks} 减小便足以延长动作电位时程,引起 QT 间期延长。

(9) LQT12:LQT12 是由 *SNTA1* 基因突变导致的一类 LQTS。*SNTA1* 基因编码了肌营养不良蛋白 -α1(syntrophin-α1),*SNTA1* 基因的突变可通过增大峰电流、增大窗电流、增快 Nav1.5 通道从失活状态恢复的速率、增加通道表达量、上调通道稳态失活电位等机制增大 I_{NaL},延长动作电位时程,引起 QT 间期延长[23]。

(10) LQT13:LQT13 是由 *KCNJ5* 基因突变导致的一类 LQTS。*KCNJ5* 基因编码一种 G 蛋白偶联内向整流钾离子通道 Kir3.4(又称 GIRK4),Kir3.4 与另一种 G 蛋白偶联内向整流钾离子通道 Kir3.1(又称 GIRK1)可构成同源或异源四聚体,介导心肌 I_{KACh} 电流的产生。在自律性细胞中 I_{KACh} 的存在使得心率受副交感神经调控。副交感神经兴奋引起乙酰胆碱释放,通过 G 蛋白偶联受体介导途径激活 Kir3.4 并产生外向的 I_{KACh},引起细胞膜电位超极化,最终减慢心率。*KCNJ5* 基因的突变可通过减少 Kir3.4 及 Kir3.1 向细胞膜的转运,从而减小 I_{KACh},延缓心肌复极过程并延长动作电位时程,引起 QT 间期延长[24]。

(11) LQT14、LQT15、LQT16:LQT14-16 是分别由 *CALM1-3* 基因突变引起的 LQTS,3 种基因均编码了同样的一种钙调蛋白。钙调蛋白是一种广泛存在的钙结合蛋白,介导了胞内 Ca^{2+} 信号传导。除了在 Ca^{2+} 浓度依赖性 L 型钙通道失活、Nav1.5 通道失活中发挥重要作用外,钙调蛋白还在 KCNQ1 蛋白的组装及转运过程中发挥着重要的作用[25]。*CALM1-3* 基因的突变可导致 Ca^{2+} 与钙调蛋白亲和力降低,进而引起心肌钠电流、钾电流及钙电流动力学异常,从而引起 QT 间期延长。

二、治　疗

LQTS 治疗的最终目标是预防室性心律失常及猝死的发生,而由于 LQTS 复杂的分型及其罕见病特性,缺乏大规模临床研究提供药物治疗的循证医学证据,目前指南及专家共识中

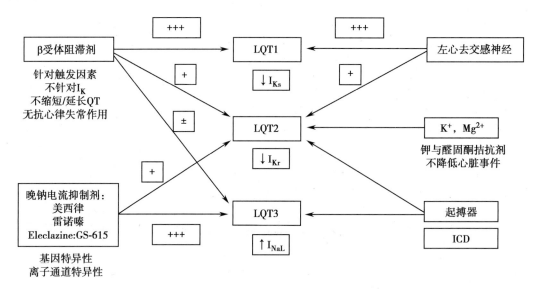

图 4　LQT1-3 目前可选治疗方案[3]

明确推荐的治疗仅有 β 受体阻滞剂、植入式除颤仪（ICD）及左心去交感神经治疗（LCSD）[4]，LQT1-3 目前常用治疗选择总结见图 4。

（一）一般治疗

根据致命性心律失常发生的风险决定治疗方案。改变生活方式为常规手段：无人监护时，LQT1 患者应避免剧烈运动，尤其是游泳；LQT2 患者应避免突然的声音刺激（闹钟、电话铃声等）；所有的 LQTS 患者都应避免使用可能延长 QT 间期的药物。对 LQTS 患者能否参加竞技运动的意见还不一致。对部分低危患者，有基因诊断证据、QTc 处于临界值、无症状、无心脏性猝死（sudden cardiac death，SCD）家族史，经过充分临床评估及合适的治疗后，可在一定条件下进行竞技运动。运动场所需备有自动除颤器且有接受过基础生命支持培训的人员。所有危险性较高及伴有运动可诱发症状者，应避免竞技性运动。

（二）药物治疗

1. β 受体阻滞剂　β 受体阻滞剂是一线治疗药物。无活动性哮喘等禁忌证的患者推荐使用，包括 QTc 间期正常而基因诊断阳性者。目前尚无充分证据提示是否应优先使用高度心脏选择性的 β 受体阻滞剂，但对哮喘患者则应优先选择此类 β 受体阻滞剂。绝大多数 LQTS 患者首选普萘洛尔，对不能耐受或不能坚持服药者，可给予长效制剂，如纳多洛尔等。成人应避免使用美托洛尔普通片剂。推荐使用根据年龄和体重调整后的最大耐受剂量，应用中应逐渐加量并避免突然停用（表 3）。

表 3　β 受体阻滞剂治疗 LQTS 的用药剂量

药物	成人初始剂量	儿童初始剂量	每日目标剂量
普萘洛尔	10mg，3 次 / 天	0.5~1mg/（kg·d），分 3 次口服	2~4mg/kg
美托洛尔（缓释片）	50mg，1 次 / 天	儿童经验有限	1.25~2.5mg/kg[a]
比索洛尔	5mg，1 次 / 天	儿童不宜服用	0.125~0.2mg/kg[a]
纳多洛尔	40mg，1 次 / 天		1~2mg/kg[a]

[a] 根据 160mg 普萘洛尔与 10mg 比索洛尔、100mg 美托洛尔、80mg 纳多洛尔剂量相当换算而成

然而 β 受体阻滞剂仅能降低发作恶性心律失常的风险,并不能逆转因离子通道变异引起的心肌复极时间延长,无法从机制上解决 QT 间期延长。β 受体阻滞剂的效果也具有一定基因型选择性,在对肾上腺素能刺激敏感的 LQT1 患者中,β 受体阻滞剂效果较为突出,但对于除了肾上腺素能外还有其他神经通路参与诱发心律失常的 LQT2 来说 β 受体阻滞剂效果则相对欠佳,而对部分心律失常发作与心动过缓相关的患者(如 LQT3)来说,不恰当地应用 β 受体阻滞剂甚至可能增加发作 TdP 的风险。有研究表明,传统的 β 受体阻滞剂预防及治疗效果不足,未知表型的 LQTS 患者采用 β 受体阻滞剂后 5 年病死率仍高达 32%[26],且对于 QTc>500ms 的患者效果不佳。随着对长 QT 综合征致病分子机制研究的进一步深入,基于基因突变类型进行个体化药物治疗成为具有前景的研究方向。

2. **补钾治疗** LQT2 患者常伴有低钾血症,由于 hERG 通道功能受胞外血钾浓度调控,I_{Kr} 在低钾血症情况下功能降低,因而基于补钾及保钾利尿剂如螺内酯等治疗是在 LQT2 患者中具有提高 I_{Kr} 功能、缩短 QTc 潜力的一项补充治疗。但目前尚无研究表明补钾治疗能够降低心脏事件发生率,补钾治疗包括应用螺内酯存在引起高钾血症风险,且螺内酯的代谢产物烯睾丙酸可造成 hERG 通道阻滞、降低通道功能,潜在延长 QT 间期不良反应的风险,应用中需要注意。

3. **I_{Na} 通道阻滞剂** 目前临床可选的 LQT 药物治疗进展主要集中在 LQT3 上,应用 Na^+ 通道阻滞剂减小病理性增大的 I_{NaL} 理论上可针对性治疗因 Nav1.5 通道功能障碍引起的 LQT3、LQT9、LQT10、LQT12。I a 类及 I c 类抗心律失常药物分别因为抑制钾电流更加延长 QT 间期和抑制峰钠电流更强而不能作为治疗 LQTS 的选择。I b 类药物和新分类中的 I d 类药物如利多卡因、美西律和雷诺嗪均具有抑制钠电流的作用,且对晚钠电流的抑制效果要高于峰钠电流[12]。早在 1995 年就有研究发现 LQT2 及 LQT3 患者对钠电流抑制剂美西律的反应不同[27],目前已有多项研究表明,美西律和利多卡因在 LQT3 的治疗中有效,可以明显缩短 QT 间期,减少恶性心律失常的发生。然而,目前 Na^+ 通道阻滞剂应用的局限性在于其脱靶效应带来的不良反应(如抑制钠通道引起 Brugada 样心电图表现)以及对晚钠电流的选择性欠佳,对病理情况下膜电位降低的心肌细胞选择性降低,因而研发具有更高选择性的钠电流抑制剂具有重要的临床意义。

4. **I_{Ks} 通道及 hERG 通道激动剂** 目前还在研究中,没有临床可用的药物。

(三)其他治疗

1. **植入式心脏复律除颤器(ICD)** 发生过心脏停搏或在服用 β 受体阻滞剂的情况下仍发生晕厥的患者需考虑 ICD 治疗,对伴有耳聋的 JLN 综合征、带有 2 个或多个突变的有症状患者应采用预防性 ICD 治疗。由于 ICD 治疗是终生治疗,且有并发症,因此对年轻患者治疗前应充分评估风险 / 获益比。LQT1 患者有心脏骤停尚未开始使用 β 受体阻滞剂者,应首先使用 β 受体阻滞剂或左侧交感神经去除术(left cardiac sympathetic denervation,LCSD)治疗,特别是婴幼儿,其植入 ICD 的风险较高。LQTS 相关性猝死家族史不能作为生存患者 ICD 植入的指征,除非患者本身具有发生恶性心律失常的高危因素。

不建议将 ICD 作为无症状 LQTS 患者,特别是年轻患者的一线治疗手段。高危 LQTS 患者应考虑使用 ICD,尤其是有 β 受体阻滞剂禁忌证者。ICD 植入前须考虑的因素有:①猝死风险;②ICD 植入的短期及远期风险;③患者主观意愿。医师须与患者讨论 ICD 植入的利弊,并尊重患者的选择。

植入 ICD 后要周密设置程序控制(特别要预防不适当放电),通常设定仅心室颤动时放电,心率临界值为 >220~240 次 /min。

2. 左心去交感神经术(LCSD) 常可降低心律失常的发生,适用于对 β 受体阻滞剂不能耐受或无效者。可通过左锁骨下手术切口,在有经验的医疗中心也可通过微创手术。国内报道对药物治疗无效的 LQTS 有效率为 81%~91%[30]。LCSD 常用于下列情况:高危婴幼儿患者因体形小而不能植入 ICD 者;使用 β 受体阻滞剂后仍发生晕厥;伴有哮喘等禁忌证或不能耐受 β 受体阻滞剂者。

(陈英　黄郁文　林曼欣　吴林)

参 考 文 献

[1] SCHWARTZ P J,STRAMBA-BADIALE M,CROTTI L,et al. Prevalence of the congenital long-QT syndrome [J]. Circulation,2009,120(18):1761-1767.

[2] GARCIA-ELIAS A,BENITO B. Ion Channel Disorders and Sudden Cardiac Death [J]. Int J Mol Sci,2018,19(3). pii:E692.

[3] PRIORI S G,WILDE A A,HORIE M,et al. HRS/EHRA/APHRS expert consensus statement on the diagnosis and management of patients with inherited primary arrhythmia syndromes:document endorsed by HRS,EHRA,and APHRS in May 2013 and by ACCF,AHA,PACES,and AEPC in June 2013 [J]. Heart Rhythm,2013,10(12):1932-1963.

[4] Working Group on Arrhythmia of Editorial Board of Chinese Journal of Cardiology. Chinese expert consensus statement on the diagnosis and management of patients with inherited primary arrhythmia syndromes [J]. Zhonghua Xin Xue Guan Bing Za Zhi,2015,43(1):5-21.

[5] SCHWARTZ P J,MOSS A J,VINCENT G M,et al. Diagnostic criteria for the long QT syndrome. An update [J]. Circulation,1993,88(2):782-784.

[6] PRIORI S G,SCHWARTZ P J,NAPOLITANO C,et al. Risk stratification in the long-QT syndrome [J]. N Engl J Med,2003,348(19):1866-1874.

[7] GIUDICESSI J R,WILDE A A M,ACKERMAN M J,et al. The genetic architecture of long QT syndrome:A critical reappraisal [J]. Trends Cardiovasc Med,2018,28(7):453-464.

[8] CASEY J P,STØVE S I,MCGORRIAN C,et al. NAA10 mutation causing a novel intellectual disability syndrome with Long QT due to N-terminal acetyltransferase impairment [J]. Sci Rep,2015,5:16022.

[9] KOSTERA-PRUSZCZYK A,SUSZEK M,PŁOSKI R,et al. BAG3-related myopathy,polyneuropathy and cardiomyopathy with long QT syndrome [J]. J Muscle Res Cell Motil,2015,36(6):423-432.

[10] SANGUINETTI M C,CURRAN M E,ZOU A,et al. Coassembly of K(V)LQT1 and minK(IsK)proteins to form cardiac I(Ks)potassium channel [J]. Nature,1996,384(6604):80-83.

[11] SCHWARTZ P J,PRIORI S G,SPAZZOLINI C,et al. Genotype-phenotype correlation in the long-QT syndrome:gene-specific triggers for life-threatening arrhythmias [J]. Circulation,2001,103(1):89-95.

[12] BOHNEN M S,PENG G,ROBEY S H,et al. Molecular Pathophysiology of Congenital Long QT Syndrome [J]. Physiol Rev,2017,97(1):89-134.

[13] MALTSEV V A,UNDROVINAS A I. A multi-modal composition of the late Na+ current in human ventricular cardiomyocytes [J]. Cardiovasc Res,2006,69(1):116-127.

[14] MOHLER P J,SCHOTT J J,GRAMOLINI A O,et al. Ankyrin-B mutation causes type 4 long-QT cardiac arrhythmia and sudden cardiac death [J]. Nature,2003,421(6923):634-639.

[15] CHAUHAN V S,TUVIA S,BUHUSI M,et al. Abnormal cardiac Na(+)channel properties and QT heart rate adaptation in neonatal ankyrin(B)knockout mice [J]. Circ Res,2000,86(4):441-447.

[16] CHEN J,ZHENG R,MELMAN Y F,et al. Functional interactions between KCNE1 C-terminus and the KCNQ1 channel [J]. PLoS One,2009,4(4):e5143.

[17] GORDON E,PANAGHIE G,DENG L,et al. A KCNE2 mutation in a patient with cardiac arrhythmia induced by auditory stimuli and serum electrolyte imbalance [J]. Cardiovasc Res,2008,77(1):98-106.

[18] DONALDSON M R,JENSEN J L,TRISTANI-FIROUZI M,et al. PIP2 binding residues of Kir2.1 are common targets of

mutations causing Andersen syndrome [J]. Neurology,2003,60(11):1811-1816.

[19] SPLAWSKI I,TIMOTHY K W,SHARPE L M,et al. Ca(V)1. 2 calcium channel dysfunction causes a multisystem disorder including arrhythmia and autism [J]. Cell,2004,119(1):19-31.

[20] VATTA M,ACKERMAN M J,YE B,et al. Mutant caveolin-3 induces persistent late sodium current and is associated with long-QT syndrome [J]. Circulation,2006,114(20):2104-2112.

[21] MEDEIROS-DOMINGO A,KAKU T,TESTER D J,et al. SCN4B-encoded sodium channel beta4 subunit in congenital long-QT syndrome [J]. Circulation,2007,116(2):134-142.

[22] CHEN L,MARQUARDT M L,TESTER D J,et al. Mutation of an A-kinase-anchoring protein causes long-QT syndrome [J]. Proc Natl Acad Sci U S A,2007,104(52):20990-20995.

[23] WU G,AI T,KIM J J,et al. alpha-1-syntrophin mutation and the long-QT syndrome:a disease of sodium channel disruption [J]. Circ Arrhythm Electrophysiol,2008,1(3):193-201.

[24] YANG Y,YANG Y,LIANG B,et al. Identification of a Kir3. 4 mutation in congenital long QT syndrome [J]. Am J Hum Genet,2010,86(6):872-880.

[25] VAN PETEGEM F,LOBO P A,AHERN C A. Seeing the forest through the trees:towards a unified view on physiological calcium regulation of voltage-gated sodium channels [J]. Biophys J,2012,103(11):2243-2251.

[26] MOSS A J,ZAREBA W,HALL W J,et al. Effectiveness and limitations of beta-blocker therapy in congenital long-QT syndrome [J]. Circulation,2000,101(6):616-623.

[27] SCHWARTZ P J,PRIORI S G,LOCATI E H,et al. Long QT syndrome patients with mutations of the SCN5A and HERG genes have differential responses to Na+ channel blockade and to increases in heart rate. Implications for gene-specific therapy [J]. Circulation,1995,92(12):3381-3386.

[28] YU H,LIN Z,XU K,et al. Identification of a novel,small molecule activator of KCNQ1 channels. Probe Reports from the NIH Molecular Libraries Program [J]. Bethesda(MD),2010.

[29] GESSNER G,MACIANSKIENE R,STARKUS J G,et al. The amiodarone derivative KB130015 activates hERG1 potassium channels via a novel mechanism [J]. Eur J Pharmacol,2010,632(1-3):52-59.

[30] LI J,LIU Y,YANG F,et al. Video-assisted thoracoscopic left cardiac sympathetic denervation:a reliable minimally invasive approach for congenital long-QT syndrome [J]. Ann Thorac Surg,2008,86(6):1955-1958.

房颤抗凝治疗——共识与争议

房颤是一个老年病,多种心血管疾病会增加房颤的发生率,包括高血压、冠心病和心衰,其他易患因素还包括糖尿病、肥胖、睡眠呼吸暂停综合征等,但房颤也可单独发生。血栓栓塞和心衰是房颤的主要并发症。在血栓栓塞风险较高的房颤患者中,应用华法林或新型口服抗凝药物(NOACs)抗凝可明显减少血栓栓塞事件,并改善患者的预后[1-5]。因此,预防房颤引起的血栓栓塞事件,是房颤治疗策略中重要的一环。

一、卒中与体循环栓塞

房颤是血栓栓塞事件的独立危险因素。房颤患者血栓栓塞事件的主要表现为卒中,在少部分患者可表现为体循环栓塞,卒中和体循环栓塞的发生率为8~10∶1[2-5],与无房颤者相比,房颤相关卒中的病死率、致残率、血栓栓塞事件复发率以及住院天数均显著升高。体循环栓塞的发生率虽然较低,但其与房颤的关系更密切,约80%的体循环栓塞可能与房颤有关;而与房颤相关卒中约占全部卒中患者的25%[6]。因体循环栓塞可发生于四肢及其他多个脏器,涉及的学科较多,患者多就诊于血管外科、骨科和普外科等,应加强不同学科之间的沟通和交流,在治疗体循环栓塞并发症的同时,提高在体循环栓塞患者中筛查房颤的意识。已有研究提示,在房颤患者中通过合理的抗凝治疗,可以有效预防卒中和体循环栓塞事件的发生[2-5]。

二、血栓栓塞危险评估

非瓣膜性房颤引起的卒中发生率是无房颤人群的5.6倍,在国人中非瓣膜性房颤引起的卒中发生率是无房颤者的6~8倍[7]。房颤患者的血栓栓塞风险是连续和不断变化的,对于房颤患者应定期评估其血栓栓塞风险。CHADS$_2$评分相对简单,不足之处是不能准确定义不需要抗凝治疗的低危房颤患者。CHA$_2$DS$_2$-VASc评分是在CHADS$_2$评分基础上将年龄≥75岁由1分改为2分,增加了血管疾病、年龄在65~74岁和性别(女性)3个危险因素[8]。血管疾病是指心肌梗死、复合型主动脉斑块以及外周动脉疾病。与CHADS$_2$评分比较,CHA$_2$DS$_2$-VASc评分分对卒中低危患者的血栓栓塞具有较好的预测价值[8,9]。国人的数据也提示,与CHADS$_2$评分相比,CHA$_2$DS$_2$-VASc评分可更准确地预测血栓栓塞事件[7,9];房颤患者的生存曲线也与CHA$_2$DS$_2$-VASc积分相关,但与CHADS$_2$积分不相关[9]。

CHA$_2$DS$_2$-VASc评分≥2分的男性或≥3分的女性房颤患者血栓事件的年发生率较高,抗凝治疗带来的临床净获益明显[8,10]。越来越多的临床研究也提示,CHA$_2$DS$_2$-VASc评分≥1分的男性或≥2分的女性房颤患者服用抗凝药物亦有较明显的临床净获益[11,12],国人的临床研究也获得一致的结论[13]。在没有其他血栓栓塞危险因素的情况下,单纯女性不增加卒中的风险。阵发性房颤与持续性或永久性房颤具有同样的危险性,其抗凝治疗的方法均取决于危险分层。但也有研究提示在危险分层相同的情况下,持续性房颤患者血栓栓塞的风险比阵发性房颤患者高21%~30%[2-4,14]。

瑞典房颤队列研究提示合并心衰、高血压和糖尿病时,患者的血栓栓塞风险分别增加

28%、51% 和 34%；伴有卒中或 TIA 病史者，血栓栓塞风险增加 3.0 倍；而年龄 >75 岁者，血栓栓塞风险增加 7.3 倍，且年龄对血栓栓塞风险的影响是一个连续变量，随着年龄增加，血栓栓塞的风险也逐年增加[15]。Singer 等研究发现，与 <65 岁的房颤患者相比，65~74 岁房颤患者血栓栓塞事件增加 2.38 倍，75~84 岁患者血栓栓塞事件增加 4.46 倍，而 ≥85 岁血栓栓塞事件增加 8.14 倍[16]。据此，他们提出了房颤患者血栓栓塞危险评估的 ATRIA 评分法，在该评分中性别（女性）、糖尿病、心衰和高血压积 1 分，没有卒中 /TIA 和体循环栓塞史者年龄在 65~74 岁积 3 分，年龄在 75~84 岁积 5 分，≥85 岁积 6 分；伴有卒中 /TIA 和体循环栓塞史者年龄 <65 岁积 8 分，年龄在 65~74 岁和 75~84 岁均积 7 分，≥85 岁积 9 分。研究提示，该评分对房颤患者血栓栓塞事件判断的准确率优于 CHADS$_2$ 和 CHA$_2$DS$_2$-VASc 评分，但由于该评分较复杂，其临床广泛应用受到一定限制[16]。中国台湾的队列研究提示，50~64 岁房颤患者的年卒中风险是 1.78%，已达抗凝治疗可以获益的程度，而 <50 岁房颤患者的缺血性卒中风险只有 0.53%，是真正的低血栓栓塞风险人群[17]。以上这些研究均提示，除血栓栓塞病史外，年龄是影响房颤患者血栓栓塞事件的主要危险因素。

三、不明原因卒中与房颤的关系

不明原因卒中（cryptogenic strokes）占所有缺血性卒中的 20%~30%。CRYSTAL AF 研究提示在不明原因卒中患者中，常规随访 6 个月（包括 24 小时动态心电图）房颤的检出率是 1.4%，而植入心电监测装置（ICM）组房颤的检出率为 8.9%；12 个月时常规组房颤的检出率为 2.0%，ICM 组为 12.4%；36 个月时常规组房颤的检出率为 3.0%，ICM 组为 30.0%[18]。上述提示在不明原因卒中患者中，长时间连续心电监测可以明显提高房颤的检出率，明显高于包括 24 小时动态心电图的常规监测方法[18]。

最常见的不明原因卒中是由来源无法确定的栓子栓塞所致，也被称为不明原因栓塞性卒中（embolic stroke of undetermined source，ESUS），是指卒中患者的脑部影像评估提示梗死灶为栓塞所致，而不是与较小动脉闭塞相关的腔隙性脑梗死灶，但全身系统性检查又无法确定栓子的来源。理论上不明原因栓塞性卒中患者中房颤的发生率更高，因此抗凝治疗有可能减少这部分患者卒中的复发率。近期两个前瞻性随机对照研究分别评估了利伐沙班和达比加群在不明原因栓塞性卒中患者中与阿司匹林相比的有效性和安全性，发现两个 NOACs 预防卒中复发的有效性与阿司匹林相近，大出血的风险与阿司匹林相近或略多[19,20]。

四、抗凝出血危险评估

在抗凝治疗开始前应对房颤患者抗凝出血的风险进行评估，易引起出血的因素包括高血压、肝肾功能损害、卒中、出血史、国际标准化比值（INR）易波动、老年（如年龄 >65 岁）、药物（如联用抗血小板或非甾体类抗炎药）或嗜酒[21]。从房颤患者血栓栓塞危险分层和抗凝出血危险评估可以看出，出血和血栓具有很多相同的危险因素，例如老龄和血栓栓塞史，既是血栓栓塞也是出血的重要危险因素。出血风险增高者发生血栓栓塞事件的风险往往也高，这些患者接受抗凝治疗的临床净获益可能更大[12]。因此，只要患者具备抗凝治疗的适应证仍应进行抗凝治疗，而不应将 HAS-BLED 等出血评分增高视为抗凝治疗的禁忌证。对于 HAS-BLED 评分 ≥3 分的患者，应注意筛查并纠正增加出血风险的可逆因素，例如没有控制好的高血压（收缩压 >160mmHg）、INR 不稳定、合用一些可能增加出血的药物（如抗血小板药物和非甾体类抗炎药物等）以及酗酒等，其他潜在可逆的出血危险因素还包括贫血、肝肾功能受伤以及血小板计数和功能下降等,并在开始抗凝治疗之后加强监测[21]。

抗凝治疗的临床净获益是在减少血栓栓塞事件和不明显增加严重出血之间的平衡,除了根据患者个体化的危险因素进行客观的评估外,患者的教育和接受抗凝治疗的意愿均对治疗的依从性影响明显,因此在开始抗凝治疗前后,应与患者及直接亲属有较充分的沟通,使其理解抗凝治疗的重要性,并提高其合理用药、定期随访的依从性。

五、抗栓药物选择

预防房颤患者血栓栓塞事件的经典抗凝药物是维生素 K 拮抗剂——华法林,其在房颤患者卒中一级与二级预防中的作用已得到多项临床研究肯定。NOACs 具有用药方法简单、大出血风险少等特点。

1. 抗血小板药物 阿司匹林或氯吡格雷预防房颤患者卒中的有效性远不如华法林[12],氯吡格雷与阿司匹林合用减少房颤者卒中、体循环栓塞、心肌梗死和心血管死亡复合终点的有效性也不如华法林。另外,抗血小板治疗与口服抗凝药物有相似的出血风险,而且双联抗血小板治疗可增加出血风险[22]。因此,虽然早期在低危房颤患者中曾推荐可考虑应用阿司匹林,但近来的证据提示其获益风险比不明显,目前不推荐单独应用抗血小板药物预防房颤患者的血栓栓塞事件[21,23]。

2. 华法林 荟萃研究表明,华法林可使房颤患者发生卒中的相对危险度降低 64%,每年发生卒中的绝对危险度降低 2.7%,全因死亡率降低 26%[1]。虽然华法林的抗凝疗效确切,但该药也存在一些局限性。首先,不同个体的有效剂量变异较大;其次,有效治疗窗较窄,抗凝作用易受多种食物和药物的影响,在用药过程中需频繁监测凝血功能及 INR,出血风险相对较高等。

华法林抗凝治疗的效益和安全性取决于抗凝治疗的强度和稳定性。临床研究证实抗凝强度为 INR 2.0~3.0 时,华法林可有效预防卒中事件。如 INR<2.0,出血并发症少,但预防卒中的作用显著减弱;INR>4.0,出血并发症显著增多,而进一步降低卒中事件的作用有限。华法林抗凝治疗的稳定性常用 INR 在治疗目标范围内的时间百分比(time within therapeutic range,TTR)表示,INR 在治疗目标范围内的时间越长,华法林抗凝治疗的获益越明显。

有一些临床特征可影响华法林抗凝强度的稳定性,包括女性、年龄 <60 岁、疾病史 >2 种、应用相互作用的药物如胺碘酮、吸烟和种族,这些临床特征被汇总为 SAMe-TT$_2$R$_2$ 评分(表 1)[24]。疾病史包括高血压、糖尿病、冠心病或心肌梗死、外周动脉疾病、心衰、卒中史、肺病、肝病或肾病等。该评分与华法林抗凝强度的稳定性相关,评分越高(>3 分),维持 TTR 较高的可能性越小,血栓栓塞、严重出血和死亡率也增加。由于非白种人即 2 分,国人服用华法林较难达到

表 1 影响华法林抗凝强度稳定性 SAMe-TT$_2$R$_2$ 积分[24]

危险因素	积分	危险因素	积分
性别(女性)(S)	1	吸烟(近 2 年内)(T)	2
年龄(<60 岁)(A)	1	种族(非白种人)(R)	2
疾病史 *(两种以上合并症)(Me)	1	总积分	8
治疗(相互作用的药物如胺碘酮)(T)	1		

* 疾病史定义为合并有 2 种以上的下列疾病,包括高血压、糖尿病、冠心病或心肌梗死、外周动脉疾病、心衰、卒中史、肺病、肝病或肾病

满意的 TTR,因此,在服用华法林时应加强监测和管理或在可能的情况下改用 NOACs。

对于 INR 不稳定的患者,应寻找引起华法林抗凝强度波动的原因,包括是否按要求剂量规律服用华法林、是否有饮食的明显变化或加用其他药物等。抗凝强度的波动影响华法林预防血栓栓塞事件的疗效,频繁监测凝血功能则影响患者长期治疗的依从性。建立健全房颤门诊或抗凝治疗门诊,由经验丰富的专科医师对接受抗凝治疗的房颤患者进行管理及家庭监测,均有助于在一定程度上克服其局限性。

3. **新型口服抗凝药物** NOACs 可特异性阻断凝血瀑布中某一关键环节,在保证抗凝疗效的同时显著降低出血风险[2-5],尤其是明显降低颅内出血的风险。目前已应用于临床的 NOACs 包括直接凝血酶抑制剂达比加群酯(dabigatran)以及 Xa 因子抑制剂利伐沙班(rivaroxaban)、阿哌沙班(apixaban)与艾多沙班(edoxaban)。NOACs 具有稳定的剂量相关性抗凝作用,受食物和其他药物的影响小,应用过程中不需常规监测凝血功能,便于患者长期治疗。RE-LY 研究提示,口服达比加群酯 110mg 每日 2 次预防房颤患者血栓栓塞事件的有效性与华法林相似,并可降低大出血的发生率,明显降低颅内出血的发生率;而达比加群酯 150mg 每日 2 次与华法林相比可进一步降低卒中和系统性血栓栓塞事件,且大出血的发生率与华法林相近[5]。ROCKET-AF 研究发现,利伐沙班(20mg,1 次 / 日)在预防非瓣膜性房颤患者血栓栓塞事件方面的疗效不劣于甚至优于华法林,且具有更好的安全性[3]。阿哌沙班是另一种 Xa 因子抑制剂,ARISTOLE 研究发现,与调整剂量的华法林相比,阿哌沙班能够更有效地降低卒中和体循环栓塞发生率,并降低出血事件的风险和全因死亡率[4]。ENGAGE AF-TIMI 48 研究提示,两种剂量的艾多沙班(60mg 或 30mg,1 次 / 日)预防房颤患者卒中和体循环栓塞的疗效不劣于华法林,但大出血和心血管死亡率均低于华法林[2]。应用卒中、体循环栓塞和心血管死亡率作为复合终点评估发现,标准剂量艾多沙班(60mg,1 次 / 日)获益风险比优于华法林,而低剂量艾多沙班(30mg,1 次 / 日)与华法林相近,但由于低剂量艾多沙班预防缺血性卒中的有效性不如华法林,该剂量未被推荐用于房颤患者血栓栓塞事件的预防[21,23]。

对于高龄(≥75 岁)、中等肾功能受损(肌酐清除率 30~50 ml/min)以及存在其他出血高危因素者需减少达比加群酯剂量(110mg,2 次 / 日),避免引起严重出血事件[25]。伴有肾功能不全的房颤患者的卒中和出血风险均增加,研究提示在中度肾功能不全的非瓣膜性房颤患者中,低剂量利伐沙班(15mg,1 次 / 日)可获得与华法林相近的预防血栓栓塞事件的疗效,并可明显减少致命性出血的风险[25]。艾多沙班在肌酐清除率为 30~50ml/min、体重 ≤60kg 或合并应用较强 P- 糖蛋白抑制剂(奎尼丁、维拉帕米和决奈达隆)的患者中应选择低剂量[2,25]。对于已接受 NOACs 的患者,应定期复查肝肾功能,及时调整抗凝治疗方案。NOACs 的半衰期较短,预防房颤患者血栓栓塞事件的有效性与药物的依从性密切相关[25]。

华法林和 NOACs 均可有效预防房颤患者的卒中。对比较 NOACs 和华法林的 4 个主要随机对照研究(RE-LY、ROCKET AF、ARISTOTLE、ENGAGE AF)进行荟萃分析[10],包括 42 411 名患者接受 NOACs、29 272 名患者接受华法林治疗,发现 NOACs(达比加群酯 150mg,2 次 / 日;利伐沙班 20mg,1 次 / 日;阿哌沙班 5mg,2 次 / 日;艾多沙班 60mg,1 次 / 日)与华法林相比可以明显减少卒中和体循环栓塞 19%,其中出血性卒中下降明显,全因死亡率降低 10%,颅内出血减少一半,但消化道出血略增加。NOACs 在各亚组中有效预防卒中的疗效一致,但如果所在中心的 TTR<66% 与 ≥66% 相比,NOACs 降低主要出血并发症作用存有差异,提示对于华法林抗凝强度不稳定的房颤患者(TTR<66%),NOACs 在保障有效性的同时,减少

出血的作用更明显。

NOACs 的临床应用为房颤患者血栓栓塞并发症的预防提供了安全、有效的新选择,但对于中度以上二尖瓣狭窄及机械瓣置换术后的房颤患者只能应用华法林进行抗凝[21,23,25]。在其他情况下,应根据 CHA$_2$DS$_2$-VASc 评分确定是否需要抗凝,在可能的情况下可首选 NOACs,因与华法林相比,房颤患者应用 NOACs 的获益风险比更显著[21,23,25]。

六、亚洲房颤患者抗凝治疗的特殊性

亚洲缺乏大样本的前瞻性随机对照研究评估华法林预防房颤卒中的有效性和安全性。在比较 NOACs 和华法林的主要随机对照研究的 71 783 名受试者中,有 7 650 名患者来自亚洲[2-5]。在所有四个前瞻性随机对照研究中,亚洲与非亚洲房颤患者的血栓栓塞危险分层(CHADS$_2$ 评分)相似,但亚洲房颤患者既往有卒中或 TIA 史者更常见,而非亚洲房颤患者高血压和高龄者更多[26-30]。另外,亚洲与非亚洲人群的出血风险相近,但在 ROCKET AF 和 ARISTOTLE 研究中,亚洲与非亚洲人群的平均 HAS-BLED 评分分别是 2.9 分、1.7 分和 2.8 分、1.8 分[28]。

部分亚洲患者在这几个研究中被随机到华法林组,比较亚洲与非亚洲房颤患者服用华法林的情况发现,亚洲人群的 TTR 低于非亚洲人群,且亚洲人群中 INR<2.0 者多见,非亚洲人群中 INR>2.0 者多见[26-30]。在接受华法林治疗的房颤患者中,亚洲人群的卒中或体循环栓塞、出血性卒中和缺血性卒中等有效性事件的发生率均高于非亚洲人群,而大出血、颅内出血和任何原因出血等安全性事件的发生率也高于非亚洲人群。既往的研究也提示,在服用华法林时亚洲人与白种人相比有较高的出血风险[31]。

荟萃分析发现[30],NOACs 与华法林相比,在亚洲和非亚洲人群中均可明显减少全因死亡率,在亚洲和非亚洲人群中也均可明显减少卒中和体循环栓塞,但在亚洲人群中减少卒中和体循环栓塞的作用更明显。NOACs 与华法林相比,对缺血性卒中、心肌梗死的影响在亚洲和非亚洲人群中相似。在安全性方面,NOACs 与华法林相比减少大出血及出血性卒中的作用在亚洲比非亚洲人群更明显。NOACs 与华法林相比,在亚洲和非亚洲人群中均可明显减少颅内出血。另外,NOACs 与华法林相比在非亚洲人群中增加消化道出血的风险,但在亚洲人群中 NOACs 不增加消化道出血。

整体来说,华法林在亚洲房颤患者中的应用临床净获益不如 NOACs,虽然这些结论均来自亚组分析,但这些研究在亚洲是随机完成的,很多混杂因素通过随机均匀地分布在不同治疗组,且在四项随机对照研究中亚洲有 7 650 名患者入组[2-5,26-30],如果再加 J-ROCKET AF 研究,有 8 928 名亚洲房颤患者入组[32],这么大的亚洲房颤患者随机对照样本量超过已有的任何研究。因此在可能的情况下,亚洲房颤患者抗凝治疗更因首选 NOACs。但由于不同 NOACs 之间缺乏头对头随机对照研究,无法确定不同 NOACs 在房颤卒中预防中的优劣。

在四个 NOACs 随机对照研究中,亚洲房颤患者在 CHA$_2$DS$_2$-VASc 评分为 1 分时的年卒中风险是 2.75%,应用华法林时在不同的研究中颅内出血的风险为 1.1%~2.46%,而在应用 NOACs 时,颅内出血的风险是 0.23%~0.67%[33]。NOACs 与华法林相比不但颅内出血的风险明显降低,即使出现颅内出血,与 NOACs 相关的体积更小,且在出院时的神经功能转归更好[34]。因此,亚洲房颤患者在 CHA$_2$DS$_2$-VASc 评分为 1 分时应用 NOACs 时合理的,但应用华法林治疗的临床净获益不明显。如前讨论,不同血栓栓塞危险因素增加房颤患者卒中的风险不完全一致,Chao 等人研究提示,在 CHA$_2$DS$_2$-VASc 评分为 1 分时,年龄达 35 岁的心衰、年龄达 50 岁的糖尿病和高血压、年龄达 55 岁的血管疾病或年龄达 60 岁的不伴有任何危险因素的房颤患者,均可从 NOACs 的治疗中获益[35]。

七、抗凝治疗出血管理

在合适的房颤患者人群中,抗凝治疗可有效预防卒中和体循环栓塞的事件,但也增加患者出血的风险。准确识别可从抗凝治疗中获益的房颤患者、纠正可逆的出血危险因素、选择合适的抗凝药物和治疗剂量,并加强抗凝治疗过程的管理,是降低出血风险的重要方法。

鼻出血、牙龈出血、皮肤黏膜瘀斑、月经过多等轻微出血在房颤抗凝患者中常见,有研究提示这些滋扰性出血与卒中或体循环栓塞以及大出血风险无关[36]。因此,在接受抗凝治疗的患者中,轻微出血的发生不应导致抗凝治疗策略的改变。严重时可暂停或推迟下一剂抗凝药物,回顾和调整合并用药情况,查找并纠正可能的出血原因。

中 - 重度出血患者,应首先停用口服抗凝药物,明确末次口服抗凝药物的服用时间和剂量,根据临床情况启动补液、输血等对症治疗。对于活动性出血患者,可采用压迫出血部位止血,治疗出血原因,如通过内镜下止血治疗消化道出血,以及介入或外科手术止血等。评估血流动力学状态、血压、血常规(血红蛋白、红细胞压积、血小板计数)、基本凝血指标和肾功能等[37]。满足下面一项或一项以上者,定义为大出血:①出血伴有血红蛋白水平至少下降 20g/L,或导致需输血或血细胞至少达 2 个单位的出血;②血流动力学不稳定;③在关键部位或器官发生症状性出血,如眼内、颅内、椎管内或伴有骨筋膜室综合征的肌肉内出血、腹膜后出血、关节内出血或心包出血等。如出血严重或危及生命,应尽早应用抗凝药物拮抗剂。

华法林抗凝作用的半衰期为 36~48 小时,维生素 K 5~10mg 稀释在 25~50ml 生理盐水中,在 15~30 分钟内静脉输入,4~6 小时内可降低 INR,而口服维生素 K 则需要 18~24 小时。在出血情况下不主张皮下注射维生素 K,因不同的微循环状态会影响皮下药物吸收。4 因子凝血酶原复合物(4F-PCC)包含与维生素 K 相关的 4 个凝血因子,可以有效、快速地拮抗华法林的抗凝作用,其用量决定于 INR 水平和患者的体重。INR 在 2~4 时,4 因子凝血酶原复合物用量为 25U/kg;INR 在 4~6 时,用量为 35U/kg;INR>6 时,用量为 50U/kg,但最大剂量不超过 5 000U,如果无 4 因子凝血酶原复合物可考虑用新鲜冰冻血浆。不首先选用输注血浆拮抗华法林出血,是因为配血型和解冻血浆均需要耽误一定的时间,另外每毫升血浆中含各种凝血因子约 1U,因此在逆转华法林作用时需要的血浆量很大(15~30ml/kg),因担心液体入量太大,临床上一般血浆用量为 10~15ml/kg。血浆输注的可能并发症包括容量超负荷、过敏和急性肺损伤等[37]。

NOACs 的半衰期基本都在 12 小时左右,停药 1 天,患者体内的血药浓度即可降低为原来的 1/4,此时的出血风险已经很小了,这也是为何强调停药对于 NOACs 来说是最好的拮抗剂。依达赛珠单抗(Idarucizumab)是达比加群酯的特异性拮抗剂,临床研究提示其可快速、完全、持续地逆转达比加群酯的抗凝作用,且无促凝作用,已被国内外指南推荐用于与逆转达比加群酯相关的危及生命出血或紧急手术时[38]。Xa 因子抑制剂拮抗剂(Andexanet alfa)也已问世,可用于利伐沙班和阿哌沙班相关的危及生命或无法控制的出血[39]。

八、左心耳封堵在房颤患者血栓栓塞事件预防中的作用

今年更新的美国 AHA/ACC/HRS 房颤管理指南建议,经皮左心耳封堵术对于不能长期应用抗凝药物的房颤患者是一种有效的替代治疗方法,推荐级别是Ⅱb,证据等级是 B-NR[23]。

这样美国与欧洲两大房颤管理指南对左心耳封堵术在特定房颤患者人群中应用的推荐级别均为Ⅱb[21,23]。美国今年指南更新的主要依据是临床研究数据和FDA已同意左心耳封堵器Watchman用于临床。

两项前瞻性随机对照研究(PROTECT AF 和 PREVAIL)[40,41],评估了经皮左心耳封堵器Watchman与华法林相比在血栓栓塞风险增高房颤患者中的有效性和安全性。包括这两项RCT研究和相关注册研究的荟萃分析提示,与华法林相比左心耳封堵可明显降低的出血性卒中,但缺血性卒中增加,如果不包括围术期事件,则缺血性卒中增加不明显。

对于大多数血栓栓塞风险增加的房颤患者来说,口服抗凝药物仍是预防卒中的首选治疗方法,但对于不能长期应用口服抗凝药物者(因出血倾向或抗凝药物耐受性和依从性不佳)经皮左心耳封堵术(尤其是 Watchman,证据相对较多)是一种有效的替代方法[21,23]。

基于已有的临床研究数据,美国医疗保险中心批准经皮左心耳封堵术适用于可以短期服用华法林但不适于长期抗凝治疗且 CHA_2DS_2-VASc 评分≥3 分或 $CHADS_2$ 评分≥2 分的房颤患者[23],但哪些房颤患者可以从左心耳封堵术中获益以及什么是围术期合理的抗栓方案等问题仍有待研究。左心耳封堵器相关血栓形成并不少见,且明显增加临床血栓栓塞事件[42];封堵器相关血栓可出现于术后 12 个月或更长时间[43]。法国 8 个中心随访注册研究提示,左心耳封堵器术后的严重不良事件还包括较高的年死亡率(7.4%)、缺血性卒中发生率(4.3%)和大出血风险(4.5%)[44]。因不能服用抗凝药物的患者被排除在已有的随机对照临床研究外,观察性的研究提示口服抗凝药物禁忌的房颤患者,在左心耳封堵术围术期可以单独应用抗血小板药物[45,46],但仍缺乏 RCT 研究。

左心耳封堵术后多数患者需要长期抗血小板治疗。AVERROES 研究表明,应用阿哌沙班(5mg,2 次 / 日)较阿司匹林可更有效地预防卒中与全身血栓栓塞事件,且不增加严重出血的风险[47],其他研究也提示应用达比加群的大出血风险与阿司匹林相近[20]。左心耳封堵术在房颤管理指南中推荐级别不高的另外一个重要原因是目前尚缺乏比较左心耳封堵术与NOACs 在房颤患者血栓栓塞事件预防中有效性的前瞻性随机对照研究,因近 10 年来已有的证据均提示,NOACs 在房颤患者血栓栓塞事件预防中的获益风险比明显优于华法林。

(刘少稳)

参 考 文 献

[1] HART R G,PEARCE L A,AGUILAR M I. Meta-analysis:antithrombotic therapy to prevent stroke in patients who have nonvalvular atrial fibrillation[J]. Ann Intern Med,2007,146(12):857-867.

[2] GIUGLIANO R P,RUFF C T,BRAUNWALD E,et al. Edoxaban versus Warfarin in Patients with Atrial Fibrillation[J]. N Engl J Med,2013,369(22):2093-2104.

[3] PATEL M R,MAHAFFEY K W,GARG J,et al. Rivaroxaban versus warfarin in nonvalvular atrial fibrillation[J]. N Engl J Med,2011,365(10):883-891.

[4] GRANGER C B,ALEXANDER J H,MCMURRAY J J,et al. Apixaban versus warfarin in patients with atrial fibrillation[J]. N Engl J Med,2011,365(11):981-992.

[5] CONNOLLY S J,EZEKOWITZ M D,YUSUF S,et al. Dabigatran versus warfarin in patients with atrial fibrillation[J]. N Engl J Med,2009,361(12):1139-1151.

[6] FRIBERG L,ROSENQVIST M,LINDGREN A,et al. High Prevalence of Atrial Fibrillation Among Patients With Ischemic Stroke[J]. Stroke,2014,45(9):2599-2605.

[7] LI L H,SHENG C S,HU B C,et al. The prevalence incidence,management and risks of atrial fibrillation in an elderly

Chinese population: a prospective study [J]. BMC Cardiovasc Disord, 2015, 15:31.

[8] LIP G Y, NIEUWLAAT R, PISTERS R, et al. Refining clinical risk stratification for predicting stroke and thromboembolism in atrial fibrillation using a novel risk factor-based approach: the euro heart survey on atrial fibrillation [J]. Chest, 2010, 137 (2): 263-272.

[9] GUO Y T, APOSTOLAKIS S, BLANN A D, et al. Validation of contemporary stroke and bleeding risk stratification scores in non-anticoagulated Chinese patients with atrial fibrillation [J]. Int J Cardiol, 2013, 168 (2): 904-909.

[10] RUFF C T, GIUGLIANO R P, BRAUNWALD E, et al. Comparison of the efficacy and safety of new oral anticoagulants with warfarin in patients with atrial fibrillation: a meta-analysis of randomised trials [J]. Lancet, 2014, 383: 955-962.

[11] LIP G Y, SKJOTH F, RASMUSSEN L H, et al. Oral anticoagulation, aspirin, or no therapy in patients with nonvalvular AF with 0 or 1 stroke risk factor based on the CHA2DS2-VASc score [J]. J Am Coll Cardiol, 2015, 65: 1385-1394.

[12] OLESEN J B, LIP G Y, LINDHARDSEN J, et al. Risks of thromboembolism and bleeding with thromboprophylaxis in patients with atrial fibrillation: A net clinical benefit analysis using a 'real world' nationwide cohort study [J]. Thromb Haemost, 2011, 106 (4): 739-749.

[13] CHAO T F, LIU C J, WANG K L, et al. Should atrial fibrillation patients with 1 additional risk factor of the CHA_2DS_2-VASc score (beyond sex) receive oral anticoagulation? [J]. J Am Coll Cardiol, 2015, 65: 635-642.

[14] CHEN L Y, CHUNG M K, ALLEN L A, et al. Atrial Fibrillation Burden: Moving Beyond Atrial Fibrillation as a Binary Entity: A Scientific Statement From the American Heart Association [J]. Circulation, 2018, 137 (20): e623-e644.

[15] FRIBERG L, ROSENQVIST M, LIP G Y. Evaluation of risk stratification schemes for ischaemic stroke and bleeding in 182 678 patients with atrial fibrillation: the Swedish Atrial Fibrillation cohort study [J]. Eur Heart J, 2012, 33 (12): 1500-1510.

[16] SINGER D E, CHANG Y, BOROWSKY L H, et al. A new risk scheme to predict ischemic stroke and other thromboembolism in atrial fibrillation: the ATRIA study stroke risk score [J]. J Am Heart Assoc, 2013, 2 (3): e000250.

[17] CHAO T F, WANG K L, LIU C J, et al. Age Threshold for Increased Stroke Risk Among Patients With Atrial Fibrillation: A Nationwide Cohort Study From Taiwan [J]. J Am Coll Cardiol, 2015, 66 (12): 1339-1347.

[18] SANNA T, DIENER H C, PASSMAN R S, et al. Cryptogenic stroke and underlying atrial fibrillation [J]. N Engl J Med, 2014, 370 (26): 2478-2486.

[19] HART R G, SHARMA M, MUNDL H, et al. Rivaroxaban for stroke prevention after embolic stroke of undetermined source [J]. N Engl J Med, 2018, 378 (23): 2191-2201.

[20] DIENER H C, SACCO R L, EASTON J D, et al. Dabigatran for Prevention of Stroke after Embolic Stroke of Undetermined Source [J]. N Engl J Med, 2019, 380 (20): 1906-1917.

[21] KIRCHHOF P, BENUSSI S, KOTECHA D, et al. 2016 ESC Guidelines for the management of atrial fibrillation developed in collaboration with EACTS [J]. Eur Heart J, 2016, 37 (38): 2893-2962.

[22] CONNOLLY S J, POGUE J, HART R G, et al. Effect of clopidogrel added to aspirin in patients with atrial fibrillation [J]. N Engl J Med, 2009, 360: 2066-2078.

[23] JANUARY C T, WANN L S, CALKINS H, et al. 2019 AHA/ACC/HRS Focused Update of the 2014 AHA/ACC/HRS Guideline for the Management of Patients With Atrial Fibrillation: A Report of the American College of Cardiology/American Heart Association Task Force on Clinical Practice Guidelines and the Heart Rhythm Society in Collaboration With the Society of Thoracic Surgeons [J]. Circulation, 2019, 140 (2): e125-e151.

[24] APOSTOLAKIS S, SULLIVAN R M, OLSHANSKY B, et al. Factors affecting quality of anticoagulation control among patients with atrial fibrillation on warfarin: the SAMe-TT (2)R (2) score [J]. Chest, 2013, 144: 1555-1563.

[25] STEFFEL J, VERHAMME P, POTPARA T S, et al. The 2018 European Heart Rhythm Association Practical Guide on the use of non-vitamin K antagonist oral anticoagulants in patients with atrial fibrillation [J]. Eur Heart J, 2018, 39 (16): 1330-1393.

[26] HORI M, CONNOLLY S J, ZHU J, et al. Dabigatran versus warfarin: effects on ischemic and hemorrhagic strokes and bleeding in Asians and non-Asians with atrial fibrillation [J]. Stroke, 2013, 44: 1891-1896.

[27] WONG K S, HU D Y, OOMMAN A, et al. Rivaroxaban for stroke prevention in East Asian patients from the ROCKET AF trial [J]. Stroke, 2014, 45: 1739-1747.

[28] GOTO S, ZHU J, LIU L, et al. Efficacy and safety of apixaban compared with warfarin for stroke prevention in patients with atrial fibrillation from East Asia: a subanalysis of the Apixaban for Reduction in Stroke and Other Thromboembolic Events in

Atrial Fibrillation(ARISTOTLE)trial[J]. Am Heart J,2014,168:303-309.

[29] YAMASHITA T,KORETSUNE Y,YANG Y,et al. Edoxaban vs. warfarin in East Asian patients with atrial fibrillationdan ENGAGE AF-TIMI 48 subanalysis[J]. Circ J,2016,80:860-869.

[30] WANG K L,LIP G Y,LIN S J,et al. Non-vitamin K antagonist oral anticoagulants for stroke prevention in asian patients with nonvalvular atrial fibrillation:meta-analysis[J]. Stroke,2015,46:2555-2561.

[31] SHEN A Y,YAO J F,BRAR S S,et al. Racial/ethnic differences in the risk of intracranial hemorrhage among patients with atrial fibrillation[J]. J Am Coll Cardiol,2007,50(4):309-315.

[32] HORI M,MATSUMOTO M,TANAHASHI N,et al. Rivaroxaban vs. warfarin in Japanese patients with atrial fibrillation:the J-ROCKET AF study[J]. Circ J,2012,76:2104-2111.

[33] CHIANG C E,WU T J,UENG K C,et al. 2016 Guidelines of the Taiwan Heart Rhythm Society and the Taiwan Society of Cardiology for the management of atrial fibrillation[J]. J Formos Med Assoc,2016,115(11):893-952.

[34] KAWABORI M,NIIYA Y,IWASAKI M,et al. Characteristics of Symptomatic Intracerebral Hemorrhage in Patient Receiving Direct Oral Anticoagulants:Comparison with Warfarin[J]. J Stroke Cerebrovasc Dis,2018,27(5):1338-1342.

[35] CHAO T F,LIP G Y H,LIN Y J,et al. Age threshold for the use of non-vitamin K antagonist oral anticoagulants for stroke prevention in patients with atrial fibrillation:insights into the optimal assessment of age and incident comorbidities[J]. Eur Heart J,2019,40(19):1504-1514.

[36] O'BRIEN E C,HOLMES D N,THOMAS L E,et al. Prognostic Significance of Nuisance Bleeding in Anticoagulated Patients With Atrial Fibrillation[J]. Circulation,2018,138(9):889-897.

[37] TOMASELLI G F,MAHAFFEY K W,CUKER A,et al. 2017 ACC Expert Consensus Decision Pathway on Management of Bleeding in Patients on Oral Anticoagulants:A Report of the American College of Cardiology Task Force on Expert Consensus Decision Pathways[J]. J Am Coll Cardiol,2017,70(24):3042-3067.

[38] POLLACK C V Jr,REILLY P A,VAN RYN J,et al. Idarucizumab for Dabigatran Reversal - Full Cohort Analysis[J]. N Engl J Med,2017,377(5):431-441.

[39] CONNOLLY S J,MILLING T J Jr,EIKELBOOM J W,et al. Andexanet alfa for acute major bleeding associated with factor Ⅹa inhibitors[J]. N Engl J Med,2016,375:1131-1141.

[40] REDDY V Y,SIEVERT H,HALPERIN J,et al. Percutaneous left atrial appendage closure vs warfarin for atrial fibrillation: a randomized clinical trial[J]. JAMA,2014,312:1988-1998.

[41] HOLMES D R Jr,KAR S,PRICE M J,et al. Prospective randomized evaluation of the Watchman Left Atrial Appendage Closure device in patients with atrial fibrillation versus long-term warfarin therapy:the PREVAIL trial[J]. J Am Coll Cardiol,2014,64:1-12.

[42] FAUCHIER L,CINAUD A,BRIGADEAU F,et al. Device-related thrombosis after percutaneous left atrial appendage occlusion for atrial fibrillation[J]. J Am Coll Cardiol,2018,71:1528-1536.

[43] MAIN M L,FAN D,REDDY V Y,et al. Assessment of Device-Related Thrombus and Associated Clinical Outcomes With the WATCHMAN Left Atrial Appendage Closure Device for Embolic Protection in Patients With Atrial Fibrillation(from the PROTECT-AF Trial)[J]. Am J Cardiol,2016,117(7):1127-1134.

[44] FAUCHIER L,CINAUD A,BRIGADEAU F,et al. Major Adverse Events With Percutaneous Left Atrial Appendage Closure in Patients With Atrial Fibrillation[J]. J Am Coll Cardiol,2019,73(20):2638-2640.

[45] REDDY V Y,MÖBIUS-WINKLER S,MILLER M A,et al. Left atrial appendage closure with the Watchman device in patients with a contraindication for oral anticoagulation:the ASAP study(ASA Plavix Feasibility Study With Watchman Left Atrial Appendage Closure Technology)[J]. J Am Coll Cardiol,2013,61:2551-2556.

[46] BOERSMA L V,INCE H,KISCHE S,et al. Efficacy and safety of left atrial appendage closure with WATCHMAN in patients with or without contraindication to oral anticoagulation:1-year follow-up outcome data of the EWOLUTION trial[J]. Heart Rhythm,2017,14:1302-1308.

[47] FLAKER G C,EIKELBOOM J W,SHESTAKOVSKA O,et al. Bleeding during treatment with aspirin versus apixaban in patients with atrial fibrillation unsuitable for warfarin:the apixaban versus acetylsalicylic acid to prevent stroke in atrial fibrillation patients who have failed or are unsuitable for vitamin K antagonist treatment(AVERROES)trial[J]. Stroke, 2012,43(12):3291-3297.

房颤导管消融——共识与争议

　　1998年,Haissaguerre等证明肺静脉局灶快速激动可以触发心房颤动(房颤),消除肺静脉的快速激动即触发灶可以消除房颤的发生。这一里程碑研究不仅使房颤的"局灶起源"理论获得重视,而且奠定了肺静脉电隔离术的理论基础,大大促进了房颤导管消融的迅速发展。20年来,房颤导管消融技术日趋成熟,消融器械不断研制和改进,房颤导管消融已从最初的探索性技术发展成为房颤治疗的主要手段。房颤导管消融治疗的适应证也从最初的阵发性房颤扩展到持续性房颤、长程持续性房颤以及合并器质性心脏病的房颤。通过导管消融转复和维持窦性心律不仅可消除房颤的症状、改善血流动力学、恢复心房功能、提高患者的运动耐量和生活质量,还可降低血栓栓塞和卒中的风险,显著改善患者预后,提高生存率。近年来,随着对房颤发生与维持机制的研究逐渐深入,导管消融在房颤治疗中的地位不断提高。有关房颤导管消融的指南、建议和共识的更新周期不断缩短,一方面体现了房颤导管消融的迅速发展,另一方面也说明了房颤导管消融还需要不断更新完善。

一、房颤导管消融适应证的拓展

　　总体而言,房颤导管消融适应证在不断拓展,指南推荐级别在不断提高(表1)。在2006年美国心脏病学会(ACC)/美国心脏协会(AHA)/欧洲心脏病学会(ESC)发布的房颤指南中,导管消融主要针对药物治疗无效的症状性阵发性房颤患者,推荐级别为Ⅱa级,证据等级为C。从2006年至2010年,有关房颤导管消融的随机对照研究不断涌现,证明导管消融治疗阵发性房颤、持续性房颤、合并器质性心脏病房颤的有效性和安全性均优于抗心律失常药物。在2010年ESC发布的房颤指南中,对药物治疗无效的症状性阵发性房颤患者,虽然推荐级别仍为Ⅱa级,但证据等级上升为A。2010年ESC指南亦首次对药物治疗无效、有症状的持续性房颤推荐进行导管消融,推荐级别Ⅱa级,证据等级B;同时对药物治疗无效、合并心力衰竭(心衰)的房颤推荐进行导管消融,推荐级别Ⅱb级,证据等级B。随着房颤导管消融循证医学证据的进一步累积,2011年ACCF/AHA/HRS房颤指南和2012年ESC房颤指南均将药物治疗无效的症状性阵发性房颤的导管消融推荐级别从Ⅱa级提高到Ⅰ级,证据等级A。此后的指南更新一直维持这一推荐。两个指南对药物治疗无效、有症状的持续性房颤仍维持Ⅱa级的推荐,证据等级为A/B。2012年ESC房颤指南亦首次对药物治疗无效、有症状的长程持续性房颤推荐进行导管消融,推荐级别Ⅱb级,证据等级C。同时首次对阵发性房颤心率控制无效、在使用抗心律失常药物前直接行导管消融进行推荐,推荐级别Ⅱb级,证据等级C。2014年AHA/ACC/HRS房颤指南对阵发性房颤心率控制无效、在使用抗心律失常药物前直接行导管消融的推荐级别为Ⅱa级,证据等级B。2016年ESC房颤指南对药物治疗无效、有症状的长程持续性房颤以及药物治疗无效、合并心衰的房颤的推荐级别均上升为Ⅱa级,证据等级C。2016年ESC房颤指南首次推荐与房颤相关心动过缓行房颤导管消融以避免植入起搏器,推荐级别Ⅱa级,证据等级C。2017年美国心律学会(HRS)/欧洲心律协会(EHRA)/欧洲心律失常学会(ECAS)/亚太心律学会(APHRS)房颤治疗专家共识中维

表1　房颤导管消融适应证的变迁

建议	2006年 ACC/AHA/ESC 推荐级别	证据水平	2010年 ESC 推荐级别	证据水平	2011年 ACC/AHA/HRS 推荐级别	证据水平	2012年 ESC 推荐级别	证据水平	2014年 AHA/ACC/HRS 推荐级别	证据水平	2016年 ESC 推荐级别	证据水平	2017年 HRS/EHRA/ECAS/APHRS 推荐级别	证据水平	2019年 AHA/ACC/HRS 推荐级别	证据水平
在有经验的中心,症状明显,药物无效的阵发性房颤	IIa	C	IIa	A	I	A	I	A	I	A	I	A	I	A	I	A
药物治疗无效,有症状的持续性房颤	无建议		IIa	B	IIa	A	IIa	B	IIa	A	IIa	A	IIa	A	IIa	A
药物治疗无效,有症状的长程持续性房颤	无建议		无建议		无建议		IIb	C	IIb	B	IIa	C	IIb	C	IIa	B
药物治疗无效,合并心衰的房颤	无建议		IIb	B	IIb	A	IIb	B	无建议		IIa	C	IIa	B	IIb	B
阵发性房颤心率控制无效,用抗心律失常药物前直接消融	无建议		无建议		无建议		IIb	C	IIa	B	IIa	B	IIa	B	IIa	B
与房颤相关心动过缓,可行导管消融以避免植入起搏器	无建议		无建议		无建议		无建议		无建议		IIa	C	IIa	B	无建议	

持这一推荐级别,证据等级 C。2019 年 AHA/ACC/HRS 房颤指南更新中着重指出了随机对照研究 CASTLE-AF 研究为房颤合并心衰患者接受导管消融治疗提供了重要的循证医学证据[1]。尽管 CASTLE-AF 研究证实了心衰合并房颤患者导管消融的获益,但是该研究入选的患者较少,影响了它对指南的贡献,2019 年 AHA/ACC/HRS 房颤指南仅给予Ⅱb 类推荐。而在另一项大规模随机对照研究——CABANA 研究中[2],如果进行亚组分析会发现,真正在导管消融中获益的是心衰合并房颤的患者。因此,如果 2019 年 AHA/ACC/HRS 房颤指南将CABANA 研究考虑在内,心衰合并房颤的导管消融级别推荐可能上升至Ⅰ类或者Ⅱa 类。从房颤指南导管消融适应证的不断拓展中可以看到,导管消融适用的房颤人群在不断扩大,尤其是持续性、长程持续性房颤以及合并心衰的房颤导管消融的证据不断积累,进一步佐证了指南的推荐。

二、房颤导管消融策略的选择

目前积累的循证医学证据表明,肺静脉电隔离(PVI)或环肺静脉消融(CPVI)是房颤导管消融的基石。阵发性房颤的消融策略较为明确,即单纯肺静脉电隔离或环肺静脉消融。尽管不少中心在肺静脉隔离的基础上消融肺静脉外触发灶,但不会过多干预心房基质。然而,持续性和长程持续性房颤的消融策略目前尚无定论。尽管肺静脉电隔离或环肺静脉消融也是持续性和长程持续性房颤导管消融的基石,但单纯肺静脉电隔离对于持续性尤其是长程持续性房颤而言似乎是不够的。房颤的电生理机制包括触发因素和维持基质两个方面,目前持续性和长程持续性房颤的消融策略也主要针对这两方面进行,具体消融策略包括:①肺静脉电隔离 + 肺静脉外触发灶消融;②肺静脉电隔离 + 碎裂电位(CFAE)消融;③肺静脉电隔离 +Rotor/Driver 消融;④肺静脉电隔离 + 线性消融;⑤递进式消融,即肺静脉电隔离 + 上腔静脉隔离 + 冠状窦隔离 + 线性消融 +CFAE 消融;⑥肺静脉电隔离 + 窦性心律下基质改良;⑦心内外膜联合消融。

(一)肺静脉外触发灶消融

从房颤电生理机制来看,消除触发因素理论上可以抑制房颤的发生。Dixit 等[3]研究发现,在肺静脉隔离的基础上,进一步消融药物激发的肺静脉外触发灶或经验性消融常见肺静脉外触发灶,包括二尖瓣峡部、欧氏脊和冠状窦口、卵圆窝、界嵴、上腔静脉等,均可显著提高1 年内单次手术成功率,但对多次手术成功率没有影响。Della Rocca 等[4]对房颤持续时间<2 年、首次行导管消融的房颤患者进行研究发现,在肺静脉前庭隔离 + 上腔静脉隔离 + 左房后壁隔离的基础上消融肺静脉外触发灶可进一步提高单次(62.1% *vs.* 25%)和多次(86% *vs.* 69.2%)手术成功率。虽然肺静脉外触发灶消融可以提高成功率,但仍存在一些问题需要解决:并非每个患者都能记录到自发的肺静脉外触发灶;触发灶持续时间过短或发生转移无法标测;激发和定位肺静脉外触发灶的方法尚未统一;目前的激发方法能否揭示所有肺静脉外触发灶;如何确定触发灶是否与房颤相关。鉴于此,2017 年 HRS/EHRA/ECAS/APHRS 房颤治疗专家共识中对检测和消融肺静脉外触发灶推荐级别为Ⅱb 级,证据等级 C。

(二)CFAE 消融

Nademanee 于 2004 年最早提出 CFAE 消融,他们 2004 年和 2008 年分别报道了单纯CFAE 消融一年的成功率为 91% 和 81.4%[5,6]。然而,其他中心并未观察到相似的成功率。Oral 等[7]的研究中,单纯 CFAE 消融一年随访首次消融成功率 33%,再次消融成功率 57%。STAR AF 研究[8]中,单纯 CFAE 消融 1 年随访首次消融成功率为 29%,再次消融成功率也只有 38%。目前单纯 CFAE 消融已不作为独立的术式应用,而只是作为肺静脉隔离的补充。尽管如此,Kim 等[9]发现,肺静脉隔离 + 线性消融基础上消融 CFAE 并不能进一步获益。

(三)Rotor/Driver 消融

Rotor(转子)定义为围绕解剖或功能阻滞区稳定旋转和扩散的持续激动,是产生螺旋波的驱动灶。其特点表现为相对稳定但同时又具有游走性,转子之间可相互碰撞产生新的转子。最早提出和介绍 Rotor 消融的是 Narayan 主持的 CONFIRM 研究。该研究通过篮状电极标测 Rotor 所在区域并进行消融,9 个月的成功率为 82.4%[10],3 年成功率为 77.8%[11]。然而,不同中心 Rotor 消融结果差异显著。一项 Meta 分析[12]纳入 11 项有关 Rotor 消融的研究(4项阵发性房颤,10 项持续性房颤),患者总数 556 人(阵发性房颤 166 人,持续性房颤 390 人)。结果显示,经过多次消融,阵发性房颤的总体成功率仅为 37.8%,持续性房颤的总体成功率为 59.3%。阵发性房颤成功率反而低于持续性房颤,可能与 Rotor 消融增加术后房扑、房速的发生有关。在 2019 年 HRS 会议上公布的 REAFFIRM 研究首次比较 PVI 和 PVI+FIRM 指导下的消融术治疗持续性房颤患者的有效性。18 个中心共入选 375 例患者,意向性治疗人群 350 例(PVI 组 179 例,PVI+FIRM 组 171 例),324 例患者完成 12 个月随访。结果显示,两组的成功率并无显著差异(67.5% vs. 69.3%)。Rotor 消融存在的问题包括:Rotor 的标测方法和标测工具不一致;标测电极间距和分辨率是否足以准确展现 Rotor;Rotor 的游走性和稳定性;如何确定心外膜起源的 Rotor。

(四)线性消融

线性消融是房颤导管消融的重要策略之一。Miyazaki 等[13]报道了持续性房颤患者 PVI 基础上加行左、右房线性消融的 5 年随访情况,多次手术的成功率可达 53.8%。首都医科大学附属北京安贞医院马长生教授团队入选 146 名持续性房颤患者,比较 2C3L(环肺静脉消融 + 左房顶部线 + 二尖瓣峡部线 + 三尖瓣峡部线消融)与递进式消融两种术式的有效性[14]。结果显示,2C3L 与递进式消融临床效果相当,但 X 线透视时间和手术时间显著缩短。一项 Meta 分析[15]显示,针对持续性房颤,PVI+ 线性消融效果更好,但过多线性消融或 BOX 消融并没有进一步获益。线性消融的难点在于实现消融线完全持久的双向传导阻滞。

(五)递进式消融

递进式消融通过对心房进行广泛的基质消融和改良,可使术中房颤终止的比例达 80%~90%。多次手术的 1 年成功率可达 90% 左右,5 年成功率可达 70% 左右。尽管成功率可观,患者往往需要多次消融。近来也有研究显示,递进式消融的手术成功率并不比单纯 PVI 高。德国汉堡中心的研究数据显示[16],对于持续性和长程持续性房颤,递进式消融组 1 年的成功率为 57%,并不优于单纯 PVI 组(54%)。而递进式消融带来的风险包括心房僵硬综合征、冠脉损伤、心脏压塞等在内的并发症的风险显著增加。

(六)窦性心律下基质改良

DECAAF 研究[17]显示,心房肌纤维化程度与消融术后房颤复发密切相关,纤维化程度越重,术后房颤复发率越高。窦性心律下基质改良的步骤包括:①肺静脉电隔离;②电复律;③窦性心律下标测瘢痕区和低电压区;④消除低电压区异常电位。江苏省人民医院陈明龙教授等开展了前瞻性、多中心随机对照试验,评估环肺静脉消融后窦性心律下对左心房的低电压区进行基质改良对非阵发性房颤的疗效[18]。研究共纳入 229 例有症状的非阵发性房颤患者,随机分为基质改良组(n=114)和递进式消融组(n=115)。一级终点为单次手术后 18 个月未服用抗心律失常药物的情况下发作 30 秒以上房性心动过速的比例。平均随访 18 个月,基质改良组和递进式消融组分别有 74.0% 和 71.5% 的患者维持窦性心律(*P*=0.325)。基质消融组的手术时间、环肺静脉消融后的透视时间以及放电时间均显著低于递进式消融组。该研究提示,对于非阵发性房颤,环肺静脉消融及三尖瓣峡部消融后在窦性心律下对左心房的低电压区进行基质改良是一种简单、有效的个体化消融策略。窦性心律下心房基质改良尚需解决的问题包括:电解剖标测识别瘢痕或低电压区的准确性;基质改良的终点;瘢痕或低电压区是否反映了所有异常基质;异常基质是固定的还是不断进展变化的;基质改良的风险——心房僵硬综合征。

(七)心内外膜联合消融

心内外膜联合消融通常包括外科小切口隔离肺静脉 + 导管消融补点 +CFAE 消融。一项 Meta 分析[19]纳入 16 项研究,785 名患者(阵发性房颤 83 人,持续性房颤 214 人,长程持续性房颤 488 人),结果显示心内外膜联合消融总体成功率为 73%(一站式 69%,分次手术 78%),并发症发生率为 4%。Maesen 等[20]报道,心内外膜联合消融治疗持续性房颤的 3 年成功率为 79%。心内外膜联合消融在持续性房颤导管消融中的地位逐渐提高。

综上所述,持续性和长程持续性房颤多种导管消融策略共存的现状反映了房颤维持机制的复杂性。虽然在肺静脉电隔离基础上进一步行其他消融策略均可能进一步提高成功率,但究竟哪一种消融策略是最好的选择仍缺乏循证医学证据,各种消融策略都在探索中不断改进。此外,有研究显示,肺静脉电隔离基础上加行其他消融策略并不能带来进一步的获益,相反手术时间、放电时间、X 线曝光时间显著延长。STAR AF Ⅱ 研究中[21],PVI+CFAE 消融或 PVI+ 线性消融的临床疗效并不优于单纯 PVI,提示基质损伤并非越多越好。基质干预越多,发生医源性房速、房扑的概率有可能越大。目前存在的多种消融策略其消融效果相近,尚需更多的循证医学证据来证实哪一种策略是最好的选择。

三、导管消融对房颤患者预后的影响

众所周知,房颤是全因死亡率的独立危险因素,显著增加卒中和心衰的风险。AFFIRM、RACE、STAF 等早期研究比较了节律控制和室率控制对房颤患者临床预后的影响,结果显示,节律控制尽管有助于改善症状和生活质量,并不能降低卒中和死亡的风险。抗心律失常药物的不良反应可能是这些研究得出阴性结果的重要原因。随着房颤导管消融的迅速发展,越来越多的临床研究显示导管消融维持窦性心律的效果显著优于药物治疗。然而,仅有少数研究显示导管消融可以改善房颤患者的预后。2016 年,瑞典一项注册研究显示[22],在 361 913 例房颤患者中,采用倾向评分匹配 4 278 例行导管消融治疗,2 836 例未行导管消融治疗的房颤患者。结果显示,导管消融组的年死亡率(0.77% *vs.* 1.62%)、年卒中发生率(0.7% *vs.* 1.0%)显著低于未消融组,提示导管消融治疗可显著降低房颤人群的死亡和卒中风险。近来,美国加州大学戴维斯健康中心的一项回顾性研究对比了导管消融或药物治疗对房颤患者死亡、缺血性卒中及出血性卒中的影响[23]。该研究为多中心、多种族研究,共纳入 4 169 例接受导管消融的房颤患者,同时匹配了 4 169 例年龄、性别相似,仅接受药物治疗的房颤患者作为对照组。平均随访(3.6 ± 0.9)年,结果显示,30 天死亡率和卒中风险方面两组无显著差异。导管消融组较药物治疗组长期死亡率降低 41%(年事件率 0.9% *vs.* 2%,HR=0.59,95%CI 0.45~0.77,*P*<0.000 1),缺血性卒中降低 32%(年事件率 0.37% *vs.* 0.59%,HR=0.68,95%CI 0.47~0.97,*P*=0.04),出血性卒中降低 64%(年事件率 0.11% *vs.* 0.36%,HR=0.36,95%CI 0.2~0.64,*P*<0.001)。但这两项研究均不是随机对照研究,证据水平相对较低。前文提到的

CASTLE-AF 研究[1]是第一个证实导管消融可改善房颤患者预后的随机对照试验。该研究入选房颤伴充血性心衰(左心室射血分数≤35%,已植入埋藏式心律转复除颤器/心脏再同步化治疗除颤器)的患者 363 例,随机分为导管消融组及标准治疗组。主要终点是全因死亡或心衰再住院率。结果显示,平均随访 37.8 个月,导管消融组患者主要复合终点事件率较标准治疗组下降 38%(HR=0.62,95%CI 0.43~0.87,P=0.007),导管消融组全因死亡、心衰再住院率较标准治疗组也显著降低。虽然该研究得出了阳性结果,但纳入的人群局限于心衰合并房颤患者,对于不合并心衰的房颤患者导管消融能否改善预后还不得而知。

CABANA 研究[2]是迄今为止规模最大的比较房颤导管消融和药物治疗的多中心随机对照研究,旨在明确对于有卒中危险因素的症状性房颤患者,导管消融治疗与药物治疗相比,能否有效减少终点事件。研究共纳入 2 204 例阵发性房颤或持续性房颤患者,随机分为导管消融组和药物治疗组,平均随访 48 个月,主要终点为全因死亡、致残性卒中、严重出血或心搏骤停的复合终点,次要终点包括全因病死率、总死亡率或心血管病住院率、房颤复发率、生活质量等。研究结果显示,根据意向性分析原则,两组患者的主要终点无统计学差异(8.0% $vs.$ 9.2%,HR=0.86,95%CI 0.65~1.15,P=0.3),主要终点的各个组成部分也无统计学差异。但在次要终点方面,导管消融组的总死亡率或心血管住院率显著低于药物治疗组(51.7% $vs.$ 58.1%,HR=0.83,95%CI 0.74~0.93,P=0.002),房颤复发率也显著降低(HR=0.53,95%CI 0.46~0.61,P<0.000 1)。CABANA 研究结果一公布即引发了业内的广泛讨论和争议。由于两组间的事件率要比想象中的低,随访时间和各组入选样本量不足,加上两组间交叉率较高(随机到消融组的患者中 9.2% 未接受导管消融治疗,药物治疗组中有 27.5% 的患者最终接受了导管消融治疗)稀释了研究结果,在主要终点事件上该研究最终得出的是一个阴性结果。如果根据患者实际接受治疗的情况,采用符合方案分析对终点事件进行比较会发现,与药物治疗组(n=897)相比,导管消融组(n=1 307)的主要终点(7.0% $vs.$ 10.9%,HR=0.67,95%CI 0.50~0.89,P=0.006)、全因病死率(4.4% $vs.$ 7.5%,HR=0.60,95%CI 0.42~0.86,P=0.005)、总死亡率或心血管病住院率(41.2% $vs.$ 74.9%,HR=0.83,95%CI 0.74~0.94,P=0.002)均明显降低。CABANA 研究提示,导管消融在改善房颤预后方面优于药物治疗。

导管消融可以缓解房颤患者的临床症状,提高患者的生活质量,目前指南对导管消融的定位是依然是改善症状。新近研究显示,导管消融可能改善房颤患者的远期预后,期待未来有更多的随机对照研究回答这一问题。

四、房颤导管消融术后的抗凝问题

房颤导管消融术后是否需要长期抗凝尚存争议。主要取决于三个方面:①导管消融是否成功;②卒中风险的高低;③左房功能是否恢复。如果能够确定房颤导管消融成功,没有了房颤也就不需要继续抗凝。然而,房颤导管消融的重要局限性在于不能使所有的患者达到长期根治的效果。阵发性房颤单次导管消融的 10 年成功率为 32.9%,多次消融的成功率也仅为 62.7%[24]。持续性或长程持续性房颤导管消融的成功率更低。因此,从远期来看,房颤导管消融术后复发的比例较高,且部分患者为无症状房颤复发。而无症状房颤负荷与卒中风险密切相关。故目前指南不推荐房颤消融术后停用抗凝药可能在于无法确切得知房颤是否复发、何时复发以及复发后的房颤负荷情况。一旦确定房颤复发,且患者是血栓栓塞的高风险人群,则有必要重启抗凝。目前指南主要依据卒中风险的高低即 $CHA_2DS_2VAS_c$ 评分的高低推荐房颤消融术后是否长期抗凝治疗。2016 年 ESC 房颤指南指出,卒中高危患者导管消融成功后仍应继续抗凝治疗。2017 年 HRS/EHRA/ECAS/APHRS 房颤专家共识强调,不论消融成功与否,都应根据患者卒中风险给予抗凝治疗。2014—2019 年 AHA/ACC/HRS 房颤指南更是不推荐单纯以避免抗凝治疗为目的的导管消融以维持窦性心律。单纯根据卒中风险的高低而不考虑房颤是否复发来指导术后长期抗凝治疗存在一定的局限性,因为消融成功且术前 $CHA_2DS_2VAS_C$ 评分≥2 的患者依然要承担口服抗凝药带来的出血风险。消融术后是否需要长期抗凝,还要考虑左房功能是否恢复。对于阵发性房颤患者,消融策略以肺静脉隔离为主,较少干预肺静脉前庭以外的心房基质,故对心房功能影响较小。但持续性或长程持续性房颤的消融策略尚未统一,消融部位和范围较阵发性房颤明显扩大,尤其是递进式消融策略,广泛心房内基质改良,会大大增加心房僵硬综合征的发生。心房一旦丧失收缩功能,同样增加血栓栓塞的风险。此外,部分中心持续性房颤的消融策略纳入了左心耳隔离。尽管有研究显示左心耳隔离能提高持续性房颤导管消融的成功率[25],但左心耳隔离造成左心耳电静止势必大大增加左心耳血栓形成的风险。由此可见,房颤导管消融术后的长期抗凝问题需要综合考虑多方面因素才能决定。

目前有关房颤导管消融术后长期抗凝的循证医学证据都是观察性或回顾性研究,缺乏多中心随机对照试验。这些证据部分支持房颤消融术后继续抗凝治疗,部分支持房颤消融术后可以停用抗凝治疗。Atti 等[26]对 9 项观察性研究进行了系统分析,评价房颤导管消融成功后继续口服抗凝药物对脑血管事件、系统性栓塞及主要出血事件的影响。该研究纳入 3 436 名房颤消融术后的患者,所有患者 $CHA_2DS_2VAS_C$ 或 $CHADS_2$ 评分≥2 分,1 815 名继续口服抗凝药,1 621 名术后 3 个月停用抗凝药。结果显示,两组患者的脑血管事件(RR=0.85,95%CI 0.42~1.70,P=0.64)和系统性栓塞(RR=1.21,95%CI 0.66~2.23,P=0.54)的风险均无显著性差异。继续口服抗凝药显著增加主要出血事件的风险(RR=6.50,95%CI 2.53~16.74,P= 0.000 1)。Romero 等[27]同样采用 Meta 分析评估房颤导管消融术后继续抗凝是否改善预后,但却得出相反的结果。该 Meta 分析一共纳入 5 项研究共 3 956 名患者,$CHA_2DS_2VAS_C$ 评分≥2 分的患者占 49.9%,平均随访(39.6 ± 11.7)个月,结果显示,$CHA_2DS_2VAS_C$ 评分≥2 分的患者,继续口服抗凝药可使血栓栓塞的风险降低 59%(RR=0.41,95%CI 0.21~0.82,P=0.01),但颅内出血的风险显著增加(RR=5.78,95%CI 1.33~25.08,P=0.02)。$CHA_2DS_2VAS_C$ 评分≤1 分的患者继续口服抗凝药则没有明显的获益。虽然在血栓栓塞风险上得到相反的结果,但这两项研究得出相同的结论是,继续口服抗凝药显著增加出血的风险。如何平衡血栓和出血风险仍然是抗凝治疗过程中的难点。房颤消融成功后停用口服抗凝药是否增加卒中事件,目前还缺乏较大规模、前瞻性的随机对照试验结果。目前已有的观察性或回顾性研究结果以及有关的系统综述还无法得出确切的结论。

综上所述,房颤导管消融术后的长期抗凝问题需要综合考虑多方面因素才能决定。导管消融手术成功是最主要的决定因素。由于房颤导管消融术后复发的概率较高,在评估导管消融手术成功与否时不能以术后 1 年的成功代替长期的成功率来决定是否需要长期抗凝。因此,房颤消融术后的心电监测尤为重要。如果能实时监测心脏电活动,并在发现异常电活动尤其是房颤时能发出警报,势必能大大提高房颤的检测率,从而指导抗凝治疗。目前的新型检测工具包括光电脉搏波、手持心电记录设备、可穿戴式连续心电监测仪、智能手表检测等,植入式设备包括埋藏式心律转复除颤器、起搏器、植入式心电记录仪等。在严密心电监测下指导抗凝治疗策略可能是未来房颤导管消融术后的理想选择。若监测结果显示导管消融确实成功,患者可停用抗凝药;而一旦发现房颤复发,结合卒中风险评分适时重启抗凝。

　　总而言之，房颤导管消融近年来取得了迅速的发展，导管消融适应证不断拓宽，但导管消融治疗房颤仍然存在亟待解决的问题。相信随着循证医学证据的积累，房颤导管消融中存在的问题和争议最终能得以解决，从而促进房颤导管消融的规范化治疗。

（何勃　江洪）

参 考 文 献

[1] MARROUCHE N F,BRACHMANN J,ANDRESEN D,et al. Catheter Ablation for Atrial Fibrillation with Heart Failure [J]. N Engl J Med,2018,378(5):417-427.

[2] PACKER D L,MARK D B,ROBB R A,et al. Effect of Catheter Ablation vs Antiarrhythmic Drug Therapy on Mortality, Stroke,Bleeding,and Cardiac Arrest Among Patients With Atrial Fibrillation:The CABANA Randomized Clinical Trial [J]. JAMA,2019,321(13):1261-1274.

[3] DIXIT S,MARCHLINSKI F E,LIN D,et al. Randomized ablation strategies for the treatment of persistent atrial fibrillation: RASTA study [J]. Circ Arrhythm Electrophysiol,2012,5(2):287-294.

[4] DELLA ROCCA D G,MOHANTY S,MOHANTY P,et al. Long-term outcomes of catheter ablation in patients with longstanding persistent atrial fibrillation lasting less than 2 years [J]. J Cardiovasc Electrophysiol,2018,29(12):1607-1615.

[5] NADEMANEE K,MCKENZIE J,KOSAR E,et al. A new approach for catheter ablation of atrial fibrillation:mapping of the electrophysiologic substrate [J]. J Am Coll Cardiol,2004,43(11):2044-2053.

[6] NADEMANEE K,SCHWAB M C,KOSAR E M,et al. Clinical outcomes of catheter substrate ablation for high-risk patients with atrial fibrillation [J]. J Am Coll Cardiol,2008,51(8):843-849.

[7] ORAL H,CHUGH A,GOOD E,et al. Radiofrequency catheter ablation of chronic atrial fibrillation guided by complex electrograms [J]. Circulation,2007,115(20):2606-2612.

[8] VERMA A,MANTOVAN R,MACLE L,et al. Substrate and Trigger Ablation for Reduction of Atrial Fibrillation (STAR AF): a randomized,multicentre,international trial [J]. Eur Heart J,2010,31(11):1344-1356.

[9] KIM T H,UHM J S,KIM J Y,et al. Does Additional Electrogram-Guided Ablation After Linear Ablation Reduce Recurrence After Catheter Ablation for Longstanding Persistent Atrial Fibrillation? A Prospective Randomized Study [J]. J Am Heart Assoc,2017,6(2). pii:e004811.

[10] NARAYAN S M,KRUMMEN D E,SHIVKUMAR K,et al. Treatment of atrial fibrillation by the ablation of localized sources:CONFIRM (Conventional Ablation for Atrial Fibrillation With or Without Focal Impulse and Rotor Modulation) trial [J]. J Am Coll Cardiol,2012,60(7):628-636.

[11] NARAYAN S M,BAYKANER T,CLOPTON P,et al. Ablation of rotor and focal sources reduces late recurrence of atrial fibrillation compared with trigger ablation alone:extended follow-up of the CONFIRM trial (Conventional Ablation for Atrial Fibrillation With or Without Focal Impulse and Rotor Modulation)[J]. J Am Coll Cardiol,2014,63(17):1761-1768.

[12] PARAMESWARAN R,VOSKOBOINIK A,GORELIK A,et al. Clinical impact of rotor ablation in atrial fibrillation:a systematic review [J]. Europace,2018,20(7):1099-1106.

[13] MIYAZAKI S,TANIGUCHI H,KUSA S,et al. Five-year follow-up outcome after catheter ablation of persistent atrial fibrillation using a sequential biatrial linear defragmentation approach:What does atrial fibrillation termination during the procedure imply? [J]. Heart Rhythm,2017,14(1):34-40.

[14] DONG J Z,SANG C H,YU R H,et al. Prospective randomized comparison between a fixed '2C3L' approach vs. stepwise approach for catheter ablation of persistent atrial fibrillation [J]. Europace,2015,17(12):1798-1806.

[15] WYNN G J,DAS M,BONNETT L J,et al. Efficacy of catheter ablation for persistent atrial fibrillation:a systematic review and meta-analysis of evidence from randomized and nonrandomized controlled trials [J]. Circ Arrhythm Electrophysiol, 2014,7(5):841-852.

[16] FINK T,SCHLÜTER M,HEEGER C H,et al. Stand-Alone Pulmonary Vein Isolation Versus Pulmonary Vein Isolation With Additional Substrate Modification as Index Ablation Procedures in Patients With Persistent and Long-Standing Persistent

Atrial Fibrillation: The Randomized Alster-Lost-AF Trial (Ablation at St. Georg Hospital for Long-Standing Persistent Atrial Fibrillation)[J]. Circ Arrhythm Electrophysiol, 2017, 10(7). pii: e005114.

[17] MARROUCHE N F, WILBER D, HINDRICKS G, et al. Association of atrial tissue fibrosis identified by delayed enhancement MRI and atrial fibrillationcatheter ablation: the DECAAF study [J]. JAMA, 2014, 311(5): 498-506.

[18] YANG B, JIANG C, LIN Y, et al. STABLE-SR (Electrophysiological Substrate Ablation in the Left Atrium During Sinus Rhythm) for the Treatment of Nonparoxysmal Atrial Fibrillation: A Prospective, Multicenter Randomized Clinical Trial [J]. Circ Arrhythm Electrophysiol, 2017, 10(11). pii: e005405.

[19] JIANG Y Q, TIAN Y, ZENG L J, et al. The safety and efficacy of hybrid ablation for the treatment of atrial fibrillation: A meta-analysis [J]. PLoS One, 2018, 13(1): e0190170.

[20] MAESEN B, PISON L, VROOMEN M, et al. Three-year follow-up of hybrid ablation for atrial fibrillation [J]. Eur J Cardiothorac Surg, 2018, 53(suppl_1): i26-i32.

[21] VERMA A, JIANG C Y, BETTS T R, et al. Approaches to catheter ablation for persistent atrial fibrillation [J]. N Engl J Med, 2015, 372(19): 1812-1822.

[22] FRIBERG L, TABRIZI F, ENGLUND A. Catheter ablation for atrial fibrillation is associated with lower incidence of stroke and death: data from Swedish health registries [J]. Eur Heart J, 2016, 37(31): 2478-2487.

[23] SRIVATSA U N, DANIELSEN B, AMSTERDAM E A, et al. CAABL-AF (California Study of Ablation for Atrial Fibrillation): Mortality and Stroke, 2005 to 2013 [J]. Circ Arrhythm Electrophysiol, 2018, 11(6): e005739.

[24] TILZ R R, HEEGER C H, WICK A, et al. Ten-Year Clinical Outcome After Circumferential Pulmonary Vein Isolation Utilizing the Hamburg Approach in Patients With Symptomatic Drug-Refractory Paroxysmal Atrial Fibrillation [J]. Circ Arrhythm Electrophysiol, 2018, 11(2): e005250.

[25] DI BIASE L, BURKHARDT J D, MOHANTY P, et al. Left Atrial Appendage Isolation in Patients With Longstanding Persistent AF Undergoing Catheter Ablation: BELIEF Trial [J]. J Am Coll Cardiol 2016; 68(18): 1929-1940.

[26] ATTI V, TURAGAM M K, VILES-GONZALEZ J F, et al. Anticoagulation After Catheter Ablation of Atrial Fibrillation: Is it Time to Discontinue in Select Patient Population? [J]. J Atr Fibrillation, 2018, 11(4): 2092.

[27] ROMERO J, CERRUD-RODRIGUEZ R C, DIAZ J C, et al. Oral Anticoagulation after Catheter Ablation of Atrial Fibrillation and the Associated Risk of Thromboembolic Events and Intracranial Hemorrhage: A Systematic Review and Meta-Analysis [J]. J Cardiovasc Electrophysiol, 2019, 30(8): 1250-1257.

器质性心脏病室速导管消融

　　器质性室性心动过速(室速)是指在合并有器质性心脏病变基础上发生的室速,多见于合并有缺血性心肌病、扩张型心肌病、肥厚型心肌病、致心律失常性右室心肌病及先天性心脏病修补或矫正术后的患者。然而器质性室速的范畴似乎远不止如此,近年来随着离子通道病概念的提出,亦有学者将各类遗传性心律失常如长 QT 综合征、Brugada 综合征、儿茶酚胺敏感性多形性室速纳入其中。这类患者的心脏大体结构常无明显异常,但在亚细胞结构方面存在着功能障碍,进而导致恶性心律失常的发生。

　　药物治疗是器质性室速患者的主要治疗方案,然而由于该类患者的心脏储备功能下降、全身情况复杂,且在自身病变基础上心脏结构异常往往存在进展,药物治疗常难以达到满意效果。与此同时,植入型心律转复除颤器(ICD)治疗已被多项随机对照研究证实可降低此类患者的死亡率,目前被各类指南列为 I 类推荐,但 ICD 无法针对室速发作进行有效预防,且存在不适当放电的问题,限制了 ICD 在我国人群中的大规模应用。尽管室速导管消融治疗在各类特发性室速方面已取得了惊人的进展,各类特发性室速的消融成功率可达到 80%以上,但器质性室速的导管消融治疗的成功率较低、复发率较高,可谓是心律失常领域的"最后壁垒"之一。近年来随着相关研究的不断深入,新技术和新器材的不断涌现,极大地拓宽了器质性室速导管消融的应用范围及价值,治愈率及有效率明显提高,在改善生活质量、减少 ICD 放电、降低死亡率方面已经取得了较大突破,在较大程度上弥补了抗心律失常药物和 ICD 治疗的不足及局限性。本文就器质性心脏病室速导管消融的消融策略及未来发展方向进行简要介绍。

一、室速导管消融的历史

　　如同许多心内科介入治疗技术一样,室速的导管消融治疗最早也启发于早期心外科手术治疗的经验。1906 年,Lewis 首次认识到心肌梗死后室壁瘤与室速的关系。1959 年,Couch 发现通过切除心肌梗死后室壁瘤患者的室速得到了根治。1970—1980 年间多位心外科医师先后提出了单纯外科治疗室速的方法,如环形心内膜心室切开术、局部心内膜切除术及广泛性心内膜切除术等。在此基础上,部分研究者更辅以早期冷冻消融技术及内膜/外膜标测技术,可使手术成功率达到 68%~97%,室速复发率低至 5%~33%。然而,由于此类手术的创伤性较大,患者的基础状态较差,无效干预靶点较多,导致围术期死亡率高达8%~17%,严重限制了单纯外科治疗在器质性室速方面的应用。

　　在借鉴了早期直流电消融治疗室上性心动过速的经验后,1983 年 Hartzler 将此技术成功应用于 3 例顽固性室速患者并取得了较好的疗效。该方法需采用除颤器提供能量,经导管传送直流电在心内膜产生电灼烧的效果。初次纳入的 3 例患者其中 2 例合并有陈旧性心肌梗死,1 例为外科室速术失败患者,消融部位涉及左、右室间隔及右心室流出道区域。后续纳入了 43 例患者的直流电消融室速的早期报道显示,该术式的成功率高达 87%。但出于对心脏穿孔、恶性心律失常等严重并发症的担忧,这一技术很快被同时期出现的射频消融能量所取代,正式揭开了导管消融治疗器质性室速的新纪元。

二、器质性室速的机制与基质

瘢痕相关折返是器质性室速的主要机制。1973 年 Josephson 等就开始使用简单的心内膜标测技术来指导心内膜切除区域的选择,并发现在室速发作时可在室壁瘤及致密瘢痕内及边缘区域记录到舒张期或收缩期前异常电位。从病理学角度来讲,各类心室瘢痕包含了较为致密的纤维化区域以及含有存活心肌的缓慢传导区域,纤维化区域常表现为激动传导的阻滞以及起搏的失夺获,而缓慢传导区域的存在即为室速折返的基质,激动在此区域内缓慢传导而在"正常"心肌内快速传导,介导了折返性心动过速的形成。

简单来讲,室速的标测及消融的核心即为识别并消除上述具有致心律失常作用的存活心肌,其策略主要分为两方面:①在窦律下或起搏形态下识别异常电位,即基质标测;②在室速发作时进行拖带及激动标测。针对后者 Stevenson 等根据瘢痕区域不同心肌组织的特点进行归纳并总结后发现,该类折返环可分为出口、入口、关键峡部、外环、内环、盲端及旁观者部位等(图 1)。值得注意的是,我们在心内膜标测时往往将心室肌肉看作为平面二维结构,而事实上心室肌自身的厚度不容忽视,在不同病因情况下,如心肌梗死的缺血部位往往始于心内膜,而致心律失常性右室心肌病的病变常起于心外膜,真正的折返环路实际上为三维立体结构并常常深入心肌内部,要达到真正理想状态下的折返环路的确定往往难以实现。

然而近年来随着针对心律失常机制研究的不断深入,既往认为是特发性的室性心律失

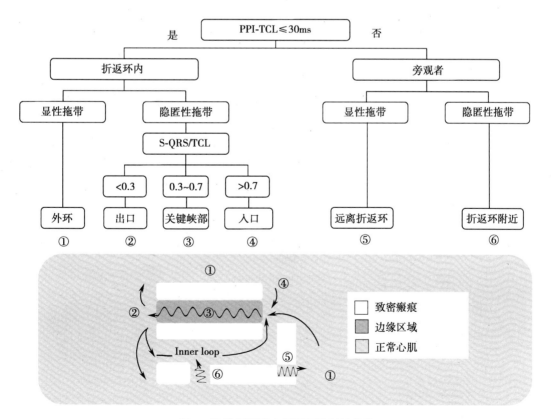

图 1 拖带标测确定折返环路关键部位

常,如起源于左室顶部(summit)区域的室速及乳头肌室速也发现了相应的结构及机制异常基础,如前壁心肌梗死后乳头肌根部缺血纤维化导致局部折返、二尖瓣环分离至乳头肌形态结构障碍。因此,器质性心脏病室速的概念与特发性室速概念是相对的,我们相信随着研究的进展,越来越多的局部、亚结构的器质性改变将为室速的发病机制提供崭新的视角。

三、器质性室速的基质标测及消融

激动及拖带标测识别折返环路的方法较为稳定且易于实现,然而拖带标测也有其局限性:首先,器质性室速发作时常伴有血流动力学障碍,并且发作时间无法准确把握,自行终止或起搏拖带终止现象常见。此外,室速的局部不应期通常较长,与心动过速周长类似,诱发及拖带判断困难。与此同时,折返环关键峡部与"旁观者"部位可能表现为相似的缓慢传导,缓慢传导区通常也有递减性传导。不容忽视的是,同一例患者可能存在多个折返环路,起搏可能改变了传导折返路径,使心动过速周长及形态发生改变。最后,致密瘢痕区常发生起搏失夺获,增大起搏电流又会引起远场夺获,影响对折返环的判断。

近期一项发表于 *Heart Rhythm* 的研究随机对照研究显示,基质消融前的室速诱发及标测会延长手术时间,增加射线暴露,往往需要紧急电复律;且常规诱发策略与单纯基质消融策略相比,并不能提高急性期及远期成功率。

基质标测的目的就是定位那些电解剖异常的瘢痕基质,即基于组织电压及电位定量评估心肌瘢痕,此概念最早由宾夕法尼亚大学的 Marchlinski 教授等在 2000 年提出(图 2)。心内膜面,正常电压 >1.5mV,瘢痕电压 <0.5mV,瘢痕移行区电压为 0.5~1.5mV(使用 4mm 头端

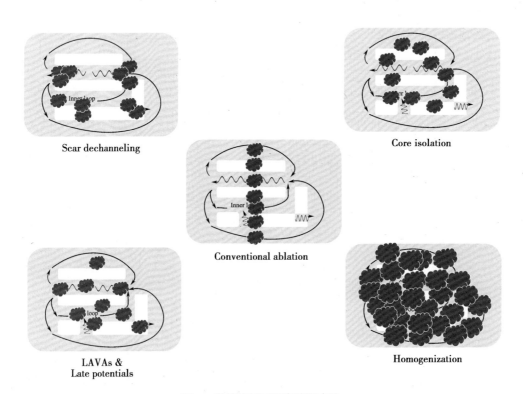

图 2 常见的基质改良消融方法

电极、1mm极间距的导管,滤波10~400Hz)。而心外膜标测时,参数设置则有所不同,通常双极信号振幅<1.0mV的区域定义为低电压区。在特殊情况下,内膜单极标测也有帮助,尤其是预测外膜心律失常基质时,如扩张型心肌病患者中,LV正常组织电压通常≥8.27mV,而ARVC患者右室正常组织电压常≥5.5mV。下面笔者将对几种常见的基质标测消融策略进行总结(图2)。

(一)晚电位(late potential)

多年来,晚电位一直缺乏统一的定义。Cassidy等将提前于体表QRS波之前的所有类型的电位统称为晚电位。在其定义中,与之相对的正常电位振幅需≥3mV、时程≤70ms和/或振幅/时程比≥0.046。其初期研究证实,以晚电位为靶点的消融策略有效。随后的研究针对不同的消融策略对晚电位的定义有所差异,但不可否认的是,晚电位在某种程度上揭示心室基质中引起室速的缓慢传导通道的位置。

Arenal等对24例有临床心电图记录的单形性室速患者行晚电位指导下的导管消融,研究者通过窦律下的激动标测或右心室心尖部起搏确定包含孤立的、延迟成分的电位来确定靶消融区。结果证实晚电位消融可使95.8%的患者室速诱发阴性。平均随访9±4月,5例患者复发室速。

2012年,Vergara等报道了以完全消除晚电位为靶点的室速导管消融策略的可行性研究结果。研究连续入选了64例合并缺血性心肌病或非缺血性心肌病室速患者,其中50例[男性47例,平均(66.2±10.1)岁]电解剖标测时可见晚电位;35例在术前程序刺激时可诱发至少一种以上室速。基质标测后,以完全消除全部晚电位作为消融终点。结果显示,5例患者经广泛消融后仍不能完全消除,1例患者晚电位区域因邻近心尖部血栓、2例患者因顾虑损伤膈神经而放弃。术后8例晚电位不完全消融患者中仍有5例可诱发室速,42例晚电位可完全消除者中仅5例(16.1%)可诱发室速(P<0.01)。随访(13.4±4.0)个月,10例患者(20%)复发室速。其中晚电位完全消除组中室速复发率为9.5%(4/42),不完全消除组为75%(6/8)。上述结果提示,完全消除晚电位可作为器质性室速可消融终点,如消融所有晚电位电活动后反复程序刺激不诱发室速则消融效果可能更为可靠。

Nakahara等比较了晚电位消融效果在缺血性心肌病与非缺血性心肌病患者中的差异。其结果发现,与缺血性心肌病患者相比,晚电位消融联合起搏标测的消融策略在非缺血性心肌病患者中疗效有限。研究者评估了33例行室速导管消融的器质性心脏病患者(非缺血16例,缺血性17例)。随访1年以上,82%的缺血性心肌病室速患者无复发,而非缺血性心肌病组中这一数字为50%。上述结果提示我们,两类器质性心脏病的致病基质方面可能存在差异。据推测与缺血性心肌病相比,非缺血性心肌病患者心内膜瘢痕更加局限,且相互交汇较少,进而导致晚电位区域较小。因此,在非缺血性心肌病患者中,晚电位消融的价值有待进一步评估。

(二)瘢痕去通道化(scar dechanneling)

Berruezo等率先报道了器质性室速瘢痕去通道化的概念。该研究将窦律下具有延迟成分的电位进行标记,根据延迟程度的早晚分为两类,即缓慢传导通道入口和内部通道,并依照其电压振幅高低进一步将周围组织进行区分,通过上述方法可获得一条连续的异常传导路径。随后,顾名思义根据瘢痕区心肌纤维局部电位特点,通道入口定义为与正常/移行区远场电位(低频,正常电压)以及局部电位(延迟、高频、碎裂、低电压)间具有最短延迟成分的电位,电压范围设在0.5~1.5mV。

该研究连续入选了 101 例合并瘢痕相关性室速的患者(75 例缺血性心肌病,左室射血分数 36% ± 13%)。消融终点为标测并消融所有缓慢传导通道的入口至室速不能诱发。结果显示,与常规消融相比,瘢痕去通道化组手术时间更短[(213 ± 64)分钟 *vs.*(244 ± 71)分钟,*P*=0.027],放电比例更少(19% ± 11% *vs.* 27% ± 18%,*P*=0.01),需电复律者比例也更少(20% *vs.* 65.2%,*P*<0.001)。术后 2 年随访时,瘢痕去通道组无事件生存率更高(80% *vs.* 62%),死亡率更低(5% *vs.* 11%)。未完全达到通道去瘢痕化是主要终点事件的唯一独立预测因子(HR=2.54,95%CI 1.06~6.10)。

与晚电位消融策略不同的是,瘢痕去通道化技术在非缺血性心肌病患者中似乎更具潜力。Ferndandez-Armenta 等发现与晚电位区域相比,基质标测得到的传导通道在致心律失常性右室心肌病患者中发挥着更为重要的室速致病基质的作用。Berruezo 等发现此类患者经心内/外膜消融联合瘢痕去通道化技术可获得较好的短期及中期成功率,平均随访 11(6~24)个月仅 1 例(9%)患者出现室速复发。

(三)心室局部异常电位(local abnormal ventricular activities,LAVAs)

LAVAs 为一种高频、低振幅的心室电位,窦律下它可与心室远场电位同时出现或稍落后,而在室速发作时可提前至局部 V 波前边。其电位特点多变,可呈碎裂、多向或在 2 个电位成分之间存在等电位线。目前普遍认为 LAVAs 反映了局部病变组织激动的不均一,但有时因难以与远场心室电位区分,故可在起搏时对 LAVAs 进行标测,高密度标测导管有助于进一步识别此类电位。

2012 年,Jais 等发现在绝大多数瘢痕相关室速患者中可发现 LAVAs 的存在,以 LAVAs 为手术靶点的消融策略安全、可行,且成功率高于通过激动或拖带标测指导的常规消融策略。该研究瞻性入选了 70 例合并器质性室速的患者[(67 ± 11)岁,女性 7 例]。首先,研究者在窦律下行传统标测,并使用 PentaRay 标测导管分别于心内膜及心外膜进行高密度标测。结果显示,67 例(95.7%)患者可记录到 LAVAs,其中 47 例(70.1%)可成功消除或隔离 LAVAs。随访后(中位 22 个月)发现,术中消除 LAVAs 可减少患者室速复发或死亡风险(HR=0.49,95%CI 0.26~0.95,*P*<0.035)。

(四)核心区隔离(core isolation)

Tzou 等在其研究中首先提出核心区隔离消融的概念,它包括了室速折返的必经环路以及散在的可激动瘢痕区。首先在室速发作时,我们需通过起搏或拖带对致密瘢痕区(电压<0.5mV)内进行标测并确定峡部、入口及出口等部位,围绕上述关键部位进行消融,如无意外消融所致室速终止的靶点多位于这一区域内。其次,如果标测结果提示相对正常心肌内(电压 >1mV)也具有室速折返环路中关键部位(如峡部、入口及出口)的特点,也应将这类心肌区域作为核心区隔离的重要消融靶点。如果室速始终难以诱发,那么可单纯隔离致密瘢痕区域。消融终点可定义为在瘢痕内部 3 个不同部位进行起搏证明失夺获,起搏参数应设定为输出 20mA,脉宽 2ms。

2015 年的多中心研究初步证实了核心区隔离在器质性室速中的应用价值。该研究纳入了 44 例室速患者(平均年龄 63 岁,95% 为男性,73% 为缺血性心肌病,平均左室射血分数 31%),68% 的患者有 2 种以上形态的室速发作[平均(3 ± 2)种]。结果显示,核心区域的平均面积为(11 ± 12)cm²,致密瘢痕区为(55 ± 40)cm²。27 例(61%)患者进行了基质改良消融,4 例(9%)患者接收了心外膜消融,37 例(84%)患者达到了核心区的成功隔离并取得了良好的随访结果。这一消融策略的核心是在致密瘢痕区域内对核心区进行识别并隔离,在保证充分干预室速基质的同时减少了无效放电。

（五）均质化消融（homogenization）

均质化消融是指对整个瘢痕区域进行广泛的经验性消融，这一消融策略可视为上述基质改良消融策略的综合处理，在此区域内的所有碎裂及延迟电位均可作为常规消融靶点。同时，术者还要针对边缘区域进行附加消融，以避免急性期后室速折返环路的重建与偏离。这种消融策略旨在用消融灶覆盖整个瘢痕区内相对正常电位（基线时尖峰或波折≤3，振幅≥1.5mV，时程>70ms，振幅/时程比>0.046）以外的所有异常电位直至瘢痕区内起搏（20mA）失夺获。但只有当心外膜出现大面积延迟或碎裂电位时，才行心外膜均质化消融。

2012年相关文献报道了两种不同消融策略对室速的初期经验，研究入选了92例缺血性心肌病合并室速电风暴的高危患者［81%为男性，平均年龄（62±13）岁，平均射血分数27%±5%］。其中一组患者（n=49）采用较为保守的心内膜基质改良消融，另一组患者（n=43）使用心内膜+心外膜联合均质化消融。结果显示，14例（33%）患者接受了心外膜消融，随访（25±10）个月，均质化消融组的室速复发率显著低于对照组（19% vs. 47%，P=0.006）。

2015年，VISTA研究入选了118例缺血性心肌病合并血流动力学稳定的持续性室速患者，并随机分为室速标测消融组（n=60）及均质化消融组（n=58），主要临床终点为室速复发。结果显示，两组围术期并发症发生率相当（P=0.61）。随访12个月，尽管临床室速消融组的抗心律失常药物使用率更高（58% vs. 12%，P<0.001），但均质化消融组患者的室速复发率显著低于临床室速消融组（15.5% vs. 48.3%，P<0.001）；次要终点方面，两组死亡率方面无显著差异，但均质化消融组再住院比例较低（32% vs. 12%，P=0.014）。

无论采用何种基质改良方式，其策略核心均是对病变的致心律失常心肌组织进行识别和干预。既往我们往往对术中诱发阴性的室速患者束手无策，而诱发后常又因血流动力学不稳定而紧急行电复律，但上述大量循证医学证据表明基质改良消融策略对于器质性室速，尤其是缺血性心肌病室速患者来说可能更有效，且近期荟萃分析表明经基质改良消融后患者的长期预后有所获益。可以预期的是，未来器质性室速消融的研究方向之一将集中于不同基质改良消融的比较和优化。

四、影像学技术在器质性室速中的应用

技术的发展带动了影像学在器质性室速中的应用范围。最初，心脏影像学仅用于简单的评估心脏的大体结构并测量射血分数，而近年来心脏磁共振、多排螺旋CT以及核素显像在器质性室速导管消融方面扮演了越来越重要的角色。

心脏磁共振显像可有效识别心脏瘢痕区域，辨别瘢痕病因，准确测量室壁运动幅度，并定量评估心室容积及收缩功能。据推算，经常规经胸超声及冠脉造影后进行初步诊断后，50%的患者在行心脏磁共振后推翻了先前诊断。另有研究显示，25%的患者在经非磁共振评估后被认为心脏结构无明显异常，在经心脏磁共振检查后发现存在结构性心脏病。

对室速患者进行风险评估有助于准确识别猝死及室速复发高危患者，指导ICD植入，并协助判断患者是否需要早期导管消融干预或强化抗心律失常药物治疗。既往我们仅通过超声心动图中有无心脏器质性病变来大致判断室速患者的长期预后，这种分类方法有失妥当，且存在一定主观性。近年来，无论是通过磁共振延迟成像还是SPECT（单光子发射型计算机断层扫描）检查，均可实现对心肌瘢痕的定量评估。通过分析心肌瘢痕的分布、深度、走行等参数，可预测患者器质性室速患者的临床结局。

影像技术在导管消融术中的应用近年来大放异彩,多种影像融合技术,特别是心腔内超声的出现弥补了传统三维电解剖标测系统的不足,在识别室速基质、评估穿刺入路、测定消融损伤深度等方面做出了重要贡献。更为可喜的是,各类无创心电评估系统在近期取得了重要进展,它可在术前对室速的折返环路进行初步判断,对术中消融策略的制定提供参考和依据。

得益于上述技术的进步,室速的治疗正逐步精准化和个体化的方向发展。其中近年来最引人注目的一项研究于 2017 年 12 月刊载于《新英格兰医学杂志》上,该研究共入选 5 例植入 ICD 后合并频发室速的患者,研究者应用体表多导 BioSemi 心电标测技术与 CT、MRI 解剖图像确定室速瘢痕病灶,并使用 25Gy 的放射治疗对靶点进行远程、无创消融。随访约 12 个月,5 名患者室速发作频率较前降低 99.9%。安全性方面,所有患者的左室射血分数无明显改变,仅有一过性的邻近肺组织轻度炎症损伤。这一里程碑式的成果得力于三维心电解剖技术的成熟与不同学科间的交叉合作,我们期待日后更大规模的临床研究来印证该项技术的安全性与有效性,以开启无创消融的新时代。

五、器质性室速导管消融的临床研究与未来

迄今为止,关于器质性室速导管消融的最大争议在于导管消融治疗能否改善患者的临床结局。长期以来,关于器质性室速导管消融的大型随机对照研究相对匮乏,根据现有结果目前普遍认为导管消融仅能降低 ICD 放电次数,而不改善器质性心脏病患者的临床结局。回顾既往研究,在 SMASH 研究中,128 名患者被随机分配到 ICD+ 预防性基质消融组和单纯植入 ICD 组,平均随访 22.5 个月,结果表明预防性基质消融使 ICD 放电次数减少 65%。同样,近年一项比较导管消融 +ICD 及单纯植入 ICD 的随机对照试验表明,导管消融显著减少 ICD 放电次数。从患者生存率的角度来说,对于稳定性室速合并缺血性心肌病的患者,VTACH 研究表明,与单纯植入 ICD 相比,ICD 术后导管消融提高无室速存活率 39%。而对于合并药物难治性室速植入 ICD 的缺血性心肌病患者,VANISH 研究将患者随机分配至消融组和强化抗心律失常药物治疗组,结果提示消融组患者全因死亡、室速电风暴及 ICD 恰当放电的复合终点下降 28%。但不可否认的是,由于器质性室速本身疾病的特点,导致大型随机对照研究的开展相对困难。可喜的是,目前有多个大型随机对照研究正在进行当中,如 MANTRA-VT 研究、AVATAR 研究、INTERVENE 研究及 PARTITA 研究等,将从不同方面进一步评估导管消融在器质性室速中的应用价值,未来结果的公布必将为该领域添上浓墨重彩的一笔。

目前,在实践中由于临床医师对该种治疗方式的认识欠缺,对手术的风险存在顾虑,而且相比于室上速及房颤消融专家,器质性室速导管消融人才较少,导致器质性室速导管消融的开展仍有不足。而近期依托于国际室速消融中心合作组织(International VT Ablation Center Collaborative Group)的一系列注册研究表明,器质性室速导管消融在严重心衰、高龄老年人及合并血流动力学辅助装置等危重患者中安全有效,器质性室速导管消融人群得到进一步扩大。

六、总　　结

我国是心律失常大国,室性心律失常患病人口不容忽视,庞大的患者数量同时意味着更大的使命。国内在导管消融方面虽起步较晚,但目前已有赶超国际领先水平的势头。我国心脏电生理学者在此领域积累了大量的经验与数据,近年来一大批中青年室性心律失常消

融专家相继涌现的同时,来自我国的原创研究也相继登上国际舞台,这为该类疾病的诊疗贡献了丰富的证据与数据。我们应功崇惟志、业广惟勤,致力于推动室性心律失常乃至心律失常领域的进步。

（李梦梦　龙德勇）

参 考 文 献

[1] AL-KHATIB S M,STEVENSON W G,ACKERMAN M J,et al. 2017 AHA/ACC/HRS guideline for management of patients with ventricular arrhythmias and the prevention of sudden cardiac death:A Report of the American College of Cardiology/American Heart Association Task Force on Clinical Practice Guidelines and the Heart Rhythm Society [J]. Heart Rhythm, 2018,15(10):e73-e189.

[2] DI BIASE L,BURKHARDT J D,LAKKIREDDY D,et al. Ablation of Stable VTs Versus Substrate Ablation in Ischemic Cardiomyopathy:The VISTA Randomized Multicenter Trial [J]. J Am Coll Cardiol,2015,66(25):2872-2882.

[3] BARDY G H,LEE K L,MARK D B,et al. Amiodarone or an implantable cardioverter-defibrillator for congestive heart failure [J]. N Engl J Med,2005,352(3):225-237.

[4] MAHIDA S,SACHER F,DUBOIS R,et al. Cardiac Imaging in Patients With Ventricular Tachycardia [J]. Circulation, 2017,136(25):2491-2507.

[5] KUCK K H,SCHAUMANN A,ECKARDT L,et al. Catheter ablation of stable ventricular tachycardia before defibrillator implantation in patients with coronary heart disease(VTACH):a multicentre randomised controlled trial [J]. Lancet,2010, 375(9708):31-40.

[6] WIENER I,MINDICH B,PITCHON R. Determinants of ventricular tachycardia in patients with ventricular aneurysms:results of intraoperative epicardial and endocardial mapping [J]. Circulation,1982,65(5):856-861.

[7] LIP G Y,HEINZEL F R,GAITA F,et al. European Heart Rhythm Association/Heart Failure Association joint consensus document on arrhythmias in heart failure,endorsed by the Heart Rhythm Society and the Asia Pacific Heart Rhythm Society[J]. Europace,2016,18(1):12-36.

[8] TUNG R,VASEGHI M,FRANKEL D S,et al. Freedom from recurrent ventricular tachycardia after catheter ablation is associated with improved survival in patients with structural heart disease:An International VT Ablation Center Collaborative Group study [J]. Heart Rhythm,2015,12(9):1997-2007.

[9] HAQQANI H M,KALMAN J M,ROBERTS-THOMSON K C,et al. Fundamental differences in electrophysiologic and electroanatomic substrate between ischemic cardiomyopathy patients with and without clinical ventricular tachycardia [J]. J Am Coll Cardiol,2009,54(2):166-173.

[10] TURAGAM M K,VUDDANDA V,ATKINS D,et al. Hemodynamic Support in Ventricular Tachycardia Ablation:An International VT Ablation Center Collaborative Group Study [J]. JACC Clin Electrophysiol,2017,3(13):1534-1543.

[11] STEVENSON W G,KHAN H,SAGER P,et al. Identification of reentry circuit sites during catheter mapping and radiofrequency ablation of ventricular tachycardia late after myocardial infarction [J]. Circulation,1993,88(4 Pt 1):1647-1670.

[12] KUCK K H,TILZ R R,DENEKE T,et al. Impact of Substrate Modification by Catheter Ablation on Implantable Cardioverter-Defibrillator Interventions in Patients With Unstable Ventricular Arrhythmias and Coronary Artery Disease:Results From the Multicenter Randomized Controlled SMS(Substrate Modification Study)[J]. Circ Arrhythm Electrophysiol,2017,10(3). pii:e004422.

[13] DESAI A S,FANG J C,MAISEL W H,et al. Implantable defibrillators for the prevention of mortality in patients with nonischemic cardiomyopathy:a meta-analysis of randomized controlled trials [J]. JAMA,2004,292(23):2874-2879.

[14] CONNOLLY S J,HALLSTROM A P,CAPPATO R,et al. Meta-analysis of the implantable cardioverter defibrillator secondary prevention trials. AVID,CASH and CIDS studies. Antiarrhythmics vs Implantable Defibrillator study. Cardiac Arrest Study Hamburg . Canadian Implantable Defibrillator Study [J]. Eur Heart J,2000,21(24):2071-2078.

[15] CUCULICH P S,SCHILL M R,KASHANI R,et al. Noninvasive Cardiac Radiation for Ablation of Ventricular Tachycardia [J]. N Engl J Med,2017,377(24):2325-2336.

［16］ REDDY V Y,REYNOLDS M R,NEUZIL P,et al. Prophylactic catheter ablation for the prevention of defibrillator therapy［J］. N Engl J Med,2007,357(26):2657-2665.

［17］ BRICEÑO D F,ROMERO J,GIANNI C,et al. Substrate Ablation of Ventricular Tachycardia:Late Potentials,Scar Dechanneling,Local Abnormal Ventricular Activities,Core Isolation,and Homogenization［J］. Card Electrophysiol Clin, 2017,9(1):81-91.

［18］ SANTANGELI P,MARCHLINSKI F E. Substrate mapping for unstable ventricular tachycardia［J］. Heart Rhythm,2016, 13(2):569-583.

［19］ FERNÁNDEZ-ARMENTA J,PENELA D,ACOSTA J,et al. Substrate modification or ventricular tachycardia induction, mapping,and ablation as the first step? A randomized study［J］. Heart Rhythm,2016,13(8):1589-1595.

［20］ VAKIL K,GARCIA S,TUNG R,et al. Ventricular Tachycardia Ablation in the Elderly:An International Ventricular Tachycardia Center Collaborative Group Analysis［J］. Circ Arrhythm electrophysiol,2017,10(12). pii:e005332.

希浦系统起搏最新概念

一、起搏位点与生理性起搏

1958 年 AkeSenning 和 Rune Elmquist 植入了世界上第一台永久人工心脏起搏器[1]。将电极导线植入右室心尖部稳定可靠且容易操作而成为最常规的起搏位点,然而心尖部的非生理性起搏导致部分起搏依赖的患者出现起搏介导的心肌病,由此相继发展出现了间隔部起搏、双室起搏(BVP)(包括左室导线植入心外膜冠状静脉窦内以及左室多位点起搏等),同时算法和器械不断更新,但从起搏位点来说都不是真正意义上的生理性起搏(图1,表1)。2000 年 Deshmukh 等首次成功开展通过直接夺获传导束获得最生理性的心室起搏方式永久性希氏束起搏(HBP)[2]。2004 年鞘导入的主动电极用于临床后,明显提高了永久性希氏束起搏的成功率和更满意的起搏参数,也带来了更多、更深入的研究,包括希氏束起搏在起搏适应证者中的疗效与安全性研究、希氏束起搏在 CRT 适应证者中纠正左束支传导阻滞的研究等(图2),临床上希氏束起搏逐渐成为生理性起搏的代表。

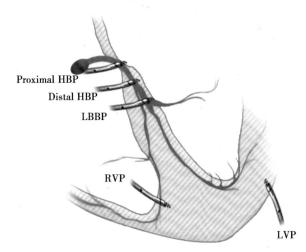

图 1　起搏位点示意图

表 1　比较 RVP、BVP、HBP、LBBP 的特征

特征	RVP	BVP	HBP	LBBP
操作难度	易	相对较难	相对较难	相对容易
成功率	高	相对较高,但受限于静脉分支解剖、膈神经走行	10%~20% 困难病例	相对较高
起搏部位	右室心内膜	右室心内膜 + 左室心外膜	希氏束(房侧、室侧)	左束支主干或其近端分支
电同步性	心室内不同步	心室内部分同步	左右室完全同步	左室同步
阈值	低	相对较高,远期有一定比例阈值升高	相对较高,远期有一定比例阈值升高	低,大部分 <1.0V/0.4ms
R 波振幅	高	高	较低,有交叉感知	高

续表

特征	RVP	BVP	HBP	LBBP
专用的植入工具	是	是	否	否
专用的脉冲发生器	是	是	否	否
临床研究证据	充分,长期起搏安全可靠,但有部分起搏依赖者导致PICM	充分	不足	缺乏

希氏束起搏虽然是目前公认的最生理的起搏方式,但由于其起搏阈值通常偏高,其长期的安全性顾虑限制了希氏束起搏用于所有起搏适应证的患者,尤其是对于部分阻滞部位在希氏束以下或更远端的疾病,如希氏束以下阻滞的房室传导阻滞、左束支传导阻滞等,仅用希氏束起搏无法实现长期稳定低阈值地跨越阻滞部位起搏[2-9]。左束支起搏(left bundle branch pacing,LBBP)正是在这样对生理性起搏不懈追求的临床实践中,开创性地由温州医科大学附属第一医院黄伟剑教授提出、完善和推广的一项创新起搏疗法[10-12](图1),目前已经成为起搏领域研究的热点。左束支起搏,又称左束支区域起搏(left bundle branch area pacing,LBBAP),近期亦有国外学者认为应称之为经间隔左侧传导系统起搏(intraseptal left conduction system pacing,iLCSP),虽然名称上略有不同,但其定义是明确的,指的是起搏夺获左侧传导系统,包括左束支主干或其近端分支,通常伴随间隔心肌的夺获且夺获阈值低(<1.0V/0.4ms)[10]。

不同位点起搏后电同步性不同。在窄QRS时,HBP可保持左右室同步性,LBBP次之,能维持左室内的电同步。对于典型LBBB者,HBP单点起搏可完全纠正LBBB,纠正自身左右室间和左室内的不同步。双室起搏能部分改善电同步,LBBP可纠正左室内不同步,这两者通过调整AV间期融合自身右束支下传可进一步改善电同步。在无正常AV间期时(AVB和房颤),则无法通过调整AV间期进行融合,但可以通过HBP融合。室内阻滞者,与上述LBBB者类似,HBP和LBBP不能完全纠正,但可融合CS电极起搏达到更好的电同步性(图3)。

二、希浦系统的解剖与电生理特性

1. 希浦系统的解剖 深入理解希浦系统的解剖和电生理特性有助于理解希浦系统起搏的机制和增加植入的成功率。1893年瑞士解剖和心血管病学家Wilhelm His首次描述希氏束的解剖特征,长度约1.8cm。1903年日本病理学家Sunao Tawara,发现房室结远端形成了希氏束,它经中心纤维体从房侧到室侧,在室间隔膜部下方穿过至左侧室间隔肌部,在左侧室间隔心内膜下形成左束支。希氏束近端位于右房侧与左室之间,远端位于右室与左室之间的膜部室间隔,主动脉根部下方。Kawashima等[13]将希氏束有3种类型

二维码38

(图4,彩图见二维码38)。房侧和室侧希氏束均能进行永久性希氏束起搏,从希氏束近端到远端,HV间期逐渐缩短[14]。以上这些解剖特性解释了大部分患者(Ⅰ型和Ⅲ型者)容易描记到大的His波,且往往是可以获得选择性希氏束起搏,但房侧希氏束深部是中心纤维体,所以很难深拧,而室侧希氏束更接近心室和室间隔肌部,因此起搏能获得更低的阈值、更好的感知及避免交叉感知。另外,有部分患者希氏束起搏操作相对困难可能跟希氏束位置比较深有关系。

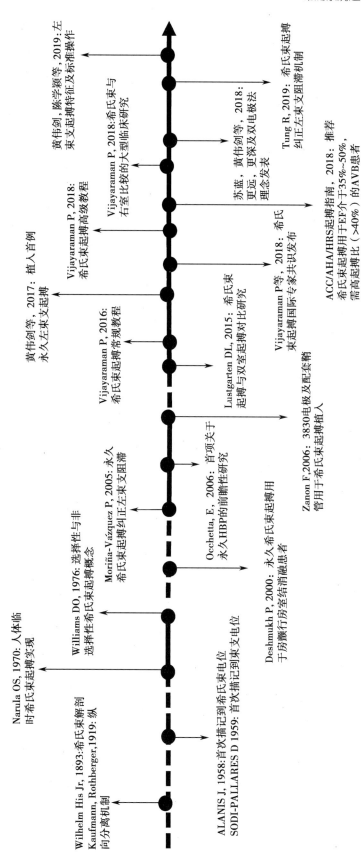

图 2 希浦系统起搏发展概要

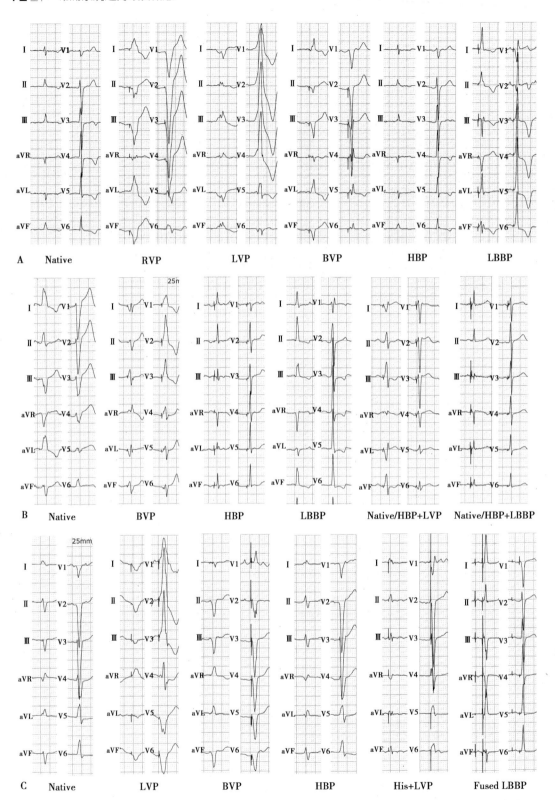

图 3　不同基线 QRS 的各种不同起搏位点单点及融合起搏时的心电图表现

A. 窄 QRS 时各不同起搏位单点起搏时的心电图表现；B. 左束支传导阻滞时，各不同起搏位点单点起搏及融合时的心电图表现；C. 室内传导阻滞时，不同起搏位点单点及融合起搏时的心电图表现

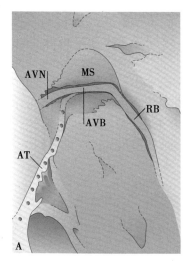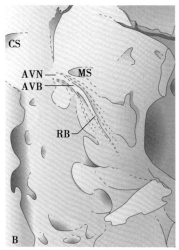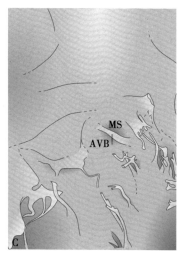

图 4 希氏束解剖变异示意图

A. Ⅰ型,行走于间隔膜部,被一层薄的心肌纤维鞘覆盖;B. Ⅱ型,His 束穿行于室间隔心肌内,形态、边界与周围心肌难以区分;C. His 裸露于心内膜

　　左束支起源于三尖瓣、无冠窦与右冠窦之间,在室间隔偏后部分分为左前分支、左后分支。左前分支长而细、变异大,跨过左室流出道止于前乳头肌,左后分支为左束支的主要延续,短而粗,形态、长度较恒定,止于后乳头肌,此区域冠脉间隔支分布较少,因此左束支起搏电极较易植入左后分支区域且不易造成冠脉分支损伤(图5,彩图见二维码39)。浦肯野纤维网由心内膜下纤维和"壁内纤维"组成,前者

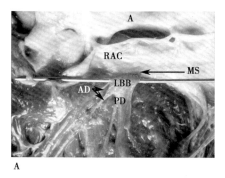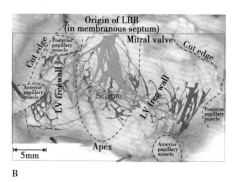

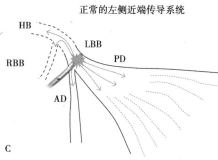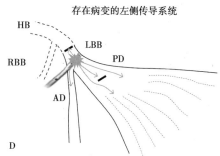

图 5 左束支解剖特性与近端左室传导系统夺获(proximal left conduction system capture)

A. 解剖提示左束支及其分支位置;B. 兔左室内膜面见成网状交互的传导系统,红色为左束支及其分支;C、D. 希氏束范围狭小,需精确定位,左侧近端传导系统宽大、网状、互通,左室内膜面下,靶区域广

公认存在,保证从心尖到基底部的收缩顺序,后者仅在羊、奶牛、猪等动物中发现,在人类中尚未发现[15],因此左束支起搏时导线必须旋入间隔一定深度至左室间隔内膜下才可能夺获心内膜下的浦肯野纤维网[16]。

2. 希氏束的纵向分离　最早在 1919 年 Kaufmann 和 Rothberger 提出了希氏束的功能性纵向分离理论,即希氏束内纤维呈纵向排列,左右束支纤维可在希氏束主干内提前分化,并相互分离。基于这一理论,造成单束支阻滞的疾病很可能是阻滞在希氏束以内的分隔纤维,Narula 等[17]使用标测导管标测希氏束,发现左束支传导阻滞能被起搏远端希氏束来纠正,进一步证实了希氏束的纵向分离这一理论。

三、希氏束起搏的定义和植入技术

1. 希氏束起搏的定义　为规范希氏束起搏的临床运用,便于推广和进一步研究,2018年初国际希氏束工作专家组发表了永久希氏束起搏的专家共识[18]。共识规范了希氏束起搏的定义:①选择性希氏束起搏(selective HBP):只夺获希氏束,无局部心肌进行融合;②非选择性希氏束起搏(non-selective HBP):同时夺获希氏束及局部心肌。判断区分选择或非选择性希氏束起搏的关键在于夺获希氏束后 QRS 的形态,以心电学判断为准,并不是解剖意义上的起搏位点,规范了以往容易引起混淆的希氏束旁起搏(para-His)的概念(图 6)。

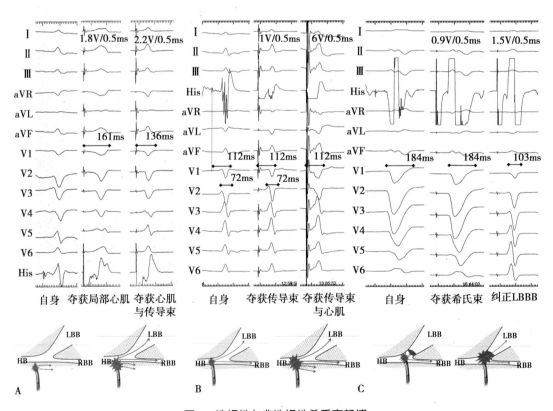

图 6　选择性与非选择性希氏束起搏

A. 窄 QRS 局部心肌起搏与非选择性希氏束起搏;B. 窄 QRS 的选择性与非选择性希氏束起搏;C. 完全性左束支传导阻滞患者,低输出夺获希氏束,高输出纠正左束支传导阻滞

2. **希氏束起搏的分类**　希氏束起搏不仅适用于希浦系传导正常的患者,也适用于传导存在病变的患者,根据选择性和非选择性希氏束起搏及是否存在希氏浦肯野纤维病变将希氏束起搏进一步分类如下(图6,表2,表3)。

表2　希氏束起搏的分类要点

基线	正常 QRS	传导系统存在病变	
		纠正	未纠正
选择性 HBP	His-QRS 与起搏钉 -QRS 间距之间的关系		
非选择性 HBP	腔内心电图有或无局部心肌与起搏钉之间的分离 QRS 时限和形态 夺获阈值		

表3　希氏束起搏的分类[18]

分型	正常 QRS 波	宽 QRS 波(束支传导阻滞)	
		未纠正	纠正
选择性希氏束起搏,未夺获局部心肌	S-QRS$_{onset}$=H-QRS$_{onset}$,存在等电位线 QRS 波前无 Δ 波 起搏 QRS= 自身 QRS 仅一个阈值:希氏束夺获阈值	S-QRS$_{onset}$ ≤ 或 >H-QRS$_{onset}$,存在等电位线 QRS 波前无 Δ 波 起搏 QRS= 自身 QRS 仅一个阈值:希氏束夺获阈值	S-QRS$_{onset}$≤H-QRS$_{onset}$,存在等电位线 QRS 波前无 Δ 波 起搏 QRS< 自身 QRS 两个阈值:夺获阈值及纠正阈值
非选择性希氏束起搏,同时夺获局部心肌	S-QRS$_{onset}$ < H-QRS$_{onset}$,有或无等电位线(通常无等电位线,但 S-QRS$_{end}$ =H-QRS$_{end}$) QRS 波前可见 Δ 波 起搏 QRS > 自身 QRS 两个阈值:希氏束夺获阈值,局部心肌阈值	S-QRS$_{onset}$ < H-QRS$_{onset}$,有或无等电位线(通常无等电位线) QRS 波前可见 Δ 波 起搏 QRS > 自身 QRS 两个阈值:希氏束夺获阈值,局部心肌阈值	S-QRS$_{onset}$<H-QRS$_{onset}$,有或无等电位线(通常无等电位线,S-QRS$_{end}$ <H-QRS$_{end}$) QRS 波前可见 Δ 波 起搏 QRS ≤或 > 自身 QRS 三个阈值:希氏束夺获阈值、束支传导阻滞纠正阈值及局部心肌夺获阈值

注:S= 起搏信号(Stimulus); H= 希氏束(His)

3. 希氏束起搏的植入技术

(1) 器械准备:目前使用的鞘导入的植入方法成功率较以往明显提升[19]。在近期对 26 个希氏束临床研究的荟萃分析显示,希氏束起搏的成功率由无传送鞘 54.6% 提高到使用由鞘管导入导线(3830 电极)的 92.1%[20]。随着植入操作技巧的提高,希氏束起搏阈值逐步降低,远期也更加稳定[21]。

1)电极:目前广泛使用的是 3830 导线(图7),它有 1.8mm 头端导电螺旋,导线外径4.2F,内无钢丝,需要配合外鞘操作。

2)鞘管:C315His 鞘是最常用的希氏束起搏鞘(图7),它是有两个固定弯度的立体结构,

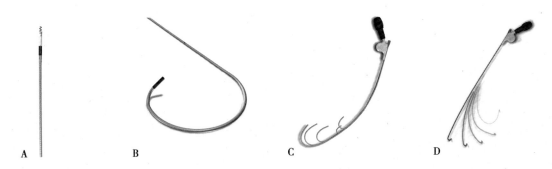

图 7　3830 导线和鞘管（Select Secure System）

A. 3830 导线；B. C315His 固定双弯立体结构鞘管；C. C304 可调弯鞘管；D. C304His 可调弯双弯立体结构鞘管

长 43cm，内径 5.5F，外径 7F，第一个弯度可帮助导线到达三尖瓣环上部，第二个弯度可帮助导线对准间隔。另一种鞘管是 C304（常规为 69cm，有加长的 74cm），它可调弯但只有一个弯度，不是立体结构，内径 5.7F，外径 8.4F。适用于解剖上有异常或者有难度的病例，如右房右室扩大，希氏束位置较低等。

3）外鞘：建议 C315His 鞘外套上普通的可撕开短外鞘，以便于操作 C315His、防止折鞘和切鞘。

4）多导电生理仪：便于记录十二导联心电图和腔内心电图。将 3830 导线直接连接于电生理仪，寻找和标测 His 波，在术中操作时为单极连接，一般不需要电生理标测导管定位，除非是困难病例或需要房室结消融时。

5）起搏分析仪：建议使用程控仪进行测试，其腔内也可记录 His 波。

（2）标准操作步骤

1）电位标测：在 RAO30 度体位下可显示房室沟及充分暴露右房、右室，有利于判断导线在房侧或室侧。当鞘管和电极在右房里时，顺时针旋转移动鞘管以接近三尖瓣；当鞘管和电极在右室里时，小心逆时针旋转鞘管退回到三尖瓣环附近，将电极头端出鞘一点（但 ring 不出鞘）以接触心肌进行标测寻找 His。

2）起搏标测：术中采用单极起搏，可使用高电压起搏标测的方法，用 5V 以上起搏来寻找 His。其优点在于可连续记录起搏心电图，观察起搏形态变化，当发现窄 QRS 波时可迅速确定 His 区域，再进行微调，提高寻找 His 的效率。尤其适用于解剖异常、起搏依赖、无法标测到 His 电位者（图 8）及 LBBB 寻找可纠正的位点者。

3）电极固定：确定起始旋入的位置后适当推送导线，以确定导线头端在三尖瓣环上的贴靠是否稳定及鞘管的支撑力是否足够。在电极旋入过程中，边旋边观察导线头端的位置和调整鞘管的方向，可结合 RAO 30° 和 LAO 35° 体位以判断导线头端是否垂直。建议在间隔更深部位起搏（deep），解剖上约 1/3 患者希氏束走行在间隔较深的位置，为获得更理想及稳定的参数，可将导线头端固定到间隔较深的部位，夺获希氏束远端（图 4）[13]。

4）操作过程中的特殊征象：①损伤电流（current of injury）：固定即刻会出现阈值升高，腔内出现损伤电流，一般 10min 内阈值逐渐下降，损伤电流会逐渐消失。②回弹试验（rebound test）：当导线固定良好时，顺时针旋转数圈导线，然后松开导线，导线尾端会逆时针回弹相同圈数。③张力调整（slack test）：调整电极张力后腔内电位不变，参数稳定，阈值变化 <0.5V，则提示导线固定良好。④参数稳定：现有资料显示，如果植入时阈值高（>3V/ms）而且单极

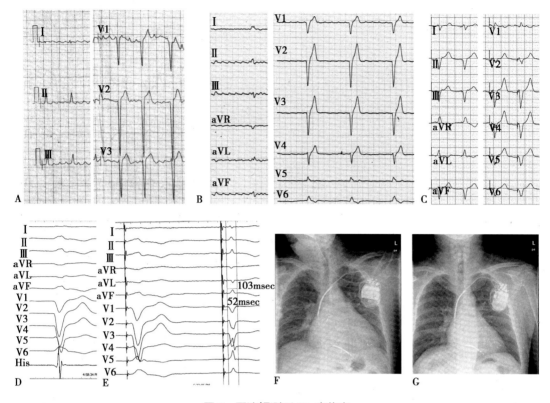

图 8　无法标测到 His 电位者

一名持续房颤的心衰患者(A),房室结消融后(B)行双室起搏,起搏 QRS 为 145ms(C),4 年随访提示 CRT 无反应,EF 为 26%,故拟升级希氏束起搏。电生理检查未见希氏束电位(D),采用起搏标测法寻找希氏束位点,最终 2.0V/0.5ms 夺获希氏束,2.0V/0.5ms 选择性纠正阻滞(QRS=103ms,E)。随访 2 年,EF 及心胸比明显改善

和双极起搏阈值之间存在较大差异,则很可能提示后期随访时阈值会进一步恶化,甚至失用需要电极重置。若阈值稳定,单双极测试差异不大,无较大的波动,多次测试变化不大(固定后、RING 出鞘后、退鞘至心房后、撤鞘后),则说明导线固定良好。

5) 参数测试:单双极均测试感知、阈值、阻抗。室侧远端希氏束(distal)起搏能获得更低的阈值及更好的感知,避免交叉感知。对于房室传导阻滞的患者,起搏位点越过阻滞点,除较好的阈值感知外,还能尽可能减少病变进展的影响。同时,可为消融房室结提供更大的安全空间,以免损伤起搏位点及远端。HV 传导测试,以稍高于阈值(0.5V)的输出 1:1H-V 传导 >120~140 次/min,提示 His 束以下传导正常;测试阈值时注意起搏频率的影响,频率快可能伴随阈值升高;记录不同输出电压时的起搏形态,记录选择性和非选择性夺获的阈值。共识中提出在非起搏依赖的患者中希氏束夺获阈值应低于 2.5V/ms,起搏依赖患者除了传导束阈值外,应有较低的内膜阈值作为自身备份。

6) 双电极法(dual-leads)[22-24]:以第 1 根电极为路标确定希氏束大概位置,第 2 根电极在周边区域寻找更佳的起搏位点,以提高希氏束起搏的植入效率和获得更好的起搏参数(图9),最后将参数较差的第二根电极置于心房(患者需要植入心房导线时)或右室间隔(患者需要右心室起搏备用时)。

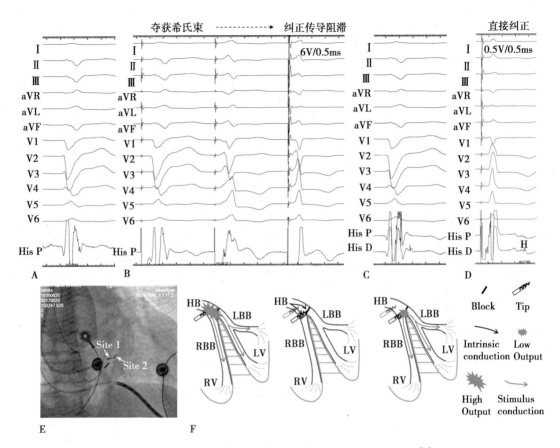

图9   远端希氏束起搏用于心衰合并左束支传导阻滞患者[5]

一名左束支阻滞合并心衰患者(A),行希氏束起搏,1.0V/0.5ms 选择性夺获传导束,6V/0.5ms 非选择性纠正阻滞;随后增加电极至希氏束远端(C、E),仅以 0.5V/0.5ms 纠正传导阻滞(D),示意图显示 His 远端起搏(F)

7) 撤鞘和确认导线固定良好:需先把其他电极植入完成,然后将鞘管退到仅留导线足够切开刀固定的最小长度,让导线自然下垂,释放扭力。使用推荐使用配套的 6232 切开刀,在 DSA 影像下一气呵成地撤鞘。撤鞘后调整合适的导线张力,并再次测试阈值。

四、左束支起搏的电学特征和规范化操作步骤

1. 左束支起搏夺获近端左侧传导系统的电学特征

(1) 起搏形态呈右束支阻滞图形:左束支起搏,左室激动早于右室,但起搏形态还取决于导线的具体位置如左前分支或左后分支区域、合并存在的传导系统疾病、起搏极性、不同输出电压起搏导致的选择性或非选择性左束支夺获等。

(2) 记录左束支电位:自身为非左束支阻滞的患者,理论上应该都能记录到左束支电位,PV 间期一般为 20~30ms。而在 LBBB 导致激动延迟时,导致电位与心室激动重叠,可以通过希氏束起搏恢复左束支传导或出现窄 QRS 或右束支阻滞形态的期前收缩或逸搏时,可以记录到左束支电位(图10,图11)。

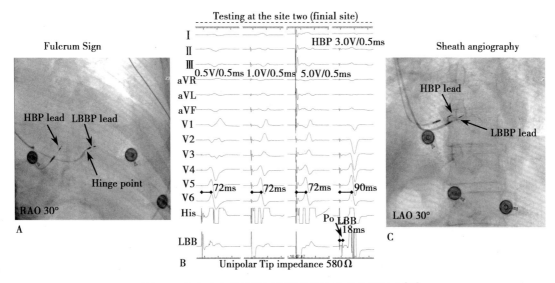

图 10　左束支夺获的特征和导线深度的影像学特点[10]

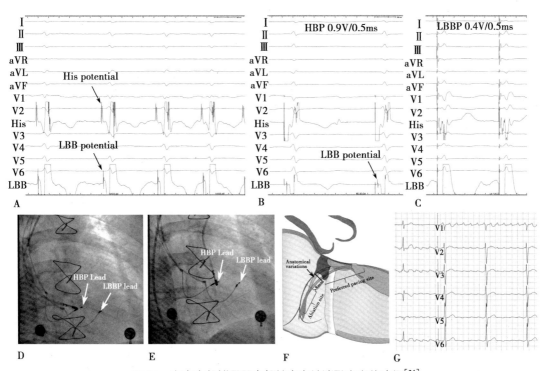

图 11　左束支起搏用于房颤性房室结消融患者的病例[24]

一名房颤射频消融复发、反复心衰的患者,拟行房室结消融联合起搏治疗,电生理检查见损伤电流及希氏束、左束支电位(A),0.9V/0.5ms 起搏夺获希氏束,希氏束起搏后左束支起搏电极记录到顺传左束支电位(B),0.4V/0.5ms 起搏夺获左束支(C);右侧静脉房室结消融失败(D),经左侧动脉入路(E),为提供足够消融空间(F),选择更远端的左束支起搏,可见消融成功心电图(G)

（3）起搏钉到左室激动时间（stimulus to left ventricular activation time，Sti-LVAT）：即起搏钉到R波顶峰的达峰时间，简称达峰时间，通常测量V4~V6导联，反映左室侧壁的除极时间。当达峰时间在高输出电压起搏时突然缩短或者在不同输出电压时保持最短和恒定，提示夺获左束支，其应短于希氏束起搏时的达峰时间。

（4）选择性和非选择性左束支起搏（selective and non-selective LBBP）：S-LBBP，仅夺获左束支，可见腔内起搏钉与V波之间存在分离，体表的起搏心电图为典型的右束支阻滞图形，即V1导联呈"M"或"rSR'"型，R'宽且有切迹，同时Ⅰ、V5、V6导联S波深宽伴有切迹。当输出电压增高时出现NS-LBBP，即同时夺获左束支和其周边的间隔内膜心肌，腔内图起搏钉与V波之间没有分离，体表的起搏心电图右束支阻滞图形不如上述S-LBBP典型，V1导联呈QR型，R波无切迹，同时Ⅰ、V5、V6导联S波窄小无切迹。虽然S-LBBP和NS-LBBP体表和腔内心电图存在差异，但是其R波达峰时间是相同的，即前述的在不同输出电压时保持最短和恒定[12]（表4，图12~图14）。

表4　选择性LBBP与非选择性LBBP的电学特征[12]

特征	S-LBBP	NS-LBBP
起搏夺获	LBB	LBB及局部心肌
起搏QRS形态	RBBB	RBBB
V1导联	M型或rsR'，R'宽且有切迹	QR，R'窄无切迹
Ⅰ、V5、V6导联	S波深宽有切迹	S波窄小无切迹
腔内心电图起搏钉与V波之间分离	有	无
达峰时间（Sti-LVAT）	最短和恒定	最短和恒定

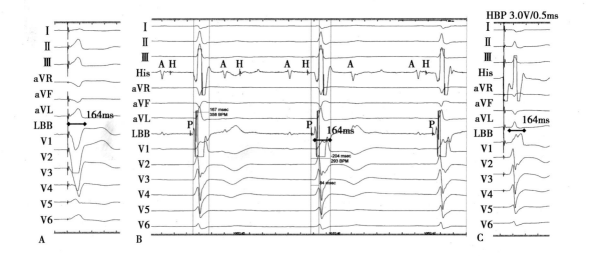

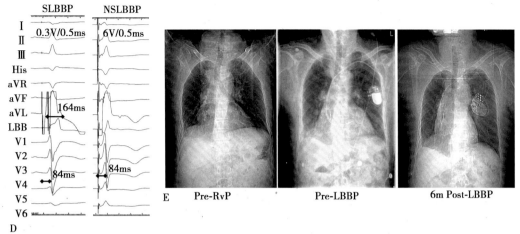

图 12　过病变左束支起搏用于起搏介导心肌病患者的病例[25]

一名右室起搏介导的心肌病患者(A,起搏 QRS 164ms),拟升级希浦系统起搏,电生理检查提示 A-H 逐渐延长至分离,H-V 无固定关系,提示结内及 His 以下阻滞(B),3V/0.5ms 夺获希氏束(C),采用双电极法,左束支电极见左束支电位与 V 波呈 1∶1 下传,提示电极位置跨越阻滞部位(B),0.3V/0.5ms 及 6V/0.5ms 起搏分别为选择性(起搏 QRS 164ms)及非选择性左束支起搏,达峰时间不变,均为 84ms。随访半年,患者左心功能、心脏大小明显改善(E)

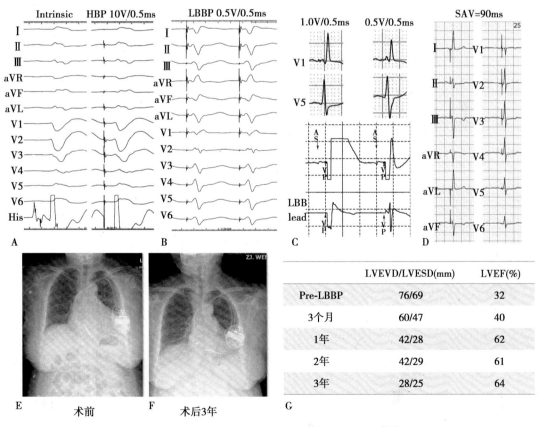

图 13　左束支起搏用于左束支阻滞患者的病例[11]

一名左束支阻滞合并心衰患者,希氏束起搏无法纠正传导阻滞(A),故将电极挪向约 1cm 远的室侧,实现左束支起搏(B),体表心电图及腔内图提示 0.5V/0.5ms 输出呈现选择性左束支起搏,调整 AV 间期,融合获得正常化的 QRS 波(93ms,C)。随访显示,心功能及心脏大小明显改善(E~G)

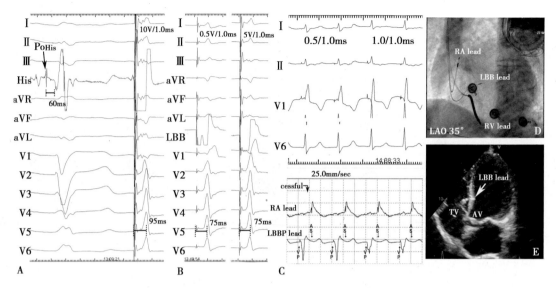

图 14　左束支起搏用于左束支阻滞患者的病例[12]

一名心衰合并完全性左束支传导阻滞患者,电生理检查见希氏束电位,起搏 10V/1.0ms 纠正阻滞(A),故行左束支起搏,0.5V/1.0ms 实现选择性左束支起搏,增高电压不改变达峰时间(B),术后体表心电图及同步的远程腔内图提示典型的选择性与非选择性左束支起搏(C);术中影像学显示电极位置(D),超声提示左束支电极头端位于左室间隔内膜面下(E)

(5) 左束支夺获的直接证据:起搏钉与逆传希氏束电位或顺传的远端左束支电位之间的间期有助于判断左束支夺获(图 11),当然这样的操作在临床上并非常规使用。

临床实践中,当符合第 1、2 条标准加上后 3 条中至少 1 条标准,即可确定左束支夺获。

2. 左束支起搏的规范化操作步骤

(1) 术前评估:术前心脏超声或心脏 MRI 评估室间隔厚度和间隔是否存在瘢痕。对左束支阻滞的患者,建议先植入心室起搏备用电极连接临时起搏器,因左束支起搏电极植入过程中有可能损伤右束支而造成完全性房室传导阻滞。术中建议单极测定起搏阈值和阻抗,最终的 R 波感知用双极测定。

(2) 左束支起搏的初始定位:先植入希氏束电极,然后以此影像作为标记植入左束支起搏电极。在右前斜 30° 体位,左束支起搏的初始位置在希氏束远端 1~1.5cm 处希氏束与心尖部连线上,起搏通常 V1 导联呈"W"型,顿挫在 QRS 底部(图 15)。对于复杂的病例,可使用双电极法提高成功率或者获得左束支夺获的直接证据(图 11)。

(3) 深拧导线至间隔内:逆时针旋转鞘管保持导线头端垂直于间隔并提供足够的支撑力便于导线拧入间隔。旋入导线过程中操作应"先快后慢"。在初始阶段,建议单手或者双手快速旋转导线 3~4 圈 / 次以成功突破间隔内膜将导线植入,然后松开导线并再次重复快速旋转。在旋入过程中会发现:①起搏是 V1 导联上 QRS 波底部的顿挫会逐渐移动到 QRS 波的终末直至出现终末部分的 R' 波,即起搏形态由左束支阻滞变为右束支阻滞图形;②单极起搏阻抗增加;③影像上看到导线位置变化出现 Fulcrum 征,即导线植入间隔内的部分保持相对固定,不随心脏收缩而移动,而其未植入间隔内的部分则随心脏收缩而摆动,整个导线呈现支点运动(图 10)。当导线拧入过深出现穿孔至左室腔时,回退导线不可取,应将导线完全旋回后重新更换植入部位。

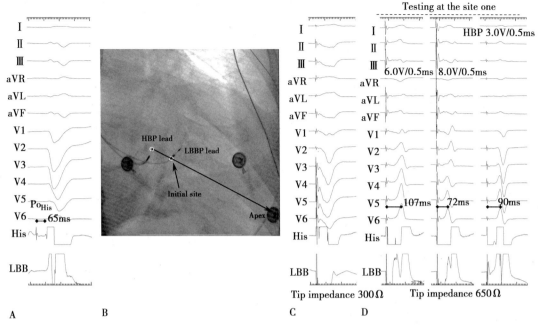

图 15　左束支起搏的初始定位与腔内心电图特点[10]

（4）注意事项

1）术中加强监测：当导线头端旋入间隔 6~8mm 时、起搏形态呈右束支阻滞图形时和 /或出现右束支阻滞图形的室早时，建议进行高低电压起搏，若高电压起搏能缩短达峰时间则提示导线已接近左侧传导系统。

2）何时停止旋入导线？

当 V1 导联的起搏 QRS 波的顿挫逐渐上升成为终末部分的 R'，常伴随右束支阻滞形态的室早，此时导线旋入已接近左侧间隔内膜面。应小心缓慢旋转导线，每次半圈到 1 圈及仔细监测起搏形态和阻抗（单极阻抗应 >500Ω），避免导线穿孔至左室腔内。当确定低阈值即可夺获左束支时（通常 <1.5V/0.5ms），停止旋入导线。

3）确定导线深度：导线头端与支点之间的距离可以大致判断导线植入间隔的深度。左前斜 35° 体位下通过鞘管造影可直观显示导线的确切深度。其他确定导线深度的方法还有术中或术后心脏超声、术后 CT。然而，应最小化金属伪影以显示确切的导线位置。

4）当导线旋入困难时怎么办？

常见原因包括导线头端螺旋上有组织嵌顿，鞘管或导线螺旋变形，旋入位置有瘢痕或纤维化，以及鞘管支撑力不够等等。去除螺旋上的嵌顿组织，替换新的鞘管或者导线以及重新定位植入可能有效。

（5）撤鞘和确认导线固定良好：与希氏束起搏不同的是，不建议用回弹试验来判断电极固定良好，因会导致穿孔可能。将鞘管撤到心房同时送入导线保持一定张力。再次测定起搏参数确认导线稳定性。切鞘后调整合适的导线张力，避免导线穿孔或脱位。

3. 潜在的并发症与预防

（1）术中损伤右束支：较为常见，但大部分术后可恢复。当导线跨过三尖瓣进入心室时，始终保持导线头端在鞘管内操作，轻微逆时针旋转鞘管将导线固定在后下间隔可减少右束支损伤。另外,避免在有电位的间隔部位旋入导线,因为此电位很可能就是右束支电位,若在此处旋入则很有可能造成右束支的不可逆损伤。

(2) 导线脱位和间隔穿孔:术前心脏超声或心脏 MRI 评估间隔情况如是否存在心室致密化不全、间隔薄或存在瘢痕等,避免导线植入上述部位。术中每个步骤都监测起搏形态和阻抗可预防术中出现脱位或穿孔。适当的调整导线张力可避免术后导线脱位(张力不够)或间隔穿孔(张力过多)。

(3) 潜在冠脉损伤可能:冠脉的间隔支在前间隔分布较多且较粗大。建议将导线植入后下间隔以避免损伤冠脉分支。

五、希浦系统起搏的程控

希氏束起搏专家共识[18]推荐术中应该连续记录 12 导心电图来评估起搏阈值,这对于评估和区分选择性和非选择性希氏束起搏有帮助。在非选择性希氏束起搏时,非常重要的关键点是除了右室夺获阈值以外应测定真正希氏束夺获的阈值。临床运用中,非选择性希氏束起搏可能更安全,因为在低输出下提供自身的右室备用起搏(尤其是起搏依赖的患者)。在束支传导阻滞患者,必须要测定能纠正传导阻滞的阈值。

希氏束起搏的程控设置有其特殊性,主要原因如下:①现有的起搏器逻辑设计为心房、心室[左室 / 右室(除颤)],希氏束由于解剖位置位于房室交界处,不同于现有起搏器设计的心房与心室的逻辑关系;②希氏束起搏存在一定的不足:感知较低、交叉感知、阈值较高、远期存在阈值升高可能,需要进行程控调整或者增加备份电极;③现有的自动阈值管理、VSP 等算法不适用于希氏束起搏;④希氏束起搏后易出现电张性改变,易发生 T 波过感知。

1. 针对 HBP 感知较低的程控要点

(1) 设置为 DVIR 起搏模式(若起搏依赖)。

(2) 调整感知灵敏度。

(3) 连接 LV 插孔。

(4) 采用 ICD 感知平台的起搏器(如美敦力起搏器,心房 / 心室感知:普通 0.18/1.0mV *vs.* ICD 感知平台 0.15/0.45mV)。

(5) 当房颤者植入双腔起搏器,HBP 电极接心房插孔时,将 PAV/SAV 设为 100~150ms 或 AP-VS+50ms,避免 AV 设置过长 R-on-T 导致的致心律失常风险。

2. 针对 HBP 阈值较高及远期阈值升高的解决方案

(1) 考虑到永久希氏束起搏比传统右心室起搏需要更高阈值建议记录希氏束夺获阈值时设定脉宽为 1ms 以便统一对照,1ms 脉宽在相对耗电少的情况下能提供更多能量。

(2) 起搏依赖者,需要增加备用起搏,则选用的起搏器需要升级。

3. 针对房室逻辑顺序问题的程控要点

(1) 保证希氏束起搏电极在心室电极之前工作。

(2) 调整适当的 AV、VV 间期:当房颤者植入双腔起搏器,HBP 电极接心房插孔时,将 PAV/SAV 设为 100~150ms 或 AP-VS+50ms,避免 AV 设置过长发生 R-on-T 诱发室性心律失常。

4. 左束支起搏的程控 经过短中期随访,左束支起搏参数非常好且稳定,通常不需要像希氏束起搏那样调整感知灵敏度和起搏电压[10]。不同的输出电压和起搏极性会产生不同的起搏图形。由于高电压双极起搏时阳极夺获右室间隔,起搏形态不是典型的右束支阻滞图形甚至出现非右束支阻滞图形,因右室传导的延迟完全被右室间隔的提前激动所补偿。

术后随访测试起搏阈值时,应观察和记录阳极夺获的阈值以及选择性和非选择性左束支起搏的阈值。建议在可接受的输出电压时(如 3.5V/0.4ms)使用双极起搏阳极夺获来部分补偿右室的延迟激动,但非强制要求程控输出电压高于阳极夺获的阈值。最终的起搏输出电压需衡量临床上是否需要阳极夺获及预防电池过早耗竭。

5. 希浦系统起搏参与 CRT 的程控 当希浦系统起搏电极用于 CRT 时,导线与脉冲发生器的连接取决于自身心律(房颤或窦律)及器械选择(CRT-P 或 CRT-D)[10]。对于慢性房颤的患者,若不植入心房电极,希浦系统起搏电极可连接于脉冲发生器的心房插孔,需注意对于 CRT-D 者须使用单腔 ICD 鉴别诊断的算法(PR logic 关闭)。

对于窦律的患者,若希浦系统单点起搏能完全纠正左束支阻滞,则希浦系统起搏电极可替代左室电极连接于脉冲发生器的左室插孔,对于左束支起搏者可通过调整 AV 间期使自身右束支下传达到与 HBP 一样完全正常的 QRS 波形。对于希浦系统单点起搏纠正不完全的患者,希浦系统起搏电极可与左室电极融合起搏以达到更好的左室电同步。此时对于 CRT-D 者需植入 4 根导线:RA 电极、RV 除颤电极、希浦系统起搏电极、LV 电极。必须测定希浦系统起搏电极和 LV 电极的感知,选择感知好、无远场感知的电极导线连接脉冲发生器的 RV 起搏感知接口,原 RV 起搏感知头端包埋。

六、希浦系统起搏的临床应用、适应证和特殊案例

希浦系统起搏主要适用于两大类疾病:①心室起搏依赖,尤其 VP>40% 者,以维持电同步预防起搏导致的心衰;②与心脏电不同步相关的心衰,尤其典型 LBBB 者,若希浦系统能完全纠正束支阻滞,则希浦系统起搏电极单点起搏即可,若纠正不完全,则希浦系统起搏电极可与左室电极融合起搏以达到更好的左室电同步,以改善心衰。目前,基于现有的研究证据,2018 年 ACC/AHA/HRS 起搏指南对于 HBP 的推荐为:LVEF 36%~50% 的 AVB 者,预计心室起搏 >40%(Ⅱa 类)、AVB 阻滞在房室结者(Ⅱb 类)[26]。2018 年中国心力衰竭指南中推荐 HBP 作为除经典 BVP 之外的 CRT 的另一种方法[27],指南认为如果通过 HBP 能够纠正希氏浦肯野系统传导病变(尤其是 LBBB),理论上比双心室起搏更符合生理性。主要适用于:①左室导线植入失败者;② CRT 术后无反应者[28](图 8);③药物控制心室率不理想的房颤伴心衰,且经导管消融失败或不适合房颤消融需要房室结消融控制心室率者[29](图 8);④慢性房颤伴心衰,需要高比例心室起搏(>40%)者;⑤因医疗经费限制不能承受三腔起搏器植入者,可用双腔起搏器进行 HBP 实现 CRT。

左束支起搏目前处于起步阶段,尚无指南推荐,但已有少量小规模观察性研究和病例报道证实其相比 HBP 的优越性:感知参数好,避免交叉感知;起搏参数良好,一般感知 >5mV、阈值 <1.0V/0.4ms,导线固定可靠;跨越阻滞部位[25](图 12),不易受传导束病变随时间向室侧进展的影响;可同时夺获周边心肌细胞可作为自身心室起搏备份;为需房室结消融的患者提供足够的消融靶点空间,保证消融有效及消融后起搏阈值稳定(图 11);对于传导系统近端病变者,尤其典型 LBBB 者,纠正阈值低且稳定(图 13,图 14);对于传导系统远端或者弥漫性病变者,可在更远端植入跨越病变或者部分纠正其弥漫性病变。LBBP 相比 HBP 来说,其不足主要是:HBP 最生理,左右束支同步下传,而 LBBP 则尽量保持左室内同步性的同时存在左、右室间的不同步,表现为起搏呈右束支阻滞图形,QRS 宽于 HBP,但左室的同步性相比左、右室间的同步性来说对于心脏收缩功能可能更为重要,我们报道过一例左束支起搏用于起搏介导心肌病的患者,改为 LBBP 后 QRS 宽度与右室起搏相同(164ms),随访心脏明

显缩小(图 12)。

对于如何选择 HBP 或 LBBP 问题,原则为兼顾生理性与安全性,具体来说取决于疾病类型、阻滞部位、起搏参数及术者的操作技术。

七、总结与展望

HBP 代表了最生理的心室起搏方式,现有的研究提示相比传统右室起搏,HBP 在改善预后方面更胜一筹。HBP 也是 CRT 适应证者的一种非常有希望的替代选择,但目前仍有许多未解决的问题亟待明确。同时,对于未来发展来说,期待大型多中心随机对照临床研究来证实希浦系统起搏的有效性,并且期待电极、递送工具和脉冲发生器的改进以增加操作的成功率。

希浦系统起搏未来发展方向主要有以下几方面:

1. 远端希氏束起搏和左束支起搏　即使能记录到希氏束,仍有 10%~20% 的患者可能有更远端或弥漫的传导系统疾病,因而近端希氏束起搏可能并不可靠或能以可接受的阈值纠正束支传导阻滞。对这类患者,远端希氏束起搏和左束支起搏能跨越阻滞部位获得低且稳定的参数。虽然仍需要更多研究来支持其有效性和安全性,但它们给远端传导系统疾病和 / 或心室不同步的患者提供了另一种选择。

2. 需要更多研究证据　尽管已有一些研究证实了 HBP 的安全性和有效性,但尚无大规模、随机对照研究比较 HBP 和常规右室起搏或双室起搏有效性的研究发表。虽然有初步的小规模、随机、交叉研究提示相似的效果,但仍无长期的预后研究。需要大规模、多中心、随机研究比较 His-CRT 和 BiV-CRT 来评估 HBP 的临床效果。对于刚处于起步状态的左束支起搏,亟需更多研究证据来证明其长期的有效性和安全性,以及临床应用方面与最生理的希氏束起搏的对比研究。

3. 器械改进　电极设计和递送工具的改进可以增加希浦系统的成功率,尤其是在心腔扩大及远端传导系统疾病的患者。如头端螺旋更长、内带钢丝、导线上多个点可作为阴极起搏等等导线的改进措施,将更便于导线的操作和拔除。还有国外已上市的 C304His 鞘(图 7),具有可调弯 + 双弯的立体结构,更便于希浦系统起搏的操作。此外,研制希浦系统起搏专用的脉冲发生器及算法可克服希浦系统起搏存在的固有缺陷,进一步提升其安全性和有效性。

(陈学颖　吴圣杰　黄伟剑)

参 考 文 献

[1] COOLEY D A. In memoriam. Tribute to Ake Senning, pioneering cardiovascular surgeon [J]. Texas Heart Inst J, 2000, 27: 234-235.

[2] DESHMUKH P, CASAVANT D A, ROMANYSHYN M, et al. Permanent, direct His-bundle pacing: a novel approach to cardiac pacing in patients with normal His-Purkinje activation [J]. Circulation, 2000, 101: 869-877.

[3] BARBA-PICHARDO R, MANOVEL SANCHEZ A, FERNANDEZ-GOMEZ J M, et al. Ventricular resynchronization therapy by direct His-bundle pacing using an internal cardioverter defibrillator [J]. Europace, 2013, 15: 83-88.

[4] AJIJOLA O A, UPADHYAY G A, MACIAS C, et al. Permanent His-bundle pacing for cardiac resynchronization therapy: Initial feasibility study in lieu of left ventricular lead [J]. Heart Rhythm, 2017, 14: 1353-1361.

[5] HUANG W, SU L, WU S, et al. Long-term outcomes of His bundle pacing in patients with heart failure with left bundle branch block [J]. Heart, 2019, 105: 137-143.

［6］ LUSTGARTEN D L,CRESPO E M,ARKHIPOVA-JENKINS I,et al. His-bundle pacing versus biventricular pacing in cardiac resynchronization therapy patients：A crossover design comparison［J］. Heart Rhythm,2015,12：1548-1557.

［7］ SHARMA P S,DANDAMUDI G,HERWEG B,et al. Permanent His-bundle pacing as an alternative to biventricular pacing for cardiac resynchronization therapy：A multicenter experience［J］. Heart Rhythm,2018,15：413-420.

［8］ SU L,XU L,WU S J,et al. Pacing and sensing optimization of permanent His-bundle pacing in cardiac resynchronization therapy/implantable cardioverter defibrillators patients：value of integrated bipolar configuration［J］. Europace,2016,18：1399-1405.

［9］ WU G,CAI Y,HUANG W,et al. Hisian pacing restores cardiac function［J］. J Electrocardiol,2013,46：676-678.

［10］ HUANG W,CHEN X,SU L,et al. A beginner's guide to permanent left bundle branch pacing［J］. Heart Rhythm,2019.

［11］ HUANG W,SU L,WU S,et al. A Novel Pacing Strategy With Low and Stable Output：Pacing the Left Bundle Branch Immediately Beyond the Conduction Block［J］. Can J Cardiol,2017,33：1736. e1731-1736. e1733.

［12］ CHEN X,WU S,SU L,et al. The characteristics of the electrocardiogram and the intracardiac electrogram in left bundle branch pacing［J］. J Cardiovasc Electrophysiol,2019.

［13］ KAWASHIMA T,SASAKI H. A macroscopic anatomical investigation of atrioventricular bundle locational variation relative to the membranous part of the ventricular septum in elderly human hearts［J］. Surg Radiol Anat,2005,27：206-213.

［14］ MATTSON A R,MATTSON E,MESICH M L,et al. Electrical parameters for physiological His-Purkinje pacing vary by implant location in an ex vivo canine model［J］. Heart Rhythm,2019,16：443-450.

［15］ SEDMERA D,GOURDIE R G. Why do we have Purkinje fibers deep in our heart?［J］. Physiol Res,2014,63 Suppl 1：S9-S18.

［16］ VIJAYARAMAN P,SUBZPOSH F A,NAPERKOWSKI A,et al. Prospective evaluation of feasibility,electrophysiologic and echocardiographic characteristics of left bundle branch area pacing［J］. Heart Rhythm,2019.

［17］ NARULA O S. Longitudinal dissociation in the His bundle. Bundle branch block due to asynchronous conduction within the His bundle in man［J］. Circulation,1977,56：996-1006.

［18］ VIJAYARAMAN P,DANDAMUDI G,ZANON F,et al. Permanent His bundle pacing：Recommendations from a Multicenter His Bundle Pacing Collaborative Working Group for standardization of definitions,implant measurements,and follow-up［J］. Heart Rhythm,2018,15：460-468.

［19］ ZANON F,BARACCA E,AGGIO S,et al. A feasible approach for direct his-bundle pacing using a new steerable catheter to facilitate precise lead placement［J］. J Cardiovasc Electrophysiol,2006,17：29-33.

［20］ ZANON F,ELLENBOGEN K A,DANDAMUDI G,et al. Permanent His-bundle pacing：a systematic literature review and meta-analysis［J］. Europace,2018,20：1819-1826.

［21］ VIJAYARAMAN P,NAPERKOWSKI A,ELLENBOGEN K A,et al. Electrophysiologic Insights Into Site of Atrioventricular Block：Lessons From Permanent His Bundle Pacing［J］. JACC Clin Electrophysiol,2015,1：571-581.

［22］ SU L,WU S,WANG S,et al. Pacing parameters and success rates of permanent His-bundle pacing in patients with narrow QRS：a single-centre experience［J］. Europace,2018.

［23］ HUANG W,SU L,WU S,et al. Benefits of Permanent His Bundle Pacing Combined With Atrioventricular Node Ablation in Atrial Fibrillation Patients With Heart Failure With Both Preserved and Reduced Left Ventricular Ejection Fraction［J］. J Am Heart Assoc,2017,6.

［24］ HUANG W,SU L,WU S. Pacing Treatment of Atrial Fibrillation Patients with Heart Failure：His Bundle Pacing Combined with Atrioventricular Node Ablation［J］. Card Electrophysiol Clin,2018,10：519-535.

［25］ WU S,SU L,WANG S,et al. Peri-left bundle branch pacing in a patient with right ventricular pacing-induced cardiomyopathy and atrioventricular infra-Hisian block［J］. Europace,2019.

［26］ Writing Committee Members,KUSUMOTO F M,SCHOENFELD M H,et al. 2018 ACC/AHA/HRS guideline on the evaluation and management of patients with bradycardia and cardiac conduction delay：A Report of the American College of Cardiology/American Heart Association Task Force on Clinical Practice Guidelines and the Heart Rhythm Society［J］. Heart Rhythm,2018.

［27］ 中华医学会心血管病学分会心力衰竭学组,中国医师协会心力衰竭专业委员会,中华心血管病杂志编辑委员会. 中国心力衰竭诊断和治疗指南 2018［J］. 中华心力衰竭和心肌病杂志(中英文),2018,2：196-225.

［28］ SHAN P,SU L,ZHOU X,et al. Beneficial effects of upgrading to His bundle pacing in chronically paced patients with left ventricular ejection fraction <50［J］. Heart Rhythm,2018,15：405-412.

［29］ SHAN P,SU L,CHEN X,et al. Direct His-Bundle Pacing Improved Left Ventricular Function and Remodelling in a Biventricular Pacing Nonresponder［J］. Can J Cardiol,2016,32：1577. e1571-1577. e1574.

心律失常的综合管理

器质性心脏病室速的综合管理

器质性心脏病室性心动过速(简称室速)是一类发生在心脏器质性病变基础上的快速性室性心律失常,是导致心脏性猝死(SCD)的最常见原因之一。抗心律失常药物、植入型心律转复除颤器(ICD)以及导管消融是目前器质性心脏病室速治疗的主要方法,因该类患者的治疗面临心衰的管理、合并症的处理及心理干预等诸多方面的问题,需要电生理医师及其他专科医师共同参与以制定最佳的治疗方案,因此医疗团队协作和综合管理是这些复杂患者获得良好预后的必要前提。本文结合近期国内外相关研究、指南和专家共识对器质性心脏病室速的综合管理做一系统描述。

一、非持续性室速

非持续性室速(NSVT)是指连续出现3个或3个以上的异位室性激动,频率>100次/min,在30秒内能自行终止。各类器质性心脏病患者均可能发生NSVT,NSVT是持续性室速或SCD的危险信号[1]。

NSVT发生的病理因素包括心室肌肥厚、局部纤维化、室壁张力异常、交感兴奋性增高和电解质异常等,机制与自律性增高、触发活动及折返相关。NSVT在缺血性心脏病患者中十分常见,30%~80%的患者长程心电图可监测到无症状性NSVT。目前尚无证据表明,药物或导管消融能够改善器质性NSVT患者的预后。相关研究显示,发生在急性冠脉事件最初几天的NSVT对远期预后无明显影响。但发生在心肌梗死后48小时或更长时间的NSVT,即使无症状,也会增加死亡率和致残率。然而对于非缺血性心脏病患者,NSVT对于预后的影响尚不明确,目前尚无相关研究提供针对该类人群的明确治疗意见。有研究表明,在植入ICD的患者中,NSVT与电击频率和全因死亡率增加相关。对于这部分患者,延长室速的识别和诊断时间十分重要。

器质性心脏病NSVT的临床意义取决于潜在的基础心脏疾病,对于该类患者,治疗基础心脏病比治疗心律失常更重要[1]。当记录到多形性NSVT时应尽快评估患者是否存在冠状动脉缺血,针对该类心律失常的主要治疗措施是改善冠脉血供。如果非持续性多形性室速被确诊为儿茶酚胺敏感性室速(CPVT),其致死风险高,推荐给予β受体阻滞剂,必要时植入ICD治疗。对于尖端扭转型室速(Tdp)患者,应予纠正电解质紊乱,避免使用延长复极的药物等。

根据近期相关指南,所有左心功能受损(LVEF<35%)的患者在优化药物治疗不佳或无效的情况下都应考虑植入ICD,但是对于左心室收缩功能中度受损(LVEF<40%)的缺血性心脏病NSVT患者,应先进行心脏电生理检查,如果电生理检查诱发出持续性室速或室颤,

则推荐植入 ICD。对于心肌梗死后 LVEF>40% 且伴有晕厥史的 NSVT 患者,也应遵循这一方法,如果电生理检查诱发出持续性室速,推荐 ICD 治疗。LVEF>40% 的无症状性 NSVT 患者,通常不需要特殊的抗心律失常治疗,重点在于优化治疗基础心脏病。对于伴有 NSVT 的肥厚型心肌病(HCM)患者,无论是否合并其他危险因素,均应考虑 ICD 植入。总之,对于症状性、反复发作的器质性心脏病 NSVT 患者,经血运重建、优化内科治疗以及纠正可逆性诱因后仍未改善,推荐应用抗心律失常药物,必要时结合指征行 ICD 植入[2]。

二、持续性室速

器质性心脏病患者发作持续性室速可产生多种临床表现,从症状轻微(心悸)到低灌注症状(头晕、神志状态改变、晕厥先兆和晕厥)、心力衰竭和心绞痛症状加重,甚至出现 SCD;先前植入 ICD 者可出现 ICD 放电或电风暴。室速引起的血流动力学改变与心室率、室速持续时间、左心室功能不全的程度、心室激动顺序(即室速起源)以及房室收缩不同步有关。

(一)急性期处理

急性期治疗要根据患者症状及发作时血流动力学的耐受程度来决定。意识不清或血流动力学不稳定的持续性室速患者应立即给予同步直流电复律;意识清醒但血压低或症状明显的患者,先静脉使用镇静剂后再行电复律,在用镇静剂之前可以先静脉尝试利多卡因(1mg/kg),但其对持续性室速的缓解率只有 15%[3];对于血流动力学稳定或症状轻微的持续性室速的患者,在密切监测 12 导联心电图下给予相应处理,胺碘酮是治疗器质性心脏病合并持续性室速最有效的药物,但迅速经中心静脉给药会引起低血压,因此用药时要严密监测生命体征,如果症状加重或血流动力学不稳定,要立即给予镇静剂并行电复律。若室速变为室颤应立即行非同步模式除颤。对于心肌缺血或心肌梗死,尽管已用上述抗心律失常药物和直流电转复,但室速/室颤仍反复发作(室速/室颤风暴)者,推荐静脉使用 β 受体阻滞剂。如已明确的缺血性心脏病出现电风暴或 ICD 反复电击的患者在药物治疗无效的情况下可考虑急诊导管消融治疗。

(二)辅助检查

急性期处理后需要进一步调查室速发作的潜在诱因及具体的器质性心脏病类型。详细的病史询问常能提供重要的诊断线索,特别在以下几个方面:①是否有合并器质性心脏病的某些症状,如胸闷、胸痛及呼吸困难等;②详尽的用药史(药物种类及剂量);③有无 SCD 家族史。12 导联心电图有助于对室速进行确定性诊断,提供关于室速发生机制的重要信息,辅助判断是否存在器质性心脏病,以及提示室速的可能起源部位等,这对于计划接受导管消融治疗的患者尤为重要。所有持续性室速患者均应记录静息状态下的 12 导联心电图,若心电图中出现异常 Q 波或存在碎裂 QRS 波群等,常提示有潜在的器质性病变。对于 ICD 植入患者在病情稳定后因尽早进行程控,调取事件记录日志可提供室速发作的次数、干预情况以及电击治疗是否恰当。

对于大多数患者,超声心动图可以充分显示其心脏的结构和功能。如果患者的超声心动图正常,心脏磁共振(MRI)则会获取更为精细的心脏影像,以排除不明显的心肌瘢痕,如致心律失常型右室心肌病(ARVC)、心脏射血功能正常的缺血性心肌病、肥厚型心肌病(HCM)或心脏结节病等。当已知患有某种器质性心脏病出现持续性室速时,MRI 也可能有助于重新评估其心室功能。增强心脏磁共振(CMR)在诊断存疑时可提供更多证据。很大一部分心脏超声评估正常的患者 CMR 检查后提示存在器质性心脏病,CMR 显示的心肌瘢痕区域被证实与心电标测瘢痕区域相关。因此 CMR 可以协助诊断、危险分层以及指导射频消融治疗[4]。另外，晚期钆增强（LGE）可有效评估心律失常与心脏性猝死的关联度。

核素显像在特定病例中具有重要价值，有研究显示对缺血性心肌病合并室速的患者进行 PET/CT 检查，结果显示近一半病例存在氟代脱氧葡萄糖（FDG）摄取增加。超过一半的 PET 检查阳性患者 CMR 提示 LGE 阴性，剩余的 LGE 与 FDG 摄取存在相关性。PET/CT 检查显示的心肌异常区域和电压标测时显示低电压瘢痕区一致，并与组织学检查相符合。

在基础心率时描记的信号平均心电图，若记录到低振幅电位可提示存在病变心肌，但无助于对心肌瘢痕的定位。信号平均心电图检查结果呈阴性与较好预后相关，但是其阳性预测价值不大。阳性检查结果可以作为诊断 ARVC 的一个次要标准，因此信号平均心电图可能最适用于识别此类疾病[5]。

心脏电生理检查可明确宽 QRS 心动过速的具体类型，对于表现为晕厥或持续性心悸伴有心肌瘢痕存在证据的患者，也可从心脏电生理检查中获益。尽管该检查独立的阴性预测价值和阳性预测价值有限，但诱发出的持续性室速与临床反复发作的心动过速高度相关，可以为晕厥的原因或为心动过速发作时的其他症状提供线索。

对于反复发作的持续性室速，心肌缺血作为其唯一病因并不常见。大多数患有持续性室速的患者存在固定的心肌瘢痕区域，往往是陈旧性心肌梗死愈合所致。对于新近出现的持续性室速，应全面评估其心脏结构和功能，以明确其是否患有潜在的心脏疾病。评估手段包括超声心动图、运动试验、心肌负荷 / 灌注显像及冠状动脉造影检查。对于大多数疑诊为冠心病的患者，应该考虑对其进行冠脉造影检查。心肌 MRI 和正电子断层扫描 CT 成像可以很好地显示其他影像学技术未发现的心肌瘢痕，从而将器质性心脏病室速与特发性室速区分开。

（三）ICD 植入与管理

ICD 在所有器质性心脏病室速病例中几乎均有指征（预期寿命 >1 年的患者），根据临床随机对照试验的结果，持续性室速合并心肌瘢痕的患者，即使心功能正常或接近正常也可以植入 ICD。尽管 ICD 可以有效避免器质性心脏病患者因室速或室颤引起 SCD，但其并不能预防心律失常发作，大多数 ICD 植入患者会经历一次或多次电击，而反复 ICD 放电被证实可增加致残率和死亡率，同时也反映心脏疾病的进展。

对于 ICD 反复放电的患者，可以通过程控 ICD 尽可能减少电击次数，超速抑制或抗心动过速起搏（ATP）可在电击之前终止室速。对于所有的器质性心脏病植入具有 ATP 治疗功能的 ICD 患者，都应在所有 VT 检测区（包括上至 230 次 /min）设置 ATP 治疗，以减少 ICD 电击（已经证实的 ATP 无效除外）。相关研究显示，在 ATP 治疗模式选择中，Burst 优于 Ramp，应优先设置 Burst 治疗，以提高 ATP 终止室速的成功率。另外，恰当的室速检测区间和间期重设可起到平衡作用，既允许室速自行终止而减少不必要的 ICD 干预又不耽误症状性或血流动力学不稳定室速的治疗，故对于室速频发致 ICD 反复放电的患者，应对其事件进行回顾，根据临床室速周期调整检测区间和间期。一级预防的患者通常设定更高的检测频率和更长的检测间期以减少 ICD 放电。

新近的皮下 ICD 技术使得一部分不需要起搏的 ICD 适应证患者可以避免在心腔内植入除颤电极[6]。另外，如合并以下情况可考虑暂用佩戴式心脏转复除颤装置（WCD）[7]：①心肌梗死后早期伴有严重左心功能不全，LVEF<35%；②急诊血管再通治疗后伴有 LVEF ≤35% 的患者；③新诊断的非缺血性心肌病且 LVEF<35%；④等待心脏移植且具有高危猝死风险患

者;⑤由于感染等原因暂不能植入 ICD 者;⑥有猝死家族史合并不明原因晕厥患者的诊断。

(四) 药物治疗

器质性心脏病合并室速的患者可以通过联合抗心律失常药物及优化 ICD 程控减少放电次数。β 受体阻滞剂已被证实可以减少室速合并射血分数降低的心功能不全患者的死亡率。然而单一使用 β 受体阻滞剂无法有效阻止室速复发。

最近的一篇 Meta 分析显示应用抗心律失常药物可以减少 34% 的 ICD 干预,大多数见于胺碘酮与对照药物治疗的研究[8]。β 受体阻滞剂和胺碘酮联用通常用于改善预后及抑制室速复发,该方案被证实优于单用 β 受体阻滞剂,如索他洛尔等。美西律作为 Ⅰb 类抗心律失常药物在小样本非随机研究中作为胺碘酮治疗无效或抵抗的辅助用药[9]。

索他洛尔的安全性已经得到肯定,可有效减少器质性心脏病合并室速患者的死亡率和 ICD 放电次数。但近期的研究表明其劣于传统的 β 受体阻滞剂和胺碘酮,因此常作为二线药物使用[10]。雷诺嗪是一种晚内向钠电流抑制剂,起初用于抗心绞痛及抗缺血治疗,近期研究发现其能有效抑制其他抗心律失常药物无法控制的顽固性室速或室颤[11,12]。

值得关注的是,单用抗心律失常药物并不能提高器质性心脏病室速患者的生存率。尽管胺碘酮在抑制室速方面有显著的疗效,但却会提高全因死亡率。另外,胺碘酮存在一系列不良反应,长期应用胺碘酮对肺组织、甲状腺、肝脏、神经系统、皮肤及心脏均有不良反应。因此患者使用胺碘酮需经常监测相关指标。多项研究均发现因胺碘酮的上述不良反应导致其停用率高达 18%~38%[13]。

(五) 室速导管消融及外科消融

导管消融为目前治疗器质性心脏病室速的重要措施。近年来,随着循证医学证据的不断积累,导管消融在该类室速治疗中的地位也在不断攀升。对于缺血性心肌病,SMASH-VT 研究[14]和 VTACH 研究[15]均表明植入 ICD 后均能显著减少室速发作次数,延长第一次复发的时间。近期的 VANISH 研究也表明导管消融在减少死亡等终点事件、室速电风暴及 ICD 放电次数方面优于抗心律失常药物治疗[16]。

在非缺血性心肌病患者中导管消融的疗效及预后各不相同。与缺血性心肌病室速导管消融相比,非缺血性心肌病导管消融的远期成功率的研究仍然尚不充分。相关研究显示导管消融在特发性扩张型心肌病(IDCM)合并室速的术后复发率要高于缺血性心肌病,IDCM 的标测和消融多具挑战性,如病灶通常不明确且分布广泛,室速起源部位多在室壁内、间隔部或左室前壁基底部等,此类因素造成消融效果不佳。一项研究对不明原因心肌病合并室速患者行急诊 PET/CT 检查发现多数为致心律失常性炎性心肌病,其中心脏结节病占到 36%[17]。单一使用免疫抑制疗法或联合导管消融可以有效控制该类室速发作,提示炎症在产生和维持室性心律失常中的关键作用。对于该类患者,可以从多学科联合管理中获益,因为心肌病通常不是这些疾病的唯一表现。AVRC 合并室速采用心内膜 - 心外膜联合标测和消融已获得较好的临床效果,较单一心内膜消融相比能有效减少室速复发。另外,有研究显示部分顽固性室速可经双极消融或应用灌注针头消融导管消融成功。

近期有学者将肿瘤定向放疗技术应用到器质性心脏病室速治疗中[18]。使用 MRI 心肌成像来识别致心律失常基质的部位,通过低剂量电离辐射光束(X 射线或 γ 射线)进行多角度投射,将消融能量聚焦在室速相关的瘢痕组织上,达到完全消除瘢痕内的存活心肌。与射频消融术相比,组织死亡的机制是细胞凋亡和微血管损伤而不是热损伤,并且通常具有延迟效应(几天到几个月)。定向放疗技术的初步临床试验结果令人鼓舞,目前正在进行的多中心临床试验将进一步揭示该治疗方式的安全性和有效性。

早期行导管消融较晚期消融亦可明显改善临床结局，一项针对缺血性心肌病及非缺血性心肌病室速消融的回顾性研究发现[19]，第一次记录到室速30天内进行消融有更高的成功率(消融后室速不诱发)、更少的室速复发，尽管心源性死亡率并无明显差异，该结果也在其他类似研究中得到重复。

对于导管消融失败(经验丰富的术者)后应用抗心律失常药物治疗无效的持续性室速患者，可在外科消融经验丰富的医疗中心，通过术前和术中电生理检查指导外科消融。另外，对于某些射频消融失败后临床记录有持续室速的患者，可考虑在心脏手术(冠脉旁路移植术或瓣膜手术)中同时进行外科消融。

室速消融是一项复杂且风险较高的操作，该项诊疗技术最好是在有经验的中心实施，并协同多学科进行综合管理，有证据表明操作时间延长会导致在院死亡率增加，因此优化消融治疗方案及围术期协同管理十分必要[20]。术前需要全面评估基础心脏疾病及合并症的情况，尤其是心脏功能的评估，常规停用抗凝及抗心律失常药物、通过影像学等检查评估致心律失常病灶的可能部位及手术入路、器械及相关人员的准备。尽管各中心的术前准备流程各异，但通用的流程方案大体类似。术中熟悉标测技术及流程、优化信息处理、减少低效或无效的操作时间。随着现代三维电解剖标测技术的发展，结合术前影像可以使病灶在标测过程中实时可视化。术后转至CCU由多学科介入(包括CCU、电生理团队、心衰专家、心脏外科团队、麻醉科、ICU团队、康复科及精神心理科医师等)有助于及时发现并处理并发症以及促进术后康复。

三、室速电风暴及无休止室速的管理

室速电风暴是指在24小时内血流动力学不稳定的室速发作≥2次，或已植入ICD的患者在24小时内出现≥3次需ICD干预(包括ATP或放电)的持续性室速。室速电风暴是一种严重的临床综合征，起病急，进展快，可在短时间导致患者死亡。对于该类患者常需要多学科团队协作并及时干预，给予初步处置使患者趋于稳定、为后续治疗提供时机。合并症较复杂或血流动力学不稳定的电风暴患者应及时收入CCU或ICU。初步稳定及复苏通常遵照高级心脏生命支持(ACLS)流程实施使患者生命体征恢复稳定，必要时进行电复律或电除颤。急性缺血、电解质紊乱、致心律失常药物摄入以及失代偿性心衰等可逆性因素需排查并尽可能尽快纠正(图1)。

(一) ICD程控及抗心律失常药物应用

对于原先已植入ICD的患者，尽早进行ICD程控以明确室速发作情况、电击次数以及有无误放电，通过启用ATP、延长室速监测间期、增加心率监测阈值等方法减少电击次数。抗心律失常药物作为急诊及CCU的一线治疗方案已在前文中描述。胺碘酮及β受体阻滞剂最为常用，其次是利多卡因。因室速频发ICD反复放电产生应激加剧交感兴奋、进一步诱发室速从而形成交感风暴，静脉应用β受体阻滞剂并达最大耐受剂量对于抑制交感风暴十分重要。

(二) 镇静

对室速电风暴患者进行镇静可以有效减少交感紧张、减轻反复电击产生的疼痛。此外，血流动力学不稳定的室速电风暴患者一般需要麻醉、插管及血流动力学机械支持。然而镇静在某种程度上可导致血流动力学进一步恶化，因此处理需要十分谨慎。

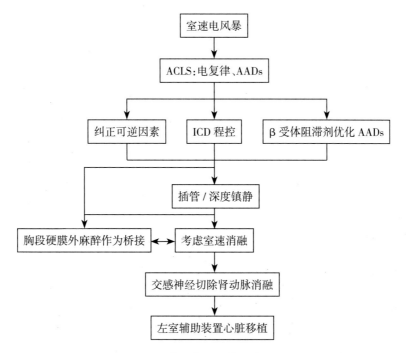

图1 室速电风暴处理流程

AADs:抗心律失常药物;ACLS:高级心脏生命支持

（三）胸段硬膜外麻醉及经皮星状神经节阻滞

随着对交感神经系统在诱发及维持室速中作用认识的不断加深,去心脏交感神经术、肾去神经术等调节交感系统治疗在治疗顽固性室速中的地位愈发显著。然而这些操作在急性期并不可行,且通常仅作为消融治疗无效的备选方案。胸段硬膜外麻醉(TEA)以往用于止痛,现已被证明可以有效控制室速电风暴。目前最大的研究发现 TEA 可以在室速电风暴或无休止室速时安全实施,并在超过半数的病例有效[21]。TEA 治疗有效的部分患者可以考虑停用抗心律失常药物及拔除气管插管。因此,TEA 可以用于替代深度镇静,在进一步针对性治疗前起桥接作用。有学者建议,TEA 应在无可逆性因素、无胸段硬膜外置管禁忌(如感染、持续抗凝需求)、两种或两种以上抗心律失常药物治疗室速仍控制不佳时采用。

经皮星状神经节阻滞是另一种自主神经调节干预方式并亦可在床旁实施。尽管其疗效描述多来源于病例报道,近期一项 Meta 分析亦表明该操作可减少室性心律失常发作及 ICD 放电次数,为患者后续针对性治疗赢得时间[22]。

（四）血流动力学辅助装置

血流动力学辅助装置在室速电风暴期间可以维持周围脏器灌注。该类装置包括主动脉球囊反搏(IABP)、经皮左室辅助装置(pLVAD)、体外膜肺氧合(ECMO)等。以往 IABP 最为常用,然而 pLVAD 和 ECMO 提供额外支持近年来在室速电风暴患者中应用增多。

血流动力学辅助装置并不仅仅用于血流动力学不稳定的室速患者。它同样用于消融期间诱发心律失常可导致急性血流动力学失代偿的患者。pLVAD 中的 TandemHeart 系统需要较大的动脉通路保障最大输出,因此需要血管介入医师协助血管切开及置管。ECMO 的应用则存在更多的挑战,需要血管介入医师、ICU 医师、心脏内外科医师协同治疗并进行监测及管理。

（五）室速消融的危险分层及患者管理

导管消融可以在短期内抑制室速复发（即使消融未完全成功），长期随访发现导管消融可显著减少室速电风暴发作、提高生存率。VANISH 研究也同样显示导管消融减少室速电风暴发作优于传统抗心律失常药物治疗。

由于器质性心脏病室速消融相关并发症及死亡风险较高，术前风险评估尤为重要，对于高危患者可能需要预防性使用血流动力学辅助支持。器质性室速消融主要风险为围术期血流动力学急性失代偿（AHD）[23]，该风险通常继发于严重基础心脏疾病、麻醉诱导、反复诱发室速以及消融灌注引起的容量负荷增加。AHD 在心衰合并多种并发症的患者中需要特别关注。一项单中心研究分析了 193 例瘢痕性室速消融患者，总结了 AHD（发生率 11%）的 8 项危险因素，包括年龄 >60 岁、全身麻醉、缺血性心肌病、严重心衰（NYHA Ⅲ/Ⅳ级）、LVEF 下降、室速电风暴、糖尿病、慢性阻塞性肺疾病[24]。结合相关比值比，一项研究开发了 PAAINESD 评分系统[25]，即包含 3 个风险分类共计 35 分（表 1）。AHD 在各级风险分类中的发生率分别为 2%、6% 和 24%。此外，该研究发现出现 AHD 的患者其 1 年内的死亡率显著升高，尤以前 30 天为甚。后续大样本多中心回顾性研究应用国际室速消融中心协作组（IVTCC）的数据，对 2 061 名室速消融患者进行 PAAINESD 评分。研究表明早期死亡病例组（射频术后 31 天内）的 PAAINESD 评分明显高于长期存活或远期死亡组（术后超过 31 天）。因此，采用 PAAINESD 评分可有效预测 AHD 的发生及室速消融患者的死亡风险。另一项非随机研究[26]将 PAAINESD 评分相近患者分为消融前预先植入 pLVAD 组（Impella 或 TandemHeart）、补救性植入组及无植入组。对比发现预先植入组 30 天死亡率（4%）显著低于补救植入组（58%）。而另一项回顾性观察研究也显示，补救性应用 ECMO 作为辅助装置其总体死亡率较高（约 76%）[27]。

表 1 PAAINESD 评分

变量	积分	变量	积分
慢性阻塞性肺疾病（COPD）	5	NYHA Ⅲ/Ⅳ级	6
年龄 >60 岁	3	LVEF<25%	3
全身麻醉	4	室速风暴	5
缺血性心肌病	6	糖尿病	3

PAAINESD 评分不仅有助于对有早期死亡危险因素的患者进行风险评估，也有助于设别出低危患者并评估消融治疗风险。一项多中心调查研究显示老年及重度心衰患者的消融治疗比率较低[28]，老年患者的室速管理更倾向于优化抗心律失常药物治疗，射频消融通常在药物治疗效果不佳后被考虑。年轻患者择期室速消融的比例要高于老年组。除此之外，病程晚期消融、室速电风暴急性期消融或因室速电风暴延期消融均会增加手术风险且对预后有负面影响。

IVTCC 工作组对比分析了老年患者（70 岁以上）与年轻患者及不同程度心衰患者（NYHA Ⅳ级与 NYHA Ⅱ/Ⅲ级相比）室速消融的安全性和有效性。总体而言，老年患者和 NYHA Ⅳ级患者为高风险组，其住院死亡和 1 年死亡率均显著增高，但急性手术成功率和并发症发生率没有显著差异。值得注意的是，两组间消融总体成功率并没有显著差异。此外，成功消融室速可改善老年及重度心力衰竭患者的总体生存率[29,30]。上述结果与其他针对老年室速患者的小样本研究结果及 SMASH-VT、VANISH 研究亚组分析一致。

上述研究表明室速消融可安全应用于特定的高风险患者。需要注意的是无室速发作患者的总体生存率较室速复发者显著增高，这也提示室速消融的危险分层仍可进一步细化，如鉴别哪些患者室速消融敏感、室速复发率低、生存获益更大。

（六）后续治疗措施

尽管目前器质性心脏病室速消融术成功率相对较高，但由于基质复杂仍有不少室速经常规途径消融失败。这些病例通常需要进一步干预，如优化药物治疗不佳或无效可考虑再次消融治疗。如果既往手术仅从心内膜途径进行标测和消融，再次手术时联合心外膜标测和消融可能获得成功。有些患者室速起源/病灶位于心肌中层等难以到达的部位，例如室间隔深部起源，常规消融能量无法渗透其中，该情况下通过经相关冠脉注入无水酒精消融可能有效。另外，穿刺心包行心外膜入路可能由于心包粘连而无法实施，该类患者往往需要在心胸外科医生协助下通过手术获得心外膜入路。

自主神经调节干预手术适用于顽固性室速的治疗。心脏交感神经去除术可以显著减少顽固性室速ICD放电次数。同样，小规模的研究显示肾交感神经去除术也可预防室速发作。室速消融可以作为LVAD植入或心脏移植的过渡手段，因此围术期管理需要心脏移植团队或心脏外科医生参与。

（七）门诊及随访管理

室速消融患者个体的长期预后通常难以预测，室速复发及死亡率取决于基础心脏疾病类型、心肌病变程度、心功能状态、先前的治疗方案、标测消融策略及技术差异等。总的来说，器质性心脏病室速1年复发率为30%~43%，2年复发率约为50%。消融术后1年死亡率为15%~20%（通常为器质性心脏病或心衰进展所致）。

所有器质性心脏病室速患者在出院后均需要规律的随访，患者的管理主要由家庭医师、普通心内科医师、心衰专业医师及心电生理医师共同完成。植入ICD患者可采用远程监测来了解患者室性心律失常发作情况。对于室速复发和/或心衰加重患者可能需要再住院进一步干预，如优化内科治疗、再次消融或考虑心脏移植等。

另外，对于该类患者，心理支持或治疗十分重要。尽管电击治疗能挽救生命，但其会加重患者焦虑并降低生活质量，最终增加死亡风险。因此对于植入ICD患者要尽早进行焦虑和抑郁评估，采取必要的干预手段帮助患者建立信心，从而维持良好的生活质量。

四、总　结

器质性心脏病室速患者的管理十分复杂，门诊或非专科医师发现这类患者需及时转诊，这一目标可以通过家庭医生或社区医疗工作者和医院团队之间建立良好的联系得以实现，院内管理需要多个学科参与，包括CCU、电生理团队、心衰专家、心脏外科团队、麻醉科、ICU团队、康复科及精神心理科医师等，使患者得到详实的病情评估和合适的干预。频繁的室速发作导致ICD反复放电及心功能恶化，随之面对的是较高的致残率和死亡率。充分与患者和/或家属讨论干预措施、交代风险和预后从而使其了解并决定治疗方案。以患者为中心、采用多学科医疗干预及管理对保障该类患者良好预后十分必要。

越来越多临床试验证实导管消融能够显著改善该类患者的预后，其在器质性心脏病室速中的治疗地位也在不断提升，随着标测消融相关器械的更新及新型标测消融技术的应用，为器质性心脏病室速消融治疗带来了新的希望，导管消融将在未来器质性心脏病相关室速的处理策略中扮演更为重要的角色。

（余金波　杨兵）

参 考 文 献

［1］ DENES P,GILLIS A M,PAWITAN Y,et al. Prevalence,characteristics and significance of ventricular premature complexes and ventricular tachycardia detected by 24-hour continuous electrocardiographic recording in the Cardiac Arrhythmia Suppression Trial. CAST Investigators［J］. Am J Cardiol,1991,68:887-896.

［2］ BARDY G H,LEE K L,MARK D B,et al. Amiodarone or an implantable cardioverter-defibrillator for congestive heart failure［J］. N Engl J Med,2005,352:225-237.

［3］ DESOUZA I S,MARTINDALE J L,SINERT R. Antidysrhythmic drug therapy for the termination of stable,monomorphic ventricular tachycardia: a systematic review［J］. Emerg Med J,2015,32:161-167.

［4］ ZIMMERMAN S L,NAZARIAN S. Cardiac MRI in the treatment of arrhythmias［J］. Expert Rev Cardiovasc Ther,2013,11: 843-851.

［5］ KAMATH G S,ZAREBA W,DELANEY J,et al. Value of the signal-averaged electrocardiogram in arrhythmogenic right ventricular cardiomyopathy/dysplasia［J］. Heart Rhythm,2011,8:256-262.

［6］ NICHOL G,SAYRE M R,GUERA F,et al. Defibrillation for ventricular fibrillation: a shocking update［J］. J Am Coll Cardiol,2017,70:1496-1509.

［7］ KUTYIFA V,MOS A J,KLEIN H,et al. Use of the wearable cardioverter defibrillator in high-risk cardiac patients: data from the Prospective Registry of Patients Using the Wearable Cardioverter Defibrillator (WEARIT-II Registry)［J］. Circulation, 2015,132:1613-1619.

［8］ SANTANGELI P,MUSER D,MAEDA S,et al. Comparitive effectiveness of antiarrhythmic drugs and catheter ablation or the prevention of recurrent ventricular tachycardia in patients with implantable cardioverter-defibrillators: a systematic review and meta-analysis of randomized contolled trials［J］. Heart Rhythm,2016,13:1552-1559.

［9］ GAO D,VAN HERENDAEL H,ALSHENGEITI L,et al. Mexiletine as an adjunctive therapy to amiodarone reduces the frequency of ventricular tachyarrhythmia events in patients with an implantable defibrillator［J］. J Cardiovasc Pharmacol, 2013,62:199-204.

［10］ CONNOLLY S J,DORIAN P,ROBERTS R S,et al. Comparison of beta-blockers,amiodarone plus beta-blockers,or sotalol for prevention of shocks from implantable cardioverter defibrillators: the OPTIC study: a randomised trial［J］. JAMA, 2006,292:165-171.

［11］ BUNCH T J,MAHAPATRA S,MURDOCK D,et al. Ranolazine reduces ventricular tachycardia burden and ICD shocks in patients with drug-refractory ICD shocks［J］. Pacing Clin Electrophysiol,2011,34:1600-1606.

［12］ ZAREBA W,DAUBERT J P,BECK C A,et al. Ranolazine in high-risk patients with Implanted Cardioverter-Defibrillators: The RAID Trial［J］. J Am Coll Cardiol,2018,72:636-645

［13］ BARDY G H,LEE K L,MARK D B,et al. Amiodarone or an implantable cardioverter-defibrillator for congestive heart failure［J］. N Engl J Med,2005,352:225-237.

［14］ REDDY V Y,REYNOLDS M R,NEUZIL P,et al. Prophylactic catheter ablation for the prevention of defibrillator therapy ［J］. N Engl J Med,2007,357:2657-2665.

［15］ KUCK K H,SCHAUMANN A,ECKHARDT L,et al. Catheter ablation of stable ventricular tachycardia before defibrillator implantation in patients with coronary heart disease(VTACH): a multicentre randomised controlled trial［J］. Lancet,2010, 375:3-40.

［16］ SAPP J L,WELLS G A,PARKASH R,et al. Ventricular tachycardia ablation versus escalation of antiarrhythmic drugs［J］. N Engl J Med,2016,375:111-121.

［17］ TUNG R,BAUER B,SCHELBERT H,et al. Incidence of abnormal positron emission tomography in patients with unexplained cardiomyopathy and ventricular arrhythmias: the potential role of occult inflammation in arrhythmogenesis［J］. Heart Rhythm,2015,12:2488-2498.

［18］ CUCULICH P S,SCHILL M R,KASHANI R,et al. Noninvasive Cardiac Radiation for Ablation of Ventricular Tachycardia ［J］. N Engl J Med,2017,377:2325-2336.

［19］ DINOV B,ARYA A,BERTAGNOLLI L,et al. Early referral for ablation of scar-related ventricular tachycardia is associated with improved acute and long-term outcomes: results from the Heart Center of Leipzig Ventricular Tachycardia Registry［J］. Circ Arrhythm Electrophysiol,2014,7:1144-1151.

［20］YU R,MA S,TUNG R,et al. Catheter ablation of scar-based ventricular tachycardia:Relationship of procedure duration to outcomes and hospital mortality［J］. Heart Rhythm,2015,12:86-94.

［21］DO D H,BRADFIELD J,AJIJOLA O A,et al. Thoracic epidural anesthesia can be effective for the short-term management of ventricular tachycardia storm［J］. J Am Heart Assoc,2017,6:e007080.

［22］FUDIM M,BOORTZ-MARX R,GANESH A,et al. Stellate ganglion blockade for the treatment of refractory ventricular arrhythmias:a systematic review and meta-analysis［J］. J Cardiovasc Electrophysiol,2017,28:1460-1467.

［23］TURAGAM M K,VUDDANDA V,ATKINS D,et al. Hemodynamic support in ventricular tachycardia ablation:an International VT Ablation Center Collaborative Group Study［J］. JACC Clin Electrophysiol,2017,3:1534-1543.

［24］SANTANGELI P,MUSER D,ZADO E S,et al. Acute haemodynamic decompensation during catheter ablation of scar-related ventricular tachycardia:incidence,predictors,and impact on mortality［J］. Circ Arrhythm Electrophysiol,2015,8:68-75.

［25］SANTANGELI P,RAME E,BERATI E,et al. Management of ventricular arrhythmias in patients with advanced heart failure［J］. J Am Coll Cardiol,2017,69:1842-1860.

［26］MATHURIA N,WU G,ROJAS-DELGADO F,et al. Outcomes of preemptive and rescue use of percutaneous left ventricular assist device in patients with structural heart disease undergoing catheter ablation of ventricular tachycardia［J］. J Interv Card Electrophysiol,2017,48:27-34.

［27］ENRIQUEZ A,LIANG J,GENTILE J,et al. Outcomes of rescue cardiopulmonary support for periprocedural acute haemodynamic decompensation in patients undergoing catheter ablation of electrical storm［J］. Heart Rhythm,2018,15:75-80.

［28］CHEN J,HOCINI M,LARSEN T B,et al. Clinical management of arrhythmias in elderly patients:results of the European Heart Rhythm Association Survey［J］. Europace,2015,17:314-317.

［29］VAKIL K,GARCIA S,TUNG R,et al. Ventricular tachycardia ablation in the elderly:an International Ventricular Tachycardia Center Collaborative Group analysis［J］. Circ Arrhythm Electrophysiol,2017,10:e005332.

［30］TZOU W S,TUNG R,FRANKEL D S,et al. Ventricular tachycardia ablation in severe heart failure:an International Ventricular Tachycardia Ablation Center Collaboration Analysis［J］. Circ Arrhythm Electrophysiol,2017,10:e004494.

心脏激动顺序异常与心力衰竭

　　心力衰竭(心衰)是各种心脏结构或功能疾病发展到一定阶段导致心脏泵血功能受损,从而表现为肺循环和/或体循环淤血的一组临床综合征,通常被认为是包括心血管病在内很多疾病的终末表现。但是越来越多的研究表明纠正病因后很多心衰可以逆转,因此识别病因对于心衰的诊断和治疗至关重要。心衰常见的病因包括心肌细胞损伤、心脏瓣膜疾病、高血压、心包疾病以及心脏激动顺序异常等。

　　心脏激动顺序异常所致心衰的患者在早期往往心脏结构正常,如果能够准确识别并及时纠正病因,有助于恢复心脏泵血功能,改善心衰症状和预后。本文针对常见心脏激动顺序异常导致心衰的机制进行总结,以期在临床工作中能识别此类疾病,对因治疗。

一、心房激动顺序异常与心衰

　　心房激动顺序异常最常见为心房颤动(房颤),常与心衰合并存在,两者有共同的危险因素如高血压、糖尿病、吸烟、肥胖、慢性肾脏疾病、睡眠呼吸暂停[1]。两者还互为因果,相互促进[2]。Framingham 研究通过 12 年的随访表明,房颤患者出现心衰的年发生率为 3.14%,而无房颤患者仅为 0.48%;心衰患者出现房颤的年发生率为 4.78%,而无心衰患者仅为 0.79%[3]。随着对房颤病理生理机制认识的加深,除了因心室率过快出现心动过速性心肌病,房颤导致心衰的机制还包括以下几个方面:

1. **心房泵功能丧失** 房颤时心房有效收缩消失,心室舒张期心房对心室充盈的贡献减弱甚至消失,心房泵功能衰竭,心室舒张末期容积减少,舒张末期压力降低,根据 Frank-Starling 定律(图 2),心脏的收缩力及搏出量也会随之减少,房颤患者的心输出量可较窦性心律时降低达 25%[2]。

2. **心室肌收缩应变力下降** 斑点显像追踪技术通过呈现心肌应变力(strain)能够更精细地反映出心肌收缩力的变化。Laurens 等的研究采用此技术对同一组患者房颤和窦性心律下左心室收缩功能进行对比,结果表明,虽然左心室射血分数没有显著差异,但房颤时患者左心室的长轴应变力和环向应变力均显著降低[4],射频消融术后维持窦性心律可显著改善心室肌收缩应变力(图 3,彩图见二维码 40)。

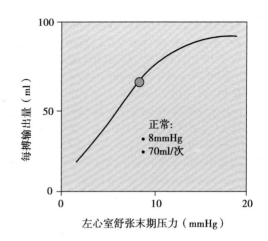

图 2 Frank-starling 机制

左心室舒张末期压力反映心肌肌小节长度,每搏输出量反映心脏泵功能

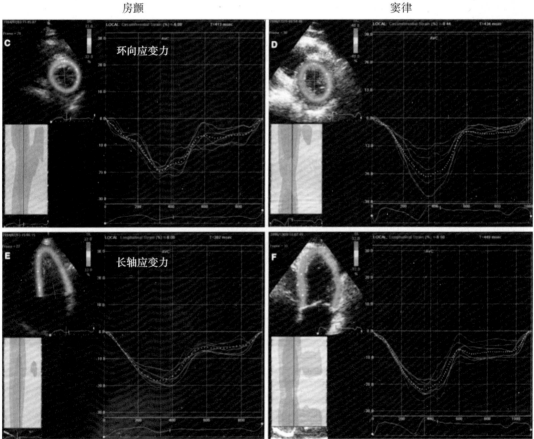

图 3 房颤和窦律下心室肌收缩应变力比较

3. 二尖瓣反流 房颤时患者心房显著扩大,二尖瓣瓣环扩张[5],引起瓣膜反流;少量的瓣膜反流增加心房容量负荷,进一步使心房扩大,从而加重瓣膜反流[6];一旦形成这样的反馈过程,瓣膜反流会不断损伤心功能。维持窦性心律则有助于改善房颤患者的反流状况[7]。

4. 神经内分泌因素 动物实验表明,快速心房起搏可引起神经激素通路的变化,如心房钠尿肽和 B 型钠尿肽分泌增加[8,9],内皮素和炎症因子如肿瘤坏死因子 α 释放增多;还可通过自主神经调节使去甲肾上腺素分泌增多;另外还激活肾素 - 血管紧张素 - 醛固酮系统[10]。这些因素均促使心脏由代偿性心输出量增加逐渐转为心力衰竭。

房颤患者心功能受损不仅归因于心室率过快,节律异常也同样对心功能有重要影响。抗心律失常药物可用于维持房颤患者的窦性心律,但其潜在的不良反应可能影响了维持窦律治疗带来的获益[11],近来有多项临床研究比较了房颤合并心衰的患者采用射频消融与药物治疗的效果,为房颤合并心衰的治疗策略提供依据。AATAC 是一项多中心随机对照试验,共纳入了 203 例房颤合并心衰的患者,随访至少 24 个月后,导管消融组患者窦律维持率(70% *vs.* 34%)、再住院率(31% *vs.* 57%)及死亡率(8% *vs.* 18%)均显著优于胺碘酮组[12];CAMERA-MRI 研究纳入了 68 例持续性房颤合并心衰的患者,随访 6 个月后,导管消融组患者左心室射血分数绝对值改善程度(18% *vs.* 4.4%)及恢复正常的比例(58% *vs.* 9%)均显著优于室率控制组[13];目前最大规模的随机对照试验 CASTLE-AF 纳入了 363 例房颤合并心衰的患者,中位随访 37.8 个月后,导管消融组患者主要终点事件(死亡和心衰住院的复合终点)发生率显著低于药物治疗组(28.5% *vs.* 44.6%)[14]。这些研究均证实在房颤合并心衰患者中,导管射频消融治疗可有效改善患者预后。

与上述机制类似,反复发作的房扑和房速也会导致心衰。而在临床工作中,无器质性心脏病的年轻人发作无休止房速时容易跟窦速混淆,房速导致的心脏扩大和心衰也可能被误认为是扩张型心肌病心衰合并心动过速,从而放弃了消融治疗房速导致的心动过速性心肌病的机会,实际上这些患者消融治疗后预后很好[15]。

二、束支传导阻滞与心衰

(一) 左束支传导阻滞(LBBB)

LBBB 往往被认为是潜在心肌病变的表现,其与心衰的关系最早由 Framingham 研究通过 18 年的随访提出[16],随着研究的深入,人们逐渐认识到 LBBB 与心衰和心血管死亡密切相关[17,18]。Blanc 等首次提出 LBBB 有可能是非缺血性扩张型心肌病合并心衰的可逆性病因[19]。Vaillant 等在 375 例心衰患者中根据病史筛选出 6 名(1.6%)LBBB 先于心衰出现的患者,心脏再同步化治疗后心功能显著改善,进一步提示左束支可能是非缺血性扩张型心肌病合并心衰的可逆性病因[20]。

LBBB 导致心脏扩大和心衰的机制如下:LBBB 时激动由右心室经室间隔传入左心室,并在左心室中经由心肌细胞间闰盘传导,其传导速度显著慢于心脏希浦氏系统的传导速度,导致左心室激动明显延迟。心肌收缩时,右心室激动最早传导至室间隔左侧,室间隔首先激动,但此时左心室侧壁仍处于舒张状态,室间隔收缩无法有效射血,长期低负荷收缩使室间隔出现失用性萎缩变薄;左心室侧壁激动最晚,左心室侧壁收缩射血时对室间隔形成冲击力,导致室间隔反弹性舒张(反常运动),左心室侧壁收缩负荷相对较重,导致侧壁相对性肥厚[21,22]。LBBB 引起的异常收缩导致心室重塑和室间隔反常运动使心脏不断扩大,射血功能显著降低[23,24](图 4)。

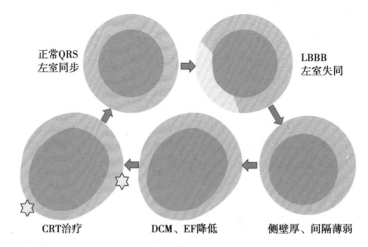

图 4　LBBB 导致心衰模式图

DCM:扩张型心肌病;EF:射血分数;CRT:心脏再同步化治疗;浅灰色:左束支传导阻滞区域;星号:心脏在同步化治疗起搏位点

(二) 左前分支传导阻滞

左前分支传导阻滞一般被认为是良性的心电图表现。美国心血管健康研究(CHS)对 1 664 名无明显心血管疾病的受试者进行长期随访(中位 15.7 年)发现,左前分支传导阻滞与心衰密切相关[25]。该研究虽不能得出明确的因果关系,仍提示束支传导阻滞可能会造成心脏结构和功能的改变,左前分支传导阻滞对心脏血流动力学的影响可能与 LBBB 相似。

对于上述束支传导阻滞引起的心衰,患者没有原发性心肌病,如果能够及时进行心脏再同步化治疗纠正传导异常,可使机械不同步恢复正常,并逆转上述心脏结构重塑的过程(图 2)。LBBB 导致的心衰对心脏再同步化治疗有较好的反应,可以作为心脏再同步化治疗的首选适应证[20]。LBBB 导致心衰的机制同样适用于右心室起搏的患者,因此对于依赖右心室起搏的心衰患者,可考虑直接进行心脏再同步化治疗[26]。

三、预激综合征与心衰

预激综合征患者可频繁发作室上性心动过速,进而引起心动过速性心肌病和心衰。但也有证据表明即使没有心动过速发作,预激综合征患者仍会引起心衰[27]。

预激综合征导致心衰的机制与束支传导阻滞导致心衰的机制同样有相通之处。旁路连接处的局部心室肌通过房室旁路提前激动,心室除极不同步,心室预激部位无法有效射血,导致该部位心肌废用性萎缩变薄,其他部位收缩射血时会挤压此处形成反常运动甚至室壁瘤,心室运动不同步、心脏血流动力学改变和心室结构重构共同导致心脏扩大和心衰[28](图 5)。

有研究对预激综合征合并扩张型心肌病的患者进行导管射频消融治疗,治疗成功后患者左心室收缩恢复同步,左心室功能逐渐恢复,并有明显的左心室结构逆重构[29]。进一步的研究纳入 32 例研究对象,包括右侧间隔旁道、右侧游离壁旁道、左侧游离壁旁道和无预激正常人,结果表明右侧旁道与左室失同步、左心室射血分数下降和左心室舒张末径升高相关,同时右侧旁路较间隔旁路更可能导致左心室运动不同步从而诱发心室扩大和心衰,消融治疗可显著改善右侧旁道患者左心室射血分数和左心室舒张末径[30]。

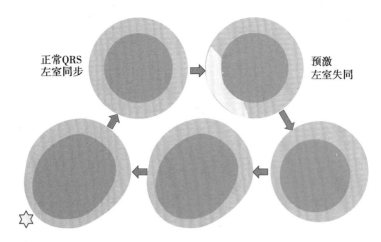

正常QRS
左室同步

预激
左室失同

图5 预激综合征导致心衰模式图

四、室性心律失常与心衰

室性早搏(室早)和特发性室性心动过速可见于无器质性心脏病的人群,既往研究认为上述疾病不会增加心血管风险。但近来多项研究表明室性早搏过多或特发性室性心动过速可引起左心室收缩功能异常[31,32],室性早搏导致心衰的机制也与束支传导阻滞类似,心室激动顺序异常导致射血功能受损和心室结构重构,同时心室律不规整、房室不同步、早搏后强化等作用也参与其中[33]。此外,有猪动物模型实验证实起源于左心室心外膜的室早相比起源于右心室游离壁心内膜的室早更易诱发心衰,因为前者导致更长延迟的心室激动异常[34]。这与临床研究中心外膜室早和QRS时限>150ms的室早更易诱发心衰也相一致[35,36]。

美国的一项研究纳入频发室早患者174名,室早导致心衰的患者占33%(57名),这些患者24小时平均室早负荷33%±13%,而心功能正常患者组室早负荷仅13%±12%;ROC曲线分析表明室早负荷为24%时,预测室早心肌病的敏感性为79%,特异性为78%;多因素回归分析表明室早负荷是心衰的独立危险因素,导致心衰的最低室早负荷为10 000PVCs/d[33]。

心血管健康人群研究(CHS)对1 139例患者进行动态心电图检查,将室性早搏负荷四等分,相比下四分位人群,上四分位人群的5年心功能受损风险增加2倍,中位随访超过13年后,出现心力衰竭的风险增加48%。室性早搏负荷≥0.7%时15年心衰风险的特异性超过90%,人群中新发心衰的8.1%可归因于室性早搏[37]。

目前研究表明,室早负荷、男性、无症状、病史>30个月、联律间期变化大,QRS时限长以及心外膜起源均是室早患者容易导致心衰的独立危险因素[36],据此帮助鉴别室早导致的心衰和心衰患者合并室早[33](表2),以指导下一步治疗。对于室性早搏负荷较高且无器质性心脏病的患者,通过射频消融治疗可有效改善心功能[38]。同样,特发性室性心动过速性心肌病导致心衰的患者,即使室性心动过速发作时无血流动力学障碍,也应尝试应用药物或选择导管射频消融治疗根治。对于治疗后复发的患者,往往提示预后不佳[39]。

表 2　室性早搏合并心衰的鉴别诊断

	心肌病导致室性早搏	室性早搏导致心肌病
患者特征	高龄且已知心脏疾病	其他方面健康
合并症	CAD,心肌炎,RV 发育不良	先前无心脏疾病
超声心动图	节段性室壁运动减退,LVEF <25%	心室整体运动减退,LVEF =37% ± 10%
CMR(钆延迟显像)	典型的心肌瘢痕	无瘢痕或极小的心肌瘢痕(≤9g)
室性早搏频率	<5 000/24h(<5%)	≥10 000/24h(≥10%)
室性早搏波形态	多源性	单一性
QRS 波形态	非特异性的	右室流出道 / 左室流出道 / 心外膜
治疗室早后反应	左室功能无变化	左室功能改善

此外,遗传倾向也可以解释部分室早患者发生心衰的机制,比如钠通道 Nav1.5 亚单位的 R222Q 错义突变会引发更大和更早的钠电流,从而导致速率依赖性浦肯野起源室早和与之相关的心衰,此类患者可通过胺碘酮或氟卡尼治疗逆转心衰[40]。

总　　结

心脏激动顺序异常导致的心衰具有可逆性,因此对于房颤、室早、室速导致心衰的患者,导管消融治疗维持窦性心律可有效改善心衰症状和预后;对于预激综合征和室早导致心衰的患者,导管消融消除心室激动顺序异常的起源点,也可逆转心室扩张和心衰;对于束支传导阻滞导致心衰的患者,心脏再同步化治疗可使心脏电传导和心肌收缩同步,从而可显著改善甚至完全逆转心脏功能(图 6)。提高对心脏激动顺序异常导致心衰的认识并在临床工作中准确识别,给予最优化的治疗方案,能够为此类患者带来显著的获益。

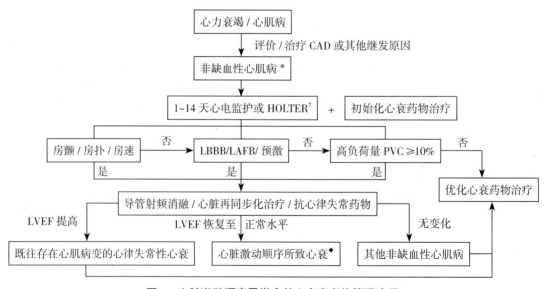

图 6　心脏激动顺序异常合并心衰患者的管理流程

* 既往有 CAD 病史或者既往心肌病病情恶化患者也纳入以下流程。◆LV 增大和存在心肌瘢痕的患者仍需心衰药物治疗并密切随访

（常三帅　董建增）

参 考 文 献

[1] TRULOCK K M,NARAYAN S M,PICCINI J P. Rhythm control in heart failure patients with atrial fibrillation: contemporary challenges including the role of ablation[J]. J Am Coll Cardiol,2014,64:710-721.

[2] DEEDWANIA P C,LARDIZABAL J A. Atrial fibrillation in heart failure: a comprehensive review[J]. Am J Med,2010, 123:198-204.

[3] SANTHANAKRISHNAN R,WANG N,LARSON M G,et al. Atrial Fibrillation Begets Heart Failure and Vice Versa: Temporal Associations and Differences in Preserved Versus Reduced Ejection Fraction[J]. Circulation,2016,133:484-492.

[4] TOPS L F,DEN UIJL D W,DELGADO V,et al. Long-term improvement in left ventricular strain after successful catheter ablation for atrial fibrillation in patients with preserved left ventricular systolic function[J]. Circ Arrhythm Electrophysiol, 2009,2:249-257.

[5] KIHARA T,GILLINOV A M,TAKASAKI K,Et al. Mitral regurgitation associated with mitral annular dilation in patients with lone atrial fibrillation:an echocardiographic study[J]. Echocardiography,2009,26:885-889.

[6] NEILAN T G,TON-NU T T,KAWASE Y,et al. Progressive nature of chronic mitral regurgitation and the role of tissue Doppler-derived indexes[J]. Am J Physiol Heart Circ Physiol,2008,294:H2106-H2111.

[7] GERTZ Z M,RAINA A,SAGHY L,et al. Evidence of atrial functional mitral regurgitation due to atrial fibrillation:reversal with arrhythmia control[J]. J Am Coll Cardiol,2011,58:1474-1481.

[8] GOPINATHANNAIR R,ETHERIDGE S P,MARCHLINSKI F E,et al. Arrhythmia-Induced Cardiomyopathies:Mechanisms, Recognition,and Management[J]. J Am Coll Cardiol,2015,66:1714-1728.

[9] MOE G W,GRIMA E A,WONG N L,et al. Dual natriuretic peptide system in experimental heart failure[J]. J Am Coll Cardiol,1993,22:891-898.

[10] SPINALE F G,DE GASPARO M,WHITEBREAD S,et al. Modulation of the renin-angiotensin pathway through enzyme inhibition and specific receptor blockade in pacing-induced heart failure:I. Effects on left ventricular performance and neurohormonal systems[J]. Circulation,1997,96:2385-2396.

[11] ROY D,TALAJIC M,NATTEL S,et al. Rhythm control versus rate control for atrial fibrillation and heart failure[J]. N Engl J Med,2008,358:2667-2677.

[12] DI BIASE L,MOHANTY P,MOHANTY S,et al. Ablation Versus Amiodarone for Treatment of Persistent Atrial Fibrillation in Patients With Congestive Heart Failure and an Implanted Device: Results From the AATAC Multicenter Randomized Trial[J]. Circulation,2016,133:1637-1644.

[13] PRABHU S,TAYLOR A J,COSTELLO B T,et al. Catheter Ablation Versus Medical Rate Control in Atrial Fibrillation and Systolic Dysfunction: The CAMERA-MRI Study[J]. J Am Coll Cardiol,2017,70:1949-1961.

[14] MARROUCHE N F,BRACHMANN J,ANDRESEN D,et al. Catheter Ablation for Atrial Fibrillation with Heart Failure[J]. N Engl J Med,2018,378:417-427.

[15] CHAHADI F K,SINGLETON C B,MCGAVIGAN A D. Incessant atrial tachycardia: cause or consequence of heart failure, and the role of radiofrequency ablation[J]. Int J Cardiol,2013,166:e77-e79.

[16] SCHNEIDER J F,THOMAS H E Jr,KREGER B E,et al. Newly acquired left bundle-branch block: the Framingham study [J]. Ann Intern Med,1979,90:303-310.

[17] ZANNAD F,HUVELLE E,DICKSTEIN K,et al. Left bundle branch block as a risk factor for progression to heart failure[J]. Eur J Heart Fail,2007,9:7-14.

[18] SHAMIM W,YOUSUFUDDIN M,CICORIA M,et al. Incremental changes in QRS duration in serial ECGs over time identify high risk elderly patients with heart failure[J]. Heart,2002,88:47-51.

[19] BLANC J J,FATEMI M,BERTAULT V,et al. Evaluation of left bundle branch block as a reversible cause of non-ischaemic dilated cardiomyopathy with severe heart failure. A new concept of left ventricular dyssynchrony-induced cardiomyopathy[J]. Europace,2005,7:604-610.

[20] VAILLANT C,MARTINS R P,DONAL E,et al. Resolution of left bundle branch block-induced cardiomyopathy by cardiac resynchronization therapy[J]. J Am Coll Cardiol,2013,61:1089-1095.

[21] GRINES C L,BASHORE T M,BOUDOULAS H,et al. Functional abnormalities in isolated left bundle branch block. The effect of interventricular asynchrony[J]. Circulation,1989,79:845-853.

［22］VERNOOY K,VERBEEK X A,PESCHAR M,et al. Relation between abnormal ventricular impulse conduction and heart failure［J］. J Interv Cardiol,2003,16:557-562.

［23］VERNOOY K,VERBEEK X A,DELHAAS T,et al. Left bundle branch block induces ventricular remodeling and functional septal hypoperfusion［J］. Eur Heart J,2005,26:91-98.

［24］ZANNAD F,HUVELLE E,DICKSTEIN K,et al. Left bundle branch block as a risk factor for progression to heart failure［J］. Eur J Heart Fail,2007,9:7-14.

［25］MANDYAM M C,SOLIMAN E Z,HECKBERT S R,et al. Long-term outcomes of left anterior fascicular block in the absence of overt cardiovascular disease［J］. JAMA,2013,309:1587-1588.

［26］PONIKOWSKI P,VOORS A A,ANKER S D,et al. 2016 ESC Guidelines for the diagnosis and treatment of acute and chronic heart failure: The Task Force for the diagnosis and treatment of acute and chronic heart failure of the European Society of Cardiology (ESC)Developed with the special contribution of the Heart Failure Association (HFA) of the ESC［J］. Eur Heart J,2016,37:2129-2200.

［27］UDINK TEN CATE F E,WIESNER N,TRIESCHMANN U,et al. Dyssynchronous ventricular activation in asymptomatic Wolff-Parkinson-White syndrome: a risk factor for development of dilated cardiomyopathy［J］. Indian Pacing Electrophysiol J,2010,10:248-256.

［28］TOMASKE M,JANOUSEK J,RÁZEK V,et al. Adverse effects of Wolff-Parkinson-White syndrome with right septal or posteroseptal accessory pathways on cardiac function［J］. Europace,2008,10:181-189.

［29］DAI C C,GUO B J,LI W X,et al. Dyssynchronous ventricular contraction in Wolff-Parkinson-White syndrome: a risk factor for the development of dilated cardiomyopathy［J］. Eur J Pediatr,2013,172:1491-1500.

［30］DAI C,GUO B,LI W,et al. The effect of ventricular pre-excitation on ventricular wall motion and left ventricular systolic function［J］. Europace,2018,20(7):1175-1181.

［31］RAKOVEC P,LAJOVIC J,DOLENC M. Reversible congestive cardiomyopathy due to chronic ventricular tachycardia［J］. Pacing Clin Electrophysiol,1989,12:542-545.

［32］HUIZAR J F,KASZALA K,POTFAY J,et al. Left ventricular systolic dysfunction induced by ventricular ectopy: a novel model for premature ventricular contraction-induced cardiomyopathy［J］. Circ Arrhythm Electrophysiol,2011,4:543-549.

［33］HUIZAR J F,ELLENBOGEN K A,TAN A Y,et al. Arrhythmia-Induced Cardiomyopathy: JACC State-of-the-Art Review［J］. J Am Coll Cardiol,2019,73(18):2328-2344.

［34］WALTERS T E,RAHMUTULA D,SZILAGYI J,et al. Left ventricular dyssynchrony predicts the cardiomyopathy associated with premature ventricular contractions［J］. J Am Coll Cardiol,2018,23 Pt A: 2870-2882.

［35］YOKOKAWA M,KIM H M,GOOD E,et al. Impact of QRS duration of frequent premature ventricular complexes on the development of cardiomyopathy［J］. Heart Rhythm,2012,9:1460-1464.

［36］HAMON D,BLAYE-FELICE M S,BRADFIELD J S,et al. A new combined parameter to predict premature ventricular complexes induced cardiomyopathy: impact and recognition of epicardial origin［J］. J Cardiovasc Electrophysiol,2016,27:709-717.

［37］BAMAN T S,LANGE D C,ILG K J,et al. Relationship between burden of premature ventricular complexes and left ventricular function［J］. Heart Rhythm,2010,7(7):865-869.

［38］DUKES J W,DEWLAND T A,VITTINGHOFF E,et al. Ventricular Ectopy as a Predictor of Heart Failure and Death［J］. J Am Coll Cardiol,2015,66:101-109.

［39］TAKEMOTO M,YOSHIMURA H,OHBA Y,et al. Radiofrequency catheter ablation of premature ventricular complexes from right ventricular outflow tract improves left ventricular dilation and clinical status in patients without structural heart disease［J］. J Am Coll Cardiol,2005,45:1259-1265.

［40］NERHEIM P,BIRGER-BOTKIN S,PIRACHA L,et al. Heart failure and sudden death in patients with tachycardia-induced cardiomyopathy and recurrent tachycardia［J］. Circulation,2004,110:247-252.

［41］MANN S A,CASTRO M L,OHANIAN M,et al. R222Q SCN5A mutation is associated with reversible ventricular ectopy and dilated cardiomyopathy［J］. J Am Coll Cardiol,2012,60:1566-1573.

ECMO 辅助下射频消融治疗器质性室性心动过速 1 例

【摘要】 本文报道 1 例男性患者,32 岁,入院诊断为扩张性心肌病、室性心动过速,首次射频消融时因室性心动过速发作伴发低血压和低氧血症而终止手术,再次在 ECMO 的辅助下完成了射频消融治疗,随访 6 个月,患者一般状态良好,程控 ICD 无室速、室颤事件发作。ECMO 辅助后可提高基础动脉压和血氧含量,保证高频心室刺激和室性心动过速发作过程中心脏、大脑等重要器官的血氧供应,可应用于血流动力学不稳定的室性心动过速的射频消融术的辅助支持治疗。

病 例 简 介

患者男性,36 岁,3 年前无明显诱因出现心悸,伴晕厥、呼吸困难、双下肢水肿,上述症状反复发作,1 个月前于外院行双腔 ICD 植入治疗,仍反复发作心悸于 2018 年 10 月 3 日来我院。既往房颤病史 3 年。入院查体:体重 140kg,血压 119/83mmHg,双肺呼吸音清,双下肺可闻及少量湿啰音,心率 70 次 /min,律齐,腹平软,双下肢轻度凹陷性水肿。心电图(图 1):窦性心律,频发室性期前收缩。心脏超声:左房内径 53.5mm,左室舒张末径 69.5mm,EF 39%。

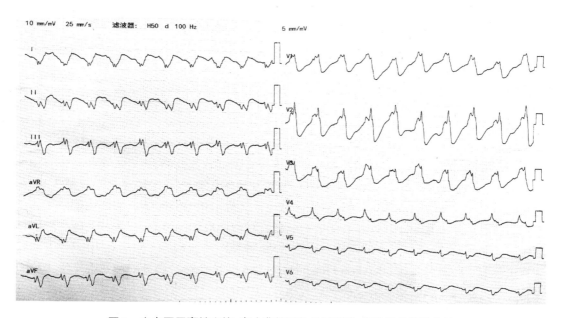

图 1 心电图示窦性心律,室内非特异性传导阻滞,频发室性期前收缩

患者诊断为扩张型心肌病、心律失常 - 室性心动过速、心房颤动、心功能Ⅳ级,入院后频繁发作持续室性心动过速,导致 ICD 频繁放电或紧急体外电复律,给予咪达唑仑持续镇静、静脉应用胺碘酮、艾司洛尔、利多卡因等抗心律失常治疗,经治疗 20 天,心动过速发作频率减少及心率减慢,呈短阵发作(图 2),但无法停用静脉胺碘酮药物,停用后心动过速呈持续性发作。与患者家属沟通,同意尝试行全麻下射频消融术治疗。患者全身静脉麻醉后,在 CARTO3 三维标测系统指导下进行电生理标测检查,放置 2 极导管至右心室心尖部,经右侧股动脉逆行送入压力监测导管(Smart Touch™)至主动脉根部,FAM 下建立主动脉根部及左心室三维解剖结构,继而窦性心律下行左心室心内膜侧双极电压标测,结果显示左室游离壁可见小面积低电压区(0.5mV< 心室双极电压 <1.5mV)(图 3A),心室递增刺激诱发室性心动过速,低电压区心室电位晚于体表 QRS 波,尝试继续激动标测,患者血压下降至测不出,血氧饱和度下降至 36%,立即给予体外电复律,恢复窦性心律,并终止手术。

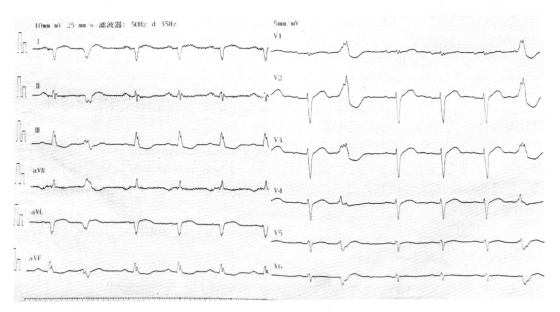

图 2 心电图示室性心动过速,心率 125 次 /min

治疗 1 个月后,尝试再次在体外膜肺氧合装置(extracorporeal membrane oxygenation,ECMO)辅助下行射频消融术治疗。患者平卧位,面罩低流量吸氧,穿刺采用 1% 利多卡因皮下局部麻醉,操作过程:①穿刺左侧桡动脉进行有创动脉压监测,患者静息状态下有创动脉压为 98/51mmHg(图 4A)。②采用干性心包穿刺技术经剑突下途径穿刺心包植入 8F 鞘管,并留置 J 型长导丝备用。③经右侧股静脉植入 2 极电极导管至右心室心尖部。④首先穿刺右侧股动脉留置 8F 鞘管,经右侧股动脉鞘管行左侧股动脉造影,在 X 线影像指导下行左侧股动脉穿刺,穿刺位点在股动脉分叉近心端,并在左侧股动脉 1 点半和 10 点半方向并预留 2 套股动脉缝合系统(Perclose ProGlide),留置 J 型长导丝。⑤穿刺左侧股静脉,留置 J 型长导丝。⑥经左侧股动脉和股静脉途径植入 ECMO 导管(动脉导管 19F,静脉导管 23F),ECMO 系统充分排气后,连接动静脉导管,启动采用静脉 - 动脉模式 ECMO(VA-ECMO)系统(转速 3 780r/min,血流量 3.78L/min,气流量 4L/min,吸入氧浓度 1.00),此时患者的收缩压和舒张压均有所升高,有创动脉压为 134/101mmHg(图 4B)。⑦心脏电生理标测和射频消融:

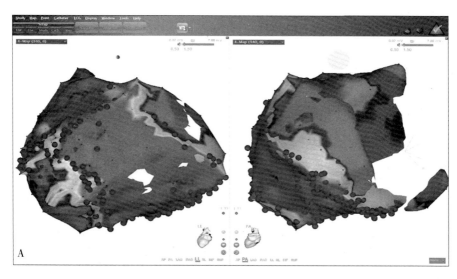

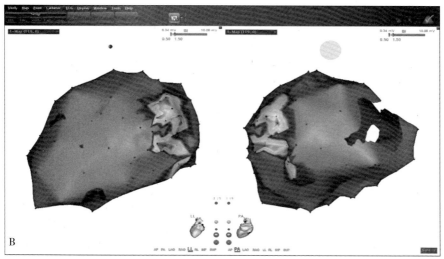

图 3 左心室双极电压图

A. 左心室心内膜双极电压图:左后游离壁可见小面积低电压区;B. 左心室心外膜双极电压图:左室游离壁侧可见大面积低电压区和瘢痕区,在低电压区域内及其周围针对异常电位进行基质改良消融

首先经右侧股动脉逆行进入左心室建立三维模型解剖结构,窦性心律下心内膜侧行双极电压标测,标测结果同前,继而经心包途径行左心室心外膜电压标测,发现左室游离壁可见大片低电压区和瘢痕区,遂在低电压区域内进行基质改良消融(30W 功率模式,盐水流速 17ml/min),至低电压区域内异常电位消失(图 3B)。心室程序刺激,无临床持续性室性心动过速发作。ECMO 辅助下高频心室刺激和短阵室性心动过速发作时有创动脉压压力曲线消失,但保持动脉压 90~100mmHg(图 4C),患者状态平稳,意识清楚。⑧经右侧股动脉途径应用 JL4、JR4 造影导管行冠脉造影检查,造影结果显示左、右冠状动脉未见狭窄性病变,血流速度正常。⑨停用 ECMO,双侧股动脉应用动脉缝合器缝合,双侧股静脉及左侧桡动脉压迫止血,心包腔内注射 50mg 利多卡因和 10mg 地塞米松后加压包扎。患者术中顺利,无出血、栓塞等相关并发症,返回 CCU 病房。

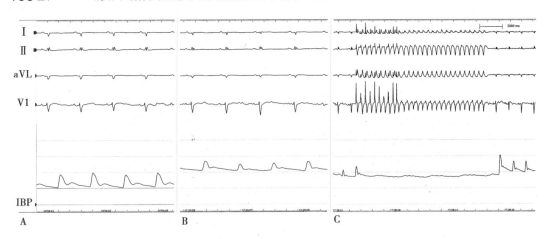

图 4　有创动脉压

A. 静息状态下,有创动脉压为 98/51mmHg;B. ECMO 植入后,有创动脉压为 134/101mmHg;C. ECMO 辅助下,高频心室刺激和室性心动过速发作时有创动脉压压力曲线消失,保持有创动脉压 90~100mmHg。IBP:有创动脉压

　　患者术后停用静脉胺碘酮,继续口服胺碘酮,术后第 2 天行 24 小时动态心电图检查,室性期前收缩 2 763 个,室性心动过速 486 次,最长持续时间 8 秒,术后 7 天患者出院。随访 6 个月,患者一般状态良好,程控 ICD 无室速、室颤事件发作。

讨　　论

　　该患者是一例年轻男性器质性室性心动过速的患者,室性心动过速发作时伴血流动力学障碍和低氧血症,无法耐受术中心动过速发作和长时间的手术过程,而在 ECMO 辅助支持下,顺利完成射频消融治疗。ECMO 辅助下进行室速射频消融治疗在国外已经进行了相关报道[1,2],但国内尚未见报道。

　　器质性室性心动过速的射频消融治疗,国内外已进行了大量的报道[3,4]。患者初始室性心动过速发作时,心室率可达 200 次 /min 以上,伴随血流动力学障碍及意识障碍,需要紧急电复律治疗,外院给予了双腔 ICD 和常规抗心律失常药物治疗,患者室性心动过速仍频繁发作。入院后大剂量的抗心律失常药物和镇静药物治疗,患者室性心动过速频率降至 120~150 次 /min,仍反复发作,ICD 的 ATP 功能模式治疗无效,导致 ICD 频繁放电或体外电除颤,导致患者心功能持续恶化和心理极度恐慌,所以我们选择进行射频消融治疗以减少或终止室速的发作。此患者因室性心动过速发作时存在血流动力学障碍和心功能低下,无法完成激动标测和拖带标测,所以选择了电压基质标测,在 ECMO 辅助下首先将消融导管经股动脉途径逆行主动脉瓣至左心室在心内膜面标测,心内膜面未发现大面积低电压区,进而经心包途径在心外膜基质标测发现左室游离壁大面积低电压区,遂针对左心室心外膜低电压区进行基质改良消融,消融完成后,反复心室 burst 刺激,无持续室性心动过速发作。

　　VA-ECMO 可通过腔静脉途径将静脉血引流体外通过人工膜肺进行氧合,然后泵入主动脉,起到心肺的功能替代的作用,尤其在危重心脏外科术后[5]、心肌梗死导致心源性休克[6]和顽固性室性心动过速[7]等危重心脏病患者中得到了广泛的应用,而在器质性室性心动过速射频消融过程中的应用仅在国外进行了报道[1,2]。器质性室性心动过速患者因血流动力学不稳定,而无法完成心脏电生理检查和射频消融术,VA-ECMO 可以保证组织器官的血流灌注和血氧供应,为不稳定的患者提供体外循环机械支持,使患者处于稳定状态,保证电生理检查和射频消融术中顺利进行[8,9]。本例患者第一次射频消融治疗因标测过程中室速发作时出现低血压和低氧血症,而被迫终止。再次接受射频消融治疗时,应用 ECMO 的辅助后有创动脉压较前升高,尤其舒张压明显升高达 50mmHg,在高频起搏和室速发作时心脏无效收缩导致有创动脉压力曲线消失,但在 ECMO 的辅助下保证有创动脉压持续稳定在 90~100mmHg,保证心脏、大脑等重要器官的血氧供应,使患者术中状态稳定,成功经心外膜途径完成了射频消融治疗。因此,ECMO 可应用于血流动力学不稳定的室性心动过速的射频消融术的辅助支持治疗,但应注意 ECMO 治疗相关的出血、感染、栓塞等并发症。

(龙德勇 贺玉泉 杨红亮)

参 考 文 献

[1] RIZKALLAH J,SHEN S,TISCHENKO A,et al. Case Report Successful Ablation of Idiopathic Left Ventricular Tachycardia in an Adult Patient During Extracorporeal Membrane Oxygenation Treatment [J].CJCA,2013,29(12):1741.e17-1741.e19.

[2] URIBARRI A,BRAVO L,JIMENEZ-CANDIL J,et al. Percutaneous extracorporeal membrane oxygenation in electrical storm:five case reports addressing efficacy,transferring allowance or radiofrequency ablation support [J]. Eur Heart J Acute Cardiovasc Care,2018,7(5):484-489.

[3] 唐成,张劲林,江晶晶,等 . 三维标测系统指导下采用射频消融基质改良治疗器质性室性心动过速 7 例[J]. 岭南心血管病杂志,2015(3):316-320.

[4] ALVIZ I,GRUPPOSO V,CERNA L,et al. Combined Endocardial-Epicardial Versus Endocardial Catheter Ablation Alone for Ventricular Tachycardia in Structural Heart Disease [J]. JACC Clin Electrophysiol,2019,5(1):13-24.

[5] ABRAMS D,BRODIE D. Emerging Indications for Extracorporeal Membrane Oxygenation in Adults with Respiratory Failure [J]. Ann Am Thorac Soc,2013,10(4):371-377.

[6] BEIN T,WEBER F,PHILIPP A,et al. A new pumpless extracorporeal interventional lung assist in critical hypoxemia/hypercapnia [J]. Crit Care Med,2006,34(5):1372-1377.

[7] CHEN C Y,TSAI J,HSU T Y,et al. ECMO used in a refractory ventricular tachycardia and ventricular fibrillation patient:A national case-control study [J]. Medicine(Baltimore),2016,95(13):1-7.

[8] BRUNNER M E,SIEGENTHALER N,SHAH D,et al. Extracorporeal membrane xygenation support as bridge to recovery in a patient with electrical storm related cardiogenic shock [J]. Am J Emerg Med,2013,31(2):467.e1-467.e6.

[9] VIRK S A,MBBS A K,MBBS A E,et al. Mechanical Circulatory Support During Catheter Ablation of Ventricular Tachycardia:Indications and Options [J]. Heart Lung Circ,2019,28(1):134-145.

肥厚型梗阻性心肌病合并房颤同时消融治疗 1 例

女性患者,间断心悸、胸闷 4 年,再发伴头晕 3 天,既往有 5 年高血压病史,体检胸骨左缘 3、4 肋间可闻及粗糙的 3/6 级收缩期喷射样杂音,心电图显示心房颤动,心脏彩超显示左室间隔非对称性肥厚,伴流出道梗阻。

患者的症状与肥厚梗阻性心肌病及心房颤动均有关系,如何进行有效的治疗,是否可以同时对肥厚型性心肌病以及房颤进行干预、治疗?

病 史 摘 要

患者女性,57 岁,以"间断心悸、胸闷 4 年,再发伴头晕 3 天"为主诉入院就诊。

现病史:4 年前于劳动时出现心悸、胸闷,伴大汗、乏力,心电图示心房颤动,持续数分钟至数小时不等,休息后缓解,此后间断发作,曾间断应用"美托洛尔、胺碘酮、普罗帕酮、稳心颗粒"等药物,治疗效果差。3 天前再发心悸、胸闷伴头晕。发病以来,神志清,精神较差,食欲欠佳,睡眠差,大小便正常,体重无减轻。既往高血压病史 5 年余,最高血压 155/100mmHg,未服用降压药物,平时血压控制情况欠佳。其父 35 岁急性上腹痛病故(死因不详);其母 78 岁因"冠心病"去世。有 2 弟 3 妹,其中 1 弟因房颤、室间隔稍增厚(2013 年我院心脏彩超示左房增大,LA 39mm,室间隔增厚 12.5mm,LV 52mm,左室后壁 11mm),5 年前行房颤射频消融术。育有 1 子,体健。

体 格 检 查

体温 36.5℃,脉搏 52 次 /min,呼吸 16 次 /min,血压 114/65mmHg。双肺呼吸音清,未闻及干湿啰音,心界无扩大,心率 52 次 /min,律齐,于胸骨左缘 3、4 肋间可闻及粗糙的 3/6 级收缩期喷射样杂音,腹部及神经系统及其他系统查体未见阳性体征。

辅 助 检 查

脑钠尿肽:1 830pg/L(参考值 <125pg/L)。

胸部 X 线片:双肺纹理增粗。

心电图:窦性心动过缓(图 1)。

心脏超声检查:左心室舒张末期内径 43mm,射血分数 68%,左心房增大,左心室壁非均匀性增厚,以室间隔最厚处 16mm;左室后壁厚 10mm,室间隔与左室后壁之比约 1.6;SAM 征阳性;收缩期左室流出道前向血流流速增快,峰值流速 4.9m/s,峰值压差约 98mmHg(图 2,彩图见二维码 41)。

心脏磁共振平扫 + 增强:心肌受累疾患,左室室间隔近中段室壁异常信号,延迟增强示左室室间隔近中段肌壁间可见斑片状强化影,考虑肥厚型心肌病

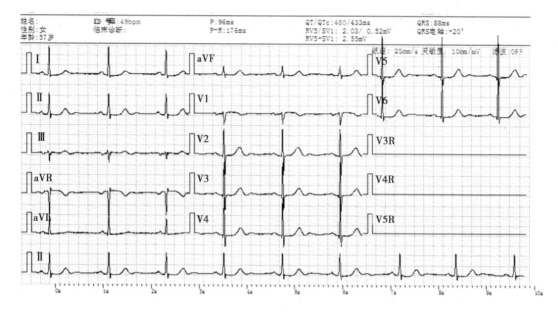

图 1　心电图

右室径	15	mm	室间隔厚	16	mm	左室径	43	mm	左室后壁厚	10	mm	主动脉环径	24	mm
左房径	41	mm	升主动脉径	33	mm	肺动脉环径	21		肺动脉瓣	1.2	m/s	右房	29*45	
E峰	0.87	m/s	A峰	1.1	m/s	主动脉瓣	2.6	m/s	三尖瓣返流	2.1	m/s	肺动脉压	23	mmHg
EDV	94	ml	ESV	29	ml	EF	68	%	SV	64	ml	FS	38	%

超声所见：

2D及M型特征：

1. 左房内径增大，余房室内径及大动脉根径在正常范围。
2. 左室壁非均匀性增厚，左室短轴腱索水平测值：室间隔厚约16mm，前壁厚13mm，侧壁厚约10mm，后壁厚约10mm，下壁厚约10mm，搏动幅度在正常范围。
3. 各瓣膜形态、回声、运动正常。
4. 房室间隔连续性完整。
5. SAM征阳性。

CDFI：1. 房室水平及大动脉水平无分流。

2. 二尖瓣口：E/A<1，二尖瓣口可见少量反流，主动脉瓣收缩期前向血流速度增快，峰值流速2.6m/s，峰值压差约28mmHg；舒张期可及少量反流信号；三尖瓣口可及微量反流信号，峰值流速2.1m/s，估测肺动脉收缩压约23mmHg。收缩期左室流出道前向血流速度增快，峰值流速约4.9m/s，峰值压差约98mmHg。

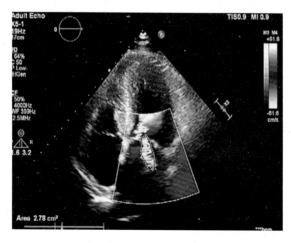

图 2　心脏彩超

（梗阻性），左房增大，升主动脉增宽，二尖瓣及三尖瓣轻度关闭不全（图3）。

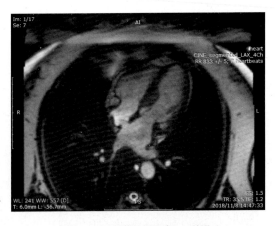

图3　心脏磁共振平扫＋增强

入　院　诊　断

①肥厚型梗阻性心肌病并阵发性心房颤动；②高血压2级（高危）。

诊治经过与诊治思维

1. 简要治疗经过　患者多次发作心悸、胸闷症状，并接受多种抗心律失常药物对症治疗，效果欠佳，外院心电图提示阵发性房颤，入我院后心脏超声提示：左心室壁非均匀性增厚，以室间隔增厚为著且SAM征阳性；收缩期左室流出道峰值压差约98mmHg。CMR延迟增强示：左室室间隔近中段肌壁间可见斑片状强化影，考虑肥厚型心肌病（梗阻性）。完善动态心电图、心房CTA检查及经食管心脏超声排除心房及左心耳血栓，拟行左心室测压及必要时室间隔射频消融术＋房颤射频消融术治疗。

2. 病史特点　①中年女性，高血压病史5年，血压控制欠佳；②4年前出现心悸、胸闷不适；③查体可于胸骨左缘3、4肋间可闻及粗糙的3/6级收缩期喷射样杂音等；④外院就诊多次症状发作时心电图检查均提示心房颤动；⑤心脏超声见室间隔明显增厚、收缩期左室流出道峰值压差约98mmHg，提示肥厚型梗阻性心肌病；心脏磁共振平扫＋增强亦提示肥厚型梗阻性心肌病，并且SAM征均为阳性。

3. 临床诊治思路　患者心脏超声提示室间隔肥厚且SAM阳性，行CMR检查延迟增强示左室室间隔近中段肌壁间可见斑片状强化影，考虑肥厚型心肌病（梗阻性），因此符合肥厚型心肌病诊断；结合其家族史中1弟于我院就诊发现心肌肥厚并已行房颤射频消融术治疗，不能排除其家族性肥厚型心肌病病史。患者多次因心悸、胸闷发作而就诊，其本质为心肌非对称性肥厚引起左心室流出道梗阻，而发作快心室率房颤时症状明显加重，出现胸闷、胸痛、头晕、黑蒙等；目前肥厚型梗阻性心肌病的治疗主要为室间隔心肌切除术和乙醇室间隔化学消融术以及一些中心报道的心脏起搏器治疗。但由于外科切除术创伤大，部分患者难以接受；对于部分间隔支动脉有解剖变异的患者，由于间隔支与梗阻部位不匹配而影响乙醇室间隔化学消融术效果，且存在乙醇向非间隔支动脉渗漏的可能，从而造成严重广泛的心肌坏死甚至增加室性心律失常的发生；双腔起搏器植入术治疗肥厚梗阻性心肌病的有效性仍需证实。该患者房颤发作时症状明显，结合其具体病情，建议患者行心室测压，若导管实时测压跨瓣压差>50mmHg，则行室间隔射频消融术＋房颤射频消融术，通过导管消融介入治疗，从治疗房颤和降低肥厚梗阻心肌病压差两方面给患者带来获益，既对患者创伤小又安全、有效地解决患者临床症状。

进一步完善专科检查：经食管心脏彩超证实左心房及左心耳未见血栓及栓子形成；左心房CTA示左房及所示肺静脉未见明显异常。

4. 专科诊断　肥厚型梗阻性心肌病并阵发性房颤；原发性高血压。

5. 术前准备及术中操作过程　完善术前检查，ECG示窦性心动过缓；UCG示肥厚型梗阻性心肌病、左房增大、主动脉瓣及二尖瓣轻度关闭不全，收缩期左室流出道峰值压差98mmHg；CMR示心肌受累疾患、左室室间隔近中段室壁异常信号，可见斑片状延迟强化影，考虑肥厚型心肌病(梗阻性);经食管心脏彩超示未见左心房及心耳血栓或栓子;心房CTA示左心房及所示肺静脉未见明显异常、肺动脉高压表现。

手术操作过程:消融前分别应用测压导管于心尖部、主动脉瓣下、主动脉瓣上,分别测压示210/6/62mmHg、110/57/75mmHg、112/67/87mmHg。在CartoSound超声导管至右室行左室三维重建,重点重建室间隔,送消融导管至室间隔最厚部位及二尖瓣SAM时与室间隔的接触部位(心腔内超声下可见此处SAM征阳性),标测正常传导束支,避开P电位区域,以43℃、35W放电消融;行房间隔穿刺后经左房送消融电极至左室室间隔最厚处即上述标测部位,再次以43℃、35W放电消融。消融后再次将测压导管先后至心尖部、主动脉瓣下、主动脉瓣上,分别测压示130/5/78mmHg、115/74/88mmHg、117/71/86mmHg。在CARTO指导下行左房三维重建,行环肺静脉前庭消融及三尖瓣峡部消融。LOVT压差由术前约100mmHg降至15mmHg,流出道梗阻解除。手术结束,患者诉胸闷及发作性心悸症状较前明显减轻(图4~图6,彩图见二维码42~二维码44)。

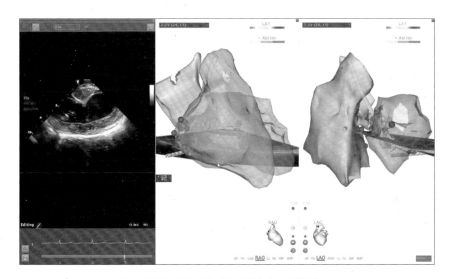

图4 测压后经动脉逆行消融室间隔靶点图

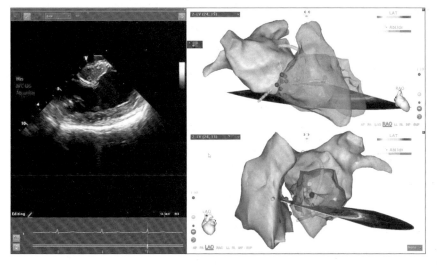

图5 经左房房间隔穿刺后途径消融室间隔靶点图

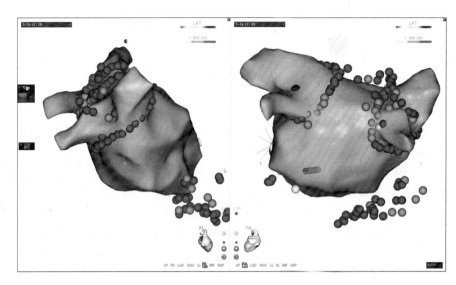

图 6　双肺静脉隔离及三尖瓣峡部消融图

6. **最终诊断**　①肥厚型梗阻性心肌病并阵发性房颤,室间隔射频消融术后,房颤射频消融术后;②原发性高血压。

专 家 点 评

本例患者中年女性,高血压病史 5 年,血压控制欠佳;4 年前出现心悸、胸闷不适;既往于外院就诊多次症状发作时心电图检查均提示心房颤动;心脏超声示室间隔明显增厚明显,提示肥厚型梗阻性心肌病;行心脏磁共振平扫 + 增强亦证实肥厚型梗阻性心肌病,并且均有 SAM 征阳性。通常肥厚型心肌病患者合并心房颤动的发生率为一般人群的 4~6 倍,特别是肥厚型心肌病合并永久性房颤的患者预后较差,而维持窦性心律可能会对预后有一定程度的改善。这类患者在房颤急性发作时,常会合并明显心功能不全症状,易出现肺水肿、晕厥、心肌缺血、猝死等,活动耐量明显下降,生活质量极差。肥厚梗阻性心肌病并慢性房颤的患者,可出现进行性心衰加重、卒中等风险。由于心脏电生理的不稳定性及心肌缺血,可由快心室率房颤发展为室颤,导致患者发生猝死。因此,早期干预并及时行介入治疗就显得较为重要。

肥厚型梗阻性心肌病目前的主要手术方法包括室间隔外科切除术以及化学消融术,但由于外科心肌切除术创伤大、易引起患者恐惧,部分患者难以接受;而乙醇室间隔化学消融术对于部分间隔支与梗阻部位不匹配的患者,效果欠佳,且有酒精渗漏的可能,有致心肌梗死及室性心律失常的风险;双腔起搏器治疗 HOCM(此前无此缩写)的有效性目前仍需更多循证证据支持。室间隔射频消融术在心腔内超声指导下能准确定位室间隔,结合心内电解剖标测,从而实现安全、有效的消融,为 HOCM 患者提供了更为安全、有效的替代治疗方案。特别是针对本例患者肥厚型梗阻性心肌病并房颤,选择心腔内超声指导下室间隔 + 房颤射频消融术治疗优势突出,既可安全、有效地解决左室流出道梗阻,又可治疗房颤维持窦性心律。

疗 效 评 估 及 随 访

消融前分别应用测压导管于心尖部、主动脉瓣下、主动脉瓣上,分别测压示 210/6/62mmHg、110/57/75mmHg、112/67/87mmHg;消融后再次将测压导管先后至心尖部、主动脉瓣下、主动脉瓣上,分别测压示 130/5/78mmHg、115/74/88mmHg、117/71/86mmHg。左室流出道压差由术前约 100mmHg 降至 15mmHg,流出道梗阻解除。

术后 2 天,患者胸闷症状较前明显减轻,6 分钟步行试验由术前的 405m 提高到 505m。术后 5 天复查心脏彩超示左室流出道峰值压差 64mmHg(术前 98mmHg)(图 7)。

右室径	16	mm	室间隔厚	16	mm	左室径	41	mm	左室后壁厚	12	mm	主动脉环径	20	mm
左房径	45	mm	升主动脉径	32	mm	肺动脉环径	21	mm	肺动脉瓣	1.4	m/s	右房	26*48	mm
E峰	0.85	m/s	A峰	1.2	m/s	主动脉瓣	1.8	m/s	三尖瓣返流	/	m/s	肺动脉压	/	mmHg
EDV	105	ml	ESV	38	ml	EF	63	%	SV	66	ml	FS	34	%

超声所见:
2D及M型特征:
1. 左房内径增大,余房室内径及大动脉根径在正常范围。
2. 左室壁非均匀性增厚,室间隔基底段增厚。左室短轴腱索水平测值:室间隔厚约16mm,前壁厚约14mm,侧壁厚约14mm,后壁厚约11mm,下壁厚约10mm,搏动幅度在正常范围。
3. 各瓣膜形态、回声、运动正常。
4. 房室间隔连续性完整。
5. SAM征阳性。

CDFI:1. 房室水平及大动脉水平无分流。
　　　2. 二尖瓣口:E/A<1,各瓣口未见异常血流信号。左室流出道前向血流速度增快,峰值流速约3.8m/s,峰值压差约64mmHg.

图7　术后5天复查心脏彩超

知 识 拓 展

目前,肥厚型心肌病的发病率约为 1/500,据估计中国患者达 260 万人[1]。伴有流出道梗阻的肥厚型梗阻性心肌病(HOCM)是一种常染色体显性遗传性心血管疾病,其特征为心肌非对称性肥厚,以室间隔为著,常引起左心室流出道(LVOT)梗阻。HOCM 患者可出现胸痛、黑蒙、晕厥等症状,梗阻越重症状越明显,预后越差[2,3]。充分药物治疗后症状仍难以控制时,可考虑手术治疗。目前主要包括:①室间隔心肌切除术(surgical myectomy,SM),但由于室间隔心肌切除术创伤较大,对于部分难以耐受外科手术或因恐惧拒绝接受外科手术的患者则不太适合;外科室间隔切除术后几乎大部分患者均出现左束支传导阻滞(LBBB),如果患者术前合并右束支阻滞,则术后安装起搏器的可能性较大[4]。②乙醇室间隔化学消融术(alcohol septal ablation,ASA)通过导管将无水乙醇选择性注入间隔支动脉,形成心肌凝固性坏死以改善左室流出道梗阻,从而减轻患者症状,但间隔支动脉有解剖变异,部分患者间隔支与梗阻部位不匹配则影响手术效果,且 ASA 存在乙醇向非间隔支动脉渗漏的可能,因而有可能造成严重广泛的心肌坏死甚至增加室性心律失常的发生,且有部分出现三度房室传导阻滞的可能,ASA 的安全性需谨慎关注[5]。③双腔起搏器植入术治疗肥厚型梗阻性心肌病[6],但目前其有效性仍需获得更多循证证据支持。

通常肥厚型心肌病患者合并心房颤动的发生率为一般人群的 4~6 倍,特别是肥厚型心肌病合并永久性房颤的患者预后较差,维持窦律可能会对其预后有一定程度的改善。这类患者在房颤急性发作时,常合并明显心功能不全症状,出现肺水肿、晕厥、心肌缺血、猝死等症状,活动耐量明显下降,生活质量极差;长期可出现进行性心衰加重、卒中等风险。部分患者由于心脏电生理的不稳定性及心肌缺血,可由快心室率房颤发展为室颤,导致患者发生猝死。因此,早期诊断及干预、及时行介入治疗就显得尤为重要[7,8]。

　　既往欧美国家的少数心脏中心尝试将射频消融术作为一种替代方法应用于部分儿童和成人HOCM的治疗[9-11]，其安全性及疗效已初步得到验证。在心腔内超声指导下的室间隔射频消融术（RFCA），可在靶点局部消融损伤，也不受间隔支动脉解剖变异的影响。在三维电生理标测系统支持下，通过标测出希氏束、左束支、左前及左后分支的位置，在消融过程中尽量避开正常传导系，选择合适的消融靶点，在术中谨慎地保护传导束，可降低术后发生严重房室传导阻滞的风险。于室间隔最厚部位、二尖瓣SAM时，与室间隔的接触部位进行局部范围消融，达到心肌收缩失同步的效果，减轻梗阻降低压差。据文献报道，各中心选择室间隔消融靶点各不相同，如靠近左心室流出道梗阻部位、主动脉瓣下室间隔区域以及LVOT压力过渡区室间隔等部位作为消融靶点。但因严重的二尖瓣SAM导致的室间隔与二尖瓣前叶接触是导致LVOT梗阻的重要因素，室间隔的不协调运动可能是降低左室流出道压差的原因[12]。

　　结合本例患者肥厚型梗阻性心肌病合并房颤，且临床症状多来自房颤发作时，采用室间隔及房颤射频消融方法治疗，既能够解除梗阻降低LVOT压差、改善症状，又能同步治疗房颤，为这类患者提供多一种安全有效的替代治疗方案，同时对于一些外科切除或酒精消融失败的患者也提供多一种选择。针对肥厚型梗阻性心肌病合并房颤的患者，射频消融术治疗的优势是可在可视化靶目标位置直接消融，对心肌细胞的损伤小，且不受间隔支动脉解剖变异的影响，能够同时改善梗阻和治疗房颤。对这类患者我们仍需要积累更多的病例和经验，对于消融部位、范围、能量及温度的选择、操作技巧以及患者的基线特征等仍需进一步总结，标准化的治疗方案也需要进一步确立。

（陶海龙　朱揆）

参 考 文 献

[1] 惠汝太.肥厚型心肌病的诊断与治疗进展[J].中华心血管病杂志,2007,35(1):82-85.

[2] 李占全,石蕴琦.肥厚型心肌病新理念[J].中国循环杂志,2017,32(z2):145-148.

[3] 中华医学会心血管病学分会中国成人肥厚型心肌病诊断与治疗指南编写组,中华心血管病杂志编辑委员会.中国成人肥厚型心肌病诊断与治疗指南[J].中华心血管病杂志,2017,45(12):1015-1032.

[4] 刘蓉,乔树宾,胡奉环,等.经皮室间隔心肌消融术治疗肥厚型心肌病的长期预后及其影响因素[J].中华心血管病杂志,2016,44(9):771-776.

[5] 张明,李占全,金元哲,等.经皮经腔间隔心肌化学消融术治疗肥厚型梗阻性心肌病长期疗效观察[J].中华心血管病杂志,2006,34(3):276.

[6] 高阅春,李宇,韩智红,等.老年肥厚型梗阻性心肌病消融和起搏器治疗的对照观察[J].中华心血管病杂志,2007,35(4):333-336.

[7] 陆红进,陈明龙,杨兵,等.经导管射频消融治疗肥厚型性心肌病合并心房颤动的初步经验[J].中华心律失常学杂志,2009(5):352-356.

[8] 吴青青,唐其柱,李芳芳,等.室间隔消融术治疗肥厚型心肌病的Meta分析[J].心脏杂志,2014(4):446-450.

[9] LAWRENZ T,KUHN H.Endocardial radiofrequency ablation of septal hypertrophy [J].Z Kardiol,2004,93(6):493-499.

[10] LAWRENZ T,BORCHERT B,LEUNER C,et al.Endocardial radiofrequency ablation for hypertrophic obstructive cardiomyopathy:acute results and 6 months' follow-up in 19 patients [J].J Am Coll Cardiol,2011,57(5):572-576.

[11] SREERAM N,EMMEL M,DE GIOVANNI J V,et al.Percutaneous radiofrequency septal reduction for hypertrophic obstructive cardiomyopathy in children [J].J Am Coll Cardiol,2011,58(24):2501-2510.

[12] 陈冉,蒋志新,单其俊,等.室间隔射频消融术:治疗梗阻性肥厚型心肌病的新选择[J].中华心血管病杂志,2017,45(3):186-189.

房颤合并心力衰竭诊疗 1 例

中年男性患者,有心房颤动(简称房颤)病史 10 年,随着病情的进展,由阵发性房颤逐渐进展为持续性房颤,近 1 年来患者出现反复发作性胸闷、气促症状,间有咳粉红色泡沫痰。查体可闻心律绝对不齐、心音强弱不等、脉搏短绌、可闻及双下肺湿性啰音。心脏超声提示左室扩大,心脏射血分数下降。入院诊断:急性心力衰竭(心功能 NYHA 4 级),持续性房颤,高血压 2 级(很高危组),高尿酸血症。

该患者心衰的原因暂未明确? 是由持续性房颤引起? 还是由扩张型心肌病或缺血性心肌病所导致的心衰合并房颤? 患者的鉴别诊断对后续诊疗方向的影响? 对于该患者,在排除其他器质性疾病后,其治疗方案应如何选择? 对这一例患者诊疗过程进行回顾和思考,遇到类似患者的诊疗过程中应注意哪些内容?

病 史 摘 要

患者男性,34 岁,以"反复心悸 10 年余,气促伴双下肢水肿 1 个月余"为主诉入院。患者于 10 余年前开始出现心悸,无胸闷、胸痛,无咳嗽、下肢水肿,于当地医院就诊,常规心电图未见明显异常,24 小时动态心电图提示阵发性心房颤动,当时未进行规律治疗。1 个月余前开始出现活动后气促,夜间睡眠时难以平卧,伴双下肢轻度水肿,未予重视,2 天前气促加重,双下肢水肿加重,夜间无法平卧,间有咳粉红色泡沫痰。遂于当地医院就诊,心电图提示"房颤伴快速心室率",BNP 994.2pg/ml,诊断为房颤、急性心力衰竭,予以控制心室率、强心、利尿治疗后症状好转,后转入我院拟行进一步治疗。

既往高血压病史 10 余年,血压最高达 170/100mmHg,服用卡托普利控制,平素血压波动于 140~150/80~100mmHg。家族中父亲房颤病史,既往发生脑卒中偏瘫事件。育有两子,体健。

体 格 检 查

体温 36.7℃,脉搏 107 次/min,血压 145/80mmHg。神志清晰,无特殊面容,双下肺可闻及湿性啰音,心尖搏动位于锁骨中线外侧 0.5cm 处,相对浊音界扩大,心率 124 次/min,律不齐,脉搏短绌,心尖部可闻及 2~3/6 级收缩期杂音,双下肢轻度凹陷性水肿,周围血管征阴性。

辅 助 检 查

入院时,血清尿酸 894μmol/L,proBNP 3 215pg/ml;CREA 83.69μmol/L,余实验室指标未见明显异常。

胸部 X 线片:心影增大,右下肺渗出,右侧少量胸腔积液。

体表心电图:持续性心房颤动(图 1)

动态心电图:总心搏数 103 828,100% 为房颤/房扑,平均心率 70 次/min(最大心率 198

纸速：25mm/s　灵敏度：10mm/mV　滤波：100Hz

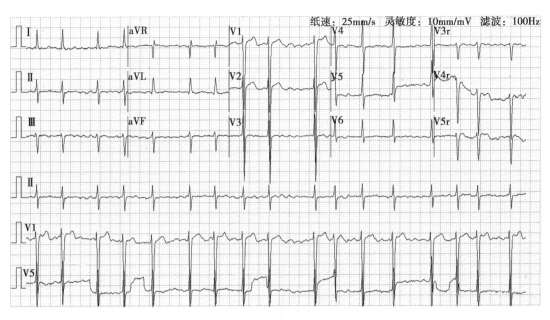

图 1　入院心电图

次 /min；最慢心率 32 次 /min；其中 R-R>2 秒 342 次，最长 R-R 间期 3.11 秒）

　　超声心动图：双房、左室扩大，左室收缩功能明显下降（LVIDes 68mm；LVEF 28%），中度二尖瓣反流、轻度三尖瓣反流、轻度肺高压、少量心包积液（图 2）。

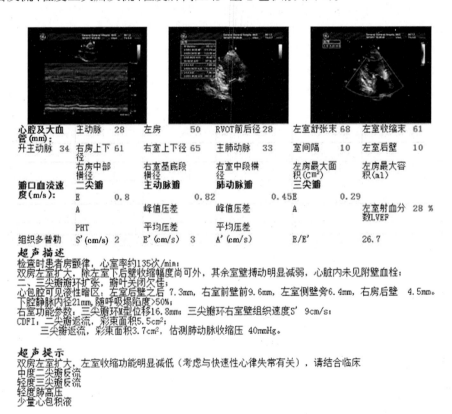

图 2　超声心动图

腹部超声:双肾稍大、回声异常;前列腺钙化;膀胱未见明显异常;肝胆胰脾未见明显异常;胆囊结石。

入 院 诊 断

急性心力衰竭(全心衰心功能 NYHA 4 级);持续性心房颤动(Chadas-vas 评分 2 分,Has-bleed 评分 2 分);高血压 2 级(很高危组);高尿酸血症。

诊治经过与诊治思维

1. **简要诊治经过** 患者入院后有气促症状,双下肢水肿,予以强心、利尿、改善心室重构等治疗,期间患者血清尿酸水平较高,波动于 894~1 019μmol/L,予苯溴马隆口服降尿酸治疗。住院期间,患者 proBNP 和肌酐水平进行性升高,且出现少尿症状(<400ml/d)。予停 ACEI、利伐沙班等影响肾功能药物及补液扩容治疗未能缓解。随后请肾内科会诊,考虑肌酐升高与容量不足及高尿酸血症有关,可行短期透析治疗。透析治疗后,患者心功能、肾功能恢复稳定,继续抗心衰治疗,1 个月心衰症状改善后再次返院复查,并拟行下一步诊治。

2. **病史特点**

(1) 中年男性,长期高血压病史、房颤病史,一代亲属也有房颤病史。

(2) 近 1 个月来反复发作心衰症状,且表现为全心衰。

(3) 心电图提示阵发性心房颤动进展为持续性心房颤动。

(4) 超声心动图提示左心室功能明显下降,左室扩大,未能排除扩张型心肌病可能。

3. **临床诊治思路**

(1) 鉴别诊断:患者既往无明显特殊不适,长期高血压和房颤病史,入院前 1 个月余反复发作心力衰竭,其心衰的原因暂未明确。住院期间发作因心衰和高尿酸血症继发的急性肾衰竭症状,予对症治疗后好转。心脏超声提示双房左室扩大、射血分数下降,考虑心肌病可能。患者心衰原因有多种可能。

1) 心房颤动导致心力衰竭,患者 10 余年前发作心房颤动,入院时心电图和动态心电图均提示持续性心房颤动伴快速心室反应,因此未能排除患者为心律失常所致心肌病。

2) 冠状动脉粥样硬化性心脏病导致心力衰竭,患者长期高血压,且为近期新发的心力衰竭症状,未能排除冠心病可能。

3) 扩张型心肌病导致心力衰竭合并心房颤动,一方面,患者长期高血压病史,未能排除长期高血压所导致的心肌病变,并进展为心力衰竭合并心房颤动;另一方面,患者父亲既往有房颤病史、卒中病史,但具体治疗不详,因而未能排除原发性扩张型心肌病的可能。

4) 心肌炎,患者为近期新发心衰症状,需考虑心肌炎导致的可能,但患者近期无上感病史,且入院检查未见激酶、肌钙蛋白明显升高,未见室性心律失常或房室传导阻滞现象,因而可能性较小。

(2) 诊治计划:患者入院后反复发作心衰,且出现一过性肾功能衰竭,对患者先予以对症治疗,包括抗心衰治疗、控制心室率、降尿酸、控制血压以及短期血液透析等治疗。由于患者表现为持续性房颤和心力衰竭,不能很好地完成心脏 MR 检查,无法通过 MR 明确心肌病变程度。另一方面,患者无明显急性心肌梗死的症状,因此,在患者心衰症状稳定及肾功能稳定时,拟择期行冠脉造影,排除血管病变的可能,若为血管病变,则进行支架植入治疗改善血液循环。如果排除血管病变,由于房颤可能导致心衰症状进一步加重,考虑对患者的房颤进行干预治疗,是否积极行转复窦性心律(简称窦律)或药物控制心室率治疗?由于患者年龄较轻,当上述治疗未能起到很好效果时,是否需积极行外科心脏移植治疗?

(3) 诊治经过:1 个月后,患者心衰症状较前明显好转,肝肾功能恢复正常,行冠脉造影提示冠脉血流无异常,排除冠心病可能。经房颤团队讨论,考虑患者心衰与房颤关系很大,鉴于其心功能差、左房偏大(50mm),单纯内科消融成功率较低,复发风险高,故拟行持续性房颤的分站式射频消融治疗。具体步骤包括先由心外科行腔镜下的房颤 miniMAZE 射频消融术,3 个月后由心内科进行导管介入标测和补充消融。

患者于 2017 年 12 月 4 日在外科手术室全麻状态下接受经胸腔镜 miniMAZE 手术:经右侧腋中线第 4 肋间入路,对右侧肺静脉、左房顶部、冠状静脉窦和上下腔静脉进行消融,完成这一过程后患者心律自行转为窦律;再经左侧腋后线第 4 肋间入路,对左侧肺静脉进行消融,在左房后壁连接双侧肺静脉,并切除大部分左心耳。术后 2 天,床边超声提示左室舒张末直径为 56mm,LVEF 56%。

外科手术 1 个月后,患者复诊,自诉症状明显好转,但新近出现活动后气促、心悸,体表心电图提示房性心动过速(2∶1 下传,图 3)。由于心动过速对该患者心功能影响较明显(图 4),故提前由心内科进行心脏电生理检查和房速的射频消融术。

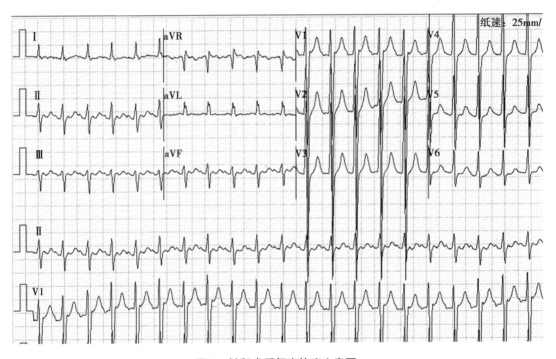

图 3　外科术后复查体表心电图

患者于 2018 年 1 月 20 日于心导管室局麻状态下接受内科心脏电生理检查及射频消融治疗。在 Carto 系统下进行左房建模,用 PentaRay 电极进行左房电压基质标测,可见左侧肺静脉无残留电位,右上肺静脉存在电位,右侧上肺静脉前庭存在漏点电位,左房后壁线存在漏点,心耳残端不明显(图 5,彩图见二维码 45)。

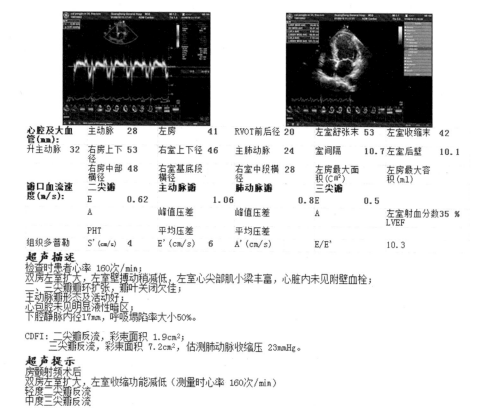

心腔及大血管(mm)：	主动脉	28	左房	41	RVOT前后径	20	左室舒张末径	53	左室收缩末径	42
	升主动脉	32	右房上下径	53	右室上下径	46	主肺动脉	24	室间隔	10.7	左室后壁	10.1
			右房中部横径	48	右室基底段横径		右室中段横径	28	左房最大面积(Cm²)		左房最大容积(ml)	

瓣口血流速度(m/s)：	二尖瓣		主动脉瓣		肺动脉瓣		三尖瓣	
	E	0.62		1.06		0.8E		0.5
	A		峰值压差		峰值压差		A		左室射血分数 35 % LVEF
	PHT		平均压差		平均压差			
组织多普勒	S'(cm/s)	4	E'(cm/s)	6	A'(cm/s)		E/E'	10.3

超声描述

检查时患者心率 160次/min；

双房左室扩大，左室壁搏动稍减低，左室心尖部肌小梁丰富，心脏内未见附壁血栓；

二、三尖瓣瓣环扩张，瓣叶关闭欠佳；

主动脉瓣形态及活动好；

心包腔未见明显液性暗区；

下腔静脉内径17mm，呼吸塌陷率大小50%。

CDFI：二尖瓣反流，彩束面积 1.9cm²；

三尖瓣反流，彩束面积 7.2cm²，估测肺动脉收缩压 23mmHg。

超声提示

房颤射频术后

双房左室扩大，左室收缩功能减低（测量时心率 160次/min）

轻度二尖瓣反流

中度三尖瓣反流

图 4　外科术后复查超声心动图

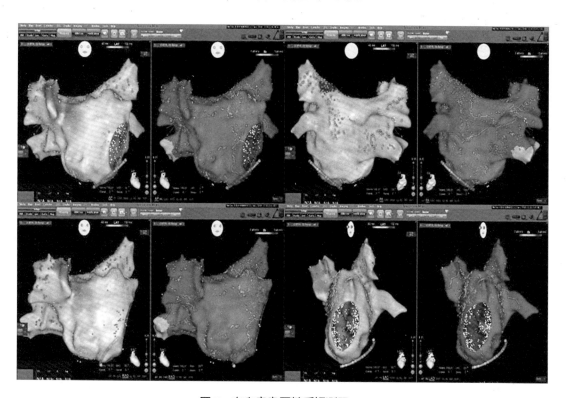

图 5　左心房电压基质标测图

心房刺激下诱发临床发作型心动过速(图6),考虑心房扑动(2∶1下传),在左房进行激动标测,并在冠状窦近端和远端、右下肺静脉口前下壁和下后壁进行拖带,发现冠状窦远端及右肺静脉下后壁拖带结果差,起搏后间期(PPI)较心动过速周长(TCL)相差大,右下肺静脉前下壁和冠状窦近端拖带,PPI间期较接近TCL,考虑右房起源的房扑可能(图7)。

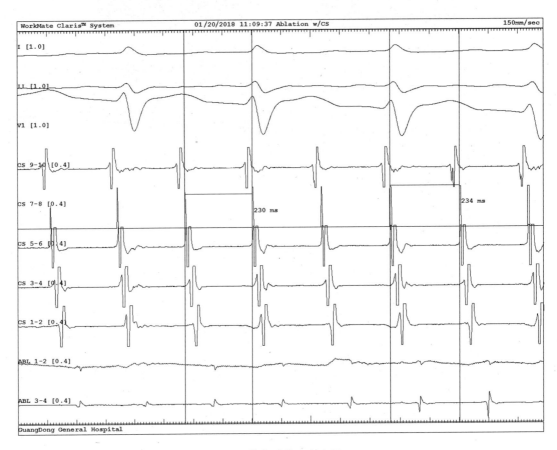

图 6　发作时腔内心电图

于右房在心房扑动时进行激动标测,结果提示为逆钟向三尖瓣峡部依赖型心房扑动(图8,彩图见二维码46;视频1)。随后对患者左房右侧肺静脉前庭、左房顶壁线及后壁线进行补充消融至双侧阻滞,并进行三尖瓣峡部线性消融,心动过速终止,消融线达完全性的双向阻滞。消融成功后,经心房反复刺激未能诱发房速、房扑及房颤。

(4) 后续诊疗计划

1) 控制高血压和改善心室重构治疗(ARB 类药物 + β 受体阻滞剂)。

2) 非布司他和小苏打控制尿酸。

3) 抗凝治疗。

4) 生活方式的干预。

视频 1　LA+RA
AFL ripple

4. **随访情况**　患者术后无气促心悸症状发作,2 个月后复查动态心电图提示:窦性心律(总心搏数 104 908)。术后 6 个月复查超声心动图,提示心功

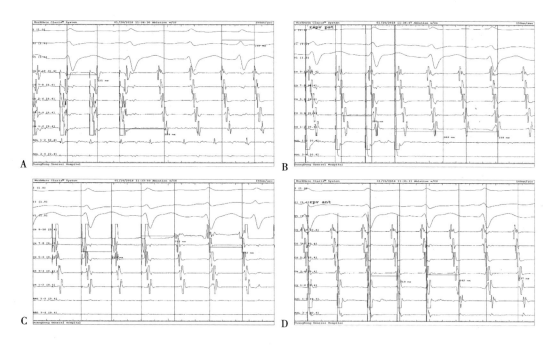

图 7　心房拖带

A. 冠状窦远端拖带, PPI-TCL=108ms; B. 右肺静脉下后壁拖带, PPI-TCL=142ms; C. 冠状窦近端拖带, PPI-TCL=19ms; D. 右肺静脉前下壁拖带, PPI-TCL=23ms

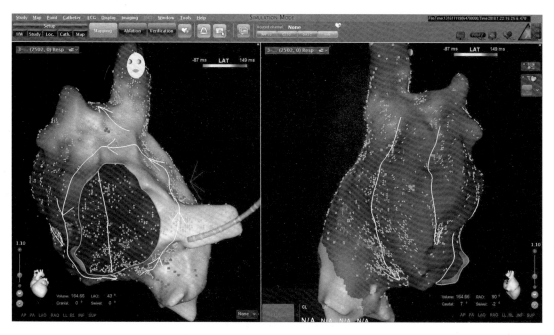

图 8　三尖瓣峡部依赖型逆钟向心房扑动

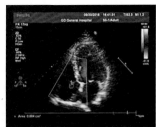 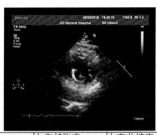

心腔及大血管(mm):	主动脉	28	左房	38	RVOT前后径25		左室舒张末 48		左室收缩末 37
升主动脉 32	右房上下径 35		右室上下径 47		主肺动脉 24		室间隔 10		左室后壁 10
	右房中部横径		右室基底段横径		右室中段横径		左房最大面积(cm²)		左房最大容积(ml)
瓣口血流速度(m/s):	二尖瓣 E 0.8		主动脉瓣 1.1		肺动脉瓣 0.72		三尖瓣 E 0.4		
	A 0.4		峰值压差		峰值压差		A		左室射血分数LVEF 54 %
	PHT		平均压差		平均压差				
组织多普勒	S'(cm/s) 6.1		E'(cm/s) 6.8		A'(cm/s) 4.8		E/E'		12

超声描述
左房稍大，左室壁运动欠协调，搏动幅度稍减低，左室心尖部肌小梁丰富，心脏内未见附壁血栓；
各瓣膜形态及活动好；
房室间隔连续完整，未见PDA征；
心包腔未见明显液性暗区。

CDFI：三尖瓣反流，彩束面积 0.8cm²，估测肺动脉收缩压 21mmHg。

图 9　术后复查超声心动图

能明显好转双房、左室较前明显缩小(LVIDes 48mm，LVEF 54%，图 9)。

5. **知识扩展**　心房颤动是心内科常见的心律失常类型，临床上容易导致卒中事件和血栓栓塞事件的发生、心力衰竭、认知功能下降和痴呆等。房颤患者最常见的症状是心悸，其典型体征包括心音强弱不等、心律绝对不齐和脉搏短绌。导致房颤发生的主要原因是由于器质性或非器质性因素引起心房结构性重构及电重构，进而导致心房电活动不均一性，使原本规则有序的心房电活动消失，代之以无序的颤动波。高龄、遗传因素、性别差异等不可调控因素及高血压、糖尿病、吸烟、肥胖、久坐、阻塞性睡眠障碍等可调控因素均是心房颤动的危险因素。临床上，根据房颤的发作频率和持续时间可分为阵发性房颤、持续性房颤、长程持续性房颤和永久性房颤。目前对于房颤的治疗主要包括危险因素的干预、根据卒中风险进行抗凝治疗、节律与心率的控制治疗。

心力衰竭是指任何原因导致的心肌损伤，使心脏结构或功能发生改变，致使心脏泵血功能降低，即使心脏在足够静脉回流条件下，心搏量仍不足以满足机体代谢需要，或有赖于充盈压升高来补偿的病理状态。心力衰竭是大部分心脏病发展的终末阶段，其中，交感-肾上腺素系统激活、肾素-血管紧张素-醛固酮系统激活、氧化应激、心室重构等因素均在心衰的发展中发挥重要作用。临床上，根据发病缓急可分为急性心力衰竭和慢性心力衰竭，根据临床症状和发生部位可分为左心衰、右心衰和全心衰。对于心力衰竭的治疗主要包括病因治疗，预防危险因素，控制心衰治疗及对症治疗，改善心室重构治疗(抑制交感神级系统激活及肾素-血管紧张素-醛固酮系统激活)，植入 ICD、LVAD(左室辅助装置)等仪器，心脏移植等。

心房颤动与心力衰竭二者关系颇为复杂。二者常互为因果，相伴出现。既往有研究发现，心衰患者中合并房颤的比例显著高于正常心功能人群，尤其是在Ⅳ期心衰患者中，合并心房颤动的患者比例可高达 50%。一方面,这是由于两种疾病有多个共同的危险因素,包括缺血、高血压、年龄、糖尿病、代谢综合征、动脉硬化等;另一方面,心力衰竭患者由于左室舒张末期压力升高、神经体液的激活、交感神经兴奋及异常的钙离子代谢,可以导致心房的进一步扩大且合并结构及离子通道的重构,另外,心房纤维化也可导致心房内差异性传导,这一系列条件可促进心房颤动的发生和进展。即使是长期单纯性心房颤动的患者,也可进展为心力衰竭,这是由于房颤可引起快速心室率和不规则心室反应,进而导致心律失常性心肌病。就病理生理机制、治疗策略而言,心力衰竭合并心房颤动的患者是一组独特的人群,这是由于心房颤动的发生可以导致心衰患者的症状和血流动力学的进一步恶化,而心衰的进展也可促进房颤的发生和维持。在窦性心律下,心房规律收缩可以增加 25% 的回心血量,但是当心房颤动发作时,心房收缩力明显减弱,心脏收缩功能下降,心房辅助泵血作用丧失,其对心衰患者产生的影响较为明显。

自 2000 年以来,多项比较心律和心率控制策略疗效的研究并未证明节律控制在房颤患者主要临床终点上的优越性,因此对房颤患者的治疗主要强调心率控制。但在这些研究中仅纳入少数的心衰合并房颤患者,因此对于这部分患者的治疗存在争议。后续 AF-CHF 研究观察了心衰合并房颤的患者的不同治疗策略的影响。结果发现,节律控制组中患者的所有主要研究风险与心率控制组对比具有相同风险。但该研究中,节律控制组抗心律失常药物的不良反应可能严重限制了节律控制策略的总体效应。近年来,随着导管消融技术的提高,我们可以通过导管消融达到恢复窦性心律的目的,因而可以有效减少药物复律所带来的不良反应,使节律控制策略的疗效增加。因此,在新的技术的支持下,节律控制治疗策略可能优于心率控制治疗策略。另外,在心房颤动指南中,心衰合并房颤的患者建议行射频消融手术的证据级别由 2010 年的 IIb 级升到 2016 年的 IIa 级,这也进一步肯定了导管消融治疗对于部分心衰合并房颤的患者的治疗效果。

多个临床研究对比了导管消融和药物治疗对心衰合并房颤患者的治疗效果,包括 CASTLE-AF 研究、CAMTAF 研究、AATAC 研究、CAMERA-MRI 研究,在这几个研究中发现,相比于药物治疗,导管消融是减少 LVEF 下降的心衰患者的全因死亡率的更有效的方式。其中,CASTLE-AF 研究是一项前瞻性、多中心、随机对照试验,评估导管消融术对改善房颤合并心衰患者在死亡及心衰等硬终点的有效性(9 个国家,31 个中心),该研究发现导管消融组患者主要终点发生率明显低于标准治疗组(主要终点是指全因死亡、心衰恶化需要住院的复合终点),与标准心率控制治疗相比,导管消融治疗可使心衰合并房颤患者全因死亡风险降低 47%,心血管死亡风险、心衰进展再入院风险、心血管事件入院风险均降低。因此,相对传统治疗,心衰合并房颤患者进行导管消融术恢复节律可以改善全因死亡,减少因心衰恶化住院;对心衰患者进行房颤导管消融术可以减少心血管死亡风险,减少再住院率。即使对于射血分数保留的心力衰竭合并心房颤动患者,有单中心研究报道认为,导管消融对这部分患者可能也是一种有效的治疗选择,相对传统治疗(合适的心率控制),导管消融患者能有效提高心功能,提示心功能的提高与窦律的维持更有相关性。也有研究对比导管消融对心房颤动合并射血分数保留的心力衰竭或射血分数降低的心力衰竭患者的影响,研究发现两种类型的心力衰竭患者均能受益于导管消融,这一结果提示无论该患者的心衰类型是属于哪一种,房颤的射频消融均是一个重要的选择。

在以往的病例中,有部分患者由于心房颤动导致心室扩大、心力衰竭,因而诊断为心肌病而未能得到很好的治疗,甚至接受心脏移植治疗。另外一部分患者由于心力衰竭从而伴发心房颤动,而心房颤动又进一步加重心衰症状,由于受限于既往的医疗水平,这部分患者也未能接受导管消融治疗尝试进行复律。但在近年来,由于导管技术的成熟以及部分临床研究的支持,这一类房颤合并心衰的患者将更有可能接受导管消融治疗,而这一治疗可能在不伴药物不良反应的条件下打破房颤合并心衰的正反馈环,从而使患者受益。

(詹贤章　魏薇　陈欣)

参 考 文 献

[1] 黄从新,张澍,黄德嘉,等.心房颤动:目前的认识和治疗的建议 -2018 [J].中国心脏起搏与心电生理杂志,2018,32(4):315-368.

[2] 陈灏珠.实用心脏病学[M].上海:上海科学技术出版社,2007:696-743.

[3] MAISEL W H,STEVENSON L W. Atrial fibrillation in heart failure:epidemiology,pathophysiology,and rationale for therapy [J]. Am J Cardiol,2003,91:3.

[4] PRABHU S,VOSKOBOINIK A,KAYE D M,et al. Atrial Fibrillation and Heart Failure-Cause or Effect？[J]. Heart Lung Circ,2017,26(9):967-974.

[5] THIHALOLIPAVAN S,MORIN D P. Atrial fibrillation and heart failure:update 2015[J]. Prog Cardiovasc Dis,2015,58(2):126-135.

[6] KHAN SU,RAHMAN H,TALLURI S,et al. The Clinical Benefits and Mortality Reduction Associated With Catheter Ablation in Subjects With Atrial Fibrillation [J]. JACC Clin Electrophysiol,2018,4(5):626-635.

[7] MARROUCHE N F,BRACHMANN J. Catheter Ablation for Atrial Fibrillation with Heart Failure [J]. N Engl J Med,2018,378(5):417-427.

[8] MACHINO-OHTSUKA T,SEO Y,ISHIZU T,et al. Efficacy,Safety,and Outcomes of Catheter Ablation of Atrial Fibrillation in Patients With Heart Failure With Preserved Ejection Fraction [J]. J Am Coll Cardiol,2013,62(20):1857-1865.

[9] ICHIJO S,MIYAZAKI S,KUSA S,et al. Impact of catheter ablation of atrial fibrillation on long-term clinical outcomes in patients with heart failure [J]. J Cardiol,2018.

[10] WEI W,SHEHATA M. Invasive therapies for patients with concomitant heart failure and atrial fibrillation [J]. Heart Fail Rev,2019.

致心律失常性右室心肌病室性心动过速导管射频消融1例

病 史 摘 要

患者男性,42岁,主诉"间断心悸伴黑蒙3年,加重3个月"入院。3年余前开始反复于无诱因下出现心悸、胸痛,伴黑蒙,无晕厥,无胸闷、气短,发作心电图示室速,每次持续数分钟至3小时,呕吐反射可终止室速,胺碘酮等药物效果不佳。先后于2017年7月、9月和11月三次在外院行电生理检查示"右室流出道起源室速,致心律失常性右室心肌病可能性大",后两次术中诱发室速并进行了导管射频消融术,术后发作次数有减少。3个月前(术后1年)上述症状再发加重,每天均发作。发作间期活动耐量良好。

既往高血压病史,多次测血压140/90mmHg,未用药。家族史方面,父、母亲及2个哥哥均体健,无猝死家族史。无吸烟史、饮酒史。

体 格 检 查

体温35.8℃,脉搏66次/min,呼吸14次/min,血压130/80mmHg。无颈静脉充盈,肝颈静脉回流征阴性,双肺呼吸音清,未闻及干湿啰音,心尖搏动正常,心浊音界正常,心率66次/min,律齐,各瓣膜听诊区未闻及病理性杂音,无心包摩擦音。腹软,无压痛、反跳痛,肝脏、脾脏肋下未触及,双下肢无水肿。

辅 助 检 查

入院心电图:窦性心律,完全性右束支阻滞(图1)

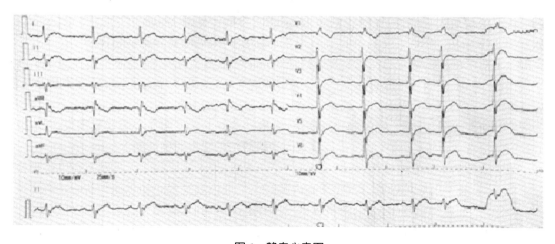

图1 静息心电图

发作心电图：室性心动过速（图 2）

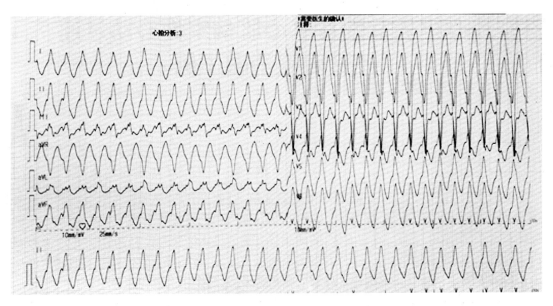

图 2　发作心电图

入院时心脏磁共振检查：左室前室间隔及毗邻前壁基底部室壁增厚（最厚处约 18mm），左心舒张功能减弱，二尖瓣轻度关闭不全，左心房（前后径 26mm）、左心室（舒张末期内径 49mm）不大，左室各壁运动可，EF 63%；右心房（前后径 35mm）、右心室（横径 40mm）不大，右室流出道无增宽，右室壁未见脂肪浸润信号；延迟增强显像未见异常。

初 步 诊 断

1. 致心律失常性右室心肌病可能性大，持续性室性心动过速，完全性右束支传导阻滞。
2. 高血压 1 级（中危）。
3. 室速射频消融术后。

诊疗经过与诊治思路

患者入院后完善检查，谷丙转氨酶 22mmol/L、谷草转氨酶 19mmol/L，肌酐 55.8μmol/L，尿素氮 4.4mmol/L，血钾 4.14mmol/L，血镁 0.86mmo/L，均未见明显异常。超声心动图示左心室舒张末期内径 50mm，左心室收缩末期内径 31mm，射血分数 67%，右心室前后径 26mm，右室流出道 33mm，室间隔增厚（13mm），主动脉窦部增宽（38mm），以及基因学检验。诊断方面，患者有心悸、黑矇发作，发作心电图为完全性左束支阻滞图形，电轴向下，静息状态下心电图为完全性右束支阻滞图形，无家族猝死病史，影像学检查上未见明显心脏受累征象，考虑致心律失常性右室心肌病可能性大，待后续基因学检验结果回报明确诊断。

患者入院后室速发作频繁，伴明显黑矇、心悸不适，于入院后第二天局麻下行电生理检查及射频消融术。首先于心内膜行电生理检查发现心动过速为右心室游离壁起源，拖带标测心电图与临床发作心电图不相似，遂穿刺心包，行心外膜标测，在心内膜标测相对应位置的心外膜标测到瘢痕折返，拖带好，放电消融 1 秒即终止心动过速（靶点图见图 3，彩图见二维码 47）。窦性心律下标测心内膜电压

二维码47

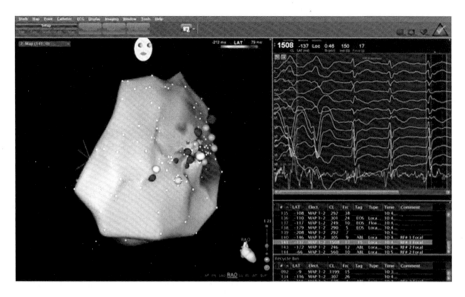

图 3　室速射频消融的靶点图

正常,右心室游离壁的心外膜存在大面积低电压区及延迟电位区,于心外膜继续消融,直至延迟电位消失,瘢痕区隔离。

术后口服琥珀酸美托洛尔缓释片 47.5mg 每日 1 次及培哚普利 2mg 每日 1 次治疗。关于患者 ICD 适应证方面,考虑患者本次射频消融术对心肌低电压区的隔离效果甚佳,且 ARVC 目前还未达明确诊断,暂不考虑 ICD,随诊。

随 访 情 况

患者术后 4 个月复查无室速发作。

出院后遗传性心肌病基因结果回报,该患者 PKP2 基因突变,为 ARVC 致病基因。

最 终 诊 断

1. 致心律失常性右室心肌病,持续性室性心动过速,完全性右束支阻滞。
2. 高血压 1 级(中危)。
3. 室速射频消融术后。

知 识 拓 展

致心律失常性右室心肌病 / 发育不良(arrhythmogenic right ventricular cardiomyopathy/ dysplasia,ARVC/D)不再是少罕见病,发病率 1 ∶ 5 000~1 ∶ 1 000[1],男性多见(2.7 ∶ 1),该病已发现两种遗传方式:常染色体显性遗传和常染色体隐性遗传,前者多见,目前已经证实 9 个基因突变有致病,包括编码桥粒蛋白的基因突变[PKP2(最常见)、JUP、DSP、DSG2、DSC2]及非编码桥粒蛋白的基因突变[转化生长因子 β3、跨膜蛋白 43、结蛋白及核纤层蛋白 A/C 基因]。PKP2 基因定位于染色体 12p11,编码 pkp2 蛋白的合成,该蛋白质主要存在于心肌,在心肌细胞中,pkp2 是组成桥粒结构的特定蛋白之一,桥粒心肌参与毗邻细胞的信号传导[2]。ARVC 病变主要累及右室,右室心肌不同程度地被脂肪或纤维脂肪组织替代,病变呈灶性或弥漫性,随病程进展,左室心肌也会受累,临床表现主要为室性心律失常、猝死、右心衰竭。

一、诊断标准

本病的诊断目前依据是2010年ESC发布的ARVC诊断修订版专家组共识[3],具体标准见表1。

表1 2010年ESC发布的ARVC诊断修订版专家组共识标准

分类	主要条件	次要条件
I. 整体和/或局部运动障碍和结构改变	1. 二维超声 右室局部无运动,运动障碍或室壁瘤伴有以下表现之一:①右室流出道胸骨旁长轴(PLAXRVOT)≥32mm[体表面积校正后(PLAX/BSA)≥19mm/m²];②右室流出道胸骨旁短轴(PSAXRVOT)≥36mm[体表面积校正后(PSAX/BSA)≥21mm/m²];③或面积变化分数≤33% 2. MRI 右室局部无运动、运动障碍或右室收缩不协调伴有以下表现之一:①右室舒张末容积/BSA≥110ml/m²(男);≥100ml/m²(女)。②或右室射血分数(RVEF)≤40% 3. 右室造影 右室局部无运动、运动减低或室壁瘤	1. 二维超声 右室局部无运动,运动障碍或室壁瘤伴有以下表现之一:①PLAXRVOT≥29mm至<32mm[体表面积校正后(PLAX/BSA)≥16mm/m²至<19mm/m²];②PSAXRVOT≥32mm至<36mm[体表面积校正后(PSAX/BSA)≥18mm/m²至<21mm/m²];③或面积变化分数>33%至≤40% 2. MRI 右室局部无运动、运动障碍或右室收缩不协调,伴有以下表现之一:①右室舒张末容积/BSA≥100ml/m²至<110ml/m²(男);≥90ml/m²至<100ml/m²(女)。②或右室射血分数(RVEF)>40%至≤45%
II. 室壁组织学特征	至少一份活检标本形态学分析显示残余心肌细胞<60%(或估计<50%),伴有右室游离壁心肌组织被纤维组织取代,伴有或不伴有脂肪组织取代心肌组织	至少一份活检标本形态学分析显示残余心肌细胞60%~75%(或估计50%~65%),伴有右室游离壁心肌组织被纤维组织取代,伴有或不伴有脂肪组织取代心肌组织
III. 复极异常	右胸导联T波倒置(V1、V2、V3)或14岁以上(不伴右束支传导阻滞,QRS≥120ms)	1. V1和V2导联T波倒置(14岁以上,不伴右束支传导阻滞)或V4、V5、V6导联T波倒置 2. V1、V2、V3和V4导联T波倒置(14岁以上,伴有完全性右束支传导阻滞)
IV. 除极/传导异常	右胸导联(V1~V3)Epsilon波(在QRS综合波终末至T波之间诱发出低电位信号)	标准心电图无QRS波群增宽,QRS<110ms情况下,信号平均心电图至少1/3参数显示出晚电位:①QRS滤过时程≥114ms;②<40μV QRS终末时程(低振幅信号时程)≥38ms;③终末40ms平方根电压≤20μV;④QRS终末激动时间≥55ms,测量V1、V2或V3导联QRS最低点至QRS末端包括R'波,无完全性RBBB
V. 心律失常	持续性或非持续性左束支传导阻滞型室性心动过速,伴电轴向上(Ⅱ、Ⅲ、aVF导联QRS负向或不确定,aVL正向)	持续性或非持续性右室流出道型室性心动过速,LBBB型室性心动过速,伴电轴向下(Ⅱ、Ⅲ、aVF导联QRS正向,aVL负向),或电轴不明确;Holter显示室性期前收缩24小时>500个

续表

分类	主要条件	次要条件
Ⅵ. 家族史	1. 一级亲属中有符合专家组诊断标准的 ARVC/D 的患者 2. 一级亲属中有尸检或手术病理确诊为 ARVD/C 的患者 3. 经评估明确患者具有 ARVC/D 致病基因的有意义的突变	1. 一级亲属中有可疑 ARVC/D 患者但无法证实患者是否符合目前诊断标准 2. 可疑 ARVD/C 引起的早年猝死家族史(<35 岁) 3. 二级亲属中有病理证实或符合目前专家组诊断标准的 ARVD/C 患者

注:ARVD/C 诊断标准:具备 2 项主要条件,或 1 项主要条件加 2 项次要条件,或 4 项次要条件。临界诊断:具备 1 项主要条件和 1 项次要条件,或 3 项不同方面的次要条件。可疑诊断:具备 1 项主要条件或 2 项不同方面的次要条件

二、导管射频消融术的成功率与远期复发率

据文献报道,ARVC 患者行射频消融术治疗室性心动过速时,60%~80% 的患者可获得即刻成功,而后在 3~5 年的长期随访中复发率高达 50%~70%。如此高复发率的根本原因是由于 ARVC 的病理基质,即心肌细胞不断地被脂肪或纤维脂肪组织替代,形成瘢痕,瘢痕相关的大折返环最终导致室速[4,5]。随着研究的进展,对 ARVC 患者行心外膜导管消融后室速消融成功率较单纯心内膜导管消融显著改善[6],有研究者[7]发现,85% 的病例可获得完全成功,92% 的患者达到部分成功,77% 的患者在 18 个月的随访中未发生过室速。但应注意的是,虽然对 ARVC 患者室速行射频消融的成功率得以明显改善,现在被认为是有效减少频发室速发作及 ICD 放电治疗的方法,但不是治愈性方法,目前还不应看作是伴室速发作的 ARVC 患者 ICD 的替代治疗。主要适应证是用于无休止室速或尽管使用最大量药物治疗,包括胺碘酮,仍频繁发生适宜 ICD 干预的 ARVC 患者,为 Ⅰ 类适应证[8]。

三、ICD 植入指征

2015 年专家共识[8]将 ARVC 患者发生心脏性猝死的风险分为 3 个级别,即高危、中危、低危。高危组为有室颤或持续性室速导致心脏骤停病史的患者,或严重右室功能障碍(右心室面积改变率≤17% 或 RVEF≤35%)或左室功能障碍(LVEF≤35%),这类患者发生致命性心律失常的预计年发生率为 10%,ICD 治疗获益最大,是 ICD 治疗的 Ⅰa 类适应证。低危组指无危险因素的先证者和亲属及健康基因携带者,他们发生致命性心律失常的预计年发生率 <1%,不需任何治疗,包括 ICD。介于两组之间的 ≥1 个危险因素的 ARVC 患者为中危组,预计心律失常事件年发生率为 1%~10%,危险因素包括晕厥、非持续性室性心动过速、中度心室功能障碍,包括右室(右心室面积改变率为 24%~17% 或 RVEF 为 40%~36%)和左室(LVEF 为 45%~36%),均应预防性植入 ICD。本例患者现已明确诊断 ARVC,应当加强随访,若仍有室速发作,则应植入 ICD。

(李楠　宁曼)

参 考 文 献

[1] SEN-CHOWDHRY S,SYRRIS P,WARD D,et al. Clinical and genetic characterization of families with arrhythmogenic right ventricular dysplasia/cardiomyopathy provides novel insights into patterns of disease expression [J]. Circulation,2007,115 (13):1710-1720.

［2］GERULL B,HEUSER A,WICHTER T. Mutations in the desmosomal protein plakophilin-2 are common in arrhythmogenic right ventricular cardiomyopathy［J］. Nat Genet,2004,36(11):1162-1164.

［3］MARCUS1 F I,MCKENNA W J,SHERRILL D. Diagnosis of arrhythmogenic right ventricular cardiomyopathy/dysplasia. Proposed Modification of the Task Force Criteria［J］. Eur Heart J,2010,31(7):806-814.

［4］BASSO C,CORRADO D,MARCUS F I. Arrhythmogenic right ventricular cardiomyopathy［J］. Lancet,2009,373(9671): 1289-1300.

［5］DALAL D,JAIN R,TANDRI H. Long-term efficacy of catheter ablation of ventricular tachycardia in patients with arrhythmogenic right ventricular dysplasia/cardiomyopathy［J］. J Am Coll Cardiol,2007,50(5):432-440.

［6］GARCIA F C,BAZAN V,ZADO E S. Epicardial substrate and outcome with epicardial ablation of ventricular tachycardia in arrhythmogenic right ventricular cardiomyopathy/dysplasia［J］. Circulation,2009,120(5):366-375.

［7］MATHE W,SAGUNER A M,SCHENKER N. Catheter Ablation of Ventricular Tachycardia in Patients With Arrhythmogenic Right Ventricular Cardiomyopathy/Dysplasia: A Sequential Approach［J］. J Am Heart Assoc,2019,8(5):e010365.

［8］CORRADO D,WICHTER T,LINK M S. Treatment of arrhythmogenic right ventricular cardiomyopathy/dysplasia: an international task force consensus statement［J］. Eur Heart J,2015,36(46):3227-3237.

房颤并心衰伴二/三尖瓣、主动脉瓣大量反流诊治 1 例

　　患者中年男性,4 年高血压病史,间断口服降压药物,血压控制欠佳。近 5 个月来出现胸闷、气喘,伴倦怠、乏力、心慌、咳嗽及咳白痰,夜间不能平卧,夜尿增多。心电图示:心房颤动,心率 112 次/min,查体可见脉搏强弱不等、快慢不一,颈静脉充盈,双下肢水肿。心脏彩超提示:心脏呈扩张型心肌病样改变,心功能下降,二尖瓣、三尖瓣及主动脉瓣重度关闭不全,肺动脉高压中度,心律不齐。入院诊断为:①风湿性心脏病,二尖瓣、三尖瓣及主动脉瓣重度关闭不全,心房颤动,心功能Ⅳ级;②高血压 2 级,很高危。

　　患者入院呈持续性快心室率房颤,药物治疗效果差,转复为窦性心律可能对心功能恢复收益大。房颤复律常用方法为药物复律、电复律、导管消融,但考虑到合并联合瓣膜病,心脏扩大明显,药物转复难以维持,患者心功能差,直接导管消融难以耐受。最终选择电复律,以恢复窦性心律。由于合并二尖瓣、三尖瓣、主动脉瓣重度反流,我们请心外科会诊,认为扩张型心肌病终末期,建议稳定后心脏移植。

　　最后我们在选择胺碘酮负荷量后给予了电复律,该患者成功转复并维持了窦律,随访 6个月时心功能和心脏结构基本恢复正常。根据对治疗的反应,考虑本患者为房颤引起的心动过速心肌病,本例患者的诊治对这类患者治疗提供了一个新的思路。

病 史 摘 要

　　患者男性,51 岁,以"胸闷、气喘 5 个月余"为主诉入院。5 个月前出现胸闷、气喘、心悸,伴咳嗽、咳痰,夜间不能平卧,伴双下肢水肿,活动耐量较前明显下降,外院查心脏彩超提示:全心增大并左心功能降低,考虑扩张型心肌病,二尖瓣、三尖瓣、主动脉瓣重度关闭不全。4 年前发现血压高,最高 145/105mmHg,先后服用硝苯地平及厄贝沙坦片,血压控制可,无冠心病、糖尿病病史。

体 格 检 查

　　体温 36.6℃,脉搏 100 次/min,血压 126/76mmHg,BMI 26kg/m^2。颈静脉充盈,双肺闻及大片湿啰音。心尖搏动位于左侧第 5 肋间锁骨中线外侧 5cm 处,心尖部抬举样搏动,心浊音界向左下扩大。心率 112 次/min,心律绝对不齐,A2>P2,胸骨左缘第 3 肋间闻及舒张期叹气样杂音,心尖部闻及 4/6 级全收缩期吹风样杂音。双侧桡动脉搏动一致、有力,脉搏短绌。脐周及上腹均未闻及血管杂音。四肢消瘦,双下肢踝部凹陷性水肿,双侧足背动脉搏动一致。

辅 助 检 查

　　N 端脑利钠肽 3 747.00pg/ml,同型半胱氨酸 21.46μmol/L,乳酸脱氢酶 321U/L。

　　炎症指标:PCT、ESR、CRP 未见明显异常。

凝血功能：凝血酶原时间 15.00s，凝血酶原时间活动度 64.00%，国际标准化比率 2.32，D-二聚体 0.340μg/ml。

肝功能：谷丙转氨酶 266U/L，谷草转氨酶 265U/L，谷氨酰转肽酶 137U/L。

血脂、血糖、电解质：糖化血红蛋白 7.10%；甘油三酯 0.68mmol/L，高密度脂蛋白 0.76mmol/L，低密度脂蛋白 2.60mmol/L；钾 3.10mmol/L，钠 141.00mmol/L，氯 101.00mmol/L。

胸部 X 线片：心脏扩大，双肺纹理增粗。

心电图：心房颤动，心率 112 次 /min（图 1）。

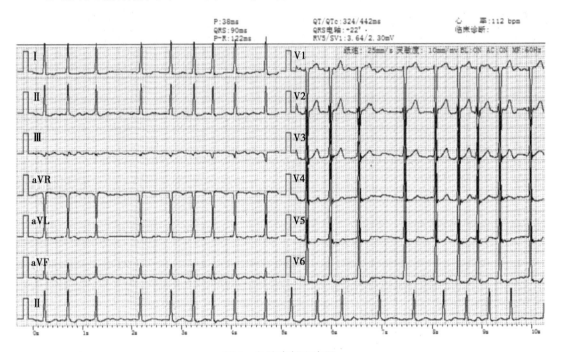

图 1　入院房颤心电图

心脏超声检查：①心功能下降（收缩＋舒张），EF 24%；②二尖瓣、三尖瓣及主动脉瓣重度关闭不全，E/A<1；③肺动脉高压（中度）51mmHg；④全心增大，LVEDD 65mm，LA 50mm，升主动脉增宽，内径 42mm。心律不齐（房颤）。

入 院 诊 断

1. 心律失常，心房颤动，二尖瓣、三尖瓣及主动脉瓣重度关闭不全，心功能Ⅳ级。
2. 高血压 2 级，很高危。

诊治经过与诊治思维

1. **简要治疗经过**　患者入我院后心脏超声提示：全心扩大，EF 24%，二尖瓣、三尖瓣及主动脉瓣重度关闭不全，升主动脉增宽，心律不齐（房颤）；胸闷、气喘，夜间不能平卧，双下肢水肿；心脏标志物示：N 端脑利钠肽 3 747.00pg/ml；结合心脏 MRI 检查结果，心外科会诊考虑扩张型心肌病合并联合瓣膜病，建议稳定心衰后心脏移植。我们完善相关检查后，给予利尿、强心、扩血管、抑制心脏重构、控制心室率治疗。根据我们的经验，快室率房颤转复窦律后对心功能恢复益处很大，但该患者心功能Ⅳ级，直接导管消融风险大，遂决定尝试 3 周后电复律以期待恢复窦性心率。排除心房血栓后,给予胺碘酮静脉应用2天,继之口服胺碘酮一次1片、每日3次口服,10天后一次1片、每日1次,华法林钠片2.5mg一次1.25片、每日1次,维持INR 2~3,3周后同步电复律术成功转复窦律。心电图示:窦性心律,81次/min(图2)。出院后继续规律服用"胺碘酮、螺内酯片、呋塞米片、氯化钾缓释片、地高辛片、华法林、厄贝沙坦片"。6个月随访时,心功能及心脏彩超基本恢复正常,根据治疗的结果,我们考虑基础病变为快室率房颤引起的心动过速心肌病。

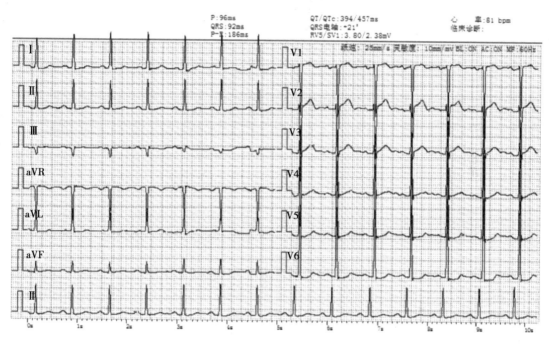

图2　复律后心电图

2. 病史特点

(1) 患者中年男性,持续性房颤,二尖瓣、三尖瓣及主动脉瓣重度关闭不全。

(2) 入院时胸闷及气喘,夜间不能平卧,双下肢水肿。

(3) N端脑利钠肽3 747.00pg/ml,心肌酶示谷草转氨酶176.10U/L,乳酸脱氢酶321U/L。

(4) 心脏彩超提示全心扩大,EF 24%,二尖瓣、三尖瓣及主动脉瓣重度关闭不全。心脏磁共振提示全心增大并左心功能降低,考虑扩张型心肌病。

3. 临床诊治思路

患者心脏彩超提示LVEF较低,二、三尖瓣及主动脉瓣严重关闭不全,心房颤动,BNP较高,结合体格检查,心率112次/min,心律绝对不齐,A2>P2,胸骨左缘第3肋间闻及舒张期叹气样杂音,心尖部闻及4/6级全收缩期吹风样杂音,肺部大片湿啰音,颈静脉轻度怒张,双下肢水肿。上述提示患者房颤合并心力衰竭,患者病情较重,患者自述胸闷、气喘5个月余,首先考虑心房颤动导致的瓣膜关闭不全,因此我们认为恢复患者窦性心律对患者心功能的改善具有重要意义,一般情况下,持续房颤患者转复窦律的方法可以采用口服药物,也可以直接导管消融,但由于导管消融术中需要泵入大量盐水,对于该患者可能会增加围术期风险,决定尝试电复律的方法恢复窦性心律。入院后行心房CTA排除左心房、左心耳血栓,给予口服抗凝药,口服胺碘酮3周,以达到一定蓄积量,进而增加电复律后窦性心律的维持率,后行电复律,患者成功恢复并维持窦性心律,随后我们继续针对心衰进行药物治疗,嘱患者定期复查。

4. 电复律 同步直流电复律是一种类似于电除颤的方法,在前胸部施加一个经胸电流来终止危及生命或不稳定的快速心律失常。与用于心脏骤停患者的去除纤颤不同,同步心脏复律是对仍有脉搏但血流动力学不稳定的患者进行的,它用于治疗血流动力学不稳定的心室和室上节律。因其具有一定危险性,因此复律前需严格掌握适应证、禁忌证,复律前向患者解释清楚,以取得积极配合,电复律时严密观察患者的反应及呼吸、血压等的变化,减少并发症的发生,使患者在电复律中的安全得到有效保证。必须给予较充分的术前准备。

(1) 术前减轻心脏前后负荷,并适当减慢心室率,这是电复律成功的关键,可用洋地黄类等药物来控制心室率,改善心功能至Ⅱ~Ⅲ级,但电复律术前应确保没有低钾等电解质紊乱,因电解质紊乱可使心室应激性明显升高而增加室颤的危险性。

(2) 房颤患者电复律后有1.2%~5%的栓塞发生率,为了预防血栓栓塞,在电复律前3周开始行抗凝治疗,并于电复律后维持4周,用华法林使凝血酶原时间保持在正常值的2~3倍或使用新型口服抗凝药,如达比加群、利伐沙斑等,不需要监测INR。

(3) 术前患者若无甲功异常等胺碘酮使用禁忌,给予胺碘酮负荷剂量2g,进一步增加电复律的成功率。

(4) 施术前1天晚上应保证良好的睡眠,必要时可给予安定等镇静类药物口服,施术当天禁早餐,禁饮2~4小时,施术前排空大小便。

(5) 物品准备:电复律器、纱布、心电图机、抢救车(包括各种抢救药物、抗心律失常药及1套气管插管、面罩、简易呼吸器)、镇静药、吸氧装置等。患者取平卧位,予吸氧,建立静脉通道,床边心电监护,选择R波较高的导联进行示波观察,给予咪达唑仑1mg进行镇静,同步双向200J,复律过程中应严密监测患者的面色、生命体征、氧饱和度以及心电图变化。复律后患者恢复窦性心律,心率81次/min,余继续给予药物治疗。

5. 最终诊断

(1) 心律失常,快室率房颤,心动过速心肌病,二尖瓣、三尖瓣合并主动脉瓣重度关闭不全。

(2) 高血压Ⅱ级,很高危。

专 家 点 评

本例患者为中年男性,胸闷、气喘,夜间不能平卧,查体颈静脉轻微怒张,双下肢水肿,心律绝对不齐,A2>P2,心脏杂音较重,满肺湿啰音。心电图提示快心室率、心房颤动,心脏彩超及心脏MRI射血分数较低,二尖瓣及主动脉瓣严重关闭不全,全心增大。除了常见的扩张型心肌病,应该考虑心动过速性心肌病(tachycardia-induced cardiomyopathy,TIC)的可能性,不能单纯地认为心律失常只继发于器质性心脏病或者心力衰竭,事实上心功能不全和心律失常之间可能互为因果关系。排除其他能导致心功能减退的相关因素,在连续性的心动过速发生以后左心室的功能进行性下降,本例患者考虑心房颤动导致的TIC,一般情况下,持续性心律失常引起左室结构、功能的受损,经心室率控制或转复心律后4周至3个月心功能可以全部或部分逆转。快速性心律失常是导致左室功能障碍及心力衰竭的独立因素,也可与其他心脏疾病共同作用,引起左室收缩功能障碍,加速心功能恶化,促进心力衰竭的进展。本例患者在排除禁忌证的前提下,应该尽早转复窦性心律,常用转复窦律的方法主要有药物复律、电复律或经导管射频消融术,由于患者心房很大,同时合并二尖瓣、三尖瓣、主动脉瓣重度关闭不全,直接导管消融术中盐水泵入过多、风险大,故不宜进行。心房过大,药物复律效果差,所以本例患者尝试了胺碘酮负荷后的电复律。本例患者转复窦律后稳定了窦性心律,这对随访心功能的恢复奠定了基础。但不是每一个持续房颤患者电复律后都能稳定维持窦性心律,为了能提高窦性心律维持率,电复律前往往需要负荷剂量胺碘酮,即便窦律后再次转变为房颤,可以考虑第二次、第三次电复律,这样窦性心律维持一定时间后,对于难以控制心功能的快室率房颤患者,心功能也能得到一定程度的恢复,从而为下一步的导管消融等争取到机会。

随 访 情 况

见表1。

表1 患者出院后3个月、6个月随访情况

随访各项指标	电复律术前	3个月	6个月
LVEF(%)	24	58	58
LA(mm)	50	43	32
升主动脉内径(mm)	42	42	30
左室内径(m)	65	57	45
二尖瓣	重度关闭不全	轻度关闭不全	未见关闭不全
三尖瓣	重度关闭不全	轻度关闭不全	未见关闭不全
主动脉瓣	重度关闭不全	中-重度关闭不全	中度关闭不全
心功能分级(NYHA)	IV	III	I
ECG	心房颤动,心率112次/min	一度房室传导阻滞,心率58次/min	一度房室传导阻滞,心率63次/min

知 识 拓 展

心动过速性心肌病(tachycardia-induced cardiomyopathy,TIC)是指由于规则或不规则的快速性心律失常导致心室率过快,引发心脏收缩和/或舒张功能不全性心力衰竭,恢复窦性心律或控制心室率后可完全或部分逆转心功能恶化的一类特殊类型心肌病[1]。TIC发病率较高,其终末阶段有较高的死亡率;具体机制还不十分清楚,心室率控制后心脏大小和功能可部分或完全恢复是该病的一大重要特征[2]。2008年欧洲心脏病学年会第一次在心肌病的分类中提及TIC,将其归纳为扩张性心肌病的一种特殊类型。依据是否患有基础性心脏病,TIC可划分为"单纯性"和"不纯性"两种类型:①单纯性TIC,患者没有基础性心脏病,经治疗恢复窦性心律或控制心室率以后,心功能常常能够恢复正常;②不纯性TIC,指除心动过速外,还存在其他可引起左室功能障碍和心力衰竭的病因[3]。如果患者在心室率得以控制之前没有明确的心脏病史,控制之后心腔内径逐渐缩小,左心室射血分数(LVEF)较前增加,则属于单纯性TIC。

TIC可发生于任何年龄段,单纯性TIC可无临床症状,不纯性TIC临床症状比较明显,主要是心力衰竭早期的各种表现,如胸闷、气促、乏力、尿少、倦怠和下肢水肿等,严重时甚至出现不能平卧、夜间阵发性呼吸困难,也有一部分患者出现与心动过速相关的黑蒙或晕厥等症状。目前有关TIC的发病机制及病理生理尚未完全明确[4],在动物实验中通过快速起搏心脏成功建立 TIC 模型[5]，临床试验及基础实验研究也已初步证实 TIC 是由多种因素相互作用的结果，推测其可能机制包括：①离子通道及能量代谢的异常[6]；②神经激素的活化：心肌舒缩功能受损进而 RAAS 系统激活，引起心肌结构、功能的不良重构[7]；③机械不同步：收缩功能的不同步，导致血流动力学异常，同样也能引起心功能下降；④遗传基础：血管紧张素转化酶的基因多态性异常，也可能是 TIC 发病机制之一[8]；⑤氧化应激：氧化应激可能是快速心率导致心肌损伤的机制[9]。

目前 TIC 没有明确的诊断"金标准"，主要是依靠患者病史和临床表现来进行排除性及回顾性的诊断，缺少特异性的诊断指标，TIC 的重要特点是存在病理性心动过速或者持续性心动过速，并排除不能用其他原因解释的左室心功能收缩障碍，可考虑诊断为 TIC。总体治疗策略：①纠正病因，尽可能恢复窦性心律；②未能恢复窦性心律者尽可能控制心室率，改善临床症状；③逆转重构，预防复发。

目前可选择的治疗方案包括药物治疗和非药物治疗。药物治疗包括：使用 β 受体阻滞剂、胺碘酮、普罗帕酮或者洋地黄类药物控制心室率。非药物治疗包括：①同步电复律对于部分房颤等心律失常引起的 TIC 可起到很好的效果，可逆转心脏重构，使心功能恢复正常，用于治疗心房颤动是安全的，在窦性心律较理想的患者药理学复律失败后可能成功[10]。②导管消融术应用于 TIC 患者，使心律失常得以根治，安全、有效，但同时也存在相应的复发率和晚期猝死风险。对于复律无效、射频消融术效果不明显、心室明显重构且反复发作的患者，可选择植入型心律转复除颤器和房室结消融＋永久起搏器治疗，以减少心源性猝死和心衰的发生。总的来说，治疗引起心律失常的病因，心功能及心脏大小可完全恢复，但间质纤维化和心肌超微结构损害仅部分恢复，能否完全恢复尚待进一步研究[11]。

（陈英伟　王喆　董建增）

参 考 文 献

［1］HUIZAR J F，ELLENBOGEN K A，TAN A Y，et al. Arrhythmia-Induced Cardiomyopathy：JACC State-of-the-Art Review［J］. J Am Coll Cardiol，2019，73（18）：2328-2344.

［2］MONTERO S，FERRERO-GREGORI A，CINCA J，et al. Long-term Outcome of Patients With Tachycardia-induced Cardiomyopathy After Recovery of Left Ventricular Function［J］. Rev Esp Cardiol（Engl Ed），2018，71（8）：681-683.

［3］FENELON G，WIJNS W，ANDRIES E，et al. Tachycardiomyopathy：mechanisms and clinical implications［J］. Pacing Clin Electrophysiol，1996，19（1）：95-106.

［4］LEE A K，DEYELL M W. Premature ventricular contraction-induced cardiomyopathy［J］. Curr Opin Cardiol，2016，31（1）：1-10.

［5］PACCHIA C F，AKOUM N W，WASMUND S，et al. Atrial bigeminy results in decreased left ventricular function：an insight into the mechanism of PVC-induced cardiomyopathy［J］. Pacing Clin Electrophysiol，2012，35（10）：1232-1235.

［6］KAMANO C，OSAWA H，HASHIMOTO K，et al. N-Terminal pro-brain natriuretic peptide as a predictor of heart failure with preserved ejection fraction in hemodialysis patients without fluid overload［J］. Blood Purif，2012，33（1-3）：37-43.

［7］PATEL H，MADANIEH R，KOSMAS C E，et al. Reversible Cardiomyopathies［J］. Clin Med Insights Cardiol，2015，9（Suppl 2）：7-14.

［8］ELLIS E R，JOSEPHSON M E. Heart failure and tachycardia-induced cardiomyopathy［J］. Curr Heart Fail Rep，2013，10（4）：296-306.

［9］ELLIOTT P. Defining Tachycardia-Induced Cardiomyopathy：Life in the Fast Lane［J］. J Am Coll Cardiol，2017，69（17）：2173-2174.

［10］ANITEYE E，KOTEI D，TETTEY M，et al. Synchronised cardioversion for chronic atrail fibrillation［J］. Ghana Med J，2008，42（1）：29-32.

［11］SUGUMAR H，PRABHU S，VOSKOBOINIK A，et al. Arrhythmia induced cardiomyopathy［J］. J Arrhythm，2018，34（4）：376-383.

52检

心脏病学实践 2019

主　编　陈义汉　丛洪良

主　审　张　健　韩雅玲

学术秘书　沈运丽　李曦铭

人民卫生出版社

图书在版编目（CIP）数据

心脏病学实践：2019：全6册/陈义汉，丛洪良主编 . —北京：人民卫生出版社，2019
ISBN 978-7-117-28871-2

Ⅰ.①心… Ⅱ.①陈…②丛… Ⅲ.①心脏病学
Ⅳ.①R541

中国版本图书馆 CIP 数据核字（2019）第 186491 号

| 人卫智网 | www.ipmph.com | 医学教育、学术、考试、健康，购书智慧智能综合服务平台 |
| 人卫官网 | www.pmph.com | 人卫官方资讯发布平台 |

心脏病学实践 2019

（全 6 册）

主　　编：陈义汉　丛洪良
出版发行：人民卫生出版社（中继线 010-59780011）
地　　址：北京市朝阳区潘家园南里 19 号
邮　　编：100021
E - mail：pmph @ pmph.com
购书热线：010-59787592　010-59787584　010-65264830
印　　刷：北京盛通印刷股份有限公司
经　　销：新华书店
开　　本：787 × 1092　1/16　　总印张：76
总 字 数：1897 千字
版　　次：2019 年 9 月第 1 版　2019 年 11 月第 1 版第 2 次印刷
标准书号：ISBN 978-7-117-28871-2
定价(全 6 册)：230.00 元

打击盗版举报电话：010-59787491　E-mail：WQ @ pmph.com
（凡属印装质量问题请与本社市场营销中心联系退换）

第四分册

心肌病与心力衰竭

分册主编　张　健

编者名单

（按文中出现顺序排序）

张　健　中国医学科学院阜外医院
邹长虹　中国医学科学院阜外医院
白煜佳　南方医科大学南方医院
许顶立　南方医科大学南方医院
黄　峻　江苏省人民医院
胡盛寿　中国医学科学院阜外医院
郑　哲　中国医学科学院阜外医院
邓　丽　中国医学科学院阜外医院
刘　盛　中国医学科学院阜外医院
黄　燕　中国医学科学院阜外医院
于海波　中国人民解放军北部战区总医院
王祖禄　中国人民解放军北部战区总医院
张冬颖　重庆医科大学附属第一医院
黄　晶　重庆医科大学附属第二医院
罗　玲　西安交通大学医学院第一附属医院
马爱群　西安交通大学医学院第一附属医院
张晓丽　首都医科大学附属北京安贞医院
卢　霞　首都医科大学附属北京安贞医院
金　玮　上海交通大学医学院附属瑞金医院
季晓平　山东大学齐鲁医院
张心雨　山东大学齐鲁医院
刘丽文　中国人民解放军空军军医大学第一附属医院（西京医院）
李　静　中国人民解放军空军军医大学第一附属医院（西京医院）
陈运龙　中国人民解放军陆军军医大学第二附属医院（新桥医院）
王　江　中国人民解放军陆军军医大学第二附属医院（新桥医院）
刘小燕　中国人民解放军陆军军医大学第二附属医院（新桥医院）
袁　璟　华中科技大学同济医学院附属协和医院
吕　强　首都医科大学附属北京安贞医院
陈　晨　首都医科大学附属北京安贞医院
马根山　东南大学附属中大医院
左　智　东南大学附属中大医院
田　庄　中国医学科学院北京协和医院
张抒扬　中国医学科学院北京协和医院

目 录

心肌病与心力衰竭

心力衰竭(简称心衰)是 21 世纪我们所面对的最严重的心血管病问题,是各种心脏病的严重和终末阶段,特点是发病率高,病死率高,再住院率高。从病理生理角度看,心衰是由于任何心脏结构或功能异常导致心室充盈或射血能力受损,以呼吸困难和乏力(活动耐量受限)以及液体潴留(肺淤血和外周水肿)为主要临床表现的一组复杂的临床综合征[1]。2016年欧洲心脏病学会(ESC)心衰指南依据射血分数(EF)水平,将心衰分类为射血分数降低的心衰(HFrEF,EF<40%)、射血分数中间值的心衰(HFmrEF,EF 40%~49%)和射血分数保留的心衰(HFpEF,EF≥50%)[2]。随着对心衰机制的深入研究和理解,在临床上越来越清楚地认识到,除了冠心病、高血压、糖尿病外,心肌病是一组有待深入剖析的重要和关键的心衰病因[3]。

心肌病在命名学上和基于命名的基础上尚不具有完全的代表性,这是由心肌病的复杂性所决定的。心肌病通常是指由于心肌的机械或电活动异常导致心肌结构和/或功能异常的一组异质性疾病[4]。目前主要应用的分类学依据有 1995 年世界卫生组织(WHO)/国际心脏病学会联合会(ISFC)心肌病定义和分类[5]、2006 年美国心脏协会(AHA)当代心肌病定义和分类科学声明[4]及 2008 年 ESC 心肌病分类科学声明[6]。临床上仍主要采用 1995 年分型,原发性心肌病主要包括扩张型心肌病(DCM)、肥厚型心肌病(HCM)、限制型心肌病(RCM)、致心律失常性右室心肌病(ARVC)和未分类心肌病 5 种类型,以下依据这个经典分类就过去一年的一些进展进行讨论。

一、扩张型心肌病与心力衰竭

依据 1995 年 WHO/ISFC 心肌病定义和分类[5]和 2007 年中国《心肌病诊断与治疗建议》[7],扩张型心肌病(DCM)临床诊断主要依据形态学特征结合相关功能改变,排外能够导致类似结构改变的病因后来分类的,即以心腔扩大、心功能下降、伴有心衰症状为特征,排除了高血压、心肌炎等的一组疾病。然而,其病因、发病机制和临床表型却复杂得多,是一组具有高度异质性的疾病,可由遗传因素和/或非遗传因素(环境因素)共同导致。DCM 是心肌病中"最"常见的类型,也是射血分数降低心力衰竭(HFrEF)的重要疾病(病因),临床多表现为心力衰竭、心律失常、血栓栓塞和猝死[7]。

在 2007 年中国《心肌病诊断与治疗建议》[7]基础上,2018 年中华医学会心血管病分会、中国心肌炎心肌病协作组发布了《中国扩张型心肌病诊断和治疗指南》[8],其采用的 DCM 临床诊断标准为具有心室扩大和收缩功能降低的客观证据:①左心室舒张末期内径(LVEDD)>50mm(女)或 >55mm(男),或 LVEDD 指数 >27mm/m² 体表面积;②左心室射血分数(LVEF)<45%(Simpson 法)或左心室缩短分数(LVFS)<25%;③发病时除外高血压、心脏瓣膜病、先天性心脏病或缺血性心脏病。指南将 DCM 分为原发性和继发性 DCM 两组,其中原发性 DCM 包括家族性 DCM(FDCM)、获得性 DCM 和特发性 DCM(IDCM)。

遗传性 DCM 多数是常染色体显性遗传,具有不同的外显率,其常见的相关基因包括编码肌联蛋白(titin)的 *TTN* 基因(频率 25%~30%)、编码核纤层蛋白 A/C(lamin A/C)的 *LMNA* 基因(频率 10%~15%)等[9]。新近,发表在《美国心脏病学会杂志》上的一项研究[10],总结了 129 例 *BAG3* 基因(BCL2 associated athanogene 3 的简称,编码位于肌节蛋白 Z 带的抗凋亡蛋白,起到稳定心肌纤维结构、应对机械应激的作用)突变导致的 DCM 患者的临床特点,发现其独自特点:①发病年龄轻,接近 60% 的患者在 40 岁前发病;②恶性心律失常事件发生率相对低,但心脏扩大、心衰恶化更为严重;③男性患者预后更差。我们的临床所见与其高度吻合,其特点为 30 岁前临床诊断为 DCM 的男性患者,首次就诊就表现为偏低的血压(收缩压在 90mmHg 上下)、较大的心脏、较低的射血分数(LVEF 多 <35%)以及对常规改善血流动力学的心衰治疗反应不佳,再住院率高,常常因为短期内心衰恶化而走向心源性休克和死亡,治疗难度高,效果差,需要尽早心室辅助或心脏移植。

从免疫角度看,是目前 DCM 研究的热点方向之一。抗心脏抗体(AHA)是机体产生的针对自身心肌蛋白分子抗体的总称,常见的 5 种抗体为:抗线粒体腺嘌呤核苷异位酶(ANT)抗体(即抗线粒体 ADP/ATP 载体抗体)、抗肾上腺素能 β_1 受体(β_1AR)抗体、抗胆碱能 M_2 受体(M_2R)抗体、抗肌球蛋白重链(MHC)抗体和抗 L- 型钙离子通道(L-CaC)抗体。这些抗体在心肌病的发生、发展中均可致病。AHA 检测阳性,反映患者体内存在自身免疫损伤,常见于病毒性心肌炎及其演变的 DCM 患者,即免疫性 DCM。文献报道,在 41%~85% 的 IDCM、60% 的 FDCM、46%~60% 的围生期心肌病患者血清中能够检测出 AHA 阳性[8]。2016 年 1 月 ESC 将 AHA 列为 DCM 早期筛查指标之一[11]。因此,一项中国指南推荐,对于 AHA 阳性的免疫性 DCM 患者,在传统治疗基础上,免疫学治疗也是一种重要的治疗方式[8]。

在治疗的层面,传统研究认为一旦诊断 DCM,尤其是 IDCM,患者 1 年的病死率为 25%,5 年病死率为 50%[12]。但越来越多的研究发现,部分 DCM 尤其新发 DCM(病史 <6 个月)患者,可以自发和 / 或在标准抗心衰药物治疗或器械治疗后发生逆重构,表现为心脏功能或结构的明显改善,甚至恢复正常。实现逆重构的 DCM 患者远期预后要明显优于未实现逆重构的 DCM 患者[13]。我们的临床研究也发现,在当前标准抗心衰药物治疗下,新发 DCM 患者平均随访 2.5 年后约有半数患者 LVEF 恢复正常(LVEF≥50%)[14],中位随访 2 年约有 1/3 患者心脏功能及结构均恢复正常(LVEF≥50% 且 LVEDD≤55mm)[15]。相应的,对于实现逆重构的部分恢复或完全恢复的 DCM 患者,如何进一步治疗是迫切需要回答的问题,是坚持原来治疗方案?改变治疗计划?停药或停哪些药?维持还是减量?都是非常重要的问题。最新发表在《柳叶刀(Lancet)》杂志上的一项撤药研究(TRED-HF)结果表明,恢复的 DCM 患者在停用抗心衰药物后 6 个月内,有 36%~44% 的患者复发[16]。因此,建议在找到明确预测复发的指标前继续抗心衰药物治疗。

二、肥厚型心肌病与心力衰竭

肥厚型心肌病(HCM)是一种以心室非对称性肥厚为突出特征,以心律失常、舒张性或收缩性心衰及心脏性猝死(SCD)为突出临床表现的心肌病,是青少年和运动员发生 SCD 的首要原因[7,17]。

《2017 中国肥厚型心肌病管理指南》采用的成人 HCM 临床诊断标准为:①任意心脏影像学检查(包括超声心动图、CT 或心脏磁共振检查)发现一个或多个左心室心肌节段室壁厚度≥15mm;②排除心脏负荷异常引起的左心室增厚[18]。

HCM 是最常见的遗传性心脏病，多数为常染色体显性遗传，超过 60% 是由编码心肌肌小节蛋白的基因突变引起，其中，编码心肌肌小节 β- 肌球蛋白重链基因（*MYH7*）和肌球蛋白结合蛋白 C 基因（*MYBPC3*）突变是最常见的两种致病基因突变（占 50%~70%），子代有 50% 概率遗传到该致病突变基因，但是具有不同的基因表现度和年龄相关的外显率[19]。

HCM 根据心肌肥厚部位，可以分为心室间隔肥厚、心尖部肥厚、左心室中部肥厚及双心室肥厚等。根据左心室流出道压差（LVOTG）水平可以分为非梗阻性 HCM（LVOGT<30mmHg）和梗阻性 HCM（LVOTG≥30mmHg），后者又分为静息梗阻性 HCM（静息 LVOTG≥30mmHg）和隐匿梗阻性 HCM（静息 LVOTG<30mmHg 但激发后 LVOTG≥30mmHg）[18]。

HCM 患者通常左心室腔相对偏小，LVEF 水平正常或偏高，伴左心室舒张功能减低，是 HFpEF 的病因之一。但是部分 HCM 患者在疾病终末期可出现左心室收缩功能减退（LVEF<50%），常伴有左心室腔的扩大，成为 HFrEF 的病因之一，称为终末期 HCM 或 HCM 的低动力扩张期[20]。

HCM 的治疗目标包括缓解临床症状、改善心脏功能、延缓疾病进展、减少死亡。根据是否存在症状以及左心室流出道梗阻（LVOTO），HCM 患者的治疗策略不同。对于有症状且存在 LVOTO 患者，治疗措施包括药物、室间隔消减治疗（包括外科室间隔切除术及介入室间隔消融术）、双腔起搏器等。对于有症状无 LVOTO 患者，治疗重点是管理心衰、心律失常和心绞痛。对于无症状 HCM 患者，建议每年定期临床评估，无论是否存在 LVOTO 及程度，均不推荐室间隔消减治疗。所有 HCM 患者都应该开展 SCD 风险评估和危险分层，进行相应的预防和治疗[18]。

关于室间隔消融术，传统方式为室间隔酒精消融术。新近，来自空军军医大学第一附属医院（西京医院）超声医学科的刘丽文教授团队在国际上首创经皮经心尖室间隔射频消融术（Liwen 术式）治疗梗阻性 HCM，取得良好的结果，其研究结果发表在 2018 年 10 月的《美国心脏病学会杂志》上[21]。

药物治疗方面，Mavacamten（以前称 MYK-461）是一种口服的心肌肌球蛋白抑制剂，可以抑制心肌肌球蛋白重链 ATP 酶活性，调节心肌收缩力，还可以改善心肌细胞能量代谢异常。I 期临床研究中，表现出能够降低 HCM 患者心肌收缩力和 LVOTG 的潜力。2016 年 4 月，美国食品药品监督管理局（FDA）授权 Mavacamten 为治疗 HCM 的"孤儿药"。2017 年 8 月在美国进行的 Mavacamten II 期临床试验（PIONEER-HCM）结果显示，Mavacamten 可以显著降低梗阻性 HCM 患者的 LVOTG，改善心功能，安全性良好[22]。Mavacamten 的临床应用给 HCM 药物治疗带来了新希望。

三、致心律失常性右室心肌病与心力衰竭

致心律失常性右室心肌病（ARVC）是一种病理上以纤维脂肪组织替代心室心肌，临床上以室性心律失常、心衰和 SCD 为主要表现的遗传性心肌病，多见于青少年时期，既往称为致心律失常性右室发育不良（ARVD）[23]。晚近的研究显示，双心室受累的情况达 50%，少部分患者表现为以左心室受累为主，第 10 版《Braunwald 心脏病学》建议采用致心律失常性心肌病（ACM）来代替 ARVC/D 的命名更为合理[24]。

根据编码的蛋白质功能的不同，可以将与 ARVC 相关的致病基因分为桥粒蛋白相关基因及非桥粒蛋白相关基因两大类。其中，前者占携带基因突变患者总人数的 40%~60%，包括血小板亲和蛋白（PKP2）、桥粒斑珠蛋白（DSP）、桥粒芯糖蛋白（DSG2）、桥粒芯胶蛋白

(DSC2)、盘状珠蛋白(JUP)等。其中,以 *PKP2* 基因最为重要,为家族性 ARVC 的主要致病基因,携带率约为 70%[23]。

经典 ARVC 的自然病程可以分为 4 个阶段:第一阶段为隐匿阶段,右心室结构无改变或只有轻微改变,伴或不伴轻微的室性心律失常。在年轻的无症状患者中 SCD 就是首发的临床表现。第二阶段是明显心律失常节段,表现为右心室心律失常相关的症状,如心悸、晕厥和 SCD,同时伴有明显的右心室结构和功能异常。第三阶段为进展阶段,右心室整体的收缩功能受损出现右心衰,左心室功能暂时相对稳定。第四阶段为终末阶段,双心室泵功能衰竭伴有明显的左心室收缩功能障碍[23]。此阶段与 DCM 的鉴别比较困难。

关于 ARVC 的诊断标准,最新的专家报告指出[25],诊断 ARVC 时需要考虑以下几个方面:心律失常、电活动异常、心脏结构异常、遗传性和排除其他拟表型。近日,《欧洲心脏杂志》发表了中国医学科学院阜外医院胡盛寿院士团队的一项研究,该研究通过描述 ARVC 的遗传、临床、影像和病理特征,在国际上首次建立 ARVC 的精准分型,命名为"ARVC 的阜外分型"[26]。来自苏黎世大学医学院心血管内科主任、《欧洲心脏杂志》副主编、心肌病研究权威 Firat Duru 教授联合全球其他心肌病研究专家共同撰写的评论认为,该研究是目前 ARVC 最全面、最有价值的研究之一,为全球 ARVC 同行提供了明确清晰的概念[27]。

ARVC 的治疗首先要进行危险分层,其次要转变生活方式,对于明确诊断的 ARVC 患者不能参加竞技性和耐力运动。不论是否有心律失常的症状,所有患者均应接受 β 受体阻滞剂治疗。对于有症状的患者,抗心律失常药物(如索他洛尔和胺碘酮)有助于降低心律失常负荷。导管射频消融术可以改善患者症状,但不能预防 SCD 的发生,植入式心脏转复除颤起搏器(ICD)是预防 SCD 的重要措施。ARVC 患者可以出现右心衰、全心衰,应尽早识别、及时规范治疗。对于难治性心衰或经 ICD 和导管射频消融治疗后仍发生致命性室性心律失常的患者,心脏移植是最终的有效治疗措施[23]。

四、限制型心肌病与心力衰竭

限制型心肌病(RCM)是一组由于心肌僵硬度增加导致心室充盈受损,出现左心或右心衰竭的症状或体征,且常伴有心律失常和传导障碍的心肌疾病[28]。根据 LVEF 水平不同,可以表现为 HFpEF、HFmrEF 和 HFrEF。

RCM 根据病因,可以分为原发性和继发性。原发性 RCM 通常是遗传性,目前已发现多个致病基因,大部分为常染色体显性遗传。继发性 RCM 根据病变累及部位可以分为心内膜受累(包括心内膜纤维化、嗜酸性粒细胞增多症等)和心肌受累(包括浸润性心肌病、贮积性心肌病和非浸润性心肌病),其中浸润性心肌病包括心肌淀粉样变(CA)、心脏结节病和Gaucher 病,贮积性心肌病包括糖原贮积症、Fabry 病和血色素沉着症等,其中,以 CA 最为常见[29]。

淀粉样变是由于遗传性或获得性的水溶性细胞外蛋白质错误折叠和不溶性纤维在心肌细胞间沉积,导致正常心肌组织结构破碎和功能紊乱的一组疾病的总称。根据淀粉样变的前体蛋白性质不同,淀粉样变有多种类型,其中与心脏密切相关的有免疫球蛋白轻链(AL)型和淀粉样转甲状腺素蛋白(ATTR)型。AL 型又称原发性淀粉样变性,是由于单克隆 B 细胞过度分泌,引起免疫球蛋白轻链堆积的疾病,部分合并多发性骨髓瘤,病变可累及全身多系统,其中 60%~80% 累及心脏,出现心衰症状,逐渐发展为 RCM。ATTR 型是由于转甲状腺素蛋白(TTR)在心肌间质异常沉积引起,包括突变型转甲状腺素蛋白(m-TTR)及野生型转甲状腺素蛋白（wt-TTR）。m-TTR型是一种全身性常染色体显性遗传病，心脏受累较常见，但侵袭性较AL型弱，wt-TTR型过去称为老年性淀粉样变性，预后较AL型好[30]。

RCM的诊断过程包括常规检查及特殊检查，必要时基因筛查，以确定RCM具体分型后拟定治疗策略。常规检查包括实验室检查、心电图、超声心动图检查等。可疑CA应常规进行血液学相关检查，包括血、尿蛋白电泳、免疫固定电泳及游离轻链测定，骨髓穿刺细胞学检查+活检病理学检查，评价心脏受累行心脏磁共振检查，病理学检查包括腹壁脂肪活检及心内膜心肌活检。此外，心肌99m标记锝-焦磷酸盐（^{99m}Tc-PYP）对TTR沉积异常敏感，可以早期识别尚无临床症状的CA，可以定量分析，用于鉴别ATTR型和AL型CA，具有高敏感性和高特异性[31]。

关于RCM的治疗，心脏移植是目前原发性RCM唯一有效的治疗方法。对继发性RCM，不同类型治疗方法不同。AL型CA患者以硼替佐米为基础的化疗方案有较高血液学缓解率，是目前应用最广泛的治疗方法，符合血液移植条件的患者首选自体干细胞移植。ATTR型CA患者，通过多种药物减少m-TTR沉积的临床试验正在进行，其中，tafamidis是一种新型特异性m-TTR稳定剂，最新临床试验（ATTR-ACT研究）结果显示[32]，ATTR型CA患者应用tafamidis可以显著降低30%全因病死率和32%心血管相关的住院率，可以减少运动耐力和生活质量的降低。2019年5月6日，美国辉瑞制药公司的VYNDAQEL®（tafamidis meglumine）及VYNDAMAX™（tafamidis）（两种均为口服剂型）获得了美国食品药品监督管理局（FDA）的批准，用于野生型或突变型ATTR-CA成年患者的治疗，以降低心血管死亡率和心血管相关住院的发生[33]。

五、总　　结

作为心衰最重要的病因之一，心肌病需要在临床上得到学者们更大的关注和重视。一方面，目前心肌病的分类学和命名学仍不完善；另一方面，对心肌病发生、发展过程的病理和病理生理机制了解较少；对遗传和/或获得性因素在发病中的机制等还有待深入的研究和认识。不同类型的心肌病可以表现为不同类型的心衰。心肌病与心衰的关系密切，已经成为当前心衰领域的研究热点之一。随着新型诊疗措施的应用及相关指南共识的颁布，心肌病患者的预后已经显著改善。除了上述4种常见的心肌病类型，其他类型的心肌病如应激性心肌病、左心室致密化不全等，也与心衰的发生、发展关系密切，需要引起临床医师重视，对其研究也正在积极开展，期待有更多研究成果发表。

（张健　邹长虹）

参 考 文 献

[1] 中华医学会心血管病学分会中华心血管病杂志编辑委员会. 中国心力衰竭诊断和治疗指南2014[J]. 中华心血管病杂志,2014,42(2):98-122.

[2] PONIKOWSKI P,VOORS A A,ANKER S D,et al. 2016 ESC Guidelines for the diagnosis and treatment of acute and chronic heart failure:The Task Force for the diagnosis and treatment of acute and chronic heart failure of the European Society of Cardiology(ESC)Developed with the special contribution of the Heart Failure Association(HFA)of the ESC[J]. Eur Heart J,2016,37(27):2129-2200.

[3] YANCY C W,JESSUP M,BOZKURT B,et al. 2013 ACCF/AHA guideline for the management of heart failure:executive summary:a report of the American College of Cardiology Foundation/American Heart Association Task Force on practice

guidelines［J］. Circulation,2013,128(16):1810-1852.

［4］ MARON B J,TOWBIN J A,THIENE G,et al. Contemporary definitions and classification of the cardiomyopathies:an American Heart Association Scientific Statement from the Council on Clinical Cardiology,Heart Failure and Transplantation Committee;Quality of Care and Outcomes Research and Functional Genomics and Translational Biology Interdisciplinary Working Groups;and Council on Epidemiology and Prevention［J］. Circulation,2006,113(14):1807-1816.

［5］ RICHARDSON P,MCKENNA W,BRISTOW M,et al. Report of the 1995 World Health Organization/International Society and Federation of Cardiology Task Force on the Definition and Classification of cardiomyopathies［J］. Circulation,1996,93(5):841-842.

［6］ ELLIOTT P,ANDERSSON B,ARBUSTINI E,et al. Classification of the cardiomyopathies:a position statement from the European Society Of Cardiology Working Group on Myocardial and Pericardial Diseases［J］. Eur Heart J,2008,29(2):270-276.

［7］ 中华医学会心血管病学分会中华心血管病杂志编辑委员会中国心肌病诊断与治疗建议工作组. 心肌病诊断与治疗建议［J］. 中华心血管病杂志,2007,35(1):5-16.

［8］ 中华医学会心血管病学分会中国心肌炎心肌病协作组. 中国扩张型心肌病诊断和治疗指南［J］. 临床心血管杂志,2018,34(5):421-434.

［9］ MCNALLY E M,MESTRONI L. Dilated cardiomyopathy:genetic determinants and mechanisms［J］:Circ Res,2017,121(7):731-748.

［10］ DOMÍNGUEZ F,CUENCA S,BILIŃSKA Z,et al. Dilated cardiomyopathy due to BLC2-associated athanogene 3(BAG3)mutations［J］. J Am Coll Cardiol,2018,72(20):2471-2481.

［11］ JAPP A G,GULATI A,COOK S A,et al. The diagnosis and evaluation of dilated cardiomyopathy［J］. J Am Coll Cardiol,2016,67(25):2996-3010.

［12］ DEC G W,FUSTER V. Idiopathic dilated cardiomyopathy［J］. N Engl J Med,1994,331(23):1564-1575.

［13］ GIVERTZ M M,MANN D L. Epidemiology and natural history of recovery of left ventricular function in recent onset dilated cardiomyopathies［J］. Curr Heart Fail Rep,2013,10(4):321-330.

［14］ ZOU C H,ZHANG J,ZHANG Y H,et al. Frequency and predictors of normalization of left ventricular ejection fraction in recent-onset nonischemic cardiomyopathy［J］.Am J Cardiol,2014,113(10):1705-1710.

［15］ 张健,邹长虹,黄燕,等. 新发扩张型心肌病患者药物治疗后左心室逆重构的发生率及预测因素［J］. 中华心血管病杂志,2016,44(4):315-320.

［16］ HALLIDAY B P,WASSALL R,LOTA A S,et al. Withdrawal of pharmacological treatment for heart failure in patients with recovered dilated cardiomyopathy(TRED-HF):an open-label,pilot,randomised trial［J］. Lancet,2019,393(10166):61-73.

［17］ ELLIOTT P M,ANASTASAKIS A,BORGER M A,et al. 2014 ESC Guidelines on diagnosis and management of hypertrophic cardiomyopathy:the Task Force for the Diagnosis and Management of Hypertrophic Cardiomyopathy of the European Society of Cardiology(ESC)［J］. Eur Heart J,2014,35(39):2733-2779.

［18］ 中国医师协会心力衰竭专业委员会中华心力衰竭和心肌病杂志编辑委员会. 中国肥厚型心肌病管理指南2017［J］. 中华心力衰竭和心肌病杂志,2017,1(2):65-86.

［19］ MARIAN A J,BRAUNWALD E. Hypertrophic cardiomyopathy:genetics,pathogenesis,clinical manifestations,diagnosis,and therapy［J］. Circ Res,2017,121(7):749-770.

［20］ BIAGINI E,COCCOLO F,FERLITO M,et al. Dilated-hypokinetic evolution of hypertrophic cardiomyopathy:prevalence,incidence,risk factors,and prognostic implications in pediatric and adult patients［J］. J Am Coll Cardiol,2005,46(8):1543-1550.

［21］ LIU L,LI J,ZUO L,et al. Percutaneous intramyocardial septal radiofrequency ablation for hypertrophic obstructive cardiomyopathy［J］. J Am Coll Cardiol,2018,72(16):1898-1909.

［22］ HEITNER S B,JACOBY D,LESTER S J,et al. Mavacamten treatment for obstructive hypertrophic cardiomyopathy:a clinical trial［J］. Ann Intern Med,2019.

［23］ 杨鹏,张健. 致心律失常性心肌病的诊治现状［J］. 中华心力衰竭和心肌病杂志,2018,2(1):49-52.

［24］ MANN D L,ZIPES D P,LIBBY P,et al. Braunwald's heart disease:a textbook of cardiovascular medicine. Tenth edition［M］. 北京:北京大学出版社,2015:1557-1560.

［25］ELLIOTT P M，ANASTASAKIS A，ASIMAKI A，et al. Definition and treatment of arrhythmogenic cardiomyopathy：an updated expert panel report［J］. Eur J Heart Fail，2019，Jun 18.

［26］CHEN L，SONG J，CHEN X，et al. A novel genotype-based clinicopathology classification of arrhythmogenic cardiomyopathy provides novel insights into disease progression［J］. Eur Heart J，2019，40（21）：1690-1703.

［27］DURU F，HAUER R N W. Multiple facets of arrhythmogenic cardiomyopathy：the Fuwai classification of a unique disease based on clinical features，histopathology，and genotype［J］. Eur Heart J，2019，40（21）：1704-1706.

［28］MUCHTAR E，BLAUWET L A，GERTZ M A. Restrictive cardiomyopathy：genetics，pathogenesis，clinical manifestations，diagnosis，and therapy［J］. Circ Res，2017，121（7）：819-837.

［29］吴倩芸，李新立. 限制性心肌病的诊治进展［J］. 中华心力衰竭和心肌病杂志，2017，1（2）：119-122.

［30］SIDDIQI O K，RUBERG F L. Cardiac amyloidosis：an update on pathophysiology，diagnosis，and treatment［J］. Trends Cardiovasc Med，2018，28（1）：10-21.

［31］GILLMORE J D，MAURER MS，FALK R H，et al. Nonbiopsy diagnosis of cardiac transthyretin amyloidosis［J］. Circulation，2016，133（24）：2404-2412.

［32］MAURER M S，SCHWARTZ J H，GUNDAPANENI B，et al. Tafamidis treatment for patients with transthyretin amyloid cardiomyopathy［J］. N Engl J Med，2018，379（11）：1007-1016.

［33］U.S. FDA approves VYNDAQEL® and VYNDAMAX™ for use in patients with transthyretin amyloid cardiomyopathy，a rare and fatal disease［EB/OL］.（2019-05-06）［2019-08-02］. https://www.businesswire.com/news/home/20190506005185/en/U.S.-FDA-Approves-VYNDAQEL%C2%AE-VYNDAMAX%E2%84%A2-Patients-Transthyretin.

国内外最新心衰指南精要解读

近年来,心力衰竭(心衰)的诊疗、预防及综合管理等相关领域有不少新进展,本文就《2018 中国心力衰竭诊断和治疗指南》《2018 NICE 成人慢性心力衰竭诊断和管理指南》《2018 AHA 右心衰竭的评估与管理声明》的主要更新并结合我国的临床实践现状,对心力衰竭诊断和治疗进行解读。

一、心衰的诊断和评估

《2018 中国心力衰竭诊断和治疗指南》指出,心衰的诊断和评估依赖于病史、体格检查、实验室检查、心脏影像学检查和心功能检查。慢性心衰诊断流程见图 1。首先,根据病史、体格检查、心电图、胸部 X 线检查判断有无心衰的可能性;然后,通过利钠肽检测和超声心动图明确是否存在心衰,再进一步确定心衰的病因和诱因;最后,还需评估病情的严重程度及预后,以及是否存在并发症及合并症。

《2018 NICE 成人慢性心力衰竭管理指南》指出,诊断心力衰竭需要记录全面而详细的病史,并进行临床检查和化验以确认,对于可疑心力衰竭且有心肌梗死病史者,需在 2 周内行经胸超声心动图检查和专家病情评估。同时,胸部 X 线检查、心电图、血常规、尿常规、全血生化、肝肾功能以及甲状腺功能检测等有助于心衰的鉴别诊断和寻找心衰诱因。进行经胸超声心动图检查以排除重要的瓣膜疾病,评估左心室的收缩和舒张功能,并检测心内分流。如果通过经胸超声心动图的图像不清晰,可考虑放射性核素血管造影(多门采集扫描)、心脏 MRI 或经食道超声心动图[1]。

对于生化标志物的检测,《2018 中国心力衰竭诊断和治疗指南》推荐使用利钠肽检测用于心衰筛查(Ⅱa,B)、诊断和鉴别诊断(Ⅰ,A)、病情严重程度及预后评估(Ⅰ,A)[2,3]。出院前的利钠肽检测有助于评估心衰患者出院后的心血管事件风险[4](Ⅰ,B)。BNP<100ng/L、NT-proBNP<300ng/L 时,通常可排除急性心衰。BNP<35ng/L、NT-proBNP<125ng/L 时,通常可排除慢性心衰,但其敏感度和特异度较急性心衰低。诊断急性心衰时,NT-proBNP 水平应根据年龄和肾功能进行分层:50 岁以下的患者 NT-proBNP 水平 >450ng/L,50 岁以上 >900ng/L,75 岁以上应 >1 800ng/L,肾功能不全(肾小球滤过率 <60ml/min)时应 >1 200ng/L。经住院治疗后,利钠肽水平无下降的心衰患者预后差。

《2018 NICE 成人慢性心力衰竭指南》建议,疑似心力衰竭患者检测 N 末端 B 型利钠肽原(NT-proBNP)[5,6]。在未经治疗的患者中,NT-proBNP 水平低于 400ng/L(47pmol/L)可初步排除心力衰竭的诊断[7]。由于非常高水平的 NT-proBNP 预后不良,对疑似心力衰竭且 NT-proBNP 水平高于 2 000ng/L(236pmol/L)的患者,需在 2 周内进行专科评估和经胸超声心动图检查。对于疑似心力衰竭且 NT-proBNP 水平在 400~2 000ng/L(47~236pmol/L)的患者,在 6 周内进行专家评估和经胸超声心动图检查。另外,需要寻找 NT-proBNP 水平低于 400ng/L 的人群心力衰竭症状的可能原因。如果仍然担心症状可能与心力衰竭有关,应与心内科专科医生讨论。

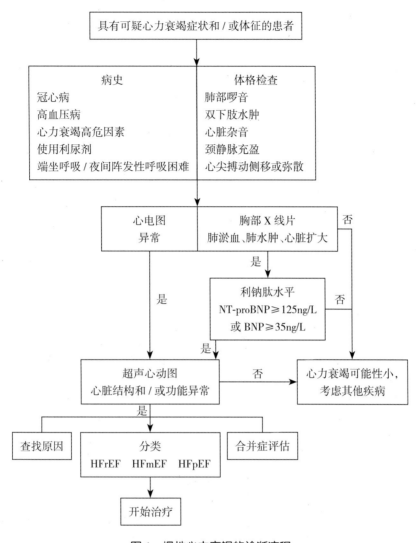

图 1 慢性心力衰竭的诊断流程

NT-proBNP:N 末端 B 型利钠肽原;BNP:B 型利钠肽;HFrEF:射血分数降低的心力衰竭;HFmrEF:射血分数中间值的心力衰竭;HFpEF:射血分数保留的心力衰竭

需要注意的是,BNP 的水平受诸多因素影响,使用利尿剂、ACEI、β 受体阻滞剂、血管紧张素Ⅱ受体阻滞剂(ARBs)或盐皮质激素受体拮抗剂(MRAs)治疗可降低 BNP 水平。另外,高 BNP 水平也可能为心力衰竭以外的其他原因所致,例如年龄超过 70 岁、左心室肥厚、局部缺血、心动过速、右心室超负荷、低氧血症(包括肺栓塞)、肾功能不全[eGFR<60ml/(min·1.73m^2)]、败血症、慢性阻塞性肺疾病、糖尿病或肝硬化[8]。另外,BNP 的水平也不能区分射血分数降低的心力衰竭和射血分数保留的心力衰竭。因此,在心衰诊断的临床实践中,在关注 BNP 的同时,也要结合患者的症状、体征和影像学信息,以便得到更为准确的诊断,为患者的后续治疗奠定良好的基础。

二、慢性 HFrEF 的治疗

慢性 HFrEF 治疗目标是改善临床症状和生活质量,预防或逆转心脏重构,减少再住院,降低死亡率。一般性治疗包括去除心衰诱发因素,调整生活方式。限钠(<3g/d)有助于控制 NYHA 心功能Ⅲ~Ⅳ级心衰患者的淤血症状和体征(Ⅱa,C)。对初诊 HFrEF 患者的治疗流程见图 2。

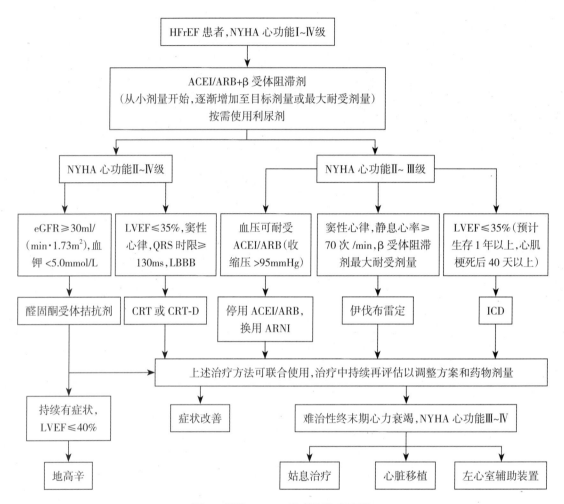

图 2 慢性 HFrEF 患者的治疗流程

HFrEF:射血分数降低的心力衰竭;NYHA:纽约心脏协会;ACEI:血管紧张素转换酶抑制剂;ARB:血管紧张素Ⅱ受体阻滞剂;eGFR:估算的肾小球滤过率;LVEF:左心室射血分数;LBBB:左束支传导阻滞;CRT:心脏再同步治疗;CRT-D:具有心脏转复除颤功能的 CRT;ARNI:血管紧张素受体脑啡肽酶抑制剂;ICD:植入式心律转复除颤器;1mmHg=0.133kPa

(一)利尿剂

利尿剂能消除水钠潴留,有效缓解心衰患者的呼吸困难及水肿,改善运动耐量。恰当地使用利尿剂是心衰药物治疗取得成功的关键和基础[9]。一方面,若利尿剂用量不足,会降低患者对 ACEI 的反应,增加使用 β 受体阻滞剂的风险;另一方面,不恰当地大剂量使用利尿剂则会导致血容量不足,增加发生低血压、肾功能恶化和电解质紊乱的风险。根据《2018 中国心力衰竭诊断和治疗指南》,有液体潴留证据的心衰患者均应使用利尿剂(Ⅰ,C),但应当注意电解质紊乱和血容量不足等不良反应。

（二）ACEI 和 ARB

ACEI 和 ARB 能降低 HFrEF 患者的住院风险和死亡率,改善症状和运动能力。随机对照试验证实,在 HFrEF 患者中,无论轻、中、重度心衰,无论有无冠心病,都能获益[10]。《2018 中国心力衰竭诊断和治疗指南》推荐认为,所有 HFrEF 患者均应使用 ACEI,除非有禁忌证或不能耐受(Ⅰ,A)。不能耐受 ACEI 的 HFrEF 患者(Ⅰ,A);对因其他适应证已服用 ARB 的患者,如随后发生 HFrEF,可继续服用 ARB(Ⅱa,A)。

《2018 NICE 成人慢性心力衰竭诊断和管理指南》同样强调了 ACEI 不仅可以改善症状、减少再住院率,还可以提高射血分数减低的心衰患者的生存率[11,12]。同时还指出,对于射血分数减低的心衰患者,推荐以低剂量 ACEI 开始治疗,并以较短的间隔(例如,每 2 周)加大剂量,直至达到目标或最大耐受剂量。在开始使用 ACEI 之前和之后 1~2 周,以及每次剂量增加后,应检测血钠和血钾,评估肾功能;并测量每次剂量增加前后的血压。一旦达到 ACE 抑制剂的目标或最大耐受剂量,应每月监测电解质及肾功能,并持续 3 个月,然后至少每 6 个月复查一次,如果患者出现急性不适时应复查上述指标。如果不能耐受 ACEI,可选择 ARB 治疗[13]。

（三）ARNI

ARNI 有 ARB 和脑啡肽酶抑制剂的作用,后者可升高利钠肽、缓激肽和肾上腺髓质素及其他内源性血管活性肽的水平。ARNI 的代表药物是沙库巴曲缬沙坦钠。在 PARADIGM-HF 试验中,与依那普利相比,沙库巴曲缬沙坦钠使主要复合终点(心血管死亡和心衰住院)风险降低 20%,包括心脏性猝死减少 20%[12]。《2018 中国心力衰竭诊断和治疗指南》建议,对于 NYHA 心功能Ⅱ~Ⅲ级、有症状的 HFrEF 患者,若能够耐受 ACEI/ARB,推荐以 ARNI 替代 ACEI/ARB,以进一步减少心衰的发病率及死亡率(Ⅰ,B)。同时该指南也指出,在未使用 ACEI 或 ARB 的有症状 HFrEF 患者中,如血压能够耐受,首选 ARNI 也有效。

《2018 NICE 成人慢性心力衰竭诊断与管理指南》建议,使用 ARNI 治疗应由心内科专科医生开始,并由多学科心力衰竭小组负责。在应用 ARNI 时,应小剂量开始,逐步增加到目标剂量。起始治疗和剂量调整后,应该监测血压、血钾和肾功能[14]。

（四）β 受体阻滞剂

临床试验已证实 HFrEF 患者长期应用 β 受体阻滞剂(琥珀酸美托洛尔、比索洛尔及卡维地洛),可以延缓或逆转心肌重构,能改善症状和生活质量,降低死亡、住院、猝死风险[15]。对于病情相对稳定的 HFrEF 患者均应使用 β 受体阻滞剂,除非有禁忌证或不能耐受(Ⅰ,A)。

《2018 NICE 成人慢性心力衰竭诊断与管理指南》提出,不要因为年龄或外周血管疾病、勃起功能障碍、糖尿病、间质性肺病或慢性阻塞性肺疾病的存在而拒绝接受 β 受体阻滞剂治疗。对于已服用 β 受体阻滞剂且病情稳定的心绞痛或高血压患者,如果发生左心衰,应转为应用心力衰竭允许的 β 受体阻滞剂。以“起始低,缓慢增加剂量”的方式给予 β 受体阻滞剂,每次增加剂量应评估患者的血压变化、心率和临床状态[16]。

（五）醛固酮受体拮抗剂

在使用 ACEI/ARB、β 受体阻滞剂的基础上加用醛固酮受体拮抗剂,可使 NYHA 心功能Ⅱ~Ⅳ级的 HFrEF 患者获益,降低全因死亡、心血管死亡、猝死和心衰住院风险[17]。《2018 中国心力衰竭诊断和治疗指南》推荐醛固酮受体拮抗剂适应证包括:LVEF≤35%、使用 ACEI/ARB/ARNI 和 β 受体阻滞剂治疗后仍有症状的 HFrEF 患者(Ⅰ,A);急性心肌梗死后且 LVEF≤40%,有心衰症状或合并糖尿病者(Ⅰ,B)。

《2018 NICE 成人慢性心力衰竭诊断和管理指南》更新指出,除应用 ACEI(或 ARB)和 β 受体阻滞剂外后,如果患者继续出现心力衰竭症状,则向射血分数降低的心力衰竭患者提供醛固酮受体拮抗剂。在开始醛固酮受体拮抗剂治疗前后以及每次剂量增加后,应测量血压、血清钠和钾,评估肾功能。一旦达到醛固酮受体拮抗剂的目标或最大耐受剂量,应每月监测电解质和肾功能,并持续 3 个月,然后至少每 6 个月复查一次。

(六)伊伐布雷定

伊伐布雷定通过特异性抑制心脏窦房结起搏电流(If),减慢心率。SHIFT 研究[18]显示,伊伐布雷定能使心血管死亡和心衰恶化住院的相对风险降低 18%,患者左心室功能和生活质量均显著改善。SHIFT 中国亚组分析显示,联合伊伐布雷定平均治疗 15 个月,心血管死亡或心衰住院复合终点的风险降低 44%[18]。《2018 中国心力衰竭诊断和治疗指南》推荐适应证包括 NYHA 心功能Ⅱ~Ⅳ级、LVEF≤35% 的窦性心律患者,合并以下情况之一可加用伊伐布雷定:①已使用 ACEI/ARB/ARNI、β 受体阻滞剂、醛固酮受体拮抗剂,β 受体阻滞剂已达到目标剂量或最大耐受剂量,心率仍≥70 次/min(Ⅱa,B);②心率≥70 次/min,对有 β 受体阻滞剂禁忌或不能耐受者(Ⅱa,C)。

《2018 NICE 成人慢性心力衰竭诊断和管理指南》指出,当患者同时出现以下 4 种情况时,将伊伐布雷定作为治疗慢性心力衰竭的选择:①Ⅱ~Ⅳ级(NYHA)稳定的慢性心力衰竭伴收缩功能障碍;②窦性心律且心率≥75 次/min;③给予伊伐布雷定联合标准治疗,包括 β 受体阻滞剂治疗、血管紧张素转换酶(ACE)抑制剂和醛固酮拮抗剂,或禁用或不耐受 β 受体阻滞剂治疗时;④左心室射血分数为 35% 或更低。

(七)慢性 HFrEF 患者的其他治疗

《2018 中国心力衰竭诊断和治疗指南》提出,心衰患者的心脏植入型电子器械治疗主要包括 2 项内容:①CRT,用于纠正心衰患者的心脏失同步以改善心衰;②ICD 治疗,用于心衰患者心脏性猝死的一级或二级预防。

《2018 NICE 成人慢性心力衰竭诊断与管理指南》认为:①对于严重难治的心力衰竭和心源性休克的患者,可以考虑心脏移植。②不要将冠状动脉血运重建术作为射血分数减低的心力衰竭合并冠状动脉疾病患者的常规治疗。③虽然对于射血分数减低的心衰合并慢性肾脏疾病 eGFR≥30ml/(min·1.73m^2)的患者,可以按上述药物进行治疗,但如果患者 40ml/(min·1.73m^2)≥eGFR≥30ml/(min·1.73m^2),应该减低 ACEI、ARB、MRAs 和地高辛初始服用剂量,并且缓慢加量,增加剂量后应监测患者对药物的反应,注意高钾血症的风险;如果 eGFR<30ml/(min·1.73m^2),多学科心衰专家团队应该考虑请肾内科医生会诊。

三、急性心衰的评估和治疗

(一)急性心衰的评估

急性心衰是由多种病因引起的以肺淤血、体循环淤血以及组织器官低灌注为特征的急性临床综合征,常危及生命,需立即进行医疗干预,通常需要紧急入院。

急性心衰的初始评估包括院前急救阶段和急诊室阶段。在院前急救阶段应尽早进行无创监测,包括经皮动脉血氧饱和度(SpO$_2$)、血压、呼吸及连续心电监测。若 SpO$_2$<90%,给予常规氧疗。到急诊室时,应及时启动查体、检查和治疗。应尽快明确循环呼吸是否稳定,必要时进行循环和/或呼吸支持。迅速识别出需要紧急处理的临床情况。所有患者均需急查心电图、胸部 X 线检查、利钠肽水平、肌钙蛋白、尿素氮(或尿素)、肌酐、电解质、血糖、全血细

胞计数、肝功能检查、促甲状腺激素、D-二聚体（Ⅰ,C）。利钠肽有助于急性心衰诊断和鉴别诊断（Ⅰ,A）。对血流动力学不稳定的急性心衰患者,推荐立即进行超声心动图检查;对心脏结构和功能不明或临床怀疑自既往检查以来可能有变化的患者,推荐在48小时内进行超声心动图检查（Ⅰ,C）。

（二）急性心衰的治疗

1. **急性心衰治疗目标** 稳定血流动力学状态,纠正低氧,维护脏器灌注和功能;纠正急性心衰的病因和诱因,预防血栓栓塞;改善急性心衰症状;避免急性心衰复发;改善生活质量,改善远期预后。治疗原则为减轻心脏前后负荷、改善心脏收缩和舒张功能、积极治疗诱因和病因。急性心衰治疗流程见图3。

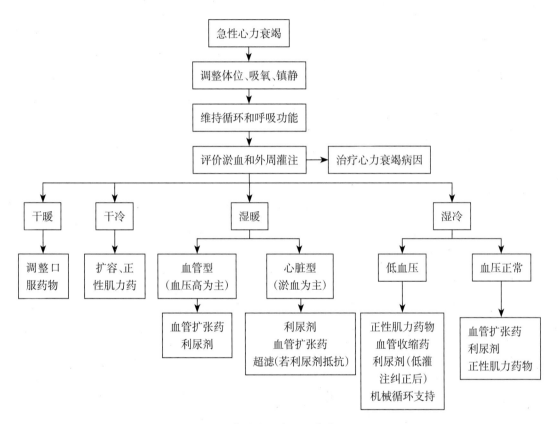

图3 急性左心衰竭治疗流程图

2. **急性心衰的一般处理**

(1) 调整体位:静息时呼吸困难明显者,应半卧位或端坐位,双腿下垂以减少回心血量,降低心脏前负荷。

(2) 吸氧:无低氧血症的患者不应常规吸氧。当$SpO_2<90\%$或动脉血氧分压(PaO_2)$<60mmHg$时应给予氧疗,使患者$SpO_2\geqslant95\%$(伴COPD者$SpO_2>90\%$)（Ⅰ,C）。

(3) 镇静:阿片类药物如吗啡可缓解焦虑和呼吸困难（Ⅱb,B）,急性肺水肿患者可谨慎使用。

3. **容量管理** 肺淤血、体循环淤血及水肿明显者,应严格限制饮水量和静脉输液速度。保持每天出入量负平衡约500ml,严重肺水肿者水负平衡为1 000~2 000ml/d,甚至可达

3 000~5 000ml/d,以减少水钠潴留,缓解症状。3~5 天后,如肺淤血、水肿明显消退,应减少水负平衡量,逐渐过渡到出入量大体平衡。

4. 药物治疗

(1) 利尿剂(Ⅰ,B):有液体潴留证据的急性心衰患者均应使用利尿剂。首选静脉袢利尿剂,如呋塞米、托拉塞米、布美他尼,应及早应用。既往没有接受过利尿剂治疗的患者,宜先静脉注射呋塞米 20~40mg(或等剂量其他袢利尿剂)。有低灌注表现的患者,应在纠正后再使用利尿剂。

(2) 血管扩张药(Ⅱa,B):包括硝酸酯类药物(Ⅱa,B)、硝普钠(Ⅱb,B)、重组人利钠肽(Ⅱa,B)、乌拉地尔,收缩压是评估患者是否适宜应用此类药物的重要指标。收缩压 >90mmHg 的患者可使用,尤其适用于伴有高血压的急性心衰患者;对收缩压 <90mmHg 或症状性低血压患者,禁忌使用。

(3) 正性肌力药物(Ⅱb,C):适用于低血压(收缩压 <90mmHg)和 / 或组织器官低灌注的患者。短期静脉应用正性肌力药物可增加心输出量,升高血压,缓解组织低灌注,维持重要脏器的功能。

(4) 洋地黄类药物(Ⅱa,C):可轻度增加心输出量、降低左心室充盈压和改善症状。主要适应证是房颤伴快速心室率(>110 次 /min)的急性心衰患者。

5. 非药物治疗　包括主动脉内球囊反搏、机械通气、肾脏替代治疗、机械循环辅助装置等方式。

四、右心衰竭

右心衰竭是指任何原因导致的以右心室收缩和 / 或舒张功能障碍为主,不足以提供机体所需心输出量时出现的临床综合征。急性右心衰一般以急性右室扩张、左室充盈障碍、右室前向血流减少和全身静脉压升高为特征,此类患者通常有低灌注的表现,如出汗、精神不振、发绀、四肢厥冷、低血压和心动过速。单纯右心衰并不会导致肺水肿,如果存在肺水肿,往往提示合并或继发于左心衰。查体时有颈静脉压升高、心前区抬举性搏动、第三心音和三尖瓣听诊区全收缩期杂音等。当慢性右心衰急性加重时,还可出现肝大、腹水和外周水肿。由于肝包膜受到肝脏淤血的牵拉,可引起右上腹不适。

慢性右心衰最突出的临床表现是外周水肿,早期可能症状轻微,当右室功能逐渐恶化时,心输出量降低,可出现进行性活动耐量下降。房性和室性快速性心律失常、传导阻滞也是常见并发症,是慢性右心衰患者心源性猝死的原因。长期体循环淤血还可导致肝肾功能和胃肠功能损害。

(一) 右心衰竭的诊断

《2018 中国心力衰竭诊断和治疗指南》提出右心衰竭诊断标准:①存在可能导致右心衰竭的病因;②存在右心衰竭的症状和体征;③心脏影像学检查显示存在右心结构和 / 或功能异常以及心腔内压力增高。

NT-proBNP 可用于右心衰的诊断,但特异性较差,也无法区别左右心室功能不全的水平。但是,NT-proBNP 能提供肺动脉高压伴右心衰患者的预后信息。所有怀疑右心衰竭的患者,首选经胸超声心动图检查超声心动图评估,但由于右室复杂的几何结构及其隐蔽的解剖位置,二维超声心动图对右室的定量评估仍有局限性,美国超声心动图学会建议至少用以下指标之一定量评估右心室功能:面积变化率(FAC),组织多普勒测量三尖瓣环收缩期速度

(S'),三尖瓣环收缩期位移(TAPSE),右心室心肌做功指数(RIMP)[19]。有条件的中心建议使用三维超声评估右室大小和收缩力,与心脏磁共振相关性更强。

(二)急性右心衰竭的治疗(图4)

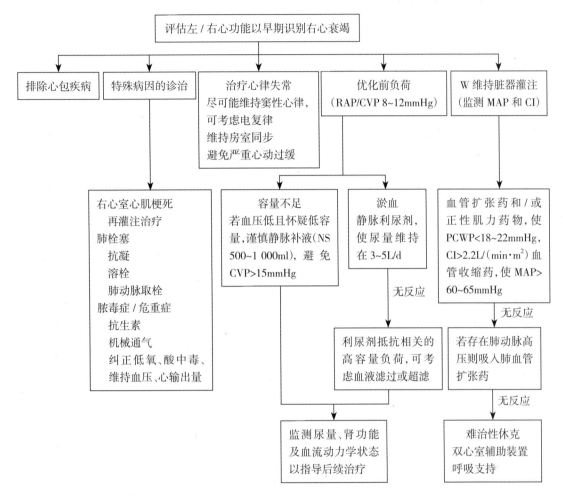

图4 急性右心衰竭的治疗流程

RAP:右心房压;CVP:中心静脉压;MAP:平均动脉压;CI:心指数;NS:生理盐水;PCWP:肺毛细血管楔压

1. **容量管理** 容量管理是急性右心衰竭治疗最重要的一环,应尽早评估患者容量。如无外周水肿,仔细观察静脉搏动情况,可了解CVP有无升高,必要时可用有创方法如中心静脉导管或肺动脉导管评估血流动力学状态。《2018 AHA右心衰竭的评估与管理声明》指出,急性右心衰是一种前负荷依赖状态的说法过于简单化,虽然在急性右心衰合并低血压时,静脉输液是合理的,但如扩容过度,可使右室扩张、三尖瓣返流和右室后负荷增高,并通过心室相互作用导致左室充盈受限和心输出量降低,将导致临床结局进一步恶化[20]。如果CVP>8~12mmHg,改善淤血症状,减轻右室负荷,可使患者获益。临床上由于CVP升高、肾静脉淤血、低血压以及少尿性急性肾损伤等因素,患者可能对襻利尿剂治疗无反应,此时采取早期、积极的大剂量利尿剂快速静注策略是安全的[21],在利尿剂种类选择方面,可在襻利尿剂基础上,加用噻嗪类利尿剂,联用醛固酮拮抗剂也有利于维持钾平衡,碳酸酐酶抑制剂则能改善大剂量利尿造成的低氯性代谢性碱中毒。对于利尿治疗无反应的患者,可考虑行肾脏替代治疗。

2. 血管活性药物治疗 对于容量超负荷的低血压患者,应采用血管活性药物维持血压,并用利尿剂或肾替代治疗改善淤血。如果心输出量及血压低,回心血量充足,可考虑短期应用正性肌力药如多巴酚丁胺或米力农,但不推荐长期使用,因其与心肌氧耗增多和死亡率增高相关。如没有低血压,可考虑选用半衰期较短的硝酸甘油及硝普钠降低前负荷,可降低包括肺血管在内的全身血管阻力,增加左右心室每搏输出量并减轻体循环和肺循环淤血。

(三)慢性右心衰的管理

对于有淤血症状的慢性右心衰的患者,利尿与适度限钠是合理的。对于肺动脉高压患者,无论是否合并右心衰,都不推荐使用 ACEI、ARB 和 β 受体阻滞剂治疗[20,22]。盐皮质激素受体拮抗剂用于治疗肺动脉高压引起的右心衰患者,目前尚无证据。而使用肺血管扩张剂,例如静脉使用依前列醇则有长期的临床获益[23],其他可选择的前列腺素类似物还包括曲前列环素和伊洛前列素。需要强调,声明并不推荐将依前列醇用于合并左心衰的患者,因它增加死亡率。磷酸二酯酶 5 抑制剂如西地那非、他达那非等对治疗肺动脉高压有效,但它对治疗右心衰的作用尚未明确。

(四)机械循环支持和姑息治疗

经优化药物治疗无效的右心衰患者,应考虑根据发病机制选择合适的机械循环支持(MCS)装置。通常,原发右室疾病适宜植入式或经皮应用右室辅助装置(RVAD);继发于肺血管梗阻性病变的右心衰患者,可能更适用体外膜肺氧合(ECMO),因为 RVAD 易导致肺血流增多,会进一步增高肺动脉压[24]。对于本身存在肺动脉高压的患者,过度增高肺动脉压可能引起肺出血;由左心衰继发的右心衰通常更适合用左室机械循环支持,必要时使用双室辅助装置(BiVAD)。对于晚期难治性右心衰患者,应考虑心脏移植,因严重肺血管疾病所致慢性右心衰患者,可考虑行心 - 肺或双肺移植。

经皮球囊房间隔造口术(BAS)可用于严重肺动脉高压所致右心衰的姑息治疗,通过手术创建一个右向左的分流以减轻右室的负荷,也可作为肺移植的桥接治疗。BAS 在右房压力 >20mmHg、明显低氧血症(血氧饱和度 <90%)的患者中属于禁忌,应严格掌握适应证。通过外科方法在左肺动脉和降主动脉间植入分流装置,也可用于难治性肺动脉高压的姑息治疗[25]。

五、心衰的管理

(一)心衰管理团队

心衰是一种复杂的临床综合征,给予患者适合的诊治和长期管理,需要多学科组成的心衰管理团队来完成。心衰的多学科合作团队由心脏专科医生、全科医生、护士、药师、康复治疗师、营养师等组成,按照一定的流程及规范相互协作,对提高心衰诊治水平具有重要作用[26]。《2018 中国心力衰竭诊断和治疗指南》和《2018 NICE 成人慢性心力衰竭诊断和管理指南》同样强调了管理团队的重要性,同时还强调了基层医疗团队应该确保心力衰竭患者理解并同意记录病情变化且与多学科心衰核心专家团队共享。需要对患者的心力衰竭护理进行全面评估,这是长期病情评估的一部分。此外,为每位心衰的患者制定一个护理计划,包括后续护理、康复、家庭护理以及在病情恶化的情况下要注意的症状。基层医疗团队应在心力衰竭稳定和优化治疗方案后,立即接管心力衰竭患者的常规管理。如有需要,可安排心内科专科治疗[27]。

(二) 随访频率和内容

根据患者情况制定随访频率和内容,心衰住院患者出院后 2~3 个月内死亡率和再住院率高达 15% 和 30%,因此,将出院后早期心血管事件高发的这一时期称为心衰的易损期[28]。优化慢性心衰的治疗是降低易损期心血管事件发生率的关键,因患者病情不稳定,需进行药物调整和监测,随访频率为 2 周一次;病情稳定后改为 1~2 个月一次。随访内容包括:①监测症状、NYHA 心功能分级、血压、心率、心律、体重、肾功能和电解质;②神经内分泌拮抗剂是否达到最大耐受或目标剂量;③调整利尿剂的种类和剂量;④经过 3~6 个月优化药物治疗后,是否有 ICD 和 CRT 指征;⑤针对病因的治疗;⑥合并症的治疗;⑦评估治疗依从性和不良反应;⑧必要时行 BNP/NT-proBNP、胸部 X 线、超声心动图、动态心电图等检查,通常在规范化治疗后 3 个月、临床状况发生变化以及每 6 个月一次的病情评估时进行;⑨关注有无焦虑和抑郁;⑩心脏专科医生应每年与患者进行 1 次病情讨论,审查当前的治疗方案,评估预后,制定后续治疗方案或植入心脏辅助装置或进行心脏移植。病情和治疗方案稳定的慢性心衰患者可在社区或基层医院进行随访。

(三) 心衰的康复与监测

除规范药物治疗及介入治疗外,长期康复治疗、连续监测 BNP 浓度及患者的自我监测同样可以提高患者的运动耐量、改善心功能、降低再发心衰的机会。在患者病情允许的情况下,为心衰患者提供个性化的、符合患者实际情况的心脏康复计划。所有慢性心力衰竭患者都需要监测心功能、血流动力学、心律(检查脉搏的最小值)、认知状态和营养状况、药物回顾,包括药物改变需要和可能的不良反应、评估肾功能[29]。如果患者有明显的合并症或者自上次复查以来病情恶化,则需要进行更密切的评估。监测的频率应取决于患者的临床状况和稳定性。如果临床情况或药物发生变化,监测间隔应缩短(数天至 2 周),但对于已证实心力衰竭稳定的人群,监测间隔可为 6 个月。心力衰竭患者如果希望参与监测病情,应向他们的医疗保健专业人员提供足够的教育和支持,并明确指导在发生恶化时应采取的措施。

(白煜佳　许顶立)

参 考 文 献

[1] National Institute for Health and Care Excellence.Chronic heart failure in adults:diagnosis and management [EB/OL]. (2018-09-12)[2019-07-16]. https://www.nice.org.uk/guidance/ng106.

[2] 中华医学会心血管病学分会心力衰竭学组,中国医师协会心力衰竭专业委员会,中华心血管病杂志编辑委员会.中国心力衰竭诊断和治疗指南 2018 [J].中华心血管病杂志,2018,46(10):760-789.

[3] ROBERTS E,LUDMAN A J,DWORZYNSKI K,et al. The diagnostic accuracy of the natriuretic peptides in heart failure: systematic review and diagnostic meta-analysis in the acute care setting[J]. BMJ,2015,350:h910.

[4] BETTENCOURT P,AZEVEDO A,PIMENTA J,et al. N-terminal-pro-brain natriuretic peptide predicts outcome after hospital discharge in heart failure patients [J]. Circulation,2004,110(15):2168-2174.

[5] CHEN C L P,ZHANG C Y. Data-intensive applications,challenges,techniques and technologies:A survey on Big Data [J]. Information Sciences,2014,275:314-347.

[6] BOOTH R A,HILL S A,DON-WAUCHOPE A,et al. Performance of BNP and NT-proBNP for diagnosis of heart failure in primary care patients:a systematic review [J]. Heart Fail Rev,2014,19(4):439-451.

[7] BALION C,DON-WAUCHOPE A,HILL S,et al. Use of Natriuretic Peptide Measurement in the Management of Heart Failure [M]. Rockville(MD):Agency for Healthcare Research and Quality(US),2013.

［8］ National Institute for Health and Care Excellence.Chronic heart failure in adults:management［EB/OL］.［2019-07-16］. https://www.nice.org.uk/guidance/cg108.

［9］ FARIS R F,FLATHER M,PURCELL H,et al. Diuretics for heart failure［J］. Cochrane Database Syst Rev,2012,（2）: CD003838.

［10］ GUO W Q,LI L. Angiotensin converting enzyme inhibitors for heart failure with reduced ejection fraction or left ventricular dysfunction:a complementary network meta-analyses［J］. Int J Cardiol,2016,214:10-12.

［11］ COHN J N,TOGNONI G. A randomized trial of the angiotensin-receptor blocker valsartan in chronic heart failure［J］. N Engl J Med,2001,345（23）:1667-1675.

［12］ MCMURRAY J J,PACKER M,DESAI A S,et al. Angiotensin-neprilysin inhibition versus enalapril in heart failure［J］. N Engl J Med,2014,371（11）:993-1004.

［13］ GREENE J J,BUTLER J,ALBERT N M,et al. Medical Therapy for Heart Failure With Reduced Ejection Fraction:The CHAMP-HF Registry［J］. J Am Coll Cardiol,2018,72（4）:351-366.

［14］ Sacubitril valsartan for treating symptomatic chronic heart failure with ejection fraction action［EB/OL］.（2016-04-27）［2019-07-16］. https://www.nice.org.uk/guidance/ta388.

［15］ PACKER M,COATS A J,FOWLER M B,et al. Effect of carvedilol on survival in severe chronic heart failure［J］. N Engl J Med,2001,344（22）:1651-1658.

［16］ KOTECHA D,HOLMES J,KRUM H,et al. Efficacy of beta blockers in patients with heart failure plus atrial fibrillation:an individual-patient data meta-analysis［J］. Lancet,2014,384（9961）:2235-2243.

［17］ HERNANDEZ A F,MI X,HAMMILL B G,et al. Associations between aldosterone antagonist therapy and risks of mortality and readmission among patients with heart failure and reduced ejection fraction［J］. JAMA,2012,308（20）:2097-2107.

［18］ 胡大一,黄德嘉,袁祖贻,等. 盐酸伊伐布雷定治疗中国慢性心力衰竭患者的有效性及安全性评价:SHIFT 研究中国亚组数据分析［J］. 中华心血管病杂志,2017,45（3）:190-197.

［19］ RUDSKI L G,LAI W W,AFILALO J,et al. Guidelines for the Echocardiographic Assessment of the Right Heart in Adults: A Report from the American Society of Echocardiography［J］. J Am Soc Echocardiogr,2010,23（7）:685-713.

［20］ KONSTAM M A,KIERNAN M S,BERNSTEIN D,et al. Evaluation and management of right-sided heart failure:a scientific statement from the American Heart Association［J］. Circulation,2018,137（20）:e578-e622.

［21］ FELKER G M,LEE K L,BULL D A,et al. Diuretic strategies in patients with acute decompensated heart failure［J］. N Engl J Med,2011,364（9）:797-805.

［22］ MARON B A,WAXMAN A B,OPOTOWSKY A R,et al. Effectiveness of spironolactone plus ambrisentan for treatment of pulmonary arterial hypertension（from the［ARIES］study 1 and 2 trials）［J］. Am J Cardiol,2013,112（5）:720-725.

［23］ GALIÈ N,HUMBERT M,VACHIERY J L,et al. 2015 ESC/ERS Guidelines for the Diagnosis and Treatment of Pulmonary Hypertension.［J］. Eur Heart J,2016,37:67-119.

［24］ VERBELEN T,VERHOEVEN J,GODA M,et al. Mechanical support of the pressure overloaded right ventricle:an acute feasibility study comparing low and high flow support.［J］. Am J Physiol Heart Circ Physiol,2015,309（4）:H615.

［25］ ESCH J J,SHAH P B,COCKRILL B A,et al. Transcatheter Potts shunt creation in patients with severe pulmonary arterial hypertension:initial clinical experience.［J］. J Heart Lung Transplant,2013,32（4）:381-387.

［26］ LAINSCAK M,BLUE L,CLARK A L,et al. Self-care management of heart failure:practical recommendations from the Patient Care Committee of the Heart Failure Association of the European Society of Cardiology［J］. Eur J Heart Fail,2011,13（2）:115-126.

［27］ JAARSMA T,VAN DER WAL M H,LESMAN-LEEGTE I,et al. Effect of moderate or intensive disease management program on outcome in patients with heart failure:Coordinating Study Evaluating Outcomes of Advising and Counseling in Heart Failure（COACH）［J］. Arch Intern Med,2008,168（3）:316-324.

［28］ GREENE S J,FONAROW G C,VADUGANATHAN M,et al. The vulnerable phase after hospitalization for heart failure［J］. Nat Rev Cardiol,2015,12（4）:220-229.

［29］ SCHEFOLD J C,FILIPPATOS G,HASENFUSS G,et al. Heart failure and kidney dysfunction:epidemiology,mechanisms and management［J］. Nat Rev Nephrol,2016,12（10）:610-623

慢性心力衰竭药物治疗进展：
新药的评价和思考

户外旅行翻过一个山头，展现在眼前那一望无垠的平原让人十分欣喜，忘却了登攀的艰辛，可以高歌猛进、大步向前，前面是一个崭新的世界。慢性心力衰竭(心衰)药物治疗正是处于这样一种境界，近三十年的传统方法如同一座大山，长久地探索翻越的途径却苦无良策，在柳暗花明之际，那令人豁然开朗的一缕阳光来自新的药物研究的突破，无意之中我们目睹也亲身经历了心衰治疗转变的重要时刻。下面主要介绍射血分数降低的心衰(HFrEF)，因射血分数保存心衰(HFpEF)的药物治疗总体上尚未出现突破性进展。

一、新药物新理念：值得倡导

1. 传统的治疗理念是应用神经内分泌阻滞剂　过去三十年慢性射血分数降低的心衰(HFrEF)药物治疗的基本理念是应用神经内分泌阻滞剂。这来自于基础研究的重大突破，认识到心衰发生和发展的主要机制是心肌重构，一旦发生便会自发地持续进展，直至发生心衰并达到至终末期阶段。这也就是美国心脏病学专家Braunwald等提出的心血管事件链概念。神经内分泌系统，尤其是肾素-血管紧张素-醛固酮系统(RAAS)和交感神经系统的长期过度激活，推动了心肌重构的进展。

临床研究则证实了阻断RAAS的药物如血管紧张素转化酶抑制剂(ACEI)和血管紧张素Ⅱ受体阻滞剂(ARB)，以及醛固酮拮抗剂不仅可以降低心衰的死亡率，还能延缓和逆转心肌重构，并改善患者预后。另外，还证实阻断交感神经系统的β受体阻滞剂成为降低心衰死亡率最有效的药物。

上述的基础和临床研究成果导致心衰的治疗产生"质变"，摒弃了此前的"强心、利尿、扩血管"方案，转而应用神经内分泌抑制剂，由此开创了神经内分泌阻滞剂主要是阻断RAAS和交感神经系统的药物治疗心衰的新时代。其中，ACEI或ARB、β受体阻滞剂和醛固酮拮抗剂的联合("金三角")成为主角，公认为治疗HErEF的基本方案[1,2]。

2. 慢性心衰治疗的新药物已经诞生　2010—2015年正是这样的一个转折时刻。SHIFT研究(2010年)证实，降低心率的药物伊伐布雷定可以改善慢性心衰患者的预后。3年后沙库巴曲缬沙坦又震撼登场，以毫无争议的证据显示了使心血管死亡显著降低20%的有益效应，其独特的作用机制为研究者和使用者一直津津乐道。中国传统医药也绽放异彩，芪苈强心胶囊治疗慢性心衰的研究取得了初步成功(2013年)，临床应用的效果喜人。2017年，新型利尿剂托伐普坦在中国的应用增加了心衰液体潴留的适应证，使之可以用于慢性心衰和急性心衰，此前该药适应证只有低钠血症，且仅限于肝肾疾病的水肿。

3. 新的理念已浮出水面　上述4种新药物独特的作用机制和对心衰良好治疗效果具有划时代的意义，必定会改变慢性心衰的治疗方案和流程，也极大地改变了传统的治疗理念。

沙库巴曲缬沙坦显然并非神经内分泌阻滞药,其对 RAAS 的阻断作用和升高内生性利钠肽的作用,展现了一种神经内分泌调节药的典型药理功能。临床试验中确定的阳性结果,肯定了该药的疗效和地位,也使其在未来心衰治疗中以主角身份闪亮登场,有可能至少部分地取代 ACEI 或 ARB,这意味着心衰治疗开始转变为应用神经内分泌调节药,"阻滞"和"调节"这一词之差,含义截然不同。

伊伐布雷定将打破 β 受体阻滞剂一家独大的局面,其与 β 受体阻滞剂的联合显然优于单用 β 受体阻滞剂。2018 年指南建议,慢性心衰患者应将静息心率控制在 60 次 /min 左右。心率管理成为心衰治疗的又一靶标。芪苈强心胶囊的作用机制相似于其他传统复方中药,我国传统中药今后有可能在慢性心衰治疗中发挥一定的作用。托伐普坦本质上是一种独特和强效的利尿剂。

心衰的药物治疗又翻开了新的篇章,新理念正在形成。这种新的理念包括 3 个部分,即从主要采用神经内分泌阻滞剂转变到应用神经内分泌调节药、严格的心率管理和更好地控制容量负荷。未来一段时间心衰药物治疗将沿着这一方向前进,更多的研究成果将进一步肯定这个方向的正确性。

二、新药物新机制：值得肯定

(一) 沙库巴曲缬沙坦

1. 作用机制独特,疗效显著 这是一种血管紧张素受体 / 脑啡肽酶抑制剂,具有双靶点调节作用,其中缬沙坦可有效阻断 RAAS,沙库巴曲能抑制脑啡肽酶,后者在心衰时活性增强,可降解利钠肽,抑制其活性,从而升高利钠肽的水平[3]。

利钠肽是一个大家族,包括心房利钠肽(ANP)、B 型利钠肽(BNP)、C 型利钠肽(CNP)等,具有广泛的生理作用,包括扩张血管、利尿、利钠、抑制过度激活的 RAAS 和交感神经系统、抑制心肌细胞增生肥大和心肌纤维化、抑制动脉血管僵硬度,以及降低血管阻力、肺毛细血管楔压和右房压等,从而发挥心血管保护作用,对心功能和防治心衰十分有益。甚至有学者认为,心衰是一种"利钠肽缺乏状态",并对此进行过积极的探索,采用外源性给予利钠肽治疗心衰的方法,却因失败而告终,故留下一个疑问,为何体外直接补充利钠肽未能使心衰患者获益?后续的研究方向是选择外源性增强利钠肽系统。因此,沙库巴曲缬沙坦应运而生。

PARADIGM-HF 研究证实了该药具有改善心衰的有益作用。这是迄今规模最大的 HFrEF 临床研究,随机纳入 47 个国家 985 个中心 8 442 例患者,包括我国 16 家中心 351 例。此研究旨在评估该药是否较 ACEI 依那普利更佳,从而可替代 ACEI 或 ARB。每例基础治疗均标准和优化。沙库巴曲缬沙坦目标剂量为 200mg、每日 2 次。该剂量所提供的缬沙坦暴露量与缬沙坦 160mg、每日 2 次相似,又可提供约 90% 程度的脑啡肽酶抑制。对照组依那普利的目标剂量为 10mg、每日 2 次,因为既往研究证实该剂量使患者有生存获益(SOLVD-T 研究和 CONSENSUS 研究)。随访的中位数时间为 27 个月。研究提前终止,因该药的显著获益已经达到预设的界值。与依那普利相比,沙库巴曲缬沙坦显著降低主要终点(心血管死亡和心衰住院)以及心血管死亡、心衰住院、全因死亡的风险分别达 20%、20%、21%、16%,并改善生活质量[4]。

2. 良好的安全性 该药症状性低血压发生率高于依那普利组,但极少因此终止试验;血管性水肿的风险也高于依那普利组,但无显著差异。依那普利组咳嗽、肾功能不全、高钾血症等发生率均显著高于沙库巴曲缬沙坦组。总体上,沙库巴曲缬沙坦组因不良事件停止研究的比例显著低于依那普利组（10.7% *vs.* 12.2%，*P*<0.05）。基于该研究结果，该药已在全球包括中国等 60 多个国家和地区上市。

具有肾功能保护作用。肾脏功能恶化可发生于原先并无肾脏损害的急性心衰或慢性心衰患者，称为心肾综合征。肾脏损害是导致病死率进一步增加的独立预测因素，不容小觑。RAAS 抑制剂对肾脏具有保护作用。沙库巴曲缬沙坦和依那普利两者对肾功能影响相似（PARADIGM-HF 研究）。晚近研究表明，该药与缬沙坦相比，治疗第 36 周可显著降低肌酐水平和提高估计肾小球滤过率（eGFR）；糖尿病心衰亚组分析表明，该药可有效延缓肾脏损害的进展，且改善肾功能程度大于无糖尿病心衰患者（PARAMOUNT-HF 研究）。这种有益作用可能来自该药扩张了入球小动脉，从而增加肾血流量，促进尿钠排泄[5]。

不过，也存在不同的声音，认为该药对心衰患者肾脏功能可能具负面影响。该药显著的降压作用可减少有效的肾脏灌注，并损害肾脏功能；加上长期心衰尤其反复失代偿，可导致急性肾功能障碍。收缩压降低和持续低血压状态无疑是起作用的重要因素。目前并无证据表明，长期应用该药对伴低血压心衰患者的肾脏功能改善有益，也不能证实该药应用优于传统的药物如 ACEI 或 ARB。

（二）伊伐布雷定

1. 作用靶点精准，单纯降低心率　该药可选择性抑制窦房结起搏细胞的 If 电流，控制动作电位的时程，从而降低窦房结发放冲动的节律和减慢心率。迄今未发现其对心脏传导系统除窦房结外其他组分如房室结和房室交界区、左右束支和浦肯纤维网有任何作用；对心脏本身及循环系统也无直接的影响，故可认为是一种单纯降低心率的药物。

作用特点：①减慢心率，其作用具有基础心率依赖性；②无负性肌力作用；③延长心室舒张期充盈时间，显著增加心室容量，从而增加每搏输出量；④对血压、心电传导、糖脂代谢均无影响。心率降低与基础心率和活动强度相关，降低日间心率大于夜间心率，从而避免了心率的"过度降低"及症状性心动过缓。由于心输出量不降低，又不降低血压，不会诱发和加重心衰。

2. 疗效显著，证据确切　证实该药治疗慢性心衰有效的临床研究证据来自 SHIFT 试验[6]。这是一项大样本、多中心、随机双盲和安慰剂对照的研究，旨在评价标准和优化治疗基础上加用伊伐布雷定是否改善心衰患者的预后。主要复合终点为心血管死亡和因心衰住院率；二级终点有心血管死亡、因心衰恶化住院、全因死亡等。共入选 6 505 例 LVEF≤35%、窦性心率≥70 次 /min、心功能Ⅱ~Ⅳ级的稳定性心衰患者。中位数随访时间为 22.9 个月。基础治疗包括 β 受体阻滞剂（使用率高达 90%）。伊伐布雷定目标剂量为 7.5mg、每日 2 次。结果显示，主要终点发生风险伊伐布雷定较之安慰剂显著降低 18%，心衰住院或因心衰死亡均显著降低 26%。

SHIFT 研究的中国亚组仅入选 225 例，分析结果表明，主要复合终点伊伐布雷定组较之安慰剂对照组显著降低 44%，降幅明显高于总体研究（18%）的结果，平均随访 15.9 个月[7]。上述提示，在中国的心衰人群中，降低心率治疗可以转化为主要复合终点（心血管死亡和因心衰住院）显著减少的临床有益效应。

（三）芪苈强心胶囊

1. 传统中药，多靶点作用　该药具有多重作用靶点、多个作用途径和多个作用机制。作为一种传统中药，也具有抑制、激活和调节的复合效应，也许这对于心衰这样一种极其复杂的心血管综合征，反而可产生机体的整合效应，对心衰发生、发展过程中的病理生理学改变可起有益的、独特的调节和整合作用。

2. 循证之路,科学研究 该药已在临床上使用多年,直到 2013 年才在临床上取得治疗慢性心衰有益的证据。应用芪苈强心胶囊的研究表明,在标准和优化抗心衰治疗基础上加用该药,与安慰剂对照组相比,治疗后 NT-proBNP 水平较基线值降幅 >30% 的人群比率显著增加[8]。该研究用了替代指标而非临床终点,但治疗后 BNP/NT-proBNP 水平较基线降幅达 30% 以上,是国际上公认有效的标准,已为许多临床研究所证实和采用,故具有一定的可信性和可靠性。此外,该药还显著降低心衰患者复合终点事件,改善生活质量和心功能,提高 LVEF 和 6 分钟步行距离。

芪苈强心胶囊的临床研究由中华医学会心血管病学分会心衰学组设计和具体实施,高润霖和张伯礼两位院士全程给予指导把关。参与和承担研究的有十多家医院的心脏内科,这些医院和专家在国内负有盛名,其中由中国医学科学院阜外医院和南京医科大学第一附属医院作为牵头单位。采用的是标准的前瞻性、多中心、随机对照的双盲设计方案。设计方案和主要终点的确定,前后经过两年共 10 次讨论磋商。该研究取得的初步成功表明,一种中药如确有治疗价值,是能够经得起现代科学研究方法检验的。

(四) 托伐普坦

1. 艰辛求索,机制独特 该药的研发和问世与两位诺贝尔奖获得者的工作有关。血管加压素(AVP)从垂体后叶释放,也称为垂体后叶素,具有调节人体水平衡的作用,又称为抗利尿激素。Vincent du Vigneaad 提纯并确认其结构和合成,获得诺贝尔化学奖(1955 年)。在慢性心衰患者中 AVP 显著增加[9,10],与水钠潴留密切相关。

AVP 通过作用于 V_2 受体促进水通道蛋白的合成,后者对于人体水转运很重要,Peter Agre 发现水通道蛋白也获诺贝尔奖(2000 年)。

AVP 受体拮抗剂称为普坦类,是袢利尿剂呋塞米出现半个世纪后,诞生的又一类强效利尿剂,开启了利尿剂新时代。我国仅有托伐普坦,该药是选择性 AVP 的 V_2 受体拮抗剂,与后者亲和力十分强大,是天然精氨酸 AVP 的 1.8 倍。该药口服后 2~4 小时血药浓度达峰值,与血浆蛋白结合率为 99%。主要通过肝脏 CYP3A4/5 系统代谢,半衰期为 8~12 小时。少数也从尿排泄。肾功能损伤患者并不用调整剂量,因托伐普坦暴露虽增加,而其药效响应延迟[11,12]。

该药选择性结合位于集合管血管面的血管加压素 V_2 受体,使水通道蛋白 2 从集合管顶端膜脱落,阻断 AVP 重吸收水的作用,从而产生利尿效果,自由水大量排出[13]。其作用机制和呋塞米不同,后者在血液中与白蛋白结合,以游离状态随原尿转运至亨利氏袢升支粗段起作用,低蛋白血症和肾小球滤过率降低等会影响其作用。托伐普坦则作用于血管面,不受血浆白蛋白水平低及肾功能不全的影响[14,15]。

2. 临床研究,疗效可靠 该药临床研究工作始于 1996 年,迄今在心血管领域已有百余项,对象包括各种病因的急性或慢性心衰、HFrEF 和 HFpEF、左心衰竭和右心衰竭、血钠偏低和血钠正常,伴低蛋白血症或肾功能不全,以及心功能 I~Ⅳ级的患者,并有老年人,近半数逾 80 岁。托伐普坦多在标准治疗基础上加用,也有单用。这些研究证实了该药对广泛的心衰人群均具显著的有效性和安全性。

(1) 缓解心衰的充血症状:所有的研究均显示,该药能显著增加尿量、降低体重,从而显著改善患者充血症状(ECLIPSE 研究、EVEREST 短期和 AQUAMARINE 研究、SECRET-CHF 等)。

（2）改善长期预后的影响：主要有 3 项临床试验，对象分别为低钠血症（Salt，2005 年）、急性失代偿性心衰（EVEREST，2006 年）和心衰所致容量超负荷（Quest，2008 年）患者。其中，EVEREST 研究中位数随访 9.9 个月，最长 2 年，托伐普坦对心衰长期死亡率和心衰相关患病率无影响，但可降低伴低钠血症患者心血管患病率和出院后死亡率[16,17]。此外，慢性稳定性心衰、射血分数≤30%、心功能Ⅱ~Ⅲ级的患者，在标准治疗基础上加用该药（30mg/d）54 周，左心室容量和心功能有改善倾向，并显著降低死亡和心衰恶化住院率（METEOR 研究[18]）。研究中除口干和口渴，其他不良反应包括肾功能不全和水电解质紊乱，与对照组无差异，提示该药安全性良好。

（3）对低钠血症的作用：由于该药排出含钠很低的"自由水"，故能纠正心衰所致的非低容量性低钠血症，并改善由此产生的相关躯体和精神症状。低钠血症也是导致心衰死亡的独立预测因素（EVEREST 研究），因此，该药在纠正低钠血症同时也间接发挥降低心血管患病率和出院后死亡率的有益作用[17,19]。

（4）对肾功能的影响：在严重肾功能不全[$eGFR<15ml/(min \cdot 1.73m^2)$]时，该药仍有排水利尿、降低体重的效果，不会使肾功能进一步恶化（Kida 研究），与安慰剂和呋塞米相比，维持肾脏血流稳定作用更佳（Mayo Clinic 心肾综合征研究实验室）。肾功能不全伴血压偏低患者，该药仍可发挥改善心衰症状的作用，且不会导致肾功能恶化和低血压发生（EVEREST 研究）。甚至对急性失代偿性心衰伴肾功能恶化的高危患者，也能显著降低肾损伤的发生率（Matsue 研究），防止急性肾损伤并改善患者预后（Shirakabe 研究）。研究显示，肾功能的改善可能源于该药消除了器官充血及降低了呋塞米的剂量。肾功能不良时，托伐普坦仍可发挥作用，且不会影响肾功能。

三、新药适应证和应用方法：需要掌握

（一）沙库巴曲缬沙坦

1. 遵循指南，规范应用　该药上市后受到广泛重视，初步应用取得良好效果，但仍存在需讨论的问题。2016 年欧洲 ESC 指南建议[20]，对于经 ACEI、β 受体阻滞剂或醛固酮拮抗剂治疗后仍有症状的 HFrEF 患者，可使用该药替代 ACEI，以进一步降低心衰住院和死亡风险（Ⅰ，B）。2017 年美国 AHA/HFSA 指南建议[2]：①对于慢性 HFrEF 患者，推荐给予 RAAS 抑制剂 ACEI（Ⅰ，A）、ARB（Ⅰ，A）或沙库巴曲缬沙坦（Ⅰ，B-R），联合 β 受体阻滞剂和醛固酮受体拮抗剂治疗，以降低发病率和死亡率；②对于 NYHA Ⅱ或Ⅲ级，能够耐受 ACEI 或 ARB 的慢性有症状的 HFrEF 患者，推荐以该药替代 ACEI 或 ARB，以进一步降低发病率和死亡率（Ⅰ，B-R）。

2018 年中国心衰指南提出该药的合理和规范应用如下[1]：慢性稳定性 HFrEF、NYHA Ⅱ~Ⅲ级、仍有症状且能够耐受 ACEI/ARB 患者，建议以沙库巴曲缬沙坦替代 ACEI/ARB，以进一步减少心衰的发病率及死亡率（Ⅰ，B）。中国和欧美指南共同之点是都推荐用于广泛的的心衰人群，主要在已使用 ACEI/ARB、有症状的 HFrEF 患者。推荐级别均为Ⅰ级；但在细微之处，还可品味出差异。

2. 应用方法，必须掌握　由 ACEI/ARB 转为沙库巴曲缬沙坦前，血压需稳定（收缩压≥100mmHg）；停用 ACEI 或 ARB 至少 36 小时（一般 2 天）；从小剂量（25~50mg、每日 2 次）开始，每 2~4 周剂量增加一次，在 4~6 周达目标剂量（200mg、每日 2 次）或最大耐受剂量。

可从 ACEI 或 ARB 相当的剂量开始，例如，患者已应用培哚普利为 4mg/d，即相当于该药目标剂量(8mg/d)的 1/2,故沙库巴曲缬沙坦起始量可为 100mg、每日 2 次。ACEI 或 ARB 应用剂量较低的,如培哚普利 2mg/d(相当于目标剂量的 1/4),则沙库巴曲缬沙坦的起始量亦应较低,50mg、每日 2 次。

注意事项:老年人尤其高龄老年人、基础收缩压偏低(≤110mmHg)或血压波动和不稳定、舒张压偏低(≤70mmHg)尤其伴冠心病等患者,起始剂量应更低(如 12.5~25mmHg)以策安全。应用中,需密切监测血压、血钾、血肌酐、肾功能以及临床状况,指导和调整剂量。要有耐心,循序渐进,欲速则不达。本药不能和 ACEI 或 ARB 合用,不仅会增加如低血压、血流动力学不稳定、高血钾和严重室性心律失常、肌酐升高和肾功能恶化,还有可能诱发血管神经性水肿,甚至喉头水肿。超剂量应用(>200mg、每日 2 次)应避免,目前并无证据表明可以获益。

目前,该药的出现不会改变慢性心衰治疗的基本格局。慢性心衰的基本治疗方案是"金三角",虽然沙库巴曲缬沙坦疗效显著优于依那普利,从而可以取代 ACEI 或 ARB,但此种取代仅在严格选择的心衰人群之中,能否适用更广泛人群,有待进一步的研究。而且,"金三角"其他两种药物的推荐应用不会受影响,"金三角"也仍然存在。

(二)伊伐布雷定

1. 适用人群,明确限定　慢性稳定性 HFrEF、已应用"金三角"达到循证剂量而仍有症状、窦性心律≥70 次/min 的患者,可以加用伊伐布雷定(Ⅱa,B)。因各种原因不能耐受或暂时不能递增 β 受体阻滞剂剂量的患者,可以改用伊伐布雷定(Ⅱa,B)。

起始剂量为 2.5mg、每日 2 次,可逐渐增加至最大剂量 7.5mg、每日 2 次。单用或与 β 受体阻滞剂联合时,其适宜的剂量应使心率降至 60 次/min 左右。老年心衰患者同样适用,且并不需要降低剂量。在指南中,该药适用的心衰人群为 LVEF≤35%,这是因为 SHIFT 研究为了能入选病情较重的患者,标准定为这一水平。目前认为,HFrEF 患者均为适用对象。该药仅适用于窦性心律,不能用于伴心房颤动患者。

2. 使用简单,安全性好　该药具有较好耐受性和安全性,可能的不良反应有严重心动过缓,发生率仅 3.3%。SHIFT 研究中,伊伐布雷定较之安慰剂对照组收缩压平均增加 2mmHg,差异无统计学意义,但至少说明该药不会降低血压。

该药降低心率的幅度为静息心率依赖性,如应用 7.5mg、每日 2 次,患者基础心率 >85 次/min,治疗后心率可降至约 62 次/min,降幅达 23 次/min;同样剂量,如患者基础心率为 75~84 次/min,则治疗后心率可降至 60~70 次/min,降幅约为 14 次/min;心率 65~74 次/min 的患者,同样剂量仅使心率降低约 8 次/min。这种特点使该药具有可预测性,一定程度上保障了临床应用的安全性。

(三)芪苈强心胶囊

其应用的临床经验提示,该药有良好的利尿作用,可考虑应用于"金三角"后仍有症状或常规应用利尿剂效果不理想的患者。也有学者尝试早期小剂量和利尿剂合用,有一定增加利尿的效果。

(四)托伐普坦

1. 强效利尿,排"自由水"　指南对该药的推荐可归纳为 3 项:其他利尿剂无效(利尿剂抵抗)、伴低钠血症,或伴肾功能损害的急性心衰或慢性心衰患者。慢性心衰一般用于有"充血"症状和利尿剂应用无效患者,考虑到该药在既往研究中曾提示可以降低伴低钠血症心衰患者的病死率(EVEREST 试验)或改善预后(METEOR 研究),这是利尿剂可能使慢性心衰患者获得临床结局改善的少有的"证据",改变了认为利尿剂不影响预后的传统评价。

剂量通常为 15mg/d,体重低、老年、严重营养不良、伴有肝病及基线血钠低者,起始剂量宜小一点(7.5mg/d),24~48 小时后酌增剂量。托伐普坦和呋塞米排出尿液的性质和来源不同。呋塞米排钠、排水,主要排出血管内的容量,利尿过度可导致血管内容量一过性耗竭,引起肾损伤和神经内分泌系统激活。托伐普坦均衡排出细胞外液和细胞内液,既消除组织器官充血,又维持血管内容量,不会激活神经内分泌系统。对于血压偏低的患者,托伐普坦依然有效,且不会降低血压。迄今并未发现心衰患者服用托伐普坦有肝损伤现象。

注意事项:服用药物 24 小时内要避免限液,老年患者缺乏口渴感,饮水不够,可导致高钠血症;还须监测血钠,血钠升高不宜超过 6~8mmol/L。从 Salt 等研究看,4 天后血钠可稳定,如剂量不变,血钠水平不会波动。

2. 预后影响,新的思维 利尿剂不能改善心衰预后的结论,并非来自临床研究或观察性研究的证据,这一结论仅仅是因为迄今尚无有力的临床证据(如大样本随机对照研究或荟萃分析)表明其有益。

没有临床研究的原因是显而易见的。利尿剂用于心衰治疗可以追溯到 20 世纪 40 年代,在利尿剂公认为是唯一能够改善心衰症状的药物并已广泛用于心衰治疗之时。大样本随机对照研究出现时(20 世纪 80 年代),心衰基础治疗必须包括利尿剂,否则就不符合伦理要求,显然,此时不可能采用安慰剂对照的方法来评价利尿剂。但可以设想一下,心衰患者不用利尿剂会是怎样的一种状态?心衰的严重程度必定增加,失代偿会反复发作。因此,笔者以为应该承认利尿剂的实际价值,其既能改善症状,又能改善预后。托伐普坦既具有良好利尿作用,又不会造成电解质紊乱,并可用于伴肾功能损害患者,适合长期应用的新型利尿剂,深刻改变了利尿剂应用的现状,也使得有效管理心衰的容量负荷成为现实可能。在今天的大数据时代,未来有可能通过对海量数据的分析,获得利尿剂改善心衰患者预后的"真实世界"中的有力证据。

四、深入研究扩大应用:值得探索

上述药物主要适应证为慢性稳定性 HFrEF 患者,是否可以用于尚未稳定的心衰患者?这是一个探索性议题。此处的尚未稳定,指出院后的易损期和出院前患者。2018 年中国心衰指南中首次提出易损期的概念,将急性心衰出院后 3 个月称为易损期,旨在要求重视此段时间的处理,因为现有的资料表明,易损期患者死亡率和因心衰再住院率分别高达 15% 和 30%。出院前患者的特征为急性失代偿症状已显著改善、血流动力学状态,无需静脉给予袢利尿剂和血管活性药物。

(一) 沙库巴曲缬沙坦

正在进行的临床研究在下列患者中进行了探索,如 HFpEF、未曾用过 ACEI 或 ARB 以及在尚未完全稳定的慢性心衰等。上述研究中,下列两项提供了有价值的证据。

1. 新的探索,新的证据 TITRATION 是一项为期 12 周的多中心随机双盲试验,纳入 538 例因急性失代偿心衰(ADHF)住院后稳定、LVEF≤35% 的 HFrEF 患者,旨在评估对沙库巴曲缬沙坦的耐受性和安全性[21]。该研究入选的患者范围较广,更接近临床实践,包括住院患者和非卧床的病情稳定心衰患者,无论 NT-proBNP 水平高低或有无 ACEI/ARB 应用史。所谓"稳定"指的是:随机化前 6 个小时内 SBP≥110mmHg、前 24 小时内未再静脉用利尿剂和任何静脉血管活性药物。结果显示,10 周内患者中半数达到目标剂量;86% 持续使用(任何剂量)达 2 周以上。不良反应的发生率和停用率在住院起始组和出院后起始组中相似。该研究首次将沙库巴曲缬沙坦用于急性心衰患者,并证实在住院早期或出院后不久开始使用沙库巴曲缬沙坦并递增剂量是可能的,也是可行的,并且总体上耐受性良好。

2018 年 11 月在美国 AHA 科学年会上公布了 PIONEER-HF 研究(急性心衰患者病情稳定后沙库巴曲缬沙坦的应用)的结果,并在 *N Engl J Med* 上发表[22]。

背景:急性心衰患者院内(出院前)起始应用 ACEI 或 ARB 在临床上是推荐的,早期适当的应用有利于之后进一步改善症状和预后,但沙库巴曲缬沙坦是否可以同样应用尚不清楚,即不了解这样做患者可否耐受以及是否安全。

目的:评估此类患者稳定后院内起始应用沙库巴曲缬沙坦,8 周内滴定至目标剂量的可能性(耐受性);评估治疗疗效(以生物学标志物利钠肽作为替代终点)以及安全性。利钠肽是心衰诊断、危险分层和评估预后的金标准,获心衰指南一致推荐,还可用于指导心衰治疗;BNP 和 NT-proBNP 测定值增高,提示心脏充盈和心血管风险增加(死亡和心衰恶化)。在 PARADIGM-HF 研究随访期间,沙库巴曲缬沙坦组 NT-proBNP 水平明显低于依那普利组。

入选标准:因 ADHF 住院治疗(有液体潴留的症状和体征),过去 6 个月 LVEF≤40%、NT-proBNP≥1 600pg/ml(或 BNP≥400pg/ml)、住院期间病情稳定。后者的标准为:在随机化前 6 个小时内收缩压≥100mmHg,无症状性低血压、利尿剂静脉注射剂量未增加、前 24 小时内未静脉应用注射血管扩张剂或正性肌力药物。入选患者约 1/3 为新发急性心衰,半数未服用过 ACEI/ARB。

主要终点为 NT-proBNP 水平从基线到第 4 周及第 8 周的变化。安全性终点有肾功能恶化、症状性低血压、高钾血症、血管性水肿。此外,还探索严重临床事件复合终点,如死亡、心衰再入院等。

结果表明,与依那普利相比,沙库巴曲缬沙坦组 NT-proBNP 水平显著降低,8 周降幅度达 29%,严重复合临床终点减少 46%。两组安全性相当。无论既往有无心衰病史、是否使用过 ACEI 或 ARB,沙库巴曲缬沙坦均带来获益。

PIONEER-HF 研究与 TRANSITION 研究均纳入新发心衰及未服用过 ACEI/ARB 的患者约 30%,共同提供了支持此类患者可以在院内起始沙库巴曲缬沙坦治疗的初步证据。

2. **不稳定心衰,尝试应用** 根据上述两项,沙库巴曲缬沙坦可考虑试用于尚未稳定的心衰,具体包括下列情况:

(1) 未曾应用 ACEI/ARB、新确诊的心衰患者:欧美国指南对于此类患者是否可以首先(起始)应用沙库巴曲缬沙坦,未有明确推荐。保持审慎是正确的,因为 PARADIGM-HF 研究入选患者均是用过 ACEI 或 ARB 的。然而,2018 年中国指南认为,未使用 ACEI 或 ARB 的有症状 HFrEF 患者,如血压能耐受,沙库巴曲缬沙坦也有效。但缺乏循证医学证据,临床应用需审慎。这一表述的依据就是 PIONEER-HF 研究与 TRANSITION 研究。

(2) 急性心衰出院前患者的应用:慢性心衰急性失代偿是最常见的急性心衰类型,约占急性心衰总数的 80%。此类患者在失代偿发生前,往往已使用过包括 ACEI 在内的"金三角"。在急性失代偿发生后,一般暂时"冻结"金三角的剂量。如失代偿发生与"金三角"药物无关,则这些药物无需停用,也不必减量。主要采用利尿剂和血管活性药(如扩血管药物、正性肌力药、缩血管药)以改善症状和血流动力学状态。一旦病情稳定,在出院前 2~3 天,停用静脉血管活性药物之后,应酌情增加"金三角"的剂量,以利于尽早恢复和达到稳定代偿状态。由于在住院状况下,可密切观察,"金三角"尤其 ACEI 和 β 受体阻滞剂可以较快地提升剂量。

此时,沙库巴曲缬沙坦的应用可以参照应用 ACEI 已获得的经验,即在出院前以相当的剂量替代 ACEI 或 ARB,如无不良反应且患者良好耐受,在出院前可以再增加一次剂量。

急性初发性心衰仅占急性心衰总数不到 20%。病情稳定后,在出院前可立即应用"金三角"和将利尿剂改为口服维持。此时,"金三角"中可以考虑应用沙库巴曲缬沙坦,而不是 ACEI 或 ARB,起始剂量宜低一些,25mg、每日 2 次是合适的,出院前不再调整和增加剂量。

(3)急性心衰出院后易损期的应用:如出院前已应用沙库巴曲缬沙坦,在易损期应评估药物的安全性和疗效,并逐渐递增至目标剂量或最大耐受剂量。

初始剂量建议为 25mg、每日 2 次。为何用如此的小剂量?如前所述,该药的起始剂量时通常为目标剂量的 1/4,即 50mg、每日 2 次。但由于患者刚从急性心衰中开始恢复,血流动力学尚未完全达到稳定状态,宜将剂量再减半。

早期应用可能有益的机制:PARADIGM-HF 研究的事后亚组分析旨在评估 ST2 和不良事件的关系,并探讨沙库巴曲缬沙坦改善慢性心衰预后的机制。ST2 是反映心肌纤维化的指标,在慢性心衰(Ⅱa,B)和急性心衰(Ⅱb,A)的危险分层上可能提供额外信息。通过连续 1 个月对 1 936 例基线 ST2 水平患者的跟踪,观察服用药效的变化情况。ST2 浓度下降幅度沙库巴曲缬沙坦组为 7%,依那普利组为 1%,下降幅度净差达到 5%。再通过连续 8 个月对其中的 1 758 例基线 ST2 水平的跟踪,ST2 水平沙库巴曲缬沙坦组下降幅度为 5%,依那普利反而上升 1%,下降幅度净差达到 7%。研究还显示,随着基线的 ST2 水平升高,对应的不良事件发生率同步升高,说明基线 ST2 值与不良事件发生率结果相关;沙库巴曲缬沙坦组较之依那普利组平均 ST2 水平较低,提示该药可更好地抑制心肌纤维化。

3. 抗纤维化,作用肯定　心肌纤维化在心衰的心肌重构中发挥重要的作用。对于一些常规和优化治疗效果不佳的慢性心衰患者,需注意是否存在持续和严重的心肌纤维化。测定反映心肌纤维化的指标如 ST2,是必要的。一旦证实,应加强对抗和抑制心肌纤维化的治疗措施,一是增加螺内酯的剂量,在可以耐受下增至 50mg/d;二是以沙库巴曲缬沙坦替代 ACEI 或 ARB,并努力达到目标剂量。

(二)伊伐布雷定

1. 心率管理,意义重大　单纯降低心率可以改善慢性心衰患者的预后,不仅在前瞻性、随机对照研究中得到证实(SHIFT 研究),而且也在真实世界的心衰人群中得到证实(GWTC-HF 研究)。后者来自美国医保的临床登记资料,对 46 217 例心衰患者的回顾性队列分析表明,出院后 30 天内心率≥75 次/min 的患者,心率每增加 10 次/min,死亡风险增加 30%。因此,2018 年中国心衰指南将静息心率降至 60 次/min 左右,作为慢性稳定性心衰心率管理的目标。主要应用药物为 β 受体阻滞剂和伊伐布雷定。

对于尚未稳定的心衰患者例如易损期或出院前心衰患者,心率管理存在 2 个实际问题:①心率应达到的目标是多少?加拿大安大略省医院观察 9 097 例出院心衰患者,结果显示,出院时心率控制在 61~70 次/min 的患者死亡风险最小,为较理想的心率管理范围(EFFECT-HF 研究)。②应如何管理心率?β 受体阻滞剂自然可以发挥作用,但由于此刻其剂量偏小,又不可能迅速提升剂量,难以达到有效的管理,故伊伐布雷定可以发挥更大的作用。该药在降低心率的同时,可增加每搏输出量,对心衰患者的即刻和长期心功能无负面影响,也不会降低血压,从而成为在易损期应用有效和安全的药物。

2. 适用人群,可以扩大　扩大适应证可考虑应用的适宜人群如下[23]:

(1)起始治疗时的应用:慢性 HFrEF 起始应用"金三角"(ACEI、β 受体阻滞剂和螺内酯)

时,如静息心率明显增快(≥80 次/min)而患者情况又不允许递增β受体阻滞的剂量,此时伊伐布雷定可以早期加用,可以与"金三角"合用。因为此时β受体阻滞剂的剂量,就是那种状态下的耐受剂量。联合应用伊伐布雷定,早期控制心率,有助于使患者尽早进入代偿和稳定状态。

(2) 心衰易损期患者:此期患者仍属于高危人群,治疗目标是进一步消除液体潴留达到干重状态,纠正电解质紊乱如低钾、低镁,尤其是低钠血症;保护肾功能;积极应用"金三角"药物,尽量达到和接近目标剂量。此时,中国心衰患者较普遍存在的一个问题是心率偏快和心功能低下,平均心率为 83 次/min(CHINA-HF 研究)。心率快是造成心功能差和恢复缓慢的重要原因,故心率管理和降低心率治疗对于此阶段患者具有重要意义。

过去对此阶段心率控制关注不够,主要原因是无恰当的方法。心衰的心率管理传统上完全依赖β受体阻滞剂,其他可以减慢心率的药物如非二氢吡啶类钙拮抗剂(地尔硫草和维拉帕米),为禁忌应用;地高辛的作用十分有限;而β受体阻滞剂需要缓慢递增剂量,在急性心衰刚刚得到控制的出院初期,显然不宜用至较大剂量,而较小剂量又不可能控制心率,这是一个难题,也是心衰易损期心率管理的瓶颈。现在有了伊伐布雷定,可能突破这个瓶颈。该药对心功能、血流动力学和血压并无不良影响,此阶段加用该药,既不影响原来的治疗,不影响β受体阻滞剂的应用和递增剂量,又能有效控制心率,实为合理之举。

(3) 急性心衰出院前应用:急性心衰患者在症状控制、血流动力学状态稳定,并停用静脉利尿剂和血管活性药物后,即进入出院前的准备阶段。此时,原来未用过"金三角"的患者可以加用,已用过的患者应该酌情增加剂量,但患者同样存在静息心率快的问题。加用伊伐布雷定有利于控制心率,可进一步改善心功能,纠正失代偿状态。

为什么出院前可考虑应用?上述扩大的适应证的共同特点是早期应用伊伐布雷定。除了早期应用伊伐布雷定控制心率可以获得的好处外,还有以下考虑:①伊伐布雷定已被证实是单纯降低心率的药物,对心脏、循环系统,甚至心脏传导系统除窦房结以外的其他组分均无影响;②该药对心衰的血流动力学、血压无不良影响,不会加重心衰和诱发失代偿;③已证实伊伐布雷定的应用不影响其他抗心衰药物如 ACEI、ARB、螺内酯的应用,同样也不影响β受体阻滞剂的应用;④初步临床研究和实践已表明,伊伐布雷定和β受体阻滞剂的联合应用可以发挥良好的协同作用,可增加患者对β受阻滞剂的耐受性,协助进一步提高β受体阻滞剂的剂量。

五、新药物新风险:值得关注

(一) 沙库巴曲缬沙坦

这是一种新药,作用机制独特,在我国临床应用才 2 年,进一步评估和审视很有必要。

1. 作用机制,有待进一步阐明 其组分中的缬沙坦可阻断 RAAS 系统而产生有益的生理效应,这是无争议的。沙库巴曲(脑啡肽酶抑制剂)的作用机制及利弊得失则有待进一步确认。其抑制作用较为广泛,涉及对缓激肽、BNP,AngⅠ和AngⅡ、内皮素 -1、肾上腺髓质素、催产素、胃泌素,以及 P 物质等血管活性肽[12]降解的抑制作用,使这些肽类物质的水平显著升高。在沙库巴曲缬沙坦常规剂量下,这些物质可以升高到何种程度?其中究竟哪种物质起了主要的作用?这些物质对心衰有的有益,有的有害,其综合的长期影响结果尚不清楚。

如果主要由于抑制了缓激肽降解,从而增高了体内缓激肽的水平,那么沙库巴曲缬沙坦就兼具 ARB 和 ACEI 的双重作用。目前认为,ACEI 的有益作用部分甚至主要来自缓激肽。然而,这两种阻断 RAAS 药物的联用,对于高危血管病患者其实并未显示有益的疗效,而不良反应却显著增加(ONTARGET 试验)。因此,在心血管病临床上此种联合不予推荐应用。沙库巴曲缬沙坦的应用有可能出现此种状况。在 PARADIGM-HF 研究中,该药血管性水肿发生的风险高于依那普利组,呈增加趋势,因出现病例少,无显著差异(0.4% *vs.* 0.2%,*P*=0.13)。这种状况显然由于两药共同作用,提升了缓激肽水平。

如果沙库巴曲缬沙坦的作用主要由于利钠肽水平升高,也会产生疑问。利钠肽是人体产生的物质,已知其具有扩张血管、利水、利钠等有益作用。基因重组的人利钠肽(奈西立肽.国产品名称为新活素)已于 21 世纪初上市。现有的研究并未证实对心衰病死率可产生有益的影响。

2. PARADIGM-HF 研究有局限性　在充分肯定该研究基础上,也应实事求是地分析其存在的问题。

(1) ACEI 的剂量可能不够大:该研究对照组依那普利的目标剂量为 20mg/d,实际达到的剂量略低一些。这一设计并无原则问题,既往应用该药治疗慢性心衰的研究中也是类似剂量,如 SOLVD-T 研究为 16.6mg,CONSENSUS 研究为 18.4mg,但个别研究剂量要更大一些。这些研究都是 20~30 年前做的,临床实践中依那普利 20mg/d 的剂量确实疗效欠佳[24],而沙库巴曲缬沙坦剂量(400mg/d)相当于缬沙坦 320mg/d,已是治疗心衰的目标剂量,这样的设计有可能低估依那普利的疗效。

(2) 设计存在偏倚可能:为了保证随机分组后的心衰患者可以耐受目标剂量的依那普利和沙库巴曲缬沙坦,排除了最初入选患者约 10%,这就增大了病情稳定心衰患者的比例,入选者主要为心功能Ⅱ级(70.5%);Ⅳ级仅 0.7%,40% 从未因心衰住院;研究人群整体较年轻(平均 64 岁),大多为男性(87%),临床状态较好(体重指数 28kg/m²)。这种严格的选择,使得入选者不能代表广泛的心衰人群。既往经验告诉我们,研究结果好,不一定是药物好,可能因为设计精妙;反之,阴性结果未必是药物不好,或许由于设计糟糕。对于沙库巴曲缬沙坦,我们还应等待未来的临床研究和真实世界中应用的结果,才能得出结论。

3. 症状性低血压是一个隐患　症状性低血压值得严肃关注,沙库巴曲缬沙坦组的发生率显著高于依那普利组(14.0% *vs.* 9.2%);因低血压终止治疗也呈增加趋势(0.9% *vs.* 0.7%),但无统计学上的显著差异(PARADIGM-HF 研究)。

欧洲和美国均推荐该药用于收缩压≥100mmHg 的心衰患者,但在我国的药物说明书中推荐应用的收缩压下限为 95mmHg,即≥95mmHg 的患者均可使用,中国的推荐更积极。中国的做法并非失当,PARADIM-HF 研究中入选的患者收缩压≥100mmHg,随机后须≥95mmHg,这是中国说明书表述的依据。从入选至随机后,收缩压平均至少降低5mmHg。如果将应用标准定在 95mmHg,此类患者治疗后必然降至 90mmHg 或以下,这是有风险的。

临床应用中,应重视低血压(尤其症状性低血压)问题。我国的注册登记研究中,发现在"真实世界"中应用该药发生的低血压状况确实存在。收缩压低是心衰患者死亡率增加的独立危险因素(EVEREST 研究)。我国扩张型心肌病心衰发生率高于欧美国家,此类患者临床特点之一是收缩压偏低,其中≤95~100mmHg 者不少,如积极推荐并长期应用该药,其疗效和安全性需要长期审慎评估。

4. 老年患者应用需谨慎　该药与阿尔茨海默病(老年性痴呆)可能存在联系线索,来自动物实验研究中发现,该药可增加脑细胞中的 β 淀粉样蛋白。该药主要成分沙库巴曲能通过血脑屏障，抑制脑内 β 淀粉样蛋白的降解。后者在大脑细胞中的沉积可产生有神经毒性的淀粉样蛋白斑，这是阿尔茨海默病的病理特征之一[25,26]。虽然在该药的临床研究中未见阿尔茨海默病发生增加[27]，但老年人长期使用该药是否可能增加患病的风险，值得密切关注。

（二）伊伐布雷定

SHIFT 研究中眼内闪光(phosphenes)发生率约 3%，与视网膜 Ih 通道存在基因变异有关，表现为光线变化时视野局部的亮度增加，通常出现在治疗的 2 个月内，大多为轻到中度，逾 3/4 患者在治疗过程中可逐渐缓解，具有一过性和可逆性的特点，不影响驾驶车辆。国内尚未见类似报道，仍需关注。

该研究中伊伐布雷定组发生心房颤动略多于安慰剂组，但发生率甚低，似无意义，从药物作用机制上也难以解释。由于慢性心衰患者合并心房颤动比率较高，可达 1/3 左右，且心房颤动也是心衰变为难治和预后差的重要因素，这一问题应在真实世界的中国心衰人群中进行观察。

（三）芪苈强心胶囊

该药仅在慢性心衰替代终点(生物学标志物 NT-proBNP)研究上取得了阳性结果，未来以临床结局为主要终点的研究是必不可少的。由于其具有的多靶点作用和整体调节的有益机制，不仅应探索对于慢性 HFrEF 患者中的疗效，也应积极研究可否使慢性 HFpEF 患者获益。后者如获阳性结果，将不仅是心衰治疗，也是中医药研究的重大突破。

（四）托伐普坦

该药在慢性心衰治疗中仅采用 15mg/d 的剂量，且一般只短期使用或间歇性使用，亦即尚未推荐如同袢利尿剂或噻嗪类利尿剂那样长期持续使用，因而不良反应很少见；在中国心衰人群也未观察到对慢性心衰整体人群或伴低钠血症人群中的改善预后的有益影响。因此，进一步深入和广泛的前瞻性临床研究，以及在真实世界中的深入观察和分析，十分必要。或许可以让我们改变利尿剂只能改善症状，不能改善预后的传统认识，让我们拭目以待吧。

（黄峻）

参 考 文 献

[1] 中华医学会心血管病分会心力衰竭学组,中国医师协会心力衰竭专业委员会,中华心血管病杂志编辑委员会.中国心力衰竭诊断和治疗指南 2018 [J].中华心血管病杂志,2018,46(10):760-789.

[2] YANCY C W,JESSUP M,BOZKURT B,et al. 2017 ACC/AHA/HFSA Focused Update of the 2013 ACCF/AHA Guideline for the Management of Heart Failure:A Report of the American College of Cardiology/American Heart Association Task Force on Clinical Practice Guidelines and the Heart Failure Society of America [J]. Circulation,2017,136(6):e137-e161.

[3] REED B N,STREET S E,JENSEN B C. Time and technology will tell:the pathophysiologic basis of neurohormonal modulation in heart failure [J]. Heart Fail Clin,2014,10(4):543-557.

[4] MCMURRAY J J,PACKER M,DESAI A S,et al. Angiotensin-neprilysin inhibition versus enalapril in heart failure [J]. N Engl J Med,2014,371(11):993-1004.

[5] BODEY F,HOPPER I,KRUM H. Neprilysin inhibitors preserve renal function in heart failure [J]. Int J Cardiol,2015,179:329-330.

[6] SWEBERG K,KOMAJDA M,BOHM M,et al. Ivabradine and outcomes in chronic heart failure (SHIFT):a randomized placebo-controlled study [J]. Lancet,2010,376(9744):875-885.

[7] 胡大一,黄德嘉,袁祖贻,等.盐酸伊伐布雷定治疗中国慢性心力衰竭患者的有效收及安全性评价:SHIFT 研究中国

亚组数据分析[J]. 中华心血管病杂志,2017,45(3):190-197.

[8] LI X,ZHANG J,HUANG J,et al.A multicenter,randomized,double-blind,parallel-group,placebo-controlled study of the effects of qili qiangxin capsules in patients with chronic heart failure [J]. J Am Coll Cardiol,2013,62(12):1065-1072.

[9] LAYCOCK J F. Perspectives on Vasopressin [J]. London:Imperial College Press,2009.

[10] YAMANE Y. Plasma ADH level in patients with chronic congestive heart failure [J]. Jpn Circ J,1968,32:745-759.

[11] INOMATA T,IZUMI T,MATSUZAKI M,et al.Phase Ⅲ clinical pharmacology study of tolvaptan [J]. Cardiovasc Drugs Ther,2011,25 Suppl 1:S57-S65.

[12] SHOAF S E,BRICMONT P,MALLIKAARJUN S. Pharmacokinetics and pharmacodynamics of oral tolvaptan in patients with varying degrees of renal function [J]. Kidney Int,2014,85(4):953-961.

[13] VERBALIS J G,GOLDSMITH S R,GREENBERG A,et al. Diagnosis,evaluation,and treatment of hyponatremia:expert panel recommendations [J]. Am J Med,2013,126:S8-S42.

[14] COX Z L,LENIHAN D J. Loop diuretic resistance in heart failure:resistance etiology-based strategies to restoring diuretic efficacy [J]. J Card Fail,2014,20(8):611-622.

[15] KAŹMIERCZAK E,SOBIESKA M,KAŹMIERCZAK M,et al. Intense acute phase response in ischemic patients [J]. Int J Cardiol,1999,68(1):69-73.

[16] KONSTAM M A,GHEORGHIADE M,BURNETT J C Jr,et al.Effects of Oral Tolvaptan in Patients Hospitalized for Worsening Heart Failure The EVEREST Outcome Trial [J]. JAMA,2007,297(12):1319-1331.

[17] CYR P L,SLAWSKY K A,OLCHANSKI N,et al.Effect of serum sodium concentration and tolvaptan treatment on length of hospitalization in patients with heart failure [J].Am J Health Syst Pharm,2011,68(4):328-333.

[18] UDELSON J E,MCGREW F A,FLORES E,et al. Multicenter,Randomized,Double-Blind,Placebo-Controlled Study on the Effect of Oral Tolvaptan on Left Ventricular Dilation and Function in Patients With Heart Failure and Systolic Dysfunction[J]. J Am Coll Cardiol,2007,49:2151-2159.

[19] CHIONG J R,KIM S,LIN J,et al.Evaluation of costs associated with tolvaptan-mediated length-of-stay reduction among heart failure patients with hyponatremia in the US,based on the EVEREST trial [J].J Med Econ,2012,15(2):276-284.

[20] PONIKOWSKI P,VOORS A A,ANKER S D,et al. 2016 ESC Guidelines for the Diagnosis and Treatment of Acute and Chronic Heart Failure:the Task Force for the diagnosis and treatment of acute and chronic heart failure of the ESC Developed with the special contribution of HFA of the ESC [J]. Eur Heart J,2016,37(27):2129-2200.

[21] SENNI M,MCMURRAY J J,WACHTER R,et al. Initiating sacubitril/valsartan (LCZ696) in heart failure:results of TITRATION,a double-blind,randomized comparison of two uptitration regimens [J]. Eur J Heart Fail,2016,18(9):1193-1202.

[22] VELAZQUEZ E J,MARROW D A,DEVORE A D,et al.Angiotensin-Neprilysin Inhibition in Acute Decompensated Heart Failure [J]. N Engl J Med,2019,380(6):539-548.

[23] 黄峻. 中国证据应肯定心率管理需重视:SHIFT 研究的中国亚组数据分析[J]. 中华心血管病杂志,2017,45(3):179-181.

[24] VINEREANU D. Sacubitril-valsartan for heart failure:from devil's advocate to evidence-based medicine [J]. Am J Ther,2017,24(2):109-110.

[25] IWATA N,HIGUCHI M,SAIDO T C. Metabolism of amyloid-beta peptide and Alzheimer's disease [J].Pharmacol Ther,2005,108(2):129-148.

[26] YASOJIMA K,AKIYAMA H,MCGEER E G,et al. Reduced neprilysin in high plaque areas of Alzheimer brain:a possible relationship to deficient degradation of beta-amyloid peptide [J]. Neurosci Lett,2001,297(2):97-100.

[27] CANNON J A,SHEN L,JHUND P S,et al. Dementia-related adverse events in PARADIGM-HF and other trials in heart failure with reduced ejection fraction [J]. Eur J Heart Fail,2017,19(1):129-137.

心力衰竭左室辅助治疗

近 20 年来,心血管疾病(CVD)的预防和诊疗技术已取得重大进步,发生率和死亡率都显著下降,其中冠心病死亡率下降了 75%,但心力衰竭(heart failure, HF)是心血管病领域唯一呈增长趋势的疾病。目前全球有 2 200 万心衰患者,其中终末期心衰患者为 10%~20%。心衰预后差,5 年死亡率达到 50%,终末期 1 年死亡率可达到 70%,预后生存显著低于癌症,也被称作"心血管疾病癌症"。心脏移植是心力衰竭最有效的治疗手段,但供体缺乏导致等待供体移植的心脏衰竭患者数量和死亡风险显著增加。据统计,在 2000—2005 年间列出的 52.4% 的患者在等待心脏移植的 6 个月内死亡,因此越来越多的患者需要机械循环支持生存。

心室辅助装置(vascular assist devices, VAD)是可代替自然心脏做功的机械装置,目前在临床上主要用于心力衰竭患者的移植前过渡支持(bridge to transplantation, BTT)、过渡到心脏功能恢复(bridge to recovery, BTR)和终点治疗(destination therapy, DT)。新近研究显示,终末期心衰患者植入 VAD 后 1 年和 2 年生存率分别达到 87% 和 79%,几乎可与心脏移植效果媲美,因此在心脏衰竭治疗领域有广阔的应用前景。

1 心室辅助装置技术国际现状

心室辅助装置发展阶段可分为:①1965—1990 年,NIH 第一次提出人工心脏计划到开始设计搏动血流泵,并初步开展了临床应用安全性和有效性评价。②1990—2000 年,搏动血流左心辅助装置用于终末期心衰等待心脏移植患者,并发展持续血流泵革新技术。③2000—2010 年,搏动血流泵可用于终末期心衰患者替代治疗,生存率优于最佳内科药物治疗,开辟左心辅助装置治疗心衰的新纪元;持续性血流左心辅助系统被系统完善并应用于 BTT 和 DT 治疗;2006 年成立 INTERMACS,对推动左心辅助装置的技术和临床应用有巨大帮助;比较搏动血流 VS 持续血流装置治疗终末期心衰的效果和并发症;2007 年发现终末期心衰左心辅助后可逆转心脏重构现象。④2010 年至今,磁悬浮持续血流辅助装置临床应用终末期心衰患者;比较持续血流装置不同类型治疗终末期心衰效果,轴流 vs. 离心泵、磁悬浮 vs. 机械轴持续血流泵;对左心辅助装置临床应用有效性、长期随访和不良事件危险因素总结,反馈上游生产商,并建立危险因素评分模型。

1.1 第一代心室辅助装置

即以充盈 - 排空模式模拟自然心脏产生搏动性血流为特点的装置,关键核心技术:模拟人的自然心脏,核心单元是容积式血泵,是由一个血袋、控制血流方向的瓣及动力部分组成。单向瓣允许血液从进口端流入和从出口端流出,当动力部分挤压血袋时,血袋的容积减少,从而把血液挤压出去,类似于心脏的收缩过程;当血袋的压力减少时,外部的血液就会流入血袋,类似于心脏的舒张过程。

根据安装方式分为:①体外型,装置放置在体外,通过经皮插管分别与心室和升主动脉连接,以 Thoratec 经皮心室辅助装置(PVAD)和 Berlin Heart Excor 为代表;②可植入型,装置在腹腔内或者腹直肌鞘下腹膜前方制造的兜袋内,经过插管连接心室和升主动脉,以 HeartMate XVE 和 Novacor 为代表。在搏动性心室辅助装置用来心脏移植前过渡支持治疗的临床研究中,多数临床中心应用可植入式 HeartMate XVE 和 Novacor 为主,通过 NYHA 心功能分级、6 分钟步行测试、Minnesota 日常生活评分,评价心衰患者装置植入后的生活质量。研究结果显示,围术期死亡率为 15%~20%,生活质量和活动耐量显著提高,移植前 60%~70% 总生存率,装置支持时间在 6 个月以内,平均 50~60 天。生存率和生活质量与患者年龄、感染、泵失功、出血和血栓栓塞相关。到目前为止,分别有超过 1 700 名和 5 000 名心衰患者接受过 Novacor 和 HeartMate XVE 左心辅助装置支持。

在替代治疗中,HeartMate XVE 是第一个被批准应用于永久性治疗搏动性心室辅助装置。由美国国立卫生研究院(NIH)资助的充血性心力衰竭机械辅助随机化评估(REMATCH)结果表明,对于不适宜移植的终末期心力衰竭患者,LVAD 受者的 1 年生存率为 52%,2 年生存率为 29%,而药物治疗组 1 年和 2 年生存率分别为 27% 和 13%,与药物治疗相比,LVAD 显著提高心衰患者的活动耐量和生活质量。影响替代治疗效果主要因素是泵故障,2 年装置失功率高达 35%,超过 10% 死亡率,一例接受 HeartMate 装置支持的患者 7 年中更换 4 次装置。另一个因素是感染,包括导线、泵兜袋或者泵本身,发生率在 24%。后 HeartMate XVE 装置经过改进结构,进行 Post-REMATCH 临床试验,结果显示 309 例心衰患者 1 年和 2 年生存率分别是 56% 和 31%,但装置失功率仍高达 21%。美国医疗保障和救助服务中心(U.S. health care and assistance service centers)关于搏动性心室辅助装置用于替代治疗的指南指出,慢性终末期心衰(Ⅳ级心衰不超过 90 天,预期寿命少于 2 年)不适合心脏移植,并符合以下条件:①至少经过 60 天的药物治疗无效;②LVEF 低于 25%;③心脏功能明显受限,峰值氧耗 <12ml/(kg·min),或因低血压、肾功能不全、肺淤血而需要静脉持续给予强心药物;④体表面积≥1.5m^2。

第一代左心辅助装置产生符合人体生理的血流模式,提供良好的循环支持,短期使用不但改善器官功能紊乱,并且使患者的生活质量改善出院,提高移植前生存率。然而,此类装置的高泵失功率和感染发生率限制了其在替代治疗的进一步应用。

1.2 第二代心室辅助装置

由于搏动性心室辅助装置结构复杂,泵失功率高,对患者体表面积有要求,应用已逐渐减少。近年来,由于没有用于泵血的血囊,无需安装人工瓣膜,耐久性长,旋转叶轮连续性血流泵成为目前心室辅助装置主要研究方向。连续性血流泵分为离心泵和轴流泵。离心泵的特点是在较低流量下可以产生较高的压力,体积较轴流泵大,植入后易引起患者不适。因此,在旋转叶轮泵的研发中,轴流泵又成为目前各个研究中心的研发重点,目前在临床上应用的主要有 HeartMate Ⅱ、MicroMed DeBakey VAD、Jarvik-2000 等。关键核心技术:①轴流血泵的转子叶片装在定子轴上,当轴旋转时,血液是沿着倾斜的方向抛出(沿螺旋线方向运动),经过后导叶导流后,血液基本上是沿轴流方向运动,称为轴流泵;②离心泵:转子叶片装在轴上,当轴高速旋转时,这些叶片将引导血液并将其抛至外沿,叶片对血液的动力作用将形成动脉压,但无前后导叶导流。

HeartMate Ⅱ LVAD 是一种轴流式泵,旋转转子是其唯一运动部件,重新设计的 HeartMate Ⅱ具有左心室心尖流入插管,其具有烧结的钛合金血液接触表面。叶轮在轴承上旋转,并由电磁马达驱动。流入管放置在心室内,并将泵置于腹膜内,流出管连接到 Dacron 移植物与升主动脉吻合,动力电源线经皮下隧道从腹部的右下象限引出。设计 6 000~15 000 转/min

的转速,最高可达 10L/min 的心输出量。使用仿真算法来连续地估计来自装置的流量。同第一代 HeartMate 搏动心室辅助装置相比,HeartMate Ⅱ 体积和重量明显减小,流入管和流出管道无瓣膜,但需要口服华法林抗凝。临床经验表明,HeartMate Ⅱ 可使心衰患者出院后活动耐量和生活质量明显提高。一项多中心前瞻性临床研究表明,133 名等待供体的心衰患者中,42% 在 6 个月的 HeartMate 循环辅助后接受心脏移植,6 个月总生存率为 75%,1 年生存率为 68%。另一项临床研究结果显示,在平均 6 个月循环辅助支持中,心衰患者生存率为 86.9%,仅 3% 泵失功率。FDA 于 2007 年 11 月批准应用于心脏移植前过渡支持。由于 HeartMate Ⅱ 装置稳定性、低噪音、抗血栓性能良好,已将其应用于心衰患者的替代治疗。一项 374 例 HeartMate Ⅱ 的替代治疗临床试验结果表明,1 年和 2 年生存率分别为 80% 和 79%,感染率为 3%,均无泵失功,且能显著地提高患者生存率和生活质量。FDA 于 2010 年 2 月批准用于心衰患者替代治疗。DeBakey 左心辅助系统的特点同 HeartMate Ⅱ 相近,全世界范围内临床经验表明该装置适合 BTT 和 DT 治疗。另一项 150 例心衰患者的 BTT 治疗中,心脏移植前过渡支持治疗的生存率为 50%~66%,装置失功率为 3%。多中心非随机的 BTT 和 DT 临床试验(HeartMate XVE *vs.* DeBakey)正在进行中。Jarvik-2000 是微型轴流泵(直径 2.4cm,长度 5.5cm,重 80g),该泵放置在左心室内,而不同于 HeartMate Ⅱ 和 DeBakey 安装在腹膜前腹直肌鞘下的兜袋内,从而装置相关感染率显著降低。临床经验表明,对终末期心衰患者的 BTT 和 DT 治疗可提供安全、有效的循环辅助支持,第一例接受 Jarvik-2000 替代治疗的患者已经存活超过 6 年。

第二代心室辅助装置由于体积小、耐久性长,目前正成为心脏移植前过渡支持治疗和替代治疗的主流心室辅助装置类型,预计未来安装轴流泵的心衰患者会增长到 2 000 例/年。

1.3　第三代悬浮轴承左心室辅助装置

由于旋转叶轮连续性血流泵机械接触轴承设计摩擦产热可导致血栓形成,同时机械磨损也降低了远期耐久性,从而影响 LVAD 患者的远期预后和寿命。近年无接触轴承设计中磁悬浮技术为机械接触轴承中血栓和耐久性问题提供了解决方法,即以悬浮轴承为特点的第三代心室辅助装置。磁悬浮轴承是利用磁场力将转子悬浮起来,使之与定子没有机械接触一种高性能轴承。单独由磁力实现的悬浮称为全磁悬浮,由磁力和流体液力共同实现的悬浮称为混合悬浮或磁液悬浮,两者都具有无摩擦、无磨损、不需密封及寿命长等特点,目前进入临床试验磁悬浮心室辅助装置主要有 Incor、VentrAssist、DuraHeart、HVAD 和 HeartMate 3。

Incor 装置是以磁悬浮轴承为设计特点的轴流泵,内表面肝素涂层,重 200g,5 000~10 000 转/min 可产生最高 5L/min 流量。欧洲区 212 例 BTT 临床试验结果表明,平均支持时间为(162 ± 182)天(最长 3 年),65 例(31%)接受心脏移植,11 例(5%)心功能恢复撤除装置。在 93 例(44%)死亡病例中,主要死亡原因是多器官衰竭 47 例(22%),脑血管不良事件 17 例,右心衰竭 5 例,其他未知原因 24 例。

VentrAssist 装置是以液力悬浮轴承为设计特点离心泵,应用钻石样碳涂层(DLC),重 298g,直径 60mm,转子转速 1 800~3 000 转/min,可产生 5L/min 流量。30 例终末期心衰患者安装该装置作为心脏移植前过渡支持治疗的结果表明,5 个月生存率为 82%,3% 患者由于心脏功能恢复撤除辅助,装置失功率为 15%,其他并发症主要是感染,多发生于植入后 30 天。在 16 例接受该装置作为替代治疗的研究中,平均支持时间为 330 天,1 年和 2 年生存率分别为 60%。

DuraHeart 装置是磁悬浮联合液力悬浮轴承为设计特点的离心泵,重 540g,直径 72mm。

欧洲 55 例 BTT 临床试验结果显示,6 个月和 1 年生存率分别为 86% 和 77%,最长装置存活时间为 2.7 年。10 例患者的死亡原因是过度抗凝导致的脑出血和非创伤性硬脑膜外血肿。在应用装置支持治疗期间,未发生泵机械失功、泵血栓形成和溶血。

HeartWare HVAD 是以磁悬浮和液力悬浮为设计特点的离心泵,重 145g,直径 4cm,产生血流量最高可达 10L/min,放置在心包腔内而不需要另外腹膜外兜袋,是目前最小的三代心室辅助装置。HeartWare 是离心式平流心室辅助装置(体积 50ml,重 145g),由 3 个部分组成:①集成流入管的前壳体;②具有磁中心柱的后壳体;③旋转叶轮。前后壳体是混合钛 - 陶瓷装配,每个包含密封的电动机定子。宽叶片叶轮设计为容纳 4 个大马达磁体,且具有 3 个磁性叠层。流入管(长 25mm,外径 21mm)由光滑的钛制成,并且包含硅氧烷 O 形环。经皮电缆由 6 根单独绝缘、绞合耐疲劳的 MP35N 合金电缆组成,每根合金电缆包裹在硅内腔中,并具有耐磨外护套且植入部分被编织的涤纶布覆盖,以促进在皮肤出口部位处的组织向内生长。创新点:①基于微处理器的控制器(13.34cm × 10.4cm × 5.08cm)重 0.362kg,并通过经皮电源线连接到血泵。控制泵操作,管理电源,监控泵功能,提供诊断信息,并存储泵参数数据。②电流(IQ)曲线用于估计通过泵的瞬时和平均流量。③负压抽吸检测算法通过连续平均最小估计流建立基线估计流,然后每 2 秒重新计算。基线瞬时流量必须超过 1.8L/min。抽吸触发值建立在估计流量基线以下 40%,当基线流量超过此限值 10 秒时,会产生报警。④循环控制的速度变化函数(Lavare Cycle)允许在 3 秒周期中每分钟一次通过 LVAD 的左心室充盈和流速的变化。在循环控制的速度变化期间,心室容积和泵流量的变化减少血流在泵的部分淤留。

HeartMate Ⅲ 采用的是完全磁悬浮的离心泵。由于摆脱了流体悬浮力的约束,该泵可以输出脉动血流,而脉动血流符合生理状态,对外周血管系统和末端器官灌注无疑更为有利,而且搏动流体能帮助冲刷流道,进一步降低血栓形成等不良事件。该泵也采用插入心尖的方式,更便于植入,目前已完成 BTT 和 DT 临床试验。

第三代心室辅助装置多以完全磁悬浮或混合液力悬浮轴承为设计特点的离心泵。对三代心室辅助装置用于替代治疗的耐久性和稳定性的多中心临床试验结果表明,磁悬浮心室辅助泵是未来临床应用的主要发展方向。

2 心室辅助装置技术国内应用现状

根据 2016 年中国心血管疾病报告显示,我国目前约有 500 万心衰患者,心力衰竭正在成为我国心血管病领域的重要的公共卫生问题。心脏移植是终末期心力衰竭最有效的治疗手段,但由于供体来源的受限,目前我国每年心脏移植数量在 500 例左右,等待移植患者人数多,供体缺口在与日俱增。心室辅助装置(VAD)主要作为心脏移植前的过渡支持和永久替代治疗使用,能显著提高终末期心衰患者的生存率和生活质量。由于进口 VAD 价格高昂,因此研发和应用国产 VAD 具有重要的临床和社会意义。

第一代搏动性心室辅助装置:国内研发和应用的搏动泵主要是广东心血管病研究所开发的气动辅助罗叶泵,自 1998 年到目前为止共应用于 23 例成人心室辅助,其中 21 例心脏术后心衰,2 例心脏移植前过渡支持。

第二代连续血流心室辅助装置:国内研发、动物实验和初步临床应用的主要包括 FW-Ⅱ 轴流泵、EVAHEART-Ⅰ、BJUT-Ⅱ 心室辅助装置。BJUT-Ⅱ 是北京工业大学研发的放置在主动脉瓣和主动脉弓之间主动脉内的串联辅助泵。经过计算机流体力学分析研究表明,该泵可在无搏动血流模式下,改善冠状动脉灌注、预防动脉粥样硬化发展和易损斑块破裂,但未有临床应用。FW-Ⅱ轴流泵是中国医学科学院阜外医院自主研发的左心辅助装置,前期经过体外、体内动物和临床前评价,取得中国食品药品检定研究院临床应用资格认证。已经应用于5例心梗后室间隔穿孔修补术后合并低心排出量综合征的治疗,研究表明,在治疗过程中显著改善肝肾灌注,提高了早期生存率。EVAHEART-Ⅰ是由可产生搏动血流的离心泵和控制器组成的植入式心室辅助系统,其运行参数包括:转速800~3 000转/min,流量2~20L/min,功耗2~20W。中国医学科学院阜外医院胡盛寿院士团队在中国首次开展植入式心室辅助装置临床试验,共为12例危重和急慢性心力衰竭患者植入EVAHEART-Ⅰ,早期和中远期随访数据表明,该装置显著提高了心力衰竭患者的生存,同时改善生活质量。

第三代磁悬浮连续血流心室辅助装置:国内研发和动物实验评价的包括泰达磁悬浮离心泵系统和苏州同心CH-VAD心室辅助装置。苏州同心CH-VAD是一种全磁悬浮离心泵为核心驱动的心室辅助装置,在心血管疾病国家重点实验室完成动物体内植入实验25例,证实其优良的血流动力学、血液和生物相容性。中国医学科学院阜外医院胡盛寿院士团队以"人道主义豁免"("创新医疗技术")的形式,在中国首次应用第三代磁悬浮心室辅助装置救治危重心衰患者4例。该4例患者均为心脏衰竭急性发作,血管活性药物治疗无效,接受ECMO或IABP支持10~14天,出现血流动力学不稳定,生命垂危。术后所有患者心功能和血流动力学指标均明显改善,1例患者术后192天行心脏移植术,1例患者心功能恢复撤除装置,1例患者带装置长期生存,1例患者术后30天死于感染。

3　心室辅助装置治疗心力衰竭未来发展的思考

3.1　搏动性血流是否更有利于生物体

目前国际上90%的心室辅助装置产生连续流而非生理搏动血流,高速旋转叶轮从心脏持续泵血引起主动脉瓣长期关闭,可导致出血、血栓形成和右心衰等并发症从而降低患者生存率。增加泵搏动性可使主动脉瓣开放并避免功能紊乱血流性回路,从而降低血栓栓塞事件发生率;植入连续流辅助装置的18%~40%患者中发生胃肠道(GI)出血,有研究发现是缺乏脉动性后血流剪切力增加,可引起von Willebrand因子多聚体形态变化,使出血风险增加,同时血液循环缺乏脉动后胃肠道血管灌注不良,易引起血管破裂出血。新一代全磁悬浮心室辅助装置不但可消除传统辅助装置机械轴承引起的血栓问题,还可通过快速调节叶轮的速度,再现类似于由天然心脏产生的搏动血流,可能对心脏复苏、周围血管反应、微循环和终末器官灌注都具有有益效果。选择适当的速度分布和控制策略以产生生理波形,同时最小化功率消耗是拟解决的关键问题。

与连续流相比较,搏动血流对生物体的优势目前有以下理论:①能量理论,Shepard等首先在理论上证实搏动血流优于非搏动血流,提出搏动血流的产生不在于血流压力变化,而是取决于能量变化的理论,并用等能压力公式来描述动脉搏动波形中的能量变化。EEP=dtP/dtF,P为压力,F为每秒血流量,dt为瞬时间变化量。通过公式测算出在压力和流量相同的灌注中,搏动血流的耗能是非搏动血流的1.5~2倍。根据能量守恒与转化定律,搏动血流中包含的额外能量对组织灌注有益,不仅能维持微循环的通畅,促进淋巴液流动,减轻组织水肿,而且在细胞水平产生振荡运动,改善细胞代谢。②毛细血管临界闭合压理论,研究证明机体动脉血压在心脏射血末期就开始下降,但血流仍然向前运动,这是因为搏动血流不仅产生使血液流动的动能成分,而且产生势能成分(血管压力),维持舒张期的血液流动。但当动脉血压下降到毛细血管前动脉临界关闭压时(10~25mmHg),微循环血流中断。连续流仅产生使血液流动的动能,而搏动血流在此基础上还增加了势能成分,能提高灌注压力,延长毛细血管前动脉开放时间,有利于改善维持微循环,增加组织器官血供。③神经反射理论,主动脉弓和颈动脉窦的压力感受器对维持血压有非常重要的作用,且对管壁的扩张刺激非常敏感。有研究证实,在由搏动血流至平流的演变过程中,压力感受器释放的神经冲动明显增加,传至大脑血压调节中枢,调节肾素 - 血管紧张素 - 醛固酮系统,反射性引起全身缩血管物质肾上腺素、血管紧张素和血管加压素等增加,进而造成微循环灌注障碍。

3.2 心室辅助装置适应证是否可进一步扩大

随着 VAD 技术的改进和使用连续流 VAD 相关的生存率的显著提高与改善,心室辅助装置的适应证正在扩大。由最初只给最危重患者使用,扩展到现在 UNOS 状态 I A(紧急需要)和 I B(依赖于静脉内药物或 MCS 装置)患者都可以使用,并且可用于终末期患者作为 DT 治疗。因为 LVAD 作为 BTT 治疗已经显著增加存活时间,全世界范围内超过 40% 的等待心脏移植的患者已经植入 VAD。

另一方面,一些使用"边缘供体"进行心脏移植的患者可以改用 VAD 植入方案等待心脏移植。近 10 年内,美国每年心脏移植的数量徘徊在每年 2 000 例,而诊断为晚期心力衰竭的患者数量正在增加,为应对这个状况,临床医生和科学家被迫寻求使用"边缘供体"作为替代治疗方案。所谓"边缘供体"并没有达成共识的明确定义,通常是指刚刚超过最佳移植期的供体,其长期结果尚不得而知。然而,随着 LVAD 进一步小型化和耐久性的提高,目前有证据表明,植入 VAD 的生存结果至少等同于边缘供体心脏的移植,并且更有利于正式心脏移植后的生存结果。

为了扩大 VAD 植入的适应证,生活质量是一个必须解决的重要问题。与 VAD 植入相比,心脏移植后长期生活质量更好,因此对于 LVAD 治疗成为重症心力衰竭患者的选择,妨碍生活质量改善的问题必须得到纠正。影响生活质量降低的最重要因素是 VAD 植入后的住院治疗。Grady 等研究表明,生活质量评分受到 DT 患者住院治疗的影响最大。几个问题已被确定为重新入院的主要因素,包括但不限于:装置感染、出血并发症和复发性心力衰竭。一旦消除了 LVAD 的这些限制,生活质量将显著改善。

3.3 心衰患者植入心室辅助装置后心肌是否能逆转复苏避免心脏移植

历史上,VAD 植入已显示出作为心肌功能恢复的成功范例。Farrar 等报道了用 Thoratec XVE LVAD 支持治疗的 17 名非缺血性心力衰竭患者后成功撤除装置。随后在一个小队列的非缺血性心肌病患者中显示,联合使用 LVAD 和药物治疗可能使心肌复苏。Dandel 研究显示,撤除装置后 10 年生存率在 65% ~75%,心力衰竭复发率在 36%~46%,作者总结认为,LVAD 植入后心肌复苏与心力衰竭的病因密切相关,缺血心肌病后复苏比较少见,而急性心肌炎如产后心肌病和心脏术后心力衰竭的复苏更常见。机械辅助循环支持注册登记机构报道了 1.2% 的总体复苏率,尽管在细胞水平能观察到更高的复苏率,但这些结果很少能表现为撤除装置的临床复苏。中国医学科学院阜外医院胡盛寿院士团队使用国产磁悬浮心室辅助装置治疗终末期心脏衰竭患者 1 例,在支持治疗 166 天后,患者心脏功能恢复至正常从而撤除装置,成功实现了心肌复苏,避免了心脏移植。

(胡盛寿)

心脏移植适应证

心脏移植（heart transplantation，HT）总的适应证是终末期心脏病（D 期心力衰竭），并且预期个体生存时间在心脏移植后应长于不移植者。为将稀有供体资源应用至受者的效果达到最佳，需要制定心脏移植的适应证和禁忌证。

在临床实践中，部分禁忌证在特殊个案中已被成功打破，因此心脏移植适应证和禁忌证标准有所重叠。国际指南建议，由心血管内科、心脏外科、影像学、移植科、分子生物遗传学等相关学科专家组成技术委员会，仔细衡量风险和获益后，决定候选者是否适宜进行心脏移植。

1 心脏移植适应证

1.1 绝对适应证

（1）血流动力学恶化。

（2）难以治疗的心源性休克。

（3）依赖静脉血管活性药物维持器官灌注。

（4）最大氧耗量（peak VO$_2$）<10ml/（kg·min），出现无氧代谢。

（5）严重缺血导致持续发生的活动受限，且冠状动脉旁路移植术（CABG）和经皮冠状动脉支架植入术（PCI）无法解决。

（6）反复发生恶性心律失常，所有治疗方法均难以终止或避免复发。

1.2 相对适应证

（1）活动严重受限，peak VO$_2$ 为 11~14ml/（kg·min）或 ≤55% 预计值。

（2）不稳定型心绞痛反复发作，不适合给予其他干预治疗。

（3）反复发生非服药依从性不好所致的体液平衡紊乱或肾功能不全。

2 心脏移植禁忌证

2.1 绝对禁忌证

（1）合并系统性疾病，预计生存期 <2 年，包括 5 年内活动的 / 近期发现实体器官 / 血液系统的恶性肿瘤（白血病、PSA 持续增高的低度恶性前列腺肿瘤）。

（2）累及多系统的活动性系统性红斑狼疮、结节病或淀粉样变性。

（3）不可恢复的肾脏或者肝脏功能衰竭且无法联合移植。

（4）临床症状严重且未能进行血管再通的脑血管疾病。

（5）严重的阻塞性肺疾病［第一秒用力呼气容积（FEV$_1$）<1L/min］。

（6）不可逆的肺动脉高压：肺动脉收缩压 >60mmHg，平均跨肺动脉压力梯度 >15mmHg，肺血管阻力 >6Wood 单位。

2.2 相对禁忌证

（1）年龄 >72 岁。

（2）活动性感染［心室辅助装置（VAD）导致的器械相关性感染除外］。

（3）活动性消化性溃疡。

（4）严重糖尿病并发神经病变、肾病和视网膜病等。

（5）严重的外周和中枢血管疾病：不能介入/外科手术治疗的外周血管疾病，有症状的颈动脉狭窄，未矫正的 >6cm 的腹主动脉瘤。

（6）病理性肥胖（体重指数 >35kg/m²）或者恶病质（体重指数 <18kg/m²）。

（7）不可逆的血清肌酐 >2.5mg/dl 或肌酐清除率 <25ml/min（心肾联合移植除外）。

（8）总胆红素 >2.5mg/dl，血清转氨酶增高 3 倍以上，未服用华法林时国际标准化比值（INR）>1.5。

（9）严重肺功能不全，FEV_1<40% 统计值。

（10）6~8 周内发生的肺梗死。

（11）难以控制的高血压。

（12）严重不可逆的神经或者神经肌肉疾病。

（13）活动性情感疾病或精神状态不稳定。

（14）6 个月内药物、烟草或者酒精滥用史。

（15）100 天内有肝素诱导的血小板减少史。

3 受体评估的相关指标及建议

3.1 心肺运动试验

建议不存在心肺运动试验禁忌证的候选者，采用心肺运动试验进行入选评估。但不建议仅仅以最大氧耗量值制定 HT 入选标准。

最大心肺运动量定义为在最佳药物治疗下呼吸交换率（RER）>1.05，并且达到无氧阈。对于不能耐受 β 受体阻滞剂的患者，以最大氧耗量（peak VO_2）≤14ml/（kg·min）为入选参照标准。对于使用 β 受体阻滞剂的患者，以最大氧耗量 ≤12ml/（kg·min）为入选参照标准。

再同步起搏器治疗（CRT）不能改变以上 VO_2 峰值建议值。对于年轻患者（<50 岁）及女性患者，考虑使用其他替代标准与最大氧耗量联合指导入选标准，包括最大氧耗量 ≤50% 预计值。

对于次极量心肺运动试验（RER<1.05），使用 CO_2 通气当量斜率（VE/VCO₂ slope）>35 作为移植入选标准。

对于肥胖患者（BMI>30kg/m²），可以考虑使用去脂体重校正最大氧耗量。去脂体重校正 VO_2<19ml/（kg·min）可以作为评估预后的最佳阈值。

3.2 使用心力衰竭预后评分

心力衰竭生存评分（heart failure survival score，HFSS）已被用于预测动态心力衰竭患者的发病率和死亡率。心衰预后评分应与心肺运动试验一起进行，以确定预后并指导移动患者移植。根据西雅图心脏衰竭模型（SHFM）计算的 <80% 或 HFSS 在高风险到中等风险范围内估计的 1 年生存率应被视为合理的移植切入点，但不能仅根据心力衰竭生存预后评分标准判断患者的 HT 指征（表 1）。

表1 心力衰竭生存评分（HFSS）

临床特征	数值	系数	输出
缺血性心肌病	1	+0.693 1	+0.693 1
静息心率	90	+0.021 6	+1.944 0
左室射血分数	17	−0.046 4	−0.788 8
平均血压	80	−0.025 5	−2.040 0
下腔静脉内径	0	+0.608 3	0
峰值摄氧量	16.2	−0.054 6	−0.884 5
血清钠	132	−0.047 0	−6.204 0

注：HFSS，低风险≥8.10；中等风险7.20~8.09；高风险<7.20

使用风险评分来帮助临床医生做出治疗决策的风险已经增加，尤其是随着机械循环支持（mechanical circulatory support，MCS）的各种风险模型的引入。SHFM和HFSS已被评估为指导HT列表的工具。

值得注意的是，发现SHFM可能低估了需要紧急移植的1年危险性，心室辅助装置（VAD）或晚期心力衰竭患者死亡率被考虑用于移植和某些特殊人群。需要紧急移植的中等风险，VAD或SHFM评估的死亡率，增加峰值VO_2可能有助于改善风险分层和辅助移植决策。

HFSS与单纯CRT、CRT-D或ICD的心力衰竭患者的回顾性研究中的VO_2峰值进行了比较，HFSS能够区分1年内低或中等死亡风险患者的能力。在进行移植评估的患者中，将两种风险评分相结合，单独评估风险评分在预测无事件生存方面的效果。

3.3 诊断性右心导管术（right-heart catheterization，RHC）

对所有成人候选人进行右心导管检查（RHC），主要以了解PAP、PVR等，准备列入心脏移植并定期进行移植。不提倡儿童受者定期监测RHC。

RHC应在所列患者中以3~6个月的间隔进行，特别是在存在可逆性肺动脉高压或心力衰竭症状恶化的情况下。

当肺动脉收缩压≥50mmHg时，应该给予血管扩张剂治疗，并且经肺跨瓣压差≥15或肺血管阻力（PVR）>3Wood单位，同时保持收缩动脉血压>85mmHg。

当急性血管扩张剂治疗不成功时，应该进行持续血流动力学监测，因为经常在治疗24~48小时后，PVR会下降，包括利尿剂、正性肌力药物和血管活性药物，如吸入的一氧化氮。

如果药物治疗未能达到可接受的血流动力学，并且如果左心室不能用机械辅助装置［包括主动脉内气囊泵（IABP）和/或左心室辅助装置（LVAD）］有效地改善，则合理地推断肺高血压是不可逆转的。LVAD后，应在3~6个月后重新评估血流动力学，以确定肺动脉高压的可逆性。

3.4 合并症及其对HT的影响

3.4.1 **年龄** 谨慎筛选高龄受者[1,3]：谨慎筛选的70岁以上的患者可考虑进行心脏移植。

Goldstein等报道了在美国仔细评估和接受HT治疗的71岁以上人群心脏移植的结果，

这些患者排斥反应少,但死亡率高于稍年轻的患者。国际心肺移植协会(International Society of Heart and Lung Transplantation,ISHLT)注册数据显示,<60岁、60~69岁和>70岁的心脏移植受者术后生存情况差异无统计学意义。此外,有数据表明,高龄患者较少发生器官排异反应,可能是与高龄患者的免疫功能退化有关。目前认为,年龄≤72岁者可以考虑心脏移植;年龄>72岁者经谨慎评估,特殊情况下也可以考虑。对于此类患者,力求使用替代模式程序,即应用高龄供体的器官,但要根据供体和受体的具体情况因地制宜地制订治疗策略。

3.4.2　肥胖　肥胖受者需谨慎考虑[1,3]:移植前体重指数(BMI)>35kg/m² 与心脏移植后的预后不良有关。对于这类肥胖患者,推荐在心脏移植列入之前减肥达到≤35kg/m² 的BMI是合理的。

自2006年以来,已有多篇报道发表了关于BMI对肥胖后BMI的影响的指南。肥胖患者接受心脏直视手术后的发病和死亡风险较高,这体现在其创伤修复能力弱,感染风险、下肢血栓形成和肺部并发症增加,但BMI>35kg/m² 与移植后死亡率增加之间的关系并未有令人信服的证据。然而,BMI>35kg/m² 的患者找到合适供体的可能性较小、等待时间较长,在一些报道中移植后发病率和死亡率增加。总体来说,移植前BMI>30kg/m² 似乎与移植不良预后相关,因此,肥胖患者在列入移植候选者名单前应强制减轻体质量,力求达到BMI>30kg/m²。

3.4.3　癌症　移植前癌症病史需个体化对待[1,3]。

既往患有各种通过切除、放疗、化疗等方法能够痊愈或缓解的肿瘤患者,在进入心脏移植评估前应与肿瘤科专家合作进行肿瘤复发的风险分层评估。通过对肿瘤类型、药物治疗的反应,并排除转移的检查评估后,肿瘤复发风险较低的患者可以考虑接受心脏移植。肿瘤缓解患者距离心脏移植手术的时间间隔根据上述因素而定,并没有特定的观察时间。

3.4.4　糖尿病[1,3]　在充分药物治疗后,糖尿病伴终末器官损伤(非增殖性视网膜病除外)或持续性血糖控制不良[糖化血红蛋白(HbA1c)>7.5%或58mmol/mol]是移植的相对禁忌证。

对于合并靶器官损害的糖尿病人群的评估,目前还缺乏明确的数据支持及推荐意见。ISHLT注册数据证实,即使对糖尿病患者进行严格筛选,其1年和5年死亡率仍然上升20%~40%。中国医学科学院阜外医院的观察显示,糖尿病患者术后5年后与非糖尿病患者生存曲线有分离趋势。糖尿病合并自主神经功能障碍的患者和无症状性低血糖患者需要给予特别关注。虽然独立的视网膜病变没有被列为心脏移植的禁忌证,但对增殖性视网膜病变患者的入选应该谨慎。

3.4.5　外周血管疾病　临床上,严重的症状性脑血管疾病可被认为是移植的禁忌证,但同时强调对临床症状严重程度的评估,提出可以考虑同步血管外科手术。美国器官共享联合网络注册数据显示,合并有症状的外周血管疾病的心脏移植受者术后1、5和10年生存率低于无外周血管疾病的患者,有30%的心脏移植中心将无症状的外周血管疾病视为心脏移植的绝对禁忌证[11]。ISHLT指南建议,无法完全恢复或再血管化的外周血管疾病,认为是移植的相对禁忌证。

3.4.6　肾功能不全[1,3]　肾功能应在最佳药物治疗下评估,估算肾小球滤过率(eGFR)或肌酐清除率。由于患者血肌酐是动态变化的,目前血肌酐>2mg/dl或肌酐清除率<50ml/min,其心脏移植的风险尚无定论。美国2/3的移植中心指出,血肌酐>3mg/dl是心脏移植的绝对禁忌证。德国43%的移植中心将血肌酐>5mg/dl的不可逆性肾功能不全视为绝对禁忌证,另外43%的中心将其视为相对禁忌证。对于血肌酐升高或eGFR下降的患者,需进行进一步的诊断性检查,包括肾脏超声、尿蛋白定量以及肾血管性疾病的评估。不可逆肾功能障碍 [eGFR<30ml/(min·1.73m²)]是单纯心脏移植的相对禁忌证。

现代的手术水平和免疫抑制治疗策略已经允许实施心肾联合移植,这种联合移植对当代心脏移植的适应证和禁忌证提出挑战。已积累的证据显示,多器官联合移植需要谨慎对待,应该选择最合适的个体以使有限的供体资源得到最大化的应用。

4 紧急心脏移植和心室辅助装置过渡至心脏移植

4.1 紧急心脏移植

紧急心脏移植(emergency heart transplant)是指当心脏移植候选者出现危及生命的急性心功能失代偿,难以用药物等一般手段治疗时,紧急进行的心脏移植。根据病情严重程度的不同,通常将受者可分为两类:①Ⅰ类为严重的心源性休克(critical cardiogenic shock),正性肌力药物迅速加量仍不能维持血压和器官灌注,表现为乳酸进行性升高,酸中毒进行性加重;②Ⅱ类为多器官功能进行性下降,在正性肌力药物支持下,肾功能不断下降、容量平衡难以维持或者不能耐受正性肌力药物。此两类患者接受急诊心脏移植术后短期死亡率均较择期心脏移植患者明显升高[8-10](Ⅰ类、Ⅱ类院内死亡率分别为42%和29%),超过择期心脏移植患者的2倍,但存活出院后两者中长期生存率无明显差异。

4.2 机械循环辅助过渡至心脏移植

由于供体因素的限制,即使上述两类接受急诊心脏移植的患者,平均等待供体时间也需要5天左右,等待期间可应用机械循环辅助装置(mechanical circulatory support,MCS)进行支持治疗,待病情得到一定程度的控制、供体匹配成功后,再接受心脏移植,这一过程称为机械循环辅助过渡[4,5]。

MCS主要包括主动脉内球囊反搏(intra-aortic balloon pump,IABP)、心室辅助装置(ventricular assist device,VAD)、体外膜肺氧合(extracorporeal membrane oxygenation,ECMO)、全人工心脏。国际范围内,MCS过渡至心脏移植的数量占所有心脏移植的比例接近50%,国内VAD已经进入临床试验。MCS过渡至心脏移植与无需MCS过渡的候选者心脏移植术后早期及中长期生存率相似。MCS的应用还有助于急性心功能失代偿合并的多器官功能损害的其他器官功能恢复。对于合并肺动脉高压的患者,MCS在减轻心脏负荷的同时能够改善肺循环的淤血情况,同时可联用肺动脉高压治疗的靶向药物(西地那非、米力农等),能够在一定程度上降低肺动脉压力。还有研究观察到MCS对于患者肝肾功能的显著改善作用,且该改善作用可一直持续至移植术后[6,7]。

ECMO过渡至心脏移植的成功率显著低于VAD。国外研究显示,在移植等待期间使用ECMO的心脏移植候选者总体1年生存率为52%,过渡失败的因素包括:受者年龄>50岁,既往ECMO应用史,序贯器官衰竭评分(sequential organ failure assessment score,SOFA)>10分[10]。因此,对准备使用ECMO过渡至心脏移植的受者,术前应谨慎评估。ECMO成功过渡至心脏移植后1年生存率可提高至70%,虽然低于无ECMO过渡的受者,但生存获益已经十分明显;且ECMO过渡对生存的影响主要集中在术后的前6个月,6个月之后的生存情况已与其他患者相似[12]。来自中国心脏移植质控中心的数据显示,全国ECMO过渡至第一次心脏移植27例,其中21例出院存活[8,9,10]。

对于有潜在可逆或可治疗的合并症如癌症、肥胖、肾功能不全、吸烟和药物治疗可逆转的肺动脉高压的患者,应考虑使用MCS。

对于左心衰合并肺动脉高压的患者,可以使用西地那非或米力农等药物辅助治疗,但目前疗效证据不足。少数充分药物治疗后仍无法维持心衰症状平稳,同时合并肿瘤需要放化疗等治疗,无法立即入选 HT 等待名单可能从 MCS 中获益。肥胖患者等待时间较长,在此期间心功能恶化亦可行 MCS,但应告知感染并发症和心脏重复手术的风险。有些计划将 MCS 与减肥手术结合起来,以达到所需的减肥效果,但通常单靠该装置不足以达到减肥目标。

MCS 改善肾功能不全的应用尚存争议。研究显示,部分严重肾功能不全包括需要临时肾替代治疗或透析的患者,植入 MCS 后肾功能得到改善,且心脏移植后可以维持正常肾功能状态。然而,大部分合并严重肾功能不全的患者植入 MCS 后死亡率仍较高,多数患者未成功过渡至心脏移植。

5 再移植

对于没有持续急性排斥反应的证据、难治性心脏移植物功能障碍的 CAV 患者,应进行再移植。

心脏再次移植是所有成人移植中的一小部分,约占所有移植的 3%。虽然近期的结果有所改善,但再移植仍保持在 1 年最高死亡率组,并且也是长期预测的重要死亡指标。更为引人注目的发现是,注册数据中再次移植的死亡率在 30 天时为 18%,在 90 天时为 22%。即使在小儿患者中,再次移植与原发性 HT 相比,长期死亡率更差(5 年、10 年和 20 年分别为 63% *vs.* 46% *vs.* 26%,72% *vs.* 60% *vs.* 42%,*P*<0.001)。

2007 年约翰逊等就再次移植的适应证达成了共识:有缺血或心力衰竭症状的慢性重症 CAV,没有症状但有中至重度左心室功能障碍的 CAV 或没有主动排斥证据的症状性移植物功能障碍的发生是再次移植的适应证。在前 6 个月内再次移植,特别是以免疫并发症为主要原因,移植风险高。

6 限制型心肌病(restrictive cardiomyopathy,RCM)

6.1 重症心力衰竭症状的 RCM 患者(纽约心脏协会功能分类Ⅲ~Ⅳ)应进行 HT 评估。

6.2 评估 HT 的 RCM 患者应进行完整的诊断性检查,以阐明病因(浸润型与特发性)并排除缩窄性心包炎。

6.3 将 RCM 患者列入心脏移植等待名单的决定应考虑具体的预后指标(LV 收缩功能障碍、心房扩大、肺动脉高压和低心输出量的存在和程度)。

6.4 在 RCM 中,LVAD 作为移植桥接的有效性和安全性不能作为标准推荐。在高度选择的病例和有经验的中心中,可考虑使用 LVAD 或全人工心脏的 MCS。

7 心脏淀粉样变性

7.1 在心血管和血液学团队之间建立合作关系的有经验的研究中心,可考虑选择因 AL 淀粉样变性而不适合进行疾病特异性治疗的心衰患者。应从 HT 恢复后尽快计划自体干细胞移植(ASCT)。

7.2 心脏转氨素相关(TTR)淀粉样变性患者可考虑使用 HT。家族性 TTR 心脏淀粉样变性患者应考虑在心脏病学、肝病学和神经科团队之间建立合作关系的经验中心进行心脏和肝脏联合移植。

7.3 当考虑 AL 淀粉样蛋白患者用于连续 HT/ASCT(AL 患者)或 TTR 淀粉样蛋白患者

用于 HT 或联合 HT 与肝移植时,必须仔细评估心外器官对淀粉样蛋白的累及。严重的心脏外淀粉样器官功能障碍应被视为治疗 HT 的禁忌证。

8　先天性心脏病(先心病)

8.1　只有在成人先心病和移植均有既定医疗和外科经验的中心进行先心病 HT。

8.2　所有先心病候选人应详细评估胸腔内异常的位置和解剖结构(通过心脏磁共振成像或胸部计算机断层扫描),以指导手术策略、PVR 评估以及确定所有可能的肺动脉流量,评估主要静脉和动脉以及胸壁静脉侧支通畅情况、慢性或先前感染的存在、器官系统中可能影响移植后护理的疾病的存在和 / 或不能通过移植逆转,定性和定量评估针对特定 HLA 抗原的抗人类白细胞抗原(HLA)抗体,以及评估可能影响移植后管理的患者和患者家属的心理社会环境。

8.3　HT 在某些解剖和生理情况下,应考虑伴或不伴心室功能不全。这些病症可能包括手术不可纠正的严重狭窄或近端冠状动脉闭锁,系统性心室瓣膜严重狭窄和 / 或功能不全,心脏病因引起的严重动脉氧饱和度下降,持续性蛋白丢失性肠病和 / 或与支气管相关的慢性支气管炎,先心病尽管采用了最佳的内科手术治疗,并且肺动脉高压伴有潜在风险,发展成固定的、不可逆的 PVR 升高,可能在将来排除 HT。

8.4　单独使用 HT 不应用于其他器官系统严重、不可逆转的疾病患者或者是严重的、不可逆的多系统疾病过程的一部分。在这种情况下,可考虑多器官移植。

8.5　单独使用 HT 不应在存在中央支气管肺动脉、肺静脉严重发育不全或作为任何特定先天性心脏病变的常规主要治疗方案之前尝试或考虑手术修复。

(郑哲　邓丽　刘盛)

参 考 文 献

[1] MEHRA M R,KOBASHIGAWA J,STARLING R,et al. Listing criteria for heart transplantation:International Society for Heart and Lung Transplantation guidelines for the care of cardiac transplant candidates-2006 [J]. J Heart Lung Transplant, 2006,25(9):1024-1042.

[2] FRANCIS G S,GREENBERG B H,HSU D T,et al. ACCF/AHA/ACP/HFSA/ISHLT 2010 clinical competence statement on management of patients with advanced heart failure and cardiac transplant:a report of the ACCF/AHA/ACP Task Force on Clinical Competence and Training [J]. Circulation,2010,122(6):644-672.

[3] MEHRA M R,CANTER C E,HANNAN M M,et al. The 2016 International Society for Heart Lung Transplantation listing criteria for heart transplantation:A 10-year update [J]. J Heart Lung Transplant,2016,35(1):1-23.

[4] BARGE-CABALLERO E,SEGOVIA-CUBERO J,ALMENAR-BONET L. Preoperative INTERMACS profiles determine postoperative outcomes in critically ill patients undergoing emergency heart transplantation:analysis of the Spanish National Heart Transplant Registry [J]. Circ Heart Fail,2013,6(4):763-772.

[5] COSTANZO M R,DIPCHAND A,STARLING R,et al. The International Society of Heart and Lung Transplantation Guidelines for the care of heart transplant recipients [J]. J Heart Lung Transplant,2010,29(8):914-956.

[6] KOTLOFF R M,BLOSSER S,FULDA G J,et al. Management of the Potential Organ Donor in the ICU:Society of Critical Care Medicine/American College of Chest Physicians/Association of Organ Procurement Organizations Consensus Statement [J]. Crit Care Med,2015,43(6):1291-1325.

[7] LUND L H,EDWARDS L B,KUCHERYAVAYA A Y,et al. The Registry of the International Society for Heart and lung Transplantation:Thirty-second Official Adult Heart Transplantation Report--2015;Focus Theme:Early Graft Failure [J]. J Heart Lung Transplant,2015,34(10):1244-1254.

［8］ CHUNG J C,TSAI P R,CHOU N K,et al. Extracorporeal membrane oxygenation bridge to adult heart transplantation ［J］. Clin Transplant,2010,24(3):375-380.

［9］ JASSERON C,LEBRETON G,CANTRELLE C,et al. Impact of Heart Transplantation on Survival in Patients on Venoarterial Extracorporeal Membrane Oxygenation at Listing in France ［J］. Transplantation,2016,100(9):1979-1987.

［10］ MARASCO S F,LO C,MURPHY D,et al. Extracorporeal Life Support Bridge to Ventricular Assist Device:The Double Bridge Strategy ［J］. Artif Organs,2016,40(1):100-106.

［11］ SILVA ENCISO I,KATO T S,JIN Z,et al. Effect of peripheral vascular disease on mortality in cardiac transplant recipients (from the United Network of Organ Sharing Database) ［J］. Am J Cardiol,2014,114(7):1111-1115.

［12］ ROSS H J,LAW Y,BOOK W M,et al. Transplantation and mechanical circulatory support in congenital heart disease:A scientific statement from the American Heart Association ［J］. Circulation, 2016,133(8):802-820.

心力衰竭的全程管理

心力衰竭(心衰)是心血管疾病中的最后一城,预后极差。尽管当前医疗技术的进步改善了心衰的预后,但其再住院率和死亡率仍然很高。目前心衰患者仍有 17%~27% 在出院后 30 天内再住院,50% 在 6 个月内再住院[1,2],5 年病死率超过 50%,给患者、家庭和社会带来了沉重的负担。心衰是一种急、慢性过程交替发生的疾病,既有慢性疾病的长期性特点,又有急性危及生命的失代偿过程,因此,全程管理是改善预后的关键。心衰的管理是一个系统工程,需要心脏专科医生、社区全科医生、护士、营养师、药剂师和康复师等组成的多学科管理团队按照一定的流程和规范互相协作[3],共同制定个体化的治疗方案,在指南基础上给予规范化的药物或非药物治疗。同时,也需要加强患者的自我管理,关注合并的精神 / 心理和社会问题,进行适当的运动康复训练,坚持密切随访,让患者有良好生活质量的生存。

第一节　心衰患者的自我管理

自我管理就是心衰患者通过改变自身行为,保持和增进自身健康、监控和管理自身疾病的症状和征兆,减少疾病对自身社会功能、情感和人际关系的影响,并持之以恒地治疗自身疾病的一种健康行为。众所周知,心衰患者的年龄跨度大,从儿童到老年均有发病,老年人更多一些。通常病情比较复杂,存在多种合并症。在精神上,疾病过程中多次危险发作的惊吓,长期病痛的折磨,患者多伴有不同程度的精神和心理伤害,导致了患者在躯体上常常会有活动能力下降,不能满足患者的生活和心理需求。在治疗上,由于联合使用多种药物,治疗过程复杂且漫长,患者常常会自行停药或是失去治疗的信心。在生活上,患者不理解液体控制、合理饮食、适当运动的具体含义,往往都是走向极端,如在康复过程中,或以为锻炼越多越好而过度劳累,或困在家中一点不敢活动。这一系列的问题使得心衰的治疗和康复过程变的困难重重。因此,在心衰的管理中,首先要关注和重视患者的自我管理。

一、心衰自我管理的内涵和问题

心衰患者的自我管理指患者对自身疾病的正确认识、监测和坚持治疗的能力。通常,结合心衰的疾病特点,自我管理包括以下内容:①对疾病的认知;②对自身变化的监测;③对药物和其他治疗的了解和坚持;④对躯体疾病和心理问题的康复;⑤重建生存信心和提高生活质量。很多文献报道和经验提示,改善患者的自我管理能力、提高依从性有助于改善治疗效果。然而,在真实世界里,心衰患者在自我管理上存在很大缺陷,大部分心衰患者并不了解自我管理,不知道自我管理在疾病发生、发展中的重要作用,没有在自己的患病过程中主动地实施自我管理。例如:反复因心衰再入院的患者中,超过 20% 的人没有药物或饮食方面自我管理的知识和能力[4];心衰患者中只有 14% 能够坚持监测体重,9% 能够监测自我症状变化[5];已知抗心衰药物的漏服、错服常常是导致患者病情变化的重要因素,是造成心衰预后不佳的重要问题,坚持服药、有较高依从性的患者,其预后更好;通过增加自我管理技能,提高社会支持度等措施,可降低心衰死亡率和发病率,可减少40%的1年内再入院率[6]。前述这一系列的问题其实在我国当前的临床实践中更为突出,值得高度重视。

二、心衰自我管理的方法

在心衰的自我管理中影响因素很多,通常我们可将其分为两个大方面,即影响患者自我管理的内在因素和外部因素。

(一) 内在因素

影响心衰患者自我管理的内在因素主要包括:①患者的认知功能,包括注意力、专注力和解决问题的能力;②早期识别自身疾病进展迹象的能力;③根据症状简单调整药物的能力;④坚持正确服药的能力;⑤愿意参与患者健康教育的心态。

心衰时长期疾病对患者精神和心理的折磨,心衰较重时长时间的低氧对脑功能的影响,长期心衰时营养不良、贫血、甲状腺功能不全、衰弱等因素,都会影响患者的认知功能,早期主要是精力不济,注意力和专注力下降,面对问题时通常回避或默认,严重时表现类似于痴呆或谵妄。有研究表明,25%~75%的心衰患者认知功能下降,结果导致再住院率、致残率和死亡率的增加,但些问题可以通过优化的管理和治疗而改善。在对心衰患者进行认知能力的评价上,主要依据医师的临床判断结合目前常用的几个量表来评估:①蒙特利尔认知评估量表(MoCA),最常用,包括注意力、执行能力、记忆、语言、视觉结构、抽象思维、计算和定向力等8个认知领域的11个检查项目,评分≤26分为轻度认知功能障碍,为心衰患者最常见的认知障碍程度;②迷你心理状态检查量表(MMSE);③心力衰竭自我护理指数量表;④欧洲心力衰竭自我护理行为量表。这几个量表在临床的应用价值近似,但各有优缺点。通过对认知能力的判定,医师能够依据判定结果,制定出适合于个体的相应的教育方案,有针对性地加强患者对自我管理的认知和个人的执行力。患者需要通过各种方式获取相应的医学知识,包括听各种形式的科普讲座,患者之间、医患之间的不断交流,让患者能够更多地了解自己的疾病状态,以及疾病过程中的变化特点,如:了解夜间平卧后咳嗽和/或睡眠中憋气而醒,坐起来后就能逐渐缓解是心衰加重的重要表现之一,或者应尽快去医院就诊,或在家里先自己减少液体的摄入并加量利尿剂,学会自我调整利尿剂的使用是自我管理的一个重要能力。患者还需要鼓足生活的勇气,坚持正确的药物治疗,定期到医院随访,加强与医护人员的沟通,提高自己的管理能力。

(二) 外部因素

哲学上讲内因是变化的根据,外因是变化的条件。在心衰的管理上也是这个道理,需要一些外部条件来帮助实现患者较好水平的自我管理。影响心衰自我管理的外在因素主要有几个方面:①有效的社会支持体系;②完善的心衰管理团队;③良好的患者教育工作;④治疗患者的合并疾病。

有效的社会支持是指全社会对心衰的认知和关注;有卫生行政部门对心衰相关的政策、法规和教育计划;有完善的医疗保障体系和/或商业医疗保险;对心衰患者的有效家庭支持和社区关怀。在"健康中国2030"的行动中,国家卫生保健系统通过提供全民卫生保健、优化服务模式以及提供财政支持,为改善心衰患者的自我管理提供了重要的帮助。建立心力衰竭的综合管理团队,是保证实现自我管理的技术支持,通过多学科,包括心血管内外科、精神/心理科、营养科、康复科和中医科等的技术支持,专科医师、护士、营养师、康复师、中医师和精神/心理医师等技术人员的参与,形成了一个完备的心力衰竭管理体系,为患者自我管理提供了坚实的保障。在这个团队中,形成了不同的分工,临床医师制定优化治疗和随访方案,并对患者进行健康宣教;药师和护士提供药物相关知识以提高服药的依从性;营养师教育患者限制水盐摄入、控制的体重、改善营养状况;康复师评估患者的运动能力,制定运动处方等。建立有效的心衰科普教育体系,让患者能够充分认知自己的疾病,了解疾病相关知识,掌握疾病管理的基本技能。患者教育的内涵有:心衰的基础知识教育;患者对自身症状的理解和监控提高患者对症状和严重程度的认知能力,缓解患者精神情绪方面的抑郁和/或焦虑等。在充分了解药物治疗意义的基础上增强治疗依从性,了解心衰药物的作用和不良反应,学会对个别药物如利尿剂的自我调整等。科学的生活管理知识,如对液体摄入的管理、监控体重的变化和水肿的发生;合理的膳食指导,包括饮食的数量和质量要求,通常是七成饱,富含纤维素和营养的饮食;改变生活角色,让患者建立和适应疾病状态下的新的生活方式等。心衰是一个临床综合征,高血压、糖尿病、瓣膜病、冠心病和心肌病等都是常见的病因,同时,常合并多种其他慢性病,如贫血、关节炎、呼吸功能障碍、睡眠障碍、认知问题和精神/心理疾病等,这些均显著影响心衰治疗的效果,影响患者的自我管理能力。特别是老龄患者,常常患有多种疾病,需要服用更多不同的药物,这对患者的精神/心理影响更大,降低患者自我管理的信心,增加了自我管理难度。因此,需要特别关注心衰合并疾病的治疗。

(三)坚持正确的药物治疗

在心衰的自我管理中,特别要强调的一点是坚持正确的药物治疗。在患者住院的过程中,就应该开始对患者和家属的教育。首先,让患者能够正确认识心衰的复杂性、治疗的必要性和长期性;让患者和其照护人员或家属能够初步认识和了解所使用药物的基本作用和不良反应,最好能够了解服用药物的基本作用机制,了解治疗药物的组合方式。

在患者的教育中,还要注重培养患者认识和解决问题的能力,嘱咐他们学会发现治疗过程中存在的问题,能和医生一起讨论制定寻找适合自己的治疗和管理办法,并评估该方法是否有效;充分发挥患者自己的主观能动性,让他们能够自觉强化对治疗的依从性。让患者学会获取和利用资源的技能,知道如何从权威网站、国家教育网站、专业教育网站获取知识的能力,但同时要注意避免一些垃圾网站的误导,力争更多的获取和利用有利于自我管理的支持和帮助。坚持随访,并进入正规的随访管理体系,与医护人员建立伙伴关系,学会形成交流沟通、互相理解和尊重的伙伴关系,共同管理疾病。通过这些教育,让患者充分了解当前的坚持随访的重要性,坚持规范治疗的重要性;充分了解规范治疗带给患者的疗效和希望,改善预后的临床证据;让他们充满信心而自觉地遵循规范治疗。

最后请心衰患者应谨记以下几个事情:

1. 清楚自己正在服用的所有药物。
2. 使用列表、药盒等辅助方式提醒自己每日按时服药。
3. 如偶尔忘记,不要一次吃两次的剂量试图补上。
4. 未经医生许可,不得擅自停药、换药或增减药物剂量。
5. 去门诊随诊时带上自己正在服用的药物清单,包括药物种类和剂量。
6. 出门和旅游时随身带药。

慢性心衰的诊治和康复与患者有效的自我管理密切相关,2016年欧洲心衰指南、2017年美国心衰指南修订版和2018年中国心衰指南[7,8,9]都强调了有效的心衰自我管理应该成为心衰常规治疗的一部分。心衰医疗团队应该通过评估患者自我管理疾病的能力,加强患者和家属的教育,提高对他们对心衰的认知水平,提升患者自我管理的能力,增强患者自我管理信心是未来心衰防治工作中的重要内容。

第二节 心衰患者的精神/心理管理

由于心衰反复发作、反复住院,患者承受着长期病痛的折磨,结果患者普遍发生了精神和心理伤害,常有不同程度的精神/心理障碍,其中焦虑和抑郁是最常见的问题,包括广泛性焦虑障碍(GAD)和惊恐障碍,或有不同程度的抑郁,或处于焦虑和抑郁共病状态。精神/心理障碍的治疗已经成为心衰整体管理中必不可少的内容。

研究表明,在心衰患者中,最常见的精神/心理障碍为焦虑和抑郁,发生率高于非心衰的住院人群[10],也明显高于普通人群,老年人及其他疾病人群,心衰患者焦虑程度与恶性肿瘤或肺部疾病患者相似。国外和国内的一些研究表明,13%的心衰患者能够诊断焦虑症,30%~40%有明显焦虑症状(基于焦虑问卷)[11,12,13],21%~35%有明显的抑郁症状[11,14,15]。

精神/心理障碍会加速心衰或其他心血管疾病的发生和发展,影响患者对疾病的自我管理能力,阻碍治疗,恶化预后。最近的一项前瞻性研究对近200万名健康成年人随访7年发现,抑郁症(诊断抑郁症或开具抗抑郁药处方)使心衰的患病风险增加18%[16]。另一项入选了8万名既往无心脏病的退伍军人的研究发现,抑郁症是新发心衰的危险因素,在5.8年的随访中心衰风险增加了21%[17]。抑郁会导致心衰患者预后不良,引起反复住院,增加心脏事件及死亡率。一项荟萃分析显示,抑郁症状或抑郁症会导致死亡或心脏事件的风险增加2倍[18]。很多研究均显示,抑郁与心衰患者不良预后有关,但焦虑与心衰患者预后的关系尚不明确,迄今为止,已有5项研究探讨了焦虑与心衰预后之间的关系,其中4项研究显示焦虑症状与死亡率无显著相关[19-22],另一项是针对创伤后应激障碍(PTSD)的研究,发现PTSD患者的心衰风险在随访7年中增加了47%[23]。

一、精神/心理障碍影响心衰患者预后的机制

1. 精神/心理障碍患者常同时合并吸烟、酗酒、久坐不动等不良生活习惯,难以坚持健康的生活方式,对心脏健康有负面影响。研究发现,缺乏运动与新发心衰有关,不坚持体育锻炼、非健康饮食及治疗抑郁/焦虑的药物会引起心衰患者生活质量下降,增加患者的再住院率和死亡率。

2. 心衰合并炎症的患者,若伴有精神/心理障碍则预后不良。研究显示,心衰伴有抑郁患者的纤维化相关炎症因子水平升高,如C反应蛋白、IL-1、IL-6、肿瘤坏死因子、MCP-1等,伴有焦虑的患者也有炎症因子水平升高[24],结果表明伴有炎症的心衰预后不良。

3. 心衰合并精神/心理障碍时自主神经功能变化也会影响患者的预后。心脏活动和血管张力受交感与副交感神经调节,交感神经促进心率增快、心律失常发生增加和血管收缩,副交感神经促进心率减慢和血管舒张。正常情况下,二者处于动态平衡;而在心衰时,常常存在交感神经功能亢进和副交感神经功能低下,会引起血管收缩、心率增快,随着病程进展、时间延长,导致心脏重构、心律失常和死亡率增加。

4. 抑郁和焦虑均可引起内皮功能障碍,而内皮功能障碍会导致心脏事件和全因死亡率增加[25]。

二、心衰合并精神 / 心理障碍的诊断

心衰和焦虑 / 抑郁都会引起患者感觉胸闷、心悸、乏力等症状,躯体疾病和精神因素导致的临床表现有很多重叠,所以尽管心衰患者中焦虑 / 抑郁的发生率较高,但常难以识别,很多医生仅关注躯体疾病,而忽略了精神 / 心理疾病的存在。美国心脏协会(AHA)建议对所有心脏病患者进行两步抑郁筛查,先使用 PHQ-2 健康问卷初筛,阳性者进行 PHQ-9 健康问卷确诊,PHQ-9 问卷对心衰患者的重度抑郁症筛查有较高的敏感性和特异性,分别为 70% 和 92%。焦虑症的筛查推荐使用广泛性焦虑筛查量表 GAD2 和 GAD7,也有较高的特异性和敏感性。

三、心衰合并精神 / 心理障碍的治疗

心衰患者焦虑 / 抑郁的处理可采用心理治疗和药物治疗两种方式。心理治疗的优点有:可为患者定制精细的个体化方案;避免了各种药物的不良反应;能够避免与心脏药物的相互作用;可以帮助患者自己掌握相关诊治技能以改善症状和防止复发。认知行为疗法(CBT)是目前唯一在心衰患者中进行过验证的心理治疗方法,具有良好的疗效[26]。抗抑郁药物中的选择性血清素再吸收抑制剂(SSRIs)是一线治疗药物。被誉为"五朵金花"的 5 种常用抗抑郁药:氟西汀(百优解)、帕罗西汀(赛乐特)、舍曲林(左洛复)、氟伏沙明(兰释)、西酞普兰(喜普妙),都属于 SSRIs。SSRIs 在心衰患者中最常用,但缺乏明确的证据,鉴于在其他患者中的良好疗效,依然推荐用于心衰合并焦虑症、抑郁症的治疗,但要注意此类药物可导致 QTc 间期延长,要避免尖端扭转室速的发生。此类药物与其他心血管药物(如华法林、抗心律失常、血管紧张素受体拮抗剂等)有相互作用,尽量避免合用。米氮平对心肌梗死后患者可减轻抑郁症状,且安全、有效。安非他酮对心血管疾病(包括心衰)患者的不良反应最小。文拉法辛和度洛西汀可能会加重心衰症状,应谨慎使用。三环类抗抑郁药(TCAs)可引起心血管不良反应,如心动过速、直立性晕厥和传导异常,心衰或其他心血管疾病患者应避免使用。

四、心衰合并精神 / 心理障碍的治疗方案选择

心衰合并精神 / 心理障碍的患者应选择个体化的治疗方案,要参考患者的偏好、治疗方法的可行性等。综合管理可能更有效、更安全,包括药物及心理干预。但根据我国国情,部分患者不愿意或没条件进行认知行为疗法等心理干预,可考虑药物治疗,SSRIs 是最常用的药物,舍曲林往往是首选,因为它对心脏病患者(包括心衰患者)的安全性已得到证实,而且与心脏病药物间的相互作用相对较少。西酞普兰和艾司西酞普兰与其他药物的相互作用也比较少,也可以考虑使用。

心衰患者中精神 / 心理障碍患病率较高,可能会加速心衰的发生和发展,影响患者对疾病的自我管理。对心衰患者应该尽早积极筛查,确诊精神 / 心理障碍后给予个体化的心理治疗和 / 或药物治疗,以期改善症状及预后。

第三节　心衰患者的运动康复

心力衰竭患者最常见的症状就是活动耐力受限,规范化的运动康复训练能改善症状和预后。运动训练在心衰进展的不同阶段起到不同作用:①前心衰阶段,运动训练对心衰的发

生有预防作用(一级预防);②临床心衰阶段,已经出现心衰表现的患者进行运动训练对心衰治疗有益(二级预防)。运动还有助于评估心衰患者预后,运动耐力受限既是心衰的特征性表现之一,也是预后不良的重要因素。

一、心衰患者运动受限的机制

多种病理和生理机制导致心衰患者运动受限,如心脏、肺、肌肉、全身血管、肺血管及线粒体呼吸之间复杂的相互作用,包括心肌收缩、舒张功能下降、外周阻力增加、功能性二尖瓣反流、心脏变时功能下降、血流灌注不充分、骨骼肌代谢异常、内皮功能障碍等均会影响心衰患者的运动能力。心衰时,心脏的每搏量下降,心率成为运动中心输出量(CO)增加的主要因素,但大多数心衰患者的心率储备下降,运动时心率不能正常升高,导致 CO 难以增加,心排量不能满足全身血供需求量的增长,引起相应症状。心衰患者约 60% 存在冠心病,心肌缺血也是运动受限的常见原因。另外,CO 减少和周围血管收缩增加,导致心衰患者骨骼肌血流灌注不足,从而降低运动耐力和易疲劳,呼吸肌功能受损也是心衰患者运动时呼吸困难的重要原因。

二、心衰患者运动康复的发展

近半个世纪以来,心衰患者的运动康复经历了从不能运动,到科学适量运动的发展过程,早在 20 世纪 70 年代,医生建议各个阶段的心衰患者均要卧床休息,不能进行体育活动,以避免运动引起症状增加和血流动力学超负荷。但随着研究的进展,运动训练能使心衰患者获益的证据越来越充分,适当训练可安全、有效地改善慢性心衰患者的功能状态、运动能力、生活质量,并显著降低死亡率。1988 年 Sullivan 等进行的对 12 例心衰患者的研究首次证明了运动训练可以显著提高患者的运动耐力[27],该研究也是随后 30 年相关研究的基石。Doukky 等证明,在有症状的慢性心衰患者中,不运动增加 2 倍的全因死亡率和心脏死亡率,适度的运动增加生存率[28]。欧洲心脏病学会(ESC)2016 年心衰指南也提出,"建议心衰患者进行适当的运动训练"[7]。当今运动训练已经是心脏综合康复计划的重要组成部分。

三、心衰患者运动康复训练前的功能评估和危险分层

在开始运动康复训练前要对患者进行功能评估,主要有以下方面:心肺运动测试、心脏功能、肺功能、精神 / 心理状况、常规体检及化验、合并疾病、药物及饮食。

1. 心肺运动测试(CET) 是评估心衰患者运动能力的最有效方法之一。患者进行踏车或运动平板试验,逐渐增加运动功率直至达到症状限制性的最大负荷运动,观察运动中峰值摄氧量和无氧阈水平。峰值摄氧量以绝对值[ml/(kg·min)]或测量值占预计值的比例表示。射血分数下降的心衰(HFrEF)患者峰值摄氧量≤10ml/(kg·min)[服用 β 受体阻滞剂时为 8ml/(kg·min)]为高危、>18ml/(kg·min)[使用 β 受体阻滞剂时为 12ml/(kg·min)]为低危。峰值摄氧量的代谢当量(MET)值每增加 1,可使全因死亡率降低 13%,心血管死亡率降低 15%[29]。无氧阈的原理是在逐渐增加运动负荷的过程中,能量产生从有氧代谢转变为无氧代谢,出现乳酸酸中毒,是反映运动耐力的指标,在无氧阈以下,肌肉处于最佳有氧运动区间,血乳酸水平 <2mmol/L,而无氧阈以上乳酸浓度增加,不利于运动。

2. 运动心电图 可以通过运动时间、心率、血压和心律失常等参数进一步评估患者的功能状态。

3. **6分钟步行距离试验** 是评估心衰患者(包括老年和正在接受心脏移植评估的患者)运动能力的最简单方法,可通过步行距离来预测峰值摄氧量和短期无事件生存率。但对一些运动受影响的患者(如神经肌肉疾病患者),绝对步行距离不能反映患者真正的心肺功能,可以用心率校正步行距离(步行米/平均心率)来评估,较绝对步行距离更能预测预后。

4. **超声心动图** 可以评估心脏的结构和功能,心衰患者左室射血分数下降是重要的预后指标。超声心动图在运动康复训练中既可用于评估基线心脏的结构和功能,也可用于评估运动训练后结构和功能的改善。

5. **心脏磁共振** 是测量心衰患者左右心室容积,质量和射血分数的"金标准",钆延迟增强能够评估心肌纤维化程度,对严重纤维化患者无论给予药物治疗还是运动康复训练,均难以获益。

心衰患者运动训练前也应进行风险分层(表1),根据危险分层给予不同运动处方:

表1 心衰患者运动风险分层

低危(全部符合)	中危(符合1条)	高危(符合1条)
休息时无心衰症状	运动时有心衰症状	慢性心衰C或D期
休息或运动时无缺血	运动能力下降(4~6METs)	休息或运动时缺血(≤5METs)
运动能力≥6METs	运动时血压心率接近正常	运动能力低下(≤4METs)
运动时血压心率正常	中高强度运动引起缺血(5~6METs)	静息左室功能低下(LVEF≤35%)
静息LVEF≥50%	静息时心功能轻度受损(LVEF 40%~45%)	脑缺血史
无房颤	阵发性或永久性房颤	中重度主动脉瓣狭窄
室性心律失常<10次/h	未控制的高血压	房颤
无心脏瓣膜病	轻中度主动脉瓣狭窄	室速
	室早>10次/h	心脏停搏或室颤病史
	室性心动过速史	

心衰患者运动训练前评估为高危的患者不宜进行运动训练,中危患者应该在技术熟练的医疗中心实施运动康复训练,而对低危患者,以家庭为基础的远程监测指导训练和以医疗中心为基础的训练对生活质量和健康的改善无显著差异,故在家庭或医疗中心实施均可,但在家庭的训练患者满意度更高,成本更低,患者更容易接受。

四、心衰患者运动训练的模式

运动训练和日常活动的强度用代谢当量(MET)来评估,即维持静息代谢所需要的氧耗量,1MET=耗氧量3.5ml/(kg·min),大概相当于一个人在安静状态下坐着,没有任何活动时,每分钟氧气消耗量。一个5METs的活动表示运动时氧气的消耗量是安静状态时的5倍。MET是用于表示各种活动的相对能量代谢水平,也是除了心率和自觉运动强度以外的另一种表示运动强度的方法。表2显示了慢性心衰患者在运动康复方案中进行不同活动的MET值及摄氧量值。

表2 不同运动的MET值及摄氧量值

活动	运动当量(METs)	摄氧量[ml/(kg·min)]
写作	1.7	5.9
演奏手风琴/长笛	1.8~2	6.3~6.5
吹小号/长笛	2	7
指挥乐队	2.2~2.5	7.7~8
骑马	2.3	8~8.5
弹钢琴	2.3	8~8.5
打台球	2.4~2.6	8.1~8.6
打高尔夫球(协助)	2.5	8.7
步行(慢)	2.5	8.7
海中游泳	2~4	7~14
打保龄球	2~4	7~14
跳舞	2.9	10.7
园艺(除草)	3	10~11
瑜伽	3.2~3.5	10.5~12.3
擦洗地板(家务)	3.3	11
步行(4km)	3.3~3.5	11~12
骑自行车(<10km/h)	3.5~3.8	12~13
帆船	3.8	13.5
做健美操	4	14
乒乓球(轻)	4	14
打网球(双人)	4.2~5	15.4~17
打排球	4.5~5	15.7~16
游泳池游泳	4.5~5	15.7~16
步行(5~6km/h)	4.5~5	15.7~16
打高尔夫球(独立)	4.8~4.9	17~18
打乒乓球	4~8	14~24
滑冰(<25km/h)	5	17~18
做木工	5~7	17.5~22
骑自行车(10~20km/h)	5~7	17.5~22
滑雪(高山)	5~9	17~25.8
跳现代舞	5.5	19~19.5
跳有氧/经典舞蹈	6	21
打网球(单人)	6~7	21~23.5
冲浪	6	21
自由攀登	6.9	24,15
滑冰(26~32km/h)	9~11	24~27
踢足球	10~11	25~29
游泳池游泳(中高强度)	11~14	28~33

心衰患者的运动方式包括连续训练、间歇训练、吸气肌训练和力量训练,不同的运动方式有各自的优势。

1. **连续训练** 即耐力训练,其特点是低或中强度、持续稳定的有氧运动(如慢跑)。能够改善呼吸气体交换、心率储备,也可降低外周血管阻力和血压,还有助于减重,但需要坚持长期的训练。如果已经进行了心肺功能测试,训练强度应该从 VO_2 峰值的 30%~40% 开始,逐渐增加到 50%~60%。心衰患者每周进行 2~3 天(持续 3~6 个月)的耐力训练能够获益[30]。

2. **间歇训练** 短时间的高负荷有氧运动与休息交替,与低强度连续训练同样安全、有效。间歇训练能够改善心脏预后,心肌梗死后稳定的老年心衰患者同样能够获益,但要根据临床情况制定个体化的训练方案。

3. **吸气肌训练** 是一种训练呼吸功能的运动方式。心衰患者呼吸困难主要由于低心排引起,低心排可导致呼吸肌和骨骼肌功能异常,降低了心衰患者的运动耐力。Bosnak-Guclu 等发现,经过 6 周呼吸肌训练后,慢性心衰患者的功能状态、呼吸肌和骨骼肌力量、疲劳、情绪障碍和抑郁均有所改善。

4. **力量训练** 即阻力训练,近几年才应用于心衰患者。根据患者的初始功能状态、肌肉质量和肌肉张力进行力量锻炼,强度可以从低强度(2~4 组,VO_2 峰值的 60% 以下)逐步增加到高强度(8~10 组,VO_2 峰值的 80%~90%),该运动方式不增加临床风险,但不推荐外周阻力高或高血压患者进行阻力训练。

心衰患者可根据自身情况进行不同强度、不同方式的运动训练,2016 年 ESC 指南[7]推荐心衰患者进行持续的中强度运动。也有研究显示,除了持续中强度有氧训练外,高强度和低强度间歇训练、呼吸肌训练和力量训练也都是有效的。不同的训练方式和强度,无论是递增型还是固定型的强度水平,只要心率达到峰值的 95%,都对血流动力学状态的改善有益,但心衰患者很难做到保持心率达标的运动强度,此方法在临床应用中受到了一定的限制。目前适度的连续训练仍然是慢性心衰患者的标准运动方式。有氧运动(不产生乳酸)是基础,力量训练、柔韧性训练是补充。组合运用不同的运动方式能够提高工作能力和身体健康水平,但力量训练的比例不应超过整个训练计划的 30%~40%。

运动耐量下降在心衰患者中很普遍,原因是多方面的。进行细致的评估和危险分层后,进行适当、合理的运动康复训练是改善心衰患者运动耐量下降的有效、安全的方法。

心衰的全程管理要将心衰作为一种复杂的临床综合征来处理,旨在降低患者的心理和生理压力、改善心脏功能、降低死亡率、提高生活质量,是一个系统工程,需要多学科协作,共同制定个体化的治疗方案,包括优化心血管风险、制定全面的心脏康复计划,还需要加强患者的自我管理、关注合并的精神 / 心理问题、进行运动康复训练、坚持密切随访,才能提高心衰的治疗效果和改善预后。

(张健 黄燕)

参 考 文 献

[1] GHOSH R K, BALL S., PRASAD V, et al. Depression in heart failure: Intricate relationship, pathophysiology and most updated evidence of interventions from recent clinical studies [J]. Int J Cardiol, 2016, 224: 170-177.

[2] JENCKS S F, WILLIAMS M V, COLEMAN E A. Rehospitalizations among patients in the Medicare fee-for-service program [J]. N Engl J Med, 2009, 360 (14): 1418-1428.

[3] STEWART S, RIEGEL B, BOYD C, et al. Establishing a pragmatic framework to optimise health outcomes in heart failure and

multimorbidity (ARISE-HF): A multidisciplinary position statement ［J］. Int J Cardiol,2016,212:1-10.

［4］ HEYDARI A,AHRARI S,VAGHEE S. The relationship between self-concept and adherence to therapeutic regimens in patients with heart failure ［J］. J Cardiovasc Nurs,2011,26(6):475-480.

［5］ MOSER D K,DOERING L V,CHUNG M L. Vulnerabilities of patients recovering from an exacerbation of chronic heart failure ［J］. Am Heart J,2005,150(5):984.e7-984.e13.

［6］ ALBERT N M. Promoting self-care in heart failure:State of clinical practice based on the perspectives of healthcare systems and providers ［J］. J Cardiovasc Nurs,2008,23(3):277-284.

［7］ PONIKOWSKY P,VOORS A A,ANKER S D,et al. ESC Guidelines for the diagnosis and treatment of acute and chronic heart failure ［J］. Eur Heart J,2016,37:2129-2200.

［8］ YANCY C W,JESSUP M,BOZKURT B,et al. 2017 ACC/AHA/HFSA Focused Update of the 2013 ACCF/AHA Guideline for the Management of Heart Failure ［J］. Circulation,2017,136(6):e137-e161.

［9］ 中华医学会心血管病分会心力衰竭学组,中国医师协会心力衰竭专业委员会,中华心血管病杂志编委会. 中国心力衰竭诊断和治疗指南 2018 ［J］. 中华心血管病杂志,2018,46:760-789.

［10］ 张健,刘萍萍,吕蓉,等. 比较不同量表评价心力衰竭与非心力衰竭心脏病患者焦虑/抑郁的初步研究［J］. 中国循环杂志,2008,23(2):120-122.

［11］ 张道良,张健,高晓津,等. 心力衰竭患者焦虑抑郁症状及其相关因素［J］. 中国循环杂志,2009,24(5):348-351.

［12］ EASTON K,COVENTRY P,LOVELL K,et al. Prevalence and measurement of anxiety in samples of patients with heart failure:meta-analysis ［J］. J Cardiovasc Nurs,2016,31:367-379.

［13］ MOSER D K,DRACUP K,EVANGELISTA L S,et al. Comparison of prevalence of symptoms of depression,anxiety,and hostility in elderly patients with heart failure,myocardial infarction,and a coronary artery bypass graft ［J］. Heart Lung,2010,39(5):378-385.

［14］ RUTLEDGE T,REIS V A,LINKE S E,et al. Depression in heart failure a meta-analytic review of prevalence,intervention effects,and associations with clinical outcomes ［J］. J Am Coll Cardiol,2006,48:1527-1537.

［15］ GHOSH R K,BALL S,PRASAD V,et al. Depression in heart failure:Intricate relationship,pathophysiology and most updated evidence of interventions from recent clinical studies ［J］. Int J Cardiol,2016,224:170-177.

［16］ DASKALOPOULOU M,GEORGE J,WALTERS K,et al. Depression as a Risk Factor for the Initial Presentation of Twelve Cardiac,Cerebrovascular,and Peripheral Arterial Diseases:Data Linkage Study of 1. 9 Million Women and Men ［J］. PLoS One,2016,11:e0153838.

［17］ WHITE J R,CHANG C C,SO-ARMAH K A,et al. Depression and human immunodeficiency virus infection are risk factors for incident heart failure among veterans:Veterans Aging Cohort Study ［J］. Circulation,2015,132:1630-1638.

［18］ RUTLEDGE T,REIS V A,LINKE S E,et al. Depression in heart failure a meta-analytic review of prevalence,intervention effects,and associations with clinical outcomes ［J］. J Am Coll Cardiol,2006,48:1527-1537.

［19］ FRIEDMANN E,THOMAS S A,LIU F,et al. Relationship of depression,anxiety,and social isolation to chronic heart failure outpatient mortality ［J］. Am Heart J,2006,152:940.e1-940.e8.

［20］ JIANG W,KUCHIBHATLA M,CUFFE M S,et al. Prognostic value of anxiety and depression in patients with chronic heart failure ［J］. Circulation,2004,110:3452-3456.

［21］ KONSTAM V,SALEM D,POULEUR H,et al. Baseline quality of life as a predictor of mortality and hospitalization in 5 025 patients with congestive heart failure. SOLVD Investigations. Studies of Left Ventricular Dysfunction Investigators ［J］. Am J Cardiol,1996,78:890-895.

［22］ PELLE A J,PEDERSEN S S,SCHIFFER A A,et al. Psychological distress and mortality in systolic heart failure ［J］. Circ Heart Fail,2010,3:261-267.

［23］ ROY S S,FORAKER R E,GIRTON R A,et al. Posttraumatic stress disorder and incident heart failure among a community-based sample of US veterans ［J］. Am J Public Health,2015,105:757-763.

［24］ LIU Y,HO R C,MAK A. The role of interleukin(IL)-17 in anxiety and depression of patients with rheumatoid arthritis ［J］. Int J Rheum Dis,2012,15:183-187.

［25］ FUJISUE K,SUGIYAMA S,MATSUZAWA Y,et al. Prognostic Significance of Peripheral Microvascular Endothelial Dysfunction in Heart Failure With Reduced Left Ventricular Ejection Fraction ［J］. Circ J,2015,79:2623-2631.

［26］ FREEDLAND K E,CARNEY R M,RICH M W,et al. Cognitive Behavior Therapy for Depression and Self-Care in Heart

Failure Patients: A Randomized Clinical Trial [J]. JAMA Intern Med, 2015, 175 (11): 1773-1782.

[27] SULLIVAN M J, HIGGINBOTHAM M B, COBB F R. Exercise training in patients with severe left ventricular dysfunction. Heamodynamic and metabolic effects [J]. Circulation, 1988, 78: 506-515.

[28] DOUKKY R, MANGLA A, IBRAHIM Z, et al. Impact of physical inactivity on mortality in patients with heart failure [J]. Am J Cardiol, 2016, 117: 1135-1143.

[29] KODAMA S, SAITO K, TANAKA S, et al. Cardiorespiratory fitness as a quantitative predictor of all-cause mortality and cardiovascular events in healthy men and women: a meta-analysis [J]. JAMA, 2009, 301: 2024-2035.

[30] RIBEIRO P A, BOIDIN M, JUNEAU M, et al. High-intensity interval training in patients with coronary heart disease: prescription models and perspectives [J]. Ann Phys Rehabil Med, 2017, 60: 50-57.

心力衰竭的猝死预防与再同步治疗

一、心力衰竭的定义和流行病学

心力衰竭是多种原因导致心脏结构和／或功能的异常改变,使心室收缩和／或舒张功能发生障碍,从而引起的一组复杂临床综合征,主要表现为呼吸困难、疲乏和液体潴留(肺淤血、体循环淤血及外周水肿)等。根据心衰发生的时间、速度,分为慢性心衰和急性心衰。多数急性心衰患者经住院治疗后症状部分缓解,而转入慢性心衰,慢性心衰患者常因各种诱因急性加重而需住院治疗。根据左心室射血分数(left ventricular ejection fraction,LVEF),分为射血分数降低的心衰(heart failure with reduced ejection fraction,HFrEF)、射血分数保留的心衰(heart failure with preserved ejection fraction,HFpEF)和射血分数中间值的心衰(heart failure with mid-range ejection fraction,HFmrEF)[1](表 1)。

表 1 心衰的分类和诊断标准

诊断标准	HFrEF	HFmrEF	HFpEF
1	症状和／或体征	症状和／或体征	症状和／或体征
2	LVEF<40%	LVEF 40%~49%	LVEF≥50%
3		利钠肽升高;并符合以下至少 1 条:①左心室肥厚和／或左心房扩大;②心脏舒张功能异常	利钠肽升高;并符合以下至少 1 条:①左心室肥厚和／或左心房扩大;②心脏舒张功能异常

注:利钠肽升高为 BNP>35ng/L 和／或 NT-proBNP>125ng/L,HFrEF 为射血分数降低的心衰,HFpEF 为射血分数保留的心衰,HFmrEF 为射血分数中间值的心衰,LVEF 为左心室射血分数

心衰是各种心脏疾病的严重表现或晚期阶段,死亡率和再住院率居高不下。发达国家的心衰患病率为 1.5%~2.0%,≥70 岁人群患病率≥10%[2]。2003 年的流行病学调查显示,我国 35~74 岁成人心衰患病率为 0.9%[3]。随着我国人口老龄化加剧,冠心病、高血压、糖尿病、肥胖等慢性病的发病呈上升趋势,同时医疗水平的提高使心脏疾病患者生存期延长,导致我国心衰患病率呈持续升高趋势。对国内 10 714 例住院心衰患者的调查显示,1980 年、1990 年、2000 年心衰患者住院期间病死率分别为 15.4%、12.3% 和 6.2%,主要死亡原因依次为左心衰竭(59%)、心律失常(13%)和心脏性猝死(13%)[4]。流行病学资料提示,我国现有慢性心力衰竭(心衰)患者约 450 万人[5],美国约为 650 万人[6]。心衰患者中,大约一半为左心室射血分数(LVEF)降低(≤40%)的 HFrEF。临床诊断为收缩性心衰的患者预后极差,5 年病死率为 50%,10 年病死率为 90%。死亡患者中,一半为猝死[7]。

二、猝死的定义和流行病学

猝死(sudden death,SD)是人类最严重的疾病表现形式。不同的文献关于猝死的定义不尽相同,世界卫生组织(WHO)的猝死定义:平素身体健康或貌似健康的患者,在出乎意料的

短时间内,因自然疾病而突然死亡即为猝死。根据世界卫生组织的定义,如果无明显心外原因,在出现症状后 1 小时之内发生的意外死亡为心脏性猝死(sudden cardiac death,SCD)[8]。心脏骤停(sudden cardiac arrest,SCA)的概念不同于 SCD,系指因心脏泵血功能突然停止而引起循环衰竭的致命性事件,经及时、有效的心肺复苏可能被逆转而免于死亡。

90% 的猝死是由心脏疾病引起,即心脏性猝死。心脏性猝死多由心脏骤停引起,随着心脏骤停时间的延长,患者会出现头晕、晕厥、瞳孔散大、抽搐及呼吸停止等症状,心脏骤停 4~6 分钟时,患者大脑发生不可逆性死亡,心脏骤停的时间与之相应临床表现可见表 2。一旦发生心脏骤停,院外死亡率可达 95% 以上。心脏骤停的抢救时间与存活率成正比,具体可见表 3。所以,对于心脏骤停患者而言,时间就是生命,因此就地抢救十分重要。

表 2　心脏骤停的时间与临床表现

时间	临床表现	时间	临床表现
3 秒	头晕	60 秒	呼吸停止
10 秒	晕厥	4~6 分钟	大脑不可逆死亡
30~40 秒	瞳孔散大、抽搐及大小便失禁		

表 3　心脏骤停抢救时间与存活率

抢救时间	成功率
4 分钟内	50%
4~6 分钟	10%
超过 6 分钟	4%

SCD 是全球成人主要死亡原因。在美国,估计每年有 20 万 ~40 万例 SCD 发生。在美国男性人群,相对于肺癌、前列腺癌、直肠结肠癌、脑血管病、糖尿病和下呼吸道感染所引起的死亡,SCD 仍排在首位,病死率为 76/10 万[9]。在美国女性人群,SCD 也是死亡的主要原因,SCD 的病死率(45/10 万)是乳腺癌的 1.7 倍。据估计,我国心脏性猝死发生率为 41.84/10 万,约占总死亡的 9.5%,猝死总人数约每年 54.4 万人[10],高于美国猝死人数。每天将近有 1 480 名患者死于心脏性猝死,每分钟有 1 人发生心脏性猝死。

Framingham[11]研究的结果中发现,经年龄调整后心力衰竭患者的猝死率是普通人群的 9 倍。SCD 占据心力衰竭患者死因的 50%~60%。猝死的年发生率随着心力衰竭的发生率升高而升高。EF 值 <30% 的患者发生心脏性猝死的概率 7.5%,远高于 EF 值 >50% 时的 1.4%。LVEF 已经成为评估心脏骤停的非常重要的独立危险因素。MERIT-HF[12]研究中分析不同 NYHA 分级患者的死因,发现在轻 - 中度心力衰竭(NYHA Ⅱ~Ⅲ级)患者中,59%~64% 的患者死亡原因是猝死,而在重度心力衰竭(NYHA Ⅳ级)患者中,33% 的患者发生猝死,大部分的死亡原因表现为心衰。所以,心衰患者猝死的发生与 EF 值及患者心功能状态(NYHA 分级)等因素有关。

三、心力衰竭的猝死预防

心脏性猝死的预防包括二级预防和一级预防。二级预防是针对已发生过心脏骤停的幸存者,这类预防的范围比较有限,一级预防是针对未发生过心脏骤停的高危人群。

(一)药物治疗在心衰猝死预防中的作用

临床研究结果表明,血管紧张素转换酶抑制剂(ACEI)、β受体阻滞剂、血管紧张素受体拮抗剂(ARB)、盐皮质激素受体拮抗剂(MRA,如螺内酯、依普利酮)、If通道阻滞剂伊伐布雷定、血管紧张素受体脑啡肽酶抑制剂(ARNI)均能改善心衰的预后,显著降低全因死亡和心脏性猝死的风险。上述药物已经成为指南推荐的心力衰竭患者的一线用药。心力衰竭患者的药物治疗需要最佳的组合方案,最佳药物治疗的概念包括[13]:①3类基本药物联合使用:若无禁忌证,一般应当选择ACEI或ARB及β受体阻滞剂和MRA 3类药联合使用。开始治疗时,如果患者有较明显的充血性心衰症状,可选择利尿剂加ACEI或ARB,β受体阻滞剂应当在液体潴留状况明显改善后加用。对合并严重肾功能不良和高钾血症的患者,不应使用MRA。②滴定药物剂量:使用初始剂量后,逐渐增加这3类药的剂量,尽可能达到指南推荐的靶剂量或患者能耐受的较大剂量。ACEI/ARB和β受体阻滞剂对血压均有一定影响,同时增加剂量会使血压降得过低,由于β受体阻滞剂降低心脏性猝死风险作用较其他几类药更为明显,因此,在调整药物剂量时,最近发表的美国心脏病学会(ACC)专家共识推荐优先增加β受体阻滞剂的剂量,使其先于ACEI/ARB达到靶剂量或较大的可耐受剂量[14]。这对于充分发挥β受体阻滞剂降低心脏性猝死风险的作用十分重要。③新型抗心衰药物沙库巴曲缬沙坦的应用:对心功能(NYHA分级)Ⅱ~Ⅲ级患者,使用ACEI/ARB后血压稳定,无药物不良反应,无严重肾功能不良,可考虑用沙库巴曲缬沙坦替代ACEI/ARB。④伊伐布雷定:对心功能Ⅱ~Ⅲ级的窦性心律患者,如果β受体阻滞剂已用到患者能耐受的最大剂量而静息心率仍≥70次/min,可加用。由于个体临床特征的差异,在选择药物组合的种类及每种药物剂量时,有一定的个体差异。在治疗过程中,应根据病情(包括基础心脏病、合并症和心衰状态的变化)调整药物的种类和剂量。

在早期心衰药物治疗的随机对照临床试验中,猝死在全因死亡中占50%~60%,为最主要的死亡方式。近20年来,随着最佳药物组合治疗方式的优化,在ACEI/ARB联合β受体阻滞剂治疗基础上,加用MRA或采用沙库比曲缬沙坦替代ACEI/ARB,不仅使全因死亡风险继续下降,而且也进一步降低了心脏性猝死的风险。PARADIGM-HF研究[15]在充分优化应用β受体阻滞剂、ACEI/ARB、MRA的基础上,使用新药内啡肽酶抑制剂沙库巴曲与缬沙坦的复合制剂,与使用依那普利的对照组相比较,全因死亡风险降低16%。心脏性猝死风险降低20%。在这个随机双盲对照试验中,治疗组和对照组β受体阻滞剂使用率均为93%,MRA使用率治疗组为54%,对照组为57%。治疗组全部使用沙库巴曲缬沙坦,而对照组全部使用依那普利。对这个充分药物优化治疗试验中患者的死亡原因进行分析发现,心脏性猝死仍然是最主要的死亡原因,在对照组占全因死亡的37.2%,在治疗组占35.2%。这说明,即使采用现代最佳药物治疗组合模式,即在ACEI/ARB、BB和MRA 3种基本药物联合治疗的基础上,加上新型抗心衰药沙库巴曲缬沙坦,心脏性猝死仍超过所有死亡的1/3。显然,对猝死的风险和预防不应因为最佳药物治疗而忽视。现代最佳药物治疗在显著降低全因死亡率的同时,猝死占全因死亡的比例也从20世纪末的60%左右降到目前的35%左右。在最佳药物治疗基础上,对有器械治疗适应证的患者,植入心脏再同步治疗(CRT)和ICD,将进一步降低全因死亡和心脏性猝死风险[16]。

(二)器械治疗在心衰猝死预防中的作用

2017年,ACC/AHA/美国心衰协会(HFSA)对2013年版心衰治疗指南进行了更新,新版指南对心功能Ⅱ~Ⅲ级,LVEF≤35%,预期存活时间>1年,心肌梗死后>40天的患者,ICD仍为Ⅰ类推荐。2017年,AHA/ACC/HRS室性心律失常治疗和心脏性猝死预防指南中,对缺血性心衰,经最佳药物治疗,预期存活时间>1年,在心脏性猝死一级预防中对ICD的应用做了如下推荐:①心功能Ⅱ或Ⅲ级,LVEF≤35%,心肌梗死后>40天,血运重建后>90天为Ⅰ类推荐,A级证据;②心功能Ⅰ级,LVEF≤30%,心肌梗死后>40天,血运重建后>90天为Ⅰ类推荐,A级证据;③有心肌梗死病史,合并非持续性室性心动过速(室速),LVEF≤40%,电生理检查可诱发出室速或心室颤动(室颤)为Ⅰ类推荐,B级证据;④非住院的心功能Ⅳ级患者,等待心脏移植或左心辅助装置治疗,ICD为Ⅱa类推荐,B级证据。

对非缺血性心衰,经最佳药物治疗,预期存活时间>1年者,在心脏性猝死的一级预防中,指南对ICD的应用做了如下推荐:①心功能Ⅱ~Ⅲ级,LVEF≤35%为Ⅰ类推荐,A级证据;②由核纤层蛋白A/C(lamin A/C)基因突变所致的心肌病,如果合并以下4项中2项或以上:非持续性室速,LVEF<45%,非错义基因突变,男性,ICD为Ⅱa类推荐,B级证据;③心功能Ⅰ级,LVEF≤35%,ICD为Ⅱb类推荐,B级证据[17]。2017年欧洲心脏病学会(ESC)ST段抬高急性心肌梗死治疗指南对心肌梗死患者出院后猝死预防中ICD的应用也做了同样的推荐,并强调对出院前LVEF≤40%的患者应在心肌梗死6~12周后复查超声心动图,再评价LVEF以考虑是否需要植入ICD[18]。

这3个指南均发表于2017年,在PARADIGM-HF[19]和DANISH研究结果发表之后,新指南不仅强调了最佳药物治疗,同时也肯定了ICD在心脏性猝死一级预防中的价值。对心脏骤停风险较高且可能由严重室性心律失常所致者,ICD对降低猝死和全因死亡及改善预后具有十分重要的意义。ICD通过电治疗终止严重室性心律失常而预防心脏性猝死的发生。除终末期心衰的患者,电治疗大多有效,其作用机制完全不同于药物。药物主要通过改善心功能降低猝死的风险。当严重室性心律失常一旦发生并维持,目前指南推荐的心衰治疗药物几乎无效。因此,ICD的这种作用是最佳药物治疗不能替代的。

四、心力衰竭的再同步治疗

心脏再同步化治疗(cardiac resynchronization therapy,CRT)可改善心衰患者生活质量,降低病死率,减少心脏性猝死的发生,已成为目前慢性心衰的主要治疗方法之一。

(一)心脏再同步治疗机制

心衰患者心脏失同步的表现主要有3点:心房-心室失同步;心室内失同步;心室间失同步。CRT改善心功能,降低病死率的主要机制是通过机械刺激改变双室的激动时间和顺序,恢复双室间及室内的同步性,减少二尖瓣反流,长期的双室起搏可改善心衰患者神经内分泌的变化,继而逆转左心室重构。

CRT有效治疗心衰最重要的机制包括以下5个方面:纠正后乳头肌功能不全,减少二尖瓣反流;优化AV间期,改善舒张功能;优化VV间期,改善收缩功能;纠正室内分流,心室逆重构;逆转神经体液过度激活。

(二)心脏再同步治疗慢性心力衰竭的适应证变迁

1998—2002年期间,MIRACLE研究[20]纳入453例慢性心力衰竭患者,随机分为对照组(225例)和CRT组(228例)。研究发现,与对照组相比,CRT组6分钟步行距离增加,心功能好转,生活质量改善;住院率和静脉用药率下降。该研究结果表明,CRT对伴有室内阻滞的中重度心力衰竭患者有明显治疗效果。随后2002年ACC/AHA/NASPE指南将CRT治疗心衰作为Ⅱa类适应证的推荐。

随后COMPANION研究[21]3年随访结果显示,与最佳药物治疗相比,CRTD可有效降低患者总死亡率。随着更多随机对照研究的开展,循证证据的增加,2005年ACC/AHA心衰指南将CRT治疗列入Ⅰ类适应证。

2008年,ACC/AHA/HRS CIED指南指出,CRT作为Ⅰ类适应证:窦性心率;EF值≤35%;NYHA Ⅲ~Ⅳ级;QRS≥120ms;无禁忌证。在Ⅰ类适应证相同的情况下,如果患者不是窦性心律失常,CRT属于Ⅱa类适应证。如果患者有传统起搏器适应证、心室起搏依赖、EF≤35%、NYHA Ⅲ~Ⅳ级,则CRT治疗作为Ⅱa类适应证。随后,有荟萃分析显示,尽管按照CRT治疗作为Ⅰ类适应证入选患者,结果显示CRT显著降低QRS≥150ms患者的死亡或心衰导致的住院,QRS<150ms患者未显示出该疗效。

上述指南的推荐多集中在心功能Ⅲ~Ⅳ级的心衰患者人群,而REVERSE[22]研究针对轻中度心衰患者,旨在评价CRT疗法在NYHA Ⅱ级的心衰患者和之前有心衰症状的NYHA Ⅰ级患者中的疗效。结果提示,CRT治疗组患者的左室收缩容积、心功能改善明显较好;心衰和死亡风险降低50%。同时,在MADIT-CRT[23]研究中亦入选了NYHA Ⅰ/Ⅱ级患者,研究终点为死亡和非致命性心衰进展联合终点,平均随访29个月。结果提示,NYHA Ⅰ/Ⅱ级患者中,CRT-D减少了34%的全因死亡或心衰事件风险。对于轻度心衰患者,CRT-D疗效较单纯ICD好。因此,在2013年ESC CRT指南[24]中纳入了轻度心功能不全患者,强调早期CRT干预的重要性。同时,2013年ESC CRT指南[24]进一步强调QRS时限≥150ms,特别是Ⅱ级心功能,强调LBBB,强调高度心室起搏依赖伴EF降低的患者,是CRT受益明显的患者群体。

2016年ESC心衰指南[1]中,给予CRT治疗如下推荐:①窦律,QRS≥150ms,LBBB,EF≤35%(药物优化后)的有症状心衰患者推荐使用CRT改善症状,降低发病率和死亡率(ⅠA);②窦律,QRS≥150ms,非LBBB,EF≤35%(药物优化后)的有症状心衰患者应该考虑使用CRT改善症状,降低发病率和死亡率(Ⅱa类);③窦律,QRS为130~149ms,LBBB,EF≤35%(药物优化后)的有症状心衰患者推荐使用CRT改善症状,降低发病率和死亡率(Ⅰ类);④HFrEF(射血分数下降的心衰)患者,无论NYHA分级,若存在心室起搏适应证以及高度房室传导阻滞,推荐使用CRT而不是右心室起搏,以降低发病率,该适应证包括AF患者(Ⅰ类);⑤EF≤35%,NYHA Ⅲ~Ⅳ(药物优化后),心房颤动,QRS≥130ms,使用适当方法确保双室起搏比例或者能够转复为窦律的患者应该考虑使用CRT改善症状,降低发病率和死亡率(Ⅱa类)。

2018年10月份发表的《中国心力衰竭诊断和治疗指南2018》[25]中,CRT作为Ⅰ类适应证的范围与欧美指南一致,指南还首次提出希氏束起搏(HBP)用于CRT治疗,主要的推荐为:①左心室导线植入失败患者;②CRT术后无应答患者;③药物控制心室心率不理想的房颤伴心衰,需要房室结消融控制心室率的患者;④慢性房颤伴心衰需要高比例心室起搏患者;⑤因医疗经费限制不能承受三腔起搏器植入的患者,可应用双腔起搏器进行HBP实现CRT,以降低医疗经费。

(三)不同心衰类型患者的CRT获益分析

越来越多的临床研究推动了CRT国际和国内指南的更新,巩固了其作为心衰临床一线治疗的地位。针对不同的心衰类型,CRT获益的程度不一,指南给予CRT治疗的推荐程度有所差异,需要临床医生进行深入的了解和思考。

1. 轻中度心衰患者[纽约心脏协会(NYHA)心功能Ⅰ、Ⅱ级] 2012年欧洲心脏病学会

（ESC）心衰诊断和治疗指南及 2012 年美国心脏病学会基金会（ACCF）/美国心脏协会（AHA）/美国心律学会（HRS）心脏节律异常的器械治疗指南[26,27]，另一重要更新是将 CRT Ⅰ类适应证扩大至 NYHA Ⅱ级患者。依据为 MADIT-CRT、RAFT、REVERSE 和 MIRACLE ICD Ⅱ 4 项临床研究[28-31]。研究均是在伴左心室射血分数（LVEF）降低的轻中度心衰患者中进行的，均随机纳入 NYHA 心功能Ⅰ和Ⅱ级缺血性心肌病患者和 NYHA 心功能Ⅱ级非缺血性心肌病患者。研究最长随访时间为 7 年，结果证实 CRT 可改善轻度心功能不全患者的心功能、降低心衰恶化事件发生率、改善预后等复合终点。2013 年国内指南也将 NYHA 心功能Ⅱ级（LVEF≤35%，窦性心律，LBBB 且 QRS 时限≥150ms）纳入Ⅰ类 CRT 适应证[32]。CRT 将适应证扩大到轻中度心衰患者，通过改善心脏收缩同步性逆转左心室重塑，干预窗口前移，符合心衰诊治的发展方向。

2. **左束支传导阻滞（LBBB）和非 LBBB 的心衰患者** 大量研究证明，LBBB 的心衰患者 CRT 获益优于非 LBBB 的患者[包括右束支传导阻滞（RBBB）和室内传导阻滞]。MADIT-CRT 研究[33]显示，CRT 在改善 LBBB 心衰患者的心功能和病死率方面均优于非 LBBB 的患者，非 LBBB 的心衰患者无应答率则较高。而 RAFT[29]研究显示，非 LBBB 的心衰患者，如 QRS 波时限显著延长（≥150ms），亦可从 CRT 中获益。2012 年 ACCF/AHA/HRS 关于 CRT 的指南更新，将Ⅰ类适应证限定为具备 LBBB 图形的心衰患者；同时，2012 年 ESC 指南强调 QRS 波形呈 LBBB 者获益最大；国内 2013 年 CRT 最新指南也明确指出，对于 NYHA 心功能Ⅲ或Ⅳa 级患者，LVEF≤35%，非 LBBB 但 QRS≥150ms，植入 CRT/CRT-D 作为Ⅱa 类适应证，NYHA 心功能Ⅱ级患者，非 LBBB 但 QRS≥150ms，作为Ⅱb 类适应证。各指南在肯定 LBBB 的心衰患者获益优于非 LBBB 患者的同时，依然把非 LBBB 的心衰作为Ⅱ类适应证推荐。而 MADIT-CRT[39]平均随访 5.6 年后的结果，除明确了 LBBB 的心衰患者远期随访期间进一步获益外，还指出 CRT 不适用于非 LBBB 的轻中度心衰患者。校正分析的统计结果显示，非 LBBB 的心衰患者对预后无改善，且全因死亡率或升高。

3. **女性心衰患者** 2013 年 ESC CRT 指南认为[24]，对于女性心衰患者而言，CRT 在病死率和心衰再住院率中获益高于男性。2014 年 Zusterzeel 等[34]的荟萃分析也显示了这一点，该研究汇集了 MADIT-CRT、RAFT 和 REVERSE 研究中的 4 096 例轻中度心衰合并 LBBB 的患者，女性患者在 QRS 间期延长的较大范围内 CRT 治疗后生存率优于男性。在亚组分析中，对于合并 LBBB 且 QRS 间期在 130~149ms 的患者，CRT 明显降低了女性患者心衰再入院和病死率，其中心衰或死亡风险率与 ICD 治疗组相比相对降低了 76%（P<0.001），病死率单因素风险也相对降低了 76%（P=0.03），而在此 QRS 波时限内，男性患者未见获益；短 QRS 间期的男性和女性患者 CRT 均未减少其终点事件；而当 QRS 波时限≥150ms 时，男性和女性则均可从 CRT 中获益。

4. **心功能下降右心室起搏依赖的患者** 同 LBBB 一样，右心室起搏亦可导致心室失同步。有研究表明，慢性右心室起搏可导致左心室功能下降。对于 LVEF 降低且合并高度房室结阻滞的患者应重点考虑该影响，这部分人群通常需持续心室起搏。BLOCK-HF 研究[35]显示，对于房室传导阻滞、依赖心室起搏、LVEF 于房室传的心衰患者，CRT 在改善患者全因死亡率、心衰再入院率和左心室收缩末期容积指数（LVESVI）等方面优于单纯右心室起搏，建议符合起搏适应证的患者如心功能下降可考虑升级为 CRT。

5. **不同 QRS 波时限的心衰患者** 多种超声技术证实，机械运动不同步与 QRS 波时限正相关。对于 QRS 波时限，欧洲 2012 年心衰诊断和治疗指南推荐与美国心脏节律异常的器械治疗指南有所不同[27,28]，美国指南仅将心电图 QRS 波宽度≥150ms 且为 LBBB 图形作为 CRT 的I类适应证，而欧洲指南将I类适应证范围扩大到心电图为 LBBB 图形、QRS 波时限 120~150ms。多项临床研究和荟萃分析显示，CRT 可减少 QRS 波时限≥150ms 患者死亡或心力衰竭导致住院，但对于 QRS 波时限 <150ms 的心衰患者部分研究疗效不明。亚组分析证实，QRS 波时限 <150ms 是 CRT 无效的主要危险因素。

（四）心脏再同步治疗方式的进展

1. 双心室起搏 是纠正室间及室内不同步的经典方法。在此基础上，对于房室间期正常的 LBBB 患者，与右束支下传同步进行单左心室起搏，可能提高 CRT 应答率。此外，有研究显示左心室多部位起搏较左心室单部位起搏临床效果更好，尤其是适用于常规双心室起搏治疗无效或效果不佳者[36]。

2. 希氏 - 浦肯野系统起搏(His-Purkinje system pacing，HPSP) 越来越多的研究发现，HPSP 是心脏再同步治疗的另一种有效术式，较传统的双心室起搏有更多的优势，可以作为纠正心力衰竭的首选或替代治疗方法，是近些年心衰治疗领域的重大突破和进展。HPSP 主要包括 HBP 及左束支区域起搏两种方式，理论上讲，HPSP 是最接近于生理性起搏的方式，尤其是选择性希氏束起搏，可以做到同正常生理性激动模式一样，使不同步的心力衰竭患者的同步性完全恢复正常，增宽的 QRS 的时限可以缩短至正常范围。由于左束支区域起搏是新兴的手术方式[37]，故针对希氏 - 浦肯野系统传导病变(HPCD)的临床研究结果偏少，目前的临床研究证据主要集中在 HBP 的疗法上。

2000 年，Deshmukh 等[38]首次报道在 18 例 QRS 时限正常的房颤缓慢心室率伴心衰患者中应用 HBP，12 例(67%)取得成功。虽然 HBP 技术的成功报道已有 19 年历史，但是早年局限于植入导线器材限制，存在导线脱位、手术难度大及 X 线曝光时间长等问题，因此 HBP 并没有广泛开展，在心脏植入型电子器械治疗指南中也没有给予任何推荐。随着预塑形鞘管(C315 鞘管)、可调弯鞘管(C304 鞘管)和配套的 3830 起搏导线的问世，易化了 HBP 手术，手术成功率逐渐提高，部分中心可以在 80%~90%[39]。

早期 HBP 在心衰伴有 HPCD 患者中的应用研究为数不多。2010 年 Lustgarten 等[40]首次报道了 10 例具备 CRT 适应证患者行 HBP 的可行性报告，HBP 术后 7 例患者的起搏 QRS 波，无论是与自身的 QRS 波相比，还是与 BVP 的 QRS 波相比，均明显变窄，体现出了更好的心室电同步性。2015 年 Lustgarten 等[41]再次报道了更大样本量的 HBP 应用于 LBBB 且 QRS 时限 >150ms 患者的研究，在入组的 29 例患者中 QRS 时限(169 ± 16)ms，21 例患者 HBP 成功，手术成功率为 72%，HBP 后 QRS 时限为(131 ± 35)ms。对这 21 例患者进行了为期 1 年的 BVP 和 HBP 交叉对照研究，结果提示两种起搏方式均明显改善临床表现。2017 年 Sharma 等[42]报道了 HBP 在 33 例左心室导线植入失败或 CRT 无反应患者的应用以及在 73 例具备 CRT 适应证患者中作为首选治疗方案的应用。在总计 106 例患者中，36 例为 LBBB，HBP 后 QRS 时限缩窄 33 例，QRS 时限从基线的(163 ± 20)ms 改善至(113 ± 18)ms，LVEF 从 26% ± 9% 增至 41% ± 13 %。我中心早期进行了 18 例心力衰竭伴 HPCD 患者的 HBP 治疗[43]，探讨了 HBP 作为首选治疗方案纠正 HPCD 的可行性及短期治疗结果。结果提示，HBP 纠正 HPCD 的总成功率为 89%。术后以 3.0V/1.0ms 进行 HBP 临床应用起搏，QRS 时限较自身 QRS 时限明显缩短。HBP 术后 1 个月，LVEF 值较基线明显提高(27% ± 5% *vs.* 37% ± 6%，P<0.01)。黄等[44]报道了 74 例典型 CLBBB 患者，发现 97.3% 的 CLBBB 可以被纠正，永久 HBP 成功植入率为 75.7%，3 年的随访结果发现 LVEF 明显的改善，希氏束起

搏阈值无明显增加。

HBP 纠正 HPCD 的机制可能为：①纵向分离学说；②起搏效应；③电极极化效应[45]。本研究及前述几项研究均提示，成功的 HBP 可明显缩窄起搏的 QRS 波，最大程度生理性地恢复正常心脏的电学同步性[40-42]。虽然在心血管植入型电子器械指南中，对于 HBP 在 HPCD 患者中的应用没有给予任何推荐，但本研究及前述几项研究均提示：①对于窦性心律、LVEF≤35% 且 QRS 时限≥130ms 的 HPCD（尤其是 LBBB）患者，如果优化药物治疗后仍然有心衰症状，在有经验的中心，如果 HBP 纠正 HPCD 取得成功且起搏参数可靠稳定，HBP 可以作为首选方法替代 BVP 进行 CRT，以改善症状及降低病死率；②而对于房颤、LVEF≤35% 且 QRS 时限≥130ms 的 HPCD（尤其是 LBBB）患者，使用适当方法（包括房室结消融）治疗后，如能够保证足够的心室起搏百分比，应该考虑使用 BVP 基础上进行 HBP，以有更多的选择来改善症状及降低病死率；③所有具备 CRT 适应证且左心室导线植入失败的患者，均可以尝试 HBP 作为 BVP 的补救手段进行 CRT，以提高疗效及降低病死率；④所有经 BVP 的 CRT 术后无应答的患者，均可以尝试进一步应用 HBP 替代 BVP 进行 CRT，以提高疗效及降低病死率。

虽然 BVP 是目前对心衰伴有 HPCD 心脏不同步患者进行 CRT 的主要方法，亦有很多年的循证医学的证据支持。但是从理论上分析，BVP 与正常心脏传导系统的激动顺序并不一致，因此并没有真正生理意义上恢复双心室收缩的同步性。而 HBP 通过真正从病因上纠正 HPCD，起搏夺获传导束，恢复正常的心脏传导，改善心脏不同步，有更深远的应用前景和价值。

五、结　　论

心力衰竭的猝死预防与再同步治疗是心衰患者最重要的两个治疗方向，针对心衰患者进行个体化的危险分层，积极、准确地筛选器械治疗的适应证，采用最新的进展技术给予恰当、有效的治疗，将会明显降低心力衰竭患者的死亡率，改善患者的预后。

（于海波　王祖禄）

参 考 文 献

[1] PONIKOWSKI P, VOORS A A, ANKER S D, et al. 2016 ESC Guidelines for the diagnosis and treatment of acute and chronic heart failure: the Task Force for the diagnosis and treatment of acute and chronic heart failure of the European Society of Cardiology (ESC) Developed with the special contribution of the Heart Failure Association (HFA) of the ESC[J]. Eur Heart J, 2016, 37 (27): 2129-2200.

[2] MOSTERD A, HOES A W. Clinical epidemiology of heart failure [J]. Heart, 2007, 93 (9): 1137-1146.

[3] 顾东风, 黄广勇, 何江, 等. 中国心力衰竭流行病学调查及其患病率[J]. 中华心血管病杂志, 2003, 31 (1): 3-6.

[4] 中华医学会心血管病学分会. 中国部分地区 1980、1990、2000 年慢性心力衰竭住院病例回顾性调查[J]. 中华心血管病杂志, 2002, 30 (8): 450-454.

[5] 陈伟伟, 高润霖, 刘力生, 等. 《中国心血管病报告 2016》概要[J]. 中国循环杂志, 2017, 32 (6): 521-530.

[6] BENJAMIN E J, BLAHA M J, CHIUVE S E, et al. Heart Disease and Stroke Statistics-2017 Update: A Report From the American Heart Association [J]. Circulation, 2017, 135 (10): e146-e603.

[7] ROGER V L. Epidemiology of heart failure [J]. Circ Res, 2013, 113 (6): 646-659.

[8] KIM S G, FOGOROS R N, FURMAN S. Standardized reporting of ICD patient outcome: the report of a North American Society of Pacing and Electrophysiology Policy Conference [J]. PACE, 1993, 16: 1358-1362.

［9］CHUGH S S,JUI J,GUNSON K,et al. Current burden of sudden cardiac death:multiple source surveillance versus retrospective death certificate-based review in a large U.S. community［J］. J Am Coll Cardiol,2004,44(6):1268-1275.

［10］HUA W,ZHANG L F,WU Y F,et al. Incidence of sudden cardiac death in China:analysis of 4 regional populations［J］. J Am Coll Cardiol,2009,54(12):1110-1118.

［11］MAHMOOD S S,WANG T J. The epidemiology of congestive heart failure:the Framingham Heart Study perspective［J］. Glob Heart,2013,8(1):77-82.

［12］HJALMARSON A,GOLDSTEIN S,FAGERBERG B,et al. Effects of controlled-release metoprolol on total mortality, hospitalizations and well-being in patients with heart failure:the Metoprolol CR/XL Randomized Intervention Trial in congestive heart failure(MERIT-HF). MERIT-HF Study Group［J］. J Am Med Assoc,2000,283(10):1295-1302.

［13］黄德嘉,张澍.慢性心力衰竭最佳药物治疗与心脏性猝死的预防[J].中华心律失常学杂志,2018,22(1):4-7.

［14］YANCY C W,JANUZZI J L Jr,ALLEN L A,et al. 2017 ACC Expert Consensus Decision Pathway for Optimization of Heart Failure Treatment:Answers to 10 Pivotal Issues About Heart Failure With Reduced Ejection Fraction:A Report of the American College of Cardiology Task Force on Expert Consensus Decision Pathways［J］. J Am Coll Cardiol,2018,71(2): 201-230.

［15］DESAI A S,MCMURRAY J J,PACKER M,et al. Effect of the angiotensin-receptor-neprilysin inhibitor LCZ696 compared with enalapril on mode of death in heart failure patients［J］. Eur Heart J,2015,36(30):1990-1997.

［16］LEVY W C,MOZAFFARIAN D,LINKER D T,et al. The Seattle Heart Failure Model:prediction of survival in heart failure ［J］. Circulation,2006,113(11):1424-1433.

［17］AL-KHATIB S M,STEVENSON W G,ACKERMAN M J,et al. 2017AHA/ACC/HRS Guideline for Management of Patients With Ventricular Arrhythmias and the Prevention of Sudden Cardiac Death:A Report of the American College of Cardiology/ American Heart Association Task Force on Clinical Practice Guide lines and the Heart Rhythm Society［J］. Heart Rhythm, 2018,15(10):e190-e252.

［18］IBANEZ B,JAMES S,AGEWALL S,et al. 2017 ESC Guidelines for the management of acute myocardial infarction in patients presenting with ST-segment elevation:The Task Force for the management of acute myocardial infarction in patients presenting with ST-segment elevation of the European Society of Cardiology(ESC)［J］. Eur Heart J,2018,39(2):119-177.

［19］MCMURRAY J J,PACKER M,DESAI A S,et al. Angiotensin-neprilysin inhibition versus enalapril in heart failure［J］. N Engl J Med,2014,371(11):993-1004.

［20］ABRAHAM W T,FISHER W G,SMITH A L,et al. Cardiac resynchronization in chronic heart failure［J］. N Engl J Med, 2002,346(24):1845-1853.

［21］BRISTOW M R,SAXON L A,BOEHMER J,et al. Cardiac-resynchronization therapy with or without an implantable defibrillator in advanced chronic heart failure［J］. N Engl J Med,2004,350:2140-2150.

［22］LINDE C,ABRAHAM W T,GOLD M R,et al. Randomized trial of cardiac resynchronization in mildly symptomatic heart failure patients and in asymptomatic patients with left ventricular dysfunction and previous heart failure symptoms［J］. J Am Coll Cardiol,2008,52(23):1834-1843.

［23］GOLDENBERG I,KUTYIFA V,KLEIN H U,et al. Survival with cardiac-resynchronization therapy in mild heart failure［J］. N Eng J Med,2014,370(18):1694-1701.

［24］BRIGNOLE M,AURICCHIO A,BARON-ESQUIVIAS G,et al. 2013 ESC guidelines on cardiac pacing and cardiac resynchronizationtherapy:the task force on cardiac pacing and resynchronization therapy of the European Society of Cardiology(ESC). Developed in collaboration with the European Heart Rhythm Association(EHRA)［J］. Europace, 2013,15(8):1070-1118.

［25］杨杰孚,张健,韩雅玲,等.中国心力衰竭诊断和治疗指南2018［J］.中华心血管病杂志,2018,46(10):760-789.

［26］MCMURRAY J J,ADAMOPOULOS S,ANKER S D,et al. ESC guidelines for the diagnosis and treatment of acute and chronic heart failure 2012:The Task Force for the Diagnosis and Treatment of Acute and Chronic Heart Failure 2012 of the European Society of Cardiology. Developed in collaboration with the Heart Failure Association(HFA)of the ESC［J］. Eur J Heart Fail,2012,14(8):803-869.

［27］BREITHARDT G. MADIT-CRT(Multicenter Automatic DefibrillatorImplantation Trial-Cardiac Resynchronization Therapy):cardiac resynchronization therapy towards early management of heart failure［J］. Eur Heart J,2009,30(21): 2551-2530.

［28］SZEPIETOWSKA B,KUTYIFA V,RUWALD M H,et al. Effect of cardiac resynchronization therapy in patients with insulin treated diabetes mellitus［J］. Am J Cardiol,2015,116(3):393-399.

［29］ST JOHN SUTTON M,GHIO S,PLAPPERT T,et al. Cardiac resynchronization induces major structural and functional reverse remodeling inpatients with New York Heart Association class I/II heart failure［J］. Circulation,2009,120(19):1858-1865.

［30］TANG A S,WELLS G A,TALAJIC M,et al. Cardiac resynchronization therapy for mild-to-moderate heart failure［J］. N Engl J Med,2010,363(25):2385-2395.

［31］ABRAHAM W T,YOUNG J B,LEON A R,et al. Effects of cardiac resynchronization on disease progression in patients with left ventricular systolic dysfunction,an indication for an implantable cardioverter-defibrillator,and mildly symptomatic chronic heart failure［J］. Circulation,2004,110(18):2864-2868

［32］张澍,黄德嘉,华伟,等. 心脏再同步治疗慢性心力衰竭的建议(2013年修订版)［J］.中华心律失常学杂志,2013,17(4):247-261.

［33］GOLDENBERG I,KUTYIFA V,KLEIN H U,et al. Survival with cardiac resynchronization therapy in mild heart failure［J］. N Eng J Med,2014,370(18):1694-1701.

［34］ZUSTERZEEL R,SELZMAN K A,SANDERS W E,et al. Cardiac resynchronization therapy in women:US Food and Drug Administration meta-analysis of patient-level data［J］. JAMA Intern Med,2014,174(8):1340-1348.

［35］CURTIS A B,WORLEY S J,ADAMSON P B,et al. Biventricular pacing for atrioventricular block and systolic dysfunction［J］. N Engl J Med,2013,368(17):1585-1593.

［36］QIU Q,YANG L,MAI J T,et al. Acute effects of multisite biventricular pacing on dyssynchrony and hemodynamics in canines with heart failure［J］.J Card Fail,2017,23(4):304-311.

［37］HUANG W,SU L,WU S,et al. A Novel Pacing Strategy With Low and Stable Output:Pacing the Left Bundle Branch Immediately Beyond the Conduction Block［J］. Can J Cardiol,2017,33(12):1736.e1-1736.e3.

［38］DESHMUKH P,CASAVANT D A,ROMANYSHYN M,et al. Permanent direct His bundle pacing:a novel approach to cardiac pacing in patients with normal His Purkinje activation［J］. Circulation,2000,101(8):869-877.

［39］SUBZPOSH F A, VIJAYARAMAN P. Long-Term Results of His Bundle Pacing［J］. Card Electrophysiol Clin,2018,10(3):537-542.

［40］LUSTGARTEN D L,CALAME S,CRESPO E M,et al. Electrical resynchronization induced by direct His-bundle pacing［J］. Heart Rhythm,2010,7(1):15-21.

［41］LUSTGARTEN D L,CRESPO E M,ARKHIPOVA-JENKINS I,et al. His-bundle pacing versus biventricular pacing in cardiac resynchronization therapy patients:A crossover design comparison［J］. Heart Rhythm,2015,12(7):1548-1557.

［42］SHARMA P S,DANDAMUDI G,HERWEG B,et al. Permanent His bundle pacing as an alternative to biventricular pacing for cardiac resynchronization therapy:A multicenter experience［J］. Heart Rhythm,2018,15(3):413-420.

［43］于海波,梁延春,王娜,等. 希氏束起搏在希氏-浦肯野系统传导病变心力衰竭患者中的应用［J］.中华心律失常学杂志,2018,22(2):105-110.

［44］HUANG W,SU L,WU S,et al. Long-term outcomes of His bundle pacing in patients with heart failure with left bundle branch block［J］. Heart,2019,105(2):137-143.

［45］SHARMA P S,HUIZAR J,ELLENBOGEN K A,et al. Recruitment of bundle branches with permanent His bundle pacing in a patient with advanced conduction system disease:What is the mechanism?［J］. Heart Rhythm,2016,13(2):623-625.

心力衰竭评估与检查

心力衰竭(简称心衰)是多种原因导致心脏结构和/或功能的异常改变,使心室收缩和/或舒张功能发生障碍,从而引起以呼吸困难、疲乏和液体潴留(肺淤血、体循环淤血及外周水肿)等为主要表现的一组复杂临床综合征。

2016 年 ESC 指南将心衰根据左室射血分数分为三类:射血分数降低的心衰(HFrEF)、射血分数处于中间范围的心衰(HFmrEF)、射血分数保留的心衰(HFpEF)[1]。2018 年中国心衰诊断和治疗指南[2]也采用了这个分类,其诊断标准如表 1。

表 1　心衰分类

标准	类型		
	HFrEF	HFmrEF	HFpEF
1	症状 ± 体征 [a]	症状 ± 体征 [a]	症状 ± 体征 [a]
2	LVEF<40%	LVEF 40%~49%	LVEF≥50%;
3	(1) 脑钠肽水平升高 [b] (2) 至少满足下列 1 条标准: ①结构性相关的心脏病(LVH 和/或 LAE);②舒张功能不全	(1) 脑钠肽水平升高 [b] (2) 至少满足下列 1 条标准: ①结构性相关的心脏病(LVH 和/或 LAE);②舒张功能不全	(1) 脑钠肽水平升高 [b] (2) 至少满足下列 1 条标准: ①结构性相关的心脏病(LVH 和/或 LAE);②舒张功能不全

[a] 心衰早期阶段以及经利尿剂治疗的患者可能无症状。[b] BNP>35ng/L 和/或 NT-proBNP>125ng/L。LVH:左心室肥厚;LAE:左心房扩大;LVEF:左室射血分数

心衰的诊断和评估依赖于病史、体格检查、实验室检查、心脏影像学检查和功能检查。不同类型心衰的临床症状不同,其临床评估与检查各有不同,对患者的诊断和治疗有不同意义,按相关进展总结如下。

一、射血分数降低的心衰的评估与检查

(一) HFrEF 的症状与体征

HFrEF 的典型症状包括:气促、端坐呼吸、夜间阵发性呼吸困难、运动耐力降低、乏力、疲倦、运动后恢复时间延长、踝部水肿。非典型症状有:夜间咳嗽、喘息、肿胀感、食欲不振、精神不振(尤其是老年人)、抑郁、心悸、头晕、昏厥。

HFrEF 的典型体征包括:心尖搏动向左侧移位、第三心音(奔马律)、颈静脉压升高(伴右心衰时)、肝颈反流征(伴右心衰时)。非典型体征包括:体重增加(>2kg/周)、体重减轻(在严重心衰)、组织损耗(恶病质)、心脏杂音(多见于瓣膜性疾病)、外周水肿(踝部、骶部、阴囊)、肺部啰音、叩诊浊音(胸腔积液)、心跳加快、脉搏不规则、呼吸加快、潮式呼吸、肝大、腹水(伴右心衰时)、四肢冷、尿少、脉压小(低灌注状态)。

(二) HFrEF 评估

1. NYHA 心功能分级　纽约心脏协会(New York Heart Association,NYHA)心功能分

级(表2)是临床最常用的心功能评估方法,常用于评价患者的症状、随访病程或治疗发生的变化。

表2　NYHA 心功能分级

分级	症状
I	活动不受限。日常体力活动不引起明显的气促、疲乏或心悸
II	活动轻度受限。休息时无症状,日常活动可引起明显的气促、疲乏或心悸
III	活动明显受限。休息时可无症状,轻于日常活动即引起显著的气促、疲乏、心悸
IV	休息时也有症状,任何体力活动均会引起不适。如无需静脉给药,可在室内或床边活动者为 IV a 级;不能下床并需静脉给药支持者为 IV b 级

2. 6 分钟步行试验　此方法安全、简便、易行,已逐渐在临床应用,不仅能评定病人的运动耐力,而且可预测患者预后。如 6 分钟步行距离 <300m,提示预后不良。根据 US Carvedilol 研究设定的标准:6 分钟步行距离 <150m 为重度心衰;150~450m 为中重度心衰;>450m 为轻度心衰,可作为参考。这个检查同样适用于肺动脉高压患者。

3. 心衰 4 个阶段　NYHA 心功能分级完全源自患者体会,不够客观,不利于心衰的早期预防,医生在判断和评估患者所处心衰状态时,还常使用心衰 4 个阶段量表(表3)。HFrEF 患者多处于阶段 C 和 D。

表3　心衰 4 个阶段

心衰阶段	定义	患病人群
阶段 A(前心衰阶段)	患者为心衰的高危人群,无心脏结构或功能异常,无心衰症状和 / 或体征	高血压、冠心病、糖尿病、肥胖、代谢综合征、使用心脏毒性药物史、酗酒史、风湿热史、心肌病家族史等
阶段 B(前临床心衰阶段)	患者已发展成器质性心脏病,但从无心衰症状和 / 或体征	左心室肥厚、陈旧性心肌梗死、无症状的心脏瓣膜病等
阶段 C(临床心衰阶段)	患者有器质性心脏病,既往或目前有心衰症状和 / 或体征	器质性心脏病患者伴运动耐量下降(呼吸困难、疲乏)和液体潴留
阶段 D(难治性终末期心衰阶段)	患者器质性心脏病不断进展,虽经积极的内科治疗,休息时仍有症状,且需要特殊干预	因心衰反复住院,且不能安全出院者;需要长期静脉用药者;等待心脏移植者;使用心脏机械辅助装置者

(三)HFrEF 检查

1. 心电图检查　所有 HFrEF 患者均应行心电图检查,明确心律、心率、QRS 形态、QRS 宽度等。HFrEF 患者心电图完全正常的可能性极低[3]。ECG 上某些异常可提供病因信息(如心肌梗死、心肌缺血、心律失常),ECG 也可提供治疗适应证(如房颤的抗凝治疗、心动过缓的起搏治疗,如果 QRS 增宽行 CRT 治疗)。怀疑存在心律失常或无症状性心肌缺血时,应行 24 小时动态心电图(Holter)。

(1)常规体表心电图:因 HFrEF 病因不同,心电图可有不同或表现为各种心律失常。如缺血性心脏病常见 ST-T 改变、病理性 Q 波、房性期前收缩、室性期前收缩;扩张型心肌病常见左束支传导阻滞(V5 或 V6 导联的 R 波呈"M"型或平顶型;R 波上升支或下降支挫折、顿挫;继发 ST-T 改变)。肺心病患者常见低电压[整个 QRS 波振幅(R+S)在所有的胸前导联 <1.0mV,在所有肢体导联 <0.5mV]。瓣膜性心脏病常见心房颤动(P 波消失,代之以不规则的 f 波、RR 间期绝对不齐、QRS 波群时间、形态一般正常)。

(2) 24 小时动态心电图及长时程心电图监测:终末期 HFrEF 患者多死于心源性猝死,Holter 及长时程心电图监测易于发现无症状性室性心动过速、心脏停搏、房室传导阻滞等严重心律失常,从而作为评估心源性猝死危险分层及治疗(ICD 或 CRT-D)的手段,降低心源性猝死率。

2. HFrEF 生物标志物

(1) 利钠肽[B 型利钠肽(B-type natriuretic peptide,BNP)或 N 末端 B 型利钠肽原(N-terminal pro-BNP,NT-proBNP)]测定:利钠肽检测推荐用于心衰筛查、诊断和鉴别诊断、病情严重程度及预后评估[2,4]。出院前的利钠肽检测有助于评估心衰患者出院后发生心血管事件的风险。BNP<100ng/L、NT-proBNP<300ng/L 时,通常可排除急性心衰。BNP<35ng/L、NT-proBNP<125ng/L 时,通常可排除慢性心衰,但其敏感度和特异度较急性心衰低。诊断急性心衰时,NT-proBNP 水平应根据年龄和肾功能进行分层:50 岁以下的患者 NT-proBNP>450ng/L,50 岁以上 >900ng/L,75 岁以上应 >1 800ng/L,肾功能不全(肾小球滤过率 <60ml/min)时应 >1 200ng/L。当利用 NT-proBNP 评估急性心衰严重程度及预后时,NT-proBNP>5 000ng/L 提示心衰患者短期死亡风险较高,NT-proBNP>1 000ng/L 提示长期死亡风险较高。经住院治疗后,利钠肽水平无下降的心衰患者预后差。

多种心血管疾病(心衰、急性冠脉综合征、心肌病变如左心室肥厚、心脏瓣膜病、心包疾病、心房颤动、心肌炎、心脏手术、电复律、心肌毒性损伤等)和非心血管疾病(高龄、贫血、肾功能不全、睡眠呼吸暂停、重症肺炎、肺动脉高压、肺栓塞、严重全身性疾病、脓毒症、严重烧伤和脑卒中等)均会导致利钠肽水平增高,尤其是心房颤动、高龄和肾功能不全。脑啡肽酶抑制剂使 BNP 降解减少,而 NT-proBNP 不受影响。临床工作中,应注意结合患者的病史进行分析。

(2) 心脏肌钙蛋白(cardiac troponin,cTn):推荐心衰患者入院时行 cTn 检测,用于急性心衰患者的病因诊断(如急性心肌梗死)和预后评估。现有证据表明,cTn 可预测心衰的发生,测量 cTn 可以帮助识别有心衰风险的个体。cTn 对心衰患者短期及长期不良事件均有一定预测价值。

(3) HFrEF 患者的危险分层和预后评估,联合使用多项生物标志物可能是未来的发展方向[5]。目前研究发现,HFrEF 的生物学标志物如表 4。

表 4　HFrEF 生物学标志物

分类	亚型	标志物
心肌损伤	心肌牵拉	ANP、BNP*、NT-proBNP*、MR-proANP、GDF-15、神经调节素
	心肌损伤	TnT*、TnI*、hsTN、心脏脂肪酸结合蛋白、肌球蛋白轻链激酶 1、CK-MB
	氧化应激	髓过氧化物酶、中区肾上腺髓质素、ox-LDL、尿中生物热源蛋白、血浆丙二醛

分类	亚型	标志物
神经激素激活	肾素 - 血管紧张素系统	肾素、血管紧张素Ⅱ、醛固酮
	交感神经系统	去甲肾上腺素、嗜铬粒蛋白 A
	精氨酸加压素系统	AVP、和肽素
	内皮素	内皮素 -1、内皮素 -1 前体
心室重构	炎症	CRP、TNF-α、Fas（APO-1）、IL-1、IL-6、IL-18、细胞因子、降钙素原、脂肪因子、脂联素
	肥厚 / 纤维化	可溶性 ST-2*、半乳糖凝集素 -3*、基质金属蛋白酶、胶原蛋白肽（PⅠCP、PⅢNP）
miRNA	-	miR-210、miR-22、miR-423-5p 等

* 已经确立的血清学标志物

我们的研究发现，和肽素（copeptin）对于失代偿心衰在 90 天以内的主要不良事件（心血管死亡或再住院）具有较好的指导意义，联合 NT-proBNP 可以取得更好的临床评估价值。但由于和肽素试剂盒不在中国销售，其临床推广受到限制[6]。我们的研究还发现，血清碱性磷酸酶（ALP）是急性 ST 段抬高型心肌梗死（STEMI）的急性期指标，可以在一定程度上预测 STEMI 患者的院内全因死亡。也有学者研究报道，血清 ALP 水平可作为急性失代偿性心衰患者肾功能恶化的预测因子[7]。其次，我们和其他人的研究均发现，在急性心衰患者中，红细胞分布宽度（red cell distribution width，RDW）和 NT-proBNP 都是 90 天的心血管事件的预测因子，联合应用 RDW 和 NT-proBNP 能提高 AHF 患者 90 天的预后评估价值[8]。我们研究发现，嗜酸性粒细胞百分比下降的 STEMI 患者死亡风险及不良心血管事件（包括心衰及心衰再住院风险）较正常患者增加，说明嗜酸性粒细胞对 STEMI 患者的预后具有预测作用。

3. 实验室检查　对于新诊断的 HErEF，为了评估患者对特定治疗的适宜性，检出可逆的、可治的心衰原因和影响心衰的共病，推荐或应当考虑如下诊断试验：血红蛋、WBC、钠、钾、尿素氮、肌酐（及 eGFR）；肝功能检查（胆红素、AST、ALT、GGTP）、葡萄糖、糖化血红蛋白（HbA1c）、血脂谱、促甲状腺激素（TSH）、铁蛋白等实验室检查。HFrEF 伴系统性低灌注时，建议行动脉血气分析了解 PO_2、乳酸及 PCO_2 情况。

4. X 线检查　胸部 X 线检查主要用于疑似心衰患者的诊断。尽管胸部 CT 是当前检查的标准，但胸部 X 线检查对引起患者症状和体征的肺部病变如肺部恶性肿瘤和间质性肺病，仍然是非常有用的。胸部 X 线检查可以初步显示心脏是否增大，值得注意的是，胸部 X 线检查没有心脏增大也可能存在显著的左室功能不全[9]。另外，胸部 X 线检查可显示心衰患者的肺静脉充血或水肿，在心衰急性发作时价值更大。因此，对于 HFrEF 患者，为了检出或排除可引起呼吸困难的肺部或其他疾病，推荐行胸部 X 线检查。在严重心衰时常见胸腔积液，特别是当肺静脉和系统压两者均升高时。在 HFrEF 的不同阶段，胸部 X 线检查特征如表 5。

表 5　HFrEF 患者分期与胸部 X 线检查特征

HFrEF 分期	X 线检查特征
血流重新分布	肺血管重新分布
PCWP 13~18mmHg	心脏扩大 动脉 - 支气管比例增加
间质水肿	Kerley B 线或间隔线
PCWP 18~25mmHg	支气管袖套征 血管影模糊 叶间裂隙增厚
肺泡水肿	肺门实变
PCWP>25mmHg	空气支气管征 棉花状外观 胸膜（腔）积液

5. **超声心动图**　超声心动图是最通用的和最容易获得的非侵入性评估心脏功能的方式,可显示心腔大小、厚度、功能、室壁运动、舒张功能、心内压力和瓣膜功能。再加上多普勒血流研究,超声心动图可识别心肌、心脏瓣膜和心包的异常。

（1）经胸超声心动图（TTE）

1）左室收缩功能的评估:目前推荐采用修改的双平面 Simpson 法测定 LVEF,即从心尖四腔和二腔平面获得左室舒张末容量（LVEDV）和左室收缩末容量（LVSDV）。此方法依赖于心内膜边缘的准确示踪。在成像质量差的情况下,应使用对比剂以改善心内膜的轮廓[10]。对于疑似冠心病或心肌炎的患者,测定局部室壁运动异常可能特别有意义。

不推荐根据线性参数计算 LVEF 方法,如 Teichholz 和 Quinones 法以及测量短轴缩短率,特别是在伴局部左室功能不全和 / 或左室重构的患者。优质的三维超声心动图可改善左室容量和 LVEF 的定量,与经 CMR 测得的容量相比,准确性可能更好[11]。

近年来,组织多普勒技术和变形成像技术（应变和应变速率）已被证明其临床应用的可重复性和可行性,特别在临床前阶段可检出收缩功能的细微异常。

2）左室舒张功能的评估:部分 HFrEF 患者可能存在左室舒张功能不全。尽管目前超声心动图是唯一能诊断舒张功能不全的成像技术,但没有单一的超声心动图变量足以孤立、准确地用于左室舒张功能不全的诊断。因此,推荐结合所有相关的三维超声和多普勒数据进行综合的超声心动图检查。

3）右室功能和肺动脉压力的评估:HFrEF 患者超声心动图检查需评估右室结构和功能,包括右室和右房直径,评估右室收缩功能和肺动脉压力。

（2）经食道超声心动图（TOE）:TOE 对 HFrEF 的常规诊断评估不是必要的;但在某些临床情况下如有心瓣膜病、疑似主动脉夹层、疑似心内膜炎或先天性心脏病以及对于需要心脏复律的房颤患者,为了排除心房内血栓,TOE 可能具有价值。当单用 TTE 检查,二尖瓣或主动脉瓣病变的严重程度与患者的症状不相称时,也应当做 TOE 检查。

（3）负荷超声心动图:运动或药物负荷超声心动图可用于评估可诱发的心肌缺血和 / 或心肌存活力,在某些情况下,可评估心瓣膜病（如动力性二尖瓣反流、低血流 - 低压力梯度主动脉狭窄）的患者[12]。对于劳力性呼吸困难和在静息时舒张参数不能作结论的患者,负荷超声心动图可检出与运动相关的舒张功能不全。但对于 HFrEF 患者,需在病情稳定的情况下进行。

(4) 心脏磁共振(CMR):CMR 是测量左右心室容量、质量和射血分数的金标准。对于用超声心动图检查未能诊断(特别是右心成像)的患者,它是最好的替代心脏成像模式,对于复杂性先天性心脏病患者,它是首选的检查方法。

应用延迟钆增强(LGE)与 T_1 成像一起,CMR 是首选的评估心肌纤维化的成像方法,可用于确定心衰的病因。例如,用 LGE 的 CMR 可区别缺血性与非缺血性的心衰原因,且使心肌纤维化 / 瘢痕可视化[11]。此外,CMR 可明确心肌炎、淀粉样变性、结节病、Chagas 病、Fabry 病、致密化不全心肌病和血色病的心肌组织特征。CMR 还可用于评估心衰和冠心病(CAD)患者的心肌缺血和心肌活力(被认为适合冠脉血运重建)。

与超声心动图相比,CMR 的局限性包括结果取决于当地影像医生的专业知识,可及性较低和价格较贵,在有金属植入物(包括心脏装置)的患者安全性不确定,以及对快速型心律失常患者检测不太可靠。CMR 不适用于幽闭恐惧症患者。对于 GFR<30ml/(min·1.73m²) 的个体,线性钆基对比剂是禁忌的,因为其可引发肾源性系统纤维化(用新型环性钆基对比剂可避免此种担忧)。

(5) 核素心室造影:放射核素成像可以评估 HFrEF 患者心室大小、功能和浸润,但与其他成像模式比起来,其空间分辨率较差且需要电离辐射,故临床上不太常用于上述目的。事实上,放射核素心室造影测定心室容量要比超声更为准确,因为它依赖计数密度,而不是像超声技术一样依赖几何假设(后者可能受到复杂的右室几何形状的妨碍)。

(6) 核素心肌灌注和 / 或代谢显像:核素心肌灌注显像包括单光子发射计算机断层成像(single-photon emission computed tomography,SPECT)和正电子发射计算机断层成像(positron emission computed tomography,PET),可用于诊断心肌缺血[13,14]。代谢显像可判断心肌存活情况。对 HFrEF 合并冠心病的患者,在决定行血运重建前,可考虑用心脏影像学检查(CMR、负荷超声心动图、SPECT、PET)评估心肌缺血和心肌存活情况。

(7) 冠脉造影:对于诊断为药物难治性心绞痛的 HFrEF 患者,只要患者其他方面适合冠脉血运重建,推荐行冠脉造影[15]。对于有症状性室性心律失常病史或经复苏的心脏停搏病史的患者,也推荐行冠脉造影。对于 CAD 验前概率中到高度,非侵入性负荷检查存在缺血的心衰患者,为了明确缺血性病因和 CAD 的严重程度,应考虑冠脉造影。

(8) 心脏计算机断层扫描(CCT):CCT 在心衰患者的主要用途是作为一种非侵入方法,使冠脉解剖可视化。对于 CAD 验前概率低到中度或者非侵入负荷试验模棱两可的心衰患者,没有相对禁忌证,为了排除 CAD 的诊断,可行 CCT 检查。

(9) 心衰的基因检测:对于大多数临床确诊 HFrEF 的患者,常规基因检测对明确诊断没有肯定的作用。对于 HCM、特发性 DCM 和致心律失常性右室心肌病(ARVC)患者,推荐遗传咨询。限制型心肌病和孤立的致密化不全心肌病可能具有遗传倾向,也应当考虑基因检测。50% 的 DCM 病例是特发性的,约 1/3 是遗传的。已经检出 50 多个基因与 DCM 相关。大多数 ARVC 病例是遗传的,是由于编码细胞桥粒的成分基因突变引起的。DNA 分析也有助于明确罕见型如线位体心肌病的诊断。

为了早期检出,推荐从青少年早期开始一级亲属的筛查,但早期筛查也可根据其他家庭成员发病的年龄来考虑。最近提出了遗传性心肌病的 MOGE(S)分类,包括形态功能的表型(M)、器官受累(O)、基因遗传型(G)、病因学标识(E)、包括遗传缺陷或潜在的疾病 / 基质和疾病的功能状态(S)[16]。

（10）心肺运动试验（CEPT）：CEPT是通过测量气道内气体交换同步评估心血管系统和呼吸系统对同一运动应激的反应情况。在同一功率负荷下测出VO_2和VCO_2等代谢指标、通气指标以及心电图、心率、血压变化。应用于HFrEF患者，需临床症状稳定2周以上。CEPT可评估心脏移植和/或机械循环支持等围术期风险，有助于识别不能解释的呼吸困难[17]。为了优化运动试验的处方或检出可逆性心肌缺血，应当考虑CEPT。

（11）有创血流动力学检查：在HFrEF患者中右心导管和肺动脉导管检查适用于考虑心脏移植或机械循环支持的重症心衰患者的术前评估[1]；超声心动图提示肺动脉高压的患者，在瓣膜性或结构性心脏病干预治疗前评估肺动脉高压及其可逆性；对经规范治疗后仍存在严重症状或血流动力学状态不清楚的患者，为调整治疗方案可考虑行此检查。

（12）心肌活检：对于尽管进行了标准治疗，HFrEF仍迅速进展的患者，如果存在一种只能通过心肌标本来确诊且可用特殊有效的治疗方法，应当考虑行心内膜心肌活检，有助于明确心肌是炎症性（如巨细胞心肌炎）还是浸润性病变[18]。对心脏移植后怀疑有急性心脏排斥状态的患者，也应考虑行心内膜心肌活检。

（13）肺部超声：肺淤血是心衰患者的重要临床表现。体格检查和胸部X线检查肺淤血的准确性有限。肺部超声（PU）已被纳入临床实践中以评估肺淤血。在不同临床环境中使用PU评估呼吸困难患者和心衰患者，可提高心衰患者肺淤血的诊断和预后的敏感性、特异性和准确性。

PU的主要用途是评估B线。B线（超声肺彗星尾征，ultrasound lung comets）的分析可以检测肺泡-间质综合征和获得性血管外肺水[19,20]。B线是激光状的垂直高回声混响伪影，它们来自胸膜线，延伸到屏幕底部而不会褪色，并与肺的呼吸运动同步移动[21]。在肺淤血中存在几种B线，可以帮助检测、半定量和监测血管外肺水，呼吸困难的鉴别诊断，以及慢性和急性心衰的预后分层[19,22]。当识别出3条或更多条B线时，该区域被认为是阳性的[20,21]。PU的使用增加了院前和医院环境中的心衰诊断准确性，对失代偿性心衰患者的预后具有预测价值，并可能在指导心衰患者的治疗中发挥作用。

肺部超声与诊断评估：PU主要用于鉴别心源性和肺源性呼吸困难，当与BNP的使用相关联时，可观察到PU和BNP关联的诊断敏感性和特异性增加[23]。PU增加了肺淤血的诊断准确性。在急诊和心脏重症监护室中均优于听诊器听诊。有研究证实，B线≥15与NT-proBNP>1 000ng/L，E/e'>15与临床评估相关。对于失代偿性心衰的风险，PU的敏感性为85%，特异性为83%[24]。

肺部超声与治疗评估：PU发现的B线在治疗后大部分清除，并与放射学和临床评价的淤血和BNP水平相关[25]。

肺部超声和预后评估：超过3条B线的患者因心衰住院或全因死亡的概率增加了4倍，B线或胸腔积液的存在或两者均存在与死亡或住院风险增加相关，有研究发现3个月和6个月全因死亡或无事件住院的B线数分别为≥30和≥15[21,26-28]。此外，B线的存在（平均值为12.2±7.3）是在90天内1/4的患者再入院的标志，并且中度肺淤血的存在是100%再入院的预测因素[29]。

二、射血分数保留的心衰的评估与检查

（一）HFpEF的症状与体征

HFpEF的典型症状包括：呼吸急促、端坐呼吸、夜间阵发性呼吸困难、运动耐力下降、易

疲劳或倦怠。非典型症状有：夜间咳嗽、哮喘、食欲减退、老年人意识障碍、抑郁、心悸、头晕或晕厥。

HFpEF 的特异性体征包括：特异性强的如颈静脉压增高、肝颈静脉回流征阳性、第三心音 / 奔马律、心尖搏动移位。非特异性体征包括：体重增加(>2kg/ 周)、体重下降(严重心衰者)、组织损耗(恶病质)、心脏杂音、外周水肿、肺部啰音 / 叩诊浊音、心动过速 / 脉律不齐、肝大 / 腹水、脉压差变小。

(二) HFpEF 的评估

1. **H2FpEF 评分** 如表 6 所示，H2FpEF 评分表是对原因不明的劳力性呼吸困难患者进行的 6 项临床和超声指标评估。这些指标包括：肥胖，房颤，年龄 >60 岁，使用≥2 种降压药物，超声心动图 E/e'>9，超声心动图肺动脉收缩压 >35mmHg。基于这 6 个变量的加权分数汇总得分即为 H2FpEF 评分，总分为 0~9 分，每增加 1 分，HFpEF 的风险会增加 1 倍。根据评分高(6~9 分)、低(0、1 分)可鉴别 HFpEF 和非心源性呼吸困难患者，中等分数(2~5 分)患者则需进一步检查明确呼吸困难原因[30,31]。H2FpEF 评分系统优于目前所公认的计算方法。

表 6　H2FpEF 评分

	临床变量	数值	分数
H2	肥胖	体重指数 >30kg/m^2	2
	高血压	至少 2 种降压药物	1
F	心房颤动	阵发性或持续性	3
P	肺动脉高压	经多普勒心脏超声估测肺动脉收缩压升高 >35mmHg	1
E	高龄	年龄 >60 岁	1
F	充盈压	多普勒心脏超声示 E/e'>9	1
	H2FpEF 评分		总分(0~9)

2. **HFA-PEFF 评分** 2018 年 ESC 心衰会议上提出了 HFA-PEFF 评分，根据评分步骤完善检查(表 7)，再根据检查结果计算 HFA-PEFF 评分(表 8)，主要标准为 2 分，次要标准为 1 分。若评分≥5 分，考虑为 HFpEF；若评分为 2~4 分，需要进一步完善负荷超声或有创血流动力学监测。

表 7　HFA-PEFF 评分步骤

P	初始检测(步骤 P:检查前评估)	心衰症状和 / 或体征 合并症 活动耐力测试或心肺运动试验 心电图 标准超声心动图 利钠肽
E	诊断检查(步骤 E:超声心动图和利钠肽评分)	综合超声心动图 利钠肽
F	进一步检查(步骤 F:如不能确定则行进一步评估)	运动负荷超声心动图(检测舒张功能) 有创血流动力学监测

F2	病因检查（步骤 F2：确定最终病因）	活动耐力测试或心肺运动试验 心脏磁共振 心脏或心肌外组织活检 心肌显像 基因学检测 特定的实验室检测

表 8　HFA-PEFF 评分

	功能	形态学	生物标志物（SR）	生物标志物（AF）
主要标准	室间隔 e'<7cm/s、侧壁 e'<10cm/s 或 E/e'≥15	LAVI>34ml/m² 或 LVMI≥149/122（m/w）g/m²	NT-proBNP>220ng/L 或 BNP>80ng/L	NT-proBNP>660ng/L 或 BNP>240ng/L
次要标准	E/e' 9~14、TR 速率>2.8m/s 或 GLS<16	LAVI 29~34ml/m²、LVMI>115/95（m/w）g/m² 或 LV 壁厚≥12mm	NT-proBNP 125~220ng/L 或 BNP 35~80ng/L	NT-proBNP 365~660ng/L 或 BNP 105~240ng/L
	主要标准：2 分 次要标准：1 分	总分≥5 分：HFpEF 总分 2~4 分：负荷超声或有创血流动力学监测		

注：E/e'：二尖瓣舒张早期血流速度峰值（E）与二尖瓣环舒张早期运动速度峰值（e'）比值；LAVI：左房最大容积指数；LVMI：左室重量指数；NT-proBNP：N 末端 B 型钠尿肽原；BNP：利钠肽；TR：三尖瓣最大反流流速；GLS：整体纵向收缩期峰值应变；LV：左心室；SR：窦性心律；AF：房颤

（三）HFpEF 的检查

1. **心电图**　可提示部分病因与治疗指征，异常心电图可作为心衰的辅助诊断，但特异性较低。Q 波提示缺血性心脏病是心衰的病因，而动态 ST 改变可能表明急性冠状动脉缺血，这可能引起急性失代偿。窦性心动过速可见于晚期心衰。如果有右心室肥大的证据，QRS电压增加可能表明结构性疾病，如左心室肥大、肥厚型心肌病或肺动脉高压。低 QRS 电压可能代表浸润性疾病或心包积液。PR 间期的延长可能是由于浸润性疾病或内源性传导疾病。QT 间期的延长可以在心衰患者中频繁发生，其可能代表心肌疾病、电解质异常或者可能由于使用抗心律失常药物而延长[32]。

2. **胸部 X 线检查**　可识别 / 排除肺部疾病及其他引起呼吸困难的疾病，提供肺淤血 / 水肿和心脏增大的信息。晚期心衰时，尽管患者有明显的症状，但可能有正常的胸部 X 线表现，因此当胸部 X 线片正常时无法排除 HFpEF 心衰可能，也不能区分心衰类型[33]。

3. **利钠肽**　B 型利钠肽（BNP）和 N 末端 B 型钠尿肽原（NT-proBNP）的血清生物标志物随着 NYHA 心功能分级的增加和急性失代偿性心衰的发生而逐渐增加。在 HFpEF 与HFrEF 鉴别诊断中，利钠肽价值相似，无法依此进行区分，但一般 HFpEF 患者利钠肽平均值低于 HFrEF 患者。利钠肽的筛查和早期干预可预防心衰，但利钠肽的变化同样可能由非心脏因素引起。利钠肽阴性常用于排除心衰诊断[34,35]。

4. **其他生物标志物**　一项探讨生物标志物与心衰事件之间相关性的研究显示，多因素分析后，尿白蛋白肌酐比值（UACR）及利钠肽与 HFpEF 事件显著相关；另有超敏肌钙蛋白（hs-Tn）、纤溶酶原激活物抑制剂 -1（PAI-1）及纤维蛋白原 3 个生物标志物与 HFpEF 事件之间存在相关性[36]。这些标志物有助于对心衰患者进行危险分层、预测再入院及死亡，并在利钠肽基础上提供心衰预后价值。

5. **超声心动图**　评估心脏结构和功能的首选方法,可提供房室容量、左右心室收缩和舒张功能、室壁厚度、瓣膜功能和肺动脉高压的信息。2016 年美国超声心动图学会将以下 4 个指标(图 1)作为主要参数用于评估左室舒张功能:①二尖瓣瓣环舒张早期运动峰速度(e');②平均 E/e';③三尖瓣反流速度;④左房容积指数。

具体评估流程如下:对于 LVEF 正常的患者,若满足 2 个条件以上,可考虑患者舒张功能障碍;若刚好满足 2 个条件,则需结合其他标准进行综合判断。

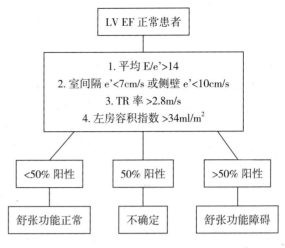

图 1　左室舒张功能评估流程

超声心动图的局限性包括:刚好满足 2 个参数条件,无法进行准确判断;舒张功能障碍的分级较为复杂,分级需结合其他指标[37]。

6. **负荷超声心动图**　对存在劳力性呼吸困难,LVEF 正常但静息舒张功能参数未能作出诊断的患者,负荷超声心动图具有一定辅助作用。采用半仰卧踏车或平板运动方式,静息状态下,记录 TR、二尖瓣 E 峰峰值、二尖瓣环 e';运动过程中、运动结束后 1~2 分钟记录相同指标;阳性指征(满足以下 3 个条件)提示充盈压升高:①平均 E/e'>14 或室间隔 E/e'>15;②三尖瓣最大反流流速(TR)>2.8m/s;③室间隔 e'<7cm/s 或侧壁 e'<10cm/s[37]。

7. **心脏磁共振(CMR)**　测量左右心室容量、质量、射血分数的"金标准",钆剂延迟增强成像(LGE)可鉴别缺血性与非缺血性心肌损害,LGE 与 T_1 成像是评估心肌纤维化的首选影像检查,由于钆对比剂仅分布于组织间隙,可精确地显示心肌纤维化和瘢痕组织,但目前 CMR 无法作为第一时间的评估手段。

8. **心导管**　一度被认为是舒张功能评价的"金标准",但作为有创评估,临床应用较少,目前指南也不做一线推荐。

9. **6 分钟步行试验**　用于评价患者运动耐力和心衰严重程度,同样适用于肺动脉高压患者的评估。其判断标准与 HFrEF 相同,但由于 HFpEF 的射血分数正常,6 分钟步行试验常用于粗略评估和判断 HFpEF 患者心功能。

10. **心肺运动试验**　评估运动耐量对于心衰患者的管理至关重要;然而,这种情况的量化是主观的,即使使用 NYHA 心功能分级和 6 分钟步行测试也可能不一致。通过心肺运动试验可以提供更精确的功能测量指标,并且可以用于评估先进疗法(例如机械循环支持或心脏移植)的候选资格。

三、射血分数中间值的心衰的评估与检查

心衰伴中间射血分数(heart failure with a midrange ejection fraction,HFmrEF)近年来被认为是心衰综合征中的一个新分类。2016 年 ESC 的心衰指南第一次定义了 HFmrEF 这一概念[1]。

2018 年中国心衰诊断与治疗指南采用的 HFmrEF 的 LVEF 范围是 40%~49%。HFmrEF 占总心衰患者的 10%~20%,其流行病学、病因、病理、临床特征、治疗策略、转归预后等均与

已知的 HFrEF 或 HFpEF 不尽相同[38,39]。对于 HFmrEF 病理生理机制的差异,以及这些差异与 HFrEF 和 HFpEF 之间的关系,尚属未知。有研究数据表明,HFmrEF 患者的临床特征和生物标志物分布介于 HFrEF 和 HFpEF 之间,提示 HFmrEF 患者是 HFrEF 和 HFpEF 患者的混合体,是一个异质性群体[40-42]。但是,目前对 HFmrEF 的研究和重视还不够,仍留有很大的空白等待我们填补。

早期 HFmrEF 可没有症状,随着病情发展,急性加重期可有呼吸困难、乏力、活动耐量受限及液体潴留导致的肺淤血和外周水肿等表现。在 HFmrEF 患者中,呼吸困难比 HFpEF、HFrEF 更突出[42]。2016 年欧洲心衰指南指出[1],HFmrEF 在诊断上除了 LVEF 值与 HFpEF 不同外,其他诊断要点类似。需满足以下分类标准:①HF 的症状体征;②LVEF 40%~49%;③利钠肽水平升高(BNP>35ng/L 和 / 或 NT-proBNP>125ng/L),并符合以下至少 1 条附加标准:相关的结构性心脏病(左室肥厚和 / 或左房扩大);左室舒张功能不全。

总体而言,HFmrEF 在评估与检查流程上与 HFrEF 并无区别,目前也缺乏特异性的检查有助于 HFmrEF 诊断,随着我们对 HFmrEF 病理生理机制的认识不断深入,未来可能有会有更特异的检查方式涌现。

(张冬颖　黄晶)

参 考 文 献

［1］PONIKOWSKI P, VOORS A A, ANKER S D, et al. 2016 ESC Guidelines for the diagnosis and treatment of acute and chronic heart failure: The Task Force for the diagnosis and treatment of acute and chronic heart failure of the European Society of Cardiology (ESC) Developed with the special contribution of the Heart Failure Association (HFA) of the ESC［J］. Eur Heart J, 2016, 37 (27): 2129-2200.

［2］中华医学会心血管病学分会心力衰竭学组,中国医师协会心力衰竭专业委员会,中华心血管病杂志编辑委员会. 中国心力衰竭诊断和治疗指南 2018. 中华心血管病杂志, 2018, 46 (10): 760-789.

［3］MANT J, DOUST J, ROALFE A, et al. Systematic review and individual patient data meta-analysis of diagnosis of heart failure, with modelling of implications of different diagnostic strategies in primary care［J］. Health Technol Assess, 2009, 13 (32): 1-207, iii.

［4］ROBERTS E, LUDMAN A J, DWORZYNSKI K, et al. The diagnostic accuracy of the natriuretic peptides in heart failure: systematic review and diagnostic meta-analysis in the acute care setting［J］. BMJ, 2015, 350: h910.

［5］SARHENE M, WANG Y, WEI J, et al. Biomarkers in heart failure: the past, current and future［J］. Heart Fail Rev, 2019.

［6］JIA J, CHANG G L, QIN S, et al. Comparative evaluation of copeptin and NT-proBNP in patients with severe acute decompensated heart failure, and prediction of adverse events in a 90-day follow-up period: A prospective clinical observation trial［J］. Exp Ther Med, 2017, 13 (4): 1554-1560.

［7］YAMAZOE M, MIZUNO A, NISHI Y, et al. Serum alkaline phosphatase as a predictor of worsening renal function in patients with acute decompensated heart failure［J］. J Cardiol, 2016, 67 (5): 412-417.

［8］HE W, JIA J, CHEN J, et al. Comparison of prognostic value of red cell distribution width and NT-proBNP for short-term clinical outcomes in acute heart failure patients［J］. Int Heart J, 2014, 55 (1): 58-64.

［9］HAWKINS N M, PETRIE M C, JHUND P S, et al. Heart failure and chronic obstructive pulmonary disease: diagnostic pitfalls and epidemiology［J］. Eur J Heart Fail, 2009, 11 (2): 130-139.

［10］LANG R M, BADANO L P, MOR-AVI V, et al. Recommendations for cardiac chamber quantification by echocardiography in adults: an update from the American Society of Echocardiography and the European Association of Cardiovascular Imaging［J］. Eur Heart J Cardiovasc Imaging, 2015, 16 (3): 233-270.

［11］PATEL A R, KRAMER C M. Role of Cardiac Magnetic Resonance in the Diagnosis and Prognosis of Nonischemic Cardiomyopathy［J］. JACC Cardiovasc Imaging, 2017, 10 (10 Pt A): 1180-1193.

[12] GARNIER F,EICHER J C,JAZAYERI S,et al. Usefulness and limitations of contractile reserve evaluation in patients with low-flow,low-gradient aortic stenosis eligible for cardiac resynchronization therapy [J]. Eur J Heart Fail,2014,16(6):648-654.

[13] ANGELIDIS G,GIAMOUZIS G,KARAGIANNIS G,et al. SPECT and PET in ischemic heart failure [J]. Heart Fail Rev, 2017,22(2):243-261.

[14] BAX J J,DI CARLI M,NARULA J,et al. Multimodality imaging in ischaemic heart failure [J]. Lancet,2019,393(10175): 1056-1070.

[15] GONZALEZ-LOPEZ E,GALLEGO-DELGADO M,GUZZO-MERELLO G,et al. Wild-type transthyretin amyloidosis as a cause of heart failure with preserved ejection fraction [J]. Eur Heart J,2015,36(38):2585-2594.

[16] HAZEBROEK M R,MOORS S,DENNERT R,et al. Prognostic Relevance of Gene-Environment Interactions in Patients With Dilated Cardiomyopathy:Applying the MOGE(S)Classification [J]. J Am Coll Cardiol,2015,66(12):1313-1323.

[17] GUAZZI M,BANDERA F,OZEMEK C,et al. Cardiopulmonary Exercise Testing:What Is its Value? [J]. J Am Coll Cardiol,2017,70(13):1618-1636.

[18] TSCHOPE C,COOPER L T,TORRE-AMIONE G,et al. Management of Myocarditis-Related Cardiomyopathy in Adults [J]. Circ Res,2019,124(11):1568-1583.

[19] LICHTENSTEIN D,MEZIERE G,BIDERMAN P,et al. The comet-tail artifact. An ultrasound sign of alveolar-interstitial syndrome [J]. Am J Respir Crit Care Med,1997,156(5):1640-1646.

[20] PICANO E,FRASSI F,AGRICOLA E,et al. Ultrasound lung comets:a clinically useful sign of extravascular lung water[J]. J Am Soc Echocardiogr,2006,19(3):356-363.

[21] COIRO S,ROSSIGNOL P,AMBROSIO G,et al. Prognostic value of residual pulmonary congestion at discharge assessed by lung ultrasound imaging in heart failure [J]. Eur J Heart Fail,2015,17(11):1172-1181.

[22] GARGANI L. Lung ultrasound:a new tool for the cardiologist [J]. Cardiovasc Ultrasound,2011,9:6.

[23] PROSEN G,KLEMEN P,STRNAD M,et al. Combination of lung ultrasound (a comet-tail sign) and N-terminal pro-brain natriuretic peptide in differentiating acute heart failure from chronic obstructive pulmonary disease and asthma as cause of acute dyspnea in prehospital emergency setting [J]. Crit Care,2011,15(2):R114.

[24] MIGLIORANZA M H,GARGANI L,SANT'ANNA R T,et al. Lung ultrasound for the evaluation of pulmonary congestion in outpatients:a comparison with clinical assessment,natriuretic peptides,and echocardiography [J]. JACC Cardiovasc Imaging,2013,6(11):1141-1151.

[25] VOLPICELLI G,CARAMELLO V,CARDINALE L,et al. Bedside ultrasound of the lung for the monitoring of acute decompensated heart failure [J]. Am J Emerg Med,2008,26(5):585-591.

[26] PLATZ E,LEWIS E F,UNO H,et al. Detection and prognostic value of pulmonary congestion by lung ultrasound in ambulatory heart failure patients [J]. Eur Heart J,2016,37(15):1244-1251.

[27] GUSTAFSSON M,ALEHAGEN U,JOHANSSON P. Imaging Congestion With a Pocket Ultrasound Device:Prognostic Implications in Patients With Chronic Heart Failure [J]. J Card Fail,2015,21(7):548-554.

[28] GARGANI L,PANG P S,FRASSI F,et al. Persistent pulmonary congestion before discharge predicts rehospitalization in heart failure:a lung ultrasound study [J]. Cardiovasc Ultrasound,2015,13:40.

[29] MUNIZ R T,MESQUITA E T,SOUZA JUNIOR C V,et al. Pulmonary Ultrasound in Patients with Heart Failure - Systematic Review [J]. Arq Bras Cardiol,2018,110(6):577-584.

[30] REDDY Y N V,CARTER R E,OBOKATA M,et al. A Simple,Evidence-Based Approach to Help Guide Diagnosis of Heart Failure With Preserved Ejection Fraction [J]. Circulation,2018,138(9):861-870.

[31] PAULUS W J. H2FPEF Score [J]. Circulation,2018,138(9):871-873.

[32] HOOSAIN J,WHITTIER J,HASNI F,et al. The Initial Evaluation and Management of a Patient with Heart Failure [J]. Curr Cardiol Rep,2017,19(10):103.

[33] MARTINEZ-RUMAYOR A A,VAZQUEZ J,REHMAN S U,et al. Relative value of amino-terminal pro-B-type natriuretic peptide testing and radiographic standards for the diagnostic evaluation of heart failure in acutely dyspneic subjects [J]. Biomarkers,2010,15(2):175-182.

[34] TAUB P R,DANIELS L B,MAISEL A S. Usefulness of B-type natriuretic peptide levels in predicting hemodynamic and clinical decompensation [J]. Heart Fail Clin,2009,5(2):169-175.

［35］YANCY C W,JESSUP M,BOZKURT B,et al. 2017 ACC/AHA/HFSA Focused Update of the 2013 ACCF/AHA Guideline for the Management of Heart Failure:A Report of the American College of Cardiology/American Heart Association Task Force on Clinical Practice Guidelines and the Heart Failure Society of America ［J］. Circulation,2017,136(6):e137-e161.

［36］DE BOER R A,NAYOR M,DEFILIPPI C R,et al. Association of Cardiovascular Biomarkers With Incident Heart Failure With Preserved and Reduced Ejection Fraction ［J］. JAMA Cardiol,2018,3(3):215-224.

［37］NAGUEH S F,SMISETH O A,APPLETON C P,et al. Recommendations for the Evaluation of Left Ventricular Diastolic Function by Echocardiography:An Update from the American Society of Echocardiography and the European Association of Cardiovascular Imaging ［J］. Eur Heart J Cardiovasc Imaging,2016,17(12):1321-1360.

［38］NAUTA J F,HUMMEL Y M,VAN MELLE J P,et al. What have we learned about heart failure with mid-range ejection fraction one year after its introduction? ［J］. Eur J Heart Fail,2017,19(12):1569-1573.

［39］LAM C S,SOLOMON S D. The middle child in heart failure:heart failure with mid-range ejection fraction (40-50%) ［J］. Eur J Heart Fail,2014,16(10):1049-1055.

［40］TSCHOPE C,KHERAD B,KLEIN O,et al. Cardiac contractility modulation:mechanisms of action in heart failure with reduced ejection fraction and beyond ［J］. Eur J Heart Fail,2019,21(1):14-22.

［41］STOLFO D,UIJL A,VEDIN O,et al. Sex-Based Differences in Heart Failure Across the Ejection Fraction Spectrum:Phenotyping,and Prognostic and Therapeutic Implications ［J］. JACC Heart Fail,2019,7(6):505-515.

［42］TROMP J,KHAN M A F,MENTZ R J,et al. Biomarker Profiles of Acute Heart Failure Patients With a Mid-Range Ejection Fraction ［J］. JACC Heart Fail,2017,5(7):507-517.

急性心力衰竭诊治的困惑与挑战

一、急性心力衰竭的定义及其内涵和外延的模糊性

（一）各种指南对急性心衰的定义描述及分类

急性心力衰竭（acute heart failure，AHF）是指快速起病或心衰症状体征迅速恶化的一种危及生命的临床状态，需要紧急评估及住院治疗。无论是欧洲、美国以及中国的心衰指南，均强调 AHF 是一种临床急症，需要紧急住院评估及治疗[1-3]。该定义包含 3 层含义：①发作方式：迅速发作，为初发 AHF；迅速恶化，指慢性心衰急性失代偿，这两种发作方式本质上代表了 AHF 的两种不同类型。②时间方面：发病急。③病情方面：险恶，需要急诊评估、治疗。

关于 AHF 的分类，目前尚无一种获全球认可的通用方法，文献报道的有如下分类方法：

1. 结合患者病因、病理生理学、临床表现的分类方法 2013 年 AHA 心衰指南及第 10 版《Brauwald's Heart Disease》[4]将其分为 5 大类：急性心肌缺血、急进型高血压心衰、急性失代偿性心衰、心源性休克、急性右心衰竭。这种分类方法的优点是结合了病因、病理生理学、疾病的临床严重程度，对于临床治疗措施的选择有一定的指导作用。但相互之间有重叠，如心源性休克可以由多种病因引起；并且未涵盖所有类型的 AHF，比如急性暴发性心肌炎、急性高动力循环心衰引起的 AHF。

2. 2016 年 ESC 心衰指南对 AHF 的分类 将 AHF 根据患者入院时的症状、体征进行床旁分类。其方法是根据是否存在淤血（"干"或"湿"状态）和/或外周是否存在低灌注（"湿"或"暖"）分为 4 种临床类型[1]。这是一种根据临床症状、体征进行的快速分类方法，用于指导 AHF 的紧急诊断评估和快速制定治疗原则。

3. 按照心衰发生的部位 分为急性左心衰竭和急性右心衰竭。

4. 按照病理生理学特点分类 分为以收缩功能损伤为主的 AHF（亦称为急性射血分数减低的心衰，急性 HFrEF）和以舒张功能损伤为主的 AHF（亦称为急性射血分数保留的心衰，急性 HFpEF）。二者在病因、发病机制、治疗及预后方面存在明显区别，应区别对待。如舒张功能损伤为主的 AHF 静脉使用 β 受体阻滞剂减慢心率疗效明显，但是收缩功能损伤为主的 AHF 静脉使用 β 受体阻滞剂一般情况下需要谨慎。目前大多数文献将二者混为一谈，严重影响 AHF 的治疗效果。

无论上述哪种分类方法，对于 AHF 的认识、指导临床治疗及预后判断方面，都有一定局限性。

（1）AHF 的病因是决定治疗措施选择、患者预后的关键因素。在急性初发心衰，如急性心肌缺血引起的 AHF，短期内恢复冠状动脉灌注是最有效的治疗措施；高血压急症引起的 AHF，短期内降低血压是最有效的治疗措施；暴发性心肌炎引起的 AHF，最有效治疗措施是机械辅助循环装置的应用以减轻心脏负荷，使心脏安全度过炎症水肿期；机械辅助循环装置应用亦是急性心肌梗死导致的 AHF 的有效治疗措施；急性肺梗死引起的急性右心衰竭最有

效的治疗措施是清除肺动脉血栓,而急性右心梗死引起的右心衰竭最有效的治疗方法是短期内恢复冠状动脉灌注和大量补液以维持血压,亦可应用机械辅助循环装置。在慢性心衰急性失代偿阶段,由于病因复杂、机体长期处于代偿状态,在治疗过程中主要针对恶化的血流动力学及其导致血流动力学恶化的诱发因素,有些情况针对病因处理亦非常重要,如心肌缺血、瓣膜功能不全等。因此,寻找 AHF 的病因,将初发 AHF 与慢性心衰失代偿期区别对待,对于 AHF 的处理十分重要。

(2)心衰严重程度也是决定治疗措施选择的重要因素,有时甚至是关键因素。2016 年 ESC 心衰指南根据 AHF 患者入院时的症状、体征进行床旁分类,本质上是对 AHF 的严重程度分类,为临床治疗措施的选择提供了依据。无论初发 AHF 还是慢性心衰失代偿期均适用。严重的肺淤血可引起急性呼吸衰竭,是淤血最为严重紧急的表现,亦是影响预后的关键因素,必须紧急处理。血容量不足的患者处理原则是补充血容量;轻度灌注不足仅表现为四肢冷,而重度灌注不足则表现为心源性休克,轻度灌注不足可应用强心剂及血管活性药物,而心源性休克的最有效的治疗措施则是在药物的充分治疗基础上应用机械辅助循环装置。AHF 的床旁分类对 AHF 的处理具有重要的指导意义。

(3)诱发因素是影响治疗效果的原因之一,无论是初发 AHF 还是慢性心衰急性失代偿,大多数患者存在 AHF 的诱发因素,必须认真寻找予以清除,特别是慢性心衰急性失代偿,有时候诱发因素是决定预后的关键因素。

总而言之,AHF 无论是病因、病理生理学还是临床严重程度、疾病发展阶段均存在巨大的异质性,是多种心血管疾病严重阶段的复杂集合,试图用一个概念、一种分类方法将这一复杂集合进行定义、分类,在目前来看是不可能的,除上述病因分类、床旁分类对 AHF 的临床诊断治疗具重要指导意义外,区分初发 AHF 和慢性心衰急性失代偿对临床治疗同样重要,对于急性 HFrEF 和急性 HFpEF 诊断治疗的差异目前研究甚少,特别是急性 HFpEF 的病因、病理生理学、临床表现、治疗措施罕见专题研究,是今后亟待研究的重要领域。

(二)急性心力衰竭的血流动力学特点

1. 收缩功能急性下降,心输出量下降是病理生理学关键　尽管多种心脏外的因素被认为参与心衰的发生、发展,但心脏功能的异常(包括收缩和/或舒张功能)仍然是 AHF 的病理生理学关键。急性初发心衰,通常是短期内心肌细胞大量丢失(急性心肌梗死)或者收缩功能抑制(急性暴发性心肌炎),导致心输出量迅速下降;而慢性心衰急性失代偿,则是已经受损的心脏功能,在诱发因素(比如房颤、心肌缺血等)的作用下,心功能进一步恶化,收缩功能短期内快速下降,心输出量快速减少,诱发 AHF 发作。

心脏收缩功能不全,心输出量减少,动脉充盈不足,从而继发性激活交感神经系统、肾素 - 血管紧张素 - 醛固酮系统(RAAS)加强心肌收缩力及收缩血管,维持血压的相对稳定。同时,心输出量下降使左室残存血量增加,导致左室舒张末容积及舒张末压增高,心肌细胞通过 Frank-Starling 机制以增加收缩力,可以发挥一定的代偿作用。但长期的神经内分泌系统过度激活,导致心脏发生结构改变(心脏重构),周围血管持续收缩、血流重新分布,并引起水钠潴留和容量负荷过重,导致肺淤血,增加心肌的压力负荷和容量负荷,形成恶性循环,加重心功能不全。

2. 基于心输出量下降的神经内分泌系统过度激活和炎症因子分泌增加导致的外周阻力增加　自 20 世纪 60 年代以来,神经内分泌因子过度激活在慢性心衰中的核心作用已得到广泛认可,交感神经拮抗剂和 RAAS 抑制剂在慢性心衰的治疗中取得巨大成功[5]。但是,关于神经内分泌因素在 AHF 中的作用及其病理生理机制,目前研究相对较少。已有研究证实,AHF 患者血清去甲肾上腺素、肾素活性增加,醛固酮和内皮素 -1 水平增高,并且与不良预后显著相关[6,7]。这些神经内分泌因子的变化,短期内可增强心肌收缩力、血管收缩与水钠潴留,增加外周血管阻力,但长期激活可加重心肌缺血以及导致心功能失代偿。炎症因子亦在 AHF 时被激活,越来越多的研究显示,心衰患者血清致炎细胞因子包括 TNF-α、白细胞介素(IL)-1β、IL-6 等水平升高。这些炎性因子可抑制心肌细胞收缩力,增加毛细血管通透性,导致血管内皮细胞功能紊乱[8]。

3. 基于水钠潴留机制的容量变化 水钠潴留的表现包括体循环和肺循环淤血,是 AHF 的后果,亦是导致 AHF 加重的继发原因。体循环淤血临床表现包括颈静脉压升高所导致的颈静脉怒张、肝大、下垂性水肿;肺循环淤血表现包括气短、肺部湿性啰音、呼吸功能衰竭。部分患者存在明显的左室舒张末压升高但无淤血的症状,可经积极的治疗而缓解,持续肺淤血存在,提示预后不良[9,10]。关于心衰时淤血的发生机制,目前主要有两种学说,经典的学说认为淤血的发生主要是由于水钠潴留导致的细胞外液积聚、循环血容量增加及体重增加,因此采用利尿剂治疗,有助于维持体内容量的稳定,但这种学说并不能解释所有的 AHF 患者。近年来,采用有创血流动力学监测发现,部分患者左室充盈压升高而体重却无明显增加,提示淤血的发生可能是由于容量再分布而非单纯的容量增加所致,即内脏容量血管收缩,导致大量血液进入有效循环而引起体循环淤血,左室充盈压升高,导致 AHF 发作。这种现象的发生主要是由于交感神经系统的过度激活导致的血流再分布所致[11,12]。无论是水钠潴留还是容量再分布,均可以引起左室壁压力增高,导致一系列分子生物学改变,加重心肌重构、冠脉缺血,加速心衰的慢性化进展,因此,AHF 发作次数越多,预后越差。

4. 急性 HFpEF 的血流动力学特点 临床研究显示,因急性失代偿心衰住院的患者,约有一半为 HFpEF。与急性 HFrEF 系由于心脏短期内排血量下降、心室残存血量增加、继发性引起左室充盈压短期内快速增高不同的是,急性 HFpEF 主要是由于心脏舒张功能下降,首先导致左室充盈压短期内快速增高,继而引起肺淤血和肺水肿。肺循环淤血、水肿,往往同时伴发局部炎性改变,导致肺血管床组织结构改变,包括内肺小动脉膜增厚、外膜纤维化,肺泡 - 毛细血管膜增厚,最终引起肺动脉高压及右心衰竭[13,14]。有临床研究显示,急性 HFpEF 与 HFrEF,肺淤血、肺动脉高压发生比例类似[9],因此二者临床表现极为相似。但是,急性 HFpEF 首要问题是左室舒张功能障碍或舒张储备下降,左室壁僵硬度增加引起的左室充盈压短期内快速增高,同时血管僵硬度增加、内皮功能障碍,神经内分泌系统激活等因素亦参与了其发病过程。通常情况下,左室舒张功能不全单独存在时不会导致 AHF 发作,如缩窄性心包炎患者在没有诱发因素的情况下很少发生 AHF,但在诱发因素如房颤、心肌缺血、高血压控制不良等存在时容易导致 AHF 发作[4]。因此,左室舒张功能障碍是急性 HFpEF 的关键病理生理改变,而高血压、心动过速、心肌缺血等可加重舒张功能异常,从而导致肺循环淤血、水肿。

细胞外基质增多与心肌细胞主动舒张功能减退,共同或单独存在,是导致左室僵硬度增加、舒张功能障碍主要原因。除此之外,心脏后负荷增加(比如高血压、主动脉瓣狭窄、血管僵硬度增加等),使左室收缩末压升高,继而导致左室舒张延迟及减慢,从而使左房 - 室压力差减小,影响左室早期充盈。心率增快时舒张期相对缩短,故减慢心率可以改善心室充盈,从而改善心脏的舒张功能。

5. 初发 AHF 与慢性心衰急性发作期的病理生理、病因、临床表现及其治疗原则的区

别 初发 AHF 与慢性心衰急性发作期两者在发病机制、病因、临床表现及治疗原则方面均不同,但是目前指南上将二者混为一谈,并未区别对待。临床研究显示,与慢性心衰急性失代偿相比,急性初发心衰肺水肿、心源性休克、高血压的发生比例更高,而既往合并冠心病、糖尿病、肾功能不全、慢性阻塞性肺疾病的发生率更低[15];在预后方面,二者院内死亡的发生率类似,但急性初发心衰远期预后较好[16,17]。

AHF 患者既往可以无心脏病病史,在严重的初始损伤因素,比如心肌缺血、重症心肌炎的作用下突然发生 AHF,亦可以发生于既往有结构性心脏病但心功能正常的患者,这两种情况均被视为急性初发心衰。短期内大量功能心肌细胞丢失或顿抑导致的心功能不全是急性初发心衰的核心病理生理机制,此阶段主要措施在于促使心肌细胞功能恢复或修复,维持正常生命体征,给予充分的时间等待心肌细胞康复是治疗的关键。而大多数 AHF 心衰患者,既往有慢性心功能不全病史,在诱发因素(如感染、电解质紊乱、治疗依从性差等)的作用下,发生急性失代偿。除原发性损伤因素外,机体代偿激活继发心脏损伤因素,包括神经内分泌因素、慢性持续性炎症反应、肾功能异常、外周血管阻力增加,亦加重心功能恶化。对于慢性心衰急性失代偿,除心肌细胞慢性丢失外,心肌细胞离子通道、收缩蛋白、结构蛋白等表达均发生改变,同时存在能量代谢障碍,这些改变导致慢性心衰急性失代偿对药物反应与初发AHF 是不同的。因此,在临床治疗过程中,二者必须区别对待。

二、急性心衰的诊断及其危急值

(一)急性心衰的诊断要点

对 AHF 的诊断主要强调以下几个方面:①心衰症状体征在早期识别、快速诊断中的重要作用;②潜在病因及危险因素的识别及纠正;③排除其他能导致心衰症状的疾病(肺部感染、严重贫血、急性肾衰等);④BNP 在排除心衰中的作用:NT-proBNP<125pg/ml,BNP<35pg/ml 可用于排除 AHF[1]。

通过临床症状和体征,包括淤血和低灌注两大方面的症状,即可早期做出临床疑诊,结合既往病史、心电图、胸部 X 线检查、心脏超声和 BNP 检测结果,即可确诊心衰。对于所有考虑心衰的患者,入院时都应进行利钠肽、肝功能、肾功能、肌钙蛋白、电解质、甲状腺功能、血糖及血细胞计数的测定,以初步评估临床合并症,对于怀疑急性肺栓塞患者可测定 D- 二聚体。

(二)最新急性心衰的分类及其对临床治疗的指导意义

2016 年 ESC 心衰指南将 AHF 根据患者入院时是否存在淤血或外周是否存在低灌注分为 4 种临床类型[1]。不同的类型,其治疗原则不同。

1. **"干暖"型 AHF** 病理生理学特点为心脏功能受损不严重,既没有淤血的临床表现,也没有灌注不足的临床表现。多为初发 AHF 的轻型者,仅仅表现为乏力、轻度劳力性气短。

治疗原则及措施:治疗原发疾病,消除诱因,防止病情的恶化;应用口服药物即可。

2. **"湿暖"型 AHF(最为常见)** 病理生理学特点为容量负荷过重,有淤血但无灌注不足的临床表现。多数为慢性心衰急性失代偿者,亦可以见于补液过多诱发的初发 AHF 者。

治疗原则及措施:①治疗原发疾病,消除诱因,防止病情恶化;②以利尿剂、血管扩张剂治疗为主;③有适应证、无禁忌证可以用洋地黄类强心剂;④利尿剂抵抗可用床旁血滤。

3. **"干冷"型 AHF(占 5%)** 病理生理学特点为低血容量以及心脏排血减少,有灌注不足但无淤血的临床表现。多数为利尿剂使用过度、不适当的禁盐、禁水的慢性心衰急性失代偿患者,亦可见于急性初发心衰各种原因引起的脱水患者。临床表现为四肢干冷,血压低、脉压小、尿少。

治疗原则及措施:①治疗原发疾病,消除诱因,防止病情的恶化;②扩容是主要措施;③有适应证、无禁忌证可以用强心剂;④根据患者对治疗反应,可以血容量应用利尿剂,边补边利;⑤利尿剂抵抗可用床旁血滤。

4. "湿冷"型 AHF 病理生理学特点是心脏功能极度受损,同时伴有小循环淤血,同时存在灌注不足和淤血的临床表现。常见于严重的慢性心衰急性失代偿患者,大多数存在诱发因素;亦可见于急性心肌梗死、暴发性心肌炎、急性大面积肺梗死等原因引起的初发 AHF。

治疗原则及措施:①治疗原发疾病,消除诱因,防止病情的恶化;②血管活性药物;③强心剂使用;④利尿剂使用,利尿剂抵抗可用床旁血滤。

(三)急性心衰的危急值

危急值(critical values):是指某项或某类检查结果异常可以预测患者可能正处于生命危险状态,临床医生得到这一信息后,需要及时、迅速地给予患者干预措施,否则就会出现失去最佳抢救机会,给患者造成严重后果。

AHF 危急值:AHF 本身就是临床危急症,所以只要确定 AHF 诊断后,都需要紧急处理。AHF 的危急值是指会立即危及生命的检查值,可按照病因学、淤血状态、低灌注、其他指标 4个方面进行分类描述。

1. AHF 病因危急值 主要是指某些病因引起的 AHF 预后差,需要特别处理。常见初发 AHF 均可以作为危急值看待,特别是具备下列改变者,均表示病情危急。

(1) 急性左心室心肌梗死的相关危急值:心肌酶学及心肌损伤标志物极度升高、大面积心肌梗死心电图、恶性心律失常,灌注不足指标较常见。

(2) 急性右心室心肌梗死的相关危急值:除外心肌酶学及心肌损伤标志物、右心室心肌梗死心电图外,灌注不足指标较常见。

(3) 急性暴发心肌炎的相关危急值。

(4) 急性肺栓塞:呼吸衰竭指标、灌注不足指标均可以作为危急值。

2. AHF 淤血相关危急值

(1) 低血氧饱和度:$SaO_2 < 90\%$。需注意的是,正常 SaO_2 不能排除低氧血症,亦不能排除组织缺氧。

(2) 低氧分压:$PaO_2 < 80mmHg (<10.67kPa)$。

(3) Ⅰ型呼吸功能衰竭:$PaO_2 < 60mmHg (<8kPa)$。

(4) 高二氧化碳分压:$PaCO_2 > 45mmHg (>6kPa)$。

(5) Ⅱ型呼吸功能衰竭:$PaO_2 < 60mmHg$ 且 $PaCO_2 > 50mmHg$。

3. AHF 低灌注危急值

(1) $SBP < 90mmHg$(发生率为 5%~8%)。

(2) 心率 <40 次 /min 或 >120 次 /min。

(3) 酸中毒:$pH < 7.35$。

(4) 血乳酸增高:$>2mmol/L$。

(5) 少尿:尿量 $<0.5ml/(kg·h)$。

4. AHF 相关其他危急值

(1) 心电图:急性心肌缺血 ST 段下移 ≥0.20mV;急性心肌梗死心电图表现;致命性心律失常,如心室扑动、心室颤动、多形室性心动过速、多源性室性期前收缩;频发室性期前收缩并 Q-T 间期延长;预激伴快速心房颤动;心室率 >180 次 /min 的心动过速;一度房室传导阻滞伴双分支传导阻滞;高度及三度房室传导阻滞;心室率 <40 次 /min 的心动过缓;>3 秒的心室停搏。

（2）胸部 X 线检查:急性肺水肿;心脏压塞、纵隔摆动。

（3）心脏 B 超:心脏普大合并 AHF;大面积心肌坏死所致节段运动异常或者室壁瘤;大量心包积液合并心脏压塞;心脏室间隔穿孔;心脏破裂;乳头肌断裂。

（4）其他化验检查:比如血钾 <2.5mmol/L 或 >6.0mmol/L 等。

三、急性心衰的治疗现状及其存在的问题

由于对于 AHF 病理生理机制的认识不足,以及临床研究证据的不足,目前 AHF 的治疗大多数是凭借临床经验。AHF 的主要治疗目的在于改善血流动力学状态,为心衰的后续治疗创造条件。主要包括:血压管理、容量管理以及靶器官保护三大方面。其中,血压管理方面,包括采用血管扩张剂降低血压以减轻心脏后负荷;对于血压过低患者采用正性肌力药物增加心肌收缩力或血管活性药物维持稳定的血压,以保护靶器官。而容量管理方面,在于减轻容量负荷,缓解临床症状;对于血容量减低患者,补充血容量十分重要。

（一）急性心衰正性肌力药物应用现状及其存在的问题

收缩性 AHF 核心是心脏的泵血功能障碍,同时伴随多种病理生理学改变,因此正性肌力药物在收缩性 AHF 的治疗中占有重要的地位。

目前正性肌力药物主要应用适应证(对象):①收缩性 AHF;②灌注不足是正性肌力药物应用的关键适应证,特别是非洋地黄类正性肌力药物仅仅适用于前向灌注不足患者;③终末期心衰(D 期心衰);④正性肌力药物对于舒张性心衰患者是否有效目前尚不清楚,绝大多数非洋地黄类正性肌力药物同时具备改善舒张功能的作用,因此,如果患者有灌注不足的表现,推测应该有效。

正性肌力药物主要包括洋地黄类和非洋地黄类两大类,后者又分为 3 类:①β 受体激动剂,如多巴胺和多巴酚丁胺;②磷酸二酯酶抑制剂,如米力农、氨力农、依诺昔酮等;③新型正性肌力药物,如钙增敏剂左西孟旦[18]、SERCA 激动剂 istaroxime 等[19]。

理想的正性肌力药物应具备以下几个特点:①改善血流动力学状态,改善心衰患者症状、体征,而不导致心率加快、血压降低、冠脉血流量减少及心脏耗氧量增加;②不激活神经内分泌系统,或者对已过度活化的神经内分泌状态有抑制作用;③与现有心衰治疗措施不冲突;④改善远期预后。

尽管近年来各种新型正性肌力不断涌现,仍然没有能同时满足上述条件的药物。因此,就目前的资料来看,正性肌力药物主要用于改善 AHF 血流动力学,为心衰后续治疗创造条件,故在临床应用过程中存在应用对象及时机问题。尽管各国指南对于正性肌力药物的推荐均比较谨慎,但是对于其他治疗措施无效和存在器官灌注不足的收缩性 AHF 患者,正性肌力药物仍然是不可或缺的治疗措施,否则患者无法度过急性血流动力学恶化期。

（二）急性心衰血管扩张剂应用现状及其存在的问题

血压的水平反映血管张力与心脏泵功能状态,因此是 AHF 重要的远期预后指标。对于伴有血压增高的 AHF,血管扩张剂不仅可以减轻后负荷,还可以扩张静脉以减轻心脏前负荷,改善血流动力学状态,减少正性肌力药物的使用以及肾功恶化的发生率[20]。使用血管扩张剂,血压是关键,收缩压(SBP)>90mmHg 方可使用。

血管扩张剂应用时机:①"湿暖"/"干暖"为必须用;②"湿冷"型,SBP>90mmHg可以用;③"干冷"早期禁止应用。

血管扩张剂使用方法:①SBP>90mmHg或者没有症状性低血压,静脉应用血管扩张剂,同时监护血压;②同时存在高血压者,使用血管扩张剂作为一线治疗,以改善患者的症状及体征;③对于射血分数保留的AHF、伴有二尖瓣或主动脉瓣狭窄的患者应慎用,因其对血管扩张剂敏感,容易导致严重的低血压。

目前常用的血管扩张剂包括硝酸酯类、硝普钠、奈西立肽类药物。低剂量的硝酸酯类药物以扩张静脉为主,提高其剂量可以扩张动脉;而硝普钠可以同时扩张动、静脉,尤其适用于高血压导致的AHF、二尖瓣中重度反流患者,但由于可能会导致冠脉窃血,因此不适用于活动性心肌缺血的患者;奈西立肽为重组人BNP,可以同时扩张动、静脉系统,间接增加心输出量,但由于其对远期预后并无改善作用[21]以及高昂的价格,限制了其在临床上的广泛应用。

目前正在研发的新型血管扩张剂,比如其他利钠肽类:乌拉立肽可在一定程度上改善血流动力学状态[22],神经内分泌因子拮抗剂如TRV027并不能改善AHF患者出院后30天的心血管终点事件发生率[23],可溶性鸟苷酸环化酶激动剂cinaciguat的临床研究因导致低血压事件发生率较高而终止[24],而vericiguat目前正在进行Ⅲ期临床试验(NCT02861534)[25]。

只要把握好应用的适应证,血管扩张剂不仅能减轻心脏负荷、改善AHF的症状,还能改善器官的灌注以保护靶器官功能。传统的血管扩张剂包括α受体阻滞剂、钙拮抗剂等,已经证明增加心衰患者死亡率,目前基本不再应用于心衰的治疗;硝酸酯类和硝普钠可以改善血流动力学状态,对于是否改善AHF远期预后,目前尚不清楚。目前正在研发的新型血管扩张剂,部分不仅能改善血流动力学状态,还在细胞分子水平减轻炎症反应、氧化应激,改善细胞内钙稳态失衡,因此可能具有广阔的应用前景。

(三) 急性心衰的容量管理现状

利尿剂是缓解容量超负荷的基石。中国、欧洲、美国最新指南均推荐,对于有容量负荷证据的AHF患者,尽早使用静脉利尿剂以缓解症状。对于少部分伴有低灌注的低血容量患者,需扩容治疗,如果仍存在低灌注则考虑应用正性肌力药物。如果血压允许,采用利尿剂联合血管扩张剂缓解呼吸困难症状。利尿剂的应用可以显著改善临床淤血状态,但是对于血流动力学淤血的改善则效果不佳,还需要心衰稳定后慢性管理。对于部分高血压导致的急性左心衰竭,尽管存在明显的肺淤血症状,但通常采用血管扩张剂即可很好地缓解临床症状,可不用或采用小剂量的利尿剂。利尿剂的联合应用有助于增强利尿效果及避免利尿剂抵抗(袢利尿剂联合噻嗪类利尿剂或具有利尿效果的醛固酮受体拮抗剂),但需严密监测电解质水平。

对于利尿剂反应不佳或利尿剂抵抗的患者,可通过增加利尿剂的剂量、联合使用利尿剂或者加用新型利尿剂(托伐普坦)、联合应用多巴胺改善肾血流量等方式,若效果仍不佳则可采用超滤治疗。超滤具有良好的血流动力学效应、无电解质紊乱、不激活神经内分泌因子等优点,尤其适用于利尿剂效果不佳的患者,对于容量负荷增加导致AHF,需要尽快改善症状的患者也可采用。

四、急性心衰的病因、严重程度与临床研究及循证医学研究存在的问题

越来越多的AHF新型治疗药物涌现,可以显著改善血流动力学状态,但临床上尚未发

现可改善远期预后的药物。除药物本身的因素以外,评估疗效的方法学是重要的影响因素。

（一）传统的评估方法

将 AHF 作为一个临床问题看待,如前所述 AHF 存在高度异质性,AHF 其实是多个临床问题的集合,用一个方法评估多个不同的问题,出现不精确是必然的。病因不同、疾病严重程度不同、疾病发展不同阶段对治疗反应均存在差异(详细内容参见《心脏病学实践 2018》一书中《急性左心衰竭正性肌力药物的应用》章节)。

（二）循证医学研究的方法学

1. 目前对一个治疗措施效果评价主要是前瞻性、大样本、随机、双盲、对照的循证医学研究。试验设计时往往是在"标准"治疗的基础上加用试验药物和安慰剂,但截至目前,并没有一种治疗方案是"标准"的,即缺乏被证明可以改善 AHF 患者预后的治疗方案,因此在这一前提下,按照传统的试验方法设计,其结果差异巨大是可想而知的事情。比如,在 AHF 的治疗过程中,除外研究药物,当对照组或实验组不足以快速缓解临床症状时,临床医师通常会通过改善其他背景治疗措施以尽快恢复临床状态的稳定。

2. 目前对于 AHF 治疗措施的研究中,通常采用出院后固定时间的终点事件发生率作为评价指标,试图通过短期治疗以研究其长期结局,难以令人信服,因为长期治疗措施和疾病管理亦是影响结局的重要因素。Milton Packer 提出采用临床终点事件的分层方法(hierarchical clinical composite),即临床终点事件不仅只关注固定时间点的症状变化,还要将计划随访期间的临床事件恶化的发生纳入其中,以全面地评估每个患者的临床过程[26]。这种方法适用于评估 AHF 新药的短期内治疗效果。

因此,在未来的研究中,应充分认识心衰的异质性、阶段性的特点,按照病因研究心衰发病机制是亟待解决的任务,充分认识遗传因素在心衰发生、发展中的作用,并结合遗传因素指导心衰精准治疗。在研究方法方面,新的研究方法、研究终点的评估体系有待建立。

（罗玲　马爱群）

参 考 文 献

［1］PONIKOWSKI P,VOORS A A,ANKER S D,et al. 2016 ESC Guidelines for the diagnosis and treatment of acute and chronic heart failure:The Task Force for the diagnosis and treatment of acute and chronic heart failure of the European Society of Cardiology(ESC). Developed with the special contribution of the Heart Failure Association(HFA)of the ESC［J］. Eur J Heart Fail,2016,18:891-975.

［2］YANCY C W,JESSUP M,BOZKURT B,et al. 2013 ACCF/AHA guideline for the management of heart failure:a report of the American College of Cardiology Foundation/American Heart Association Task Force on Practice Guidelines［J］. J Am Coll Cardiol,2013,62:e147-e239.

［3］中华医学会心血管病学分会心力衰竭学组,中国医师协会心力衰竭专业委员会,中华心血管病杂志编辑委员会. 中国心力衰竭诊断和治疗指南 2018［J］. 中华心力衰竭和心肌病杂志(中英文),2018,2:196-225.

［4］FELKER G M,TEERLINK J R. Diagnosis and Management of Acute Heart Failure［M］. 10ed. Amsterdam,Holland:Elsevier Sauders,2015.

［5］FLORAS J S. Sympathetic nervous system activation in human heart failure:clinical implications of an updated model［J］. J Am Coll Cardiol,2009,54:375-385.

［6］MILO-COTTER O,COTTER-DAVISON B,LOMBARDI C,et al. Neurohormonal activation in acute heart failure:results from VERITAS［J］. Cardiology,2011,119:96-105.

［7］GIRERD N,PANG P S,SWEDBERG K,et al. Serum aldosterone is associated with mortality and re-hospitalization in patients with reduced ejection fraction hospitalized for acute heart failure:analysis from the EVEREST trial［J］. Eur J Heart Fail,

2013,15:1228-1235.

[8] MUELLER C,LAULE-KILIAN K,CHRIST A,et al. Inflammation and long-term mortality in acute congestive heart failure[J]. Am Heart J,2006,151:845-850.

[9] VAN AELST L N L,ARRIGO M,PLACIDO R,et al. Acutely decompensated heart failure with preserved and reduced ejection fraction present with comparable haemodynamic congestion [J]. Eur J Heart Fail,2018,20:738-747.

[10] STEVENSON L W,ZILE M,BENNETT T D,et al. Chronic ambulatory intracardiac pressures and future heart failure events [J]. Circ Heart Fail,2010,3:580-587.

[11] BURCHELL A E,SOBOTKA P A,HART E C,et al. Chemohypersensitivity and autonomic modulation of venous capacitance in the pathophysiology of acute decompensated heart failure [J]. Curr Heart Fail Rep,2013,10:139-146.

[12] FALLICK C,SOBOTKA P A,DUNLAP M E. Sympathetically mediated changes in capacitance:redistribution of the venous reservoir as a cause of decompensation [J]. Circ Heart Fail,2011,4:669-675.

[13] VIAU D M,SALA-MERCADO J A,SPRANGER M D,et al. The pathophysiology of hypertensive acute heart failure [J]. Heart,2015,101:1861-1867.

[14] UPADHYA B,KITZMAN D W. Management of Heart Failure with Preserved Ejection Fraction:Current Challenges and Future Directions [J]. Am J Cardiovasc Drugs,2017,17:283-298.

[15] NIEMINEN M S,BRUTSAERT D,DICKSTEIN K,et al. EuroHeart Failure Survey Ⅱ(EHFS Ⅱ):a survey on hospitalized acute heart failure patients:description of population [J]. Eur Heart J,2006,27:2725-2736.

[16] OLIVA F,MORTARA A,CACCIATORE G,et al. Acute heart failure patient profiles,management and in-hospital outcome: results of the Italian Registry on Heart Failure Outcome [J]. Eur J Heart Fail,2012,14:1208-1217.

[17] TAVAZZI L,MAGGIONI A P,LUCCI D,et al. Nationwide survey on acute heart failure in cardiology ward services in Italy [J]. Eur Heart J,2006,27:1207-1215.

[18] PACKER M,COLUCCI W,FISHER L,et al. Effect of levosimendan on the short-term clinical course of patients with acutely decompensated heart failure [J]. JACC Heart Fail,2013,1:103-111.

[19] FERRANDI M,BARASSI P,TADINI-BUONINSEGNI F,et al. Istaroxime stimulates SERCA2a and accelerates calcium cycling in heart failure by relieving phospholamban inhibition [J]. Br J Pharmacol,2013,169:1849-1861.

[20] MULLENS W,ABRAHAMS Z,FRANCIS G S,et al. Sodium nitroprusside for advanced low-output heart failure [J]. J Am Coll Cardiol,2008,52:200-207.

[21] O'CONNOR C M,STARLING R C,HERNANDEZ A F,et al. Effect of nesiritide in patients with acute decompensated heart failure [J]. N Engl J Med,2011,365:32-43.

[22] PACKER M,O'CONNOR C,MCMURRAY J J V,et al. Effect of Ularitide on Cardiovascular Mortality in Acute Heart Failure [J]. N Engl J Med,2017,376:1956-1964.

[23] PANG P S,BUTLER J,COLLINS S P,et al. Biased ligand of the angiotensin Ⅱ type 1 receptor in patients with acute heart failure:a randomized,double-blind,placebo-controlled,phase IIB,dose ranging trial(BLAST-AHF)[J]. Eur Heart J, 2017,38:2364-2373.

[24] ERDMANN E,SEMIGRAN M J,NIEMINEN M S,et al. Cinaciguat,a soluble guanylate cyclase activator,unloads the heart but also causes hypotension in acute decompensated heart failure [J]. Eur Heart J,2013,34:57-67.

[25] ARMSTRONG P W,ROESSIG L,PATEL M J,et al. A Multicenter,Randomized,Double-Blind,Placebo-Controlled Trial of the Efficacy and Safety of the Oral Soluble Guanylate Cyclase Stimulator:The VICTORIA Trial[J]. JACC Heart Fail,2018,6: 96-104.

[26] PACKER M. Development and Evolution of a Hierarchical Clinical Composite End Point for the Evaluation of Drugs and Devices for Acute and Chronic Heart Failure:A 20-Year Perspective [J]. Circulation,2016,134:1664-1678.

核心脏病学显像技术在心肌病的应用与进展

一、心肌病的概念与分类

心肌病的概念自 1957 年由 Brigden 提出以来,不断得到修正与补充。美国心脏协会与欧洲心脏病学会的最新指南与共识提出心肌病的定义:一大类累及心肌组织,以心脏结构异常、心力衰竭和/或心律失常为特征的疾病,临床有极大的异质性及多样性。

Brigden 最早提出的心肌病概念,用以描述一类不常见的非冠状动脉病变所致的心肌疾病。之后 Goodwin 等对临床病例进行分析后,依据临床表型将心肌病归纳为扩张型心肌病、梗阻型心肌病和限制型心肌病,得到了临床长期的认可和应用。20 世纪 80 年代,WHO/ISFC 对心肌病进行了统一的定义和分类,将心肌病命名为扩张型心肌病、肥厚型心肌病、限制型心肌病、特异性心肌病(病因未明的心肌疾病)和未分类心肌病。该分类在临床上应用广泛,但是未纳入高血压、肺动脉高压、瓣膜性心脏病及先天性心脏病所致的心肌病。

随着对病因及发病机制的进一步认识,WHO 于 1995 年对心肌病的定义和分类进行了修正,将心肌病定义为:与心脏功能异常相关的心肌疾病。将心肌病分成了扩张型心肌病、肥厚型心肌病、限制型心肌病、致心律失常性右室心肌病、特异性心肌病及未分类心肌病。纳入了更多的影响心脏功能的心肌疾病,包括缺血性心肌病、高血压性心肌病、瓣膜性心肌病等,成为目前广泛应用的心肌病分类方法。但是,缺点在于将缺血性、瓣膜性、高血压性心肌病纳入特异性心肌病的范畴,却没有对其进行严格的定义,使得特异性心肌病的定义过于宽泛,易产生混淆。欧洲心脏病学会在 2008 年推出了一版新的分类标准,强调以临床实用性为导向,仍以心室的结构与功能作为分类标准的重要参考,将心肌病定义为:非冠状动脉疾病、高血压、瓣膜病和先天性心脏缺陷导致的心肌结构和功能的异常。依据形态和功能特点,将心肌病分为 5 大类,即肥厚型心肌病、扩张型心肌病、致心律失常性心肌病、限制型心肌病和未分类心肌病,而各型又逐一分为家族性(遗传性)和非家族性(非遗传性),重视心肌病的遗传因素,将诊断的思路从以排除诊断为主转向寻找积极的、有逻辑性的诊断指标。该分类标准在不明原因心力衰竭患者临床评估上的指导意义要优于此前各种分类标准。

二、核心脏病学影像技术方法及进展

核医学是采用放射性核素发出射线进行诊断和治疗疾病,并进行科学研究的学科。静脉注射不同的显像剂(放射性药物),通过细胞选择性摄取、合成代谢、特异性结合、化学吸附、微血管栓塞、血流灌注等作用方式,能够选择性聚集在特定的器官、组织或病变的分子靶点,采用显像设备来获取组织和脏器在生理和病理情况下病变组织和脏器的血流灌注、代谢和细胞活性、神经受体活性等功能信息,所以核医学影像技术从原理上来讲,是一种分子水平的功能影像技术。

凡是在心血管系统疾病用于诊断和研究范畴的核医学显像技术均定义为核心脏病学,

由于采用的显像剂和原理不同,包括心肌灌注显像、心肌代谢显像、心功能测定及心脏神经受体显像等。有别于其他影像技术的最大优势是心肌缺血和心肌存活的评估。目前在临床上主要应用于冠心病的诊断和鉴别诊断,个体化治疗方案的制定,危险度分层和预后评估,疗效检测,以及心衰患者病因学的诊断和鉴别诊断。随着心肌病发病机制和分类的深入研究以及核医学放射性药物研发的不断发展,核心脏病学以其分子功能影像诊断的优势,在心肌病的诊断及鉴别诊断、预后评估和疗效监测中也必将发挥越来越重要的作用。

核心脏病学显像目前临床常用的设备为单光子发射计算机断层仪(single photon emission computed tomography,SPECT)与 X 射线计算机断层显像(computed tomography,CT)融合影像技术 SPECT/CT 显像,正电子发射计算机断层(positron emission tomography,PET)与 CT 融合影像技术 PET/CT 显像。

(一)SPECT/CT 显像原理

SPECT/CT 可以体外探测进入体内的放射性药物所发出的 γ 光子进行成像。放射性药物进入人体后,随血流分布全身,根据特殊的示踪原理,聚集于体内特定的细胞或组织,参与特定的生物学过程(包括结合、转运、代谢、排出等)。根据病变组织、脏器与正常组织的放射性摄取差异,可以诊断相关疾病。

(二)PET/CT 显像原理

PET/CT 成像使用的放射性药物为发射正电子的核素所标记的示踪剂。正电子显像剂进入人体后,β^+ 粒子的平均寿命只有 10^{-9} 秒,它与物质相互作用并完全耗尽其动能前,与物质中的自由电子(e^-)结合,即发生"湮灭辐射"(annihilation radiation),以能量形式释放出 2 个方向相反、能量均为 0.511MeV 的 γ 光子。PET 采用多层、环形排列于发射体周围的探头,探测两个方向相反的 γ 光子,并通过符合电路对这一事件进行空间定位,通过计算机处理,得到示踪剂在体内分布的"可视化"图像。定量分析示踪剂在体内不同组织、器官的摄取差异,反映靶器官、病变组织的功能状态,从而诊断疾病。

(三)核心脏病学显像技术常用放射性药物及研究进展

核心脏病学显像技术需要的放射性药物(即显像剂),主要包括心肌灌注显像剂、心肌代谢显像剂、心脏神经受体显像剂等几大类。

1. 心肌灌注显像剂 心肌灌注显像剂在心肌细胞中的摄取量与局部血流灌注成正比。正常或有功能的心肌细胞放射性分布正常,而坏死以及缺血心肌则出现放射性分布的稀疏或缺损区。理想的心肌灌注显像剂应能与心肌血流量呈线性关系,但目前临床所用的心肌灌注显像剂与血流量呈正相关,而非直线相关关系,心肌摄取显像剂会随着血流量的增加而增加,但是血流量达到一定水平后,摄取显像剂的量不会继续增加,存在所谓摄取的"平台期",在"平台期"易低估心肌血流量。

(1)SPECT/CT 心肌灌注显像剂:国内临床常用的 SPECT/CT 心肌灌注显像剂为 ^{99m}Tc-MIBI(甲氧基异丁基异腈)。与 PET/CT 显像剂相比,它具有价廉、易得的优点,因此应用极为广泛。^{99m}Tc-MIBI 为放射性核素标记的带正电荷脂溶性小分子化合物,物理半衰期为 6.02 小时,发射出的 γ 射线能量 140keV。进入血液循环的 ^{99m}Tc-MIBI 通过被动扩散进入心肌细胞,再由主动运输浓聚在线粒体中。^{99m}Tc-MIBI 的首次摄取率约 60%,几乎没有"再分布"现象,通过肝胆系统排泄,所以肝脏和胆囊的放射性浓聚有可能会造成心肌下后壁放射性分布衰减,产生图像伪影,影响图像质量和结果的正确判读。临床通过给患者进食高脂餐来加速 ^{99m}Tc-MIBI 在肝脏和胆囊中的清除,改善图像质量。

（2）用于 PET/CT 成像的心肌显像剂：与常规的 SPECT/CT 心肌灌注显像相比较，PET/CT 心肌灌注显像有以下优势：①可进行定量分析，绝对定量测定心肌血流量和心肌血流储备；②具有更好的时间、空间分辨率，能够提供更加准确的心肌灌注定位、定性及定量信息；③由于正电子核素的物理半衰期都很短，可以在短时间内重复显像，且受检者接受的辐射剂量更低。目前临床常用的显像剂有 $^{13}N\text{-}NH_3$ 和 ^{82}Rb。

1）$^{13}N\text{-}NH_3$ 是目前使用最广泛的 PET/CT 心肌灌注显像剂，正常心肌首次摄取率约为 80%。NH_3 在血清中以 NH_4^+ 的形式存在，静脉注射后迅速经血液循环扩散至心肌细胞内，心肌细胞对于 NH_4^+ 的摄取属于消耗能量的主动转运过程，其在心肌细胞内通过谷氨酰胺 - 谷氨酸的途径代谢，代谢过程受谷氨酰胺合成酶的影响。虽然 $^{13}N\text{-}NH_3$ 参与细胞内代谢，但它的首次通过摄取不受体内代谢水平的影响。在心肌正常血流量情况下，局部心肌细胞 $^{13}N\text{-}NH_3$ 的浓集与局部血流量呈正相关。

2）^{82}Rb 的化学性质与 K^+ 相似，通过钠 - 钾 ATP 酶泵系统，以主动转运的形式进入心肌细胞，其首次摄取率约为 60%。物理半衰期短，仅为 78 秒，可以在短时间内反复显像。^{82}Rb 由锶 - 铷发生器生产，对于受检者量多的单位而言，成本相对低廉。但 ^{82}Rb 的正电子射程长（8.6mm），导致图像分辨率低，图像质量较差。

3）$^{15}O\text{-}$ 水是一种自由弥散、非代谢依赖性的灌注显像剂，首次摄取率接近 100%。其在心肌的分布与局部心肌血流量几乎呈完美的线性关系。但是它的半衰期过短（125 秒），图像质量不理想，主要用于科研工作。

上述 PET/CT 显像剂半衰期较短，医院需要配备就地的回旋加速器或锶 - 铷发生器。而 $^{18}F\text{-}Flurpiridaz$ 正在进行三期临床研究，其首次摄取率约 94%。二期临床研究共纳入 143 名受检者，研究结果表明 $^{18}F\text{-}Flurpiridaz$ 诊断冠心病的准确度为 90.8%，半衰期较长，可以远途配送，有望作为理想的 PET/CT 心肌灌注显像剂，用于临床心肌病的诊断及鉴别诊断。

2. 心肌代谢显像剂 心肌细胞的能量代谢活性与生理条件和病理状态有关。在正常空腹状态下，血浆中的胰岛素水平较低，正常心肌细胞代谢活动中，脂肪酸提供 65%~70% 的能量，是心肌细胞能量最重要的来源，葡萄糖则提供心肌细胞所需能量的 15%~20%，心肌细胞所需能量主要来自脂肪酸。进食后状态，血浆胰岛素水平明显增高，脂肪酸代谢受到抑制，葡萄糖在心肌细胞能量代谢底物中的比重明显加大。心肌细胞缺血、缺氧等病理情况下，脂肪酸在线粒体中的有氧氧化受抑制，此时心肌细胞代谢转为无氧氧化 - 糖酵解，主要以葡萄糖作为能量底物，保证能量供应。

心肌的代谢显像可以通过葡萄糖（$^{18}F\text{-}FDG$）、脂肪酸（$^{11}C\text{-}$ 棕榈酸）或有氧代谢共同途径（$^{11}C\text{-}$ 乙酸盐）等正电子显像剂，从不同角度评价心肌细胞在生理及病理情况下不同的能量代谢状态。

（1）心肌葡萄糖代谢（$^{18}F\text{-}FDG$）：氟［^{18}F］脱氧葡萄糖（$^{18}F\text{-}FDG$）是葡萄糖的类似物。心肌细胞通过葡萄糖转运蛋白摄取 $^{18}F\text{-}FDG$，在己糖激酶的作用下生成 6- 磷酸 -^{18}FDG。6- 磷酸 -^{18}FDG 不能进入三羧酸循环进行进一步的氧化，从而在心肌细胞内滞留。$^{18}F\text{-}FDG$ 显像反映了局部心肌细胞摄取和利用葡萄糖的代谢过程，可以用于评估缺血心肌和存活心肌。心肌细胞对 $^{18}F\text{-}FDG$ 的摄取量，即 $^{18}F\text{-}FDG$ PET 心肌代谢显像图像质量受多种因素的影响，血糖浓度和胰岛素水平对图像的影响最大，因此，调节血糖浓度是保证心肌存活判断准确的最为重要的因素。可采用多种方法，完成 $^{18}F\text{-}FDG$ PET 心肌代谢显像，临床常规应用最多的是空腹状态，口服葡萄糖，血糖达高峰值后静脉或者皮下注射胰岛素的方法调节血糖。

(2) 心肌脂肪酸代谢:临床相对报道较多的脂肪酸代谢显像剂包括 ^{11}C-palmitate(棕榈酸)和 ^{123}I-BMIPP［15-(对 - 碘苯)-3-R,S- 甲基 - 十五烷酸］等。正常生理状态下,棕榈酸占血液中循环脂肪酸的 25%~30%,是心肌能量代谢的主要底物。[11]C- 棕榈酸在体内的代谢过程与棕榈酸相同,其中 [11]C 标记于棕榈酸的第 16 位碳原子,其在心肌内的动态变化能反映心肌脂肪酸代谢状态和向葡萄糖代谢的转移程度。

^{123}I-BMIPP 是放射性核素 [123]I 标记的侧链脂肪酸。它与膳食脂肪酸类似,被心肌细胞摄取并通过 ATP 依赖的硫代酯化作用,但并不发生明显的线粒体 β 氧化,主要滞留在细胞的脂质池。[123]I-BMIPP 可被用于评价缺血心肌恢复正常血流后的"缺血记忆"现象,在日本被广泛应用。在我国由于放射性药物应用及核素生产限制,目前各方努力,希望能够尽快在我国用于临床研究。

(3) 心肌氧代谢显像([11]C- 乙酸盐):正常有氧情况下,心肌能量主要由线粒体内合成的 ATP 供给。当心肌缺血时,心肌氧供应不足,心肌的氧代谢随之降低。因此,通过测定心肌氧代谢可以判断心肌活性。[11]C- 乙酸盐是乙酰辅酶 A 的直接前体,它被心肌细胞摄取后,转化为乙酰辅酶 A,进入三羧酸循环,最终被代谢为 [11]CO_2 和水,并产生 ATP。[11]C- 乙酸盐的代谢动力学参数与组织氧耗直接相关,不受其他底物(如葡萄糖和脂肪酸)的影响。因此,通过测定 [11]C- 乙酸盐的代谢速率,可以评估心肌氧消耗(MVO_2)和氧储备的情况。此外,[11]C- 乙酸盐的心肌首过摄取率为 64%,其早期的放射性清除曲线还可以用来测定心肌血流量。

(4) 心肌神经受体显像:心脏对血压和精神紧张的反应是通过自主神经系统和心脏神经受体,如胆碱能受体(M 受体)和肾上腺素能受体(β 受体)调控。心力衰竭患者的心脏交感神经存在功能受损,转运能力和受体密度均出现降低的情况。对判断慢性心力衰竭(CHF)患者生存期、心脏移植后的心交感神经支配状况、糖尿病患者心脏神经功能状况的评估、肥厚型心肌病和扩张型心肌病患者的病情和预后评估等方面具有一定价值。

去甲肾上腺素(NE)作用靶点为心肌细胞中的 β 受体,目前临床上使用的显像剂多为 NE 类似物,以 [123]I 或 [131]I 标记的 MIBG(间位碘苄胍)为代表,用于 SPECT/CT 显像。

显像机制为该显像剂可与 NE 竞争,被交感神经末梢突触囊泡摄取,与心肌细胞中 β₁ 受体结合,从而评估心脏的交感神经分布和功能。[131]I 能量偏高,图像质量较差,且受检者接受的辐射剂量较大,因此,应尽可能使用 ^{123}I-MIBG。MIBG 显像可以通过计算心脏对纵隔的计数比(H/M)与洗脱率来划分心力衰竭的严重程度,因此,可用于评估充血性心脏衰竭患者的预后。通常以 H/M 2.5 为半定量参数。

用于 PET 显像的心脏神经受体显像剂多为正电子核素标记的 NE 类似物,其中有 [11]C-羟基麻黄素(^{11}C-hydroxyephedrine,[11]C-HED)、[11]C- 肾上腺素(^{11}C-epinephrine,[11]C-EPI)、[11]C- 去氧肾上腺素(^{11}C-phenylephrine)等。主要报道 ^{11}C-HED 较多,与 MIBG 显像相比,[11]C-HED 显像图像清晰,克服了 MIBG 受体显像的许多不足。此外,[18]F-LMI1195 在一期临床研究中也得到较好的结果,有望在不久的将来用于临床。

(四) 心肌负荷 + 静息灌注显像检查流程(图 1)

(五) 心肌灌注显像正常与异常图像的判读

1. **定性分析**　正常心肌灌注图像表现:右心室心肌薄,通常不显影或者轻度显影。左心室心肌放射性分布均匀,左心室心腔不大,形态正常(短轴呈完整的面包圈样,水平长轴和垂直长轴呈完整的马蹄型),各室壁心肌图像清晰,心肌节段未见放射性分布稀疏或缺损区。图 2(彩图见二维码 48)分别是心

二维码48

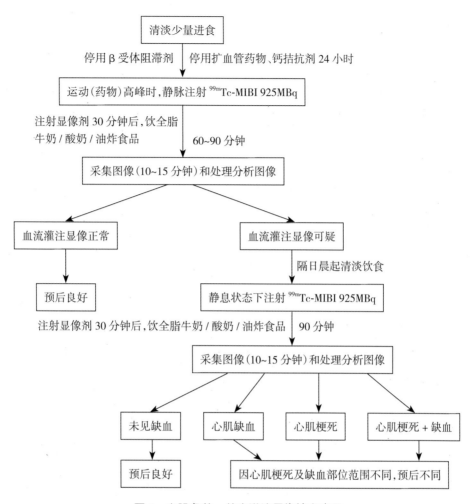

图1 心肌负荷＋静息灌注显像检查流程

肌灌注图像轴向示意图和真实的正常心肌灌注显像（myocardial perfusion imaging，MPI）图像。

异常MPI图像判断：判断断层MPI图像异常的原则为在两个不同轴向的断层图像上发现同一心肌节段在连续≥2个层面出现放射性分布稀疏或缺损区。异常图像大致分为以下3种类型：

（1）完全可逆性心肌灌注稀疏缺损区（reversible defect）：负荷MPI示心肌节段放射性分布稀疏或者缺损，而静息MPI心肌放射性分布均正常，较负荷MPI相比为"完全充填"，提示该部位心肌有可逆性心肌缺血（图3，彩图见二维码49）。

（2）部分可逆性心肌灌注稀疏缺损区（partial reversible defect）：负荷MPI心肌节段有放射性分布稀疏或缺损区，静息显像该部位的放射性分布较负荷像改善，但是仍低于正常心肌节段，提示该部位心肌缺血和心肌梗死同时存在（图4，彩图见二维码50）。

（3）固定性放射性缺损（fixed defect）：负荷MPI局部心肌放射性分布明显稀疏到缺损，静息显像该心肌节段放射性分布较负荷显像无明显变化，提示心肌梗死性改变，建议行心肌代

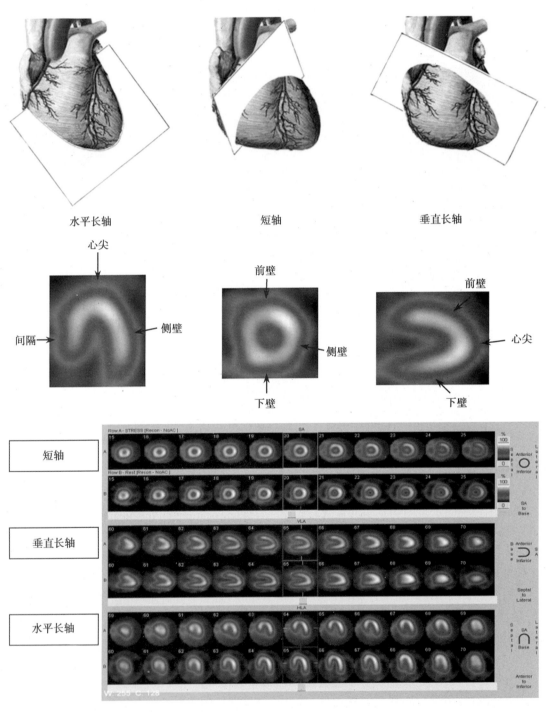

图2 心肌灌注图像轴向示意图和真实的正常心肌灌注显像图像(上排为负荷状态,下排为静息状态)

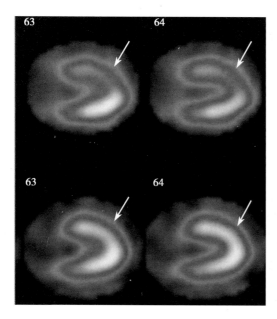

图 3　可逆性心肌缺血 MPI 图像表现

负荷心肌灌注显像前壁心尖段、中段和基底段放射性分布轻度稀疏(黄色箭头),静息心肌灌注显像该部位心肌放射性分布正常(蓝色箭头),较负荷像"完全充填",提示左心室前壁心尖段、中段和基底段轻度心肌缺血

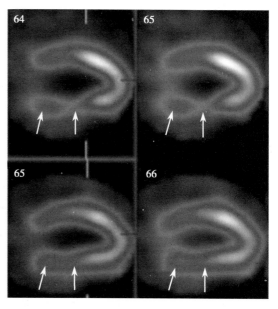

图 4　心肌缺血合并梗死 MPI 图像表现

左心室心腔增大,形态尚可,负荷心肌灌注显像左心室下壁中段和基底段放射性分布明显稀疏到缺损(黄色箭头),下排静息心肌灌注显像下壁中段放射性分布正常,下壁基底段放射性分布仍然轻度稀疏(蓝色箭头),较负荷像放射性为"部分充填",为部分可逆性放射性分布缺损区,提示下壁中段和基底段心肌缺血与心肌梗死同时并存

谢显像,明确有无存活心肌。还有一种情况就是组织衰减,下后壁(主要见于肥胖人群,男性膈肌)和前壁(主要见于大乳房的女性)不可逆性的放射性稀疏区,需要结合门控采集技术获取局部室壁运动和增厚率的情况来判断(图 5,彩图见二维码 51)。

2. 半定量分析

(1) 灌注异常范围的半定量分析:灌注异常范围是指灌注异常心肌节段的面积占整个左心室心肌面积的比值。左心室心肌节段根据不同室壁部位、冠状动脉供血区域的不同有多种划分方法。目前超声心动图、冠状动脉计算机断层血管造影(CTA)、心脏磁共振(CMR)和核医学共同推荐,将左心室各室壁心肌分为 17 节段(图 6,彩图见二维码 52)行半定量分析,每一心肌节段约占左心室面积的 6%。

(2) 灌注异常程度的半定量分析:通过视觉判断进行心肌放射性分布程度的半定量分析,放射性分布程度的 5 级评分法:0 分,放射性分布正常;1 分,放射性分布可疑减低;2 分,放射性分布轻度减低;3 分,放射性分布明显减低;4 分,放射性分布缺损(图 7)。2 分以上的放射性分布稀疏缺损为异常分布,具有诊断意义。

(3) 灌注异常范围和程度的半定量评价:心肌灌注异常范围和程度对临床治疗决策的指导意义较大,也是评价冠心病、心肌病及心衰患者危险度分层和预后的重要指标。根据 17 分段法获得负荷心肌灌注总评分(summed stress score,SSS)和静息心肌灌注总评分(summed

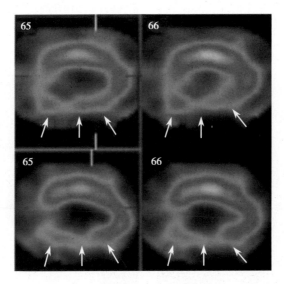

图 5 心肌梗死 MPI 图像表现

左心室心腔增大,形态异常,黄色箭头所指负荷心肌灌注显像示左心室心尖段、下壁各室壁节段(心尖段、中段、基底段)不同程度的放射性分布稀疏 - 缺损,蓝色箭头所指静息像左心室心尖段、下壁各室壁节段(心尖段、中段、基底段)不同程度的放射性分布稀疏 - 缺损,较负荷像无明显放射性"充填",为不可逆性放射性缺损,提示这项部位心肌梗死,这个患者有必要行进一步行 PET 心肌代谢显像,评估该部位是否有存活心肌

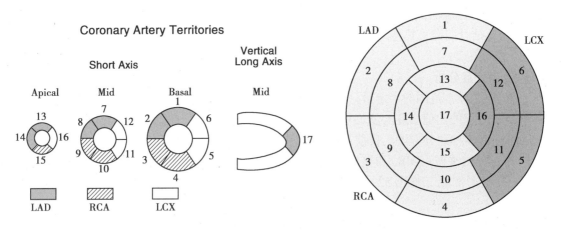

图 6 心肌 17 节段与冠状动脉血管分布示意图

左前降支(LAD)分布区:1. 前壁基底段;2. 前间隔基底段;7. 前壁中段;8. 前间隔中段;13. 前壁心尖段;14. 间隔心尖段;17. 心尖段。右冠状动脉(RCA)分布区:3. 后间隔基底段;4. 下壁基底段;9. 后间隔中段;10. 下壁中段;15. 下壁心尖段。左旋支(LCX)分布区:5. 后侧壁基底段;6. 前侧壁基底段;11. 后侧壁中段;12. 前侧壁中段;16. 侧壁心尖段

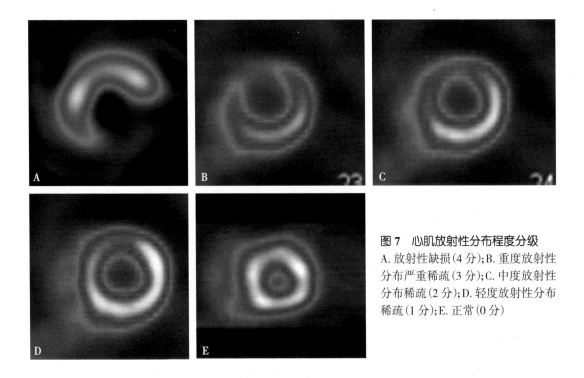

图7 心肌放射性分布程度分级
A. 放射性缺损（4分）;B. 重度放射性分布严重稀疏（3分）;C. 中度放射性分布稀疏（2分）;D. 轻度放射性分布稀疏（1分）;E. 正常（0分）

rest score,SRS)。二者的差值总评分为 SDS (summed difference score),SDS=SSS−SRS,代表心肌可逆性缺血的范围和程度（表1）。

表1 心肌缺血程度的判断

指标	轻度异常	中度异常	重度异常
负荷总评分（SSS）	4~8	9~13	>13
占左心室面积（%）	<10	10~20	>20
累及心肌节段数	1~2	3~4	≥5

3. **门控心肌显像图像分析** G-MPI可获得左心室整体和局部功能参数。通过勾画左心室舒张末期内膜和收缩末期内膜,采用不同的定量分析软件(Cedars QPS/QGS、4DM-SPECT、ECTool-Box等),获得左心室舒张末期容积(EDV,ml),左心室收缩末期容积(ESV,mL),左心室射血分数(ejection fraction,EF%),LVEF=(EDV−ESV)/ESV×100%,反映左心室整体收缩功能。左心室整体舒张功能参数可采用高峰充盈率(PFR)评估,以 EDV/s 为单位表示。

反映局部功能的参数包括局部室壁运动(WM)和局部室壁增厚(WT),可以按照17心肌节段,也可以按照三支大的冠脉血管(LAD、LCX、RCA)供血区,获取室壁运动评分和增厚率评分。局部室壁运动评分分级,0分为运动正常,1分为运动轻度减弱,2分为运动中度减弱,3分为运动重度减弱,4分为室壁无运动,5分为反向运动。可以获取所有心肌节段的运动异常总评分(summed motion score,SMS)。根据从舒张末期到收缩末期各室壁心肌节段增厚的百分比,获得室壁增厚率评分(thickening),0分为正常,1分为不确定,2分为减低,3分为重度减低或无增厚,获得所有节段室壁增厚异常的总评分(summed thickening score,STS)。

与超声心动图、CMR、平面或断层核素心室显像一样,G-MPI 的相位分析(phase analysis)可评价左心室机械收缩同步性。但 MPI 相位分析与其他影像学方法比较,具有应用简便性、广泛性、可重复性、可回顾性分析数据等方面的优势。尤其是心衰患者再同步化治疗决策选择时,既可获得左心室收缩同步性参数,又可同时观察到心肌瘢痕的部位和严重程度、范围等信息。

图 8(彩图见二维码 53)和图 9(彩图见二维码 54)为正常 G-MPI 心功能参数图,包括 17 节段心肌放射性计数靶心图、室壁增厚率靶心图、室壁运动靶心图、STS、SMS、左心室心腔容积曲线。

三、核心脏病学显像技术在心肌病诊断中的临床价值

心肌病为一组由非冠状动脉疾病、高血压、瓣膜病和先天性心脏缺陷导致的心肌结构和功能的异常。而核心脏病学分子功能影像技术,采用具有不同功能特性放射性药物,获得心肌血流灌注、心肌细胞代谢活性的同时,还可以评估左心室心腔大小、左心室收缩及舒张功能,局部室壁运动和增厚率、左心室舒缩同步性等,从不同的角度,综合评价心肌病不同类型、同一种类型心肌病在不同的病理生理学发展阶段,心脏整体及局部功能的变化,在心肌病的诊断及鉴别诊断中有独特的临床应用优势。

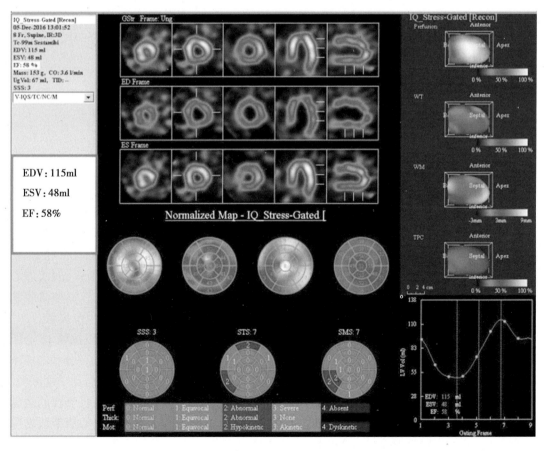

图 8 正常门控心肌灌注图像,EDV 为 115ml,ESV 为 48ml,EF 为 58%

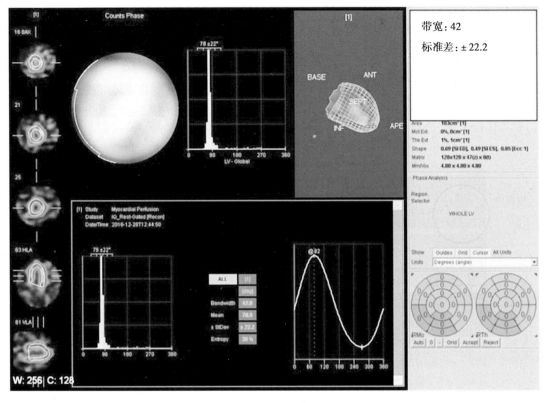

图 9 正常门控心肌灌注显像相位分析图像

（一）扩张型心肌病

扩张型心肌病（dilated cardiomyopathy，DCM）是一种原因未明的原发性心肌疾病。本病的特征为左心室、右心室或双侧心室扩大，并伴有心室收缩功能减退，伴或不伴充血性心力衰竭，室性或房性心律失常多见，病情呈进行性加重，死亡可发生于疾病的任何阶段，与缺血性心肌病的影像鉴别（表 2）。

表 2 扩张型心肌病与缺血性心肌病鉴别诊断

重要指标	缺血性心肌病	扩张型心肌病
右心室显影	可见	常见
左心室形态异常	可呈球形	显著扩大
放射性异常分布	多呈节段性	点状和片状，不呈节段
与冠状动脉供血区	一致	不一致
室壁运动减低	节段性（多）	多呈弥漫性
室壁瘤	常见	不见
灌注-代谢	不匹配，匹配	多为下后壁匹配

二维码55

典型的 DCM 患者核素心肌灌注显像可以表现为左心室心腔扩大,可伴有右心室心肌显影,右心腔扩大,各室壁心肌运动弥漫性普遍减弱,心肌壁散在分布的放射性分布减低区,提示血流灌注及葡萄糖代谢呈非冠状动脉分布节段性受损,左心室整体收缩及舒张功能明显受损(图10,彩图见二维码55)。心脏 MRI 延迟增强显像表现为节段性放射性分布减低或缺损的扩张型心肌病患者心脏 MRI 出现延迟强化的比例较高。而且,心脏 MRI 延迟强化主要为间隔延迟强化,这一点可以与心内膜下或透壁性延迟强化为主要特征的缺血性心肌病相鉴别。

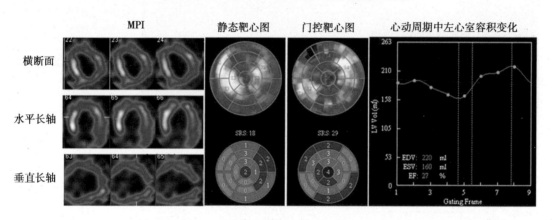

图 10 扩张型心肌病

左心室心腔明显扩大,形态异常,呈球形,各室壁心肌放射性分布不均匀,表现为非冠脉血管节段分布的斑片样稀疏区,室壁运动不协调,左心室舒缩功能严重受损

(二)肥厚型心肌病

肥厚型心肌病(hypertrophic cardiomyopathy,HCM)是一种原因不明的心肌疾病,特征为心室壁呈不对称性肥厚,常首先侵及室间隔,左心室心腔变小,左心室血液充盈受阻,左心室舒张期顺应性下降。根据左心室流出道有无梗阻分为梗阻型及非梗阻型肥厚型心肌病,可能与遗传等因素有关。肥厚型心肌病有猝死风险,是运动性猝死的原因之一。

临床通过心电图、超声心动图及 MRI 检查等,结合患者临床症状,可以很好地诊断肥厚型心肌病,核医学影像技术一般情况下不作为首选。但核医学检查,包括心肌灌注显像和心肌代谢显像技术,在判断预后、监测治疗效果,以及从分子水平探索肥厚型心肌病的发病机制,有独特的价值。静息状态下,肥厚型心肌病 SPECT/CT 心肌灌注显像典型表现为病变部位(常见于室间隔)心肌壁不均匀增厚,放射性摄取增加。心尖部肥厚型心肌病患者表现为心尖部位心肌增厚,放射性摄取明显增加(图11)。需要与高血压引起的心肌肥厚相鉴别。

通过 PET/CT 心肌血流灌注显像,对肥厚型心肌病患者微血管受损导致的负荷后左心室心肌血流储备下降评估,是预测肥厚型心肌病患者心脏事件的独立预测因子。核素心肌灌注显像早期发现肥厚型心肌病患者负荷后心肌血流量的变化,可以指导临床早期采取干预措施,预防和逆转左室重构,降低死亡率。

(三)限制型心肌病

限制型心肌病相对少见,主要指心内膜心肌纤维化和心内膜嗜酸性粒细胞增多性心肌病(或称 Loffler 心内膜炎)。心内膜瘢痕形成导致心脏充盈受限,晚期甚至发生心脏闭塞。病变主要侵犯心室流入道和心尖。根据受累心室及病变程度不同,可分为右心型、左心型和双室型,以右心型较常见。MRI 对比延迟强化"一站式"扫描是较为理想的诊断方法,心房高度扩大和心室腔不大是原发性限制型心肌病的病理特点。左心室壁增厚伴弥漫性心肌淀粉样变,可以采用 ^{99m}Tc-PYP 心肌显像,评价心肌内淀粉样变的部位及程度。

(四)致心律失常性右室心肌病

致心律失常性右室心肌病(arrhythmic right ventricular cardiomyopathy,ARVC)主要表现为右心室心肌组织不同程度被脂肪组织或纤维组织替代,好发于右室漏斗部、心尖部及后基底部的"发育不良三角",偶可累及左室及室间隔。心脏 MRI 和超声心动图以其较高的空间分辨率,是诊断 ARVC 较理想的方法。

门控心肌灌注显像可以通过"一站式",获得心肌灌注情况、局部和整体功能情况。正常情况下,由于右心室壁薄,通常右心室不显影或者轻微显影,但如果右心室功能受损,可以表现为右心室显影、右心室增大。核素心室显像可以同时评估左心室和右心室功能,在 ARVC 的诊断方面有其独特价值,但是相关研究报道较少。

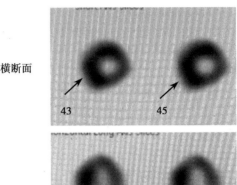
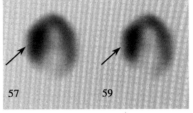
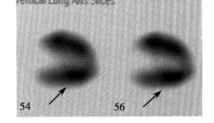

横断面 43 45

水平长轴 57 59

垂直长轴 54 56

图 11　肥厚型心肌病
左心室心腔不大,形态异常,箭头所指静息状态左心室室间隔明显增厚,心尖及侧壁心肌放射性分布相对稀疏

(五)心肌致密化不全

左室心肌致密化不全(left ventricular noncompaction,LVNC)是一种少见的先天性心肌疾病,一般认为心脏胚胎期心肌纤维致密化过程异常终止导致。超声心动图和心脏 MRI 对该病有重要的诊断价值。^{13}N-NH$_3$ PET/CT 心肌灌注显像能定量测定心肌血流量及冠脉血流储备,从而早期发现微循环异常导致的室壁运动异常节段。另外,SPECT/CT 心肌灌注显像和 PET/CT 心肌葡萄糖代谢显像在充分结合其他影像资料及临床资料,在排除冠心病的前提下,评估 LVNC 患者心肌血流灌注受损及室壁运动、室壁重构和整体收缩及舒张功能情况,预测患者的预后及监测治疗效果有重要的临床应用价值。

综上所述,核心脏病学分子影像技术以其采用不同类型的放射性显像剂,独特的与不同类型心肌病具有特异性靶向结合的特点,在心肌病的发病机制和分类研究,临床心肌病的诊断与鉴别诊断、预后评估、监测疗效方面必将发挥越来越重要的作用。

(张晓丽　卢霞)

参 考 文 献

[1] 林曼欣,吴林,盛琴慧.心肌病的分类与进展[J].中国心血管杂志,2018,23(1):81-86.

[2] PARTINGTON S L,LANKA V,HAINER J,et al. Safety and feasibility of regadenoson use for suboptimal heart rate response

during symptom-limited standard Bruce exercise stress test [J]. J Nucl Cardiol,2012,19(5):970-978.

[3] UNDERWOOD S R,ANAGNOSTOPPOULOS C,CERQUEIRA M,et al. Myocardial perfusion scintigraphy:the evidence[J]. Eur J Nucl Med Mol Imaging,2004,31:261-291.

[4] FLETCHER G F,ADES P A,KLIGFIELD P,et al. Exercise standards for testing and training:a scientific statement from the American Heart Association [J]. Circulation,2013,128(8):873-934.

[5] WANG Q,YANG J R,MI H Z,et al.Evaluation of myocardial blood supply using adenosine stress myocardial perfusion imaging [J]. Chin J Nucl Med,2010,30:363-366.

[6] WANG R F,QIU Y L,WANG L Q,et al.The diagnostic accuracy and safety of ^{99m}Tc-MIBI myocardial perfusion imaging-a retrospective multicenter study [J].Chin J Nucl Med Mol Imag,2012,32:413-417.

[7] ROFFI M,PATRONO C,COLLET J P,et al. 2015 ESC Guidelines for the management of acute coronary syndromes in patients presenting without persistent ST-segment elevation:Task Force for the Management of Acute Coronary Syndromes in Patients Presenting without Persistent ST-Segment Elevation of the European Society of Cardiology(ESC) [J].Eur Heart J, 2016,37:267-315.

[8] UNDELSON J E,BESHANSKY J R,BALLIN D S,et al. Myocardial perfusion imaging for evaluation and triage of patients with suspected acute cardiac ischemia:a randomized controlled trail [J].J Am Med Assoc,2002,288:2693-2700.

[9] GREENWOOD J P,RIPLEY D P,BERRY C,et al. Effect of Care Guided by Cardiovascular Magnetic Resonance,Myocardial Perfusion Scintigraphy,or NICE Guidelines on Subsequent Unnecessary Angiography Rates:The CE-MARC 2 Randomized Clinical Trial [J]. J Am Med Assoc,2016,316(10):1051-1060.

[10] 黄钢,石洪成.心脏核医学[M].上海:上海科学技术出版社,2011:186.

[11] ZELLWEGER M J,WEINBACHER M,ZUTTER A W,et al. Long-term outcome of patients with silent versus symptomatic ischemia six months after percutaneous coronary intervention and stenting [J].J Am Coll Cardiol,2003,42(1):33-40.

[12] MILAVETZ J J,MILLER T D,HODGE D O,et al. Accuracy of single-photon emission computed tomography myocardial perfusion imaging in patients with stents in native coronary arteries [J]. Am J Cardiol,1998,82(7):857-861.

[13] ZHANG X L,LIU X J,HE Z X,et al. Long-term prognostic value of exercise ^{99m}Tc-MIBI SPET myocardial perfusion imaging in patients after percutaneous coronary intervention [J]. Eur J Nucl Med,2004,31:655-662.

[14] ZELLWEGER M J,LEWIN H C,LAI S,et al. When to stress patients after coronary artery bypass surgery [J]. J Am Coli Cardiol,2001,37:144-152.

[15] MILLER T D,CHRISTIAN T F,HODGE D O,et al. Prognostic value of exercise thallium-201 imaging performed within 2 years of coronary artery bypass graft surgery [J].J Am Coll Cardiol,1998,31:848-854.

[16] ISKANDER S,ISKANDRIAN A E. Risk assessment using single-photon emission computed tomographic technetium-99m sestamibi imaging [J].J Am Coll Cardiol,1998,32(1):57-62.

[17] HACHAMOVITCH R,BERMAN D S,SHAW L J,et al. Incremental prognostic value of myocardial perfusion single photon emission computed tomography for the prediction of cardiac death:differential stratification for risk of cardiac death and myocardial infarction [J].Circulation,1998,97:535-543.

[18] AIDEN A,GUIDO G,DANIEL S,et al. Transient ischemic dilation ratio:a universal high-risk diagnostic marker in myocardial perfusion imaging [J]. J Nucl Cardiol,2007,14:497-500.

[19] VARETTO T,CANTALUPI D,ALTIERI A,et al. Emergency room technetium-99m sestamibi imaging to rule out acute myocardial ischemic events in patients with nondiagnostic electrocardiograms [J]. J Am Coll Cardiol,1993,22(7):1804-1808.

[20] CERQUEIRA M D,MAYNARD C,RITCHIE J L,et al.Long-term survival in 618 patients from the Western Washington Streptokinase in Myocardial Infarction trials [J].J Am Coll Cardiol,1992,20:1452-1459.

[21] SHARIR T,GERMANO G,KAVANAGH P B,et al. Incremental prognostic value of post-stress left ventricular ejection fraction and volume by gated myocardial perfusion single photon emission computed tomography [J]. Circulation,1999, 100:1035-1042.

[22] Multicenter Post infarction Reasearch Group. Risk stratification and survival after myocardial infarction [J]. N Engl J Med, 1983,309(6):331-336.

[23] KRISTENSEN S D,KNUUTI J,SARASTE A,et al.2014 ESC/ESA Guidelines on non-cardiac surgery:cardiovascular assessment and management of the European Society of cardiology(ESC)and the European Society of Anaesthesiology(ESA)

［J］. Eur Heart J，2014，35（35）：2383-2431.

［24］ LI J，SCHINDLER T H，QIAO S，et al. Impact of incomplete revascularization of coronary artery disease on long-term cardiac outcomes. Retrospective comparison of angiographic and myocardial perfusion imaging criteria for completeness［J］.J Nucl Cardiology，2016，23（3）：546-555.

HFmrEF 和 HFpEF——尚未被征服的地带

2016 年欧洲心脏病学会慢性心衰指南首次提出,根据左心室射血分数(left ventricular ejection fraction,LVEF),将心力衰竭(简称心衰)分为射血分数降低的心衰(heart failure with reduced ejection fraction,HFrEF)、射血分数保留的心衰(heart failure with preserved ejection fraction,HFpEF)和射血分数中间值的心衰(heart failure with mid-range ejection fraction,HFmrEF),中国心力衰竭诊断和治疗指南 2018 沿用了这一心衰的分类和诊断标准。但是,当前学术界对于 HFmrEF 和 HFpEF 的病理生理机制、临床特征、治疗及预后仍存在诸多不明甚至争议之处,故 HFmrEF 和 HFpEF 被称为心衰领域尚未被征服的地带。本文就 HFmrEF 和 HFpEF 的流行病学、病理生理、诊断评估、治疗管理及预后等最新进展做一归纳探讨。

一、射血分数中间值的心衰(HFmrEF)

2016 年欧洲心脏病学会慢性心衰及中国心力衰竭诊断和治疗指南 2018 指出,HFmrEF 诊断需满足以下条件:①具有心衰症状和 / 或体征;② LVEF 介于 40%~49%;③利钠肽升高,BNP>35ng/L 和 / 或 NT-proBNP>125ng/L;④符合以下至少一条:左心室肥厚和 / 或左心房扩大,心脏舒张功能异常[1]。

(一)流行病学

多项研究显示,HFmrEF 患者占全部心衰人群的 17%~21%[2]。TIME-CHF 研究显示,HFrEF 和 HFmrEF 的主要病因是冠心病,而 HFpEF 则主要是高血压性心脏病[3]。Chiocel 等报道缺血性病因在 HFrEF 患者中占 48.6%,HFmrEF 患者中占 41.8%,但在 HFpEF 中仅占 23.7%[4]。CHART-2 研究也得出类似结论,认为缺血性心脏病在 HFmrEF 和 HFrEF 患者中占比更高,而 HFpEF 患者中则较低[2]。由此,研究者认为 HFmrEF 的临床特点更倾向于 HFrEF[5,6]。此外,高血压性心脏病和扩张型心肌病也是 HFmrEF 发生的常见病因[2,3]。

HFmrEF 患者的临床特点常被认为处于 HFrEF 和 HFpEF 之间。一项荟萃分析结果显示,HFrEF 组平均发病年龄为(72.6 ± 9.8)岁,男性占比 68.5%;HFmrEF 组为(73.6 ± 9.8)岁,男性占比 59%;HFpEF 组为(77.6 ± 7.2)岁,男性占比 40%。由此可见,与 HFpEF 相比,HFmrEF 患者中男性居多且更年轻[7]。APOLLON 研究对 80 岁以上 HFmrEF 患者进行性别亚组分析发现,80 岁以下 HFmrEF 患者中男性更多,而 >80 岁的 HFmrEF 患者中女性比重逐渐增大[8]。TIME-CHF 研究指出,相比 HFpEF 老年患者,HFmrEF 老年患者并发症更多、更易发生冠心病[3,6]。但相比 HFrEF 患者,HFmrEF 患者合并糖尿病[9]、高血压[10]、慢性肾脏病[11]的可能性更高。同时,一项纳入 14 964 例心衰患者的研究发现房颤在 HFrEF、HFmrEF、HFpEF 患者群中的发生率分别为 39.6%、45.2%、46%,表明房颤在 HFmrEF 中发生率也较高[7]。另一项对 14 964 例慢性心衰患者的研究也显示相似结果,三者房颤发生率分别为 27%、29%、39%,并且发现房颤可使 HFmrEF 患者的住院率增加、全因死亡率增加,这些都与 HFpEF 患者相似[12]。

CHART-2 研究发现,HFmrEF 和 HFpEF 患者预后相似,HFmrEF 患者的全因死亡率和心血管死亡率与 HFpEF 相近,优于 HFrEF[2]。ALARM-HF 研究也得到类似结果,HFmrEF 的 30 天死亡率风险显著低于 HFrEF(HR=0.64,P=0.03)[10]。当 HFmrEF 转变为 HFrEF 后,该类患者预后明显变差[2,13]。另有研究指出,相比 HFpEF 和 HFrEF,HFmrEF 患者的全因死亡率和心血管死亡率是最低[7,14]。但一项纳入 39 982 名心衰患者的研究中,HFrEF、HFmrEF 和 HFpEF 患者的 5 年死亡率相似,无明显差异[15]。一项瑞典的研究发现,合并慢性肾脏病的 HFrEF 和 HFmrEF 患者的死亡率高于 HFpEF[11]。心衰患者的脉压值与疾病预后也具有相关性,研究发现 HFmrEF 和 HEpEF 患者群中,脉压与死亡率呈正 U 形分布[16]。2017 年的 ESC-HF-LT 研究中提出 HFmrEF 的 1 年死亡率独立危险因素包括老年、收缩压低、静息心率高、缺血性心脏病、二尖瓣反流及肝功能不全等[4]。

(二)诊断评估

目前,与 HFmrEF 相关的血清学评估指标主要包括 C 反应蛋白、D- 二聚体、NT-proBNP、血清胱抑素 C、高敏肌钙蛋白等[17]。NT-proBNP 在心衰患者中显著增高且与预后相关[18]。HFmrEF 患者 NT-proBNP 比 HFpEF 更高[19],且 NT-proBNP 对 HFmrEF 患者的预后更有预测意义[20]。在心衰患者中,随着 LVEF 值下降,血红蛋白和 BNP 水平呈明显的上升趋势[21]。出院时的 BNP 值可能对急性心衰患者的远期预后更具预测价值,但相比 HFrEF,出院时 BNP 值对 HFmrEF 患者预后的预测意义更小[22]。不同的并发症对 NT-proBNP 的影响也存在明显差异,如房颤、高血压和糖尿病[20]。但也有研究发现,与 HFpEF 相比,HFmrEF 的 NT-proBNP 量无显著变化[23]。多项研究发现,在 HFmrEF 患者中,有关炎症和心脏牵张相关的因子水平具有显著变化,如 C 反应蛋白、D- 二聚体、内皮素 -1、galectin-3、生长分化因子 -15、骨桥连蛋白、肿瘤发生抑制蛋白 -2 等[21,24]。入院时心肌牵张标志物和入院 24 小时内炎性标志物的变化对 HFmrEF 患者的全因死亡率和短期内再住院率具有预测价值[21]。与 HFrEF 相比,HFmrEF 的 hs-TNT 量显著降低[23]。血清 NT-proBNP、hs-TNT、脑啡肽、肿瘤发生抑制蛋白 -2、galectin-3、高敏 C 反应蛋白、胱抑素 C 均对 HFmrEF 的预后具有预测价值[23]。Zhu 等研究发现,血浆游离脂肪酸与心衰患者的 LVEF 呈负相关,与 NYHA 分级呈正相关,而 HFmrEF 患者的游离脂肪酸量比 HFrEF 低,但与 HFpEF 无明显差别[25]。此外,糖基化蛋白量变化也是三类心衰类型患者死亡或者复合终点结局发生的独立预测因素[26]。

(三)治疗

在临床药物治疗方面,HFmrEF 患者主要采用 β 受体阻滞剂、血管紧张素转换酶抑制剂 / 血管紧张素 II 受体阻滞剂(ACEI/ARB)、利尿剂等[27]。CHARM 研究提出,应用坎地沙坦可降低 HFmrEF 患者的心衰再住院率及改善一级终点[28]。另一研究发现,β 受体阻滞剂或者 ACEI/ARB 的应用均可使 HFmrEF 的全因死亡率明显降低,但醛固酮拮抗剂无统计学差异[29]。其中,在窦性心律的 HFmrEF 患者中应用 β 受体阻滞剂,可明显改善患者生活质量及疾病预后[30]。另有研究发现,螺内酯的应用也可使 HFmrEF 患者获益,可降低患者住院率、BNP 水平、NYHA 心功能分级以及心肌纤维化程度,但同时也使患者发生高钾血症、男性乳腺发育情况增加[31,32]。一项针对中国东北地区人群的研究发现,HFmrEF 应用螺内酯可降低患者的死亡率和心衰再住院率,但与螺内酯剂量无关[33]。

(四)转归

CHART-2 研究认为,HFmrEF 是 HFrEF 和 HFpEF 之间的一个中间灰色区域,或是

HFrEF 和 HFpEF 两种类型的交叉重叠部分,提出 HFmrEF 并不是一种独特的心衰类型[2]。该研究发现,1 年后 HFrEF 和 HFmrEF 的 LVEF 会发生变化,其中 44%HFmrEF 患者转变为 HFpEF,16% HFmrEF 患者转变为 HFrEF[2]。Rastogi 等在 1 092 名 HFmrEF 患者中发现,17% 患者为 LVEF 降低型,73% 患者为 LVEF 升高型,10% 患者为 LVEF 未改变型,且各型分组的疾病预后不同,认为仅凭 LVEF 值对心衰进行分类存在一定的局限性[27]。Nauta 等也提出 LVEF 值存在动态变化,后期 HFmrEF 向不同类型转变也与预后密切相关,如 HFmrEF 转变为 HFrEF 后临床预后较差[13]。近日,也有研究提出心衰是一种异质性综合征,是由多因素构成的连续变化谱,提倡未来研究焦点不应局限于 LVEF 值[34]。

HFmrEF 这一概念的引入,已引起学术界的广泛关注。HFmrEF 患者的临床特征、病理生理、治疗预后尚不清楚,单列此组有利于对该类心衰开展相关研究。随着对 LVEF 局限性的认识,更全面评价心衰的方法有待进一步确定。

二、射血分数保留的心衰(HFpEF)

直至 20 世纪 80 年代,心衰还被认为仅是左室收缩功能受损的问题,众多心衰相关的大型随机对照试验也仅将射血分数降低的患者纳入研究人群中。其后陆续发现,有相当一部分出现心衰症状的患者其射血分数在正常范围内,1991 年 *N Engl J Med* 杂志首先将这部分患者定义为"舒张性心力衰竭"(简称舒张性心衰)[35]。近年来,随着对心衰病理生理机制认识的深入,"舒张性心衰"被认为不仅仅是以左心室舒张功能障碍为主要表现的病理生理异常,而是一个多层面、多器官的疾病,涵盖了多种病理生理学和多器官功能障碍[36]。2008年欧洲心衰指南率先提出"射血分数保留的心衰"这一概念,其后 10 年,这一概念逐渐被认可,相关文章逐年增加[37],2016 年欧洲心脏病学会慢性心衰指南、中国心力衰竭诊断和治疗指南 2018 均重新定义了"射血分数保留的心衰"的诊断标准。HFpEF[38] 诊断需满足以下条件:①具有心衰症状和 / 或体征;②LVEF≥50%;③利钠肽升高,BNP>35ng/L 和 / 或 NT-proBNP>125ng/L;④符合以下至少一条:左心室肥厚和 / 或左心房扩大,心脏舒张功能异常[1]。

(一)流行病学

China-HF 研究对我国 88 家医院提供的 8 516 例心衰患者数据进行分析,结果显示 LVEF≥50% 的住院心衰患者占 42%,相较于其他心衰类型,HFpEF 患者的年龄更大,女性患者比重更高[39]。美国及其他发达国家的流行病学研究结果显示,HFpEF 的患病率为 1.5%,占心衰患者总人数的 50%~55%,且正以每年 1% 的速度上升,预计至 2020 年,HFpEF 患者将占所有心衰患者的 69%,成为欧美国家最常见的心衰类型[40]。

1. 发病率和危险因素 根据三个平均入组年龄分别为 73 岁、58 岁和 49 岁的纵向观察性队列研究结果显示,HFpEF 的总体 12 年发病率在这三个年龄段分别为 7.3%、3.1% 和 1.5%[41]。而在明尼苏达州奥姆斯特德县开展的一项观察性研究显示,2000—2010 年间,心衰总体发病率下降了 37.5%,其中 HFpEF 发病率下降的程度(28%)不如 HFrEF 显著(45%)[42]。

年龄是心衰发病的重要危险因素[43],而年龄对 HFpEF 发病率的影响相较于 HFrEF 更为显著,社区人群 HFpEF 平均发病年龄约 70 岁,尽管部分患者,尤其是男性或肥胖患者的发病年龄较轻[44,45]。研究同时发现,HFpEF 多发于女性人群,但在矫正了其他危险因素(如年龄、肥胖、血压等)后,性别并不是 HFpEF 发病的独立危险因素。此外,放射线治疗,即便是小剂量放疗,亦会增加 HFpEF 的发病率[46]。

2. **预后** HFpEF 临床试验患者的死亡率和心衰再住院率始终低于观察性研究,可能由于临床试验人群存在选择偏倚,登记的患者合并症较少[40]。在流行病学调查中,有大于半数的 HFpEF 患者在确诊 5 年内死亡,其中约 49% 的患者死于非心血管性因素[47]。HFpEF 患者在确诊后平均每年住院 1.4 次,约 20% 的患者在出院后 30 天内重复入院,而大于 50% 的患者在出院后 1 年内再入院[48,49]。

(二)诊断评估

H₂FpEF 评分有助于 HFpEF 诊断,该评分可根据对原因不明劳力性呼吸困难患者的 6 项临床和超声指标进行评估(表 1),并根据评分高(6~9 分)、低(0,1 分)鉴别 HFpEF 和非心源性呼吸困难患者,中等分数(2~5 分)患者则需进一步检查明确呼吸困难原因[51]。以下为 H₂FpEF 评分标准:①0 或 1 分,排除 HFpEF;②2~5 分,需进一步检查以明确诊断;③6~9 分,诊断 HFpEF 的可能性很高。

表 1 H₂FpEF 评分

	临床变量	数值	分值
H₂	**H**eavy(体重)	体重指数 >30kg/m²	2
	Hypertensive(高血压)	服用 2 种或 2 种以上降压药	1
F	**A**trial **F**ibrillation(房颤)	阵发性或持续性	3
P	**P**ulmonary Hypertension(肺动脉高压)	多普勒超声心动图显示肺动脉收缩压 >35mmHg	1
E	**E**lder(年龄)	年龄 >60 岁	1
F	**F**illing Pressure(充盈压)	多普勒超声心动图 E/e'>9	1

(三)病理生理机制

1. **HFpEF 作为高血压性心脏疾病的一种形式** 经典模型认为压力负荷导致左心室向心性肥厚、纤维化重构和舒张功能不全,最终引起全心重构和功能不全,患者出现 HFpEF 临床症状[52]。事实上,研究发现有 31% 的 HFpEF 患者心室厚度正常,而左、右心室间相互作用常常是被忽略的一项重要病理生理机制。美国的 Obokata 团队研究发现,对于肥胖的 HFpEF 患者,同时存在心脏容量和心外膜脂肪的增加,加强了心包对心室的制约,导致室间隔从右向左移动,心室间相互作用增强导致左心室充盈压显著升高[45]。近期研究发现,即使是非肥胖的患者运动引起的肺动脉高压,同样会增加左、右心室间的相互作用[53]。

2. **HFpEF 作为一种炎症性疾病** 大多数 HFpEF 患者存在数个合并症,如肥胖、高血压、慢性阻塞性肺疾病等,该些疾病可诱发炎症和氧化应激反应,损害内皮功能,导致 NO 的生物利用度下降,环磷酸鸟苷(cyclic guanosine monophosphate,cGMP)和蛋白激酶 G(protein kinase G,PKG)活性降低,进而引起心肌肥厚和僵硬度增加。同时,内皮功能损害也会使转化生长因子 β(transforming growth factor β,TGF-β)水平升高,促进成纤维细胞向肌成纤维细胞转化,使胶原在细胞间隙沉积,增加纤维化[54,55]。这一理论认为:促炎性共存疾病如高血压、肥胖、糖尿病、代谢综合征和肺病等导致了系统性微血管内皮炎症;同时,促炎性共存疾病限制了 NO-cGMP-PKG 信号通路,引起心肌肥厚和僵硬度增加;最后,冠脉微血管炎症导致的微血管功能障碍,降低了冠脉血流储备,进一步促进了纤维化进展[53,56]。

(四)治疗

目前指南上推荐的血管紧张素转换酶抑制剂、血管紧张素Ⅱ受体拮抗剂和醛固酮受体拮抗剂在降低 HFrEF 患者的硬终点事件方面均有效[38],但针对 HFpEF 药物治疗(坎地沙坦、培哚普利、厄贝沙坦、螺内酯)的多项随机对照试验,在心血管死亡和心衰住院的复合终点事件方面均为阴性结果[57-60]。β 受体阻滞剂可改善 HFrEF 患者预后,但两项荟萃分析研究结果显示,应用 β 受体阻滞剂不能降低 HFpEF 患者的全因死亡和心血管死亡风险。HFpEF 治疗尚缺乏充分的循证医学证据,目前主要治疗手段仅限于控制血压、控制房颤心室率、改善缺血、使用利尿剂和治疗合并症上。除传统药物外,研究人员也在不断探索,针对 HFpEF 的病理生理特点进行了一些临床试验,以观察新型 HFpEF 治疗药物的疗效[61]。

1. 基于经典模型的临床研究 目前大部分针对高血压性心脏病以及拮抗神经内分泌系统异常激活的药物临床试验均为阴性结果。但盐皮质激素拮抗剂的使用可能会是一个例外,螺内酯在一些具有替代终点的小型临床研究中显示出益处[62]。TOPCAT 研究事后分析显示,螺内酯可显著降低美洲 HFpEF 患者的主要复合终点事件发生率、心血管全因死亡率和心衰再住院率,而对俄罗斯及格鲁吉亚患者无明显改善[59,63]。目前正在进行中的SPIRIT-HF 研究将进一步探讨螺内酯对 HFpEF 患者心血管死亡和心衰再住院率的影响。沙库巴曲缬沙坦是一种由缬沙坦与脑啡肽酶抑制剂组成的新型神经内分泌系统拮抗剂,PARAMOUNT 临床 II 期研究结果表明,经过为期 12 周的治疗,沙库巴曲缬沙坦治疗组较缬沙坦组相比,主要替代终点 NT-proBNP 水平明显下降,患者临床症状和左心房容积得到改善,但包括舒张功能在内的其他超声心动图指标无变化[63]。在刚刚公布的 PARAGON-HF 临床 III 期研究结果显示,沙库巴曲缬沙坦未能改善 HFpEF 患者的临床结局。

2. 基于新兴模型的临床研究 新兴模型中认为,系统性微血管内皮炎症、NO-cGMP-PKG 信号通路的受损和冠脉微血管炎症是 HFpEF 的主要病理生理基础。基于该模型的临床研究主要集中在抗炎和恢复 NO-cGMP-PKG 通路活性两大方面。

阿那白滞素是人白细胞介素 1β 重组受体拮抗剂,目前批准用于类风湿关节炎的治疗,D-HART 研究结果显示,阿那白滞素可显著改善 HFpEF 患者的通气效率并降低患者血清 C反应蛋白的水平[64];在此基础上开展的 D-HART2 就阿那白滞素对 HFpEF 患者运动耐量改善情况作进一步研究,结果显示,阿那白滞素组用药 12 周可提高 HFpEF 患者的运动时间和生活质量,并显著降低患者血清 NT-proBNP 和 C 反应蛋白水平[63]。

硝酸盐类药物可提供活性一氧化氮,提高 NO-cGMP-PKG 通路活性。NEAT-HFpEF 试验显示,异山梨醇单硝酸酯不改善 HFpEF 患者的生活质量、6 分钟步行距离和 NT-proBNP水平[65,66];口服亚硝酸盐(甜菜根汁)可改善 HFpEF 患者的活动耐量及外周血管的顺应性[67]。近期结束的 INDIE-HFpEF 研究证实,无机亚硝酸盐吸入治疗未能改善 HFpEF 患者的预后,对患者的运动能力、日常活动水平、生活质量评分、NT-proNBP 水平及其他 HFpEF临床状态指标均无作用[68]。可溶性鸟苷酸环化酶(sGC)刺激物——维利西呱可增强 cGMP活性,SOCRATES-PRESERVED 研究显示,与安慰剂相比,HFpEF 患者接受维利西呱各剂量治疗 12 周未改变主要疗效指标 NT-proBNP 水平及左心房容积,但维利西呱高剂量 10mg组患者的堪萨斯城心肌病患者生活质量量表(KCCQ)评分显著提高[69]。5 型磷酸二酯酶(PDE-5)抑制剂通过增加细胞内 cGMP 水平促进 NO 合成,2011 年 Guazzi 等纳入 44 例HFpEF 合并肺动脉高压(PH)患者,给予长达 1 年的西地那非治疗,结果显示:西地那非改善患者血流动力学指标、右心室收缩功能和左心室舒张功能,表明西地那非有改善 HFpEF远期预后的积极功效。但在西地那非治疗 HFpEF 患者的唯一多中心研究(RELAX)中,对216 例 HFpEF 患者给予西地那非治疗 24 周,结果发现西地那非并未改善 HFpEF 患者的运动耐量和临床结局。2015 年开展的 Redfield 研究同样证实,西地那非对 HFpEF 合并 PH 患者的肺动脉压力、临床参数无明显改善[70,71]。目前正进行中的 PASSION 研究将探讨另一种 PDE-5 抑制剂他达拉非对 HFpEF 合并肺动脉高压患者的全因死亡率和心衰再住院率的影(German Registry for Clinical Studies——DRKS00014595)。

3. 基于其他治疗靶点的临床研究

(1)钠-葡萄糖协同转运蛋白 2(sodium-dependent glucose transporters 2,SGLT-2)抑制剂:SGLT-2 抑制剂通过抑制肾脏对葡萄糖的重吸收,使过量的葡萄糖从尿液中排出,降低血糖,为一类新型抗糖尿病药物。EMPA-REG 试验发现,与安慰剂治疗组相比,伴心血管疾病的糖尿病患者应用 SGLT-2 抑制剂治疗,可以显著降低主要复合心血管事件终点发生率以及全因死亡率[72]。目前关于 SGLT-2 抑制剂的相关研究表明有希望给 HFpEF 患者带来获益,EMPEROR-Preserved 和 DELIVER 研究正在进行中(NCT03057977,NCT03057951)。

(2)抗纤维化治疗:HFpEF 患者心室舒张功能降低,细胞外纤维化程度增加。吡非尼酮目前用于轻到中度特发性肺纤维化患者,可改善特发性肺纤维化患者的生活质量和生存时间。PIROUETTE 研究首次将吡非尼酮用于 HFpEF 患者的治疗,该研究将运用心肌磁共振技术比较用药组患者细胞外容积分数、左室容量、应力等参数的改变(NCT02932566)。

(3)改善心肌能量代谢的治疗:HFpEF 患者心肌细胞因其线粒体功能和结构异常、底物利用障碍和细胞外钙超载常伴随心肌能量代谢异常,因此,改善心肌能量代谢已成为 HFpEF 治疗的新晋靶点[61]。部分的腺苷 A1 受体激动剂可改善线粒体功能、增强肌质网 Ca^{2+}-ATPase 活性、抗心室重构和拮抗儿茶酚胺过度分泌对心肌的损害作用[73]。正在进行的 PANACHE 研究将验证部分的腺苷 A1 受体激动剂 Neladenoson bialanate 对 HFpEF 患者 6 分钟步行试验距离的影响[74]。线粒体功能增强剂可改善呼吸链功能,提高 ATP 生成水平,减少氧化应激产物生成,Elamipretide 在 HFpEF 中的相关研究,目前正在进行中(NCT02814097)。慢性心衰患者心肌细胞内铁含量下降 20%~30%,铁含量的缺乏直接影响线粒体内含铁元素的相关酶的活性,进而导致 ATP 生成减少,影响细胞内线粒体功能;FAIR-HFpEF 研究将探讨静脉铁剂对 HFpEF 合并缺铁性贫血和无贫血患者的运动耐受性、症状和生活质量的影响(NCT03074591)。

(4)生活方式干预:2010 年,首个随机对照、单盲研究证实适当的运动训练对 HFpEF 患者的心肺功能有潜在的改善作用。此后,生活方式干预对 HFpEF 特别是合并肥胖的 HFpEF 患者的治疗作用逐渐引起学术界的关注。Ex-DHF 队列研究证实,运动训练可以改善 HFpEF 患者的心肺功能和生活质量[75];2015 年发表的一篇荟萃分析(纳入文章 34 篇)证实,运动训练可以改善 HFpEF 患者的心肺功能和生活质量,但对患者心脏的收缩和舒张功能没有改善[53]。2013 年发表的 DASH diet 研究首次证实,限盐饮食可以改善合并高血压的 HFpEF 患者的左室舒张功能和外周血管弹性[76]。此后,2016 年发表于 *JAMA* 上的 SECRET 研究证实,热卡限制可以改善 HFpEF 患者特别是肥胖的 HFpEF 患者的活动耐量[61]。

4. HFpEF 的器械治疗

(1)心内分流装置:劳力后呼吸困难是 HFpEF 患者频繁住院的主要原因,运动时 PCWP 上升的水平与患者 6 分钟步行距离以及长期生存率显著相关,故降低休息或运动时的 PCWP 可能是 HFpEF 的一个治疗靶点,而 PCWP 水平与患者的左房压力密切相关[77]。计算机模拟结果显示,8mm 的导管心内分流装置(interatrial shunt device,IASD)可降低 HFpEF 患者运动时的左房压力。REDUCE LAP-HF I 试验通过 6 个月和 12 个月随访,结果显示实验组 HFpEF 患者的临床症状减少,生活质量改善,运动能力提高,并且没有不良后遗症的发生,但该装置人为造成血液从左心房流入右心房,轻微增加了右心负荷[78]。REDUCE LAP-HF Ⅱ试验为单盲、多中心、随机对照性研究,进一步扩大了研究样本量,该研究预计将于 2024 年结束[77]。

(2) 无线肺动脉压监测(CardioMEMS 装置):2011 年公布的 CHAMPION 研究是目前最大的关于 CardioMEMS 装置的随机、对照、单盲、前瞻性研究,研究人员通过监测数据调整治疗方案,将肺动脉压平均值维持在 10~25mmHg。在对 119 例 HFpEF 患者(EF≥40%)平均 17.6 个月的随访期间,患者的再住院率降低了 50%。2016 年 ESC 心衰指南中,无线肺动脉压监测获得了Ⅱb 类推荐(B 级证据)。但目前使用 Cardio MEMS 装置的不良事件(包括肺动脉损伤、咯血、死亡等)报道逐渐增多,需进一步引起临床研究者的关注[79]。

虽然目前仍未找到可改善 HFpEF 患者预后的治疗手段,但迄今为止,多个潜在治疗靶点的研究进展代表我们对 HFpEF 的理解取得了重大进展,正在打开新疗法的大门。正在进行的几项试验为未来 HFpEF 的治疗提供了希望。现阶段,HFpEF 临床管理的重点仍应聚焦在减轻容量负荷、消除促发因素、控制炎症进展和管理合并症上。我们相信,HFpEF——尚未征服,未来可期。

(金玮)

参 考 文 献

［1］中华医学会心血管病学分会 . 中国心力衰竭诊断和治疗指南 2014［J］. 中华心血管病杂志,2014,42(2):3-10.

［2］TSUJI K,SAKATA Y,NOCHIOKA K,et al. Characterization of heart failure patients with mid-range left ventricular ejection fraction-a report from the CHART-2 Study［J］. Eur J Heart Fail,2017,19(10):1258-1269.

［3］RICKENBACHER P,KAUFMANN B A,MAEDER M T,et al. Heart failure with mid-range ejection fraction:a distinct clinical entity? Insights from the Trial of Intensified versus standard Medical therapy in Elderly patients with Congestive Heart Failure(TIME-CHF)［J］. Eur J Heart Fail,2017,19(12):1586-1596.

［4］CHIONCEL O,LAINSCAK M,SEFEROVIC P M,et al. Epidemiology and one-year outcomes in patients with chronic heart failure and preserved,mid-range and reduced ejection fraction:an analysis of the ESC Heart Failure Long-Term Registry［J］. Eur J Heart Fail,2017,19(12):1574-1585.

［5］VEDIN O,LAM C S P,KOH A S,et al. Significance of Ischemic Heart Disease in Patients With Heart Failure and Preserved,Midrange,and Reduced Ejection Fraction:A Nationwide Cohort Study［J］. Circ Heart Fail,2017,10(6). pii:e003875.

［6］PASCUAL-FIGAL D A,FERRERO-GREGORI A,GOMEZ-OTERO I,et al. Mid-range left ventricular ejection fraction:Clinical profile and cause of death in ambulatory patients with chronic heart failure［J］. Int J Cardiol,2017,240:265-270.

［7］LAURITSEN J,GUSTAFSSON F,ABDULLA J. Characteristics and long-term prognosis of patients with heart failure and mid-range ejection fraction compared with reduced and preserved ejection fraction:a systematic review and meta-analysis［J］. ESC Heart Fail,2018,5(4):685-694.

［8］OZLEK B,OZLEK E,KAHRAMAN S,et al. Gender disparities in heart failure with mid-range and preserved ejection fraction:Results from APOLLON study［J］. Anatol J Cardiol,2019,21(5):242-252.

［9］TARGHER G,DAURIZ M,LAROCHE C,et al. In-hospital and 1-year mortality associated with diabetes in patients with acute heart failure:results from the ESC-HFA Heart Failure Long-Term Registry［J］. Eur J Heart Fail,2017,19(1):54-65.

［10］FARMAKIS D,SIMITSIS P,BISTOLA V,et al. Acute heart failure with mid-range left ventricular ejection fraction:clinical profile,in-hospital management,and short-term outcome［J］. Clin Res Cardiol,2017,106(5):359-368.

［11］LÖFMAN I,SZUMMER K,DAHLSTRÖM U,et al. Associations with and prognostic impact of chronic kidney disease in heart failure with preserved,mid-range,and reduced ejection fraction［J］. Eur J Heart Fail,2017,19(12):1606-1614.

［12］ZAFRIR B,LUND L H,LAROCHE C,et al. Prognostic implications of atrial fibrillation in heart failure with reduced,mid-range, and preserved ejection fraction: a report from 14 964 patients in the European Society of Cardiology Heart Failure Long-Term Registry [J]. Eur Heart J, 2018, 39(48): 4277-4284.

[13] NAUTA J F, HUMMEL Y M, VAN MELLE J P, et al. What have we learned about heart failure with mid-range ejection fraction one year after its introduction? [J]. Eur J Heart Fail, 2017, 19(12): 1569-1573.

[14] ALTAIE S, KHALIFE W. The prognosis of mid-range ejection fraction heart failure: a systematic review and meta-analysis [J]. ESC Heart Fail, 2018, 5(6): 1008-1016.

[15] SHAH K S, XU H, MATSOUAKA R A, et al. Heart Failure With Preserved, Borderline, and Reduced Ejection Fraction: 5-Year Outcomes [J]. J Am Coll Cardiol, 2017, 70(20): 2476-2486.

[16] TENG T K, TAY W T, DAHLSTROM U, et al. Different relationships between pulse pressure and mortality in heart failure with reduced, mid-range and preserved ejection fraction [J]. Int J Cardiol, 2018, 254: 203-209.

[17] BHAMBHANI V, KIZER J R, LIMA J A C, et al. Predictors and outcomes of heart failure with mid-range ejection fraction [J]. Eur J Heart Fail, 2018, 20(4): 651-659.

[18] SAVARESE G, ORSINI N, HAGE C, et al. Utilizing NT-proBNP for Eligibility and Enrichment in Trials in HFpEF, HFmrEF, and HFrEF [J]. JACC Heart Fail, 2018, 6(3): 246-256.

[19] VAN WOERDEN G, GORTER T M, WESTENBRINK B D, et al. Epicardial fat in heart failure patients with mid-range and preserved ejection fraction [J]. Eur J Heart Fail, 2018, 20(11): 1559-1566.

[20] SAVARESE G, ORSINI N, HAGE C, et al. Associations With and Prognostic and Discriminatory Role of N-Terminal Pro-B-Type Natriuretic Peptide in Heart Failure With Preserved Versus Mid-range Versus Reduced Ejection Fraction [J]. J Card Fail, 2018, 24(6): 365-374.

[21] TROMP J, KHAN M A F, MENTZ R J, et al. Biomarker Profiles of Acute Heart Failure Patients With a Mid-Range Ejection Fraction [J]. JACC Heart Fail, 2017, 5(7): 507-517.

[22] HAMATANI Y, NAGAI T, SHIRAISHI Y, et al. Long-Term Prognostic Significance of Plasma B-Type Natriuretic Peptide Level in Patients With Acute Heart Failure With Reduced, Mid-Range, and Preserved Ejection Fractions [J]. Am J Cardiol, 2018, 121(6): 731-738.

[23] MOLINER P, LUPON J, BARALLAT J, et al. Bio-profiling and bio-prognostication of chronic heart failure with mid-range ejection fraction [J]. Int J Cardiol, 2018, 257: 188-192.

[24] HUANG A, QI X, HOU W, et al. Prognostic value of sST2 and NT-proBNP at admission in heart failure with preserved, mid-ranged and reduced ejection fraction [J]. Acta Cardiol, 2018, 73(1): 41-48.

[25] ZHU N, JIANG W, WANG Y, et al. Plasma levels of free fatty acid differ in patients with left ventricular preserved, mid-range, and reduced ejection fraction [J]. BMC Cardiovasc Disord, 2018, 18(1): 104.

[26] GU J, PAN J A, FAN Y Q, et al. Prognostic impact of HbA1c variability on long-term outcomes in patients with heart failure and type 2 diabetes mellitus [J]. Cardiovasc Diabetol, 2018, 17(1): 96.

[27] RASTOGI A, NOVAK E, PLATTS A E, et al. Epidemiology, pathophysiology and clinical outcomes for heart failure patients with a mid-range ejection fraction [J]. Eur J Heart Fail, 2017, 19(12): 1597-1605.

[28] LUND L H, CLAGGETT B, LIU J, et al. Heart failure with mid-range ejection fraction in CHARM: characteristics, outcomes and effect of candesartan across the entire ejection fraction spectrum [J]. Eur J Heart Fail, 2018, 20(8): 1230-1239.

[29] CHOI K H, CHOI J O, JEON E S, et al. Guideline-Directed Medical Therapy for Patients With Heart Failure With Midrange Ejection Fraction: A Patient-Pooled Analysis From the Kor HF and Kor AHF Registries [J]. J Am Heart Assoc, 2018, 7(21): e009806.

[30] XIN Y, CHEN X, ZHAO Y, et al. The impact of heart rate on patients diagnosed with heart failure with mid-range ejection fraction [J]. Anatol J Cardiol, 2019, 21(2): 68-74.

[31] XIANG Y, SHI W, LI Z, et al. Efficacy and safety of spironolactone in the heart failure with mid-range ejection fraction and heart failure with preserved ejection fraction: A meta-analysis of randomized clinical trials [J]. Medicine, 2019, 98(13): e14967.

[32] SOLOMON S D, CLAGGETT B, LEWIS E F, et al. Influence of ejection fraction on outcomes and efficacy of spironolactone in patients with heart failure with preserved ejection fraction [J]. Eur Heart J, 2016, 37(5): 455-462.

[33] XIN Y G, CHEN X, ZHAO Y N, et al. Outcomes of spironolactone treatment in patients in Northeast China suffering from heart failure with mid-range ejection fraction [J]. Curr Med Res Opin, 2019, 35(4): 561-568.

［34］TRIPOSKIADIS F，BUTLER J，ABBOUD F M，et al. The continuous heart failure spectrum：moving beyond an ejection fraction classification［J］. Eur Heart J，2019，40（26）：2155-2163.

［35］GROSSMAN W. Diastolic dysfunction in congestive heart failure［J］. N Engl J Med，1991，325（22）：1557-1564.

［36］How to diagnose diastolic heart failure. European Study Group on Diastolic Heart Failure［J］. Eur Heart J，1998，19（7）：990-1003.

［37］DICKSTEIN K，COHEN-SOLAL A，FILIPPATOS G，et al. ESC Guidelines for the diagnosis and treatment of acute and chronic heart failure 2008：the Task Force for the Diagnosis and Treatment of Acute and Chronic Heart Failure 2008 of the European Society of Cardiology. Developed in collaboration with the Heart Failure Association of the ESC（HFA）and endorsed by the European Society of Intensive Care Medicine（ESICM）［J］. Eur Heart J，2008，29（19）：2388-2442.

［38］PONIKOWSKI P，VOORS A A，ANKER S D，et al. 2016 ESC Guidelines for the diagnosis and treatment of acute and chronic heart failure：The Task Force for the diagnosis and treatment of acute and chronic heart failure of the European Society of Cardiology（ESC）Developed with the special contribution of the Heart Failure Association（HFA）of the ESC［J］. Eur Heart J，2016，37（27）：2129-2200.

［39］周浩斌，安冬琪，詹琼，等. 不同射血分数心力衰竭患者临床特征和预后的回顾性分析［J］. 中华内科杂志，2017，56（4）：253-257.

［40］DUNLAY S M，ROGER V L，REDFIELD M M. Epidemiology of heart failure with preserved ejection fraction［J］. Nat Rev Cardiol，2017，14（10）：591-602.

［41］HO J E，ENSERRO D，BROUWERS F P，et al. Predicting Heart Failure With Preserved and Reduced Ejection Fraction：The International Collaboration on Heart Failure Subtypes［J］. Circ Heart Fail，2016，9（6）. pii：e003116.

［42］GERBER Y，WESTON S A，REDFIELD M M，et al. A contemporary appraisal of the heart failure epidemic in Olmsted County，Minnesota，2000 to 2010［J］. JAMA Intern Med，2015，175（6）：996-1004.

［43］SENNI M，TRIBOUILLOY C M，RODEHEFFER R J，et al. Congestive heart failure in the community：a study of all incident cases in Olmsted County，Minnesota，in 1991［J］. Circulation，1998，98（21）：2282-2289.

［44］MOHAMMED S F，BORLAUG B A，ROGER V L，et al. Comorbidity and ventricular and vascular structure and function in heart failure with preserved ejection fraction：a community-based study［J］. Circ Heart Fail，2012，5（6）：710-719.

［45］OBOKATA M，REDDY Y N V，PISLARU S V，et al. Evidence Supporting the Existence of a Distinct Obese Phenotype of Heart Failure With Preserved Ejection Fraction［J］. Circulation，2017，136（1）：6-19.

［46］SAIKI H，PETERSEN I A，SCOTT C G，et al. Risk of Heart Failure With Preserved Ejection Fraction in Older Women After Contemporary Radiotherapy for Breast Cancer［J］. Circulation，2017，135（15）：1388-1396.

［47］BROUWERS F P，DE BOER R A，VAN DER HARST P，et al. Incidence and epidemiology of new onset heart failure with preserved vs. reduced ejection fraction in a community-based cohort：11-year follow-up of PREVEND［J］. Eur Heart J，2013，34（19）：1424-1431.

［48］HENKEL D M，REDFIELD M M，WESTON S A，et al. Death in heart failure：a community perspective［J］. Circ Heart Fail，2008，1（2）：91-97.

［49］VADUGANATHAN M，PATEL R B，MICHEL A，et al. Mode of Death in Heart Failure With Preserved Ejection Fraction［J］. J Am Coll Cardiol，2017，69（5）：556-569.

［50］VAN DER MEER P，GAGGIN H K，DEC G W. ACC/AHA Versus ESC Guidelines on Heart Failure：JACC Guideline Comparison［J］. J Am Coll Cardiol，2019，73（21）：2756-2768.

［51］REDDY Y N V，CARTER R E，OBOKATA M，et al. A Simple，Evidence-Based Approach to Help Guide Diagnosis of Heart Failure With Preserved Ejection Fraction［J］. Circulation，2018，138（9）：861-870.

［52］CHAMBERLAIN A M，ST SAUVER J L，GERBER Y，et al. Multimorbidity in heart failure：a community perspective［J］. Am J Med，2015，128（1）：38-45.

［53］GLADDEN J D，CHAANINE A H，REDFIELD M M. Heart Failure with Preserved Ejection Fraction［J］. Annu Rev Med，2018，69：65-79.

［54］PAULUS W J，TSCHOPE C. A novel paradigm for heart failure with preserved ejection fraction：comorbidities drive myocardial dysfunction and remodeling through coronary microvascular endothelial inflammation［J］. J Am Coll Cardiol，2013，62（4）：263-271.

［55］ZILE M R，BAICU C F，IKONOMIDIS J S，et al. Myocardial stiffness in patients with heart failure and a preserved ejection fraction：contributions of collagen and titin［J］. Circulation，2015，131（14）：1247-1259.

［56］TAQUETI V R，SOLOMON S D，SHAH A M，et al. Coronary microvascular dysfunction and future risk of heart failure with preserved ejection fraction［J］. Eur Heart J，2018，39（10）：840-849.

［57］YUSUF S，PFEFFER M A，SWEDBERG K，et al. Effects of candesartan in patients with chronic heart failure and preserved left-ventricular ejection fraction：the CHARM-Preserved Trial［J］. Lancet，2003，362（9386）：777-781.

［58］MASSIE B M，CARSON P E，MCMURRAY J J，et al. Irbesartan in patients with heart failure and preserved ejection fraction ［J］. N Engl J Med，2008，359（23）：2456-2467.

［59］PFEFFER M A，PITT B，MCKINLAY S M. Spironolactone for heart failure with preserved ejection fraction［J］. N Engl J Med，2014，371（2）：181-182.

［60］CLELAND J G，TENDERA M，ADAMUS J，et al. The perindopril in elderly people with chronic heart failure（PEP-CHF） study［J］. Eur Heart J，2006，27（19）：2338-2345.

［61］PFEFFER M A，SHAH A M，BORLAUG B A. Heart Failure With Preserved Ejection Fraction In Perspective［J］. Circ Res，2019，124（11）：1598-1617.

［62］GLADDEN J D，LINKE W A，REDFIELD M M. Heart failure with preserved ejection fraction［J］. Pflugers Arch，2014，466 （6）：1037-1053.

［63］DESAI A S，JHUND P S. After TOPCAT：What to do now in Heart Failure with Preserved Ejection Fraction［J］. Eur Heart J， 2016，37（41）：3135-3140.

［64］VAN TASSELL B W，ARENA R，BIONDI-ZOCCAI G，et al. Effects of interleukin-1 blockade with anakinra on aerobic exercise capacity in patients with heart failure and preserved ejection fraction（from the D-HART pilot study）［J］. Am J Cardiol，2014，113（2）：321-327.

［65］REDFIELD M M，ANSTROM K J，LEVINE J A，et al. Isosorbide Mononitrate in Heart Failure with Preserved Ejection Fraction ［J］. N Engl J Med，2015，373（24）：2314-2324.

［66］BORLAUG B A，KOEPP K E，MELENOVSKY V. Sodium Nitrite Improves Exercise Hemodynamics and Ventricular Performance in Heart Failure With Preserved Ejection Fraction［J］. J Am Coll Cardiol，2015，66（15）：1672-1682.

［67］EGGEBEEN J，KIM-SHAPIRO D B，HAYKOWSKY M，et al. One Week of Daily Dosing With Beetroot Juice Improves Submaximal Endurance and Blood Pressure in Older Patients With Heart Failure and Preserved Ejection Fraction［J］. JACC Heart Fail，2016，4（6）：428-437.

［68］BORLAUG B A，ANSTROM K J，LEWIS G D，et al. Effect of Inorganic Nitrite vs Placebo on Exercise Capacity Among Patients With Heart Failure With Preserved Ejection Fraction：The INDIE-HFpEF Randomized Clinical Trial［J］. JAMA， 2018，320（17）：1764-1773.

［69］FILIPPATOS G，MAGGIONI A P，LAM C S P，et al. Patient-reported outcomes in the SOluble guanylate Cyclase stimulatoR in heArT failurE patientS with PRESERVED ejection fraction（SOCRATES-PRESERVED）study［J］. Eur J Heart Fail， 2017，19（6）：782-791.

［70］KONSTAM M A，KIERNAN M S，BERNSTEIN D，et al. Evaluation and Management of Right-Sided Heart Failure：A Scientific Statement From the American Heart Association［J］. Circulation，2018，137（20）：e578-e622.

［71］VAN EMPEL V，BRUNNER-LA ROCCA H P. Helping to understand heart failure with preserved ejection fraction［J］. Eur Heart J，2018，39（30）：2836-2838.

［72］LEHRKE M. SGLT2 Inhibition：Changing What Fuels the Heart［J］. J Am Coll Cardiol，2019，73（15）：1945-1947.

［73］GREENE S J，SABBAH H N，BUTLER J，et al. Partial adenosine A1 receptor agonism：a potential new therapeutic strategy for heart failure［J］. Heart Fail Rev，2016，21（1）：95-102.

［74］BERTERO E，MAACK C. The Partial AdeNosine A1 receptor agonist in patients with Chronic Heart failure and preserved Ejection fraction（PANACHE）trial［J］. Cardiovasc Res，2019，115（8）：e71-e73.

［75］EDELMANN F，BOBENKO A，GELBRICH G，et al. Exercise training in Diastolic Heart Failure（Ex-DHF）：rationale and design of a multicentre，prospective，randomized，controlled，parallel group trial［J］. Eur J Heart Fail，2017，19（8）：1067-1074.

［76］DERKACH A，SAMPSON J，JOSEPH J，et al. Effects of dietary sodium on metabolites：the Dietary Approaches to Stop Hypertension（DASH）-Sodium Feeding Study［J］. Am J Clin Nutr，2017，106（4）：1131-1141.

［77］OBOKATA M，BORLAUG B A. Left atrial dysfunction：the next key target in heart failure with preserved ejection fraction

［J］. Eur J Heart Fail,2019,21（4）:506-508.

［78］HASENFUSS G,HAYWARD C,BURKHOFF D,et al. A transcatheter intracardiac shunt device for heart failure with preserved ejection fraction（REDUCE LAP-HF）:a multicentre,open-label,single-arm,phase 1 trial［J］. Lancet,2016,387（10025）:1298-1304.

［79］HEYWOOD J T,JERMYN R,SHAVELLE D,et al. Impact of Practice-Based Management of Pulmonary Artery Pressures in 2000 Patients Implanted With the CardioMEMS Sensor［J］. Circulation,2017,135（16）:1509-1517.

心衰合并 ACS 及房颤的抗栓治疗策略

一、流行病学与抗栓治疗的循证医学证据

研究表明,心衰患者的脑卒中和血栓栓塞事件发生率高于一般人群。相比 HFpEF,关于射血分数降低的心衰(HFrEF)患者脑卒中或血栓栓塞风险的现有证据更多,但研究一般没有区分栓塞性与血栓性脑卒中,所以尚不明确 HFrEF 与 HFpEF 患者的脑卒中类型是否不同。通过回顾分析 V-HeFT、SOLVD、SAVE 和 SCD-HeFT 等大型试验的数据,评估 HFrEF 患者的血栓栓塞发生率[1],总体的血栓栓塞事件发生率为每年 1.5%~2.7%,脑卒中发生率为每年 1.2%~1.8%。一篇荟萃分析纳入了 1995—2004 年间慢性心衰相关研究的慢性 HFrEF 患者,分析显示诊断为心衰后第 1 年的脑卒中发生率为 1.8%,随访 4~5 年的脑卒中发生风险为 4.7%[2]。该荟萃分析没有分析可能影响脑卒中发生率的临床因素,例如心房颤动和抗栓治疗。CHARM-Preserved 研究发现脑卒中发生风险与左室射血分数(LVEF)无关,LVEF≤22% 的患者脑卒中发生风险为 1.2%/年,而 LVEF>52% 的患者脑卒中发生风险为 1.5%/年,两者无显著差异[3]。虽然现有关于 HFpEF 患者血栓栓塞风险的证据较 HFrEF 患者少,现有研究发现其脑卒中或血栓栓塞风险与 HFrEF 患者相近,在 ACTIVE 试验中接受抗血小板治疗的 HFpEF 与 HFrEF 患者,其脑卒中、短暂性脑缺血发作或体循环栓塞的风险相近(4.3%/年 *vs.* 4.4%/年)[3]。

房颤是心衰患者发生脑卒中或血栓栓塞的危险因素。房颤和心衰通常发生在同一患者身上,因为他们有共同的危险因素,包括不可改变的危险因素如年龄、性别和种族,其他常见的危险因素有高血压、肥胖、阻塞性睡眠呼吸暂停(OSA)、糖尿病、吸烟、冠心病和瓣膜性心脏病。同时,心衰本身可能更易于发生房颤,其机制包括左心室充盈受损和心房重构[4]。此外,HF 和 AF 可能相互促进其持续存在,主要通过如心率依赖的心功能恶化、心肌纤维化和神经体液缩血管物质激活等。房颤可能加重 HF 患者的症状,反之,心衰的恶化可能促进 AF 的快速心室率。Framinghan 心脏研究显示,在新发心衰患者中超过半数合并房颤,在新发房颤患者中超过 1/3 患有心衰,二者同时存在时死亡风险更高。心衰患者中患有房颤的比例与纽约心脏协会(NYHA)心功能分级呈正相关,从 NYHA I 级的 5% 增加到 NYHA IV 级的 49%[5]。心衰合并房颤明显增加了血栓栓塞的风险,尽管心衰伴房颤导致脑卒中严重程度和全因死亡率增加,但不同心衰亚型之间的脑卒中风险并无差异[6]。在对 CORONA 和 GISSI-HF 研究的慢性心衰患者(大多为 HFrEF)脑卒中风险的分析中[7],纳入了 9 585 例患者,其中 6 054 例无房颤。无房颤患者的脑卒中发生率为 1.1%/年,而合并房颤的患者为 1.7%/年。目前,HFmrEF 的患者在临床实践中尚缺乏相关证据。

冠状动脉疾病是 HFrEF 的主要危险因素,>50% 的心衰患者同时患有冠状动脉疾病。因此,在心衰患者中单用或双联抗血小板治疗并不少见,同时使用任何口服抗凝剂和单用或双联抗血小板治疗都会显著增加出血风险。登记研究(CRUSADE 研究和 BRIG 研究)[8,9] 和 RCT(COMMIT-CCS2 研究)[10] 结果均显示,ACS 合并心衰患者临床所占比例高达 1/4 以上,

在中国人群中同样高发(BRIG 研究和 COMMIT-CCS2 研究),而每 10 例 ACS 患者中就有 1~2 例合并房颤,ACS 患者房颤的发生率在 10%~21%,并随着患者年龄和心肌梗死严重程度的增加而增加[11]。心肌梗死合并房颤患者的脑卒中发生率高于无房颤患者(房颤患者为 3.1%,窦性心律患者为 1.3%)[12],10 项 ACS 临床研究荟萃分析示房颤显著增加 ACS 患者短期(1~7 天)、长期(8 天 ~1 年)死亡风险 1.6~2.3 倍[13]。因此,房颤是 ACS 患者长期预后不良的独立预测因子[14]。ACS 患者通常需要使用阿司匹林和血小板 P2Y12 受体抑制剂进行双联抗血小板治疗(DAPT),并且对于脑卒中风险增加的房颤患者可能需要添加华法林或 NOAC 三联抗栓治疗来预防脑卒中[15]。CRUSADE 研究显示,ACS 合并心衰患者的临床并发症比例显著高于无心衰患者,基线风险更高,心衰显著增加 ACS 患者出血风险。ACS 合并心衰患者合并更多高危共患因素,临床结局不佳,临床上应更加积极干预,尤其是抗血小板治疗,并要重视缺血与出血平衡。然而,我国 BRIG 研究结果显示 ACS 合并心衰患者的院内治疗率显著低于无心衰患者;与无心衰患者相比,ACS 合并心衰患者的院内死亡及复合终点事件发生率显著增高,住院时间延长明显。

在心衰患者中单用或双联抗血小板治疗并不少见,同时使用任何口服抗凝剂和单用或双联抗血小板治疗都会显著增加出血风险。丹麦全国性登记研究纳入房颤因 MI 或 PCI 住院患者 11 480 例,结果显示三联抗栓组的高出血风险自治疗初始即已出现,30 天出血事件率高达 22.6%,比较不同组的早期及晚期出血风险,三联抗栓组呈持续增高,提示无治疗安全窗[16]。WOEST 研究比较了华法林联合单个抗血小板药物和三联抗栓治疗的疗效与安全性,结果提示华法林联合氯吡格雷 75mg/d 治疗 1 年,可显著减少出血风险达 64%;双联治疗组预防缺血风险不劣于三联治疗组。PIONEER AF-PCI 研究将 PCI 支架术后患者随机分为利伐沙班 15mg 每日 1 次 + 单一抗血小板制剂组,利伐沙班 2.5mg 每日 2 次 + 双联抗血小板制剂组,以及华法林 + 双联抗血小板组。对比研究结果显示,两个利伐沙班组出血风险均明显低于华法林,而三组间死亡率、脑卒中发生率无显著差异[17]。近期发表的荟萃分析也证实,一种抗血小板药物联合口服抗凝药物,相对于三联抗栓,可明显降低出血风险而不增加脑卒中、心肌梗死等事件发生率[18]。最新临床研究,AUGUSTUS 和 Entrust-AF PCI 研究,将进一步探究三联抗栓治疗的持续时间和给药方式。因此,对于冠心病合并房颤患者,应根据血栓危险分层、出血危险分层和冠心病的临床类型(稳定型或急性冠脉综合征)综合决定抗栓治疗的策略和时间。总体而言,建议三联抗栓只适合短期使用(1~6 个月,根据患者的出血风险评估结果而定),其后应改为抗凝剂加单一抗血小板制剂,联合抗栓治疗过程中应适当降低抗凝药物的治疗强度,同时可应用质子泵抑制剂,减少消化道出血的并发症。在冠心病稳定期(心肌梗死或 PCI 后 1 年)若无新的冠状动脉事件发生,可长期单用口服抗凝治疗。

二、心力衰竭中血栓栓塞的发病机制

Virchow 提出血栓形成应具备 3 个条件,患者血栓栓塞的发病机制可以参考这三要素:

1. **血流异常** 低心输出量、心腔扩张、室壁瘤及收缩力弱引起的血流异常,可能导致左、右心腔中血栓形成;心衰患者常有房颤,而房颤可引起心房内血流缓慢;心输出量低、体力活动减少和外周水肿均易引起静脉血栓。

2. **血管壁异常** 内皮功能障碍可能也会促使心衰患者出现血栓栓塞。

3. **血液成分相互作用** 窦性心律的 HFrEF 患者有高凝状态的实验室证据,包括血小板活化增多以及血浆黏度、纤维蛋白原、血管性血友病因子和纤维蛋白 D- 二聚体增加。高凝状态的程度与心衰严重程度相关,但与 LVEF 无关。

以上异常参与了血栓前状态的发生,继而增加了 HFrEF 患者的血栓栓塞风险;关于 HFpEF 患者血栓栓塞的发病机制,现有的数据较少,有证据表明 HFpEF 患者存在内皮功能障碍[19],不过研究尚未证实其与血栓栓塞风险有关。

三、血栓栓塞的危险因素

1. **房颤**　房颤是心衰患者发生脑卒中或血栓栓塞的危险因素[20]。心衰是房颤患者发生栓塞的重要危险因素,这一点体现在用于指导治疗的风险评分上(如 CHA_2DS_2-VASc 评分)。

2. **左心室收缩功能障碍**　部分研究发现左室收缩功能障碍与脑卒中或血栓栓塞相关[1,21],但其他纳入房颤患者[3,22]或无房颤患者[7,23]的研究未发现这一相关性。

3. **左室血栓**　急性心肌梗死情况下左室血栓患者发生栓塞事件的风险显著增加。

四、评估栓塞及出血风险

1. **估计栓塞风险**　目前优选的工具是 CHA_2DS_2-VASc 风险模型,房颤患者的血栓栓塞风险是连续的和不断变化的,对于房颤患者应定期评估其血栓栓塞风险;心衰患者评分至少为 1 分,如合并心肌梗死则至少为 2 分。

2. **估算出血风险**　目前优选的工具是 HAS-BLED 出血风险模型,在抗凝治疗开始前应对房颤患者抗凝出血的风险进行评估。只要患者具备抗凝治疗的适应证,仍应进行抗凝治疗,而不应将 HAS-BLED 评分增高视为抗凝治疗的禁忌证。对于 HAS-BLED 评分≥3 分的患者,应注意筛查并纠正增加出血风险的可逆因素,例如没有控制好的高血压(收缩压 >160mmHg)、INR 不稳定、合用一些可能增加出血的药物(如阿司匹林)以及酗酒等,并在开始抗凝治疗之后加强监测。

五、口服抗凝药物

(一) 华法林

随机对照研究的荟萃分析表明,华法林可使房颤患者发生脑卒中的相对危险度降低 64%,每年发生脑卒中的绝对危险度降低 2.7%,且在脑卒中一级与二级预防中获益幅度相同,华法林治疗可使全因死亡率降低 26%。在有关 NOAC 的 4 个大型随机对照研究中,华法林预防房颤患者血栓栓塞的有效性得到进一步验证和肯定[24]。虽然华法林的抗凝效果确切,但该药也存在一些局限性:首先,不同个体的有效剂量变异幅度较大;其次,有效治疗窗较窄,抗凝作用易受多种食物和药物的影响,在用药过程中需频繁监测凝血功能及 INR。

(二) 达比加群

作为首批上市的 NOAC,达比加群是一种口服直接凝血酶抑制剂。2009 年发布的 RE-LY 试验开盲的华法林与两种盲剂量的达比加群(110mg 和 150mg BD)进行了比较[25]。这两种剂量在预防 SSE 方面均不差于华法林。对心衰患者数据进行的亚组分析中[26],在 SSE 的主要结果和安全性方面,与总体试验结果相似,两种剂量的达比加群在 SSE 的主要终点方面均不差于华法林。主要出血率也与总体试验结果一致,不受心力衰竭症状分级或类型(射血分数 >40% 与 ≤40%)的影响。同时,与华法林相比,达比加群的颅内出血均显著降低。

(三) 利伐沙班

利伐沙班是 Xa 因子的直接抑制剂。其主要疗效数据来源于 ROCKET AF 试验。在 14 264 例非瓣膜性房颤患者中,63.7% 的患者患有心力衰竭,20mg 利伐沙班预防 SSE 的疗效不劣于华法林,在亚组分析中,合并或不合并心衰的结果与主试验结果一致;无论是否合并心衰,其出血风险也与华法林相似[27]。在主要试验中观察到在心衰患者中出血性脑卒中的发生显著减少。与达比加群一样,利伐沙班的疗效不受射血分数或 NYHA 分级影响。

(四) 阿哌沙班

阿哌沙班是一种口服直接因子 Xa 抑制剂,也是第三个经批准用于预防房颤中 SSE 的 NOAC。其在预防房颤中 SSE 的关键证据来自 ARISTOTLE 研究,纳入了 18 201 例房颤且 $CHADS_2$ 评分≥1 分的患者,比较了阿哌沙班(2.5mg,每日 2 次)与华法林。结果表明,阿哌沙班在预防 SSE 方面优于华法林,而且出血较少,死亡率更低。

(五) 依度沙班

依度沙班是目前市场上最新的口服抗凝剂,是一种 Xa 直接因子抑制剂。其主要数据来自于 2013 年发布的 ENGAGE AF 研究,其纳入了 21 205 名房颤患者且 $CHADS_2$ 评分≥2 分[其中有 12 124(57.4%)的患者诊为心衰],结果表明依度沙班在降低 SSE 主要终点方面不劣于华法林,大剂量依度沙班组的胃肠道出血率(1.51%)高于华法林组(1.23%),而小剂量依度沙班组的胃肠道出血率(0.82%)最低。

六、抗栓治疗策略的指南推荐

(一) 指南建议心力衰竭伴房颤患者口服抗凝剂[28,29]

心衰合并房颤时血栓栓塞风险显著增加,抗凝治疗需要权衡获益与出血风险,建议使用 CHA_2DS_2-VASc 和 HAS-BLED 评分分别评估患者血栓栓塞和出血风险(Ⅰ,B)。对于肥厚型心肌病合并房颤的患者,无需进行 CHA_2DS_2-VASc 评分,应直接给予口服抗凝药物进行治疗(Ⅰ,B)。

1.《2013 ACCF/AHA 心力衰竭管理指南》

Ⅰ类推荐:慢性心衰患者合并永久/持续/阵发性房颤以及心源性脑卒中的其他风险因素(高血压、糖尿病、既往脑卒中或短暂脑缺血发作的病史,或年龄≥75 岁),如果无抗凝禁忌证,应该接受慢性抗凝治疗(证据级别:A)。依据风险因素、药物价格、药物耐受性、患者要求、药物相互作用的可能性,以及其他临床特性,包括如果患者正在服用华法林则国际标准化比率在治疗范围值,对永久/持续/阵发性房颤患者抗凝药物(华法林、达比加群酯、阿哌沙班或利伐沙班)的选择应个体化(证据级别:C)。

Ⅱa类推荐:对慢性心衰患者合并永久/持续/阵发性房颤,但无心源性脑卒中的其他风险因素,如果无抗凝治疗禁忌,慢性抗凝治疗是合理的(证据级别:B)。

Ⅲ类推荐:无益,对慢性 HFrEF 患者不合并房颤、血栓栓塞事件史或心源性栓子来源,不推荐抗凝治疗(证据级别:B)。

2.《2018 欧洲联合共识声明:房颤患者表现为急性冠脉综合征和/或经皮心血管介入治疗的抗栓治疗管理》

(1) P2Y12 受体抑制剂选择:服用 OAC 的患者发生 NSTE-ACS,阿司匹林负荷应与 STEMI 相同,同样,氯吡格雷是首选的 P2Y12 受体抑制剂;仅在某些情况下才考虑替格瑞洛或普拉格雷联合 OAC,例如使用氯吡格雷、阿司匹林和 OAC 时出现支架血栓,已知存在氯吡格雷抵抗。

（2）危险分层和治疗选择：对于中、高危 NSTE-ACS 合并房颤患者，应优先采用早期侵入性策略（24 小时内），加快治疗分配（药物、PCI 或 CABG）并确定最佳抗栓治疗方案。

缺血风险高且出血风险低的房颤患者，PCI 术后或 ACS 发病后 1 个月的初始治疗推荐三联治疗。

对于低出血风险（HAS-BLED 0~2 分）的 ACS 合并房颤患者，无论支架如何，建议 PCI 术后 3~6 个月进行三联治疗（OAC+ 阿司匹林 + 氯吡格雷）；然后使用 OAC+ 氯吡格雷 75mg/d（或阿司匹林 75~100mg/d）长期治疗（至 12 个月）。

对于高出血风险（HAS-BLED≥3 分）的 ACS 合并房颤患者，无论支架如何，建议 PCI 术后 4 周进行三联治疗（OAC+ 阿司匹林 + 氯吡格雷）；然后使用 OAC+ 氯吡格雷 75mg/d（或阿司匹林 75~100mg/d）长期治疗（至 12 个月）。

对于出血风险非常高（例如近期出血事件），可省略阿司匹林，给予 OAC+ 氯吡格雷 75mg/d 的双联治疗 3~6 个月，其后仅给予 OAC。

（二）长期抗栓治疗方案

建议所有患者使用 OAC（VKA 或 NOAC）进行长期抗栓治疗（12 个月后）。部分患者可考虑给予 OAC+ 单一抗血小板治疗（即阿司匹林）长期联合，例如左主干支架、左前降支近端病变、近端分叉病变或复发心肌梗死患者。

1.《心房颤动：目前的认识和治疗的建议—2018》

Ⅱa 类推荐：①对于植入冠脉支架的房颤患者，如有服用抗凝药指征，不论支架类型，应考虑 1 个月的由阿司匹林、氯吡格雷和口服抗凝药组成的三联治疗．其后可应用氯吡格雷与口服抗凝药联合治疗。在冠心病稳定期（心肌梗死或 PCI 后 1 年），可单用华法林或 NOAC 治疗（证据级别：B）。②对于植入冠脉支架的房颤患者，如有服用抗凝药指征，且出血风险大于缺血风险的患者，应考虑应用 75mg/d 的氯吡格雷和口服抗凝药组成的双联疗法代替为期 1 个月的三联疗法（证据级别：A）。③对于急性冠脉综合征合并房颤患者，如有服用抗凝药指征，且冠脉缺血风险高而出血风险不高，应考虑进行大于 1 个月、不超过 6 个月的由阿司匹林、氯吡格雷和口服抗凝药组成的三联治疗（证据级别：B）。④对于发生了 TIA 或轻度缺血性脑卒中的房颤患者，在 1~3 天后及时启动抗凝治疗（证据级别：C）。⑤对于发生中至重度缺血性脑卒中的房颤患者，经多学科评估和权衡出血风险后，在 6~12 天后启动抗凝治疗（证据级别：C）。⑥对于发生出血性脑卒中的房颤患者，在出血原因或相关风险因素已被纠正或控制后，口服抗凝治疗可在颅内出血 4~8 周后重启（证据级别：B）。

2.《2016 ESC/EACTS 心房颤动管理指南》

Ⅱa 类推荐：①对稳定的冠状动脉性心脏病合并 AF 的患者，在选择性冠脉支架植入术后，应当考虑阿司匹林、氯吡格雷和一种口服抗凝剂三联治疗 1 个月以预防冠状动脉和脑缺血事件复发。②在有脑卒中风险的 AF 患者急性冠脉综合征植入支架后，应当考虑阿司匹林、氯吡格雷和一种口服抗凝剂三联治疗 1~6 个月以预防冠状动脉和脑缺血事件复发。③在有脑卒中风险的 AF 患者发生急性冠脉综合征，但未植入支架，应当考虑一种口服抗凝剂和阿司匹林或氯吡格雷双联治疗至 12 个月以预防冠状动脉和脑缺血事件复发。④联合抗栓治疗的持续时间，尤其是三联治疗，应当限制在一定时间内，同时权衡冠脉事件再发和出血的预期风险。

Ⅱb 类推荐：对于选择的患者，可以考虑用任何一种口服抗凝剂加氯吡格雷 75mg/d 的双联治疗作为初始三联治疗的替代方案（图 1）。

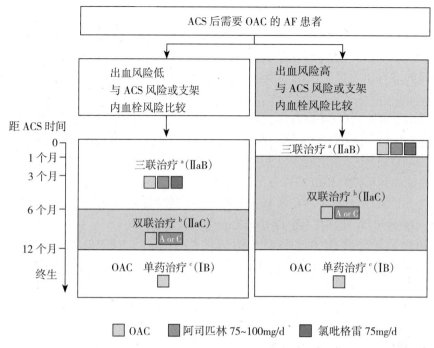

图 1　需要抗凝的心房颤动患者发生 ACS 后的抗栓治疗

ACS:急性冠脉综合征;AF:心房颤动;OAC:口服抗凝剂(使用维生素 K 拮抗剂或非维生素 K 类口服抗凝剂);PCI:经皮冠状动脉介入。ᵃ 在经选择的患者中可以考虑 OAC 和阿司匹林或氯吡格雷双联治疗,尤其是没有接受支架或距事件发生时间较长的患者。ᵇOAC 加一种抗血小板药物。ᶜ 在冠脉事件高风险的患者中可以考虑 OAC 和一种抗血小板药物(阿司匹林或氯吡格雷)双联治疗

3.《2019 AHA/ACC/HRS 房颤患者管理指南》

对于 CHA_2DS_2-VASc 评分≥2 分的房颤患者,在因 ACS 接受血管重建后,推荐抗凝治疗(Ⅰ);选择三联疗法(OAC+ 阿司匹林 +P2Y12 抑制剂)时,氯吡格雷优于普拉格雷(Ⅱa);选择双联疗法(P2Y12 抑制剂 + 剂量调整的维生素 K 拮抗剂)以减少出血风险是合理的(Ⅱa);选择双联疗法(P2Y12 抑制剂 + 小剂量利伐沙班 15mg、每日 1 次)以减少出血风险是合理的(Ⅱa);选择双联疗法(P2Y12 抑制剂 + 达比加群 150mg、每日 2 次)以减少出血风险是合理的(Ⅱa);应用三联疗法 4~6 周后可考虑转换为双联疗法(Ⅱb)。

4.《2018 ESC/EACTS 指南:心肌血运重建》

对于有口服抗凝药适应证的患者的双联抗血小板治疗:对于植入冠脉支架的患者,推荐在围术期应用阿司匹林和氯吡格雷(Ⅰ);对于植入冠脉支架的患者,不论用何种支架,应考虑进行 1 个月的由阿司匹林、氯吡格雷和 OAC 组成的三联治疗(Ⅱa);对于因 ACS 或其他解剖、手术特点而存在高缺血风险的患者,在权衡出血风险后,应考虑进行超过 1 个月、长达 6 个月的由阿司匹林、氯吡格雷和 OAC 组成的三联治疗(Ⅱa);对于出血风险大于缺血风险的患者,应考虑由 75mg、每日 1 次的氯吡格雷和 OAC 组成的双联抗栓治疗代替为期 1 个月的三联抗栓治疗(Ⅱa);需要接受抗凝和抗血小板治疗的非瓣膜病房颤患者,NOAC 优于维生素 K 拮抗剂(Ⅱa);有维生素 K 拮抗剂适应证同时接受阿司匹林和 / 或氯吡格雷治疗的患者,维生素 K 拮抗剂的剂量应根据推荐 INR 目标值下限仔细进行调整(Ⅱa);接受口服抗凝药治疗的

患者应考虑在 12 个月内停止抗血小板治疗（Ⅱa）；新型口服抗凝药与阿司匹林或氯吡格雷联用时，应考虑运用能预防房颤脑卒中的最低有效剂量（Ⅱa）；当利伐沙班与阿司匹林或氯吡格雷联用时，利伐沙班的剂量应为 15mg、每日 1 次，而非 20mg、每日 1 次（Ⅱb）；当达比加群与阿司匹林或氯吡格雷联用时，达比加群的剂量应为 150mg、每日 2 次，而非 110mg、每日 2 次（Ⅱb）；不推荐将替格瑞洛或普拉格雷与阿司匹林和口服抗凝药组合作为三联抗栓药（Ⅲ）。

七、结　　语

对于心衰合并 ACS 及房颤的患者，出血和缺血事件的危险因素常同时存在，且部分临床特征本身即存在出血与缺血的双重风险，因此，给临床抗栓治疗决策带来极大的挑战。迄今为止，对于心衰合并 ACS 及房颤的人群，尚无充分的证据证实何种抗凝方案更佳。抗栓治疗的核心还是要仔细权衡血栓和出血的风险，这就要求我们充分了解患者的相关危险因素，掌握抗栓治疗方案的疗效和安全性，综合评估患者可能的获益及风险，制定个性化治疗方案，使患者获益最大化。

（季晓平　张心雨）

参 考 文 献

[1] FREUDENBERGER R S, HELLKAMP A S, HALPERIN J L, et al. Risk of thromboembolism in heart failure: an analysis from the Sudden Cardiac Death in Heart Failure Trial (SCD-HeFT) [J]. Circulation, 2007, 115: 2637-2641.

[2] WITT B J, GAMI A S, BALLMAN K V, et al. The incidence of ischemic stroke in chronic heart failure: a meta-analysis [J]. J Card Fail, 2007, 13: 489-496.

[3] SANDHU R K, HOHNLOSER S H, PFEFFER M A, et al. Relationship between degree of left ventricular dysfunction, symptom status, and risk of embolic events in patients with atrial fibrillation and heart failure [J]. Stroke, 2015, 46: 667-672.

[4] SHARMA K, TEDFORD R J. Atrial fibrillation in heart failure with preserved ejection fraction: time to address the chicken and the egg [J]. Eur J Heart Fail, 2017, 19: 1698-1700.

[5] TARGONSKI R, SADOWSKI J, ROMASZKO J, et al. Identification of clinical risk factors of atrial fibrillation in congestive heart failure [J]. Cardiol J, 2013, 20: 364-369.

[6] MENTIAS A, BRIASOULIS A, SHANTHA G, et al. Impact of Heart Failure Type on Thromboembolic and Bleeding Risk in Patients With Atrial Fibrillation on Oral Anticoagulation [J]. Am J Cardiol, 2019, 123: 1649-1653.

[7] Abdul-Rahim A H, Perez A C, Fulton R L, et al. Risk of Stroke in Chronic Heart Failure Patients Without Atrial Fibrillation: Analysis of the Controlled Rosuvastatin in Multinational Trial Heart Failure (CORONA) and the Gruppo Italiano per lo Studio della Sopravvivenza nell'Insufficienza Cardiaca-Heart Failure (GISSI-HF) Trials [J]. Circulation, 2015, 131: 1486-1494; discussion 1494.

[8] ROE M T, CHEN A Y, RIBA A L, et al. Impact of congestive heart failure in patients with non-ST-segment elevation acute coronary syndromes [J]. Am J Cardiol, 2006, 97: 1707-1712.

[9] WANG N, ZHAO D, LIU J, et al. Impact of heart failure on in-hospital outcomes of acute coronary syndrome patients in China-results from the Bridging the Gap on CHD Secondary Prevention in China (BRIG) project [J]. Int J Cardiol, 2012, 160: 15-19.

[10] CHEN Z M, PAN H C, CHEN Y P, et al. Early intravenous then oral metoprolol in 45,852 patients with acute myocardial infarction: randomised placebo-controlled trial [J]. Lancet, 2005, 366: 1622-1632.

[11] RATHORE S S, BERGER A K, WEINFURT K P, et al. Acute myocardial infarction complicated by atrial fibrillation in the elderly: prevalence and outcomes [J]. Circulation, 2000, 101: 969-974.

[12] CRENSHAW B S, WARD S R, GRANGER C B, et al. Atrial fibrillation in the setting of acute myocardial infarction: the GUSTO-I experience. Global Utilization of Streptokinase and TPA for Occluded Coronary Arteries [J]. J Am Coll Cardiol, 1997, 30: 406-413.

［13］LOPES R D,PIEPER K S,HORTON J R,et al. Short- and long-term outcomes following atrial fibrillation in patients with acute coronary syndromes with or without ST-segment elevation［J］. Heart,2008,94:867-873.

［14］BEHAR S,ZAHAVI Z,GOLDBOURT U,et al. Long-term prognosis of patients with paroxysmal atrial fibrillation complicating acute myocardial infarction. SPRINT Study Group［J］. Eur Heart J,1992,13:45-50.

［15］DEWILDE W J M,OIRBANS T,VERHEUGT F W A,et al. Use of clopidogrel with or without aspirin in patients taking oral anticoagulant therapy and undergoing percutaneous coronary intervention:an open-label,randomised,controlled trial［J］. Lancet,2013,381:1107-1115.

［16］LAMBERTS M,OLESEN J B,RUWALD M H,et al. Bleeding after initiation of multiple antithrombotic drugs,including triple therapy,in atrial fibrillation patients following myocardial infarction and coronary intervention:a nationwide cohort study［J］. Circulation,2012,126:1185-1193.

［17］GIBSON C M,MEHRAN R,BODE C,et al. Prevention of Bleeding in Patients with Atrial Fibrillation Undergoing PCI［J］. N Engl J Med,2016,375:2423-2434.

［18］CAVALLARI I,PATTI G. Meta-Analysis Comparing the Safety and Efficacy of Dual Versus Triple Antithrombotic Therapy in Patients With Atrial Fibrillation Undergoing Percutaneous Coronary Intervention［J］. Am J Cardiol,2018,121:718-724.

［19］LAM C S,BRUTSAERT D L. Endothelial dysfunction:a pathophysiologic factor in heart failure with preserved ejection fraction［J］. J Am Coll Cardiol,2012,60:1787-1789.

［20］CIOFFI G,POZZOLI M,FORNI G,et al. Systemic thromboembolism in chronic heart failure. A prospective study in 406 patients［J］. Eur Heart J,1996,17:1381-1389.

［21］LOH E,SUTTON M S,WUN C C,et al. Ventricular dysfunction and the risk of stroke after myocardial infarction［J］. N Engl J Med,1997,336:251-257.

［22］MCMURRAY J J,EZEKOWITZ J A,LEWIS B S,et al. Left ventricular systolic dysfunction,heart failure,and the risk of stroke and systemic embolism in patients with atrial fibrillation:insights from the ARISTOTLE trial［J］. Circ Heart Fail, 2013,6:451-460.

［23］COKKINOS D V,HARALABOPOULOS G C,KOSTIS J B,et al. Efficacy of antithrombotic therapy in chronic heart failure: the HELAS study［J］. Eur J Heart Fail,2006,8:428-432.

［24］GIUGLIANO R P,RUFF C T,BRAUNWALD E,et al. Edoxaban versus warfarin in patients with atrial fibrillation［J］. N Engl J Med,2013,369:2093-2104.

［25］CONNOLLY S J,EZEKOWITZ M D,YUSUF S,et al. Dabigatran versus warfarin in patients with atrial fibrillation［J］. N Engl J Med,2009,361:1139-1151.

［26］FERREIRA J,EZEKOWITZ M D,CONNOLLY S J,et al. Dabigatran compared with warfarin in patients with atrial fibrillation and symptomatic heart failure:a subgroup analysis of the RE-LY trial［J］. Eur J Heart Fail,2013,15:1053-1061.

［27］VAN DIEPEN S,HELLKAMP A S,PATEL M R,et al. Efficacy and safety of rivaroxaban in patients with heart failure and nonvalvular atrial fibrillation:insights from ROCKET AF［J］. Circ Heart Fail,2013,6:740-747.

［28］YANCY C W,JESSUP M,BOZKURT B,et al. 2017 ACC/AHA/HFSA Focused Update of the 2013 ACCF/AHA Guideline for the Management of Heart Failure:A Report of the American College of Cardiology/American Heart Association Task Force on Clinical Practice Guidelines and the Heart Failure Society of America［J］. J Card Fail,2017,23:628-651.

［29］Heart Failure Group of Chinese Society of Cardiology of Chinese Medical Association,Chinese Heart Failure Association of Chinese Medical Doctor Association,Editorial Board of Chinese Journal of Cardiology. Chinese guidelines for the diagnosis and treatment of heart failure 2018［J］. Zhonghua Xin Xue Guan Bing Za Zhi,2018,46:760-789.

Liwen 术式治疗肥厚型心肌病 1 例

患者女性,25 岁,2012 年确诊为肥厚型心肌病(hypertrophic cardiomyopathy,HCM),规律服用 β 受体阻滞剂,症状未能缓解。2016 年近半年内,自觉症状加重,频繁发生晕厥。超声心动图提示室间隔明显增厚,不排除梗阻性肥厚型心肌病。入院诊断为梗阻性肥厚型心肌、NYHA Ⅲ 级。

然而,在完善专科检查之后,患者拒绝开胸手术治疗。是否存在一种安全、有效、消融范围可控、不依赖冠脉并有效降低传导束损伤的微创治疗方法呢?

病 史 摘 要

患者女性,25 岁,汉族,以"胸痛、气短 7 年"为主诉。患者于 7 年前劳累后感气短、胸闷,近 3 年症状加重且频繁发生晕厥,无发热,无咳嗽、咳痰,无痰中带血,无腹痛、腹胀,无恶心、呕吐,无呕血、便血,能平卧,无夜间阵发性呼吸困难,无下肢水肿。规律服用药物(β 受体阻滞剂)治疗,症状未改善,且逐渐加重。至我院就诊,行超声心动图检查提示:所见为非对称性梗阻性肥厚型心肌病(hypertrophic obstructive cardiomyopathy,HOCM),左室流出道(left ventricular outflow tract,LVOT)峰值压差 80mmHg;二尖瓣反流(中量)。

体 格 检 查

体温 36℃,脉搏 68 次 /min,呼吸 18 次 /min,血压 115/85mmHg。发育正常,营养中等,正常面容,表情自如,自主体位,神志清楚,查体合作。全身皮肤黏膜未发现黄染,无皮疹、皮下出血、皮下结节、瘢痕,无肝掌、蜘蛛痣,全身浅表淋巴结未触及异常肿大。头颅无畸形,眼睑无水肿,巩膜未见黄染,瞳孔等大同圆,对光反射灵敏,外耳道无溢液,乳突区无压痛,鼻无畸形,通气畅,鼻翼无扇动,两侧副鼻窦区无压痛。口唇无发绀,扁桃体未见肿大,颈软,对称,无抵抗,颈动脉搏动未及异常,颈静脉未见怒张,气管居中,甲状腺无肿大,无压痛、震颤、血管杂音。胸廓两侧对称,呼吸动度双侧对称一致,语颤未触及异常。双肺叩诊清音,双肺呼吸音清晰,未闻及干、湿性啰音,心脏查体见专科检查。腹平坦,未见胃肠形及蠕动波,未见腹壁静脉曲张。全腹无压痛,无反跳痛,无肌紧张,Murphy 征阴性,全腹未扪及包块,肝、脾肋下未及。肝、肾区无叩击痛,腹部移动性浊音阴性。听诊肠鸣音正常。脊柱无畸形,正常生理弯曲,四肢活动自如,无畸形、下肢静脉曲张、杵状指(趾),双下肢无浮肿。四肢肌力、肌张力未见异常。双侧肱二头肌、三头肌、膝、跟腱反射未见异常。双侧 Babinski 征阴性,Hoffmann 征阴性。

专 科 检 查

心前区饱满,心尖搏动未见异常。位于胸骨左缘第 5 肋间,左锁骨中线外侧 1.5cm。心脏相对浊音界向左侧扩大。听诊心率 68 次 /min,律齐,胸骨右缘第 2 肋间可闻及 3/6 级收缩期喷射样杂音。

辅 助 检 查

1. **超声心动图**　①如图 1 所示,多考虑为 HOCM(最大室壁厚度位于前间隔基底部 23mm,LVOT 峰值压差 80mmHg);②二尖瓣反流 12ml;③左房大(42mm);④舒张功能减低 (E'=3.4cm/s,A'=8.0cm/s),收缩功能正常(EF=66%)

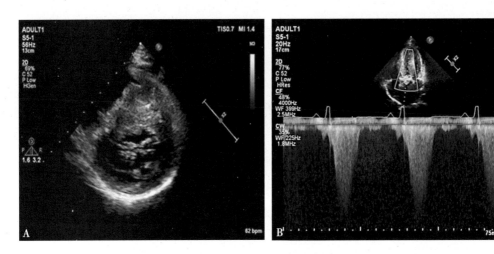

图 1　超声心动图
A. 最大室壁厚度为 23mm,位于前间隔基底部;B. LVOT 峰值压差 80mmHg

2. **心电图**　①窦性心律;②ST 段在Ⅰ、Ⅱ、Ⅲ、aVF、V2~V6 下移≥0.05mV,T 波在Ⅰ、Ⅱ、Ⅲ、aVF、V3~V6 倒置(图 2)。

3. **24 小时动态心电图**　①动态心电图记录分析 24 小时 11 分钟,长时间显示窦性心律,最快心率 134 次 /min,发生于 15∶59,最慢心率 43 次 /min,发生于 03∶51,平均心率 74 次 /min;②室性期前收缩 1 次;③ST 段在Ⅰ、Ⅱ、Ⅲ、aVF、V3~V6 下移 0.05mV,T 波在Ⅰ、Ⅱ、Ⅲ、aVF、

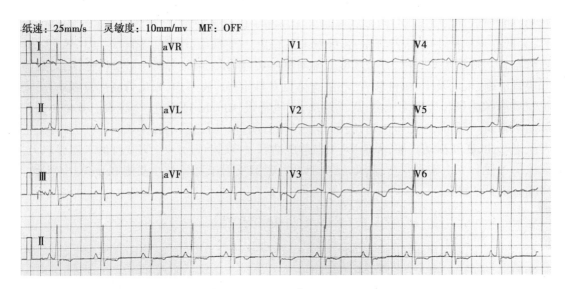

图 2　心电图

V3~V6 倒置。

4. 运动负荷超声心动图 静息状态下彩色及频谱血流示 LVOT 湍流,Vmax 444cm/s,PGmax 78.9mmHg;依阶段进行运动踏板试验至患者双腿无力、眼花、胸闷,室壁运动普遍增强,彩色及频谱多普勒示 LVOT 湍流,Vmax 436cm/s,PGmax 76mmHg;恢复期(8 分钟)示 LVOT 湍流,Vmax 455cm/s,PGmax 83mmHg。

5. 心脏磁共振 室间隔、左室前壁及左室下壁增厚,心脏电影示左室舒张功能受限,延迟增强扫描示室间隔、左室前壁及下壁见斑片状明显异常强化影,多考虑为非对称性肥厚型心肌病,伴部分心肌纤维化(图 3)。

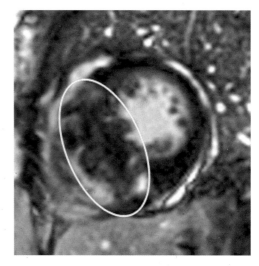

图 3　心脏磁共振
圆圈区域可见斑片状明显异常强化影

最 终 诊 断

梗阻性肥厚型心肌病,心功能 Ⅲ 级(NYHA 分级)。

诊治经过与诊治思维

1. 简要治疗经过 患者女性,25 岁,2012 年确诊为肥厚型心肌病(hypertrophic cardiomyopathy,HCM),规律服用 β 受体阻滞剂,症状未能缓解。2016 年近半年内,自觉症状加重,频繁发生晕厥。超声心动图提示室间隔明显增厚(23mm),LVOT 峰值压差 80mmHg;心电图及 24 小时动态心电图示心肌缺血改变;运动负荷超声心动图示运动过程中 LVOT 峰值压差增高至 83mmHg(>30mmHg),负荷试验阳性;心脏磁共振示室间隔、左室前壁及下壁增厚,且伴有部分心肌纤维化;排除高血压性心肌肥厚、主动脉瓣狭窄、运动员心肌肥厚等,且通过多模态影像检查结果,确诊该患者为 HOCM。

2. 病史特点 ①年轻女性;②出现胸痛、气短不适 7 年余,近 3 年症状明显加重,频繁发生晕厥;③有 HCM 家族史;④多模态影像学检查,确诊为梗阻性 HCM;⑤规律服用 β 受体阻滞剂,症状未改善;⑥患者拒绝行室间隔旋切术。

3. 治疗方案及操作方法 患者选择行 Liwen 术式治疗其 HOCM。Liwen 术式是指在影像技术引导下将特制诊疗装置经皮经心肌穿刺抵达心脏靶区诊断或治疗心脏疾病的新术式。超声引导下经皮心肌内室间隔射频消融术(percutaneous intramyocardial septal radiofrequency ablation,PIMSRA)治疗 HOCM 是 Liwen 术式的治疗方法之一。

(1)基本原理:PIMSRA 是在超声影像实时引导监控下,将射频针经皮肤、肋间、心外膜、心尖心肌内精准穿刺直接送达至室间隔肥厚部位,利用射频电极针前端发出的高频交变电流,使肥厚心肌组织细胞中的离子相互摩擦产生热量,局部温度可达 80~100℃,使射频电极针周围的肥大心肌细胞脱水,造成组织细胞不可逆性凝固性坏死;同时可使周围组织的血管发生凝固形成反应带,从而阻断肥大心肌组织血供。PIMSRA 实现在跳动的心脏上使肥厚心肌内组织和细胞的灭活,使室间隔厚度变薄、左室流出道内径增宽,从而缓解左室流出道梗阻,改善患者临床症状(图 4,彩图见二维码 56)。

二维码56

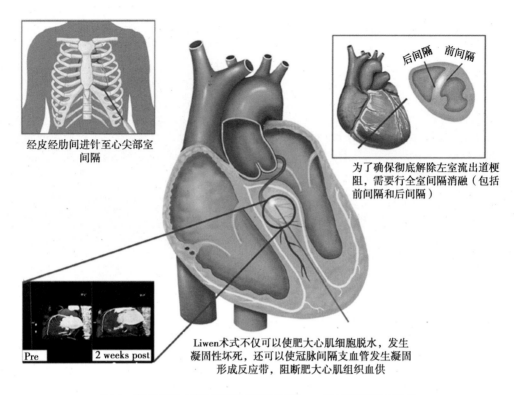

后间隔　前间隔

经皮经肋间进针至心尖部室间隔

为了确保彻底解除左室流出道梗阻，需要行全室间隔消融（包括前间隔和后间隔）

Pre　　2 weeks post

Liwen术式不仅可以使肥大心肌细胞脱水，发生凝固性坏死，还可以使冠脉间隔支血管发生凝固形成反应带，阻断肥大心肌组织血供

图 4　经皮心肌内室间隔射频消融术（Liwen 术式治疗 HOCM）

（2）治疗操作方法：PIMSRA 的过程如图 4 所示，其过程如之前发表文章所述[7-10]。

1）术中使用的仪器：Cool-tip 射频消融系统、射频电极针、Philips EPIQ 7C 超声心动图系统（采用 S5-1 探头）和心电监护仪。

2）手术过程

① 术前准备：术中患者采取左侧卧位 30°，并采用全身麻醉。穿刺颈内静脉放置右心室临时起搏电极，连接临时起搏器，确保能够成功起搏。常规消毒、铺巾，同时连接心电图及射频消融系统。

② 术前穿刺部位的定位和穿刺：安装 S5-1 探头穿刺引导架及无菌保护套后，在超声心动图非标准心尖五腔切面下，使用穿刺引导线进行消融前穿刺部位的定位。选用经心尖部的最佳穿刺途径，同时采用低速度标尺的彩色多普勒血流显像进行观察，避免穿刺时损伤心尖部表面血管（图 5，彩图见二维码 57）。

③ 进针及消融：在经胸超声心动图引导下，经心尖途径，使用射频电极针（17G，冷水循环）直接穿刺进入肥厚室间隔（图 6A），针尖位于距主动脉根部 8~10mm 处的室间隔内。消融功率从 40W 开始，持续时间 1~3 分钟，超声图像上可见强回声消融区（图 6B）。如果患者生命体征稳定，经超声评估消融范围不够大，我们将逐渐增加消融功率，最大至 100W。每次消融最长时间为 12 分钟或射频消融仪出现 2 次休眠状态，即可停止单次消融。然后退针 10mm，准备下一次消融。由于前间隔和后间隔共同构成左室流出道梗阻，因此应消融前间隔和后间隔，以保证治疗的有效性（图 6C）。术后即刻行心肌造影评估消融区域的充盈缺损，并与术前肥厚室间隔心肌造影进行比较，验证了消融成功（图 6D *vs.* 图 6E）。

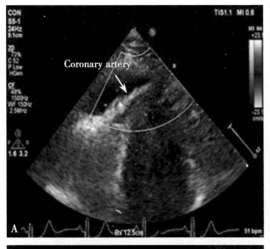

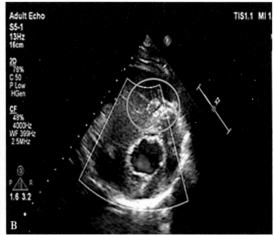

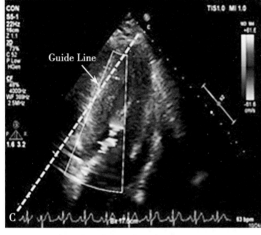

图 5　选择穿刺进针路径
A. 心尖左室长轴显示心尖表面小冠脉；B. 心尖短轴切面显示冠脉位置；C. 选择避免伤及冠脉的穿刺路径

随 访 情 况

该患者完成了术后 2 年的随访。在 2 年的随访中，患者无明显并发症且其症状明显改善，NYHA 降低至 I 级。伴随 LVOT 梗阻的解除，左室流出道压力阶差降低至 10mmHg。

1. **心脏磁共振**　在 24 个月的随访中，消融区域减小，室间隔明显变薄，LVOT 明显减容（图 7）。

2. **超声心动图**　在 24 个月的随访中，LVOT 梗阻解除，SAM 征消失，室间隔厚度减薄（图 8）。

知 识 拓 展

1. **HCM 概况**　HCM 是一种传统意义上最常见的常染色体显性遗传心血管疾病，在普通人群中的发病率为 1∶500~1∶200[11,12]，病死率为 1.4%~2.2%[13]，高危人群即存在非持续性室速、晕厥、猝死家族史等人群，其猝死率达 5.9%[14]。HCM 自然病史差异大，部分患者无明显临床症状，但也可导致胸闷、胸痛、呼吸困难、反复晕厥、房颤、室速、心力衰竭甚至猝死等严重后果[15]，是年轻人和运动员猝死的最常见原因[16]。HCM 的主要表现为左心室（left ventricle，LV）一个或多个节段肥厚，一般诊断标准为厚度≥15mm[6]。当出现二尖

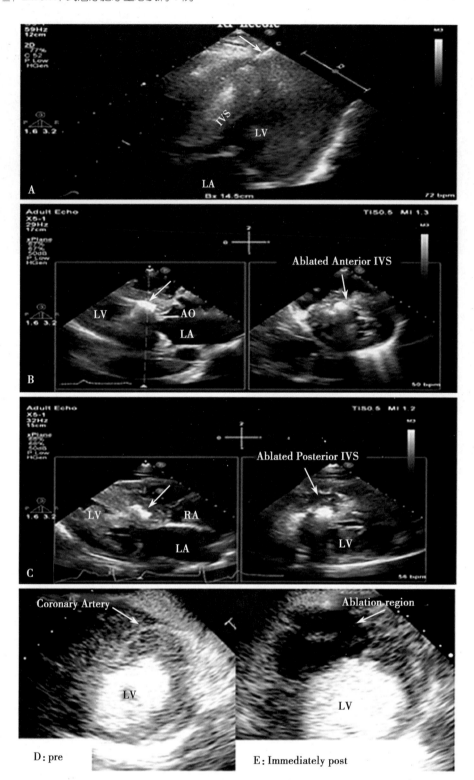

图 6　Liwen 术式操作流程

IVS：室间隔；LV：左心室；LA：左心房；AO：主动脉；RA：右房；ablated anterior IVS：消融前间隔；ablated posterior IVS：消融后间隔；coronary artery：冠状动脉；ablation region：消融区域；pre：术前；immediately post：术后即刻

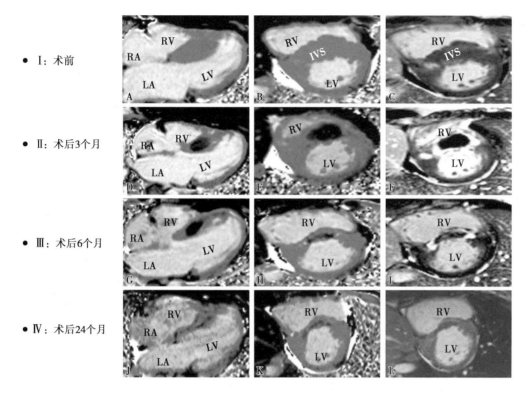

图 7　心脏磁共振随访

RV：右心室；RA：右心房；LV：左心室；LA：左心房；IVS：室间隔

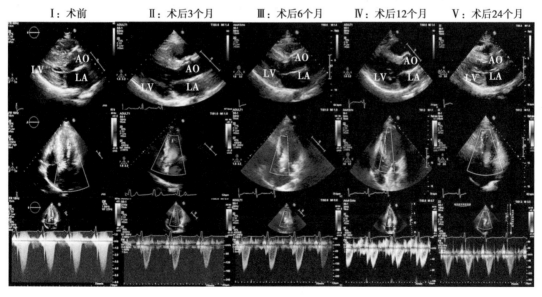

图 8　超声心动图随访

LV：左心室；LA：左心房；AO：主动脉

瓣收缩期前向运动(systolic anterior motion, SAM)贴靠室间隔,造成 LVOT 狭窄甚至梗阻,即 LVOT 压差 ≥ 30mmHg,便称为 HOCM,约占 HCM 患者的 70%[15]。因此,2014 年欧洲心脏学会(European Society of Cardiology, ESC)公布的 HCM 诊断和管理指南(2014 ESC Guidelines on diagnosis and management of hypertrophic cardiomyopathy)中提到针对 HOCM 的治疗策略是扩大 LVOT 以降低压差并减轻其梗阻[6]。

2. HCM 常规治疗及其弊端 目前,2014 ESC 指南中提到的 HOCM 治疗方法包括药物治疗和侵入性手术治疗[6]。药物治疗主要有 β 受体阻滞剂、钙离子通道拮抗剂和抗心律失常剂等。对药物治疗仍不能改善症状的患者需要进行侵入性手术治疗。侵入性手术治疗主要包括室间隔旋切术和室间隔酒精消融术。室间隔旋切术(morrow procedure, MP)是在外科开胸和建立体外循环的条件下,通过直视经主动脉进刀切除肥厚的室间隔(多数为室间隔基底部肥厚),这一方法作为治疗 HOCM 的金标准,可显著缓解 SAM 征,降低 LVOT 压差,得到了专家的共识[17],但室间隔减容术需进行开胸、体外循环,创伤大,对患者耐受要求高[18]。酒精消融术(alcohol septum ablation, ASA)是经导管将酒精注射到肥厚的室间隔血管处,诱导出现局部的心肌梗死,也是一种有效减少室间隔厚度、降低 LVOT 压差的方法[19],其优点在于微创,对患者创伤小,但由于交通支血管的存在,使得注射酒精后梗死的区域异于计划范围,甚至出现大面积心肌梗死致猝死的风险[20]。有研究表明,MP 和 ASA 对改善心功能是可行的、有效的[21],但两者都存在严重的并发症,且其死亡率相似[22],但至今尚无比较此两种手术方法的随机对照试验[6]。对于这两种手术的并发症,特别是对传导束的损伤,MP 易造成完全性左束支传导阻滞,而 ASA 则可导致右束支传导阻滞,其发生的机率分别高达 40% 和 46%[23],传导阻滞可引起心肌激动不同步,可能引发左室重构及收缩、舒张功能受损[24],增加术后安装起搏器的概率[25]。

考虑到 MP 需进行开胸体外循环,创伤大,对患者耐受要求高;而 ASA 对血管有交通支等特殊情况下易造成意外大面积心肌梗死的潜在风险;以及两种手术尽管改善了 LVOT 梗阻,但都有相当数量的患者出现严重的并发症,主要表现为传导束损伤或阻滞,增加了未来出现心衰的风险;我们在寻找是否存在一种安全、有效、消融范围可控、不依赖冠脉并有效降低传导束损伤的微创治疗方法呢?

3. 国际首创 Liwen 术式治疗梗阻性肥厚型心肌病 中国人民解放军空军军医大学第一附属医院(西京医院)HCM 诊治中心于 2016 年 6 月正式开展 PIMSRA,截至 2019 年 4 月 19 日,已成功为 126 例肥厚型心肌病患者实施 PIMSRA,在穿刺和消融过程中未发生房颤、室颤、房室传导阻滞等恶性心律失常,以及心源性休克、急性心衰、心脏骤停等不良事件,术后最长随访时间为 2 年,1 例患者于术后第 7 天发生心脏性猝死,其余患者在随访中没有恶性心律失常及严重不良事件的发生。

通过对 2016—2018 年本研究中心接受室间隔心肌内射频消融术的 HOCM 的初步研究发现,PIMSRA 术后 1 个月室间隔开始显著变薄,术后 3 个月及 6 个月室间隔进一步变薄;SAM 征在消融前后也有显著变化,大多在消融术后即刻改善,二尖瓣反流在术后 1 个月显著减少。左室流出道内径显著增宽,静息和激发后左室流出道压差显著减低,纽约心功能分级显著提高,患者症状显著改善,运动耐量显著提高。在术中和随访期间,没有发生完全性左束支或右束支传导阻滞及恶性心律失常的发生。这与该术式消融区域在室间隔心肌内,从而能有效地避免损伤心内膜下的传导束有关。

因此,目前有限的研究结果提示 PIMSRA 可作为肥厚型心肌病患者室间隔减容治疗的一种有效且较为安全的微创治疗方式,对于改善左室流出道梗阻、减轻患者的临床症状有明显的疗效。同时,PIMSRA 具有手术创伤小、恢复快、住院时间短、症状改善显著、费用少、术后并发症少等独特优势,值得推广并进一步研究。然而,目前的临床研究数量少,且为单中心,有待于多中心、更大样本量、长期的研究结果进一步证实。我们坚信,在手术经验不断积累、手术技术不断完善的情况下,PIMSRA 治疗肥厚型心肌病必将得到广大专家的认可和肥厚型心肌病指南的推荐,推动我国肥厚型心肌病临床诊疗水平的发展,为全球肥厚型心肌病的诊断与治疗积累丰富的经验,造福更多的肥厚型心肌病患者。

(刘丽文　李静)

参 考 文 献

[1] WANG B,GUO R,ZUO L,et al. Analysis of genotype and phenotype correlation of MYH7-V878A mutation among ethnic Han Chinese pedigrees affected with hypertrophic cardiomyopathy [J]. Zhonghua Yi Xue Yi Chuan Xue Za Zhi,2017,34(4): 514-518.

[2] WANG B,GUO R Q,WANG J,et al. The Cumulative Effects of the MYH7-V878A and CACNA1C-A1594V Mutations in a Chinese Family with Hypertrophic Cardiomyopathy [J]. Cardiology,2017,138(4): 228-237.

[3] WANG J,WANG Y,ZOU Y,et al. Malignant effects of multiple rare variants in sarcomere genes on the prognosis of patients with hypertrophic cardiomyopathy [J]. Eur J Heart Fail,2014,16(9): 950-957.

[4] MILLAT G,BOUVAGNET P,CHEVALIER P,et al. Prevalence and spectrum of mutations in a cohort of 192 unrelated patients with hypertrophic cardiomyopathy [J]. Eur J Med Genet,2010,53(5): 261-267.

[5] HO C Y. Echocardiographic strain imaging to assess early and late consequences of sarcomere mutations in hypertrophic cardiomyopathy [J]. Circ Cardiovasc Genet,2009,2(4): 314-321.

[6] ELLIOTT P M,ARIS A,BORGER M A,et al. 2014 ESC Guidelines on diagnosis and management of hypertrophic cardiomyopathy: the Task Force for the Diagnosis and Management of Hypertrophic Cardiomyopathy of the European Society of Cardiology(ESC)[J]. Eur Heart J,2014,35(39):2733-2779.

[7] LIU L,LIU B,LI J,et al. Percutaneous intramyocardial septal radiofrequency ablation of hypertrophic obstructive cardiomyopathy: a novel minimally invasive treatment for reduction of outflow tract obstruction [J]. Eurointervention,2018, 13(18): e2112-e2113.

[8] LIU L,LI J,ZUO L,et al. Percutaneous Intramyocardial Septal Radiofrequency Ablation for Hypertrophic Obstructive Cardiomyopathy [J]. J Am Coll Cardiol,2018,72(16): 1898-1909.

[9] ZUO L,SUN C,YANG J,et al. Percutaneous trans-apex intra-septal radiofrequency ablation of hypertrophic cardiomyopathy [J]. Minim Invasive Ther Allied Technol,2018,27(2): 97-100.

[10] LIU L,ZHOU M,ZUO L,et al. Echocardiography Guided Liwen Procedure™ for the treatment of obstructive hypertrophic cardiomyopathy in a patient with prior aortic valve replacement surgery: Liwen procedure for intra-myocardial radiofrequency ablation [J]. Echocardiography,2018,35(8): 1230-1232.

[11] MARON B J,MCKENNA W J,DANIELSON G K,et al. American College of Cardiology/European Society of Cardiology Clinical Expert Consensus Document on Hypertrophic Cardiomyopathy: a report of the American College of Cardiology Foundation Task Force on Clinical Expert Consensus Documents and the European Society of Cardiology Committee for Practice Guidelines [J]. J Am Coll Cardiol,2003,42(9): 1687-1713.

[12] SEMSARIAN C,INGLES J,MARON M S,et al. New Perspectives on the Prevalence of Hypertrophic Cardiomyopathy [J]. J Am Coll Cardiol,2015,65(12): 1249-1254.

[13] CONSTANTINOS O,ELLIOTT P M. Prevention of sudden cardiac death in hypertrophic cardiomyopathy [J]. Heart,2014, 100(3): 37-49.

[14] ELLIOTT P M,POLONIECKI J,DICKIE S,et al. Sudden death in hypertrophic cardiomyopathy: identification of high risk patients [J]. J Am Coll Cardiol,2000,36(7): 2212-2218.

[15] VARMA P K,NEEMA P K. Hypertrophic cardiomyopathy: part 1 - introduction,pathology and pathophysiology [J]. Ann

Card Anaesth,2014,17(2):118-124.

[16] DOMENICO C,CRISTINA B,GAETANO T. Sudden deaths in young competitive athletes: analysis of 1 866 deaths in the United States,1980-2006 [J]. Circulation,2009,119(8): 1085-1092.

[17] OLIVOTTO I,OMMEN S R,MARON M S,et al. Surgical Myectomy Versus Alcohol Septal Ablation for Obstructive Hypertrophic Cardiomyopathy [J]. J Am Coll Cardiol,2007,50(9):831-834.

[18] GAO C Q,REN C L,XIAO C S,et al. Surgical treatment with modified Morrow procedure in hypertrophic obstructive cardiomyopathy [J]. Zhonghua wai ke za zhi,2012,50(5):434-437.

[19] RIGOPOULOS A G,HUBERT S. A decade of percutaneous septal ablation in hypertrophic cardiomyopathy [J]. Circ J, 2011,75(1):28-37.

[20] VESELKA J,JENSEN M K,LIEBREGTS M,et al. Long-term clinical outcome after alcohol septal ablation for obstructive hypertrophic cardiomyopathy: results from the Euro-ASA registry [J]. Eur Heart J,2016,37(19): 1517-1523.

[21] BALL W,IVANOV J,RAKOWSKI H,et al. Long-Term Survival in Patients With Resting Obstructive Hypertrophic Cardiomyopathy [J]. J Am Coll Cardiol,2011,58(22):2313-2321.

[22] SINGH K,QUTUB M,CARSON K,et al. A meta analysis of current status of alcohol septal ablation and surgical myectomy for obstructive hypertrophic cardiomyopathy [J]. Catheter Cardiovasc Interv,2016,88(1): 107-115.

[23] TALREJA D R,NISHIMURA R A,EDWARDS W D,et al. Alcohol septal ablation versus surgical septal myectomy: comparison of effects on atrioventricular conduction tissue [J]. J Am Coll Cardiol,2004,44(12):2329-2332.

[24] LITTMANN L,SYMANSKI J D. Hemodynamic implications of left bundle branch block [J]. J Electrocardiol,2000,33(1): 115-121.

[25] OMMEN S R,MARON B J,OLIVOTTO I,et al. Long-term effects of surgical septal myectomy on survival in patients with obstructive hypertrophic cardiomyopathy [J]. J Am Coll Cardiol,2005,46(3):470-476.

心衰患者的医患共建管理历程

　　心力衰竭(简称心衰)是各种器质性心脏病的临床终末阶段,再住院率和死亡率高,严重影响患者生活质量。随着现代医学的不断进步,心衰患者诊治水平不断提高,但仍有很多现实问题厄待解决。作为一名心血管病大夫,在临床一线摸爬滚打多年,经管过不同病情的患者,面对过不同类型的家属;既有把患者从死亡线上拉回来的心潮澎湃,也有面对终末期难治性心衰时的无奈与束手无策。这所有的经历,无论是喜悦抑或悲伤,最终都变为成长历程中宝贵的"财富"。

　　慢性心衰除了合并症多、复杂之外,很多患者还并存有心理问题、康复问题、护理问题等,患者常常年纪大、需多次就诊,因此培养患者和家属良好的依从性、对心衰患者进行有效的综合化管理显得尤为重要。在此分享一位我们的心衰患者的诊治历程,其中医患携手的点点滴滴至今历久弥新。

一、一位老年女性患者的诊治之路

　　患者女性,71 岁,退休教师,因"突发胸痛 4 小时"入院。4 小时前,患者由沙发上站起时突然出现心前区持续剧烈疼痛,并向左肩部放射,大汗淋漓、乏力、面色苍白,自行含服"硝酸甘油"后疼痛持续不缓解。患者家属立即拨打 120 急诊送到当地县人民医院,查心电图提示"急性 ST 段抬高型前壁心肌梗死",立即予以"吸氧、阿司匹林肠溶片 300mg+ 替格瑞洛 180mg"嚼服后转入我院急诊科。到达急诊科时患者自诉胸痛程度较前稍有缓解。我们接诊后立即复查心电图:V_1~V_4 导联 ST 段抬高,T 波倒置(图 1)。急查肌钙蛋白 I(cTNI)10ng/ml,CK-MB>80ng/ml,MYO>500ng/ml。

　　此时患者明确诊断为"冠状动脉粥样硬化性心脏病、急性 ST 段抬高型前壁心肌梗死、Killip 分级Ⅱ级"。进一步询问病史:患者既往有"2 型糖尿病"8 年,间断服用"二甲双胍"治疗,未规律监测血糖,血糖控制不详。有"高血压"病史 15 年,最高血压 190/105mmHg,平时服用"硝苯地平、贝那普利"降压治疗,自诉血压控制尚可。1 年前在我院神经内科诊断为"腔隙性脑梗死",未规范治疗。适龄结婚,爱人体健,育有 2 个儿子。父母去世(死因不详),1 个弟弟也患有高血压;生育的 2 个儿子目前身体健康。查体:体温 36.2℃　脉搏 87 次 /min,呼吸 20 次 /min,血压 148/86mmHg。双下肺可闻及少许湿啰音,余肺野呼吸音清;心尖搏动正常,心率 87 次 /min,律齐,各瓣膜听诊区未闻及杂音,双下肢无水肿。

　　根据 ST 段抬高型心肌梗死风险评估及危险分层:该患者为老年女性,合并糖尿病、高血压、腔隙性脑梗死病史,属于高危人群,发病时间在 12 小时时间窗内,遵循指南推荐应立即行急诊 PCI 血运重建,与患者及家属充分沟通获益和风险,征得患者和家属同意,立即送导管室行冠脉造影,提示:左主干开口未见狭窄,左主干末端重度狭窄,最重处约 90%,左前降支开口狭窄约 70%,前向血流 TIMI 3 级;回旋支开口狭窄约 50%,中段局限性狭窄约 40%,远段未见明显狭窄,前向血流 TIMI 3 级;右冠造影正常,前向血流 TIMI 3 级。急诊于左主干-前降支植入支架 1 枚,手术顺利,从患者入院接诊到球囊扩张血流恢复总时间约 78 分钟;术

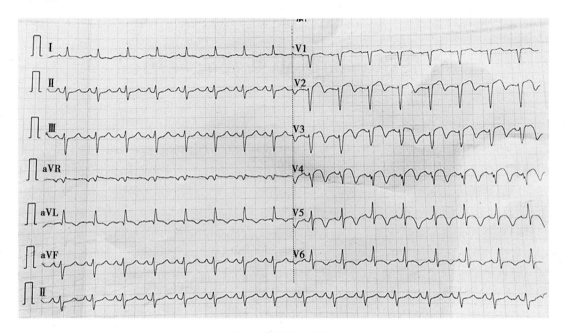

图1　急诊科心电图

后患者胸痛症状完全缓解,安全返回CCU。介入治疗过程见图2和图3。术后心脏彩超(图4,彩图见二维码58):心脏各腔室大小基本正常,左心室收缩功能基本正常。

　　出院前给予:①双联抗血小板药物(阿司匹林肠溶片100mg 1次/日+替格瑞洛片90mg 2次/日);②阿托伐他汀钙片20mg 1次/晚;③贝那普利10mg 1次/日;④美托洛尔缓释片23.75mg 1次/日;⑤二甲双胍片0.5g 3次/日,阿卡波糖片50mg 3次/日。出院前向患者和家属反复嘱咐:合理糖尿病饮食、控制体重、适当运动锻炼;严格遵医嘱服药;密切监控心率、血糖、血压情况并详细记录;定期门诊随访复查。

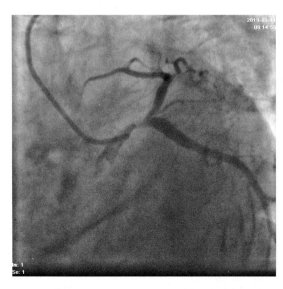

图2　冠脉造影提示左主干-前降支重度狭窄

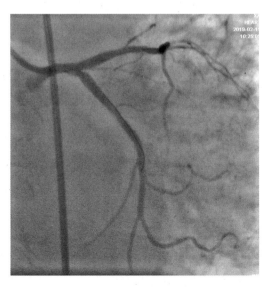

图3　左主干-前降支支架术后

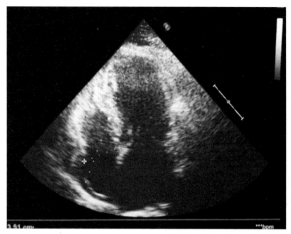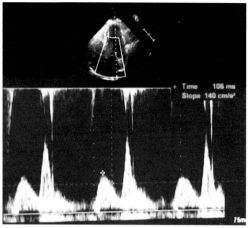

图4 术后心脏彩超

出院1个月后患者按时回院复诊,自诉感觉良好,胸闷、胸痛症状消失,活动耐量尚可,日常生活自理不受限制;复查空腹血糖9.5mmol/L,继续上述冠心病二级预防药物治疗,叮嘱其严格控制饮食,继续监测血糖、血压,并内分泌科就诊调整降血糖治疗方案。

患者出院1年后的某天,患者因受凉感冒后出现心悸、呼吸困难、夜间不能平卧、双下肢水肿、腹胀,再次通过急诊科收入住院。查体:血压146/84mmHg,半卧位,颈静脉充盈,双下肺可闻及湿啰音;心率97次/min,律齐,各瓣膜听诊区未闻及杂音,双下肢轻度凹陷性水肿。入院后急查BNP 1 820pg/ml,cTNI-I 0.05ng/ml,CK-MB 1.90ng/ml。心电图:窦性心律,ST-T改变;随机血糖16.9mmol/L。急诊查心脏超声(图5,彩图见二维码59):LA 42mm,LV 52mm,RA 36mm,RV 35mm,室间隔11mm,左室后壁11mm,FS 29%,LVEF 39%。

患者本次因急性心衰入院,按急性心力衰竭治诊治流程持续生命体征监测、体格检查,并完善BNP、床旁心脏超声后综合评估病情,诊断为:冠状动脉粥样硬化性心脏病、陈旧性ST段抬高型前壁心肌梗死、冠状动脉内支架植入术后,心功能Ⅳ级。入院时患者水钠潴留

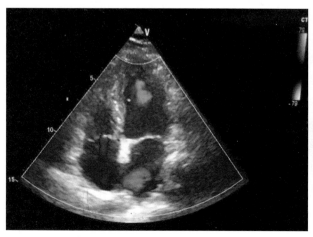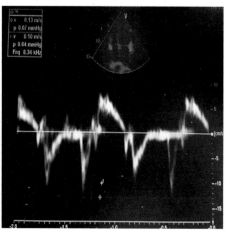

图5 PCI术后4个月心脏超声

明显,血压偏高,四肢远端皮肤温暖,属于"湿暖型"急性心力衰竭。立即予以利尿(呋塞米)、扩血管(重组人脑利钠肽)等综合治疗后患者呼吸困难明显缓解,双下肢水肿消退。

二、患者心肌梗死 1 年后出现心衰,这种情况可以避免吗?

患者 1 年前突发急性前壁心肌梗死,于胸痛发作后 6 小时内开通了梗死相关血管,因此患者急性心肌梗死的治疗是及时、有效的。但患者 1 年后出现严重心衰,这和当时心肌梗死面积大、梗死的部位比较关键、合并症多有关,但仔细思考,患者的心衰是完全不能避免的吗?

我们梳理了患者心肌梗死后 1 年的治疗过程,发现有以下几个问题:①患者生活方式不够科学:患者喜欢宅在家里,不爱活动。尽管有糖尿病,但饮食习惯比较随意,喜欢高热量食物,没有坚持糖尿病饮食。②患者未继续进行合并症的治疗:1 年前急性心肌梗死出院后未再规范服用降血糖、降血压药物,未监测血糖,未再记录血压情况。③未规律随访:患者仅于出院后 1 个月时门诊随访了一次,此后长达 1 年时间未再次随访。患者 1 周前受凉感冒,出现咳嗽、咳痰,在家自服感冒药,未到医院正规就医。后来心悸、呼吸困难逐渐加重,活动耐量明显下降,伴食欲减退、腹胀、尿量较前减少,逐渐出现双下肢水肿。

如果把上述问题都避免了,医患携手、扎实走好心肌梗死后治疗历程的每一步,是否可以极大地延缓心衰的出现?答案显然是肯定的!

三、不断普及心衰知识,提高患者自我管理水平

心衰患者缺乏自我管理的意识和技巧,是其反复住院的重要原因之一。通过患者教育能有效地提高患者的自我管理能力和治疗依从性,有助于改善生活方式。患者教育的主要内容涵盖心衰的基础知识、症状的监控、基本的药物治疗及依从性、饮食指导和生活方式的改善等。通过患者教育,希望患者能知晓纽约心脏协会(NYHA)心功能分级、分期;知晓心衰常见诱因及如何防范;知晓血压、心率的测量方法;知晓体重监测及容量负荷管理;知晓利尿剂使用及根据体重调整利尿剂的用量;知晓指南推荐药物的治疗作用及不良反应;知晓常见合并症的管理;知晓如何进行心肺复苏训练,根据心功能情况采取不同强度的运动,运动过程循序渐进;知晓如何尽早发现心衰恶化的症状及应对方法;知晓随访的频率和目的,提高就医依从性、医嘱执行率。

我们中心开展了各种形式的患教活动,包括每半月举办一次患教讲座,由医护人员共同对患者和家属进行心衰医护知识的培训,现场解答患者的各种疑惑。我们的心衰团队定期进社区,对社区居民进行心衰防护的知识普及。同时,我们利用传统的电视、纸质媒体和微信公众号等新媒体,不定期发布心衰的基本知识。我们中心建立了"心衰病友群",定期推送简单实用的心衰科普知识,并有医护人员及时回复患者的各类问题。

针对该例患者的病情,我们与患者及其家属进行了充分沟通。我们了解到该患者这一年治疗依从性不好的原因是患者对疾病的严重性认识不够。通过我们的患教活动,患者和家属认识到心衰患者的自我管理非常重要,对于依从性较差的老年人,患者家属应充分参与到医患管理团队中来。同时,我们鼓励该患者及其家属面对心衰不仅需要重视,同时应该保持积极乐观的心态。

四、严格遵循指南,规范心衰治疗

慢性心衰是个需要终生治疗的疾病,持之以恒的药物治疗是心衰长期管理的基础。心

衰的治疗目标是降低死亡率、减轻临床症状、改善心脏功能、提高患者生活质量和减少再住院率。严格遵循指南,足量用好指南推荐的药物如β受体阻滞剂、RAAS抑制剂及ARNI等非常重要。对于植入器械的患者,尤其是心脏再同步化治疗,定期随访和术后的优化能帮助患者进一步改善心功能。

五、多学科协作,加强心衰管理

心衰是一种复杂的临床综合征,患者常常伴有其他系统疾病或继发其他脏器损害,多学科联合治疗至关重要,这样可以有效地避免治疗的局限性,更好地控制心衰的其他危险因素。心衰的多学科合作团队由心脏专科医生、全科医生、心理医生、影像医生、护士、药师、康复治疗师、营养师等组成,按照一定的流程及规范相互协作,对提高心衰诊治水平具有重要意义。多学科合作团队需要长期稳定的配合和良好的沟通,应定期对成员进行培训,以确保管理方案持续改进和实施标准化。

我们中心的心衰多学科团队针对病情复杂、严重的患者开展多学科会诊和相关门诊,给患者的诊治提出全方位的建议。该患者是冠心病患者,同时合并高血压、糖尿病、腔隙性脑梗死。住院后严格监测餐前、餐后2小时血糖及血压情况,护士指导服药并关注生命体征和血糖、体重、尿量等记录;内分泌专科医生协助调整降血糖药物,指导患者更好地认识糖尿病,增加其对糖尿病治疗的依从性,加强血糖监测,血糖控制更佳;营养科医生指导糖尿病饮食及营养支持,既达到营养均衡又不增加容量负荷;心理医生组织患者及家属面对面交流沟通减轻患者心理负担,缓解紧张、焦虑的情绪,增加对抗疾病的信心,更好地配合治疗;叮嘱患者自行监测每日体重、尿量、心率变化情况并记录,适当下床活动,间断做6分钟步行实验评估心功能情况;康复科医生给出后续的运动康复处方,提高患者生活质量。经过医患双方的共同努力,该患者的急性失代偿心衰得到很好控制,顺利出院。

六、提高随访率,应对心衰长期挑战

心衰是终生治疗的疾病,病情常常反复变化,因此,建立心衰随访制度、为患者建立医疗健康档案非常有效。随访方式包括门诊随访、社区访视、电话随访、家庭监测、植入式或可穿戴式设备远程监控等,根据具体的医疗条件和患者意愿及自我管理能力采取适合的随访方式。

该患者支架植入术后未定期随访是她后来发生心衰的重要原因,我们分析,该患者这一年失访的原因是多方面的:患者对疾病认识程度不够、医生的沟通嘱咐不到位、路途遥远交通不便、担心药物不良反应而自行停用高血压和糖尿病的药物等。近年来为了提高心衰患者的随访率,我们中心做了如下努力:①建立专门的"随访中心",有专人对出院患者进行2周内电话随访并做好登记,定期电话通知到诊室随访;②加强患教和医患沟通(讲座、微信等),普及疾病知识,及时答疑解惑,增强医患之间的信任和依从性。经过上述努力,本中心的心衰患者出院2周电话随访率达到90%以上,出院3个月内诊室随访率超过50%(本中心外地患者居多)。随访内容包括监测症状、NYHA心功能分级、血压、心率、心律、体重、肾功能和电解质、心电图、心脏超声等,指南推荐药物的优化,利尿剂的种类和剂量调整,评估是否有ICD和CRT指征等。

七、心衰分级诊疗,实现无缝对接

心衰患者不仅目标人群庞大,而且病情严重程度和复杂程度差别很大,针对患者个体化的治疗常常需要各级医院的有效联动。对于社区初诊的心衰患者,如果需要评估心衰的基础病因;慢性稳定性心力衰竭转为急性心力衰竭;需要评估介入治疗的患者;基层医院疗效欠佳的患者等,需要上转至二级及以上医院。三级医院提供新发心衰、急性心衰、疑难危重心衰的诊疗服务,收治下级医疗机构的转诊患者,对下级医疗机构医护人员进行专业培训和技术指导;通过医联体、远程医疗等形式,共同管理心衰患者,并开展心衰诊治的质控管理。二级医院负责病情相对稳定的心衰患者的诊疗服务。基层医疗卫生机构负责心衰防治宣教、高危患者识别、稳定期治疗和长期随访。该患者心衰稳定出院后,由于她年龄大,家在区县,定期来院随访不方便,我们建议她如果病情稳定就近在家附近的县医院进行长期随访。

总之,心衰患者的管理是一项长期而又艰巨的工作,为了更好地服务于心衰患者,我们建立了以患者为中心的多学科综合管理模式,加强培训和教育,心衰管理团队、社区医生和患者及家属紧密配合,最终目标是让心衰患者生活得更好! 防治心衰,医患携手,我们永远在路上!

（陈运龙　王江　刘小燕）

重症心肌炎的诊治 1 例

急性重症心肌炎的早期识别和救治是提高患者生存率和改善预后的关键。

病 史 摘 要

患者男性，34 岁，因"反复胸闷 3 天，加重伴胸痛 7 小时"急诊入院。近 3 天常于劳累后出现轻度胸闷，休息即可缓解；7 小时前走路时突发胸闷加重、大汗，伴左胸钝痛，心前区有压迫感，呈持续性，难以忍受。被 120 送至当地医院予吸氧、硝酸甘油等处理，不能完全缓解，根据检查结果诊断为"急性广泛性前壁 ST 段抬高型心肌梗死、心力衰竭、呼吸衰竭"，转我院进一步治疗。既往有 14 年吸烟史，1 包/天；5 天前有轻度腹泻史，已愈。

体 格 检 查

体温 36.2℃，脉搏 116 次/min，呼吸 24 次/min，血压 96/66mmHg。神志清楚，急性病容、略烦躁、吸氧状态，可以间断平卧。颈静脉无充盈，双肺呼吸音粗，双肺底吸气末可闻及少许细湿啰音。心界无明显扩大，心率 116 次/min，律齐，呈奔马律，未闻及杂音。腹部无异常，双下肢不肿。

辅 助 检 查

（1）外院当天出院小结一份：CK 862U/L，CK-MB 138.3U/L，hs-cTNI 12 245.0ng/L（正常值 <26.2ng/L）；ECG 示窦性心律，广泛前壁 ST 段抬高型心肌梗死。

（2）我院急诊：CK 1 246U/L，CK-MB 239.5U/L，hs-cTNI 24 762ng/L；BNP 273.7pg/ml；血常规示 WBC 11.94g/L，N% 80.2%；肝功能示 ALT 50U/L，AST 239U/L；肾功能正常；D-二聚体 1.14mg/L；动脉血气分析示 pH 7.45，pCO_2 25.6mmHg，pO_2 60.6mmHg，cLac 1.9mmol/L；ECG（图 1A）示窦性心动过速、STI、aVL、V1~V6 弓背向上抬高（广泛前壁、高侧壁心肌梗死）、肢导低电压；床边 UCG 示左房增大、左室饱满、左室前侧壁、前壁、前间壁中下段运动减弱，LVEF% 30%。

入院初步诊断

胸痛待查：急性心肌梗死？急性重症心肌炎？心力衰竭；低氧血症；高血压病 1 级，极高危。

诊治经过与诊治思路

1. **诊断与鉴别诊断** 根据患者病史特点：①中青年男性；②平时有吸烟不良嗜好和血压高的心血管危险因素；③突发明显胸闷胸痛 <12 小时，伴有心肌坏死标记物进行性显著升高；④ECG 出现类似急性心肌梗死表现；⑤UCG 发现有节段性室壁运动减弱和心肌收缩功能下降；⑥BNP 升高提示有急性心力衰竭，其诊断高度怀疑存在"急性心肌梗死"，至于病因

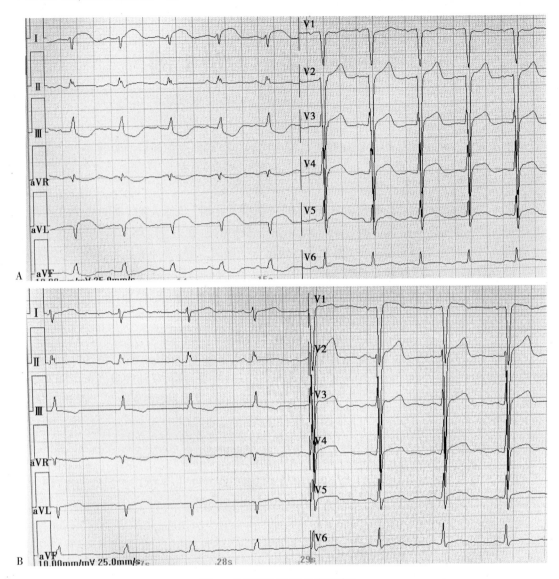

图 1 入院及出院前心电图变化

A. 入院前急诊:肢导低电压,$ST_{I、aVL、V3-V6}$ 呈弓背向上抬高;B. 出院前:肢导低电压,$ST_{I、aVL}$ 较前回落正常,ST_{V3-V6} 轻度上抬

究竟是"冠心病"还是"急性冠脉内血栓形成",可作急诊冠脉造影(CAG)予以明确并及时血流再灌注治疗。如 CAG 无异常,结合其前驱腹泻感染史,应立即考虑诊断为"急性重症心肌炎"进行救治。由于患者症状较重,出现心衰、血流动力学不稳定趋势,入院当时行紧急CAG 检查,结果正常,提示"急性重症心肌炎"诊断明确。

2. 病情演变及治疗过程

(1) 心力衰竭与心源性休克:①入院当天,患者呼吸困难曾有短暂缓解:高流量面罩吸氧,去甲肾上腺素 2.5μg/min 缓慢静脉泵入、托拉塞米 10mg 间断缓慢静推、维生素 C 5g 稀释后静脉滴注,辅酶 Q10 20mg 每日 3 次,奥司他韦 75mg 每日 2 次,黄芪口服液 10ml 每日 3 次;②数小时后,患者症状加重,烦躁、少尿,血压 70~92/55~60mmHg,中心静脉测压 13cmH_2O:

立即行主动脉球囊反搏（IABP），甲泼尼龙 20~40mg、免疫球蛋白 10g 分别稀释后静脉滴注，加头孢类抗生素静脉滴注，随时准备体外膜肺氧合（ECMO）置入；③5 天后病情稳定，血压 114/72mmHg、心率 88 次 /min、血氧饱和度 98%：停用 IABP、激素、免疫球蛋白和奥司他韦；④10 天后好转出院，血压 112/70mmHg、心率 76 次 /min：培哚普利 2mg 每日 1 次，美托洛尔缓释片 23.75mg 每日 1 次，螺内酯 20mg 每日 1 次，辅酶 Q10 20mg 每日 3 次，曲美他嗪 35mg 每日 2 次，维生素 C 0.2g 每日 3 次，黄芪口服液 10ml 每日 3 次。

（2）主要检查指标及动态变化：CK 67~2 208U/L，CK-MB 2.2~232.7U/L，hs-cTNI 126.0~46 974.1ng/L（图 2）；BNP 36~1 667.6pg/ml；ALT 26~240U/L，AST 35~468U/L；WBC 4.6~14.3g/L，N% 71.4%~80.2%；LDL-C 2.8mmol/L；出院时 ECG 示窦性心律、肢导低电压、ST-T 改变（图 1B）；UCG 示 LA 3.9cm，LV 5.8cm，LVEF 41%，左室壁运动弥漫性减弱。

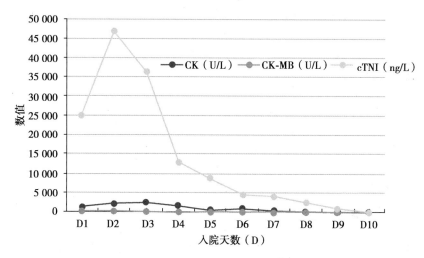

图 2　住院期间心肌坏死标记物的动态变化

急性重症心肌炎发生时，心肌损伤严重，易并发心源性休克和猝死，因此在保证身体重要脏器灌注前提下，尽快纠正血流动力学紊乱、抗休克、抗感染、保护心肌细胞，以及必要时机械辅助循环（MCS）治疗，对挽救受损心肌、减少死亡率至关重要。后期治疗则以休息、保护心肌、改善心肌重构为主，适当加强中药抗病毒和增强免疫力治疗。需要注意的是，在病情加重的短时间内，不能很快明确致病病原体，因此常见的抗病毒用药（黄芪暂无注射针剂），以及可能有条件致病菌感染时需用的抗生素应尽快早期使用。

3. 进一步检查

（1）血清病毒学检查：柯萨奇病毒 B5（CVB5）-IgM（+），肠病毒 RNA（+）；CVB3、巨细胞病毒、EB 病毒、肝炎病毒等 IgM 均为阴性。

（2）血培养与痰培养：均正常。

（3）心脏磁共振（LGE-cMR）：左房、左室增大，左室收缩功能减低；左室壁和室间隔心肌 T_2 信号弥漫不均匀增高和延迟强化，符合心肌炎表现（图 3A）。

（4）胸部 X 线检查：左心稍大，肺淤血。

虽然心肌心内膜活检（EMB）是诊断急性心肌炎的金标准，但由于患者病情经治疗改善明显，未行 EMB 检查；而 LGE-cMR 所显示的急性期心肌炎症、水肿和纤维化表现也是诊断

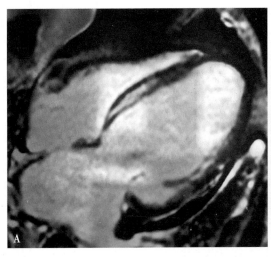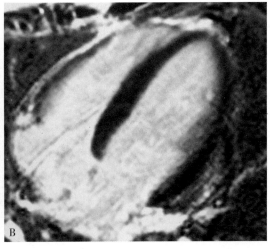

图 3   治疗 3 个月前后心脏磁共振变化

A. 住院时：左房、左室增大，左室收缩功能减低；左室壁和室间隔心肌 T_2 信号弥漫不均匀增高和延迟强化。
B. 治疗 3 个月后：未见明显异常

心肌炎的重要手段。另外，血清中嗜心肌病毒检测为阳性，虽没有心肌中检测特异性高，但病原体基因和蛋白检测阳性，高度提示机体目前存在该病毒的感染，易累及心肌、心包（多见ST-T 段弓背向上抬高）和血管（ST-T 段弓背向上抬高，少见），出现类似急性心肌梗死表现；同时，也进一步说明了抗病毒治疗的必要性。

4. 最终诊断   急性重症病毒性心肌炎，心力衰竭，心源性休克；高血压病 1 级，低危。

随 访 情 况

1. 出院后 1 个月

（1）血压 120/70mmHg，心率 68 次 /min，活动量稍大时有乏力感。

（2）cTNI 正常，CVB5-IgM（−），肠病毒 RNA（+）；UCG 示 LA 3.7cm，LV 5.3cm，LVEF 50%。

（3）治疗上：休息，停用螺内酯。

2. 出院后 3 个月

（1）血压 132/80mmHg，心率 70 次 /min，无症状。

（2）cTNI 正常，肠病毒 RNA（+），复查 ECG、UCG、LGE-cMR（图 3B）均正常。

（3）治疗：休息，培哚普利 4mg 每日 1 次，美托洛尔缓释片 23.75mg 每日 1 次，黄芪口服液 10ml 每日 3 次。

3. 出院后 6 个月

（1）出院后第 4 个月因未控制活动量，曾发生一次急性左心衰至急诊室治疗，当时查UCG 正常，缓解后继续之前服药。

（2）目前一般情况良好，血压 124/80mmHg，心率 68 次 /min；cTNI 正常，肠病毒 RNA（−）。治疗：注意休息，培哚普利 4mg 每日 1 次，美托洛尔缓释片 23.75mg 每日 1 次。

所有患者在心肌炎急性期及至少 6 个月内均应限制体力活动。临床表现缓解后（至少发病后 6 个月），以及运动员恢复竞技运动前须再次临床评估。AFM 的预后与心肌损伤程度、cTNI 持续高于正常值、病毒是否长期存在等紧密相关，应强调患者出院后的随访与观察。

知 识 拓 展

急性重症心肌炎又称为暴发性心肌炎（AFM），是急性心肌炎的最严重类型，具有起病急、病情重、进展快、近期死亡率高等特点，多发生于儿童和青壮年。由于心肌在短时间内出现大面积坏死，AFM 患者病情可在急性发病 24~48 小时内出现血流动力学失衡，主要临床表现为心源性休克、急性重症心衰、恶性心律失常和猝死，同时可能伴有其他症状，如不典型前驱症状（乏力、咳嗽、胃肠道不适等）、发热、胸痛、晕厥、阿斯综合征、急性呼吸/肝功能和/或肾功能衰竭。虽然目前尚无明确流行病学资料，但有研究报道，在儿童患者中，AFM 占急性心肌炎的 10%~38%，存活率仅为 51.6% 左右；成人所占比例为 10%~29.4%，住院死亡率可达 18.2%~44%，对患者生命构成严重威胁。

AFM 的早期诊治对预后至关重要。目前普遍认为其诊断依据为：在急性心肌炎发生基础上，短期内出现生命体征不稳定，需要应用正性肌力药、血管活性药和/或 MCS 治疗。然而，该诊断依据仍具有一定主观性：绝大多数患者在病情变化前未行 EMB 确诊为急性心肌炎；不同医生对病情严重程度的评估，以及使用相应药物和 MCS 治疗的时机有不同判断标准。因此，当临床出现不明原因的严重心脏表现、合并心肌坏死标记物 cTNI 显著升高时，应尽快排查 AFM 的存在：①前驱感染/药物接触史：病毒直接侵袭及其触发的心肌自身免疫损伤是急性心肌炎的重要发病机制；肠道病毒（如 CVB）、流感病毒（如 H1N1）、巨细胞病毒等嗜心肌病毒在 AFM 中较为常见；抗肿瘤的靶向药物（如 PD-1）可诱发免疫性 AFM、卡马西平等药物可诱发嗜酸性粒细胞增多性 AFM。②CAG：出现类似急性心肌梗死表现时，尽快 CAG 检查有利于早期排除冠脉病变所造成的心肌坏死，立即采取针对 AFM 的抢救措施；对于儿童和青少年患者，如血流动力学不稳定，CAG/CTA 则为病情缓解后的二线检查手段；③EMB 与 LGE-cMR：EMB 所提示的潜在病因及炎症细胞浸润类型对于 AFM 的诊断、针对性治疗和预后有重要价值，但只推荐应用于 AFM 疗效不佳、病因不明时；LGE-cMR 也是诊断急性心肌炎的重要方法（Lake-Louise 标准），适用于 AFM 病情相对稳定后进行，尤其是未行 EMB 检查者，但它不能取代 EMB 在心肌炎诊断中的地位。④注意与合并有多器官衰竭的脓毒血症性心肌炎、感染性休克等相鉴别。

AFM 的治疗原则：尽快纠正血流动力学异常、维持正常心肌灌注和输出；尽可能挽救受损心肌，减少死亡率；尽量保证患者康复后有正常心脏功能。具体主要措施包括：

（1）一般紧急治疗方法：吸氧，卧床休息，生命体征和有创血流动力学监测，镇静或镇痛，去除病情变化可能原因（如感染、内环境紊乱等）。

（2）血管活性药物：抗休克，升压、增加心肌收缩力、维持重要脏器灌注。

推荐：多巴胺 $1~5\mu g/(kg\cdot min)$ 起始静脉输注，然后逐渐递增，以达到有效疗效；或去甲肾上腺素 $8~12\mu g/min$ 起始静脉输注，$2~4\mu g/min$ 维持。

注意：因 AFM 心肌损伤严重，血压不要求绝对正常，维持于 80~90/50~60mmHg，达有效灌注即可；短期使用；补液量 $<30~50ml/(kg\cdot d)$。

（3）抗心衰药物：依据最新心衰指南治疗。注意控制出入量，尽快使用 RAAS 拮抗剂，短期使用正性肌力药物。

（4）抗心律失常药物及猝死的防治：根据最新心律失常和装置植入指南进行治疗，ICD 植入应推迟至急性期以后应用。

（5）免疫抑制剂——糖皮质激素：虽在心肌炎早期使用有促进病毒复制的争议，但它对

AFM 具有抗休克、保护心肌细胞和改善心电传导功能。

治疗 AFM 的适应证：发生心源性休克；新出现高度房室传导阻滞或病窦综合征；或经常规治疗，心衰未控制／仍有严重心律失常。

用法：氢化可的松 200~300mg、甲泼尼龙 20~40mg 或地塞米松 10~20mg 静脉滴注，每日 1 次，逐渐减量，总使用 <7~14 天。

注意：尽早、足量、短期使用；如使用 7 天无效，则应停用；使用 2 周后高度房室传导阻滞或病窦仍未恢复，则可考虑植入永久起搏器。

主要不良反应：应激性溃疡、感染扩散、糖脂代谢异常等。

(6) 大剂量静脉补充维生素 C：抗氧化应激、减少炎症损伤和抑制细菌增殖等。

用法：0.1g/kg（3~6g）静脉滴注，每日 1 次，5~10 天。

注意：尽早、短期、静脉使用；无最大安全剂量报道，大多数 100~500mg/（kg·d）；病情缓解后，可改为口服维生素 C 0.1~0.2g 每日 3 次。

不良反应：维生素 C 缺乏病、腹泻、泌尿系结石、抑制维生素 B_{12} 吸收等。

(7) 静脉注射人血丙种球蛋白：抑制炎症反应，减少免疫损伤。有一定益处，但也存在争议，为非劣性疗效；尤其适用于合并有细菌感染者。

用法：0.4g/（kg·d）静脉滴注，每日 1 次，3~5 天。

禁忌证：过敏者或有其他严重过敏史者；有 IgA 抗体的选择性 IgA 缺乏者；高热（低热慎用）。

不良反应：主要为过敏和发热。

(8) 抗病毒治疗：主要用于疾病的早期，但一般抗病毒药物不能进入细胞，因而无效。

常见针对性治疗：①利巴韦林：呼吸道合胞病毒；②阿昔洛韦：疱疹病毒；③更昔洛韦：巨细胞病毒。

干扰素在抗病毒治疗心肌炎和心肌病方面已取得不少进展，但是不良反应也较多，不推荐治疗 AFM。

(9) 中药黄芪：不仅有抑制心肌 CVB 复制作用，还可以调节机体免疫、增加心肌收缩力，安全性较高。

建议尽早使用：黄芪注射液 20g+5% 葡萄糖 250ml 静脉滴注，每日 1 次；2 周后改用黄芪口服液 10g 每日 3 次，服用 3 个月。

(10) 保护心肌、改善心肌细胞能量代谢：辅酶 Q10 10~20mg 每日 3 次；曲美他嗪片 20mg 每日 3 次或 35mg 每日 2 次，疗程 1~3 个月；早期使用极化液、1,6-二磷酸果糖（FDP）也可以减少心肌细胞损伤。

(11) 血液净化（CRRT）：适用于 AFM 合并有难治性心衰、肾功能衰竭及内环境紊乱，尤其是肾功能衰竭 + 重症感染。

(12) 机械辅助装置：包括 IABP、ECMO 等，尤其近年 ECMO 在治疗 AFM 方面取得重要进展，AFM 患者使用 ECMO 后住院生存率可达 56%~87.5%。如患者对以上治疗反应较差，可考虑进行植入左心室辅助装置（LVAD）或心脏移植。

2000 年，McCarthy 曾发表回顾性研究，追踪随访 15 例 AFM 患者 11 年，结果发现其生存率明显高于非 AFM 心肌炎患者（93% *vs.* 45%，*P*=0.05），因而一度认为 AFM 在急性期存活后，长期预后良好。然而，该研究样本量小、未纳入巨细胞性心肌炎（GCM）和嗜酸性粒细胞性心肌炎（EM）、所有患者（包括非 AFM 心肌炎）的 LVEF 均 <40%。随着近些年心力衰竭

和心律失常治疗用药以及 MCS 技术的飞速发展,最近 Ammirati 观察随访 34 例 AFM 患者(同样排除 GCM 和 EM)9 年后报道,其长期预后较非 AFM 心肌炎患者差:生存率 64.5% *vs.* 100%,*P*<0.000 1。由此可见,应重视 AFM 患者的随访。如果长期(数周甚至数月)记录到心肌酶的升高和 / 或左、右心室功能持续下降,患者应重新住院、评估,必要时进行 EMB 和基因检测。

(袁璟)

参 考 文 献

[1] VERONESE G,AMMIRATI E,CIPRIANI M,et al. Fulminant myocarditis:Characteristics,treatment,and outcomes [J]. Anatol J Cardiol,2018,19(4):279-286.

[2] COOPER L T Jr. When lightning strikes:fulminant myocarditis in the realm of inflammatory cardiomyopathies [J]. Circulation,2017,136(6):546-548.

[3] AMMIRATI E,VERONESE G,CIPRIANI M,et al. Acute and fulminant myocarditis:a pragmatic clinical approach to diagnosis and treatment [J]. Curr Cardiol Rep,2018,20(11):114.

[4] LEONE O,VEINOT J P,ANGELINI A,et al. 2011 Consensus statement on endomyocardial biopsy from the Association for European Cardiovascular Pathology and the Society for Cardiovascular Pathology [J]. Cardiovasc Pathol,2012,21(4):245-274.

[5] RADUNSKI U K,LUND G K,STEHNING C,et al. CMR in patients with severe myocarditis:diagnostic value of quantitative tissue markers including extracellular volume imaging [J]. JACC Cardiovasc Imaging,2014,7(7):667-675.

[6] MATSUURA H,ICHIDA F,SAJI T,et al. Clinical features of acute and fulminant myocarditis in children- 2nd nationwide survey by Japanese Society of Pediatric Cardiology and Cardiac Surgery [J]. Circ J,2016,80(11):2362-2368.

[7] CAFORIO A L,PANKUWEIT S,ARBUSTINI E,et al. European Society of Cardiology Working Group on Myocardial and Pericardial Diseases. Current state of knowledge on aetiology,diagnosis,management,and therapy of myocarditis:a position statement of the European Society of Cardiology Working Group on Myocardial and Pericardial Diseases [J]. Eur Heart J, 2013,34(33):2636-2648.

[8] 廖玉华,汪朝晖,袁璟. 急性病毒性心肌炎的诊断和分型[J]. 临床心血管病杂志,2011,27(2):81-82.

[9] 中华医学会心血管病学分会精准医学学组,中华心血管病杂志编辑委员会,成人暴发性心肌炎工作组. 成人暴发性心肌炎诊断与治疗中国专家共识[J]. 中华心血管病杂志,2017,45(9):742-752.

[10] OUDEMANS-VAN STRAATEN H M,SPOELSTRA-DE MAN A M,DE WAARD M C. Vitamin C revisited [J]. Crit Care, 2014,18(4):460.

[11] ISOGAI T,YASUNAGA H,MATSUI H,et al. Effect of intravenous immunoglobulin for fulminant myocarditis on in-hospital mortality:propensity score analyses [J]. J Card Fail,2015,21(5):391-397.

[12] KÜHL U,LASSNER D,VON SCHLIPPENBACH J,et al. Interferon-Beta improves survival in enterovirus-associated cardiomyopathy [J]. J Am Coll Cardiol,2012,60(14):1295-1296.

[13] LORUSSO R,CENTOFANTI P,GELSOMINO S,et al. Venoarterial extracorporeal membrane oxygenation for acute fulminant myocarditis in adult patients:a 5-Year multi-institutional experience [J]. Ann Thorac Surg,2016,101(3):919-926.

[14] MCCARTHY R E 3rd,BOEHMER J P,HRUBAN R H,et al. Long-term outcome of fulminant myocarditis as compared with acute(nonfulminant)myocarditis [J]. N Engl J Med,2000,342(10):690-695.

[15] AMMIRATI E,CIPRIANI M,LILLIU M,et al. Survival and Left Ventricular function changes in fulminant versus nonfulminant acute myocarditis [J]. Circulation,2017,136(6):529-545.

心衰合并顽固性水肿患者的处理1例

一、病史摘要

患者女性,64岁,主诉"胸闷、呼吸困难19年,加重伴水肿半个月"于2019年4月15日入院。

患者19年前无诱因出现晕厥,晕厥前有头晕、黑蒙、乏力,无胸痛、胸闷,2分钟后清醒,清醒后感乏力,约每年发作一次。19年前开始出现劳力性胸闷、呼吸困难,伴胸前区及后背部闷痛,伴心悸,间断出现夜间阵发性呼吸困难及双下肢水肿,就诊于外院行超声心动图,诊断为"肥厚型梗阻性心肌病",予以双腔永久起搏器植入术,术后予以美托洛尔、地尔硫䓬、呋塞米、螺内酯等药物治疗,上述症状仍间断发作并进行性加重。

13年前于我院行室间隔化学消融术,术后规律服用药物,日常活动无胸闷、呼吸困难,无夜间阵发性呼吸困难及双下肢水肿。

10年前患者劳累后胸闷、呼吸困难再发,夜间不能平卧,就诊于我院诊断为"阵发性心房颤动、起搏器电池耗竭",予以起搏器更换术及美托洛尔、地尔硫䓬、托拉塞米、胺碘酮等药物治疗,病情好转出院。出院后患者规律服用上述药物,症状控制不佳,胸闷、呼吸困难、双下肢水肿及夜间阵发性呼吸困难反复发作,并出现腹胀、食欲减退、尿量减少,反复住院治疗。

4年前起,患者持续性房颤,开始华法林抗凝。

3年前患者出现静息性胸闷、呼吸困难,活动后加重,伴恶心、腹胀、食欲减退,夜间不能平卧、双下肢水肿、尿量减少,于外院应用静脉呋塞米效果不佳,来我院就诊,予以美托洛尔、静脉利尿、抗凝等治疗后好转出院,长期服用托伐普坦15mg/d。

今年因症状加重多次于我院住院,给予静脉利尿、新活素及托伐普坦治疗后,症状缓解出院。长期每日服用托拉塞米20mg、呋塞米80mg、氢氯噻嗪50mg、螺内酯40mg,呼吸困难及水肿不缓解,建议其心脏移植。期间2次因供体原因心脏移植术未成功。4个月前患者再发胸闷伴水肿加重于我科住院,予新活素、静脉利尿治疗后好转出院,院外每日服用美托洛尔142.5mg、托拉塞米40mg、呋塞米80mg、螺内酯20mg、托伐普坦15mg。半个月前,患者胸闷、呼吸困难逐渐加重,夜间不能平卧,尿量较少,每天400~500ml,腹部及双下肢水肿明显,自行将药物加量至每日托拉塞米120mg、呋塞米280mg、托伐普坦15mg、螺内酯40mg,近3天尿量约1 500ml/d,伴咳嗽,无咳痰、发热,偶伴恶心,未呕吐,体重近半个月增加10kg。

既往高脂血症病史20年,曾服用阿托伐他汀20mg/d。11年前诊断乳腺癌,行左侧乳腺部分切除术,术后未行放化疗。无高血压、糖尿病、冠心病、脑梗死病史。吸烟史30年,20支/日,戒烟2年。否认饮酒史。父亲已故,死于胆管癌;母亲诊断为"肥厚型心肌病"。1姐1哥健在,2个弟弟及儿子均有心肌肥厚病史。

入院时体温36.3℃、脉搏78次/min、呼吸20次/min、血压120/75mmHg,慢性面容,全身黏膜无黄染,口唇无发绀,颈静脉充盈,肝颈静脉回流征阴性,双肺呼吸音清,未闻及干湿啰音,心尖搏动正常,心浊音界正常,心率 87 次 /min,脉搏短绌,第一心音强弱不等,心律绝对不齐,心尖区可闻及 2/6 级吹风样收缩期杂音,胸骨左缘 3~5 肋间可闻及 3/6 级收缩期杂音,未闻及心包摩擦音。腹平坦,无压痛、反跳痛,肝、脾未触及,移动性浊音阴性。双下肢指凹性水肿至膝。

入院辅助检查:①BNP 1 346pg/ml。②血常规:WBC 6.51×10^9/L,NE% 77.5%,HBG 117g/L,PLT 163×10^9/L;尿常规、便常规未见异常。③肝功能:ALT 14U/L,AST 26U/L,TP 55.9g/L,ALB 33.7g/L,TBil 26.50μmol/L,DBil 9.18μmol/L,ALP 127U/L;γ-GT 67U/L;TBA 11.0μmol/L。④肾功能:UREA 5.20mmol/L,CREA 92.3μmol/L,eGFR 56.48ml/(min·1.73m²),UA 335.3μmol/L。⑤血糖 4.58mmol/L;血脂示 TG 0.49mmol/L,TCHO 2.70mmol/L,HDL-C 0.93mmol/L,LDL-C 1.62mmol/L。⑥电解质:Na⁺ 142.2mmol/L,K⁺ 3.56mmol/L,Cl⁻ 98.7mmol/L。⑦凝血功能:PT 28.6s,PT% 27%,INR 2.46,APTT 50.6s,FBG 3.9g/L,D-Dimer 116ng/ml,FDP 1.1μg/ml。⑧超声心动图(2018 年 12 月 5 日):起搏器植入 + 室间隔化学消融术后,室间隔及左室心尖增厚,双房增大(LA 48mm × 58mm × 77mm,RA 44mm × 68mm),三尖瓣反流(重度),二尖瓣反流(轻度),主动脉瓣反流(轻度),LVEDD 48mm,LVESD 33mm,LVEF 59%;超声心动图(2019 年 4 月 15 日,床旁):起搏器植入 + 室间隔化学消融术后,右房、左心增大(LA 44mm × 43mm × 78mm,RA 52mm × 69mm,LVEDD 60mm),室间隔增厚,三尖瓣反流(重度),二尖瓣反流(轻度),LVEF 58%。⑨胸部 X 线检查:心脏起搏器植入术后,心影大,双肺纹理重,双侧膈面、膈角可辨。⑩腹部超声未见明显积液;胸部超声未见明显积液。

入院诊断:慢性心力衰竭急性加重,心功能Ⅳ级(NYHA 分级);肥厚型梗阻性心肌病,酒精化学消融术后,永久起搏器术后,心脏扩大,主动脉瓣关闭不全,三尖瓣关闭不全,二尖瓣关闭不全;心律失常,持续性心房颤动;高脂血症;左乳腺癌术后。

二、诊 治 思 路

(一)病例特点

1. 老年女性,慢性病程,进行性加重。

2. 患者 19 年前无明显诱因出现晕厥以及活动后胸痛、胸闷、呼吸困难、心悸,间断出现夜间阵发性呼吸困难及双下肢水肿,诊断为"肥厚型梗阻性心肌病",予以双腔永久起搏器植入术。13 年前至我院行室间隔化学消融术。10 年前患者劳累后胸闷、呼吸困难症状再发,伴夜间不能平卧、呼吸困难,我院诊断为"阵发性房颤及起搏器电池耗竭",予以起搏器更换术及药物治疗。4 年前于我院诊断为持续性房颤,口服华法林抗凝治疗。此后反复因呼吸困难、胸闷、少尿、水肿住院,起始口服大量利尿剂及长期托伐普坦治疗。4 个月前呼吸困难、胸闷再发伴水肿加重就住我科,予新活素、利尿剂治疗后好转出院,建议其心脏移植。此次入院前静息状态下胸闷、呼吸困难,夜间不能平卧,尿量每天 400~500ml,腹部及双下肢水肿明显,自行将利尿剂加量,症状缓解不显著。既往高脂血症、左乳腺癌切除术后。母亲诊断为"肥厚型心肌病",2 个弟弟及儿子均有心肌肥厚病史。

3. 查体示生命体征稳定,以颈静脉充盈及双下肢水肿等右心衰症状为主,心界扩大,脉搏短绌,第一心音强弱不等,心律绝对不齐,心尖区可闻及 2/6 级吹风样收缩期杂音,胸骨左缘 3~5 肋间可闻及 3/6 级收缩期杂音。

4. 辅助检查 血尿便常规无异常,BNP 升高,血胆红素略升高,肌酐略高,血电解质正常范围。超声心动图以舒张功能障碍表现为主,射血分数保留。无肺淤血、胸腹水。

（二）鉴别诊断

1. 高血压性心脏病　该病可导致左室心肌肥厚、左室舒张功能障碍以及心力衰竭等,与本患者相符。但高血压心脏病多导致左室心肌对称性肥厚,且本患者无高血压病史,可排除该诊断。

2. 瓣膜性心脏病　可为老年退行性病变、风湿或免疫系统疾病侵犯瓣膜导致瓣叶出现粘连、增厚、钙化等改变,从而导致瓣叶狭窄和 / 或关闭不全。此患者有胸闷、气短等症状,查体可闻及心尖区及胸骨左缘收缩期杂音,超声心动图可见二尖瓣、三尖瓣反流,但超声心动图未见瓣叶粘连、增厚、钙化等改变,不考虑原发性瓣膜性心脏病可能。

3. 心肌淀粉样变　也可导致胸闷、呼吸困难、夜间不能平卧等心力衰竭的表现,超声心动图可表现为射血分数正常或轻度下降、舒张功能减低、室间隔及心室壁增厚,与本患者相符。但淀粉样变心肌病左室增厚为对称性,可累及房间隔及右室,心电图多表现为低电压,多数会伴有心包积液,超声显示心肌回声有一定的特征,并常有其他脏器累及表现。本患者有明确家族史,既往肥厚型心肌病诊断明确,暂不支持。

（三）诊治经过及病情演变

入院后,给予托拉塞米静脉推注 20mg 后,60mg 以 12mg/h 静脉泵入,联合托伐普坦 15mg/d 以及新活素持续静脉泵入,三联应用减轻容量负荷;琥珀酸美托洛尔 142.5mg/d 逆转心室重构,控制房颤心室率;华法林抗凝;阿托伐他汀降脂;氯化钾补钾等治疗。患者出入量每日为负平衡,精神、食欲好转,呼吸困难明显减轻,双下肢水肿稍有减轻,体重下降。入院第 3 日夜间血压下降至 80/42mmHg,调整新活素及利尿剂泵速,复测血压 92/62mmHg,第 4 日停用新活素,出入量基本平衡,体重较前增加,故加用小剂量多巴胺泵入。同时,患者痛风发作,给予洛索洛芬 60mg 每日 3 次、氟比洛芬巴布膏 1 贴每 12 小时 1 次外用。第 5 日起将托拉塞米加量至 80mg 静脉泵入,托伐普坦加量至 30mg/d,尿量仍少,患者憋喘症状加重,出现端坐呼吸,再次加用新活素降低前后负荷并严密监测血压。加用新活素后尿量明显增加,憋喘症状好转,此后继续维持托拉塞米 100mg/d、托伐普坦 15mg/d、新活素及小剂量多巴胺持续静脉泵入治疗。入院第 10 日接到心外科移植通知,即刻停用华法林,给予维生素 K$_1$ 拮抗华法林,于第 2 日转入心外科,当日行心脏移植术。术后病理检查报告示,肉眼所见:心脏重 534.4g,纵径 12cm,横径 8cm,前后径 9.5cm,心尖钝圆。可见部分右心耳,大小 6.5cm × 7.5cm × 2cm,以及部分左心耳 3cm × 2.5cm × 0.5cm,右室内可见起搏器,左、右心腔均缩小,肉柱增粗。左心室主动脉瓣下 2.5cm,左心室壁厚 1.5cm。肺动脉瓣下 2.5cm,右心室壁厚 0.5cm。二尖瓣周径 9.5cm,主动脉瓣周径 6.5cm,三尖瓣周径 12cm,肺动脉瓣周径 7cm。室间隔厚 2cm,右心室流入道 5.3cm,流出道 9.8cm,左心室流入道 7.5cm,流出道 8.5cm。冠状动脉前降支直径 0.3cm,管腔通畅;右冠状动脉直径 0.4cm,管腔狭窄,可见斑块形成;左旋支直径 0.2cm,管腔狭窄,后降支直径 0.2cm,管腔通畅。镜下所见:心内膜局灶纤维性增厚;心肌纤维纵横交错、排列紊乱,部分心肌细胞肥大,核大,心肌细胞空泡变性,心肌间质替代性纤维化;冠状动脉内膜增厚、粥样硬化斑块形成,管腔狭窄Ⅱ级。病理诊断:(心脏)符合肥厚型心肌病;冠状动脉粥样硬化,管腔狭窄Ⅱ级。免疫组化结果:SMA(−),Desmin(+),PTEN(−),β-catenin(+),E-cadherin(−),CD31(血管内皮 +),CD34(血管内皮 +)。特殊染色:MASSON、PTAH、弹力 /VG;刚果红(−)。术后患者转入 ICU,平稳出院。移植术后给予吗替麦考酚酯 0.75g 每日 2 次、环孢素 100mg 每日 2 次、醋酸泼尼松 10mg 每日 2 次抗排异,以及托拉塞米 20mg/d、托伐普坦 15mg/d 利尿等治疗。

此患者为射血分数保留的心衰患者,反复因容量超负荷入院,长期大剂量袢利尿剂治疗,治疗反应差,需联合应用袢利尿剂、噻嗪类利尿剂、托伐普坦以及新活素、小剂量多巴胺等药物改善其容量负荷,依赖于静脉药物,故建议其心脏移植治疗。

三、随访情况

患者移植术后 2 个月复查:患者一般情况良好,日常活动不受限,活动耐量提高。心率 80 次 /min,血压 128/74mmHg。

血常规:WBC 8.41×10^9/L,NE% 73.4%,HBG 135g/L,PLT 206×10^9/L;尿常规、便常规无异常。

BNP 436pg/ml。

肝功能:ALT 28U/L,AST 24U/L,TP 66.1g/L,ALB 37.3g/L,TBil 15.00μmol/L,DBil 4.89μmol/L,ALP 163U/L;γ-GT 312U/L;TBA 17.6μmol/L。

肾功能:UREA 14.8mmol/L,CREA 119.2μmol/L,eGFR 41.46ml/(min·1.73m²),UA 960.5μmol/L。

血糖 5.08mmol/L;血脂:TG 2.76mmol/L,TCHO 11.94mmol/L,HDL-C 1.20mmol/L,LDL-C 9.20mmol/L。

电解质:Na^+ 138.8mmol/L,K^+ 4.47mmol/L,Cl^- 98.6mmol/L。

环孢素药物浓度:服药前 235.3ng/ml,服药后 856.8ng/ml。

超声心动图:心脏移植术后,左房增大,二尖瓣反流(中度),三尖瓣反流(轻度)。

四、知识拓展

(一)概述

当患有射血分数降低的心衰(HFrEF)或射血分数保留的心衰(HFpEF)的患者失代偿时,他们通常会出现类似的充血情况[1,2]。因此,降低充血的治疗,即在 HFrEF 和 HFpEF 的患者中使用利尿剂是相似的[3]。评估和优化容量状态,是这些患者治疗的重要组成部分[4]。心衰容量超负荷的 3 个主要表现,即肺淤血、外周性水肿和颈静脉压升高。用利尿剂去除多余的细胞外液,以治疗外周和 / 或肺水肿是容量管理的主要方法之一。

在临床工作中,我们经常会遇到"难治性水肿""利尿剂抵抗"的患者,在处理这些患者时,应该首先评估患者是处于"容量超负荷 + 器官正常灌注",还是"容量超负荷 + 器官低灌注"。在存在器官低灌注的这部分患者中,应联合应用多巴酚丁胺、左西孟旦、米力农等正性肌力药物,增加肾血流量,改善肾灌注,才能够有效去除体内超负荷的容量。无论是这两类中的哪一类,利尿剂都是治疗心衰患者容量超负荷的基石。心衰患者的利尿剂抵抗可以解释为即使以适当的剂量使用,也不能控制盐和水的平衡[5]。

难治性水肿的发病机制主要有 3 个因素:高钠摄入、利尿剂进入管腔减少、在 Henle 环以外的部位钠重吸收增加。

1. 应在难治性水肿患者中收集 24 小时尿液,通过测量稳定状态下 24 小时尿钠排泄来评估钠摄入量。在接受利尿剂治疗的患者中,当尿钠超过 100mmol/d 而没有任何相关的体重减轻时,表明未遵守钠盐限制,可能是对利尿剂抵抗的部分原因。

2. 袢利尿剂与蛋白高度结合(≥95%),主要通过近段小管分泌入管腔,而非通过肾小球滤过。对袢利尿剂治疗没有反应的患者可能是因为利尿剂进入管腔分泌减少,例如心衰患者心输出量降低,导致肾灌注减少,从而导致肾小管分泌减少、利尿剂抵抗;一部分难治性水肿患者肾功能异常,当 GFR 显著降低时袢利尿剂需要更高剂量;低蛋白血症患者对常规利尿剂治疗反应不佳。一些报道认为,输注呋塞米 - 白蛋白复合物,可以通过将呋塞米保持在血管内来增加利尿剂向肾脏的运输,这种方法可使一些患者钠排泄量大幅增加[6]。

3. 有些患者尽管有足够的尿液输送,但对袢利尿剂有部分或相对完全抵抗,即在固定的利尿剂排泄率下尿钠排泄减少。这个问题通常是由于 Henle 环以外的肾单位段中钠的重吸收增加[7,8]。由于其他肾单位段的钠重吸收增加导致利尿剂作用的反应降低,被称为"利尿制动现象"[9]。这种现象可能是由在近端小管中,由于血管紧张素 II 和去甲肾上腺素的活性增强,导致各种其他肾单位段的钠重吸收所介导的[10];袢利尿剂长期治疗引起的远端小管血流依赖性肥大,增加了该区段的钠释放和重吸收[9,11];在集合管中盐皮质激素活性增加[12,13]。这些均可能导致钠的重吸收增加。远端小管重吸收从 Henle 环中输出的 75%~80% 的钠。通过同时给予噻嗪类利尿剂,可以在远端小管中阻断钠重吸收[14,15],从而改善利尿效果。

在应用利尿剂治疗心衰期间,血尿素氮(BUN)和血清肌酐常常升高,且对治疗有一定指导意义,应严密监测。在没有其他原因导致 BUN 升高的情况下,BUN 相对于血清肌酐的不成比例的升高(BUN/血清肌酐比率 > 20 : 1,单位 mg/dl)表明肾前性肾功能不全,尿素被动重吸收增加。BUN 的初始升高可伴有稳定的血清肌酐,反映肾小球滤过率(GFR)保留。如果在这些患者中继续利尿,则 BUN 的进一步升高可能伴血肌酐的升高。

无法解释的血清肌酐升高反映了 GFR 的降低,可能是肾脏和其他器官灌注减少的标志。在达到容量稳定状态之前出现这种情况的患者预后较差。尽管如此,仍需要去除液体来减轻充血,尤其是存在肺水肿的患者。另一方面,稳定的血清肌酐表明对肾脏(以及其他器官)的灌注得到良好维持,如果患者仍有水肿,则应该继续利尿。

此外,心输出量的变化和随之而来的肾灌注变化不是心衰患者 GFR 变化的唯一决定因素。在中心静脉压升高的患者中,内脏静脉严重充血导致约 60% 的晚期心衰患者腹内压增高。肾静脉压增高可导致 GFR 降低,而利尿剂和其他治疗方法可降低静脉压增加 GFR。所以,有严重心衰症状或充血征象,尤其是存在肺水肿的患者,需要持续利尿,而不受 GFR 变化的影响,肾功能可能随着利尿而改善。

如果 BUN 升高且血清肌酐稳定或轻度增加,患者仍有液体超负荷,应继续利尿,以消除体液潴留,同时严密监测肾功能。如果血清肌酐的升高反映血管内容量减少,则应考虑减少或暂时停用利尿剂和 / 或 ACEI/ARB 治疗,并可能需要给予正性肌力药物治疗。如果在达到减轻容量负荷之前出现低血压或肾功能恶化,可能会减慢利尿进程,但即使血压或肾功能无症状的轻 - 中度降低,仍应保持利尿,直至去除液体潴留。

对低血压和氮质血症的过度关注,可能导致利尿剂应用不足和持续容量超负荷,而持续容量超负荷导致心衰症状持续或反复,可能降低治疗心衰的药物疗效,并可能与死亡率增加有关。利尿剂治疗后组织灌注的充分性可以通过监测血尿素氮(BUN)和血清肌酐浓度来估算。只要这些参数保持不变,就考虑利尿治疗并没有显著损害肾脏或其他器官的灌注。

(二)处理方法

1. **袢利尿剂** 难治性水肿患者因为肠道灌注减少导致肠道蠕动少,以及肠黏膜水肿均可降低口服利尿剂吸收效率,从而使利尿剂进入管腔的速度降低一半以上[16,17],利尿剂进入肾小管的量减少,可能不足以引起尿钠排泄,所以通常口服利尿治疗无效,对于严重或不稳定心衰的患者需要初始就给予静脉利尿治疗。但是,利尿剂这种吸收困难通常是可逆的,通过静脉利尿剂去除容量负荷、心脏功能稳定后,长期进行口服治疗可以有效地保持一个稳定的容量状态。

根据研究,利尿反应不佳可定义为:每40mg呋塞米(或等效物)的体重变化为0~2.7kg;每40mg呋塞米(或等效物)的利尿反应<1 400ml[18];基线时钠的排泄分数<0.2%[19];尿钠浓度和尿呋塞米浓度比<2mmol/mg[20];和/或基线时氯化物水平较低(97~103mmol/L)[21]。然而,不同指标之间的相关性仍然很差,并且没有确定实际利尿剂抵抗的截断值。需要进行前瞻性试验,以正确地验证这些指标[22,23]。慢性心衰中的几种生理变化可导致药物药代动力学的改变,例如袢利尿剂的吸收、分布、代谢和消除的改变。然而,仅通过这些药代动力学变化不能完全解释慢性心衰患者的利尿剂抵抗,因为如果只是药代动力学的改变的原因,则通过增加剂量或改变给药途径应该就可以克服利尿剂抵抗[24]。目前中国心衰指南中袢利尿剂每日最大推荐剂量:呋塞米120~160mg、布美他尼6~8mg、托拉塞米100mg[25]。

2. 高渗盐水输注 一些研究表明,患者接受静脉输注呋塞米联合小剂量高渗盐溶液治疗(150ml 1.4%~4.6% NaCl),可使心衰患者呼吸困难、水肿以及NYHA分级得到改善[26-28]。需注意,应避免与选择性V_2-受体拮抗剂短时间内联合使用,以避免血钠快速升高引起的神经系统相关并发症。

3. 血管加压素V_2-受体拮抗剂 血管加压素受体拮抗剂通过拮抗精氨酸加压素,导致水通道蛋白2从集合管顶端膜脱落,抑制远端肾单位游离水的再摄取,从而增加水的排泄,而不显著增加尿钠,所以称为排水利尿剂。在心衰的晚期阶段,高水平的精氨酸加压素可能是血浆容量扩张和稀释性低钠血症的原因之一。

但选择性V_2-受体拮抗剂在EVEREST研究中,并未使心衰患者的发病率或死亡率降低[29]。另有研究表明,早期使用托伐普坦并用于患有利尿剂抵抗、肾功能不全或低钠血症的患者,确实可使体重减轻,但在呼吸困难缓解方面没有显著改善[30,31]。对于老年、低血压、低钠血症、低蛋白血症、肾功能不全等人群,可考虑从起始与袢利尿剂联用。

4. 人脑钠肽 目前研究中,奈西立肽未能明显改善呼吸困难等心衰症状、增加尿量、降低患者死亡率和再入院率,基于这些研究目前不建议将奈西立肽用于常规使用于心衰患者中[32,33]。但其应用不受肾功能限制且不会使肾功能恶化,对常规利尿剂效果不佳者,仍可考虑与袢利尿剂或托伐普坦联合应用,使用时需警惕低血压的发生。

5. 小剂量多巴胺 小剂量的多巴胺[<3μg/(kg·min)]选择性地作用于外周多巴胺能受体,引起包括冠状动脉和肾动脉在内的血管舒张,增加肾血流量,部分研究显示提高肾小球滤过率,可增强利尿剂的效果,但未在大型随机对照研究中进行证实[34,35]。根据目前的数据,多巴胺对非急性心衰患者没有作用。两项关于急性心肌梗死-急性失代偿性心力衰竭中多巴胺试验Ⅱ(DAD-HFⅡ)以及肾脏优化策略评估(ROSE)试验,对于标准利尿剂治疗加入多巴胺没有显示出额外的益处。因此,在没有心源性休克的情况下,低剂量多巴胺在心衰中的作用值得进一步研究[36]。

6. 钠-葡萄糖共同转运蛋白-2(SGLT-2)抑制剂 新的糖尿病药物类钠-葡萄糖转运蛋白-2(SGLT-2)抑制剂可以抑制近曲小管对钠和葡萄糖的重吸收,从而产生利尿作用[37-39]。然而,患有或不患有糖尿病的心力衰竭患者使用SGLT2抑制剂是否能够获益,还需要更多的临床证据。

7. 超滤 超滤可以非常有效地从半透膜中去除血液中的血浆,允许小分子沿其压力梯度通过超滤液。小型研究表明,超滤可改善肺部和外周水肿、肺功能和血流动力学,对肾功能无不良影响。外周静脉超滤的发展已将该技术定位为急性心衰中袢利尿剂的替代选择[23]。但 2016 年欧洲心脏病学会指南指出,没有证据表明超滤优于袢利尿剂作为急性 HF 患者的一线治疗。因此,前者应限于对利尿剂策略无效的患者。在一些晚期心力衰竭或肾功能衰竭的患者对上述方法均无反应的情况下,可以通过透析或超滤除去多余的液体。

(吕强　陈晨)

参 考 文 献

[1] VAN AELST L N L, ARRIGO M, PLACIDO R, et al. Acutely decompensated heart failure with preserved and reduced ejection fraction present with comparable haemodynamic congestion [J]. Eur J Heart Fail, 2018, 20(4):738-747.

[2] AMBROSY A P, BHATT A S, GALLUP D, et al. Trajectory of Congestion Metrics by Ejection Fraction in Patients With Acute Heart Failure (from the Heart Failure Network) [J]. Am J Cardiol, 2017, 120(1):98-105.

[3] PONIKOWSKI P, VOORS A A, ANKER S D, et al. 2016 ESC Guidelines for the diagnosis and treatment of acute and chronic heart failure: The Task Force for the diagnosis and treatment of acute and chronic heart failure of the European Society of Cardiology (ESC). Developed with the special contribution of the Heart Failure Association (HFA) of the ESC [J]. Eur J Heart Fail, 2016, 18(8):891-975.

[4] HUNT S A, ABRAHAM W T, CHIN M H, et al. 2009 focused update incorporated into the ACC/AHA 2005 Guidelines for the Diagnosis and Management of Heart Failure in Adults: a report of the American College of Cardiology Foundation/American Heart Association Task Force on Practice Guidelines: developed in collaboration with the International Society for Heart and Lung Transplantation [J]. Circulation, 2009, 119(14):e391-e479.

[5] DE BRUYNE L K. Mechanisms and management of diuretic resistance in congestive heart failure [J]. Postgrad Med J, 2003, 79(931):268-271.

[6] INOUE M, OKAJIMA K, ITOH K, et al. Mechanism of furosemide resistance in analbuminemic rats and hypoalbuminemic patients [J]. Kidney Int, 1987, 32(2):198-203.

[7] RAO V S, PLANAVSKY N, HANBERG J S, et al. Compensatory Distal Reabsorption Drives Diuretic Resistance in Human Heart Failure [J]. J Am Soc Nephrol, 2017, 28(11):3414-3424.

[8] ELLISON D H. The physiologic basis of diuretic synergism: its role in treating diuretic resistance [J]. Ann Intern Med, 1991, 114(10):886-894.

[9] LOON N R, WILCOX C S, UNWIN R J. Mechanism of impaired natriuretic response to furosemide during prolonged therapy [J]. Kidney Int, 1989, 36(4):682-689.

[10] WALD H, SCHERZER P, POPOVTZER M M. Na, K-ATPase in isolated nephron segments in rats with experimental heart failure [J]. Circ Res, 1991, 68(4):1051-1058.

[11] ALMESHARI K, AHLSTROM N G, CAPRARO F E, et al. A volume-independent component to postdiuretic sodium retention in humans [J]. J Am Soc Nephrol, 1993, 3(12):1878-1883.

[12] ROSE B D. Diuretics [J]. Kidney Int, 1991, 39(2):336-352.

[13] ELLISON D H. Diuretic drugs and the treatment of edema: from clinic to bench and back again [J]. Am J Kidney Dis, 1994, 23(5):623-643.

[14] FLISER D, SCHROTER M, NEUBECK M, et al. Coadministration of thiazides increases the efficacy of loop diuretics even in patients with advanced renal failure [J]. Kidney Int, 1994, 46(2):482-488.

[15] WOLLAM G L, TARAZI R C, BRAVO E L, et al. Diuretic potency of combined hydrochlorothiazide and furosemide therapy in patients with azotemia [J]. Am J Med, 1982, 72(6):929-938.

［16］BRATER D C,DAY B,BURDETTE A,et al. Bumetanide and furosemide in heart failure［J］. Kidney Int,1984,26(2): 183-189.

［17］KRAMER B K,SCHWEDA F,RIEGGER G A. Diuretic treatment and diuretic resistance in heart failure［J］. Am J Med, 1999,106(1):90-96.

［18］TER MAATEN J M,DUNNING A M,VALENTE M A,et al. Diuretic response in acute heart failure-an analysis from ASCEND-HF［J］. Am Heart J,2015,170(2):313-321.

［19］KUMAR D,BAGARHATTA R. Fractional excretion of sodium and its association with prognosis of decompensated heart failure patients［J］. J Clin Diagn Res,2015,9(4):OC01-OC03.

［20］SINGH D,SHRESTHA K,TESTANI J M,et al. Insufficient natriuretic response to continuous intravenous furosemide is associated with poor long-term outcomes in acute decompensated heart failure［J］. J Card Fail,2014,20(6):392-399.

［21］TER MAATEN J M,DAMMAN K,HANBERG J S,et al. Hypochloremia,Diuretic Resistance,and Outcome in Patients With Acute Heart Failure［J］. Circ Heart Fail,2016,9(8). pii:e003109.

［22］VERBRUGGE F H,MULLENS W,TANG W H. Management of Cardio-Renal Syndrome and Diuretic Resistance［J］. Curr Treat Options Cardiovasc Med,2016,18(2):11.

［23］VAZIR A,COWIE M R. Decongestion:Diuretics and other therapies for hospitalized heart failure［J］. Indian Heart J, 2016,68 Suppl 1:S61-S68.

［24］RAVNAN S L,RAVNAN M C,DEEDWANIA P C. Pharmacotherapy in congestive heart failure:diuretic resistance and strategies to overcome resistance in patients with congestive heart failure［J］. Congest Heart Fail,2002,8(2):80-85.

［25］MULLENS W,DAMMAN K,HARJOLA V P,et al. The use of diuretics in heart failure with congestion - a position statement from the Heart Failure Association of the European Society of Cardiology［J］. Eur J Heart Fail,2019,21(2):137-155.

［26］PATERNA S,PARRINELLO G,AMATO P,et al. Tolerability and efficacy of high-dose furosemide and small-volume hypertonic saline solution in refractory congestive heart failure［J］. Adv Ther,1999,16(5):219-228.

［27］PATERNA S,DI PASQUALE P,PARRINELLO G,et al. Effects of high-dose furosemide and small-volume hypertonic saline solution infusion in comparison with a high dose of furosemide as a bolus,in refractory congestive heart failure［J］. Eur J Heart Fail,2000,2(3):305-313.

［28］LICATA G,DI PASQUALE P,PARRINELLO G,et al. Effects of high-dose furosemide and small-volume hypertonic saline solution infusion in comparison with a high dose of furosemide as bolus in refractory congestive heart failure:long-term effects［J］. Am Heart J,2003,145(3):459-466.

［29］KONSTAM M A,GHEORGHIADE M,BURNETT J C Jr,et al. Effects of oral tolvaptan in patients hospitalized for worsening heart failure:the EVEREST Outcome Trial［J］. JAMA,2007,297(12):1319-1331.

［30］FELKER G M,MENTZ R J,COLE R T,et al. Efficacy and Safety of Tolvaptan in Patients Hospitalized With Acute Heart Failure［J］. J Am Coll Cardiol,2017,69(11):1399-1406.

［31］KONSTAM M A,KIERNAN M,CHANDLER A,et al. Short-Term Effects of Tolvaptan in Patients With Acute Heart Failure and Volume Overload［J］. J Am Coll Cardiol,2017,69(11):1409-1419.

［32］GOTTLIEB S S,STEBBINS A,VOORS A A,et al. Effects of nesiritide and predictors of urine output in acute decompensated heart failure:results from ASCEND-HF(acute study of clinical effectiveness of nesiritide and decompensated heart failure) ［J］. J Am Coll Cardiol,2013,62(13):1177-1183.

［33］O'CONNOR C M,STARLING R C,HERNANDEZ A F,et al. Effect of nesiritide in patients with acute decompensated heart failure［J］. N Engl J Med,2011,365(1):32-43.

［34］CHEN H H,ABOUEZZEDDINE O F,ANSTROM K J,et al. Targeting the kidney in acute heart failure:can old drugs provide new benefit? Renal Optimization Strategies Evaluation in Acute Heart Failure(ROSE AHF)trial［J］. Circ Heart Fail,2013,6(5):1087-1094.

［35］CHEN H H,ANSTROM K J,GIVERTZ M M,et al. Low-dose dopamine or low-dose nesiritide in acute heart failure with renal dysfunction:the ROSE acute heart failure randomized trial［J］. JAMA,2013,310(23):2533-2543.

［36］JARDIM S I,RAMOS DOS SANTOS L,ARAUJO I,et al. A 2018 overview of diuretic resistance in heart failure［J］. Rev Port Cardiol,2018,37(11):935-945.

［37］MULLENS W,VERBRUGGE F H,NIJST P,et al. Renal sodium avidity in heart failure:from pathophysiology to treatment strategies［J］. Eur Heart J,2017,38(24):1872-1882.

[38] MARTENS P,MATHIEU C,VERBRUGGE F H. Promise of SGLT2 Inhibitors in Heart Failure:Diabetes and Beyond [J]. Curr Treat Options Cardiovasc Med,2017,19(3):23.

[39] BUTLER J,HAMO C E,FILIPPATOS G,et al. The potential role and rationale for treatment of heart failure with sodium-glucose co-transporter 2 inhibitors [J]. Eur J Heart Fail,2017,19(11):1390-1400.

生物瓣膜置换术后反复心衰 TAVR 治疗 1 例

患者老年女性,已诊断"风湿性瓣膜性心脏病"40 余年,反复发作胸闷、气促症状。多次住院,药物治疗效果欠佳。2006 年行二尖瓣、主动脉瓣生物瓣替换术。手术顺利,术后症状缓解,定期复查心脏彩超。2014 年患者胸闷、气促症状加重,复查心脏彩超提示:主动脉瓣生物瓣衰败、狭窄、关闭不全,考虑有瓣叶撕裂;二尖瓣生物瓣轻度关闭不全,三尖瓣重度关闭不全。入院诊断为:风湿性瓣膜性心脏病,主动脉瓣;二尖瓣生物瓣置换术后,三尖瓣重度关闭不全,心功能Ⅲ级。

患者高龄,已难以耐受再次外科手术换瓣,目前 EF 值仍正常,心衰的病因为风湿性瓣膜病变,解决病因即可改善症状。对于这类患者,何种治疗手段为最佳选择?

病 史 摘 要

患者女性,69 岁,因"反复胸闷、气促 40 余年"入院。40 余年前患者发作胸闷、气促症状,伴有低热、乏力,当地医院诊断为"风湿性心脏病"。后胸闷、气促症状反复发作,休息后可稍缓解,多次住院予药物治疗(具体不详)。2006 年患者劳累受凉后胸闷、气促症状较前加重,夜间不能平卧,遂于外院就诊,心脏彩超提示:二尖瓣狭窄合并关闭不全,主动脉瓣狭窄合并关闭不全,三尖瓣中度关闭不全,心功能Ⅲ级。于胸外科行二尖瓣、主动脉瓣生物瓣置换术。手术顺利,术后长期予以抗凝、利尿等治疗,胸闷、气促症状较前缓解。2014 年患者再次出现胸闷、气促症状,复查心脏彩超提示:主动脉瓣生物瓣衰败、狭窄、关闭不全,考虑有瓣叶撕裂;二尖瓣生物瓣轻度关闭不全,三尖瓣重度关闭不全。

体 格 检 查

体温 36.0℃,脉搏 76 次 /min,血压 150/70mmHg。胸骨正中皮肤可见一长约 25cm 纵行手术瘢痕,愈合尚可,两肺呼吸音粗,双肺底可闻及湿性啰音。心尖搏动位于第 5 肋间左锁骨中线外 0.5cm 处。心脏相对浊音界向左下增大,心率 76 次 /min,律齐。主动脉瓣区可闻及收缩期 4/6 级杂音。双下肢轻度凹陷性水肿。

辅 助 检 查

心脏彩超(图 1,彩图见二维码 60)提示主动脉瓣生物瓣毁损,撕脱可能,主动脉瓣狭窄伴中度关闭不全,AV 4.0,AVOA 0.74cm^2,MnPG 35mmHg。

入 院 诊 断

风湿性瓣膜性心脏病,主动脉瓣;二尖瓣生物瓣置换术后,三尖瓣重度关闭不全,心功能Ⅲ级。

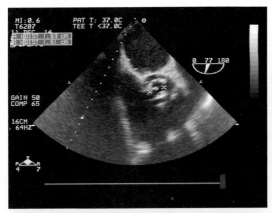

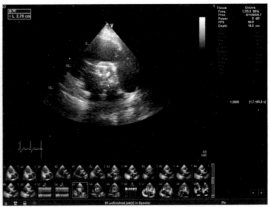

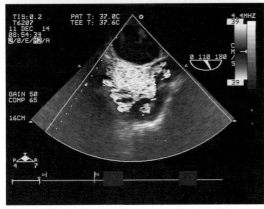

图 1　TAVR 术前心脏彩超

诊治经过与诊治思维

1. **简要治疗经过**　患者已确诊风湿性瓣膜性心脏病 40 余年,药物治疗效果不佳,2006年于外院行二尖瓣、主动脉瓣生物瓣替换术。手术顺利,术后长期予以抗凝、利尿等治疗,胸闷、气促症状较前缓解。2014 年患者再次出现胸闷、气促症状,复查心脏彩超提示:主动脉瓣生物瓣衰败、狭窄、关闭不全,考虑有瓣叶撕裂;二尖瓣生物瓣轻度关闭不全,三尖瓣重度关闭不全。

2. **病史特点**

(1) 老年女性,风湿性瓣膜性心脏病 40 余年,心功能Ⅲ级。

(2) 2006 年于外院行二尖瓣、主动脉瓣生物瓣替换术。

(3) 2014 年复查心脏彩超提示:主动脉瓣生物瓣衰败、狭窄、关闭不全,考虑有瓣叶撕裂;二尖瓣生物瓣轻度关闭不全,三尖瓣重度关闭不全。

(4) 胸闷、气促再发,肺部听诊有啰音,心脏扩大,双下肢凹陷性水肿。

3. **临床诊治思路**　该患者主动脉生物瓣已使用 9 年,出现了瓣膜的衰败、瓣叶的撕裂,再次出现狭窄及关闭不全,置换的生物瓣已失去功能,瓣口峰值流速、瓣口面积均已达到换瓣标准,需植入新的瓣膜。高龄患者外科换瓣手术风险大,围术期并发症发生风险高。经导管主动脉瓣植入术(transcather aortic valve replacement,TAVR)更符合微创原则,不仅可改善患者预后,同时可降低手术风险。对于该患者来说,TAVR 是最好的选择。

4. 术前评估及术前准备

（1）影像学准备：术前完善全主动脉、冠状动脉 CT 血管造影、心脏超声，并由多名临床经验丰富的高年资医师，测量主动脉瓣瓣环面积、直径、冠状动脉开口位置等，了解手术入路、瓣膜选择等情况。

（2）临床准备：术前完善血尿便、生化、动态心电图、动态血压等相关检查，详细采集患者病史资料；尽可能纠正心衰，纠正水电解质紊乱，加强营养，改善肺、肾功能。

（3）综合评估：术前成立多学科手术团队，协同心脏外科、心内科介入医师、超声科、麻醉科、血管外科、心脏重症监护室等相关科室，在术前对患者进行综合评估，并协同内地专家，共同制定手术方案及应急措施。

5. 手术过程（图 2） 本例 TAVR 在东南大学附属中大医院心脏中心导管室完成。患者经全麻镇静后，气管插管并机械通气，经右颈内静脉植入 6F 静脉鞘，再穿刺左侧股动脉，植入 6F 动脉鞘，植入猪尾导管至右侧股动脉造影，交换植入 18F 导引鞘管。经右侧颈内静脉预置临时起搏器，植入食管超声探头，体外将人工瓣膜塑形、组装进入推送杆。植入 6F Amplaz L1 造影导管至主动脉瓣口，在其引导下将一 0.035in 导引钢丝通过狭窄的主动脉瓣进入左心室，沿导丝将猪尾导管送入左心室，测定左心室（184/9/66mmHg）与升主动脉（115/44/77mmHg）压力阶差 69mmHg，再沿猪尾导管换送入特制超硬导引钢丝至左心

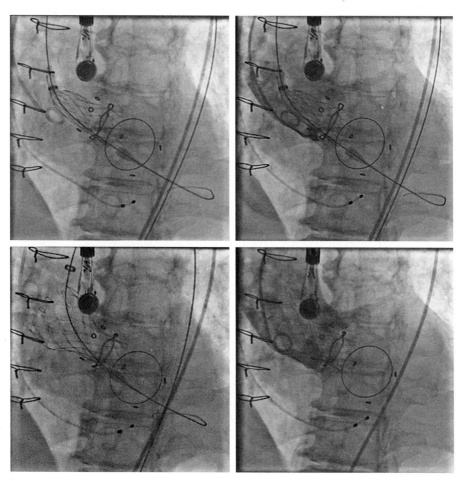

图 2　在原有衰败生物瓣膜基础上行瓣中瓣 TAVR 治疗

室心尖部,在快速右心室起搏(180 次 /min)下,将 23mm CoreValve 人工瓣膜送至主动脉瓣水平,在升主动脉造影指导下准确定位释放。术后即刻测左心室(145/8/59mmHg)与升主动脉(107/64/69mmHg)压力阶差 38mmHg;并行升主动脉造影和经食管心脏超声检查,确认CoreValve 瓣位置正常,同时排除并发症。缝合右侧股动脉,手术结束。患者在 CCU 观察 24 小时。

专 家 点 评

本例患者为老年女性,临床特点有胸闷、气促、两肺啰音、双下肢水肿;既往已确诊风湿性瓣膜性心脏病 40 余年,2006 年行二尖瓣、主动脉瓣生物瓣膜置换。2014 年症状反复,复查心脏彩超提示主动脉瓣生物瓣衰败、狭窄、关闭不全,考虑有瓣叶撕裂。本例患者 EF 值保留,瓣口峰值流速、瓣口面积均已达到换瓣指征,换瓣即可改善心功能、缓解心衰症状、延长寿命,但患者高龄,已无法耐受二次全麻下外科换瓣手术,经综合评估、多学科会诊,TAVI为该患者最佳治疗方案。瓣中瓣手术是外科置换生物瓣衰败后为数不多的选择之一,手术难度及并发症发生率均较单纯 TAVR 治疗升高,需在有经验的中心由多学科团队密切合作,审慎评估患者病情下共同制定手术方案。

随 访 情 况

随访至今(图 3,彩图见二维码 61),患者无心血管死亡、心肌梗死和脑卒中等主要心脏不良事件(major adverse cardiovascular events,MACEs)发生,生活质量明显提高。

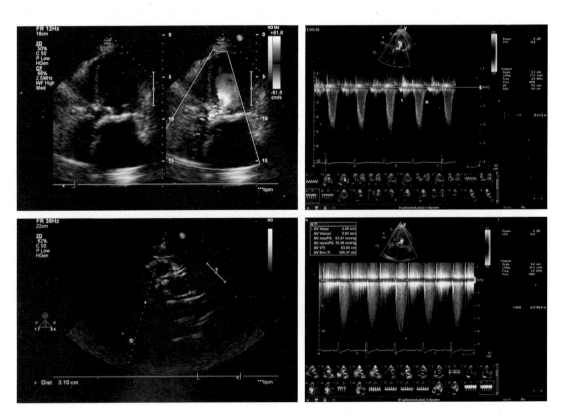

图 3　瓣中瓣术后随访心脏彩超

知 识 拓 展

主动脉瓣狭窄(aortic stenosis,AS)是最常见的成人心脏瓣膜疾病之一[1]。在 75 岁以上的老年人中发病率可达 5%[2],在西方国家的发病率仅次于高血压、冠心病[3]。该病通常发病隐匿,可长期无相关临床症状,一旦出现临床症状(心绞痛、晕厥、心衰)即发展迅速,预后极差,猝死率极高,中位生存时间仅 3 年[4]。

重度主动脉瓣狭窄应手术干预(表 1),尤其建议在无症状期即积极治疗[5]。长期以来,外科主动脉瓣置换术一直是 AS 的唯一有效治疗手段,但传统外科手术由于创伤大、花费高、风险大、需体外循环等方面因素,使得部分患者选择放弃外科手术[6]。

表 1　AS 严重程度评估

诊断指标	超声心动图定期随访		手术干预
	轻	中	重
瓣口峰值流速(m/s)	2~3	3~4	≥4
平均跨瓣压差(mmHg)	<20	20~40	≥40
瓣口面积(cm²)	>1.5	1.0~1.5	<1.0

经皮导管主动脉瓣置换术的出现,为这类患者带来了新的治疗选择。该技术具有创伤小、不需体外循环等优点,但同时也具有很多并发症,如传导阻滞、瓣周漏、脑卒中、局部血管并发症、冠状动脉阻塞及心肌梗死等[7]。

自 2002 年 Alan Cribier 教授等[8]完成了世界上首例 TAVR 术后,该技术经过十余年的快速发展,逐渐成为重度症状性 AS 患者的首选治疗方案,目前全球已有 750 个中心完成约 30 万例 TAVR 术[3]。PARTNER 研究证实,TAVR 可以显著降低 AS 患者死亡率,并且对于高危患者来说,TAVR 术后 5 年生存率与外科手术相当[9]。US CoreValve High Risk 研究认为在 12 个月的随访中,TAVR 的总体费用要略低于外科换瓣手术组[10]。

该技术在我国开展较晚,尚处于起步阶段。自 2010 年 10 月复旦大学附属中山医院葛均波教授团队完成我国首例 TAVR 以来,我国多家医院相继开展了 TAVR,积累了初步经验。

TAVR 作为近年来兴起的治疗主动脉瓣疾病的新技术,已成为介入心脏病学的一个热点。目前已有研究证实,TAVR 可降低症状性 AS 患者主动脉跨瓣压差、脑钠肽水平及死亡率[11]。本例患者术后主动脉瓣跨瓣压差显著下降。术后氨基末端 B 型利钠肽前体(NT-proBNP)值较术前下降。心衰症状明显改善,术后随访 4 年,未发生心血管死亡、心肌梗死和脑卒中等主要心脏不良事件,生活质量提高,延长了患者寿命。事实上,TAVR 的适应证也在不断拓宽,2017 年 FDA 已经批准将 TAVR 用于中危患者[12]。

众所周知,由于生物瓣膜比机械瓣膜术后并发症少,且不需要长期的华法林抗凝及频繁的 INR 监测,在外科换瓣手术中,特别是对于 75 岁以上的高龄患者,生物瓣更受青睐。生物瓣膜使用寿命有限(12~20 年),往往会在外科换瓣数年至十余年的时间里出现衰败、钙化、失去功能[13]。瓣膜的衰败,考虑与血管翳的形成、血栓沉积以及继发性的钙化有关[14]。随着全球平均寿命的延长,二次换瓣的需求也在逐渐增大。二次换瓣有两种选择,传统的外科二次换瓣手术(surgical aortic valve replacement,SAVR)目前仍作为金标准术式[7];而随着介入技术及设备的进展,在既往已接受外科换瓣手术的患者中开展 TAVR 也逐渐变得更加安全、可行,通过介入手段在衰败生物瓣膜的基础上植入新瓣膜,称为瓣中瓣技术(valve-in-valve transcatheter aortic valve replacement,ViV-TAVR),是高龄高危患者外科生物瓣衰败后的更好选择。

全球第一例主动脉瓣瓣中瓣手术在 2007 年完成[1,15]。美敦力的 CoreValve 瓣膜在 2015 年获得 FDA 的正式批准。截至目前,瓣中瓣患者的随访研究仍较少。有限的研究数据及 Meta 分析结果证实,主动脉瓣生物瓣膜衰败后,瓣中瓣手术与外科二次换瓣相比,手术成功率及患者死亡率无明显统计学差异[10,16],且瓣中瓣手术需长期维持人工起搏治疗的概率比二次换瓣手术更低,这种差异可能与 SAVR 术中对室间隔不可避免的损伤有关[17]。一些研究还报道了 SAVR 存在更高的急性肾损伤发生率,这可能与术中长时间的体外循环有关。但 ViV-TAVR 术后发生瓣周漏的概率似乎比 SAVR 更高,多数与瓣膜尺寸不完全匹配相关。另外,介入所经血管通路的损伤也不得不考虑。以上风险都可以随着术者经验的积累、水平的提高而逐渐降低。

除了与 SAVR 对比以外,ViV-TAVR 和首次 TAVR 相比,冠脉口堵塞的发生率更高,特别是在低冠脉开口和小冠状动脉窦的患者人群中。有时也与瓣膜释放的位置过高、瓣膜尺寸选择偏大等相关。

TAVR 手术存在明显的学习曲线。随着术者熟练度的提升、经导管瓣膜置换设备的不断更新换代,ViV-TAVR 将为越来越多的患者造福。当然相比于常规 TAVR,ViV-TAVR 的术前评估应该更加谨慎,手术团队的组建也应该更加完善。围术期的病房管理也非常重要。

(马根山　左智)

参 考 文 献

[1] WEBB J G. Transcatheter valve in valve implants for failed prosthetic valves [J]. Catheter Cardiovasc Interv,2007,70(5): 765-766.

[2] WEBB J G,MACK M J,WHITE J M,et al. Transcatheter Aortic Valve Implantation Within Degenerated Aortic Surgical Bioprostheses [J]. J Am Coll Cardiol,2017,69(18):2253-2262.

[3] NISHIMURA R A,OTTO C M,BONOW R O,et al. 2014 AHA/ACC guideline for the management of patients with valvular heart disease [J]. J Thorac Cardiovasc Surg,2014,148(1):e1-e132.

[4] HOLMES D R Jr,MACK M J,KAUL S,et al. 2012 ACCF/AATS/SCAI/STS Expert Consensus Document on Transcatheter Aortic Valve Replacement [J]. J Am Coll Cardiol,2012,59(13):1200-1254.

[5] GOEL S S,IGE M,TUZCU E M,et al. Severe Aortic Stenosis and Coronary Artery Disease--Implications for Management in the Transcatheter Aortic Valve Replacement Era [J]. J Am Coll Cardiol,2013,62(1):1-10.

[6] BLEIZIFFER S,ERLEBACH M,SIMONATO M,et al. Incidence,predictors and clinical outcomes of residual stenosis after aortic valve-in-valve [J]. Heart,2018,104(10):828-834.

[7] REARDON M J,VAN MIEGHEM N M,POPMA J J,et al. Surgical or Transcatheter Aortic-Valve Replacement in Intermediate-Risk Patients [J]. N Engl J Med,2017,376(14):1321-1331.

[8] CRIBIER A,ELTCHANINOFF H,TRON C. Première implantation humaine d'une valve aortique artificielle par voie percutanée dans un cas de rétrécissement aortique calcifié [J]. Annales de Cardiologie et d'Angéiologie,2003,52:173-175.

[9] LEON M B,SMITH C R,MACK M,et al. Transcatheter Aortic-Valve Implantation for Aortic Stenosis in Patients Who Cannot Undergo Surgery [J]. N Engl J Med,2010,363(17):1597-1607.

[10] DEEB G M,CHETCUTI S J,REARDON M J,et al. 1-Year Results in Patients Undergoing Transcatheter Aortic Valve Replacement With Failed Surgical Bioprostheses [J]. JACC Cardiovasc Interv,2017,10(10):1034-1044.

[11] GEORGIADOU P,KONTODIMA P,SBAROUNI E,et al. Long-term quality of life improvement after transcatheter aortic

valve implantation ［J］. Am Heart J,2011,162(2):232-237.

［12］ BARKER C M,REARDON M J. Should TAVR Replace Surgery for Aortic Stenosis in Low- to Intermediate-Risk Patients? ［J］. Can J Cardiol,2017,33(9):1124-1128.

［13］ GĄSIOR T,HUCZEK Z,JAGIELAK D,et al. Aortic valve-in-valve procedures for treatment of failing surgically implanted bioprosthesis ［J］. Cor et Vasa,2017,59:e35-e41.

［14］ RODRIGUEZ-GABELLA T,VOISINE P,PURI R,et al. Aortic Bioprosthetic Valve Durability ［J］. J Am Coll Cardiol, 2017,70(8):1013-1028.

［15］ WENAWESER P,BUELLESFELD L,GERCKENS U,et al. Percutaneous aortic valve replacement for severe aortic regurgitation in degenerated bioprosthesis:The first valve in valve procedure using the Corevalve Revalving system ［J］. Catheter Cardiovasc Interv,2007,70(5):760-764.

［16］ DEEB G M,REARDON M J,CHETCUTI S,et al. 3-Year Outcomes in High-Risk Patients Who Underwent Surgical or Transcatheter Aortic Valve Replacement ［J］. J Am Coll Cardiol,2016,67(22):2565-2574.

［17］ GRUBITZSCH H,ZOBEL S,CHRIST T,et al. Redo procedures for degenerated stentless aortic xenografts and the role of valve-in-valve transcatheter techniques ［J］. Eur J Cardiothorac Surg,2017,51(4):653-659.

心肌淀粉样病变的诊治思路1例

患者老年女性,气短、双下肢水肿起病,之后发现双侧胸腔积液。在当地就诊一直纠结于胸腔积液是心衰还是结核性胸膜炎所致。不首先考虑心衰,主要原因是患者超声心动图显示左室射血分数为70%,但是患者多次查血利钠肽升高,而且超声心动图还显示有左室肥厚和心房增大,并非完全正常。如何判断患者是否为心衰,如何解读超声心动图上看似无明显异常的一些结果呢?

一、病史摘要

患者女性,71岁,主诉"活动后气短及下肢水肿半年"就诊。

(一)现病史

半年前开始出现活动后胸闷、气短,持续时间10分钟,休息后缓解。伴双下肢水肿,否认胸痛、心悸、咳嗽、泡沫痰。就诊于当地医院,超声心动图(echocardiography)示左房大,右房饱满,左室壁厚10~11mm,左室EF为70%,左室舒张功能减低(二尖瓣E/A<0.7)。pro-BNP 407.6pg/ml。肺部CT示双肺间质性改变,双肺陈旧病灶,右肺中叶少许慢性炎症,双肺胸腔积液。给予利尿治疗后症状好转后。3个月前患者胸闷、气短加重,夜间不能平卧,伴双下肢水肿及腹胀、食欲减退,同时出现咳嗽及少量白色泡沫痰,再次就诊查超声心动图及胸部CT,大致同前;抽取胸腔积液示,有核细胞计数970×10^6/L,单个核细胞为主,比重为1.028,TP 25.8g/L,LDH 129U/L,ADA 5U/L,未见肿瘤细胞。予利尿、抗炎对症治疗,症状好转。临床怀疑结核性或者肿瘤性胸腔积液可能,进行结核相关检测及PET-CT,均为阴性。颈动脉彩超示多发斑块。患者多次查血常规正常;Cr 41μmol/L,NT-proBNP 4 632pg/ml,BNP 774pg/ml;cTnI 1.6ng/ml。为明确胸腔积液病因,进一步来我院就诊。

(二)既往史

高血压10余年,服用依那普利和美托洛尔,近期因血压低至90/60mmHg停用上述药物。个人史、家族史无特殊。

(三)体格检查

体温36.5℃,脉搏79次/min,血压94/65mmHg,SpO_2 99%。全身皮肤黏膜未见黄染、出血点、破溃。全身浅表淋巴结未触及肿大。眼睑无水肿、下垂,舌体无胖大,舌周可见齿痕。颈静脉无怒张,双侧颈部未闻及血管性杂音。胸廓正常,双肺呼吸运动对称,左侧第8肋、右侧第4~5肋以下呼吸音减低。左下肺可闻及湿啰音,心前区无隆起及凹陷,心界正常,心率79次/min,律齐,各瓣膜听诊区未闻及病理性杂音。周围血管征(-)。腹软,无压痛、反跳痛,肝脾肋下、剑突下未及,移动性浊音(-)。双下肢中度可凹性水肿。

(四)辅助检查

入室血常规正常,ALT和AST正常,TBil 31.9μmol/L,DBil 17.8μmol/L,Na^+ 130mmol/L,Cr(E)49μmol/L,K^+ 3.9mmol/L。甲状腺功能正常,HbA1c 7.1%。CK、CK-MB mass、Myo(-)。cTnI 3.938μg/L(参考值:0~0.056μg/L),NT-proBNP 1 437pg/ml(参考值:0~450pg/ml)。

心电图:窦性心律,广泛导联低电压(图1)。

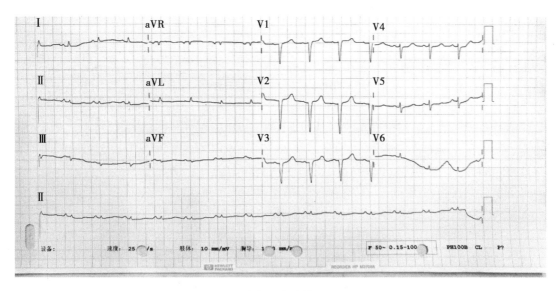

图1　心电图

超声心动图:左室壁均匀肥厚(12mm),左室射血分数为66%,双房增大,二尖瓣E/A>2,二尖瓣E/e'为24,室间隔e'3cm/s,三尖瓣反流速度3.0m/s。少量心包积液(图2)。

(五)入院诊断

射血分数保留的心力衰竭,NYHA心功能Ⅲ级;原发性高血压。

二、诊治经过与诊治思维

(一)病例特点

患者起病有气短、下肢肿以及胸腔积液,查体提示有肺内湿啰音以及双下肢水肿,心电图为广泛导联低电压,NT-proBNP>125pg/ml。

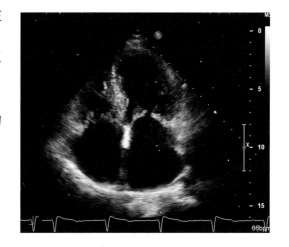

图2　超声心动图

超声心动图显示有左室肥厚、心房增大以及左室舒张功能异常。

(二)临床诊治思路

患者的症状、体征、利钠肽以及超声心动图结果符合《2018中国心力衰竭诊断和治疗指南》中的射血分数保留的心衰(heart failure with preserved ejection fraction,HFpEF)的诊断:症状和体征;左室射血分数≥50%;利钠肽升高且合并至少一条:①左室肥厚和/或左房增大;②心脏舒张功能异常。

心衰的病因是什么?患者既往有高血压,超声心动图提示左室均匀肥厚,因此需要考虑是否高血压所致。但是患者的心电图并未有左室高电压或者肥厚的表现,不符合高血压导致心脏损害。肥厚型心肌病可能导致HFpEF,但超声心动图主要表现为室间隔非对称性肥厚,即室间隔与左室后壁厚度比值通常≥1.3。该患者心肌肥厚属均匀肥厚,且心电图无相应左室肥厚的表现。超声心动图提示双房增大，以及二尖瓣 E/E' 升高，符合限制性舒张功能异常，心电图显示低电压，此时要考虑是否有浸润性心肌病可能。浸润性心肌病可以由淀粉样变、结节病、血红蛋白沉积等导致，其中最常见的是淀粉样变。

于是进一步完善检查：M 蛋白 6.8%，2.60g/L；血清免疫固定电泳均（−）；尿免疫固定电泳示 F-λ（＋），血清游离轻链 κ 9.2mg/L，λ 208.8mg/L，κ/λ 0.044（参考值：0.26~1.65）。骨髓涂片示浆细胞比例稍高，占 2.5%，形态正常。骨髓活检示骨髓组织中造血组织与脂肪组织比例大致正常，粒、红系比例大致正常，巨核细胞易见，刚果红染色阴性。

心脏磁共振检查：室间隔、左室和右室游离壁心肌增厚，左、右房壁增厚，左室心内膜下环形首过灌注减低。左房、右房、房间隔、二尖瓣、三尖瓣、左右室心肌弥漫延迟强化，心内膜下为著（图 3）。

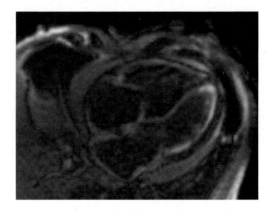

图 3　心脏磁共振检查

根据上述检查结果，患者外周有免疫轻链蛋白，心脏磁共振检查提示有左室肥厚伴延迟钆增强（心内膜下显著），高度提示有轻链型心肌淀粉样变可能。心内膜心肌活检结果：心肌间质比例增高，部分血管周及心内膜下可见均匀红染样物沉积，刚果红染色阳性，符合淀粉样变。质谱分析显示为 λ 轻链。

（三）最终诊断

系统性淀粉样变轻链型，心肌淀粉样变，NHYA 心功能Ⅲ级；原发性高血压。

三、知识拓展

（一）射血分数保留的心衰

根据 2016 年 ESC 心力衰竭指南推荐，HFpEF 的诊断包括以下几个方面：①有心力衰竭的症状和 / 或体征。②LVEF≥50%。③BNP>35pg/ml 和 / 或 NT-proBNP>125pg/ml。④至少符合以下一条附加标准：a. 有相关结构性心脏病存在的证据（如左心室肥厚、左心房扩大）；b. 舒张功能不全。⑤在不确定的情况下，还应该进行负荷试验或测量左室充盈压是否升高。

（二）超声心动图对左室舒张功能评估

舒张功能障碍指左心室舒张期松弛、充盈或扩张功能异常，是发生 HFpEF 的危险因素，无论 LVEF 是否正常和患者有无症状，超声心动图是评估左心室舒张功能的主要方法。在行 2D 和彩色多普勒检查时，需要注意以下问题：①通过左室的 LVEF，识别是否有导致舒张功能不全的疾病表现，例如：左室肥厚和左房增大，提示有高血压；双房增大，二尖瓣血流频谱异常，提示有心房纤颤；节段性室壁运动异常，提示有缺血性心脏病。②是否存在二尖瓣和主动脉瓣的结构和功能异常。③需要估计肺动脉压力（收缩压、舒张压和均值），以确定是否存在肺高压。

如果患者临床考虑有心力衰竭，而左室射血分数 >50%，需要测量以下与舒张功能相关的指标：①二尖瓣 E/e'（二尖瓣血流频谱 E 峰与组织多普勒瓣环平均 e' 比值）>14。②组织多普勒室间隔 e' 速度 <7cm/s 或侧壁 e' 速度 <10cm/s。③TR 速度 >2.8m/s；该标准不适用于严重肺部疾病患者。④左房最大容积指数 >34ml/m² （注意运动员、轻度以上二尖瓣狭窄或关闭不全的患者以及心房颤动患者不适用该标准）。以上 4 条中，如果 2 条以上符合，则视为存在舒张功能不全；如果正好 2 条，则诊断不确定；如果就 1 条或者没有，则视为舒张功能正常。

舒张功能不全可被分级为轻（Ⅰ级）至重（Ⅲ级）度。Ⅰ级（轻度）通常存在以下表现：二尖瓣 E/A≤0.8、肺静脉血流以收缩期血流为主（S>D），二尖瓣平均 E/e'<10（室间隔及侧壁），三尖瓣反流峰值速度≤2.8m/s，以及左房最大容积指数可以正常或升高。Ⅱ级（中度）时二尖瓣 E/A>0.8 但 <2，二尖瓣平均 E/e'（室间隔及侧壁）通常为 10~14，左房最大容积指数升高，以及三尖瓣反流峰值速度 >2.8m/s。Ⅲ级（重度）二尖瓣 E/A 比值≥2，减速时间 <160ms，等长舒张期≤70ms，二尖瓣平均 E/e'≥14，左房最大容积指数升高，以及三尖瓣反流峰值速度 >2.8m/s。

（三）心肌淀粉样变

1. 什么是淀粉样变?

是一组由遗传、变性和感染等不同因素引起的，因蛋白质分子折叠异常所致的淀粉样物质的沉积综合征，错误折叠的蛋白质聚集成低聚物沉积在组织细胞外，往往导致组织损伤和器官功能障碍。能够导致沉积的前体蛋白有 30 余种，其中容易累及心脏的是轻链蛋白和转甲状腺素蛋白。轻链型淀粉样变（AL 型）：是由恶变前或恶性浆细胞分泌的单克隆免疫球蛋白所致。其中 80% 左右为原发性淀粉样变所致，10%~15% 为多发性骨髓瘤所致，诊断要满足以下 5 条标准：①具有受累器官的典型临床表现和体征；②血、尿中存在单克隆免疫球蛋白；③组织活检可见无定形粉染物质沉积，且刚果红染色阳性（偏振光下可见苹果绿双折光）；④沉积物经免疫组化、免疫荧光、免疫电镜或质谱蛋白质组学证实为免疫球蛋白轻链沉积；⑤多发性骨髓瘤或其他淋巴浆细胞增殖性疾病需要满足相应的诊断条件，否则就要考虑原发性淀粉样变。

2. 什么时候要考虑有心肌淀粉样变的可能?

淀粉样变通常是系统性疾病，多个组织器官均可受累，因此是个善于模仿的疾病，正因为如此，才容易导致诊断的延迟，出现以下 "reg flag" 表现时，临床心内科医师要警惕淀粉样变累及心肌的可能：

（1）不明原因的左室肥厚（没有高血压或者肥厚程度与高血压临床情况不符；没有主动脉瓣狭窄；均匀肥厚伴舒张功能重度减低）。

（2）疑诊肥厚型心肌病但是在 60 岁后才起病或者同时有浸润的表现如心包积液、房室传导阻滞、房间隔以及房室瓣的增厚。

（3）左心室肥厚伴心电图低电压或者不匹配。

（4）进行性难治性心衰或不明原因多浆膜腔积液。

（5）既往高血压者血压正常化或进行性血压降低。

（6）左室肥厚伴肌钙蛋白持续升高。

3. 如何诊断呢?

超声心动图表现有：左室腔大小正常，左室收缩功能早期往往正常，晚期则降低。心室壁增厚，心肌呈强反射的粗颗粒状，室间隔、左右室壁、房间隔、乳头肌和心脏瓣膜都可增厚，也常见心房扩大，以及小到中等量心包积液。舒张功能往往有严重受损（见上）。结合心电图 R 波（无高电压甚至低电压），会提高诊断心肌淀粉样变的敏感性和特异性。

此外，心脏磁共振检查对于淀粉样变诊断也有重要提示作用，包括出现晚期钆增强

(LGE),经典表现是内膜下 LGE,但也可以表现为心肌内片状或者弥漫室壁内的 LGE;不遵循任何特定的冠状动脉分布。也可见于右心室和心房壁新的技术如 T_1 Mapping 可以显示细胞外容量的明显增加,结合左室壁肥厚高度提示心肌淀粉样变。

AL 型淀粉样变最终诊断需要依靠组织活检,典型病理改变为刚果红染色阳性,且在偏光显微镜下产生苹果绿色双折射现象。检测到淀粉样物质后,下一步需要使用免疫组化染色或者蛋白质谱分析确定淀粉样原纤维的蛋白质成分。

4. AL 型心肌淀粉样变的预后如何?

心肌肌钙蛋白、心肌细胞坏死标记物和 B 型钠尿肽(BNP)作为心肌功能障碍的敏感标记物,在原发性淀粉样中具有预后意义。梅奥 2012 年分期包括 3 个危险因素:肌钙蛋白 T(I)≥0.025μg/L(0.08),NT-proBNP≥1 800ng/L,血清游离轻链差值(dFLC)≥180mg/L。按照危险因素数目将患者分成:1 期,无危险因素;2 期,1 个危险因素;3 期,2 个危险因素;4 期,3 个危险因素。生存期分别为 94.1 个月、40.3 个月、14 个月以及 5.8 个月。

AL 型淀粉样变治疗强调以血液学缓解为基础,继而实现脏器功能缓解。治疗需以快速抑制单克隆浆细胞从而减少其产生的蛋白前体为目标,达到完全缓解(CR)或较好的部分缓解(VGPR)。研究显示,获得血液学 CR 以及 VGPR 的患者能实现更好的脏器功能缓解,获得 80%~90% 的 3 年总体生存率。

总结:系统性淀粉样变,特别是轻链型,容易累及心脏,导致心衰。超声心动图是初步诊断该种疾病的主要手段,当出现一些看似"没有大问题"的表现,如左室肥厚、双房增大时要注意评估左心室的舒张功能。结合心电图,利钠肽水平明确是否有心衰,特别是 HFpEF,且需考虑到浸润性心肌病可能(与心电图的不匹配,房间隔和房室瓣的增厚等)。淀粉样变的预后与诊断的早晚密切相关。

(田庄　张抒扬)

参 考 文 献

[1] 中华医学会心血管病学分会心力衰竭学组,中国医师协会心力衰竭专业委员会中华心血管病杂志编辑委员会. 中国心力衰竭诊断和治疗指南 2018 [J]. 中华心血管病杂志,2018,46(10):760-789.

[2] NAGUEH S F,SMISETH O A,APPLETON C P,et al. Recommendations for the Evaluation of Left Ventricular Diastolic Function by Echocardiography:An Update from the American Society of Echocardiography and the European Association of Cardiovascular Imaging [J]. J Am Soc Echocardiogr,2016,29(4):277-314.

[3] 中国抗癌协会血液肿瘤专业委员会,中华医学会血液学分会白血病淋巴瘤学组. 原发性轻链型淀粉样变的诊断和治疗中国专家共识 2016 [J]. 中华血液学杂志,2016,37(9):742-746.

[4] LEE G Y,KIM K,CHOI J O,et al. Cardiac amyloidosis without increased left ventricular wall thickness [J]. Mayo Clin Proc,2014,89(6):781-789.

[5] BANYPERSAD S M,FONTANA M,MAESTRINI V,et al. T_1 mapping and survival in systemic light-chain amyloidosis [J]. Eur Heart J,2015,36(4):244-251.

[6] PRETORIUS C J,UNGERER J P,WILGEN U,et al. Screening panels for detection of monoclonal gammopathies:confidence intervals [J]. Clin Chem,2010,56(4):677-679.

[7] VRANA J A,THEIS J D,DASARI S,et al. Clinical diagnosis and typing of systemic amyloidosis in subcutaneous fat aspirates by mass spectrometry-based proteomics [J]. Haematologica,2014,99(7):1239-1247.

[8] DISPENZIERI A,GERTZ M A,KYLE R A,et al. Serum cardiac troponins and N-terminal pro-brain natriuretic peptide:A staging system for primary systemic amyloidosis [J]. J Clin Oncol,2004,22(18):3751-3757.

心脏病学实践
2019

主　　编　　陈义汉　丛洪良

主　　审　　张　健　韩雅玲

学术秘书　　沈运丽　李曦铭

人民卫生出版社

图书在版编目（CIP）数据

心脏病学实践：2019：全6册/陈义汉，丛洪良主编.—北京：人民卫生出版社，2019

ISBN 978-7-117-28871-2

Ⅰ.①心… Ⅱ.①陈…②丛… Ⅲ.①心脏病学Ⅳ.①R541

中国版本图书馆 CIP 数据核字（2019）第 186491 号

| 人卫智网 | www.ipmph.com | 医学教育、学术、考试、健康，购书智慧智能综合服务平台 |
| 人卫官网 | www.pmph.com | 人卫官方资讯发布平台 |

心脏病学实践 2019

（全 6 册）

主　　编：陈义汉　丛洪良
出版发行：人民卫生出版社（中继线 010-59780011）
地　　址：北京市朝阳区潘家园南里 19 号
邮　　编：100021
E - mail：pmph @ pmph.com
购书热线：010-59787592　010-59787584　010-65264830
印　　刷：北京盛通印刷股份有限公司
经　　销：新华书店
开　　本：787 × 1092　1/16　总印张：76
总 字 数：1897 千字
版　　次：2019 年 9 月第 1 版　2019 年 11 月第 1 版第 2 次印刷
标准书号：ISBN 978-7-117-28871-2
定价（全 6 册）：230.00 元
打击盗版举报电话：010-59787491　E-mail：WQ @ pmph.com
（凡属印装质量问题请与本社市场营销中心联系退换）

第五分册

瓣膜病与肺血管疾病

分册主编　陈　茂　柳志红

编者名单

（按文中出现顺序排序）

陈　茂　四川大学华西医院
王建安　浙江大学医学院附属第二医院
潘文志　复旦大学附属中山医院
周达新　复旦大学附属中山医院
葛均波　复旦大学附属中山医院
吴永健　中国医学科学院阜外医院
宋光远　中国医学科学院阜外医院
王墨扬　中国医学科学院阜外医院
牛冠男　中国医学科学院阜外医院
徐　凯　中国人民解放军北部战区总医院
李怡坚　四川大学华西医院
罗建方　广东省人民医院
李　捷　广东省人民医院
钟冬祥　复旦大学附属中山医院
叶　箭　加拿大温哥华圣保罗医院
万　青　上海市东方医院
陈发东　上海市东方医院
张海波　首都医科大学附属北京安贞医院
孟　旭　首都医科大学附属北京安贞医院
杨毅宁　新疆医科大学第一附属医院
李晓梅　新疆医科大学第一附属医院
朱嘉俊　新疆医科大学第一附属医院
方臻飞　中南大学湘雅二医院
台　适　中南大学湘雅二医院
苏　晞　武汉亚心总医院
张龙岩　武汉亚心总医院
杨　剑　中国人民解放军空军军医大学第一附属医院（西京医院）
马燕燕　中国人民解放军空军军医大学第一附属医院（西京医院）
柳志红　中国医学科学院阜外医院
聂绍平　首都医科大学附属北京安贞医院
吉庆伟　首都医科大学附属北京安贞医院
徐希奇　中国医学科学院阜外医院
王　晓　首都医科大学附属北京安贞医院
于世勇　中国人民解放军陆军军医大学第二附属医院（新桥医院）

李小庆　中国人民解放军陆军军医大学第二附属医院（新桥医院）
熊长明　中国医学科学院阜外医院
王琦光　中国人民解放军北部战区总医院
王忠超　中国人民解放军北部战区总医院
赵智慧　中国医学科学院阜外医院
李强强　首都医科大学附属北京安贞医院
顾　虹　首都医科大学附属北京安贞医院
田红燕　西安交通大学医学院第一附属医院
孟　燕　西安交通大学医学院第一附属医院
李　江　中南大学湘雅二医院
熊贤良　中南大学湘雅二医院
张曹进　广东省人民医院
罗冬玲　广东省人民医院南海医院
庄　琦　上海交通大学医学院附属仁济医院
沈节艳　上海交通大学医学院附属仁济医院
龚娟妮　首都医科大学附属北京朝阳医院
杨媛华　首都医科大学附属北京朝阳医院
谢万木　中日友好医院
翟振国　中日友好医院

目 录

第一部分 瓣 膜 病

第二部分 肺血管疾病

第一部分　瓣　膜　病

主编视角

心脏瓣膜病介入治疗

心脏瓣膜病(瓣膜病)是一种常见的心脏疾病,一旦出现症状,尤其如合并心功能不全时,预后极差。瓣膜病病因众多(如遗传、感染、免疫、退变等器质性因素,以及功能性因素),在不同位置的瓣膜(主动脉瓣、二尖瓣、三尖瓣和/或肺动脉瓣)、不同的功能障碍(狭窄和/或关闭不全)、患者不同年龄以及不同地域时,瓣膜病的病因均可能有所差异。随着全球人口老龄化趋势,高龄瓣膜病患者日益增多,退行性病变以及功能性病变是高龄瓣膜病患者的主要病因。尽管既往外科修复和置换是瓣膜病主要的有效治疗手段,但是对于这部分人群,由于手术风险巨大,往往不能获得外科手术机会,因此瓣膜病介入治疗开始得到关注和发展。伴随介入治疗手段的迅速改进、介入医生经验的积累,以及越来越多高水平临床研究证据的支持,瓣膜病介入治疗的适用人群快速扩展,指南的推荐级别也愈来愈高。中国的瓣膜病介入治疗开展相对较晚,但发展迅猛,近年来中国医生和企业开始了一系列技术和器械自主创新,并取得了较好的成果,已经在国际上具备了一定的学术影响。

一、瓣膜病介入治疗现状

2002 年法国医生 AlainCribier 完成了第一例经导管主动脉瓣植入术(TAVI),开启了瓣膜病介入治疗发展的新征程[1]。通过 17 年的努力,TAVI 领域已取得一系列骄人成绩。

1. **器械的优化**　第一代瓣膜(如 SAPIEN、CoreValve)已证实了 TAVI 治疗的有效性和安全性,现在的第二、三代瓣膜(如 SAPIEN XT、SAPIEN 3、EvolutR、Evolut Pro、Lotus),在可回收、可重新定位功能、防瓣周漏裙边、径向支撑力等方面有所改进,进一步提升了 TAVI 成功率和减少了不良事件发生率。同时,通过减小输送系统外径降低了血管路径出血并发症,应用新型脑保护装置减少了脑栓塞的发生概率。

2. **植入路径的优化**　在应用开初,一部分患者需经心尖路径 TAVI,通过输送系统和血管闭合装置的改进和优化,目前超过 95% 的患者通过血管路径(主要是经股动脉路径)进行TAVI 治疗,进一步减小了治疗的有创程度。

3. **大量临床证据的获得**　从最早的随机对照研究(PARTENER-1A、B 和 CoreValveHigh Risk)证实了 TAVI 治疗对外科换瓣禁忌和高风险患者应用的有效性[2,3],进一步的PARTENER-2 和 SURTAVI 研究证明了对于外科换瓣中等风险的患者[4,5],经血管路径 TAVI在安全性及有效性上不劣于甚至优于外科换瓣手术。针对外科换瓣手术低风险的患者,今

1

年美国心脏病学会年会（ACC2019）上公布的 PARTENER-3 显示，相较于外科换瓣手术，经股动脉 TAVI（S3）减少临床复合终点事件（死亡、致残性脑卒中和再入院率）相对危险度为46%[6]。另一项 Evolut Low Risk Trail 显示，经股动脉 TAVI（EvolutR）不劣于外科换瓣手术[临床复合终点事件（死亡和致残性脑卒中）发生率为 5.3%（TAVI）vs.6.7%（外科换瓣手术）][7]。基于此，对有症状、存在外科换瓣禁忌或高风险的重度主动脉瓣狭窄患者，美国和欧洲指南推荐 TAVI 为 I 类适应证。对于外科换瓣手术中等风险患者，2017 年美国心脏协会和美国心脏病学会（AHA/ACC）指南推荐 TAVI 为 IIa 类适应证，同年的欧洲心脏病学会和欧洲心胸外科学会（ESC/EACT）指南推荐 TAVI 为 I 类适应证[8,9]。基于 PARTENER-3 和 Evolut Low Risk Trail 的研究结果，相信近期的美国和欧洲指南也会调整 TAVI 对外科换瓣手术低风险患者的推荐级别。所以，TAVI 治疗已成为有症状的重度主动脉瓣狭窄患者的主流治疗方式，迄今全球已完成 TAVI 治疗超过 45 万例，而且每年增加例数呈直线上升。而基于各国数据的注册研究也进一步验证了 TAVI 治疗的有效性和安全性。

近年来针对二尖瓣关闭不全，经导管二尖瓣介入治疗同样发展迅速，尤其是经导管二尖瓣修复，针对二尖瓣的不同组成部分（瓣叶、腱索、乳头肌、瓣环）以及不同的发生机制（器质性和功能性），涌现出一系列不同的治疗措施，例如瓣叶缘对缘对合术、直接/间接瓣环成形术、腱索植入术、左心室成形术等。对于器质性二尖瓣关闭不全非外科禁忌的患者，经导管二尖瓣修复术尚未显示出比外科修复更好的治疗效果。而功能性二尖瓣关闭不全的患者，由于往往合并心功能不全等情况，外科修复效果不佳或不能耐受。近期的 COAPT 研究显示，对于非终末期心衰、二级预防优化治疗（如药物、心室再同步等）效果不佳的患者，基于瓣叶缘对缘对合术的 MitraClip 可明显降低患者的死亡率和再入院率[10]。对于外科二尖瓣生物瓣置换后瓣膜毁损、外科二尖瓣瓣环修复后复发关闭不全以及二尖瓣严重钙化的患者，小样本研究显示可采用 TAVI 瓣膜进行经导管二尖瓣置换术。除此之外，众多的经导管二尖瓣置换产品正在研发和应用研究中，但尚未取得突破性的临床研究结果。

对于严重肺动脉瓣关闭不全，尤其是复杂先天性心脏病外科右室流出道成形术后合并严重肺动脉瓣关闭不全的患者，也可通过经导管肺动脉瓣植入术进行有效治疗。其中，对于伴有狭窄或右室流出道管道修复术后的患者，国外研究显示可以采用 SAPIEN 瓣膜或 Melody 瓣膜进行肺动脉瓣植入[11]。但是对于跨瓣补片的患者，由于右室流出道内径较大，上述瓣膜无法用于该类患者，而近期的研究结果显示，我国具有自主知识产权的 Venus P-Valve 瓣膜可有效地治疗这部分患者。而对于目前尚无有效治疗手段的严重三尖瓣关闭不全，近年来也发作迅速，围绕三尖瓣不同组成部分（瓣叶、腱索、乳头肌、瓣环）的经导管三尖瓣修复术措施，以及经导管三尖瓣原位或异位（上/下腔静脉）植入术的研发和临床研究也正在进行中。

二、中国瓣膜病介入治疗现状

2010 年葛均波院士在上海完成了中国国内的第一例 TAVI 治疗病例，开启了 TAVI 在中国的应用和发展进程[12]。迄今中国 TAVI 总例数尚不到 3 000 例，而 75 岁以上人群中属于外科换瓣手术禁忌或高风险的患者据估计近 40 万，这类患者都是明确的 TAVI 适用人群，因此与发达国家相比，中国的 TAVI 开展力度远远不够。但在 9 年的发展中，TAVI 在中国也取得了长足的进步，尤其是针对特殊解剖特点的 TAVI 技术，以及 TAVI 瓣膜的自主创新方面，都取得了一定的成绩，并受到了国际学术界的关注和认可。

（一）针对特殊解剖 TAVI 技术的优化

1. 主动脉瓣二叶畸形（二叶瓣）是一种较为常见的先天性心脏结构异常（总人群发生率 0.5%~1%），与三叶瓣相比，二叶瓣往往较早发生瓣膜狭窄或关闭不全。与西方国家相比，中国 TAVI 患者年龄相对较轻，这一原因造成了中国 TAVI 患者中二叶瓣构成比明显高于西方国家。二叶瓣由于独特的解剖特点，将增加 TAVI 技术应用的难度，曾被列为 TAVI 的相对禁忌证。通过临床实践，针对该类患者，国内几大中心提出了各自的技术方法，尽管命名上有差异，其根本都在于大部分狭窄的二叶瓣瓣叶 + 瓣环复合体呈锥体样立体结构（瓣口尺寸 < 瓣环尺寸），不同于三叶瓣柱状结构，所以瓣膜支架在二叶瓣主动脉根部的锚定部位并非主动脉瓣瓣环，而是瓣环上方的结构（约瓣环上 4~6mm），因此二叶瓣患者 TAVI 时，应综合考虑主动脉瓣瓣环和瓣环上结构来进行 TAVI 瓣膜尺寸的选择，这就是由加拿大学者 Nicolo Piazza 和我们联合提出的 Supra-Annular Sizing 的基本原理[13,14]。在国内外学者的共同努力下，TAVI 治疗在二叶瓣患者应用的有效性和安全性已逐渐得到认可。

2. 与西方患者相比，中国退行性主动脉瓣狭窄患者的钙化程度明显较重，较多时候会限制植入瓣膜支架扩张的程度，增加瓣周漏发生的风险，而通过瓣膜尺寸的优化选择、优化瓣膜支架支撑力以及防瓣周漏设计等措施，已明显改善这类患者 TAVI 治疗的效果。

3. 风湿性心脏瓣膜损害在中国并不少见，而在主动脉瓣，风湿性损害表现为钙化较轻、瓣膜增厚型的主动脉瓣狭窄，该类患者也曾被视为 TAVI 治疗的相对禁忌证。通过该类患者 TAVI 治疗病例的累积分析，我国学者发现 TAVI 能够有效、安全地应用于此类患者[15]。

（二）中国瓣膜自主创新

目前中国已使用过 7 种不同品牌的 TAVI 瓣膜，其中 4 种国产瓣膜，包括 3 种经血管 TAVI 瓣膜（Venus A-Valve、VitaFlow、TaurusOne）以及 1 种经心尖 TAVI 瓣膜（J-valve）。在所有瓣膜中，目前仅 Venus-A 和 J-valve 已获得中国食品药品监督管理局（CFDA）批准上市。针对中国患者特殊的解剖特点，国产瓣膜分别进行了优化径向支撑力、防瓣周漏等设计，使其更适用于中国人群，取得了良好的治疗效果。此外，中国企业也在瓣膜的原始创新方面做了大量工作，比如预装载干瓣 Venibri 的研发，并由中国医生团队全球首例应用于临床[16]。

尽管风湿性二尖瓣狭窄的发生率明显降低，但在中国，仍有不少的风湿性二尖瓣狭窄患者，而经导管二尖瓣球囊成形术的治疗效果已获公认，所以该项技术仍是目前单纯风湿性二尖瓣狭窄的主流治疗方式之一。在二尖瓣关闭不全的介入治疗方面，中国企业和医生团队在做了一系列的自主创新工作，比如基于瓣叶缘对缘对合术的 ValveClamp、具有腱索植入术和瓣叶缘对缘对合术双重功能设计的 MitralStitch，这两个经导管二尖瓣修复措施已开始正式临床研究，经导管二尖瓣置换术瓣膜 Mi-thos 也进行了临床应用。对于严重的肺动脉瓣关闭不全，具有自主知识产权的国产 Venus P-Valve 瓣膜已完成国内和欧洲研究，等待 CFDA 批准和 CE 认证。对于重度三尖瓣关闭不全，国产瓣膜 LuX-Valve 瓣膜也已进行了临床应用。

三、瓣膜病介入治疗未来展望

未来的 TAVI 治疗可能在以下方面取得进一步进展：①扩展适应证：如通过大型研究，进一步明确二叶瓣、单纯主动脉瓣关闭不全和外科生物瓣膜毁损后 TAVI 治疗的有效性和安全性；②优化 TAVI 治疗效果：尤其是进一步减少脑卒中、瓣周漏、严重传导阻滞的发生率，证实和改善 TAVI 生物瓣膜的耐久性；③证实年轻患者 TAVI 治疗的有效性：尤其是在瓣膜长期耐久性改善和明确后，TAVI 治疗年龄极有可能向更加年轻化发展。

在二尖瓣关闭不全介入治疗方面,可能的方向包括:①经导管二尖瓣修复术复合应用:由于二尖瓣关闭不全的复杂性,可能牵涉多个二尖瓣组成结构,将针对不同结构、作用机制不同的修复技术整合应用,有可能进一步提升经导管二尖瓣修复的有效性;②经导管二尖瓣置换术有效性、安全性和耐久性的认证;③经导管二尖瓣修复术和置换术治疗效果的对比。

上述内容,我们邀请了心内、心外领域的国内知名专家,以专题、病例分享等形式进行相关内容撰写,在心脏瓣膜病介入治疗方面,希望带给大家一个更加全面、更加及时的知识信息反馈。

(陈茂)

参 考 文 献

[1] CRIBIER A. Percutaneous Transcatheter Implantation of an Aortic Valve Prosthesis for Calcific Aortic Stenosis:First Human Case Description[J]. Circulation,2002,106:3006-3008.

[2] SMITH C R,LEON M B,MACK M J,et al. Transcatheter versus surgical aortic-valve replacement in high-risk patients[J]. N Engl J Med,2011,364:2187-2198.

[3] ADAMS D H,POPMA J J,REARDON M J,et al. Transcatheter aortic-valve replacement with a self-expanding prosthesis[J]. N Engl J Med,2014,370:1790-1798.

[4] LEON M B,SMITH C R,MACK M J,et al. Transcatheter or Surgical Aortic-Valve Replacement in Intermediate-Risk Patients [J]. N Engl J Med,2016,374:1609-1620.

[5] REARDON M J,VAN MIEGHEM N M,POPMA J J,et al. Surgical or Transcatheter Aortic-Valve Replacement in Intermediate-Risk Patients[J]. N Engl J Med,2017,376:1321-1331.

[6] MACK M J,LEON M B,THOURANI V H,et al. Transcatheter Aortic-Valve Replacement with a Balloon-Expandable Valve in Low-Risk Patients[J]. N Engl J Med,2019,380(18):1695-1705.

[7] POPMA J J,DEEB G M,YAKUBOV S J,et al. Transcatheter Aortic-Valve Replacement with a Self-Expanding Valve in Low-Risk Patients[J]. N Engl J Med,2019,380(18):1706-1715.

[8] BAUMGARTNER H,FALK V,BAX J J,et al. 2017 ESC/EACTS Guidelines for the management of valvular heart disease[J]. Eur Heart J,2017,38:2739-2791.

[9] OTTO C M,KUMBHANI D J,ALEXANDER K P,et al. 2017 ACC Expert Consensus Decision Pathway for Transcatheter Aortic Valve Replacement in the Management of Adults With Aortic Stenosis:A Report of the American College of Cardiology Task Force on Clinical Expert Consensus Documents[J]. J Am Coll Cardiol,2017,69:1313-1346.

[10] STONE G W,LINDENFELD J,ABRAHAM W T,et al. Transcatheter Mitral-Valve Repair in Patients with Heart Failure[J]. N Engl J Med,2018,379:2307-2318.

[11] ANSARI M M,CARDOSO R,GARCIA D,et al. Percutaneous Pulmonary Valve Implantation:Present Status and Evolving Future[J]. J Am Coll Cardiol,2015,66:2246-2255.

[12] 葛俊波. 经导管主动脉瓣置入术的初步经验[J]. 中华心血管病杂志,2010,39:989-992.

[13] XIONG T Y,FENG Y,LI Y J,et al. Supra-Annular Sizing for Transcatheter Aortic Valve Replacement Candidates With Bicuspid Aortic Valve[J]. JACC Cardiovasc Interv,2018,11:1789-1790.

[14] XIONGT Y,LIY J,FENGY,et al. Understanding the Interaction Between Transcatheter Aortic Valve Prostheses and Supra-Annular Structures From Post-Implant Stent Geometry[J]. JACC CardiovascInterv,2019,12(12):1164-1171.

[15] XIONG T Y,FENG Y,LIAO Y B,et al. Transcatheter aortic valve replacement in patients with non-calcific aortic stenosis[J]. EuroIntervention,2018,13:e1756-e1763.

[16] FENG Y,ZHAO Z G,BACCARO J,et al. First-in-man implantation of a pre-packaged self-expandable dry-tissue transcatheter aortic valve[J]. Eur Heart J,2018,39:713.

心脏瓣膜病最新国外指南概要解读

2017年3月美国心脏协会（American Heart Association，AHA）和美国心脏病学会（American College of Cardiology，ACC）对2014年版心脏瓣膜病指南进行修订[1,2]，同年9月欧洲心脏病学会（European Society of Cardiology，ESC）和欧洲心胸外科协会（European Association for Cardio-Thoracic Surgery，EACTS）也对2012年版指南进行了更改[3,4]。下面，将对心脏瓣膜病分别从最新的2017年AHA/ACC与ESC/EACTS两部指南进行解读。

一、心脏瓣膜团队

2017年AHA/ACC指南延续2014年版指南，强调心脏瓣膜团队应该由心脏介入医生、心脏外科医生、护理人员等多个学科的专家组成，并推荐由心脏瓣膜团队评估是否对重度瓣膜病患者进行干预（推荐等级和证据等级为Ⅰ、C）及无症状重度瓣膜疾病患者、可通过瓣膜修补获益患者、患有多种严重合并症患者的干预方式（Ⅱa、C）。

2017年ESC/EACTS指南推荐心脏瓣膜团队参与瓣膜病危险分层、瓣膜病干预手段、术后抗血栓抗血小板情况等多方面。相比较于2012年指南中心脏瓣膜团队包括心脏介入医生、心脏外科医生以及其他有需要的专家而言，2017年ESC/EACTS指南中的心脏瓣膜团队更加全面，概念更加成熟，由心脏介入医生、心脏外科医生、心脏监护护理专家及其他专家等构成。同时，团队应涵盖熟练掌握瓣膜置换、主动脉根部手术，二尖瓣、三尖瓣、主动脉瓣修复及经导管瓣膜技术等治疗技术的专家及MRI、超声、CT等影像技术的专家。团队需要定期召开手术例会，并经常与除核心团队外的其他相关科室进行探讨。更为重要的是，团队应详细、全面地记录手术相关数据，至少应包括1年内的手术相关死亡率、并发症、瓣膜修复率、修复耐久性、再次手术率等，还应及时回顾这些数据有利于检验团队评估标准及提高新技术学习效率[3,5]（表1）。

表1　2017年AHA/ACC瓣膜病指南与2014年AHA/ACC瓣膜病指南

		2017年AHA/ACC指南		2014年版	
	推荐意见	推荐等级	证据等级	推荐等级	证据等级
瓣膜团队	由心脏瓣膜团队评估是否对重度瓣膜病患进行干预	Ⅰ	C	不变	
	由心脏瓣膜团队评估无症状重度瓣膜疾病患者、可通过瓣膜修补获益的患者、患有多种严重合并症患者的干预方式	Ⅱa	C	不变	
有症状的主动脉瓣狭窄患者的干预	外科手术高危的AS患者或准备进行TAVR的AS患者需通过多学科心脏瓣膜团队进行评估	Ⅰ	C	不变	
	对外科手术危险程度为低度或中度危险的有症状AS患者（D期）推荐进行外科主动脉瓣置换术	Ⅰ	B-NR	Ⅰ	A

5

续表

2017 年 AHA/ACC 指南			2014 年版	
推荐意见	推荐 等级	证据 等级	推荐 等级	证据 等级
对于 D 期的外科手术高危患者,推荐进行外科换瓣或 TAVR 手术治疗	I	A	Ⅱa	B
对于不可进行外科手术,同时预期寿命超过 12 个月的 D 期的患者推荐进行 TAVR 干预	I	A	I	B
对外科手术危险程度为中度危险的 D 期的 AS 患者,TAVR 是 SAVR 的合理的替代治疗	Ⅱa	B-R	无	

无症状的主动脉瓣狭窄患者	无症状严重 AS 患者(C2 期)并 LVEF<50%,出现钙化主动脉瓣收缩期瓣膜开放受限合并主动脉血流速度≥4.0m/s 或平均压力阶差≥40mmHg,推荐进行 AVR	I	B	不变	
	严重 AS 患者(C 或 D 期),钙化主动脉瓣收缩期瓣膜开放受限以及主动脉血流速度≥4.0m/s 或平均压力阶差≥40mmHg,当由于其他适应证进行心脏手术时,适宜 AVR	I	B	不变	
	无症状极严重 AS(C1 期)合并下列情况,AVR 是合理的:钙化主动脉瓣收缩期瓣膜开放受限,主动脉血流速度≥5.0m/s 或平均压力阶差≥60mmHg 和手术风险低	Ⅱa	B	不变	
	无症状的严重 AS 患者(C1 期)合并下列情况,AVR 是合理的:主动脉瓣钙化,主动脉血流速度 4.0~4.9m/s 或平均压力阶差 40~59mmHg 和运动试验显示运动耐量减低或收缩压下降	Ⅱa	B	不变	

经导管治疗二尖瓣反流	推荐二尖瓣钳夹技术作为外科无法手术且经最佳指南推荐药物治疗无效的解剖学结构和预期寿命合适的重度原发性二尖瓣反流患者的替代治疗方案	Ⅱb	B	不变	
	对于左心室功能保留的无症状性原发性二尖瓣反流患者,随后的影像学检查提示左心室增大或者 EF 值降低,行二尖瓣手术是合理的	Ⅱa	C-LD	无	

瓣膜类型的选择	对于年龄 <50 岁的没有抗凝禁忌证的瓣膜病患者,主动脉及二尖瓣的机械瓣是更合理的选择	Ⅱa	B-NR	Ⅱa	B(年龄为<60 岁)
	对于年龄在 50~70 岁的瓣膜病患者,可选择机械瓣或生物瓣进行干预,具体应根据患者个体情况进行评估	Ⅱa	B-NR	Ⅱa	B(年龄范围为 60~70 岁)
	对于年龄≥70 岁的患者,生物瓣是更合理的选择	Ⅱa	B	不变	

抗栓治疗	TAVR 术后低出血风险的患者 3 个月维生素 K 抑制剂抗凝,并建议抗凝期间 INR 应达到 2.5	Ⅱb	B-NR	无	
	外科生物瓣 AVR 或 MVR 术后低出血风险的患者 3~6 个月维生素 K 抑制剂抗凝,并建议抗凝期间 INR 应达到 2.5	Ⅱa	B-NR	Ⅱa	C
	对于怀疑或者确认瓣膜血栓患者,若血流动力学稳定且无抗凝禁忌证,推荐使用维生素 K 抑制剂抗凝	Ⅱa	C-LD	无	

瓣中瓣治疗	对于再次外科手术危险程度为高危或不可再次进行外科手术的严重的有症状的生物瓣衰败狭窄的患者,推荐在瓣膜团队评估后进行经导管瓣中瓣治疗	Ⅱa	B-NR	无	

二、重度主动脉瓣狭窄

(一)主动脉瓣狭窄的超声评估

超声心动图是评估主动脉瓣狭窄的重要工具。2017 年 ESC/EACTS 指南提供了超声心动图评估主动脉瓣重度狭窄的诊断流程[3,5](图 1)。该指南将主动脉瓣狭窄患者分为 4 类,推荐对高压差 AS 患者(Ⅰ、B),低流量、低压差、EF 值降低且有收缩功能储备的 AS 患者(Ⅰ、C),低流量、低压差、EF 值降低且收缩功能无储备的 AS 患者(Ⅱa、C),低流量、低压差、EF 值正常的 AS 患者(Ⅱa、C)进行干预。但对低流量、低压差、EF 值正常的 AS 患者进行干预的获益尚不明确。

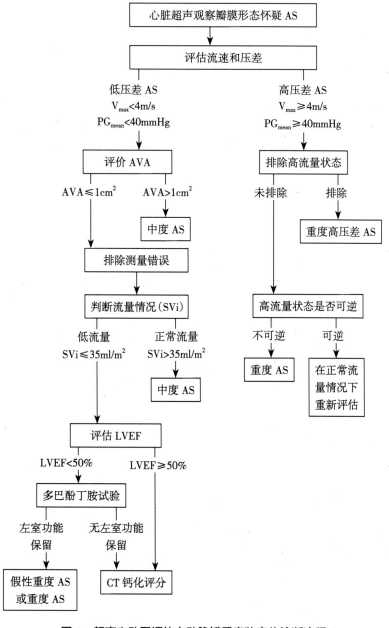

图 1 超声心动图评估主动脉瓣重度狭窄的诊断流程

2017 年 AHA/ACC 指南则将主动脉瓣狭窄患者根据 AS 风险期、AS 进展期、无症状严重 AS 期、有症状严重 AS 期分别对应 A、B、C、D 四个期,对有症状的重度主动脉狭窄患者(D 期)推荐进行干预(Ⅰ-B-NR)。

(二)干预方式选择

2012 年 ESC/EACTS 及 2014 年 AHA/ACC 指南根据 PARTNER 和 CoreValve US 等研究推荐 TAVR 应用于外科无法手术或外科手术高危的有症状的重度 AS 患者(Ⅱa、B)。而到了 2017 年,随着 PARTNER 2、SUR-TAVI 等大型临床试验结果相继公布,在中危 AS 患者中,TAVR 的远期预后不劣于传统外科手术,而经股动脉的 TAVR 手术的远期预后更优于外科手术[6-10]。因此,2017 年 ESC/EACTS 指南及 2017 年 AHA/ACC 指南均对此作出了更新,将 TAVR 的适应证拓展至中危 AS 患者(2017 年 ESC/EACTS:Ⅰ、B;2017 年 AHA/ ACC:Ⅱa、B-R)。

此外,对于 TAVR 或者 SAVR 的选择问题,2017 年 ESC/EACTS 指南提供了心脏瓣膜团队在选择干预方式时应考虑的因素,这对心脏瓣膜团队如何决定手术方式具有指导意义。该指南指出,当患者存在 STS 或 Euro SCORE Ⅱ≥4 分、年龄≥75 岁、既往心脏外科手术史、虚弱、有影响外科手术康复的合并症、股动脉入路良好、胸部放疗后、瓷化主动脉、冠脉搭桥术后、胸廓畸形和可能会出现人工瓣膜 - 患者不匹配等因素时,倾向于选择 TAVR;而当患者存在 STS 或 Euro SCORE Ⅱ<4 分、年龄<75 岁、怀疑心内膜炎、血管入路不良、冠状动脉高度不足、瓣环过大或过小、瓣叶形态不好、升主动脉增宽、主动脉或心室血栓和存在其他需要外科手术纠正的合并症时,更倾向于选择 SAVR。

2017 年 AHA/ACC 及 ESC/EACTS 指南对外科手术低危的患者,推荐行 SAVR(2017 年 ESC/EACTS:Ⅰ、B;2017 年 AHA/ ACC:Ⅰ、B-NR)。但是 2019 年最新的 PARTNER 3、Evolut Low Risk 等一些临床研究的结果相继公布,未来的指南是否会对此有所改动,则需要时间来回答[11,12](表 2)。

表 2　2017 年 ESC/EACTS 瓣膜病指南与 2012 年 ESC/EACTS 瓣膜病指南

	2017 年 ESC/EACTS 指南			2012 年版	
	推荐意见	推荐等级	证据等级	推荐等级	证据等级
瓣膜团队	熟练掌握瓣膜置换、主动脉根部手术,二尖瓣、三尖瓣、主动脉瓣修复及经导管瓣膜技术等治疗技术				
	MRI、超声、CT 等影像技术的专家				
	团队需要定期召开手术例会,并经常与除核心团队外的其他相关科室进行探讨				
	团队应详细、全面地记录手术相关数据,至少应包括 1 年内的手术相关死亡率、并发症、瓣膜修复率、修复耐久性、再次手术率等,还应及时回顾这些数据有利于检验团队评估标准及提高新技术学习效率				
有症状的主动脉瓣狭窄患者的干预	推荐 AS 患者在有心脏瓣膜团队的中心进行治疗	Ⅰ	C	不变	
	推荐对高压差 AS 患者进行干预	Ⅰ	B-	不变	
	推荐对低流量、低压差、EF 值降低且有收缩功能储备的 AS 患者进行干预	Ⅰ	C	Ⅱa	C
	推荐对低流量、低压差、EF 值降低且收缩功能无储备的 AS 患者进行干预,尤其是 CT 钙化积分确认的重度主动脉瓣狭窄患者	Ⅱa	C	增加了 CT 钙化积分	

续表

2017 年 ESC/EACTS 指南			2012 年版	
推荐意见	推荐等级	证据等级	推荐等级	证据等级
推荐对低流量、低压差、EF 值正常的 AS 患者进行干预	Ⅱa	C	不变	
对外科手术低危的 AS 患者(STS 评分或 Euro Score Ⅱ<4%)推荐进行外科手术干预	I	B	无	
在瓣膜团队的评估下 TAVR 被推荐应用于不适合 SAVR 的 AS 患者	I	B	不变	
对于外科手术中危或中危以上的 AS 患者,推荐通过心脏瓣膜团队评估后选择 TAVR 或 SAVR 进行干预	I	B	无	
无症状的主动脉瓣狭窄患者 对于左心室收缩功能异常(LVEF<50%)且不是由其他原因引起的无症状性重度 AS 患者推荐进行 SAVR	I	C	不变	
对于运动试验异常且运动试验异常明显与主动脉瓣狭窄有关的无症状性重度 AS 患者推荐行 SAVR	I	C	不变	
对于运动试验异常时提示血压下降低于正常基线值的无症状性重度 AS 患者推荐行 SAVR	Ⅱa	C	不变	
对于无出现以上运动试验异常的无症状性重度 AS 患者如果外科手术风险低并且有以下特征的推荐行 SAVR:①极重度主动脉瓣狭窄,V_{max}>5.5m/s;②严重瓣叶钙化并且 V_{max} 进展率 >0.3m/(s·年);③重复测量后无其他原因解释的明显升高的 BNP(>3 倍年龄及性别校正后的正常值);④没有其他原因解释的重度肺动脉高压(侵入性测量证实的静息状态下收缩期肺动脉压力 >60mmHg)	Ⅱa	C	定义了明显升高的 BNP(>3 倍年龄及性别校正后的正常值);无肺动脉高压情况	
经导管治疗二尖瓣反流 推荐二尖瓣钳夹技术作为外科手术高危或无法手术的重度原发性二尖瓣反流患者的替代治疗方案	Ⅱb	C	不变	
对于 LVEF<30% 的重度继发性二尖瓣反流患者,在最佳药物治疗(包括 CRT 如果有指征)后无效,并且无其他血管重构需求,心脏团队根据患者特征情况在仔细评估过心室辅助装置或者心脏移植后可以考虑二尖瓣钳夹技术或者外科技术	Ⅱb	C	LVEF<30%	
瓣膜类型的选择 年龄 <60 岁的主动脉瓣或者 <65 岁的二尖瓣患者推荐使用机械瓣	Ⅱa	C	不变	
年龄 >65 岁的主动脉瓣、>70 岁的二尖瓣患者或者预期寿命低于生物瓣耐久度的患者推荐使用生物瓣	Ⅱa	C	不变	
抗栓治疗 TAVR 术后无其他原因需要口服抗凝药的患者,推荐使用双联抗血小板药物 3~6 个月后终生使用单一抗血小板药物	Ⅱa	C	无	
对于高出血风险的 TAVR 术后患者,推荐使用单一抗血小板药物	Ⅱb	C	无	
对于不考虑手术干预的瓣膜血栓患者推荐使用维生素 K 抑制剂和 / 或肝素治疗	I	C	不变	
瓣中瓣治疗 在通过瓣膜团队对患者再次外科手术风险及生物瓣类型及大小进行评估后推荐进行经导管瓣中瓣治疗	Ⅱa	C	无	

（三）无症状性重度主动脉瓣狭窄

2014 年 AHA/ACC 指南推荐无症状严重 AS 患者合并 LVEF<50% 或者由于其他适应证需要进行心脏手术,出现钙化主动脉瓣收缩期瓣膜开放受限合并主动脉血流速度≥4.0m/s 或平均压力阶差≥40mmHg,推荐进行 AVR（Ⅰ、B）。对于无症状极严重 AS（C1 期）合并下列情况,推荐行 AVR（Ⅱa、B）:①钙化主动脉瓣收缩期瓣膜开放受限,主动脉血流速度≥5.0m/s 或平均压力阶差≥60mmHg 和手术风险低;②主动脉瓣钙化,主动脉血流速度 4.0~4.9m/s 或平均压力阶差 40~59mmHg 和运动试验显示运动耐量减低或收缩压下降。

2017 年 ESC/EACTS 指南对于无症状严重 AS 患者,如果存在与狭窄有关的左心室收缩期功能异常（LVEF<50%）（Ⅰ、C）或者狭窄有关的运动试验异常（Ⅰ、C）或患者运动试验异常时血压下降低于正常基线值（Ⅱa、C）推荐行 SAVR。对于无出现以上运动试验异常的无症状性重度 AS 患者,如果外科手术风险低并且有以下特征的,推荐行 SAVR（Ⅱa、C）:极重度主动脉瓣狭窄,V_{max}>5.5m/s;严重瓣叶钙化并且 V_{max} 进展率 >0.3m/（s·年）;重复测量后无其他原因解释的明显升高的 BNP（>3 倍年龄及性别校正后的正常值）;没有其他原因解释的重度肺动脉高压（侵入性测量证实的静息状态下收缩期肺动脉压力 >60mmHg）。相比于 2012 年 ESC/EACTS 指南,明确了无其他原因解释的明显升高的 BNP 定义为 >3 倍年龄及性别校正后的正常值,加入了其他原因解释的重度肺动脉高压这一项。

对于存在有左心室收缩功能异常（LVEF<50%）的无症状重度 AS 患者,两部 2017 年的指南均推荐行 SAVR（2017 年 AHA/ACC:Ⅰ、B;2017 年 ESC/EACTS:Ⅰ、C）。目前有两项关注度较高的的临床研究与此有关。EARLY-TAVR 研究纳入了无症状性重度钙化性 AS 患者,根据运动试验阳性进行分组,其中运动试验阴性组再随意分成股动脉入路 TAVR 组合临床随访组,观察 2 年的全因死亡率等终点指标[13]。而 TAVR UNLOAD 研究纳入有心衰症状（LVEF<50%,NYHA≥2,最佳心衰药物治疗）的中度 AS 患者,随机分为 TAVR+ 最佳心衰药物治疗组合心衰药物治疗组,观察 1 个月、6 个月及 1 年的临床终点结果[14]。对于指南中无症状性重度 AS 患者的治疗推荐,我们期待两个最新的研究结果能够提供不一样的思路。

三、二尖瓣反流

2014 年 AHA/ACC 指南推荐经导管二尖瓣反流治疗作为外科无法手术且经最佳指南推荐药物治疗无效的解剖学结构和预期寿命合适的重度原发性二尖瓣反流患者的替代治疗方案。二尖瓣钳夹技术是唯一被指南采用的经导管二尖瓣治疗技术,其安全性和有效性已被临床试验证实[15]。其他的经导管二尖瓣治疗技术,包括经导管二尖瓣瓣环成形术、经导管二尖瓣置换术,需要进一步的数据来证实其治疗的安全性和有效性。尽管如此,2017 年还是保留了这项推荐（Ⅱb、B）。此外,2017 年 AHA/ACC 指南新增了对于左心室功能保留（LVEF>60% 和 LVESD<40mm）的无症状性原发性二尖瓣反流患者,随后的影像学检查提示左心室增大或者 EF 值降低,行二尖瓣手术是合理的推荐（Ⅱa、C-LD）。其原因是对于重度二尖瓣反流患者,如果出现 EF≤60% 或者 LVESD≥40,则已经存在左心室收缩功能异常,所以对影像学检查参数到达那个水平,尤其是在有进展的左心室增大或 EF 降低患者中,行二尖瓣手术是合理的。

2017 年 ESC/EACTS 指南推荐二尖瓣钳夹技术作为外科手术高危或无法手术的二尖瓣反流患者的替代治疗方案（Ⅱb、C）。该指南还推荐对于 LVEF<30% 的重度继发性二尖瓣反流患者,在最佳药物治疗（包括 CRT 如果有指征）后无效,并且无其他血管重构需求,心脏团

队根据患者特征情况在仔细评估过心室辅助装置或者心脏移植后可以考虑二尖瓣钳夹技术或者外科技术（Ⅱb、C）。

2019 年最新的 COAPT 研究结果支持二尖瓣缘对缘修复系统可为心衰合并重度二尖瓣反流患者带来显著获益，但是 MITRA-FR 的结果却与 COAPT 大相径庭[16,17]。具体指南对功能性重度二尖瓣反流患者的推荐，需要更多的高质量临床试验进行验证。

四、生物瓣瓣膜选择的年龄

2017 年 AHA/ACC 指南将可选择生物瓣的瓣膜病患者年龄降低至 50 岁，并推荐对于 50~70 岁年龄段的瓣膜病患者，应由心脏瓣膜团队结合患者疾病情况及患者个人意愿决定选用机械瓣或生物瓣（Ⅱa、B）。其原因是在最新的一项研究中，外科生物瓣与机械瓣对比的研究结果显示，在 50~69 岁年龄段的瓣膜病患者中，接受外科生物瓣治疗的患者与接受机械瓣治疗的患者远期结果相似[18,19]。

2017 年 ESC/EACTS 指南则延续 2012 年指南，推荐 60 岁以下主动脉瓣患者和 65 岁以下二尖瓣患者选用机械瓣（Ⅱa、C）；推荐 65 岁以上主动脉瓣患者或者 70 岁以上二尖瓣患者或者预期寿命低于生物瓣耐久度的患者选用生物瓣（Ⅱa、C）。

两部指南并未对主动脉瓣和二尖瓣人工瓣膜进行区别对待。2017 年一项回顾性队列研究分别比较了主动脉瓣和二尖瓣置换术采用机械瓣膜和生物瓣膜的长期获益和风险，与生物瓣相比，机械瓣膜与长期死亡获益（也就是较低的死亡率）有关；对于二尖瓣置换术的患者这种关系一直持续到 70 岁，对于主动脉瓣置换术的患者这种关系一直持续到 55 岁[20]。未来的指南是否会从主动脉瓣和二尖瓣分别根据患者不同年龄推荐机械瓣或生物瓣，需要更多的证据来支持。

五、瓣 中 瓣

瓣中瓣（Valve-in-Valve）技术是指通过经导管瓣膜治疗技术治疗衰败的外科人工生物瓣膜，该治疗方式常用于不能进行外科手术的生物瓣衰败患者。全球最大的一项瓣中瓣注册研究（VIVID 研究）结果显示，接受瓣中瓣治疗的人工生物瓣衰败患者术后 1 个月死亡率或脑卒中率为 9.3%，1 年生存率为 83.2%[21]。而另一项非随机对照试验结果显示，对比外科手术治疗，瓣中瓣治疗衰败人工生物瓣具有相同的血流动力学结果、更低的脑卒中发生率及出血事件发生率[22]。尽管瓣中瓣技术的人工瓣膜耐久性及长期结局尚需要进一步临床试验研究结果证实，但 2017 年 ESC/EACTS 指南与 2017 年 AHA/ACC 指南均将瓣中瓣技术作为治疗衰败生物瓣的Ⅱa 推荐。

六、抗血栓治疗

出血和缺血事件是 TAVR 术后较为常见的并发症。因此，需要兼顾出血和缺血的 TAVR 术后的抗栓策略，目前尚无统一的策略。对于 TAVR 术后抗血栓治疗的问题，2017 年 AHA/ACC 指南和 2017 年 ESC/EACTS 指南的推荐有所不同。2017 年 ESC/EACTS 指南推荐 TAVR 术后使用双联抗血小板药物 3~6 个月后终生使用单一抗血小板药物（Ⅱa、C）。2017 年 AHA/ACC 指南推荐 TAVR 术后前 3 个月使用维生素 K 抑制剂进行抗凝治疗，并建议抗凝期间 INR 应至少达到 2.5（Ⅱb、B-NR）。而 2014 年 AHA/ACC 指南还是推荐 TAVR 术后 6 个月双联抗血小板药物治疗后终生使用单一抗血小板药物（Ⅱb，C）。2017 年 AHA/ACC 指南这一推荐的基础来源于 2015 年 Makkar 等研究通过高分辨率 CT（MRCT）发现 10%~15% 的生物瓣膜置换术后患者存在瓣叶血栓形成[23]。尽管大多是无症状性或应用抗凝可消除的，但潜在地增加了脑卒中风险[23-25]。此后，2017 年 Makkar 等基于 RESOLVE 和 SAVORY 注册研究对比了 SAVR 和 TAVR 生物瓣亚临床血栓形成情况，针对 890 例患者发现 106 名患者存在生物瓣亚临床血栓，其中 SAVR 术后为 4%，TAVR 术后为 13%，服用华法林及新型口服抗凝药的患者发生生物瓣亚临床血栓的比例为 4%，明显小于双联或单独抗血小板聚集治疗的患者的 15%。随访发现，生物瓣亚临床血栓不增加脑卒中发生的概率，但与 TIA、脑卒中和 TIA 的总和相关。此外，在瓣膜的类型上，生物瓣亚临床血栓发生的概率分别为：Edwards 系列 14%，Evolut 或 CoreValve 6%，Lotus 14%，Portico 30%，外科瓣 4%。针对 58 名瓣叶活动减退的患者，36 名患者应用抗凝药物 3 个月后瓣叶活动恢复，未接受抗凝的 22 名患者仅有 2 名瓣叶活动恢复[26]。总的来说，TAVR 术后抗凝、抗血小板策略迄今为止没有定论，需进一步的临床试验结果证实。

两部指南对于人工生物瓣膜血栓的干预相对统一。2017 年 ESC/EACTS 指南对于不考虑手术干预的瓣膜血栓患者推荐使用维生素 K 抑制剂和 / 或肝素治疗（Ⅰ、C），而在 2017 年 AHA/ACC 指南中对于怀疑或者确认瓣膜血栓患者，若血流动力学稳定且无抗凝禁忌证，推荐使用维生素 K 抑制剂抗凝（Ⅱa，C-LD）。这是因为一系列案例分析的结果提示在瓣叶血栓出现后使用维生素 K 抑制剂抗凝，血流动力学得到明显改善。

七、长 期 随 访

此外，2017 年 ESC/EACTS 指南还对生物瓣术后的随访进行了建议。建议经导管或者外科生物瓣置换术后，30 天内（更好的是手术后 30 天左右）常规行超声心动图检查（包括术后的跨瓣压差），1 年以及之后每年 1 次的常规随访。这可能考虑到生物瓣置换术后的瓣叶血栓问题、瓣叶结构损伤和生物瓣衰败等问题。对于瓣叶结构损伤和生物瓣衰败等问题，近期一个专家共识的标准为我们临床定义瓣叶结构损伤和生物瓣衰败提供了参考[27]。

（王建安）

参 考 文 献

[1] NISHIMURA R A,OTTO C M,BONOW R O,et al. 2017 AHA/ACC Focused Update of the 2014 AHA/ACC Guideline for the Management of Patients With Valvular Heart Disease：A Report of the American College of Cardiology/American Heart Association Task Force on Clinical Practice Guidelines［J］. J Am Coll Cardiol,2017,70（2）：252-289.

[2] NISHIMURA R A,OTTO C M,BONOW R O,et al. 2014 AHA/ACC guideline for the management of patients with valvular heart disease：a report of the American College of Cardiology/American Heart Association Task Force on Practice Guidelines ［J］. J Am Coll Cardiol,2014,63（22）：57-185.

[3] BAUMGARTNER H,FALK V,BAX J J,et al. 2017 ESC/EACTS Guidelines for the management of valvular heart disease［J］. Eur Heart J,2017,38：2739-2791.

[4] VAHANIAN A,ALFIERI O,ANDREOTTI F,et al. Guidelines on the management of valvular heart disease（version 2012）：the Joint Task Force on the Management of Valvular Heart Disease of the European Society of Cardiology（ESC）and the European Association for Cardio-Thoracic Surgery（EACTS）［J］. Eur J Cardiothorac Surg,2012,42（4）：1-44.

[5] 欧袁伟翔,李怡坚,陈茂. 2017 年 ESC/EACTs 与 AHA/ACC 心脏瓣膜疾病管理的指南解读［J］. 中国循证医学杂志,2017,11（17）：1260-1264.

[6] DEEB G M,REARDON M J,CHETCUTI S,et al. 3-Year outcomes in high- risk patients who underwent surgical or transcatheter aortic valve replacement ［J］. J Am Coll Cardiol,2016,67（22）：2565-2574.

［7］LEON M B,SMITH C R,MACK M,et al. Transcatheter aortic-valve implantation for aortic stenosis in patients who cannot undergo surgery［J］. N Engl J Med,2010,363(17):1597-1607.

［8］REARDON M J,VAN MIEGHEM N M,POPMA J J,et al. Surgical or transcatheter aortic-valve replacement in intermediate-risk patients［J］. N Engl J Med,2017,376(14):1321-1331.

［9］SIONTIS G C,PRAZ F,PILGRIM T,et al. Transcatheter aortic valve implantation vs. surgical aortic valve replacement for treatment of severe aortic stenosis:a meta-analysis of randomized trials［J］. Eur Heart J,2016,37(47):3503-3512.

［10］THOURANI V H,KODALI S,MAKKAR R R,et al. Transcatheter aortic valve replacement versus surgical valve replacement in intermediate-risk patients:a propensity score analysis［J］. Lancet,2016,387(10034):2218-2225.

［11］MACK M J,LEON M B,THOURANI V H,et al. Transcatheter Aortic-Valve Replacement with a Balloon-Expandable Valve in Low-Risk Patients［J］. N Engl J Med,2019,380(18):1695-1705.

［12］POPMA J J,DEEB G M,YAKUBOV S J,et al. Transcatheter Aortic-Valve Replacement with a Self-Expanding Valve in Low-Risk Patients［J］. N Engl J Med,2019,380(18):1706-1715.

［13］Edwards Lifesciences. Evaluation of Transcatheter Aortic Valve Replacement Compared to Surveil Lance for Patients With As Ymptomatic Severe Aortic Stenosis(EARLY TAVR)［R/OL］.(2019-02-03)［2019-07-15］. https://clinicaltrials.gov/ct2/show/NCT03042104.

［14］SPITZER E,VAN MIEGHEM N M,PIBAROT P,et al. Rationale and design of the Transcatheter Aortic Valve Replacement to UNload the Left ventricle in patients with ADvanced heart failure(TAVR UNLOAD)trial［J］. Am Heart J,2016,182:80-88.

［15］WHITLOW P L,FELDMAN T,PEDERSEN W R,et al. Acute and 12-month results with catheter-based mitral valve leaflet repair:the EVEREST II(endovascular valve edge-to-edge repair)high risk study［J］. J Am Coll Cardiol,2012,59(2):130-139.

［16］STONE G W,LINDENFELD J,ABRAHAM W T,et al. Transcatheter Mitral-Valve Repair in Patients with Heart Failure［J］. N Engl J Med,2018,379(24):2307-2318.

［17］OBADIA J F,MESSIKA-ZEITOUN D,LEURENT G,et al. Percutaneous Repair or Medical Treatment for Secondary Mitral Regurgitation［J］. N Engl J Med,2018,379(24):2297-2306.

［18］CHIANG Y P,CHIKWE J,MOSKOWITZ A J,et al. Survival and long-term outcomes following bioprosthetic vs mechanical aortic valve replacement in patients aged 50 to 69 years［J］. JAMA,2014,312(13):1323-1329.

［19］CHIKWE J,CHIANG Y P,EGOROVA N N,et al. Survival and outcomes following bioprosthetic vs mechanical mitral valve replacement in patients aged 50 to 69 years［J］. JAMA,2015,313(14):1435-1442.

［20］GOLDSTONE A B,CHIU P,BAIOCCHI M,et al.Mechanical or Biologic Prostheses for Aortic-Valve and Mitral-Valve Replacement［J］. N Engl J Med,2017,377(19):1847-1857.

［21］DVIR D,WEBB J G,BLEIZIFFER S,et al. Transcatheter aortic valve implantation in failed bioprosthetic surgical valves［J］. JAMA,2014,312(2):162-170.

［22］PHAN K,ZHAO D F,WANG N,et al. Transcatheter valve-in-valve implantation versus reoperative conventional aortic valve replacement:a systematic review［J］. J Thorac Dis,2016,8(1):83-93.

［23］MAKKAR R R,FONTANA G,JILAIHAWI H,et al. Possible subclinical leaflet thrombosis in bioprosthetic aortic valves［J］. N Engl J Med,2015,373(21):2015-2024.

［24］HANSSON N C,GROVE E L,ANDERSEN H R,et al. Transcatheter aortic valve thrombosis:incidence,predisposing factors,and clinical implications［J］. J Am Coll Cardiol,2016,68(19):2059-2069.

［25］PACHE G,SCHOECHLIN S,BLANKE P,et al. Early hypo-attenuated leaflet thickening in balloon-expandable transcatheter aortic heart valves［J］. Eur Heart J,2016,37(28):2263-2271.

［26］CHAKRAVARTY T,SØNDERGAARD L,FRIEDMAN J,et al. Subclinical leaflet thrombosis in surgical and transcatheter bioprosthetic aortic valves:an observational study［J］. Lancet,2017,389(10087):2383-2392.

［27］CAPODANNO D,PETRONIO A S,PRENDERGAST B,et al. Standardized definitions of structural deterioration and valve failure in assessing long-term durability of transcatheter and surgical aortic bioprosthetic,valves:a consensus statement from the European Association of Percutaneous Cardiovascular Interventions(EAPCI)endorsed by the European Society of Cardiology(ESC)and the European Association for Cardio-Thoracic Surgery(EACTS)［J］. Eur Heart J,2017,38(45):3382-3390.

主动脉瓣疾病的介入治疗进展及未来趋势

主动脉瓣疾病包括主动脉瓣狭窄和主动脉瓣反流。既往，外科手术为主动脉瓣疾病的标准治疗手段。随着经导管主动脉瓣置换术（transcatheter aortic valve replacement，TAVR）的发明和推广，介入治疗也成为主动脉瓣疾病的一线治疗手段。本文回顾近年来主动脉瓣疾病介入治疗的进展，并对其未来发展趋势进行展望。

一、经皮主动脉瓣球囊扩张

相对于 TAVR 术，经皮主动脉瓣球囊扩张（PBAV）术历史较为悠久。1986 年第一次报道了瓣膜球囊扩张在成年患者应用成功的病例[1]。随后几个单中心研究显示，PBAV 可以使患者的血流动力学中度改善，缓解许多高危患者的症状[2-4]。然而，随后两项大型多中心研究显示，PBAV 虽然可以缓解患者的症状，但是并发症发生率及再狭窄率较高，抵消了血流动力学的获益，最终导致与药物治疗比，PBAV 并不能提高患者远期的生存率[5,6]。PBAV 术从那时起慢慢地被冷落下来。随着 TAVR 的出现，PBAV 的地位进一步下降。然而，PBAV 并非没有用处，目前指南仍将 PBAV 术可作为到外科手术或 TAVR 一个桥接治疗手段（Ⅱb 类指征，证据水平：B 级）[7]。特别是在我国，目前 TAVR 器械较贵，对于没有经济能力或者没有相关器械行 TAVR 且不能耐受外科手术患者，PBAV 可作为一种治疗选择。Attisano 研究显示，无技术能力行 TAVR 中心，与有技术能力行 TAVR 中心比，PBAV 的安全性和有效性是类似的[8]。Broyd 研究显示，PBAV 效果主要和患者主动脉瓣钙化积分有关，钙化积分越高，扩张效果越差[9]。许多研究显示，对于婴儿、儿童先天性主动脉瓣狭窄（肺钙化性），PBAV 效果较好，很少患者会再发狭窄[10]可作为这些患者首选治疗手段。

二、经导管主动脉瓣置换术

TAVR 被誉为继冠脉介入之后的心脏介入领域的又一次革命。其自从诞生以来，就备受关注。该技术的发展历程与既往的心脏介入技术不同：既往技术首先是在病情平稳的、可以外科手术的人群中开展，再逐渐向病情危重、不可以外科手术的人群中拓展，而该项技术首先在外科手术高风险、病情极危重的患者中开展，再逐渐向外科手术风险较低、病情较平稳的人群拓展。

TAVR 进来进展包括如下：

1. 低危人群的 TAVR 基于 PARTNER-2 研究及 SURTAVI 研究的结果，目前欧美指南已将外科手术极高危、高危、中危患者列为 TAVR 的适应证[11,12]。而根据美国胸外科协会（STS）数据库大样本数据显示，80% 左右外科主动脉瓣置换患者为低危患者（STS<4 分）[13]。因此，低危患者是 TAVR 数量最大目标的人群。美国心脏病学会科学年会（ACC 2019）公布了，低危患者是 TAVR 的重磅研究——PARTNER 3 研究结果[14]。试验入选 1 000 名患有严重主动脉瓣狭窄和低手术风险的患者，随机分配经股动脉 TAVR（使用球囊扩张瓣膜 SAPIEN 3）或外科手术（SAVR）。研究主要终点为 1 年时的死亡、脑卒中和再住院构成复合的终

14

点。TAVR 组和 SAVR 组基线主要指标无明显差异,平均年龄为 (73.3 ± 5.8) 岁 $vs.(73.6\pm6.1)$ 岁,平均胸外科医师协会风险(STS)评分为 $(1.9\%\pm0.7\%)$ $vs.(1.9\%\pm0.6\%)$,左心室射血分数 $(65.7\%\pm9.0\%)$ $vs.(66.2\%\pm8.6\%)$。1 年时,TAVR 的主要终点发生率低于 SAVR 组 $(8.5\% vs.15.12\%,P<0.001)$,TAVR 组死亡或致残性脑卒中发生率低于 SAVR 组 $(1.0\% vs.2.9\%,P=0.03)$。一些其他次要终点包括 30 天新发房颤、30 天时脑卒中、生活质量评分等,TAVR 组均优于 SAVR 组。起搏器植入率两者无明显差异 $(6.5\% vs.4.0\%,P=0.09)$。总体上可以说,本试验中 TAVR 完胜 SAVR。

ACC 2019 还公布另外一项低危患者 TAVR 的随机对照临床试验 Evolut Low Risk Trial[15]。试验入选 1 468 名患有严重主动脉瓣狭窄和低手术风险的患者,随机分配经股动脉 TAVR(使用自膨胀瓣膜 Evolut R)或外科手术(SAVR)。研究主要终点为 2 年时的死亡或致残性脑卒中构成复合的终点。TAVR 组和 SAVR 组基线主要指标无明显差异,平均年龄为 (74.1 ± 5.8) 岁 $vs.(73.6\pm5.9)$ 岁,平均胸外科医师协会风险(STS)评分为 $(1.9\%\pm0.7\%)$ $vs.(1.9\%\pm0.7\%)$,左心室射血分数 $(61.7\%\pm7.9\%)$ $vs.(61.9\%\pm7.7\%)$。研究公布时,TAVR 组 432 例完成 1 年随访,72 例完成 2 年随访,SAVR 组 352 例完成 1 年随访,65 例完成 2 年随访。两者中期随访时间为 12.2 个月。因此,ACC 2019 公布的该研究中期结果,并非最终结果。结果显示,两组主要终点无明显差异 $(5.3\% vs.6.7\%)$。一些其他次要终点包括 30 天新发房颤、30 天时脑卒中、30 天死亡率等,TAVR 组均优于 SAVR 组。起搏器植入率 TAVR 组高于 SAVR 组两者无明显差异 $(17.4\%$ $vs.6.1\%,P=0.09)$。该研究结果显示,在外科手术低危患者中,使用自膨胀瓣膜 Evolut R 行 TAVR 不略于 SAVR。由于相当部分患者未完成随访,故研究未能体现 TAVR 的绝对优势。

以上的两个研究显示,在外科手术低危患者中,TAVR 不劣于 SAVR,甚至优于 SAVR。应注意的是,这两个研究使用的是最新一代的瓣膜,我国目前临床实践中使用瓣膜的为老一代不可回收瓣膜。在试验中,一些非典型病例如二叶式主动脉瓣也被排除。最后,年龄因素也是限制 TAVR 在低危患者应用的因素。因此,我们不能简单把研究结果推广到目前我国临床实践中,盲目扩大在低危患者广泛推广 TAVR 术。

2. 二叶式主动脉瓣的 TAVR 先天二叶式主动脉瓣(BAV)是常见的先天性心脏病,人群中发病率达 1%。我国 TAVR 候选人群中 BAV 比例较高。各大中心经验显示,我国 TAVR 的完成的病例中,BAV 占到将近一半。既往认为 BAV 不适合行 TAVR,临床试验将 BAV 列为排除标准。即使最近 2017 年 ESC 瓣膜指南,也将 BAV 列为不适合 TAVR 的因素。BAV 患者与经典的三叶式主动脉瓣狭窄患者相比,存在着以下一些不利于 TAVI 手术的因素:①人工瓣膜难以完全展开:相对于三叶式(TAV),从力学的角度看,BAV 瓣膜球囊扩张时自体瓣膜不易完全撕开,导致球囊扩张效果不明显,并且瓣膜支架难以完全展开。术后瓣环常常呈椭圆形,长期可能影响瓣膜的功能。②容易移位:自体瓣膜不易完全撕开,人工瓣膜难以完全展开,其受到挤压力更大,导致瓣膜容易向下移位,导致瓣膜容易放置过深,瓣中瓣概率较高。③容易出现瓣周漏:BAV 的瓣叶经常不对称、钙化重而不均匀等解剖学特点导致植入的瓣膜难以完全贴壁,容易导致瓣周漏。④常合并主动脉扩张、主动脉瘤,瓣膜支架的支撑点减少,且有发生主动脉夹层风险。由于二叶式主动脉瓣狭窄非常常见,国内医院在二叶式主动脉瓣的 TAVR 方面积累了丰富经验,在世界上处于领先地位,根据以上 BAV 提到的特点提出了高位释放、小一号瓣膜等策略。目前从各大医学中心经验看来,二叶式主动脉瓣和三叶式主动脉瓣 TAVR 效果并无太大差异[16-18]。因此,《经导管主动脉瓣置换术中国专家共识》将 BAV 主动脉瓣作为 TAVR 的相对适应证[19]。

国际上,最近发表的最大的一项研究纳入了 561 例 BAV 患者,根据患者的基线特征匹配了相似特点的三叶式主动脉瓣(TAV)患者,研究表明 BAV 患者 TAVR 术后不良事件发生率高,包括瓣周漏发生率(10.4%vs.6.8%,P=0.04)、主动脉损伤(1.6%vs.0,P=0.004)、转外科手术发生率(2.0%vs.0.2%,P=0.006)及第 2 个瓣膜植入率(4.8%vs.1.5%,P=0.002)均较高[20]。但这些差异主要发生于老一代瓣膜器械中,使用新一代瓣膜(Sapien 3、Lotus、Evolut R),BAV 各项指标均与 TAV 患者无显著差异。总体上,BAV 组和 TAV 两组 2 年生存率无差异。另外一项对美国 TVT 数据库进行倾向性评分匹配研究,纳入 2 726 例 BAV、2 726 例 TAV,两组基线无差异,其中 STS 评分(4.9 分 vs.5.1 分,P=0.09)。BAV 组转外科手术组概率略高于 TAV 组(0.9%vs.0.4%,P=0.03),主动脉根部损伤风险也略高于 TAV 组(0.3%vs.0,P=0.02),瓣中瓣的比率相当(0.4%vs.0.2%,P=0.16)。两组 1 年死亡率(12.0%vs.10.5%,P=0.31)和脑卒中发生率相当(3.4%vs.3.1%,P=0.16)。1 年时中度瓣周漏发生率无显著差异(3.0%vs.2.5%),主动脉瓣平均压差及瓣口面积也无差异。该研究显示,在中高危人群中使用 Sapien 3 瓣膜行 TAVR,BAV 患者主动脉根部损伤,转外科手术概率高于 TAV 患者,但仍处于较低水平,BAV 患者 1 年生存率和脑卒中发生率以及血流动力学方面和 TAV 者无差异。该研究为中高危人群 BAV 患者的 TAVR 提供了有力依据。

3. 主动脉瓣反流的 TAVR　TAVR 最开始被用于治疗钙化性主动脉瓣狭窄,这是因为钙化性的瓣膜组织坚硬,可为瓣膜支架起到支撑固定作用。然而,随着经验的积累和一些特殊器械的发明,目前显示 TAVR 治疗主动脉瓣反流也是可行的。一项国际多中心大样本研究显示,新一代瓣膜治疗主动脉瓣反流具有较好的效果[22]。共有 331 名平均 STS 评分为(6.7±6.7)分的主动脉瓣反流患者接受了 TAVR。早期(CoreValve)和新一代装置(Evolut R、J-valve、Lotus 等)分别用于 119 名患者(36.0%)和 212 名患者(64.0%)。新一代装置组的 STS 评分较低[(6.2±6.7)分 vs.(7.6±6.7)分,P=0.08],但早期装置组更常使用经股动脉入路(87.4%vs.60.8%,P<0.001)。与早期装置相比,新一代装置的成功率显著较高(81.1%vs.61.3%,P<0.001),这是因为第二瓣膜植入率较低(12.7%vs.24.4%,P=0.007),术后≥中度主动脉瓣瓣周漏较低(4.2% vs.18.8%,P<0.001)。两组 30 天的主要终点无显著差异。1 年随访时,全因死亡率和心血管死亡的累积率分别为 24.1% 和 15.6%。另外一项美国 STS/TVT 数据库注册研究显示,使用目前商用的自膨胀瓣膜(n=81,CoreValve;n=149,Evolut R)对主动脉瓣反流患者行 TAVR 是可行的[23]。研究入选的是单纯性主动脉瓣反流或者混合性以主动脉瓣反流为主的主动脉瓣病变患者(主动脉瓣跨瓣压差≤20mmHg)。器械成功率为 81.7%(CoreValve72.2%,Evolut R86.9%,P=0.0.01),30 天全因死亡率为 13.3%。所有患者在基线时均出现中度/重度主动脉瓣反流;30 天时,9.1% 患者持续出现中度 AR 和 1.4% 的重度主动脉瓣反流。Evolut R 装置的残余中度/重度主动脉瓣反流相对于 CoreValve 瓣膜显著降低(19.1%vs.6.3%,P=0.02)。尽管 30 天全因死亡率更高,但对于没有外科手术选择的主动脉瓣反流患者,使用自膨胀瓣膜 TAVR 是一种可行的选择。国产 J-Valve 瓣膜设计上有特殊锚定件,可以很好固定钙化主动脉瓣上,用于治疗主动脉反流,所以在其临床试验中,相当比例的患者是主动脉瓣反流。我国在主动脉瓣反流的 TAVR 方面积累了较多经验,处于世界先进地位,发表了一些有影响力的文章[24],并在上市后完成大量的临床病例。

4. 新型器械研发　第一代主动脉瓣主要包括 CoreValve 瓣膜和 Sapien、SapienXT。CoreValve 瓣膜由镍钛合金支架和猪心包瓣膜构成,为自膨胀的瓣膜。Sapien 系列瓣膜由钴铬合金及牛心包瓣膜构成,为球囊扩张式的瓣膜。第一代瓣膜尺寸输送系统比较大,基本为18F 或以上;没有防瓣周漏设计,瓣周漏发生概率比较高;不可回收、不可调整位置,一旦放置位置错误或者出现并发症,几乎无逆转可能。鉴于老一代瓣膜存在这些的缺点,其临床并发症及围术期死亡率仍较高。新一代瓣膜设计针对以上缺陷进行了不同方式的攻克。相对于第一代瓣膜,第二代瓣膜有改进。笔者将第二代介入性主动脉瓣定义为"具有防瓣周漏、可回收、小输送系统(<18F)或者自动定位等两个以上特性的瓣膜"[25]。Sapien 3 及 Sapien 3 utra、Evolut R 及 Evolut R pro、Centera、ACCURATE neo、Direct Flow、Lotus 瓣膜等为较成熟的二代瓣膜(表1),做了明显改进,已攻克了瓣周漏及不可回收的问题,输送系统尺寸进一步缩小,有些瓣膜具有自动定位的功能。目前较大样本临床试验证实新一代的瓣膜并发症发生率明显下降,手术安全性明显提高[25]。另外,为了提高瓣膜寿命以及降低输送系统大小,组织工程瓣膜和干瓣被目前被证明是可行的。

表1　国外新一代介入性主动脉瓣特性总结

	Sapien3	Evolout R	Centera	Accurate Neo	Lotus	Pertico	Direct Flow
防瓣周漏	+	+	+	+	+	+	+
可回收或可调整	–	+	+	–	+	+	+
输送系统型号更小	14F	14F	14F	15F	18/20F	18F	18F
自动定位	–	–	–	+	–	–	–
治疗主动脉瓣反流	–	–	–	+	–	–	–

三、国内发展概况

1. 瓣膜耐久性问题　随着 TAVR 向低危和低龄化患者推广,瓣膜耐久性问题变得更加重要。在 2019 年 EuroPCR 会议公布可两项目前随访时间最长关于瓣膜持久性研究,为 TAVR 瓣膜持久性提供了依据。来自意大利的 Luca Testa 教授给我们分析了 TAVR 术后 8 年的随访结果,他们所使用的是 CoreValve 瓣膜,主要终点包括全因死亡率、血流动力学表现(包括瓣周漏)、EAPCI/ESC/EACTS 根据血流动力学定义的结构性的瓣膜退化(SVD)。基线数据显示受试者很多都是高龄、多合并症、高外科手术风险的患者(n=990)。结果显示,有 728 名患者在随访期内去世;但对存活 8 年以上的患者,超声随访显示主动脉瓣平均压差和瓣周漏(PVL)的程度大部分维持在低水平。7.3% 患者出现严重瓣膜衰败(定义为再次瓣膜干预手术、严重 SVD、人工瓣膜相关死亡)。Sathananthan 教授团队报道了一组 10 年随访数据,使用的是 Edwards SAPIEN(89.5%)瓣膜与 Cribier Edwards(10.5%)瓣膜。基线数据显示,受试者同样是高龄、多合并症、高外科手术风险。结果显示,在 19 名患者中,有 76.5% 没有发生中等以上的 SVD。3 名(17.7%)患者发生严重的 SVD,1 例进行再次 TAVR,1 例进行外科手术干预,1例出现严重主动脉瓣反流而未干预。从以上数据可以看出,在 8~10 年随访期内,大部分 TAVR 患者瓣膜维持在正常水平,但一小部分患者瓣膜功能出现障碍,该结果与外科生物瓣膜结果相当。

2. **瓣膜血栓及抗凝** 2015 年 TCT 年会议上,有一项议题引人关注:接受生物主动脉瓣置换的患者,术后可能存在的亚临床瓣膜血栓形成及瓣叶活动减退。随后的《新英格兰医学杂志》上也发表了汇总 3 个这方面研究数据的集中分析结果[26]。其中,PORTICO-IDE 研究发现,在 55 名 TAVR 患者中,22 名(40%)患者出现瓣叶功能减退(瓣膜亚临床血栓形成)。而来自 RESOLVE 及 SAVORY 两项单注册研究的混合数据显示,新近置换主动脉瓣膜的 132 名患者中,共有 17 名(12.9%)患者出现瓣叶活动减退,其中 15 名为 TAVR 患者,2 名为 SAVR 患者。抗凝治疗的患者,瓣叶活动减退发生率远低于双抗血小板者(PORTICO-IDE 研究:55% vs.0;两项注册研究:29% vs.0)。四维 CT 影像随访结果显示,11 例瓣叶减退者经抗凝后,瓣叶活动恢复正常;未抗凝 10 例者,只有 1 例瓣叶恢复正常。在 PORTICO-IDE 研究,瓣叶活动异常与脑卒中或者 TIA 相关性未达到统计学意义(2/22vs.0/33,P=0.16),但在两项注册研究中,瓣叶活动异常者脑卒中或 TIA 发生率更高(3/17vs.1/115,P=0.000 7)。从那以后,TAVR 瓣膜血栓及抗凝问题从未备受关注的问题。GALILEO 研究是一项随机对照开放标签研究,患者被随机分为阿司匹林 + 氯吡格雷 3 个月之后阿司匹林单抗组,以及利伐沙班 + 阿司匹林 3 个月之后利伐沙班治疗组,2018 年 TCTMD 已报道因发现利伐沙班后血栓事件、全因死亡率出血事件增高而被叫停。就 TAVR 术后抗凝问题,2017 年美国指南指出,对于出血低危的 TAVR 患者可以考虑抗凝治疗,推荐等级为 IIb 类[11]。2017 ESC 指南显示,对于无需口服抗凝药的患者在 TAVR 术后 3~6 个月应进行 DAPT 治疗,之后可采用单个抗血小板治疗,推荐等级为 IIa 类[12]。该指南还指出,对于特定的具有抗凝指征的患者(如 TAVR 术后合并房颤、有血栓栓塞风险等)需予以抗凝治疗。

3. **极简式 TAVR** 传统的 TAVR 是在杂交手术室、全麻、食管超声、外科医师甚至体外循环备台的情况下实施,这样可以最大程度保障手术的安全性。随着技术的改进及经验的积累,TAVR 已经变得越来越安全。一些学者认为,TAVR 可以像经皮冠脉介入(PCI)那样方式实施,于是极简式(minimalist approach)TAVR 的概念被提出。2014 年,Babaliaros 等首先提出极简式 TAVR 的概念[27]。手术是在传统的导管室下进行,采用局部麻醉加轻微的镇静(在手术医师的要求下,由护士给药而非麻醉师短暂的给予芬太尼 + 咪唑酮),由经胸心脏超声监测,通过股动脉入路,皮下穿刺、血管缝合器缝合,给予尿套而不是导尿管,无需外科医师在场备台或协助。这种手术方式把传统繁琐、复杂的 TAVR 手术方式大大简化,甚至无需专业的麻醉医师上台。3M TAVR 研究[28]入选了 13 个中心 411 例患者,使用 SAPIEN XT(58.2%)或 SAPIEN 3(41.8%)瓣膜行极简式 TAVR。中位数年龄为 84 岁(四分位间距:78~87 岁),STS 评分中位数为 4.9%(四分位间距:3.3%~6.8%)。第二天出院的患者占 80.1%,48 小时内出院的患者占 89.5%。30 天内全因死亡率或脑卒中的复合发生率为 2.9%(95%CI:1.7%~5.1%)。30 天时的次要结局包括主要血管并发症 2.4%(n=10)、再入院率 9.2%(n=36)、心脏再入院率 5.7%(n=22)、新的永久性起搏器 5.7%(n=23)、轻度瓣膜旁反流 3.8%(n=15)。该研究证实极简式 TAVR 是安全、可行的。

4. **冠脉开口过低患者的 TAVR** 冠脉堵塞是 TAVR 严重的并发症,其很可能导致致命性后果,是目前手术死亡及患者筛选失败主要原因之一。因为冠脉开口过低(<10mm)或者主动脉窦较小(<30mm)等解剖因素而放弃 TAVR 手术的患者在目前临床实践中并不少见。

一些器械如 J-Valve 或者 JenaValve,因为具有锚定件,可以将自体瓣膜压向心室侧远离冠脉开口,故可以应用于冠脉低开口的患者[29]。此外,一种经导管瓣膜撕裂技术(BASILICA)被发明,通过经股动脉送入器械,将位于冠脉开口附近的自体瓣膜撕裂,以防止植入人工瓣膜时引起冠脉堵塞。该技术目前被证实是可行的[30]。

四、未来趋势展望

TAVR 作为主动脉瓣疾病治疗的革命性治疗手段,其未来发展趋势包括以下几个方面:①器械逐步改进,使得手术更加安全、有效、便利,具体包括输送系统更小、防瓣周漏设计、可回收可调整位置、自动定位、冠脉开口保护等功能,还包括新型瓣膜材料的研发,使得瓣膜寿命的延长;②随着器械改进和经验积累,适应证向非典型患者扩展,包括二叶式主动脉瓣、主动脉瓣反流,冠脉开口低的患者;③随着技术进步,人工瓣膜寿命延长,年轻患者也将变成 TAVR 适用人群;④临床试验逐渐完善,使得一些相关问题得到清晰解答,例如术后哪些患者需要抗凝? 是否需要应用脑保护装置? 无症状患者是否需要 TAVR? 中度狭窄合并心衰患者 TAVR 是否有益处? ⑤随着器械性能提高以及经验积累,TAVR 操作将变得越来越简便,极简式 TAVR 将成为大部分患者手术方式,将来许多情况下可以像做 PCI 一样做 TAVR。

(潘文志　周达新　葛均波)

参 考 文 献

[1] CRIBIER A, SAVIN T, SAOUDI N, et al. Percutaneous transluminal valvuloplasty of acquired aortic stenosis in elderly patients: an alternative to valve replacement? [J]. Lancet, 1986, 1(8472):63-67.

[2] LEWIN RF, DORROS G, KING JF, et al. Percutaneous transluminal aortic valvuloplasty: acute outcome and follow-up of 125 patients [J]. J Am Coll Cardiol, 1989, 14(5):1210-1217.

[3] DODEK A, HOOPER RO, KIESS M. Percutaneous balloon valvuloplasty for aortic stenosis: improved quality of life for elderly patients [J]. Can J Cardiol, 1988, 4(5):223-227.

[4] SAFIAN RD, WARREN SE, BERMAN AD, et al. Improvement in symptoms and left ventricular performance after balloon aortic valvuloplasty in patients with aortic stenosis and depressed left ventricular ejection fraction [J]. Circulation, 1988, 78(5 Pt 1):1181-1191.

[5] NHLBI Balloon Valvuloplasty Registry Participants. Percutaneous balloon aortic valvuloplasty. Acute and 30-day follow-up results in 674 patients from the NHLBI Balloon Valvuloplasty Registry [J]. Circulation, 1991, 84:2383-2397.

[6] OTTO CM, MICKEL MC, KENNEDY JW, et al. Three-year outcome after balloon aortic valvuloplasty. Insights into prognosis of valvular aortic stenosis [J]. Circulation, 1994, 89:642-650.

[7] NISHIMURA RA, OTTO CM, BONOW RO, et al. 2014 AHA/ACC guideline for the management of patients with valvular heart disease: executive summary: a report of the American College of Cardiology/American Heart Association Task Force on Practice Guidelines [J]. J Am Coll Cardiol, 2014, 63(22):2438-2488.

[8] ATTISANO T, SILVERIO A, STABILE E, et al. Safety and feasibility of balloon aortic valvuloplasty in non-TAVI centers: The "BAV for life" experience [J]. Catheter Cardiovasc Interv, 2019, 93(1):E63-E70.

[9] BROYD CJ, PANOULAS V, MATTAR W, et al. Effect of Aortic Valve Calcium Quantity on Outcome After Balloon Aortic Valvuloplasty for Severe Aortic Stenosis [J]. Am J Cardiol, 2018, 122(6):1036-1041.

[10] AULD B, CARRIGAN L, WARD C, et al. Balloon Aortic Valvuloplasty for Congenital Aortic Stenosis: A 14-Year Single Centre Review [J]. Heart Lung Circ, 2019, 28(4):632-636.

[11] NISHIMURA RA, OTTO CM, BONOW RO, et al. 2017 AHA/ACC Focused Update of the 2014 AHA/ACC Guideline for the Management of Patients With Valvular Heart Disease: A Report of the American College of Cardiology/American Heart Association Task Force on Clinical Practice Guidelines [J]. J Am Coll Cardiol, 2017, 70(2):252-289.

［12］BAUMGARTNER H，FALK V，BAX JJ，et al. 2017 ESC/EACTS Guidelines for the management of valvular heart disease［J］. Eur Heart J，2017，38（36）：2739-2791.

［13］THOURANI VH，SURI RM，GUNTER RL，et al.Contemporary real-world outcomes of surgical aortic valve replacement in 141，905 low-risk，intermediate-risk，and high-risk patients［J］. Ann Thorac Surg，2015，99（1）：55-61.

［14］MACK MJ，LEON MB，THOURANI VH，et al.Transcatheter Aortic-Valve Replacement with a Balloon-Expandable Valve in Low-Risk Patients［J］. N Engl J Med，2019，380（18）：1695-1705.

［15］POPMA JJ，DEEBGM，YAKUBOV SJ，et al.Transcatheter Aortic-Valve Replacement with a Self-Expanding Valve in Low-Risk Patients［J］.N Engl J Med，2019，380（18）：1706-1715.

［16］LIU XB，JIANG JB，ZHOU QJ，et al.Evaluation of the safety and efficacy of transcatheter aortic valve implantation in patients with a severe stenotic bicuspid aortic valve in a Chinese population［J］.J Zhejiang Univ Sci B，2015，16（3）：208-214.

［17］XIONG TY，ZHENG MX，WEI X，et al. Hemodynamic changes after transcatheter aortic valve implantation during sequential follow-ups in patients with bicuspid aortic valve compared with tricuspid aortic valve［J］.Cardiol J，2017，24（4）：350-357.

［18］ZHOU D，PAN W，WANG J，et al.VitaFlow™ transcatheter valve system in the treatment of severe aortic stenosis：One-year results of a multicenter study［J］.Catheter Cardiovasc Interv，2019.

［19］中国医师协会心血管分会结构性心脏病专业委员会，中华医学会心血管分会结构性心脏病学组.经导管主动脉瓣置换术中国专家共识［J］.中国介入心脏病学杂志，2015，23（12）：661-667.

［20］YOON SH，BLEIZIFFER S，DE BACKER O，et al. Outcomes in Transcatheter aortic valve replacement for bicuspid versus tricuspid aortic valve stenosis［J］. J Am Coll Cardiol，2017，69（21）：2579-2589.

［21］LEON M B. Outcomes of Transcatheter Aortic Valve Replacement with Ballon-Expandable Sopien 3 Valve in Bicuspid Aortic Stenosis：An analysis of the STS/ACC TVT Registry［EB/OL］.（2019-03-28）［2019-09-06］. https://www.tctmd.com/slide/outcomes-transcatheter-aortic-valve-replacement-balloon-expandable-sapien3-valve-bicuspid

［22］YOON SH，SCHMIDT T，BLEIZIFFER S，et al. Transcatheter aortic valve replacement in pure native aortic valve regurgitation［J］.J Am Coll Cardiol，2017，70（22）：2752-2763.

［23］ANWARUDDIN S，DESAI ND，SZETO WY，et al. Self-Expanding Valve System for Treatment of Native Aortic Regurgitation by Transcatheter Aortic Valve Implantation（from the STS/ACC TVT Registry）［J］. Am J Cardiol，2019. pii：S0002-9149（19）30624-1.

［24］ZHU L，GUO Y，WANG W，et al. Transapical transcatheter aortic valve replacement with a novel transcatheter aortic valve replacement system in high-risk patients with severe aortic valve diseases［J］.J Thorac Cardiovasc Surg，2018，155（2）：588-597.

［25］潘文志，周达新，葛均波.经导管主动脉瓣置换术的中国现状 2017［J］.华西医学，2018，33（2）：132-136.

［26］MAKKAR RR，FONTANA G，JILAIHAWI H，et al.Possible Subclinical Leaflet Thrombosis in Bioprosthetic Aortic Valves［J］. N Engl J Med，2015，373（21）：2015-2024.

［27］BABALIAROS V，DEVIREDDY C，LERAKIS S，et al. Comparison of transfemoral transcatheter aortic valve replacement performed in the catheterization laboratory（minimalist approach）versus hybrid operating room（standard approach）：outcomes and cost analysis［J］. JACC Cardiovasc Interv，2014，7（8）：898-904.

［28］WoOD DA，LAUCK SB，CAIRNS JA，et al. The Vancouver 3M（Multidisciplinary，Multimodality，But Minimalist）Clinical Pathway Facilitates Safe Next-Day Discharge Home at Low-，Medium-，and High-Volume Transfemoral Transcatheter Aortic Valve Replacement Centers：The 3M TAVR Study［J］. JACC CardiovascInterv，2019，12（5）：459-469.

［29］QIAN H，CHEN Y，CHENG Z，et al.An alternative solution for patient with high risk of coronary obstruction underwent TAVI procedure using a novel second-generation device - a case series［J］.J CardiothoracSurg，2019，14（1）：47.

［30］KHAN JM，GREENBAUM AB，BABALIAROS VC，et al.The BASILICA Trial：Prospective Multicenter Investigation of Intentional Leaflet Laceration to Prevent TAVR Coronary Obstruction［J］.JACC CardiovascInterv，2019，12（13）：1240-1252.

TAVR 术前影像学评估

主动脉瓣狭窄（aortic stenosis，AS）是临床最常见的心脏瓣膜病之一，65 岁以上人群中发病率达 2%~7%，伴随全球人口老龄化，罹患该疾病的患者人数还在急剧增加。外科主动脉瓣置换术（surgical aortic valve replacement，SAVR）挽救了大批 AS 患者的生命，但仍有大量高龄、合并症复杂、外科手术禁忌或者高危风险的症状性 AS 患者因未得到手术治疗机会而死亡。由此，经导管主动脉瓣置换术（transcatheter aortic valve replacement，TAVR）应运而生，其安全性和有效性已经过多个大型多中心前瞻性随机对照研究以及临床注册研究证实。近年来随着新的临床试验结果的公布，TAVR 的适应证逐步向着外科中低危风险的患者进行拓展。

不同于传统外科主动脉瓣置换术直视下的手术操作，TAVR 更依赖于术前准确的影像学评估，这是 TAVR 手术成功的基础。术前评估的目的为筛选符合 TAVR 适应证的患者及恰当的手术入路；术中评估旨在瓣膜的准确定位释放及功能评估；术后旨在并发症的评估。TAVR 围术期的常规影像学评估方法主要包括超声心动图及多排螺旋 CT（MDCT）的评估。此外，磁共振等影像学方法对心功能的评估及特定患者的术前测量也有独特的优势。

一、超声心动图

经胸超声心动图通常是作为明确主动脉瓣狭窄并评估其程度的首选检查，对于动态测量跨瓣流速及压力阶差方面超声心动图优势明显。同时，超声心动图可以动态观察瓣叶开闭情况，判断瓣叶形态并排除因心脏解剖结构异常而导致的 TAVR 相对禁忌证，如主动脉瓣重度反流、二尖瓣重度反流以及明显的室间隔肥厚及左心室内血栓及赘生物影。此外，超声心动图可以动态了解心脏收缩、舒张功能，具有经济、方便、可重复性高等优势。

（一）术前超声评估

TAVR 患者术前超声检查是必不可少的影像学评估，其可以对心脏的整体形态学及功能学状态进行细致、准确的评估，另外主动脉瓣的形态学评估及解剖参数是制订手术方案、瓣膜大小选择的重要参数，因此术前全面系统的评估非常重要，重要的参数如房室内径、室壁厚度、LVEDV、LVESV、左心室射血分数；主动脉瓣形态学参数如瓣环内径、瓣叶数目、钙化病变程度及功能学参数如有效瓣口面积、峰值流速、平均跨瓣压差应体现在超声心动图报告中。

（二）术中超声监测

术中监测方案因麻醉方案差异可以选用不同方式，局麻或者麻醉镇静状态采用 TTE 进行，该方式在不干扰导管操作和透视的情况下可实时进行，但该方式受患者体位、消毒铺单等影响通常成像困难且图像质量较差，仅在几个切面进行有限评估。当患者全麻时可应用 TEE，具有易操作、不干扰手术操作、实时监测、图像质量明显优于 TTE 等优势。超声医师和介入医生手术前即可进一步沟通、确认、交流；瓣膜植入后即刻评估主动脉瓣瓣膜状态，并对心脏进行综合评价，尤其是主动脉瓣瓣周反流的定位、定量，并对可能的并发症进行观察评估,迅速判断以便于术中决策。

(三)术后超声心动图随访

患者术后超声随访时间:术后出院前、3 个月、6 个月和 1 年。评估内容同术中 TTE 监测方案。术后早期的观察为有无急性或亚急性并发症,如心包积液、主动脉根部血肿等,远期随访侧重心脏整体、人工瓣叶形态及功能状态的评估。

(四)多巴酚丁胺负荷试验

许多高龄患者由于病史较长,长期的左室后负荷过重可导致心脏功能失代偿,其主要表现为心腔扩大、左心室射血分数明显减低,TAVR 治疗目的不仅仅是解除瓣膜狭窄,更重要的是改善患者生活质量,心脏功能失代偿患者接受 TAVR 并不能明显改良临床预后,因此准确地评估心脏功能是否失代偿是选择患者等重要参考。静息状态下,常规 TTE/TEE 仅能评估患者基础功能状态而无法评估其功能储备,多巴酚丁胺负荷试验可检测患者心脏储备能力,是否存在完全失代偿。此外,对于超声表现为射血分数降低的低压差、低流速的主动脉瓣患者,也需要完善多巴酚丁胺试验鉴别诊断假性 AS(假性 AS:小剂量多巴酚丁胺试验见 AVA>1.0cm^2,流速恢复正常)。

具体评估方法如下:

1. 经胸超声心动图 测量是应注意动态图像在窦性心律患者中取连续 3~5 个心动周期,在心律不齐尤其是心房颤动患者中应取连续 5 个心动周期,并且尽可能留取心律相对规则的连续动态图像。

(1)胸骨旁左室长轴切面:收缩中晚期在主动脉瓣叶呈开放状态下测量主动脉瓣环内径、主动脉窦部内径、主动脉窦管交界内径、主动脉窦部高度及左室流出道内径,左室流出道内径通常在主动脉瓣环下紧邻主动脉瓣环或瓣环下 10mm 的范围内获取。连续方程法计算主动脉瓣口有效面积时,准确测量左室流出道内径十分必要,否则将导致较大误差。因此,测量时尽可能避开:①主动脉瓣环及累及二尖瓣前叶的钙化灶;②瓣膜植入术后患者应注意瓣环下方管状支架未必是真实的左室流出道;③室间隔基底段形态异常呈褶曲状凸向左室流出道的患者应格外注意流出道测量定位。

升主动脉内径:通常在收缩期主动脉瓣环上方 40~50mm 处测量,该部位通常是水塔形主动脉瓣膜远端的锚定位置;部分患者左室长轴显示不良时可以通过调整左侧卧位程度并将探头抬高一个肋间改善图像质量。老年患者升主动脉近端退行性变可导致严重硬化甚至呈"瓷化"改变,轻中度主动脉硬化超声表现不明显,重度"瓷化"主动脉在左室长轴及大动脉短轴切面可见主动脉瓣前壁钙化回声增强伴有后方声影。收缩末期至舒张早期取样线二尖瓣口即将开放时测量左心房前后径,舒张末期至收缩早期于二尖瓣腱索水平测量室间隔厚度、左室前后径及左室后壁厚度。M 型超声于二尖瓣腱索水平舒张末测量室间隔及左室后壁厚度、左室舒张末及收缩末内径并计算左心室射血分数(Teich 法)。彩色多普勒显像(CDFI)显示主动脉瓣根部及二尖瓣反流并进行定量评估,合并器质性二尖瓣狭窄及中等程度以上反流需要同期处理的患者不宜选择 TAVR。

(2)胸骨旁主动脉瓣根部短轴:主动脉瓣根部短轴切面主要用来评估主动脉瓣叶形态及病变程度,右室流出道及肺动脉瓣有无异常;该切面还可显示左右冠状动脉开口,但不能测量其距瓣环的高度。主动脉瓣膜狭窄的病因主要包括风湿性、退行性及先天性瓣叶异常;高龄患者以退行性及先天性二瓣化畸形多见。

主动脉瓣短轴的观察重点:清晰地显示主动脉瓣叶数目、形态、钙化部位及程度。退行性瓣膜病变主要表现为增厚钙化、瓣叶交界粘连。主动脉瓣二瓣化畸形可以分为经典的二叶二瓣化畸形和三叶功能二瓣化畸形,经典二叶二瓣化畸形短轴切面可以显示 2 个瓣叶及其相对应的瓦氏窦;三叶功能二瓣化畸形短轴切面可以显示 3 个瓦氏窦、2 个开放时呈椭圆形的瓣缘,其一瓣叶中部可见嵴样融合。当瓣叶严重钙化时,胸骨旁主动脉瓣短轴可能难以清晰地显示瓣叶数目,部分患者在剑突下主动脉根部短轴切面有助于判断主动脉瓣叶数目。TAVR 术中及术后在该切面主要注意人工瓣架释放后形态是否满意,其短轴是否为圆形(二瓣化畸形患者为椭圆形),支架膨胀是否达到满意程度,当存在支架明显变形时应提示术者采取及时的处理措施。此切面可以清晰地显示原有瓣膜钙化灶与冠状动脉开口的位置关系,当支架距离冠状动脉开口较近或可能堵塞冠状动脉开口时,应提醒术中避免更激进的球囊后扩张。虽然部分文献中提到,可在主动脉瓣短轴切面显示主动脉瓣最大开放状态时通过描记法测量主动脉瓣口面积,但是目前不建议采用此方法测量瓣口面积,其一,由于主动脉狭窄不同于二尖瓣狭窄,难以在一个切面清晰地显示主动脉瓣对合缘;其二,由于狭窄的主动脉瓣多合并严重钙化,影响瓣叶开放缘的识别。CDFI 在主动脉瓣短轴切面主要用于判断反流的起始部位,尤其是在 TAVR 术中及术后随访中评估反流 / 瓣周漏部位、程度及明确反流成因。频谱多普勒在该切面主要评估右室流出道及肺动脉瓣前向血流。

(3) 左室短轴切面:左室短轴切面用于评估二尖瓣的形态、功能及左室壁各节段形态及功能状态、左右心室比例。

(4) 心尖四腔心切面:二维超声定性 / 定量评估房室大小及双侧室壁收缩运动幅度,观察左室流出道有无梗阻及二尖瓣叶 SAM 征,除外各房室腔内有无肿瘤占位及血栓等 TAVR 手术禁忌。结合心尖两腔心切面,可以应用面积长度法或改良的 Simpson 法定量计算左室收缩末及舒张末容积及左心室射血分数,后者测得的左心室射血分数与磁共振法相关性较高。CDFI 定性评估二、三尖瓣及瓣口前向血流是否异常增快,并定量评估上述瓣膜反流程度。脉冲多普勒(PW)用以定量测量二、三尖瓣口前向血流速度。连续多普勒(CW)主要用于各瓣口高速血流速度的测量及房室瓣反流速度,三尖瓣反流且不伴有右心室流出途径狭窄时可以利用反流法定量肺动脉收缩压。

(5) 心尖五腔心切面:该切面下二维超声主要评估主动脉瓣叶病变严重程度及其钙化是否累及 LVOT 及二尖瓣前叶。CDFI 显示,主动脉瓣前向射流的部位及主动脉瓣反流的起始部位及定量评估主动脉瓣口反流程度。PW 在该切面主要用来获取左室流出道血流频谱的流速积分(VTI),用于连续方程法计算主动脉瓣有效瓣口面积。CW 是该切面最主要应用的技术手段,通过 CW 可以测得主动脉瓣 / 左心室流出道峰值前向血流速度并计算 VTI,明确是否具有左室流出道梗阻。主动脉瓣反流频谱的压差减半是半定量主动脉瓣反流的重要参数。连续方程法计算主动脉瓣有效瓣口面积计算公式为 $EOA=\pi\ (D_{LVOT}/2)^2 \times VTI_{LVOT}/VTI_{AV}$,所有的拟行主动脉瓣 TAVR 的患者术前必须提供连续方程法计算的有效瓣口面积,包括术后随访。TAVR 术后该切面主要显示人工瓣架的位置、瓣架内瓣叶形态及启闭运动状态,特别注意 ZOOM 瓣膜,仔细观察瓣膜是否存在赘生物或血栓形成。CDFI 在该切面可以定位反流的起源。

(6) 心尖两腔心切面:可定性评估左室壁收缩运动状态、二尖瓣病变严重程度、二尖瓣反流病因。心尖两腔心切面联合心尖四腔心切面定量评估左室容积及左心室射血分数。

(7) 心尖三腔心切面:该切面与左室长轴切面类似,除室壁运动、心腔观察外,该切面是显示、评估主动脉瓣反流的最实用的切面,其对彩色血流束的起始位置、宽度、长度等优于其他切面,是评估主动脉瓣反流的首选切面,该切面同样适用于术后人工瓣膜内、瓣周反流的评估。

(8) 胸骨上窝切面:胸骨上窝升主动脉长轴切面可以评估升主动脉近端是否瘤样扩张、是否存在夹层,也是升主动脉斑块评估及内径测量的一个切面。另外,CW 可以在该切面测量主动脉瓣口前向血流速度,部分患者可以在该切面获得最高的峰值血流速度。胸骨上窝降主动脉长轴切面可以用于主动脉瓣反流程度进行定性评估,其方法是应用 PW 测量降主动脉近端血流频谱形态进行评估形态。正常形态下降主动脉近端 PW 血流频谱全舒张末无反向血流,当仅舒张早期存在反向血流频谱形态时,通常提示轻度主动脉瓣反流;当全舒张期均存在反向血流频谱时,提示重度主动脉反流;当 PW 舒张期反向血流频谱形态介入二者之间时,提示反流程度亦介于轻度与重度之间,人工瓣瓣周反流的半定量评估亦可以采用该方法。此外,主动脉二叶畸形常合并主动脉缩窄,此切面可用于评价患者是否合并主动脉缩窄。

2. 经食管超声心动图(TEE) 目前术前常规进行 TEE 评估是非必需的,只有当需要除外心腔血栓时或患者因各种原因不能完善 MDCT,需借助食管超声进行根部各径线测量时才选择进行 TEE 评估。

(1) 食管中段主动脉瓣短轴切面:该切面是评估主动脉瓣形态的首选切面,通过适当调整 TEE 探头的深度及角度,可清晰地显示主动脉瓣叶及主动脉 Valsava 窦数目,对主动脉瓣形态进行分类,尤其是主动脉瓣二瓣化畸形时的瓣叶形态,TEE 可以清晰地区分经典二叶二瓣化、三叶功能二瓣化畸形(准确定位融合嵴的位置)。尽管 TEE 探头更接近主动脉瓣且具有较高的分辨率,绝大多数患者主动脉瓣的形态可在该切面显示清晰,但当主动脉瓣叶严重钙化时,TEE 图像亦难以辨别瓣叶形态。术中该切面是评估主动脉瓣人工瓣架形态及定位人工瓣周反流的常用切面。由于主动脉瓣钙化、二瓣化形态等的影响,人工瓣释放后可能出现形态失常,钙化瓣叶可导致人工瓣架膨胀不完全,二叶瓣压迫人工瓣架呈椭圆形等,必要时需要提示术者进行球囊后扩张。CDFI 可以定位主动脉瓣反流的起源,瓣环内反流可能是未撤除的导管及导丝影响或损伤瓣叶所致,亦可以是人工瓣架塑形不良导致。CDFI 可参照反流束的宽度及所占人工瓣直径的百分比定量评估反流程度。主动脉瓣短轴切面可以显示扩张后瓣叶与冠状动脉开口的关系,尤其是评估主动脉瓣钙化的瓣叶是否堵塞或近于堵塞冠状动脉开口,当存在瓣叶堵塞冠状动脉开口时,需提醒手术医师注意选择操作的策略,尤其是人工瓣架的后扩张。

(2) 食管中段主动脉根部或左室流出道长轴切面:左室流出道内径、主动脉瓣环、窦部、窦管交界及升主动脉的内径通常在该切面获取。二尖瓣形态的评估、反流病因及反流程度亦是该切面重点评估的内容。该切面是术中监测的首选切面,可以显示导丝、鞘管及支架瓣膜的入路及定位,人工瓣架位置过低会影响二尖瓣叶开放,过高会导致人工瓣向主动脉侧脱位,尤其是瓣体呈现圆柱形人工瓣膜的定位要求更高。主动脉瓣周反流是该切面评估的重点内容,且可以显示反流起源位于瓣环的前后位置,通过操作者旋转切面可以评估瓣周反流位于瓣架的左右。

(3) 经食管主动脉根部三维重建:近年来高档彩色超声心动诊断仪实现了 TEE 三维实时评估,特别是二尖瓣及主动脉瓣根部的三维重建。目前部分超声诊断仪在术前主动脉根部三维重建后能够通过快速切割分析、测量提供主动脉瓣环、窦部等形态学参数,有研究表明 TEE 三维重建测量的主动脉瓣环参数与 CT 具有较好的相关性。另外,经胸超声难以评估的冠状动脉开口高度,可以通过对三维图像的快速切割进行显示与测量。

二、多排螺旋CT(MDCT)

多排螺旋CT(MDCT)作为目前TAVR术前首选的解剖评估方法,可清楚地了解到主动脉根部的解剖形态、主动脉硬化程度、胸腹主动脉及近端下肢动脉的走行。MDCT作为TAVR术前评估的核心步骤之一,在选择合适的瓣膜大小及减少血管并发症方面起到重要作用。

1. TAVR的术前评估

(1) CT影像的采集:不同于传统的冠脉CTA的扫描,建议对主动脉根部进行回顾性心电门控全时像扫描(retrospective ECG gating contrast-enhanced)的策略,以获取更多的信息。扫描完成后可根据冠脉运动情况给出最佳收缩期和最佳舒张期,用于获得冠脉信息。冠脉观察不理想时,心电编辑手动重建。整个心动周期的多相期数据重建以10%的间隔进行拆分,用于后期重建以观察主动脉瓣膜运动情况。除此之外,对存在房颤、频发室性期前收缩等患者,可最大程度地减少心律不齐对成像所带来的干扰。而对于入路的评估,建议实施全主动脉的非心电门控扫描。扫描范围推荐为鼻尖至小转子水平,即可充分观察股动脉入路的血管形态,对于需进行颈动脉入路TAVR的患者也无需再次重复CT检查。

(2) 主动脉瓣环的确定与测量:主动脉瓣环定义为由主动脉瓣三个瓣叶最低附着点(窦部最低点)所形成的虚拟平面,正确定位主动脉瓣环是测量的关键。二叶式主动脉瓣的瓣环确定不同于标准的三叶瓣患者,往往通过分别寻找2个窦部最低点并寻找2个窦部同时消失的平面,以确定虚拟瓣环水平。通常选择收缩期30%~40%时相进行测量,通过标记各个窦部最低点后经由测量软件自动生成主动脉瓣环平面,测量瓣环长短径并勾画瓣环水平曲线,由测量软件生成平均径、周长及面积。瓣环测量是尽可能通过一系列点的描绘形成的一条光滑曲线,以避免多边形对瓣环面积和周长的低估。虽然瓣环的测量多在收缩期影像上完成,但对于室间隔严重增厚的患者,瓣环内径最大值往往出现在舒张期,因此应对舒张期和收缩期影像分别进行测量并进行比对,获取最大瓣环直径,作为瓣膜型号选择的重要依据。

(3) 主动脉根部的测量:主动脉根部的测量包括左室流出道、瓦氏窦、窦管结合部、主动脉瓣环上40mm升主动脉及升主动脉最宽处内径、周长及面积、冠状动脉开口距瓣环的高度、升主动脉动脉粥样硬化情况、夹层血肿情况以及管壁钙化的程度及分布情况。以上数值测量对选择植入瓣膜的型号也起到十分重要的作用。由于国内目前所用瓣膜多为自膨胀式瓣膜,故测量主动脉瓣环上40mm处升主动脉内径对预测术中瓣膜脱落风险起到重要作用。而升主动脉最宽内径测量可确定患者是否有升主动脉置换手术指征,从而综合考虑患者的治疗策略。左室流出道的测量目前选取主动脉瓣环下3~5mm处进行,测量包括长短径、周长、面积及钙化的程度及分布,进而预测术后传导阻滞、起搏器植入及主动脉根部撕裂的风险。2019年SCCT(Society of Cardiovascular Computed Tomography)专家组撰写的关于经导管主动瓣置换术(TAVR)围术期CT应用的专家共识指出,强调了瓣环及左室流出道钙化对瓣周漏、主动脉根部撕裂、房室传导阻滞等并发症的影响。建议对钙化的位置进行描述,并进行半定量分级,即:①轻度:瓣环边缘存在单个的局限性钙化点;②中度:2个及2个以上的局限性钙化或单个伴随一定程度向心性凸起的钙化;③重度:单个或多个钙化点且呈向心性凸起和/或延伸至LVOT。瓦氏窦的内径及冠脉相对应瓣叶的长度形态钙化程度、冠状动脉开口距瓣环的高度,对预测 TAVR 术中冠脉阻塞风险起到重要作用。对于带嵴二叶式主动脉瓣和瓣叶钙化严重的患者,进行瓣环上增生钙化最重平面的测量评估也十分重要,需结合该平面内径及预估组织形变容纳程度进行综合评判植入人工瓣膜型号的策略。

(4) 瓣叶的形态学分析:通过 MDCT 成像,可以清晰地了解主动脉瓣瓣叶的大小形态数目、位置以及瓣叶及交界区瓣环处的钙化的形态和程度,可作为超声成像的补充。最重要的是,区分患者是否为二叶式主动脉瓣畸形(bicuspid aortic valves,BiAV),二叶式主动脉瓣解剖学结构特殊,瓣叶形态不对称,窦部椭圆率较大,瓣口处血流受阻、流速增高,形成涡流,会导致瓣膜增厚钙化;同时,由于自身遗传学机制以及异常血流冲击主动脉管壁,其更容易发生升主动脉扩张、主动脉瘤等主动脉壁病变等。因此,BiAV 患者多见升主动脉增宽,其 TAVR 术后极易发生瓣周漏、瓣膜移位、主动脉夹层等并发症,导致近远期死亡率明显升高。BiAV 患者发生 AS 时间较早,研究显示其发生事件的时间较三叶瓣 AS 患者提前 10~20 年。因此,随着年龄的增长,其在 AS 患者中所占比例逐渐下降,与西方国家不同,由于社会经济发展情况与外科诊疗水平差异,中国 TAVR 患者平均年龄为 60~80 岁,显著低于外国患者(80~100岁)。故中国 TAVR 患者中 BiAV 的比例很高(40%~50%),远高于西方国家(1.6%~9.3%)。二叶式主动脉瓣患者瓣环不规则,尤其是瓣上融合嵴及钙化团块等均会显著影响 TAVR 术中瓣膜的均力释放和贴壁,诊断尤为重要。CT 对于二叶式主动脉瓣分型的诊断精确度较高,可用于鉴别诊断先天带嵴二叶瓣与功能性二叶瓣,三交界点于同一窦部平面,瓣叶夹角"V"字形,为功能性二叶瓣的典型影像学特征;反之,三交界点不共面,瓣叶夹角为"I"字形,可疑先天二叶式主动脉瓣。伴第一代直系亲属二叶式主动脉瓣家族史应着重评估,或结合窦部形态及是否合并升主动脉增宽等多种评估方式确定。目前主要的瓣叶分型方法有 Sievers 分型及 Hasan 分型。

Hasan 分型(图 1,彩图见二维码 62):①功能性二叶瓣:存在 3 个瓣尖、3 个交界区、3 个主动脉窦均匀分布,但其中 2 个瓣叶由于退行性改变无法分离;②带嵴二叶瓣(同 Siervers Type 1 BiAV):存在 3 个瓣尖、2 个交界区、3 个主动脉窦非均匀分布,且其中 2 个之间通过钙化或纤维嵴相融合;③无嵴二叶瓣(同 Siervers Type 0 BiAV):2 个对称分布的瓣尖、两个交界区。

(5) 外周血管及入路的评估 + 冠脉评估 + 非心血管 CT:TAVR 输送系统需经由较大直径的鞘管,导致外周血管入路并发症发生概率相对较高,并且与器械尺寸及外周血管条件密切相关。因而术前需对径路血管进行充分的评估,包括全主动脉、近端下肢动脉、颈动脉及锁骨下动脉,评估入路血管是否存在夹层、壁内血肿、溃疡及严重的动脉硬化及钙化,评估包括血管的直径、迂曲程度、钙化程度、有无动脉瘤以及主动脉弓的形态。严重的动脉粥样硬化和主动脉斑块负荷增加是脑卒中的危险因素。目前有新的临床研究认为,鞘血管内径比值 <1.12 在股动脉路径均为安全,但对于双侧股动脉至瓣环水平整个入路中的最窄内径的数值及位置、横截面中超过 270° 钙化(类马蹄形)的位置,穿刺点是否有钙化、严重的成角,以及入路范围内的血管瘤、夹层等情况,均强烈建议在报告中体现。给予建议的同时应该重视股动脉分叉高度,给予准确的股动脉穿刺点骨性结构参考区域(如股骨头上中下 1/3)。对于股动脉途径存在较高血管并发症风险的患者,可依据 MDCT 测量结果,适当选用经心尖途径、经升主动脉途径或经颈动脉途径,以降低血管并发症的发生率。在 CT 扫描中,除了对于入路的评估,冠状动脉狭窄程度、异常起源以及心血管外的 CT 发现(如肿瘤)均应在报告中体现,以帮助心脏小组综合考量手术指征及方案。

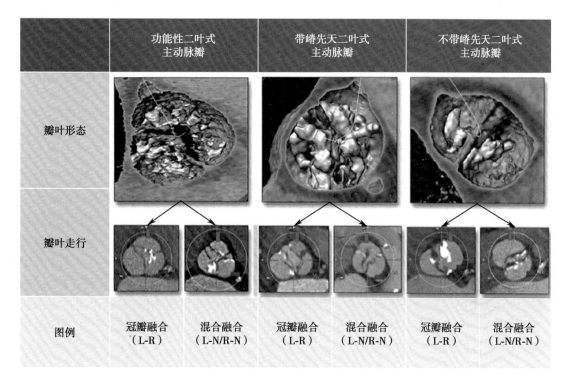

	功能性二叶式 主动脉瓣		带嵴先天二叶式 主动脉瓣		不带嵴先天二叶式 主动脉瓣	
瓣叶形态						
瓣叶走行						
图例	冠瓣融合 （L-R）	混合融合 （L-N/R-N）	冠瓣融合 （L-R）	混合融合 （L-N/R-N）	冠瓣融合 （L-R）	混合融合 （L-N/R-N）

图 1 二叶式主动脉瓣 Hasan 分型

2. TAVR 的术中评估 术前通过 MDCT 可对导丝跨瓣角度的选择进行预测,在连接部(交界点)平面寻找可充分观察瓣叶长度与开闭情况的角度,而后返回瓣环平面,从而获取最佳跨瓣角度。术前通过 MDCT 对器械释放角度进行预测,结合术中主动脉根部造影,确定瓣膜最佳释放角度。保证植入瓣膜与自身瓣膜的同轴性,可有效减少并发症的出现。传统的方法通过采用主动脉根部造影方法,从不同角度寻找窦部最低点连线在同一直线的方式确定释放角度,而通过 MDCT 进行三维重建,可在术前预测最佳释放角度,较传统方法更加准确、有效;并以此减少术中造影次数,减少手术时间及造影剂用量。术前测量时,首先保证窦部最低点连线平面与视角平行,其次寻找可充分显露冠脉开口位置并观察冠脉灌注情况,同时能观察到二尖瓣前叶开闭情况的最理想角度。对于二叶瓣的患者,最理想角度则为可充分观察 2 个瓣叶开闭情况的角度。FluoroCT 软件的双 S 曲线技术可以更精确地寻找到同时兼顾瓣环水平与器械标记点(marker)水平的角度,使植入位置准确,不会因视角缩短或拉长瓣环距 marker 距离,但该方法难以兼顾冠脉开口位置和二尖瓣形态,需根据患者不同需求进行调整,同样存在体位变化问题。该方法在术前应用 FluoroCT 软件测量时应首先定位瓣环平面,获得 x、y 坐标轴上的第一条 S 型曲线,术中通过主动脉根部造影选取观察器械 marker 的最佳角度,找到器械 marker 所在平面,获得 x、y 坐标轴上的第二条 S 型曲线,两条曲线的交点即为最佳释放角度。

目前采用术中三维影像融合技术(如西门子 DynaCT、GE InnovaCT)可利用手术中快速扫描并骨性结构校准方式,使得术前 CT 三维重建图形和术中二维造影图像进行融合重叠,并可实时进行调控吻合,一定程度上克服了患者的体位改变带来的误差,使得确定最佳投照角度和植入过程把控更为准确。

3. TAVR 的术后评估 MDCT 在 TAVR 术后主要可以用来观察人工瓣膜的位置、形态以及瓣叶情况。在超声心动无法判断瓣叶是否有血栓情况时,MDCT 可以通过 MPR 长轴观察有无低密度瓣叶增厚(HALT),并且通过 4DCT 观察是否存在瓣叶活动受限(HAM)。可通过 HALT 及 HAM 现象,判断瓣叶血栓情况并调整治疗方案。目前主要用于临床研究影像学随访,以及评估器械远期效果或针对个体制定抗凝抗栓策略使用。

4. 生物瓣膜毁损后 TAVR 瓣中瓣(VinV)手术 目前生物瓣膜毁损术后 VinV 主要包括外科生物瓣(带瓣架体与无瓣架体)以及 TAVR 瓣膜毁损术后的植入。再次植入瓣膜型号的选择主要受限于之前瓣膜瓣环内径,术前 CT 并无过多作用。但因 VinV 在冠脉开口阻塞发生率明显高于自体瓣膜发生率,故术前 CT 主要在预防冠脉开口阻塞及入路评估中体现作用。对于无瓣架体瓣膜需测量自身冠脉开口高度及窦部内径,对于有瓣架体瓣膜需评估其瓣架体是否在冠脉开口以上,如在冠脉开口以下则无阻塞风险,如在以上则需要细致评估瓣膜至冠脉距离(VTC)以判定冠脉阻塞风险。采用 MPR(多平面重建方法)确定生物瓣最低平面后进行横截面测量,根据生物瓣瓣架内径勾画新植入瓣膜外周轮廓,并测量 VTC,如 VTC<4mm 则冠脉阻塞风险明显增加。新瓣膜的型号选择可通过 CT 对生物瓣瓣环内径的测量估测或采用对照表格进行复查。对于有放射显影的瓣架的生物瓣膜,可以通过无增强 CT 进行评估;但对于无生物瓣架或瓣架无法显影的生物瓣膜,建议和自体 TAVR 一样采用增强心电门控回顾性 CT 进行评估。

三、心脏磁共振检查(MRI)

MRI 由于操作耗时长,对于临床症状较重耐受能力差的主动脉瓣重度狭窄患者来说,心脏磁共振检查并非常规的术前评估项目,但磁共振检查对于瓣环的测量与 CT 测量结果相关性良好,同时对于心脏解剖结构及收缩功能可进行有效评估。对于术前临床症状和心脏超声心动图差别较大的患者,可以采取心脏磁共振检查进一步验证,在左心室收缩功能的评估方面,心脏磁共振检查可以精确地测量心室的收缩功能、容量、结构以及射血分数,对于磁共振测量射血分数<20% 的患者,通常不适合行 TAVR 手术。对于合并严重肾功能不全的患者,术前使用碘造影剂有较大概率导致肾功能进一步恶化,MRI 可用于此群体患者术前解剖学测量的检查手段。此外,对于心脏收缩功能低下的患者,排查心肌病以及心肌淀粉样变等方面,磁共振检查具有很大优势。

随着技术的不断完善和经验的积累,越来越多的患者开始选择 TAVR 作为主动脉瓣重度狭窄的治疗方式。而术前细致的影像学综合评估是 TAVR 的重要组成部分,为患者的筛选及指导术中操作减免 TAVR 并发症的发生起到了不可替代的作用。我们应该更加重视影像学评估工作,为 TAVR 的发展保驾护航。

(吴永健 宋光远 王墨扬 牛冠男)

参 考 文 献

[1] KAPADIA S R,LEON M B,MAKKAR R R,et al. 5-year outcomes of transcatheter aortic valve replacement compared with standard treatment for patients with inoperable aortic stenosis (PARTNER 1):a randomised controlled trial [J]. Lancet, 2015,385(9986):2485-2491.

[2] LEON M B,SMITH C R,MACK M J,et al. Transcatheter or surgical aortic-valve replacement in intermediate-risk patients[J]. N Engl J Med,2016,374:1609-1620.

［3］THORANI V H,KODALI S,MAKKAR R R,et al. Transcatheter aortic valve replacement versus surgical valve replacement in intermediate-risk patients:a propensity score analysis［J］. Lancet,2016,387(10034):2218-2225.

［4］MACK M J,LEON M B,THOURANI V H,et al. Transcatheter Aortic-Valve Replacement with a Balloon-Expandable Valve in Low-Risk Patients［J］. N Engl J Med,2019,380(18):1695-1705.

［5］POPMA J J,DEEB G M,YAKUBOV S J,et al. Transcatheter Aortic-Valve Replacement with a Self-Expanding Valve in Low-Risk Patients［J］. N Engl J Med,2019,380(18):1706-1715.

［6］CERILLO A G,MARIANI M,BERTI S,et al. Sizing the aortic annulus［J］. Ann Cardiothorac Surg,2012,1(1):245-256.

［7］TAMBORINI G,FUSINI L,GRIPARI P,et al. Feasibility and accuracy of 3DTEE versus CT for the evaluation of aortic valve annulus to left mainmostium distance before trascatheter aortic valve implantation. JACC Cardiovasc Imaging,2012 ,5:579-588.

［8］DOHERTY J U,KORT S,MEHRAN R,et al. ACC/AATS/AHA/ASE/ASNC/ HRS/SCAI/SCCT/SCMR/STS 2017 appropriate use criteria for multimodality imaging in valvular heart disease［J］. J Nucl Cardiol,2017,24(6):2043-2063.

［9］中国医师协会心血管内科医师分会结构性心脏病专业委员. 经导管主动脉瓣置换术中国专家共识［J］. 中国介入心脏病学杂志,2015,23(12):661-667.

［10］HAUDE M. Management of valvular heart disease:ESC/EACTS guidelines 2017［J］. Herz,2017,42(8):715-720.

［11］NISHIMURA R A,OTTO C M,BONOW R O,et al. 2017 AHA/ACC focused update of the 2014 AHA/ACC guideline for the management of patients with valvular heart disease:A report of the American College of Cardiology/American Heart Association task force on clinical practice guidelines［J］. J Am Coll Cardiol,2017,70(2):252-289.

［12］中华医学会心血管病学分会结构性心脏病学组,中国医师协会心血管内科医师分会结构性心脏病专业委员会. 中国经导管主动脉瓣置换术临床路径专家共识［J］. 中国循环杂志,2018,33(12):1162-1169.

［13］BLANKE P,WEIR-MCCALL J R,ACHENBACH S,et al. Computed tomography imaging in the context of transcatheter aortic valve implantation (TAVI) / transcatheter aortic valve replacement (TAVR):An expert consensus document of the Society of Cardiovascular Computed Tomography［J］. J Cardiovasc Comput Tomogr,2019,13(1):1-20.

［14］LIU X,HE Y,ZHU Q,et al. Supra-annular structure assessment for self-expanding transcatheter heart valve size selection in patients with bicuspid aortic valve［J］. Catheter Cardiovasc Interv,2018,91(5):986- 994.

［15］KURRA V,KAPADIA S R,TUZCU E M,et al. Pre-procedural imaging of aortic root orientation and dimensions:comparison between X-ray angiographic planar imaging and 3-dimensional multidetector row computed tomography［J］. JACC Cardiovasc Interv,2010,3(1):105-113.

［16］NAKATANI S. Subclinical leaflet thrombosis after transcatheter aortic valve implantation［J］. Heart,2017,103(24):1942-1946.

［17］CROUCH G,BENNETTS J,SINHAL A,et al. Early effect of trancatheter aortic valve implantation and aortic valve replacement on myocardial function and aortic valve hemodynamics:insights from cardiovascular magnetic resonance imaging［J］. J Thorac Cardiovasc Surg,2015,149:462-470.

经导管主动脉瓣置换术并发症的预防及处理

经导管主动脉瓣置换术(transcatheter aortic valve replacement, TAVR)是心脏病学发展史上一项革命性的技术,至今已经问世10余年,救治了众多不能接受外科治疗或外科高危主动脉瓣疾病患者,提高了他们的生活质量并使死亡率明显下降。目前,TAVR技术已经成为老年主动脉瓣狭窄的重要治疗手段。最新的欧美指南已推荐将外科手术禁忌、高危和中危主动脉瓣狭窄患者作为TAVR的适应证,在低危患者中的循证医学证据也逐渐增多,并且在主动脉瓣关闭不全患者中的应用也在摸索过程中。同时,TAVR属于高危手术范围,预防和及时处理并发症对于开展此项技术至关重要。

一、血管并发症

血管入路并发症是实施TAVR手术过程中首先要面对的问题。只要患者条件符合,首选的TAVR入路应为经股动脉途径。如果股动脉条件不好,可以考虑选择经颈动脉、经升主动脉、经锁骨下动脉和经心尖部等入路。如果动脉入路不佳,可以考虑经腔静脉途径,但相关报道较少,对技术要求较高。大部分血管并发症与入路术式有关。而不同的入路并发症的发生情况也不尽相同。

经股动脉路径优点是:对于熟练冠心病介入治疗的术者来讲,技术成熟,操作难度低。目前缝合器械可以直接封堵穿刺的股动脉,因此可以避免外科切口。随着器械技术的改进,鞘管及瓣膜输送系统的外径逐渐缩小,大大减少了血管损伤的发生率。股动脉入路的血管闭合手段首选封堵器封堵。如果血管壁有钙化或严重狭窄,则需要进行切开缝合。

随着循证医学证据的积累,经心尖途径除了在某些特定瓣膜中作为首选入路外,此途径已经成为备选路径。虽然此路径可避免通过更短的路径输送瓣膜器械,避免损伤大血管,但其有导致心尖出血、心肌损伤、需机械通气及术后恢复时间相对较长等缺点[1],目前此入路使用率逐渐下降。经升主动脉途径优点包括瓣膜输送路途短,对于器械外径选择不受型号限制,但与经心尖路径类似,需进行外科开胸操作,而且有时主动脉钙化会影响穿刺,术后会有切口疼痛。对于不适合接受气管插管及全麻的患者,如果股动脉入路不佳,可以考虑经锁骨下动脉路径[2],但对输送系统的外径有规格要求。经颈动脉途径也是一种逆向性入路,有脑梗死风险,要求患者的Wills循环中需有足够的前交通支,可保障手术的安全。目前经颈动脉入路已经成为除股动脉路径以外的另一个有效路径[3]。对于某些入路选择特殊困难的患者,有文献报道可以采用经腔静脉途径,包括经股静脉和经腔静脉-腹主动脉穿刺。此入路可有下腔静脉-腹主动脉瘘的风险。

血管并发症虽然发生率相对较高,但每例并发症的严重程度不尽相同。严重血管并发症包括入路动脉的撕裂、局部血栓形成、需要处理的血管远端栓塞(非脑性的)或截肢、不可逆的末梢器官功能障碍、输血(>4U)等。轻微血管并发症包括无需干预的入路相关损伤、未导致末梢器官障碍[4]。在 PARTNER 研究中,TAVR 组术后 30 天有 11.0% 的患者发生严重血管并发症[5]。而在 CoreValve 研究中,发生率为 5.9%。入路血管直径偏小、伴有钙化斑块、严重迂曲及应用外径较大器械是 TAVR 围术期血管并发症的危险因素[6]。术前充分影像学评估入路血管内径及钙化程度,可有效减少血管并发症。有研究发现,大尺寸比小尺寸鞘管的血管并发症发生率更高[7]。随着 TAVR 器械材料和制作工艺的进步,鞘管可以继续降低尺寸,会进一步降低血管并发症的发生。血管缝合器的进步也会降低血管并发症的发生。一项研究对比了 Prostar 和 ProGlide 缝合器的血管并发症发生率,分别为 9.5% 和 5.1%($P=0.016$),因此目前认为 TAVR 术中使用 Prostar 血管闭合器血管并发症发生率更高[8]。此外,自身血管的直径及钙化程度、手术过程中的粗暴操作均会增加血管并发症的发生。随着 TAVR 团队手术经验的增加,血管并发症也会减少。

除了上述的血管入路并发症,还有一种特殊的并发症通常也归入血管并发症中,即瓣膜释放区域(瓣环和主动脉根部、左室流出道等)的损伤。和其他血管并发症不同,此类并发症不能行器械封堵、按压抢救或血管介入治疗。此前有研究报道,此类并发症发生率虽低(1%),但往往需要紧急外科手术治疗,死亡率明显高于其他并发症。

综上所述,术前入路筛选非常关键。为降低 TAVR 血管并发症的发生,应选择直径较大、走行较直、钙化较轻的血管入路。如股动脉条件不佳,不能强求此路径,而选择经颈动脉等路径,可同样获得微创的效果。 其次,选择内径较小的鞘管。血管闭合器也可降低血管并发症的发生;除此之外,手术过程中还应该避免粗暴操作。

二、出血及贫血

TAVR 围术期出血是常见并发症之一。所有介入治疗都可能导致患者不同程度的出血,而 TAVR 手术因为大部分是在高龄患者中实施,因此应特别注意围术期出血及贫血的发生,因为严重出血会影响患者预后。入路穿刺点并发症会导致出血发生率增加。腹膜后和胃肠道出血也引起重视。目前,对严重出血定义在各种出血标准中不尽相同。出血按严重程度大致分为三类——"危及生命"或"致残"、严重出血、小出血[9,10]。发生以下情况的出血应该积极进行治疗和纠正:造成严重低血压或休克,血红蛋白下降幅度 ≥5g/dl 或需要输注 ≥4U 的红细胞。此类出血的发生部位多在重要组织或器官,易致残甚至死亡,比如心脏压塞,需及时发现,并进行穿刺和引流。心脏压塞的原因包括起搏器导线导致的右心室穿孔、主动脉瓣环破裂、主动脉夹层动脉瘤、硬导丝导致的左心室穿孔。入路出血较重者,可引起骨筋膜室综合征,应及时进行加压包扎进行预防,如已发生,应及时切开减压。除上述情况外,如果出血属于非致命性,对 TAVR 预后影响相对较小,此类出血仅停用或调整抗栓药物的剂量即可。

关于出血并发症的发生率,各项研究的报道不同。国外报道其发生率为 27%,在 PARTNER 研究中,经股动脉入路和经心尖入路 TAVR 分别有 27 例(11.3%)和 9 例(8.8%)发生严重出血($P<0.000\ 1$)。而国内早期的研究显示发生率可达 33.3%[11],随着经验的积累和器械的改进,目前大中心严重出血的发生率已有明显下降。

危及生命的出血会导致 TAVR 后死亡率增加,因此术前筛选出血高危人群非常重要。入路并发症、血流动力学支持、术中开胸操作、贫血等是严重出血的独立预测因素,入路出血的处理对策包括压迫、应用止血药物、介入封堵和血管外科手术等。有些出血并发症是暴力操作引起,应该避免。临时起搏器电极可以导致右心室穿孔造成心脏压塞,术中球囊扩张时可能会导致主动脉瓣环破裂、主动脉夹层，输送瓣膜时可造成导丝穿孔等并发症。

三、脑 卒 中

脑卒中是 TAVR 术后常见的并发症之一，可以使患者的死亡风险明显升高，从而影响患者临床预后。瓣膜学术研究协会对 TAVR 的临床终点事件做出了标准化定义，指出脑血管事件包括脑卒中和短暂性脑缺血发作。TAVR 围术期脑卒中发生率为 2.79%，94.6% 的患者为缺血性脑卒中[12]。荟萃分析显示[13]，TAVR 术后 24 小时、30 天和 1 年的脑卒中发生率分别为 1.5%±1.4%、3.3%±1.8% 和 5.2%±3.4%；脑卒中患者较无脑卒中患者 30 天死亡率增加了 3.5 倍。国内研究显示，TAVR 围术期脑卒中发生率低于国外，为 1.3%~2.1%，1 年脑卒中发生率为 3.0%[14]。目前尚不清楚国内外差别的原因，有专家认为可能与我国 TAVR 起步晚、目前研究样本少有关。术前风险评估对于预测脑卒中发生至关重要。有研究显示，TAVR 术后 30 天内脑血管事件的预测因素有女性、慢性肾脏疾病、早期患者及新发心房颤动[15]。双侧颈动脉疾病以及女性是脑卒中的高危因素，其他危险因素还包括斑块负荷过重、操作时间长和球囊后扩张等。因此，建议除了术前进行风险评估外，术者还应该在术中避免粗暴操作，并尽可能缩短手术时间。目前对于 TAVR 脑血管事件的防治措施，主要有脑保护装置（cerebral embolic protection devices，EPD）和抗栓治疗两种方式。EPD 是安置在动脉的滤网，起到捕捉血栓的作用，从而降低脑卒中的发生。对于 EPD 预防脑卒中的有效性，目前尚有争议。一项荟萃分析指出，EPD 虽可降低隐匿性缺血灶的单个病灶和总病灶的体积，但并未减少缺血灶的数量，对于降低死亡率方面没有改善[16]。但近期的一项注册研究表明，EPD 可使 TAVR 术后患者脑卒中发生率由 4.6% 降至 1.4%，主要终点事件发生率也降低（2.1% *vs.* 6.8%，*P*=0.01）[17]。因此，推荐 EPD 在高危患者中应用，以在降低脑卒中发生率、改善患者预后。

围术期抗栓治疗可以降低脑卒中的发生率，但目前 TAVR 术后最佳的抗栓方案仍未达成共识。早期 TAVR 术后抗栓治疗沿用了冠心病支架植入术后的方案，最新欧洲瓣膜性心脏病指南推荐 TAVR 术后需使用阿司匹林 75~100mg/d 联合氯吡格雷 75mg/d 双联抗血小板治疗 3~6 个月，此后需终身服用阿司匹林；对于出血风险高危患者，可考虑单一抗血小板治疗[18]。最新美国心脏协会指南指出，对于出血风险较低的患者，TAVR 术后使用维生素 K 拮抗剂抗凝治疗 3 个月（INR 目标值 2.5）是合理的[19]。我国专家共识认为，TAVR 术后应双联抗血小板治疗 3 个月以降低脑卒中风险[20]。最优化的 TAVR 术后抗栓方案还需要更多的循证医学证据来验证。

四、主动脉瓣反流

TAVR 术前很多患者会合并主动脉瓣反流，但很多患者反流程度减轻。TAVR 手术解决主动脉瓣狭窄的同时，有加重反流的风险，即 TAVR 手术保留自体瓣膜的同时，术后容易发生主动脉瓣漏。反流包括了瓣中漏及瓣周漏（perivalvular leakage，PVL），以瓣周漏最为常见，危害更大。Kodali 等[21] 报道不管使用自膨胀瓣膜还是球囊扩张瓣膜，轻度的 PVL 很常见，而中 - 重度 PVL 发生率可达 10%~40%。主动脉瓣中心性反流多与瓣膜膨胀不全有关。导致 PVL 的原因很多，可能与以下机制有关：①植入瓣膜放置太高或太低，导致瓣膜周边形成一个不完全密封的环；②瓣膜放置区域钙化导致植入瓣膜支架变形；③植入瓣膜太小与瓣环大小不匹配。此外，PVL 可能是由于人工瓣膜开放失败，在卷曲或植入阶段造成的瓣叶损伤或因瓣膜大小不正确而造成的患者 - 瓣膜不匹配而引起。有文献[22]报道,轻中度 PVL 导致的反流可以保持稳定,并且在随访过程中能得到改善。PVL 可以影响预后,O'Sullivan 等[23]的 Meta 分析表明,不管使用何种瓣膜,中重度 PVL 是影响死亡率的重要因素。

准确测量 PVL 的程度,对于判断手术效果具有非常重要的意义。反流可以采用主动脉根部血管造影、超声心动图和临床状态(例如舒张压低)等方式进行确认,其中前两者可以区分中心性反流和瓣周漏。Sinning 等[24]的研究显示,除了主动脉根部造影及心脏彩超,主动脉反流指数(aortic regurgitation index,ARI)也是一个很有参考意义的指标,当其大于截点值 25 时,是 TAVR 术后死亡的一个很重要的独立预测因子。Sakrana 等[25]报道,经导管术中使用的心脏瓣膜 / 瓣环尺寸的比值是决定 TAVR 术后 PVL 程度的一个重要因素,而经多排螺旋 CT(MDCT)测量的主动脉瓣钙化及主动脉根部解剖学数据并不是 PVL 的预测因子,然而也有学者认为其可以作为参考。轻度的 PVL 往往无需治疗,通常血流动力学是稳定的,中期还可以得到改善;中重度 PVL 则需要及时补救,如瓣中瓣技术或者及时外科手术。Waterbury 等[26]的研究指出,TAVR 术中不管是自膨胀式瓣膜还是球囊扩张式瓣膜,经皮的 PVL 修补是可行的、有效的。Wells 等[27]的研究表明,经导管介入治疗 PVL 相对于外科手术治疗 PVL,降低了发病率和 30 天再住院率。

瓣周漏有时可通过瓣膜支架后扩张纠正,但可能会出现瓣环撕裂、脑卒中、冠状动脉闭塞或瓣膜移位的风险。在出现 PVL 后,是否进行后扩张纠正是 TAVR 手术中比较棘手的问题。需要平衡减少 PVL 和保障手术安全两者之间的关系。后扩张可能会减少瓣周漏的发生,但如果过度则会导致主动脉根部或瓣环损伤、撕裂[28]。如果第一个瓣膜放置不佳,可以考虑放置第二个瓣膜来纠正。术前充分的影像学评估,明确瓣环内径及钙化情况,对减少瓣膜反流发生非常关键。随着技术的发展,自膨胀瓣膜的应用及独特的裙边设计可显著减少反流的发生率。

五、瓣膜移位

从技术角度讲,瓣膜释放阶段是 TAVR 手术的关键步骤,而瓣膜移位是术者面临的最大技术困难。有文献报道,TAVR 术中瓣膜移位的发生率在 0.8%~5.6%[29]。造成移位的原因很多,包括以下方面:植入瓣膜尺寸选择偏差、释放位置过高或过低、球囊扩张式瓣膜释放时心室起搏不充分或有脱落、部分肥厚型室间隔或二尖瓣严重钙化影响左心室流出道、既往曾植入二尖瓣人工瓣膜。

TAVR 术中出现瓣膜移位的情况各不相同。术者需根据瓣膜类型和型号、最终释放位置以及移位所引起的潜在血流动力学结果进行补救措施。对自膨胀式瓣膜,通常采用圈套器将瓣膜拉回或植入第二枚瓣膜,对球囊扩张式瓣膜的移位,也可采用二次植入法。在植入球囊扩张式瓣膜时,术者需在快速心室起搏终止前完成瓣膜植入及球囊放气。对于瓣膜移位,重要的是预防。术前根据瓣膜移位方向的预判有助于避免严重移位的发生,在自膨胀瓣膜释放过程中,缓慢的球囊膨胀也可减少移位的发生。

六、冠状动脉闭塞

冠状动脉闭塞是 TAVR 术中或术后少见但是致命性并发症,发生率约 1%,死亡率可达40%[30]。冠状动脉闭塞后,患者血流动力学会发生明显变化,留给术者的抢救时间有限,因此死亡率高。TAVR 时发生冠状动脉阻塞可能是因为瓣膜支架植入过程中压迫自身有病变的瓣膜而堵塞了冠状动脉开口，也可能是脱落的钙化斑块、血栓及空气导致冠状动脉栓塞，原病变瓣膜感染累及冠状动脉开口。其高危因素有冠状动脉高度 <10mm、主动脉窦口直径 <30mm、女性、高龄、球囊扩张瓣膜、瓣中瓣、既往外科主动脉瓣置换手术史等[31]。早期的 TAVR 注册研究报道，球囊扩张瓣膜较自膨胀式瓣膜更常见，因为其制造厂家没有给出一个可以参考的冠状动脉开口或冠状窦口位置。新一代瓣膜冠状动脉急性闭塞发生率较老一代瓣膜有所下降，原因包括：影像设备和测量技术更加完善，通过 MDCT 以及经食管超声心动图(TEE)，瓣膜尺寸的测量也更加精确；其次，新一代的瓣膜轮廓较小，而且自膨胀式瓣膜可以回收，进行再次定位。瓣中瓣也是冠状动脉闭塞的危险因素。Ribeiro 等[32] 对瓣中瓣的全球注册研究表明，瓣中瓣术后冠状动脉堵塞发生率较第一次瓣膜植入高，发生率约 2.3%，且短期内死亡率明显增加。除了术中出现的冠状动脉急性闭塞，迟发性冠状动脉闭塞也会导致严重后果。曾经有报道迟发性(术后 6 个月)右冠状动脉闭塞的情况，经抢救无效死亡，可能是由于瓣膜的移位导致。一旦发生冠状动脉堵塞，需要及时处理，如自体瓣膜堵塞，约 80% 的患者及时行 PCI 可以取得很好的效果。自 2004 年以来，TAVR 的 STS/ACC 注册研究表明约 6.2% 的冠状动脉堵塞患者需要开胸手术，尤其是瓣中瓣术后冠状动脉阻塞患者[33]。

七、急性肾损伤

TAVR 术后急性肾功能损伤(AKI)较多见，发生率为 8%~42%，延长了住院时间，提高了 30 天和 1 年内死亡率[34]。AKI 发生的可能机制包括碘对比剂引起细胞损伤以及肾小管细胞死亡；此外，术中低血压状态也可以导致肾功能的变化。目前 TAVR 术后 AKI 分期多采取改良的 RIFLE(risk injury failure loss end) 分期：一期，血肌酐水平较基线升高 150%~200%，或升高 ≤0.3mg/dl；二期，血肌酐水平较基线升高 200%~300%，或升高 >0.3mg/dl 而 <0.5mg/dl，但绝对值 <4mg/dl；三期，血肌酐水平较基线升高 ≥300%，或升高 ≥0.5mg/dl 或绝对值 ≥4mg/dl[35]。许多研究发现，TAVR 术后发生 AKI 的独立危险因素有慢性肾脏疾病、呼吸衰竭、脑卒中病史、瓣膜移位、糖尿病、经皮冠状动脉介入(PCI)史、主动脉内球囊反搏、输血等，保护性因素为较高地估算肾小球滤过率[10ml/(min·1.73m²)]。

预防 AKI 发生的措施包括：术前控制用药，术中保证肾脏灌注，术后密切关注尿量及肌酐以便预防和早期发现 AKI。

八、心 律 失 常

围术期房颤是 TAVR 术后预测不良事件的独立危险因素。TAVR 围术期房颤发生率较高，与手术本身应激及老年患者的心血管和整体生理状况(如心房纤维化、左房直径增大)相关。Tanawuttiwat 等的研究[36]发现，经股动脉路径 TAVR 术后房颤发生率为 14%；经主动脉路径房颤发生率为 33%；而经心尖路径房颤发生率可高达 53%，这可能与术中通气限制以及术后疼痛所引起的神经内分泌系统激活有关。一项对 PARTNER 注册试验的 1 879 例术后房颤患者的分析得出以下结论：①出院时房颤增加了 30 天死亡率和 1 年内再入院率；②心室率 >90 次/分与死亡率相关；③TAVR 术后房颤肾功能衰竭风险和永久性起搏器植入风险增加[37]。

关于 TAVR 术后房颤抗凝何时开始以及用何种抗凝方案，目前没有统一的标准。有研究报道，TAVR 术后房颤患者同时使用维生素 K 拮抗剂和抗血小板治疗，与单用维生素 K 拮抗剂治疗房颤相比，不能降低脑卒中发生率、重大心血管事件或者死亡率，反而增加了致命性出血风险[38]。所以,如果患者术后有房颤,可以考虑单用抗凝药物预防脑卒中发生。

由于主动脉瓣环在解剖上邻近房室传导系统,TAVR 术中及术后可能发生不同程度的房室传导阻滞(atrioventricular block,AVB),产生的原因可能与瓣膜支架系统对周围的组织产生局部压迫导致水肿、缺血、一过性炎症等有关。在各种 AVB 中,左束支传导阻滞(LBBB)最为常见,发生率各研究差异比较大,与瓣膜类型也有关系,发生的时间往往难以预测,90% 的患者于 1 周内发生。Sager 等[39]的研究发现,球囊扩张瓣膜术后新发 LBBB 发生率约 17%。Gonska 等[40]报道,用 Edwards Sapien 3 瓣膜术后永久性起搏器植入率(permanent pacemaker implantation,PPI)约 14%,而 MedtronicCoreValve 术后需要永久起搏器治疗的比例约为 31%。术后 AVB 通常是一过性的,并不要求长期安置起搏器。目前没有明确的指导意见提示 TAVR 术后高度 AVB 的患者是否需预先安置起搏器,观察期限为术后 1 周左右,一般来讲,术后第 4 天发生传导阻滞最明显。瓣膜植入深度、瓣膜类型、术前右束支传导阻滞及围术期房室传导阻滞与 TAVR 术后起搏器植入有关。起搏器的植入与术后死亡率没有明确的研究结论,其不良结果可能与基础病情并发症以及术后血流动力学相关。

九、围术期心肌梗死

TAVR 术后很多患者会有一定程度的心肌损伤(心肌标记物水平增加),但仅 1% 左右的患者会发生真正的心肌梗死[41]。瓣膜学术研究联盟将围术期心肌梗死定义为新发的心肌缺血表现(新发的存活心肌丢失或新发的室壁运动异常影像学证据、新发的 ST 段变化、在至少 2 个连续性导联中新出现的病理性 Q 波、血流动力学不稳定、室性心律失常等)或症状(胸痛或气短),同时有术后 72 小时内心肌标志物升高[42]。导致围术期心肌梗死的可能因素包括低血压或快速心室起搏、瓣膜膨胀压迫心肌组织、冠状动脉远端微循环栓塞和经心尖入路对心肌的直接创伤。肾功能不全、外周动脉疾病、术前未应用 β 受体阻滞剂、经心尖入路、手术持续时间和瓣膜植入深度是 TAVR 术后心肌损伤的独立危险因素[43]。围术期心肌梗死与 TAVR 术后患者远期预后的关系需要更多的循证医学证据来证实。

十、其他并发症

其他少见并发症包括瓣环撕裂、心室穿孔。瓣环撕裂极少见,但后果严重,可能与主动脉管壁的钙化程度、瓣膜尺寸选择过大或者球囊扩张过度有关。心室穿孔主要是因为手术操作本身造成,比如加硬导丝穿出左室等。一旦出现这两种情况,需要及时进行开胸手术治疗。但对于此类并发症的对策关键在于预防,术前准确评估 CT 图像,估测瓣环撕裂风险,可以减少后扩张强度或避免后扩张;而术中对于加硬导丝的把控尤为重要,可以避免严重穿孔并发症的发生。

灾难性并发症包括主动脉夹层或者穿孔、主动脉瓣损伤或者撕裂,左心室穿孔、主动脉根部撕裂。灾难性并发症发生率低,不到 2%。在 TAVR 中,对于假体和主动脉根部之间的生物力学作用的准确把握至关重要。

部分经股动脉 TAVR 患者可出现乳头肌断裂致二尖瓣大量反流,经心尖途径可能出现左心室假性室壁瘤。

死亡是最为严重的并发症,各种并发症均可导致死亡,因手术对象都是高龄高危患者,任何严重的并发症都可导致患者在术中和术后的死亡。目前存在的一些外科手术风险评分不能准确地预测 TAVR 术后死亡[44]。Arai 等[45]的研究指出,TF-TAVR 与经升主动脉 TAVR

（TAo-TAVR）相比，30 天死亡率较低，1 年生存率较高；而 TA-TAVR 与 TAo-TAVR 相比，30 天死亡率没有明显差异，1 年生存率较低。因此，他们推荐首选 TF-TAVR，其次 TAo-TAVR，再选择 TA-TAVR。

30 天死亡率是评估介入治疗安全性和有效性的关键指标。在 PARTNER 研究中，TAVR 组 30 天全因死亡率是 3.4%，而外科手术组是 6.5%（$P=0.07$）[5]。在 CoreValve 研究中，30 天死亡率分别是 3.3% 和 4.5%（$P=0.03$）[4]。美国主动脉瓣国家注册研究和德国主动脉瓣注册研究也得到了类似的结论。

十一、小　结

目前关于 TAVR 手术的长期随访，仍缺乏大规模研究数据。因为 TAVR 手术并发症发生率高，且可能会导致严重后果，直接影响患者的预后。因此，要从 TAVR 手术的各个方面进行严格把控，才能有效降低并发症的发生率。首先，要严格把握手术适应证，不能存在侥幸心理而对有明显禁忌证的患者实施手术。其次，要仔细分析患者的影像学资料及临床资料，制定详细的手术策略，避免策略选择不当导致并发症的发生。第三，要求术者要积累一定的 TAVR 手术经验。有报道指出，操作经验是术后 30 天生存率的独立预测因子[46]。最后，要积极进行技术设备及数据评估模式的不断更新，重视瓣膜支架系统的可回收性、可重置性、生物兼容性等。只有足够了解 TAVR 的并发症，才能做到有效地预防和处理其并发症。

（徐凯）

参 考 文 献

[1] GILARD M,ELTCHANINOFF H,IUNG B,et al. Registry of transcatheter aortic-valve implantation in high-risk patients [J]. N Engl J Med,2012,366:1705-1715.

[2] MUENSTERER A,MAZZITELLI D,RUGE H,et al. Safety and efficacy of the subclavian access route for TAVI in cases of missing transfemoral access [J]. Clin Res Cardiol,2013,102:627-636.

[3] MODINE T,SUDRE A,DELHAYE C,et al. Transcutaneous aortic valve implantation using the left carotid access:feasibility and early clinical outcomes [J]. Ann ThoracSurg,2012,93:1489-1494.

[4] ADAMS DH,POPMA JJ,REARDON MJ,et al. Transcatheter aortic-valve replacement with a self-expanding prosthesis [J]. N Engl J Med,2014,370:1790-1798.

[5] SMITH CR,LEON MB,MACK MJ,et al. Transcatheter versus surgical aortic-valve replacement in high-risk patients [J]. N Engl J Med,2011,364:2187-2198.

[6] TOGGWEILER S,GURVITCH R,LEIPSIC J,et al. Percutaneous aortic valve replacement:vascular outcomes with a fully percutaneous procedure [J]. J Am Coll Cardiol,2012,59:113-118.

[7] DVIR D,WEBB JG,BLEIZIFFER S,et al. Transcatheter aortic valveimplantation in failed bioprosthetic surgical valves [J]. JAMA,2014,312(2):162-170.

[8] BARBASH IM,BARBANTI M,WEBB J,et al. Comparison of vascular closure devices for access site closure after transfemoral aortic valve implantation [J]. Eur Heart J,2015,36(47):3370-3379.

[9] BORZ B,DURAND E,GODIN M,et al. Incidence,predictors and impact of bleeding after transcatheter aortic valve implantation using the balloon-expandable edwards prosthesis [J]. Heart,2013,99:860-865.

[10] FASSA AA,HIMBERT D,VAHANIAN A. Mechanisms and management of TAVR-related complications [J]. Nat Rev Cardiol,2013,10:685-695.

[11] 牛红霞,吴永健,滕思勇,等. 经导管主动脉瓣置入术后管理和常见并发症分析——早期单中心经验[J]. 中国循环杂志,2013,28:422-426.

[12] THIRUMALA PD,MULUK S,UDESH R,et al. Carotid artery disease and periprocedural stroke risk after transcatheter

aortic valve implantation[J]. Ann Card Anaesth, 2017, 20(2):145-151.

[13] EGGEBRECHT H, SCHMERMUND A, VOIGTLNDER T, et al. Risk of stroke after transcatheter aortic valve implantation (TAVI): a metaanalysis of 10 037 published patients [J]. EuroIntervention, 2012, 8(1):129-138.

[14] 孙英皓, 刘先宝, 王建安. 关注经导管主动脉置换术后脑血管事件[J]. 中华心血管病杂志, 2017, 45(10):823-826.

[15] AUFFRET V, REGUEIRO A, DEL TRIGO M, et al. Predictors of Early Cerebrovascular Events in Patients With Aortic Stenosis Undergoing Transcatheter Aortic Valve Replacement [J]. J AmColl Cardiol, 2016, 68(7):673-684.

[16] BAGUR R, SOLO K, ALGHOFAILI S, et al. Cerebral Embolic Protection Devices During Transcatheter Aortic Valve Implantation: Systematic Review and Meta-Analysis [J]. Stroke, 2017, 48(5):1306-1315.

[17] SEEGER J, GONSKA B, OTTO M, et al. Cerebral Embolic Protection During Transcatheter Aortic Valve Replacement Significantly Reduces Death and Stroke Compared With Unprotected Procedures[J]. JACC CardiovascInterv, 2017, 10(22):2297-2303.

[18] BAUMGARTNER H. The 2017 ESC/EACTS guidelines on the management of valvular heart disease: What is new and what has changed compared to the 2012 guidelines? [J]. Wien KlinWocheschr, 2018, 130(5-6):168-171.

[19] NISHIMURA RA, OTTO CM, BONOW RO, et al. 2017 AHA/ACC Focused Update of the 2014 AHA/ACC Guideline for the Management of Patients With Valvular Heart Disease: A Report of the American College of Cardiology/American Heart Association Task Force on Clinical Practice Guidelines [J]. J Am Coll Cardiol, 2017, 70(2):252-289.

[20] 周达新, 潘志文, 王建安, 等. 经导管主动脉瓣置换术中国专家共识[J]. 中国介入心脏学杂志, 2015, 23(12):661-667.

[21] KODALI S, PIBAROT P, DOUGLAS PS, et al. Paravalvular regurgitation after transcatheter aortic valve replacement with the Edwards sapien valve in the PARTNER trial: characterizing patients and impact on outcomes [J]. Eur Heart J, 2015, 36(7):449-456.

[22] PIBAROT P, HAHN RT, WEISSMAN NJ, et al. Association of paravalvular regurgitation with 1-year outcomes after transcatheter aortic valve replacement with the SAPIEN 3 valve [J]. JAMA Cardiol, 2017, 2(11):1208-1216.

[23] O'SULLIVAN KE, GOUGH A, SEGURADO R, et al. Is valve choice a significant determinant of paravalular leak post-transcatheter aortic valve implantation? A systematic review and meta-analysis [J]. Eur J CardiothoracSurg, 2014, 45(5):826-833.

[24] SINNING JM, STUNDL A, PINGEL S, et al. Pre-procedural hemodynamic status improves the discriminatory value of the aortic regurgitation index in patients undergoing transcatheter aortic valve replacement [J]. JACC CardiovascInterv, 2016, 9(7):700-711.

[25] SAKRANA AA, NASR MM, ASHAMALLAH GA, et al. Paravalvular leak after transcatheter aortic valve implantation: is it anatomically predictable or procedurally determined? MDCT study [J]. Clin Radiol, 2016, 71(11):1095-1103.

[26] WATERBURY TM, REEDER GS, PISLARU SV, et al. Techniques and outcomes of paravalvular leak repair after transcatheter aortic valve replacement [J]. Catheter CardiovascInterv, 2017, 90(5):870-877.

[27] WELLS JA 4th, CONDADO JF, KAMIOKA N, et al. Outcomes after paravalvular leak closure: transcatheter versus surgical approaches [J]. JACC CardiovascInterv, 2017, 10(5):500-507.

[28] 邓秀琼, 张晓刚. 经导管主动脉瓣置换术的并发症[J]. 中国心血管杂志, 2018, 23(2):180-183.

[29] GENEREUX P, HEAD SJ, VAN MIEGHEM NM, et al. Clinical outcomes after transcatheter aortic valve replacement using valve academic research consortium definitions: a weighted meta-analysis of 3,519 patients from 16 studies [J]. J Am Coll Cardiol, 2012, 59:2317-2326.

[30] KIM RJ, MCGEHEE E, MACK MJ. Left main occlusion secondary to aortic root rupture following transcatheter aortic valve replacement managed by left main stenting [J]. Catheter CardiovascInterv, 2014, 83(1):E146-E149.

[31] SULTAN I, SIKI M, WALLEN T, et al. Management of coronary obstruction following transcatheter aortic valve replacement [J]. J Card Surg, 2017, 32(12):777-781.

[32] RIBEIRO HB, RODÉS-CABAU J, BLANKE P, et al. Incidence, predictors, and clinical outcomes of coronary obstruction following transcatheter aortic valve replacement for degenerative bioprosthetic surgical valves: insights from the VIVID registry [J]. Eur Heart J, 2018, 39(8):687-695.

[33] HOLMES DR Jr, NISHIMURA RA, GROVER FL, et al. Annual outcomes with transcatheter valve therapy: From the STS/ACC TVT Registry [J]. Ann ThoracSurg, 2016, 101(2):789-800.

[34] ELHMIDI Y,BLEIZIFFER S,DEUTSCH MA,et al. Acute kidney injury after transcatheter aortic valve implantation: incidence,predictors and impact on mortality [J]. Arch CardiovascDis,2014,107 (2):133-139.

[35] LAMEIRE N,VAN BIESEN W,VANHOLDER R. The changing epidemiology of acute renal failure [J]. Nat Clin Pract Nephrol,2006,2 (7):364-377

[36] TANAWUTTIWAT T,O'NEILL BP,COHEN MG,et al. New-onset atrial fibrillation after aortic valve replacement: comparison of transfemoral,transapical,transaortic,and surgical approaches [J]. J Am Coll Cardiol,2014,63 (15):1510-1519.

[37] LEVY F,TRIBOUILLOY C. Letter by levy and tribouilloy regarding article, "atrial fibrillation is associated with increased mortality in patients undergoing transcatheter aortic valve replacement:insights from the placement of aortic transcatheter valve (PARTNER) trial" [J]. Circ CardiovascInterv,2016,9 (5):e003705.

[38] ABDUL-JAWADALTISENT O,DURAND E,MUÑOZ-GARCÍA AJ,et al. Warfarin and antiplatelet therapy versus warfarin alone for treating patients with atrial fibrillation undergoing transcatheter aortic valve replacement [J]. JACC CardiovascInterv,2016,9 (16):1706-1717.

[39] SAGER SJ,DAMLUJI AA,COHEN JA,et al. Transient and persistent conduction abnormalities following transcatheter aortic valve replacement with the Edwards-Sapien prosthesis:a comparison between antegrade vs. retrograde approaches[J]. J Interv Card Electrophysiol,2016,47 (2):143-151.

[40] GONSKA B,SEEGER J,BAARTS J,et al. The balloon-expandable Edwards Sapien 3 valve is superior to the self-expanding MedtronicCoreValve in patients with severe aortic stenosis undergoing transfemoral aortic valve implantation [J]. J Cardiol, 2017,69 (6):877-882.

[41] KHATRI PJ,WEBB JG,RODES-CABAU J,et al. Adverse effects associated with transcatheter aortic valve implantation:a meta-analysis of contemporary studies [J]. Ann Intern Med,2013,158:35-46.

[42] KAPPETEIN AP,HEAD SJ,GENEREUX P,et al. Updated standardized endpoint definitions for transcatheter aortic valve implantation:the valve academic research consortium-2 consensus document [J]. Eur Heart J,2012,33:2403-2418.

[43] yONG zy,wIEGERINCK em,bOERLAGE-vAN dK,et al. Predictors and prognostic value of myocardial injury during transcatheter aortic valve implantation [J]. Circ CardiovascInterv,2012,5:415-423.

[44] SILVA LS,CARAMORI PR,NUNESFILHO AC,et al. Performance of surgical risk scores to predict mortality after transcatheter aortic valve implantation [J]. Arq Bras Cardiol,2015,105 (3):241-247.

[45] ARAI T,ROMANO M,LEFÈVRE T,et al. Direct comparison of feasibility and safety of transfemoral versus transaortic versus transapical transcatheter aortic valve replacement [J]. JACC CardiovascInterv,2016,9 (22):2320-2325.

[46] GURVITCH R,TAY EL,WIJESINGHE N,et al. Transcatheter aortic valve implantation:lessons from the learning curve of the first 270 high risk patients [J]. Catheter CardiovascInterv,2011,78 (7):977-984.

主动脉瓣二叶式畸形的 TAVI 手术策略

前　言

经过十余年的发展,经导管主动脉瓣植入术(transcatheter aortic valve implantation,TAVI)已经成为一项成熟的技术,是目前指南推荐的外科手术风险中危及高危患者的主流治疗方案[1,2]。据统计,目前全球已有超过45万患者接受TAVI治疗,且这一数据还将保持每年7.5万例的速度持续增长。在今年年初的美国心脏病学学术年会上,针对低危患者TAVI治疗的PARTNER 3研究及Evolute R研究同时公布了全球多中心的临床试验结果。上述两个临床试验为拓宽TAVI适应证,在低危患者及更年轻患者中进行TAVI手术提供了更多的证据[3,4]。但主动脉瓣二叶式畸形(bicuspid aortic valve,BAV)的主动脉瓣狭窄患者,因其解剖的特殊性,故而被规定为TAVI临床试验的排除标准[3,4]。主动脉瓣二叶式畸形患者常常存在椭圆形瓣环、不对称的瓣膜钙化、不等大的瓣叶、常常合并升主动脉增宽等解剖特殊性,上述解剖因素更易引起TAVI手术瓣膜支架扩张不良而导致瓣膜耐久度降低、残余瓣周漏、瓣环破裂及升主动脉夹层等严重手术相关并发症。目前,仅有少数证据证实了主动脉瓣二叶式畸形患者行TAVI术的安全性及有效性。但如何制定及优化主动脉瓣二叶式畸形的TAVI手术策略,仍是国内外关注的话题。本文聚焦于主动脉瓣二叶式畸形的TAVI手术治疗,进行深层次的解读及讨论。

一、主动脉瓣二叶式畸形的流行病学

主动脉瓣二叶式畸形是一种常见的先天性心脏瓣膜畸形,人群发病率为0.5%~2%,其中男女比例约为3∶1。当主动脉瓣二叶式畸形患者成长至成年之后,其相关并发症逐渐增多,从而成为疾病负担最重的先天性心脏异常[5]。在成年人的流行病学统计中,对于首次确诊主动脉瓣二叶式畸形的患者,其中约有半数合并了中度及重度主动脉瓣狭窄或反流[6,7]。21世纪初的两项针对主动脉瓣二叶式畸形患者的长期随访研究给出了该类患者手术时机及远期预后相关的重要数据。来自加拿大的多伦多研究纳入了642例成年的主动脉瓣二叶式畸形患者,在平均9年的随访时间中,127例(19.8%)的患者因不同病因行主动脉瓣相关手术治疗[6]。另一个研究来自美国的Olmsted研究,针对212例无症状的轻度及以下主动脉瓣狭窄或反流,左室射血分数正常的主动脉瓣二叶式畸形患者进行了长达20年的随访,研究发现在随访的20年内,因主动脉瓣病变接受外科手术治疗的患者占比5%[8]。这两项研究提示,主动脉瓣二叶式畸形更易进展为需要外科手术治疗的主动脉瓣严重狭窄及反流。

二、主动脉瓣二叶式畸形 TAVI 治疗的初步经验

既往的数个TAVI里程碑式的重要临床试验,包括针对不能耐受外科手术的患者,手术风险高危、中危、低危患者的PARTNER系列研究,以及CoreValve、Evolut R瓣膜的系列研究中,主动脉瓣二叶式畸形患者因其瓣环极度偏心、瓣叶钙化重且分布不均、合并升主动

脉扩张等解剖特征,被认为该类患者 TAVI 术后瓣周漏、瓣膜移位、生物瓣叶早期退化等的风险较高,因此长期被视为 TAVI 的相对禁忌证,作为临床试验的排除标准,故而对于这类患者 TAVI 手术的临床证据尚有所欠缺。随着 TAVR 技术逐渐成熟,已有较多将 TAVI 技术成功用于治疗二叶式主动脉瓣患者的报道。来自日本的 Hayashida 教授等[9]较早报道了主动脉瓣二叶式畸形患者的 TAVI 手术结果,研究连续纳入共 250 例外科手术风险评分高危的患者,比较 21 例二叶式主动脉瓣患者与 229 例三叶瓣患者的 TAVI 手术结果,结果显示两组患者在器械成功率(100%$vs.$92.8%,P=0.37)、术后残余轻度及以上主动脉瓣反流(19.0%$vs.$14.9%,P=0.54)、30 天死亡率(4.8% $vs.$8.2%,P=1.00)等方面均无显著差异。德国 TAVI 注册登记研究中回顾性地分析了主动脉瓣二叶式畸形 TAVI 治疗的结果[10]。研究中共纳入 38 例二叶式主动脉瓣患者,与 1 357 例三叶瓣患者相比,二叶式主动脉瓣患者残余中度及以上主动脉瓣反流的比例明显较高(25%$vs.$15%,P=0.05),但术后永久起搏器植入发生率较低(17%$vs.$35%,P=0.02),两组间术后 30 天(11%$vs.$11%,P=1.0)和 1 年(13%$vs.$20%,P=0.11)死亡率无显著差异。一项系统评价研究分析了二叶瓣与三叶瓣 TAVI 的短期结果,虽然两组患者在手术成功率、术后短期死亡率两项中没有明显差异,但二叶瓣患者术后发生中重度反流的发生率及主动脉夹层的发生率相对较高[11]。在今年年初的美国心脏病学学术年会上,Makkar 教授将真实世界中 2 691 例使用 SAPIEN 3 瓣膜进行 TAVI 手术的二叶瓣患者与三叶瓣患者进行倾向性匹配后进行数据分析,得到了二叶瓣患者更容易发生主动脉根部损伤事件,TAVI 术中转外科开胸事件以及脑卒中事件相对较多[12]。虽然上述研究中二叶瓣 TAVI 不良事件的发生率相对较多,但其安全性、有效性及术后短期和中期预后得到了初步证实,为 TAVI 技术在二叶瓣患者中的开展提供了有利的证据。

三、主动脉瓣二叶式畸形 TAVI 治疗的中国经验

随着中国开展的首个上市瓣膜临床试验的进行,对于主动脉瓣二叶式畸形的 TAVI 治疗策略有了长足的进步。国内首个临床试验中发现,国内 TAVI 候选患者中二叶式主动脉瓣的比例明显高于国外,在对主动脉瓣狭窄患者进行 TAVI 术前影像学评估时发现二叶式主动脉瓣的比例高达 40%[13]。既往认为国人主动脉瓣二叶式畸形构成比高于欧美人群,但一项基于国人心脏彩超数据库的回顾性研究得出了与欧美人群类似的主动脉瓣二叶式畸形发生率(0.46%)[7]。那么,导致国人 TAVI 患者中主动脉瓣二叶式畸形发生率较高的原因究竟是什么?一项外科手术中针对二叶式畸形发生率的观察性研究给出了答案:该研究中,主动脉瓣二叶式畸形患者占比 49.1%,同时给出了每一年龄段主动脉瓣二叶式畸形患者的占比,21~30 岁患者中占比 33.3%,31~40 岁患者中占比 60%,41~50 岁患者中占比 63.8%,51~60 岁患者中占比 66.7%,61~70 岁患者中占比 59.8%,71~80 岁患者中占比 41.7%,81~90 岁患者中占比 27.5%,91~100 岁患者中占比 50%[14]。由此可以看出,单纯的主动脉瓣狭窄行外科换瓣手术的患者中,主动脉瓣二叶式畸形的患者在每个年龄段中所占比例有所不同,50岁之前随着年龄段增加,这一比例不断攀升至最高点 66.7%(51~60 岁年龄段);之后,随年龄段增加逐渐下降,呈现倒置的 U 形曲线分布。国内寻求 TAVI 手术治疗的患者年龄在 65~80岁,相较于国外 80~100 岁的 TAVI 患者而言,年龄相对较轻。这一现象是导致国人 TAVI 患者主动脉瓣二叶式畸形构成比较高的可能原因。同时,随着欧美国家逐渐将 TAVI 用于治疗更年轻的 AS 患者,术者所面临的二叶式主动脉瓣患者也将越来越多。

四、TAVI 治疗下主动脉瓣二叶式畸形新分型

早在 2007 年，Sievers 教授便根据外科直视下的主动脉瓣瓣叶分布情况进行了归纳总结。将仅有两个瓣叶功能区的患者定义为主动脉瓣二叶式畸形，并进一步依据嵴的个数分为三类：无嵴型二叶瓣（Type-0 型二叶瓣）、具有单个嵴的二叶瓣（Type-1 型二叶瓣）、具有两个嵴的二叶瓣（Type-2 型二叶瓣）[15]。

主动脉瓣二叶式畸形的 Sievers 分类仅提供直视下的解剖分类，与 CT 影像下观察到的瓣叶形态有一定出入。同时在 TAVI 时代的大背景下，并无法依据该分类进行 TAVI 手术结局的相关预测。故而，Jilaihawi 教授[16]基于主动脉瓣二叶式畸形的 TAVI 治疗结果，纳入了来自北美、欧洲及亚洲 14 个医学中心的 TAVI 手术患者，根据影像学资料进行解剖分类并分析了与手术结果的相关性。具体分为以下几类：①具有三个对合部且三叶等大的功能二叶瓣：Sievers 分型将这类患者分类为三叶瓣，但往往超声心动图提示呈二瓣化开闭；CT 影像中可观察到该类患者具有等大的三个瓣叶，但存在明显的融合嵴。因融合嵴的分布在 TAVI 手术中具有重要意义，影响手术策略及手术预后，故而单独分为一类。②具有两个对合部的单个融合嵴二叶瓣：这类患者既往 Sievers 分型将其分类为 1 型二叶瓣，具有不等大的三个瓣叶且存在有明显的嵴的结构。③具有两个对合部的无嵴型二叶瓣：这类患者 Sievers 分类将其归为 0 型二叶瓣，具有两个等大对称的瓣叶，没有嵴的结构，左右冠开口可分别开于不同窦，也可开于同一个窦内。研究中发现，相较于欧美人群，亚洲二叶瓣 TAVI 人群中多呈现出具有两个对合部的无嵴型二叶瓣患者，即 0 型二叶瓣。依据上述分类的三种二叶式畸形患者行 TAVI 手术后，在术后 30 天死亡率、脑血管事件发生率、新发起搏器植入发生率以及术后中重度瓣周漏发生率等并发症上均无显著差异。同时，在具有两个对合部的二叶瓣（0 型二叶瓣及 1 型二叶瓣）中，对合部开口径较长是术后发生中重度反流的危险因素。该研究基于二叶瓣的 TAVI 治疗，从 CT 影像分析的角度出发，得到了影响二叶瓣 TAVI 手术预后的预测因素，为 TAVI 技术在二叶瓣中的开展提供了重要依据。

五、主动脉瓣二叶式畸形的 TAVI 手术策略

在 TAVI 瓣膜器械设计之初，认为 TAVI 瓣膜理应按照与外科手术相同的方式，将新植入的瓣膜锚定在瓣环平面，同时瓣环也是主动脉根部解剖各个平面中面积最小的解剖平面。基于上述两个观点，TAVI 瓣膜设计时均采用了基于瓣环平面周长或面积所推荐的器械尺寸表。最先接触 TAVI 手术的术者们也基于上述理念进行了大量的实践，最先在退行性三叶瓣患者中证实了该手术方案的安全性及可行性，得到了较好的手术结果。但随着 TAVI 技术的发展，当进行 TAVI 的二叶瓣治疗时，相同的手术理念却得到了不同的手术结果，瓣膜移位所导致的瓣中瓣植入、严重瓣周漏等问题成为二叶瓣 TAVI 手术安全性及有效性的绊脚石。这时，部分术者意识到，针对二叶瓣 TAVI 而言，不能照搬先前的手术经验。

当主动脉瓣发生严重狭窄时，不论是三叶瓣还是二叶瓣，钙化、瓣叶增厚均是其共同的病理表现，而瓣叶狭窄所形成的火山口状狭窄部位可能是除了瓣环以外，更有可能成为锚定点的解剖位置。至此，环上结构（即瓣环及瓣叶所形成的火山口样锥体结构）的评估成为二叶瓣患者 TAVI 术前瓣膜尺寸选择的重要依据。这就是由加拿大学者 Nicolo Piazza 和我们联合提出的 Supra-annular Sizing 策略的基本原理。近期，我们联合 Nicolo Piazza 教授共同进行了一项描述术后支架形态的研究，进一步证实了环上结构与 TAVI 瓣膜支架之间的相

互关系[17]。研究选取了 TAVI 手术植入 Lotus(Boston Scientific、Natick、Massachusettes)瓣膜的患者。Lotus 瓣膜不像球囊扩张式瓣膜会采用球囊的高压力撑开瓣膜组织的结构,同时理论上 Lotus 瓣膜植入后的支架形态应是圆柱状,因此使用 Lotus 瓣膜作为研究对象,更能够反映主动脉瓣环上解剖对不同层面瓣膜支架的不同向心应力。使用 TAVI 术后 CT 图像,从 Lotus 瓣膜的流入端至流出端每隔 3mm 测量瓣膜支架内面积,测量所得距离瓣膜支架流入端 12mm 高度时的支架内面积最小,即距离瓣环平面(5.8±1.7)mm 高度的位置为支架的腰部,瓣膜支架在腰部的压缩率为瓣环平面支架压缩率的 2 倍[(36.3%±10.4%) vs.(18.9%±9.6%),P<0.01],由此确定的环上平面面积比瓣环平面面积小 17%。这一研究通过术后支架的空间形态证实了环上结构的存在,可将其作为 TAVI 瓣膜支架的锚定区域,进而选择植入合适尺寸的瓣膜。

除了基于术前 CT 分析制定的手术策略,使用球囊预扩张的方式进行手术策略制定也是一种针对二叶瓣 TAVI 行之有效的方法[18,19]。既往认为,球囊预扩张的主要作用是扩张瓣口,能够在 TAVI 瓣膜植入前松解主动脉瓣周围组织结构,使得 TAVI 瓣膜的释放更加稳定地附着在瓣环的锚定区域。虽然目前部分术者认为在 TAVI 术中的球囊预扩张是不必要的,特别是植入球囊扩张瓣膜时更不必要,但在二叶瓣 TAVI 的治疗过程中,术者对球囊预扩张的作用有了更深的认识,仍然认为球囊预扩张能够得到更多关于手术策略的信息,主要包括以下几个方面:①球囊预扩张时,能够明显地观察到瓣叶与冠脉开口之间的位置关系,对于冠脉堵塞高风险的患者,能够进行有效的评判是否需要冠脉保护措施。②选择球囊扩张的尺寸,能够协助选择植入瓣膜尺寸,当进行球囊预扩张、球囊充分充盈且没有明显反流时,可认为这一球囊尺寸才是瓣膜锚定区的真实径线。例如,使用 20~23mm 直筒状球囊扩张时,球囊充分充盈且没有明显反流,则可选用基于瓣环径推荐,对应瓣环径在 20~23mm 瓣膜型号。当球囊充分充盈时,如存在球囊扩张不良,存在腰征,可适当选择更小型号的瓣膜;如存在明显球囊周围反流,球囊不能稳定地附着在主动脉瓣瓣口位置而上下晃动时,可适当选择更大型号的瓣膜。

不论是基于环上结构进行瓣膜选择的策略,还是基于球囊扩张进行瓣膜选择的策略,均倾向于选择更小型号的瓣膜进行植入。在一定程度上保证了手术的安全性,同时能够解除患者狭窄的主动脉瓣。但是,因为选择了更小型号的瓣膜,故而植入时假体瓣膜的 oversizing 相对更小,对瓣膜植入的稳定性及术者术中操作提出了更大地挑战。另外,选择更小型号的瓣膜器械,其有效瓣口面积相对较小,患者与人工瓣膜假体的不匹配的情况更多见。这样的选择是否会影响瓣膜的远期功能及使用寿命,尚需要更长时间的随访来证实。基于此,如何微创化地修整主动脉瓣瓣叶、解除环上明显限制点,成为 TAVI 手术器械发展的下一个关键技术。

六、主动脉瓣二叶式畸形合并升主动脉增宽

既往的流行病学资料显示,主动脉瓣二叶式畸形患者容易合并升主动脉疾病[20,21]。在 Olmsted 研究中,每年每百万人发生瘤样扩张的二叶瓣患者为 84.9 例,每年约有 1% 的二叶瓣患者需要进行主动脉相关的外科手术。现有指南推荐,二叶瓣合并升主动脉宽度超过 45mm 的患者需行升主动脉置换[1]。当患者无法耐受开胸手术且升主动脉临界病变或明显增宽时,是否仍应积极地行外科手术治疗,则是目前亟待解决的问题。TAVI 手术仅能解决主动脉瓣狭窄,升主动脉病变留待观察无法得到彻底的治疗。但从病理生理学角度来说,主动脉瓣狭窄

解除,血流速度降低,血流对升主动脉的冲击相对减弱,是否就能够延缓升主动脉病变发病时间或延缓疾病进展? 这一问题尚无明确答案。目前已有少数该类型患者行 TAVI 手术[22],短期预后良好,但升主动脉疾患的长期演变仍需要较大的观察性研究来明确。

结 语

随着 TAVI 适应证逐渐向外科手术低危、相对低龄的患者拓展,同时 TAVI 器械的进一步优化,越来越多的二叶瓣患者即将进入我们的视野,但对于每一个二叶瓣患者的 TAVI 手术来说,需要从解剖要点、手术策略、并发症预防等多个方面进行考量,根据患者特点提出个体化的手术方案,从而进一步保障 TAVI 的安全性及有效性,进而改善患者的远期预后。

(李怡坚 陈茂)

参 考 文 献

[1] BAUMGARTNER H,FALK V,BAX J J,et al. 2017 ESC/EACTS Guidelines for the management of valvular heart disease[J]. Eur Heart J,2017,38:2739-2791.

[2] OTTO C M,KUMBHANI D J,ALEXANDER K P,et al. 2017 ACC Expert Consensus Decision Pathway for Transcatheter Aortic Valve Replacement in the Management of Adults With Aortic Stenosis:A Report of the American College of Cardiology Task Force on Clinical Expert Consensus Documents[J]. J Am Coll Cardiol,2017,69:1313-1346.

[3] MACK M J,LEON M B,THOURANI V H,et al. Transcatheter Aortic-Valve Replacement with a Balloon-Expandable Valve in Low-Risk Patients[J]. N Engl J Med,2019,380(18):1695-1705.

[4] POPMA J J,DEEB G M,YAKUBOV S J,et al. Transcatheter Aortic-Valve Replacement with a Self-Expanding Valve in Low-Risk Patients[J]. N Engl J Med,2019,380(18):1706-1715.

[5] SIU S C,SILVERSIDES C K. Bicuspid aortic valve disease[J]. J Am Coll Cardiol,2010,55:2789-2800.

[6] TZEMOS N,THERRIEN J,YIP J,et al. Outcomes in adults with bicuspid aortic valves[J]. JAMA,2008,300:1317-1325.

[7] LI Y,WEI X,ZHAO Z,et al. Prevalence and Complications of Bicuspid Aortic Valve in Chinese According to Echocardiographic Database[J]. Am J Cardiol,2017,120:287-291.

[8] MICHELENA H I,DESJARDINS V A,AVIERINOS J F,et al. Natural history of asymptomatic patients with normally functioning or minimally dysfunctional bicuspid aortic valve in the community[J]. Circulation,2008,117:2776-2784.

[9] HAYASHIDA K,BOUVIER E,LEFEVRE T,et al. Transcatheter aortic valve implantation for patients with severe bicuspid aortic valve stenosis[J]. Circ CardiovascInterv,2013,6:284-291.

[10] BAUER T,LINKE A,SIEVERT H,et al. Comparison of the effectiveness of transcatheter aortic valve implantation in patients with stenotic bicuspid versus tricuspid aortic valves (from the German TAVI Registry)[J]. Am J Cardiol,2014,113:518-521.

[11] ZHAO Z G,JILAIHAWI H,FENG Y,et al. Transcatheter aortic valve implantation in bicuspid anatomy[J]. Nat Rev Cardiol,2015,12:123-128.

[12] MAKKAR R.TAVR in Bicuspid Aortic Stenosis Safe,Feasible in Selected Real-World Patients[EB/OL].[2019-03-17]. https://www.tctmd.com/news/tavr-bicuspid-aortic-stenosis-safe-feasible-selected-real-world-patients.

[13] JILAIHAWI H,KASHIF M,FONTANA G,et al. Cross-sectional computed tomographic assessment improves accuracy of aortic annular sizing for transcatheter aortic valve replacement and reduces the incidence of paravalvular aortic regurgitation[J]. J Am Coll Cardiol,2012,59:1275-1286.

[14] ROBERTS W C,KO J M. Frequency by decades of unicuspid,bicuspid,and tricuspid aortic valves in adults having isolated aortic valve replacement for aortic stenosis,with or without associated aortic regurgitation[J]. Circulation,2005,111:920-925.

[15] SIEVERS H H,SCHMIDTKE C. A classification system for the bicuspid aortic valve from 304 surgical specimens[J]. J ThoracCardiovascSurg,2007,133:1226-1233.

[16] JILAIHAWI H,CHEN M,WEBB J,et al. A Bicuspid Aortic Valve Imaging Classification for the TAVR Era[J]. JACC

Cardiovasc Imaging,2016,9:1145-1158.

[17] XIONG T Y,LIY J,FENGY,et al. Understanding the Interaction Between Transcatheter Aortic Valve Prostheses and Supra-Annular Structures From Post-Implant Stent Geometry[J]. JACC CardiovascInterv,2019,12(12):1164-1171.

[18] XU Y N,XIONG T Y,LI Y J,et al. Balloon sizing during transcatheter aortic valve implantation :Comparison of different valve morphologies[J]. Herz,2018.

[19] LIU X,HE Y,ZHU Q,et al. Supra-annular structure assessment for self-expanding transcatheter heart valve size selection in patients with bicuspid aortic valve[J]. Catheter CardiovascInterv,2018,91(5):986-994.

[20] MICHELENA H I,KHANNA A D,MAHONEY D,et al. Incidence of aortic complications in patients with bicuspid aortic valves[J]. JAMA,2011,306:1104-1112.

[21] KONG W K,REGEER M V,NG A C,et al. Sex Differences in Phenotypes of Bicuspid Aortic Valve and Aortopathy:Insights From a Large Multicenter,International Registry[J]. Circ Cardiovasc Imaging,2017,10(3).pii:e005155.

[22] CHEN M,FENG Y,MAZZITELLI D,et al. Transcatheter Aortic Valve Implantation in a Patient With Severe Bicuspid Aortic Valve Stenosis and Ascending Aortic Aneurysm[J]. JACC Cardiovasc Interv,2014,7:e83-e84.

TAVR 的术后管理

主动脉瓣狭窄(aortic stenosis,AS)是最常见的心脏瓣膜病之一,65 岁以上人群中发病率达 2%~7%,伴随全球人口老龄化,罹患该疾病的患者人数还在急剧增加。由于 AS 病变机制为机械性梗阻,既往对重度 AS 患者无任何有效的药物治疗手段,一旦出现心脏症状,其生存期一般少于 5 年。外科主动脉瓣置换术(surgical aortic valve replacement,SAVR)挽救了大批 AS 患者的生命,但仍有大量高龄、合并症复杂、外科手术禁忌或者高危风险的症状性 AS 患者因未得到手术治疗机会而死亡。

由此经导管主动脉瓣置换术(transcatheter aortic valve replacement,TAVR)应运而生,其安全性和有效性已经过多个大型多中心前瞻性随机对照研究以及临床注册研究证实。至 2018 年,欧美已经完成逾 400 000 例 TAVR,我国自 2010 年开始进行 TAVR 治疗,至今开 TAVR 治疗 1 000 余例。临床实践中开展 TAVR 治疗是一个复杂的、需要多学科团队配合的工作。

TAVR 患者术后管理包括 TAVR 围术期管理、TAVR 术后中长期随访、TAVR 术后并发症管理及 TAVR 患者术后康复,其中,术后随访分为规律随访和症状主导随访。术后随访,除关注患者瓣膜功能、血流动力学、解剖形态学以外,患者体力耐力恢复、精神状态调整和康复护理亦至关重要(表 1)。

表 1 术后围术期管理

麻醉苏醒	检测精神症状	
术后监测	监测生命体征及出入量 血液学检查 注意穿刺点并发症	加强护理 血管超声等辅助评估
疼痛管理	适度止痛 对症处理	
早期活动	入路创伤允许情况下尽早活动 管理合并症及并发症	早期活动宣传 辅助康复指导
出院计划制定	调整术后用药 规划出院时间 完善出院前检查	患者出院指导与建议 随访及康复计划

一、TAVR 围术期管理

1. **麻醉苏醒** 目前 TAVR 手术常用的有两种麻醉方式,一种是全身麻醉气管插管,另一种是局麻 + 镇静,无论何种麻醉方式,都建议建议早期苏醒。若是全麻,应尽早拔管,同时全程监测患者的精神状态及体征。

2. **术后监测** 患者术后常规返回 CCU 或者加护病房,术后应遥测心电监测生命体征,监测出入量及实验室检查结果。同时需注意穿刺点情况,观察有无出血、血肿或假性动脉瘤等情况的发生,患者清醒后建议复查心脏彩超。

3. 疼痛管理　TAVR 手术患者高龄、耐受能力差,必要时予适度止痛处理并观察精神症状。

4. 早期运动　根据患者术前基础情况及术中手术情况,完成患者综合评估,主要包括运动功能评估、关节活动度评估、肌张力评估、感知功能评估、言语及吞咽评估、日常生活能力评估、认知评估,个体化制定院内早期运动康复计划及出院时间规划。

术后情况平稳、可耐受轻度运动患者,可行翻身训练、小幅度低负荷握力及曲臂练习,下肢穿刺点恢复良好患者,鼓励尽早屈膝抗阻锻炼,辅助下坐起、坐位支撑、坐位支撑移动、站位平衡等步行前准备训练,缓慢步行练习、上下阶练习及耐力协调性训练。运动耐力较差患者,可在护理人员辅助下,根据患者个体情况,适度行体位转换、肢体被动运动维持关节活动度、直立坐床训练。

5. 出院计划　完善患者在院检查、体力及运动耐力测试(6 分钟步行试验、握力试验)等相关评估后,结果良好、状态平稳患者,可于术后 5~7 日内出院。出院时发放出院须知,嘱患者如期随访,护理团队行院外护理及康复宣教(如纠正心血管事件危险因素等)。

二、TAVR 术后中长期随访

1. 随访时间　术后随访时间为术后 1 个月、6 个月、12 个月,1 年后每年 1 次规律随访(图 1);症状主导随访患者应根据症状,个体化特异性增加随访频率及随访内容。

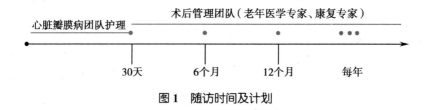

图 1　随访时间及计划

2. 规律随访内容

(1) 术后 30 天:体格检查(包括血压、心率、听诊等);血常规、血生化、NT-proBNP;心电图、心脏彩超;6 分钟步行试验、心理评估(MMSE 量表)、生活质量评估(ADL 量表);症状询问。

(2) 术后 6 个月:体格检查(包括血压、心率、听诊等);血常规、血生化、NT-proBNP;心电图、心脏彩超、主动脉根部冠脉全时相回顾性扫描 CT 及全主动脉 CT;6 分钟步行试验、心理评估(MMSE 量表)、生活质量评估(ADL 量表);症状询问。

(3) 术后 1 年及其后逐年复查:体格检查(包括血压、心率、听诊等);血常规、血生化、NT-proBNP;心电图、心脏彩超、主动脉根部冠脉全时相回顾性扫描 CT 及全主动脉 CT;6 分钟步行试验、心理评估(MMSE 量表)、生活质量评估(ADL 量表);症状询问。如超声声窗欠佳,CT 图像质量较差,极大影响术后评估有效性,或影像学检查结果未能排除可疑严重并发症,可综合瓣膜病团队评估及建议,补充 CMR、3D-TTE、3D-TEE 等检查(图 2)。

3. 症状主导随访　各随访时间窗间隔期间,若伴有心血管系统疾病或其他系统疾病症状患者,应及时赴当地 TAVR 中心或具备瓣膜病诊疗经验的医院就诊,行对症治疗。

4. 术后中长期随访要点

(1) 瓣膜病团队的合作至关重要:瓣膜病团队中术后管理团队、评估团队、康复团队联合

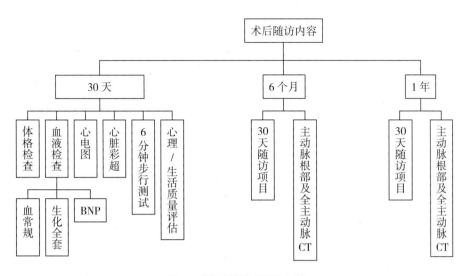

图2 术后随访时间及内容

心内科医生等共同完成术后中长期随访及评估。管理团队统筹协调患者随访流程,配备数据记录跟进平台、记录人员;评估团队具备 3mensio 等 TAVR 专业影像测量软件,具备经验较为丰富的影像评估技术人员,影像评估结果由至少 2 名评估者独立互盲评测,综合评定;康复团队具备康复专家、术后护理专家,可行运动、感觉、认知、情绪评定,并制定个体化针对性的康复计划。瓣膜病团队综合评估结果,及时处理纠正并发症,行药物合理调整,术后康复指导等。

(2) 随访形式:随访形式以返院(患者行 TAVR 术所在医院)门诊随访为主,建立微信群等便捷沟通渠道,及时获悉患者不良事件。门诊随访包括问诊查体、必要的医学检查、实施有效答疑和心理疏导,可综合患者运动耐力、基础情况、经济情况、个人主观意愿,至其他具备 TAVR 影像学评估能力或具备良好心脏超声评估水平的瓣膜病中心或医院复诊。对于依从性相对较差或异地就医不便患者,可辅助电话、信件、微信群等方式进行。

(3) 各随访时间点评估要点:

1) 超声评估要点:术后早期观察着重有无急性或亚急性并发症如心包积液、主动脉根部血肿等,中远期随访着重心脏整体、人工瓣叶形态及功能状态评估。主要包括主动脉瓣跨瓣压差、流速、瓣口面积(术前及既往对比);心包积液有无及程度;室壁运动情况;人工瓣架距二尖瓣距离,人工瓣架形态及膨胀程度;窦部瓣叶及根部钙化位移情况,是否阻挡冠脉开口等(术前及既往对比);瓣周漏有无及程度;中心性反流有无及程度(术前及既往对比);Simpson 法描记左室容积及计算射血分数(术前及既往对比);人工瓣叶运动情况,二尖瓣、三尖瓣、肺动脉瓣运动情况;二尖瓣、三尖瓣、肺动脉瓣压差、流速、反流 / 狭窄有无及程度、有无赘生物等(术前及既往对比);各心房心室内径,尤其左室内径、室壁厚度;若有二尖瓣反流,明确反流分型、反流束方向、反流束长度、反流束缩流宽度、反流口面积综合评估反流程度(术前及既往对比);是否合并左室流出道梗阻(SAM 征);是否合并器质性病变(如房间隔缺损、室间隔缺损等)。

2) 问诊评估要点:患者有无胸闷、胸痛、头晕、头痛、心累、气促、黑蒙、意识障碍、水肿症状,以及发作频率、程度及特点;患者用药、饮食、睡眠、大小便管理情况;患者血压、血糖、心率、血脂监测情况,体重变化情况,患者穿刺点伤口愈合情况、出血并发症有无及程度;患者危险因素预防、生活自理能力、情绪控制、康复锻炼情况;术后 1 个月随访,着重超声评估瓣膜功能、心肌运动、瓣周漏有无及程度等情况,谨慎药物调整,通过对比术前术后患者检查及运动耐力结果,综合患者现阶段基础情况及状态,制定长期康复计划。

术后 6 个月随访,着重超声血流动力学评估、CT 瓣膜运动及根部、主动脉解剖学评估,对比术前及 1 个月随访结果,就患者手术获益及术后康复情况,瓣膜病团队行综合评估,合理调整术后抗栓等药物及康复计划。

术后 1 年及其后逐年复查,着重超声血流动力学评估、CT 瓣膜运动及根部、主动脉解剖学评估,对比术前及既往随访结果,合理调整药物,对于获益欠佳患者,及时完善相关检查,明确原因。

二叶式主动脉瓣患者随访要点:着重主动脉 T 内径(尤其升主动脉内径)评估,监测二叶式主动脉瓣患者升主动脉内径扩张程度及速度,必要时行 CMR 进一步评估管壁应力及涡流位置等,警惕严重大血管并发症。对于升主动脉内径较大(逾 4.5cm)、增长速度较快或具备家族遗传史患者,应适当增加影响评估频率(每 6 个月评估 1 次),综合包括心外科医生在内的瓣膜病团队意见,考虑干预与否及方式。

低流速低压差患者随访要点:基于超声评估结果及患者症状,对于低 EF 患者辅助小剂量多巴酚丁胺负荷超声综合评估心肌收缩力情况,必要时可行 CMR 辅助评估,但对于 E 保留患者,应用小剂量多巴酚丁胺负荷超声需更为谨慎。

瓷化主动脉或主动脉全程散在钙化、动脉粥样硬化患者随访要点:出院时加强宣教,及时纠正患者吸烟等心血管不良事件危险因素。随访着重 CT 评估患者钙化与动脉粥样硬化程度、位置及变化。对于术前主动脉弓部钙化程度较重患者,必要时增加脑部 CT、CMR 随访评估内容,排除脑血管不良事件发生可能。综合瓣膜病团队意见,予是否行介入血管支架植入等干预建议。

三、TAVR 术后康复

针对 TAVR 患者心脏康复的主要流程是:术前、术后评估→术前调理→术后康复训练→出院后康复训练→长期家庭康复训练。

1. 术前、术后评估术前评估目的是了解患者体能,调整患者体能达到最佳状态;术后评估是制订运动处方和长期康复计划依据,尽快最大程度改善患者生活质量。

(1) 虚弱评估:虚弱是一种脆弱状态,意味着患者体力储备功能下降、营养不足、活动能力不足等,在 TAVR 评估中是一种非常常见的状态。2017 年 ACC 关于 TAVR 治疗专家共识中认为,5 米步速试验中步速 <0.5m/s 或步速 <0.83m/s 伴运动能力丧失、认知缺陷,则判定为虚弱。我们通常根据 2015 年老年患者术前评估中国专家建议和弗里德(Fried)衰弱量表制定虚弱评定等级(0~1 分无虚弱;2 分为衰弱前期;3~5 分为衰弱)。如患者存在虚弱,需制定更详细、周密的心脏康复处方。

(2) 营养状态评估:询问患者的饮食习惯、行为方式、日常活动能力、运动功能状态,通过膳食回顾法和食物频率问卷,了解患者的营养摄入和营养状态。营养状态评估我们推荐根据简易营养评定法(mini nutritional assessment, MNA)来分类(MNA≥24 分,表示营养状况良好;17 分≤MNA<24 分,表示存在发生营养不良的危险;MNA<17 分,表示确定有营养不良)。2017 年 ACC 关于 TAVR 治疗决策路径专家共识中认为 BMI<21kg/m^2、白蛋白 <3.5mg/dl、既

往 1 年体重下降 >4.5kg 或 MNA≤11 分为营养不良。如果患者存在营养不良,建议请临床营养师制订个体化膳食营养方案,改善营养不良,达到最佳功能状态。

（3）认知状态和心理评估:需筛查有脑卒中残疾史、认知障碍、痴呆或有抑郁症的患者。老年患者常有一定的认知、情绪障碍,可参考简易精神状态评分表(mini-mental state examination,MMSE)来评估患者的认知状态,MMSE<24 分或痴呆为认知损失。推荐根据焦虑自评量表(self-rating anxiety scale,SAS)和抑郁自评量表(self-rating depression scale,SDS)评估患者有无焦虑、抑郁情绪以及严重程度等。SAS 标准分的分界值为 50 分,50~59 分为轻度焦虑,60~69 分为中度焦虑,69 分以上为重度焦虑。SDS 结果分类标准为 <0.5 分为无抑郁；0.5~0.59 分为轻微至轻度抑郁;0.6~0.69 分为中至重度;0.7 分以上为重度抑郁。如患者测出有明显焦虑或抑郁症,及时请精神科或心理科医师协助诊治。

（4）运动功能评估:包括心肺功能、肌力、柔韧性及平衡功能评估,其中心肺功能是基础。体能评估因老年人多合并骨质疏松、关节损伤、肌肉减少症,心肺运动负荷试验较少采用,可以 6 分钟步行试验和日常生活能力评定为主,二者可以提供基本的功能评估和术后的照料需要。日常生活活动能力(activity of daily living,ADL)量表满分为 100 分,<20 分为严重功能缺陷,生活完全依赖;20~40 分,生活需要很大帮助;40~60 分,生活需帮助;>60 分,生活基本自理。2017 年 ACC 关于 TAVR 治疗决策路径专家共识中认为 6 分钟步行试验 <50 米、无法运动或需要辅助下完成 >1 项日常生活运动为失能。运动前肌力、柔韧性评估是制定阻抗训练及柔韧性训练处方的重要依据,等速肌力测试是肌力评估的金标法,如条件有限,也可用握力计设备评估肌力。柔韧性评估以徒手评估方法为主。平衡功能测试由平衡功能测试仪或 3 米往返步行、功能性前伸实验评估(表 2)。

表 2　TAVR 术后康复评估

虚弱及营养	虚弱评估	步速(<0.5m/s 或 <0.83m/s 伴运动能力丧失、认知缺陷) 虚弱程度 + 运动功能 + 日常独立生活能力 + 认知功能综合评估
	营养状况	营养不良(BMI<21kg/m², 白蛋白 <3.5mg/dl、既往 1 年体重下降 >4.5kg),17 分≤MNA<24 分,存在发生营养不良的危险;MNA<17 分,确定有营养不良
运动功能	运动能力	6 分钟步行试验 <50m/min 或者无法运动
	独立生活能力	需要辅助下完成 >1 项日常生活运动
认知情况	认知损伤	MMSE<24 分或痴呆
	抑郁	抑郁病史或抑郁表现,SDS 评分 0.6~0.69 分为中至重度;SDS 评分 0.7 分以上为重度抑郁
	既往脑卒中后遗症	

2. 术前调理　主要是改善营养状态和进行健康宣教,让患者在 TAVR 术前体力和精神达到最佳状态。

（1）如果患者存在虚弱、营养不良,建议请临床营养师制定膳食方案,改善营养不良,达到最佳功能状态。

（2）如发现患者有抑郁和焦虑等情绪,给予心理疏导,必要时请心理师协助治疗。

（3）向患者讲解心脏疾病的相关知识,让患者了解手术和康复治疗的内容与意义。

3. 术后康复训练主要包括饮食、药物、运动、戒烟和心理。

　　（1）健康教育,改变生活方式:改变不良生活方式,进行饮食指导和疾病知识健康教育,控制危险因素,劝导戒烟。

　　（2）药物处方:根据患者的病情和诊断及时调整处方药物,规律服药。

　　（3）心理疏导和治疗:针对患者心理和情绪评估结果,给予心理疏导和咨询,必要时请心理师协助诊疗。

　　（4）运动处方:根据病情或患者体能评估、心肺运动试验结果,制订个体化的运动康复计划。

　　4. 出院后康复训练　建议术后 1~6 个月于康复门诊继续进行康复训练。

　　5. 长期家庭康复训练　依据病情和门诊康复治疗情况制定长期家庭康复计划,巩固治疗效果。定期门诊修正心脏康复处方（表3）。

表3　TAVR术后康复计划

住院期间康复训练	健康教育 改变生活方式	改变不良生活方式,进行饮食指导和疾病知识健康教育,控制危险因素,劝导戒烟
	药物处方	根据病情和诊断及时调整处方药物,规律服药
	心理疏导,治疗	心理疏导和咨询,必要时请心理师协助诊疗
	运动处方	根据体能评估结果,制定个体化的运动康复计划
出院后康复训练	术后 1~6 个月于康复门诊继续进行康复训练	
长期家庭康复训练	制定长期家庭康复计划,定期返院修正心脏康复处方	

（罗建方　李捷）

参 考 文 献

［1］CRIBIER A,ELTCHANINOFF H,BASH A,et al. Percutaneous transcatheter implantation of an aortic valve prosthesis for calcific aortic stenosis:first human case description［J］. Circulation,2002,106(24):3006-3008.

［2］LEON MB,SMITH CR,MACK M,et al. Transcatheter aortic valve implantation for aortic stenosis in patients who cannot undergo surgery［J］. N Engl J Med,2010,363(17):1597-1607.

［3］SMITH CR,LEON MB,MACK MJ,et al. Transcatheter versus surgical aortic valve replacement in high-risk patients［J］. N Engl J Med,2011,364:2187-2198.

［4］LEON MB,SMITH CR,MACK MJ,et al. Transcatheter or surgical aortic-valve replacement in intermediate-risk patients［J］. N Engl J Med,2016,374(17):1609-1620.

［5］THORANI VH,KODALI S,MAKKAR RR,et al. Transcatheter aortic valve replacement versus surgical valve replacement in intermediate-risk patients:a propensity score analysis［J］. Lancet,2016,387(10034):2218-2225.

［6］HOLMES DRJr,RICH JB,ZOGHBI WA,et al. The heart team of cardiovascular care［J］. J Am Coll Cardiol,2013,61(9):903-907.

［7］SHROYER AL,COOMBS LP,PETERSON ED,et al. The society of thoracic surgeons:30- day operative mortality and morbidity risk models［J］. Ann ThoracSurg,2003,75(6):1856-1864.

［8］NASHEF SA,ROQUES F,MICHEL P,et al. European system for cardiac operative risk evaluation(EuroSCORE)［J］. Eur J CardiothoracSurg,1999,16(1):9-13.

［9］ARNOLD SV,REYNOLDS MR,LEI Y,et al. Predictors of poor outcomes after transcatheter aortic valve replacement:results from the PARTNER(Placement of Aortic Transcatheter Valve)trial［J］. Circulation,2014,129(25):2682-2690.

［10］中国医师协会心血管内科医师分会结构性心脏病专业委员.经导管主动脉瓣置换术中国专家共识[J].中国介入心脏病学杂志,2015,23(12):661-667.

［11］YOON S H,BLEIZIFFER S,DE BACKER O,et al. Procedural and clinical outcomes in transcatheter aortic valve replacement for bicuspid versus tricuspid aortic valve stenosis ［J］. J Am Coll Cardiol,2017,69(21):2579-2589.

［12］SONG GY,JILAIHAWI H,WANG M,et al. Severe symptomatic bicuspid and tricuspid aortic stenosis in China: characteristics and outcomes of transcatheter aortic valve replacement with the Venus-A valve ［J］. Structure Heart,2017.

［13］LUO X,WANG X,LI X,et al. Transapical transcatheter aortic valve implantation using the J-Valve TM system:A one-year follow-up study ［J］. J ThoracCardiovascSurg,2017,154(1):46-55.

［14］YOON S H,SCHMIDT T,BLEIZIFFER S,et al. Transcatheter aortic valve replacement in pure native aortic valve regurgitation ［J］. J Am Coll Cardiol,2017,70(22):2752-2763.

［15］NISHIMURA RA,OTTO CM,BONOW RO,et al. 2017 AHA/ACC focused update of the 2014 AHA/ACC guideline for the management of patients with valvular heart disease:A report of the American College of Cardiology/American Heart Association task force on clinical practice guidelines ［J］. J Am Coll Cardiol,2017,70(2):252-289.

［16］HAUDE M. Management of valvular heart disease:ESC/EACTS guidelines 2017 ［J］. Herz,2017,42(8):715-720.

［17］CERILLO AG,MARIANI M,BERTI S,et al. Sizing the aortic annulus ［J］. Ann Cardiothorac Surg,2012,1(1):245-256.

［18］LIU X,HE Y,ZHU Q,et al. Supra-annular structure assessment for self-expanding transcatheter heart valve size selection in patients with bicuspid aortic valve ［J］. Catheter CardiovascInterv,2018,91(5):986-994.

［19］KURRA V,KAPADIA SR,TUZCU EM,et al. Pre-procedural imaging of aortic root orientation and dimensions:comparison between X-ray angiographic planar imaging and 3-dimensional multidetector row computed tomography ［J］. JACC Cardiovasc Interv,2010,3(1):105-113.

［20］NAKATANI S. Subclinical leaflet thrombosis after transcatheter aortic valve implantation ［J］. Heart,2017,103(24):1941-1946.

二尖瓣反流介入治疗最新进展

二尖瓣反流（MR）是一种常见的瓣膜性心脏病，影响着全世界数千万人的健康，仅在中国，重度 MR 患者数量已超过 1 000 万人[1]。MR 会导致血流动力学改变，轻度的反流在很长时间内不会出现临床症状，但严重的反流会导致心力衰竭的出现，进而影响患者的生活质量及预期寿命。有数据显示，诊断为慢性严重 MR 的患者中约有 6% 预期寿命小于 1 年[2]。外科开胸手术是传统的治疗办法，但围术期风险过高限制了该方法的运用[3]。近些年，经导管二尖瓣反流介入治疗发展迅猛，各项技术层出不穷。本文就对二尖瓣反流介入治疗的最新进展作一综述。

一、二尖瓣反流的分类

二尖瓣结构包括前叶、后叶、腱索、乳头肌及二尖瓣瓣环。任何一个组成成分的异常都会导致二尖瓣的反流[4]。根据发病机制，主要分为原发性（退行性）、继发性（功能性）及混合性 MR。

原发性 MR 主要由退行性疾病引起的，退行性疾病常引起二尖瓣瓣叶脱垂、连枷样改变。病理表现主要为黏液样变、弹性纤维缺乏。腱索与乳头肌功能障碍也能导致原发性 MR 的发生。其他病因包括感染性心内膜炎、二尖瓣环钙化、风湿性疾病及先天性二尖瓣改变如二尖瓣瓣叶裂。

继发性 MR 常为左心室重构的结果，相比于原发性 MR，继发性 MR 有正常的瓣膜结构。缺血性心肌病是其最常见的病因。室壁运动异常引起收缩期乳头肌移位以及瓣叶的拴系，导致二尖瓣叶活动的异常引起二尖瓣反流。扩张型心肌病因为左心室扩大并呈圆球形，二尖瓣环呈环形扩张，故扩张型心肌病也可以引起 MR，且呈中央反流[5]。

二、缘对缘缝合技术

缘对缘缝合技术的原理，简而言之，就是对二尖瓣前叶和后叶的脱垂段进行边缘到边缘的再缝合，形成一个"双孔"瓣膜，让有效反流孔面积减小，进而达到减少反流的效果。目前主要的缘对缘缝合技术有 MitraClip、Pascal 及 ValveClamp。

（一）MitraClip

MitraClip 术是目前运用最广泛的经导管二尖瓣介入手术。欧美指南推荐，将外科手术高危或禁忌、症状性重度原发性 MR 作为 MitraClip 的适应证。为了明确 MitraClip 的安全性、有效性，学者们进行了 EVEREST Ⅱ 研究[6]。该研究将患有 3+ 以上 MR 的患者随机分为外科手术组（n=80）和 MitraClip 组（n=178），然后对这些患者进行 5 年的随访。两组患者 5 年无死亡、无手术、无 3+ 以上反流的复合终点事件发生率分别为 64.3%（外科）及 44.2%（MitraClip）。差别在于 MitraClip 组有更高的 3+ 以上反流复发率（12.3%*vs.* 1.8%，*P*=0.02）及再次外科手术率（27.9%*vs.* 8.9%，*P*=0.003）。然而，约 78% 的再次手术都是发生在 MitraClip 术后前 6 个月。6 个月后两组的 3+ 以上反流及再次手术率与对照组旗鼓相当。另外，两组的 5 年死亡率也并无差异（26.8%*vs.* 20.8%，*P*=0.4）。需要注意的是，该项研究并未区分原发性与继发性二尖瓣 MR。其随后的研究表明，MitraClip 能有效地改善继发性 MR 患者的症状、减少反流及改善心室重构，并且其安全性是可接受的[7]。

然而对于功能性 MR（functional mitral regurgitation，FMR），MitraClip 的运用目前存在争议。COAPT 研究的结果表明 MitraClip 安全、有效，相比于单纯药物治疗，其住院率及全因死亡率更低[8]。该研究将 614 例 FMR 患者随机分为器械组（n=302）和药物对照组（n=312）。24 个月随访时，器械组与对照组的年住院率分别为 35.8% 与 67.9%（*P*<0.001），全因死亡率分别为 29.1% 与 46.1%（*P*<0.001）。器械组患者 12 个月无并发症比例达 96.6%。然而同期的 MITRA-FR 研究却得出了不一样的结论[9]，该研究入选了 304 例严重 FMR 的患者，将其 1∶1 随机分为器械组与药物对照组。12 个月随访发现两组患者的主要复合事件发生率分别为 54.6%（器械组）与 51.3%（对照组），全因死亡率分别为 24.3% 与 22.4%，因心衰非计划住院率分别为 48.7% 与 47.4%。因此该研究得出结论，MitraClip 相比于药物治疗，疗效上并无明显差异。两项研究出现不同的结果，有诸多原因：①患者入选标准不一致，在 MITRA-FR 中入选了更多实际上是中度反流的患者，而 COAPT 研究对患者的入选标准更加严格；②遵循的指南不一样，MITRA-FR 是欧洲指南，COAPT 研究则是 ACC/AHA 指南；③药物治疗及优化方面不一样，COAPT 药物治疗全程有心衰方面专家的监看，而 MITRA-FR 研究没有；④两者的样本量不一样，且随访时间不一样。两项貌似相同的研究却有不同的结果，从中我们可以提出一些思考：该如何选择 MitraClip 术可能获益的患者？药物治疗该如何优化？我们期待着更多的研究与数据。

（二）PASCAL

有些 MR 患者二尖瓣结构过于复杂，无法进行 MitraClip 术，PASCAL 系统应运而生。技术原理上，PASCAL 与 MitraClip 类似；不同的是，其设计中加入了用于填充反流喷射区域的垫片，夹合臂更宽、更长，且多了弹簧元件，这样使瓣叶的夹合更加牢靠。2017 年 *Lancet* 杂志就报道了一项关于 PASCAL 的多中心、前瞻性的观察研究[10]。该研究中有 23 例严重 MR 的患者成功进行了 PASCAL 术，术后 96% 的患者都是 2+ 以下的残余分流。但就此肯定 PASCAL 的安全性、有效性为时尚早，还有待于长期的随访数据及与 MitraClip 的对照研究。

（三）ValveClamp

ValveClamp 是我国自主研发的经导管二尖瓣修复系统，需经心尖部进入，有更大的瓣膜捕获空间和更为广泛的适应证；并且 ValveClamp 系统手术操作更加简便，输送系统更小，手术操作时间更少，可能是目前全球最简单的经导管二尖瓣修复系统。它的有效性和安全性已被动物实验证实[11]。可行性临床研究近日已被 *JACC* 接受。其上市前临床研究正在复旦大学附属中山医院、中国医学科学院阜外医院、四川大学华西医院、浙江大学医学院附属第二医院、首都医科大学附属北京安贞医院、广东省人民医院等全国 10 家著名的心血管中心进行。ValveClamp 的研发是我国二尖瓣反流介入治疗的重要里程碑，将推动二尖瓣反流介入治疗发展进入一个新阶段。

三、瓣环环缩技术

这是一项通过恢复二尖瓣瓣环形状来治疗 FMR 的技术。经过前期的可行性研究，目前有多个系统已经公布。

（一）Cardioband

Cardioband 器械是一种瓣膜成形环。安装过程中的重要一步是将一可调节的套管系统经股静脉路径、穿刺房间隔送至左心房，并在食管心超指导下将其安置在瓣环的适当位置，通过工具来调整反流的大小，直到合适为止[12]。Cardioband 首个临床研究纳入了 31 例高危患者，29 例患者成功植入该器械。术中未出现死亡事件，住院期间有 2 名患者死于非器械相关疾病。经过 30 天的随访发现，88% 的患者二尖瓣反流为 2+ 或以下，且二尖瓣间隔侧厚度下降了 21%[12]。这些结果与外科二尖瓣环成形术结果相当[13]。关于 Cardioband 的ACTIVE 研究正在进行，该研究将通过 5 年的随访比较 Cardioband 与标准药物治疗。

（二）Mitralign

Mitralign 是一种经股动脉二尖瓣环环缩技术。其临床可行性研究结果近期已发表，该研究入组 70 例患者，手术成功率为 70%。术中未出现死亡事件，但心脏压塞风险较高（8%）。6 个月后随访发现，只有约 50% 的患者治疗有效，34.6% 的患者 MR 并未改善[14]。

（三）Carillon

Carillon 是经冠状静脉窦间接二尖瓣环成形系统。早在 2011 年，Carillon 系统已在欧洲上市。至今，其在全球范围内已完成了 700 例的植入。早期的 AMADEUS 研究和 TITAN 研究只有 63%~68% 的手术成功率，但随着器械的改进，在 TITAN-Ⅱ 研究中手术成功率已达83%[15]。总体来说，该系统有较高的安全性，能有效改善患者的心功能。这也被 2017 年发表的 REDUCE-FMR 研究结果所证实[16]。在该研究中，患者随机分为 Carillon 组与假手术组。1 年后随访发现，相比于假手术组，Carillon 组二尖瓣反流改善更加明显，两组间存在显著差异（P=0.03），且两组间的心脑血管事件发生率并无差别。CARILLON FDA 试验入选 450 例患者，目前该研究正在进行。

（四）ARTO

ARTO 技术是一种新型的二尖瓣环环缩技术。首先将互相吸引的磁性导管分别放置在房间隔与冠状静脉窦处，利用桥型原件起固定作用，然后通过一根细线来调节瓣环的前后径从而达到减少反流的效果。初始研究纳入 11 例继发性 MR 患者，经过 30 天的随访发现，患者的反流孔面积、瓣环及左心室的大小都有显著减小。30 天内仅出现 2 个不良事件，分别是心包积液和无症状器械移位[17]。该研究表明，ARTO 经导管二尖瓣修复系统安全、可行。然而，该研究样本量太小，我们期待更多的临床试验和数据。

四、腱索植入技术

（一）NeoChord

NeoChord DS1000 系统是一种人工腱索植入系统，其原理是将人工腱索经心尖途径送入左室，一端连接左室心肌，另一端连接二尖瓣，形成人工腱索，从而改善 MR 程度，主要用于因瓣叶连枷或脱垂引起的原发性 MR 患者。初始的安全性及可行性研究纳入 30 例患者，随访 30 天后，17 例患者 MR 达到 2+ 及以下，唯一的不良事件是一例脓毒症导致的死亡[18]。基于此结果的 ReChord 试验正在进行，估计 2020 年会发表相关结果。

（二）Harpoon

Harppon 同样是经心尖途径人工腱索植入系统。初始的可行性研究 TRACER 试验纳入30 例患者，1 个月后 27 例达到有效终点，围术期未发生死亡事件，但有 3 例患者需要转为外科二尖瓣手术[19]。这一结果显示，该技术具有良好的应用前景。

五、经导管二尖瓣置换术

经导管二尖瓣置换（TMVR）是目前竞争最激烈的方向，目前有多种 TMVR 器械正在研发中。

（一）Tendyne

Tendyne 系统是一种经心尖释放系统。主要由自膨胀的镍钛合金支架及猪心包瓣膜组成。支架包含圆形的内框架与 D 型的外框架。早期的可行性研究纳入 30 例患者，28 例成功植入 Tendyne 系统，2 例失败（瓣膜成功回收并且无并发症）。随访 30 天后，96.2% 的患者无残余分流[20]。该结果预示了 Tendyne 有较好的可行性。但也有研究表明，Tendyne 系统仅对反流孔面积≥0.3cm^2 或反流量≥45ml 的严重 MR 患者疗效较好[21]。Tendyne 的大样本临床研究正在进行，研究将收入 110 例重度反流且外科高风险的患者。

（二）Intrepid

Intrepid 系统和 Tendyne 系统类似，不同的是其采用的牛三叶瓣结构，并且内外框架都是圆形设计。初始的可行性研究结果于 2018 年发布，该研究纳入了 50 例患者，器械植入成功率达 96%，术后 40 天的死亡率为 14%。对于生存的患者进行 173 天的随访发现，所有患者基本上无反流或者仅为轻微反流。79% 的患者症状有明显改善。所有患者未出现器械故障，但约 18% 的患者出现了不同程度的出血事件[22]。需要注意的是，该研究纳入的患者既有原发性 MR 患者也有继发性 MR 患者。因其过高的死亡率及多发出血事件，Intrepid 系统的有效性和安全性还需要更多的研究及数据来证实。

（三）其他瓣膜

Tiara 系统也是经心尖自膨胀镍钛合金释放系统，不同的是它选用了牛心包及加用防止瓣周漏的裙边。该器械 2014 年首次被使用，至今至少完成了 34 例的植入。CardiAQ 系统既可经心尖途径，也可经股静脉途径。而 Caisson 系统只能从股静脉途径。三个系统设计都比较巧妙，但是目前数据较少，相应的可行性研究都在进行中。

六、总 结

经导管二尖瓣介入飞速发展，对于不能外科手术的 MR 反流患者，微创介入提供了新的希望。对于原发性 MR，经导管缘对缘修复是目前数据最充分、技术最成熟的手段，其有较高的安全性与有效性。而对于继发性 MR，经导管缘对缘技术虽目前存有争论，但笔者认为其前景仍比较光明。瓣膜环缩技术对于继发性 MR 有效，但却需要更多的临床数据支持。腱索植入技术的有效性和安全性还有待观察。TMVR 领域目前竞争激烈，多项瓣膜正在研发，其中关于 Tendyne 与 Intrepid 瓣膜的数据相对较多，但 TMVR 的安全性、有效性仍是需要研究的问题。

（钟冬祥 周达新）

参 考 文 献

［1］潘文志,周达新,葛均波.经导管二尖瓣反流介入治疗现状及展望［J］.中国医学前沿杂志（电子版）,2017,9（7）:127-131.

［2］NISHIMURA R A,VAHANIAN A,ELEID M F,et al. Mitral valve disease--current management and future challenges［J］. Lancet,2016,387（10025）:1324-1334.

［3］HEAD S J,VAN LEEUWEN W J,VAN MIEGHEM N M,et al. Surgical or transcatheter mitral valve intervention:complex disease requires complex decisions ［J］. EuroIntervention,2014,9(10):1133-1135.

［4］DAL-BIANCO J P,BEAUDOIN J,HANDSCHUMACHERM D,et al. Basic mechanisms of mitral regurgitation ［J］. Can J Cardiol,2014,30(9):971-981.

［5］NAGASAKI M,NISHIMURA S,OHTAKI E,et al. The echocardiographic determinants of functional mitral regurgitation differ in ischemic and non-ischemic cardiomyopathy ［J］. Int J Cardiol,2006,108(2):171-176.

［6］FELDMAN T,KAR S,ELMARIAH S,et al. Randomized Comparison of Percutaneous Repair and Surgery for Mitral Regurgitation:5-Year Results of EVEREST II ［J］. J Am CollCardiol,2015,66(25):2844-2854.

［7］AILAWADI G,LIM D S,MACK M J,et al. One-Year Outcomes After MitraClip for Functional Mitral Regurgitation ［J］. Circulation,2019,139(1):37-47.

［8］STONE G W,LINDENFELD J,ABRAHAM W T,et al. Transcatheter Mitral-Valve Repair in Patients with Heart Failure ［J］. N Engl J Med,2018,379(24):2307-2318.

［9］OBADIA J F,MESSIKA-ZEITOUN D,LEURENTG,et al. Percutaneous Repair or Medical Treatment for Secondary Mitral Regurgitation ［J］. N Engl J Med,2018,379(24):2297-2306.

［10］PRAZ F,SPARGIAS K,CHRISSOHERISM,et al. Compassionate use of the PASCAL transcatheter mitral valve repair system for patients with severe mitral regurgitation:a multicentre,prospective,observational,first-in-man study ［J］. Lancet,2017,390(10096):773-780.

［11］PAN W,PAN C,JILAIHAWI H,et al. A novel user-friendly transcatheter edge-to-edge mitral valve repair device in a porcine model ［J］. Catheter CardiovascInterv,2019,93(7):1354-1360.

［12］DE BONIS M,AL-ATTAR N,ANTUNES M,et al. Surgical and interventional management of mitral valve regurgitation:a position statement from the European Society of Cardiology Working Groups on Cardiovascular Surgery and Valvular Heart Disease ［J］. Eur Heart J,2016,37(2):133-139.

［13］WONG V M,WENK J F,ZHANG Z,et al. The effect of mitral annuloplasty shape in ischemic mitral regurgitation:a finite element simulation ［J］. Ann ThoracSurg,2012,93(3):776-782.

［14］NICKENIG G,SCHUELER R,DAGERA,et al. Treatment of Chronic Functional Mitral Valve Regurgitation With a Percutaneous Annuloplasty System ［J］. J Am CollCardiol,2016,67(25):2927-2936.

［15］LIPIECKI J,SIMINIAK T,SIEVERT H,et al. Coronary sinus-based percutaneous annuloplasty as treatment for functional mitral regurgitation:the TITAN II trial ［J］. Open Heart,2016,3(2):e411.

［16］GOLDBERG S L,MEREDITH I,MARWICK T,et al. A randomized double-blind trial of an interventional device treatment of functional mitral regurgitation in patients with symptomatic congestive heart failure-Trial design of the REDUCE FMR study ［J］. Am Heart J,2017,188:167-174.

［17］ROGERS J H,THOMAS M,MORICE M C,et al. Treatment of Heart Failure With Associated Functional Mitral Regurgitation Using the ARTO System:Initial Results of the First-in-Human MAVERIC Trial(Mitral Valve Repair Clinical Trial) ［J］. JACC CardiovascInterv,2015,8(8):1095-1104.

［18］SEEBURGER J,RINALDI M,NIELSEN S L,et al. Off-pump transapical implantation of artificial neo-chordae to correct mitral regurgitation:the TACT Trial(Transapical Artificial Chordae Tendinae) proof ofconcept ［J］. J Am CollCardiol,2014,63(9):914-919.

［19］GAMMIE J S,BARTUS K,GACKOWSKIA,et al. Beating-Heart Mitral Valve Repair Using a Novel ePTFECordal Implantation Device:A Prospective Trial ［J］. J Am CollCardiol,2018,71(1):25-36.

［20］MULLER D,FARIVAR R S,JANSZP,et al. Transcatheter Mitral Valve Replacement for Patients With Symptomatic Mitral Regurgitation:A Global Feasibility Trial ［J］. J Am CollCardiol,2017,69(4):381-391.

［21］BADHWAR V,SORAJJA P,DUNCAN A,et al. Mitral Regurgitation Severity Predicts One Year Therapeutic Benefit of Tendyne Transcatheter Mitral Valve Implantation ［J］. EuroIntervention,2019.pii:EIJ-D-19-00333.

［22］BAPAT V,RAJAGOPAL V,MEDURI C,et al. Early Experience With New Transcatheter Mitral Valve Replacement ［J］. J Am CollCardiol,2018,71(1):12-21.

经心尖、经锁骨下／经腋下动脉导管主动脉瓣植入术

引　言

2002 年，Cribier 完成首例人体经股静脉、房间隔穿刺顺行途径导管主动脉瓣植入术（transcatheter aortic valve implantation，TAVI）。2005 年，我们中心使用 Cribier-Edwards 球囊扩张式瓣膜，完成首例无体外循环支持下经股动脉主动脉瓣植入术和经心尖主动脉瓣植入术（图 1，彩图见二维码 63）[1]。

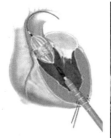 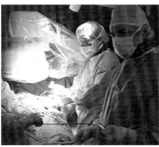 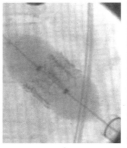 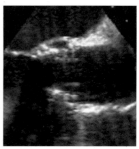

图 1　无体外循环支持下经股动脉主动脉瓣植入术和经心尖主动脉瓣植入术

在过去 10 年中，TAVI 的技术、手术流程和患者管理都取得了巨大进展，目前在中、高危有症状的重度主动脉瓣狭窄或老年患者的当中，已经成为优先选择的治疗方案。随着输送系统的尺寸明显减小，TAVI 现在可以应用于大多数患者。经股动脉入路因其无需全麻和血管切开而成为 TAVI 的首选路径。在多数 TAVI 手术中心，不到 10% 的 TAVI 患者采用了其他入路，包括经心尖、经锁骨下动脉、经腋动脉、经主动脉、经颈动脉或经腔静脉入路。然而，TAVI 入路选择仍取决于各中心经验和经导管瓣膜的类型，部分中心仍较多使用经心尖途径，在一些经验丰富的中心，经心尖 TAVI 的效果与经股动脉 TAVI 的效果非常相似。虽然经心尖入路有其独特的优势，但缺点是需要全麻和微创开胸，与经股动脉入路相比创伤性更大。在过去的几年里，随着几种新一代的经导管瓣膜系统的出现，经锁骨下／腋动脉入路得到越来越多的应用。此外，和经股动脉入路一样，经锁骨下／腋动脉 TAVI 术无需全身麻醉即可完成。虽然最常采用的是经股动脉入路途径，但 TAVI 术者仍需要掌握行经心尖、经锁骨下／经腋动脉入路，因为对于某些主动脉瓣疾病患者这可能是最佳路径，同时也是经导管二尖瓣或多瓣膜病变治疗的最佳解剖路径。然而，需要经替代入路途径行 TAVI 术已经明显减少，但 TAVI 术者仍需要完成一定数量的病例来维持他们的经验和技能。

TAVI 术后早期死亡率和并发症主要与患者的合并症有关，而与手术本身无关，尤其是在经验丰富的 TAVI 中心。因此，积极细致的围术期管理对于 TAVI 患者来说至关重要，可

以最大限度地提高 TAVI 手术的成功率,降低围术期死亡率和并发症。自从 TAVI 正在逐渐应用于更加年轻和低危的患者,完善的术前检查对减少或避免与 TAVI 相关的并发症变得更为重要。TAVI 团队应严格执行患者的选择和筛选、TAVI 入路选择以及围术期的管理等流程。多学科团队至少包括一名心脏外科医生、心内科医生和 CT 影像专家,同时也需要包括心脏麻醉师、老年医学专家、社会工作者、物理治疗师和护士。

一、术 前 准 备

(一) 患者选择

TAVI 应视为一项工程,而不单单仅是一种手术操作。多学科团队在选择合适的患者并为主动脉瓣狭窄最终治疗提供一个专用的和安全的手术环境发挥重要作用。选择合适的主动脉瓣狭窄的患者,也可以确保我们可以提供最佳和标准的治疗方案。目前 TAVI 患者的选择标准非常明确(表 1)。一个患者是否可以行 TAVI 手术应该基于临床证据,当地政策和团队在 TAVI 和外科主动脉瓣置换术(SAVR)术方面的经验综合考虑。每个 TAVI 中心应该建立一个 TAVI 计划,并制定一个标准化的转诊和筛选流程。所有患者都应由 TAVI 小组在常规讨论时进行评估,特别是准备要给低危和较年轻的患者实行 TAVI 手术时。

表 1　目前 TAVI 的入选标准

- 重度主动脉瓣狭窄的标准(AS)
  - 主动脉瓣口面积 <1.0cm^2
  - 跨主动脉瓣平均压力阶差 >40mmHg 或跨主动脉瓣血流速度 >4m/s
  - 主动脉瓣口面积指数 <0.6cm^2/m^2
  - 低流速/低压差 AS:考虑负荷超声心动图

- 外科手术适应证
  - 有严重 AS 症状的患者
  - 严重 AS 及左心室收缩功能障碍患者[射血分数(EF)<0.50]

- 目前支持 TAVI 的证据
  - 临床随机试验表明,TAVI 与 SAVR 在高、中甚至低危重度 AS 患者中结果相似
  - 目前,大多数 TAVI 中心都以高、中危患者行 TAVI 术。在一些中心,也对低危患者中行 TAVI 术大多数 TAVI 团队和术者认为 SAVR 在以下情况下更优选:①年龄 <65 岁;②二叶式主动脉瓣;③单纯风湿性主动脉狭窄;④有冠状动脉阻塞、瓣环破裂、瓣周漏的风险;⑤TAVI 术增加脑卒中的风险
  - 不考虑患者年龄,TAVI 术有优势的亚组人群:①主动脉瓷化;②冠状动脉旁路移植血管通畅;③限制胸骨入路的身体畸形;④身体虚弱;⑤影响预期寿命的严重合并症

- 评估 TAVI 的益处
  TAVI 可能不会为以下情况的患者带来益处:①生活质量差,预期寿命小于 1 年;②终末期疾病,如终末期肝病、终末期恶性肿瘤和慢性阻塞性肺疾病;③中重度痴呆;④活动能力受限(长期卧床);⑤极度虚弱

(二) 术前检查

1. 每个 TAVI 中心应建立常规术前检查(图 2)

(1) 病史及体格检查。

(2) 老年人身体虚弱程度评估。

(3) 老年人的神经认知评估。

(4) 经胸超声心动图(TTE)确定 AS 的严重程度。

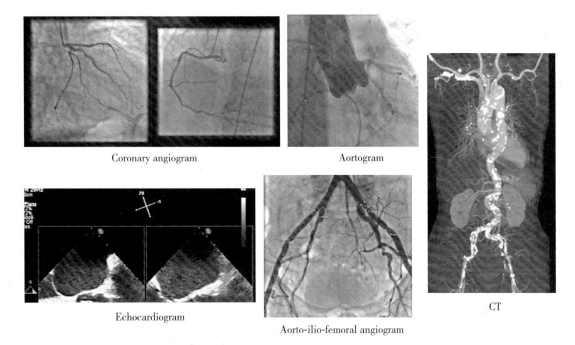

Coronary angiogram

Aortogram

Echocardiogram

Aorto-ilio-femoral angiogram

CT

图2　术前影像

（5）除非需要评估主动脉瓣形态和心内膜炎情况或者有其他的适应证，否则不需要食管超声心动图（TEE）。

（6）冠状动脉造影（CTA或常规升主动脉造影）。

（7）心脏CT明确主动脉瓣膜类型，主动脉瓣钙化的程度和分布，主动脉瓣环的大小（直径、面积和周长），主动脉根部和窦管交界处钙化直径，瓣膜下钙化，冠状动脉阻塞的风险，升主动脉的扭曲程度，不同TAVI入路的可行性（图3）。

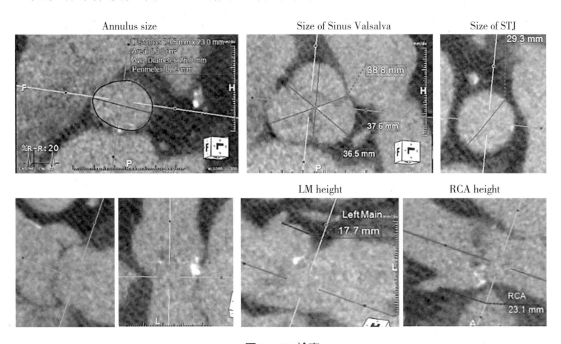

图3　CT检查

(8) 在某些严重肾功能障碍的患者中,考虑 TEE 或 MRI(在某些中心首选)进行评估,而不选择心脏 CT。

2. 解剖因素(图 4,彩图见二维码 64)

(1) 主动脉瓣钙化程度及分布。

(2) 主动脉瓣类型:三叶瓣或二叶瓣。

(3) 主动脉瓣环的大小。

(4) 主动脉根部几何形态。

(5) 窦管结合部(STJ)尺寸与钙化。

(6) 冠状动脉阻塞的风险。

(7) 左心室血栓。

(8) 左房血栓。

(9) 血管入路。

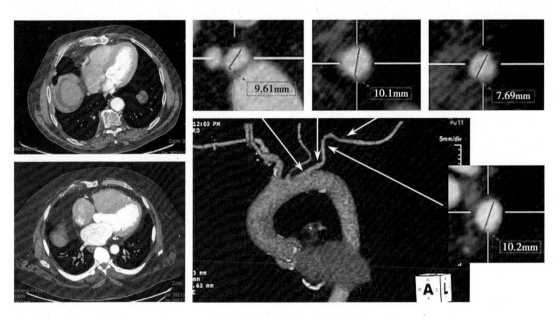

图 4 锁骨下动脉 CT 评估

3. TAVI 患者的 CT 报告内容(图 5)

(1) 升主动脉最大直径。

(2) 窦管交界大小。

(3) 瓦氏窦的大小。

(4) 主动脉瓣类型。

(5) 主动脉瓣环:尺寸、面积和周长。

(6) 左主干和右冠状动脉窦口高度,冠状动脉阻塞的风险。

(7) 瓣下钙化。

(8) 投影角度:左前斜、右前斜,足位或头位。

(9) 血管入路的评估。

AORTIC ROOT:

Tricuspid moderate to severely calcified aortic valve. No adverse root features.

All measurements are made in phase 20%.

Area: 530 mm².
Perimeter: 83 mm.
Average diameter: 26 mm.
Coronary ostial height: 18 mm for the left main and 23 mm for the RCA.
Projection: LAO 10, cranial 4.
Sinus of Valsalva: 37 mm x 38 mm x 39 mm.
STJ: 29 mm

图 5　CT 报告

4. 经心尖 TAVI 的解剖学挑战[2-4]（图 6）

（1）垂位心：由于肋间隙空间有限而难以进入心尖。

（2）心脏严重左旋转位：通过左侧胸部进入心尖。

（3）心尖部有易碎的脂肪组织：心尖撕裂和出血的风险。

（4）水平位心和主动脉：心尖角度呈锐角——在瓣膜定位时难以实现最佳的同轴定位。

（5）窦管交界处钙化，会导致其直径小于主动脉环直径——在植入球囊扩张式瓣膜期时容易导致瓣膜向心室移位。

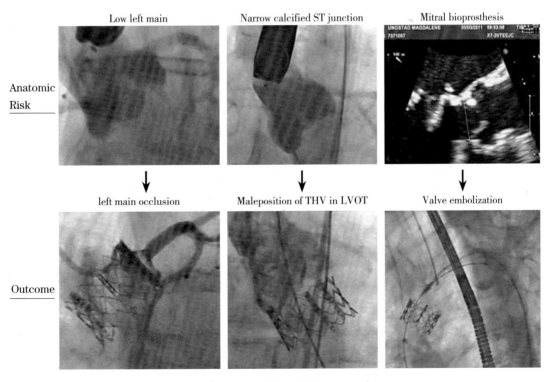

图 6　解剖学挑战

(6) 存在二尖瓣生物瓣:在植入球囊扩张式瓣膜的过程中,容易导致瓣膜向主动脉移位。

(7) 二叶式主动脉瓣:寻找最佳的投照角度,选择瓣膜尺寸和瓣膜定位均有难度,同时又存在瓣周漏的风险。

(8) 冠状动脉开口位置低:存在冠状动脉阻塞的风险。

(9) 左心室功能严重降低(LVEF<20%)。

5. 经心尖 TAVI 禁忌证

(1) 左心室血栓。

(2) 心尖室壁瘤伴血栓形成。

(3) 急性心尖部心肌梗死。

(4) 左侧胸膜炎。

(三) 术前准备

中、高危或老年患者往往存在严重的合并症,因此,我们重点将患者术前状态调整到最佳状态。

1. 冠状动脉疾病 PCI 可以在 TAVI 术前几天或 TAVI 术前进行,而我中心偏向于 TAVI 术前几天完成 PCI 术。如果预期 TAVI 术后需要 PCI,应避免瓣膜植入瓣环上的位置过高,这样进入冠状动脉会比较困难。

以下患者需要 TAVI 术前行支架植入术:①冠脉血管主支血管严重狭窄(>80%);②不稳定型心绞痛或急性冠状动脉综合征;③大面积可逆性缺血;④严重左室功能不全;⑤PCI 风险相对较低;⑥预期 TAVI 术后冠状动脉开口进入困难。

2. 严重左室功能不全 预计患者手术风险增加且预后不良:①LVEF<20%~25%;②左室显著扩张,室壁变薄;③严重肺动脉高压(>2/3 体循环收缩压);④重度二尖瓣反流或狭窄;⑤存在无活性心肌的缺血性心肌病;⑥无法纠正的严重 3 支冠脉血管病变;⑦主动脉瓣球囊成形术或负荷超声均证实左心室无收缩功能储备。

3. 肾功能不全 TAVI 患者肾功能不全患病率高,57% 经心尖 TAVI 患者肌酐水平升高(>100mmol/L)。报道的数据和我们的数据表明,术前肌酐水平升高的患者在 TAVI 术后急性肾损伤的发生率增加,发生率在 12%~28%。急性肾损伤患者的早期死亡率也明显增加。对肾功能不全患者进行适当的术前管理非常重要,其中包括:①如果患者处于肾损伤的急性期,除非需要紧急 TAVI,否则应推迟 TAVI 治疗;②尤其是肾功能不全的患者,在血管造影和 CT 检查时静脉使用造影剂后,倾向于将 TAVI 术延迟 5~7 天;③避免不必要的静脉造影剂检查或减少肌酐水平升高患者静脉造影剂的用量;④在 TAVI 之前停用一些药物 1~2 天,如利尿剂和血管紧张素转化酶抑制剂;⑤必要时给患者水化;⑥尿路感染(UTI)在老年人中很常见,需要及时发现和控制感染;⑦必要时咨询肾脏科医生。

4. 慢性阻塞性肺疾病 慢性阻塞性肺疾病(COPD)也常见于高危和老年患者,但对于心尖 TAVI,可接受的最低 FEV_1 和 FVC 的绝对界值仍未确定。根据我们的经验,重度 COPD 患者对经心尖 TAVI 手术仍具有较好的耐受性,但晚期生存率较低。

重度 COPD 患者在以下情况下行 TAVI 术仍可获益:①主动脉瓣球囊成形术后临床反应良好(症状改善);②症状在短期内明显恶化;③肺功能测试欠佳,但 CT 上病理变化很小;④除呼吸困难外,还有晕厥和 / 或心绞痛;⑤运动耐受力相对较好。

在 TAVI 术前,COPD 患者应转诊呼吸内科医生进行肺功能优化。麻醉科会诊制定麻醉计划也很重要,如小切口开胸术后疼痛控制、早期拔管(TAVI 术后立即拔管)、早期活动。早期拔管在严重 COPD 患者中尤为重要。

5. 抗凝 华法林应停用 3~4 天,如有房颤合并脑卒中史、有机械瓣膜或下肢深静脉血栓合并肺栓塞史的患者,应使用低分子量肝素或静脉肝素桥接,不需要停用阿司匹林和氯吡格雷。

6. 消化道出血和不明原因的严重贫血 如果不需要紧急 TAVI 术,患者应转诊给胃肠科医生进行胃肠道内镜和 / 或结肠镜检查。如果患者有持续的胃肠道出血,应推迟 TAVI 术。然而,如果怀疑消化道出血的病因是海德综合征,可以考虑 TAVI 术。

7. 主动脉瓣狭窄引起的血流动力学不稳定 血流动力学不稳定的患者尽可能在 TAVI 术前稳定下来。否则,如无其他禁忌证,应考虑紧急主动脉瓣球囊成形术或 TAVI 术。

8. 急性期感染 尽可能将 TAVI 推迟到感染彻底控制,可以考虑采用主动脉瓣球囊成形术进行过渡。如果患者患有活动性菌血症或感染性心内膜炎,则不应进行 TAVI 术。

9. 深静脉血栓形成预防 老年患者下肢静脉血栓发生率较高,尤其是长期卧床 / 倚靠轮椅、长期住院或下肢静脉血栓病史的患者。TAVI 术前和术后需要积极预防深静脉血栓形成。

二、术 中 管 理

(一)准备

1. CPB(体外循环)或 ECMO(体外膜肺氧合)系统待机,优先选择 CPB。

2. 自体血回收系统(可选)。

3. 体外除颤器。

4. 良好的静脉通道(大口径中心静脉导管)。

5. Swan-Ganz 导管(可选)。

6. 导尿管(可选)。

7. 强化体温管理,防止体温过低。

8. 准备最小尺寸的股动脉鞘管,特别是对于经心尖 TAVI 的患者,因为大多数采用替代入路的病例往往伴有严重的周围血管疾病,动脉条件差。

9. 在 TAVI 术时配备一名体外循环治疗师,特别是在新中心。

10. 检查准备红细胞悬液,准备随时紧急输血。

11. 准备紧急胸骨切开术的手术器械。

12. 一名外科医生和一名助手(图 7,彩图见二维码 65;图 8,彩图见二维码 66)。

(二)经食管超声心动图——优势

1. 术中评估和监测心功能。

2. 帮助外科医生识别左心尖,特别是富含脂肪较多的心脏中。

3. 帮助术者确认导丝在左室的正确走向,避免二尖瓣结构在经心尖 TAVI 术中受到损伤。根据经验,超声评估是最佳方案(图 9)。

4. 主动脉瓣球囊成形术后评估主动脉瓣反流情况。

5. 及时、准确地评估瓣膜功能和瓣周漏,帮助术者判断在瓣膜植入后是否需要进一步的干预。

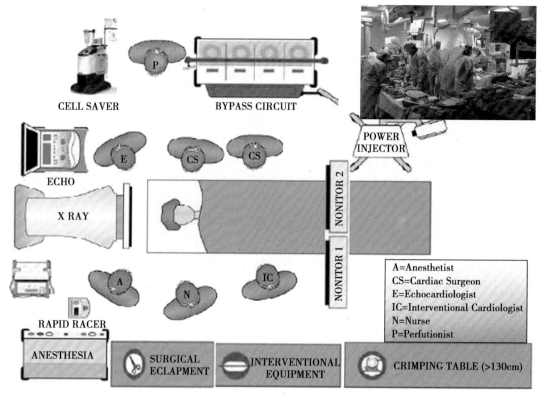

图 7 尖端手术室及人员配置

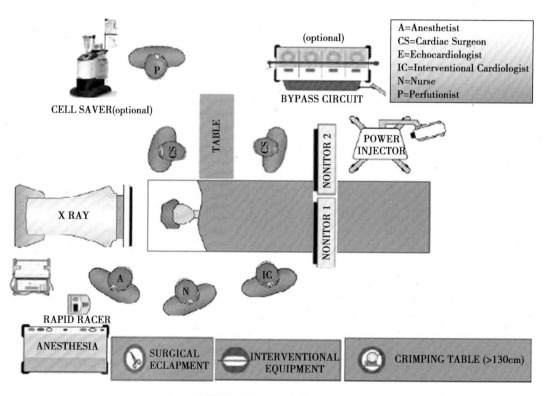

图 8 经锁骨下路径的手术室及人员设置

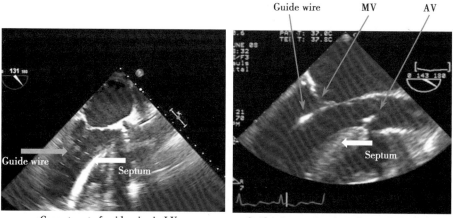

Correct rout of guide wire in LV | Guide wire passing through mitral chordae

图 9　TEE 确认导丝在左室的走向

6. 评估有无左室功能 / 室壁运动功能受损（冠状动脉阻塞），有无心包积液 / 心脏压塞（心脏穿孔 / 主动脉根部破裂），有无主动脉异常情况（夹层），有无二尖瓣反流加重（腱索破裂），来帮助判断 TAVI 手术过程中可能危及生命的并发症（图 10，彩图见二维码 67）：①血流动力学不稳定和心搏骤停；②左主干堵塞；③出血和心脏压塞；④左心室心尖部出血；⑤血管并发症；⑥人工瓣膜血栓栓塞；⑦重度瓣周漏。

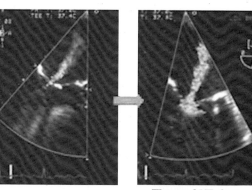

Baseline MR | Worsened MR due to misplaced guide wire

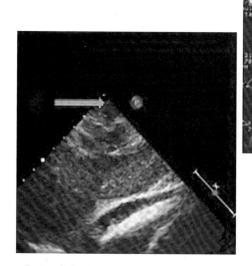

Pericardial effusion secondary to RV perforation

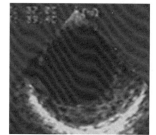

Aortic dissection/intramural hematoma

图 10　TAVI 手术过程中 TEE 识别可能危及生命的并发症

（三）麻醉

1. 经心尖入路需要全身麻醉。

2. 经锁骨下／腋下动脉入路可选全身麻醉或局部麻醉。

3. TAVI 术后在应在手术室内为早期拔管做好准备，尤其是对严重 COPD 患者。

4. 麻醉诱导和维持期间尽量维持血流动力学的稳定。

5. 补液维持适当前负荷。

6. 预防心动过速和严重的心动过缓。

7. 维持良好的后负荷以保证冠状动脉最佳灌注。

8. 麻醉师、TAVI 术者和心血管超声科医生之间保持良好的沟通。

（四）低血压

1. 鉴别诊断

（1）主动脉瓣反流加重。

（2）冠状动脉阻塞。

（3）主动脉破裂／夹层。

（4）心脏压塞：①经静脉起搏器电极导致的右心室穿孔；②由硬导丝造成的左心室穿孔；③瓣环或主动脉破裂。

（5）二尖瓣反流加重。

（6）左心室功能不全。

（7）冠状动脉栓塞（空气或栓子）。

（8）急性心肌梗死。

（9）心肌顿抑：长时间快速心室起搏。

（10）心律失常：①心传导阻滞；②快速性心律失常。

（11）血管／心脏入路出血。

2. 低血压的管理

（1）经食管超声心动图和主动脉造影术。

（2）根据病因进行适当的治疗。

（3）液体复苏。

（4）升压药。

（5）心包穿刺术治疗新发心包积液。

（6）必要时建立体外循环。

（7）必要时胸骨切开术。

（五）并发症的管理

大多数 TAVI 的患者在传统的开胸手术中存在中高危手术风险。主动脉瓣重度狭窄的患者在麻醉诱导和 TAVI 术中出现血流动力学不稳定和并发症是可以预测的。在管理这类中高危风险的患者中，多学科合作至关重要（表2）。

表2　TAVI 过程中常见的并发症

血流动力学不稳定和心脏骤停	血管并发症
左主干堵塞	人工瓣膜血栓栓塞
出血和心脏压塞	重度瓣周漏
左心室心尖部出血	

1. **血流动力学不稳定和心搏骤停**

（1）危险因素：

1）严重阻塞性冠状动脉疾病。

2）低血容量状态。

3）左心室功能差。

4）主动脉瓣口面积极小，瓣叶膨大、钙化。

5）重度肺动脉高压。

6）二尖瓣重度狭窄。

（2）管理：

1）严重主动脉瓣狭窄患者平稳麻醉诱导。

2）避免长时间的快速心室起搏，并尽量减少快速心室起搏的次数。

3）如果收缩压低于 80~90mmHg，应避免快速心室起搏。

4）通过补液与血管活性药物积极纠正低血压。

5）避免用心肌收缩性药物治疗低血压。

6）控制肺动脉高压。

7）如果患者不能通过保守治疗快速稳定，则建立股股动脉旁路。

8）确定病因，并根据病因进行治疗。

2. **左主干阻塞**

（1）潜在的危险因素：

1）左冠瓣或右冠瓣瓣尖游离缘大块钙化灶。

2）左冠瓣或右冠瓣瓣尖长度 > 瓣环与冠脉开口距离，或冠脉开口与瓣环之间距离 ≤10mm。

3）瓦氏窦狭窄：主动脉根部钙化，瓦氏窦与瓣环直径比值 ≤1.0。

4）在主动脉瓣球囊成形术中，瓣尖大块钙化灶向冠脉口位移。

5）窦管交界处过窄。

6）经导管瓣膜尺寸过大。

（2）管理：

1）如果冠状动脉阻塞风险高，则放弃 TAVI 手术。

2）对于低中危冠脉阻塞风险患者，TAVI 术前可在左前降支植入导丝保护（必要时支架）。

3）在这种情况下，选择带钳夹装置的经导管瓣膜，如 J-Valve 经导管瓣膜是最好的选择。

4）在 TAVI 术或瓣中瓣植入术前应用经导管生物瓣或自体瓣膜切开术（BASILICA 技术），预防医源性冠状动脉阻塞（图 11，彩图见二维码 68）。

5）如果患者仍不稳定且怀疑有冠状动脉阻塞，应紧急建立股股动脉旁路维持血流动力学稳定。

6）患者血流动力学稳定下来后，才可行冠状动脉造影明确冠状动脉口有无阻塞。

7）冠状动脉支架植入术（首选）。

8）如果 PCI 不成功，行紧急冠脉旁路移植术（CABG）。

3. **出血和心脏压塞**

（1）病因及危险因素：

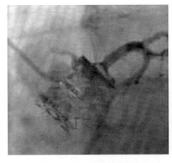
Left main obstruction by native valve

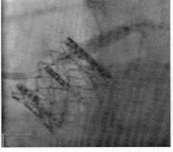
Left main stenting

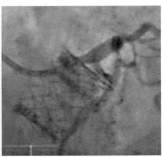
Post-stenting

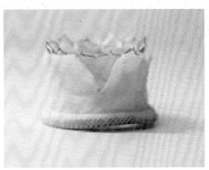
BASILICA

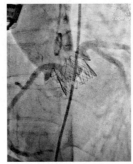
Valve with clipping device

图 11 处理和预防左主干堵塞

1) 主动脉瓣环破裂:①主动脉瓣环或瓣膜下严重钙化;②瓣环严重的非对称性钙化;③球囊过度扩张;④经导管心脏瓣膜直径过大。

2) 主动脉根部穿孔:①瓦氏窦/窦管交界钙化性狭窄;②经导管瓣膜直径过大;③经导管瓣膜在狭窄的主动脉根部和/或窦管交界处释放;④经导管瓣膜同轴性差。

3) 心室穿孔:①起搏器电极导致右心室穿孔;②左室心尖缝合不足或导丝导致的左心室穿孔。

(2) 管理:

1) 根据病因进行管理。

2) 尽可能保守治疗(微量心包积液、主动脉根部内血肿、血流动力学稳定):①对患者进行复苏;② TEE 监测心包积液/心脏压塞;③维持血压;④逆转肝素化或纠正凝血障碍;⑤心包积液引流(猪尾巴导管)。

3) 积极的保守治疗仍发展为心脏压塞,则行外科手术治疗。

4) 必要时紧急 CPB。

5) 如果心脏组织非常脆弱,使用带生物黏合剂黏的合牛心包补片缝合修补。

4. 心尖出血或心尖破裂 心尖出血或心尖破裂显著增加术中死亡率和并发症发生率,这种并发症主要是由于心尖缝合位置不当和缺乏处理心尖出血的经验。此种并发症在有经验的中心已经很少出现。

(1) 危险因素:

1) 心尖暴露不良。

2) 心尖缝合不当。

3) 外科技术差。

4）心尖缝合完成前进行肝素化。

5）心尖缝合时出现严重高血压（最好收缩压 <120mmHg）。

6）心尖缝缝合位置不当。

7）心室组织易碎和心脏脂肪含量高。

8）缺乏处理心尖出血的经验。

9）大直径输送鞘管的处理不当。

10）拔除输送鞘管时出现严重高血压（最好收缩压 <100mmHg）。

11）拔除输送鞘管后心尖缝合过紧。

（2）管理：

1）请第二名外科医生协助，并保持良好的沟通。

2）复苏同时更好地暴露心尖视野。

3）心尖止血时，控制收缩压 <90mmHg。

4）使用 Prolene 缝线与大号针头（3 号或 2 号 MH 针）和较大的补片修复心尖出血。

5）如果患者组织脆弱，在缝合修复后使用组织黏合剂和心包补片重新增强心尖修复。

6）在心尖破裂的情况下，紧急建立股 - 股动脉旁路后再行修补术。

7）如果无法通过股 - 股动脉旁路纠正左室扩张，应立即施行胸骨切开术和左心室减压。

8）如果有较大的心尖缺损，考虑修补术，而不是缝合术。

9）术后收缩压控制在 <120mmHg。

5. 瓣膜栓塞

（1）危险因素及病因：

1）解剖风险：①已有二尖瓣生物瓣；②窦管交界处钙化性狭窄；③二叶式主动脉瓣非对称性钙化；④瓣膜钙化轻。

2）术者经验不足。

3）经导管瓣膜释放位置不当，同轴性差。

4）球囊扩张式瓣膜植入期间快速心室起搏无效或失败。

5）主动脉瓣环测量错误。

6）经导管瓣膜尺寸过小。

（2）管理：

1）维持血流动力学稳定。

2）栓子进入主动脉：①将导丝穿过栓塞的瓣膜，防止瓣膜翻转；②将栓塞后的瓣膜锚定在主动脉上，最好在左锁骨下动脉的起点远端；③必要时考虑使用非覆膜支架（Palmaz 支架）将栓塞的瓣膜进一步固定在主动脉上；④如果解剖上可行，在主动脉瓣内植入另一个瓣膜。

3）栓子进入左室：①行开胸手术；②如果患者在开胸手术中只有很少或没有存活的机会，可以用长针将栓塞的瓣膜缝合固定在心尖部（图 12，彩图见二维码 69）。

6. 严重瓣周漏

（1）危险因素：

1）大块钙化灶影响经导管瓣膜完全扩张。

2）经导管瓣膜尺寸过小。

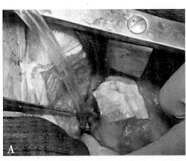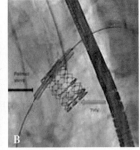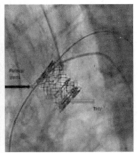

Positioning of a stent　　　　Post-stenting

图 12　栓子进入右室
A. 行开胸手术;B. 使用非覆膜支架(Palmaz 支架)将栓塞的瓣膜固定在主动脉上

3) 经导管瓣膜定位不当。

4) 二叶式主动脉瓣非对称性钙化。

(2) 管理:

1) 维持血流动力学稳定。

2) 球囊再扩张适应证(图 13,彩图见二维码 70):①瓣膜定位可以接受;②瓣膜未充分扩张;③非圆形瓣膜支架。

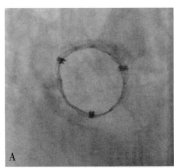

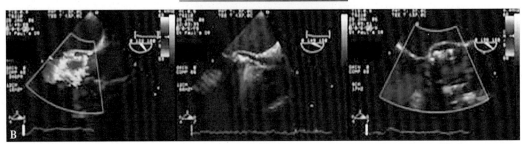

Severe paravalvular leak　　　　Redilation　　　　Post-redilation

图 13　冠状动脉支架植入术
A. 非圆形瓣膜支架;B. 瓣膜未充分扩张

3）瓣中瓣植入术适应证（图 14）：经导管瓣膜移位。

4）转去外科行传统 AVR 的适应证：①经导管瓣膜尺寸明显过小；②尝试了所有微创性措施后仍出现严重瓣周漏（图 15，彩图见二维码 71）。

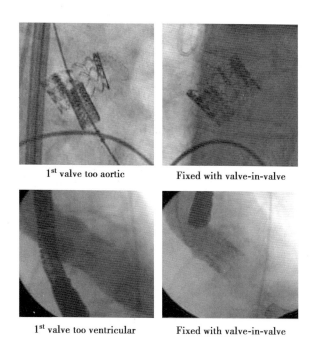

1ˢᵗ valve too aortic　　　　Fixed with valve-in-valve

1ˢᵗ valve too ventricular　　Fixed with valve-in-valve

图 14　瓣中瓣植入术

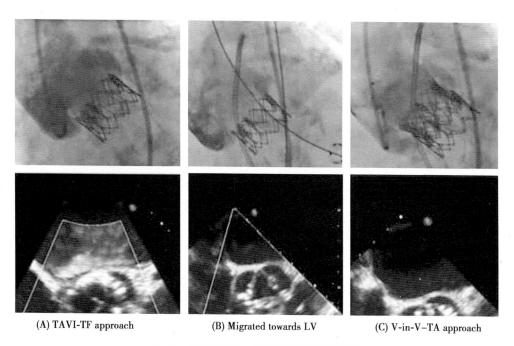

(A) TAVI-TF approach　　(B) Migrated towards LV　　(C) V-in-V–TA approach

图 15　瓣中瓣植入术后仍出现严重瓣周漏

经股动脉 TAVI 术后瓣膜移位，通过经心尖入路植入瓣中瓣

5) 如果瓣膜不稳定且几乎进入到主动脉中,则回收瓣膜并固定到主动脉远端,然后重新植入一个同等大小或者更大的经导管瓣膜。

三、术后管理

(一)管理

1. 常规术后护理

(1) 早期拔管。

(2) 早期活动。

(3) 避免体温过低。

(4) 经心尖 TAVI 术后维持收缩压在 100~120mmHg。

(5) 维持血流动力学稳定。

(6) 术后 24 小时尿量较少情况下予以补液,而不是使用利尿剂。

(7) 充分镇痛。

(8) 避免过度镇静。

(9) 老年患者给予物理治疗。

(10) 老年患者预防便秘。

(11) 家庭支持和早期出院。

2. 术后疼痛

一般来说,使用软组织牵开器进行经锁骨下/腋下动脉入路或经心尖入路的 TAVI 患者,术后疼痛并不严重。在经心尖 TAVI 的患者中使用金属肋骨扩张器,术后疼痛常常很明显。镇痛对于预防呼吸系统并发症至关重要,尤其是对于 COPD 的患者,但应谨慎使用止痛药,以防止过度镇静,因为老年患者可能对这些药物非常敏感。多种镇痛方法已在 TAVI 术后患者中得到应用。

(1) 局部镇痛。

(2) 硬膜外导管镇痛:这是非常有效的,但可能导致低血压。硬膜外血肿的发生率被认为是非常低的(1∶15 万)。在取出导管之后,再开始口服氯吡格雷治疗。对使用金属肋骨扩张器进行心尖 TAVI 的患者,我们通常保留镇痛导管到术后第 2 天。

(3) 脊椎内导管镇痛:与硬膜外导管一样有效,但不如硬膜外导管可靠。患气胸的风险很小。

(4) 肋间神经阻滞,单次或连续输注。

(5) 自控镇痛泵镇痛。

(6) 静脉注射或口服止痛药。

3. 预防深静脉血栓形成

(1) 皮下注射肝素或低分子肝素。

(2) 气压袋加压下肢。

(3) 早期活动:最重要。

4. 术后谵妄与认知功能障碍

术后谵妄与认知功能障碍非常常见,同时也是 TAVI 患者主要关注的问题。它的管理具有挑战性,由于病因未知,因此缺乏明确的治疗。谵妄是短暂的,通常持续 3~4 天,但可能增加其他并发症的风险。精神科医生通常参与我们对 TAVI 患者的治疗。

(1) 了解危险因素。

（2）避免过度使用止痛药，如麻醉剂。

（3）家人的鼓励和照顾。

（4）尽早从 ICU 转出。

（5）避免过度镇静。

5. **感染** 感染很常见，老年患者可能因此致命。早期识别和治疗在 TAVI 患者中非常重要。

（1）常见感染类型：①肺炎；②尿路感染；③梭状芽孢杆菌结肠炎。

（2）避免使用导尿管。

（3）尽快拔除侵入性导管，如中心静脉导管、胸腔引流管和导尿管。

（4）早期活动。

（5）尽早开始使用合适的抗生素。

6. **抗凝** 经导管自体瓣膜中植入新的瓣膜，瓣中瓣植入或者外科瓣膜术后植入瓣膜术后标准的抗凝方案仍不明确。目前的选择是：①每日氯吡格雷 75mg 3~6 个月 + 每日拜阿司匹林 80~100mg 口服；②阿司匹林或氯吡格雷过敏的患者可以每日口服噻氯匹定 250mg；③单独服用阿司匹林或氯吡格雷；④华法林 3 个月后再改阿司匹林口服；⑤房颤患者采用华法林 ± 阿司匹林口服。

（二）并发症管理

1. **脑卒中**

（1）相关报道脑卒中发生率为 1.4%~6.7%。

（2）MRI 检测出新发脑损伤：①86% 采用 Edwards 瓣膜行 TAVI 术的患者；②80% 采用 CoreValves 瓣膜行 TAVI 术的患者；③48% 行传统主动脉瓣置换术的患者。

（3）TAVI 术后脑卒中类型：①栓塞性脑卒中多见；②缺血性脑卒中少见；③混合性脑卒中。

（4）常见的原因：①主动脉瓣球囊成形术和瓣膜植入过程中瓣膜上的钙化碎屑脱落；②经动脉途径时，从病变的主动脉弓 / 升主动脉 / 颈动脉，特别是从输送系统上脱落的栓子；③导管或经导管瓣膜上的血栓；④空气栓塞；⑤长时间低血压。

（5）潜在危险因素：①近期脑卒中病史；②主动脉粥样硬化；③颈动脉严重狭窄；④左心室血栓形成；⑤心房颤动；⑥TAVI 术中肝素化不足；⑦多次主动脉瓣球囊成形术（BAV）或再扩张；⑧主动脉弓和升主动脉内器械操作过多；⑨长时间快速心室起搏。

（6）降低卒中危险策略：①尽量减少潜在的危险因素，如避免 BAV，主动脉内器械操作需小心谨慎，减少快速心室起搏的时间和次数，保持血流动力学稳定；②充分肝素化（ACT≥250~300）；③使用栓子保护装置来捕获或使栓子定向移动，如 Embrella 栓子导流装置、SMT 栓子导流装置和 Claret 双过滤系统。

2. **急性肾功能衰竭** TAVI 术中尽量减少造影剂用量和避免低血压；避免 TAVI 术后低血容量。

在 TAVI 术后最初的 24 小时内对于尿量少的患者，我们通常给予静脉补液，而不是使用利尿剂维持高心排血量及相对较高灌注压（平均血压 60~75mmHg）。

3. **严重的心脏传导阻滞** 接受 CoreValve 心脏瓣膜植入的 TAVI 患者发生心脏传导阻滞的风险较高，因此需要安装永久性心脏起搏器，尤其是已经存在右束支传导阻滞的情况下。由于 TAVI 术后的第 1 周内心脏传导阻滞发生率高于 90%，所以术后的 3~5 天内应进行心电监测,尤其是采用 CoreValve 瓣膜的患者。近期文献回顾,CoreValve 瓣膜置换术后起搏器植入的发生率为 15%~20%,Edwards 瓣膜置换术后起搏器植入的发生率为 5%~7%。

(1)危险因素:

1)膜部室间隔附近主动脉瓣下钙化。

2)已存在心脏传导阻滞。

3)右束支传导阻滞。

4)植入瓣膜的直径过大。

5)瓣环下瓣膜植入位置过深。

(2)监测和管理:

1)自膨式 CoreValve 心瓣膜植入术后,严重心传导阻滞的发生率明显高于 Edwards 球扩瓣膜植入。与使用 Edwards 瓣膜相比,CoreValve 瓣膜植入术后延迟出现心脏传导阻滞更常见。

2)在 Edwards 球囊扩张式瓣膜置换术后,除非存在高度房室传导阻滞,通常在 TAVI 手术结束时即可取出临时起搏器导线,但应连续监测 24 小时以防心传导阻滞逐渐发生,该种可能性很小。

3)如果患者有持续性的左束支传导阻滞,且 PR 间期为 >280ms 或有高度房室传导阻滞,则需要考虑安装永久性起搏器。

4. 瓣膜移位和主动脉瓣反流 严重的主动脉瓣返流通常在 TAVI 术中即可发现并处理。植入少见的情况下,如植入瓣膜的尺寸过小、瓣叶钙化不明显或植入瓣膜的位置不够理想可导致瓣膜移位。瓣膜移位会产生严重的瓣周漏。这种并发症的处理是将另一个经导管瓣膜植入移位的瓣膜中,除非移位的瓣膜尺寸过小而无法植入。

5. 术后出血

(1)部位及病因:

1)经动脉入路:穿刺部位血肿或其他血管损伤。

2)经心尖入:心尖入路、临时起搏导线或其他器械造成心外膜血管损伤、心包脂肪、肋间血管或胸腔引流管部位。

3)高血压。

4)凝血功能异常。

(2)管理:

1)纠正凝血功能异常。

2)控制血压(收缩压为 90~100mmHg)。

3)根据病因进行支架植入或手术。

6. 心尖假性动脉瘤 这种并发症仅在我们经心尖手术的早期阶段观察到。自从我们发现了潜在的危险因素并改进了心尖缝合技术,以及积极控制高血压,此种并发症未再出现。处理这种并发症也非常具有挑战性(保守治疗与外科治疗)(图 16,彩图见二维码 72)。

7. 伤口感染 伤口深部感染很少见且通常累及心尖,经心尖 TAVI 术女性患者中更常见。我们还未观察到继发感染的心尖破裂 / 大出血。我们倾向于保守治疗急性感染,手术切除 / 清创治疗慢性感染。

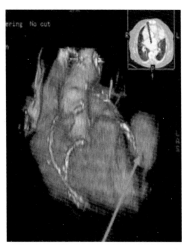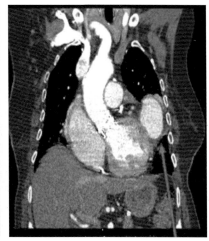

图 16 心尖假性动脉瘤

四、出院后随访

（1）心脏外科医生、心脏病专家和家庭医生密切随访。

（2）如果有心力衰竭管理计划，可在心脏功能诊所进行随访。

（3）谨慎使用利尿剂并监测患者体重，尤其是左心室功能不全的患者。

（4）注意复发性胸腔积液。

（5）注意胃肠道保护，因为接受抗血小板药物和 / 或华法林联合治疗的老年人胃肠道出血风险很高。

（6）心脏康复。

（7）术后 3~6 个月复查心超，然后每年或根据要求复查。

（8）预防感染性心内膜炎。

五、经心尖 TAVI 外科技术

（一）重要或关键步骤

1. 团队合作对经心尖 TAVI 术的成功至关重要（表 3）。

表 3　心脏手术团队构成

➢ 1 位心外科医师和 1 位心脏介入科医师	➢ 多位护士
➢ 另 1 位胸外科医师或高级住院医师	熟悉设备的程序和准备工作
➢ 1 位超声心动图检验师	熟悉外科操作技术
➢ 1 位麻醉师	熟悉导线、导管、动力喷射器等
➢ 1 位（体外循环的）灌注师	

2. 左胸切口的位置对于良好地暴露左心室心尖至关重要。

3. 胸部 X 线片对评估左心室心尖的位置很有帮助。心尖一般位于锁骨中线和腋前线之间，该部位也是最佳的心尖入路（图 17）。

4. 在经心尖 TAVI 手术的早期阶段，清晰暴露心尖和恰当的缝合技术是手术成功的关键。

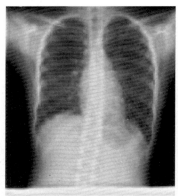
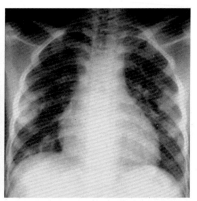

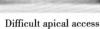

图 17 心尖定位

5. 术前 CT 扫描、术中经胸超声心动图或术中透视有助于确定左室心尖的位置,然后选择左胸小切口的位置。

6. 术者应找到真正的心尖部位并选择一个无脂肪的区域,该区域位于真正心尖部位的前方和左前降支的侧面。如果左室前壁被脂肪覆盖,在经食管超声心动图心尖长轴 / 左室流出道切面协助下用手指触诊心尖搏动是确定心尖入路位置的最佳方法。

7. 术者应选择他们熟悉的缝合方法。不同的缝合方法应采用不同型号针头、不同大小垫片和不同的缝合深度。

8. 当开始把导丝送入心室和主动脉瓣时,确保导丝不会通过二尖瓣非常重要。

9. 瓣膜的定位取决于所使用经导管瓣膜的类型。

10. 从左室取出入路鞘管后,缝合时收缩压应保持在 <100mmHg。

(二) 具体手术过程

1. 在复合手术室中,患者呈仰卧位,使用单腔气管内插管并进行全身麻醉。

2. 行经食管超声心动图(TEE)。

3. 股动脉和股静脉分别植入 5F 或 6F 鞘。

4. 透视明确心尖的位置以引导微创开胸手术(图 18,彩图见二维码 73)。

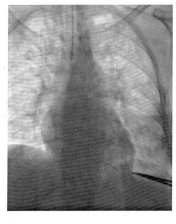
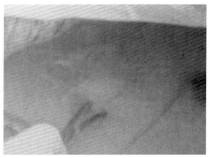

图 18 透视明确心尖的位置

5. 单独使用软组织牵开器或联合使用金属肋骨扩张器暴露心尖位置,切口的大小取决于术者的经验(图 19,彩图见二维码 74)。

6. TEE 可以通过胸廓切口组织缺损区域,定位左心室心尖部。

7. 使用 2-0 或 3-0 Prolene 缝合线行心尖缝合(图 20,彩图见二维码 75):①使用较大的垫片行 U 型缝合 - 深度缝合(左室壁全层缝合);②使用小垫片的荷包缝合,深度缝合但不是左室壁全层缝合;③不推荐多重三角形缝合。

8. 既往有心脏手术史的患者,笔者倾向不将心包与心尖缝合,以避免对 LAD 或其他冠状动脉造成损伤。如果将心尖和心包缝合,在心尖缝合后心包下出血将很难止血。心外膜临时起搏导线可放置于心尖缝合处;也可以使用经静脉临时起搏导线,但有右心室穿孔的风险,这种风险极低。

4~5cm skin incision

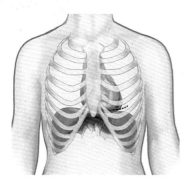

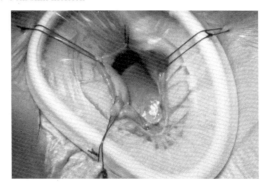

Soft tissue retractor without spreading ribs

Usually at 5th or 6th intercostal space

图 19　左小胸廓切开术

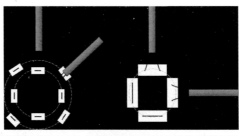

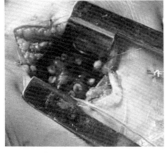

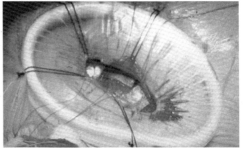

Two apical purse-string sutures using 2-0 Prolene with 10 interrupted pledgets

Two perpendicular mattress sutures using either 2-0 or 3-0 Prolene with 4 large pledgets (1.5~2.0cm in length)

图 20　心尖缝合

9. 测试起搏电极：常规成功起搏心室，输出电压 <5mV 即可。无需测试快速心室起搏。

10. 然后使用肝素（150~200U/kg）维持 ACT≥300 秒。肝素在心尖缝合前不使用。

11. 经股动脉鞘植入猪尾导管，根据术前 CT 确定的投照角度（共面视图）进行主动脉造影（图 21，彩图见二维码 76）。

12. 将一根 18G 的金属针插入位于心尖部并和心尖部缝合，在透视下，送入 0.035 英寸的 J 型软导丝并穿过主动脉瓣。如果导丝不是呈直线通过主动脉瓣，应怀疑导线和二尖瓣腱索缠绕，需要进行第二次尝试。一旦导丝呈直线穿过主动脉瓣，用 7F 鞘管插入到左室中，维持心室的通路。接下来，将 J 型导线插入 6F Judkins 右冠导管中并沿 7F 鞘管送入，引导导线进入降主动脉。然后，使用 0.035 英寸 J 型软头 Amplatz 超硬导丝交换。再将输送 Edwards S3 瓣膜的 18F 经心尖鞘管交换 Judkins 导管和 7F 鞘管。输送鞘管插入左室腔内约 4cm。对于自膨式瓣膜，如 J-Valve 瓣膜和 JenaValve 瓣膜，则无需输送鞘管（图 22，彩图见二维码 77）。

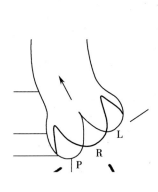

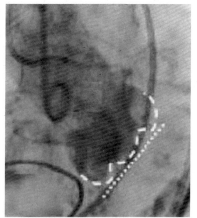

图 21　主动脉造影

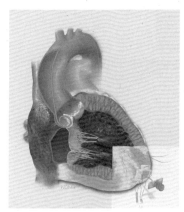

Apical puncture

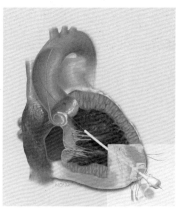

Guide wire insertion

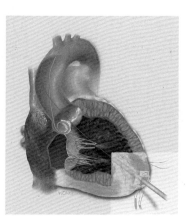

Insertion of sheath

图 22　插入导线和鞘管

13. 主动脉瓣球囊成形术（BAV）在 Edwards 球囊扩张瓣膜植入术前并不常用。我个人不倾向 BAV，除非由于主动脉瓣极度狭窄导致传送装置不能通过，需要球囊扩张或需要评估冠脉阻塞风险时才使用 BAV。对于经导管自膨式瓣膜，通常在主动脉瓣重度狭窄时需要 BAV。

14. 然后沿 Amplatz 超硬导丝轻轻地将瓣膜输送系统送过主动脉瓣。瓣膜定位取决于所使用的经导管瓣膜的类型。对于球囊扩张型瓣膜，需要 160~200 次 /min 的快速心室起搏，而大多数自膨式瓣膜植入时不需要快速心室起搏。对于球囊扩张型瓣膜，开始球囊扩张时应该缓慢进行，这样术者可以在瓣膜植入过程中进行微调。球囊保持扩张状态 5 秒后，然后迅速排空。当球囊排空到一半时，可以停止快速起搏，可避免不必要的长时间起搏（图 23，彩图见二维码 78）。

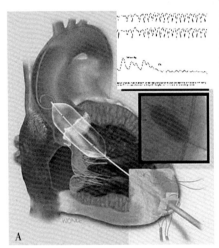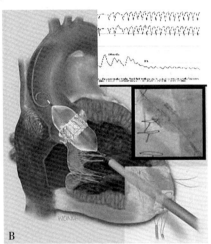

图 23　瓣膜球囊成形术（可选）和瓣膜植入术

15. 瓣膜植入后，行 TEE 评估瓣膜功能、主动脉瓣反流、瓣周漏以及左室壁运动情况。如果没有问题，最后的主动脉造影可选择性进行。如有大量瓣周漏，必须行主动脉造影来明确瓣膜位置。如果瓣膜位置良好，则应考虑再次球囊扩张。如果瓣膜定位不佳，第二个瓣膜植入应该是更好的选择。

16. 一旦瓣膜植入结果满意，退出鞘管和导丝，在收缩压 <100mmHg 情况下行心尖缝合。

17. 一旦心尖止血结束，用鱼精蛋白逆转肝素抗凝效果。

18. 通过单独的胸部切口，在左侧胸膜腔内放置一根小型的胸腔引流管。再关闭手术小切口。如果没有心脏传导阻滞，可以拔除临时心外膜起搏电极。取出 6F 动脉鞘，使用动脉闭合器或人工压迫止血。

19. 在患者转入到重症监护病房之前，应该考虑拔除气管插管。

六、经锁骨下 / 腋下动脉入路外科技术

1. 患者仰卧位，采用轻度镇静加局部麻醉或全身麻醉。

2. 在左锁骨中部平行处或胸三角肌间沟处作一个 3~4cm 的切口。小心分离锁骨下动

脉或腋下动脉,避免损伤臂丛神经。在血管近端和远端结扎血管。在锁骨下动脉或腋下动脉前表面纵向放置两根 5-0 Prolene 缝线行荷包缝合;也可以使用血管预闭合装置。在充分准备入路部位后,手术过程与经股动脉植入技术类似(图 24,彩图见二维码 79)。

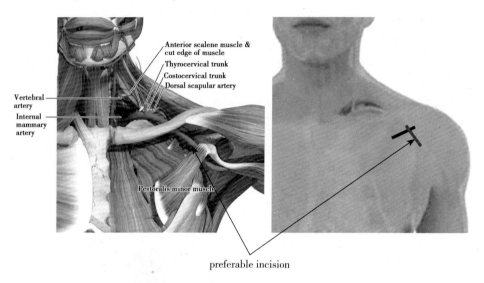

图 24 经锁骨下 / 腋下动脉入路定位

3. 给予肝素使 ACT>250 秒。

4. 通过股动脉鞘管植入猪尾导管,根据术前 CT 确定的投照角度(共面视图)进行主动脉造影。

5. 采用 18G 金属针穿刺左侧锁骨下动脉,避免损伤动脉后壁,再通过针插 J 形软导丝,然后把针头换成 7F 鞘管。

6. 导丝在 Judkins 右冠导管的帮助下通过狭窄的主动脉瓣,然后使用小型 SAFARI 导丝交换(图 25,彩图见二维码 80)。

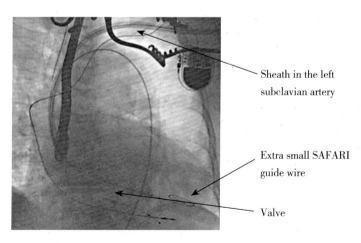

图 25 经锁骨下 / 腋下动脉入路外科操作

7. 对于球囊扩张型瓣膜（Edwards S3 或 S3 Ultra），沿着锁骨下动脉小心送入输送鞘管。对于自膨式瓣膜，则不需要输送鞘管。

8. 输送系统被送入并通过主动脉瓣。一旦确定了瓣膜的位置，就可以在有或没有快速心室起搏情况下展开瓣膜。这一过程与经股动脉 TAVI 相似。但是在使用经锁骨下 / 腋下动脉入路瓣膜植入期间可以进行微调。

9. 瓣膜植入术后，基于麻醉方式的不同，采可用 TEE、TTE 或主动脉造影对经锁骨下 TAVI 后主动脉瓣功能进行评估。

10. 一旦确定主动脉瓣功能正常，就可移除输送鞘管或输送系统，并通过 5-0 荷包缝合线或血管闭合器来闭合动脉穿刺部位。然后将切口逐层闭合。

（叶箭　万青　陈发东）

参 考 文 献

［1］YE J,CHEUNG A,LICHTENSTEIN S V,et al. Transapical aortic valve implantation in humans［J］. J Thorac Cardiovasc Surg,2006,131:1194-1196.

［2］WIJESINGHE N,YE J,RODÉS-CABAU J,et al. Transcatheter aortic valve implantation in patients with bicuspid aortic valve stenosis［J］. JACC Cardiovasc Interv,2010,3(11):1122-1125.

［3］SOON J L,YE J,LICHTENSTEIN S V,et al. Transapical transcatheter aortic valve implantation in the presence of a mitral prosthesis［J］. J Am Coll Cardiol,2011,58(7):715-721.

［4］SOON J L,YE J. Transapical aortic valve implantation in the presence of a mitral prosthesis［J］. Ann Cardiothorac Surg, 2012,1(2):257-259.

心脏瓣膜病的外科手术时机

　　心脏瓣膜病是我国心脏外科常见的手术疾病之一,每年中国心脏外科手术约25万例,心脏瓣膜手术有7万~8万例。近年来,随着我国人口老龄化的进展及冠心病人群的增长,退行性变瓣膜病和缺血性瓣膜病的发病率持续增加。与之相反,随着我国经济水平的提高和医疗防治技术的推广,以往占绝大多数的风湿性瓣膜病比例逐年下降。据不同中心的统计数据,风湿性瓣膜病在所有瓣膜病中所占的比例由20年前的85%左右下降到目前的45%左右,这种流行病学发展趋势和欧美国家几十年前的情况非常相似。而目前欧美国家随着优生优育、疾病预防等措施的普及推广,先天性心脏病和冠心病的患病率逐渐下降,而瓣膜病的地位逐渐攀升。美国克利夫兰心脏中心是连续十年美国排名第一的心脏中心,其心脏外科年手术量4 500例左右,其中约2 800例为心脏瓣膜手术,而且有越来越多的微创瓣膜手术、瓣膜修复手术以及介入瓣膜手术。欧美国家的发展趋势也预示了我国未来一段时间内心脏瓣膜病的发展特点,结合目前在中国方兴未艾的介入瓣膜技术,总结和研讨符合我国国情的心脏瓣膜病手术时机和手术策略尤为重要。

　　2017年3月和9月,美国心脏协会(AHA)/美国心脏病学学会(ACC)及欧洲心脏病学会(ESC)/欧洲胸心外科协会(EACTs)分别推出了心脏瓣膜疾病管理指南更新。这些指南的更新以瓣膜修复手术、早期瓣膜手术干预策略和经导管主动脉瓣植入术(TAVI)手术技术等相关内容为主,涵盖心脏瓣膜疾病的危险分层、主动脉疾病的干预选择、人工瓣膜植入术后抗栓治疗等方面。中国目前尚缺少全国性瓣膜病外科手术时机方面的指南和专家共识,借用欧美权威心脏瓣膜病指南,结合笔者单位多年来在心脏瓣膜外科手术中的体会,尝试进行一些归纳和总结。

一、二尖瓣狭窄

　　二尖瓣狭窄最常见的病因是风湿性瓣膜病,在亚洲、南美洲、非洲常见,特别是在中国,二尖瓣狭窄还是最常见的心脏瓣膜病。据首都医科大学附属北京安贞医院瓣膜中心数据显示,2001—2019年接受外科手术的二尖瓣疾病中,风湿性二尖瓣疾病仍然占据第一位,只是比重已经由85%下降到45%左右。这和中国经济水平增加、人民对疾病的预防意识增强和治疗条件的改善有很大关系。目前欧美国家风湿性二尖瓣疾病较为少见,二尖瓣疾病以退行性变和缺血性等继发性病变为主,因此在欧美指南中对于MS的系统性描述及相关进展较少,2017年的指南更新中MS部分没有任何更新的内容。与之相对应,亚洲国家MS疾病非常普遍,但是绝大多数局限于单中心的临床经验和技术总结,缺少大型多中心队列研究和随机对照研究,缺少高质量的研究课题和论文,同时也缺少相关地区瓣膜病诊治的指南共识。

　　AHA瓣膜病管理指南中,二尖瓣狭窄按照临床发展分为A(危险期)、B(发展期)、C(重度二尖瓣狭窄无症状期)、D(重度二尖瓣狭窄有症状期)。特别是指南中已经将二尖瓣瓣口面积<1.5cm^{2}定义为重度狭窄,<1.0cm^{2}定义为极重度二尖瓣狭窄。

美国指南中二尖瓣重度狭窄的治疗策略方面对二尖瓣球囊扩张的推荐级别很高（Ⅰ），强调如果瓣膜条件合适，均应该首先考虑球囊扩张。中国二尖瓣狭窄几乎均为风湿性，而且绝大多数均有较为严重的腱索融合和交界钙化，或者合并中度以上二尖瓣反流，因此都不合适球囊扩张。同时，球囊扩张还存在造成二尖瓣反流和近期再发狭窄的风险。此外，外科瓣膜手术已经非常成熟，推广普遍。因此，国内二尖瓣球囊扩张的手术例数已经逐渐减少。需要指出的是，在体弱重症、孕产期、心衰等二尖瓣狭窄的病例中，二尖瓣球囊扩张仍然具有重要的临床治疗价值（Ⅱb）。

对于二尖瓣狭窄合并房颤和血栓病史的患者，在外科瓣膜手术的同时推荐处理左心耳，以降低血栓风险（Ⅱb）。

没有手术禁忌的二尖瓣重度狭窄患者推荐二尖瓣外科手术，方法包括二尖瓣置换、修复技术。美国指南中对于风湿性二尖瓣修复技术仅进行了简单描述，并没有深入阐述适应证和具体的手术技术。泰国、印度、越南、马来西亚等亚洲国家已经对风湿性二尖瓣的修复技术进行了多年的临床研究，显示出良好的修复效果。国内首都医科大学附属北京安贞医院等团队已经在风湿性二尖瓣的修复技术方面进行了有益的尝试，总结了符合国情的患者筛选标准，以及系统和规范化的手术技术，并成功在国内许多中心进行推广。鉴于二尖瓣机械瓣置换后患者需终生抗凝，带来的血栓和出血风险很大，因此在有经验的中心，二尖瓣狭窄的修复技术具有非常重要的社会价值（视频1）。

视频1 风湿性二尖瓣交界钙化去除和切开手术技术

二、重度二尖瓣关闭不全的外科手术时机

（一）无症状原发性重度二尖瓣关闭不全

1. 窦性心律，左心室射血分数（LVEF）>60%，左心室收缩末期内径（LVESD）40~44mm，预期瓣膜修复后耐久性高，如果有证据显示左房增大（容积指数≥60ml/m^2 体表面积），或者二尖瓣腱索断裂等连枷样变化，手术风险低且可在心脏瓣膜病中心开展的患者，可以考虑行外科手术。由Ⅱb/C类推荐升级为Ⅱa/C类推荐。运动时肺动脉高压（SPAP≥60mmHg）这一指征（Ⅱa）被剔除。

2. 无症状但是心脏功能下降，LVEF>30% 也推荐外科手术（Ⅰ/B）。

3. 无症状心脏功能正常，但是合并有房颤，或者收缩期肺动脉压力 >50mmHg，也建议外科手术（Ⅱa/B）。

4. 2017 年美国指南中心脏功能正常 C1 期，LVEF>60%，LVESD<40mm，如果有经验医院修复概率大于95%，死亡率低于1%，建议进行二尖瓣修复手术（Ⅱa/B）。

如果无症状 C1 期患者有左心室逐渐扩大或者心脏功能下降的趋势，进行二尖瓣手术（置换或修复）也是合理的（Ⅱa/C-LD）。无症状 C2 期（失代偿，心脏功能下降但 LVEF>30%）原发无症状重度二尖瓣关闭不全也推荐手术（Ⅰ/B）。

如果出现左室增大或者 LVEF 逐渐下降的影像学改变，进行二尖瓣外科手术是合理的（Ⅱa/C-LD）。

视频2 二尖瓣人工瓣环修复手术技术后测试瓣膜反流情况

这两项指南均强调，如果存在重度反流，即使处于无症状期，如果选择修复经验较多的中心进行外科手术，且手术风险很低，早期修复手术可进一步提高患者的修复率、远期生存率和生活质量（Ⅱa）（视频2）。

（二）慢性继发性重度二尖瓣关闭不全

1. 2017年欧洲指南根据心脏功能和是否能进行血运重建对患者进行了不同的策略推荐：

（1）心脏 LVEF>30%，行冠状动脉旁路移植术（CABG）时候推荐同时行二尖瓣手术（Ⅰ/C）。

（2）心脏 LVEF<30%，但是有证据可以进行 CABG，且有存活心肌，指南推荐外科手术同期处理二尖瓣（Ⅱa/C）。

（3）心脏 LVEF>30%，不需要 CABG，经优化的药物治疗（包括心脏再同步化治疗）后仍有症状重度二尖瓣关闭不全，且手术风险低患者，可考虑进行外科手术（Ⅱb/C）。

（4）心脏 LVEF>30%，无血运重建指征或手术风险较高的重度二尖瓣关闭不全患者，经超声评估瓣膜形态尚好，可行介入治疗（Ⅱb/C）。

（5）心脏 LVEF<30%，需评估患者病情，包括心脏移植或者心室辅助可能性，然后决定是否行外科手术或介入治疗（Ⅱb/C）。

2. 2017年美国指南指出，有症状的重度二尖瓣缺血关闭不全行二尖瓣保留腱索置换手术，比单纯瓣环成形更合理（Ⅱa/B-R）。这一推荐结合了近年几项随机对照临床研究的循证证据。2014年美国指南还推荐，中度缺血反流患者在 CABG 同时进行二尖瓣瓣环修复；但2017年指南明确指出，慢性中度缺血反流患者在 CABG 同时进行瓣膜修复的临床效果不确切（Ⅱb/B-R）。2017年欧洲指南也指出，近年来中度缺血二尖瓣反流患者接受瓣膜修复存在争议，但是在推荐策略中并没有明确的给予建议。

三、主动脉瓣狭窄

（一）有症状的主动脉瓣狭窄的治疗策略

随着 TAVI 技术研究的迅速开展，2017年欧美指南关于主动脉瓣狭窄部分的更新中，主要就是对 TAVI 的治疗策略进行了大篇幅增补内容。

1. 有症状的重度主动脉瓣狭窄、高跨瓣压差或低压差但是心脏储备功能良好者为Ⅰ/B或Ⅰ/C 类手术推荐。

有症状的患者，若合并低每搏输出量、低跨瓣压差、LVEF 无论正常还是下降，尤其是 CT 钙化评分为重度狭窄时，尽管可能存在心脏收缩储备功能不足（多巴酚丁胺负荷试验评估）应考虑进行干预。由Ⅱb/C 类推荐升级为Ⅱa/C 类推荐。由于这类患者心衰甚至猝死的发生率较高，而机械性主动脉瓣狭窄的药物治疗效果极差。因此，欧洲指南明确把其推荐等级进一步提高了。

2. 对于手术类型的选择，低风险（STS 或 EuroScore Ⅱ<4%，或 Logis EuroScore<10%），指南推荐常规外科手术治疗（Ⅰ/B）。

外科手术中危的患者（STS<8% 或 EuroScore Ⅱ>4%，或 Logis EuroScore>10%），需要内外科医师联合会诊，根据患者具体情况选择治疗策略，其中老年人符合股动脉途径 TAVI 技术的更佳（Ⅰ/B）。

外科手术高危或不适合外科手术者，推荐 TAVI 手术治疗（Ⅰ/B）。2017年美国指南也把 TAVI 指征由Ⅱa 类推荐提高到Ⅰ/A 类推荐，表明近年来 TAVI 技术得到了广泛认可。

3. 2017年 AHA/ACC 瓣膜病管理指南也明确指出，几项大型随机对照研究证实，对于不能行外科手术或者外科手术高危的患者，推荐 TAVI 治疗（Ⅰ/A）对于中危患者，TAVI 是非劣效的治疗策略（Ⅱa/B-R）。

欧美指南均提示，对于中危患者，使用 TAVI 治疗是合理的，这预示着临床实践中 TAVI 治疗将越来越多的用于中危甚至低危的主动脉瓣患者。2019年 ACC 会议最新报道的两项随机对照研究——Partner 3 和 Evolute 研究,将低危主动脉瓣狭窄患者随机分入 TAVI 组(国际主流的爱德华和美敦力支架瓣膜)与常规外科开胸瓣膜置换组,随访 1 年主要终点事件未见差异,而且 TAVI 组的血流动力学效果更佳。可以预见,不久的将来,欧美权威瓣膜病管理指南会将 TAVI 指征扩大到低危高龄患者。

4. 单纯球囊扩张的作用　对于有症状的重度主动脉瓣狭窄患者,在血流动力学不稳定或者紧急非心脏的外科手术时,可以使用球囊扩张作为过渡性治疗措施(Ⅱb/C)。美国指南和欧洲指南在这一点上是一致的。早年基本不推荐单纯球囊扩张,随着 TAVI 技术的逐渐普及,球囊扩张的短期效果被逐渐认识,可以作为 TAVI 或外科瓣膜置换手术的有效过渡措施。

5. 外科手术风险较高的患者,需由内外科团队协商应该采取的治疗策略(表 1)。

表 1　为了决策外科手术风险较高患者的手术方案——SAVR 或 TAVI 时,在心脏团队讨论中需要考虑的因素

临床特点	TAVI	外科手术
STS 或 EuroScore Ⅱ<4%,或 Logis EuroScore<10%		+
STS 或 EuroScore Ⅱ>4%,或 Logis EuroScore>10%	+	
某种并发症风险很大	+	
<75 岁		+
>75 岁	+	
既往做过心脏外科手术	+	
虚弱	+	
活动受限,可能会影响术后康复锻炼	+	
怀疑心内膜炎		+
解剖和技术角度		
可经股动脉途径 TAVI	+	
胸部放射性射线影像	+	
主动脉瓷性易损伤	+	
开胸容易损伤冠脉搭桥	+	
患者瓣膜可能出现 PPM	+	
重度胸部变形或脊柱侧突	+	
冠脉口具体太低		+
瓣环径过大		+
主动脉根部过大或过小		+
二叶瓣膜,或者高度钙化		+
心脏或主动脉血栓		+
心脏其他合并情况,需要外科手术,如 CABG/ 三尖瓣 / 二尖瓣 / 升主动脉瘤 / 肥厚型心肌病		+

注:CABG:冠状动脉旁路移植术;PPM:患者 - 人工瓣膜不匹配;TAVI:经导管主动脉瓣植入术

(二)无症状性主动脉瓣狭窄的外科手术指征

对于无症状重度主动脉瓣狭窄患者,由于外科手术风险很低,因此在欧洲指南里并没有提及使用TAVI技术。总的来说,2017欧美指南推荐的外科手术时机有所前提。具体手术指征如下:

1. 无症状重度主动脉瓣狭窄,如果 LVEF<50% 或者运动试验后产生症状,建议外科手术治疗(Ⅰ/C)。如果运动试验后血压降低,也推荐外科手术(Ⅱa/C)。

2. 重度主动脉瓣狭窄患者,如果心脏功能良好,外科手术风险很低,合并下列几条也建议外科手术(Ⅱa/C):①最大流速 >5.5m/s;②重度钙化,而且最大流速发展很快每年 >0.3m/s;③血清 BNP 水平明显升高 >3 倍。由Ⅱb/C 类推荐升级为Ⅱa/C 类推荐;④肺动脉峰压 >60mmHg。

运动后平均压力梯度增加 >20mmHg、非高血压引起的左心室过度肥厚这两项指征(Ⅱb/C)则被剔除。

3. 2017 年美国指南对于无症状重度主动脉瓣狭窄的手术指征的推荐与欧洲指南类似,具体包括:①C2 期,LVEF<50%(Ⅰ/B);②主动脉瓣流速≥5.0m/s,低手术风险(Ⅱa/B);③C1期,运动耐力降低或运动时血压降低(Ⅱa/B);④C1 期,进展很快,而且手术风险低(Ⅱb/C)。

四、主动脉瓣关闭不全的外科手术时机

1. 重度主动脉瓣关闭不全的外科手术指征

(1) 症状的患者推荐外科手术治疗(Ⅰ/B)。

(2) 无症状的患者,若静息 LVEF≤50%,推荐外科手术治疗(Ⅰ/B)。

(3) 静息时 EF>50% 且有症状的患者,合并左室扩张[左室舒张末期内径(LVEDD)>70mm、LVESD>50mm 或 LVESD>25mm/m² 体表面积),应考虑外科手术治疗(Ⅱa/C)。

(4) 接受 CABG 或需行升主动脉、其他瓣膜疾病手术的患者,推荐外科手术治疗(Ⅰ/C)。

2017 年美国指南中重度主动脉瓣关闭不全的手术指征与欧洲指南非常类似,具体包括:①有症状(D 期),无论 LVEF 如何都建议手术(Ⅰ/B);②无症状(C2 期),但是心脏功能下降,LVEF<50%(Ⅰ/B);③心功能正常(C1 期)但左心室扩张明显,LVESD>50mm(Ⅱa/B);④心功能正常(C1 期)但 LVEDD>65mm,手术风险较低(Ⅱb/C);⑤同期心脏其他手术,中度主动脉瓣反流进行瓣膜置换也是合理的(Ⅱa/C)。

需要指出的是,中国自主知识产权的 J Valve 支架瓣膜可以用于单纯主动脉瓣反流无钙化患者的 TAVI 手术。对于心脏功能不佳或者合并多个脏器功能不全的老年患者,也推荐用其进行 TAVI 手术治疗。国内多个中心的临床经验显示了 J Valve 支架瓣膜的有效性和安全性。由于在欧美尚没有专门针对主动脉瓣反流的支架瓣膜,因此,在指南里并没有进行相关推荐。

2. 主动脉根部疾病(无论主动脉瓣反流的严重程度如何) 对可行主动脉瓣修复手术的患者,推荐应用瓣环成形术对主动脉根部扩张和三尖瓣畸形的青年患者进行修复(Ⅰ/C);对于主动脉根部疾病、升主动脉最大内径≥50mm、马方综合征的患者,推荐外科手术治疗(Ⅰ/C);主动脉根部疾病伴升主动脉内径如下情况的患者,也应当考虑外科手术(Ⅱa/C):①≥45mm,马方综合征和其他危险因素,或 TGFBR1、TGFBR2 基因突变的患者;②≥50mm,二叶式主动脉瓣合并危险因素的患者;③ >55mm 的其他患者;④当手术主要针对主动脉瓣,特别是患者存在二叶式主动脉瓣,主动脉直径≥45mm 时,建议行主动脉根部或管状升主动脉修复术(Ⅱa/C)。

3. 2017 年美国指南并未对 2014 年指南中主动脉瓣关闭不全的部分进行修订,二叶畸形患者建议进行外科手术的指征几乎和欧洲指南相同。

(1) 升主动脉或者窦部 >55mm(Ⅰ/B)。

(2) 升主动脉或者窦部 >50mm,但合并有夹层动脉瘤风险,如家族史、血管每年增加5mm(Ⅱa/C)。

(3) 升主动脉或窦部 >45mm,而且主动脉瓣重度狭窄或关闭不全需要手术治疗(Ⅱa/C)。

五、外科手术时机械瓣和生物瓣的选择

2017 年欧洲指南明确建议,存在高结构毁损风险,包括 <40 岁或高甲状旁腺血症患者,推荐选择机械瓣膜置换(Ⅰ/C);主动脉瓣位置 <60 岁或二尖瓣位置 <65 岁,建议机械瓣膜置换(Ⅱa/C);主动脉瓣位置 >65 岁或二尖瓣位置 >70 岁,建议生物瓣置换;年龄介于两者之间,机械瓣和生物瓣置换均可(Ⅱa/C)。

与此相反,2017 年美国指南对机械瓣的推荐年龄降到了 50 岁(Ⅱa/B-NR),50~70 岁机械瓣或生物瓣均可,需根据具体情况选择,70 岁以上都建议生物瓣置换。这无疑是两个指南最大的不同之处之一。另外,美国指南详细地描述了年轻患者生物瓣毁损的概率,15 年二次手术率 50 岁者占 22%,40 岁者占 30%,30 岁者占 50%。

六、人工瓣膜功能障碍的手术时机

2017 年欧洲指南新增加了关于瓣膜介入治疗的建议,明确了 TAVI 和瓣周漏封堵技术的效果。

1. 心脏团队充分考虑再次手术风险以及人工瓣膜的类型、大小后,决定是否行经导管主动脉瓣中瓣移植术(Ⅱa/C)。

2. 有明显反流症状的瓣膜漏且手术风险较高时,建议经导管封堵,最终决策需由心脏团队决定(Ⅱb/C)。

3. 生物瓣膜血栓形成再介入治疗前推荐使用维生素 K 拮抗剂和 / 或普通肝素进行抗凝治疗;若瓣周漏导致心内膜炎或需重复输血的溶血以及其他严重并发症,建议再次手术治疗(Ⅰ/C)。

近年来生物瓣毁损的介入瓣膜治疗技术逐渐增多,主动脉瓣、二尖瓣、三尖瓣生物瓣毁损都可以进行瓣中瓣的介入治疗。需要指出的是,首都医科大学附属北京安贞医院心外科孟旭、张海波团队创新性改良 J Valve 支架瓣膜技术,在国内推广二尖瓣和三尖瓣生物瓣毁损的瓣中瓣技术,临床治疗效果满意,为很多老年体弱、难以耐受体外循环再次瓣膜手术的患者提供了更加安全、有效的治疗方法(视频 3)。

视频 3 二尖瓣生物瓣毁损的瓣中瓣治疗技术

(张海波 孟旭)

参 考 文 献

[1] BAUMGARTNER H,FALK V,BAX J J,et al. 2017 ESC/EACTS Guidelines for the management of valvular heart disease[J]. Eur Heart J,2017,38(36):2739-2791.

[2] NISHIMURA R A,OTTO C M,BONOW R O,et al. 2017 AHA/ACC Focused Update of the 2014 AHA/ACC Guideline for the Management of Patients With Valvular Heart Disease:A Report of the American College of Cardiology/American Heart Association Task Force on Clinical Practice Guidelines [J]. Circulation,2017,135(25):e1159-e1195.

[3] NISHIMURA R A,OTTO C M,BONOW R O,et al. 2014 AHA/ACC guideline for the management of patients with valvular heart disease:a report of the American College of Cardiology/American Heart Association Task Force on Practice Guidelines [J]. J Thorac Cardiovasc Surg,2014,148(1):e1-e132.

[4] MACK M J,LEON M B,THOURANI V H,et al. Transcatheter aortic-valve replacement with a balloon-expandable valve in low-risk patients [J]. N Engl J Med,2019,380(18):1695-1705.

[5] POPMA J J,DEEB G M,YAKUBOV S J,et al. Transcatheter aortic valve replacement with a self-expanding valve in low risk patients [J]. N Engl J Med,2019,380(18):1706-1715.

二叶式主动脉瓣重度狭窄合并重度钙化患者TAVI治疗伴Ⅲ度房室传导阻滞1例

一、病史摘要

患者女性,68岁,以"间断胸闷、气短4年,加重3个月余"入院。4年前活动后出现胸闷,位于心前区,手掌大小,发作多持续10余分钟伴气短,休息后好转,间断发作,经当地医院检查(具体不详)诊断为:"原发性高血压,心力衰竭",给予患者药物治疗(具体不详),好转。出院后规律服药,上述症状间断发作,多次就诊当地医院均考虑"原发性高血压,心力衰竭",入院前3个月劳力时胸闷、气短频繁发作、活动耐量明显下降,偶有黑蒙,伴夜间阵发性呼吸困难,症状发作持续时间较前明显延长,无晕厥、意识丧失,当地医院治疗效果欠佳,转我院进一步诊治。高血压病史14余年,口服培哚普利4mg每日1次,否认糖尿病、脑血管病史。过敏史:青霉素,头孢类。

二、体格检查

体温36.2℃,血压103/64mmHg,脉搏67次/min,呼吸16次/min。神志清,精神可,发育正常,营养良好,自主体位,皮肤巩膜无黄染,球结膜无水肿,甲状腺无肿大,双侧颈动脉可触及迟脉,未见颈静脉充盈。胸廓无畸形,双肺呼吸音无异常,心尖搏动位于第5肋间、左锁骨中线外3cm内,呈抬举样,无震颤,心脏相对浊音界向左扩大,心率67次/min,律齐,S1、A2减弱,P2增强,主动脉瓣听诊区可闻及收缩期3/6级粗糙喷射样杂音,向颈动脉传导,余听诊区未闻及异常。腹软,无压痛、反跳痛及肌紧张,肝颈静脉回流征阴性。可触及迟脉。双下肢未见水肿。

三、辅助检查

风湿免疫检查、肝肾功能、血电解质、尿常规、粪便常规、凝血功能、血气分析检查正常,隐血试验阴性。血红蛋白112g/L,白细胞及血小板正常范围。甲状腺功能正常。BNP 529.52ng/L。

心电图:窦性心律,V1~V6、Ⅰ、AVL导联ST段压低,T波倒置。

动态心电图:窦性心律,ST-T异常。

动态血压:符合动态高血压改变。

四、初步诊断

胸闷待查;原发性高血压3级(很高危组)。

五、诊治经过与诊治思维

1. 病例特点

(1) 老年女性,68岁,高血压病史14年。

（2）近 4 年出现劳力性胸闷气短，近 3 个月症状明显加重伴有黑蒙、夜间阵发性呼吸困难，内科药物治疗效果欠佳。

（3）查体双侧颈动脉可触及迟脉，心尖搏动位于第 5 肋间、左锁骨中线外 3cm 内，呈抬举样，无震颤，心脏相对浊音界向左扩大，心率 67 次 /min，律齐，S1、A2 减弱，P2 增强，主动脉瓣听诊区可闻及收缩期 3/6 级粗糙喷射样杂音，向颈动脉传导。

2. 临床诊治思路和经过　患者高血压病史 14 年，病史中有"胸闷，夜间阵发性呼吸困难和心脏杂音"等表现。根据病史特点，临床诊治思路首先可以考虑以下疾病：主动脉瓣狭窄、肥厚梗阻型心肌病及肺动脉瓣狭窄等疾病。

肥厚梗阻型心肌病亦称为特发性肥厚性主动脉瓣下狭窄（IHSS），胸骨左缘第 4 肋间可闻及收缩期杂音，主动脉区第二心音正常；超声心动图显示左心室壁不对称性肥厚，室间隔明显增厚，与左心室后壁之比 >1.3，收缩期室间隔前移，左心室流出道变窄，可伴有二尖瓣前瓣叶向交移位而引起二尖瓣反流。

肺动脉瓣狭窄可于胸骨左缘第 2 肋间隔及粗糙响亮的收缩期杂音，常伴收缩期咔嚓音，肺动脉瓣区第二心音减弱并分裂，主动脉瓣区第二心音正常，右心室肥厚增大，肺动脉主干呈狭窄后扩张。

主动脉性疾病包含主动脉瓣下狭窄、主动脉瓣狭窄、主动脉瓣上狭窄，这三类疾病普通查体难以鉴别，需心脏超声进一步鉴别。

3. 进一步完善专科检查

（1）心脏超声：左房增大，主动脉壁回声增强，窦部稍宽，仅见两个瓣际交点，瓣叶明显钙化、粘连，开放呈二叶式，开放明显受限，关闭欠佳，收缩期瓣口血流速度增快，瓣口峰值流速 7.07m/s，平均流速 5.74m/s，最大跨瓣压差 200mmHg，平均压差 141.9mmHg，瓣开瓣面积 0.45cm^2，室间隔对称性肥厚（IVS16mm，PW17mm），左室射血分数 65%（图 1，彩图见二维码 81）。

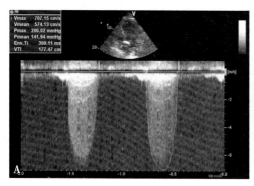
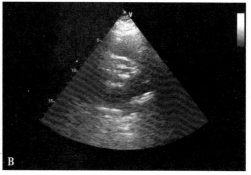

图 1　心脏超声
A. TAVI 术前主动脉瓣流速；B. TAVI 术前主动脉瓣短轴

（2）主动脉 CT（MSCT）：主动脉瓣二叶瓣，TYPE0，重度钙化，主动脉与左心室夹角 60°，右冠高度 16.2mm，左冠高度 15.3mm，主动脉瓣环大小 21.3mm×28mm，周径 78.1mm，面积 469.4mm^2；瓦氏窦大小 29mm×37mm，周径 103.6mm；面积 804.2mm^2，右冠瓣较大长化，左冠瓣稍小（长约 16mm），轻度钙化；左心室流出道大小 21.7mm×29.6mm，周径 81.4mm，面积 503.1mm^2，窦管交界大小 29.4mm×33.3mm，升主动脉平均直径 40.9mm，右侧股动脉内径 7mm，左侧股动脉内径 6mm（图 2，彩图见二维码 82）[1]。

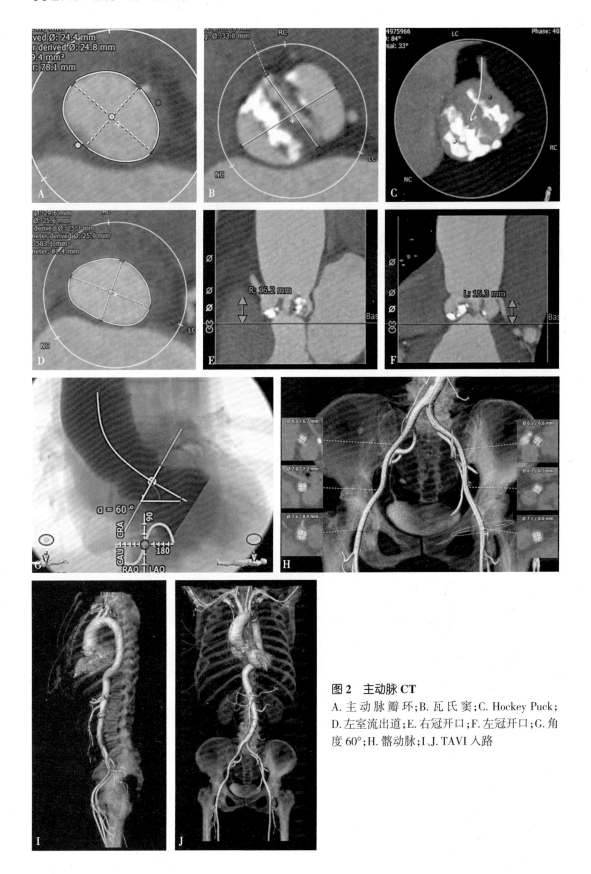

图 2　主动脉 CT

A. 主动脉瓣环；B. 瓦氏窦；C. Hockey Puck；D. 左室流出道；E. 右冠开口；F. 左冠开口；G. 角度 60°；H. 髂动脉；I、J. TAVI 入路

（3）冠状动脉造影：右优势型，左主干未见明显狭窄，前降支近段可见 20% 局限性狭窄，中远段及对角支未见明显异常，远段前向 TIMI3 级，回旋支及 OM1 未见明显狭窄，远段前向 TIMI3 级，右冠未见明显狭窄，远段前向 TIMI3 级。

STSAdult Cardiac Surgery Risk Calculator（http：//www.sts.org/quality-research-patient-safety/quality/risk-calculator-and-models/risk-calculator）评分为 9.51%（图 3）。

STS Adult Cardiac Surgery Database Version 2.9

Calculated Risk Scores

Risk of Mortality	1.564%
Renal Failure	1.799%
Permanent Stroke	0.818%
Prolonged Ventilation	5.689%
DSW Infection	0.229%
Reoperation	2.977%
Morbidity or Mortality	9.516%
Short Length of Stay	38.494%
Long Length of Stay	4.316%

图 3　冠状动脉造影评分

4. 最终诊断

（1）心脏瓣膜病：先天性主动脉瓣二叶畸形，主动脉瓣重度狭窄，主动脉瓣轻度关闭不全，心功能Ⅲ级（NYHA 分级）。

（2）原发性高血压 3 级，很高危。

5. 临床诊治经过

（1）术前的难点分析：

1）二叶式主动脉瓣，右冠瓣叶较长，窦部相对偏小，存在手术过程中右侧冠脉开口阻塞风险；瓣环重度钙化，存在瓣环撕裂风险，建议使用小球囊扩张，采用 Balloon Sizing 技术，瓣膜选择自膨式，避免后扩张。

2）主动脉瓣重度狭窄，开瓣面积约 $0.45cm^2$，指引导丝不易通过，需根据术前 Hockey Puck 仔细定位，在工作体位轻柔通过，避免过瓣时指引导丝对瓣膜的损伤。

3）主动脉瓣与左心室夹角以达到 60°，心脏偏横位，输送系统通过难度大、血管并发症可能性大，输送过程中可能需要圈套器辅助。

4）瓣膜钙化较重，使用自膨式瓣膜，术后出现心律失常风险甚至需植入永久起搏器风险大，患者入路动脉迂曲，术后有腹膜后血肿风险。

（2）TAVR 过程：在手术室全身麻醉条件下进行 TAVI 手术。于右侧颈内静脉植入临时起搏器，调试正常。穿刺双侧股动脉并留置鞘管，选择右侧股动脉为入路血管，指引导丝过瓣困难，反复尝试过瓣后测量主动脉瓣跨瓣压差 149.1mmHg，缓慢推送 18F 动脉长鞘、推送过程中胸腹主动脉瓣交界处通过困难，调整角度后顺利通过，送 22mm 球囊成功扩张主动脉瓣，采用 Balloon Sizing 技术观察冠状动脉的血流情况，扩张后造影未见瓣环撕裂，通过输送鞘植入 Venus-A 26 号自膨式瓣膜，推送过程困难，至主动脉瓣口工作体位下反复定位，过瓣困难，多次尝试后成功跨瓣并精确定位下释放，但由于瓣膜周围严重钙化，释放过程中瓣膜稍有下滑，再次造影示主动脉瓣未见反流、左右冠脉显影正常。床边经食管超声心动图提示，人工瓣形态及活动良好，收缩期峰值流速 2.26m/s，平均压差 11.1mmHg。手术结束前，对侧造影显示右侧股动脉穿刺术无夹层、血肿、假性动脉瘤等；Proglide 缝合器缝合右侧股动脉、保留临时起搏器；术中患者出现一过性左束支传导阻滞（图 4，图 5）。

（3）术后治疗方案：每日小剂量糖皮质激素改善手术区水肿，双联抗血小板聚集，降压抑制左室重构等。

（4）术后病情变化：

1）首日：患者持续心电监护，血压 110/70mmHg，窦性心律，心率 86 次 /min，体温正常范

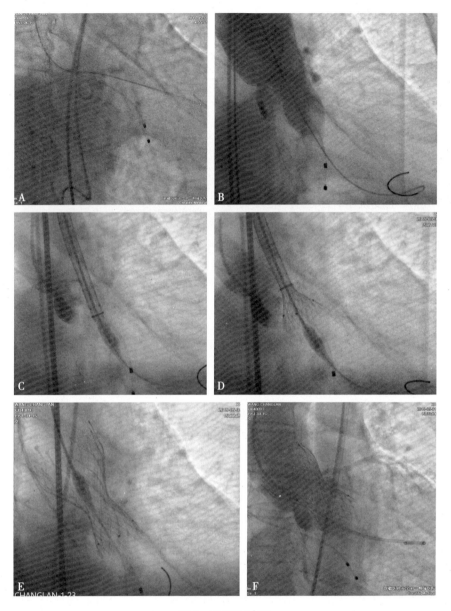

图 4　TAVR 过程

A. AL2 造影导管输送困难；B. 球囊扩张瓣膜；C. 人工瓣定位；D. 人工瓣释放；E. 人工瓣膜释放成功；F. 人工瓣释放后造影左右冠脉正常

围，术后立即复查血常规、肝肾功能、尿常规、心脏超声等无异常。出入量为 −500ml。

2）次日：患者心率 106 次 /min，为窦性心动过速，体温 37.5℃，血压 100/65mmHg，患者诉有胸闷、气短、腹胀等不适，需抬高床头症状缓解，心脏超声提示人工瓣膜及心脏异常改变。心电图无异常改变，感染指标及感染症状体征无异常改变，尿常规无异常。术后次日再次出现胸闷、气短发作，相关检查已排除人工瓣脱位、瓣周漏增加、瓣膜新发关闭不全、人工瓣膜感染性心内膜炎等；急查血常规提示患者血红蛋白较前明显下降（81g/L），不排除人工瓣导致的机械性溶血，还需考虑穿刺相关并发症。因患者血管通路迂曲，存在通路血管并发症可能；因患者腹胀，需考虑腹膜后血肿。完善下腹部及盆腔 CT 提示，左侧后腹膜血肿，结合

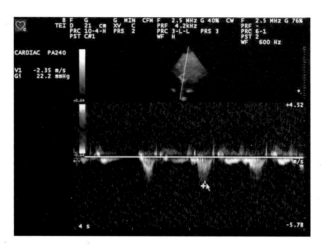

图 5 TAVI 术后主动脉流速

MSCT 结果,考虑与左侧股动脉粥样硬化斑块及迂曲导致穿刺后出现并发症,给予患者补液并动态监测后发现血红蛋白进行性下降,术后 36 小时血红蛋白降至 65g/L,输注悬浮红细胞后,患者病情相对平稳。出入量为 −300ml。

3)术后第 3 日:患者心律为窦性心律与起搏心律交替出现,体温 37.2℃,血压 110/69mmHg,术后 56 小时患者为起搏心律且起搏器感知起搏不良,心电监护出现长间歇;完善心电图提示Ⅲ度房室传导阻滞,完全性左束支传导阻滞,急诊行临时起搏器更换,术中患者出现起搏器高度依赖,更换临时起搏器时出现心脏骤停,给予患者植入双腔永久起搏器。

4)术后第 4~7 日:患者生命体征平稳,心前区未闻及异常杂音,病情相对平稳,好转出院。

5)随访情况:出院后 2 周、4 周随访患者一般情况好,自诉活动耐量明显改善,未再发胸闷气短等不适;目前继续遵医嘱规律服药。

6. 经验总结

(1)直头导丝通过主动脉瓣口时不易通过,适度旋转缓慢推送导丝更易通过,此过程需经食管超声实施监测,避免损伤二尖瓣腱索。

(2)AL2 造影导管通过胸腹主动脉时明显迂曲不易通过,术前评估对血管通路的了解已推测出不易通过,更换角度推送后顺利通过。

(3)加硬导丝通过猪尾导管在左室成袢过程中导丝头端易顶住左室壁,反复尝试后顺利成袢;过程需经食管超声实施监测,避免损伤二尖瓣腱索;对于心肌肥厚导致左室腔缩小的患者,操作时猪尾导管与加硬导丝的收与送的过程需密切配合。

(4)首次 Balloon Sizing 时左侧冠脉正常显影,右侧冠脉未见显影,此时下壁导联心电图无异常改变,生命体征平稳,调整猪尾导管再次造影后右冠显影正常。

(5)释放人工瓣膜时反复定位释放后出现轻微下滑,考虑与瓣膜重度钙化对手术操作的限制相关,再次造影后提示瓣膜工作良好,无反流、仅见微量瓣周漏,无需植入"瓣中瓣"。

(6)术中出现一过性左束支传导阻滞;术后需延长心电监护及临时起搏器的使用。

(7)患者术后出现血红蛋白较术前有所下降,完善 CT 明确腹膜后血肿(左侧),考虑左侧股动脉穿刺相关并发症,对于此类并发症,若患者血流动力学平稳,动态检测血常规后可继续观察,若出现血红蛋白进行性下降,且存在轻度血流动力学不平稳时可选择补液或输血改善症状;若出现生命体征严重不平稳危及生命,可选择在补液输血同时行介入封堵或覆膜支架植入。对于被穿刺血管存在迂曲、畸形等风险时,可行超声引导穿刺,增加穿刺成功率。

六、知识扩展

主动脉瓣狭窄(aortic valve stenosis, AS)是一种进展性心血管疾病,是成人常见的引起左室流出道受阻的狭窄类疾患,最常见的三大病因为:主动脉瓣钙化性病变、先天性心脏病合并钙化以及风湿热导致的后遗症。目前强烈推荐早期干预所有有症状的跨瓣压差高的主动脉瓣狭窄[平均跨瓣压差≥40mmHg(1mmHg=0.133kPa)或峰值流速≥4m/s]患者(Ⅰ类推荐,B级证据)。此类患者采取干预时没有射血分数的限制。唯一的例外是有严重合并症且预计生存时间小于1年的患者(表1),以及有严重合并症或一般情况差的高龄患者,干预已不太可能改善其生存质量或寿命(Ⅲ类推荐,C级证据);对于本例患者,可选择外科主动脉瓣置换术(surgical aortic valve replacement, SAVR)、经导管主动脉瓣植入术(transcatheter aortic valve implantation, TAVI)以及主动脉瓣球囊成形术(balloon aortic valvuloplasty, BAV)[2](表2)。

表1 有症状的主动脉瓣狭窄患者平均生存时间

症状	平均生存时间	症状	平均生存时间
心绞痛	5年	心衰	2年
晕厥	3年	房颤	6个月

表2 2017年美国心脏瓣膜疾病管理指南关于有症状的主动脉瓣狭窄患者治疗方案推荐

推荐方案	推荐等级
推荐AS患者在有心脏瓣膜团队的中心进行治疗	Ⅰ,C
推荐对高压差AS患者进行干预	Ⅰ,B
推荐对低流量、低压差、EF值降低且有收缩功能储备的AS患者进行干预	Ⅰ,C
推荐对低流量、低压差、EF值降低且收缩功能无储备的AS患者进行干预	Ⅱa,C
推荐对低流量、低压差、EF值正常的AS患者进行干预	Ⅱa,C
对外科手术低危的AS患者(STS评分或Euro Score Ⅱ<4%)推荐进行外科手术干预	Ⅰ,B
在瓣膜团队的评估下TAVI被推荐应用于不适合SAVR的AS患者	Ⅰ,B
对于外科手术中危或中危以上的AS患者,推荐通过心脏瓣膜团队评估后选择TAVI或SAVR进行干预	Ⅰ,B

注:AS:主动脉瓣狭窄;TAVI:经导管主动脉瓣置换术;SAVR:外科主动脉瓣置换术

对于STS评分高危组的主动脉瓣狭窄患者,TAVI是一种改善生活质量和生存率的成熟治疗,其效果与手术相当或优于手术[3-8]。近年来MSCT的发展,对TAVI手术的成功率以及并发症的减少带来的巨大的辅助[1]。

由于既往的大型研究均将二叶式主动脉瓣狭窄排除,所以现有共识及指南对于TAVI的适应证尚未包含二叶式主动脉瓣狭窄,但TAVI在治疗二叶式畸形的安全性和有效性已被多个研究证实,而且近年来对于二叶式主动脉瓣狭窄外科手术风险较大患者的治疗越来越倾向介入治疗[9-12]。

对于自膨式人工瓣(SEV)与球囊扩张人工瓣(BAV)的预后,2014年头对头、多中心随机对照研究的Choice研究首次系统地阐述了30天与1年BEV与SEV的预后研究结果,Choice研究将患者241名主动脉瓣狭窄患者随机分配到BEV组或SEV组,它的主要终点事件为全因死亡率、脑卒中、由于心衰导致再次治疗、人工瓣膜功能障碍等;研究证实,无论30

天或 1 年,两种人工瓣膜的全因死亡率、脑卒中率、严重的出血性并发症等不良预后无明确统计学意义,但 SEV 的永久起搏器植入率较 BEV 组增高[13],近期 René Vollenbroich 等发表在 *Int J Cardiol* 的研究结果进一步证实了长期预后的对比研究结果,他们对 628 名 TAVI 患者做了 5 年多的随访研究,BAV 与 SEV 5 年的全因死亡率无明显统计学差异[14]。

心律失常是 TAVI 术后常见的并发症,可引起左、右束支传导阻滞和房室传导阻滞,其中又以左束支传导阻滞为多见,但传导异常不是 TAVI 所特有,SAVR 术后传导障碍也是常见并发症,当然现有的研究证实 SAVR 术后传导阻滞的发病率小于 TAVI[15-17],这与主动脉瓣周围心脏电生理解剖结构相关,房室结与左束支在虚拟主动脉瓣环旁、主动脉瓣钙化对房室结及左束支的影响,以及部分患者高龄已有潜在房室结或左束支疾病相关;对于先天性房室结发育异常的患者来说,则更容易出现房室传导异常[18,19]。手术所致水肿而出现的传导障碍,多在治疗后改善,但 TAVI 术后需要植入永久起搏器的患者仍占 10%~40%;其中自膨式人工瓣患者植入永久起搏器概率大[7];现有的研究发现,TAVI 术后植入永久起搏器的中位时间为 3 天,而 90% 左右的永久起搏器植入时间均在 7 天以内[20],男性、既往有房室传导阻滞病史、术中出现新发房室传导阻滞或新发束支传导阻滞都是术后需植入永久起搏器的危险因素[21]。所以,术后对患者心率的监测是必要且具有一定的指导意义。一般建议如 TAVI 术中植入 BAV,则术后需心电监护或心电遥测至少 24~48 小时,而后每日复查至少 1 次 12 导联心电图;对于术中植入 SEV,则术后需心电监护或心电遥测至少 48~72 小时,而后每日复查 1 次 12 导联心电图[22]。

TAVI 术后最常见的心律失常——持续新发的完全性左束支传导阻滞(LBBB)。Nazif 等对 2 458 名 TAVI 患者 1 年的随访研究表明,新发 LBBB 的发生率约为 10.4%,新发 LBBB 与死亡、脑卒中、心肌梗死及重复住院治疗无统计学意义,但与永久起搏器的植入相关;与左室射血功能下降相关,但该研究随访时间仅为 1 年[16]。相比 Nazif 等的研究结论,Chamandi 等在 *JACC CardiovascInterv* 发表的多中心研究,随访时间大于 2 年,中位数为 3 年(2~5 年),共计纳入 1 415 名患者(研究过程中排除 395 名),接受的人工瓣膜包含自膨瓣(52%)、球囊扩张瓣膜(48%);在院期间及出院后 30 天内 LBBB 的发生率高达 55%,其中 TAVI 术后即时发生的 LBBB 占到该研究的 33%,LBBB 组与非 LBBB 组在全因死亡率(45.3% *vs.* 42.5%,HR=1.09,95%CI 0.82~1.47,P=0.54)、心血管死亡率(14.2% *vs.* 14.4%,$HR_{adjusted}$=1.02,95% CI 0.56~1.87,P=0.95)、卒中(2.8% *vs.* 2.4%,HR=1.17,95%CI 0.36~3.84,P=0.798,$P_{adjusted}$=0.830)、心衰再入院治疗(19.8% *vs.* 15.6%,$HR_{adjusted}$=1.44,95%CI 0.85~2.46,P=0.18)方面无特异性差异,在永久起搏器植入率中 LBBB 组高于非 LBBB 组,而且术后 30 天内以及 3~12 个月均为永久起搏器植入的高发时间区,这就建议我们对于 TAVI 术后的心电监测要在现有模式上延长,如有可能,至少延长至 30 天[23]。

TAVI 作为一项介入治疗在瓣膜病中的新大陆,未知和值得我们探索的依然很多,我们的未来任重道远。

(杨毅宁 李晓梅 朱嘉俊)

参 考 文 献

[1] BLANKE P,WEIR-MCCALL JR,ACHENBACH S,et al. Computed Tomography Imaging in the Context of Transcatheter Aortic Valve Implantation (TAVI)/Transcatheter Aortic Valve Replacement (TAVR):An Expert Consensus Document of the

Society of Cardiovascular Computed Tomography [J]. JACC Cardiovasc Imaging,2019,12:1-24.

[2] BAUMGARTNER H,FALK V,BAX JJ,et al. 2017 ESC/EACTS Guidelines for the management of valvular heart disease [J]. Eur Heart J,2017,38:2739-2791.

[3] YAKUBOV SJ,ADAMS DH,WATSON DR,et al.2-Year Outcomes After Iliofemoral Self-Expanding Transcatheter Aortic Valve Replacement in Patients With Severe Aortic Stenosis Deemed Extreme Risk for Surgery [J]. J Am Coll Cardiol,2015, 66:1327-1334.

[4] REARDON MJ,ADAMS DH,KLEIMAN NS,et al.2-Year Outcomes in Patients Undergoing Surgical or Self-Expanding Transcatheter Aortic Valve Replacement [J]. J Am Coll Cardiol,2015,66:113-121.

[5] LIEBERMAN EB,BASHORE TM,HERMILLER JB,et al. Balloon aortic valvuloplasty in adults:failure of procedure to improve long-term survival [J]. J Am Coll Cardiol,1995,26:1522-1528.

[6] REARDON MJ,VAN MIEGHEM NM,POPMA JJ,et al. Surgical or Transcatheter Aortic-Valve Replacement in Intermediate-Risk Patients [J]. N Engl J Med,2017,376:1321-1331.

[7] 中国医师协会心血管内科医师分会结构性心脏病专业委员,中华医学会心血管病学分会结构性心脏病学组. 经导管主动脉瓣置换术中国专家共识[J].中国介入心脏病学杂志,2015,23:661-667.

[8] 中国医师协会主动脉瓣膜腔内微创治疗专家委员会. 主动脉瓣狭窄微创腔内治疗专家共识[J].中华胸心血管外科杂志,2016,32:513-521.

[9] DE BIASE C,MASTROKOSTOPOULOS A,PHILIPPARTR,et al. Aortic valve anatomy and outcomes after transcatheter aortic valve implantation in bicuspid aortic valves [J]. Int J Cardiol,2018,266:56-60.

[10] BARKER CM,REARDON MJ. Bicuspid Aortic Valve Stenosis:Is There a Role for TAVR? [J]. JAMA,2019,321:2170-2171.

[11] ZHAO ZG,JILAIHAWI H,FENG Y,et al. Transcatheter aortic valve implantation in bicuspid anatomy [J]. Nat Rev Cardiol,2015,12:123-128.

[12] PRESBITERO P,IANNETTA L,PAGNOTTA P,et al. Transcatheter aortic valve implantation in bicuspid anatomy: procedural results with two different types of valves [J]. Minerva Cardioangiol,2018,66:129-135.

[13] ABDEL-WAHAB M,NEUMANN FJ,MEHILLI J,et al. 1-Year Outcomes After Transcatheter Aortic Valve Replacement With Balloon-Expandable Versus Self-Expandable Valves:Results From the CHOICE Randomized Clinical Trial [J]. J Am Coll Cardiol,2015,66:791-800.

[14] VOLLENBROICH R,WENAWESER P,MACHTA,et al. Long-term outcomes with balloon-expandable and self-expandable prostheses in patients undergoing transfemoral transcatheter aortic valve implantation for severe aortic stenosis [J]. Int J Cardiol,2019,290:45-51.

[15] MACK MJ,LEON MB,SMITH CR,et al. 5-year outcomes of transcatheter aortic valve replacement or surgical aortic valve replacement for high surgical risk patients with aortic stenosis (PARTNER 1):a randomised controlled trial [J]. Lancet, 2015,385:2477-2484.

[16] NAZIF TM,WILLIAMS MR,HAHN RT,et al. Clinical implications of new-onset left bundle branch block after transcatheter aortic valve replacement:analysis of the PARTNER experience [J]. Eur Heart J,2014,35:1599-1607.

[17] POELS TT,HOUTHUIZEN P,VAN GARSSE LA,et al. Frequency and prognosis of new bundle branch block induced by surgical aortic valve replacement [J]. Eur J Cardiothorac Surg,2015,47:e47-e53.

[18] AUFFRET V,PURI R,URENAM,et al. Conduction Disturbances After Transcatheter Aortic Valve Replacement:Current Status and Future Perspectives [J]. Circulation,2017,136:1049-1069.

[19] KAWASHIMA T,SATO F. Visualizing anatomical evidences on atrioventricular conduction system for TAVI [J]. Int J Cardiol,2014,174:1-6.

[20] FADAHUNSI OO,OLOWOYEYE A,UKAIGWE A,et al. Incidence,Predictors,and Outcomes of Permanent Pacemaker Implantation Following Transcatheter Aortic Valve Replacement:Analysis From the U.S. Society of Thoracic Surgeons/ American College of Cardiology TVT Registry [J]. JACC Cardiovasc Interv,2016,9:2189-2199.

[21] SIONTIS GC,JUNI P,PILGRIM T,et al. Predictors of permanent pacemaker implantation in patients with severe aortic stenosis undergoing TAVR:a meta-analysis [J]. J Am Coll Cardiol,2014,64:129-140.

[22] FRACCARO C,NAPODANO M,TARANTINIG. Conduction disorders in the setting of transcatheter aortic valve implantation:a clinical perspective [J]. Catheter Cardiovasc Interv,2013,81:1217-1223.

[23] CHAMANDI C,BARBANTI M,MUNOZ-GARCIA A,et al.Long-Term Outcomes in Patients With New-Onset Persistent Left Bundle Branch Block Following TAVR [J]. JACC Cardiovasc Interv,2019,12:1175-1184.

TAVR 联合 PCI 治疗 1 例

患者老年男性,既往有脑卒中、高血压、糖尿病以及心房颤动病史。近 3 年来出现胸闷、气促。查体提示第一心音强弱不等,律绝对不齐,主动脉区听诊区可闻及 3/6 级收缩期喷射样杂音,向颈部传导等。心动超声提示主动脉瓣狭窄重度并关闭不全。患者临床评估、影像学评估满足经导管主动脉瓣置换术(TAVR)条件。同时,患者冠脉 CTA 提示冠脉严重狭窄。经心脏瓣膜团队讨论后,决定在镇静联合局部麻醉下,同期进行冠脉支架植入术(PCI)和 TAVR 手术。

病 史 摘 要

患者男性,77 岁,以"胸闷、气促 3 年余,加重 1 个月"为主诉。患者自述 3 年前无明显诱因出现活动后胸闷、气促,快步及爬坡时气促加重,休息后可缓解,伴双下肢水肿、心慌,伴夜间不能平卧,无咳嗽,无胸痛,无恶心、呕吐,无头晕、黑蒙,就诊于当地医院(无详细检查资料),考虑心衰、胸腔积液,予以抽液、抗心衰治疗,症状好转。出院后上述症状反复,于当地医院对症治疗。1 个月前患者突发胸闷、气促加重,端坐呼吸,休息后症状缓解不明显,遂就诊于三甲医院,完善检查诊断:①瓣膜性心脏,主动脉瓣重度狭窄并关闭不全,心房颤动,心功能Ⅲ级;②冠心病;③高血压;④糖尿病。予抗血小板、抗凝、降压、降糖、护心、利尿、扩冠等治疗后,症状好转出院。出院后患者病情反复,为求进一步诊治入我院。

体 格 检 查

体温 36.3℃,脉搏 67 次/min,呼吸 20 次/min,血压 109/63mmHg,身高 165cm,体重 55kg。发育正常,慢性病容,神志清楚,精神尚可,自动体位,查体合作。胸廓无畸形,双肺叩诊清音,双肺闻及湿啰音,未闻及胸膜摩擦音。心前区无隆起,心尖搏动位于第 5 肋间左锁骨中线外 1cm,未触及细震颤,心界扩大,心率 85 次/min,第一心音强弱不等,律绝对不齐,主动脉区听诊区可闻及 3/6 级收缩期喷射样杂音,向颈部传导。双下肢无水肿。

辅 助 检 查

1. **实验室检查** 血常规示 WBC 6.31×10^9/L,HGB 134g/L,RBC 4.43×10^{12}/L,PLT 314×10^9/L;肾功能示 BUN 15.72mmol/L,CREA 99.5μmol/L,eGFR 64ml/(min·1.73m²),UA 510.8μmol/L;shTNT 18.52pg/ml(参考值:0~14pg/ml);NT-proBNP 1905pg/ml(参考值:0~450pg/ml);随机血糖 14.9mmol/L。

2. **心电图** 心房颤动。

3. **心脏彩超(外院)** 主动脉瓣狭窄重度并关闭不全,双房增大,左室壁增厚室壁运动欠协调,主动脉弹性减退,二尖瓣退行性病变,二、三尖瓣轻度反流。

4. **腹部超声(外院)** ①左肾囊肿;②左侧输尿管上段扩张并左肾积液;③右肾轻度积液;④双肾泥沙样结石;⑤前列腺增生并多发钙化灶形成。

主 要 诊 断

瓣膜性心脏病,主动脉瓣重度狭窄并关闭不全,心房颤动,心脏扩大,心功能Ⅲ级;冠状动脉粥样硬化性心脏病;肺部感染;高血压3级,很高危组;2型糖尿病;陈旧性脑梗死;左侧输尿管上段扩张并左肾积液;右肾积液;双肾泥沙样结石;前列腺增生并多发钙化灶;左肾囊肿。

诊治经过与诊治思维

1. 病例特点

(1) 一般资料:男性,75 岁,身高 165cm,体重 55kg,NYHA 心功能Ⅲ级,STS 8.7%。

(2) 病史:晕厥(-),心绞痛(+),糖尿病(+),高脂血症(+),吸烟(+),高血压(+),心衰(+),房颤(+),脑血管疾病(+),陈旧性心肌梗死(+),肾功能不全(-),COPD(-),消化系统疾患(-),PCI 病史(-),CABG 病史(-)。

(3) 基线超声数据:AV 最高流速 4.8m/s,AV 峰值压差 89mmHg,AV 平均压差 46mmHg,LV 直径 51mm,EF 62%,主动脉反流(轻 - 中度),二尖瓣反流(轻度),三尖瓣反流(轻度)。

(4) 术前 CT 相关测量值(图 1):主动脉瓣环(长径)25.7mm,主动脉瓣环(短径)18.1mm,左室流出道 22.0mm,主动脉窦管交界处 37.9mm,升主动脉 37.9mm,主动脉瓣环距左冠状动脉开口距离 15.9mm,主动脉瓣环右冠状动脉开口距离 18.8mm,三叶瓣瓣叶钙化积分 2 200,右侧髂外动脉 9.1mm,右侧股动脉 8.7mm,左侧股动脉 8.6mm。

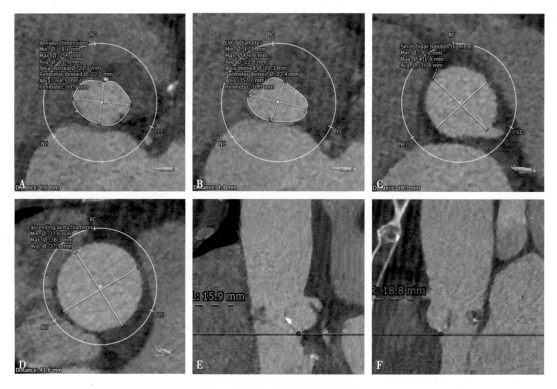

图 1　术前主动脉根部相关测值

（5）其他检查：

1）24小时动态心电图：全程可见心房颤动；偶发室性期前收缩；全程可见部分导联ST-T改变。

2）下肢血管彩超：双下肢动脉硬化并多发斑形成；双下肢深静脉血流通畅。

3）CTA全主动脉：①瓣膜性心脏病，主动脉和二尖瓣硬化、狭窄；左房左室大。②冠心病，右冠脉近中段中度狭窄，左主干远段及前降支近段重度狭窄，前降心肌桥。③双侧基底核、放射冠区多发腔隙梗死。④脑干、小脑萎缩。⑤左上肺钙化，右下肺肺大疱。⑥右中肺小结节，LU-RADS 2类。⑦双肺散在渗出性及纤维病变，右侧胸腔少许积液。

4）头部MR+MRA+DWI（图2）：脑内多发腔隙性脑梗死，脑白质病变，老年性脑萎缩（小脑萎缩明显），双侧上颌窦炎；左侧椎动脉优势型，颅内动脉硬化，右侧颈内动脉床突段管腔狭窄。

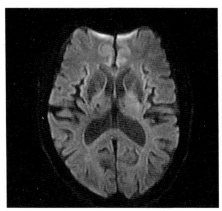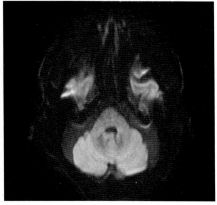

图2 术前头部MRI

2. **术前心脏团队讨论** 总结意见如下：①患者超声提示跨主动脉瓣血流速度4.8m/s，跨主动脉瓣平均压差48mmHg，NYHA心功能分级Ⅲ级，结合患者临床症状有行主动脉瓣置换指征；患者临床评估为外科手术禁忌；患者MDCT评估提示，主动脉瓣环内径、主动脉窦宽及窦高、升主动脉内径符合TAVR手术要求，可以选择瓣环直径26mm；髂外动脉稍弯曲，外周血管情况尚可，管壁钙化但无明显血栓及狭窄，可行左股动脉入路穿刺；右冠脉近中段中度狭窄，左主干远段及前降支近段重度狭窄，术前完善冠脉造影。②术中麻醉：在保持一定镇静深度的基础上，辅以局部麻醉药完成各项有创操作及手术，术毕可直接唤醒。③围术期药物治疗：予以抗血小板聚集、调脂、降压、降糖、改善循环、利尿、抗感染。④患者围术期脑血管事件高风险，合理抗栓治疗，术中可考虑使用脑栓塞保护装置，但目前国内尚无相关器械。

3. **手术过程**

（1）血管入路的建立：穿刺右侧股静脉，植入6F血管鞘，沿右侧股静脉送入临时起搏器电极至右室心尖部（起搏器参数：起搏阈值2.0V，感知3.5mV，起搏频率50次/min）。以微穿刺法穿刺右侧股动脉，证实穿刺点位于右股总动脉后交换植入6F血管鞘，沿右侧股动脉鞘送5F JR 4.0造影导管带超滑导丝经右侧股动脉、髂动脉至左侧髂动脉，并造影显示左侧髂动脉、股动脉，在DSA引导下微穿刺左侧股动脉，并预先放置动脉缝合装置，随后在加硬导丝的支撑、引导下，缓慢将18F引导鞘推进至腹主动脉以上。

（2）冠脉造影 +PCI：沿右侧股动脉鞘送 5F 造影导管至左右冠脉开口，行多角度造影提示前降支严重狭窄病变（图 3）。沿右侧股动脉送 6F EBU3.75 指引导管至左冠脉，在前降支病变处植入 3.0mm×24mm 药物洗脱支架一枚。

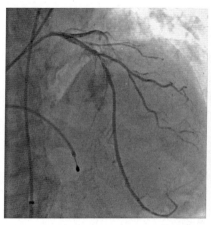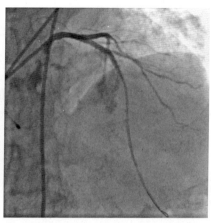

图 3　前降支支架植入前后造影

（3）跨瓣、预扩及瓣膜释放：沿右侧股动脉送 5F 猪尾巴导管至主动脉根部进行测压。将猪尾导管放置在无冠窦最低点，并行主动脉跟部造影。沿右侧股动脉送 6F Amplatz-L 1.0 造影导管，利用直头导丝成功跨瓣。将导丝及 Amplatz 导管推进至左心室后，将 Amplatz 导管交换为猪尾巴导管，退出导丝进行左心室内压力监测。再由猪尾巴导管送入塑性后的长加硬导丝至左心室内。沿长加硬导丝送 Z-MED Ⅱ 20mm 球囊成功通过主动脉，右心室超速起搏至 180 次 /min、收缩压 <60mmHg 时，予以球囊扩张一次。沿长加硬导丝在输送鞘的支撑下送入 Venus-A 26mm 瓣膜至主动脉瓣环水平，行主动脉根部造影，调整瓣膜至最佳高度后，开始缓慢释放瓣膜。当瓣膜打开一半面积时，复查主动脉根部造影。适当调整并确认瓣膜处于合适高度后，以 120 次 /min 起搏右心室，快速释放瓣膜至人工瓣膜正常工作。在瓣膜完全释放前，复查主动脉根部造影。回撤猪尾导管并释放瓣膜。瓣膜完全释放后，再次复查主动脉根部造影，瓣膜位置、效果满意，复查经胸心脏彩超，提示无明显瓣周漏。复测主动脉瓣跨瓣压差提示压差消失。遂撤回瓣膜输送系统（图 4）。利用左侧股动脉猪尾导管行入路血管造影，无血管并发症。入路血管利用 ProGlide 血管缝合器进行缝合。

4. 术后诊断　瓣膜性心脏病，主动脉瓣重度狭窄并关闭不全，心房颤动，心脏扩大，心功能Ⅲ级；冠状动脉粥样硬化性心脏病；肺部感染；高血压 3 级，很高危组；2 型糖尿病；陈旧性脑梗死；左侧输尿管上段扩张并左肾积液；右肾积液；双肾泥沙样结石；前列腺增生并多发钙化灶；左肾囊肿。

5. 术后管理　术后进行监护治疗，并予以补液扩容、抗感染治疗，床旁超声提示人工瓣膜形态位置良好，未见心包积液、主动脉根部血肿。患者于术后 48 小时拔出临时起搏器，并下床活动和康复训练。术后药物治疗包括：阿司匹林、氯吡格雷抗血小板，华法林抗凝，阿托伐他汀降脂，苯磺酸氨氯地平、氯沙坦降压，达格列净、二甲双胍降糖。术后第 4 天复查头部 MR+MRA+DWI 提示，脑干、基底核区及侧脑室旁多发陈旧性腔隙性脑梗死，部分软化形成；脑白质病变、脑萎缩；脑动脉硬化，右颈内动脉 C5~C6 段节段性狭窄，右侧大脑前动脉发育

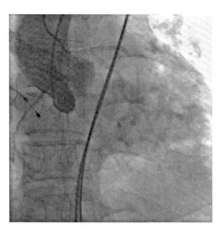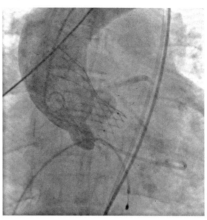

图 4　Venus-A 瓣膜植入前后造影

异常。患者无明显临床症状及体征,神经内科会诊后继续目前药物治疗。患者于术后第 5 天出院,并告知术后 1 个月、6 个月及 1 年完成常规门诊随访,完成化验和影像学检查,其中 6 个月和 1 年建议复查主动脉增强 CT 评估人工瓣膜形态位置及亚临床血栓情况。

专 家 点 评

根据《中国经导管主动脉瓣置换术临床路径专家共识 2018》[1]建议,术前由心脏瓣膜病团队(包括心血管内科医师、心血管外科医师、超声科医师、影像科医师、康复医师及围术期护理团队)进行术前讨论:充分评估患者的临床及解剖适应证及禁忌证,了解患者意愿及经济能力等社会因素;决定治疗方案,制定手术策略并评估其可行性、可能出现的并发症及处理方案;实施 TAVR 治疗并保障围术期管理质量;远期随访康复指导。

该病例为有症状的重度主动脉瓣狭窄患者,临床评估为外科手术禁忌者,符合目前 TAVR 手术适应证。影像学评估包括多排螺旋 CT(MDCT)和超声心动图评估;MDCT 术前评估重点为主动脉瓣膜、主动脉瓣环、升主动脉及外周动脉解剖情况,以判断是否适合 TAVR 及选择瓣膜型号。目前国内 TAVR 多使用自膨式主动脉瓣膜,一般解剖要求为:入路血管最窄内径≥6mm;主动脉瓣环内径、主动脉窦宽及窦高、升主动脉内径符合瓣膜要求;瓣环平面与躯体横断面角度合适;冠状动脉开口高度 >10mm。经胸超声心动图可以对心脏的整体形态学及功能学状态进行准确判定,重要的参数如房室内径、室壁厚度、左心室舒张末期内径、左心室射血分数;主动脉瓣形态学参数如瓣环内径、瓣叶数目、钙化病变程度及功能学参数如有效瓣口面积、峰值流速、平均 / 最大跨瓣压差等;对于低压差 - 低流速患者可进行多巴酚丁胺试验以进一步检查。该患者经严格术前评估,适合行 TAVR,并选择 Venus-A 26mm 瓣膜植入。

在入路选择方面,经股动脉是 TAVR 的常规手术入路,其他入路还包括经心尖部、经锁骨下动脉、经主动脉弓、经颈动脉等。目前国产自膨式主动脉瓣膜系统对股动脉内径要求为 6.0mm 以上,该患者双侧股动脉平均内径为 8.7mm,符合股动脉入路要求。有研究发现,我国患者股动脉平均内径较细,低于国外患者(6.5mm vs. 7.8mm);另外,老年患者经常合并外周动脉疾病血管严重钙化迂曲、腹主动脉瘤、既往主动脉及髂股动脉术后等,上述临床情况均导致部分患者不能满足经股动脉途径行 TAVR。因此,2018 年专家共识中建议术前进行详细的入路评估,完成主动脉各层面径线测量;颈动脉、锁骨下动脉、头臂干、椎动脉、髂动脉、股动脉等主要周围血管的管径及钙化迂曲情况;排除腹主动脉、肠系膜上动脉、肾动脉狭窄可能;综合入路评估结果,对于股动脉入路内径狭窄、伴环形及马蹄形钙化或严重迂曲患者,可考虑髂动脉、腋动脉、经心尖、升主动脉、颈动脉或经静脉入路可能。目前,国内多家中心在经心尖、经颈动脉等入路积累较丰富的经验,尤其是经颈动脉入路,在我国患者中具有较大的应用价值。

TAVR 术麻醉方式主要包括全麻和镇静配合局麻两种,镇静配合局麻的方式可以降低强心药、血管升压药使用率,缩短在院时间及手术时长,有助于术后患者提早下床活动。但是,在选择镇静和全麻的手段上缺乏明确标准。由于接受 TAVR 的患者大都很虚弱,镇静的药物选择和镇静深度需要经验极为丰富的麻醉医师来掌控,否则会影响呼吸状态及血管活性药物的过多使用。该患者虽然合并多种心血管合并症及非心血管合并症,但患者无严重肺动脉高压、慢性阻塞性肺疾病、睡眠呼吸暂停综合征等,且心脏射血分数尚可。因此,术中采用镇静配合局麻,术后恢复良好。

TAVR 患者合并冠状动脉病变的比例高达 40%~75%,该例患者同时存在重度主动脉瓣狭窄和严重冠脉狭窄病变。对于高龄患者实施 PCI 安全、有效,可增加心肌血供,提高生存率,改善生活质量,而 TAVR 术前血运重建也不增加术后 2 年死亡及脑卒中的发生风险。目前指南共识强调术前造影评估冠状动脉病变情况的重要性。因此,在 TAVR 术前行前降支PCI,术后血流达 TIMI 3 级,无并发症发生。

术后由心脏瓣膜病团队各成员进行协作管理,主要内容包括:瓣膜功能定期监测、合并症管理、监测心律失常及心肌梗死事件、改善生活方式及减少不良心血管事件因素、合理抗栓治疗、口腔管理及预防性应用抗生素、患者宣教及综合护理、心脏康复及适量运动。关于术后抗栓策略,专家共识[1]建议终身服用阿司匹林 100mg,同时在一定时间内结合氯吡格雷75mg(自膨胀型瓣膜服用至术后 3 个月,球囊扩张型瓣膜服用至术后 6 个月)。TAVR 术后合并有需长期抗凝的情况下(如心房颤动、血栓栓塞等),建议长期应用维生素 K 拮抗剂抗凝,非维生素 K 拮抗剂类抗凝药因证据有限目前不予推荐。考虑到该患者合并心房颤动,同时行药物洗脱支架植入,术后予阿司匹林 + 氯吡格雷 + 华法林三联抗栓策略,6 个月后予华法林联合阿司匹林抗栓治疗。但目前 TAVR 术后抗栓策略的选择仍缺乏大型随机对照研究,临床实践中建议个体化平衡风险和获益。

知 识 拓 展

经导管主动脉瓣置换术(transcatheter aortic valve replacement,TAVR)作为一种成熟的技术在西方国家广泛应用,目前国外指南已将 TAVR 推荐为有外科手术禁忌、高危以及中危的主动脉瓣狭窄患者的一线治疗手段[2,3]。在技术成熟中心 TAVR 已占到所有主动脉瓣置换的 50%。在我国,随着国产瓣膜上市,该技术正进入飞速提升阶段。

根据 2010 年发表的瓣膜学术研究联盟(Valve Academic Research Consortium,VARC-2)TAVR 相关临床终点定义[4],术后常见的并发症包括:脑卒中、传导阻滞、血管并发症、心肌梗死、瓣周反流。该患者合并房颤,既往有脑栓塞病史,为围术期脑血管事件高危人群。目前研究提示,通过头颅 MRI 影像检查可检测出高达 84% 的患者有颅内缺血灶,尽管只有 4%的患者有临床症状,TAVR 术后 30 天内整体脑卒中发生率为 3%~4%[5]。因此,TAVR 术后新发脑血管事件亦是近年来国内外关注的热点。

TAVR 术早期脑血管事件主要与术中操作如多次瓣膜定位及球囊扩张相关，栓塞主要来源于血栓、动脉粥样斑块、瓣叶成分以及自身瓣膜的钙化沉积物质[6,7]（图 5）。而晚期脑血管事件可能与术后心房颤动等心律失常未进行有效抗凝抗栓相关。研究显示，脑栓塞保护装置可能降低脑卒中发生率，目前已有多款脑栓塞保护装置（cerebral embolic protection devices，EPDs）问世，可分为两种类型——滤网型和导流型。其中，滤网型包括 Claret Sentinel 和 Embol-X；导流型包括 TriGuard、Embrella，目前仍然还有一些其他在研 EPDs（图 6）。

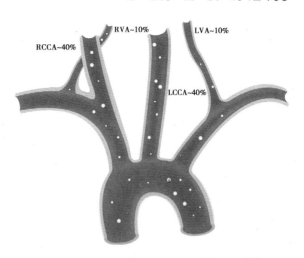

图 5 栓塞物质随血流的大致分布比例[7]

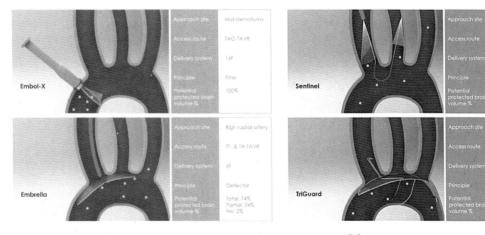

图 6 脑栓塞保护装置示意图[8]

Embol-X 和 Embrella 在早期研究中未减少脑栓塞事件，因此目前暂未有进一步的相关研究[8]。TriGUARD HDH 是全球首个通过覆盖整个升主动脉弓的设计来预防脑栓塞的脑保护器械[9]。理论上可以较大程度降低 TAVR 手术和其他心血管手术过程中出现的脑损伤风险，对脑组织进行全面保护。2015 年 DEFLECT Ⅲ 随机对照研究证实，在 TAVR 手术中 TriGUARD HDH 技术成功率达到 88.9%，TAVR 保护组与无保护组在安全性终点无明显差异，但保护组可获得更大的新缺血性脑损伤保护区和更低的神经功能缺损率[10]。另一项评估第二代 TriGUARD HDH 安全性以及有效性的随机对照研究（REFLECT，NCT02536196）结果仍不清楚。新一代 TriGUARD 3™（图 7）目前已经进入Ⅱ期临床研究，计划将在近期完成病例入组[11]。在上述 EPDs 中，Claret Sentinel 是证据最多的脑保护器械，且是唯一在欧洲和美国批准用于临床的器械。该器械包括放置在头臂干近端和左颈总动脉远端的两个漏斗形的过滤网，因此能够提供对脑血管大部分的保护。已发表的 CLEAN TAVI[12]、SENTINEL IDE[13]、SENTINEL ULM[14]等临床试验均证实 Claret Sentinel 的安全性，并在所有的过滤网

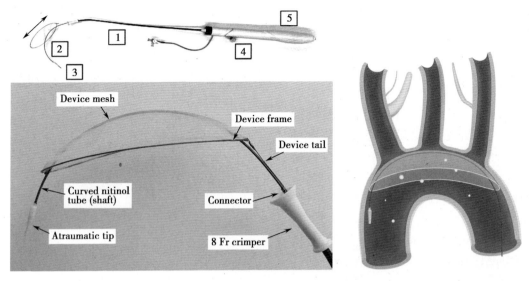

图 7　TriGUARD 3™ 脑栓塞保护装置[7,11]

中可以发现大小和性质不同的栓塞碎片。然而,仅有一项单中心试验证实该器械可减少磁共振成像所显示的脑缺血和脑损伤范围,其他研究均未观察到其在预防围术期脑卒中方面的优势。近期《欧洲心脏杂志》发表了的一篇倾向性匹配分析[15],在 TAVR 围术期(72 小时)进行终点评估。结果提示,与无保护 TAVR 比较,使用 Claret Sentinel 与显著的低脑卒中率相关(1.88% *vs.* 5.44%,OR=0.35,95%CI:0.17~0.72,P=0.002 8),与死亡和脑卒中同样相关(2.06% *vs.* 6.00%,OR=0.34,95%CI:0.17~0.68,P=0.001 3);脑卒中的相对(65.0%)和绝对(3.5%)风险降低具有临床意义。上述结果进一步明确了 EPDs 在 TAVR 术中脑卒中保护的临床有效性。该研究突出特点在于以围术期脑卒中为主要终点事件,而之前关于 EPDs 的研究评估围术期脑卒中时间范围为 TAVI 后立即到 30 天。该研究定义为术后 72 小时发生的脑卒中,从病理生理学角度来看是合理的,并且符合瓣膜学术研究联盟对围术期的定义。同时,TAVR 围术期 72 小时内脑卒中是临床医生和患者最关注的临床疗效指标;另外,从机制角度来看,EPDs 只能预防与手术相关的栓塞事件。

　　尽管上述研究的结果令人鼓舞,但 TAVR 术中常规使用 EPDs 仍然存在争议。单从减少不良栓塞物质进入脑血管方面来讲,TAVR 术中使用 EPDs 是合理的。但在常规使用之前,高质量的随机对照试验必不可少。目前亟待明确 EPDs 是否能够减少 TAVR 围术期脑卒中发生,以及 EPDs 相关临床并发症的情况。总之,这一理念非常具有吸引力和应用前景,且临床疗效趋向于获益。我们期待更大规模研究结果的出现,未来 TAVR 术中 EPDs 的应用会有更加明确的推荐和建议。

(方臻飞　台适)

参 考 文 献

[1] 中华医学会心血管病学分会结构性心脏病学组,中国医师协会心血管内科医师分会结构性心脏病专业委员会。中国经导管主动脉瓣置换术临床路径专家共识[J].中国循环杂志,2018,33(12):1162-1169.

[2] NISHIMURA R A,OTTO C M,BONOW R O,et al. 2017 AHA/ACC Focused Update of the 2014 AHA/ACC Guideline for

the Management of Patients With Valvular Heart Disease: A Report of the American College of Cardiology/American Heart Association Task Force on Clinical Practice Guidelines [J]. Circulation, 2017, 135: e1159-e1195.

[3] BAUMGARTNER H, FALK V, BAX J J, et al. 2017 ESC/EACTS Guidelines for the management of valvular heart disease[J]. Eur Heart J, 2017, 38: 2739-2791.

[4] KAPPETEIN A P, HEAD S J, GENEREUX P, et al. Updated standardized endpoint definitions for transcatheter aortic valve implantation: the Valve Academic Research Consortium-2 consensus document (VARC-2)[J]. Eur J Cardiothorac Surg, 2012, 42: S45-S60.

[5] NOMBELA-FRANCO L, ARMIJO G, TIRADO-CONTE G. Cerebral embolic protection devices during transcatheter aortic valve implantation: clinical versus silent embolism [J]. J Thorac Dis, 2018, 10: S3604-S3613.

[6] ABDEL-WAHAB M, THIELE H. Cerebral embolic protection during TAVI: prevent the unpreventable? [J]. Eur Heart J, 2019, 40: 1340-1341.

[7] GASIOR T, MANGNER N, BIJOCH J, et al. Cerebral embolic protection systems for transcatheter aortic valve replacement [J]. J Interv Cardiol, 2018, 31: 891-898.

[8] VLASTRA W, VENDRIK J, KOCH K T, et al. Cerebral protection devices during transcatheter aortic valve implantation [J]. Trends Cardiovasc Med, 2018, 28: 412-418.

[9] SAMIM M, VAN DER WORP B, AGOSTONI P, et al. TriGuard™ HDH embolic deflection device for cerebral protection during transcatheter aortic valve replacement [J]. Catheter Cardiovasc Interv, 2017, 89: 470-477.

[10] LANSKY A J, SCHOFER J, TCHETCHE D, et al. A prospective randomized evaluation of the TriGuard HDH embolic DEFLECTion device during transcatheter aortic valve implantation: results from the DEFLECT III trial [J]. Eur Heart J, 2015, 36: 2070-2078.

[11] PARADIS J M, NAZIF T M, RODES-CABAU J. First-in-man use of the new-generation TriGUARD 3 cerebral embolic protection device during transcatheter aortic valve implantation [J]. EuroIntervention, 2018, 14: e1178-e1179.

[12] HAUSSIG S, MANGNER N, DWYER M G, et al. Effect of a Cerebral Protection Device on Brain Lesions Following Transcatheter Aortic Valve Implantation in Patients With Severe Aortic Stenosis: The CLEAN-TAVI Randomized Clinical Trial [J]. JAMA, 2016, 316: 592-601.

[13] KAPADIA S R, KODALI S, MAKKAR R, et al. Protection Against Cerebral Embolism During Transcatheter Aortic Valve Replacement [J]. J Am Coll Cardiol, 2017, 69: 367-377.

[14] SEEGER J, GONSKA B, OTTO M, et al. Cerebral Embolic Protection During Transcatheter Aortic Valve Replacement Significantly Reduces Death and Stroke Compared With Unprotected Procedures [J]. JACC Cardiovasc Interv, 2017, 10: 2297-2303.

[15] SEEGER J, KAPADIA S R, KODALI S, et al. Rate of peri-procedural stroke observed with cerebral embolic protection during transcatheter aortic valve replacement: a patient-level propensity-matched analysis [J]. Eur Heart J, 2019, 40: 1334-1340.

坚持或放弃——TAVR 病例 1 例

患者老年女性,主动脉瓣重度狭窄 10 年,3 年来喘气症状明显加重,近期严重心衰,已失去外科换瓣手术机会。住院期间药物调整效果不佳,拟行急诊 TAVR。然而,患者在实施麻醉诱导时突发心脏骤停,立即 CPR。

难道手术还没开始就即将结束? 针对与该患者类似,失去外科手术机会并且病情需要急诊 TAVR 的患者,我们该如何处理?

一、病 史 摘 要

现病史及既往史:患者女性,76 岁,因"发现心脏瓣膜病 10 年,胸痛伴气短 3 年,加重 12 天"为主诉入院。患者 10 年前体检查超声心动图提示"主动脉瓣重度狭窄伴关闭不全",无症状。近 3 年来,间断于活动时感胸痛,伴有气短,经休息可缓解,偶有夜间不能平卧。2 年前曾行冠状动脉造影检查未见异常,拒绝行外科主动脉瓣置换手术。12 天前夜间无诱因突发胸痛、气短,持续不缓解,当地医院给予对症治疗效果不佳,转入我院。患者既往有高血压 10 余年,血压最高 180/120mmHg,未服药,近期血压偏低;有"慢性支气管炎、慢性胃炎"病史数年。

体格检查:体温 36.5℃,脉搏 88 次/min,呼吸 22 次/min,血压 94/59mmHg。神志清楚,急性病容,端坐呼吸,双肺呼吸音粗,双下肺可闻及湿性啰音。心率 88 次/min,律齐,主动脉瓣第一听诊区可闻及 3/6 级收缩期喷射性杂音,向颈部传导。腹平软,无压痛及反跳痛,肝脾肋下未及,双下肢轻度凹陷性水肿。四肢脉搏搏动对称、良好。

辅助检查:

(1) 实验室检查:血液检查示 NT-proBNP 24 760pg/ml(参考值:0~125pg/ml),D- 二聚体 0.998μg/ml(参考值:0~0.5μg/ml);肾功能示 Cr 114μmmol/L,GFR 40ml/min;尿酸 638μmol/L;血常规、电解质、肝功能正常。

(2) 胸部 X 线床旁正位片:肺淤血(图 1)。

(3) 超声心动图检查:主动脉瓣环以及瓣叶增厚、回声增强、可见明显钙化,左、右冠瓣交界可见融合粘连,收缩期开放明显受限,主动脉腔内血流速度明显增快,前向峰速 5.6m/s,平均压差 75mmHg。升主动脉增宽(48mm),左心房扩大,左心室扩大(舒张末期内径 60mm),左室射血分数 40%。

(4) 心电图:窦性心律,室内传导延迟。

入院诊断:

(1) 退行性心脏瓣膜病,主动脉瓣重度狭窄并轻 - 中度关闭不全,心功能Ⅳ级(NYHA 分级)。

(2) 高血压 3 级,极高危组。

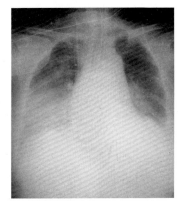

图 1 胸部 X 线床旁正位片

二、诊治经过

病例特点：

（1）老年女性，"重度主动脉瓣狭窄"病程有 10 年，近 3 年有明确症状，呈进行性加重趋势，诊断明确。

（2）临床表现为典型的急性心衰症状，伴有肺淤血、下肢水肿，且药物治疗效果不佳。

（3）STS 评分 17.68%，外科换瓣手术极高危，目前心衰加重，基本失去外科手术机会。

鉴别诊断：患者老年女性，有典型劳力相关的胸痛症状，主要与心绞痛鉴别。该患者 2 年前因胸痛曾在外院住院，行冠脉造影正常，因此不考虑该诊断。

诊治思路：患者入院后以半卧位休息为主，血压波动在 80~90mmHg /40~50mmHg，心室率波动在 90~110 次 /min，患者血压和心率不宜使用血管活性药物，仅给予适当的利尿和对症治疗。患者安静休息可无明显症状，但进食、大小便、稍微翻身等轻微活动量即可诱发胸闷、气短症状，表现为血压下降、心室率上升。有症状的主动脉瓣重度狭窄 5 年生存率仅有 20%，且该病药物治疗效果欠佳，瓣膜置换是有效的治疗手段。该患者外科换瓣手术高危，因此，经导管主动脉瓣置换（TAVR）是该患者的最佳治疗方案。

进一步完善检查：

（1）双下肢超声：左下肢小腿肌间静脉血栓形成。

（2）头颅 CT 平扫：右侧基底核区陈旧性腔隙性脑梗死。

二维码83

（3）TAVR 术前的 CT 筛查：分别测量主动脉瓣瓣环（图 2A，彩图见二维码 83），左室流出道（图 2B），冠状动脉窦（图 2C），瓣环平面角度（图 2D），左、右冠脉高度（图 2E），下肢入路情况（图 2F）。

手术策略：

（1）主动脉瓣呈三叶瓣，左右冠瓣交界融合，类似于 TYPE 1 型二叶瓣。

（2）瓣膜中 - 重度钙化，钙化主要分布在无冠瓣瓣叶和左右冠瓣交界融合处，瓣环基本无钙化。基于瓣环周长（图 2A）需选择 VENUS-A 29# 人工主动脉瓣瓣膜，但考虑瓣上结构和钙化分布，拟 down size 选择 VENUS-A26# 人工主动脉瓣瓣膜，术中 22mm 球囊预扩展并根据反流情况和球囊腰征确定瓣膜型号。

（3）左冠状动脉开口较低，不足 10mm（图 2E），术中采取左冠支架保护策略；但需要在球囊扩张时造影观察左冠开口血流情况，若左冠闭塞风险高则仅行球囊扩张治疗。

（4）瓣环角度 61°，接近横位心，器械过瓣可能比较困难，需考虑使用 Snare 辅助。

（5）下肢入路分析，双侧股动脉钙化不明显，无严重迂曲，右侧直径平均 6mm 左右，左侧直径平均 5.5mm，拟选择右侧股动脉入路。

病情变化：因患者药物治疗效果不佳，住院期间多次出现胸闷、气短症状，予以对症处理仅稍有改善，心衰呈持续性加重趋势。在术前 2 小时左右患者端坐呼吸，休克状态（血压 70/40mmHg，心室率 120 次 /min），立即启动急诊 TAVR 手术流程，10 分钟左右送入手术室。但是，因患者休克状态仅能保持端坐位，拟行麻醉前将患者平卧后大约 30 秒，患者即出现心脏骤停，立即 CPR，同时按术前策略进行 TAVR 瓣膜预装。

简要手术经过：右侧股动脉盲穿，植入 11F 鞘管，AL2 导管辅助下跨瓣导丝顺利跨瓣，经 AL2 更换加硬导丝至左室，此时患者恢复为窦性心律，血压 60/40mmHg，停止胸外按压，将主入路更换 20F 鞘管，直径 22mm 球囊预扩张，后血压进一步回升至 80/50mmHg，评估冠脉风

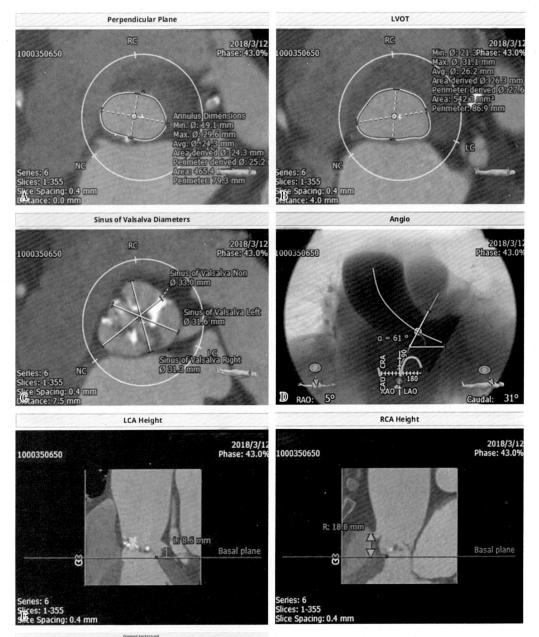

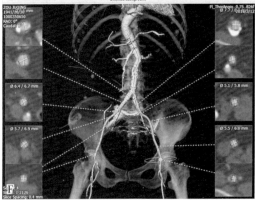

图 2　TAVR 术前的 CT 筛查

A. 主动脉瓣瓣环；B. 左室流出道；C. 冠状动脉窦；D. 瓣环平面角度；E. 左、右冠脉高度；F. 下肢入路情况

险后予以左冠状动脉预置球囊保护,在 Snare 辅助下送入 VENUS-A 26# 瓣膜,成功释放瓣膜后,造影反复评估左冠 TIMI 血流 3 级,食管超声评估瓣膜功能良好,无瓣周漏,最后造影检查右下肢入路无血管并发症。术后 14 小时脱机拔管,术后心功能逐渐改善,第 10 天出院。

随访情况:术后 1 年复查,患者日常活动正常,心功能Ⅱ级(NYHA),心脏彩超示主动脉瓣人工瓣,未见瓣周漏,瓣叶启闭活动可,瓣口面积 2.6cm^2,主动脉瓣前向血流速度 2.3m/s,平均压差 8mmHg。左心室舒张末期内径 54mm,左室射血分数 56%。

三、专家点评和知识拓展

专家点评:此例患者病情具有一定代表性,临床工作中经常会碰到失去外科手术机会的重度主动脉瓣狭窄患者,这些患者绝大多数都合并严重的心衰,药物治疗无效或者效果欠佳,在 TAVR 手术问世之前,死亡率极高。自 TAVR 手术全球开展至今,该技术已非常成熟,尤其是针对极高危风险患者,一旦手术成功患者获益巨大。结合此例患者的救治过程,可以总结并讨论以下共性问题:

(1) 该患者急性心衰入院,根据既往病史和彩超结果,诊断明确。通常情况下,当患者病情能够得到一定的控制、心功能调整到相对稳定时,择期手术治疗会大大降低手术风险。但该患者经过调整药物治疗心衰无法改善并有持续性加重趋势,然而从患者入院到完成急诊TAVR 手术有 1 周时间,这个长时间的药物调整过程反而增加了该患者的手术风险,因此,在心衰无法控制的前提下,理应尽早果断启动急诊 TAVR 手术为宜。

(2) TAVR 手术术前 CT 筛查尤其重要,可以辅助手术团队充分评估手术难度、手术风险,以及协助手术策略的制定和瓣膜尺寸的选择等。但并不是所有的危重患者都可以耐受CT 检查的过程,本例患者在严重心衰的状态下去完成术前 CT 筛查是具有极大风险的,严重者可能会在实施检查的过程中猝死。后面的事实也证明,术前的检查过程的确加速了该患者心衰的进程。临床实践过程中,已经有多个有经验的中心报道过,对于术前无法耐受 CT检查的患者,紧急情况下可采用超声检查下肢入路和瓣膜的解剖结构、术中结合球囊扩张的情况以及术者的经验来完成 TAVR 手术,其中绝大多数患者都得到了良好的结局。当然,对于 TAVR 经验不多的早期术者而言,会面临更多的挑战。

(3) TAVR 手术从术前准备到术中操作再到术后监护,需要整个心脏团队共同讨论制定策略,特别是高危患者。本例患者术前突然心衰加重似乎打乱了整个团队的计划,临时启动急诊 TAVR 并没有考虑周全,比如 ECMO 的准备。在国内 TAVR 治疗经验中,ECMO 的使用并非罕见,患者可以在术前因循环障碍实施 ECMO 辅助,在术中因突发状况临时实施 ECMO抢救,也可以在术前决策阶段就将 ECMO 纳入手术方案从而提高手术安全性。

(4) 当麻醉过程中突发心脏骤停时,综合分析患者病情,坚持 TAVR 还是放弃? 这是很难抉择的,因为:①CPR 支持下强行完成 TAVR 手术,手术难度极高,将面临盲穿、跨瓣、紧急装置瓣膜等一系列难关;②继续 CPR,使用血管活性药物维持,根据既往临床抢救经验,患者存活的概率极低。好在团队中的每一个人从始至终都没有放弃,相互配合,最终挽回了患者的生命。

(5) 本例患者左冠脉开口高度 <10mm,冠脉阻挡的风险较高,术前应充分分析 CT,了解解剖结构并判断是否有冠脉阻挡风险。另外,国内有一部分中心采取 3D 打印的方式模拟TAVR 瓣膜开放时与自体瓣膜的运动关系来了解冠脉阻挡风险。术中指引导管、导丝和球囊/支架的保护是防范冠脉闭塞风险的一个常用方法。

知识拓展:TAVR 是治疗主动脉瓣狭窄的革命性新技术,目前 TAVR 在欧美指南已被推荐于外科手术禁忌、高危和中危主动脉瓣重度狭窄患者,随着 NOTION、NOTION-2、LRT 等试验结果的公布,TAVR 有向低龄、低危患者应用的发展趋势。但 TAVR 同时也是一种复杂、高风险的技术,即使在最新的临床试验中,围术期的死亡率仍然达到 2%~4%,其开展需心内科、心外科、影像科、麻醉科等多学科的协同配合,成立心脏团队至关重要,尤其在应对高危和极高危患者 TAVR 手术时,经过系统培训和规范化运行的团队手术死亡率会明显下降。

中国接受 TAVR 治疗的人群中,二叶式主动脉瓣畸形的患者比例为 40%~50%,显著高于西方国家报道的 5%~10%。伴有严重钙化的重度二叶式主动脉瓣狭窄,是 TAVR 领域的一个亟待解决和突破的难点问题。合理的瓣膜尺寸选择是 TAVR 术前评估的重中之重,也是手术成功的关键所在。对于二叶瓣、钙化重的患者,传统基于主动脉瓣环来选择的瓣膜往往偏大,可导致瓣膜植入过深、瓣膜移位、瓣周漏发生率高、起搏器植入率高等问题。因此,"基于瓣环上结构评估的瓣膜尺寸选择策略"可能更符合中国人群主动脉瓣钙化特点。本例患者最终基于瓣叶钙化特点 down size 瓣膜尺寸,临床效果显著。

冠状动脉闭塞(立即或延迟)是 TAVR 手术的一种罕见但高风险的并发症。根据患者术前 CT 解剖结构分析,可以将冠脉闭塞高风险的患者提前筛查出来,另外,术中球囊扩张时造影观察冠脉阻塞情况也是这类高危患者必须重点关注的。该类患者术中冠状动脉的保护是一个常用的应对措施,但此类预防性技术不能完全避免冠脉阻塞的发生,一旦出现冠状动脉闭塞,烟囱支架技术是一个方便、快捷的措施,能迅速开通阻塞的冠状动脉,及时恢复血流。

TAVR 手术植入的生物瓣耐久性一直是行业内热议的话题,但相关数据不足,尤其是 5 年以上的随访数据并不充分。*Circulation* 介入子刊发表的一项研究证实,TAVR 的瓣膜的耐久性达 7 年以上,瓣膜衰退的 7 年累计发生率为 1.9%,中、重度结构瓣膜退化的 7 年累计发生率分别为 7.0% 和 4.2%,但是这些患者 7 年存活率仅为 18.6%。因此,目前全面评估 TAVR 瓣膜的长期耐久性主要受限于早期接受手术的患者,通常为高龄、高危患者,这类人群术后的长期存活率较低。未来针对低危、低龄的 NOTION-2 研究或许能给出更多信息。但基于目前的数据可以明确的是,对于老年人群和高危人群,TAVR 瓣膜的耐久性并不是需要过多考虑的问题。

(苏晞 张龙岩)

参 考 文 献

[1] 中国医师协会心血管内科医师分会结构性心脏病专业委员会,中华医学会心血管病学分会结构性心脏病学组.经导管主动脉瓣置换团队建设及运行规范中国专家建议[J].中国介入心脏病学杂志,2018(1):2-6.

[2] 中华医学会心血管病学分会结构性心脏病学组,中国医师协会心血管内科医师分会结构性心脏病专业委员会.中国经导管主动脉瓣置换术临床路径专家共识[J].中国介入心脏病学杂志,2018(12):661-668.

[3] WAKSMAN R,CORSO P J,TORGUSON R,et al. TAVR in Low-Risk Patients:1-Year Results From the LRT Trial[J]. JACC Cardiovasc Interv,2019,12(10):901-907.

[4] DURAND E,SOKOLOFF A,URENA-ALCAZAR M,et al. Assessment of Long-Term Structural Deterioration of Transcatheter Aortic Bioprosthetic Valves Using the New European Definition[J]. Circ Cardiovasc Interv,2019,12(4):e007597.

[5] COX C E. Latest Observational Data Support TAVR Durability Through 7 Years[EB/OL].(2019-04-12)[2019-07-11]. https://www.tctmd.com/news/latest-observational-data-support-tavr-durability-through-7-years.

[6] FETAHOVIC T,HAYMAN S,COX S,et al. The Prophylactic Chimney Snorkel Technique for the Prevention of Acute Coronary Occlusion in High Risk for Coronary Obstruction Transcatheter Aortic Valve Replacement/Implantation Cases[J]. Heart Lung Circ,2019. pii:S1443-9506(19)30348-8.

经皮肺动脉瓣介入治疗 1 例

一、病史摘要

主诉:法洛四联症根治术后 20 余年,间歇性胸闷气短 2 年。

现病史:患者于 20 余年前行法洛四联症根治术,术后恢复可。2 年前无明显诱因感气短、胸闷、疼痛位于心前区,呈压榨样,向左肩及后背放射。至空军军医大学第一附属医院(西京医院)就诊,行超声心动图显示:肺动脉瓣关闭不全,三尖瓣关闭不全。为进一步诊疗,门诊以"肺动脉瓣关闭不全,三尖瓣关闭不全"收入我科。

既往史:否认肝炎、结核、传染病史,否认高血压、糖尿病,否认输血史,否认食物、药物过敏史,预防接种史不详。

体格检查:体温 36.6℃,脉搏 90 次/min,呼吸 22 次/min,血压 122/75mmHg。发育正常,营养中等,正常面容,表情自如,自主体位,神志清楚,查体合格。全身皮肤黏膜未发现黄染,无皮疹、皮下出血、皮下结节、瘢痕,无肝掌、蜘蛛痣。全身浅表淋巴结未触及异常肿大。头颅无畸形、眼睑无水肿,睑结膜未见异常,巩膜未见黄染,瞳孔等大、等圆,对光反射灵敏,外耳道无溢液,乳突区无压痛。鼻无畸形,通气畅,鼻翼无扇动,两侧副鼻翼区无压痛。口唇无发绀,扁桃体未见肿大。颈软、对称、无抵抗,颈动脉搏动未见异常,颈静脉未见怒张。气管居中,甲状腺无肿大,无压痛、震颤、血管杂音。胸廓两侧对称,乳房未查。呼吸动度双侧对称一致,语颤未触及异常。双肺叩诊清音,未闻及干、湿性啰音。心脏查体见专科检查。腹平坦,未见胃肠型及蠕动波,未见腹壁静脉曲张。全腹无压痛,无反跳痛,无肌紧张,Murphy 征阴性,全腹未扪及包块,肝、脾肋下未及。肝、肾区无叩击痛,腹部移动性浊音阴性。叩诊肠鸣音正常。肛门生殖器未查。脊柱无畸形,正常生理弯曲,四肢活动自如,无畸形、下肢静脉曲张、杵状指(趾),双下肢无水肿。四肢肌力、肌张未见异常。双侧肱二头肌、三头肌、膝、跟腱反射未见异常。双侧 Babinski 征阴性,Hoffmann 征阴性。

未见心脏专科查体。

辅助检查:

(1) 肝功能:总蛋白 63.9g/L,白蛋白 32.8g/L,球蛋白 31.1g/L。

(2) 肌酐:50μmol/L。

(3) 尿素:348mmol/L。

(4) 电解质:血钾 3.35mmol/L,血钠 138.5mmol/L。

(5) 血糖:餐前 6.2mmol/L,糖化血红蛋白 17.26%。

(6) 心损:脑钠尿肽 1 614pg/L(参考值:<100ng/L)。

(7) 胸部 X 线片:两肺纹理重,未见实变;主动脉结不宽;肺动脉段平直;左室增大;胸骨可见固定钢丝影;心胸比 0.59;右侧膈肌抬高。

(8) 心电图:完全性右束支阻滞;ST-T 改变。

(9) 心脏超声检查:右房、右室扩大,左心内径正常。室壁运动尚可。TAPSE 24mm。室间隔修补后回升连续完整,探及补片,位置固定,周围无明显裂隙;房间隔延续完整。右室流出道内经约 34mm,肺动脉瓣瓣环内径约 26mm,主肺动脉长度约 38mm,肺动脉瓣关闭不全,三尖瓣关闭欠佳,余瓣膜结构、功能正常。心包腔未见明显积液。多普勒超声检查示室水平分流消失,右室流出道及肺动脉前向血流速度较术前明显减低,峰值压差约 14mmHg。三尖瓣中量反流,肺动脉瓣中大量反流。

入院诊断:①肺动脉瓣关闭不全;②法洛四联症术后;③三尖瓣关闭不全;④心功能Ⅲ级。

二、诊治经过与诊治思路

诊疗经过:患者肺动脉瓣大量反流,入院后积极对症治疗,完善检查检验,行经导管肺动脉瓣置换术。

病史特点:患者中年男性,20 余年前行法洛四联症根治术,术后恢复可。2 年前无明显诱因感气短、胸闷、疼痛位于心前区,呈压榨样,向左肩及后背放射。至我院就诊,行超声心动图显示:法洛四联症根治术后;主动脉与室间隔连续性好;室间隔连续完整;三尖瓣关闭不全;右房、右室大;左室收缩功能正常;彩色血流示收缩期左室血流进入主动脉瓣;室水平未见分流;肺动脉内可见往返血流信号,血流速度加快;三尖瓣反流(大量、两束)。心前区饱满,心尖搏动未见异常,位于胸骨左缘第 5 肋间,左锁骨中线内侧 1.5cm。触诊心尖搏动位置同前,左锁骨中线内侧 1.5cm,未触及收缩期、收张期粗震颤,未触及心包摩擦感。心脏相对浊音界不大。听诊心率 90 次/min,律齐、未闻及早搏,心音可,听诊描述有问题。无异常血管征、交替脉。

临床诊治思路:患者肺动脉瓣大量反流,需进行肺动脉瓣置换术。考虑到患者已进行一次开胸手术,现若再进行二次开胸手术,难度、危险性及死亡率均较高,将对患者实施经皮穿刺经心导管球囊扩张植入人工肺动脉瓣(PPVI)。在此之前,本中心通过 PPVI 手术已成功治愈 3 位患者,患者预后均良好。为了确保此患者手术顺利完成,本中心将患者的 CTA 数据利用 Mimics 软件进行 PPVI 手术相关的测量、评估。

测量出患者瓣环大小、肺动脉瓣环到肺动脉分支处的距离、右室流出道的相关数据以及肺动脉瓣膜释放的大体位置等数据,以准确地选择拟植入瓣膜型号的大小(图 1)。再将患者 CTA 数据进行计算机三维重建,然后 1∶1 打印出患者肺动脉处的 3D 实物模型,可更直观地了解此处的解剖结构,并进行术前手术模拟,以确保手术的成功率(图 2,彩图见二维码 84)。术前评估好之后准备对患者实施 PPVI 手术。

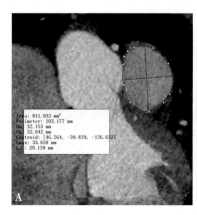
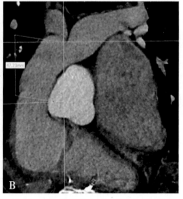

图 1 利用 mimics 软件测量患者肺瓣的相关结果
A. 肺瓣瓣环大小;B. 瓣环平面到左右肺动脉分叉的距离

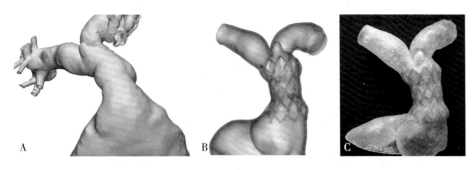

图 2 患者肺瓣周围解剖结构的计算机三维重建及 3D 打印模型

A.患者术前肺瓣周围解剖结构的三维重建模型;B.患者术后肺瓣周围解剖结构的三维重建模型;C.患者术后肺瓣周围解剖结构的 3D 打印模型

手术过程:全麻完善后,取仰卧位,颈部、胸骨正中及双侧腹股沟区手术视野严格消毒,常规铺无菌手术巾。穿刺颈静脉,双侧股静脉分别植入 6F 鞘管。经左侧股静脉泥鳅导丝引导猪尾导管进入肺动脉,辅助造影。右侧股静脉鞘管 2.6 米直头导丝引导多功能导管跨三尖瓣进入右室后进入左肺动脉,置换 Lunderquist 导丝。结合术前评估、体外模拟结果,选择 40# 支架肺瓣沿加硬导丝送入肺动脉主干,猪尾导管小剂量造影辅助精确定位,缓慢释放至完全展开。术后超声及造影显示,支架瓣膜位置良好,工作正常,瓣膜无反流(图 3;图 4,彩图见二维码 85)。手术成功,拔出鞘管,按压包扎穿刺血管处,等患者自主呼吸平稳后送入监护室。

最终诊断结果:肺动脉瓣关闭不全;法洛四联症术后;三尖瓣关闭不全;心功能Ⅲ级。

专家点评:在右室流出道狭窄的先天性心脏疾病中法洛四联症(TOF)是最常见的。经典手术包括室缺修补,解除右室流出道梗阻和肺动脉狭窄。通常采用自右室流出道跨肺动脉瓣至肺动脉主干和左右肺动脉分支补片扩大成形术。但是,术后会发生严重的肺动脉反流(PR)(无瓣膜所致)。若要再次治疗,则需二次(以上)开胸手术,二次开胸手术不但手术难度大,而且有较高的危险性和死亡率。近年来,欧美国家已在临床使用经皮穿刺经心导管球囊扩张植入人工肺动脉瓣(PPVI)。应用介入治疗方式有效地终止了肺动脉瓣的大量反流,改善了右心室功能和肺组织血液循环,达到了治疗的目的,并避免了再次开胸手术。

此患者在法洛四联症术后 20 余年肺动脉瓣大量反流,右房、右室已明显增大,若不及时手术治疗,右心室容量负荷将不断增加,右心室腔继续扩大,甚至出现心律失常。国外研究资料提示,当右心室收张末容量/体表面积(RV EDV index)>150ml/m^2 时,患者甚至会发生猝死。本中心结合之前几例 PPVI 手术及多年介入手术经验,通过术前评估、3D 打印模型进行手术模拟,从解剖结构确定此患者适合 PPVI。进行院前检查,明确患者身体的其他生理指标,在各项指标符合手术指征时,与患者及家人进行术前谈话后,确定对此患者进行 PPVI 手术。患者的肺动脉瓣术前通过 CTA 测量为 32.84mm,结合产品及相关的解剖结构,术中植入 40mm 的介入肺瓣。手术成功,造影及超声检查均见介入肺瓣位置正常、无反瓣下及瓣周反流。患者当天转回监护室,第 2 天转入普通病房,3 天后出院。

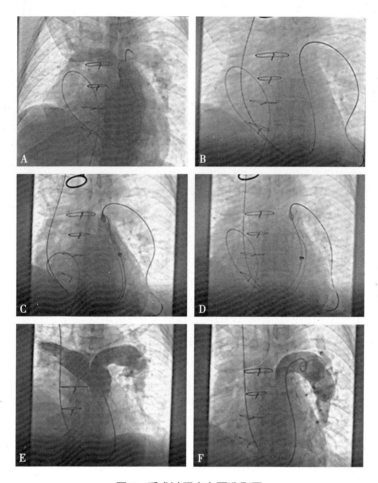

图 3　手术过程中主要造影图

A. 术前造影显示肺动脉瓣大量反流；B. 手术时轨道的建立；C. 输送器将瓣膜送至合适的位置准备释放；D. 确定好位置后释放瓣膜；E、F. 术后造影观察瓣膜几乎没有反流

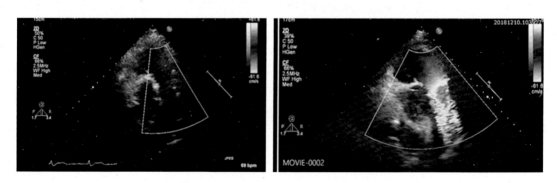

图 4　术后超声检查植入肺动脉瓣的反流情况

超声结果显示植入肺动脉瓣后几乎没有反流

三、随访情况

患者在术后 3 个月及 6 个月来院复查,气短、胸闷、胸痛明显减轻;血糖略高,肝功、肾功及离子五项检查均基本正常。超声检查:肺动脉瓣内可见带瓣支架回声强,支架位置正常,瓣叶启闭未见异常,肺动脉瓣下及瓣周未见反流。

四、知识拓展

肺动脉瓣疾病是临床上常见的一种心脏瓣膜疾病。肺动脉瓣膜疾病主要分为肺动脉瓣狭窄和肺动脉瓣关闭不全两种类型。自从 1982 年 Kan 等首次应用经皮球囊肺动脉瓣膜成形术治疗肺动脉瓣狭窄以来,该方法已逐渐成熟,成为临床上针对单纯肺动脉瓣狭窄的首选治疗技术。从病理生理机制上看,长期右心室功能不全可导致右心负荷增加、右心扩大,患者往往表现胸闷、气短、腹胀、食欲减退,下肢水肿,活动耐力下降,三尖瓣反流,继而引起右心衰竭、房性或室性心律失常甚至猝死,同时右心室容量负荷扩大引起舒张期室间隔反向运动导致左心功能不全,进一步加重患者的临床症状。从远期预后来看,右心室功能不全的患者生存期要明显低于健康人群。因此,恢复肺动脉瓣的功能对于右心室功能不全患者十分必要。外科手术是肺动脉瓣关闭不全患者的标准治疗方法,然而,目前外科手术具有较大局限性,包括创伤大、恢复慢、风险高、费用高,而且今后再次手术的风险会更高,患者对再次开胸手术接受性差。

2000 年 10 月,英国学者 Bonhoeffer 教授团队完成了全球首例经导管肺动脉瓣植入术(PPVI),应用介入治疗方式不仅有效地治疗了肺动脉瓣膜的大量反流,改善肺组织血液循环与右心室功能,达到了治疗目的,不需再次开胸及体外循环,手术创伤小,恢复快,极大程度降低了手术的风险,为外科手术风险较大的重症瓣膜病患者治疗提供了新思路。目前,欧美已有 Edwards 公司 Sapien 系列瓣膜可用于肺动脉瓣植入,以及 Melody(TM)商品化的介入肺动脉瓣膜系统(图 5,彩图见二维码 86)。基于多中心临床试验 COMPASSION 和欧洲研究的数据,美国食品药品监督管理局(FDA)于 2016 年批准了导管心脏瓣膜 Sapien XT 用于肺动脉瓣置换术,2017 年 Melody(TM)人工生物肺动脉瓣膜也获得了 FDA 的认证。

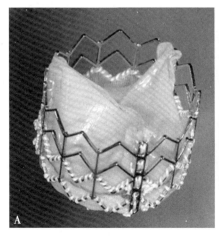 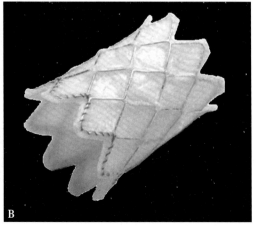

图 5 欧美使用的介入肺动脉瓣膜系统

A. 美国经导管心脏瓣膜 Sapien XT;B. Melody(TM)人工生物肺动脉瓣

国内,2013 年 5 月由 Venus P 经导管人工肺动脉瓣膜置换系统,为世界上首个进入临床试验的自膨胀型介入性肺动脉瓣膜(图 6A,图 6B,图 6E,彩图见二维码 87)。截止到 2018 年 6 月 Venus P 瓣膜在全球 16 个国家和地区 27 个中心进行了 220 余例的植入,平均随访时间超过 2 年,疗效显著。该产品即将在 2019 年开展 FDA 授权的 IDE 研究。目前国内还有一款肺动脉瓣膜 PT-Valve® 于 2018 年 3 月进入临床试用,该产品设计旨在实现右心系统解剖纠正和血流动力学纠正的理念,产品设计为哑铃型,两端膨大,中间收腰部位为瓣膜缝合处,利于保持瓣叶正常工作形态(图 6C,图 6D,图 6F),目前已经在华中科技大学同济医学院附属协和医院及本中心等开展了 10 余例前期临床研究应用并完成半年短期随访(图 6C,图 6D,图 6F)。

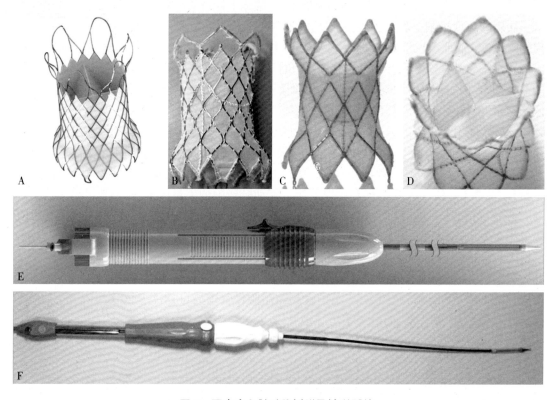

图 6 国产介入肺动脉瓣膜及输送系统
A. Venus P-Valve 示意图;B. 启明医疗 Venus P-Valve 实物图;C. PT-Valve® 肺动脉瓣实物图侧面观;D. PT-Valve® 肺动脉瓣实物图上面观;E. Venus P-Valve 输送系统;F. PT-Valve® 肺动脉瓣输送系统

为了更好地了解患者右心和肺动脉瓣膜的解剖结构,1∶1 的 3D 打印模型可起到直观、准确的指导作用。3D 模型可以帮助整个多学科研发团队实现介入手术模拟与实操的可视化,通过尝试不同的手术策略,更为直观以及个体化的心脏解剖结构,保证手术的成功。将计算机重建的模型进行 1∶1 的 3D 打印,术者可以直视患者的右心与肺动脉的解剖结构,还可以根据透明 3D 模型进行体外模拟实验,更准确、有效地制订手术方案。因此,在经导管治疗肺动脉瓣反流以及其他心血管疾病中,3D 打印能更准确的地了解局部解剖结构,可极大地提高手术的成功率,有效减轻患者的病痛,3D 打印在心血管领域的应用前景将不容忽视。

(杨剑 马燕燕)

参 考 文 献

［1］ARMILLOTTA A,BONHOEFFER P,DUBINI G,et al. Use of rapid prototyping models in the planning of percutaneous pulmonary valved stent implantation［J］. Proc Inst Mech Eng H,2007,221(4):407-416.

［2］BONHOEFFER P,BOUDJEMLINE Y,QURESHI S A,et al. Percutaneous insertion of the pulmonary valve［J］. J Am Coll Cardiol,2002,39:1664-1669.

［3］CHEN C R,CHENG T O,HUANG T,et al. Percutaneous balloon valvuloplasty for pulmonic stenosis in adolescents and adults［J］. N Engl J Med,1996,335:21-25.

［4］EICKEN A,EWERT P,HAGER A,et al. Percutaneous pulmonary valve implantation:Two-centre experience with more than 100 patients［J］. Eur Heart J,2011,32:1260-1265.

［5］FELDMAN T,LEON M B. Prospects for percutaneous valve therapies［J］. Circulation,2007,116:2866-2877.

［6］HASCOET S,KARSENTY C,TORTIGUE M,et al. A modified procedure for percutaneous pulmonary valve implantation of the edwards sapien 3 valve［J］. EuroIntervention,2019,14(13):1386-1388.

［7］JONES T K,ROME J J,ARMSTRONG A K,et al. Transcatheter pulmonary valve replacement reduces tricuspid regurgitation in patients with right ventricular volume/pressure overload［J］. J Am Coll Cardiol,2016,68:1525-1535.

［8］LURZ P,MUTHURANGU V,SCHULER P K,et al. Impact of reduction in right ventricular pressure and/or volume overload by percutaneous pulmonary valve implantation on biventricular response to exercise:An exercise stress real-time CMR study［J］. Eur Heart J,2012,33(19):2434-2441.

［9］MCELHINNEY D B,HELLENBRAND W E,ZAHN E M,et al. Short- and medium-term outcomes after transcatheter pulmonary valve placement in the expanded multicenter us melody valve trial［J］. Circulation,2010,122:507-516.

［10］MCGOVERN E,KELLEHER E,SNOW A,et al. Clinical application of three-dimensional printing to the management of complex univentricular hearts with abnormal systemic or pulmonary venous drainage［J］. Cardiol Young,2017,27(7):1248-1256.

［11］MORGAN G,PRACHASILCHAI P,PROMPHAN W,et al. Medium-term results of percutaneous pulmonary valve implantation using the venus p-valve:International experience［J］. EuroIntervention,2019,14:1363-1370.

［12］PLESSIS J,HASCOET S,BARUTEAU A,et al. Edwards sapien transcatheter pulmonary valve implantation:Results from a french registry［J］. JACC Cardiovasc Interv,2018,11(19):1909-1916.

［13］POTERUCHA J T,FOLEY T A,TAGGART N W. Percutaneous pulmonary valve implantation in a native outflow tract:3-dimensional dynact rotational angiographic reconstruction and 3-dimensional printed model［J］. JACC.Cardiovasc Interv,2014,7:e151-e152.

［14］SCHIEVANO S,MIGLIAVACCA F,COATS L,et al. Percutaneous pulmonary valve implantation based on rapid prototyping of right ventricular outflow tract and pulmonary trunk from mr data［J］. Radiology,2007,242:490-497.

［15］SHAHANAVAZ S,QURESHI A M,LEVI D S,et al. Transcatheter pulmonary valve replacement with the melody valve in small diameter expandable right ventricular outflow tract conduits［J］. JACC Cardiovasc Interv,2018,11:554-564.

［16］SINHA S,ABOULHOSN J,ASNES J,et al. Initial results from the off-label use of the sapien s3 valve for percutaneous transcatheter pulmonary valve replacement:A multi-institutional experience［J］. Catheter Cardiovasc Interv,2019,93(3):455-463.

［17］VALVERDE I,SARNAGO F,PRIETO R,et al. Three-dimensional printing in vitro simulation of percutaneous pulmonary valve implantation in large right ventricular outflow tract［J］. Eur Heart J,2017,38:1262-1263.

［18］陈翔,白元,秦永文.经皮肺动脉瓣置换术研究进展［J］.心血管病学进展,2009,30(6):909-911.

［19］黄晓碧,高伟,刘廷亮.经皮球囊肺动脉瓣成形术介入治疗肺动脉瓣狭窄疗效评价［J］.儿科药学杂志,2015,21(9):20-22.

［20］刘益明,陆良华,莫绪明.法洛四联症矫治术后远期肺动脉瓣关闭不全的治疗进展［J］.中国胸心血管外科临床杂志,2012,19(3):304-308.

［21］孙仕怀,王琦光.经皮肺动脉瓣置换术新进展［J］.心血管病学进展,2015,36(4):429-432.

［22］韦舸.先天性心脏病介入治疗的新技术进展［J］.心血管病防治知识(学术版),2019(2):94-96.

第二部分　肺血管疾病

肺血管疾病

肺血管疾病通常指原发或继发的肺血管结构和功能异常的一组疾病或病变的总称,其中最受关注的是肺血栓栓塞症和肺动脉高压。

一、肺血栓栓塞症

肺血栓栓塞症(pulmonary thromboembolism,PTE)是肺栓塞最常见类型。引起 PTE 的血栓主要来源于深静脉血栓形成(deep vein thrombosis,DVT)。PTE 和 DVT 具有相同的易患因素,合称为静脉血栓栓塞症(venous thromboembolism,VTE),两者是 VTE 在不同部位、不同阶段的两种临床表现形式。VTE 在全球范围内都是一高发病率、高致残率、高致死率、高误诊率的常见病,也是住院患者的常见并发症,因其发病隐匿且症状无特异性,常常被忽视,是住院患者非预期死亡和围术期死亡的重要原因,也是导致医疗费用增加、住院时间延长的主要原因。如何降低 PE 患者的死亡率和复发率、改善预后,是我国乃至全球共同面临的重大健康问题。

近年来国内 VTE 的诊断例数迅速增加,绝大部分医院所诊断的 VTE 病例数较 20 年前有 10~30 倍的增长。来自国内 60 家大型医院的统计资料显示,住院患者中 PTE 的比例从 1997 年的 0.26‰上升到 2008 年的 1.45‰。虽然血栓可以部分甚至全部溶解、消失,但未经抗凝治疗的肺栓塞患者死亡率高达 26%,而及时、有效的治疗可使其低至 2%~8%。随着国内医师对 PTE 认识和诊治水平的提高,我国急性 PTE 的住院病死率呈逐年下降,由 1997 年的 25.1% 下降至 2008 年的 8.7%。最新的注册登记研究结果显示,急性 PTE 的住院期间全因病死率为 3.37%。因此,对于疑诊肺栓塞的患者要求医生能及时做出诊断,快速、准确地明确危险分层,在遵循指南、规范化诊治的前提下采取个体化治疗。

增强 CT 肺动脉造影能够清晰地显示肺动脉内栓子的形态、范围,判断栓子新鲜程度,测量肺动脉及心腔径线,评估心功能状态,结合肺窗还可观察肺内病变。因此,作为一线诊断方法。但是如果患者存在造影剂过敏、肾功能不全、妊娠等情况时,建议选择其他影像学确诊检查,包括肺通气灌注显像和磁共振肺动脉成像。需要注意的是,2014 年 ESC 指南肺栓塞确诊和排除标准中,给出的建议是无论临床评估肺栓塞是低、中或高可能性,正常的肺灌注显像可以排除肺栓塞,而肺通气灌注显像高可能性者可以诊断肺栓塞。实际上,急性肺栓塞,非常新鲜的血栓漂浮在血管腔内肺灌注显像就可以正常,即假阴性;而大动脉炎累及肺动脉、肿瘤、纤维纵隔炎、胸膜肥厚等，无论肺动脉腔内、腔外，抑或血管壁本身病变，只要肺动脉闭塞或严重狭窄肺灌注就会严重受损，表现为高可能性，实际上是假阳性。因此，不能接受 CT 肺动脉造影检查的患者，在选择做肺通气灌注显像时，应行胸部高分辨 CT 检查，排除肺部疾病，减少假阳性。此外，由于 D- 二聚体水平随着年龄增长而自然增加。因此，2014 年 ESC 指南引入校正年龄后的 D- 二聚体值，用于排除各年龄段肺栓塞临床患病概率低度或中度的患者。即对于年龄≥50 岁的患者，指南推荐使用年龄校正的界值：年龄 ×10μg/L(以 65 岁患者为例，D- 二聚体界值为 650μg/L)。这样可以增加特异性从 34% 到 46%，而保留 97% 以上的敏感性，更大程度地排除年龄较大肺栓塞临床患病概率低度或中度的患者。

抗凝治疗是肺栓塞的经典治疗，能降低 80%~90% 的 VTE 再发风险，年大出血风险为 1%~3%。大部分患者通过积极、有效的抗凝治疗，合理地选择肠外(包括普通肝素、低分子量肝素、磺达肝癸钠等)和口服制剂(如华法林、利伐沙班、达比加群酯、阿哌沙班等)可以获得非常好的效果，减少出血的发生；溶栓治疗只针对高危及少数中高危抗凝治疗病情恶化的患者；对于存在溶栓禁忌或溶栓失败的高危和中高危患者，可以行外科肺动脉血栓切除术，或经导管行肺动脉血栓清除术、碎栓术。但是，我国的肺栓塞治疗现状不容乐观。Wu 等回顾性分析我国两大城市中两家三甲医院的住院电子病历数据(共包括 190 万患者数据)，纳入 2010 年 1 月至 2013 年 6 月间的 1 047 例 VTE 相关住院患者，对 369 例采用华法林治疗的患者进行分析，其中 90.8% 的患者住院期间至少有一次 INR 检测。结果显示，出院前，60.1% 的患者 INR<2.0(血栓复发风险增加)，9.9% 的患者 INR>3.0(出血或死亡风险增加)，仅 30% 患者 INR 达标。如果患者得不到及时诊断而延误治疗或未得到规范治疗，血栓不能完全溶解，血栓机化，同时伴随不同程度血管重构、原位血栓形成，将会导致管腔狭窄或闭塞，肺血管阻力逐渐升高，形成肺动脉高压，最终可致右心衰竭，甚至死亡，给家庭和社会带来沉重的经济负担。因此，对 VTE 的有效预防和规范治疗至关重要。

二、肺动脉高压

肺动脉高压(pulmonary hypertension，PH)是指肺动脉压力超过一定界值的一种血流动力学异常状态，导致右心负荷增大和右心功能不全，从而引起一系列临床表现。1973 年第一届世界肺动脉高压大会(WSPH，Geneva)将肺动脉高压的血流动力学诊断标准定义为：在海平面，静息状态下，右心导管测定肺动脉平均压(mean pulmonary artery pressure，mPAP)≥25mmHg。1995 年全国自然科学名词审定委员会公布了 11 个学科的部分医学名词，共 3 137 条，作为科研、教学、生产、经营、新闻出版等部门使用的医学规范名词，其中 pulmonary hypertension 对应的汉文名为肺动脉高压。该标准在随后的第二～五届 WSPH 未作修改。然而，来自健康个体所累积的数据表明，静息时正常人的 mPAP 为(14.0±3.3)mmHg。研究显示，存在心、肺疾病，风湿免疫病等的患者，当其 mPAP>20mmHg(平均值 +2SD) 时，即便肺动脉压仅仅是轻度升高也使死亡风险增加，提示原发疾病的严重程度较重。将 mPAP>20mmHg 视为异常增高，可早期识别存在的肺血管病变。特别是来自硬皮病相关肺动脉高压和慢性血栓栓塞性肺动脉高压(CTEPH)患者最新研究数据支持对这些人群潜在的治疗益处。因此，2018 年第六届 WSPH 提出 mPAP>20mmHg 应视为压力的异常增加，但不作为疾病的定义，强调密切监测这一人群的重要性。具有这种压力值的人群是否能从特定的治疗中获益，需要进行前瞻性的试验来证实。

需要注意的是，肺动脉高压本身并非一种独立的疾病，而是包括多种临床情况，既可来源于肺血管自身的病变,也可继发于其他心、肺或系统性疾病等。临床分为五大类。2018年在 Nice 召开的第六次世界肺动脉高压大会在原分类总体框架下对肺动脉高压的分类进行了必要的修订,包括动脉性肺动脉高压(pulmonary arterial hypertension,PAH)、左心疾病相关性肺动脉高压、肺部疾病/低氧相关性肺动脉高压、肺动脉栓塞性肺动脉高压及不明机制的肺动脉高压,提供了成人和儿童的通用分类。其中 3 个主要更新为:增加了对钙通道阻滞剂具有长期血管反应性的 PAH 亚组(表1);更新"药物和毒素诱发的 PAH",特别是甲基苯丙胺(冰毒)和治疗慢性粒细胞白血病的达沙替尼等,以帮助医生确定需要特定监视的药物和毒物;定义了有明显肺静脉和毛细血管(PVOD/PCH)受累征象的 PAH 亚组(表2)。

表1　对钙通道阻滞剂具有长期反应性的 PAH[#]

急性\长期反应	定义
急性肺血管反应试验阳性*(针对 IPAH、HPAH 及药物诱导 PAH 的患者)	• mPAP 下降≥10mmHg 且 mPAP 绝对值≤40mmHg • 心输出量增加或不变
对 CCB 治疗长期有效	• NYHA FC I或II级 • 持久的血流动力学改善 单用 CCB 至少 1 年

[#]PAH:long-term responders to calcium channel blockers。* 推荐使用 NO(10~20ppm)进行血管扩张试验;依前列醇IV可作为替代药物。腺苷或吸入伊洛前列素也可能作为替代。CCB:钙通道阻滞剂

表2　2018 年 WSPH 有明显肺静脉和毛细血管(PVOD/PCH)受累征象的 PAH

相关因素	提示静脉和毛细血管可能受累的征象
肺功能检查	DLCO 下降(常常 <50%) 严重低氧血症
胸部 HRCT	小叶间隔线 小叶中心型毛玻璃影/结节 纵隔淋巴结肿大
PAH 治疗反应	可能出现肺水肿
遗传背景	EIF2AK4 双等位基因突变
职业暴露	有机溶剂(三氯乙烯)

注:DLCO:每升肺泡容积的一氧化碳弥散量;HRCT:高分辨率 CT;EIF2AK4:真核生物翻译起始因子 2α 激酶 4

根据血流动力学特点,将 PH 分为毛细血管前肺动脉高压与毛细血管后肺动脉高压。前者血流动力学表现为 mPAP≥25mmHg,同时肺动脉楔压(pulmonary artery wedge pressure,PAWP)≤15mmHg;毛细血管后肺动脉高压血流动力学表现为 mPAP≥25mmHg,PAWP>15mmHg。对于毛细血管后肺动脉高压,又根据肺血管阻力是否大于 3WU,将其分为孤立性毛细血管后肺动脉高压(lpc-PH,PVR≤3WU),以及毛细血管前和毛细血管后肺动脉高压(又称混合性肺动脉高压,Cpc-PH,PVR>3WU)。

不同类型的肺动脉高压治疗策略不同。动脉性肺动脉高压(pulmonary arterial hypertension,PAH)的血流动力学特点除平均肺动脉压≥25mmHg 外,要求肺动脉楔压≤15mmHg,肺血管阻力 >3WU,同时排除其他原因所致的毛细血管前性 PH(如肺病、CTEPH等)。PAH 是一恶性进展性疾病,晚期重症患者预后极差。据法国一项研究显示,入住 ICU 的危重 PAH 患者病死率高达 41%。一旦病情恶化,常规心血管病的抢救措施很难奏效,甚

至会加重病情,是临床上非常棘手的难题。因此,对于 PAH 患者,目前主张尽早、联合应用靶向药物,定期随访,动态危险分层。通过积极的治疗使患者尽快从高危到中危,再到低危,并长期稳定在低危状态。对于经过优化肺动脉高压和右心衰竭治疗仍处于高危或长期处于中危的患者应进行肺移植的评估,通过综合管理改善患者的生活质量,改善预后。

2018 年 5 月 22 日,国家卫生健康委、科技部、工业和信息化部、国家食品药品监督管理局、国家中医药管理局等五部门联合发布了我国《第一批罕见病》,共涉及 121 种疾病。为提高我国罕见病规范化诊疗水平,保障医疗质量和医疗安全,维护罕见病患者健康权益,国家卫生健康委组织国家卫生健康委罕见病诊疗与保障专家委员会办公室(中国医学科学院北京协和医院)牵头制定了《罕见病诊疗指南(2019 年版)》。特发性肺动脉高压也被列入第一批罕见病目录。由于肺动脉高压原因复杂,特发性肺动脉高压的诊断需要排除可能引起肺动脉高压的所有原因。因此,提高各科医师肺动脉高压规范化诊治意识,多学科协作尤为重要。然而,国内肺动脉高压的诊治现状不容乐观。外院转诊至中国医学科学院阜外医院肺血管病房的肺动脉高压患者 70% 未进行规范的病因筛查,30% 的特发性肺动脉高压的诊断最后被否定。接受右心导管检查者仅占 10%,其中 90% 的右心导管检查不规范,只测定压力,缺乏其他重要的信息或数据,肺动脉高压靶向药物应用不合理,过度重视或完全依赖靶向药物的作用,忽视肺动脉高压基础和支持治疗;或仅凭超声提示肺动脉压力升高,就开始服用靶向药物,没有经过右心导管对肺动脉高压进行准确定性,致使部分患者服用靶向药物以后病情反而加重(如左心疾病相关性肺动脉高压患者)。究其原因,通常是医生对肺动脉高压诊断意识不足,对肺动脉高压认识水平不够,未经过正规右心导管培训,有部分医院缺乏相应的检查项目或仪器。由于我国人口基数大,所谓罕见病在我国并不罕见,对于特发性肺动脉高压或 PAH 如果能做到早发现、早诊断、规范有效的治疗及管理,对改善患者生活质量及预后具有重要意义。中华医学会心血管病学分会肺血管病学组将深入分析解读指南,综合引领、带动和提高全国肺血管病,特别是肺动脉高压和肺栓塞的诊疗,并通过多种形式开展规范化的诊疗培训,真正做到早诊早治,从预防到康复,全方位全周期地为人民群众提供健康服务。

(柳志红)

参 考 文 献

[1] 王辰.肺动脉高压[M].北京:人民卫生出版社,2014.

[2] 柳志红.肺动脉栓塞[M].北京:科学技术出版社,2004.

[3] 全国自然科学名词审定委员会公布.医学名词[M].北京:科学出版社,1995.

[4] DI NISIO M,VAN ES N,BÜLLER H R.Deep vein thrombosis and pulmonary embolism [J]. Lancet,2016,388(10063): 3060-3073.

[5] 肺血栓栓塞症诊治与预防指南.中华医学会呼吸病学分会肺栓塞与肺血管病学组,中国医师协会呼吸医师分会肺栓塞与肺血管病工作委员会,全国肺栓塞与肺血管病防治协作组.肺血栓栓塞症诊治与预防指南[J].中华医学杂志,2018,14:1060-1086.

[6] KONSTANTINIDES S V,TORBICKI A,AGNELLI G,et al. 2014 ESC Guidelines on the diagnosis and management of acute pulmonary embolism [J]. Eur Heart J,2014,35(43):3033-3069.

[7] GALIÈ N,HUMBERT M,VACHIERY J L,et al. 2015 ESC/ERS Guidelines for the diagnosis and treatment of pulmonary hypertension:The Joint Task Force for the Diagnosis and Treatment of Pulmonary Hypertension of the European Society of Cardiology (ESC) and the European Respiratory Society (ERS):Endorsed by:Association for European Paediatric and

Congenital Cardiology (AEPC), International Society for Heart and Lung Transplantation (ISHLT) [J].Eur Heart J,2015,46 (4):903-975.

[8] SIMONNEAU G,MONTANI D,CELERMAJER D S,et al. Haemodynamic definitions and updated clinical classification of pulmonary Hypertension [J]. Eur Respir J,2019,53(1). pii:1801913.

[9] FROST A,BADESCH D,GIBBS J S R,et al. Diagnosis of pulmonary hypertension [J].Eur Respir J,2019,53(1). pii: 1801904.

[10] GALIÈ N,CHANNICK R N,FRANTZ R P,et al.Risk stratification and medical therapy of pulmonary arterial hypertension [J].Eur Respir J,2019,53(1). pii:1801889.

[11] Hoeper M M,Benza R L,Corris P,et al.Intensive care,right ventricular support and lung transplantation in patients with pulmonary hypertension [J]. Eur Respir J,2019,53(1). pii:1801906.

[12] JIANG X,JING Z C.Epidemiology of pulmonary arterial hypertension [J].Curr Hypertens Rep,2013,15(6):638-649.

[13] WU E Q,XIE J,WU C,et al. Treatment,monitoring,and economic outcomes of venous thromboembolism among hospitalized patients in China [J]. Pharmacoeconomics,2014,32(3):305-313.

2019 年急性肺栓塞诊断与治疗新进展

肺栓塞是由内源性或外源性栓子阻塞肺动脉或其分支引起肺循环和右心功能障碍的一组疾病或临床综合征的总称,包括肺血栓栓塞症(pulmonary thromboembolism,PTE)、脂肪栓塞、羊水栓塞、空气栓塞、肿瘤栓塞等。急性肺栓塞导致肺动脉或其分支管腔阻塞,血流减少或中断,引起不同程度的血流动力学和气体交换障碍。轻者症状隐匿,往往通过相关检查偶然发现,重者肺血管阻力急剧升高,导致右心室衰竭,是急性肺栓塞死亡的主要原因。如渡过急性期,血栓可发生机化,触发肺血管重构致肺血管狭窄或闭塞,肺动脉压力不断增高,引起慢性血栓栓塞性肺动脉高压(chronic thromboembolic pulmonary hypertension,CTEPH)。

PTE 是肺栓塞的最常见类型,由来自静脉系统(又以下肢的深静脉血栓形成最为常见)或右心的血栓阻塞肺动脉或其分支所致,以肺循环和呼吸功能障碍为主要病理生理特征和临床表现,占急性肺栓塞的绝大多数,通常所称的急性肺栓塞即为 PTE。深静脉血栓(deep venous thrombosis,DVT)是引起 PTE 的主要血栓来源,DVT 多发于下肢或骨盆深静脉,脱落后随血流循环进入肺动脉及其分支,PTE 常为 DVT 的合并症。PTE 和 DVT 合称静脉血栓栓塞症(VTE),两者具有相同的易患因素,是同一疾病病程中两个不同阶段的临床表现。近二十年来,肺栓塞发病率逐年升高,病死率居高不下,其防治受到国内外医学界极大关注,研究进展迅速。有鉴于此,本文将梳理近年肺栓塞临床研究领域的新证据、新视点和新思路,以利于临床医师准确把握肺栓塞诊治要点和难点,规范临床诊疗,提高肺栓塞的救治质量。

一、最新流行病学数据显示我国肺栓塞防控现状严峻

VTE 和急性肺栓塞发病率呈现显著的上升趋势。流行病学资料表明,VTE 年发病率为 100/10 万~200/10 万[1,2],全世界大约 1 000 万例 VTE;美国 VTE 的发病率约为 1.17/1 000 人年,每年约有 35 万例 VTE 发生;在欧盟 6 个主要国家,症状性 VTE 发生例数每年 >100 万例[2]。2019 年发表于 Chest 的我国肺栓塞与肺血管病防治协作组的最新数据显示,基于 90 家综合性三级甲等医院住院患者资料及 2010 年我国人口普查数据获得的 VTE 人群患病率从 2007 年的 3.2/10 万上升到 2016 年 17.5/10 万,肺栓塞人群患病率从 2007 年的 1.2/10 万上升至 2016 年的 7.1/10 万;住院患者中 VTE 的比例从 2.9‰升至 15.8‰,急性肺栓塞的比例从 1.1‰升至 6.3‰[3]。急性肺栓塞是常见的三大致死性心血管疾病之一。新近国际注册登记研究显示,其 7 天全因死亡率为 1.9%~2.9%,30 天全因病死率为 4.9%~6.6%[4]。我国肺栓塞与肺血管病防治协作组的最新数据表明,VTE 住院期间病死率从 2007 年的 4.7% 下降为 2016 年的 2.1%,急性肺栓塞住院期间病死率从 2007 年的 8.5% 下降为 2016 年的 3.9%[3]。

二、新型肺栓塞筛查流程有望提高肺栓塞诊断效率

提高肺栓塞诊断效率、合理应用医疗资源的关键在于对初诊患者危险程度的识别及采取相应的检查手段。无论是欧洲心脏病学会(ESC)制订的《2014 ESC 急性肺栓塞诊断和管理指南》[5]、中华医学会呼吸病学分会肺栓塞与肺血管病学组制订的《肺血栓栓塞症诊治与预防指南》[6],

还是中华医学会心血管病学分会肺血管病学组制订的《急性肺栓塞诊断与治疗中国专家共识(2015)》[7]均一致指出,必须迅速准确地对患者进行危险分层,首先应根据是否出现休克或持续性低血压对疑诊急性肺栓塞的患者进行初始危险分层,识别早期死亡高危患者,出现休克或持续性低血压的血流动力学不稳定为高危患者,立即进入紧急诊断流程(图1);无休克或持续性低血压的血流动力学稳定患者即为非高危患者,考虑进入可疑非高危急性肺栓塞诊断流程(图2)。血流动力学是否稳定不仅与患者预后密切相关,且决定了其首要选择的检查手段。凡疑诊急性肺栓塞患者,意识判断和血压监测不可疏漏。国内外指南均将休克或持续性低血压定义为收缩压<90mmHg 和 / 或下降 40mmHg,并持续 15 分钟以上,排除新发心律失常、血容量下降、脓毒血症。

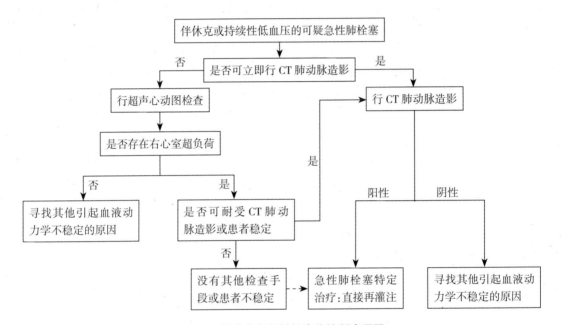

图 1　可疑高危急性肺栓塞的诊断流程图

改良自:中华医学会心血管病学分会肺血管病学组.急性肺栓塞诊断与治疗中国专家共识(2015)［J］.中华心血管病杂志,2016,44(3):197-211

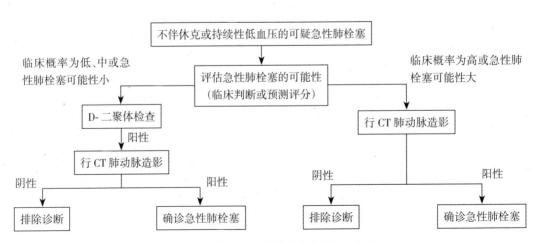

图 2　可疑非高危急性肺栓塞的诊断流程图

改良自:中华医学会心血管病学分会肺血管病学组.急性肺栓塞诊断与治疗中国专家共识(2015)［J］.中华心血管病杂志,2016,44(3):197-211

可疑高危急性肺栓塞是随时可致命的临床危象,诊断具有迫切性,应立即行 CT 肺动脉造影(computed tomographic pulmonary angiography,CTPA)。CTPA 可直观地显示肺动脉内血栓形态、部位及血管堵塞程度,是目前确诊 PTE 的首选检查方法。然而,CTPA 对于亚段以下肺动脉栓子的评估价值有限,肾功能不全和妊娠等亦是其相对禁忌证。24 小时开展 CTPA 检查对医院的要求较高,我国大部分医院均无能力保障一周 24 小时 ×7 天 CTPA 检查。此外,休克或持续性低血压已属需要紧急处理的临床危象,如高度怀疑急性肺栓塞而无法立即或禁忌行 CTPA 检查,应急行床边经胸超声心动图,一则可排除需与高危急性肺栓塞行鉴别诊断的疾病包括急性冠脉综合征、主动脉夹层及急性瓣膜功能不全等,其次可发现右室血栓、急性肺动脉高压和右室功能不全的超声证据,以支持医生立即行再灌注治疗。但是,床边经胸超声心动图具有一定误诊风险,尤其是既往已诊断肺动脉高压的患者。因此,一旦患者经治疗血流动力学稳定后能耐受外出检查,应尽早行 CTPA 以明确诊断。如果超声心动图未见右室功能不全证据,则排除急性肺栓塞,需努力寻找其他引起血流动力学不稳定的原因。如果经胸超声心动图检查时声窗不理想,可选择经食管超声心动图,以查找肺动脉血栓支持诊断。

对于可疑非高危急性肺栓塞患者,首先需行临床预测评分。推荐采用简化的 Wells 评分、修订版 Geneva 评分量表,以提高疑诊急性肺栓塞的准确性。其依据来源于一项纳入 29 项研究 31 215 例疑诊患者的荟萃分析。该研究发现,Wells 评分为低度、中度、高度可疑的患者,急性肺栓塞的发生率分别为 6%、23%、49%;而修订版 Geneva 评分为低度、中度、高度可疑的患者,急性肺栓塞的发生率分别为 9%、26%、76%,证实 2 种方法在急性肺栓塞诊断中结果可靠[8]。临床预测急性肺栓塞可能性高的患者,应首选 CTPA,阳性即可确诊,阴性结果一般可考虑排除急性肺栓塞,但少数预测评分高或临床症状典型的患者可能需要行肺通气 / 灌注扫描(V/Q scan)等检查协助诊断。

D- 二聚体在临床低、中度可能急性肺栓塞诊断中的价值较大。对于临床评估低、中度可能的患者,如 D- 二聚体检测阴性或低于 $500\mu g/L$ 的标准临界值,可基本除外急性肺栓塞;如 D- 二聚体检测阳性,建议进一步行 CTPA 确诊。D- 二聚体分子量的异质性大,基于不同原理的试验方法对 D- 二聚体检测的敏感性差异显著。临床医师应了解本医疗机构所使用 D-二聚体检测方法的诊断效能,同时建议在检验报告单注明检测方法。应知晓,定量酶联免疫吸附实验(ELISA)或 ELISA 衍生方法的敏感度 >95%,为高敏检测法;定量乳胶法和全血凝集法的敏感度均 <95%,为中敏检测法。推荐使用高敏检测法对门诊和急诊疑诊的急性肺栓塞患者进行检测。此外,D- 二聚体对急性肺栓塞的诊断敏感度随着年龄的升高而逐渐降低,80 岁以上患者降至约 10%。建议使用年龄校正的临界值以提高老年患者 D- 二聚体的评估价值。在 >50 岁的患者,随年龄校正的 D- 二聚体临界值为年龄 $\times 10\mu g/L$,可使特异度增加到 34%~46%,敏感度 >97%。

近年来,一些快速筛查流程被证实有望早期排除低危患者、减少过度检查并提高诊断准确性。YEARS 诊断流程将 D- 二聚体水平和 YEARS 三项标准(深静脉血栓征象、咯血以及是否最有可能诊断为肺栓塞)结合在一起:如不符合任何 1 项 YEARS 标准且 D- 二聚体 <1 000ng/ml,排除急性肺栓塞;如不符合任何 1 项 YEARS 标准且 D- 二聚体 ≥1 000ng/ml,行 CTPA 检查;≥1 项 YEARS 标准且 D- 二聚体 <500ng/ml,排除急性肺栓塞;≥1 项 YEARS 标准且 D- 二聚体 ≥500ng/ml,行 CTPA 检查。2017 年发表于 *Lancet* 的荷兰 YEARS 研究证实,YEARS 诊断流程(图 3)可以安全地排除可疑肺栓塞患者,并且减少了 14% 的 CTPA 检查[9]。

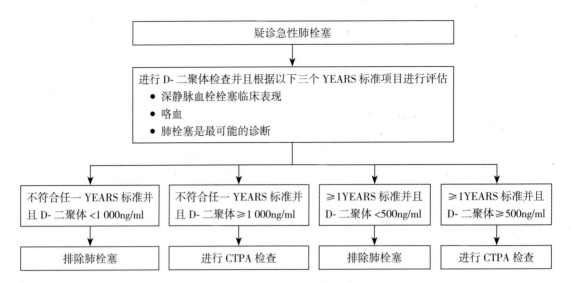

图3 YEARS 诊断流程

鉴于 YEARS 诊断流程的安全性和有效性,荷兰莱顿大学医学中心牵头启动改良 YEARS 诊断流程在疑诊急性肺栓塞孕妇中应用的安全性和有效性研究[10],其改良之处在于一旦疑诊孕妇深静脉血栓征象阳性,即行下肢加压静脉超声(compression ultrasound,CUS)检查,如阳性启动抗凝治疗,如阴性进入后续研究。最终 494 例疑诊急性肺栓塞孕妇进入 YEARS 诊断流程,其中 242 例孕妇符合 1~3 项 YEARS 标准,252 例孕妇不符合任一项 YEARS 标准。不符合任一项 YEARS 标准的孕妇中 164 例 D- 二聚体 <1 000ng/ml,依据研究设计排除肺栓塞,但有 11 例孕妇违反协定行 CTPA 检查但均排除肺栓塞;不符合任一项 YEARS 标准的孕妇中 88 例 D- 二聚体 ≥1 000ng/ml,建议行 CTPA 检查,但有 13 例违反协定结果未行 CTPA 检查,本组检出 1 例肺栓塞患者;符合 YEARS 标准的患者中 211 例 D- 二聚体 ≥500ng/ml,其中 11 例拒绝行 CTPA 检查,本组检出 15 例肺栓塞患者;符合 YEARS 标准的患者中 31 例 D- 二聚体 <500ng/ml,1 例患者违反协定行 CTPA 检查排除肺栓塞。分析显示,65% 的患者在怀孕最初 3 个月避免了 CTPA 检查,而在最后 3 个月 32% 患者避免了 CTPA 检查。研究表明,改良 YEARS 诊断流程在特殊人群即疑诊肺栓塞孕妇中的安全性和有效性,其方案值得推广。研究全文发表于 2019 年 3 月的 *N Engl J Med* 杂志。

三、危险分层指导个体化治疗

应该采用危险分层指导的处理策略来实施急性肺栓塞的治疗。血流动力学不稳定的患者即为高危患者,一旦确诊应直接启动再灌注治疗。对于血流动力学稳定的非高危患者,需进行有效临床预后风险评分。2014 年 ESC 和 2015 年中华医学会心血管病学分会相关指南中均将肺栓塞严重程度指数(PESI)及其简化版(sPESI)纳入的危险评估内容之中[5,7],以区分中危和低危患者。对中危患者,需进一步评估风险:超声心动图或 CTPA 证实右心室功能不全,同时伴有心肌损伤标记物升高者为中高危,应严密监测,以早期发现血流动力学失代偿,必要时启动补救性再灌注治疗;右心室功能和 / 或心肌损伤标志物正常者为中低危。如 PESI 分级为 Ⅰ~Ⅱ或 sPESI 为 0 分,则为低危。2016 年发表的一项纳入 906 例急性肺栓塞患者的研究显示,196 例 sPESI 为 0 分的低危患者中 41% CT 或超声提示右心室功能不全,30%

存在血清肌钙蛋白水平升高,并有 1 例(1.2%)死于 PTE,提示采用 PESI 及其简化版 sPESI 危险分层可能低估患者危险程度[11]。因此,PESI 及 sPESI 在急性肺栓塞危险评估中的价值需要更多的证据。

系统溶栓是各级医院应首先考虑的再灌注治疗手段,其可迅速溶解血栓,恢复肺组织再灌注,减小肺动脉阻力,降低肺动脉压,显著减少病死率和复发率。急性肺栓塞溶栓既往推荐 100mg rt-PA 溶栓方案。国内学者进行的多中心 RCT 显示,50mg rt-PA 溶栓方案与 100mg 溶栓方案相比临床疗效相同,而出血发生率显著降低[12]。有鉴于此,rt-PA 半量溶栓方案与尿激酶、重组链激酶方案均同等被我国指南推荐用于急性肺栓塞患者溶栓治疗。需要看到,系统溶栓存在较高的大出血或颅内出血风险,对于溶栓禁忌或溶栓失败患者应该及时选择其他的再灌注治疗手段。

近年来,介入治疗和外科手术取栓均得到一定发展。介入治疗与药物联合治疗策略通过局部溶栓、碎栓或血栓切除,可快速清除肺动脉主干或分支阻塞性血栓,促进右心室功能恢复,改善症状和生存率,为中高危肺栓塞的急诊处理提供了新的治疗选项(表 1)[13]。但是介入治疗技术要求较高且操作具有一定并发症发生,因此急性高危肺栓塞或伴临床恶化的中危肺栓塞,若有肺动脉主干或主要分支血栓,并存在高出血风险或溶栓禁忌,或经溶栓或积极的内科治疗无效,在具备介入专业技术和条件的情况下,可行经皮导管介入治疗,但对低危肺栓塞不建议导管介入治疗。考虑到急性心肌梗死和脑卒中均经历了溶栓时代向介入时代的成功转变,有理由对急性肺栓塞的介入治疗前景保持乐观。

表 1　不同治疗方式的特点比较

治疗手段	实施人员	开始时间	主要优势	主要弊端
系统抗凝治疗	所有医务人员	几分钟内	简便、便宜	治疗失败;起效时间;缺乏新型口服抗凝药在中危肺栓塞中的证据
系统溶栓治疗	所有医务人员	几分钟内	不需要专门的设备即可迅速启动再灌注治疗	颅内或其他大出血
导管定向溶栓	介入医生	几分钟到数小时内	机械与药物联合策略	缺乏随机试验证据;需要相关专业经验
超声辅助的导管定向溶栓	介入医生	几分钟到数小时内	减少溶栓剂的使用剂量	需要相关专业经验
经皮血栓切除术	介入医生	几分钟到数小时内	整体去除血栓	需要相关专业经验;手术大口径入路;可能无法触及远端栓子
外科手术取栓	心胸外科医生	几分钟到数小时内	血管近端整体血栓切除	胸骨切开术;需要相关外科专业经验
静脉滤器	介入医生	几分钟到数小时内	防止血栓迁移,避免抗凝治疗	多种远期机械并发症,因为无法监测和取出滤器

抗凝治疗是急性肺栓塞治疗的基础与核心。抗凝治疗的标准疗程为至少 3 个月,但部分患者 3 个月抗凝治疗后血栓危险因素持续存在,为降低急性肺栓塞复发率,改善患者预后,需要继续进行抗凝治疗,故又将初始 3 个月的抗凝治疗称为急性期抗凝治疗,3 个月以后的抗凝治疗称为延展期抗凝治疗。毫无疑问,延展期抗凝治疗可能增加出血风险。因此,

临床医生在急性肺栓塞初始 3 个月抗凝治疗后即需评估患者是否需要延展期抗凝治疗。而在进入延展期抗凝治疗后，更需动态评估出血与复发风险，以决定延展期抗凝治疗时长。近年来，多项大型 RCT 已证实直接口服抗凝药（DOACs）在急性肺栓塞急性期抗凝治疗中的有效性及安全性[14-17]。DOACs 主要包括直接 Xa 因子抑制剂和直接 IIa 因子抑制剂，前者代表药物有利伐沙班、阿派沙班和依度沙班等，后者的代表药物是达比加群酯。上述药物已广泛应用于房颤等心血管疾病，但用法却有不同之处。如果选用利伐沙班或阿哌沙班，在使用初期需给予负荷剂量；如果选择达比加群或者艾多沙班，应先给予胃肠外抗凝药物至少 5 天（表 2）。药物过量或者因外伤等需要紧急手术时如何逆转 DOACs 备受关注。目前，达比加群酯的特异性逆转剂依达赛珠单抗已在中国上市。依达赛珠单抗可以迅速结合达比加群，在数分钟内完全逆转出血倾向，并且在绝大多数患者中可持续逆转 24 小时以上。此外，沙班类的特异性逆转剂 Andexanet 在 2018 年被 FDA 批准上市，这种 Xa 因子类似物拥有比 Xa 更强的沙班结合力，可以在数分钟内逆转出血倾向，但并不持久，抗 Xa 因子活性在数小时内就会反弹。Ciraparantag 可以同时结合 Xa 和 IIa 抑制剂，理论上可逆转所有的 DOACs，能否成为未来的通用逆转剂值得期待。

表 2　直接口服抗凝药物的特点及其在急性肺栓塞中的用法

药物	用法用量	肾脏清除
达比加群酯	胃肠外抗凝至少 5 天，达比加群酯 150mg，2 次 / 天	++++
利伐沙班	利伐沙班 15mg，2 次 / 天 ×3 周；后改为 20mg，1 次 / 天	++
阿哌沙班	阿哌沙班 10mg，2 次 / 天 ×7 天；后改为 5mg，2 次 / 天	+
依度沙班	胃肠外抗凝至少 5 天，依度沙班 60mg，1 次 / 天	++

四、重视预后评估，关注新型生物标志物

2014 ESC《急性肺栓塞诊断和管理指南》从临床指标、超声心动图或 CTPA 右心室功能、实验室检查与标志物、复合评分等方面对急性肺栓塞患者的预后进行了综合评估[5]。

持续低血压和心源性休克等急性右心功能不全征象是急性肺栓塞患者早期死亡的重要预测因子。晕厥和心动过速以及其他临床参数如老年、慢性阻塞性肺疾病、慢性心力衰竭、呼吸频率 >20 次 /min 都与预后不良密切相关。结合了多项临床参数的 PESI 及其简化版本 sPESI 预测预后的良好价值已被诸多的临床研究证实，在临床中被广泛采用。右心功能受损的超声征象包括右室扩张、右心室舒张末期内径 / 左心室舒张末期内径比值增大、右心室游离壁运动幅度减低、三尖瓣反流速度增快或三尖瓣环收缩期位移减低。此外，超声检出右心室血栓或通过卵圆孔未闭的右向左分流也显著增加患者不良预后。CT 如检出右室扩张（右心室舒张末期内径 / 左心室舒张末期内径 >1.0 或 0.9）亦是右心功能受损的征象，多项前瞻性研究均已证实其系患者住院期间死亡的独立预测因子。

心肌损伤标志物如肌钙蛋白、右室功能受损如脑利钠尿肽（brain natriuretic peptide，BNP）或其前体 NT-proBNP、非心脏标志物如 D- 二聚体是被最广泛研究且得到证实的与肺栓塞预后相关的生物标志物。最近发表的一项荟萃分析纳入 22 项研究 3 295 例低危急性肺栓塞患者，一级终点为 30 天或住院期间全因死亡[18]。结果显示，超声或 CT 诊断的右室功能不全使得 30 天全因死亡风险增加 4.19 倍，肌钙蛋白阳性使得 30 天全因死亡风险增加

6.25 倍，BNP 增加死亡风险 3.71 倍。

近年来，诸多研究致力于发现急性肺栓塞的新型生物标志物，不仅丰富了对疾病的认识，而且提供了更多评估疾病的潜在手段。和肽素（copeptin）是 1972 年发现的一种由 39 个氨基酸残基组成的糖多肽，系精氨酸加压素原的 C 端肽段，与精氨酸加压素一起由神经垂体等量释放入血。急性心肌梗死早期，患者血浆和肽素开始升高，3 小时达峰后即迅速降低，6 小时基本恢复至基线水平。因此，美国国家临床生化协会曾推荐其与肌钙蛋白联合检测，用于急诊胸痛患者早期诊断或排除急性心肌梗死。2018 年发表于欧洲呼吸病学杂志的一项基于 3 项前瞻性研究的事后分析发现，和肽素水平≥24pmol/L 的急性肺栓塞患者 30 天全因死亡风险是对照组的 6.3 倍，肺栓塞相关死亡风险是对照组的 7.6 倍；如联合肌钙蛋白和 NT-proBNP，更有助于识别中高危患者[19]。普通的血常规也可能蕴藏玄机，研究发现红细胞分布宽度可预测 30 天全因死亡[20]，一些研究证实血小板平均体积有助于预测肺栓塞复发[21]。当然，上述生物标志物的临床价值需要积累更多的循证医学的证据。

五、因地制宜进行 PERT 团队建设，全面提升肺栓塞诊疗质量

PERT 是肺栓塞救治团队（Pulmonary Embolism Response Team）的简称。2012 年，麻省总医院建立了全球第一支多学科参加的肺栓塞救治团队，为病情复杂的急性肺栓塞患者提供快速而且个体化的特殊诊疗，该团队包括呼吸重症医学、急诊医学、心血管内科、放射介入科、血液内科、血管外科、心胸外科等专家组成。PERT 小组成员负责及时地评估每个病例、检查患者，根据现有检查结果，决定进行下一步检查或治疗方案，然后就最佳治疗方案达成一致。但是，PERT 团队的价值并不止于急诊肺栓塞的快速救治，尚包含患者的住院治疗、出院后随访的全面管理以及患者数据收集、分析及团队分享等科研与教育内容。

通过 PERT 团队建设，美国诸多临床医学中心的急性肺栓塞救治质量得到了极大的提升和改善。近期 Rosovsky 等分析了 PERT 成立前（2006—2012 年）、后（2012—2016 年）麻省总医院急性肺栓塞的救治情况[22]。研究发现，PERT 成立前后患者人口学特征相似，但成立后低危肺栓塞患者比例显著低于成立前（37% vs. 19%），中危患者显著高于成立前（32% vs. 49%）；PERT 成立后更多的患者接受了导管介入治疗（14% vs. 1%）或任何高阶治疗（介入或外科治疗）（19% vs. 9%），且并未增加出血并发症和死亡。事实上，来自包括克利夫兰诊所、贝以迪医院等医院的数据均证实 PERT 团队的运行显著改善了中高危肺栓塞患者的救治质量和效果。

2015 年，美国学者 Kenneth Rosenfield 发起成立全美肺栓塞救治团队联盟（PERT Consortium），旨在指导 PERT 团队的建设与发展，提高严重肺栓塞的诊断与治疗水平。最近，美国 PERT 联盟发布了《急性肺栓塞的诊断、治疗与随访：PERT 联盟实践共识》，这是联盟成立以来发布的首个肺栓塞多学科救治指南，旨在为真实世界肺栓塞的管理提供基于循证证据、实践以及跨学科和跨机构专家建议的推荐[23]。指南指出，不同的医院 PERT 架构可能存在较大差异，可能包含心外科、心脏影像、心血管介入科、普通心内科、急诊医学、重症医学、血液科、临床药学、呼吸科、影像诊断科和影像介入科、血管外科和血管内科等科室，也可能只有其中的数个科室，其具体建设应视医院实际而定。PERT 的启动通常有指定的电话号码，该号码能随时联系对疑诊患者进行初始快速评估的临床医师。如初始评估后决定仍不明确或为了方便实时讨论以形成共识，即可由 PERT 组长立即召集所有 PERT 成员进行视频或网络会议，达成共识迅速告知临床医生。其工作流程见图 4。而在急性肺栓塞患者的治疗上，

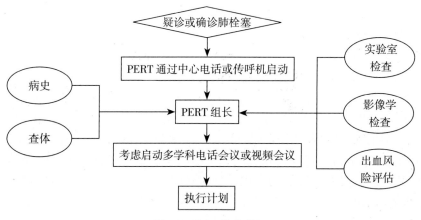

图 4　PERT 启动流程

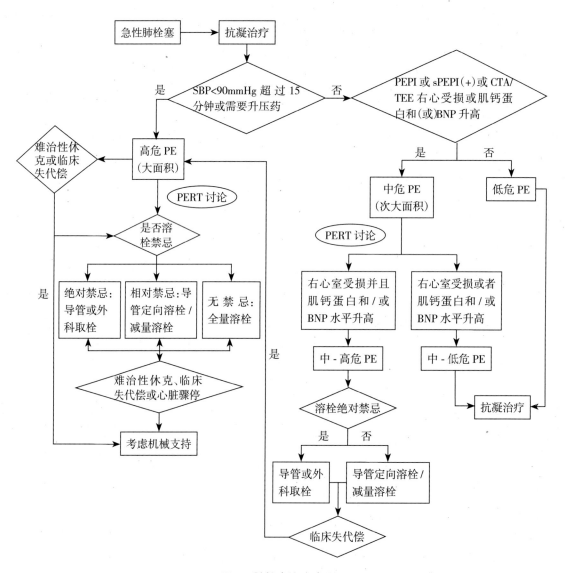

图 5　肺栓塞治疗流程

指南通过流程图形式明确指出了介入和外科治疗的时机与地位,易于指导临床实践(图5)。

在我国,肺栓塞的治疗一直以来是临床工作的难点。2017年7月,在国际肺栓塞救治团队联盟的指导下,亚洲第一支专注肺栓塞多学科联合救治的PERT团队在首都医科大学附属北京安贞医院成立,并设立了流程组、临床组、技术组、科研组和联络组等多个工作组。同年10月,首都医科大学附属北京安贞医院牵头成立了中国肺栓塞救治团队(PERT)联盟,由此开启了我国急性肺栓塞多学科团队救治的新模式。目前,全球已有欧美、亚洲和非洲100余家医学中心加入该联盟,其影响力越来越大。相信随着更多的医院、更多的科室主动参与到PERT团队、PERT联盟的建设及日常活动,急性肺栓塞的救治必定能取得突破性成绩。

(聂绍平　吉庆伟　徐希奇　王晓)

参 考 文 献

[1] HEIT J A. The epidemiology of venous thromboembolism in the community [J]. Arterioscler Thromb Vasc Biol,2008,28(3): 370-372.

[2] COHEN A T,AGNELLI G,ANDERSON F A,et al. Venous thromboembolism(VTE) in Europe. The number of VTE events and associated morbidity and mortality [J]. Thromb Haemost,2007,98(4):756-764.

[3] ZHANG Z,LEI J,SHAO X,et al. China Venous Thromboembolism Study Group. Trends in Hospitalization and In-Hospital Mortality From VTE,2007 to 2016,in China [J]. Chest,2019,155(2):342-353.

[4] JIMENEZ D,DE MIGUEL-DIEZ J,GUIJARRO R,et al. Trends in the Management and Outcomes of Acute Pulmonary Embolism:Analysis From the RIETE Registry [J]. J Am Coll Cardiol,2016,67(2):162-170.

[5] KONSTANTINIDES S V,TORBICKI A,AGNELLI G,et al. 2014 ESC guidelines on the diagnosis and management of acute pulmonary embolism. [J]. Eur Heart J,2014,35(43):3033-3069.

[6] 中华医学会呼吸病学分会肺栓塞与肺血管病学组. 肺血栓栓塞症诊治与预防指南[J]. 中华医学杂志,2018,98(14): 1060-1087.

[7] 中华医学会心血管病学分会肺血管病学组. 急性肺栓塞诊断与治疗中国专家共识(2015)[J]. 中华心血管病杂志, 2016,44(3):197-211.

[8] CERIANI E,COMBESCURE C,LE GAL G,et al. Clinical prediction rules for pulmonary embolism:a systematic review and meta-analysis. [J]. J Thromb Haemost,2010,8(5):957-970.

[9] VAN DER HULLE T,CHEUNG W Y,KOOIJ S,et al. Simplified diagnostic management of suspected pulmonary embolism(the YEARS study):a prospective,multicentre,cohort study [J]. Lancet,2017,390(10091):289-297.

[10] VAN DER POL L M,TROMEUR C,BISTERVELS I M,et al. Pregnancy-Adapted YEARS Algorithm for Diagnosis of Suspected Pulmonary Embolism [J]. N Engl J Med,2019,380(12):1139-1149.

[11] BECATTINI C,AGNELLI G,LANKEIT M,et al. Acute pulmonary embolism:mortality prediction by the 2014 European Society of Cardiology risk stratification model[J]. Eur Respir J,2016,48(3):780-786.

[12] WANG C,ZHAI Z,YANG Y,et al. Efficacy and safety of low dose recombinant tissue-type plasminogen activator for the treatment of acute pulmonary thromboembolism:a randomized,multicenter,controlled trial [J]. Chest,2010,137(2):254-262.

[13] MARTI C,JOHN G,KONSTANTINIDES S,et al. Systemic thrombolytic therapy for acute pulmonary embolism:a systematic review and meta-analysis [J]. Eur Heart J,2015,36(10):605-614.

[14] SCHULMAN S,KEARON C,KAKKAR A K,et al. Dabigatran versus warfarin in the treatment of acute venous thromboembolism [J]. N Engl J Med,2009,361(24):2342-2352.

[15] Hokusai-VTE Investigators,BULLER H R,DECOUSUS H,et al. Edoxaban versus warfarin for the treatment of symptomatic venous thromboembolism [J]. N Engl J Med,2013,369(15):1406-1415.

[16] AGNELLI G,BULLER H R,COHEN A,et al. Oral apixaban for the treatment of acute venous thromboembolism [J]. N

Engl J Med,2013,369(9):799-808.

[17] EINSTEIN Investigators,BAUERSACHS R,BERKOWITZ S D,et al. Oral rivaroxaban for symptomatic venous thromboembolism [J]. N Engl J Med,2010,363(26):2499-2510.

[18] BARCO S,MAHMOUDPOUR S H,PLANQUETTE B,et al. Prognostic value of right ventricular dysfunction or elevated cardiac biomarkers in patients with low-risk pulmonary embolism:a systematic review and meta-analysis [J]. Eur Heart J, 2019,40(11):902-910.

[19] HELLENKAMP K,PRUSZCZYK P,JIMÉNEZ D,et al. Prognostic impact of copeptin in pulmonary embolism:a multicentre validation study [J]. Eur Respir J,2018,51(4). pii:1702037.

[20] ZHOU X Y,CHEN H L,NI S S. Red cell distribution width in predicting 30-day mortality in patients with pulmonary embolism [J]. J Crit Care,2017,37:197-201.

[21] ARAZ O,ALBEZ F S,UCAR E Y,et al. Predictive Value of Mean Platelet Volume for Pulmonary Embolism Recurrence[J]. Lung,2017,195(4):497-502.

[22] ROSOVSKY R,CHANG Y,ROSENFIELD K,et al. Changes in treatment and outcomes after creation of a pulmonary embolism response team(PERT),a 10-year analysis [J]. J Thromb Thrombolysis,2019,47(1):31-40.

[23] RIVERA-LEBRON B,MCDANIEL M,AHRAR K,et al. Diagnosis,Treatment and Follow Up of Acute Pulmonary Embolism:Consensus Practice from the PERT Consortium [J]. Clin Appl Thromb Hemost,2019,25:1-16.

肺动脉高压的定义和分类更新

肺动脉高压(pulmonary hypertension,PH)是指肺动脉压力超过一定界值的一种血流动力学异常,导致右心负荷增大和右心功能不全,从而引起一系列临床表现。1961 年,世界卫生组织慢性肺源性心脏病专家委员会[World Health Organization(WHO)Expert Committee on Chronic Cor Pulmonale]在报告中首次明确指出,平卧静息时平均肺动脉压力通常不超过15mmHg,年龄对压力有轻微影响但不超过 20mmHg。

1973 年在瑞士日内瓦召开的第一届世界肺动脉高压大会(World Symposium on Pulmonary Hypertension,WSPH)将肺动脉高压血流动力学标准定义为:在海平面,平卧静息状态下,经右心导管测量肺动脉平均压(mean pulmonary artery pressure,mPAP)≥25mmHg。会议报告也承认,将正常平均肺动脉压的上限定为 25mmHg 尚缺乏足够的研究依据,有一定保守和主观的意味;但相对保守的定义在当时可以帮助临床医生鉴别"原发性肺动脉高压"与其他类型(主要是肺部疾病导致)的肺动脉高压,以避免过度的诊断和治疗。

1998 年 WHO 在法国依云召开第二届 WSPH,沿用了之前的肺动脉高压的诊断标准,并确定了临床诊断分类基本框架。此后 WSPH 每 5 年召开 1 次,总结研究进展并组织专家对上一版指南进行更新和修订。2013 年第五届 WSPH 肺动脉高压诊治指南公布以来,该领域在遗传学研究、诊断分类及治疗策略等方面均有研究进展。为此 2018 年 2 月 27 日至 3 月 1 日第六届 WSPH 在法国尼斯召开,对原指南进行修订,以便更好地指导科研和临床工作。在 PH 定义方面,本次会议继续讨论了第五届 WSPH 尚未解决的话题:①是否应重新定义 PH 和毛细血管前 PH? ②是否应重新引入运动相关性 PH 概念。

一、肺动脉高压定义的更新

自第一届 WSPH 定义肺动脉高压以来,肺动脉高压的定义一直沿用数十年,之后1998—2013 年的第二届到第五届 WSPH 都未做更改。2015 年欧洲心脏病学会(European Society of Cardiology,ESC)和欧洲呼吸学会(European Respiratory Society,ERS)的最新指南仍然沿用这一标准。

那么,正常人平均肺动脉压力的上限究竟是多少? 2009 年,Kovacs 等[1]总结分析了1 187 名接受右心导管检查的患者的数据,结果提示静息时平均肺动脉压力为(14.0±3.3)mmHg,该值与性别和种族无关,仅年龄和体位对其有轻微影响。所以,作者将 mPAP 平均值(14mmHg)加上两个标准差(3.3mmHg)即 20mmHg 作为正常肺动脉压力的上限(大于 97.5 百分位)。有了这个研究作为依据,肺动脉高压的定义就不再显得主观和武断。

既往的肺动脉高压定义为海平面,平卧静息状态下经右心导管测量肺动脉平均压≥25mmHg,而如果 20mmHg 是正常平均肺动脉压力的上限,那么肺动脉平均压测值介于两者之间的患者该何去何从? 肺动脉高压定义的标准是否应该下调到 20mmHg? 鉴于 mPAP在 21~24mmHg 存在"灰区",有学者曾提出"临界肺动脉高压"这一概念,但随后更新的指南认为 mPAP 处于"灰区"的临床意义尚不明确,未推荐应用"临界肺动脉高压"这一名称。在第五届 WSPH 之后,发布了多篇关于 mPAP 在 21~24mmHg 的患者的相关研究,对这部分人群的认识有了很大提高,也给定义的修订提供了可靠依据。

(一) mPAP 在 21~24mmHg 的患者的预后

许多研究数据明确提示,mPAP 增高但低于之前定义的肺动脉高压标准(≥25mmHg)的患者有肺动脉高压继续进展的风险。2013 年,Valerio 等[2]发表的一项纳入 228 名系统性硬化患者的单中心队列研究中,86 名患者首次接受右心导管检查 mPAP 基线在 21~24mmHg,这些患者中有 38 名在随访过程中[中位随访时间(48±38)个月]接受了第二次右心导管检查,其中有 16 名患者(42%)mPAP≥25mmHg,这 16 名患者的基线 mPAP 和肺血管阻力 PVR(pulmonary vascular resistance,PVR)平均值分别为(22±2)mmHg 和(2.9±0.6)WU,随访中第二次右心导管检查时 mPAP 和 PVR 分别增加到(31±6)mmHg 和(6.9±1.7)WU。上述提示,mPAP 增高到所谓临界值的患者比 mPAP≤20mmHg 的患者更容易发展到肺动脉高压(P<0.001,HR=3.7)。另外,该队列研究显示其纳入的肺动脉高压患者整体预后较差,即使使用了口服双联靶向药物治疗和/或前列环素注射,仍有 5 名患者死亡。

2017 年,一个澳大利亚研究团队[3]发表了他们的研究结果,547 名不明原因呼吸困难或者有肺动脉高压风险的患者接受了右心导管检查,肺动脉压力明显升高(mPAP≥25mmHg)的患者有 290 名,临界肺动脉高压(mPAP 21~24mmHg)有 64 名,193 名患者肺动脉压力正常(mPAP≤20mmHg),其中 137 名患者肺动脉压力"偏低"(mPAP≤15mmHg)。中位随访时间 45.9 个月,随访期间 161 名(29%)患者死亡。即便考虑到年龄和合并症因素,与肺动脉压力偏低患者相比,临界肺动脉高压和肺动脉高压患者生存率明显偏低,HR 分别为 2.37(95%CI:1.14~4.97,P=0.022)和 5.05(95%CI:2.79~9.12,P<0.001)。mPAP 21~24mmHg 的患者,中位 PVR 基线值为 2.7WU,其中 36% 的患者 PVR>3WU。

2018 年 Coghlan 等[4]发表的一项纳入 21 名系统性硬化患者的双中心队列研究,患者 mPAP 基线 21~24mmHg,在中位随访时间 3 年左右进行了第二次右心导管检查。基线平均肺动脉压力和 PVR 分别为(22±1)mmHg 和(2.3±0.8)WU,随访中第二次测得 mPAP 和 PVR 分别增加到了(25±4)mmHg 和(3.2±1.6)WU。其中 7 名患者(33%)发展到了肺动脉高压(动脉性肺动脉高压 1 名,肺间质疾病导致肺高血压 3 名,左心疾病相关性肺动脉高压 1 名)。另外两个关于慢性血栓栓塞性肺动脉高压患者的研究也提示,肺动脉高压应该在更早阶段进行诊断。这两个队列研究分别纳入了 42 名和 23 名患者,有慢性较大面积的肺栓塞但没有发展到肺动脉高压,mPAP 为 14~24mmHg,PVR 为 2~3WU。这些患者接受了肺动脉内膜切除,WHO 功能分级、活动耐量和生活质量明显改善,6 个月无医院内死亡发生。因此,新的研究观点都认为 20mmHg 应该被作为 mPAP 的正常上限,并得到了越来越多的认可。

以上研究提示,mPAP 超过 20mmHg 即使不足 25mmHg 者同样是一种肺动脉压力增高的异常病理生理状态。与肺动脉压力正常者比较,疾病进展风险显著增加,在早期进行管理可以明显改善患者的预后。因此,20mmHg≤mPAP≤25mmHg 是肺血管病变的早期阶段。所以,在 2018 年第六届肺动脉高压大会上,肺动脉高压血流动力学标准被修订为 mPAP>20mmHg。

多年以来,肺动脉高压的诊断基于 mPAP≥25mmHg 是因为对过度诊断和过度治疗的担忧;而实际上,对毛细血管前肺动脉高压的过度诊断和治疗是因为没有通过右心导管检查证实。另一方面,一些肺动脉压力增高的患者由于没有合适的肺动脉高压分型而没有得到合适的治疗。现在,一些肺血管疾病的证据越来越多(肺动脉高压主要是由于系统性硬化、慢性血栓栓塞和慢性肺疾病导致),一些患者仅仅是肺动脉压力轻度增高(mPAP 21~24mmHg),如果出现了活动受限的症状,预后也不好。由于肺血管本身疾病导致的肺动脉高压的血流动力学定义的改变,并不意味着要开始治疗这些增加的患者,而是对这些人群要密切监控。我们也期待未来的研究能明确这些患者是否能从特定的治疗中获益。

(二)毛细血管前肺动脉高压(pre-capillary PH,pc-PH)

肺动脉高压只是一种血流动力学状态,单纯以压力定义肺动脉高压不能反映疾病的本质。所以,仅使用 mPAP 这一个指标,并不足以准确描述肺动脉高压患者的全部临床特征。引起肺动脉压力增高的原因很多,包括心输出量增加、心脏及大血管水平的左向右分流、左心疾病导致的肺小动脉楔压(pulmonary artery wedge pressure,PAWP)增高和高黏滞血症等。肺小动脉病变引起 PVR 增加也可导致肺动脉压力增高,称为毛细血管前肺动脉高压,即动脉性肺动脉高压(pulmonary artery hypertension,PAH),指孤立性肺动脉压力升高,而左心房与肺静脉压力正常。主要由肺小动脉本身病变导致 PVR 增加,且不合并慢性呼吸系统疾病、慢性血栓栓塞性疾病及其他未知因素等导致的肺动脉高压。

从血流动力学特点分析,肺动脉高压可分为毛细血管前肺动脉高压与毛细血管后肺动脉高压,前者是指存在毛细血管前的肺动脉病变,并由此产生肺动脉高压;后者则主要是指左心疾病患者肺静脉压力增高引起肺动脉压力被动性地增高,这部分患者早期并不存在毛细血管前的肺动脉病变。如要定义毛细血管前的肺动脉病变,除 mPAP≥20mmHg 外,需要 PAWP≤15mmHg,PVR≥3WU。限定 PAWP≤15mmHg 可以排除毛细血管后的因素,包含 PVR 的指标,则尽可能除外无肺动脉病变的肺动脉压力增高,如肺血流量增多导致的高动力性肺动脉高压早期。例如,第二大类即左心疾病相关性肺动脉高压,如果 PVR≥3WU 即毛细血管前、后混合性肺动脉高压,这些患者预后通常很差。有研究显示,第三大类中慢性阻塞性肺疾病和特发性肺间质纤维化导致的肺动脉高压患者,如果肺动脉压力很高(≥40mmHg),其 PVR 往往明显增高(约 10WU)。即使 mPAP 仅有轻度增高(20~30mmHg),其 PVR 通常也≥3WU,这些患者预后也很差。在第四大类的慢性血栓栓塞性肺动脉高压,研究也发现即使 mPAP 仅轻度增高(20~24mmHg),PVR 通常也大于 3WU。

对毛细血管前 PH 进行重新定义十分重要,因为特异性靶向治疗可改善此类患者预后,如第一大类动脉性肺动脉高压(PAH)可采用内皮素受体拮抗剂(安立生坦等)、前列环素类药物(瑞莫杜林等)或一氧化氮途径药物(西地那非等)治疗;第四大类慢性血栓栓塞性肺动脉高压(chronic thromboembolic PH,CTEPH)可采用利奥西呱、肺动脉内膜剥脱术或肺动脉球囊扩张治疗。早在 2003 年,第三届 WSPH 将第一大类的毛细血管前肺动脉高压,即诊断标准定义为海平面静息状态下平卧,右心导管测量 mPAP≥25mmHg,同时 PAWP≤15mmHg 及 PVR≥3WU。严格来说,将 PVR≥3WU 纳入毛细血管前肺动脉高压缺乏大规模临床研究数据的支持。近年有研究[5]提示 PVR>2WU 就应该被认为异常,所以使用≥3WU 其实显得比较保守,这时候患者已经有明显的毛细血管前肺动脉高压,即有明确的肺小血管病变。绝大多数随机对照临床研究也将 PVR≥3WU 作为 PAH 血流动力学标准;毛细血管前、后混合性 PH 也根据 PVR 进行区分;先天性心脏病是否适合手术,也需根据是否 PVR≥3WU 来判断。

2018 年第六届 WSPH 建议,不再限于第一大类的毛细血管前肺动脉高压 PVR≥3WU,其他大类的毛细血管前肺动脉高压 PVR 都应≥3WU。这个更新为临床早期治疗该类疾病提供重要依据。

(三)关于运动相关性肺动脉高压

2004年,肺动脉高压曾经被定义为静息时mPAP>25mmHg,运动时mPAP>30mmHg。然而在2008年的第四届WSPH,"运动"部分的定义被删掉[6]。究其原因,很大程度上是由于正常衰老、活动时心输出量改变和肺血管生理学之间的内在联系并不明确。这个问题在2018年第六届WSPH再次提出。

肺小血管有极强的储备能力,通常只有在肺血管疾病病程后期,肺微循环丢失50%以上的时候才会出现静息状态下的肺动脉压力升高[7]。为了早期诊断(和更有可能有效治疗)肺血管疾病,许多研究团队作出了艰辛的努力。从逻辑上讲,如果心输出量增加时PVR异常增加,常提示肺血管疾病。而肺高血压患者也通常在活动时出现首发症状。许多研究试图通过肺循环改变来揭示肺血管疾病,比如直立位时肺血流再分布[8]和心输出量增加[9]。

mPAP-CO曲线(图1)[10]可以很清楚地显示mPAP上升与CO增加关系。通常,正常人群CO增加1L,mPAP升高≥1mmHg;肺血管疾病患者由于肺阻力增加,mPAP升高可以达到≥3mmHg。但是,要获得运动时的血流动力学数据是非常有挑战性的,因为运动状态下右心导管检查耗时很长、难度很大,又受到快速呼吸频率、运动时CO和PAWP测量误差等的影响,其结果可靠性存疑。因此,对单个患者描绘mPAP-CO曲线还无法作为临床常规应用开展。

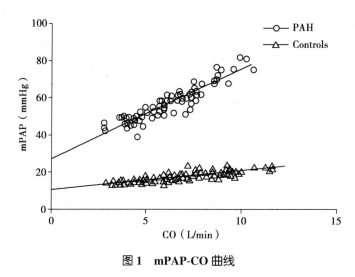

图1 mPAP-CO曲线

目前已经知道,许多变量都可以对运动时mPAP"正常范围"改变产生影响,这就使得运动时肺动脉高压的范围界定困难。生理性改变可以见于高龄,也可以见于心输出量增加。而职业运动员在极量运动时CO可以升高到30~40L/min,mPAP也可以超过先前定义的正常高值。最困难的地方在于通过运动来推断是否存在肺血管疾病,因为运动也会引起PAWP增加。既然PVR=(mPAP - PAWP)/CO,还必须测量运动PAWP来推导异常增高的运动相关的PAH的发病机制。左心疾病是最常见的引起静息时肺动脉高压的原因,这些患者运动时左房压力会异常增高,测量运动时PAWP改变(或者左心房压力)是评估有运动相关肺动脉高压的呼吸困难者PVR的关键决定因素。

由于缺乏有力的证据鉴别运动相关性肺动脉高压是由于左心疾病还是肺血管疾病引起,Herve等[11]的研究指出,虽然心输出量每增加1L,总PVR升高>3WU可以将健康对照组跟左心疾病和肺血管疾病患者鉴别开来,但还是无法明确鉴别左心疾病和肺血管疾病。

所以,虽然测量运动时血流动力学参数比静息时测量更有助于早期发现肺血管疾病,但是有太多不确定因素妨碍导入对临床有用的运动相关性肺动脉高压定义,建议开展相关研究对此种临床情况进行深入探讨。

二、肺动脉高压的分类更新

肺动脉高压临床分类是按照相似的病理生理学机制、临床表现、血流动力学特征和治疗方案等进行。2018 年尼斯会议对肺动脉高压进行了更新(表1,表2),维持了原有分类的主要框架以及对成人和儿童的常见分类,并在此基础上进行了一定的修正,简化了现有的核心分类,将 43 个亚类简化为了 26 个,对第五大类原因不明和 / 或多种因素所致的肺动脉高压进行了变动,第五大类中增加了复杂性先天性心脏病。重要更新主要体现在:①第 1 大类 PAH 中增加长期对钙通道拮抗剂有效的亚类;②取消 1' 和 1" 的分类法;③更新了药物及毒物诱发的动脉性肺动脉高压;④对第 5 大类原因不明和 / 或多种因素所致的 PH 进行较大变动。

表1　肺动脉高压(PH)的血流动力学定义

定义	血流动力学特征	临床分类
毛细血管前肺动脉高压(pre-capillary PH, pc-PH)	mPAP>20mmHg PAWP≤15mmHg PVR≥3WU	1、3、4 和 5
单纯毛细血管后肺动脉高压(isolated post-capillary PH,ipcPH)	mPAP>20mmHg PAWP>15mmHg PVR<3WU	2 和 5
毛细血管前、后混合性肺动脉高压(combined pre-and post-capillary PH,cpcPH)	mPAP>20mmHg PAWP>15mmHg PVR≥3WU	2 和 5

注:mPAP:平均肺动脉压;PAWP:肺动脉楔压;PVR:肺血管阻力;WU:Wood 单位

表2　更新后的肺动脉高压(PH)临床分类

1　动脉性肺动脉高压(PAH)
　　1.1　特发性动脉性肺动脉高压(idiopathic PAH)
　　1.2　遗传性动脉性肺动脉高压(heritable PAH)
　　1.3　药物及毒物诱发的动脉性肺动脉高压(drug-and toxin-induced PAH)
　　1.4　其他疾病相关的动脉性肺动脉高压(PAH associated with)
　　　　1.4.1　结缔组织病(connective tissue disease)
　　　　1.4.2　人类免疫缺陷病毒感染(HIV infection)
　　　　1.4.3　门静脉高压(portal hypertension)
　　　　1.4.4　先天性心脏病(congenital heart disease)
　　　　1.4.5　血吸虫病(schistosomiasis)
　　1.5　长期对钙通道拮抗剂有效的动脉性肺动脉高压(PAH long-term responders to calcium channel blockers)
　　1.6　具有明显肺静脉 / 肺毛细血管受累征象的动脉性肺动脉高压[PAH with overt features of venous/capillaries(PVOD/PCH)involvement]
　　1.7　新生儿持续性肺动脉高压综合征(persistent PH of the newborn syndrome)

2 左心疾病相关性肺动脉高压（PH due to left heart disease）
 2.1 射血分数保留的心力衰竭（PH due to heart failure with preserved LVEF）
 2.2 射血分数降低的心力衰竭（PH due to heart failure with reduced LVEF）
 2.3 瓣膜性心脏病（valvular heart disease）
 2.4 导致毛细血管后肺动脉高压先天性或获得性心血管病（congenital/acquired cardiovascular conditions leading to post-capillary PH）

3 肺部疾病和 / 或低氧所致的肺动脉高压（PH due to lung diseases and/or hypoxia）
 3.1 阻塞性肺疾病（obstructive lung disease）
 3.2 限制性肺疾病（restrictive lung disease）
 3.3 其他混合性限制 / 阻塞性肺疾病（other lung disease with mixed restrictive/obstructive pattern）
 3.4 非肺部疾病所致缺氧（hypoxia without lung disease）
 3.5 肺发育异常性疾病（developmental lung disorders）

4 肺动脉阻塞性疾病所致肺动脉高压（PH due to pulmonary artery obstructions）
 4.1 慢性血栓栓塞性肺动脉高压（chronic thromboembolic PH，CTEPH）
 4.2 其他肺动脉阻塞性病变所致肺动脉高压（other pulmonary artery obstructions）

5 原因不明和 / 或多种因素所致的肺动脉高压（PH with unclear and/or multifactorial mechanisms）
 5.1 血液系统疾病（haematological disorders）
 5.2 系统性和代谢性疾病（systemic and metabolic disorders）
 5.3 其他
 5.4 复杂先天性心脏病

注：PVOD：pulmonary veno-occlusive disease；PCH：pulmonary capillary haemangiomatosis

（一）分类 1.3：药物及毒物诱发的动脉性肺动脉高压

  近年发现了许多与肺动脉高压相关的药物和毒物，这些药物或毒物诱发的动脉性肺动脉高压各有特点，新的分类中将他们归为两类：确定相关和可能有关（表 3），前者纳入的药物都是基于肺动脉高压发生和流行病学的病例对照研究或者大型多中心研究，后者则是基于多个病例序列或者多个使用与确定与前者纳入的药物有类似作用机制的药物的病例。基于近些年的研究数据，两个确定与动脉性肺动脉高压有关的药物或毒物被新加入表中——苯丙胺类 / 甲基苯丙胺和达沙替尼。

表 3 确定和可能导致动脉性肺动脉高压的药物和毒物

确定	可能	确定	可能
阿米雷司	可卡因	毒性菜籽油	烷基化药物
芬氟拉明	苯丙胺醇		博舒替尼
右芬氟拉明	L- 色氨酸		直接抗丙肝病毒药物
苯氟雷司	圣约翰草（贯叶连翘）		来氟米特
甲基苯丙胺	苯丙胺		靛红（中药青黛）
达沙替尼	干扰素 α 和干扰素 β		

  Zamanian 等[12]报道了 90 例与使用苯丙胺类 / 甲基苯丙胺诱发的动脉性肺动脉高压患者，这些患者就诊时的血流动力学改变比许多特发性动脉性肺动脉高压患者更严重，预后也更差。研究证实了苯丙胺类 / 甲基苯丙胺诱发的动脉性肺动脉高压与住院治疗之间的关系

（相对风险 2.64,95%CI:2.18~3.2,P<0.001）。病理检查显示血管病变特征也与特发性肺动脉高压类似,包括肺毛细血管瘤(pulmonary capillary haemangiomatosis,PCH)和肺动脉闭塞病(pulmonary veno-occlusive disease,PVOD)。

达沙替尼是第二代酪氨酸激酶抑制剂,Montani 等[13]的报道显示它与肺动脉高压相关,在使用达沙替尼的人群中,肺动脉高压的发生率至少为 0.45%。而且达沙替尼所致的肺动脉高压多在停药后出现,并在大于 1/3 的患者持续存在[14]。

在过去的 5 年里,还发现了许多新的药物与肺动脉高压可能有关,比如博舒替尼。许多达沙替尼相关的肺动脉高压的患者在换用博舒替尼后仍继续恶化或者复发[15]。而这些病例在停用博舒替尼后肺动脉高压仍然在继续进展。另外,还有治疗丙型肝炎病毒感染的新的直接抗病毒药物索非布韦,这个药给许多肝炎患者带来了希望,但是在使用该药的患者中也发现了许多严重的门静脉高压性动脉性肺动脉高压[16]。缓解症状的抗风湿药来氟米特也被发现与许多肺动脉高压病例相关[17]。而最近,来自日本肺高血压注册研究[18]发现,一些可逆的肺动脉高压病例与天然靛蓝(青黛,一种中药)有关,青黛的活性药学成分靛红,在体外实验中可以导致肺动脉内皮细胞凋亡。

（二）分类 1.5:长期对钙通道拮抗剂有效的动脉性肺动脉高压

长期对钙通道拮抗剂(calcium channel blocker,CCB)有效定义为单用钙通道拮抗剂超过 1 年,临床症状明显改善(纽约心功能分级 I~II级)和持续的血流动力学改善(达到或者优于急性肺血管扩张试验中的表现,通常 mPAP<30mmHg,心输出量不变或者增加)。

肺小动脉重构是肺动脉高压的主要病理生理机制,但肺血管收缩也是肺动脉高压病理生理机制的重要环节,特别是在肺血管反应性增高的患者。1992 年,一项纳入 64 例患者的研究就报道了急性肺血管扩张反应阳性的患者长期使用 CCB 治疗可以显著改善生存率。2005 年,Sitbon 等纳入 557 例肺高血压患者的研究发现,在特发性动脉性肺动脉高压患者中,12.5% 急性肺血管扩张试验阳性,使用 CCB 后有 6.8% 的患者临床和血流动力学获得长期改善。这一研究也明确了急性肺血管反应试验的阳性标准:mPAP 下降≥10mmHg,绝对值≤40mmHg,同时 CO 增加或者不变。但通过急性肺血管扩张试验来判断患者是否适合 CCB 治疗,仍然只有特发性动脉性肺动脉高压、遗传性动脉性肺动脉高压或者药物及毒物诱发的动脉性肺动脉高压。在其他类型的肺动脉高压可能会误导治疗,长期有应答的患者很少。

肺动脉高压肺血管反应的病理生理学还有太多的未知领域。最近,Hemnes 等[19]的研究提示血管反应性良好的肺动脉高压患者有一种特征性的血液信号(microarray of cultured lymphocytes,人工培养的淋巴细胞微阵列)和不同的基因表型(whole exome sequencing,全外显子组序列)。这些研究提示存在这样一个特定的人群,他们有着自己独特的临床特点(比如预后明显更佳)、独特的治疗方案和完全不同的病理生理学,所以在新的分类中将其单独罗列。

（三）分类 1.6:具有明显肺静脉 / 肺毛细血管受累征象的动脉性肺动脉高压

在肺动脉高压的病因中,很多都有肺静脉和 / 或肺毛细血管的明显参与,比如系统性硬化症。在先前的分类中,肺静脉闭塞 / 肺毛细血管瘤(PVOD/PCH)被归为一个特殊的亚组。其实 PVOD/PCH 和肺动脉高压的许多病因和并发症是相同的,有的甚至明显与静脉 / 毛细血管关系更大。在有血缘关系的人群中还发现了遗传性 PVOD/PCH,呈隐性遗传,是真核转录启动因子 2α 激酶 4(eukaryotic translation initiation factor 2α kinase 4,EIF2AK4)双等位基因突变导致[20],这些患者肺动脉重构非常显著[21]。在 BMPR2(bone morphogenetic protein receptor type 2)基因突变者也可以发现肺小叶间隔静脉肌细胞重构。另外有研究也显示,职业暴露于有机溶剂(特别是三氯乙烯)也与肺静脉和毛细血管参与的毛细血管前肺动脉高压相关。肺静脉闭塞/肺毛细血管瘤所致的肺动脉高压预后较差,对靶向药物治疗反应非常有限而且有导致肺水肿的风险。

临床上最关心的是肺静脉闭塞/肺毛细血管瘤导致的毛细血管前肺动脉高压的临床结局。因此,更新的分类中将 PAH 和 PVOD/PCH 同归于一类肺血管疾病中而不是两个截然不同的类型,即将包含肺静脉/肺毛细血管显著参与特征的 PAH(肺静脉闭塞/肺毛细血管瘤)归于最新更新的分类中的修正的第一大类肺动脉高压(表 2)。

(四) 第五大类的更新:原因不明和/或多种因素所致的肺动脉高压

自从 1998 年分类系统基础建立以来,第五大类经历了许多明显的改变。最初描述为"直接影响肺血管系统的疾病"(disorders directly affecting the pulmonary vasculature),之后在 2003 年第三届 WSPH 改为"多种因素"(miscellaneous),然后是现在的表述形式:原因不明和/或多种因素所致的肺动脉高压。这一类 PH 包含了原因不明和/或多种因素作用导致的 PH。相对于其他类别而言,最开始这一类别代表的是 PH 中研究最少的类型。直到目前,对许多第五类中的 PH 类型仍然没有足够的认知。

第五大类肺动脉高压的重要特征之一是没有明确的主要病理生理机制驱动肺动脉高压的进展,而可能有多个病理生理现象都参与其中。此次分类的更新经过审慎甄别,仅对有确切文献支持的亚型作了调整。

1. **第 5.1 类:血液系统疾病** 慢性溶血性贫血已经是非常明确的 PH 的危险因素。自从 2013 年第五届 WSPH 以来,镰状细胞贫血所致的 PH 相关的研究很少。而这一类的 PH 通常都是多因素的,包括心输出量增加、左心疾病、血栓栓塞、血液黏滞度改变、内皮功能障碍所致的肺血管疾病(主要由于 NO 消耗)。新近,限制性心肌病与镰状细胞贫血的关系又有了一些新的发现[22]。这些研究数据对进一步认识这一类特殊形式的肺高血压至关重要。关于另外一种慢性溶血性贫血——β-地中海贫血的临床研究[23]也使得对 β-地中海贫血主要并发症包括 PH 的许多危险因素有了更好的认识和理解。Derchi 等[24]对 1 309 名 β-地中海贫血患者通过右心导管检查进行了血流动力学评估,他们发现这些患者中毛细血管前肺动脉高压占 2.1%,毛细血管后肺动脉高压占 0.3%。

老龄和脾切除术是很明确的和肺动脉高压相关的危险因素。脾切除术有一点特别,最早还不是很明确脾切除术对于肺动脉高压来说是一个危险因素还是一个特殊类型。之后发现,脾切除术在很多血液系统疾病中与肺动脉高压的进展有关,比如前面提到的 β-地中海贫血[25]。它还与慢性血栓栓塞性肺动脉高压高度相关。但是脾切除的患者没有其他的临床表现或者发现,所以新的分类更新中把它作为肺动脉高压的危险因素而没有作为单独分类罗列。

2. **第 5.2 类:系统性和代谢性疾病** 根据典型的临床表现和明确的肺动脉高压风险进行分类是非常重要的,但对于第五类而言,还缺乏对其主要血流动力学机制的认识和有力的数据支持,也没有组织病理学的明确发现,更没有明确的管理治疗策略。有鉴于此,许多疾病类型都被归入此类,包括结节病、淋巴管平滑肌增多症、肺朗格汉斯细胞增多症、甲状腺功能障碍、戈谢病、糖原储积症和多发性神经纤维瘤。

近期一项关于淋巴管平滑肌增多症的研究[25]纳入了 100 多名患者,强调 PH 在淋巴管平滑肌增多症中通常是轻微的。6 名患者(5.7%)表现为毛细血管前肺动脉高压,没有一个患者 mPAP>30mmHg。另外,肺动脉高压的表现与肺功能差有关,提示肺压力升高与肺实质的参与相关。基于这些认识,新的分类将淋巴管平滑肌增多症相关的肺动脉高压与其他肺实质疾病归为一类(第三类)。

结节病是一种更难抉择的情况,因为其肺动脉高压可能发展成完全不同的各种结局,从肺实质疾病到肺血管受压变形、直接心肌损害,甚至肉芽肿性动脉炎[26]。肺实质疾病、左室功能不全在结节病相关的肺动脉高压中都非常常见,所以不能因为合并肺实质疾病或左心疾病就把它简单归类,而肺血管的各种病理组织学表现都可以在结节病中见到。所以,在有更多的证据之前,很难将结节病重新进行分类,继续保留在第五大类中。

甲状腺疾病与肺动脉高压有许多共同的地方,从自身免疫到增高或减低的心输出量、左室功能不全,甚至血管增殖等,不一而足。肺动脉高压患者的甲状腺疾病患病率是增加的,而甲状腺功能异常的程度也与肺动脉高压的预后相关[27]。所以,与脾切除术相似,甲状腺功能异常并不需要单独分类,因为其临床特征更像一个危险因素或者并发症。

三、小 结

肺动脉高压新的定义中,不仅更新了正常 mPAP 的上限是 20mmHg,还需要 PVR≥3WU 来诊断毛细血管前肺动脉高压。新的分类进一步简化,第一大类(PAH)中有两个主要变化:新加入长期对钙通道拮抗剂有效的动脉性肺动脉高压亚类和具有明显肺静脉/肺毛细血管受累征象的动脉性肺动脉高压。第五大类(原因不明和/或多种因素所致的肺动脉高压)简化,去掉了脾切除和甲状腺功能异常,淋巴管平滑肌增多症所致的肺动脉高压被归入第三大类。

(于世勇 李小庆)

参 考 文 献

[1] KOVACS G,BERGHOLD A,SCHEIDL S,et al. Pulmonary arterial pressure during rest and exercise in healthy subjects:a systematic review [J]. Eur Respir J,2009,34(4):888-894.

[2] VALERIO C J,SCHREIBER B E,HANDLER C E,et al. Borderline mean pulmonary artery pressure in patients with systemic sclerosis:transpulmonary gradient predicts risk of developing pulmonary hypertension [J]. Arthritis Rheum,2013,65(4):1074-1084.

[3] DOUSCHAN P,KOVACS G,AVIAN A,et al. Mild elevation of pulmonary arterial pressure as a predictor of mortality [J]. Am J Respir Crit Care Med,2018,197(4):509-516.

[4] COGHLAN J G,WOLF M,DISTLER O,et al. Incidence of pulmonary hypertension and determining factors in patients with systemic sclerosis [J]. Eur Respir J,2018,51(4). pii:1701197.

[5] HOEPER M M,BOGAARD H J,CONDLIFFE R,et al. Definitions and diagnosis of pulmonary hypertension [J]. J Am Coll Cardiol,2013,62(25 Suppl):D42-D50.

[6] GALIÈ N,HOEPER M M,HUMBERT M,et al. Guidelines for the diagnosis and treatment of pulmonary hypertension [J]. Eur Respir J,2009,34(6):1219-1263.

[7] LAU E M T,HUMBERT M,CELERMAJER D S. Early detection of pulmonary arterial hypertension [J]. Nat Rev Cardiol,2015,12(3):143-155.

[8] LAU E M,BAILEY D L,BAILEY E A,et al. Pulmonary hypertension leads to a loss of gravity dependent redistribution of regional lung perfusion:a SPECT/CT study [J]. Heart,2014,100(1):47-53.

[9] LAU E M T,VANDERPOOL R R,CHOUDHARY P,et al. Dobutamine stress echocardiography for the assessment of pressure-flow relationships of the pulmonary circulation [J]. Chest,2014,146(4):959-966.

［10］NAEIJE R,VANDERPOOL R,DHAKAL B P,et al. Exercise-induced pulmonary hypertension:physiological basis and methodological concerns［J］. Am J Respir Crit Care Med,2013,187(6):576-583.

［11］HERVE P,LAU E M,SITBON O,et al. Criteria for diagnosis of exercise pulmonary hypertension［J］. Eur Respir J,2015,46(3):728-737.

［12］ZAMANIAN R T,HEDLIN H,GREUENWALD P,et al. Features and outcomes of methamphetamine-associated pulmonary arterial hypertension［J］. Am J Respir Crit Care Med,2018,197(6):788-800.

［13］MONTANI D,BERGOT E,GÜNTHER S,et al. Pulmonary arterial hypertension in patients treated by dasatinib［J］. Circulation,2012,125(17):2128-2137.

［14］WEATHERALD J,CHAUMAIS M C,SAVALE L,et al. Long-term outcomes of dasatinib-induced pulmonary arterial hypertension:a population-based study［J］. Eur Respir J,2017,50(1). pii:1700217.

［15］SEEGOBIN K,BABBAR A,FERREIRA J,et al. A case of worsening pulmonary arterial hypertension and pleural effusions by bosutinib after prior treatment with dasatinib［J］. Pulm Circ,2017,7(4):808-812.

［16］SAVALE L,CHAUMAIS M C,MONTANI D,et al. Direct-acting antiviral medications for hepatitis C virus infection and pulmonary arterial hypertension［J］. Chest,2016,150(1):256-258.

［17］COIRIER V,LESCOAT A,CHABANNE C,et al. Pulmonary arterial hypertension in four patients treated by leflunomide ［J］. Joint Bone Spine,2018,85(6):761-763.

［18］TAMURA Y,FURUKAWA A,LI T,et al. Severe pulmonary arterial hypertension in patients treated by Chinese herb nature indigo:Qing-Dai［R］. NICE,The 6th World Symposium on Pulmonary Hypertension,2018.

［19］HEMNES A R,ZHAO M,WEST J,et al. Critical genomic networks and vasoreactive variants in idiopathic pulmonary arterial hypertension［J］. Am J Respir Crit Care Med,2016,194(4):464-475.

［20］HADINNAPOLA C,BLEDA M,HAIMEL M,et al. Phenotypic characterization of EIF2AK4 mutation carriers in a large cohort of patients diagnosed clinically with pulmonary arterial hypertension［J］. Circulation,2017,136(21):2022-2033.

［21］NOSSENT E J,ANTIGNY F,MONTANI D,et al. Pulmonary vascular remodeling patterns and expression of general control nonderepressible 2(GCN2)in pulmonary veno-occlusive disease［J］. J Heart Lung Transplant,2018,37(5):647-655.

［22］NISS O,QUINN C T,LANE A,et al. Cardiomyopathy with restrictive physiology in sickle cell disease［J］. JACC Cardiovasc Imaging,2016,9(3):243-252.

［23］TEAWTRAKUL N,JETSRISUPARB A,PONGUDOM S,et al. Epidemiologic study of major complications in adolescent and adult patients with thalassemia in Northeastern Thailand:the E-SAAN study phase I［J］. Hematology,2018,23(1):55-60.

［24］DERCHI G,GALANELLO R,BINA P,et al. Prevalence and risk factors for pulmonary arterial hypertension in a large group of β-thalassemia patients using right heart catheterization:a Webthal study［J］. Circulation,2014,129(3):338-345.

［25］FREITAS C S G,BALDI B G,JARDIM C,et al. Pulmonary hypertension in lymphangioleiomyomatosis:prevalence,severity and the role of carbon monoxide diffusion capacity as a screening method［J］. Orphanet J Rare Dis,2017,12(1):74.

［26］BOUCLY A,COTTIN V,NUNES H,et al. Management and long-term outcomes of sarcoidosis-associated pulmonary hypertension［J］. Eur Respir J,2017,50(4). pii:1700465.

［27］RICHTER M J,SOMMER N,SCHERMULY R,et al. The prognostic impact of thyroid function in pulmonary hypertension ［J］. J Heart Lung Transplant,2016,35(12):1427-1434.

肺动脉高压的规范化诊断流程

近 10 年来我国肺动脉高压的研究蓬勃发展,并取得长足进展,临床医生诊治水平有所提高,令人欣慰。但临床医生对肺动脉高压的认识仍存在一些问题或误区[1,2],亟待进一步规范肺动脉高压的诊断和病因筛查。

一、正确理解肺动脉高压定义

肺动脉高压首先是一个血流动力学概念,pulmonary hypertension(PH)是指 mPAP≥25mmHg,而 pulmonary arterial hypertension(PAH)是指肺动脉平均压(mPAP)≥25mmHg、肺动脉楔压(PAWP)≤15mmHg 和肺血管阻力(PVR)>3WU(240dyn·s·cm⁻⁵)[3]。近年来如何将 PH 和 PAH 翻译成中文术语,国内学者的意见却不尽一致。如 PH 被译为"肺高压""肺循环高压""肺高血压""肺动脉高压"等,而 PAH 被译为"肺动脉高压""动脉性肺动脉高压""动脉型肺动脉高压"等,这极易引起概念的混淆,亟待规范。程显声和王辰等[4]学者曾提出应该将 PH 译为"肺动脉高压",而 PAH 译为"动脉性肺动脉高压"。

曾提出过临界肺动脉高压的概念,即 mPAP 在 21~24mmHg,由于临界肺动脉高压的流行病学特征、对预后的影响等尚不清楚,因此第五届世界肺动脉高压大会建议仍然不采用临界肺动脉高压术语,但建议对 mPAP 处于 21~24mmHg 的患者应该进行密切随访,特别是肺动脉高压高危人群如结缔组织病患者、特发性肺动脉高压和可遗传性肺动脉高压患者的家族成员[3]。

第六届世界肺动脉高压大会提出了更新肺动脉高压的定义[5],建议将 PAH 定义为肺动脉平均压 >20mmHg、PAWP≤15mmHg 和 PVR>3WU(240dyn·s·cm⁻⁵),降低肺动脉高压的诊断标准有利于早期发现一些疾病相关性肺动脉高压,如结缔组织病相关肺动脉高压、血栓性疾病肺动脉高压,便于早期治疗。不过,这个修改建议能否被今后的欧美肺动脉高压指南采纳仍是未知数(表1)。

表1　肺动脉高压血流动力学定义

定义	血流动力学特点	临床分类
肺动脉高压	mPAP≥25mmHg	所有分类
毛细血管前肺动脉高压	mPAP≥25mmHg PAWP≤15mmHg	1. 动脉型肺动脉高压 3. 肺部疾病相关肺动脉高压 4. 慢性血栓栓塞性肺动脉高压 5. 不明机制和/或多种因素所致肺动脉高压
毛细血管后肺动脉高压	mPAP≥25mmHg PAWP>15mmHg	2. 左心疾病相关性肺动脉高压
单纯性毛细血管后肺动脉高压 毛细血管前、后混合性肺动脉高压	DPG<7mmHg 和/或 PVR≤3WU DPG≥7mmHg 和/或 PVR>3WU	5. 不明机制和/或多种机制所致肺动脉高压

注:PAWP:肺毛细血管楔压;DPG:肺动脉舒张压差;PVR:肺血管阻力

二、肺动脉高压临床分类

2018 年在法国 Nice 召开第五届世界肺动脉高压大会提出了新的肺动脉高压临床分类,该分类基本保留了 2015 年欧洲肺动脉高压临床分类的大体内容,仅仅进行了适当补充和调整(表 2)。

表 2　最新的肺动脉高压临床分类(NICE,2018 年)

1	动脉性肺动脉高压(PAH)
	1.1　特发性
	1.2　遗传性
	1.2.1　BMPR2 突变
	1.2.2　其他突变
	1.3　药物及毒物诱发
	1.4　其他疾病相关
	1.4.1　结缔组织病
	1.4.2　HIV 感染
	1.4.3　门静脉高压
	1.4.4　先天性心脏病
	1.4.5　血吸虫病
	1.5　长期对钙通道拮抗剂有效的 PAH
	1.6　具有明显肺静脉 / 肺毛细血管受累征象的 PAH(PVOD/PCH)
	1.7　新生儿持续性肺动脉高压综合征
2	左心疾病相关性肺动脉高压
	2.1　EF 保留的心衰
	2.2　EF 降低的心衰
	2.3　瓣膜性心脏病
	2.4　导致毛细血管后肺动脉高压的先天性或获得性心血管病
3	肺部疾病和 / 或低氧所致的肺动脉高压
	3.1　阻塞性肺疾病
	3.2　限制性肺疾病
	3.3　其他混合性限制 / 阻塞性肺疾病
	3.4　非肺部疾病所致缺氧
	3.5　肺发育异常性疾病
4	肺动脉阻塞性疾病所致肺动脉高压
	4.1　慢性血栓栓塞性肺动脉高压
	4.2　其他肺动脉阻塞性病变所致肺动脉高压
	4.2.1　中 / 高级别的肉瘤或血管肉瘤
	4.2.2　其他恶性肿瘤:肾细胞癌,子宫癌,睾丸生殖细胞肿瘤,其他肿瘤
	4.2.3　非恶性肿瘤 - 子宫平滑肌瘤
	4.2.4　无结缔组织病动脉炎
	4.2.5　先天性肺动脉狭窄
	4.2.6　血吸虫病 - 包虫病
5	原因不明和 / 或多种因素所致的肺动脉高压
	5.1　血液系统疾病:慢性溶血性贫血,骨髓增生性疾病
	5.2　系统性疾病,代谢性疾病:肺朗格汉斯细胞组织细胞增生症,戈谢病,糖原储积症,神经纤维瘤病,结节病
	5.3　其他:慢性肾功能不全(透析或不透析),纤维性纵隔炎
	5.4　复杂性先天性心脏病

三、规范肺动脉高压诊断和病因筛查

临床上对于可疑肺动脉高压患者,应该遵循疑诊肺动脉压力升高、确诊肺动脉压力是否升高和筛查肺动脉高压病因的诊断思路。既要避免过度诊断,也要避免漏诊。

(一)疑诊肺动脉高压主要询问病史和体格检查

肺动脉高压临床症状无特异性,病因涉及多个学科,主要包括:①肺动脉高压共同症状:如劳力性呼吸困难、胸痛、晕厥、疲乏、咯血、声嘶等。②肺动脉高压病因症状:先天性心脏病,如自幼心脏杂音、易感冒、差异性发绀、蹲踞现象等;结缔组织病,如皮肤、关节、黏膜、骨骼等异常;栓塞性疾病,如静脉血栓的相关表现;呼吸系统疾病,如职业史,慢性咳、痰、喘病史;左心疾病,如左心扩大、EF 降低、不能平卧等。

1. 临床表现　肺动脉高压依据肺动脉压力和心排血量,将其临床经过分三个阶段:初期、后期和终期。初期(Ⅰ期),肺动脉压力逐渐升高,心排血量正常,患者通常无症状,仅在剧烈活动时感到不适;后期(Ⅱ期),肺动脉压力稳定升高,心排血量仍保持正常,可出现全部症状,临床病情尚稳定;终期(Ⅲ期),肺动脉压力固定少变,心排血量下降,症状进行性加重,心功能失代偿。常见的初始症状如下:

(1)呼吸困难:是最常见的症状,其特征是劳力性,发生与心排血量减少,肺通气/血流比失衡和每分钟通气量下降等因素有关。

(2)胸痛:可呈典型心绞痛发作,常于劳力或情绪变化时发生,因右心后负荷增加、右室心肌组织增厚耗氧增多及右冠状动脉供血减少等引起的心肌缺血。

(3)晕厥:包括晕厥前(昏晕)和晕厥,多于活动后发生,休息时也可出现,系脑组织供氧突然减少所引起。

(4)疲乏:因心排血量下降,氧交换和运输减少引起的组织缺氧。

(5)咯血:与肺静脉高压咯血不同,肺动脉高压咯血多来自肺毛细血管前微血管瘤破裂。咯血量通常较少,也可因大咯血死亡。

2. 体格检查　肺动脉高压的体征多与肺动脉压力升高和右心功能不全有关。常见有呼吸频率增加,脉搏频速、细小,早期发绀不明显。右心衰竭时可见颈静脉充盈,胸骨左下缘有抬举性搏动,反映右心室增大。左侧第 2 肋间可看到或触及肺动脉收缩期搏动,并可扪及肺动脉瓣关闭振动,该区听诊可闻及收缩期喷射音及喷射性杂音,肺动脉第二音亢进和距离不等的第二心音分裂。严重的肺动脉高压,肺动脉明显扩张,可出现肺动脉瓣关闭不全的舒张早期反流性杂音,也称 Graham Steel 杂音。在胸骨左缘第 4 肋间,可闻及三尖瓣全收缩期反流性杂音。

3. 肺动脉高压相关病因的临床表现　肺动脉高压的基础病因不同表现为相应的临床表现,如杵状指可见于先天性心脏病、肺静脉闭塞病(PVOD)、肺纤维化引起的 PH,皮肤硬指端硬化、毛细血管扩张、关节肿可见于结缔组织病相关性的 PH;肥胖、脊柱后侧突或扁桃体增大见于低通气综合征引起的 PH,下肢不对称肿胀可见于慢性血栓栓塞性肺动脉高压(CTEPH),而两肺哮喘音、呼气延长可见气道疾病引起的 PH。阵发性夜间呼吸困难、端坐呼吸和水肿可见于左心疾病相关性 PH;肝大、蜘蛛痣、肝掌可见于门脉高压引起的 PAH;甲状腺肿大可见于甲状腺疾病引起的 PAH。

4. 特殊检查

(1)胸部 X 线检查:胸部 X 线检早期可正常,后期可见:①右下肺动脉横径增宽(>15mm);

②肺动脉段突出(>3mm);③肺门动脉扩张与外围纹理纤细形成鲜明的对比或呈"残根状";
④右心房、室扩大;⑤心胸比率增加。

(2) 心电图:右心房、室的增大或肥厚。此外,还可见肺型 P 波、电轴右偏,以及 Ⅱ、Ⅲ、
aVF 和右胸前导联 ST-T 改变。

(3) 超声心动图和多普勒超声检查:超声心动图不仅可以估测肺动脉收缩压,而且肺动
脉压力增高引起的某些间接而特征性的超声征象,对肺动脉高压的判断也有帮助。常见的
征象有:①右室肥厚和扩大;②中心肺动脉扩张,肺动脉壁顺应性随压力的增加而下降;③三
尖瓣和肺动脉瓣反流。此外,超声心动图也可以诊断先天性心脏病、瓣膜病和心肌病等疾病,
有助于肺动脉高压的病因筛查。

(4) 放射性核素肺通气 / 灌注扫描:常用以排除肺动脉高压的肺动脉血栓栓塞性原因,
肺栓塞多表现肺段或肺叶灌注缺损,而特发性肺动脉高压肺灌注扫描显示正常或呈弥漫性
稀疏。

(5) 肺功能和血气酸碱改变:肺功能检查有助于筛查肺动脉高压的病因,主要是识别是
否存在慢性肺部疾病或低氧疾病所致肺动脉高压。其他类型肺动脉高压的肺功能也有相应
的特征,如肺静脉闭塞病表现为严重弥散功能障碍,而特发性肺动脉高压患者肺功能测定一
般呈轻度限制性通气障碍和弥散功能障碍,无气道阻塞。早期血氧分压可正常,多数患者有
轻、中度低氧血症,系由心排血量减少和通气 / 灌注比失衡所引起的混合静脉血氧分压下降
的结果,重症低氧血症可能与卵圆孔开放有关。几乎所有患者均伴有呼吸性碱中毒。

(6) 胸部 HRCT:主要用于以呼吸困难为主要表现的 PH 病因的鉴别,特别是间质性肺疾
病与肺气肿的鉴别,对 CTEPH、PVOD 的诊断也有重要价值。肺动脉高压在胸部 CT 可表现
为肺动脉直径增大,外周肺血管变细。

(7) 多导睡眠图:对诊断阻塞性睡眠呼吸暂停综合征引起的 PH 具有重要的价值。

(8) 下肢深静脉或腹部超声检查:有助于血栓性疾病和肝硬化相关性 PAH 的诊断。

(9) 血清学检查:根据患者不同临床表现有针对性进行血清学检查,有助于结缔组织病、
代谢性疾病等病因的筛查。例如,甲状腺功能、血清自身抗体、ANCA、ACL、HIV 感染的抗体、
肝炎表面抗原、肝功能、同型半胱氨酸、尿甲基丙二酸等检查。

(10) 遗传学分析:应当对肺动脉高压患者进行包括 BMPR2、EIF2KA4 等基因检测,有助
于诊断和相关的遗传学咨询,应使他们的亲属知晓,应当对家族性 PAH 患者亲属提供基因
检查及有关基因的专业咨询。

(二)确诊肺动脉压力是否升高

利用超声心动图可以估测肺动脉收缩压,从而明确是否存在肺动脉高压(表3,表4)[6,7],
当然也可以通过心电图、胸部 X 线、肺动脉 CT 造影等检查间接反映右心后负荷增加或肺动脉
压力升高。当无创检查难以明确是否存在肺动脉高压时,就需要进行右心导管检查来确诊。

表3　支持肺动脉高压诊断的超声心动图表现

心室	肺动脉	下腔静脉和右心房
右心室与左心室基底部直径比值 >1.0	右心室流出道加速时间 <105ms 和收缩中期凹陷	下腔静脉直径 >21mm,吸气塌陷率下降(深吸气时 <50%,平静呼吸时 <20%)
室间隔反向运动(左心室离心指数 >1.1)	舒张早期肺动脉反流速度 >2.2m/s 肺动脉直径 >25mm	收缩末期右心房面积 >18cm²

表4　超声心动图评估肺动脉高压诊断可能性分级

三尖瓣反流峰值速率(m/s)	其他 PH 超声心动图表现	肺动脉高压可能性分级
≤2.8 或不可测量	无	低度
≤2.8 或不可测量	有	中度
2.9~3.4	无	
2.9~3.4	有	高度
>3.4	不需要	

（三）筛查肺动脉高压病因

肺动脉高压的病因多种多样且涉及多个学科,极易误诊和漏诊。临床医生既要遵循指南,又要结合临床进行全面的病因筛查,并不断地总结临床经验,逐步提高肺动脉高压的诊断水平,要避免不经过认真筛查肺动脉高压病因就草率诊断为特发性肺动脉高压的做法。

四、右心导管检查在肺动脉高压诊治中的作用

不像高血压,可以用血压计测量就可以明确诊断,而肺动脉压力的测量就不那么容易。最常用的是通过超声心动图来估测肺动脉收缩压,而超声心动图估测肺动脉压力需要依赖是否存在跨三尖瓣反流压差、检查者技术等因素,因此难免存在误差。右心导管术是将导管直接插入肺动脉内进行测压,相对准确,被认为是金标准。当超声心动图估测肺动脉压力临界升高时,就需要做右心导管检查来判断肺动脉压力是否升高。此外,右心导管检查目的还包括:①临床疑诊 PH 而无法确诊时,需要 RHC 检查准确测量肺动脉压力;②通过测定肺小动脉楔压区别毛细血管前、后肺动脉高压;③测定肺血流动力学指(压力、阻力、心排量、血氧饱和度),评估病情程度;④进行急性肺血管反应性试验(阳性患者适合用 CCB);⑤评估左向右分流先天性心脏病合并艾森曼格综合征的外科或介入手术指征;⑥通过导管检查或肺动脉造影进一步筛查肺动脉高压病因(特别是临床常规检查容易漏诊的肺动脉高压病因,如先天性心脏病、血管畸形),了解肺血管病变情况,如栓塞、狭窄;⑦监测靶向治疗反应;⑧满足临床科研的要求。

右心导管检查相对安全,在有经验中心右心导管检查相关死亡率为 0.055%[8]。目前部分临床医生对右心导管术在肺动脉高压诊治中的作用认识不足,主要表现在:①错误地认为只要做了右心导管检查,测定了肺动脉压力,就明确了肺动脉高压的诊断,不重视肺动脉高压的病因筛查,其实右心导管检查只是肺动脉高压诊断过程中的一个步骤,而且有时并不是必需步骤,比如先天性心脏病相关肺动脉高压,通过超声心动图即可明确诊断;②不做必要的急性肺血管反应性试验;③应用不被推荐的药物进行急性肺血管反应性试验;④右心导管检查不规范,提供的血氧饱和度、压力、肺血管阻力、心排量等数据不准确、不全面。

五、动脉性肺动脉高压的病情评估与危险分层

1. 根据患者的临床症状及相关检查指标建立了判断 PAH 预后的危险分层(表5)[6],将患者分为低危、中危和高危组,预计低危患者 1 年死亡率 <5%,中危患者 5%~10%,高危患者 >10%。

表5　动脉性肺动脉高压的危险分层

预后决定因素 （1 年死亡率）	低危（<5%）	中危（5%~10%）	高危（>10%）
右心衰竭的症状	无	无	有
症状进展快慢	无	慢	快
晕厥	有	偶尔晕厥	经常晕厥
WHO 功能分级	Ⅰ、Ⅱ	Ⅲ	Ⅳ
6 分钟步行距离	>440m	165~440m	<165m
心肺运动试验			
最大氧耗量	>15ml/(min·kg)(>65% 预计值)	11~15ml/(min·kg)(35%~65% 预计值)	<11ml/(min·kg)(<35% 预计值)
VE/VCO$_2$ 斜率	<36	36~44.9	≥45
BNP	<50ng/L	50~300ng/L	>300ng/L
NT-proBNP	<300ng/L	300~1400ng/L	>1400ng/L
影像学检查			
右房面积	<18cm^2	18~26cm^2	>26cm^2
心包积液	无	无或少量	有
血流动力学			
右房压	<8mmHg	8~14mmHg	>14mmHg
心排血指数	≥2.5L/(min·m^2)	2.0~2.4L/(min·m^2)	<2.0L/(min·m^2)
SvO$_2$	>65%	60%~65%	<60%

注：WHO：世界卫生组织；VE/VCO$_2$：二氧化碳排出的通气当量；BNP：B 型利钠肽；NT-proBNP：N 端 B 型利钠肽原；SvO$_2$：混合静脉血氧饱和度。影像学检查包括超声心动图和心脏磁共振成像

2. 强调 PAH 患者应在 PH 诊治中心由有经验医师根据临床症状、运动试验、生化、超声心动图和血流动力学指标进行综合的评估及随访。指南建议，每 3~6 个月对病情稳定的患者进行定期随访评估，通过治疗使患者达到或维持低危状态。

六、如何减少肺动脉高压的误诊和漏诊

首先，提高全民对肺动脉高压的认识。对于大众来说，要了解肺动脉高压是什么病，如何早期发现，早期就医，如何规范治疗。对于医务人员来说，主要是提高肺动脉高压的诊断意识，仔细筛查肺动脉高压的病因，根据不同病因将患者推荐到相应的学科就诊，如心脏科、呼吸科、风湿科等。临床医生要做到既不漏诊肺动脉高压，避免不经过仔细病因筛查就草率诊断特发性肺动脉高压，并告知患者家属患者寿命只有 2~3 年；当然更不要过度诊断，杜绝把超声心动图估测肺动脉压力偏高的患者，在没有经过临床全面核实（必要时做右心导管检查）的情况下就草率诊断为肺动脉高压，并给予昂贵的靶向治疗药物的做法。由于肺动脉高压的病因涉及多个学科，需要临床医生具备多学科的知识，国外较为成熟的肺动脉高压诊疗中心往往拥有一支多学科（如心脏科、呼吸科、风湿科、影像科等）的专家团队，对肺动脉高压患者进行病因筛查、分诊、随访等，这值得我们借鉴（图 1）。

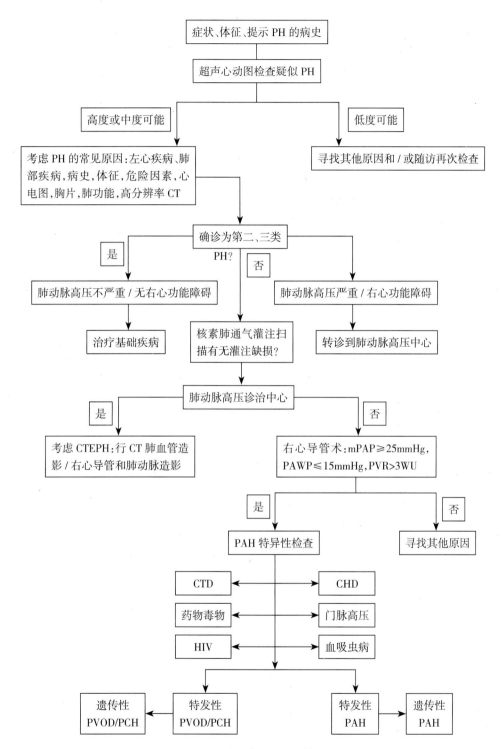

图1　肺动脉高压的诊断流程

PH:肺动脉高压;PAH:动脉性肺动脉高压;CTD:结缔组织病;CHD:先天性心脏病;PVOD/PCH:肺静脉闭塞病/肺毛细血管瘤病;HIV:人类免疫缺陷病毒

（熊长明）

参 考 文 献

［1］熊长明.肺动脉高压诊治中值得注意的几个问题［J］.中华医学杂志,2013,93:3172-3174.

［2］熊长明.如何正确认识靶向治疗药物在肺动脉高压治疗中的地位［J］.中华医学杂志,2012,92:1515-1516.

［3］HOEPER M M,BOGAARD H J,CONDLIFFE R,et al.Definitions and diagnosis of pulmonary hypertension［J］.J Am Coll Cardiol,2013,62:D42-D50.

［4］王辰,谢万木,程显声.应当规范"pulmonary hypertension"及其相关术语的中文名词［J］.中华医学杂志,2010,90:1443-1445.

［5］SIMONNEAU G,MONTANI D,CELERMAJER D S,et al.Haemodynamic definitions and updated clinical classification of pulmonary hypertension［J］.Eur Respir J,2019,53(1).pii:1801913.

［6］GALIÈ N,HUMBERT M,VACHIERY J L,et al. 2015 ESC/ERS Guidelines for the diagnosis and treatment of pulmonary hypertension［J］. Eur Heart J,2016,37:67-119.

［7］SIMONNEAU G,GATZOULIS M A,ADATIA I,et al. Updated clinical classification of pulmonary hypertension［J］. J Am Coll Cardiol,2013,62:D34-D41.

［8］HOEPER M M,LEE S H,VOSWINCKE R,et al. Complications of Right heart catheterization procedures in patients with pulmonary hypertension in experienced centers［J］. J Am Coll Cardiol,2006,48:2546-2552.

肺动脉高压的危险分层及治疗进展

  肺动脉高压(pulmonary hypertension,PH)是一种主要累及肺血管床的病理生理学病变,可导致肺血管结构和功能发生可逆性或不可逆性改变。其病因及临床表现多样,主要临床特征为肺动脉压力和阻力进行性增加,同时合并右心功能衰竭[1]。其血流动力学诊断标准为:静息状态下海平面水平经右心导管测量肺动脉平均压力(mean pulmonary arterial pressure,mPAP)≥25mmHg(1mmHg=0.133kPa)[2]。已有数据表明,正常人静息状态下mPAP为(14±3)mmHg,最高不超过20mmHg。mPAP介于21~24mmHg时,其临床意义尚不明确,对于这类患者,当其合并肺动脉高压高危因素(如结缔组织病或家族性遗传性肺动脉高压)时,应密切随访[2]。

  近年来,随着肺动脉高压发病机制研究、临床诊断策略及靶向治疗药物的不断进展,肺动脉高压诊治水平显著提高,患者预后显著改善。特别是《2015年欧洲心脏病学会(ESC)/欧洲呼吸学会(ERS)肺动脉高压诊断和治疗指南》[2](简称2015 ESC/ERS指南)以及《2018年中国肺动脉高压诊断和治疗指南》[3]的发布,系统总结了肺动脉高压的临床分类、发病机制、病理特征、危险分层以及诊治策略,极大地规范了肺动脉高压临床诊疗工作流程,为心血管内科、呼吸内科、风湿免疫科及儿科等多学科交叉协作诊治该类疾病提供了很好的范本。本文就肺动脉高压危险分层及最新治疗进展情况进行介绍。

一、肺动脉高压危险分层

  随着肺动脉高压诊疗策略的不断完善,尤其是多种新型靶向药物的相继问世,能够有效判断患者病情、评价治疗效果并评估远期预后的临床指标或因子,已成为制约肺动脉高压临床诊疗水平进一步提高的主要限制因素[2,4]。目前,尚无单一指标能够实现上述目标,因此,需结合多种临床指标进行综合评价,用以指导临床诊治策略的制订,最终改善患者预后并降低死亡率。

(一)肺动脉高压危险分层研究进展

  首个肺动脉高压患者远期生存率预测模型由美国国立卫生研究院特发性肺动脉高压注册研究(National Institutes of Health Primary Pulmonary Hypertension Registry)于1991年首次发布[5]。后续多项研究以不同基线水平及随访参数为基础,采用单一指标或多项指标的不同组合形式进行预后评价,包括肺动脉高压连接公式(PH connection equation)[6]、苏格兰组合评分(Scottish composite score)[7]等。美国动脉性肺动脉高压近期及远期管理评价注册研究(Registry to Evaluate Early and Long-Term PAH Disease Management,REVEAL)[8]综合12项临床参数,构建了风险测算公式。2015 ESC/ERS指南系统制定了肺动脉高压危险分层量表,采用右心衰竭临床征象、症状进展情况、晕厥、世界卫生组织(World Health Organization,WHO)心功能分级、6分钟步行距离(6-min walking distance,6MWD)、心肺运动试验、血浆氨基末端脑钠肽前体(N-terminal pro-brain natriuretic peptide,NT-proBNP)、影像学及血流动力学指标等9种变量综合评定患者危险分层并评估预后情况[2]。2018年第6届世界肺动脉高压大会进一步简化上述危险分层量表,将 9 种变量精简至 6 种,根据患者基础状态及短期治疗后的关键指标评估预后情况[3,4]。值得注意的是,因相关理论依据主要来自成人动脉性肺动脉高压(pulmonary arterial hypertension,PAH)研究,目前各项指南或专家共识所推荐使用的危险分层量表仅适用于成人 PAH 患者,而其他类型肺动脉高压及儿童 PAH 患者尚无公认的危险分层量表。

(二) REVEAL 风险测算公式及评分

2010 年发表的 REVEAL 研究[8]共纳入 2 716 例 PAH 患者,选取基线资料中的 12 种可变及不可变参数构建了 REVEAL 风险测算公式,预测患者 1 年生存率。结果表明,在多变量比例风险回归(cox proportional hazards)模型中,肺总阻力 >32WU、PAH 合并门静脉高压、纽约心功能分级(New York Heart Association,NYHA)/WHO 心功能分级Ⅳ级、男性年龄 >60 岁以及 PAH 家族史等参数与死亡率增加独立相关。其他参数如肾功能不全、PAH 合并结缔组织疾病、心功能Ⅲ级、右房平均压、静息血压及心率、6MWD、血浆 BNP 水平、一氧化碳扩散能力预测比值以及心脏超声提示,心包积液等对死亡率均有预测价值。当该公式用于远期随访时,其预测能力为 1 年。近期一项研究根据 REVEAL 研究基线资料进行 5 年生存率预测,但该研究并非在随访过程中进行再评估[9]。另有研究对 REVEAL 研究对象进行亚组分析,根据血浆 BNP 水平筛选出 1 426 例患者并预测其 5 年生存率[10]。

REVEAL 2.0 风险测算公式是对原有公式的改良版本,进一步纳入初始 6 个月内全因住院率及肾小球滤过率等可影响死亡率的参数。最新一项研究[11]对比了 REVEAL 2.0 风险测算公式与法国肺动脉高压网络(French Pulmonary Hypertension Network,FPHN)注册研究及新型肺动脉高压起始治疗前瞻性注册研究(Prospective Registry of Newly Initiated Therapies for Pulmonary Hypertension,COMPERA)的风险评估策略(表 1),FPHN 及 COMPERA 研究均以 2015 ESC/ERS 指南危险分层量表为基础。结果表明,按照 2015 ESC/ERS 指南危险分层方法,将患者分为低危、中危及高危组时,REVEAL 2.0 风险测算评分对应为:低危组 REVEAL 评分≤6 分,中危组 REVEAL 评分为 7 或 8 分,高危组 REVEAL 评分≥9 分。REVEAL 风险测算公式的局限性包括预测周期较短(随访 1 年)、所需参数较多(12~14 项)。

表 1 四项风险评估注册研究评分对比[4]

	REVEAL	SPAHR	COMPERA	FPHN*
所需变量数量	12~14	8	8	4
基线患者数量	2 716	530	1 588	1 017
随访患者数量	2 529	383	1 094	1 017
入组患者包括相关因素所致 PAH	是	是	是	否
低危风险定义	REVEAL 评分≤6 分	平均分数 <1.5 分	平均分数 <1.5 分	4 项低危风险标准中符合 3~4 项
不同风险组别 1 年死亡率(低危 / 中危 / 高危)%	≤2.6/7.0/≥10.7	1.0/7.0/26.0	2.8/9.9/21.2	1.0/NA/13.0~30.0

注:PAH:动脉性肺动脉高压;NA:未获得;* 仅纳入首诊 PAH 患者

（三）2015 ESC/ERS 指南危险分层量表

与 REVEAL 风险测算公式相比，2015 ESC/ERS 指南提出了更为灵活的 PAH 风险评估方法，根据临床症状、心功能分级、运动耐量、生化指标、心脏超声及血流动力学指标等可变参数进行多维度危险分层，上述可变参数均具有已知的预后评估价值。根据 1 年死亡率预期值，指南将 PAH 患者分为低危、中危及高危组（表 2）。

表 2　2015 年欧洲指南 PAH 危险分层量表[2]

预后决定因素 （评估 1 年死亡率）	低危 <5%	中危 5%~10%	高危 >10%
右心衰竭临床表现	无	无	有
症状进展	无	慢	快
晕厥	无	偶尔	反复发作
WHO 心功能分级	I/II	III	IV
6MWD	>440m	165~440m	<165m
心肺运动试验	VO_2 峰值 >15ml/(min·kg) (>65% 预计值) VE/VCO_2 斜率 <36	VO_2 峰值 11~15ml/(min·kg) (35%~65% 预计值) VE/VCO_2 斜率 36~44.9	VO_2 峰值 <11ml/(min·kg) (<35% 预计值) VE/VCO_2 斜率 ≥45
血浆 NT-proBNP 水平	BNP<50ng/L NT-proBNP<300ng/L	BNP 50~300ng/L NT-proBNP 300~1 400ng/L	BNP>300ng/L NT-proBNP>1 400ng/L
影像学检查（心脏超声、心肌磁共振等）	RA 面积 <18cm² 无心包积液	RA 面积 18~26cm² 无或少量心包积液	RA 面积 >26cm² 心包积液
血流动力学指标	RAP<8mmHg CI≥2.5L/(min·m²) SvO_2>65%	RAP 8~14mmHg CI 2.0~2.4L/(min·m²) SvO_2 60%~65%	RAP>14mmHg CI<2.0L/(min·m²) SvO_2<60%

注：6MWD:6 分钟步行距离；BNP:脑钠肽；NT-proBNP:血浆氨基末端脑钠肽前体；VO_2:氧耗量；VE/VCO_2:二氧化碳排出的通气当量；RA:右心房；RAP:右房压；CI:心排血指数；SvO_2:混合静脉血氧饱和度；WHO:世界卫生组织

近期，3 项注册登记研究对指南推荐的危险分层方案进行验证性研究，分别为瑞典 PAH 注册研究（Swedish PAH Registry，SPAHR）[12]、COMPERA 研究[13] 以及 FPHN 研究[14]，3 项研究共纳入 3 135 例患者，其具体对比情况见表 1。其中，COMPERA 与 SPAHR 研究方法相同，均以 IPAH 及相关因素所致 PAH 患者为研究对象，其受试者评分方法为，在基线水平及首次随访时，根据不同危险程度分组进行评分（分组标准参照指南，低危组 1 分，中危组 2 分，高危组 3 分）。SPAHR 研究目的是验证指南中风险评估办法区分不同危险程度患者的能力及其在随访过程中评估低危患者的潜在优势；而 SPAHR 研究目的是证实基线和随访中危险分层的有效性。FPHN 研究使用的方法与前两者不同，其以首诊 PAH 患者为研究对象，依据 4 项低危标准进行危险评估，包括：WHO/NYHA 心功能分级 I/II 级、6MWD>440m、右房压（right atrial pressure，RAP）<8mmHg 以及心排血指数≥2.5 L/(min·m²)。患者根据首次确诊 PAH（基线水平）或再评估时符合上述低危标准的数量进行分组。FPHN 研究目的为评估基线和首次随访时，达到低危风险指标的数量和长期预后的关系。结果表明，因以基线水平及首次随访为依据的危险分层方法不同，3 项研究获得的 5 年生存率及未行器官移植患者的生存率预期值呈现出明显差异。近期一项研究[15]将 FPHN 非侵入性风险评估策略应用于 COMPERA 研究群体，采用 3 种低风险指标（心功能分级、6MWD 及血浆 NT-proBNP 或 BNP

水平)在基线和首次随访时进行评估,结果表明,FPHN 风险评估方法对于远期生存率的评估较 COMPERA 评估方法更为准确。

需要注意的是,上述研究中使用的危险评估方法难以应用于实际临床工作中,尤其不适用于中危及高危患者的区分,且上述方法并未考虑年龄、性别、PAH 类型、并发症(如肾功能不全、糖尿病、冠心病)等参数。

(四) 2018 年世界肺动脉高压大会简化危险分层量表

在 2015 年欧洲指南以 9 种变量为基础制定的危险分层量表基础上,2018 年于法国尼斯举办的第 6 届世界肺动脉高压大会将风险评估模型简化到 4 个维度共 6 个参数(表3),进一步明确了低、中、高危的定义,以期更好地将风险评估模型应用于 PAH 诊疗流程中[4]。新版简化危险分层量表以治疗前基础状态和短期治疗(3~6 个月)后的关键临床指标为观察指标,预测患者长期预后情况。同时强调,建议对 PAH 患者疾病严重程度进行评估,包括心功能分级、运动耐量、生化指标、心脏超声及血流动力学指标;建议病情稳定的 PAH 患者每 3~6 个月进行随访;建议充分靶向药物治疗,使 PAH 患者病情达到或维持在低危水平;若患者病情持续进展或难以维持低危状态,应考虑靶向治疗不充分。

表3　2018 年世界肺动脉高压大会简化危险分层量表[3,4]

指标	低危风险	中危风险	高危风险
WHO 心功能分级	I / II	III	IV
6MWD(m)	>440	165~440	<165
NT-proBNP(ng/L)	<300	300~1 400	>1 400
RAP(mmHg)	<8	8~14	>14
CI [L/(min·m²)]	≥2.5	2.1~2.4	≤2.0
SvO_2(%)	>65	60~65	<60
危险分层标准	至少 3 种低危风险指标且无高危风险指标	介于低危风险和高危风险之间	至少 2 个高危风险指标,其中必须包括 CI 和 SvO_2

注:6MWD:6 分钟步行距离;NT-proBNP:血浆氨基末端脑钠肽前体;RAP:右房压;CI:心排血指数;SvO_2:混合静脉血氧饱和度;WHO:世界卫生组织

目前,所有已报道的 PAH 患者风险评估方法均存在局限性。首先,尽管部分验证性研究已应用于前瞻性注册研究,但这些验证性研究的本质实为回顾性分析。其次,目前已发表的所有注册研究的数据收集方面均存在一定问题,包括重要数据缺失及随访过程中患者丢失等。最后,心肌磁共振、心肺运动试验等重要参数以及咯血、肺动脉瘤样扩张伴胸腔脏器压迫、心律失常等威胁生命的严重并发症并未得到系统收集及有效分析。后续研究应综合考虑上述所有重要参数,实现更为客观有效且系统的 PAH 患者风险评估。

二、肺动脉高压治疗进展

尽管在过去的 25 年间,累计已有 41 项针对肺动脉高压靶向治疗的随机对照研究发表以及多种靶向药物相继获得批准上市,肺动脉高压治疗仍是临床工作中的一大难题[4]。目前已有的靶向药物主要针对 3 条通路,包括前列环素、一氧化氮(nitric oxide,NO)通路以及内皮素通路。在 PAH 患者中,前两条通路表达降低,而第三条通路表达增强。上述三条通路均对血管内皮功能有显著影响,其表达及活性失衡可介导远端肺动脉阻塞性增殖性病理改变,如不及时治疗,最终可导致心力衰竭甚至死亡。前列环素类似物及其受体激动剂、磷酸二酯酶 5 抑制剂(phosphodiesterase type 5 inhibitors,PDE5is)、鸟苷酸环化酶激动剂以及内皮素受体拮抗剂(endothelin receptor antagonist,ERA)等药物均针对 3 条通路发挥作用,以纠正其功能失调。

事实上,早在 2003 年意大利威尼斯召开的第 3 届世界肺动脉高压大会上,上述 3 种类型靶向药物就已获得批准并写入临床治疗指南[16],因此,过去 15 年来 PAH 药物治疗进展并非缘于新的致病信号通路的发现,而是归功于基于上述通路的新型靶向药物的研发、联合治疗策略的验证,以及以临床疗效系统评价为基础的药物剂量调整,如 AMBITION 研究证实[17],安立生坦与他达拉非起始联合治疗时,临床失败事件发生风险仅为两种单药治疗组合并后的 50%,且可显著降低 PAH 导致的再住院率。2015 ESC/ERS 指南明确指出[2],PAH 患者治疗策略与其首诊时疾病严重程度等基线水平密切相关,且后续药量调整应以前期治疗效果为依据。

(一) PAH 靶向治疗 RCT 研究

图 1 为 PAH 靶向治疗 RCT 研究时间轴,迄今为止,共计发表 41 项针对 PAH 靶向药物治疗的 RCT 研究,纳入患者 9 061 例。其中,21 项研究以安慰剂为对照组,检测单药治疗有效性;18 项研究针对前期已接受治疗的 PAH 患者,以其背景治疗或安慰剂为对照,检测序贯联合治疗有效性;2 项研究纳入未接受治疗的 PAH 患者,对比起始单药治疗及双药联合治疗的差异。上述研究中受试对象治疗背景不同且治疗策略多样,为临床工作中不同患者具体情况的处治提供了重要依据。

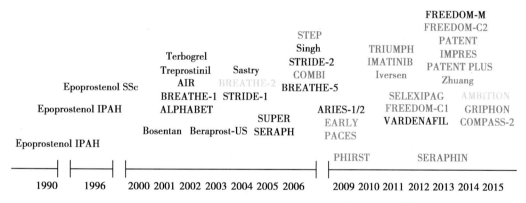

图 1　已发表的 PAH 靶向治疗 RCT 研究时间轴(n=41)[4]
单药治疗与安慰剂比较或与单药治疗比较的 RCT 研究(黑色,n=21);单药治疗和 / 或序贯联合治疗与安慰剂比较的 RCT 研究(深灰色,n=18);起始联合治疗与单药治疗比较的 RCT 研究(浅灰色,n=2)

近年来,PAH 患者 RCT 研究设计的重要进展为主要终点事件由 6MWD 等短期关联指标向临床病情恶化或心力衰竭等长期临床有效性评价指标转变。这一转变显著增加了 PAH 靶向药物研究有效性结论的证据水平。

近期一项荟萃分析研究[18]纳入了前期 25 项单药对比安慰剂 RCT 研究中的 3 839 例未接受治疗的 PAH 患者,结果表明,经过 14 周对比治疗,PAH 单药治疗组较安慰剂组死亡率降低约 44%。另一项研究[19]纳入了前期 17 项序贯联合治疗对比单药治疗 RCT 研究的 4 095 例患者,结果表明,序贯联合治疗可显著降低临床病情恶化风险,但并未降低死亡率。

综合前期 PAH 靶向药物治疗 RCT 研究结果,可得出以下结论:

1. 对于前期未接受治疗的PAH患者,起始单药治疗可显著改善患者运动耐量、血流动力学指标及预后。

2. 对于首诊PAH且未接受治疗的患者,与起始单药治疗相比,起始联合治疗可显著改善患者临床症状、运动耐量及预后。

3. 对于已接受治疗的PAH患者,与继续接受前期治疗的患者相比,序贯联合治疗可显著改善患者运动耐量、血流动力学指标及预后。

(二)一般性及支持性治疗

自2015 ESC/ERS指南系统总结PAH患者一般性及支持性治疗以来,尚无进一步相关研究的文献报道。但仍需注意几点问题,首先,不建议相关因素所致PAH患者接受抗凝治疗,而在IPAH、遗传性PAH及药物相关PAH患者中,抗凝治疗的效果更具争议。因此,应在个体化风险评估基础上,根据患者实际情况决定是否行抗凝治疗。其次,指南建议应鼓励PAH患者在症状允许范围内适量运动,但应避免运动过量进而引发不适症状。已经长期不能耐受运动的患者,如果在靶向药物治疗下病情较为稳定,仍建议其在医师指导下进行运动。近期多项RCT研究及荟萃分析研究均证实,PAH患者可从运动中获益[2,4,20]。

(三)PAH治疗流程

图2为PAH治疗流程,该流程以2015 ESC/ERS指南为基础,在2018年第6届世界肺动脉高压大会上进一步完善。需要注意的是,PAH治疗流程并不适用于其他类型肺动脉

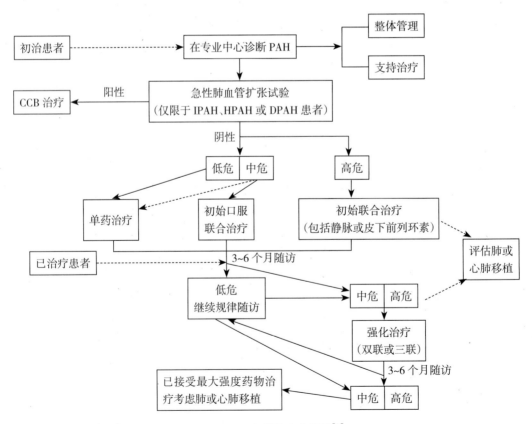

图2　PAH患者治疗流程图[4]

PAH:动脉性肺动脉高压;CCB:钙离子通道拮抗剂;IPAH:特发性肺动脉高压;HPAH:遗传性肺动脉高压;DPAH:药物相关肺动脉高压;实线为明确推荐,虚线为可选推荐

高压患者,尤其是左心疾病或肺部疾病所致肺动脉高压。目前,有关药物治疗的 RCT 研究主要针对 IPAH、遗传性 PAH 以及药物相关 PAH 患者,亦有部分研究针对结缔组织病相关 PAH、艾森曼格综合征相关 PAH 及矫正性先天性心脏病相关 PAH 患者。上述 RCT 研究的主要血流动力学入选标准为:肺动脉楔压≤15mmHg、平均肺动脉压≥25mmHg、肺血管阻力>3WU。目前,对于未完全满足上述入选标准的患者,尚不能明确 PAH 药物治疗的有效性 /安全性比值是否能使其获益。

PAH 治疗流程具体描述如下:

1. 起始治疗阶段

(1)当未接受治疗的 PAH 患者在专科中心首次确诊后,建议开始进行一般性及支持性治疗。

(2)对于 IPAH、遗传性 PAH、药物及毒物相关 PAH 患者,行急性血管反应性试验,以明确其对钙离子通道拮抗剂(calcium channel blockers,CCBs)的反应性。血管反应性试验阳性患者应给予大剂量 CCBs 治疗,并建议治疗 3~6 个月后进行再评估[21]。CCBs 治疗反应性良好的标准是,CCBs 单药治疗至少 1 年,患者 WHO 心功能分级维持在Ⅰ~Ⅱ级且血流动力学指标较前改善。而 CCBs 治疗反应性不好的患者应接受指南推荐的急性血管反应性试验阴性患者 PAH 靶向药物治疗。

(3)急性血管反应性试验阴性且危险分层为低危或中危的患者,应接受起始联合治疗,指南建议选用 ERA+PDE5is 起始口服联合治疗[22,23]。

(4)对于一些特殊类型的 PAH 患者,其起始联合治疗的有效性 / 安全性比值尚不明确,建议采用起始单药治疗。

指南推荐的起始单药治疗策略如下:①如果选择起始单药治疗应注意,由于目前缺乏不同单药之间的对比研究,故尚无循证医学证据导向的单药治疗一线用药推荐。具体用药的选择应依据多种因素,包括用药途径、药物不良反应、与患者已有背景治疗之间的相互影响、患者意愿、并发症、医生经验以及费用等。②对于急性血管反应性试验阴性、前期未接受治疗且处于高危分层的患者,推荐采用起始联合治疗,包括静脉用前列环素类似物等。静脉用依前列醇推荐等级最高,因其作为单药应用时即可显著降低 PAH 高危患者 3 个月死亡率;亦可考虑其他起始联合治疗方案。肺移植也应该在考虑范围内。

2. 随访治疗阶段

(1)当起始治疗方案在 3~6 个月内使患者危险分层降至低危或维持低危层级时,应考虑继续采用该治疗方案并制订定期随访计划。

(2)当起始治疗方案治疗结果为中危层级时,指南推荐上调治疗强度至三药联合治疗,或者起始治疗方案为单药治疗时,可上调至双药联合治疗。推荐等级较高且证据较充分的治疗方案包括:马昔腾坦 + 西地那非[24]、利奥西呱 + 波生坦[25]、司来帕格 +ERA+PDE5is[26]。前列环素类似物也应在考虑范围内。需注意,不推荐使用利奥西呱 +PDE5is 联合治疗[27]。肺移植亦应予以考虑。

(3)当起始治疗方案治疗结果为高危层级时,指南推荐给予最大剂量静脉用前列环素类似物治疗。同时,应将肺移植列入治疗选项。

(4)当第二治疗阶段在 3~6 个月内治疗效果为低危层级时,应继续该治疗方案并定期随访。肺移植也在考虑范围内。

(5)当第二治疗阶段治疗效果为中危或高危层级时,指南建议将治疗药物上调至最大剂量,包括皮下或静脉用前列环素类似物(建议高危患者选择静脉途径)。对于采用 ERA+PDE5is 或利奥西呱双药联合治疗但仍处于中危层级的患者,建议加用司来帕格[26]。对于采用包括司来帕格在内的三药联合治疗的患者,若其仍为中危分层或进展至高危分层,则建议选择皮下或静脉用前列环素类似物进行替代。同时,应考虑肺移植。

(6) 患者在随访过程中由低危层级进展至中危甚至高危层级时,根据其起始治疗方案,应采用双药联合或三药联合治疗,或上调至最大用药剂量。

(7) 对于三药联合治疗且已上调至最大用药剂量的患者,建议考虑肺移植治疗,优先考虑中危或高危患者,根据当地器官捐献政策及平均等待时间进行具体调整。

(8) Hoeper 等[28]报道了需转入重症监护室接受高阶治疗的重度右心功能衰竭患者的流程及方案。

(9) 对于已接受最大剂量药物治疗但病情仍持续恶化的患者,应考虑采用球囊扩张房间隔造口术作为姑息或桥接治疗方案。

(四) PAH 转换治疗

临床医师出于多方面原因考虑,可能建议 PAH 患者由一种 PAH 靶向治疗方案转换至另一种。其目的包括改善患者药物不良反应或提高其治疗依从性。对于未达到治疗目标的患者,转换治疗包括上调药物剂量以改善患者一般状态。偶尔有患者对药物治疗反应过度的情况,需下调用药剂量作为转换治疗手段。由皮下或静脉用前列环素类似物转换至口服或吸入时,其预后结果尚存争议。当化验检查提示肝功能指标增高需停用波生坦时,转换为安立生坦或马昔腾坦较为安全[29]。为避免影响治疗效果,推荐由司来帕格或皮下/静脉用前列环素类似物转换至口服/吸入用前列环素类似物。目前,尚无证据表明由西地那非或他达拉非转换为利奥西呱可改善治疗效果。

(五) PAH 并发症的治疗

近期,SERAPHIN 及 GRIPHON 研究均表明[30],与不同类型并发症相关的 PAH 患者再住院率增加可预测患者不良预后或死亡率。2015 ESC/ERS 指南已对心律失常、咯血及肺动脉扩张相关机械并发症的诊断和治疗提出了相应的推荐意见。近期一项研究报道了合并心绞痛或心绞痛样症状的左主干重度狭窄的 PAH 患者行冠脉支架植入术治疗的研究,其治疗后短期及长期随访结果均较为满意,提示该类少见但严重并发症应予以足够重视并给予积极治疗。

对于新诊断 PAH 的患者,采用多参数危险分层量表评估其疾病严重程度十分重要,可将患者区分为低危、中危及高危组,并据此选择不同的治疗方案,包括针对前列环素、NO 通路及内皮素通路的多种靶向治疗、药物单药治疗或以上述药物为基础的双药起始联合治疗方案。如果在随访评估过程中,患者未能维持低危层级,则需上调靶向药物剂量。能够维持低危状态的患者可继续采用原治疗方案,但仍需定期随访评估功能状态,以及时发现可能出现的疾病进展情况。对于多数经过治疗仍不能有效控制疾病进展的患者,应考虑三药联合治疗或肺移植。

(王琦光　王忠超)

参 考 文 献

[1] HUMBERT M, KHALTAEV N, BOUSQUET J, et al. Pulmonary hypertension: from an orphan disease to a public health

problem [J]. Chest, 2007, 132(2): 365-367.

[2] GALIE N, HUMBERT M, VACHIERY J L, et al. 2015 ESC/ERS Guidelines for the diagnosis and treatment of pulmonary hypertension: The Joint Task Force for the Diagnosis and Treatment of Pulmonary Hypertension of the European Society of Cardiology (ESC) and the European Respiratory Society (ERS): Endorsed by: Association for European Paediatric and Congenital Cardiology (AEPC), International Society for Heart and Lung Transplantation (ISHLT) [J]. Eur Heart J, 2016, 37 (1): 67-119.

[3] 中华医学会心血管病学分会肺血管病学组, 中华心血管病杂志编辑委员会. 中国肺高血压诊断和治疗指南 2018[J]. 中华心血管病杂志, 2018, 46(12): 933-964.

[4] GALIÈ N, CHANNICK R N, FRANTZ R P, et al. Risk stratification and medical therapy of pulmonary arterial hypertension[J]. Eur Respir J, 2019, 53(1). pii: 1801889.

[5] D'ALONZO G E, BARST R J, AYRES S M, et al. Survival in patients with primary pulmonary hypertension. Results from a national prospective registry [J]. Ann Intern Med, 1991, 115(5): 343-349.

[6] THENAPPAN T, GLASSNER C, GOMBERG-MAITLAND M. Validation of the pulmonary hypertension connection equation for survival prediction in pulmonary arterial hypertension [J]. Chest, 2012, 141(3): 642-650.

[7] LEE W T, LING Y, SHEARES K K, et al. Predicting survival in pulmonary arterial hypertension in the UK [J]. Eur Respir J, 2012, 40(3): 604-611.

[8] BENZA R L, MILLER D P, GOMBERG-MAITLAND M, et al. Predicting survival in pulmonary arterial hypertension: insights from the Registry to Evaluate Early and Long-Term Pulmonary Arterial Hypertension Disease Management (REVEAL) [J]. Circulation, 2010, 122(2): 164-172.

[9] FARBER H W, MILLER D P, POMS A D, et al. Five-Year outcomes of patients enrolled in the REVEAL Registry [J]. Chest, 2015, 148(4): 1043-1054.

[10] FRANTZ R P, FARBER H W, BADESCH D B, et al. Baseline and Serial Brain Natriuretic Peptide Level Predicts 5-Year Overall Survival in Patients With Pulmonary Arterial Hypertension: Data From the REVEAL Registry [J]. Chest, 2018, 154 (1): 126-135.

[11] BENZA R L, GOMBERG-MAITLAND M, ELLIOTT C G, et al. Predicting Survival in Patients With Pulmonary Arterial Hypertension: The REVEAL Risk Score Calculator 2.0 and Comparison With ESC/ERS-Based Risk Assessment Strategies [J]. Chest, 2019, 156(2): 323-337.

[12] KYLHAMMAR D, KJELLSTROM B, HJALMARSSON C, et al. A comprehensive risk stratification at early follow-up determines prognosis in pulmonary arterial hypertension [J]. Eur Heart J, 2018, 39(47): 4175-4181.

[13] HOEPER M M, KRAMER T, PAN Z, et al. Mortality in pulmonary arterial hypertension: prediction by the 2015 European pulmonary hypertension guidelines risk stratification model [J]. Eur Respir J, 2017, 50(2).pii: 1700740.

[14] BOUCLY A, WEATHERALD J, SAVALE L, et al. Risk assessment, prognosis and guideline implementation in pulmonary arterial hypertension [J]. Eur Respir J, 2017, 50(2). pii: 1700889.

[15] HOEPER M M, PITTROW D, OPITZ C, et al. Risk assessment in pulmonary arterial hypertension [J]. Eur Respir J, 2018, 51(3).pii: 1702606.

[16] GALIE N, SEEGER W, NAEIJE R, et al. Comparative analysis of clinical trials and evidence-based treatment algorithm in pulmonary arterial hypertension [J]. J Am Coll Cardiol, 2004, 43(12 Suppl S): 81S-88S.

[17] GALIE N, BARBERA J A, FROST A E, et al. Initial Use of Ambrisentan plus Tadalafil in Pulmonary Arterial Hypertension [J]. N Engl J Med, 2015, 373(9): 834-844.

[18] GALIE N, PALAZZINI M, MANES A. Pulmonary arterial hypertension: from the kingdom of the near-dead to multiple clinical trial meta-analyses [J]. Eur Heart J, 2010, 31(17): 2080-2086.

[19] LAJOIE A C, LAUZIERE G, LEGA J C, et al. Combination therapy versus monotherapy for pulmonary arterial hypertension: a meta-analysis [J]. Lancet Respir Med, 2016, 4(4): 291-305.

[20] KEUSCH S, TURK A, SAXER S, et al. Rehabilitation in patients with pulmonary arterial hypertension [J]. Swiss Med Wkly, 2017, 147: w14462.

[21] SIMONNEAU G, MONTANI D, CELERMAJER D S, et al. Haemodynamic definitions and updated clinical classification of pulmonary hypertension [J]. Eur Respir J, 2019, 53(1). pii: 1801913.

[22] SITBON O, SATTLER C, BERTOLETTI L, et al. Initial dual oral combination therapy in pulmonary arterial hypertension[J].

Eur Respir J,2016,47(6):1727-1736.

[23] HASSOUN P M,ZAMANIAN R T,DAMICO R,et al. Ambrisentan and Tadalafil Up-front Combination Therapy in Scleroderma-associated Pulmonary Arterial Hypertension [J]. Am J Respir Crit Care Med,2015,192(9):1102-1110.

[24] PULIDO T,ADZERIKHO I,CHANNICK R N,et al. Macitentan and morbidity and mortality in pulmonary arterial hypertension [J]. N Engl J Med,2013,369(9):809-818.

[25] GHOFRANI H A,GALIE N,GRIMMINGER F,et al. Riociguat for the treatment of pulmonary arterial hypertension [J]. N Engl J Med,2013,369(4):330-340.

[26] SITBON O,CHANNICK R,CHIN K M,et al. Selexipag for the Treatment of Pulmonary Arterial Hypertension [J]. N Engl J Med,2015,373(26):2522-2533.

[27] GALIE N,MULLER K,SCALISE A V,et al. PATENT PLUS:a blinded,randomised and extension study of riociguat plus sildenafil in pulmonary arterial hypertension [J]. Eur Respir J,2015,45(5):1314-1322.

[28] HOEPER M M,BENZA R L,CORRIS P,et al. Intensive care,right ventricular support and lung transplantation in patients with pulmonary hypertension [J]. Eur Respir J,2019,53(1). pii:1801906.

[29] MCGOON M D,FROST A E,OUDIZ R J,et al. Ambrisentan therapy in patients with pulmonary arterial hypertension who discontinued bosentan or sitaxsentan due to liver function test abnormalities [J]. Chest,2009,135(1):122-129.

[30] MCLAUGHLIN V V,HOEPER M M,CHANNICK R N,et al. Pulmonary Arterial Hypertension-Related Morbidity Is Prognostic for Mortality [J]. J Am Coll Cardiol,2018,71(7):752-763.

慢性血栓栓塞性肺动脉高压的介入治疗

慢性血栓栓塞性肺动脉高压(CTEPH)是由于没有溶解的血栓栓子堵塞近端肺动脉和末梢血管重塑引起的肺动脉压力的升高,以及进行性的右心室衰竭,患者表现为呼吸困难、疲劳和活动耐力下降。既往研究显示,未经治疗的 CTEPH 患者如肺动脉平均压(mPAP)>30mmHg(1mmHg=0.133kPa),3 年存活率仅有 10%,预后极差。肺动脉血栓内膜切除术(pulmonary thromboendarterectomy,PEA)于 1957 年首次用于治疗 CTEPH。此后,经过了 60 多年的发展,证实 PEA 能够通过移除肺动脉内的血栓和机化的内膜恢复肺灌注,减轻右心室后负荷,使通气血流比例恢复正常,避免发生继发性的肺小血管病变。大部分患者术后血流动力学和活动耐量恢复正常,部分患者可以达到治愈,因此 PEA 已成为这类患者治疗的首选。但遗憾的是,国外仅有 57% 患者接受 PEA,国内可开展此项手术的医院很少。而合并有其他疾病或远端病变者不能从手术中获益,预后不良。PEA 的经典治疗策略较难处理累及肺动脉远端的血管病变。靶向药物主要用于不能手术或手术后复发的 CTEPH 患者,目前鸟苷酸环化酶激动剂——利奥西呱是全球唯一获批的 CTEPH 治疗药物,2018 年也在我国上市。由于经济原因,我国大部分患者还不能受益于该药。2001 年 Feinstein 首次报道了球囊肺动脉成形术(BPA)用于不能行 PEA 的 CTEPH 的治疗,经过 17 年的发展和改进,显著地改善患者的心肺功能和血流动力学状况,BPA 越来越显示出其良好的应用前景。因此,2015 年欧洲心脏病协会(ESC)肺动脉高压诊断与治疗指南推荐,对于不能行 PEA 或者风险 /获益比较高的患者,可以考虑行 BPA。本章节重点介绍 BPA 在 CTEPH 的应用及最新进展。

CTEPH 的病理生理

CTEPH 患者的病理改变不仅仅在于大血管的阻塞。Moser 等进行了共 31 例 CTEPH 患者的活检或尸检,发现 CTEPH 患者的肺小动脉存在着非栓塞性肺动脉高压的特征性病变包括偏心性内膜纤维化、向心性内膜板层状纤维增生、机化血栓以及丛样病变。Yi 等研究发现 CTEPH 患者中有的肺小动脉形成清晰的丛样病变,这些丛样病变中的细胞表型与特发性肺动脉高压患者的无差别;而在行肺动脉血栓内膜切除术后,肺动脉高压依然存在。与特发性肺动脉高压患者相比,CTEPH 患者的血管内皮增厚发生于直径更大的肺动脉。而 Arbustini 等研究则发现 CTEPH 患者与艾森门格综合征患者的肺动脉内膜病变均表现为伴随血管再生的纤维性病变,以及类似于动脉粥样硬化的由血型糖蛋白免疫相关物质、胆固醇、巨噬细胞、T 淋巴细胞及钙化组成的髓质丰富的病变;而特发性肺动脉高压表现为有巨噬细胞和 T 淋巴细胞沉积的无髓质的纤维化。CTEPH 患者病变是否累及小动脉,会影响治疗方式的选择,无小动脉病变的患者适合行外科手术治疗。还有研究者比较了 PEA 术后肺动脉情况及残存 PH 患者的组织学改变,发现血管再通率的高低较是否合并远端病变能更好地预测手术效果。Bernard 等回顾了加州大学圣地亚哥分校在 2004 年 1 月至 2006 年 2 月进行的 200 例 PEA 手术的病理,发现 0.8% 有新鲜血栓,血栓与机化混合见于 45% 患者,54.2% 有陈旧机化血栓;多数标本有轻微炎症表现,但也有少数表现为中至重度炎症;45% 见到组织细胞来源的泡沫细胞和胆固醇裂隙;11.5% 存在钙化病变。

目前认为,CTEPH 患者血栓栓塞事件与炎症、感染、自身免疫等共存,启动了包括血栓及小动脉共同参与的血管重构。

BPA 进展

美国学者 Feinstein 等于 2001 年首次报道了 18 例无法行 PEA 术的 CTEPH 患者接受 BPA 治疗的安全性和疗效,患者平均年龄为 51.8 岁(14~75 岁),平均接受 2.6 次手术(1~5 次),平均扩张 6 支罪犯血管(1~12 支)。经过平均 36 个月的随访(0.5~66 个月),患者平均心功能分级从 3.3 级恢复到 1.8 级($P<0.001$),6MWD 从 209m 增加到 497m($P<0.000\ 1$),肺动脉平均压由(43 ± 12.1)mmHg 降至(33.7 ± 10.2)mmHg($P=0.007$)。然而 11 例患者出现再灌注肺水肿,3 例需要机械通气。因并发症发生率较高,此后鲜有相关报道。2009 年欧洲肺动脉高压指南没有对 CTEPH 的血管成形术发表评论。

在 BPA 的早期报告之后,日本 Matsubara 等试图改进 BPA 手术方法以减少并发症,2012 年报告了改良后 BPA 治疗 CTEPH 的更好结果。在 255 例接受 BPA 治疗的患者中,76 例出现再灌注肺水肿,其中 4 例需要机械通气,1 例死亡。之后,他们继续努力提高 BPA 的安全性。首先,他们对平均肺动脉压高于 40mHg 的患者采用直径 2.0mm 的小球囊行血管成形术。对尽可能多的病变进行几次 BPA 治疗后,逐渐使用较大的球囊来治疗残余的和选定的病变。与最初的报告相比,他们获得了更好的血流动力学结果和功能状态。通过这种方法,并发症大大减少,因此,认为 BPA 可作为无法手术和术后残余肺动脉高压的 CTEPH 患者的一种替代疗法。最近的日本多中心临床登记数据显示,在心功能分级和超声心动图参数方面有了更有希望的改善。308 名患者(246 名女性,平均年龄为 61 岁)被纳入这项回顾性登记注册研究,患者在 7 个机构接受了 1 408 次 BPA 治疗。80% 以上的患者血流动力学改善,平均 PAP 由 BPA 前的(43.2 ± 11.0)mmHg 下降到(24.3 ± 6.4)mmHg,门诊随访时下降到(22.5 ± 5.4)mmHg。有经验的多学科团队是诊断和成功治疗 CTEPH 的关键。建议应在有经验的中心进行 BPA 治疗,而有经验的中心定义为每年能进行至少 50 例 PEA 和 100 次 BPA。最近一份报告显示,多学科团队诊治对 CTEPH 的诊断、检查和治疗方式(如 PEA 或 BPA)的选择有重要作用。在后 MDT 时代,随着 BPA 的增多,RHC(10.8% *vs.* 97.6%,$P<0.001$)和 PEA(32.4% *vs.* 59.5%,$P<0.005$)也显著增加。

病 变 选 择

随着远端动脉内膜切除术的进展和球囊肺动脉成形术(BPA)的出现,以及对更远端血管评估的普遍关注,常规 DSA 可能并不总能提供细节。通过提供比传统 DSA 更高的分辨率,更多选择性节段血管造影、CBCT 和 ADCT 可能对 BPA 术前制订治疗策略更有帮助,尤其是对更远端血管的评估。诊断 CTEPH,选择性肺血管造影很重要,因为肺动脉增强 CT 和肺灌注扫描不能清楚地显示病变段动脉或亚段分支的状态。选择性肺血管造影通常采用双平面投影,由前后位(AP)和左前斜(LAO)60° 切面,通常用 Judkins-Right 或多功能导管进行。Amplatz Left 导管在左、上、舌动脉段有后位和前部投影,有利于左上、舌段分支的选择。由于操作过程中要处理多个分支,造影次数较多,可应用生理盐水稀释造影剂,特别是对慢性肾脏疾病患者。

CTEPH 患者的血管病变有不同的形态,一些专家建议根据这些特征对病变进行分型。根据血管造影形态,病变可分为环状狭窄、血管内网状狭窄、有小通道和囊袋样缺损的次全闭塞、完全闭塞,以及迂曲病变。病变血管类型不同,行 BPA 的并发症风险差异很大:环状病变、网状病变的并发症发生率分别为 1.6%、2.2%;而次全闭塞、完全闭塞和弥漫病变的并发症发生率分别为 15.5%、6.0% 和 43.2%。所以,首次 BPA 可以选用简单病变、并发症发生率低的病变,如环状病变或网状病变。待 1~2 次 BPA 后,患者心功能改善,再对复杂病变进行扩张,如闭塞病变或弥漫病变。随访时进行肺血管造影,治疗后的肺动脉的某些节段显著扩张,肺动脉压降低。通常认为,扩张的机制是由于多通道腔内球囊压迫机化的血栓和形成了覆盖管腔表面的新生内膜所致。

BPA 操作原则

BPA 手术需要双长鞘导管和引导导管,因为在选择各段肺动脉时,需将长鞘稳定在主肺动脉上,为引导导管的运行提供支持。常规选用 0.014 英寸普通导丝支撑 BPA 的球囊通道,但一些硬的和完全闭塞性病变较难通过,可以选择较硬的高扭力导丝,但要格外注意血管损伤。引导导管的选择因血管解剖病变不同而异。BPA 通常从一个小口径的指引导管开始,然后根据处理肺动脉病变的管腔增大选用口径更大的指引导管。首次 BPA 可选择 2.0mm×20mm 的球囊,以后根据病变直径选用 3~7mm 的球囊。如果采用精细的手术方法,尤其是轻度至中度肺动脉高压的病例,并发症的发生率会降至很低。在 CTEPH 血管成形术中,肺动脉支架不常规使用,如果合并肺动脉狭窄或病变对大球囊无效,在极少数情况下有学者将肺动脉支架作为一种补救方法。主要靶病变应位于肺段或亚段肺动脉。BPA 术前平均肺动脉压高于 40mmHg 是肺损伤发生的高风险,为安全起见,建议对所有准备行 BPA 的患者术前行再灌注肺损伤的范围和潜在的严重程度进行预测。BPA 首次可以对所有病变分支采用 2.0mm 球囊扩张。为了防止并发症,左、右肺动脉应间隔 5~7 天分别进行处理。导丝末端不要置于血管分支末梢,导丝穿过病变时要轻柔,选择小球囊或与血管成比例的球囊,以防止血管穿孔或出血。肺动脉两侧第一次 BPA 治疗后,第二次和第三次应根据临床情况间隔 1~3 个月。

围术期药物治疗

CTEPH 患者有反复血栓形成的倾向,在手术前后维持抗凝药物的使用是至关重要的。常规的抗凝药物是维生素 K 拮抗剂,使国际标准化比值维持在 2.0~3.0。新型抗凝剂(新型口服抗凝剂)治疗急性肺栓塞效果良好,但对 CTEPH 的疗效尚无随机对照试验。术前停减华法林,给予肝素替代,术中应肝素化,调整激活凝血时间(ACT)约 250 秒,以防止操作相关血栓形成。术后密切观察患者病情变化,调整口服抗凝药物。大部分患者联合靶向药物,特别是利奥西呱可以收到较好的治疗效果。

并发症和转归

BPA 时,肺动脉损伤的常见原因是导丝造成的远端血管损伤或球囊大小不匹配造成狭窄病变的过度扩张。虽然目前尚无 BPA 的随机试验。手术中发生并发症占 36.3%(1 408 例中有 511 例),其中包括肺损伤(17.8%)和咯血(14.0%)。

导丝或再灌注引起的咯血可能是灾难性的,有些病例甚至需要气管插管和体外膜肺氧合。然而,再灌注引起的咯血通常是轻微的,并且经常发生在 BPA 后,特别是在肺动脉平均压高于 40mmHg 的患者。其他小的肺血管夹层或血栓形成亦可能出现。表 1 是 BPA 的常见并发症。经典的 BPA 再灌注肺损伤罕见。已发表的低 BPA 并发症说明此项治疗需要在经验丰富的 BPA 中心完成。在有经验的医生手中,BPA 已成为一种有前途的、疗效肯定的治疗无法手术的 CTEPH 的方法。

表 1 BPA 的并发症

手术期间	手术后
肺血管损伤 * 伴有 / 不伴有咯血	肺损伤 #（X 线片中模糊影伴 / 不伴咯血，伴 / 不伴低氧血症）
导丝穿孔	
球囊过度扩张	肾功能不全
高压造影剂注射	穿刺部位并发症
血管夹层	
对造影剂的过敏反应	
对镇静 / 局部麻醉的不良反应	

* 肺血管损伤：造影剂外渗，低氧血症，咳嗽，心动过速，肺动脉压力升高。# 肺损伤原因：血管损伤比再灌注肺损伤更常见，可能性更大

中国医学科学院阜外医院肺血管病中心经验

总结本中心拟行 BPA 治疗的前 50 例次 CTEPH 患者。平均扩张 3.5 支（1~9 支）肺段动脉、4.7 支（1~9 支）亚段动脉，肺动脉压力下降，心功能改善，NT-proBNP 下降，6 分钟步行试验显著增加。无严重并发症发生，无死亡。3 例患者出现咯血，其中 1 例次因导丝通过狭窄血管时出现咳嗽、咯血，终止操作，给予麻醉机吸氧，局部明胶海绵止血，静脉应用止血药物。患者咯血停止，放弃行 BPA，安返病房，7 天后稳定出院。另外 2 例次行 BPA 期间，咯血 3 口，未给予特殊处理，咯血自行停止，手术未受影响。结果显示了 BPA 良好的安全性和有效性，而且我们手术相关费用平均只有（18 496.48±3 901.04）元。我们的治疗体会是：术前心力衰竭的综合治疗，改善患者的全身状况；术前、术中准确判断血管病变的类型，评估并发症风险；采用小球囊分次扩张技术等可以确保 BPA 的安全性和有效性（图 1）。

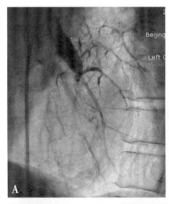
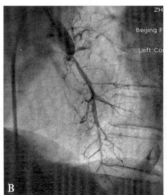
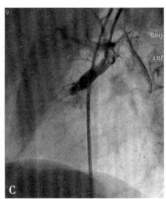
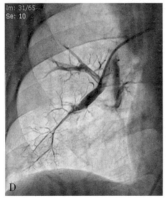

图 1 BPA 球囊扩张前和扩张后肺血管造影
A. 右下肺 A10 段扩张前造影；B. 右下肺 A10 段扩张后造影，远端血流恢复；C. 右下肺 A8 段扩张前造影；D. 右下肺 A8 段扩张后造影，远端血流恢复。BPA：球囊肺动脉成形术

总 结

对于不能手术的 CTEPH 患者,BPA 是一种新的替代疗法。早期报道,BPA 的并发症风险较高。而最近更新的操作技术和处理方法是相对安全的,对于无法手术的 CTEPH 患者,经过几次 BPA 治疗,部分可以接近完全康复。因此,BPA 可安全、有效地用于因合并症或远端病变不能接受 PEA 治疗的患者,或 PEA 术后残余症状性肺动脉高压的患者,BPA 也可以作为桥接或补救治疗。在有经验的医生手中,BPA 已成为一种有前途的、疗效肯定的治疗无法手术的 CTEPH 的方法。

(赵智慧 柳志红)

参 考 文 献

[1] GALIE N,HUMBERT M,VACHIERY J L,et al. 2015 ESC/ERS Guidelines for the diagnosis and treatment of pulmonary hypertension:The Joint Task Force for the Diagnosis and Treatment of Pulmonary Hypertension of the European Society of Cardiology (ESC) and the European Respiratory Society (ERS):Endorsed by:Association for European Paediatric and Congenital Cardiology (AEPC). International Society for Heart and Lung Transplantation (ISHLT)[J]. Eur Heart J,2016,37 (1):67-119.

[2] LEWCZUK J,PISZKO P,JAGAS J,et al. Prognostic factors in medically treated patients with chronic pulmonary embolism [J]. Chest,2001,119(3):818-823.

[3] PEPKE-ZABA J,DELCROIX M,LANG I,et al. Chronic thromboembolic pulmonary hypertension (CTEPH):results from an international prospective registry [J]. Circulation,2011,124(18):1973-1981.

[4] FEINSTEIN J A,GOLDHABER S Z,LOCK J E,et al. Balloon pulmonary angioplasty for treatment of chronic thromboembolic pulmonary hypertension [J]. Circulation,2001,103(1):10-13.

[5] MIZOGUCHI H,OGAWA A,MUNEMASA M,et al. Refined balloon pulmonary angioplasty for inoperable patients with chronic thromboembolic pulmonary hypertension [J]. Circ Cardiovasc Interv,2012,5(6):748-755.

[6] OH D K,SONG J M,PARK D W,et al. The effect of a multidisciplinary team on the implementation rates of major diagnostic and therapeutic procedures of chronic thromboembolic pulmonary hypertension [J]. Heart Lung,2019,48:28-33.

[7] MAHMUD E,MADANI M M,KIM N H,et al. Chronic thromboembolic pulmonary hypertension:evolving therapeutic approaches for operable and inoperable disease [J]. J Am Coll Cardiol,2018,71:2468-2486.

[8] LANG I M,PESAVENTO R,BONDERMAN D,et al. Risk factors and basic mechanisms of chronic thromboembolic pulmonary hypertension:a current understanding [J]. Eur Respir J,2013,41:462-468.

[9] OGAWA A,SATOH T,FUKUDA T,et al. Balloon Pulmonary Angioplasty for Chronic Thromboembolic Pulmonary Hypertension:Results of a Multicenter Registry [J]. Circ Cardiovasc Qual Outcomes,2017,10(11). pii:e004029.

[10] KAWAKAMI T,OGAWA A,MIYAJI K,et al. Novel angiographic classification of each vascular lesion in chronic thromboembolic pulmonary hypertension based on selective angiogram and results of balloon pulmonary angioplasty [J]. Circ Cardiovasc Interv,2016,9(10). pii:e003318.

[11] TANABE N,KAWAKAMI T,SATOH T,et al. Balloon pulmonary angioplasty for chronic thromboembolic pulmonary hypertension:a systematic review [J]. Respir Investig,2018,56(4):332-341.

[12] 赵智慧,王勇,罗勤,等. 球囊肺动脉成形术治疗慢性血栓栓塞性肺动脉高压的安全性和有效性分析[J]. 中国循环杂志,2019,34(6):563-567.

[13] 柳志红. 慢性血栓栓塞性肺动脉高压的处理[J]. 中国循环杂志,2011,26(4):243-244.

儿童肺动脉高压定义、分类、诊断和治疗更新

肺动脉高压（pulmonary hypertension, PH）是一类多病因致病并主要累及心肺功能的严重疾病，是肺动脉压力增高的一大类疾病的统称。儿童肺动脉高压的病因分布与成人有显著区别，儿童更易受遗传因素影响，病因也以先天性发育性疾病为主。不同于成人，在儿童肺动脉高压中，特发性肺动脉高压（IPAH）、先天性心脏病相关性肺动脉高压（CHD-PAH），和发育性肺疾病相关肺动脉高压占绝大部分。

儿童的肺动脉高压的诊疗更依赖于临床医生的经验；很多成人检查项目难以适于儿童，一些正常参考值也并不能应用于儿童；儿童用药大部分也是来自于临床经验和成人研究结果。但即便如此，近年来儿童肺动脉高压诊疗也得到极大的进步，一些专家共识和指南也提高对儿童肺动脉高压的重视。2015 年欧洲心脏学会和呼吸学会（ESC/ERS）发布的肺动脉高压指南还对肺动脉高压临床分类进行了大幅调整，使其更适于儿童[1]。2018 年第 6 届世界肺动脉高压会议中单独提出的儿童工作组对儿童肺动脉高压诊断、分类、评估和治疗方面提出新的观点和意见[2]，使得儿童肺动脉高压有了更加权威的指导意见。

一、诊断与分类

（一）定义

肺动脉高压是指肺动脉压力增高的一大类疾病的统称，该病的特征即肺动脉压力的增高，即其血流动力学定义。以往，我们将海平面、静息状态下右心导管测得肺动脉平均压力 >25mmHg 即认为存在肺动脉高压。根据最新的对健康志愿者和肺动脉高压患者血流动力学评估数据结果的分析，通常成年人静息状态下肺动脉平均压正常值为（14±3.3）mmHg，不超过 20mmHg。所以，为了更加准确地评估、提高高危患者早期识别和早期干预的意识，2018 年世界肺动脉高压会议提出了新的肺动脉高压的血流动力学定义：建议采用肺动脉平均压 >20mmHg 作为肺动脉高压诊断标准。其中，动脉型肺动脉高压（pulmonary arterial hypertension, PAH）反映毛细血管前肺动脉高压，即肺小动脉病变导致的肺动脉高压，既往的诊断标准包括肺动脉平均压力 >25mmHg，以及满足肺毛细血管楔压 ≤15mmHg 以及肺血管阻力 ≥3WU。根据最新建议的血流动力学定义，建议采用肺动脉平均压 >20mmHg 和肺血管阻力（pulmonary vascular resistance, PVR）≥3WU 来定义毛细血管前肺动脉高压，即动脉型肺动脉高压。

对于儿童肺动脉高压，专家建议也采用相同的诊断标准，而由于缺乏儿童患者的数据，需要对儿科人群进行进一步研究和讨论。此外，需要说明的是，在出生后 2~3 个月为胎儿循环过渡的特殊时期，因此肺动脉高压的定义只适用于 >3 个月龄儿童。由于儿童患者逐步发育的特点，需要注意到不同体表面积下，肺血管阻力的正常标准存在差异，尤其是先天性心脏病相关性肺动脉高压，建议采用体面面积校正的肺血管阻力指数，即 PVR index ≥3WU·m²，作为动脉型肺动脉高压的诊断标准。

（二）临床分类

肺动脉高压临床分类主要内容还是沿用老的分类，分为五大类，即动脉性肺动脉高压、

左心疾病相关性肺动脉高压、肺部疾病和/或低氧相关性肺动脉高压、肺动脉阻塞性肺动脉高压、多种未明机制所致肺动脉高压(表1)。

表1 依据第6届世界肺动脉高压大会关于肺动脉高压的最新临床分类[2]

1 动脉型肺动脉高压	2.4 导致毛细血管后肺动脉高压的先天性/获得性心血管异常
1.1 特发性肺动脉高压	
1.2 遗传性肺动脉高压	3 肺疾病/缺氧所致的肺动脉高压
1.3 药物和毒素诱导的肺动脉高压	3.1 阻塞性肺疾病
1.4 疾病相关性	3.2 限制性肺疾病
1.4.1 结缔组织病	3.3 其他伴有限制性和阻塞性混合型通气障碍的肺疾病
1.4.2 HIV 感染	
1.4.3 门静脉高压	3.4 不合并肺疾病的低氧性肺动脉高压
1.4.4 先天性心脏病	3.5 发育性肺疾病
1.4.5 血吸虫病	4 肺动脉梗阻性肺动脉高压
1.5 钙通道阻滞剂治疗长期有效的肺动脉高压	4.1 慢性血栓栓塞性肺动脉高压
1.6 肺静脉闭塞病和/或肺毛细血管瘤病	4.2 其他肺动脉梗阻
1.7 新生儿持续性肺动脉高压	5 病因不明和/或多病因肺动脉高压
	5.1 血液系统疾病
2 左心疾病相关肺动脉高压	5.2 系统性和代谢性疾病
2.1 左室射血分数保留的心力衰竭相关肺动脉高压	5.3 其他
	5.4 复杂先天性心脏病
2.2 左室射血分数减低的心力衰竭相关肺动脉高压	
2.3 心脏瓣膜病	

　　最新的肺动脉高压临床分类虽然大多仍沿用了旧的框架和分类,也有新的变化。比如将肺静脉闭塞病/肺毛细血管瘤病和新生儿持续性肺动脉高压作为第一大类中新增子分类,体现了对疾病的新认识。第一大类肺动脉高压中还新增对钙通道阻滞剂(CCB)长期有效一类,特发性肺动脉高压和遗传性肺动脉高压患者是否应用钙通道阻滞剂治疗及可否长期应用,需急性肺血管扩张试验来评估,阳性者方可应用。临床上,经常采用的肺血管扩张药物有吸入一氧化氮、吸入伊洛前列素等。由于我国没有医用一氧化氮制剂,最常采用的是吸入伊洛前列素,其在成人中应用良好,也有一些研究证实儿童患者的有效性和安全性[3]。成人常采用Sitbon标准作为阳性标准:肺动脉平均压力下降幅度至少10mmHg,并且在40mmHg以下,且心输出量保持稳定[4]。研究显示,儿童患者采用Sitbon标准适用性良好,但考虑到儿童患者用药剂量及方式的不同,尚需进一步的研究证实[5]。

　　对于先天性心脏病相关肺动脉高压,急性肺血管扩张试验的主要目的是判定手术指征,现在临床上虽然有较多关于手术指征的血流动力学标准,但缺乏血流动力学预测手术效果及预后的大规模研究[6]。发达国家由于此类病例少,倾向于采用非常严格的手术指征,而我国是先天性心脏病大国,严苛的标准不适用于所有患者,故对于这类患者的临床研究方面,我们应有所作为。

(三)流行病学调查及分类特点

　　儿童肺动脉高压的注册研究欠缺,仅有为数不多的几项注册研究。欧洲(包括西班牙和荷兰的数据)肺动脉高压发病率为每年4/100万~10/100万,现患率为20/100万~40/100万[7,8]。2017年发表的美国注册研究中,儿童肺动脉高压发病率为每年5/100万~8/100万,现患率为 26/100 万 ~33/100 万[9]。二者较接近,这也是目前为止关于儿童肺动脉高压较权威的数据,儿童肺动脉高压不同临床分类所占的比例与成人完全不同,若除去先天性心脏病中接受手术前的一过性肺动脉高压患者,荷兰的研究显示进展性肺动脉高压中有 27% 为动脉型肺动脉高压,包括特发性肺动脉高压、先天性心脏病相关肺动脉高压、结缔组织病相关肺动脉高压、肺静脉闭塞性疾病等,发育性肺疾病相关肺动脉高压占 34%,其包括支气管肺发育不良(BPD)、先天性膈疝(CDH)和先天性肺血管异常,左心疾病相关肺动脉高压占 28%,儿童慢性血栓栓塞性肺动脉高压 <1%。我国儿童肺动脉高压最常见的病因是先天性心脏病相关肺动脉高压以及特发性肺动脉高压,但亦缺乏流行病学调查数据的证据。

据国外统计,儿童特发性肺动脉高压发病率为每年 1/100 万 ~2/100 万,患病率为 2.1/100万 ~4.4/100 万。基因突变发生率在散发肺动脉高压患者中占 20%~30%,在家族性肺动脉高压中占 70%~80%。有突变儿童患者的临床表现与预后不同,且合并综合征者多,但基因突变也仅能解释约 19% 的特发性肺动脉高压儿童病例,不同突变位点所占比例也与成人有差别[10,11]。另外,儿童患者中基因筛查的比例偏少,首都医科大学附属北京安贞医院小儿心脏中心约 50% 的儿童特发性肺动脉高压患者存在相关基因突变,提示可能更多的既往诊断特发性肺动脉高压的儿童存在遗传学背景异常,而有基因突变的患者血流动力学更差,预后也更差。在我国,先天性心脏病相关肺动脉高压是最常见的动脉型肺动脉高压类型,新的分类中将复杂型先天性心脏病进行了区分,分流型先天性心脏病仍在第一大类动脉型肺动脉高压,在第五大类中独立提出复杂型先天性心脏病,包括节段型肺动脉高压(包括一侧肺动脉起源异常或缺如、肺动脉闭锁合并粗大体肺侧支供血等)、单心室循环(包括心脏畸形未矫正和 Fontan 循环合并肺血管病变)以及弯刀综合征。

其他少见的病因中,儿童药物或毒素诱导的肺动脉高压少见,需引起注意的是新生儿高胰岛素血症患者停用二氮嗪可能诱发肺动脉高压,故建议在临床应用二氮嗪期间监测超声心动图。儿童结缔组织病相关肺动脉高压在所有肺动脉高压中占 0~4%,在青少年结缔组织病中,肺动脉高压的发生率为 4%。国内北京协和医院 2008 年发表的文章提示,在所有类型结缔组织病中,肺动脉高压发病率为 10.4%,肺动脉高压在结缔组织病患儿出现的时间为结缔组织病起病后 3 周 ~5 年,平均 1.5 年。早期症状较隐匿,重者表现为呼吸困难和心功能衰竭。雷诺现象和抗磷脂抗体或狼疮抗凝物阳性者多为中重度肺动脉高压[12,13]。所以,早期定期监测超声心动图和肺功能,对早期发现肺动脉高压非常必要。在经济欠发达地区,需警惕血吸虫病相关肺动脉高压。儿童肺毛细血管瘤病和肺静脉闭塞病少见,仅占儿童肺动脉高压的 0.7%~2%,其中 EIF2AK4 突变者约占 2/3。新生儿持续性肺动脉高压可能是儿童中最常见的肺动脉高压类型,发病率为每年 30.1/100 万。先天性左心梗阻性病变相关肺动脉高压在儿童中多见,但其病因多、病程复杂,缺乏相关调查研究,具体的发病及流行病学情况不详。在肺部疾病 / 缺氧相关肺动脉高压中,儿童发育性肺病常见,其中支气管肺发育不良(BPD)是较普遍且需要引起广泛重视的一类疾病,常见于 23~26 周出生早产儿尚存活者,多因肺发育不良以及呼吸机相关的肺损伤,而随着早产新生儿的医护条件尽早改善和救治成功,新生儿及呼吸病房的此类患者数量可能会快速增长。但该病合并肺动脉高压者远期预后差,据国外统计,其出院前的累积死亡率为 16%,生后 2 年内死亡率高达 40%[14]。另外,儿童也存在睡眠呼吸障碍风险,尤其是合并 21- 三体综合征、其他综合征或有明显日间嗜睡的患儿应行睡眠监测,对肺动脉高压靶向药物治疗效果差的患儿也建议行睡眠监测。第四大类肺动脉梗阻性肺动脉高压包括肺动脉内血栓、异物(肿瘤、寄生虫等)梗阻或血管炎导致的肺动脉高压。儿童慢性血栓栓塞性肺动脉高压非常少见,仅占0~1.4%。先天性肺动脉分支狭窄也在此类中,但通常会合并其他的先天性心脏病畸形,对其分类非常复杂,需结合具体病例进行分析。

二、诊断及评估

肺动脉高压的病因众多、分类复杂,疑似肺动脉高压的患儿应到专业的儿童肺动脉高压中心就诊,依据规范诊断流程逐一排除或确诊。在诊断思路上,儿童肺动脉高压应首先考虑先天性心脏病相关肺动脉高压、左心疾病相关肺动脉高压和呼吸系统疾病相关肺动脉高压,然后考虑结缔组织病相关肺动脉高压,排除所有已知病因后再考虑特发性肺动脉高压。特发性肺动脉高压为除他性诊断,故需要尽量全面检查评估,尽量避免漏诊或误诊,并积极动员患儿及家属完善相关基因检测。

鉴于右心导管术(RHC)在肺动脉高压诊断中的核心地位,对于心功能稳定的患者,强烈建议行右心导管术。右心导管术并发症发生率在1%~3%,而在经验丰富的中心,儿童右心导管术是安全的[15]。对于WHO功能分级Ⅳ级者,若无创性检查高度怀疑肺动脉高压且病情不稳定时,可以先给予药物治疗,待稳定后再行右心导管术。所有特发性肺动脉高压及遗传性肺动脉高压患者均应完成急性肺血管扩张试验,评估是否应用钙通道阻滞剂。但要注意,即使急性肺血管扩张试验强阳性,若患者病情不稳定,也不建议应用钙通道阻滞剂,而且应用期间需要定期复查急性肺血管扩张试验,只有持续阳性方可继续应用钙通道阻滞剂。

肺动脉高压诊断后的初始评估及治疗效果监测是非常重要的环节。由于儿童检查项目的局限性,需要简便易行、可操作性强的指标作为监测治疗效果和预测预后的指标[16]。WHO功能分级作为最常用的评估手段,是良好地反映儿童肺动脉高压预后的指标。6分钟步行距离用于大龄儿童(至少6岁以上)治疗效果的评估。超声心动图因其良好适用性、无创性,且儿童耐受良好应用广泛,虽然成人的很多超声心动图指标可用于评估右心室功能,但在儿童中仅三尖瓣环收缩期位移(TAPSE)是评估治疗效果及预后的强的预测指标。心脏磁共振是非常可靠的评估右心功能的工具,其测量技术在儿童右心功能的评估和预测作用还需进一步研究支持。儿童可靠的血清生物标志物只有N端前脑钠肽(NT-proBNP)和尿酸,二者在不只在基线状态反应患者预后,治疗期间的变化也可反映预后。

2015年肺动脉高压指南中,肺动脉高压的风险评估采用包括右心衰竭的临床表现、症状进展、晕厥、WHO功能分级、6分钟步行距离、NT-proBNP/BNP水平,以及心肺运动试验、超声心动图及血流动力学的众多指标作为评估指标(表2)[17]。新的指南对适用于儿童的风险评估表进行了一些调整:由于晕厥的临床意义不明,它和心肺运动试验被一并删去,并新增儿童生长发育情况作为评估指标。同成人一样,儿童治疗目标也是使患儿持续处于低危风险组[2]。

表2　儿童肺动脉高压危险分层

危险因素	低危	高危
右心衰竭的临床表现	无	有
症状持续恶化	无	有
6分钟步行试验距离(>6岁者)	>350m	<350m
生长发育情况	正常	受限

续表

危险因素	低危	高危
WHO 功能分级		Ⅲ、Ⅳ
血浆 BNP/NT-proBNP	正常或轻微升高	显著升高
超声心动图		右心房/右心室扩张 左心室内径小 右心室/左心室内径比例增高 三尖瓣环收缩期位移(TAPSE)减低 右心室面积变化分数(FAC)减低 心包积液
血流动力学	体循环心室心排血指数 >3L/(min·m²) 腔静脉血氧饱和度 >65% 急性肺血管扩张试验阳性反应	体循环心室心排血指数 <2.5L/(min·m²) 右心房平均压 >10mmHg 肺血管阻力指数(PVRI)>20WU·m² 腔静脉血氧饱和度 <60% 肺动脉顺应性指数 <0.85ml/(mmHg·m²)

三、肺动脉高压的治疗

(一) 一般建议

我们需要鼓励轻到中度肺动脉高压患儿参加一些轻到中度的有氧运动,运动强度以不出现呼吸困难、胸痛和晕厥等症状为宜;应避免进入高原地带,乘坐飞机时应吸氧,有症状的高海拔缺氧相关肺动脉高压儿童建议迁移至低海拔地区生活;积极预防肺部感染,一旦出现肺部感染,应尽早诊断、及时治疗;如无禁忌,建议接种呼吸道合胞病毒、流感、肺炎链球菌疫苗;积极开展对患儿及家长的心理支持,消除心理障碍,增强治疗信心,促进心理康复。

(二) 药物治疗

尽管随着肺动脉高压治疗的不断进展,患者的生存率明显提高,但是对于儿童患者,仍存在较大的挑战和困难。由于儿童生长发育的特点,以及对不同药物的代谢水平,难以由成人用药经验直接推广至儿童,更不能将儿童当作缩小版的成人,尤其是有效的安全剂量及药物不良反应的研究在儿童中进行的很少。即使如此,在儿童肺动脉高压患儿中应用靶向药物的治疗也显示了较好的效果和益处。

1. 钙通道阻滞剂 钙通道阻滞剂只适用于急性肺血管扩张试验反应阳性且年龄 >1岁的患儿。常用药物包括硝苯地平[2~5mg/(kg·d)]、地尔硫䓬[3~5mg/(kg·d)]、氨氯地平(2.5~10mg/d),由于维拉帕米的负性肌力作用较大,不推荐使用。服药期间需要密切随访,并重复急性肺血管扩张试验并持续阳性。钙通道阻滞剂治疗后临床症状和血流动力学参数无明显改善者,需要尽早更换靶向药物治疗。

2. 前列环素类似物 静脉持续应用伊前列醇以及静脉/皮下持续注射曲前列尼尔均可改善特发性肺动脉高压患儿血流动力学参数和生活质量,提高其生存率。我国目前可用的制剂有静脉或皮下注射曲前列尼尔。先天性心脏病围术期患者出现肺高压危象治疗时,雾化吸入伊洛前列素有显著疗效,可替代一氧化氮。

3. 5 型磷酸二酯酶抑制剂 5 型磷酸二酯酶抑制剂包括西地那非和他达拉非,均可用于成人动脉型肺动脉高压患者。2011 年欧洲药品监督监理局批准西地那非应用于 1~17 岁的儿童肺动脉高压患者,其推荐剂量为年龄 <1 岁者,按照 0.5~1mg/kg,每日 3 次;体重 <20kg 者,10mg/ 次,每日 3 次;体重 >20kg 者,20mg/ 次,每日 3 次。2009 年美国 FDA 批准他达拉非用于成人,针对儿童患者的研究也正在进行之中。

4. 内皮素受体拮抗剂　目前在中国上市的内皮素受体拮抗剂包括波生坦、安立生坦、马昔腾坦,但均无儿童适应证。2009 年欧洲药品监督监理局批准波生坦用于 2 岁以上的儿童 PAH 的治疗,推荐的剂量为 2mg/kg,后将年龄放宽至 1 岁以上儿童。2017 年美国 FDA 也批准波生坦用于 3 岁及以上特发性肺动脉高压及先天性心脏病相关肺动脉高压儿童。服用波生坦期间应每月监测肝功能。安立生坦对于儿童患者的疗效和安全性研究也正在进行之中。

5. 吸入一氧化氮(NO)　对足月或接近足月的新生儿持续肺动脉高压(PPHN),吸入 NO 能迅速降低肺动脉压力、改善肺血流,从而减少对体外膜肺氧合治疗(ECMO)的需求。对先天性心脏病围术期的反应性肺动脉高压和肺高压危象也有较好的治疗效果。

(三)目标为导向的治疗方案

同成人类似,儿童肺动脉高压治疗的最终目标应是提高生存率,并达到其日常活动不受限的状态[2]。若患者风险过程中持续低危,可先采用单药治疗或加入吸入制剂(伊洛前列素),但早期联合治疗可收到更好的效果。若低危患者出现病情恶化,应尽早加入多药联合治疗。对于初始高危患者,均应起始静脉用药,包括依前列醇和曲前列尼尔。若高危患者持续恶化,应该尽早考虑肺移植或姑息手术(下面详细叙述),并进行密切观察及反复多次评估[2]。

(四)外科手术治疗

最后我们探讨肺动脉高压的外科治疗,肺动脉高压是一类目前尚无法治愈的疾病,对于持续恶化患者,肺移植是他们最后的手段,而且近年来肺移植成功率和远期存活情况有了明显的改善。在肺移植候选患者等待供体阶段,或内科治疗无效者可考虑姑息性外科手术,包括房间隔造口术和 Potts 术。房间隔造口术通过手术制造的房间隔缺损减轻右心负荷,但房水平的右向左分流可降低冠状动脉和脑的氧供应,且对右心负荷的改善程度不及 Potts 手术。Potts 手术是通过手术连接左肺动脉与降主动脉,即人造的动脉导管未闭,术后患者仅下半身血氧降低,并由于有效降低了右心室后负荷,改善室间隔偏移,增加左心室做功。2015 年 Baruteau 等发表的研究中有 24 例儿童肺动脉高压(其中 19 例外科手术,6 例动脉导管支架植入)接受 Potts 术,虽然早期有 3 例死亡,但其余 21 例远期随访效果良好,这对终末期肺动脉高压患者是极大的鼓舞[2,18]。

四、总　　结

儿童并不是按比例缩小版的成人,作为成长中的个体,儿童全身各个器官功能逐步发育的特点,决定了独特的发病特点和治疗策略,所以即使类似的疾病也不能一概而论,在诊疗过程中,往往要倍加小心、仔细分析、个体化评估,并提出个体化最佳治疗方案。面对一种预后不佳,甚至可能永远不能治愈的疾病,我们的工作除了要评估病情、治疗疾病,安抚患儿的焦虑不安、增强父母的治疗信心也是至关重要的。

虽然前路漫漫、挑战重重,但不论年龄大小,每个人都有争取健康幸福的权利,也值得我们为之不懈努力。

(李强强　顾虹)

参 考 文 献

［1］GALIÈ N,HUMBERT M,VACHIERY J L,et al. 2015 ESC/ERS Guidelines for the diagnosis and treatment of pulmonary hypertension:The Joint Task Force for the Diagnosis and Treatment of Pulmonary Hypertension of the European Society of Cardiology(ESC) and the European Respiratory Society(ERS):Endorsed by:Association for European Paediatric and Congenital Cardiology(AEPC),International Society for Heart and Lung Transplantation(ISHLT)［J］. Eur Heart J,2016,37:67-119.

［2］ROSENZWEIG E B,ABMAN S H,ADATIA I,et al. Paediatric pulmonary arterial hypertension:updates on definition,classification,diagnostics and management［J］. Eur Respir J,2019,53(1). pii:1801916.

［3］LI Q,DIMOPOULOS K,ZHANG C,et al. Acute Effect of Inhaled Iloprost in Children with Pulmonary Arterial Hypertension Associated with Simple Congenital Heart Defects［J］. Pediatr Cardiol,2018,39(4):757-762.

［4］SITBON O,HUMBERT M,JAÏS X,et al. Long-term response to calcium channel blockers in idiopathic pulmonary arterial hypertension［J］. Circulation,2005,111:3105-3111.

［5］BEGHETTI M,BERGER R M,SCHULZE-NEICK I,et al. Diagnostic evaluation of paediatric pulmonary hypertension incurrent clinical practice［J］. Eur Respir J,2013,42:689-700.

［6］ABMAN S H,HANSMANN G,ARCHER S L,et al. Pediatric pulmonary hypertension:guidelines from the American Heart Association and American Thoracic Society［J］. Circulation,2015,132:2037-2099.

［7］MOLEDINA S,HISLOP A A,FOSTER H,et al. Childhood idiopathic pulmonary arterial hypertension:a national cohort study［J］. Heart,2010,96:1401-1406.

［8］VAN LOON R L,ROOFTHOOFT M T,HILLEGE H L,et al. Pediatric pulmonary hypertension in the Netherlands. Epidemiology and characterization during the period 1991 to 2005［J］. Circulation,2011,124:1755-1764.

［9］LI L,JICK S,BREITENSTEIN S,et al. Pulmonary arterial hypertension in the USA:an epidemiological study in a large insured pediatric population［J］. Pulm Circ,2017,7:126-136.

［10］LIU D,LIU Q Q,GUAN L H,et al. BMPR2 mutation is a potential predisposing genetic risk factor for congenital heart disease associated pulmonary vascular disease［J］. Int J Cardiol,2016,211:132-136.

［11］LEVY M,EYRIES M,SZEZEPANSKI I,et al. Genetic analyses in a cohort of children with pulmonary hypertension［J］. Eur Respir J,2016,48:1118-1126.

［12］宋红梅,魏珉. 儿童结缔组织病相关性肺动脉高压的诊断与治疗［J］. 中华儿科杂志,2008,46(11):847-850.

［13］邢燕,宋红梅,吴晓燕,等. 小儿结缔组织病并发的肺动脉高压临床分析［J］. 中华儿科杂志,2008,46(11):822-826.

［14］MOURANI P M,SONTAG M K,YOUNOSZAI A,et al. Early pulmonary vascular disease in preterm infants at risk for bronchopulmonary dysplasia［J］. Am J Respir Crit Care Med,2015,191:87-95.

［15］JASSAL A,CAVUS O,BRADLEY E A. Pediatric and adolescent pulmonary hypertension:what is the risk of undergoing invasive hemodynamic testing?［J］. J Am Heart Assoc,2018,7:e008625.

［16］PLOEGSTRA M J,ZIJLSTRA W M,DOUWES J M,et al. Prognostic factors in pediatric pulmonary arterial hypertension:a systematic review and meta-analysis［J］. Int J Cardiol,2015,184:198-207.

［17］BOUCLY A,WEATHERALD J,SAVALE L,et al. Risk assessment,prognosis and guideline implementation in pulmonary arterial hypertension［J］. Eur Respir J,2017,50(2). pii:1700889.

［18］BARUTEAU A E,BELLI E,BOUDJEMLINE Y,et al. Palliative Potts shunt for the treatment of children with drug-refractory pulmonary arterial hypertension:updated data from the first 24 patients［J］. Eur J Cardiothorac Surg,2015,47:e105-e110.

急性肺栓塞的干预策略

一、急性肺栓塞概述

急性肺栓塞（pulmonary embolism，PE）是静脉血栓栓塞症（venous thromboembolism，VTE）最严重的临床表现。大部分肺栓塞可能无症状或者被偶然发现[1]，部分肺栓塞可能直接以猝死发病，因此肺栓塞的流行病学资料准确性不高。肺栓塞是患者死亡、就医和住院的主要原因之一，据 2004 年欧盟六国的资料统计，有 317 000 人因 VTE 死亡[1]，其中 34% 突发致命性肺栓塞，只有 7% 的人在死前被确诊。

急性 PE 早期危险分层基于患者因 PE 住院或 30 天内死亡（图 1），这个危险分层对指南建议的诊断和治疗决策都有重要的意义，通过评估患者是否存在休克或持续性低血压分为高危和非高危[2]。

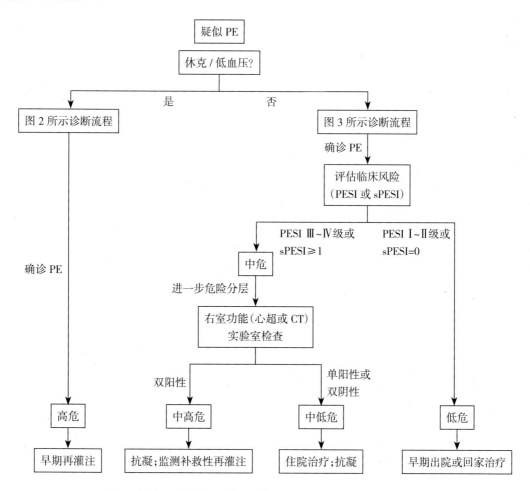

图 1　急性 PE 早期危险分层（基于 PE 相关入院或 30 天死亡率）

肺栓塞常因临床表现不特异而被漏诊,因此一旦怀疑肺栓塞,应尽快完善相关检查确诊。这些患者可能会表现为呼吸困难、胸痛、晕厥前兆或晕厥和/或咯血[3]。临床常用的评分系统包括 Wells 评分和修正的 Geneva 评分(表 1),其评估简便,并且已被广泛验证。不论使用哪一种评分,PE 患者的确诊比率在三分类法的低度可能组达到 10%,中度可能组为 30%,高度可能组为 65%;二分类法中,在 PE 不太可能的类别中被确认 PE 的患者比例约为 12%[4]。

表 1　Wells 评分和修正的 Geneva 评分

项目	临床评分	
Wells 评分	原始版	简化版
既往 PE 或 DVT 病史	1.5	1
心率≥100 次 /min	1.5	1
过去 4 周手术或制动	1.5	1
咯血	1	1
活动期肿瘤	1	1
DVT 的临床体征	3	1
其他诊断的可能性小于 PE	3	1
临床可能性		
三分类法		
低度可能	0~1	不适用
中度可能	2~6	不适用
高度可能	≥7	不适用
两分类法		
PE 不太可能	0~4	0~1
PE 可能	≥5	≥2
修正的 Geneva 评分	原始版	简化版
既往 PE 或 DVT 病史	3	1
心率		
75~94 次 /min	3	1
≥95 次 /min	5	2
过去 1 个月手术或骨折	2	1
咯血	2	1
活动期肿瘤	2	1
单下肢疼痛	3	1
下肢深静脉触痛及单侧水肿	4	1
年龄 >65 岁	1	1
临床可能性		
三分类法		
低度可能	0~3	0~1
中度可能	4~10	2~4
高度可能	≥11	≥5
两分类法		
PE 不太可能	0~5	0~2
PE 可能	≥6	≥3

注:DVT:深静脉血栓形成(deep vein thrombosis)

急性血栓形成时因为凝血和纤溶同时激活,因此血浆中 D- 二聚体水平会升高,D- 二聚体的阴性预测价值较高,正常的 D- 二聚体表明急性肺栓塞或深静脉血栓形成的可能性不大。当身体出现肿瘤、炎症、出血、创伤、手术以及组织坏死时,体内也会产生纤维蛋白,因此 D- 二聚体的阳性预测价值不高,不能用来确诊肺栓塞[2]。急诊科大约 30% 的疑似肺栓塞患者,通过 D- 二聚体检测阴性结合临床可能性评估,可以排除肺栓塞,而不需要进一步检查。近期的研究表明,使用根据年龄界限调整 D- 二聚体检测可以提高其效能[5],近期的一项荟萃分析表明,根据年龄调整的 D- 二聚体检测特异性从 34% 提高到 46%,同时保持了大于 97% 的敏感性[6]。

二、急性肺栓塞诊断策略

可疑肺栓塞患者筛查确诊率很低,仅 10%~35%[7]。因此,使用诊断流程非常重要,临床评估系统、血浆 D- 二聚体检测及影像学检查的联合运用证实有效。对急诊科、住院患者和初级护理部门的疑似肺栓塞患者,实施这些诊断策略后发现[8],未遵循诊断策略的患者,3 个月抗凝治疗后 VTE 复发和心源性猝死显著增加。2014 年 ESC 给出了明确的诊断流程建议(图 2)。

疑似高危 PE 患者可能会表现为危及生命的休克或低血压,需要和急性瓣膜病、心脏压塞、ACS 以及主动脉夹层相鉴别。如果患者的血流动力学障碍与急性 PE 所致的急性肺动脉高压和右心功能障碍有关,则最有用的

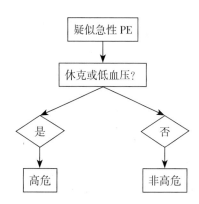

图 2　疑诊高危肺栓塞患者诊断流程

初步检查方式可能是床旁经胸超声心动图,一旦证据确凿或者同时发现了右心系统血栓,则再灌注治疗的证据增加。当然,一旦患者通过支持治疗血流动力学稳定后,应该完成 CTPA 进行确诊。如果疑似 ACS 患者同时不能排除 PE 可能,一旦直接进入导管室进行造影检查排除 ACS 后,也可同时进行肺动脉造影检查评估有无 PE 或者同时进行经皮导管介入治疗(图 3)。

对于没有休克或低血压状态的疑似 PE 患者,CTPA 是主要的确诊方式,但不是首选方式,因为大部分疑似 PE 患者可能不存在肺栓塞。急诊科患者,建议 D- 二聚体检测合并临床可能性评估作为排除 PE 诊断的首选方式,因为可能有 30% 的患者可以通过这一方式被筛除,并且他们 3 个月内发生栓塞事件的风险低于 1%。但是由于 D- 二聚体的阴性预测值较低,若临床评估 PE 的可能性较高,则进行 D- 二聚体检测的必要性不高[2]。大多数中心会把 CTPA 作为 D- 二聚体阳性患者的次选检查,临床可能性较高患者的首选检查。

疑似肺栓塞患者同时还应该进行下肢静脉加压超声检查,30%~50% 的肺栓塞患者合并下肢深静脉血栓,一旦发现近心端下肢深静脉血栓,应尽早启动抗凝治疗,尤其对于肾功能不全、造影剂过敏或妊娠等有 CTA 相对禁忌证的患者[7,9]。当然,对于拥有肺通气灌注扫描设备的中心,该项检查在 D- 二聚体阳性和 CTA 相对禁忌的患者也可作为首选,尤其是对于因 CT 射线检查可能增加乳腺癌风险的年轻女性患者。

当然也有越来越多的证据表明,可能存在 PE 的过度诊断[10]。来自美国的数据显示,CTPA 检查使 PE 的表观发病率上升了 80%,但对死亡率没有显著影响。一些专家认为 CTA 偶然发现的 PE 应该接受治疗,尤其是合并近心端肺栓塞的肿瘤患者,但是这种建议缺乏有

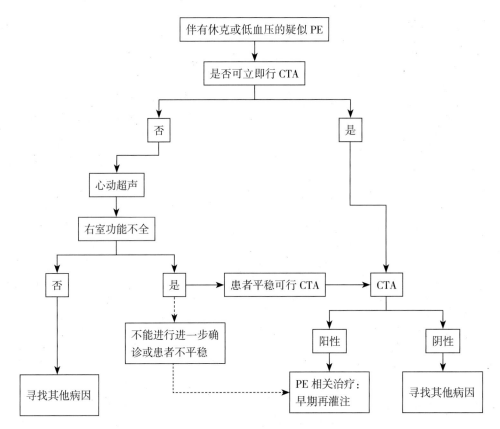

图3　疑诊非高危肺栓塞患者诊断流程(基于 CTPA 检查)

效的证据支持[11]。

目前看来,对于非创伤性胸痛患者进行"胸痛三联"(针对冠状动脉疾病、PE 和主动脉夹层)的 CT 血管造影检查对冠状动脉疾病的排查相对准确。然而,考虑到目前发表的研究中 PE 和主动脉夹层的发生率不高(低于 1%),这种诊断方法的获益风险比(包括辐射增加和造影剂使用)仍需要充分评估[12]。

三、急性肺栓塞治疗策略

急性肺栓塞治疗策略如图 4 所示。伴有休克或低血压的 PE 患者院内死亡的风险很高,尤其是在入院后的几小时。除了血流动力学和呼吸支持外,静脉给予普通肝素应作为首选的抗凝模式,全身溶栓是高危 PE 患者首选的早期再灌注治疗方案,对于有溶栓禁忌证的患者以及溶栓不能改善血流动力学状态的患者,在有外科手术条件的中心,建议进行外科手术取栓,有条件进行介入治疗的中心,经皮导管介入也可以作为另一种手术方式。当然,手术决策最好由包括胸外科和心脏介入等专家在内的多学科团队评估。

当然,大多数急性 PE 患者可能没有血流动力学障碍,因此排除严重肾功能障碍后,根据每千克体重给药的低分子肝素或磺达肝癸钠可以作为首选治疗,并且这些药物无需监测凝血指标。没有休克或低血压的患者在确诊 PE 后需要进一步危险分层,最好使用 PESI 或 sPESI 评分作为有效的评估方式。PESI Ⅰ级或Ⅱ级的低危患者,以及 sPESI 0 分的患者(表2),如果依从性好,应考虑早期出院和门诊治疗。对于其他患者,应通过超声心动图(或 CTA)

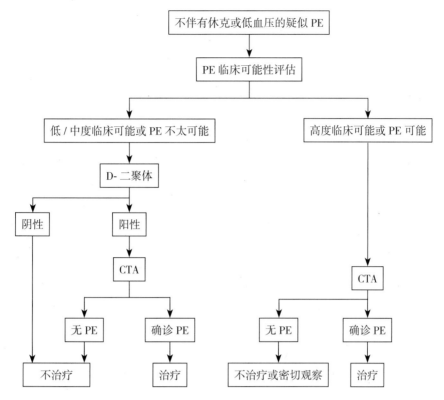

图4 急性肺栓塞风险管理策略（危险分层见表2）

表2 基于早期死亡风险的急性PE患者分层

早期死亡风险	风险参数及评分			
	休克或低血压	PESI Ⅲ~Ⅴ级或 sPESI>1分	影像学检查示右室 功能不全	心肌损伤标志物
高危	+	+	+	+
中危				
中高危	−	+	双阳性	
中低危	−	+	单阳性或双阴性	
低危	−	−	选择性评估；如评估，则双阴性	

检查和肌钙蛋白检测评估右心功能。根据最近发表的一项随机试验结果，超声心动图或CT扫描显示右心功能障碍并且肌钙蛋白检测阳性的急性PE患者属于中高危人群（表2）。足量系统溶栓治疗，作为早期再灌注首选治疗方式，可以预防潜在的危及生命的血流动力学障碍，然而这一获益却被出血性脑卒中或大出血的高风险所抵消[13]。因此，对于中高危PE患者，不建议将系统溶栓作为常规治疗，但如果出现血流动力学障碍的临床表现，则应予以考虑。对于极有可能出现血流动力学障碍并且系统溶栓预期出血风险较高的中高危PE患者，外科手术取栓或经皮导管介入可作为补救性替代治疗措施。其他的实验室标志物如BNP、NT-proBNP和H-FABP，在临床队列研究中也表现出对于临床及影像学预后具有一定的参考价值[2]。

PESI Ⅲ级及以上或 sPESI>1 分的血压正常的患者,超声心动图(或 CTA)或肌钙蛋白检测单阳性,或两者均正常,属于中低危组。该组患者建议抗凝治疗,现有证据不支持早期再灌注治疗,并且没有证据表明卧床休息对这些患者有临床获益。

高危肺栓塞定义为收缩压 <90mmHg,或较基础值下降≥40mmHg,持续时间 >15 分钟,并除外由新发心律失常、低血容量或败血症引起的低血压休克。

右室功能不全的超声心动图标准包括右室扩张和 / 或舒张末期右室 / 左室直径比值增大(在大多数研究中,报道的阈值为 0.9 或 1.0);右室游离壁运动减低;三尖瓣反流速度增加;或以上各项的组合。在 CTA(心脏四腔图)中,右室功能不全定义为舒张末期右室 / 左室直径比值(阈值为 0.9 或 1.0)增加。心肌损伤标志物(如肌钙蛋白 I 或 T 浓度升高)或右室功能不全导致的心力衰竭指标异常(血浆中钠尿肽浓度升高)。低血压或休克患者既不需要计算 PESI(或 sPESI),也不需要实验室检测。PESI 分级 I~Ⅱ,或 sPESI 为 0 分,心肌损伤标志物增高或影像学检查显示右室功能不全,也被归为中低危,这适用于 PESI 指数计算前已经获得影像学或生物标志物结果的情况。

(一)血流动力学和呼吸支持

急性右室衰竭所致的心排血量下降是高危 PE 患者的主要死因,因此,支持治疗对 PE 和右室衰竭患者至关重要。实验研究表明,积极扩容治疗并不会使此类患者获益,反而会引起机械拉伸过度或反射性抑制收缩,从而使右室功能恶化。另一方面,适度(500ml)的液体刺激可能有助于提高低心排血量血压正常的 PE 患者的心排血量[2]。

药物治疗、外科手术或介入再灌注治疗的同时(或等待特异性治疗的时候),经常需要使用血管活性药物。去甲肾上腺素通过直接正性肌力作用改善右室功能,同时通过刺激外周血管 α 受体和提高体循环压力改善右心冠脉灌注。不过,仅适用于低血压患者。小型临床试验的结果证实,对于低心排血量血压正常的 PE 患者建议使用多巴酚丁胺和 / 或多巴胺。不过,将心排血量过分提高,可能会导致通气 - 灌注失调,因为该过程会将高阻血管的血流重新分配到低阻血管中。相对而言,肾上腺素则结合了去甲肾上腺素和多巴酚丁胺的优点,但却没有后者的全身血管舒张作用。因此,它可能更适合 PE 休克患者。

血管扩张剂可降低肺动脉压和肺血管阻力,但这些药物在全身给药后对肺血管系统缺乏特异性。根据小型临床研究数据,吸入一氧化氮可改善 PE 患者的血流动力学状态和气体交换[14]。初步研究资料表明,左西孟旦可通过舒张肺血管和增加右室收缩力来恢复急性 PE 患者的右室 - 肺动脉耦合[15]。

低氧血症和低碳酸血症在 PE 患者中较为常见,但多数情况下病情较轻。但当合并卵圆孔未闭时,低氧血症会加重,尤其右房压超过左房压时[2]。但是,氧疗可以改善低氧血症。当需要机械通气时,呼气末正压应谨慎使用,因为机械通气引起的胸腔内正压可能减少高危 PE 患者的静脉回流,从而加重右室衰竭。应使用低潮气量(约 6ml/kg 去脂体重),以保持吸气末压力 <30cmH$_2$O。

试验证据表明,体外膜肺对于高危 PE 患者可能有效,但仅有个案报道[2]。

(二)抗凝治疗

急性 PE 患者抗凝治疗的目的是预防早期死亡和复发性症状性或致命性 VTE,抗凝标准时间至少 3 个月。前 5~10 天,建议给予肠外抗凝剂(包括普通肝素、低分子肝素或磺达肝癸钠)。肠外肝素应与维生素 K 拮抗剂(VKA)重叠或者桥接直接口服抗凝——达比加群或依度沙班。如果选择利伐沙班或阿哌沙班,则直接开始口服或者肠外肝素使用 1~2 天后。

如果直接使用,则需要给予利伐沙班 3 周 / 阿哌沙班 7 天的负荷剂量。在某些情况下,抗凝治疗超过 3 个月或者无限期抗凝,可能是为了预防血栓复发,这时就需要权衡复发与出血的风险。

1. **肠外抗凝** 临床可能性评估为高度或中度的 PE 患者在等待确诊性检查结果的同时,应启动肠外抗凝。可使用静脉注射普通肝素、皮下注射低分子肝素或皮下注射磺达肝癸钠。低分子肝素或磺达肝癸钠可能选择性更高,因为它们具有较低的大出血风险和肝素诱导的血小板减少症的可能[16]。但普通肝素更适用于打算早期再灌注治疗的患者或者严重肾功能受损(肌酐清除率 <30ml/min)、严重肥胖的患者,因为普通肝素半衰期短,易于监测,可以被鱼精蛋白迅速逆转。普通肝素需要监测 APTT 和血小板。其用法如表 3 所示。

表 3 静脉泵入普通肝素时 APTT 的监测与药物调整

APTT 监测	初始剂量及调整剂量	下次 APTT 测定的间隔时间(h)
治疗前检测基础值	初始剂量:80U/kg 静注,继以 18U/(kg·h)静滴	4~6
<35s(<1.2 倍正常值)	80U/kg 静注,继以静滴剂量增加 4U/(kg·h)	6
35~45s(1.2~1.5 倍正常值)	40U/kg 静注,继以静滴剂量增加 2U/(kg·h)	6
46~70s(1.5~2.3 倍正常值)	无需调整	6
71~90s(2.3~3.2 倍正常值)	静滴剂量减少 2U/(kg·h)	6
>90s(>3 倍正常值)	停药 1 小时,继以静滴剂量减少 3U/(kg·h),恢复静滴	6

低分子肝素用量建议如表 4 所示。

表 4 低分子肝素用量建议

	剂量	间隔
依诺肝素	1.0mg/kg 或	12 小时 1 次
	1.5mg/kg	每日 1 次
达肝素钠	100IU/kg 或	12 小时 1 次
	200IU/kg	每日 1 次
那曲肝素	86IU/kg 或	12 小时 1 次
	171IU/kg	每日 1 次
磺达肝癸钠	5mg(体重 <50kg)	每日 1 次
	7.5mg(体重 50~100kg)	
	10mg(体重 >100kg)	

低分子肝素不需要常规监测凝血,但应考虑在妊娠期间定期监测抗 Xa 因子活性(抗 Xa 水平)[2]。抗 Xa 因子活性的峰值应在最后一次注射 4 小时后测量,而低谷值应在下一次低分子肝素注射前 4 小时测量;每日 2 次用药的目标范围为 0.6~1.0IU/ml,每日 1 次用药的目标范围为 1.0~2.0IU/ml。

磺达肝癸钠是一种选择性 Xa 因子抑制剂,每日皮下注射 1 次,按体重调整剂量,无需监测凝血(表3)。严重肾功能不全(肌酐清除率<30ml/min)的患者禁用磺达肝癸钠,因为药量累积会增加出血的风险。中度肾功能不全(肌酐清除率30~50ml/min)的患者也会出现累积效应,因此,这些患者的剂量应减少50%[17]。

2. **维生素K拮抗剂** 口服抗凝血剂最好与肠外抗凝同时开始使用。50多年来,VKAs一直是口服抗凝药的"金标准",华法林、阿西诺香醇、菲普罗克素、菲尼酮和氟尼酮仍是PE的主要口服抗凝药[18]。VKAs与普通肝素(UFH)、低分子肝素或磺达肝癸钠至少重叠5天,直到国际标准化比值(INR)连续2天在2.0~3.0。华法林可在年轻(例如<60岁)或其他健康门诊患者中以10mg剂量起始,在高龄和住院患者中以5mg剂量起始。每日剂量根据未来5~7天的INR进行调整,目标水平为INR在2.0~3.0,快速药物遗传学检测可以提高华法林剂量的准确性。两种基因的变异可能占华法林剂量变异的1/3以上,其中一个基因决定了细胞色素CYP2C9的活性,CYP2C9是一种肝内的同工酶,可以将华法林的S异构体转化为非活性形式,而另一种基因则决定了维生素K环氧还原酶的活性,这种酶可以产生活性维生素K。根据药物遗传学检测,结合基因型和临床数据推荐华法林剂量[19]。但是一项针对1015名患者的比较基于基因型数据结合临床变量的华法林负荷量与仅基于临床数据的负荷量的研究表明,治疗第4天至第28天,两组患者的TTR(治疗窗内时间)均未见明显改善[20]。一项涉及548名患者的试验也显示,与完全基于临床信息的负荷方案相比,醋酸香豆素或苯丙香豆素的负荷方案(基于基因分型,结合临床变量如年龄、性别、身高、体重、胺碘酮使用情况)的临床结局没有改善[21]。综上所述,临床试验的结果似乎表明,药物遗传学检测并没有提高VKAs的用药质量。根据患者的临床数据给药可能优于固定负荷剂量,要把重点放在改善抗凝治疗的基础设施建设上,比如将INR检测与向患者提供反馈以及个体化剂量调整的流程进行优化。

3. **直接口服抗凝剂** 使用DOACs治疗VTE的试验结果表明,这些药物的疗效非劣效于标准肝素/VKA方案,而且可能更安全(尤其是在大出血方面)[22]。所有试验的VKA治疗都获得了较高的TTR值,研究人群包括年轻患者,很少有癌症患者。目前,DOACs可作为标准治疗的替代方案,利伐沙班、达比加群和阿哌沙班已在欧盟被批准用于VTE治疗。欧洲心律协会(European Heart Rhythm Association)发表了在不同临床情况下DOACs的应用和出血并发症处理的实用性建议[23]。DOACs的地位在新的ACCP指南中较前提高,优选于VKAs,其用法如表5所示。

表5 DOACs在PE抗凝中的用法及其代谢特点

药物	用法	肾脏清除
达比加群	胃肠外抗凝至少5天 150mg 每日2次	++++
利伐沙班	15mg 每日2次,用3周 20mg 每日1次	++
阿哌沙班	10mg 每日2次,用7天 5mg 每日2次	+
依度沙班	胃肠外抗凝至少5天 60mg 每日1次	++

(三)溶栓治疗

急性PE的溶栓治疗比单纯用普通肝素抗凝更能迅速恢复肺动脉灌注。早期开通肺动脉阻塞可迅速降低肺动脉压力和阻力,同时改善右室功能。溶栓治疗的血流动力学获益仅限于最初几天,治疗1周后,获益不大。

我们建议急性PE患者合并低血压(即收缩压<90mmHg,持续15分钟以上),无溶栓禁忌证者,采用溶栓治疗[24]。低血压越严重、持续时间越长,休克与心肌损害的相关特征越明显,则系统溶栓治疗的适应证越强。反之,如果低血压是短暂的或不明显的,没有休克或心肌损害的特征,并且有出血的危险因素,则更倾向于与选择初始抗凝治疗而不是系统溶栓。如果不进行系统溶栓,而低血压持续存在或变得更明显,或休克、心肌损伤的临床特征进展或恶化,则可以启动系统溶栓治疗。

溶栓方案见表6,溶栓禁忌证见表7。推荐2小时溶栓方案,而不建议第一代溶栓药所使用的12~24小时方案。瑞替普酶和去氨普酶在改善血流动力学参数方面与重组组织型纤溶酶原激活剂(rtPA)结果类似;替奈普酶在中危PE患者中和安慰剂进行对比。目前,上述药物都没有推荐用于PE[13,25]。

表6　PE溶栓方案

溶栓药	PE溶栓方案建议	溶栓药	PE溶栓方案建议
链激酶	25万IU负荷量,30分钟 继以10万IU/h,12~24小时 快速给药方案:150万IU,2小时	尿激酶	4 400IU/kg负荷量,10分钟 继以2 200IU/(kg·h),12小时 快速给药方案:2万IU/kg,2小时
		rtPA	50mg,2小时

表7　溶栓禁忌证[2]

绝对禁忌证	相对禁忌证
既往出血性脑卒中或不明原因脑卒中 既往6个月缺血性脑卒中 中枢神经系统损伤或肿瘤 既往3周重大外伤/手术/头部外伤 既往1个月消化道出血 出血倾向	既往6个月TIA 口服抗凝药 妊娠或产后1周 穿刺部位无法压迫 创伤性心肺复苏 难治性高血压(收缩压>180mmHg) 晚期肝病 感染性心内膜炎 活动期消化性溃疡

使用链激酶或尿激酶时应停用普通肝素,使用rtPA则不需要。溶栓时已接受低分子肝素或磺达肝癸钠的患者中,应将普通肝素延迟至最后一次低分子肝素注射后12小时(每日2次),或延迟至最后一次低分子肝素或磺达肝癸钠注射后24小时(每日1次)。考虑到溶栓相关的出血风险以及可能需要立即停止或逆转肝素抗凝作用的可能性,在溶栓治疗结束后改用低分子肝素或磺达肝癸钠前继续用普通肝素抗凝数小时似乎是合理的。从36小时内临床和超声心动图指标改善来看,90%的患者对溶栓反应良好,而最大的获益时间是症状出现后48小时内,当然对于症状持续6~14天的患者,溶栓仍然是有用的。对于危及生命的高危肺栓塞患者而言,大多数溶栓禁忌证都是相对的。对于没有血流动力障碍的患者,溶栓的临床获益一直存在争议。溶栓治疗有大出血的风险,包括颅内出血。试验数据汇总分析显示,颅内出血发生率在1.9%~2.2%,并且与年龄增长和合并症有关[13]。在一项包括121名中

危 PE 患者和另一项针对 118 名血流动力学不稳定或"严重肺阻塞"PE 患者的试验中,使用减少剂量的 rtPA 是安全的[2]。另一种方法可能包括使用小剂量溶栓剂进行局部、导管介导、超声辅助溶栓。对于活动性右心血栓,溶栓治疗的效果仍存在争议。在一些系列报道中有良好结局,但在其他报道中,溶栓治疗后短期死亡率仍超过 20%[2]。

(四)外科血栓切除术

血栓切除术历史悠久、技术成熟,可用于高危 PE 或部分中高危 PE 患者,特别是溶栓禁忌或溶栓失败的患者[2]。

(五)经皮导管介入治疗

介入治疗的目的是清除主肺动脉的血栓,以恢复右室功能,改善症状和生存率。适用于伴低血压的急性 PE 患者同时具备下述情况:①出血风险高;②系统溶栓失败;③在系统溶栓起效前可能导致死亡的休克(例如,在数小时内),如果有适当的专业知识和资源,我们建议采用导管辅助溶栓治疗[24]。急性 PE 的介入导管治疗包括在出血风险不高的情况下给予导管介导的溶栓治疗,或在出血风险高的情况下给予不溶栓的导管介入治疗。

对于有绝对溶栓禁忌证的患者来说,介入治疗的方式包括:①猪尾或球囊导管碎栓术;②流体力学装置血栓消融术;③抽吸导管吸栓术;④血栓旋切术。对于无绝对溶栓禁忌证的患者,导管介导的溶栓或药械耦联溶栓可作为选择之一。

低剂量导管介导的溶栓后早期右室功能恢复的程度与标准剂量全身溶栓后相似。系统溶栓治疗最重要的限制是增加了出血的风险,包括颅内出血。由于导管介导的介入治疗使用较低剂量的溶栓药物(例如,大约系统溶栓药物的 1/3),所以在偏远部位(例如颅内、胃肠道)出血可能较少。然而,比系统溶栓更有效的原因可能有 2 个:①局部溶栓药物的浓度较高,将药物直接注入肺动脉;②血栓捣碎后局部导管注入的药物增加,渗透率增加,由此增强内源性或药物溶栓的力度。观察性研究也表明,导管介入治疗可以有效地清除肺动脉的血栓,降低肺动脉压力,改善右心室的功能,而大出血的风险不高。没有随机试验或观察性研究将导管介导的溶栓治疗与系统溶栓治疗进行比较,对于需要溶栓治疗且出血风险不高的患者,ACCP10 更倾向于系统溶栓治疗而非导管介入溶栓治疗,因为与单纯抗凝相比,支持系统溶栓的证据更多。

(六)腔静脉滤器

腔静脉滤器适用于有绝对抗凝禁忌的急性 PE 患者和尽管充分抗凝仍有客观证据证实 PE 复发的患者。观察性研究表明,腔静脉滤器的植入可能会减少急性 PE 相关死亡率,但是 VTE 复发风险增加[2]。大约 10% 的患者会出现包括滤器内血栓在内的早期并发症,晚期并发症更为常见,约 20% 的患者出现 DVT 复发,高达 40% 的患者出现血栓后综合征。无论是否使用了抗凝剂或者抗凝剂持续使用了多久,5 年和 9 年发生腔静脉滤器堵塞的比例为 22% 和 33%[2]。因此,植入非永久性滤器时,建议可以抗凝治疗的情况下尽早取出;而对于可以标准抗凝治疗的患者,并不建议常规使用腔静脉滤器[24]。

(七)妊娠相关肺栓塞

肺栓塞是与妊娠相关的孕产妇死亡的主要原因,产后患 PE 的风险较高,尤其是剖宫产后。妊娠期间疑诊 PE 的孕妇有可能在确诊过程中使胎儿暴露于电离辐射,但是这种担忧有可能会遗漏高危 PE 患者。但是怀孕期间误诊为 PE 也增加了孕妇和胎儿因抗凝治疗带来的出血风险,以及对生产过程的影响。因此,提高诊断的确定性很重要。

D- 二聚体的检测妊娠中的作用有限,因为 D- 二聚体可能在整个孕期可能都是增高的。因此,相关的前瞻性研究正在获得更多的关于 D- 二聚体阈值的证据,可能通过不同的 D- 二聚体检测方法来提高 D- 二聚体在孕妇疑诊 PE 中的准确性,同时进行下肢静脉超声加压检查,一旦发现阳性结果,即可开始启动抗凝治疗。妊娠期确诊 PE 可优先选择肺灌注显像,以减少电离辐射对胎儿的影响。

围生期 PE 的治疗以肝素或普通肝素抗凝为主,因为肝素不会通过胎盘屏障,在乳汁中分泌量也很少[26]。体重较大或肾功能异常的产妇在使用低分子肝素时,可以根据抗 Xa 活性来调整剂量。低分子肝素要在硬膜外镇痛实施前至少停用 12 小时,拔除硬膜外导管 12~24 小时后恢复使用。分娩后可以口服维生素 K 拮抗剂抗凝,至少 6 周,总体治疗时间为 3 个月。除非情况危急,围生期尽量避免溶栓治疗。

(八)肿瘤相关肺栓塞

癌症患者静脉血栓栓塞的总体风险是普通人群的 4 倍[27]。癌症患者术后发生 VTE 的风险尤其增高,因此需要保持持续的警惕性。D- 二聚体阴性仍然具有较高的排除诊断的价值,使用根据年龄调整的 D- 二聚体检测提高了 PE 排除诊断的比例。由于 CT 扫描的广泛性,在越来越多的癌症患者中发现了无症状性 PE,鉴于癌症患者的高风险性,这部分患者也应接受治疗评估。

癌症患者合并急性 PE 时,应首选低分子肝素抗凝治疗,并至少持续 3~6 个月,并定期评估出血风险 - 抗凝获益比。

约有 10% 不明原因的 PE 患者可能在未来 5~10 年内确诊为癌症,大多数病例发生在 PE 确诊后的前 1~2 年。有学者建议,盆腔和腹部 CT 结合乳腺 X 线摄影和痰细胞学检查是对此类患者最有效、危害最小的筛查策略。然而,当如此广泛的筛查策略与基本的临床评估相比时,5 年生存率方面并无获益[28]。

综上所述,急性肺栓塞,尤其是高危和中高危患者,病情凶险、死亡率高,及时、正确的诊断和治疗是降低死亡率的有效措施,根据指南建议的诊断流程、危险分层及治疗策略,做出正确的判断,求因的过程中足疗程抗凝治疗。

(田红燕 孟燕)

参 考 文 献

[1] COHEN A T, AGNELLI G, ANDERSON F A, et al. Venous thromboembolism (VTE) in Europe. The number of VTE events and associated morbidity and mortality [J]. Thromb Haemost, 2007, 98 (4): 756-764.

[2] KONSTANTINIDES S V, TORBICKI A, AGNELLI G, et al. 2014 ESC guidelines on the diagnosis and management of acute pulmonary embolism [J]. Eur Heart J, 2014, 35 (43): 3033-3069, 3069a-3069k.

[3] POLLACK C V, SCHREIBER D, GOLDHABER S Z, et al. Clinical characteristics, management, and outcomes of patients diagnosed with acute pulmonary embolism in the emergency department: initial report of EMPEROR (Multicenter Emergency Medicine Pulmonary Embolism in the Real World Registry) [J]. J Am Coll Cardiol, 2011, 57 (6): 700-706.

[4] CERIANI E, COMBESCURE C, LE GAL G, et al. Clinical prediction rules for pulmonary embolism: a systematic review and meta-analysis [J]. J Thromb Haemost, 2010, 8 (5): 957-970.

[5] PENALOZA A, ROY P M, KLINE J, et al. Performance of age-adjusted D-dimer cut-off to rule out pulmonary embolism [J]. J Thromb Haemost, 2012, 10 (7): 1291-1296.

[6] SCHOUTEN H J, GEERSING G J, KOEK H L, et al. Diagnostic accuracy of conventional or age adjusted D-dimer cut-off values in older patients with suspected venous thromboembolism: systematic review and meta-analysis [J]. BMJ, 2013, 346: f2492.

[7] RIGHINI M, LE GAL G, AUJESKY D, et al. Diagnosis of pulmonary embolism by multidetector CT alone or combined with venous ultrasonography of the leg: a randomised non-inferiority trial [J]. Lancet, 2008, 371 (9621): 1343-1352.

[8] GEERSING G J, ERKENS P M, LUCASSEN W A, et al. Safe exclusion of pulmonary embolism using the Wells rule and

qualitative D-dimer testing in primary care：prospective cohort study ［J］. BMJ，2012，345：e6564.

［9］ RIGHINI M，LE GAL G，AUJESKY D，et al. Complete venous ultrasound in outpatients with suspected pulmonary embolism ［J］. J Thromb Haemost，2009，7（3）：406-412.

［10］ WIENER R S，SCHWARTZ L M，WOLOSHIN S. When a test is too good：how CT pulmonary angiograms find pulmonary emboli that do not need to be found ［J］. BMJ，2013，347：f3368.

［11］ KEARON C，AKL E A，COMEROTA A J，et al. Antithrombotic therapy for VTE disease：Antithrombotic Therapy and Prevention of Thrombosis，9th ed：American College of Chest Physicians Evidence-Based Clinical Practice Guidelines ［J］. Chest，2012，141（2 Suppl）：e419S-e496S.

［12］ AYARAM D，BELLOLIO M F，MURAD M H，et al. Triple rule-out computed tomographic angiography for chest pain：a diagnostic systematic review and meta-analysis ［J］. Acad Emerg Med，2013，20（9）：861-871.

［13］ MEYER G，VICAUT E，DANAYS T，et al. Fibrinolysis for patients with intermediate-risk pulmonary embolism ［J］. N Engl J Med，2014，370（15）：1402-1411.

［14］ SZOLD O，KHOURY W，BIDERMAN P，et al. Inhaled nitric oxide improves pulmonary functions following massive pulmonary embolism：a report of four patients and review of the literature ［J］. Lung，2006，184（1）：1-5.

［15］ KERBAUL F，GARIBOLDI V，GIORGI R，et al. Effects of levosimendan on acute pulmonary embolism-induced right ventricular failure ［J］. Crit Care Med，2007，35（8）：1948-1954.

［16］ COSSETTE B，PELLETIER M E，CARRIER N，et al. Evaluation of bleeding risk in patients exposed to therapeutic unfractionated or low-molecular-weight heparin：a cohort study in the context of a quality improvement initiative ［J］. Ann Pharmacother，2010，44（6）：994-1002.

［17］ GARCIA D A，BAGLIN T P，WEITZ J I，et al. Parenteral anticoagulants：Antithrombotic Therapy and Prevention of Thrombosis，9th ed：American College of Chest Physicians Evidence-Based Clinical Practice Guidelines ［J］. Chest，2012，141（2 Suppl）：e24S-e43S.

［18］ DE CATERINA R，HUSTED S，WALLENTIN L，et al. Vitamin K antagonists in heart disease：current status and perspectives（Section Ⅲ）. Position paper of the ESC Working Group on Thrombosis—Task Force on Anticoagulants in Heart Disease ［J］. Thromb Haemost，2013，110（6）：1087-1107.

［19］ PIRMOHAMED M，BURNSIDE G，ERIKSSON N，et al. A randomized trial of genotype-guided dosing of warfarin ［J］. N Engl J Med，2013，369（24）：2294-2303.

［20］ KIMMEL S E，FRENCH B，KASNER S E，et al. A pharmacogenetic versus a clinical algorithm for warfarin dosing ［J］. N Engl J Med，2013，369（24）：2283-2293.

［21］ VERHOEF T I，RAGIA G，DE BOER A，et al. A randomized trial of genotype-guided dosing of acenocoumarol and phenprocoumon ［J］. N Engl J Med，2013，369（24）：2304-2312.

［22］ VAN DER HULLE T，KOOIMAN J，DEN EXTER P L，et al. Effectiveness and safety of novel oral anticoagulants as compared with vitamin K antagonists in the treatment of acute symptomatic venous thromboembolism：a systematic review and meta-analysis ［J］. J Thromb Haemost，2014，12（3）：320-328.

［23］ HEIDBUCHEL H，VERHAMME P，ALINGS M，et al. EHRA practical guide on the use of new oral anticoagulants in patients with non-valvular atrial fibrillation：executive summary ［J］. Eur Heart J，2013，34（27）：2094-2106.

［24］ KEARON C，AKL E A，ORNELAS J，et al. Antithrombotic Therapy for VTE Disease：CHEST Guideline and Expert Panel Report ［J］. Chest，2016，149（2）：315-352.

［25］ KLINE J A，NORDENHOLZ K E，COURTNEY D M，et al. Treatment of submassive pulmonary embolism with tenecteplase or placebo：cardiopulmonary outcomes at 3 months：multicenter double-blind，placebo-controlled randomized trial ［J］. J Thromb Haemost，2014，12（4）：459-468.

［26］ ROMUALDI E，DENTALI F，RANCAN E，et al. Anticoagulant therapy for venous thromboembolism during pregnancy：a systematic review and a meta-analysis of the literature ［J］. J Thromb Haemost，2013，11（2）：270-281.

［27］ CRONIN-FENTON D P，SØNDERGAARD F，PEDERSEN L A，et al. Hospitalisation for venous thromboembolism in cancer patients and the general population：a population-based cohort study in Denmark，1997-2006［J］. Br J Cancer，2010，103（7）：947-953.

［28］ FARGE D，DEBOURDEAU P，BECKERS M，et al. International clinical practice guidelines for the treatment and prophylaxis of venous thromboembolism in patients with cancer ［J］. J Thromb Haemost，2013，11（1）：56-70.

行到水穷处,坐看云起时——罕见肺动脉高压1例及诊治体会

一、病史摘要

(一) 病史

患者女性,12岁,主诉"活动后胸闷、气促,伴发绀、头晕1年"。

患者自述1年前跑步几百米后出现胸闷、气促,伴有口唇发绀、头晕、眼花,晕厥1次,意识丧失2~3分钟,不伴有胸痛、心悸、抽搐、大小便失禁,无发热、咳嗽、咳痰、咯血等不适,近1年来患者活动(如跑步、爬楼、上坡)时反复出现上述症状,休息后可缓解,但未再次出现晕厥,于2016年7月至外院,心脏彩超示"右心增大,右室壁肥厚,肺动脉高压,三尖瓣、二尖瓣、肺动脉瓣反流",诊断为"肺高血压"。患者为求进一步治疗来我院,门诊以"肺高血压"收入心血管内科。既往史、个人史、月经史、婚姻生育史、家族史无特殊。

(二) 体格检查

体温36.6℃,脉搏96次/min,呼吸25次/min,血压96/61mmHg,身高152cm,体重38.5kg,BMI 16.6kg/m²。BSA 1.267m²。静息状态、未吸氧条件下四肢指脉氧均98%。唇无发绀,颈静脉无怒张,肝颈静脉回流征阴性,双肺呼吸音清,未闻及干、湿性啰音及胸膜摩擦音。心前区无隆起,心尖搏动位于第5肋间左锁骨中线内0.5cm,未触及震颤,心界无扩大,心率96次/min,律齐,P2亢进,余瓣膜听诊区未闻及病理性杂音,双下肢无水肿。

(三) 辅助检查

心脏彩超(2016年7月7日,外院):右心增大,右室壁增厚,肺动脉高压。三尖瓣、二尖瓣、肺动脉瓣反流。

(四) 入院诊断

肺高血压查因:特发性? 肺源性? 血栓性?

二、诊治经过与诊治思维

(一) 病例特点

1. 青少年女性,主要表现为反复活动后胸闷、气促,伴发绀、头晕,曾晕厥1次。

2. 查体发现P2亢进,但静息状态下四肢指脉氧、心界大小均正常,无颈静脉怒张及双下肢水肿。

3. 外院心脏彩超提示右心增大,肺动脉高压。

(二) 诊断经过

患者入院诊断考虑肺高血压查因,进一步完善相关检查:

1. 6分钟步行距离 180米。

2. 心电图 窦性心律,不完全性右束支传导阻滞,双房扩大,右心室肥厚。

3. 动脉血气分析　pH 7.391，PCO_2 43.30mmHg，PO_2 80.80mmHg，SaO_2 95.9%。

4. 血、尿、便常规、肝肾功能、血脂、电解质、BNP、PCT、超敏 C 反应蛋白、凝血功能、D- 二聚体、甲状腺功能、HIV、梅毒、C12、乙肝、丙肝、血清胃功能、结缔组织疾病全套均正常。

5. 腹部彩超未见异常。

6. 心脏彩超　RVD 44mm，RAS 35mm，PA 28mm，EF 65%；右室游离壁可见 5mm 液性暗区；三尖瓣反流 V_{max} 为 3.4m/s，三尖瓣环收缩期位移距离（TAPSE）为 14mm，三尖瓣环右室壁组织运动 S' 为 11cm/s，右室面积变化分数（RVFAC）为 31%。

7. 肺动脉 CTA 未见异常。

8. 肺功能检查　轻度阻塞性肺通气功能障碍，肺弥散功能轻度损害，气道阻力、残总比正常。

9. 肺部高分辨 CT　双肺多灶分布斑片状磨玻璃密度影，小叶间隔增厚，纵隔见稍大淋巴结，肺动脉增宽，心脏增大（图 1，表 1）。

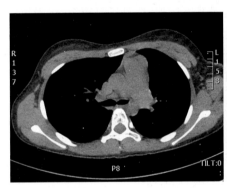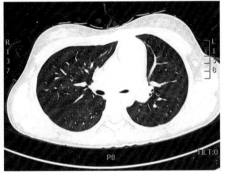

图 1　肺部高分辨 CT

右心导管：肺动脉压力 58/18（37）mmHg，肺血管阻力（PVR）10.66WU，肺小动脉楔压（PAWP）10mmHg，CO 3.47L/min，CI 2.74 L/（min·m²）

表 1　右心导管检查结果

部位		压力		血含氧量		
		收/舒	平均	溶积	百分浓度	相差
腔静脉	上			12.18	65	
	下			12.98	70	
右心房	中	15/4	10	12.75	68	1
右心室	中	60/7	24	12.56	67	1
肺动脉	主干	58/18	37	12.18	65	2
	股动脉	95/60	73	16.5	95	

（三）诊断思维

患者肺高血压（pulmonary hypertension，PH）诊断明确，但具体原因待查。经入院检查可初步排除：①第二类左心疾病所致肺高血压；②第四类肺动脉阻塞疾病所致肺高血压；③第一类肺动脉高压（pulmonary artery hypertension，PAH）中：毒物、药物所致 PAH，先天性心脏病相关性、门脉高压相关性、HIV 相关性及血吸虫相关性 PAH。多学科会诊后，风湿科认为排除结缔组织病合并高血压；呼吸科认为不排除病毒感染、卡氏肺囊虫感染、肺泡蛋白沉着症等可能，建议完善病毒全套、T 细胞亚群、支气管镜检及肺泡灌洗等相关检查，进一步完善以上检查，结果均未见明显异常，排除第三类呼吸系统疾病和 / 或缺氧所致肺高血压。

根据肺高血压诊断流程，在排除第二、三、四类肺高血压及第一类肺高血压里的疾病所致肺高血压后，此时需考虑特发性 PAH 及肺静脉闭塞症 / 肺毛细血管瘤病（pulmonary venoocclusive disease/pulmonary capillary hemangioma，PVOD/PCH）可能，患者肺部高分辨 CT 提示双肺多灶分布斑片状磨玻璃密度影，小叶间隔增厚，纵隔淋巴结稍大，高度怀疑 PVOD/PCH 的可能，予行肺活检。肺活检结果（图 2，彩图见二维码 88）：镜下见肺组织呈慢性炎症改变，小灶间质纤维组织增生，毛细血管扩张，个别小血管增生，管壁增厚，管腔变窄。免疫组化 SMA（血管壁 +），CD34+，F8+，TTF-1（肺泡上皮 +），抗酸染色查结核杆菌（−）。患者病理结果符合 PVOD/PCH，肺动脉高压 PVOD/PCH 诊断明确。

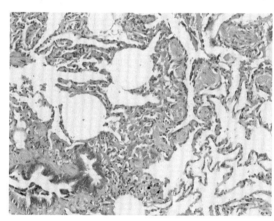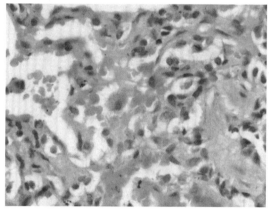

图 2　肺活检组织病理

（四）最终诊断

肺动脉高压，肺静脉闭塞病（PVOD）/ 肺毛细血管瘤（PCH）右心扩大，心功能 3 级（危险分层：中等风险）。

三、治疗及随访

评估患者病情后，予波生坦 31.25mg 口服、每日 2 次，1 个月后调整为 62.5mg 口服、每日 2 次，服药至今。随访 9 个月患者自觉活动后胸闷、气促明显改善，运动耐量明显增加（6MWD：380 米）。随访 24 个月，患者 6 分钟步行距离 510 米，能耐受轻中度体力活动，如跑步、爬 7 楼等。患者随访心脏彩超提示右房、右室变小，三尖瓣反流速度减少，超声估测肺动脉压力下降（表 2）。

表2　随访心脏彩超结果

随访(月)	RVD (mm)	RAS (mm)	PA (mm)	TRV (m/s)	TAPES (mm)	S'(cm/s)	右室 FAC(%)	心包积液 (mm)
0	44	35	28	2.9	14	11	31	5
9	38	35	28	2.85	14	11	31	0
18	37	34	30	2.9	15	14	33	0
24	34	30	26	2.4	14	12	32	0

四、诊 治 体 会

本例患者为青少年女性,主要表现为活动后胸闷、气促,伴有发绀、头晕,外院心脏彩超提示肺动脉高压,入院后完善右心导管等相关检查,确诊肺高血压,且排除第二类左心疾病所致肺高血压、第三类呼吸系统疾病和/或缺氧所致肺高血压、第四类肺动脉阻塞性疾病所致肺高血压,同时排除了第一类中先天性心脏病相关性、门脉高压相关性、HIV相关性及血吸虫相关性PAH。根据肺高血压诊治流程,需进一步排查特发性/遗传性PAH,以及肺静脉闭塞病(PVOD)/肺毛细血管瘤(PCH)。根据患者症状、体征检查结果以及血流动力学特点,典型的肺部影像学表现,肺功能提示肺弥散功能受限,可以临床诊断为PVOD/PCH,肺活检组织病理学提示存在毛细血管扩张、增生等表现,确诊为PVOD/PCH。

但本例患者诊断中仍有不足,主要在于未对患者的病因做进一步的筛查:应进一步完善基因检测,明确患者是否携带EIF2AK4基因纯合突变或复合杂合突变,并经父母基因验证;同时可以继续排查如甲基丙二酸尿症等罕见的可引起PVOD/PCH表现的疾病。

此外,值得注意的是,目前指南认为对于此类患者,能否使用靶向药物治疗尚有争议,部分学者认为靶向药物有引起PVOD/PCH患者肺血流量增加,加重肺毛细血管静水压、引起急性肺水肿的风险,也有部分学者认为靶向药物可以改善患者的临床症状,建议在密切监护下使用。本例患者在密切监护下从小剂量开始使用波生坦后症状明显缓解,长期随访未见明显不良反应,为此类罕见疾病的治疗提供了一定的治疗经验。

五、知 识 拓 展

PVOD/PCH是一类罕见的、主要累及肺静脉系统的肺血管疾病,是引起肺动脉高压(PAH)的病因之一。法国PAH注册研究[1]发现,PVOD/PCH在人群中的发病率为0.1/100万~0.2/100万,但由于确诊难度大和误诊为特发性肺动脉高压(IPAH)的情况,PVOD/PCH的实际发病率可能高于该水平。有研究表明,3%~12%的IPAH患者经组织病理确诊为PVOD/PCH,据此估计PVOD/PCH患病率为1/100万~2/100万,年发病率为0.1/100万~0.5/100万[2,3]。

在2018年中国肺高血压指南[4]中,PVOD/PCH属于第一大类肺动脉高压。PVOD和PCH两种疾病相互重叠,73%的PVOD患者可表现出PCH的病理特点,同时80%的PCH患者可表现出PVOD的病理特点[5]。

目前PVOD/PCH的病因尚不明确,但已发现与多种危险因素有关,如烟草暴露、HIV感染、自身免疫性疾病、结缔组织疾病、药物/毒物(如丝裂霉素、环磷酰胺、三氯乙烯)等[6-9]。另外,PVOD/PCH表现出一定的家族聚集现象,研究发现家族性PVOD/PCH的发生与EIF2AK4的等位基因突变有关,而与 PAH 不同的是这类患者很少发生 BMPR2 基因突变[10-12]。

PVOD/PCH 的诊断需要综合临床症状、体格检查、影像学资料和支气管镜检[6,13,14]。PVOD/PCH 的临床表现与 PAH 相似,主要表现为进行性加重的劳力性呼吸困难和活动耐量下降,也可出现乏力、胸痛、咳嗽、劳力性晕厥等表现,体格检查可发现杵状指、P2 亢进、收缩期三尖瓣反流杂音等。部分患者肺部听诊可闻及湿啰音,而这一特点在 PAH 中较为少见。此外,相比于其他类型的 PAH,PVOD/PCH 患者多表现出更严重的低氧血症和一氧化碳弥散功能(DLCO)下降,这可能和 PVOD/PCH 慢性间质性肺水肿和肺毛细血管床受损导致的毛细血管血流量下降和弥散功能降低有关[3,6]。

肺部高分辨 CT 对于 PVOD/PCH 的诊断有重要价值,其典型特征为:小叶间隔线增厚、小叶中央型磨玻璃影、纵隔淋巴结肿大[15]。在 PAH 患者中,该"三联症"对于诊断 PVOD/PCH 的敏感性为 66%,特异性为 100%;且经组织学确诊的 75% 的 PVOD/PCH 患者表现出至少 2 种上述征象[9]。另外,HRCT 征象还与应用 PAH 药物后发生肺水肿的风险及病情进展速度密切相关[3]。

右心导管(RHC)是 PAH 诊断的"金标准",血流动力学检查有助于 PVOD/PCH 的诊断,RHC 检查可发现 mPAP 升高、PVR 升高,需要注意的是,由于 PAWP 反映的是肺大静脉压力和左心房压力,而 PVOD/PCH 病理改变在肺小静脉和肺毛细血管,因此 PAWP 多正常或偏低,有助于鉴别继发于大的肺静脉阻塞或狭窄及左心房相关肺高血压,但不能和 IPAH 相鉴别。实际上,由于下游阻塞,PVOD/PCH 患者肺小动脉、肺毛细血管压力也是升高的,这也可以解释部分 PVOD/PCH 患者出现肺水肿[3]。急性肺血管扩张试验可以检测 PAH 患者对钙通道阻滞剂的反应性,但在 PVOD/PCH 患者中,几乎所有患者都会出现急性肺水肿,而急性肺水肿可以影响扩张试验的结果,因此扩张试验在 PVOD/PCH 中并不做常规推荐[6]。

肺活检是确诊 PVOD/PCH 的"金标准",但肺穿刺活检和外科肺活检等操作风险较高,尤其是在重度肺高血压和合并右心衰的患者之中,所以目前大多数病例并不推荐常规行肺活检[6]。而在有家族遗传史的患者中,若发现 EIF2AK4 基因突变,则可确诊 PVOD/PCH,不需要再行病理检查[10,12]。

PVOD/PCH 的病情进展呈不可逆性,有研究发现[6]本病 1 年死亡率高达 72%,明确诊断至死亡或肺移植的平均中位时间为 11.8 个月,而从出现症状至死亡或肺移植的平均中位时间为 22.4 个月。由于 PVOD/PCH 进展快、预后差,这就要求临床医生保持高度的警惕,及时诊断、早期治疗。

目前关于 PVOD/PCH 尚无明确有效的治疗方案。治疗 PAH 的靶向药物,如前列环素、磷酸二酯酶抑制剂及内皮素受体抑制剂等血管扩张剂,在 PVOD/PCH 中的使用仍存在争议[14-16]。由于上述靶向药物主要作用于肺动脉及毛细血管阻力前动脉,而对肺静脉作用较弱,可能导致肺血流量增加,因此有加重肺毛细血管静水压、引起急性肺水肿的风险。但是,也有文献报道应用依前列醇、西地那非等靶向药物可以改善患者临床症状[17-19]。目前指南推荐的治疗措施有氧疗、大剂量利尿剂和依前列醇,同时建议 PVOD/PCH 患者到有经验的肺高血压中心进行诊治[4,9]。近年来,有文献报道应用血小板源性生长因子受体拮抗剂伊马替尼治疗 PCH 取得了一定疗效,但由于病例有限,其应用前景还有待进一步的临床研究证实[20,21]。

PVOD/PCH 目前唯一肯定有效的治疗方案是肺移植,移植后生存率和 IPAH 相似,目前尚无病理学证实的移植后复发的报道,但是由于 PVOD/PCH 进展较快,在等待移植过程中死亡风险比较高,因此,推荐有条件的 PVOD/PCH 患者一经诊断明确,应立即前往移植中心完善相关评估并尽早移植[15]。

　　总之,PVOD/PCH 是一类罕见的、预后差的恶性肺血管疾病,目前其发病机制、病理生理以及药物反应性等仍不明确。组织病理学检查是最可靠的手段,对确诊具有决定性作用,但是由于肺活检操作风险较高,目前不做常规推荐。临床中,PVOD/PCH 的诊断有赖于病史、临床表现、心脏超声、肺部 CT、右心导管等检查,同时需排除其他类型的肺高血压,最终做出PVOD/PCH 的临床诊断。治疗上,暂无明确有效的药物治疗方案,尽管有个例报道 PAH 靶向药物可以改善患者临床症状,但其有引起肺水肿的风险,仍需谨慎使用。对于有移植条件的 PVOD/PCH 患者,肺移植仍是目前唯一明确有效、能提高远期生存率的治疗方案。

(李江　熊贤良)

参 考 文 献

[1] MARC H,OLIVIER S,ARI C,et al. Pulmonary arterial hypertension in France:results from a national registry [J]. Am J Respir Crit Care Med,2006,173(9):1023-1030.

[2] MONTANI D,PRICE L C,DORFMULLER P,et al. Pulmonary veno-occlusive disease [J]. Eur Respir J,2009,33(1):189-200.

[3] MONTANI D,LAU E M,DORFMULLER P,et al. Pulmonary veno-occlusive disease [J]. Eur Respir J,2016,47(5):1518-1534.

[4] Working Group on Pulmonary Vascular Diseases of Chinese Society of Cardiology of Chinese Medical Association,Editorial Board of Chinese Journal of Cardiology. Chinese guidelines for the diagnosis and treatment of pulmonary hypertension 2018[J]. Zhonghua Xin Xue Guan Bing Za Zhi,2018,46(12):933-964.

[5] LANTUÉJOUL S,SHEPPARD M N,CORRIN B,et al. Pulmonary veno-occlusive disease and pulmonary capillary hemangiomatosis:a clinicopathologic study of 35 cases [J]. Am J Surg Pathol,2006,30(7):850-857.

[6] MONTANI D,ACHOUH L,DORFMULLER P,et al. Pulmonary veno-occlusive disease:clinical,functional,radiologic,and hemodynamic characteristics and outcome of 24 cases confirmed by histology [J]. Medicine(Baltimore),2008,87(4):220-233.

[7] ODRONIC S I,TATHAGAT N,MARIE B,et al. Pulmonary capillary hemangiomatosis associated with connective tissue disease:a report of 4 cases and review of the literature [J]. Ann Diagn Pathol,2015,19(3):149-153.

[8] BUNTE M C,PATNAIK M M,PRITZKER M R,et al. Pulmonary Venoocclusive Disease Following Hematopoietic Stem Cell Transplantation [J]. Bone Marrow Transplant,2008,41(8):677-686.

[9] GALIE N,HUMBERT M,VACHIERY J L,et al. 2015 ESC/ERS Guidelines for the diagnosis and treatment of pulmonary hypertension:The Joint Task Force for the Diagnosis and Treatment of Pulmonary Hypertension of the European Society of Cardiology(ESC) and the European Respiratory Society(ERS):Endorsed by:Association for European Paediatric and Congenital Cardiology(AEPC),International Society for Heart and Lung Transplantation(ISHLT) [J]. Eur Respir J,2015,46(4):903-975.

[10] EYRIES M,MONTANI D,GIRERD B,et al. EIF2AK4 mutations cause pulmonary veno-occlusive disease,a recessive form of pulmonary hypertension [J]. Nat Genet,2014,46(1):65-69.

[11] TENORIO J,NAVAS P,BARRIOS E,et al. A founder EIF2AK4 mutation causes an aggressive form of pulmonary arterial hypertension in Iberian Gypsies [J]. Clin Genet,2015,88(6):579-583.

[12] Best D H,Sumner K L,Austin E D,et al. EIF2AK4 Mutations in Pulmonary Capillary Hemangiomatosis [J]. Chest,2014,145(2):231-236.

[13] REA G,VALENTE T,DE ROSA N,et al. Pulmonary capillary hemangiomatosis:a diagnostic challenge [J]. Arch Bronconeumol,2015,51(2):98-99.

[14] BOUCLY A,GIRERD B,BOURLIER D,et al. Pulmonary veno-occlusive disease [J]. Rev Mal Respir,2018,35(2):160-170.

[15] CHAISSON N F,DODSON M W,ELLIOTT C G. Pulmonary Capillary Hemangiomatosis and Pulmonary Veno-occlusive

Disease［J］. Clin Chest Med,2016,37(3):523-534.

［16］AKAGI S,NAKAMURA K,MATSUBARA H,et al. Epoprostenol Therapy for Pulmonary Arterial Hypertension［J］. Acta Med Okayama,2015,69(3):129-136.

［17］Montani D,JAÏS X,Price L C,et al. Cautious epoprostenol therapy is a safe bridge to lung transplantation in pulmonary veno-occlusive disease［J］. Eur Respir J,2009,34(6):1348-1356.

［18］KURODA T,HIROTA H,MASAKI M,et al. Sildenafil as Adjunct Therapy to High-Dose Epoprostenol in a Patient with Pulmonary Veno-Occlusive Disease［J］. Heart Lung Circ,2006,15(2):139-142.

［19］CREAGH-BROWN B C,NICHOLSON A G,SHOWKATHALI R,et al. Pulmonary veno-occlusive disease presenting with recurrent pulmonary oedema and the use of nitric oxide to predict response to sildenafil［J］. Thorax,2008,63(10):933-934.

［20］ADACHI S,HIRASHIKI A,KONDO T,et al. Imatinib is partially effective for the treatment of pulmonary capillary hemangiomatosis［J］. Intern Med,2014,53(6):603-607.

［21］NAYYAR D,MUTHIAH K,KUMARASINGHE G,et al. Imatinib for the treatment of pulmonary arterial hypertension and pulmonary capillary hemangiomatosis［J］. Pulm Circ,2014,4(2):342-345.

肺动脉高压，罪魁祸首是谁

【病情介绍】

患者女性，28岁，因"反复活动后胸闷、气促2年加重半年"于2013年7月21日入院。患者2年前(生育后3个月)出现反复活动后胸闷、气促，体力活动时症状明显，休息后可缓解，偶有双下肢水肿，可自行消退，不伴咳嗽、咳痰，无咯血，无畏寒、发热，无头晕、晕厥，无胸痛，无腹胀、腹痛，无恶心、呕吐，无尿少及颜面水肿，未曾诊治。半年前上述症状加重，上一层楼时即可出现气促不适，休息约5分钟后可自行缓解，故于2013年7月8日于当地医院就诊，查心脏彩超提示先天性心脏病、房间隔缺损，肺动脉高压(重度)，建议上级医院进一步治疗，遂来诊我院就诊。患者自起病以来，精神、饮食尚可，夜间睡眠好，大小便正常，体重无变化。

体格检查：体温36.7℃，脉搏122次/min，呼吸20次/min，血压107/71mmHg。神志清，呼吸平顺，双肺呼吸音清，未闻及干湿啰音。心率122次/min，律齐，P2>A2，可闻及第二心音分裂，余各瓣膜区未闻及杂音。腹软，肝脾肋下未触及肿大，无压痛、反跳痛，肠鸣音正常，双下肢无明显水肿，生理反射存在，病理反射未引出。

实验室检查：血常规示WBC 3.39×10⁹/L，Hb 90g/L↓，PLT 297×10⁹/L；MCV 57.9↓；MCHC 304↓，HCT 0.296↓；NT-proBNP 205.5pg/ml，肝炎标志物检查均提示阴性；肝功能提示转氨酶(AST、ALT)正常，总胆红素34.1μmol/L，结合胆红素7.44μmol/L↑，总胆汁酸18.9μmol/L↑；尿酸679μmol/L↑；抗核抗体、抗ENA抗体、抗磷脂抗体阴性，补体C3 682.0mg/L↓，补体C4 121.0mg/L↓。性激素检查示卵泡刺激素5.68mIU/ml，黄体生成素18.16mIU/ml，雌二醇546.0pg/ml↑，垂体泌乳素15.65ng/ml，睾酮0.51ng/ml。HIV阴性。尿便常规、肾功能、血沉、心肌酶、肌钙蛋白等均未见异常。

影像学检查：

(1) 心电图(2013年7月22日)：窦性心动过速，ST-T改变，疑右心室肥厚(图1)。

(2) 胸部X线检查：双肺血稍增多。双肺纹理清晰，肺野未见明确实变影。双肺门稍增浓，结构清晰。纵隔未见增宽。心影增大，C/T=0.53，右室稍增大。两膈面光滑，肋膈角锐利。心肺改变，符合左向右分流先天性心脏病，ASD(图2)。

(3) 超声心动图(2013年7月22日)：右室增大，室间隔与左室后壁逆向运动；房间隔连续中断，断口大小为6.2mm，彩色多普勒显示左向右分流，彩束宽为6.0mm；体静脉回流入右房，肺静脉回流入左房；室间隔完整，未见PDA；各瓣膜形态正常；未见心包积液；CDFI示三尖瓣反流，彩束面积为4.5cm²，估测肺动脉收缩压为78mmHg(图3，彩图见二维码89)。

(4) 肺动脉CTA(2013年7月25日)：主肺动脉及左、右肺动脉增宽，主肺动脉最宽径为37mm，内未见充盈缺损。主动脉未见异常。房间隔中部见缺损，右心房及右心室增大。心包未见增厚，心包腔未见积液。双下肺见散在小斑片状淡薄阴影(图4，彩图见二维码90)。

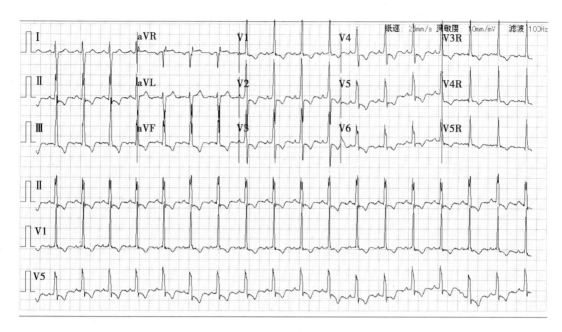

图 1　心电图

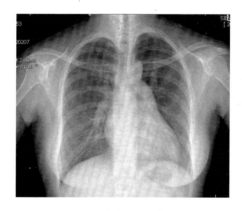

图 2　胸部 X 线检查

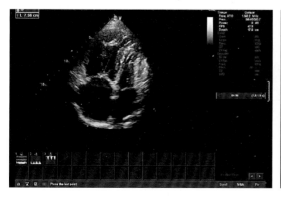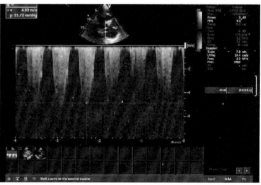

图 3　超声心动图

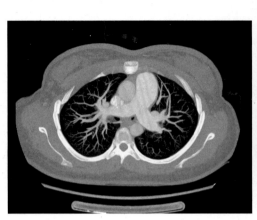
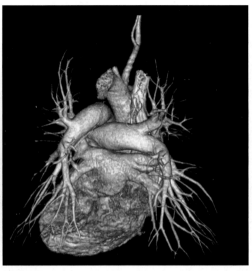

图4 肺动脉CTA

（5）6分钟步行测试结果：6分钟步行距离343米，Borg Scale为3分。

【诊治经过与诊治思维】

2013年7月26日行左右心导管检查，血流动力学资料见表1。

表1 血流动力学检查资料

参数	基线	急性肺血管扩张试验
肺动脉收缩压（mmHg）	94	79
肺动脉舒张压（mmHg）	31	36
肺动脉平均压（mmHg）	63	58
右心房压力（mmHg）	11	12
肺小动脉锲压（mmHg）	15	15
Pp/Ps	1.01	1.08
Qp/Qs	1.04	0.84
PVR（WU）	10.6	7.98
心排血指数[L/(min·m^2)]	3.75	4.38
左向右分流量（L/min）	0.4	0.3
右向左分流量（L/min）	0.19	0
SaO$_2$（%）	95	99

考虑急性肺血管试验阴性，在利尿等对症处理的基础上给予波生坦62.5mg每日2次、他达那非5mg每日1次降肺压治疗，1个月后调整方案为波生坦125mg每日2次、他达那非5mg每日1次。

患者定期我院门诊随诊（表2为超声心动图随诊结果），遵嘱规律服用波生坦及他达那非。2013年9月27日（治疗2个月）因"阴道流血10余天"在外院住院，查血常规示血红蛋白52g/L,子宫B超示右侧附件低回声,左侧附件小囊肿,子宫未见明显异常声像,诊断为"功能失调性子宫出血",予口服炔诺酮止血,因不能明确他达那非是否是导致出血量增多的原因,予以停用。同时输血纠正贫血、利尿预防心衰等处理后症状好转,复查血常规血红蛋白102g/L,后妇科随访,月经逐渐恢复正常。但仍多次因"重度贫血"就诊,其血红蛋白随诊结果见表3,查铁蛋白4.6μg/L,铁2.7μmol/L,曾行骨髓穿刺活检术,提示:骨髓增生明显活跃,红系增生明显,铁缺如;诊断"缺铁性贫血",长期服用铁剂纠正贫血。一旦停用补铁剂,血红蛋白明显下降,并需输血治疗。其母亲有贫血史(具体不详)。

表2 超声心动图随访结果

	左房(mm)	左室收缩末径(mm)	左室舒张末径(mm)	右房(mm)	右室(mm)	LVEF(%)	三尖瓣反流面积(cm²)	肺动脉收缩压估测(mmHg)
基线	33	21	38	48	71	64	4.5	78
治疗后3个月	37	21	39	61	70	77	6.0	87
治疗后6个月	34	22	39	62	70	67	5.4	81
治疗后12个月	32	14	29	68	76	84	5.6	77
治疗后24个月	35	20	36	58	76	73	4.2	101
治疗后60个月	34	17	34	65	75	75	4.5	92

表3 实验室检查随访结果

	红细胞(×10¹²/L)	血红蛋白(g/L)	红细胞压积(%)	NT-proBNP(pg/ml)	AST(U/L)	ALT(U/L)
基线	3.39	90	29.6	205.5	10	18
治疗后2个月	2.67	52	17.9	317	—	—
治疗后3个月	4.11	102	35.2	262	33.3	15.7
治疗后6个月(停铁剂)	2.53	45	17	354	13.9	22.8
治疗后7个月	4.37	85	36.1	279	19.4	15.3
治疗后13个月	4.81	79	26.4	304	20.1	16.1
治疗后14个月(停铁剂)	2.71	48	18.2	287	30.8	18.1
治疗后15个月	4.55	108	37.2	—	29.6	17.6
治疗后24个月	4.32	103	38.7	194	31.5	18.8
治疗后60个月	4.09	92	35.9	467	29.3	21.2

目前患者口服波生坦125mg每日2次,他达那非10mg每日1次。近6年临床随访期间仍时有阴道流血,经妇科对症治疗、补铁治疗下血红蛋白波动在90~110g/L。一般情况可,无明显右心衰症状,可耐受日常活动,但NT-proBNP等实验室指标时有波动,超声心动图随访提示右心系统仍然扩大。

【最终诊断】

肺动脉高压(重度),心功能Ⅱ级;贫血,原因待查;低补体血症;先天性心脏病,房间隔缺损(继发孔型)。

【病例分析】

肺动脉高压(pulmonary hypertension,PH)是水平面下右心导管测得的肺动脉平均压≥25mmHg,以进行性肺血管阻力增高为特征,最终表现为右心功能衰竭的一类临床综合征,发病机制复杂,是遗传和环境因素相互作用的结果。按2018年第六届国际肺动脉高压会议(NICE,2018年),肺动脉高压临床主要分为5大类:第一类是肺动脉高压(pulmonary arterial hypertension,PAH),第二类是左心疾病相关性肺动脉高压(pulmonary hypertension due to left heart disease,PH-LHD),第三类是肺部疾病和/或缺氧相关性肺动脉高压(pulmonary hypertension due to lung disease and/or hypoxia),第四类是肺动脉梗阻性肺动脉高压(pulmonary hypertension due to pulmonary artery obstruction),第五类是不明原因和/或多因素机制的肺动脉高压(pulmonary hypertension with unclear mechanisms)。由于肺动脉高压病因复杂,其发病机制尚未明确,以及现有的医疗检测手段的局限,在临床诊断过程中容易忽略较为少见的病因,导致部分肺动脉高压患者早期被诊断为特发性肺动脉高压,而在后续的进程中,早期未被发现的临床症状和体征逐渐显现出来。

本例患者超声心动图提示房间隔缺损6.2mm,同时合并有肺动脉高压,血流动力学检查结果提示Qp:Qs=1.04,左向右分流0.40L/min,右向左分流0.19L/min,肺血管阻力高达10.6WU,急性肺血管扩张试验阴性。如此小的房间隔缺损及左向右分流量与肺动脉高压的严重程度不匹配,而且病史及辅助检查也初步排除了左心疾病(第二类)、肺部疾病和/或缺氧性疾病(第三类)、慢性肺动脉梗阻性疾病(第四类)导致的肺动脉高压;而在导致第一类肺动脉压力增高的因素中,患者否认药物和食物相关性因素,家族中无亲属有肺动脉高压病史,辅助检查也初步排除了结缔组织疾病、HIV感染、血吸虫病及肝脏疾病等常见相关因素。初诊时,考虑为特发性肺动脉高压合并小房间隔缺损似乎顺理成章。但是,患者肺动脉高压的非特异性临床症状在确诊前长达2年之久,血红蛋白浓度仅90g/L,与肺动脉高压患者缺氧常伴随的继发性红细胞及血红蛋白增高不相符。在此之前,患者否认有明显失血病史,包括月经量也在正常范围内。回顾病史可以发现,患者产后3个月后发生胸闷、气促等不适,且有长期慢性贫血病史,实验室检查提示低补体血症,均可能与肺动脉高压病因相关。另外,女性患者妊娠期间性激素的变化是否会导致肺血管疾病,也有待进一步观察。在后续治疗过程中,因明显贫血行相关血液学检查,但都未能明确病因,虽然临床先后曾诊断为"功能失调性子宫出血"及"缺铁性贫血",但均缺乏明确的诱因和确凿的证据。在患者饮食正常,且无明显失血的状态下,停止补充铁剂,患者血红蛋白即明显下降,其发病机制显然不能简单归结于某单一因素。

综合患者病史、辅助检查及治疗经过,患者肺动脉高压不能诊断为第一类肺动脉高压,应属于第五类肺动脉高压,即不明原因和/或多因素机制相关性肺动脉高压。

【专家点评】

1. 患者因"反复活动后胸闷、气促2年加重半年"就诊,心脏彩超检查为房间隔缺损、重度肺动脉高压。实际上,该患者的房间隔缺损分流量极小,并非其肺动脉高压的主要病因。回顾病史后,考虑其肺动脉高压的严重程度与妊娠后状态、病因不明的慢性贫血和低补体血症相关。因此,在接诊肺动脉高压患者时,应该结合病史、体征及相关辅助检查,全面分析其病因,以免漏诊与误诊。

2. 虽然近 10 年来对肺动脉高压的认识不断加深,但是对于机制不明的多因素导致的第五类肺动脉高压,仍无足够的研究证明靶向药物治疗的有效性。因此,对于该类患者,除选择合适的靶向药物治疗外,更重要的是积极纠正病因(如贫血等),延缓其进展。

【知识拓展】

先天性心脏病相关性肺动脉高压(PAH associated with congenital heart disease,PAH-CHD)属于第一类 PH,通常是指左向右分流型先天性心脏病由于分流未被纠正而导致的肺循环血流量明显增多而继发的肺血管阻力增加,临床表现为肺动脉压力不同程度的增高。临床上导致肺动脉高压最常见的先天性心脏病为房间隔缺损、室间隔缺损、动脉导管未闭及房室间隔缺损等。

根据国内外肺动脉高压及成人先天性心脏病诊治指南等,先天性心脏病相关性肺动脉高压临床上可分为以下 4 类:

1. **艾森曼格综合征**　该部分患者存在较大的心内或心外缺损,起初为左向右分流(体 - 肺分流),后因肺血管阻力升高,导致右向左分流(肺 - 体分流)或双向分流。该类患者常合并吸氧不能缓解的发绀,并继发性血红蛋白增多症及多脏器损伤等。

2. **左向右分流(体 - 肺分流)为主相关的肺动脉高压**　分为可手术矫治和不可手术矫治两个亚类。可矫治型是指患者心脏缺损较大,左向右分流为主,肺血管阻力轻或中度升高,静息状态下无明显发绀。不可矫治型指患者心脏缺损大,虽然是左向右分流或左向右为主的双向分流,但因肺血管阻力较高,暂时不适合介入封堵或外科手术修补心脏内或血管间的畸形。

3. **肺动脉高压合并小缺损或肺动脉高压合并先天性心脏病**　该部分患者肺血管阻力明显增高,但心脏缺损较小(心脏彩超测得的有效直径,室间隔缺损通常小于 1cm,房间隔缺损小于 2cm),左向右分流量少,以至于不足以解释肺血管阻力异常增高的原因。其临床特点类似特发性肺动脉高压,仅是同时并存先天性心脏病,因此不应行缺损关闭治疗。

4. **缺损修补后的肺动脉高压**　该部分患者已行心内或血管间缺损关闭治疗,在术后无或无明显残余分流的情况下即刻或数月到数年后发生肺动脉高压。其临床特点也类似特发性肺动脉高压,预后较艾森曼格综合征患者更差。

与先天性心脏病相关的肺动脉高压亚型分类从 2008 年开始沿用至今,这种分型简单、实用,与临床实践密切关联而被广泛采用,而且与 2018 年在法国尼斯召开的第六届世界肺动脉高压会议儿科肺动脉高压分型相一致,从而也说明先天性心脏病相关性肺动脉高压是一种终身疾病,需要长期管理。其他一些与先天性心脏病相关而不属于第一大类的肺动脉高压,如先天性或者获得性左心流出道或者流入道阻塞性心脏病、先天性心肌病等导致左心系统功能受限而继发肺循环压力增高,从而纳入第二大类肺动脉高压,即左心疾病相关性肺动脉高压。节段性肺动脉高压(单侧或双侧肺中单个或多个肺叶受累的肺动脉高压)属于第五大类。此外,一些与先天性心脏病相关的肺动脉高压很难归入某一类中,又如大血管转位、共同主动脉干、手术 / 未手术治疗的单心室等患者常合并肺动脉压力升高,但其受多种因素影响或发病机制不明,很难纳入某一分类管理,从而归入第五类肺动脉高压,强调了解每个患者心脏解剖 / 生理过程和肺动脉高压 / 肺血管阻力严重程度的必要性。另外,部分发绀型先天性心脏病(如法洛四联症)、肺静脉或肺动脉解剖异常、导致肺静脉压力增加的先天性梗阻性疾病,以及某些心脏手术等也会导致肺动脉压力升高。有一类特殊病例,即接受过Fontan 循环改造手术的患者,由于心脏解剖和生理过程非常复杂,有些虽然达不到肺动脉高压的诊断标准,但其可能存在肺血管阻力升高,临床表现为体循环衰竭,与肺动脉高压右心衰竭的临床症状类似,从而也纳入肺动脉高压的管理范畴。

(张曹进　罗冬玲)

参 考 文 献

[1] GALIÈ N,HUMBERT M,VACHIERY J L,et al. 2015 ESC/ERS Guidelines for the diagnosis and treatment of pulmonary hypertension:The Joint Task Force for the Diagnosis and Treatment of Pulmonary Hypertension of the European Society of Cardiology (ESC) and the European Respiratory Society (ERS):Endorsed by:Association for European Paediatric and Congenital Cardiology (AEPC),International Society for Heart and Lung Transplantation (ISHLT) [J].Eur Heart J,2016,37:67-119.

[2] SIMONNEAU G,MONTANI D,CELERMAJER D S,et al. Haemodynamic definitions and updated clinical classification of pulmonary hypertension [J].Eur Respir J,2019,53(1). pii:1801913.

[3] SILVERSIDES C K,DORE A,POIRIER N,et al. Canadian Cardiovascular Society 2009 Consensus Conference on the management of adults with congenital heart disease:shunt lesions [J]. Can J Cardiol,2010,26:e70.

[4] BAUMGARTNER H,BONHOEFFER P,DE GROOT N M,et al. ESC Guidelines for the management of grown-up congenital heart disease (new version 2010) [J]. Eur Heart J,2010,31:2915.

[5] WARNES C A,WILLIAMS R G,BASHORE T M,et al. ACC/AHA 2008 Guidelines for the Management of Adults with Congenital Heart Disease:a report of the American College of Cardiology/American Heart Association Task Force on Practice Guidelines (writing committee to develop guidelines on the management of adults with congenital heart disease) [J]. Circulation,2008,118:e714.

[6] STOUT K K,DANIELS C J,ABOULHOSN J A,et al. 2018 AHA/ACC Guideline for the Management of Adults With Congenital Heart Disease:Executive Summary:A Report of the American College of Cardiology/American Heart Association Task Force on Clinical Practice Guidelines [J]. Circulation,2019,139(14):e637-e697.

胸闷、声嘶、脸颊肿胀、饮水呛咳的病因揭秘

一、病 史 资 料

患者女性,32 岁,主诉"反复关节肿胀 7~8 年,间断胸闷、声音嘶哑、饮水呛咳 2~3 个月伴脸颊肿胀 1 个月余"。

【现病史】患者 7~8 年前起出现反复关节肿胀,外院就诊,但未确诊。至 2016 年外院诊断"关节炎"后开始口服激素治疗,至 1 年前自行停药,改用中药治疗(黑色大药丸,包装简陋,药名和成分未知)。长期失眠多梦,夜间喘憋,心动过速,口服 β 受体阻滞剂控制心率。3 个月前起逐渐出现声音嘶哑,饮水呛咳,伴有胸闷、气短。1 个月前出现右脸颊肿胀,伴有耳后肿胀疼痛(图1,彩图见二维码91)。在外院给予抗感染治疗,未见好转而后转至我院。患者经本院心彩超检查发现"肺动脉高压",为进一步诊治,收治入院。

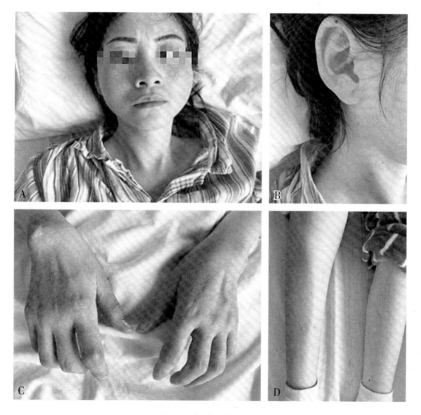

图 1　患者一般情况
A. 右脸颊肿胀;B. 耳后丘疹伴脱屑;C. 指关节挛缩屈曲;D. 胫前皮肤脱屑

【个人史】无过敏史,无特殊物质接触史。无吸烟、饮酒史。自幼较同龄人无异常。

【家族史】父母体健,有一妹妹和一弟弟,皆体健。否认家族遗传疾病史。

【体格检查】身高153cm,体重33kg,BMI 14.09kg/m²。体温37.3℃,神清,精神可,右脸颊肿大,有红肿、发热,扪及有痛感。全身皮肤干燥,有蜕皮屑。双手指关节、腕关节畸形,双膝关节畸形,左髋关节未能外展。抬头差,上肢肌力近Ⅳ级,手指关节挛缩,双下肢肌力近Ⅲ级。心率115次/min,律齐,心前区抬举感,胸骨左缘3~4肋间可闻及Ⅱ级收缩/舒张期杂音,血压120/92mmHg,两肺呼吸音粗,两下肺未及干湿啰音,腹软,无压痛及反跳痛,颈静脉无明显充盈,双下肢无水肿。

【入院后救治反应】入院后患者指脉氧提示70%,给予高流量吸氧后,患者进一步出现意识不清,同时急查动脉血气:pH 7.18,PCO_2 115mmHg,PO_2 44mmHg,SpO_2 73%,当时考虑到患者长期处于慢性缺氧环境,高流量吸氧出现氧中毒的表现,改BiPAP辅助通气,低流量供氧,患者意识转清,指脉氧也上升至95%。

【心电图】见图2。

【超声心动图】见图3(彩图见二维码92)。

【入院初步诊断】肺高血压原因待查,低氧血症,高碳酸血症。

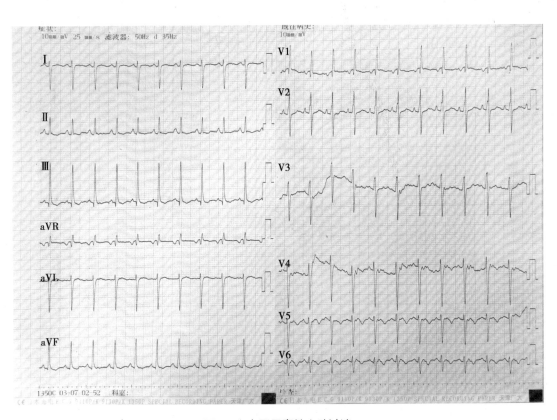

图2 心电图示窦性心动过速

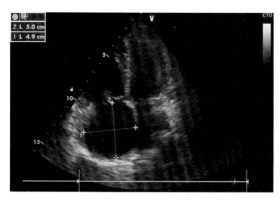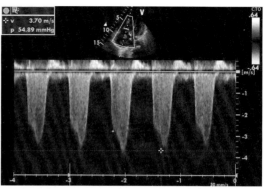

图3 超声心动图

左房内径 25mm,左室舒张末期内径 33mm,左心射血分数 79%,右室内径 44mm,右房内径 49mm×50mm,肺动脉收缩压 63mmHg,三尖瓣环收缩期位移 12mm。右心声学造影未见房水平分流。结果提示右房室内径增大,右室游离壁收缩活动减弱,肺动脉高压伴中度三尖瓣反流

二、诊 疗 思 路

患者三尖瓣反流流速估算肺动脉收缩压 63mmHg,同时伴右房室增大,右室游离壁收缩活动减弱。多项间接征象考虑肺动脉高压,同时超声心动图未见明确左心疾病,声学造影未见房、室水平分流,初步排除先天性心脏病分流性肺动脉高压和第二大类左心疾病引起的肺动脉高压。患者多年关节肿胀、挛缩畸形,曾用激素及不明成分药丸治疗,是否为结缔组织病相关的肺动脉高压有待确诊;患者严重低氧血症合并高碳酸血症入院,低氧相关性肺动脉高压需要考虑,但引起低氧的基础疾病有待明确。

【入院后常规检查】

1. **血常规** 白细胞 $17.14×10^9$/L↑,中性粒细胞百分比 90.4%↑,血红蛋白 154g/L,血小板 $162×10^{12}$/L。

2. **炎症指标** C 反应蛋白 128.80mg/L↑,降钙素原 1.37ng/ml↑。

3. **肝肾功能** 白蛋白 33g/L,球蛋白 31.6g/L,前白蛋白 64mg/L,谷丙转氨酶 329IU/L↑,谷草转氨酶 100U/L↑,乳酸脱氢酶 270U/L↑,碱性磷酸酶 143U/L↑,直接胆红素 6.8μmol/L↑,总胆红素 18μmol/L,肌酸激酶(−),肌酸激酶同工酶(−),肌酐(−),尿酸 692μmol/L↑,同型半胱氨酸(−),胆碱酯酶(−),余大致正常。

4. **心肌酶指标** 心脑利钠肽 1786pg/ml↑,肌钙蛋白(−)。

5. **纤溶指标** D- 二聚体 1.22mg/L↑。

6. **电解质** 血钙 2.1mmol/L↓,血磷 0.75mmol/L↓;尿钙 0.82mmol/L↓,尿磷 11.14mmol/L↑。

7. **风湿免疫抗体** 抗核抗体组合(−),抗环瓜氨酸肽抗体 / 葡萄糖 6 磷酸异构酶(−),HLA-B27(−),抗心磷脂抗体(−),抗肾小球基底膜抗体(−),血沉(−),补体(−),免疫球蛋白(−)。

8. **肿瘤指标** CA12-5 134.5U/ml。

9. **内分泌指标** 甲状腺功能(−),甲状旁腺素 84.83pg/ml↑,降钙素 4.00pg/ml↑。

10. **病原学指标** T-Spot(−),艾滋病病毒抗体(−)。

11. **6 分钟步行距离** 398 米。

12. **胸部 X 线检查** 两肺纹理增多,心影增大,肺动脉段膨隆。右侧第 1~2 肋骨皮质扭

曲。摄及两肩关节退行性变(图4)。

13. **关节 B 超**　少量积液;骨皮质明显边缘不规则;滑膜增生。

14. **骨密度**　L1~L4 左右股骨 T 值提示重度骨质疏松。

15. **腹部 B 超**　胆囊泥沙样结石,双肾多发结石伴肾积水。

16. **CT 增强**　肺 CT 增强示肺动脉高压,心影增大。右肺中叶及两肺下叶多发渗出,两侧少量胸腔积液;扫及双侧肱骨头骨质密度不均。双侧肩关节、锁骨头、胸骨及部分肋骨骨质密度异常(图5)。

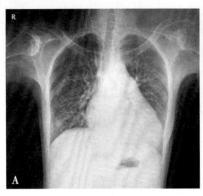
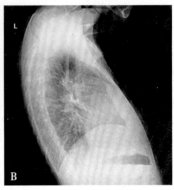

图 4　胸部 X 线检查
A. 心影增大,肺动脉段膨隆;B. 未见明显直背综合征

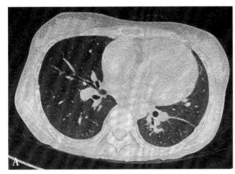
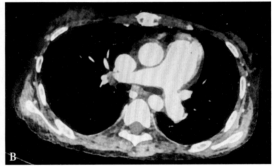

图 5　肺 CT 增强
A. 未见肺间质性改变;B. 未见肺动脉栓塞

17. **下颌 CT 增强**　右侧咬肌及翼内肌环形强化灶(图6),脓肿? 其他? 进一步穿刺抽液后化验:WBC(镜检)≥100/HP,RBC(镜检)25~30/HP,G^+ 球菌找到少量,细菌培养(−)。

患者胸部 X 线及胸部 CT 排除了慢性阻塞性肺疾病或间质性肺病,胸廓也无明显畸形,排除直背综合征,肺内增强 CT 同样排除肺栓塞,而常规检查患者也排除了风湿免疫性疾病、肿瘤、门静脉高压和 HIV 等相关性疾病引起的肺动脉高压,但低氧的原因仍然不能明确。患者下颌右侧咬肌和翼内肌处的脓肿与低氧和肺高压是否相关? 患者有关节畸形并不能排除脊柱关节性病变,腹部内脏多发的结石和骨质疏松和血钙磷异常又提示存在钙磷代谢的异常,这些代谢异常又与低氧是否相关? 患者多处阳性体征提示关节肌肉存在问题,而该患者一系列的阳性指标提示低氧 - 肺高血压可能只是某个系统性疾病的某个方面。

【进一步检查】

1. **肺功能** 重度限制性通气功能障碍,支气管舒张试验阴性,肺弥散功能数据过低,无法显示。肺总量4.11L,一秒用力呼气容积2.53L,用力肺活量2.92L,一秒用力呼气容积/用力肺活量86.6%。

2. **呼吸睡眠检测** 轻度呼吸睡眠暂停,重度低氧。睡眠氧合较清醒基线值无明显下降。

3. **肌电图** 肌源性损害肌电改变,四肢近端肌为著,未见明显活动性损害表现,考虑呼吸肌动力不足。

4. **两侧大腿/小腿肌肉磁共振** 双侧大腿/小腿各肌群轻度脂肪浸润。

5. **肌活检** 肌细胞重度大小不等,大量非坏死纤维肌膜可见补体沉积,部分纤维p62轻度弥漫上调,2型纤维轻度萎缩。结论:肌源性损害病理改变,坏死性肌病合并类固醇肌病可能(图7,彩图见二维码93)。

6. **肌炎抗体** 特发性炎性肌病谱BLOT检测全抗体(−)。

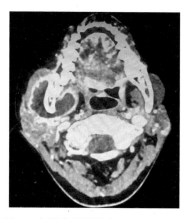

图6 右侧咬肌及翼内肌环形强化灶

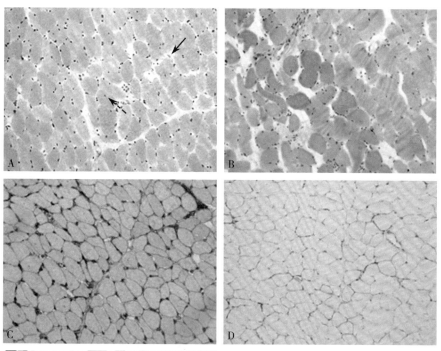

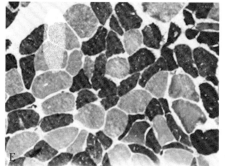

图7 肌活检

A.肌细胞中度大小不等,形态不规则、变圆,可见少量坏死纤维(实箭头),核内移增多(虚箭头);B.可见大量高收缩纤维;C.肌细胞膜MHC-Ⅰ表达上调;D.大量非坏死纤维肌膜可见补体沉积;E.1型、2型纤维呈镶嵌结构排列,2型纤维轻度萎缩(本病例的病理图片由复旦大学附属华山医院神经内科朱雯华医生提供)

7. 代谢性肌病基因检测　SYNE2 基因疑似致病突变。SYNE2 基因相关的 Emery Dreifuss 肌营养不良 5 型为常染色显性遗传。建议家系验证。

患者肌电图有肌源性肌电改变,肌肉磁共振提示轻度脂肪浸润,最主要的是肌活检报告既排除了糖原累积症,也进一步确诊肌源性损害病理改变,结合病史考虑特发性炎性肌病合并类固醇性肌病。

【最后诊断】特发性炎性肌病(免疫性坏死性肌病)合并类固醇性肌病;2 型呼吸衰竭;低氧性肺高血压;骨质疏松症;关节畸形;下颌脓肿。

【治疗方案】

1. 肌病治疗　泼尼松 25mg 每日 1 次,口服;奥美拉唑 20mg 每日 1 次,口服;骨化三醇 250μg 每日 2 次,口服;钙片(自备);尼美舒利分散片 0.1g(必要时),口服。

2. 低氧性肺高血压治疗　BiPAP 辅助通气,低流量吸氧。

3. 抗右心衰治疗　呋塞米 20mg 每日 1 次,口服;螺内酯 20mg 每日 1 次,口服;氯化钾缓释片 1.0g 每日 3 次,口服。

4. 抗感染治疗　局部抽脓引流后头孢丙烯静脉滴注后改为口服治疗。

【转归】患者使用 BiPAP 辅助通气后,当天动脉血气纠正低氧血症和高碳酸血症,胸闷症状好转,抗感染治疗血常规及炎症指标好转,超声心动图及胸部影像学提示患者病情好转,但声音嘶哑和饮水呛咳仍存在(表 1)。

表 1　患者治疗前后的心脏超声随访

心脏彩超	肺动脉收缩压	右房	右室	左室舒张末内径	EF	TAPSE
首次	63mmHg	49mm×50mm	44mm	33mm	79%	12mm
建议呼吸机用后 3 个月再次复查						

三、学 习 讨 论

该患者是以胸闷、声嘶、脸颊肿胀、饮水呛咳至我院,指脉氧提示低氧血症,但患者已完全耐受,患者的肺高血压考虑低氧因素引起,但排除了肺部疾病引起的低氧,进一步结合临床症状、肌电图和肌活检确诊该患者为特发性炎性肌病(免疫性坏死性肌病)合并类固醇性肌病。

特发性炎性肌病(idiopathic inflammatory myopathy,IIM)含以下几类,其相应的病理生理表现如表 2。

表 2　特发性炎性肌病的病理生理表现

类型	病理生理表现
多发性肌炎(polymyositis,PM)	细胞免疫介导的疾病:抗原导向、MHC-Ⅰ限制的 CD8+T 细胞的细胞毒作用
皮肌炎(dermatomyositis,DM)	体液免疫介导的微血管病:补体激活导致膜溶解攻击复合物形成和沉积在肌内膜的微血管上,使内皮细胞渗透溶解及毛细血管坏死、缺血、微梗死、炎性反应、肌束内血流低灌注,最后是肌束周边的肌纤维萎缩

续表

类型	病理生理表现
包涵体肌炎(inclusion body myositis,IBM)	病理可见镶边空泡、肌内衣炎性细胞浸润和超微结构示15~18nm管丝包涵体,MHC-I表达上调
免疫性坏死性肌病(necrotizing autoimmune myopathy,NAM)	散在分布的坏死性肌纤维伴巨噬细胞吞噬,缺乏或仅少量T淋巴细胞浸润,也可出现于肿瘤、感染、中毒或内分泌性肌病,病理发现毛细血管壁增厚、膜攻击复合物沉积且对免疫治疗有效
重叠性肌炎(overlap syndrome)	又称其他结缔组织病相关性肌炎

特发性炎性肌病的临床症状和体征有:

1. 逐渐进展的对称性近端肌无力,包括上、下肢肌无力;颈肌无力(抬头困难);咽部肌肉受累(声音嘶哑、构音障碍、吞咽困难、在吞咽后鼻腔反流)。这例患者有双侧上、下肢的肌力下降,抬头差,同时有声音嘶哑和吞咽困难。结合患者的脸颊肿胀,下颌磁共振可以看到是整个咬肌和翼内肌从里到外紧贴下颌骨的长条状脓肿信号,一般这个部位的继发感染是否可以联想到吞咽后鼻腔反流造成的呢? 这里不得而知。

2. 肌痛,患者长期口服NSAID类止痛药。

3. 全身症状,包括发热、疲劳、体重减轻。该患者无明显发热,但6分钟步行距离398米,体重BMI指数也低于正常。

4. 皮疹,上眼睑的淡紫色斑伴眶周水肿,面部红斑样皮疹,呈"V"型分布在胸部和肩部的红斑,丘疹伴轻度脱屑,中心发生萎缩伴有色素减退和毛细血管扩张,位于掌指关节、近端指间和远端指间关节的背侧。该患者耳后及胫前处的皮肤改变较明显,有少量红色丘疹伴部分脱屑。

5. 真皮层的钙质沉着,软组织和肌肉的营养不良性钙化,可以导致疼痛、皮肤溃疡、继发性感染和关节挛缩。患者有明显的关节挛缩,但并非之前所诊断的"关节炎",而是肌炎造成的钙磷代谢异常,骨和软骨的病理重塑。肾脏的多发结石,全身的骨质疏松症也恰好能解释。

特发性炎性肌病还会并发多脏器的并发症,如间质性肺病、关节炎、膈肌和肋间肌无力、心肌炎/心包炎、束支传导阻滞、相关恶性肿瘤、相关结缔组织病。但在该患者身上没有明显表现。

根据2004年欧洲神经肌肉学中心发布的特发性炎性肌病的诊断标准:①对称性近端肌无力,伴或不伴吞咽困难、呼吸肌无力;②血清肌酶升高,特别是肌酸激酶(CK)升高;③肌电图异常;④肌活检异常;⑤特征性的皮肤损害(眶周水肿伴暗紫色皮疹、Gottron征等)。

符合1~4条中任何3条或以上可确诊多发性肌炎,同时有第5条者可诊断为皮肌炎。而病理分型上,多发性肌炎有MHC-I的过度表达,皮肌炎有免疫复合物的沉积和淋巴细胞的浸润,免疫性坏死性肌病主要以坏死为表现,仅有少量炎性细胞,血管周围或束管周围的淋巴细胞浸润不明显。而该患者肌活检报告也排除镶边空泡和管丝包涵体,所以从病理分型上更接近于免疫性坏死性炎性肌病,从患者整个病程来看,前后7、8年的时间或者还不止,在这样一个相当漫长的时间里,是否曾经有过感染或中毒已经无从而知了,但患者自始至终肌酸激酶一直呈现阴性,肌肉磁共振的结果提示脂肪浸润,而这也是经常出现在病程较长的特发性炎性肌病患者中,正好可以给出一个佐证。同时,目前来说患者也排除了肿瘤或内分泌的因素,但不管之前的诊治如何,患者在 2 年前却开始服用激素治疗,有一定效果但却未完全缓解,并且激素剂量可能并未规律使用,包括就诊前一年自行服用"黑色大药丸",有可能在原有肌病的基础上出现类固醇性肌病,所以最终确诊为特发性炎性肌病(免疫性坏死性肌病)合并类固醇性肌病。

针对这样一例以低氧 - 肺高血压为主要表现就诊于我心内科,又同时合并胸闷、声嘶、吞咽困难和脸颊肿胀的患者来说,在她就诊的第一天就引起了我极大的兴趣,猜想这一定是一例罕见的系统性疾病,并且低氧 - 肺高血压也仅是其多器官累及的一个表现,在宁多勿漏的前提下各方面的检查汇总最终指向肌病这个极有可能的诊断,并且在学习了特发性炎性肌病的文献资料后,竟然发现看似毫无联系的症状背后都是肌病这个疾病的多方面表现,兴奋之余也对患者在外辗转 7、8 年诊治过程的产生同情,或许现在再尝试激素或免疫抑制剂治疗,效果不一定显著,而且患者使用激素的同时仍旧需要靠口服 NSAID 类药物来缓解疼痛,也离不开 BiPAP 辅助通气来改善她的低氧和二氧化碳潴留,在未来的生活中只能靠药物和机器来控制疾病和改善生活质量。

四、专 家 点 评

肺高血压是一类病因繁多,以肺血管重塑至肺血管阻力进行性上升,最终导致右心衰竭的疾病。当患者存在明显低氧,如动脉血氧饱和度 <89% 时,排除了肺动脉高压终末期右向左分流后,就需要考虑低氧性肺高血压的可能。低氧的原因,除了肺内疾病以外,还包括呼吸中枢、气道、呼吸肌等多种因素,以前曾报道的脑发育畸形导致中枢性睡眠暂停,以及糖原累积病、线粒体肌病和本例患者的特发性炎性肌病,都是通过影响呼吸肌导致低通气,进而引起低氧性肺高血压。低氧性肺高血压的治疗,主要是针对病因的治疗,本例患者针对长期慢性肌炎的抗感染治疗,辅以 BiPAP 纠正缺氧治疗,可取得良好的治疗效果。

特别感谢:感谢上海交通大学医学院附属仁济医院风湿科叶霜教授。感谢复旦大学医学院附属华山医院肌病组朱雯华教授。

(庄琦　沈节艳)

参 考 文 献

[1] 焉传祝,侯颖 . 多发性肌炎与免疫介导的坏死性肌病:老树新枝[J]. 中华神经科杂志,2018,51(6):401-404.

[2] 张巍 . 特发性炎性肌病诊断发展历程[J]. 中国现代神经病杂志,2016,12(10):651-655.

[3] HOOGENDIJK J E,AMATO A A,LECKY B R,et al.119th ENMC International Workshop:trial design in adult idiopathic inflammatory myopathies,with the exception of inclusion body myositis [J]. Neuromuscul Disord,2004,14(5):337-345.

[4] DALAKAS M C. Inflammatory muscle disease [J]. N Engl J Med,2015,372(18):1734-1747.

[5] DOBLOUG C,GAREN T,BITTER H,et al. Prevalence and clinical characteristics of adult polymyositis and dermatomyositis: data from a large and unselected Norwegian cohort [J]. Ann Rheum Dis,2015,74(8):1551-1556.

气短、消瘦、晕厥伴肺动脉高压 1 例

患者年轻女性,既往体健,孕1产1。2年前患者逐渐出现活动后乏力、气短,9天前晕厥一次。查体可见消瘦体型、肌肉菲薄,血气分析显示Ⅱ型呼吸衰竭,心脏彩超提示"肺动脉高压",入院诊断为"肺动脉高压、Ⅱ型呼吸衰竭"。然而,经过无创呼吸机辅助通气、利尿等治疗,复查右心导管显示肺动脉压力几乎恢复正常,且年轻女性出现Ⅱ型呼吸衰竭的情况较为少见。该患者究竟患有何病,遇到这类患者应注意排除何病避免误诊呢?

一、病史摘要

患者2余年前无明显诱因出现活动后下肢乏力,伴心慌,未予特殊处理,1年前出现活动后气短,爬2~3层楼后明显,需休息5分钟左右缓解,无夜间阵发性呼吸困难、咯血等症状,未予特殊处理。半个月前患者自觉胸闷、气短症状加重,并逐渐出现夜间阵发性呼吸困难,无法平卧,就诊外地某医院,检查回报:"腹腔积液、心包积液,肺动脉收缩压约92mmHg",次日转入上级医院住院治疗。9天前出现一过性意识丧失,无抽搐,急查血气分析提示二氧化碳分压(PCO_2)150mmHg。心脏彩超提示:"心包积液,肺动脉高压(中度),右房、右室轻大,右心功能减低"。给予无创呼吸机辅助通气、利尿、抗感染、平喘等治疗,患者症状稍缓解,可平卧休息。为求进一步诊治,以"肺动脉高压"收入我科。

二、体格检查

体温36.6℃,脉搏68次/min,呼吸114次/min,血压123/72mmHg。体型消瘦,体重37kg,脊背平直(图1,彩图见二维码94)。头颅大小正常,无异常面容,眼睑无水肿,结膜无苍白,巩膜无黄染。颈动脉搏动正常,颈静脉轻度充盈,甲状腺未及肿大,未及血管杂音。胸廓正常,胸骨无叩痛,乳房正常对称。双侧呼吸运动对称,肺下界移动度正常,左下肺呼吸音减低,双侧未闻及干湿性啰音和胸膜摩擦音。心音有力,律齐,各瓣膜听诊区未闻及病理性杂音,P2亢进。腹部和四肢查体阴性。

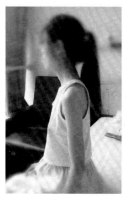 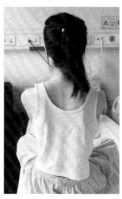 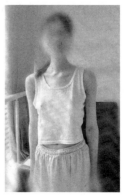

图1 体型瘦削、脊背平直

三、辅 助 检 查

治疗中血气分析见表 1;红细胞沉降率(ESR)39mm/h;血常规示 WBC 3.93×10⁹/L,NE% 47.3%,PLT 232×10⁹/L,RBC 4.02×10⁹/L,HGB 103g/L;生化示谷草转氨酶(AST)69U/L,谷丙转氨酶(ALT)41U/L,白蛋白(ALB)36.8g/L,肌酐(Cr)28.8μmol/L,余正常;NT-proBNP 31.20pg/ml;体液免疫示 IgA、IgG、IgM、C4 正常;C3 63.6mg/dl;CA12-5 69.10U/ml,NSE 32.30ng/ml,余正常;抗核抗体阳性 S1:100,抗环瓜氨酸肽抗体(CCP)<25U/ml;抗 β2- 糖蛋白 1 抗体 <20RU/ml;α- 胞衬蛋白 <16U/ml。

入院后心脏超声显示主肺动脉内径 30mm;右心室基底内径 37mm;右心房左右径 39mm;三尖瓣收缩期位移(TAPSE)15mm;三尖瓣反流速度 366cm/s;估测肺动脉收缩压(TI 估测法)63.6mmHg。CT 肺动脉造影(CTPA)显示双肺动脉及其分支未见充盈缺损,肺动脉增宽,右房、室增大(图 2)。入院后 14 天行右心漂浮导管检查,显示右心房压(CVP)7mmHg;肺动脉压(PAP,收缩 / 舒张 / 平均)37/19/25mmHg,肺小动脉嵌顿压(PAWP)10mmHg;肺血管阻力(PVR)2.5WU;心输出量(CO)5.91L/min。

表1 治疗过程中的动脉血气分析

时间	入院时	入院第3日	入院第6日	入院第7日	入院第9日	入院第12日	入院第16日
pH	7.3	7.4	7.32	7.37	7.47	7.34	7.39
PCO₂(mmHg)	80	66	70	66	47	63	59
PO₂(mmHg)	149	212	170	75	96	77	79

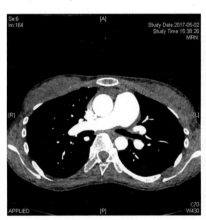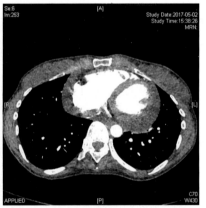

图2 CTPA 显示双肺动脉及其分支未见充盈缺损,肺动脉增宽,右房、室增大

四、入 院 诊 断

肺动脉高压,右心功能不全,多浆膜腔积液(心包、腹腔、盆腔),Ⅱ型呼吸衰竭。

五、诊治经过与诊治思维

(一) 简要治疗经过

患者入院后给予无创呼吸机辅助通气(IPAP 18cmH₂O,EPAP 5cmH₂O,氧浓度 35%),利尿减轻心脏负荷,法舒地尔降低肺动脉高压治疗。患者气短症状逐渐好转,可以平地活动。

(二)病史特点

1. 年轻女性,既往体健。

2. 近 2 年逐渐出现活动后气短,半个月前气短加重,9 天前晕厥一次。

3. 查体可见体型瘦削、肌肉菲薄,颈静脉略充盈、P2>A2,双下肢无水肿。

4. 心脏彩超提示肺动脉高压、右心增大,无瓣膜损害提示。

5. CT 未显示肺实质损害,亦无肺栓塞征象。

(三)临床诊治思路

1. 第一步 按照肺动脉高压的鉴别诊断思路,肺动脉高压分为五大类型:第一大类,动脉性肺动脉高压;第二大类,左心疾病相关性肺动脉高压;第三大类,肺部和 / 或缺氧相关性肺动脉高压;第四大类,肺动脉阻塞导致的肺动脉高压;第五大类,未知因素 / 多种因素导致的肺动脉高压。对于特定病人来说,还存在着多种类型相互交叉的问题。该患者存在 II 型呼吸衰竭和多浆膜腔积液的情况,故诊断聚焦在呼吸功能不全导致的肺动脉高压上。然而对于年轻女性,既往无慢性咳嗽、咳痰病史,影像学亦未提示严重的支气管扩张,为何会发生 II 型呼吸衰竭呢?除肺实质病变外,可以引起 II 型呼吸衰竭的疾病还包括胸廓畸形、胸膜增厚,该患者既往无结核及胸膜疾病史,影像学亦不支持。因此,考虑非常见疾病所致 II 型呼吸衰竭。通过仔细查体发现患者平卧后不能抬头,不能自行起身,蹲下后不能自行站起,故最终的鉴别诊断聚焦在支配呼吸肌的神经和肌肉功能障碍方面,为了证实这一点,我们进一步完善了肺功能检查:患者的 $FEV_1/FVC\%$(一秒率)为 91.17%,$FEV_1/$ 预计值 %(一秒量)为 26.9%,FVC/ 预计值 % 为 25.6%,符合典型的限制性通气功能障碍,呼吸肌力(PIMAX)为 17.9%,提示呼吸肌力减弱。故患者由肺部疾病导致的肺动脉高压可以除外,焦点聚集在神经肌肉性疾病上。

2. 第二步 进一步探寻引起呼吸肌乏力的病因。引起呼吸肌力量不足的疾病繁多,分为神经损害性疾病(包括运动神经元病、多发性周围神经病、神经肌肉接头传递障碍性疾病)以及呼吸肌肉损害性疾病(包括炎症性肌病、代谢性肌病、肌营养不良症等)。我们进一步完善了头颅磁共振检查,提示双侧侧脑室前、后角旁脑白质少许小缺血灶;胸椎磁共振检查未见异常,从而除外了由中枢神经病变所导致的呼吸肌乏力。进行肌电图检查,发现右尺神经(运动支)及双膈神经损害,是否为外周神经病变导致的呼吸肌无力呢?虽然患者肌电图发现膈神经损害,但膈肌运动并无明显障碍,似乎也不能解释患者的病情。患者入院后所做的化验检查中肌酶谱均有升高(表2),因而不除外肌肉本身病变所导致的肌无力,故为患者进行了肌肉本身的检查。大腿肌肉磁共振显示:左、右大腿根部肌群均存在异常信号,提示炎症可能。进一步完善股四头肌活检,病理显示(图3,彩图见二维码95):骨骼肌肌纤维广泛空

表2 治疗过程中的肌酶谱

时间	谷草转氨酶 (U/L)	谷丙转氨酶 (U/L)	肌酸激酶 (U/L)	肌酸激酶同工酶 (ng/ml)	乳酸脱氢酶 (U/L)	A- 羟丁酸脱氢酶(U/L)
入院第 1 日	69	41	226	4.1	287	251
入院第 6 日	77	49	273	4.4	271	256
入院第 14 日	99	56	411	4.9	246	183
入院第 18 日	94	62	432	5.5	231	192

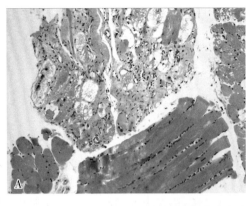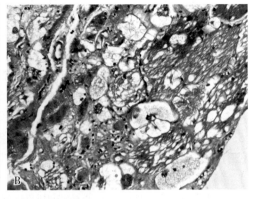

图3 骨骼肌肌纤维广泛空泡变性、溶解

A. HE 染色（×100）；B. Masson 染色（×200）

泡变性，溶解，间质可见少量慢性炎细胞浸润。免疫组化染色：Masson、PTAH、PAS（均显示上述病变）；CD4（多量+）；CD8、CD3、CD20（少量+）；CD138（−）。这些结果均提示患者存在肌肉变性疾病。

3. **第三步**　我们发现患者的弟弟同样存在类似于姐姐的消瘦体型（图4，彩图见二维码96），故进一步给弟弟完善相关检查。血气分析提示 pH 7.38，PCO_2 46mmHg，PO_2 86mmHg；谷草转氨酶（AST）108U/L，肌酸激酶（CK）541U/L，肌酸激酶同工酶（CKMB）质量 7.0ng/ml，乳酸脱氢酶 264U/L，α-羟丁酸脱氢酶 218U/L，均有升高。心脏彩超未见异常。虽未表现出肌肉乏力的症状，但肌肉损害依然存在，故考虑患者存在遗传性肌肉损害性疾病。

给予患者及其弟完善基因检测，结果显示糖原贮积症Ⅱ型（GSD Ⅱ）：①GAA 基因 c.2237G>A（p.W746X）杂合突变，母源；弟弟携带（图5，彩图见二维码97）。②GAA 基因 c.2238G>C（p.W746C）杂合突变，父源；弟弟携带（图6，彩图见二维码98）。

患者最终诊断：糖原贮积症Ⅱ型，肺动脉高压，右心功能不全，Ⅱ型呼吸衰竭，多浆膜腔积液（心包、腹腔、盆腔）。

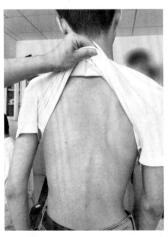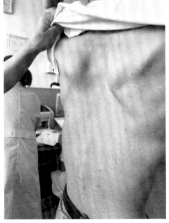

图4　患者弟弟有与姐姐类似的消瘦体型和平直脊背

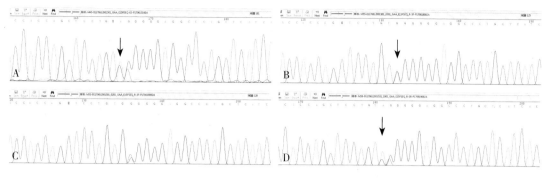

图 5 GAA 基因 c.2237G>A(p.W746X)杂合突变 Sanger 测序图
A. 患者;B. 患者母亲;C. 患者父亲;D. 患者胞弟

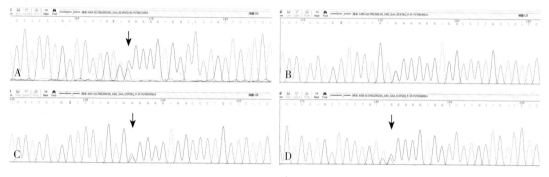

图 6 GAA 基因 c.2238G>C(p.W746C)杂合突变 Sanger 测序图
A. 患者;B. 患者母亲;C. 患者父亲;D. 患者胞弟

六、治 疗 建 议

1. 长期家庭无创呼吸机辅助通气。
2. 间断利尿降低右心负荷。
3. 建议神经肌肉专科继续诊治。

七、专 家 点 评

患者年轻女性,以活动后气短、乏力、晕厥一次为主要表现,检查发现肺动脉高压、Ⅱ型呼吸衰竭,这时诊断的思路可以缩小到肺部疾病相关性肺动脉高压方面,确认是否存在严重的肺部疾病非常重要。然而该患者并不存在常见的肺部疾患,包括支气管哮喘、支气管扩张、细支气管炎、胸廓疾病等,这是该患者诊断的难点,如果就此打住,不继续探究患者的原发疾病,仅给予对症治疗,可能会导致诊断的延误。需要注意的是,尽管并不多见,神经肌肉性疾病亦可以引起通气不足和严重的二氧化碳潴留,患者的肺功能检查提示了严重的限制性通气功能障碍(FVC 降低)和严重的呼吸肌力减低(PIMAX 降低),证实了患者神经肌肉疾患的可能性。然而因为呼吸障碍的神经肌肉疾病很多,此方面的鉴别需要多学科会诊甚至是儿科医师的参与,细致的查体、病史问诊也尤为重要。该患者的弟弟表现出了与患者类似的呼吸肌肉乏力的征象,这是能够诊断该病的契机和转折点,基因检测显示患者及其弟弟是糖原贮积症Ⅱ型的罹患者,诊断和治疗方案明确。GSD Ⅱ合并肺动脉高压属于第五大类肺动脉高压,其引起肺动脉高压的机制为多因素所致,可能因素包括:①呼吸肌麻痹导致呼吸衰竭、缺氧及二氧化碳潴留,最终导致肺动脉高压;②过多的糖原沉积在肺动脉内,可导致肺血管重塑、管腔狭窄以及肺动脉高压。经过对该患者呼吸衰竭的纠正,肺动脉压力基本恢复正常,考虑第一个因素对于此患者是主要病因。

八、知识拓展

糖原贮积症是少见的一组常染色体相关的隐性遗传病,患者不能正常代谢糖原,使糖原合成或分解发生障碍,因此糖原大量沉积于组织中而致病。糖原贮积症分为Ⅰ、Ⅱ、Ⅲ等多种类型,每种类型又有各自亚型。糖原贮积症Ⅱ型(glycogen storage disease type Ⅱ,GSD Ⅱ)也称为酸性 α-葡萄糖苷酶(α-glucosidase acid,GAA)缺乏症,其糖原主要沉积在骨骼肌、心肌及平滑肌。据报道,该病的全球发病率为 1/40 000[1],中国台湾地区的发病率约 1/50 000[2],目前我国大陆对该病的报道较少。明确诊断 GSD Ⅱ 依赖于特异性酶活性的鉴定和分子遗传学技术对相关致病基因的检出。肌肉组织活检病理以广泛空泡变性为主,电镜下可见肌纤维内糖原颗粒明显增多。根据发病年龄、受累器官和疾病进展速度,临床上将其分为婴儿型、晚发型两大类。婴儿型(<1岁)多为致死性,GGA 活性极低,有心肌、骨骼肌受累,表现为心肌肥大、肌肉进行性无力,疾病进展快,多于1~2岁死于心力衰竭,应与心内膜弹力纤维增生症、病毒性心肌炎、其他先天性糖代谢异常疾病鉴别;晚发型(>1岁)以骨骼肌受累为主,主要表现乏力、肌张力降低,少累及心脏,后期可出现呼吸肌麻痹,进展速度相对缓慢,应注意与重症肌无力、多发性肌炎、进行性肌营养不良等疾病鉴别。本例患者属于晚发型,慢性病程,主要以呼吸肌无力造成严重呼吸衰竭及肺动脉高压为主要表现,外周血 GAA 活性明显减低,肌肉组织活检病理以广泛空泡变性为主,呈家族式发病,其弟弟病情相似。

GSD Ⅱ以酶替代治疗为主,治疗越早,效果越显著[3],但重组人 α-葡萄糖苷酶不能通过血脑屏障,对已造成痴呆患者无效,且重组 GAA 酶替代疗法目前正处于临床试验阶段,仍然存在很多问题,如大规模生产问题、需要频繁注射等。未来基因治疗策略是很好的研究方向。其他非特异性治疗以对症治疗为主,如早期使用呼吸机、营养支持、肌肉康复锻炼等,研究表明,早期给予针对性治疗可延缓其疾病发展速度。

(龚娟妮 杨媛华)

参 考 文 献

[1] MULLER-FELBER W,HORVATH R,GEMPEL K,et al. Late onset Pompe disease:clinical and neurophysiological spectrum of 38 patients including long-term follow-up in 18 patients [J]. Neuromuscul Disord,2007,17:698-706.

[2] VAN DER PLOEG A T,REUSER A J. Pompe's disease [J]. Lancet,2008,372(9646):1342-1353.

[3] CHIEN Y H,HWU W L,LEE N C. Pompe disease:early diagnosis and early treatment make a difference [J]. Pediatr Neonatol,2013,54(4):219-227.

重症慢性血栓栓塞性肺动脉高压的处理 1 例

患者中年男性,以"进行性加重的呼吸困难伴间断咯血 15 年"为主诉,入院时端坐呼吸,全身重度水肿(累及躯干背侧、双下肢及臀部、阴囊),口唇发绀,颈静脉怒张,三尖瓣区收缩期杂音。心包积液、胸腔积液、腹水,既往曾诊断慢性血栓栓塞性肺动脉高压(CTEPH),行右心导管测肺动脉平均压 68mmHg。目前严重心衰,下一步如何救治?

病 史 摘 要

患者男性,44 岁,15 年前始出现呼吸困难,伴痰中带血丝,外院诊断为"肺栓塞",给予溶栓、抗凝治疗后好转,出院后规律口服华法林 6 个月,后改为阿司匹林口服 1 年后停药。后分别于 13 年前因上述症状再发,外院行 CTPA 检查诊断肺栓塞,给予华法林抗凝,但因反复咯血,间断停服华法林。

患者 3 年前再次出现呼吸困难,活动耐力下降,不能登 3 层楼,伴间断咯血,并出现双下肢水肿。外院行右心漂浮导管检查测 mPAP 68mmHg,诊断"肺血管炎并血栓形成,肺动脉高压,WHO 功能分级 Ⅱ 级"。因抗凝治疗过程中反复咯血,改拜阿司匹林口服治疗。2 年余前因大咯血外院行"支气管动脉栓塞术",咯血症状减轻。但近 1 年余前活动后呼吸困难症状进一步加重。

4 个月前行肺动脉造影提示左下肺动脉闭塞,右肺动脉多发充盈缺损,诊断"慢性血栓栓塞性肺动脉高压"。给予华法林、他达拉非及利尿剂治疗。症状进行性加重,并再次出现咯血,步行 5 米即显著呼吸困难。近 1 周无法下床活动,不能平卧。

既往史:6 年前因"颅内血管畸形"行开颅手术治疗,余无特殊。吸烟 15 年,平均 30 支/日,已戒烟 4 年。

体格检查:

体温 36.2℃,脉搏 105 次/min,呼吸 22 次/min,血压 98/63mmHg。神志清,口唇发绀,颈静脉怒张,双肺未闻及明显干湿啰音。律齐,P2 亢进,三尖瓣区可闻及 3/6 级收缩期杂音,腹膨隆,肝肋下 3cm,移动性浊音阳性。躯干背侧、双下肢及臀部、阴囊凹陷性水肿,双膝以下皮肤色素沉着。

辅 助 检 查

NT-proBNP 2 500pg/ml;下肢超声(2016 年 7 月 26 日)示右股浅静脉条状实性回声,符合慢性静脉血栓。心脏超声(2016 年 7 月 27 日)示肺动脉高压(估测肺动脉收缩压约 100mmHg),肺动脉主干及右肺动脉增宽,主肺动脉远端及左肺动脉近段不规则等回声充填(血栓不除外),右心扩大,右室壁增厚,三尖瓣反流(重度),下腔静脉增宽,右心功能减低。

肺通气灌注显像:双肺多发血流灌注减低,符合肺栓塞改变。

初 步 诊 断

慢性血栓栓塞性肺动脉高压,WHO 功能分级Ⅳ级;慢性肺源性心脏病,心功能衰竭;下肢静脉血栓形成;颅内血管畸形术后。

初 始 治 疗 经 过

予吸氧,限制液体入量,低分子肝素抗凝,应用药物改善右心功能,包括:他达拉非 10mg 每日 1 次,曲前列尼尔持续静脉泵入,多巴胺 3μg/(min·kg)持续泵入,后应用多巴酚丁胺泵入。强化利尿:口服利尿药物,并予托拉塞米静脉泵入(80~140mg/d),患者症状改善不佳。加大利尿强度情况下,尿量无增加,呼吸困难症状及全身水肿情况无缓解。

下一步如何处理?

基于患者的临床情况,入院后给予积极内科治疗,包括:①低分子肝素抗凝;②托拉塞米持续静脉泵入等利尿;③多巴酚丁胺静脉泵入改善心脏功能;④曲前列尼尔、安立生坦、他达拉非治疗肺动脉高压等治疗。患者仍重度水肿,水肿达到腰部,严重肝脏淤血,大量腹水,阴囊严重水重,不能平卧,心功能较前改善不明显,药物治疗很难取得效果,肺动脉血栓内膜剥脱术是治疗的最有效方法,如果不行手术治疗则预后较差。但患者心功能极差,手术麻醉风险极高,经过 CTEPH 专业小组反复讨论,患者 CTEPH 终末期,手术是唯一的有效治疗手段。

采用坐位下麻醉诱导,于全麻深低温停循环下行肺动脉血栓内膜剥脱术,术后肺动脉平均压降至 26mmHg,肺动脉阻力降至 350dyn/(s·cm^5)。尽管围术期相对顺利,术后患者的病情此起彼伏,几经波澜,经历了惊险的"三关"。

第一关:再灌注肺水肿

患者术后初始生命体征平稳,但术后 4 小时后氧合逐渐下降,尿量逐渐减少,肾功能恶化,给予 CRRT 治疗。胆红素逐渐升高,总胆红素最高 625.84μmol/L、直接胆红素最高 332.17μmol/L,术后第二天 14:40 气管涌出大量鲜红色泡沫样痰,氧合严重降低,伴随肺动脉压升高(最高至 80/38mmHg),复查胸片可见双肺弥漫性渗出影,左侧为著;考虑为再灌注肺水肿,给予肺复张、加强脱水治疗后仍不能维持氧合,给予 VV-ECMO 支持。ECMO 期间患者出现血红蛋白下降(最低 58g/L)、PLT 下降(最低 38×10^9/L),查 CT 示盆腔积血、左侧腰大肌血肿,在严密监测 ACT 和 APTT 下继续小剂量肝素泵入抗凝,继续抗感染治疗。(ECMO 第 3 天)循环状况逐步改善,逐渐减少血管活性药物,复查感染相关指标明显好转,肝肾功能较前有所恢复,胸片较前改善,氧合明显改善,撤离 ECMO。

第二关:感染

患者出现发热,体温最高达 39.3℃,WBC、PCT 较前上升,痰培养结果回报:洋葱伯克霍尔德菌。根据药敏结果,调整抗感染方案为:头孢他啶 2g 每 12 小时 1 次 + 米诺环素 100mg 每日 2 次。感染好转后拔除气管插管,序贯为无创呼吸机辅助呼吸。持续肝素泵入抗凝下,ACT、APTT 波动较大,抗凝方案调整为:磺达肝癸钠 2.5mg 每日 1 次皮下注射,CRRT 由枸橼酸抗凝改为阿加曲班抗凝,肾功能较前明显改善,尿量逐渐增加,停 CRRT。

第三关:脑出血

术后 1 周患者突然全身剧烈抽搐,伴有心率、血压、血氧下降,立即气管插管术接呼吸机辅助通气、升压等治疗。床边超声心动图提示大量心包积液,急行床旁心包穿刺引流,共引流暗红色液体约600ml,头颅CT检查提示:左侧额部硬膜下血肿。神经外科讨论后认为暂无外科手术指征,给予甘油果糖脱水降颅压等治疗,脑出血稳定后,逐渐恢复抗凝治疗,低分子肝素逐渐加量。

患者经抗凝治疗、抗感染、容量管理、脱水降颅压和康复治疗,术后2个月完全脱离呼吸机,拔除留置气切套管,从ICU转入普通病房,术后3个月复查头颅CT血肿基本吸收,抗凝药物由低分子肝素切换为利伐沙班,通过康复锻炼,肢体肌力完全恢复正常。复查心脏超声,右心结构功能恢复正常,三尖瓣微量反流。最后肺动脉压力和心脏功能完全恢复正常,康复出院。

讨论与思考

1. 慢性血栓栓塞性肺动脉高压出现重度右心功能不全,当药物治疗效果较差时,需要考虑手术治疗。患者重度水肿,心功能Ⅳ级,无法平卧,麻醉风险极大,但如果不进行手术治疗,患者将面临心力衰竭导致死亡,而手术治疗——肺动脉血栓内膜剥脱术是唯一可能获得治愈效果的方法。

2. 再灌注肺水肿是肺动脉血栓内膜剥脱术后最常见的严重并发症,会出现严重的低氧血症,及时的ECMO治疗保障重要器官的供氧,为后期脏器功能恢复提供巨大的帮助。

3. 术后严重的脏器功能异常　肝功能异常与术前严重的肝淤血、术中深低温停循环肝细胞的缺血、缺氧损伤可能有关,术后水肿消退,氧合改善后肝功能逐渐恢复正常。肾功能不全考虑为肾前性因素以及缺氧有关,基础疾病改善后肾功能逐渐恢复。

4. 关注患者的血栓和出血平衡,患者存在易栓症,存在极高的血栓风险,同时患者有脑血管畸形及手术病史,又有很高的出血风险甚至会发生致死性的脑出血,需要权衡血栓和出血风险,制定合理的治疗方案。

5. CTEPH的治疗需要多学科团队共同配合,包括呼吸与危重症医学科、心血管外科、介入科、影像科、麻醉科等,共同决策制定治疗方案,手术、介入或药物治疗。

知识拓展

慢性血栓栓塞性肺动脉高压(chronic thromboembolic pulmonary hypertension,CTEPH)是以肺血管内机化性血栓阻塞,继发管腔狭窄或闭塞为主要特点的一类肺动脉高压,属于肺动脉高压的第四大类。目前认为,急性肺栓塞患者血栓未能完全溶解或反复血栓栓塞,血栓逐渐机化,阻塞肺血管床,引起肺动脉解剖和血流动力学异常,导致肺动脉高压的发生。因此,CTEPH可以说是急性肺栓塞的一种远期并发症。CTEPH的诊断标准为:经过3个月以上规范抗凝治疗后,影像学证实存在慢性血栓,右心导管证实 $mPAP \geqslant 25mmHg$, $PAWP < 15mmHg$,且除外其他类似栓塞性病变。我们团队前期针对614例急性肺栓塞随访发现,急性肺栓塞发生后,CTEPH的3年累积发病率为1.7%。

CTEPH的临床表现主要是肺动脉高压和右心功能不全的相应表现,如活动后气短、胸闷、咯血、晕厥等;体征包括肺动脉瓣听诊区闻及第二心音亢进、颈静脉怒张、三尖瓣收缩期杂音、下肢水肿等。CTEPH临床表现缺乏特异性,容易误诊或漏诊。核素肺通气灌注(V/Q)显像、CT肺动脉造影(CTPA)、磁共振肺动脉造影(MRPA)、右心导管和肺动脉造影术等检查可以明确CTEPH诊断。其中,V/Q扫描对CTEPH高度敏感,是CTEPH的首选筛查方法。V/Q 显像表现为不同程度的多个肺段分布的、与通气显像不匹配的灌注缺损。CTPA 对 CTEPH 的栓塞病变部位、右心结构功能评估等均有很高价值,有经验的中心也可通过 CTPA 评估手术治疗的可行性。但 CTPA 对于亚段以下为主的栓塞性病变敏感性较差,因此 CTPA 阴性不能排除 CTEPH 的诊断。右心导管和肺动脉造影检查对于准确评估 CTEPH 栓塞程度、血流动力学指标和治疗方案选择均具有重要意义,是 CTEPH 诊断和确定治疗方案不可缺少的评估方法。

肺动脉血栓内膜剥脱术(pulmonary thrombendarterectomy,PEA)是治疗 CTEPH 最有效的方法,部分患者通过手术可达到治愈。患者临床一旦确诊为 CTEPH,就应评估是否行肺动脉血栓内膜剥脱术。肺动脉血栓内膜剥脱术是相当复杂的一类手术,需要深低温、停循环、完整剥离肺动脉内的陈旧血栓及瘢痕组织,术后可出现多重严重并发症,如循环衰竭、再灌注肺损伤、残余肺动脉高压等,手术成功与否涉及很多方面,包括术前评估、手术剥离、体外循环、麻醉、术后管理等,因此,手术的成功开展需要一个完整的团队共同协作。肺动脉球囊成形术及靶向药物治疗对于不能手术的患者也可改善其预后。

(谢万木 翟振国)

参 考 文 献

[1] 中华医学会呼吸病学分会肺栓塞与肺血管病学组,中国医师协会呼吸医师分会肺栓塞与肺血管病工作委员会,全国肺栓塞与肺血管病防治协作组.肺血栓栓塞症诊治与预防指南[J].中华医学杂志,2018,98(14):1060-1087.

[2] YANG S,YANG Y,ZHAI Z,et al. Incidence and risk factors of chronic thromboembolic pulmonary hypertension in patients after acute pulmonary embolism [J]. J Thorac Dis,2015,7(11):1927-1938.

[3] SIMONNEAU G,TORBICKI A,DORFMÜLLER P,et al. The pathophysiology of chronic thromboembolic pulmonary hypertension [J]. Eur Respir Rev,2017,26(143).

[4] GUTH S,WIEDENROTH C B,KRAMM T,et al. Pulmonary endarterectomy for the treatment of chronic thromboembolic pulmonary hypertension [J]. Expert Rev Respir Med,2016,10(6):673-684.

[5] PEPKE-ZABA J,GHOFRANI H A,HOEPER M M. Medical management of chronic thromboembolic pulmonary hypertension [J]. Eur Respir Rev,2017,26(143). pii:160107.

[6] DAROCHA S,PIETURA R,PIETRASIK A,et al. Improvement in Quality of Life and Hemodynamics in Chronic Thromboembolic Pulmonary Hypertension Treated With Balloon Pulmonary Angioplasty [J]. Circ J,2017,81(4):552-557.

52检

心脏病学实践 2019

主　编　陈义汉　丛洪良

主　审　张　健　韩雅玲

学术秘书　沈运丽　李曦铭

人民卫生出版社

图书在版编目（CIP）数据

心脏病学实践：2019：全 6 册 / 陈义汉，丛洪良主编 . —北京：人民卫生出版社，2019

ISBN 978-7-117-28871-2

Ⅰ.①心… Ⅱ.①陈…②丛… Ⅲ.①心脏病学 Ⅳ.①R541

中国版本图书馆 CIP 数据核字（2019）第 186491 号

人卫智网	www.ipmph.com	医学教育、学术、考试、健康，购书智慧智能综合服务平台
人卫官网	www.pmph.com	人卫官方资讯发布平台

心脏病学实践 2019

（全 6 册）

主　　编：陈义汉　丛洪良
出版发行：人民卫生出版社（中继线 010-59780011）
地　　址：北京市朝阳区潘家园南里 19 号
邮　　编：100021
E - mail：pmph @ pmph.com
购书热线：010-59787592　010-59787584　010-65264830
印　　刷：北京盛通印刷股份有限公司
经　　销：新华书店
开　　本：787×1092　1/16　　总印张：76
总 字 数：1897 千字
版　　次：2019 年 9 月第 1 版　2019 年 11 月第 1 版第 2 次印刷
标准书号：ISBN 978-7-117-28871-2
定价（全 6 册）：230.00 元

打击盗版举报电话：010-59787491　E-mail：WQ @ pmph.com
（凡属印装质量问题请与本社市场营销中心联系退换）

第六分册

心血管疾病交叉与综合

分册主编　袁祖贻

编者名单

（按文中出现顺序排序）

袁祖贻　西安交通大学第一附属医院
郭　宁　西安交通大学第一附属医院
张宇辉　中国医学科学院阜外医院
翟　玫　中国医学科学院阜外医院
夏云龙　大连医科大学附属第一医院
吕海辰　大连医科大学附属第一医院
钟巧青　中南大学湘雅医院
朱凌燕　南昌大学第一附属医院
杨天伦　中南大学湘雅医院
王　勇　中国人民解放军陆军军医大学第二附属医院(新桥医院)
黄　岚　中国人民解放军陆军军医大学第二附属医院(新桥医院)
胡大一　北京大学人民医院
田　庄　中国医学科学院北京协和医院
张抒扬　中国医学科学院北京协和医院
李松南　首都医科大学附属北京安贞医院
马长生　首都医科大学附属北京安贞医院
张大磊　北京郁金香伙伴科技有限公司
柳　亮　北京郁金香伙伴科技有限公司
何　璐　西安交通大学第一附属医院
张玉顺　西安交通大学第一附属医院
杜　昕　首都医科大学附属北京安贞医院
江立生　上海市胸科医院
何　奔　上海市胸科医院
吴灵敏　中国医学科学院阜外医院
姚　焰　中国医学科学院阜外医院
冯家豪　西安交通大学第一附属医院
罗永百　西安交通大学第一附属医院
梁　琦　西安交通大学第一附属医院
郭统帅　西安交通大学第一附属医院
陈　静　武汉大学人民医院
党　松　武汉大学人民医院
傅向华　河北医科大学第二医院
谷新顺　河北医科大学第二医院
刘先宝　浙江大学医学院附属第二医院

王建安　浙江大学医学院附属第二医院
顾晓龙　中国人民解放军南部战区总医院
向定成　中国人民解放军南部战区总医院
伍　锋　上海长征医院
梁　春　上海长征医院

目 录

心血管疾病交叉与综合

近年来,随着科学技术的飞速发展,精准医学以及人工智能等前沿领域取得的成就已给包括心血管疾病在内的临床诊疗工作带来了深远的影响。此外,肿瘤与心脏病、精神心理应激以及睡眠呼吸暂停综合征等对心血管疾病的影响也越来越引起医疗工作者的关注,呈现出方兴未艾的良好发展趋势。相信在不久的将来,这些领域的最新研究成果一定会为心血管疾病患者带来福音。

精准医学与心血管疾病

精准医学意在采用标准的临床和健康数据以及先进的多组学技术(即基因组学、转录组学、表观基因组学、蛋白质组学、代谢组学和微生物组学)进行深度分型,然后为每个特定个体而不是一类人群提供最佳治疗方案。它是个系统工程,通过全面认识疾病的状态,对整个医疗过程和临床实践进行最优化的诊治。近年来随着信息技术地快速发展,包括数据存储量的大幅提高、组学测定成本的降低以及公共数据库的建立等,精准医学现正处于新的快速发展阶段。

目前,心血管领域的精准医学虽然仍处于起步阶段,但也取得了一些令人欣喜的结果。华法林和氯吡格雷的药效已被证明受基因多态性的影响,且已被应用于临床诊疗。CANTOS研究发现,卡那单抗的有效性与其降低血液 C 反应蛋白(CRP)水平的能力相关,进一步分析发现具有高水平克隆血细胞生成的患者更有可能从用抗感染治疗中获益。肠道微生物对心血管系统的影响是近几年的新兴领域,已有研究表明肠道微生物生成的氧化三甲胺(TMAO)会加快动脉粥样硬化发展,肠道菌群也可能通过影响胆汁酸和短链脂肪酸的代谢来影响心血管疾病的发展,因而基于微生物组的靶向治疗前景十分可观。

心血管疾病多为慢性病程,临床试验通常需要比较长的周期,对患者的依从性要求较高。同时,心血管疾病目前的分型仍存在异质性较高、混杂因素较多等特点,对精准医学的应用提出了不小的挑战。但是,我们应该知道这些困难并非不可克服。中国心血管疾病的患病群体数量巨大,拥有与欧美发达国家不同的人口特征、更为复杂的遗传学背景及独特的社会经济文化因素。因此,在国内开展基于精准心脏病学的研究及临床实践具有明显的优势和较高的临床应用价值。其中,精确的表型鉴定、新型的生物学标记物、个体化的治疗方案等都是值得深入研究的方向。

精准医学在心血管领域的发展任重而道远。精准医学有望成为心血管领域中的又一个里程碑,在维护心血管健康、预防和治疗等方面发挥越来越重要的作用。

互联网及人工智能在心血管疾病中的应用

2018 年国务院办公厅正式发布《关于促进"互联网＋医疗健康"发展的意见》,互联网与医疗生态圈的构建意义凸显。云平台、大数据、物联网及人工智能等技术的应用极大地提高了医院的管理和教研效率，医疗流程在潜移默化中为互联网所改造，最大限度地为患者提供便捷的服务。心血管疾病的诊断与治疗也愈发离不开互联网的助力。依托互联网技术的可穿戴/植入设备与远程心电检测对高血压、冠心病、心律失常及慢性心力衰竭的早发现、早治疗具有重大意义；互联网+胸痛中心及胸痛中心急救网络更是能够通过远程网络技术协调区域内多机构、多学科、多部门进行快速的风险评估、远程指导和诊断治疗，从而有效减少胸痛患者的死亡率与致残率。互联网的存在完整地覆盖了院前、院内和院后三个阶段，打通了监护、急救120、院内急救、院后自我管理的信息交互。

人工智能（artificial intelligence，AI）即运用科学与工程学创造智能机器，包括计算机视觉、自然语言理解、认知科学、机器人学、博弈伦理和机器学习（machine learning，ML）在内的六大领域。近年来，随着医院信息系统（HIS）的逐步完善和电子健康档案（EHR）的广泛应用，人工智能，特别是ML的分支深度学习（deep learning，DL）和人工神经网络（artificial neural network，ANN），已经成为一种创新、高效的疾病辅助诊疗工具。人工智能在心血管诊疗领域的研究与应用尚处于起步和探索阶段，在心血管疾病中的应用主要集中在影像学图像分析、辅助诊疗系统、可穿戴/植入生物传感器、疾病预警与预后评估等方面。已有报道指出端到端的深度学习方法可对来自单导联心电图的各种不同的心律失常进行分类，具有与心脏病学专家类似的高诊断性能。AI还可以辅助超声心动图的诊断，自动测量各腔室及左心功能，自动评估瓣膜等结构性疾病，辅助判断疾病分型和分期；在心脏MRI中，DL算法已可初步实现心室定位、左右心室分割与检测、射血分数估测等功能。此外，AI应用于腔内影像学图像分析的前景也很广阔，它可以帮助解决因图像复杂性高、成像质量参差不齐而导致的临床医生判读困难、培养周期长等问题。

目前，互联网和人工智能已在各自的领域对心血管疾病诊疗产生了深刻的影响，二者结合必将带来更加广泛的变革。合理利用互联网与人工智能技术，可大幅提高临床医生的工作效率，降低人为失误的可能，对于广大基层医院提高诊疗水平、提升服务质量、推进分级诊疗等也必将起到极大的推动作用。当然，互联网与人工智能也有其自身的局限性，例如需要大量高质量标准化的临床数据、需要投入大量精力进行数据的标注、大规模临床应用仍面临困难、存在一定的数据安全和伦理风险等。相信随着算法和硬件设备的不断更新、运算能力的不断提升、更多医疗机构的积极参与及相关法律法规的不断完善，这些问题将迎刃而解。

精神心理应激与心血管疾病

越来越多的资料显示，心血管疾病与情绪心理问题，尤其是焦虑、抑郁情绪并存的现象十分常见。心血管疾病是焦虑、抑郁发生的危险因素，而焦虑、抑郁反过来又显著提高了心血管疾病发生及复发的可能。然而，临床上，情绪心理问题常常被心血管疾病患者甚至心血管临床医生所忽视。

精神心理应激对心血管疾病的发展及预后起着十分重要的作用：应激本身即可作为心血管疾病发病的诱因；应激可以通过促进HPA轴以及交感神经的过度活化以及炎症系统的异常激活，从而诱发心肌缺血以及心衰的发生。应激亦可进一步促使焦虑、抑郁等情绪问题的发生。对于心血管疾病患者来说，心血管疾病的心理负担同样可作为一个强应激源，引起患者神经内分泌系统的改变，促进焦虑抑郁的发生，进而形成精神心理-心脏病理生理的恶性循环。

心血管疾病合并情绪心理问题可能从生理以及行为两个方面对心血管疾病的发展及预后产生不利影响。一方面,抑郁以及焦虑的发生可引起患者自主神经功能紊乱,进而促使心率变异性降低、血压增高及内皮功能失常,诱发心律失常、心肌肥厚以及心衰;同时,情绪障碍患者神经内分泌紊乱,HPA轴反应性增强,胰岛素抵抗增加,血小板活动性增强,从而增加了糖尿病、动脉粥样硬化以及血栓事件的风险。另一方面,抑郁及焦虑的出现降低了心血管疾病患者的依从性,患者更不容易戒烟、控制饮食、锻炼,且更不容易寻求医生帮助,参与并按要求完成心脏康复治疗的患者也更少。

对精神心理问题的干预措施主要包括多种心理治疗与药物治疗。由于心血管疾病自身的复杂性,目前仍缺乏综合、有效的指南以对该类患者精神心理问题的治疗予以指导。近年来的研究表明,SSRIs类抗抑郁药舍曲林不仅可以有效改善患者的情绪问题,同时对心血管疾病患者的预后也大有裨益。

目前,包括中国在内的发展中国家关于精神心理问题与心血管疾病关系的研究仍十分缺乏。未来我们需要更多的研究以详细地揭示抑郁、焦虑在中国对心血管疾病患者的影响,深入挖掘精神心理问题对心血管系统以及心血管疾病进程影响的具体机制,制定综合、有效的治疗指南,从而改善心血管疾病合并精神心理问题患者的预后。相信随着心理与心脏并重的"双心医学"模式的逐步发展,这一问题将会得到很大程度的改善。

肿瘤心脏病学

心血管疾病及肿瘤是目前人类面临的两大难题,既往传统观点认为两者之间交集较少。但随着肿瘤靶向治疗、肿瘤放疗、外科微创手术的发展与普及,随着肿瘤患者的预后显著改善,其心血管问题却日益突出。肿瘤心脏病学(Onco-Cardiology 或 Cardio-Oncology)是一门有关肿瘤学及心血管病学的交叉学科,旨在联合心脏病学及肿瘤学、转化医学、药学等多学科研究包括心血管疾病与肿瘤的共同危险因素、抗肿瘤治疗的心肌毒性、肿瘤合并心血管疾病、心脏肿瘤等热点问题。

近年来,肿瘤心脏病学的研究主要集中在化疗药物、放疗以及靶向生物学制剂等所导致的心脏毒性及其相关机制上。目前认为,抗肿瘤治疗的心脏毒性可引发包括心功能不全与心力衰竭、冠状动脉疾病、心律失常、高血压、缺血及栓塞疾病、肺动脉高压等在内的疾病;而可以引起心脏毒性的药物则主要包括传统的蒽环类(多柔比星、表柔比星)、抗代谢药(氟尿嘧啶等)、新型靶向治疗药物(如曲妥珠单抗、贝伐珠单抗等单抗类药物,以及舒尼替尼和索拉非尼等小分子酪氨酸酶抑制剂等)。此外,放疗引起的心脏毒性同样不容忽视。放疗可以诱发心肌、心包、瓣膜等部位的慢性炎症反应及纤维化,通常于放疗后5~10年甚至更长时间显现,因而易被忽视而延误治疗。有关肿瘤与心血管疾病的共同危险因素、肿瘤患者合并心血管疾病、心脏肿瘤等内容,近年来也均取得一定进展,相信伴随着心动超声(尤其3D超声、心肌形变成像)、心肌ECT、心肌MRI、生化检验(如pro-BNP、高敏肌钙蛋白等)等领域的快速更新,未来必将会有更多的证据出现。

肿瘤心脏病学这一新生交叉学科目前同样也面临不少亟待回答的问题。如肿瘤合并冠心病患者,外科手术与冠脉血运重建的顺序、支架类型的选择以及围术期抗血小板策略的制定等;肿瘤合并心律失常消融手术以及器械的植入时机;房颤合并肿瘤患者抗凝策略的制定;抗凝及抗血小板治疗在肿瘤患者中的监测、危险分层的制定以及出血和血栓形成的应对策略等。由于当前心血管病学和肿瘤学各自领域的大型临床研究在筛选入组人群时较少考虑两者合并的情况(大多已被排除在研究之外)，因而基线数据中缺少有效信息，目前肿瘤心脏病学尚缺乏高质量的循证学证据以帮助指导临床决策。但随着 ESC《2016 年欧洲心脏病学会肿瘤治疗与心血管毒性声明》以及 2019 年 AHA《肿瘤治疗相关心肌炎白皮书》等文件的发布，肿瘤心脏病学将会引起人们越来越多的关注。

睡眠呼吸暂停综合征与心血管疾病

阻塞性睡眠呼吸暂停综合征(OSAS)是以睡眠期间反复出现的上呼吸道塌陷和阻塞为特点的睡眠—呼吸紊乱性疾病，常引发机体的缺氧、高碳酸血症等一系列生理病理改变。OSAS 是临床上最为常见的睡眠呼吸障碍类疾病。病因多样，主要临床表现为睡眠打鼾、呼吸暂停和日间嗜睡等，严重者会发生睡眠猝死。患者多存在多系统合并症，以高血压、冠心病等心血管疾病最为突出。

OSAS 与心血管疾病均是临床常见疾病，发病率高且均涉及全身多个系统，严重地损害了患者的生活质量，甚至威胁生命。大量研究显示，OSAS 可以促进心血管疾病的发生与发展。在患有心血管疾病的人群中，打鼾与睡眠呼吸障碍的现象十分普遍，二者的相关性十分密切；共同的危险因素如男性、年龄、超重、向心性脂肪堆积、酗酒、抽烟、缺乏锻炼等已成为二者共存的基础；合并 OSAS 的心脑血管疾病患者死亡率更高。OSAS 与心血管疾病风险升高的机制可能与以下因素有关，但仍需要进一步的研究：OSAS 夜间呼吸暂停所引起的低通气低氧血症及交感系统的激活等是引发心血管疾病、导致心血管事件的机制之一；OSAS 所引发的长期慢性低氧刺激、交感神经系统活化、氧化应激、全身系统炎症以及内皮功能紊乱等都是导致动脉硬化、引发心血管疾病的主要致病机制。

OSAS 是继发性难治性高血压的最常见病因之一，威斯康辛睡眠队列研究结果则显示高血压风险随着 AHI 的增加而增大，CPAP 通气治疗不仅可以改善 OSAS 症状，还可以显著降低这种血压异常的变异性。目前多个指南都建议对高血压患者进行 OSAS 筛查。由此可以看出，OSAS 与常见心血管疾病的关联密切，针对 OSAS 的干预应当成为防治心血管疾病的一个新方向。通过早期筛查及干预措施的实施，或可减少 OSAS 的发生进而降低心血管疾病的发生风险。

PFO 介入治疗与左心耳封堵术——目前的证据及存在的问题

经导管卵圆孔未闭(patent foramen ovale, PFO)封堵术自问世 20 余年来，其在预防和治疗不明原因脑卒中(cryptogenic stroke, CS)及偏头痛的发生和复发方面虽已被大众所认可，但仍存诸多问题有待解决。

PFO 是 CS 的常见原因之一，采用封堵术对其进行治疗长久以来一直存在着较大争议。究竟是应该选择 PFO 封堵术还是药物治疗，一直是结构性心脏病学和神经内科领域争论的焦点。确定 PFO 是否是导致患者 CS 的原因，以及 PFO 封堵是否能够预防再次脑卒中的发生，最可靠的证据应该来源于随机对照研究。2017 年新英格兰医学杂志上 CLOSE、REDUCE 和 RESPECT 研究以及 2018 韩国的一项关于高危 PFO 的 DEFENSE 研究均获得了阳性结果，并认为在减少复发性脑卒中方面，PFO 封堵加药物治疗优于单纯的药物治疗。然而亦有研究结果显示，介入治疗或内科治疗的效果相似。2019 年 6 月 24 日，国内首例可降解 PFO 封堵器已成功应用于临床，同时也进一步开启了 PFO 封堵的新篇章。相信随着 PFO 术前筛查的进一步规范、介入手术技术的普及以及更多高质量循证研究结果的发布，目标患者如何筛选以及其对远期预后是否具有积极影响等问题的答案将会变得愈发清晰。

心房颤动患者的脑卒中风险增加,不适合长期口服抗凝药治疗的患者,虽可从左心耳封堵术中获益,但其真实价值究竟如何仍存一定争议。大量基于 Watchman 封堵器的循证医学研究结果显示,左心耳封堵的有效性不劣于华法林(3.0% *vs.* 4.9%)(PROTECT AF 研究);左心耳封堵的效费比优于长期口服抗凝药物治疗。左心耳封堵对于脑卒中高危但存在抗凝禁忌的患者确有价值。对于超过 75 岁的高龄房颤患者,该类患者因存在较高出血并发症而具有抗凝的相对禁忌,且药物或导管消融维持窦律的失败率相对较高,因此可以作为左心耳封堵的主要获益人群。Boersma 等 2019 年发表的一项研究显示,在高龄、脑卒中和出血高危患者中,左心耳封堵可减少脑卒中和出血风险。此外,导管消融导致的左心耳电隔离等特殊患者,左心耳封堵术也可能是一种有益的选择。

由于植入左心耳封堵器有可能会带来短期和长期的风险,特别是当左心耳封堵器作为左心房内异物时可以促进血栓的形成,因此进一步确定其最佳适应证及不良反应显得尤为重要。最近的一项观察性研究表明,植入左心耳封堵器的器械相关性血栓(device-related thrombus, DRT)的发生风险为每年 7%。这可能与永久性心房颤动的存在、CHA_2DS_2-VASc 评分的增加、左心耳直径增大、左心耳排空流速降低以及心力衰竭的发生等个体因素有关。但也有资料显示,尽管存在高风险,但左心耳封堵后绝大多数(>96%)患者在行食管超声心动图的监测中并未检测到 DRT 的存在,这也从另一方面证实了左心耳封堵术的可靠应用前景。DRT 是一个具有挑战性的问题,而保持左心耳封堵器无血栓是其至关重要的目标,未来应在如何优化左心耳封堵后的监测和药物治疗方面进行更为深入的研究。

(袁祖贻)

年度指南概要

一、2018 AHA 心肺复苏指南更新

美国心脏学会(AHA)于 2018 年 11 月 5 日发布了心肺复苏和心血管急救指南的更新版,其官网及 *Circulation* 杂志刊登共三篇更新文章,分别为《2018 AHA 心肺复苏和心血管急救指南更新:心脏骤停期间和之后立即使用抗心律失常药物进行高级心血管生命支持》[1]《2018AHA 心肺复苏和心血管急救指南更新:儿童高级生命支持》[2]和《2018 国际复苏联合会(ILCOR)心肺复苏和心血管急救治疗推荐要点》[3]。

此次更新关注抗心律失常药物的应用和高级生命支持,并进一步优化心肺复苏流程与管理,而相关内容均重点涉及了对难控制的室颤/无脉性室性心动过速(VF/pVT)心脏骤停患者电除颤过程中及之后立即使用抗心律失常药物的临床证据。

(一)药物相关更新

1. 对成人除颤难治性 VF/pVT 心脏骤停患者心肺复苏过程中使用抗心律失常药物的推荐意见　针对除颤难治性 VF/pVT 患者,在除颤无效时,可考虑使用胺碘酮或利多卡因。尤其是对于有目击者的患者更为有效,因为可能给药更及时(推荐级别Ⅱb,证据级别 B-R)。

针对成人除颤难治性 VF/pVT 心脏骤停患者,不建议常规使用镁剂(推荐级别Ⅲ:无获益,证据级别 C-LD)。

针对尖端扭转型室性心动过速(室速)(与长 QT 间期相关的多形性室速)可考虑使用镁剂(推荐级别Ⅱb,证据级别 C-LD)。

2. 成人除颤难治性　VF/pVT 心脏骤停患者在 ROSC(restoration of spontaneous circulation,ROSC)后立即使用抗心律失常药物的推荐意见。目前缺乏足够的证据支持或反对在除颤难治性 VF/pVT 的心脏骤停患者在 ROSC 后早期(1 小时内)常规使用 β 受体阻滞剂。

目前缺乏足够的证据支持或反对在除颤难治性 VF/pVT 的心脏骤停患者在 ROSC 后早期(1 小时内)常规使用利多卡因。

若无禁忌证,当复发性 VF/pVT 的治疗可能具有挑战性的时候,可以在特定情况下(例如在 EMS 转运期间)考虑预防性使用利多卡因(推荐级别Ⅱb,证据级别 C-LD)。

(二)高级心血管生命支持心脏骤停流程图更新

根据指南更新建议将利多卡因作为胺碘酮的替代药,用来治疗电击难以纠正的室颤/无脉性室性心动过速,并已将其加入成人心脏骤停流程图和成人心脏骤停环形流程图(图 1,图 2)。

原流程中表述"每 2 分钟轮换按压员一次,或若疲劳则提高频率"更改为"每 2 分钟更换按压员一次,或若疲劳则提高频率"。

(三)儿童高级生命支持

1. 胺碘酮和利多卡因　对电击难以纠正的室颤/无脉性室性心动过速的儿童,可使用胺碘酮或利多卡因(推荐级别Ⅱb,证据级别 C-LD)。

6

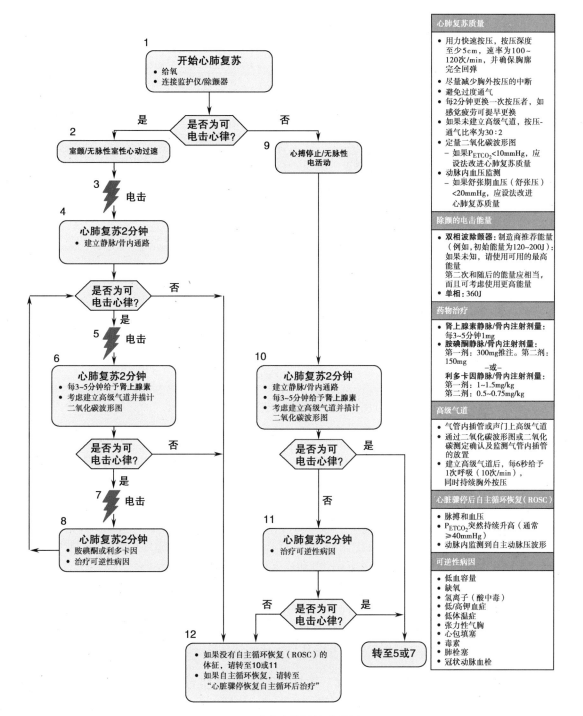

图 1　成人心脏骤停流程图

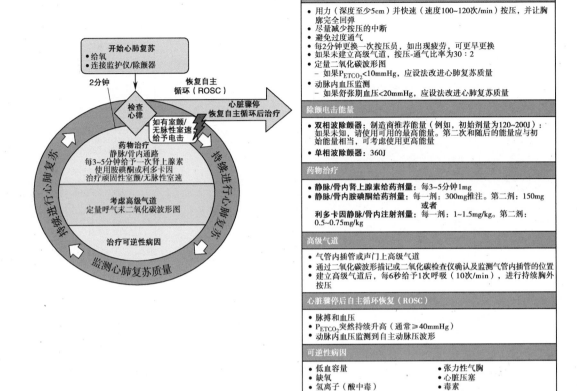

图 2　成人心脏骤停环形流程图

2. **儿童心脏骤停流程图**　总体框架不变,加入利多卡因作为胺碘酮的替代药并显示两种药物剂量。流程中 10 号方框内"考虑高级气道"更改为"考虑高级气道、二氧化碳波形检测";12 号方框文本从"心搏停止/PEA→10 或 11"更改为"如果无自主循环恢复(ROSC)迹象,请进行 10 或 11","规则性心律→检查脉搏"和"脉搏存在(ROSC)→心脏骤停后救治"合并成一条文本,即"如果恢复自主循环,则进行心脏骤停恢复自主循环后救治"。同时,"心肺复苏治疗"方框内"轮换"改为"更换"以和成人保持一致(图 3)。

依据本次心肺复苏指南更新的结果,CPR 与电除颤仍是 VF/pVT 心脏骤停患者复苏的首选方案,复苏期间和 ROSC 后抗心律失常药物可能会提高 ROSC 成功率、改善预后。但常用抗心律失常药物胺碘酮、利多卡因、镁剂和 β 受体阻滞剂等推荐差异较大,仍需更多循证医学证据明确使用原则。而对于儿童更应考虑其个体化和特殊性,寻求更佳治疗时机与方式。

二、2018 ERC 复苏指南之心脏骤停抗心律失常药物应用解读

欧洲复苏委员会(European Resuscitation Council,ERC)自 1989 年成立起就开始制定复苏指南及标准,与美国心脏协会(American Heart Association,AHA)并称为全世界心肺复苏指南领域的两大权威机构。继 2018 年国际复苏联络委员会(International Liaison Committee

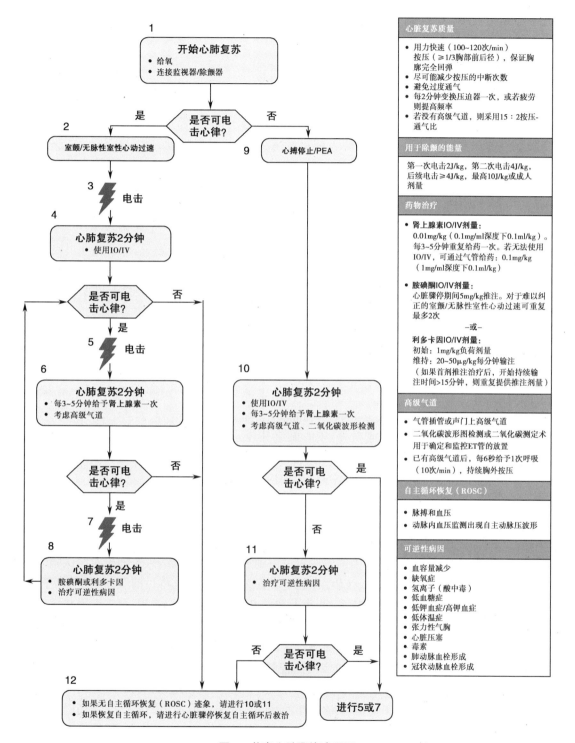

图 3 儿童心脏骤停流程图

on Resuscitation, ILCOR) 发布《心肺复苏和心血管急救治疗推荐(CoSTR)概要》后,ERC 更新了 2015 年版复苏指南中关于心脏骤停抗心律失常药物的应用建议[4],主要聚焦于抗心律失常药物在成人、儿童和新生儿心脏骤停、电除颤无效的难治性室颤 / 无脉性室速高级生命支持(advanced life support, ALS)期间的应用,于 2018 年 11 月全文发表于 *Resuscitation* 杂志。本文就此指南的更新要点进行解读。

(一)抗心律失常药物在心脏骤停中的应用意义

心脏骤停主要由 4 种心律引起:心室颤动(ventricular fibrillation, VF)、无脉性室性心动过速(pulseless ventricular tachycardia, pVT)、无脉性电活动和心室停搏。可电击节律(VF/pVT)心脏骤停的首要治疗是早期除颤,以及尽可能减少中断的、高质量的胸外按压。约 20% 的成人心脏骤停(院外和院内)患者在第一次心电监测中表现为 VF/pVT。VF/pVT 在儿童心脏骤停中较为少见,其发生率随年龄而变化(5 岁以下 OHCA 为 1%~6%,青春期为 15%~20%,IHCA 为 9%~14%),出生时的可电击心律被认为非常罕见,然而新生儿出生后确实会出现由于可电击节律导致的心跳骤停。

目前临床指南认为,首先表现为可电击节律的、电除颤无效的患者,或者从非可电击节律转化为可电击节律的患者需要以增加后续除颤成功率为目的的抗心律失常药物的应用。在一项院外心脏骤停(out-of-hospital cardiac arrest, OHCA)患者中对比连续与间断胸外按压的大型 RCT 中,研究者在 22.5% 的患者中监测到了初始的 VF/pVT 节律,并且约 6.7% 的患者接受了抗心律失常药物应用。对院内心脏骤停(in-hospital cardiac arrest, IHCA)患者而言,Get With The Guidelines-Resuscitation 的注册数据显示,约 18% 的成年患者在首次(心电)监测时表现为 VF/pVT 节律,并且约 25% 的患者接受了抗心律失常药物。但抗心律失常药物应用临床循证证据仍严重缺乏,其使用规范性尚需进一步明确。因此,2018 年 ILCOR 继续采用持续证据评估(continuous evidence evaluation process, CEE)流程,对抗心律失常药物在成人和儿童的任何背景(院内或院外)下心肺复苏(cardiopulmonary resuscitation, CRP)期间或自主循环恢复(return of spontaneous circulation, ROSC)后(通过共识定义为 ROCS 后 1 小时内)的心脏骤停和可电击心律(VF/pVT)中的应用提出了指导意见。对来自于 14 项成人 RCTs(16 篇文章)和 19 项非 RCTs(18 项成人研究,1 项儿童研究,22 篇文章)的系统评价沟通,形成了 2018 年国际心肺复苏和心血管急救科学与治疗建议共识(consensus on science with treatment recommendations, CoSTR)。鉴于大型随机对照试验的对比数据的存在,ILCOR ALS 特别工作组在对胺碘酮和利多卡因的效应量可信度进行评估时未纳入非随机对照试验。未发现有关 IHCA 的随机对照试验。ERC 在制定 CoSTR 2018 时,也将目前欧洲的复苏实践考虑了在内。本次更新将重点关注成人、儿童及婴儿心脏骤停期间胺碘酮、利多卡因和镁剂的应用,以及 ROSC 后抗心律失常药物的预防性应用问题。

(二)胺碘酮和利多卡因在成人心脏骤停中的应用

无论是 1999 年公布的 ARREST 试验(胺碘酮与安慰剂对比)还是 2002 年公布的 ALIVE 试验(胺碘酮与利多卡因对比),其结果显示胺碘酮相比安慰剂或利多卡因,均能提高电除颤无效的难治性 VF/pVT 心脏骤停患者复苏后入院率。但常用的胺碘酮制剂以聚山梨醇酯 80 作为助溶剂,后者可引起低血压且在 CPR 期间的作用尚不明确。新的胺碘酮制剂 Nexterone® 以不具有任何血流动力学效应的 Captisol®(磺丁基醚 β- 环糊精)替代聚山梨醇酯 80 作为助溶剂。在 2016 年公布的随机、双盲、安慰剂对照的 ROC-ALPS 试验(Nexterone®/利多卡因与安慰剂对比)显示,Nexterone® 和利多卡因较安慰剂组均能提高至少一次电除颤

VF/pVT 心脏骤停患者复苏后入院率,但两者间比较无差异,且对患者的出院生存率和神经功能预后的影响没有差异,而且利多卡因增加了到达急诊的 ROSC 率。同时,ROC-ALPS 试验发现有目击者的院前心脏骤停患者的救治效果更好,这可能和药物及时使用有关。

基于上述 ROC-ALPS、ARREST 和 ALIVE 试验,ILCOR CoSTR 2018 主要变化是基于低质量证据的弱推荐同时适用于胺碘酮和利多卡因,而在 CoSTR 2015 中,胺碘酮被给予基于中等质量证据的弱推荐,利多卡因则被给予了基于极低质量证据的弱推荐。ILCOR ALS 工作组认为,胺碘酮和利多卡因对 ROSC 的获益是相似的,并且在心脏骤停的早期给予最为有效。

ERC 就 CPR 期间使用抗心律失常药物对其 24 个联盟国家复苏委员会进行了调查,结果显示 IHCA 患者使用最多的药物是胺碘酮,而对于 OHCA,22 个国家最主要使用的依然是胺碘酮,尽管现有证据表明胺碘酮和利多卡因具有相似的获益,但胺碘酮易于获得,其已在临床上得到了广泛的应用,因此 2018 ERC 复苏指南仍推荐在三次除颤后给予胺碘酮,不论前三次除颤是否连续或在 CPR 间进行的,或是因为在心脏骤停期间出现的反复发作的 VF/pVT。抗心律失常药物可用于初次为可电击心律或在其之后新发生的可电击复律心律。具体使用方法是胺碘酮 300mg 静脉注射,如果有更多次除颤,则在第 5 次除颤后给予第二剂 150mg 胺碘酮。如果没有胺碘酮或已决定使用利多卡因,则可使用利多卡因(100mg),如果有更多次除颤,则在第 5 次除颤后给予第二剂 50mg 利多卡因。ERC 未对该项内容进行更新的主要原因是大多数国家仍主要使用胺碘酮,尽管二者作用效果相似。胺碘酮已普及使用,如果转向使用利多卡因则会带来实施和培训上的新问题,并且可能会引起混淆。

(三)镁剂在成人心脏骤停中的应用

ILCOR 未发现自 CoSTR 2015 发布后的新的 RCT 发表,CoSTR 2018 基本沿用 2015 年指南内容:不常规推荐镁剂应用于成人心脏骤停患者(基于极低质量证据的弱推荐),但增加了在特定环境下电除颤难以纠正的 VF/pVT(如低镁血症、尖端扭转型室性心动过速),可考虑使用镁剂。

2018 ERC 复苏指南较 2015 版保持不变,不建议在心脏骤停患者的治疗中常规使用镁剂。

(四)成人 ROSC 后预防性应用抗心律失常药物的应用

2015 ILCOR ALS CoSTR 对有关 ROSC 后应用 β 受体阻滞剂或利多卡因的观察性研究进行了评估。这些数据的质量不足以支持任何建议。ILCOR CoSTR 2018 未发现 VF/pVT 心脏骤停 ROSC 后立即(1 小时内)预防性应用抗心律失常药物的新研究。ERC 以前未就可电击节律心脏骤停患者 ROSC 后抗心律失常药物的预防性应用提出任何建议,2018 更新版依然如此。

(五)抗心律失常药物在新生儿和儿童心脏骤停中的应用

鉴于大多数成人难治性 VF/pVT 病例与冠状动脉疾病相关,ILCOR 儿科工作组决定不将成人研究的数据的结果推论至儿科应用。儿科建议的基础是 ILCOR CoSTR 2015 中已经评估过的一个来自 Get With The Guidelines Registry 的有关 IHCA 的观察性研究。2018 ERC 复苏指南更新与 ILCOR CoSTR 2018 一致,较 2015 版没有变化。对于发生 VF/pVT 的儿童及新生儿心脏骤停,ERC 推荐在第 3 次电击并继续 CPR 时,使用 5mg/kg 胺碘酮,如有更多次除颤,则在第 5 次除颤后给予第二剂 5mg/kg 胺碘酮。利多卡因可用于替代胺碘酮,负荷剂量为 1mg/kg(最大负荷剂量 100mg),随后 20~50μg/(kg·min)维持。新生儿遵循此用法。

（六）总结

2018 ERC 心肺复苏指南更新未对抗心律失常药物在电击无效的难治性心脏骤停的高级生命支持期间的应用建议作出任何重大改变。

三、2018 年《ESC 妊娠期心血管疾病诊疗指南》要点解读

2018 年《ESC 妊娠期心血管疾病诊疗指南》[5] 回顾了 2011 年后相关文献和 AHA/ACC 近年来发表的建议，同时结合了 2012—2015 年 ESC 所发表的先天性心脏病、大动脉疾病、瓣膜病、心肌病和心力衰竭、冠状动脉疾病、高血压等多个相关指南的基础上编撰的，是对 2011 年 ESC 发布指南做了重要的更新和补充。现介绍 2018 年指南的重要更新内容。

（一）被修订的推荐

1. 建议所有合并有心血管疾病的育龄期女性进行妊娠前使用改良 WHO（mWHO）产妇风险分级进行风险评估（IC）（与 2011 版指南对比，2018 版指南更加突出强调了 mWHO 心脏病产妇妊娠风险评估分类法的临床应用）。

2. 对二尖瓣狭窄、瓣膜面积 <1.0cm^2 的患者，妊娠前建议介入治疗（IC）（与 2011 版指南中的 II 类推荐相比，2018 版指南提升到 I 类推荐）。

3. 建议对需要抗凝治疗的患者，在妊娠期第 2 个三月及第 3 个三月期至 36 周，使用低剂量的维生素 K 拮抗剂（VKA）治疗（IC）。低剂量 VKA 定义为：华法林每日剂量 <5mg、苯丙香豆素每日剂量 <3mg、醋硝香豆素每日剂量 <2mg［2011 版指南推荐需要低剂量抗凝治疗的患者在妊娠中晚期使用口服抗凝药直至妊娠 36 周，2018 版指南则根据抗凝剂的剂量（低剂量、高剂量）不同而分别给出不同的建议］。

4. 建议对预激综合征患者使用氟卡尼或普罗帕酮预防室上性心动过速的发生（IC）（与 2011 版指南对比，2018 版指南删除了索他洛尔）。

5. 建议对所有妊娠期患者使用低分子肝素（LMWH）防止静脉血栓（VTE）（IB），并建议根据患者体重调整 LMWH 剂量（IC）［与 2011 版指南对比，2018 版指南建议高危患者将普通肝素（UFH）更换为低分子肝素（LMWH），并介绍了根据体重计算低分子肝素（LMWH）剂量的方法］。

6. 妊娠期使用低分子肝素（LMWH）或普通肝素（UFH）患者，建议每周监测抗 Xa 因子水平或活化部分凝血活酶时间（APTT）水平，并在 36 小时内调整剂量（IC）［与 2011 版指南对比，2018 版指南建议调整普通肝素（UFH）或低分子肝素（LMWH）时间应在 36 小时内完成］。

7. 对于药物难治性或者难以耐受的室上性心动过速患者，应考虑在有经验的中心行电生理标测下的导管消融术（IIaC）（与 2011 版指南对比，2018 版指南提高了导管消融术的推荐级别，2011 版指南推荐级别为 IIb）。

8. 对于超声检查结果是阴性的孕妇，应考虑使用磁共振静脉造影诊断静脉血栓（VTE）（IIaC）［与 2011 版指南对比，2018 版指南建议使用影像替代 D- 二聚体作为一线检查用于诊断静脉血栓（VTE），因为 D- 二聚体在妊娠期检测结果不可靠］。

9. 之前食品药品监督管理局（FDA）分类不再推荐用于治疗决策（IIIC）（2011 版指南推荐对所有药物进行 FDA 的 A-X 分类）。

10. 不推荐具有严重主动脉扩张疾病患者妊娠，包括遗传性胸主动脉疾病如马方综合征（主动脉直径 >45mm）、主动脉瓣二叶式畸形［主动脉直径 >50mm 或 >27mm/m^2 体表面积（BSA）］、特纳综合征［主动脉直径 >25mm/m^2 体表面积（BSA）］（IIIC）［与 2011 版指南对比，

2018 版指南删除了孕前手术,并使用体表面积(BSA)校正特纳综合征的主动脉直径]。

(二)新的推荐

1. 建议进行右心导管检查来确诊肺动脉高压(PAH),这项检查可以在妊娠期进行,但有非常严格的适应证(I C)。

2. 对于有慢性血栓栓塞性肺动脉高压的孕妇,建议使用治疗剂量的低分子肝素(LMWH)(I C)。

3. 对于肺栓塞患者,建议仅在严重低血压或者休克时进行溶栓治疗(I C)。

4. 对于血栓栓塞高风险的孕妇,建议至少在分娩前 36 小时将低分子肝素(LMWH)调整为普通肝素(UFH),并在计划分娩前 4~6 小时停用普通肝素(UFH),局部麻醉前,APTT 应在正常范围(I C)。

5. 对于使用低分子肝素(LMWH)治疗的血栓栓塞低风险的孕妇,引产或者剖宫产应在最后一次使用低分子肝素(LMWH)24 小时后进行(I C)。

6. 对于计划妊娠并需要进行心脏瓣膜手术治疗的女性,建议至具有产科、心脏科团队的中心进行妊娠前咨询并选择人工瓣膜(I C)。

7. 建议机械瓣膜置换术后的孕妇在具有产科、心脏科团队的中心接受妊娠期管理(I C)。

8. 对于未治疗的肺动脉高压孕妇,应考虑启动初始化治疗(IIaC)。

9. 孕妇合并主动脉夹层(或者有主动脉夹层病史)应考虑行剖宫产(IIaC)。

10. 对于马方综合征和其他遗传性胸主动脉疾病的患者,孕期应考虑使用 β 受体阻滞剂治疗(IIaC)。

11. 所有合并心血管疾病的孕妇应考虑在妊娠 40 周引产(IIaC)。

12. 对于围产期心肌病的患者,可考虑使用溴隐亭停止泌乳及促进左心功能的恢复(IIbC)。

13. 不建议合并血管型 Ehlers-Dablos 综合征(又称先天性结缔组织发育不全综合征)患者妊娠(IIIC)。

14. 服用抗血小板药物(低剂量阿司匹林除外)的母亲,不建议母乳喂养(IIIC)。

(三)新理念

1. 推行改良 WHO 风险分级评估。

2. 介绍妊娠心脏团队。

3. 更多关注于辅助生殖策略。

4. 在围产期心肌病中使用溴隐亭的讨论。

5. 对于分娩过程中发生心律失常或血流动力学异常的低 / 中 / 高风险患者,给予不同级别的监护。

6. 妊娠期药代动力学的新发现,动物实验提供了更多细致的药效学信息。

7. 讨论临终前剖宫产。

8. 提供了女性心脏病患者避孕及终止妊娠的建议。

四、2018 AHA 科学声明:心血管疾病和乳腺癌

心血管疾病仍然是女性死亡的主要原因,但许多人认为乳腺癌是女性健康的头号威胁。心血管疾病和乳腺癌有重叠的危险因素,如肥胖和吸烟。目前乳腺癌的治疗可能对心血管

健康产生负面影响(例如,左心室功能不全、加速的心血管疾病),对于已有心血管疾病的妇女,这可能会影响癌症治疗决策。乳腺癌早期检测和治疗,导致越来越多的乳腺癌患者,面临癌症治疗带来的长期心脏并发症风险。对于老年妇女来说,心血管疾病比乳腺癌本身带来更大的死亡风险。美国心脏协会关于心血管疾病和乳腺癌的第一份科学声明[6],全面概述心血管疾病和乳腺癌的患病率、共同危险因素、乳腺癌治疗的心脏毒性效应以及乳腺癌患者心血管疾病的预防和治疗。

心脏病学和肿瘤学通常被认为是独立的学科,但其中乳腺癌会影响心血管健康,而心血管健康状况也会影响乳腺癌治疗选择,心血管疾病和乳腺癌之间存在很多交集,心脏肿瘤学的出现,正是为了在不损害心血管健康的前提下,为癌症患者提供最好的治疗。

乳腺癌和心血管疾病有许多共同的危险因素,约80%的心血管疾病可通过危险因素的管理来控制,如:促进健康饮食、体育活动和健康体重、戒烟、血压控制、糖尿病管理以及良好的血脂。控制心血管危险因素,同时也可以降低乳腺癌发病率。研究饮食模式、心血管疾病和乳腺癌之间的关联,饮食习惯影响多种已确定的心血管危险因素,包括血压、胆固醇水平、葡萄糖水平和肥胖。相比之下,关于饮食模式的流行病学数据在乳腺癌中不太一致,一些报道支持谨慎的饮食模式与患乳腺癌的风险呈负相关,而另一些则没有发现这一关联。强有力的证据表明,不活动对心血管疾病和乳腺癌造成的高风险,关于体力活动如何降低乳腺癌发病风险,已经提出了几种机制,包括减少雌激素和雄激素、胰岛素相关因子、脂肪因子和炎症的暴露。超重、肥胖、缺乏运动是心血管危险因素,同时肥胖也是一个与乳腺癌风险相关的因素,尤其是绝经后妇女。尽管吸烟是心血管疾病和脑卒中的主要危险因素,但吸烟与乳腺癌之间的联系仍然没有定论。乳腺癌的发病率随着年龄增长而增加,年龄因素因不可修改主要是用来风险预测。基因因素在乳腺癌和心血管疾病中都起着重要作用,并且已经确定了与乳腺癌和心血管疾病发展有关的基因。掌握心血管疾病和乳腺癌的危险因素,有助于更好地预防两种疾病。

癌症治疗,包括化疗、放疗、靶向治疗、免疫疗法以及一些新型疗法,都可能导致早期或延迟的心脏毒性,包括左心功能障碍、明显的心衰、高血压、心律失常、心肌缺血、瓣膜病、血栓栓塞性疾病、肺动脉高压和心包炎等,左心室收缩功能障碍是最常见的化疗不良反应。心律失常独立于其他心脏并发症,可由乳腺癌治疗引起,包括化疗和放射治疗,多种化疗药物可延长QT间期。监测心血管毒性,包括早期危险因素识别、心肌应变成像、化疗及放疗诱导心脏病相关生物标志物。多学科的癌症治疗方法,使人们对癌症治疗相关的心脏毒性机制有了更深入的了解,这也导致研究和采用临床方法来减轻癌症治疗对心血管健康的影响。在选择可能导致心脏毒性的化疗时,必须考虑每个患者的风险 - 效益,尤其是心肌损伤高风险的患者,目前还没有针对乳腺癌患者心血管疾病预防的明确指导方针。

未来随着人口老龄化,可能会有更多的女性罹患乳腺癌、心血管疾病或两者兼而有之。目前的癌症治疗可能会增加短期和长期心脏毒性的风险,罹患乳腺癌的女性比没有乳腺癌病史的更容易死于心血管疾病。在心脏毒性的监测、预防和治疗方面还需要更多的研究。改进风险评估和制定癌症生存计划,个性化预防策略对于提高乳腺癌患者的预后和降低心血管疾病死亡率是必不可少的。过去的10年中,心脏肿瘤学项目集中在癌症治疗后的心血管疾病治疗上,而在发生心脏毒性之前对预防的重视较少。显然,乳腺癌和心血管疾病之间存在着共同的危险因素,这些患者的治疗应该是跨学科的,超出了单纯心脏病学和肿瘤学的范畴,应该对心血管疾病的一级预防和二级预防保持警惕。

乳腺癌结局依赖于整个乳腺癌治疗过程中共存的心血管健康因素。乳腺癌治疗初期，心脏危险因素和既往心血管疾病可能会影响癌症治疗方案；治疗过程中，心脏毒性的监测、预防和二级管理至关重要；此后，对晚期心脏毒性，甚至与肿瘤治疗无关的心血管疾病的长期治疗至关重要。随着心血管和肿瘤领域的交叉发展，全面治疗是癌症患者管理中的一个基本要素，以最大限度地提高癌症治疗的获益，同时最大限度地减少对心血管健康的潜在危害。

五、Takotsubo 综合征国际专家共识(2018)解读

Takotsubo 综合征(Takotsubo syndrome，以下简称 TTS)最早由日本医生报道，以类似于急性冠脉综合征(acute coronary syndrome，ACS)的临床表现(胸痛、心电图改变、心肌标志物改变)并伴有一过性左室壁运动异常的综合征，早期被认为是一种良性、自限性疾病。但最近研究表明，TTS 发病率比预计要高，且可导致严重的并发症甚或死亡。目前关于 TTS 的诊断及治疗尚缺乏国际性的标准，因此 2018 年《欧洲心脏病学杂志》上发表的关于 Takotsubo 综合征国际专家共识[7]具有重要意义，本文主要就该共识的内容进行介绍及解读。

(一)流行病学研究进展

Takotsubo 综合征，又名"心碎综合征""应激性心肌病"及"心尖部球形样改变"。在所有疑诊急性 ST 段抬高型心肌梗死(ST elevation myocardium infarction，STEMI)的患者中，1%~3% 最终诊断为 TTS，在女性患者中这一比例则高达 5%~6%。2008 年 Deshmukh 等对美国的住院患者进行统计后发现，TTS 约占总住院人数的 0.02%，其中女性占 90% 以上，同时年龄越大，发病风险越高，与 55 岁以下女性比较，年龄≥55 岁的女性 TTS 的患病风险升高 5 倍，同时是男性发病率的 10 倍。但随着认识加深，男性患者的确诊率也越来越高，尤其是在合并有严重疾病基础和/或躯体应激的情况下。目前尚缺乏大规模数据证实种族间发病率差异，但在美国大多数病例为白种人，而黑种人和拉美裔人中少见。但黑种人院内并发症发生率更高，女性黑种人中也更常出现 QT 间期延长及 T 波倒置的心电图表现。大量研究对 TTS 的触发因素和危险因素进行探讨，最常见的为情感或躯体触发事件，其中躯体因素诱发 TTS 较情感因素更为常见。值得一提的是，男性患者躯体压力事件更多见，而女性患者更容易受到情绪诱因的影响。此外，雌激素缺乏、遗传因素、精神和神经疾病等可能是 TTS 发展的潜在危险因素。

(二)病理生理学机制

导致 TTS 的病理生理机制目前尚不完全明确，2008 年 Lyon 等提出应激致机体交感神经过度兴奋，短时间释放大量儿茶酚胺类激素导致心肌细胞 β_2 肾上腺素能受体"换轨"，致心肌运动顿抑。同时在动物实验中，通过给予高浓度的儿茶酚胺类药物，可诱导出 TTS 样改变，以上结果表明交感神经兴奋可能是导致 TTS 的核心机制。尽管如此，儿茶酚胺过量导致心肌顿抑的机制尚不清楚。斑块破裂、心外膜多血管痉挛、微循环功能障碍或儿茶酚胺对心肌细胞的毒性可能在其中发挥重要作用。另外，TTS 与导致儿茶酚胺过度释放(例如嗜铬细胞瘤、中枢神经系统疾病)和颅内特定区域激活的疾病相关。

(三)分型、诊断标准和诊断流程

尽管目前已发现多种 TTS 解剖变异，根据室壁运动异常累及部位，TTS 主要分为 4 种不同亚型：①心尖型(典型 TTS 类型)；②心中型；③心底型；④局灶型。除上述 4 种主要类型外，还存在包括双心室(心尖型和右心室受累)、单独右室受累和全心受累等形态改变。

TTS 最常见临床症状为胸痛、呼吸困难或晕厥,难以与急性梗死相鉴别,目前仍缺乏快速、可靠诊断 TTS 的非侵入性诊断手段,冠状动脉造影加左心室造影仍被作为 TTS 的诊断金标准。由于尚缺乏世界范围的标准共识,基于现状及新的研究,学者们制定了国际 Takotsubo 综合征诊断标准(InterTak 标准,表 1)以用于 TTS 的识别、诊断及分层。与其他标准相比,有如下变化:①既往的诊断标准中将嗜铬细胞瘤排除在外,但由于嗜铬细胞瘤可导致"儿茶酚胺风暴"与 LV 功能障碍、心电图异常和心肌过度收缩及生物标志物升高,本标准中仍认为其为 TTS 的重要原因。②既往标准中认为 TTS 的诊断需要排除 OCAD,伴有 OCAD 的 TTS 患者常被误诊为典型的 ACS,但据文献数据,TTS 伴 OCAD 的发生率为 10%~29%。因此,新的标准认为 OCAD 的存在不能完全排除 TTS,需评估其室壁运动异常范围是否和冠脉供血区域吻合。同时,尽管局部室壁运动异常与单个冠状动脉供血区域分布一致的病例少见,但不应排除室壁运动异常仅限于单一冠脉的病例。需要进一步行心脏磁共振成像来明确其心肌损伤是单纯的心肌水肿,还是存在纤维化的可能,从而排除 ACS 及心肌炎。

表 1　国际 Takotsubo 诊断标准(InterTAK 诊断标准)

1. 患者表现为一过性左室功能障碍(运动功能减退、无运动或运动障碍)[a],表现为心尖部膨隆或心室中段、基底部或局部室壁运动异常。右心室也可受累。室壁运动异常通常超过单支的心外膜血管分布;然而,在单个冠状动脉供血区域存在室壁运动异常的局灶性 TTS 也可能存在[b]

2. Takotsubo 综合征发生之前存在情绪和 / 或躯体诱因,但非必需

3. 神经系统疾病(如蛛网膜下腔出血、脑卒中 / 短暂性缺血发作或癫痫)以及嗜铬细胞瘤可能是 takotsubo 综合征的诱因

4. 新出现的心电图异常,包括 ST 段抬高 / 压低、T 波倒置、QTc 间期延长;罕见的情况下,可无任何心电图改变

5. 心脏生物标志物(肌钙蛋白和肌酸激酶)水平在大多数情况下中度升高;脑利钠肽明显升高是常见的

6. Takotsubo 综合征合并明显的冠状动脉疾病并不矛盾,可能存在于同一名患者中

7. 患者无感染性心肌炎的证据[b]

8. 绝经后女性发病率较高

[a] 室壁运动异常可能持续时间较长,也可能无法恢复。例如,在恢复前死亡。[b] 心脏磁共振成像可排除感染性心肌炎和 ACS 的诊断

源于国际 Takotsubo 注册研究的 InterTAK 诊断评分(表 2),旨在为临床医师提供 TTS 诊断模型,包括 7 个指标,分别为女性、情绪因素、躯体因素、无 ST 段压低(AVR 导联除外)、精神疾病、神经系统疾病和 QT 间期延长,最高可达到 100 分。根据 InterTAK 评分,在 ≤30 分的患者中 TTS 的可能性 <1%;≥50 分的患者中 TTS 的可能性为 18%;评分值 >70 分时,TTS 的可能性为 90%。

表 2　InterTAK 评分表

指标	分值	指标	分值
女性	25	精神疾病	11
情绪因素	24	神经系统疾病	9
身体因素	13	QT 间期延长	6
无 ST 段压低(AVR 导联除外)	12		

就 TTS 诊断流程而言,专家共识推荐主要为:ST 段抬高的患者立即行冠状动脉造影及左心室造影以排除急性心肌梗死;对于非 ST 段抬高的患者,InterTAK 评分≤70 分表明患 TTS 的概率从低到中等,评分≥70 表示 TTS 发生的可能性高。可能性低的患者应接受冠脉 + 左心室造影,而高评分的患者应考虑经胸超声心动图(TTE)。在稳定的球形样改变患者中,CCTA 可排除 CAD。在不稳定的患者中,应进行 CAG 检查明确是否存在急性心肌梗死,同时进行左室造影或心动超声评估是否存在并发症如左心室流出道阻塞(LVOTO)可能。对于怀疑局灶性 TTS 患者,应进行心脏磁共振检查排除急性感染性心肌炎及 ACS。

(四)治疗管理和预后

由于无法进行大型前瞻性随机临床试验,因此缺乏关于 TTS 治疗的指南,当前治疗策略主要基于临床经验和专家共识,涵盖院前治疗、急性期治疗和改善远期预后的治疗环节。

1. **院前治疗** 由于 TTS 在临床上难以与急性冠脉综合征区分,首次出现时,患者应转移到具有造影条件的心脏专科,接受基于指南的急性冠脉综合征治疗,尤其是阿司匹林、肝素,必要时给予吗啡和氧气。心源性休克或心脏骤停后的患者需要特别护理,应予以心电监测,以明确有无恶性室性心律失常或房室传导阻滞的发生。

2. **急性期治疗** 合并心源性休克的患者,尤其是典型的心尖球形样改变的患者,由于 20% 左右的患者可合并左室流出道梗阻,因此应评估左室流出道压力阶差。特别是在使用了儿茶酚胺类药物的患者中,更需要通过心动超声进行动态评估。近年来研究表明,左西孟旦可作为儿茶酚胺的替代性药物,可安全、有效地应用于 TTS。此外,β 受体阻滞剂可能会减轻左室流出道梗阻,但由于心衰等禁忌证存在,限制了早期应用。尽管目前尚无证据,但合并左心室流出道梗阻的患者使用伊伐布雷定会获益。

由于 TTS 患者存在交感神经系统兴奋及儿茶酚胺水平升高,似乎是用 β 受体阻滞剂进行早期治疗会取得不错的效果,但目前缺乏支持这一假设的试验。由于 β 受体阻滞剂可能导致出现长 - 短间期,从而增加发生尖端扭转性室速风险,因此,在心动过缓和 QTc>500ms 的患者应谨慎使用 β 受体阻滞剂。血管紧张素转换酶抑制剂(ACEI)或血管紧张素Ⅱ受体阻滞剂(ARB)可能有助于左室功能及结构恢复。对于合并有肺水肿的患者,应使用利尿剂治疗。在急性心力衰竭的情况下,硝酸甘油有助于降低左心室和右心室的充盈压力和后负荷,但是当存在左心室流出道梗阻的情况下,硝化甘油会使增加流出道压力梯度,因此应避免使用硝化甘油。由于可能诱发尖端扭转性室性心动过速和 / 或室颤,应谨慎使用可能导致 QT 间期延长的药物。严重的左室功能不全伴心尖部球形改变患者中,其心室血栓形成和全身性栓塞的风险增加,尽管缺乏证据,但在住院期间可考虑使用静脉 / 皮下肝素抗凝治疗,出院后是否采用口服抗凝或抗血小板治疗可根据个体化进行决定。

由于左心功能不全和心电图异常通常可逆,TTS 恢复后,发生恶性心律失常事件的剩余风险目前仍未知。因此,对于合并有恶性室性心律失常的患者中,植入 ICD 进行一级或二级预防的疗效尚不确定。如果 QT 间期过度延长或出现危及生命的室性心律失常患者,可考虑进行穿戴式除颤器。对于合并有血流动力学障碍的心动过缓患者,可考虑进行临时起搏器辅助。

3. **改善远期预后的治疗** 研究表明,ACEI/ARB 可提高 TTS 患者 1 年随访生存率。目前尚无证据表明 β 受体阻滞剂可改善患者生存率。TTS 的复发率(约 5%)相对较低,因此无法进行预防复发的随机临床试验。β 受体阻滞剂治疗似乎不能防止院外复发,而 ACEI 或 ARB 则表现出较低的复发率。但目前的证据来自于观察性研究,仍需进一步研究证实。若同时合并有冠状动脉粥样硬化,可使用阿司匹林和他汀类药物。由于绝经后妇女发病率明显升高,所以对复发的女性 TTS 患者在综合评估后,可考虑进行雌激素补充。精神疾病(如抑郁、焦虑)在 TTS 患者中很常见,这些患者是否能从抗抑郁药还是其他精神药品中获益目前仍有争议。

既往认为,TTS 是一种良性及自限性疾病,但 Takotsubo 注册研究数据显示,TTS 患者年死亡率为 5.6%,年 MACE 事件发生率为 9.9%,该结果表明 TTS 并非为良性可逆性疾病。近来研究表明,TTS 较原有认识更为复杂多变,围绕 TTS 综合征的病理生理学仍有许多问题需要进一步阐明,例如:为何女性更易感? 触发因素在心脏应激反应中的作用是什么? 同一疾病为何有不同表型? TTS 的确切发病机制是什么? 在这种危及生命的综合征的急性期,是否有特定的治疗选择或预防复发? TTS 不仅仅是一种心脏病,需要通过新的、跨学科的途径来增加包括心脏科医生在内的多学科医生的认识。需开展国际多中心性随机前瞻性试验,以建立有效的 TTS 治疗的循证策略。

六、2019 AHA 科学声明:癌症患者和生存者心脏-肿瘤康复管理心血管结局

心血管疾病是癌症患者早期死亡的重要原因。美国有 1 670 万癌症幸存者,许多人发病率和死亡率的增加是由于非癌症原因(主要是心血管疾病),存活 5 年以上的癌症患者心血管疾病特异性死亡率增加 1.3~3.6 倍,心血管疾病危险因素(如高血压、糖尿病和血脂异常)增加 1.7~18.5 倍。肿瘤患者心血管风险的升高,一方面来自于肿瘤治疗(如辐射、化疗、靶向治疗)的直接影响,另一方面来自于高血压、肥胖、吸烟等危险因素的累积。需要有行之有效的策略,来降低肿瘤患者心血管疾病的风险,心脏康复管理系统为降低肿瘤患者的心血管风险提供了一种有效的方法。2019 年 4 月,美国心脏协会发布了癌症患者和生存者心脏-肿瘤康复管理心血管结局的科学声明[8],提出了针对癌症患者的多模式心脏康复治疗基本原则和细节。

心脏康复被定义为"提供全面长期服务,包括医疗评估、规定性运动、心脏危险因素修正、教育、咨询和行为干预",旨在改善心肺功能,减少心绞痛发作,降低心血管风险,改善社会心理健康,减少心血管发病、死亡和再住院。癌症患者实施多模式心脏康复,可用以识别肿瘤患者中的心血管疾病高风险人群,并采用科学模式指导,预防或缓解心血管事件。

心肺适能(CRF)是心血管功能综合评价指标,运动训练作为改善 CRF 的既定疗法,可降低心血管疾病的发病率及其伴随症状。肿瘤患者在各种系统联合治疗方案下 CRF 会有所下降,且有可能在停止治疗后不能恢复,CRF 的降低与短期和长期治疗相关毒性、较高的症状负担、肿瘤及全因死亡风险的升高有关。目前的研究表明,心脏康复模型是可行的,运动训练能够改善癌患者的 CRF、肌力和生活质量。鉴于癌症治疗对多系统影响导致的发病率和死亡率增加,我们既要确定相关风险,也要提供个性化的干预措施。

肿瘤患者是否需要进行心脏康复,文章提供了有针对性的方法来确定肿瘤患者是否能从多模式心脏康复中最大获益。建议符合以下标准的癌症患者应被视为风险增加:①在心脏处于治疗区域时,使用大剂量蒽环类药物(如多柔比星≥250mg/m²、表柔比星≥600mg/m²)、高剂量放射治疗≥30Gy 或低剂量蒽环类药物与低剂量蒽环类药物联合治疗时,使用高剂量蒽环类药物(如多柔比星≥250mg/m²、表柔比星≥600mg/m²)或高剂量放射治疗≥30Gy;②单用低剂量蒽环素或曲妥珠单抗加上 2 个以上危险因素(吸烟、高血压、糖尿病、肥胖、血脂)、

癌症治疗时年龄较大（≥60岁）或心脏功能受损（心肌梗死病史、左心室射血分数低或临界、中度瓣膜病）；③用低剂量蒽环类药物治疗，随后用曲妥珠单抗治疗。参考指南是建立转诊的起点，但它并不能取代心脏病学家或肿瘤学家在患者治疗相关心血管疾病的潜在风险方面的专业知识，具体还根据患者的年龄、诊断、医学等因素而有所不同。对于符合心脏肿瘤康复要求的患者，应通过心肺运动测试评估心肺安全性，同时考虑患者年龄、习惯性体力活动和预期的能力。由于肿瘤治疗可能会引发患者出现虚弱、神经及认知问题、骨质流失等，导致运动受限或安全隐患，因此肿瘤治疗应在心脏肿瘤康复之前开始。

由于肿瘤患者的特殊性，心脏康复人员需要结合传统心脏康复和肿瘤特殊因素，并建议和肿瘤专家共同进行患者评估，包括：患者评价、营养指导、体重管理、血压管理、血脂管理、糖尿病管理、戒烟、精神心理干预、体育活动辅导、运动训练辅导。癌症的扩散方式、发病时间和治疗频率对于特定的癌症来说是独一无二的，并因患者而异，因此需要个体化制定康复的开始时间和具体模式。患者对康复方式的选择可能有所不同，这取决于具体的诊断、治疗方法和恢复的情况。新的心脏康复模式也在不断被探索，如以家庭和社区为基础的心脏康复，具有更高的可选择性和灵活性，可提高患者的参与度，更加方便，成本也更低。对于已经进行外科手术、放化疗干预的肿瘤患者，基于中心的康复计划更为现实。无论是以中心还是家庭为基础的方式，患者对运动量和运动方式的反应结果，都是非常重要的关注指标。

鉴于现有的证据表明癌症患者发生心血管疾病的风险以及运动对降低普通人群心血管疾病风险的益处，有必要制定和测试针对癌症患者的康复模式。将运动纳入心脏康复模式取得了成功经验，并且使用肿瘤心脏康复系统对癌症患者进行分层，这些高危患者可能从康复运动中获益最多。

目前鉴别存在心脏功能障碍风险的癌症患者，仍然是依靠肿瘤学和初级保健提供者，虽然在肿瘤患者心脏毒性发生后，一直有心脏病专家和肿瘤团队进行合作，但心脏肿瘤康复需要更加积极的发展态度。心脏康复已经面向心肌梗死患者、CABG及接受PCI的患者、心绞痛患者、心衰患者及瓣膜置换术后患者，以减少再发心血管事件。但仍需更多证据来证明癌症患者，接受了心脏肿瘤康复治疗后，心功能障碍发生减少，从而提高癌症患者的转诊率和保险覆盖率。如果能够证实，心脏肿瘤康复将会在现有心脏康复的基础上成倍增长，并为肿瘤患者提供更加广泛的多模式方案。

七、氢氯噻嗪与皮肤癌风险

噻嗪类利尿剂氢氯噻嗪（HCTZ）在临床中应用已有50多年，目前仍为最常用的降压药物之一。多项随机对照试验和荟萃分析试验已证实噻嗪类药物在预防所有类型心血管疾病发病率及降低死亡率方面的有效性。在英国，噻嗪类利尿剂通常与其他降压药（血管紧张素转换酶抑制剂/血管紧张素受体阻滞剂、钙通道阻滞剂）组成固定剂量复合制剂用于高血压的治疗，或与其他利尿剂（如阿米洛利和螺内酯）联合治疗水肿和充血性心力衰竭。新近报道，HCTZ的应用与唇癌和皮肤癌的发生风险增加相关。2019年3月，英国和爱尔兰高血压学会（BIHS）发布了《氢氯噻嗪与皮肤癌风险的科学声明》[9]，该声明的主要内容包括HCTZ应用与皮肤癌的关系、氢氯噻嗪应用策略和安全推荐。

（一）HCTZ与皮肤癌的关系

来自丹麦全国人口统计和健康登记处的数据显示，HCTZ的应用与唇癌和皮肤癌发生风险增加相关。与对照组相比,HCTZ 高剂量应用组的黑色素瘤发生风险显著升高,达 22%(OR=1.22,95%CI 1.09~1.36),不存在累积剂量 - 反应关系。对于非黑色素皮肤癌,高剂量 HCTZ 应用可显著升高基底皮肤癌风险(OR=1.29,95%CI 1.23~1.35)和鳞状皮肤癌发生风险(OR=3.98,95%CI 3.68~4.31),而使用包括噻嗪型(苄氟噻嗪)和噻嗪样(吲达帕胺)利尿剂在内的其他利尿剂与皮肤癌风险增加无显著相关性。对于唇癌而言,HCTZ 的应用与鳞状细胞癌的校正 OR 值为 2.1(95%CI 1.7~2.6)。对于使用剂量 >25 000mg 的患者,OR 可进一步升高至 3.9(95%CI 3.0~4.9)。随着 HCTZ 累积使用量、持续时间(高剂量使用 >22 年或低剂量使用 >44 年)和使用强度的增加,皮肤癌发生风险随之增加。

HCTZ 与皮肤癌风险增加的 OR 值较大,但这仅代表相对风险而非绝对风险。在英国,黑色素瘤占新发癌症病例的 4%,占癌症死亡例数的 1%,同时非黑色素皮肤癌占癌症死亡病例比例不足 1%,因而在长时间内所致病例数增长较少。更重要的是,由于观察性研究数据未对混杂因素进行校正,无法得出因果关联。所有试验均未考虑癌症主要危险因素如紫外线照射、皮肤表型和吸烟情况等对结果的影响。另外,研究中未提供非白种人受试者的数据,上述结论不宜在少数民族中推广。

(二)氢氯噻嗪应用策略和安全推荐

国际癌症研究机构已将 HCTZ 列为可能致癌物质(2B 类)。英国药品和健康产品管理局(MHRA)也在上述研究发表后发布了药物安全更新,告知使用含有 HCTZ 药物的患者,警惕非黑色素皮肤癌的风险,尤其是长期使用风险,并建议患者进行定期检查和报告新发或已发皮肤病变及痣。对曾患有皮肤癌的患者需重新考虑 HCTZ 应用,检查所有可疑的皮肤损伤或痣(可能包括组织活检),并建议患者避免阳光和紫外线暴露;当暴露时应采取适当的保护措施以降低皮肤癌发生风险。另需报告疑似不良反应。

2011 年,BIHS 与英国国家卫生与临床优化研究所(NICE)联合制定的临床指南建议,初始治疗时,噻嗪类利尿剂,如氯噻酮或吲达帕胺应优于传统噻嗪类利尿剂。对于已接受噻嗪类利尿剂治疗,血压稳定且控制良好的患者,则建议继续治疗。

鉴于 NICE 的建议,及具有类似适应证和疗效药物的安全性和可获得性,未来可能减少 HCTZ 的使用。可选择固定剂量复合制剂的缺乏是临床医生择药的一大障碍。在不损害依从性的前提下,提供更多噻嗪类利尿剂联合治疗的复方制剂(在欧洲其他国家可获得)可为医生在处方制定时提供更多的选择。

本文着重介绍了国外有关氢氯噻嗪与皮肤癌的关系、氢氯噻嗪应用的注意事项和策略的科学声明,得出以下结论:①与 NICE 建议相一致,应将噻嗪类利尿剂作为治疗高血压的首选利尿剂;②绝大多数接受利尿剂治疗但未使用 HCTZ 的患者,若血压控制较好,则可继续进行目前治疗;③尚需开展其他大型研究以确定 HCTZ 与皮肤癌的关系;④应鼓励使用更多固定剂量的噻嗪类利尿剂组合,以帮助临床医生获得同样有效的替代药物。上述结论对我国氢氯噻嗪的临床应用具有借鉴意义,由于尚缺乏国人有关数据,是否适用于我国人群还需更多国内的证据及临床经验的积累。

八、心脏肿瘤学的血管和代谢观点

目前,心脏肿瘤学已成为心血管医学领域的一门新兴学科。癌症治疗过程中的心脏和血管并发症对临床医生而言是一个新的挑战,也是研究领域的新前沿。2019 年 2 月,美国心脏协会(AHA)发布了心脏肿瘤学的血管和代谢观点声明[10]。该声明的主要内容包括癌症传统疗法和靶向疗法的并发症、癌症和心血管疾病（CVD）的共同危险因素以及心脏肿瘤学的未来研究方向等。本文围绕声明的主要内容进行解读。

（一）癌症疗法与血管和代谢并发症

癌症和癌症治疗的血管和代谢不良反应促进了心脏肿瘤学领域的发展。结合最新研究成果，对当前传统癌症疗法、新颖靶向治疗等相关的血管和代谢并发症及可能机制进行了归纳总结。

1. 传统癌症疗法中的多种化疗药物，包括氟嘧啶、紫杉烷、长春花生物碱、铂化合物、环磷酰胺、蒽环类、博来霉素和 IL-2 等，与心脑血管事件、冠脉痉挛、肺动脉高压、雷诺现象、血管渗漏和血栓栓塞性疾病等血管并发症相关（表3）。

表3 与传统癌症疗法相关的主要血管毒性和相关机制

癌症治疗药物	血管毒性的可能机制	血管并发症
抗代谢药物：氟嘧啶	内皮损失 血管痉挛 内皮素1生物活性增加	冠状动脉痉挛 雷诺现象
抗微管类药物：紫杉烷类	通过影响细胞骨架干扰最基本的内皮功能	毛细血管渗漏、周围神经病变
抗微管类药物：长春花生物碱（长春新碱、长春碱）	半胱天冬酶介导的细胞凋亡、抑制内皮细胞增殖	胸痛、高血压、心肌缺血、雷诺现象和血栓栓塞
铂化合物	内皮细胞受损、促进血小板聚集、一氧化氮生物利用度减低	脑血管事件、高血压、心肌缺血/心肌梗死、雷诺现象、静脉血栓栓塞疾病
烷化剂：环磷酰胺	内皮细胞受损、促进血小板聚集、血管紧张素转化酶活性降低	脑血管事件、肝静脉闭塞性疾病、高血压、心肌缺血/梗死、肺动脉高压、雷诺现象
抗肿瘤抗生素：蒽环类药物	产生活性氧、DNA双链断裂、线粒体功能障碍、内皮细胞受损	内皮功能障碍
抗肿瘤抗生素：博来霉素	抑制内皮细胞增殖/迁移、内皮细胞凋亡	心肌缺血/梗死、肺动脉高压、雷诺现象
其他古老疗法：IL-2	淋巴因子活化的杀伤细胞产生的细胞毒性作用、IL-2对内皮细胞的直接作用、诱导炎性细胞因子	细胞渗漏综合征

2. 放射治疗致使内皮功能失调和炎症因子浸润，进而引发急性血管炎症效应，导致持续性炎症和对微脉管系统和动脉的进行性损伤，导致放射区域的早发动脉粥样硬化性疾病和血管病变，包括静脉狭窄和血栓形成；其他血管损伤表现为心血管系统的自主神经调节功能受损，导致血压、心率不稳定及直立不耐受。

3. 靶向治疗，例如小分子激酶抑制剂，通过精准医学手段可显著改善为癌症患者预后。但可导致内皮损伤和血压急剧上升，严重者可导致脑卒中、心肌梗死、主动脉夹层、静脉血栓栓塞和肢体缺血等不良事件发生风险升高；此外，免疫检查点抑制剂（CTLA-4 和 PD-1 的单克隆抗体）与暴发性心肌炎有关（表4）。

表4 靶向治疗相关的主要血管毒性及相关机制

癌症靶向疗法	血管毒性相关机制	主要血管毒性
抗体相关靶向治疗:贝伐单抗、雷莫芦单抗、阿普西柏	1. 降低内皮细胞中 PI3K-Akt、PLCγ-PKC/IP3 和 Erk-MAPK 信号通路活性,降低 eNOS 活性、NO 产生、内皮功能、细胞存活和增殖(毛细血管稀疏) 2. 增加线粒体氧化应激和 eNOS 解耦联,降低 NO 的生物利用度	脑血管事件、心肌缺血/梗死、蛋白尿、肾血栓性微血管病变、可逆性脑后部白质脑病综合征、全身性高血压、静脉血栓栓塞性疾病
酪氨酸激酶相关的靶向治疗(VEGF-R):索拉非尼、舒尼替尼、帕唑帕尼、阿西替尼、瑞戈替尼、卡博替尼、凡德替尼、乐伐替尼	1. 降低内皮细胞中 PI3K-Akt、PLCγ-PKC/IP3 和 Erk-MAPK 信号通路活性,降低 eNOS 活性、NO 产生、内皮功能和细胞存活和增殖(毛细血管稀疏) 2. 增加线粒体氧化应激和 eNOS 解耦联,降低 NO 的生物利用度 3. 增加内皮素-1 生成 4. 肾压力利钠曲线右移,钠排泄受损,钠水潴留和盐依赖性高血压 5. 抑制 PDGFβ-R 信号传导和周细胞功能和存活,减少 VEGF 和 Ang-1 的产生,降低内皮细胞 VEGF-R 和 Tie-2 信号传导活性	脑血管事件、心肌缺血/梗死、蛋白尿、肾血栓性微血管病变、全身性高血压、静脉血栓栓塞性疾病、可逆性脑后部白质脑病综合征
酪氨酸激酶相关的靶向治疗(ABL):尼罗替尼、普纳替尼、达沙替尼	1. 降低内皮细胞 c-Abl 信号传导和细胞存活 2. 降低 VEGF-R2 信号传导、内皮功能、存活和增殖	脑血管事件、心肌缺血/梗死、肺动脉高压(特别是达沙替尼)、全身性高血压(特别是普纳替尼)、静脉血栓栓塞性疾病
蛋白酶体抑制剂:硼替佐米、卡非佐米	1. 诱导血管氧化应激 2. 内皮功能障碍和损伤 3. 抑制内皮细胞增殖	脑血管事件、心肌缺血/MI、全身和肺动脉高压、静脉血栓栓塞性疾病
免疫调节剂:沙利度胺、来那度胺	抑制内皮细胞迁移 诱发稳态失衡	脑血管事件、心肌缺血/MI、全身性高血压、静脉血栓栓塞性疾病
免疫检查点抑制剂:ipilimumab(CTLA-4)、nivolumab(PD-1)、permbrolizumab(PD-1)、atezolizumab(PD-L1)、avelumabn(PD-L1)、durvalumab(PD-L1)	免疫细胞(T 细胞)活化	心肌炎(血管介导)、血管炎

4. 癌症治疗可对代谢产生不利影响,导致机体血脂、血糖和血压水平升高,与糖尿病、冠心病、心肌梗死等疾病发生风险显著增加有关。

5. 静脉血栓栓塞是恶性肿瘤最常见的血管并发症;癌症患者占总体静脉血栓栓塞负担的 20%。目前低分子量肝素仍然是首选疗法。从积累的证据来看,不久的将来直接口服抗凝剂(DOAC)可能是一种安全的替代方法,但需注意以下几个方面:药物对肾脏和肝脏的影响、药物-药物相互作用和抗凝作用逆转问题。

（二）癌症和 CVD 的共同风险因素

癌症本身是血管疾病的危险因素，可增加血栓栓塞事件发生风险。越来越多的证据表明，恶性肿瘤和心血管疾病存在共同可逆性和遗传性危险因素。该领域亟待进一步探索。ARIC 研究（社区动脉粥样硬化风险）数据表明，美国心脏病学会 2020 战略影响目标中的 7 项主要心血管健康指标，不仅是心血管疾病重要影响因素，而且与癌症呈负相关性，其中最显著癌症有乳腺癌、结肠直肠癌和肺癌。此外，流行病学数据显示，癌症和 CVD 共同危险因素还包括烟草使用、高脂血症、炎症和某些基因突变（DNMT3A、ASXL1、TET2）等。

癌症与 CVD 的共同联系具有巨大的公共卫生意义。例如，胆固醇与乳腺癌之间的联系为临床评估干扰胆固醇 /27- 羟胆固醇合成从而减少乳腺癌发生的药理学方法（即他汀类药物）提供了理论依据。此外，识别新的风险因素，例如遗传风险等，可为癌症幸存者的癌症复发和 CVD 的预防和治疗提供新方法。

（三）心脏肿瘤学的未来研究方向

癌症治疗的主要变化涉及从非选择性毒性物质转向针对癌症生长和存活的重要特定途径的靶向治疗。心脏肿瘤学未来研究应围绕以下几个方面展开：

1. 在临床试验期间以及药物获批后的现实世界人群中，更为严格地识别药物的心血管和心脏代谢不良反应。

（1）临床试验期间由独立委员会进行心血管毒性判定。

（2）药物一旦获批，开展多机构注册研究用于识别血管和代谢毒性。

（3）在具有癌症治疗的心血管毒性数据的制药公司之间实现开源数据共享。

（4）通过生物标记物和成像进行全面、系统的血管表型分析。

2. 心脏肿瘤学中的个体化 / 精准医学。

（1）癌症治疗期间，更好地识别有心血管毒性风险的患者。

（2）临床诊断实验室以去识别化方式输入家族史、临床和研究数据以及随附的生物样本（包括 DNA）。

（3）毒性危险的遗传咨询。

（4）开发更好的血管成像并应用到心脏肿瘤学人群。

3. 心脏肿瘤学研究领域的基础、转化和临床研究项目的整合。

（1）与基础及转化医学科学家深度合作，阐明新疗法的毒性机制并识别心血管毒性的高危患者，并为其制定管理策略。

（2）开发更强大的细胞模型系统（例如，诱导多能干细胞）和动物模型用于新化合物临床前测试。

（3）阐明癌症和心血管疾病共同常见危险因素（包括遗传风险因素）的潜在机制。

4. 通过网络平台获取新型抗癌药物的已知血管毒性作用，开展临床医生和患者有关癌症治疗相关心血管毒性教育。

（郭宁）

参 考 文 献

［1］PANCHAL A R，BERG K M，KUDENCHUK P J，et al. 2018 American Heart Association Focused Update on Advanced Cardiovascular Life Support Use of Antiarrhythmic Drugs During and Immediately After Cardiac Arrest：An Update to the

American Heart Association Guidelines for Cardiopulmonary Resuscitation and Emergency Cardiovascular Care [J]. Circulation,2018,138(23):e740-e749.

[2] DUFF J P,TOPJIAN A,BERG M D,et al. 2018 American Heart Association Focused Update on Pediatric Advanced Life Support:An Update to the American Heart Association Guidelines for Cardiopulmonary Resuscitation and Emergency Cardiovascular Care [J]. Circulation,2018,138(23):e731-e739.

[3] SOAR J,DONNINO M W,MACONOCHIE I,et al. 2018 International Consensus on Cardiopulmonary Resuscitation and Emergency Cardiovascular Care Science With Treatment Recommendations Summary [J]. Circulation,2018,138(23):e714-e730.

[4] SOAR J,PERKINS G D,MACONOCHIE I,et al. European Resuscitation Council Guidelines for Resuscitation:2018 Update-Antiarrhythmic drugs for cardiac arrest [J]. Resuscitation,2019,134:99-103.

[5] 2018 ESC Guidelines for themanagement of cardiovascular diseases during pregnancy [J]. Rev Esp Cardiol(Engl Ed), 2019,72(2):161.

[6] MEHTA L S,WATSON K E,BARAC A,et al. Cardiovascular Disease and Breast Cancer:Where These Entities Intersect: A Scientific Statement From the American Heart Association [J]. Circulation,2018,137(8):e30-e66.

[7] GHADRI J R,WITTSTEIN I S,PRASAD A,et al. International Expert Consensus Document on Takotsubo Syndrome(Part I): Clinical Characteristics,Diagnostic Criteria,and Pathophysiology [J]. Eur Heart J,2018,39(22):2032-2046.

[8] GILCHRIST S C,BARAC A,ADES P A,et al. Cardio-Oncology Rehabilitation to Manage Cardiovascular Outcomes in Cancer Patients and Survivors:A Scientific Statement From the American Heart Association [J]. Circulation,2019,139(21): e997-e1012.

[9] FACONTI L,FERRO A,WEBB A J,et al. Hydrochlorothiazide and the risk of skin cancer. A scientific statement of the British and Irish Hypertension Society [J]. J Hum Hypertens,2019,33(4):257-258.

[10] CAMPIA U,MOSLEHI J J,AMIRI-KORDESTANI L,et al. Cardio-Oncology:Vascular and Metabolic Perspectives:A Scientific Statement From the American Heart Association [J]. Circulation,2019,139(13):e579-e602.

钠 - 葡萄糖协同转运蛋白抑制剂心血管研究结局

大量循证医学证据证明,糖尿病是心血管病的重要危险因素及主要合并症之一。有效降糖治疗是预防心血管疾病的重要手段,也是改善合并糖尿病患者预后的重要一环。近年,糖尿病的治疗尤其是口服降糖药物获得了重大突破,新药层出不穷。钠 - 葡萄糖协同转运蛋白抑制剂(SGLT2i)是一种新型降糖药,其作用机制是抑制近端肾小管钠 - 葡萄糖重吸收,促进尿糖排泄,从而降低血糖浓度[1]。目前已在中国上市的SGLT2i有达格列净(dapagliflozin)、坎格列净(canagliflozin)和恩格列净(empag-liflozin)。此类药物有良好的降糖作用,可有效降低糖化血红蛋白(HbA1c),减轻体重[2]。此外,该类药物在上市前及上市后进行的心血管结局研究均获得了显著改善心血管预后的结果,进一步奠定了此类药物在 2 型糖尿病尤其是合并心血管疾病患者中的应用地位。本文将对 SGLT2i 及其心血管病结局研究进行综述。

1 SGLT 家族及 SGLT2i

1.1 SGLT 家族的生理作用及 SGLT2i 的降糖作用

SGLT 家族是人体内将葡萄糖转运入细胞的两种转运蛋白家族之一。其成员包括SGLT1~SGLT6[3]。它们作为葡萄糖转运蛋白或葡萄糖感受器,分布在肾、小肠、心脏、脑等多个器官[4]。SGLT2 的生理作用是在顺浓度梯度转运钠离子的同时,逆浓度梯度转运葡萄糖,钠和葡萄糖以 1∶1 比例交换。相比于其他 SGLT,SGLT2 亲和力较低、容量较高,仅分布在肾近曲小管 S1 段的上皮细胞顶端,是尿葡萄糖重吸收的主力[5]。

SGLT2i 通过抑制 SGLT2 或 SGLT1 的作用抑制葡萄糖重吸收,降低肾糖阈而促进尿葡萄糖排泄,从而达到降低血液循环中葡萄糖水平的作用。达格列净和恩格列净主要抑制SGLT2,而卡格列净同时抑制 SGLT2 和 SGLT1[1]。

1.2 SGLT2i 对心血管系统的作用机制

近期较多研究提示,SGLT2i 可以改善糖尿病合并心血管疾病或心血管高风险患者的心血管结局。相关的作用机制有以下几点:

1.2.1 SGLT2i 改善心脏代谢

Santos-Gallego 等对 14 只无糖尿病的猪通过球囊闭塞左前降支近端建立心力衰竭(心衰)模型,分别给予恩格列净或安慰剂 2 个月,发现恩格列净组相比于安慰剂组,心肌的葡萄糖摄取减少,而酮体、游离脂肪酸、支链氨基酸的摄取增加,后三者代谢相关的酶的表达和活性亦增加[6]。在对糖尿病患者的研究中,同样发现了恩格列净组相对于安慰剂组,心脏酮体和支链氨基酸利用增加[7]。由此认为,健康情况下心脏利用多种能量代谢底物,如葡萄糖、游离脂肪酸、酮体、支链氨基酸等。在心衰时,底物选择的灵活性受限,倾向于利用葡萄糖氧化。而恩格列净使葡萄糖的排泄增多,从而心脏更倾向于恢复利用多种底物的状态,同等情况下产生更多 ATP,重建更为高效的能量代谢体系[8]。

1.2.2　SGLT2i 改善心室负荷状态　SGLT2i 通过尿钠排泄、渗透性利尿等机制降低心脏前负荷,通过降低血压、改善血管功能降低心室后负荷。在达格列净与氢氯噻嗪的头对头研究中,发现达格列净组有更显著的血浆容量减少和红细胞浓聚,相比于氢氯噻嗪,达格列净与 24 小时血压降低相关。SGLT2i 可能通过降低心脏后负荷来改善患者的血流动力学状况[9]。在达格列净与布美他尼的头对头研究中,达格列净组在减少钠和间质水肿的同时,对血容量的影响相对较小[10]。由此看来,SGLT2i 对间质水肿的选择性改善可能是其区别于其他利尿剂的一个特征。通过减少对血容量的相对影响,可能可以减弱神经体液系统的反射性激活,从而降低促心衰发生的作用。

1.2.3　SGLT2i 抑制心肌 Na^+/H^+ 交换　动物研究中发现,恩格列净可以抑制心肌细胞中的 Na^+/H^+ 交换,从而降低细胞内液的钠和钙水平,增加线粒体内的钙水平[11]。此外,SGLT2i 可以下调近曲小管 Na^+/H^+ 交换子 -3 的活性,从而促进尿钠排泄。而 Na^+/H^+ 交换子 -3 的活性在心衰中是上调的[12]。这两种途径有可能是 SGLT2i 改善心血管结局的部分原因。

1.2.4　SGLT2i 抑制心肌纤维化　心肌纤维化是心脏衰竭发生发展的最终途径。动物研究证实,达格列净通过增加 M2 巨噬细胞的活性和抑制成肌纤维细胞活性来抑制胶原蛋白合成,从而展现出显著的抗心肌纤维化作用[13]。另一项研究证实,恩格列净可显著抑制 TGF-β1 介导的成纤维细胞活性,从而减低细胞外基质重塑。恩格列净也抑制关键的前成纤维标记物,包括I型胶原蛋白、α- 平滑肌肌动蛋白、结缔组织生长因子、基质金属蛋白酶 2[14]。因此,SGLT2i 有独立于降糖作用以外的抑制心肌纤维化的作用,这也是心衰最重要的因素之一。

1.2.5　SGLT2i 对细胞因子的影响　相比于格列美脲,卡格列净使血清瘦素水平下降了25%,抗炎物质脂肪因子脂肪连接蛋白水平升高了 17%[15]。此外,研究表明达格列净可以降低心外膜脂肪组织的容量[16]。SGLT2i 也可能通过这一途径预防心衰的发生。

1.2.6　SGLT2i 对心衰合并症的治疗作用　SGLT2i 对心衰合并症如糖尿病、高尿酸血症、肾功能不全等有确切疗效,整体改善机体代谢情况,且不增加低血糖等不良反应,从而改善心衰患者的预后。SGLT2i 降低 HbA1c 幅度 0.5%~1.0%,减轻体重 1.5~3.5kg,降低 SBP 3~5mmHg。另外,SGLT2i 可降低尿酸水平,减少蛋白尿,降低 TG,升高 HDL-C 和 LDL-C,但不增加 LDL /HDL 比值[1]。CREDENCE 研究更是证实,卡格列净可显著降低 2 型糖尿病(T2DM)合并慢性肾脏疾病(CKD)患者肾脏复合终点(终末期肾病、血清肌酐倍增、肾脏或心血管死亡的复合终点) 风险 30%。其中,降低终末期肾病风险达 32%[17]。

以上是 SGLT2i 在心血管保护方面显示出的获益价值的可能机制[18],但仍有待进一步的研究证实

2　SGLT2i 对糖尿病合并心血管疾病患者心血管结局的影响

2.1　来自临床试验的证据

目前已完成的 SGLT2i 关于心血管结局的大型研究主要有 3 项,即恩格列净的 EMPA-REG 研究、卡格列净的 CANVAS 研究和达格列净的 DECLARE-TIMI 58 研究。CREDENCE 研究是卡格列净的肾脏结局研究(表 1)。

表 1　主要临床研究

	EMPA-REG	CANVAS	DECLARE-TIMI 58	CREDENCE
研究药物	恩格列净 10mg/25mg	卡格列净 100/300mg	达格列净 10mg	卡格列净 100mg
人群（例）	7 020	10 142	17 160	4 401
%CVD	100%	65.6%	45.1%	50.4%
%HF	10.1%	14.4%	10.2%	14.8%
3p-MACE HR	0.86	0.86	0.93	0.80
95%CI	(0.74~0.99)	(0.75~0.97)	(0.84~1.03)	(0.67~0.95)
HHF HR	0.65	0.67	0.73	0.61
95%CI	(0.50~0.85)	(0.47-0.77)	(0.61~0.88)	(0.47~-0.80)

注：CVD：心血管疾病；HF：心衰；3p-MACE：心肌梗死、脑卒中和心血管死亡复合终点；HHF：因心衰住院

2.1.1　**EMPA-REG 研究**　EMPA-REG 研究是首个 SGLT2i 的心血管结局研究。入选 7 020 例 2 型糖尿病伴心血管疾病［冠心病、阻塞性周围动脉疾病、心肌梗死（MI）、不稳定心绞痛、脑卒中］患者，比较恩格列净 10mg/d 或 25mg/d 和安慰剂对心血管终点事件的影响。研究显示，恩格列净较安慰剂显著降低心血管病死亡、非致命性心肌梗死和非致命性脑卒中的联合终点事件（HR=0.86，95%CI 0.74~0.99，P=0.04）和全因死亡风险（HR=0.68，95%CI 0.57~0.82，P<0.001）以及心血管病死亡风险（HR=0.62，95%CI 0.49~0.77，P<0.001），但是恩格列净没有显著降低心肌梗死（HR=0.87，P=0.22）和脑卒中（HR=1.18，P=0.26）的发生率[19]。EMPA-REG 研究首次证实 SGLT2i 可显著改善糖尿病的心血管预后。

2.1.2　**EMPA-REG 研究亚组分析**　在上述 EMPA REG 研究的全人群心血管结局分析基础上，多个研究者对不同亚组人群的恩格列净心血管结局进行了多层次的细化探索。

（1）心衰亚组：研究发现，无论基线是否有心衰，恩格列净在降低发生心衰风险方面无显著差异[20]。进一步将研究中，将 2 型糖尿病伴心血管疾病但基线无心衰的人群（占全人群的 89.9%）按 5 年发生心衰风险分为低到平均（<10%）、高（10%~20%）和非常高（≥20%）三组。在这三组中，恩格列净显著降低心血管死亡和心衰住院风险 29%、48% 和 45%。该研究表明，无论是高危还是低危心衰风险，恩格列净均能改善心衰预后[21]。

（2）动脉粥样硬化性心脑血管疾病亚组：另一项研究将总人群中既往发生心肌梗死或脑卒中的患者，根据 TIMI 二级预防风险分层分为低危、中危、高危、极高危风险 4 组，恩格列净相对于安慰剂均显著降低各亚组的心血管死亡、全因死亡和心衰住院风险[22]。研究表明，对于动脉粥样硬化性心脑血管疾病，恩格列净显示出广泛的心血管获益，其心血管获益与风险分层无关。其中基线接受过 CABG 手术史患者，与安慰剂相比，恩格列净显著降低心血管死亡 48%，降低全因死亡 43%，降低心衰住院 50%，降低新发或恶化肾病 35%[23]。该亚组分析显示，恩格列净对基线有 CABG 手术史患者的二级预防意义重大。

（3）肾脏疾病合并症亚组：合并肾脏基础疾病的亚组人群中，恩格列净较安慰剂组显著降低心血管死亡 29%，降低全因死亡 24%，降低心衰住院风险 39%，降低全因住院风险 19%[24]。亚组分析显示了恩格列净对于肾脏疾病患者同样有心血管病获益。

通过上述亚组分析可以看出，无论 2 型糖尿病伴心血管疾病患者的心衰风险高低、是否有动脉粥样硬化性心脏病、是否有肾脏疾病病史，恩格列净在改善其心血管死亡、心衰住院等心血管结局方面都有显著的作用，说明其在不同人群中产生的获益是较为稳定的。

2.1.3　CANVAS 研究　CANVAS 研究纳入 10 142 例 2 型糖尿病伴心血管病史或心血管事件高风险患者,比较卡格列净 300mg/d 或 100mg/d 与安慰剂对心血管结局的影响。研究结果显示,与安慰剂相比,卡格列净治疗组显著降低心血管复合终点(心血管死亡、非致命心肌梗死、非致命脑卒中)发生率 14%,显著降低心衰住院率 33%。但复合终点的各分终点及全因死亡率在卡格列净组和安慰剂组之间均未达到统计学差异[25]。

2.1.4　CANVAS 研究亚组分析

(1) 心衰亚组:对基线有心衰病史(14.4%)的患者进行分析,结果显示,卡格列净较安慰剂显著降低心血管死亡或心衰住院风险 22%,显著降低致死性或住院心衰事件风险 30%,也显著降低单纯心衰住院风险 33%。并且有心衰病史的患者较没有心衰病史的患者获益可能更大[26]。对 CANVAS 研究中的心衰人群进一步分组,将 LVEF≥50% 定义为 HFpEF,HFrEF 定义为 LVEF<50%,所有其他心衰均定义为 HFuEF(EF 未知的心衰),结果显示卡格列净在各个亚组均可降低致死性或需住院的心衰事件风险,在 HFrEF 或 HFuEF 组中显著降低风险 29%,在 HFpEF 或 HFuEF 组显著降低风险 36%[27]。心衰亚组分析显示,卡格列净可显著降低 2 型糖尿病患者的心衰风险,并且在 HFrEF 和 HFpEF 中未见到差异。HFpEF 至目前为止还没有能确切改善预后的药物,该研究提示卡格列净在 HFpEF 治疗领域可能具有的获益。

(2) 慢性肾病(CKD)亚组:按照 eGFR <60ml/(min·1.73m²) 和 ≥60ml/(min·1.73m²) 将患者分 CKD 组和非 CKD 组,结果显示,卡格列净对心血管复合终点(心血管死亡、非致命心肌梗死、非致命脑卒中)的影响在两组相似,没有因为基础肾功能的分层而显示差异[28]。

(3) 一级预防及二级预防亚组:将研究总人群分为心血管病一级预防组(n=3 486 例,34%)和二级预防组(n=6 656 例,66%)。相较于安慰剂,卡格列净可显著降低两组人群的主要终点事件,组间无统计学差异(P=0.18),心衰住院率在二级预防组和一级预防组中也有相似程度的降低[29]。研究表明,卡格列净在一级预防和二级预防患者均可改善心血管病预后。

上述 CANVAS 研究的亚组分析提示,卡格列净各个亚组在心血管复合终点方面有显著的获益,且与总人群的结果方向一致,提示结论较为可靠。

2.1.5　DECLARE-TIMI 58 研究　DECLARE-TIMI 58 是迄今为止涉及人群最多的 SGLT2i 心血管预后研究。研究入组 17 160 例 2 型糖尿病伴已知心血管疾病或者心血管疾病高风险的患者,给予达格列净 10mg/d 或安慰剂口服,中位随访时间 4.2 年。在对总人群的疗效分析中,达格列净并没有降低心血管死亡、心肌梗死或缺血性脑卒中的复合终点发生率(HR=0.93,95% CI 0.84~1.03,P=0.17),但显著降低了心血管死亡和心衰住院的复合终点风险(HR=0.83,95% CI 0.73~ 0.95,P=0.005),也降低了单纯心衰住院风险(HR=0.73,95%CI 0.61~0.88)。两组间心血管死亡无显著差异(HR=0.98,95%CI 0.82~1.17)[30]。

2.1.6　DECLARE-TIMI 58 研究亚组分析

(1) 心衰亚组:亚组分析显示,达格列净可显著降低射血分数降低心衰(HFrEF)患者心血管死亡和因心衰住院的风险达 38%,而这种获益大于无 HFrEF 患者(降低 12%)。此外,无论是否为 HFrEF 患者,达格列净均显著降低心衰住院风险(HFrEF 降低 36%,非 HFrEF 降低 24%)。在降低心血管死亡风险和全因死亡率方面,达格列净可使 HFrEF 患者显著获益,分别降低 45% 和 41%,而无 HFrEF 患者未观察到此获益[31]。亚组分析证实,达格列净在心衰患者尤其是 HFrEF 患者中的心血管病获益。

(2) 心肌梗死亚组:达格列净较安慰剂可显著降低既往心肌梗死患者的心血管死亡、心肌梗死或缺血性脑卒中的复合终点达 16%,而对既往无心肌梗死的患者无明显效果,对有动脉粥样硬化性心血管疾病但无心肌梗死病史的患者也未降低复合终点风险[32]。亚组分析显示了达格列净对于 2 型糖尿病伴心肌梗死这一高风险人群的心血管病获益。

2.1.7 CREDENCE 研究 CREDENCE 研究是首个降糖药的肾脏结局研究。该研究共纳入 4 401 例合并 CKD 的成年 2 型糖尿病患者,在标准治疗基础上,以 1:1 比例随机接受卡格列净 100mg/d(n=2 202)或安慰剂(n=2 199)治疗。研究结果显示,相较于安慰剂,卡格列净降低肾脏复合终点(终末期肾病、血清肌酐倍增、肾脏或心血管死亡的复合终点)风险达 30%(HR=0.70,95%CI 0.59~0.82,P=0.000 01)。该研究也再次证实卡格列净显著的心血管获益,降低心血管复合终点(死亡、非致死性心肌梗死或脑卒中)风险 20%(HR=0.80,95%CI 0.67~0.95,P=0.01);降低心血管死亡或心衰住院风险 31%(HR=0.69,95%CI 0.57~0.83,P<0.001),降低心衰住院风险 39%(HR=0.61,95%CI 0.47~0.80,P<0.001)[33]。

2.1.8 荟萃分析 一项 Meta 分析[34]纳入了上述三个临床试验的 34 322 名患者。对其进行综合分析后发现,SGLT2i 可降低 11% 主要心血管不良事件风险,并且仅在动脉粥样硬化性心血管疾病患者中见获益。此外,SGLT2i 降低了 23% 的心血管死亡或因心衰住院的风险,对有或没有动脉粥样硬化性心血管疾病以及有无心衰病史的患者获益相似。SGLT2i 的心血管结局也因基线肾功能情况不同而不同,肾功能更差的患者,SGLT2i 降低心衰住院风险更显著。

上述三项临床研究中值得注意的是,对既往有心肌梗死或 HFrEF 的患者,DECLARE-TIMI 58 研究中达格列净的心血管结局获益显著高于既往无上述疾病的患者。而在 EMPA-REG 研究中,无论既往是否有心肌梗死,恩格列净的心血管获益并无显著差异。在 EMPA-REG 研究和 CANVAS 研究中,无论患者是否有心衰,SGLT2i 均有显著改善心血管结局的作用。DECLARE-TIMI 58 研究与其他两个研究不同,总人群中复合终点事件风险得到的是非劣效结论,在部分心血管病风险偏低的人群中复合终点事件无显著获益,这些结论的原因尚不清楚。DECLARE-TIMI 58 研究总人群没有出现优效结果的一个可能原因是该试验排除了肌酐清除率 <60ml/min 的患者,而其他试验没有排除;该实验中动脉粥样硬化性心血管疾病的患者所占比例也低于 EMPA-REG 研究,而 Meta 分析结果[34]显示在动脉粥样硬化性心血管疾病和基础肾功能较差的患者中,SGLT2i 的获益可能更大。此外,也不排除与药物分子结构差异造成的疗效差异相关。

总体来讲,在恩格列净和卡格列净的临床试验中,SGLT2i 对于 2 型糖尿病合并心血管疾病患者表现出了较为显著的心血管结局获益。而达格列净临床试验的获益主要体现在心血管风险较高的患者中。

2.2 真实世界研究

除了临床研究,一些观察性研究在真实世界中对比了 SGLT2i 和其他降糖药物对 2 型糖尿病合并心血管疾病患者的影响。

CVD-REAL 研究在美国、挪威等 6 个国家纳入 309 056 例诊断 2 型糖尿病,且近期开始 SGLT2i 或其他种类口服降糖药治疗的患者。分析发现,与其他降糖药物相比,使用 SGLT2i 可显著降低心衰住院达 39%,降低死亡发生率达 51%,降低心衰住院或死亡的复合终点达 46%[35]。在此基础上,按既往是否有心血管病(CVD)对 CVD-REAL 研究人群进一步分析,与其他种类口服降糖药相比,启动 SGLT2i 治疗可显著降低 CVD 患者和非 CVD 患者的死亡风险,并且无论患者既往是否有 CVD,SGLT2i 均可显著降低心衰风险及心衰或死亡的复合终点[36]。

EASEL 研究为回顾性研究,纳入 25 258 名既往有心血管疾病伴 2 型糖尿病,初治使用 SGLT2i 或其他降糖药物的患者,进行了平均 1.6 年的随访。与非 SGLT2 使用患者相比,SGLT2i 的使用与较低的全因死亡率和心衰住院率复合终点(降低 43%)及较低的主要不良心血管事件(降低 33%)相关[37]。

EMPRISE 研究旨在针对伴或不伴心血管疾病的 2 型糖尿病患者,在常规临床治疗中比较恩格列净与 DDP-4 抑制剂的有效性、安全性、医疗资源利用率以及成本,计划分析 2014—2019 年,即恩格列净在美国临床使用的第一个 5 年的数据。中期分析覆盖了 2014 年 8 月—2016 年 9 月期间 32 886 例 2 型糖尿病患者的数据,结果显示,相对于 DDP-4 抑制剂,恩格列净使患者的心衰住院相对风险降低了 49%~50%[38]。

另一项观察性研究,纳入不小于 18 岁,2 型糖尿病初治的 224 999 例患者。观察 30 个月后,卡格列净相较于二肽基肽酶 4 抑制剂(DDP-4i)、胰高血糖素样肽 -1 受体激动剂(GLP-1RA)、磺酰脲类可显著降低心衰住院风险(分别降低 30%、39% 和 49%),但是卡格列净的复合心血管终点相比于非卡格列净治疗无明显差异。进一步按照既往是否有心血管疾病或心衰的亚组分析,结果均相似[39]。

上述观察性研究表明,在 2 型糖尿病合并心血管疾病的患者中,SGLT2i 相较于其他降糖药物包括 DDP-4i 和 GLP-1RA、SGLT2i,心血管结局均有较为显著的获益。

2.3 进行中的临床研究

SGLT2i 心血管病结局的获益尤其是对心衰预后的改善,使其成为心衰治疗潜在的新靶点。目前正在进行的几项临床研究进一步探讨 SGLT2i 对心衰患者预后的影响,并针对 SGLT2i 是否可应用于不伴糖尿病的心衰病人,以及是否可以应用至 HFpEF 群体等问题进行更深层次的探索。

EMPEROR-Reduced[40] 和 EMPEROR-Preserved[41] 研究,分别在射血分数减低和射血分数保留的慢性心衰患者中探索恩格列净对心血管死亡和心衰住院的影响。两项研究均为国际多中心、随机、双盲、安慰剂平行对照研究,EMPEROR-Reduced 研究计划入选 3 600 名 NYHA Ⅱ~Ⅳ级、LVEF≤40% 的慢性心力衰竭患者;EMPEROR-Preserved 研究计划入选 5 250 例 NYHA 分级Ⅱ~Ⅳ且 LVEF> 40% 的慢性心力衰竭患者。两项研究目前同期进行,计划 2020 年结束。

DAPA-HF 研究[42] 和 DELIVER 研究[43] 分别在射血分数减低和射血分数保留的慢性心衰患者中探索达格列净对预后的影响。两项研究均为国际多中心、随机、双盲、安慰剂平行对照研究,分别计划于 2019 年和 2021 年完成。DAPA-HF 研究计划入选 4 744 名 NYHA Ⅱ~Ⅳ级、LVEF≤40% 的慢性心力衰竭患者,比较达格列净 10mg/d 或 5mg/d 和安慰剂,对预防心血管(CV)死亡或减少心力衰竭(HF)事件的影响。DELIVER 研究计划入选 4 700 名 NYHA 分级Ⅱ~Ⅳ且 LVEF> 40% 的慢性心衰患者,比较达格列净 10mg 和安慰剂对预防心血管(CV)死亡或减少心力衰竭(HF)事件的影响。

3 SGLT2i 在 2 型糖尿病合并心血管疾病患者中的安全性

3.1 生殖系统感染

EMPA-REG 研究的总人群分析[19]中,接受恩格列净治疗的患者生殖系统感染发生率增加。CANVAS 研究[25]和 DECLARE-TIMI 58[30]研究也分别观察到卡格列净和达格列净相较于安慰剂生殖系统感染发生率增加,且女性发生率高于男性。这一现象的原因为,SGLT2i 促进大量葡萄糖从尿液中排出,增加了泌尿生殖道局部的葡萄糖浓度,导致发生细菌和真菌感染的机会增加[1]。

3.2 截肢风险

CANVAS 研究中,卡格列净组患者相对于安慰剂组截肢的风险显著增加(HR=1.97,95%CI 1.41~2.75),71% 的截肢发生在脚趾或跖骨水平[25]。对总人群进行心血管疾病二级预防和一级预防的分层后,各层之间下肢截肢的风险增加相似(HR=2.07,95%CI 1.43~3.00 *vs.* HR=1.52,95%CI 0.70~3.29;*P*= 0.63)[29]。在 EASEL 研究[37]中,SGLT2i 也与约 2 倍的膝盖以下截肢风险相关(HR=1.99,95%CI 1.12~3.51)。研究中大多数截肢手术都是在使用卡格列净的人群中进行的。而在 CREDENCE 研究中,卡格列净与安慰剂相比未增加下肢截肢(HR=1.11,95%CI 0.79~1.56)或骨折(HR=0.98,95%CI 0.70~1.37)的发生风险[33]。针对截肢风险,尚需要更深入的研究来探讨 SGLT2i 的影响。

4 总结与展望

近几年在 SGLT2i 对 2 型糖尿病合并心血管疾病患者心血管结局方面的多角度临床证据如雨后春笋,为我们的临床实践提供了重要的参考价值。总体来说,对于 2 型糖尿病合并心血管疾病患者,多数 SGLT2i 表现出了较为显著的心血管结局获益。在与其他降糖药物包括 DDP-4i 和 GLP-1RA 的比较中,SGLT2i 在上述人群的心血管结局方面也有相对更多的获益。但此类药物对于某些特殊人群的作用情况以及不同药物制剂之间获益和不良反应的差异,仍需有针对性的大规模研究予以证实。

(张宇辉 翟玫)

参 考 文 献

［1］纪立农,郭立新,郭晓蕙,等 . 钠 - 葡萄糖共转运蛋白 2(SGLT2)抑制剂临床合理应用中国专家建议［J］. 中国糖尿病杂志,2016(10):865-870.

［2］IDRIS I,DONNELLY R . Sodium-glucose co-transporter-2 inhibitors:an emerging new class of oral antidiabetic drug［J］. Diabetes Obes Metab,2009,11(2):79-88.

［3］WRIGHT E M. Renal Na(+)-glucose cotransporters［J］. Am J Physiol Renal Physiol,2001,280(1):F10-F18.

［4］WRIGHT E M,LOO D D,HIRAYAMA B A. Biology of human sodium glucose transporters［J］. Physiol Rev,2011,91(2):733-794.

［5］MACKENZIE B,LOO D D,PANAYOTOVA-HEIERMANN M,et al. Biophysical characteristics of the pig kidney Na+/glucose cotransporter SGLT2 reveal a common mechanism for SGLT1 and SGLT2［J］. J Biol Chem,1996,271(51):32678-32683.

［6］SANTOS-GALLEGO C G,REQUENA-IBANEZ J A,SAN ANTONIO R,et al. Empagliflozin Ameliorates Adverse Left Ventricular Remodeling in Nondiabetic Heart Failure by Enhancing Myocardial Energetics［J］. J Am Coll Cardiol,2019,73(15):1931-1944.

［7］KAPPEL B A,LEHRKE M,SCHUTT K,et al. Effect of Empagliflozin on the Metabolic Signature of Patients With Type 2 Diabetes Mellitus and Cardiovascular Disease［J］. Circulation,2017,136(10):969-972.

［8］LEHRKE M. SGLT2 Inhibition:Changing What Fuels the Heart［J］. J Am Coll Cardiol,2019,73(15):1945-1947.

［9］LAMBERS HEERSPINK H J,DE ZEEUW D,WIE L,et al. Dapagliflozin a glucose-regulating drug with diuretic properties in subjects with type 2 diabetes［J］. Diabetes Obes Metab,2013,15(9):853-862.

［10］HALLOW K M,HELMLINGER G,GREASLEY P J,et al. Why do SGLT2 inhibitors reduce heart failure hospitalization？

A differential volume regulation hypothesis [J]. Diabetes Obes Metab,2018,20(3):479-487.

[11] BAARTSCHEER A,SCHUMACHER C A,WUST R C,et al. Empagliflozin decreases myocardial cytoplasmic Na(+)through inhibition of the cardiac Na(+)/H(+)exchanger in rats and rabbits [J]. Diabetologia,2017,60(3):568-573.

[12] GALLO L A,WRIGHT E M,VALLON V. Probing SGLT2 as a therapeutic target for diabetes:basic physiology and consequences [J]. Diab Vasc Dis Res,2015,12(2):78-89.

[13] LEE T M,CHANG N C,LIN S Z. Dapagliflozin,a selective SGLT2 inhibitor,attenuated cardiac fibrosis by regulating the macrophage polarization via STAT3 signaling in infarcted rat hearts [J].Free Radic Biol Med,2017,104:298-310.

[14] KANG S,VERMA S,TENG G,et al. Direct effects of empagliflozin on extracellular matrix remodelingin human cardiac fibroblasts:novel translational clues to EMPA-REG Outcome [J].Can J Cardiol,2017,33:S169 Abstract.

[15] GARVEY W T,VAN GAAL L,LEITER L A,et al. Effects of canagliflozin versus glimepiride on adipokines and inflammatory biomarkers in type 2 diabetes [J]. Metabolism,2018,85:32-37.

[16] SATO T,AIZAWA Y,YUASA S,et al. The effect of dapagliflozin treatment on epicardial adipose tissue volume [J]. Cardiovasc Diabetol,2018,17(1):6.

[17] PERKOVIC V,JARDINE M J,NEAL B,et al. Canagliflozin and Renal Outcomes in Type 2 Diabetes and Nephropathy [J]. N Engl J Med,2019,380(24):2295-2306.

[18] VERMA S,MCMURRAY J J V. SGLT2 inhibitors and mechanisms of cardiovascular benefit:a state-of-the-art review [J]. Diabetologia,2018,61(10):2108-2117.

[19] ZINMAN B,WANNER C,LACHIN J M,et al. Empagliflozin,Cardiovascular Outcomes,and Mortality in Type 2 Diabetes[J]. N Engl J Med,2015,373(22):2117-2128.

[20] JANUZZI J,FERREIRA J P,BOHM M,et al. Empagliflozin reduces the risk of a broad spectrum of heart failure outcomes regardless of heart failure status at baseline [J]. Eur J Heart Fail,2019,21(3):386-388.

[21] FITCHETT D,BUTLER J,VAN DE BORNE P,et al. Effects of empagliflozin on risk for cardiovascular death and heart failure hospitalization across the spectrum of heart failure risk in the EMPA-REG OUTCOME(R)trial [J]. Eur Heart J, 2018,39(5):363-370.

[22] FITCHETT D,INZUCCHI S E,CANNON C P,et al. Empagliflozin Reduced Mortality and Hospitalization for Heart Failure Across the Spectrum of Cardiovascular Risk in the EMPA-REG OUTCOME Trial [J]. Circulation,2019,139(11):1384-1395.

[23] VERMA S,MAZER C D,FITCHETT D,et al. Empagliflozin reduces cardiovascular events,mortality and renal events in participants with type 2 diabetes after coronary artery bypass graft surgery:subanalysis of the EMPA-REG OUTCOME(R) randomised trial [J]. Diabetologia,2018,61(8):1712-1723.

[24] WANNER C,LACHIN J M,INZUCCHI S E,et al. Empagliflozin and Clinical Outcomes in Patients With Type 2 Diabetes Mellitus,Established Cardiovascular Disease,and Chronic Kidney Disease [J]. Circulation,2018,137(2):119-129.

[25] NEAL B,PERKOVIC V,MAHAFFEY K W,et al. Canagliflozin and Cardiovascular and Renal Events in Type 2 Diabetes[J]. N Engl J Med,2017,377(7):644-657.

[26] RADHOLM K,FIGTREE G,PERKOVIC V,et al. Canagliflozin and Heart Failure in Type 2 Diabetes Mellitus [J]. Circulation,2018,138(5):458-468.

[27] FIGTREE G A,RÅDHOLM K,BARRETT T D,et al. Effects of Canagliflozin on Heart Failure Outcomes Associated With Preserved and Reduced Ejection Fraction in Type 2 Diabetes Mellitus [J]. Circulation,2019,139(22):2591-2593.

[28] NEUEN B L,OHKUMA T,NEAL B,et al. Cardiovascular and Renal Outcomes With Canagliflozin According to Baseline Kidney Function [J]. Circulation,2018,138(15):1537-1550.

[29] MAHAFFEY K W,NEAL B,PERKOVIC V,et al. Canagliflozin for Primary and Secondary Prevention of Cardiovascular Events:Results From the CANVAS Program(Canagliflozin Cardiovascular Assessment Study)[J]. Circulation,2018,137(4): 323-334.

[30] WIVIOTT S D,RAZ I,BONACA M P,et al. Dapagliflozin and Cardiovascular Outcomes in Type 2 Diabetes [J]. N Engl J Med,2019,380(4):347-357.

[31] KATO E T,SILVERMAN M G,MOSENZON O,et al. Effect of Dapagliflozin on Heart Failure and Mortality in Type 2 Diabetes Mellitus [J]. Circulation,2019,139(22):2528-2536.

[32] FURTADO R H M,BONACA M P,RAZ I,et al. Dapagliflozin and Cardiovascular Outcomes in Patients With Type 2

Diabetes Mellitus and Previous Myocardial Infarction [J]. Circulation,2019,139(22):2516-2527.

[33] PERKOVIC V,JARDINE M J,NEAL B,et al. Canagliflozin and Renal Outcomes in Type 2 Diabetes and Nephropathy [J]. N Engl J Med,2019,380(24):2295-2306.

[34] ZELNIKER T A,WIVIOTT S D,RAZ I,et al. SGLT2 inhibitors for primary and secondary prevention of cardiovascular and renal outcomes in type 2 diabetes:a systematic review and meta-analysis of cardiovascular outcome trials [J]. Lancet, 2019,393(10166):31-39.

[35] KOSIBOROD M,CAVENDER M A,FU A Z,et al. Lower Risk of Heart Failure and Death in Patients Initiated on Sodium-Glucose Cotransporter-2 Inhibitors Versus Other Glucose-Lowering Drugs:The CVD-REAL Study (Comparative Effectiveness of Cardiovascular Outcomes in New Users of Sodium-Glucose Cotransporter-2 Inhibitors) [J]. Circulation, 2017,136(3):249-259.

[36] CAVENDER M A,NORHAMMAR A,BIRKELAND K I,et al. SGLT-2 Inhibitors and Cardiovascular Risk:An Analysis of CVD-REAL [J]. J Am Coll Cardiol,2018,71(22):2497-2506.

[37] UDELL J A,YUAN Z,RUSH T,et al. Cardiovascular Outcomes and Risks After Initiation of a Sodium Glucose Cotransporter 2 Inhibitor:Results From the EASEL Population-Based Cohort Study (Evidence for Cardiovascular Outcomes With Sodium Glucose Cotransporter 2 Inhibitors in the Real World) [J]. Circulation,2018,137(14):1450-1459.

[38] PATORNO E,PAWAR A,FRANKLIN J M,et al. Empagliflozin and the Risk of Heart Failure Hospitalization in Routine Clinical Care [J]. Circulation,2019,139(25):2822-2830.

[39] PATORNO E,GOLDFINE A B,SCHNEEWEISS S,et al. Cardiovascular outcomes associated with canagliflozin versus other non-gliflozin antidiabetic drugs:population based cohort study [J]. BMJ,2018,360:k119.

[40] EMPagliflozin outcomE tRial in Patients With chrOnic heaRt Failure With Reduced Ejection Fraction(EMPEROR-Reduced) [EB/OL]. (2019-08-06)[2019-08-15]. https://clinicaltrials.gov/ct2/show/NCT03057977? term=NCT03057977&rank=1.

[41] EMPagliflozin outcomE tRial in Patients With chrOnic heaRt Failure With Preserved Ejection Fraction (EMPEROR-Preserved) [EB/OL]. (2019-08-06)[2019-08-15]. https://clinicaltrials.gov/ct2/show/NCT03057951? term=NCT03057951&rank=1.

[42] Study to Evaluate the Effect of Dapagliflozin on the Incidence of Worsening Heart Failure or Cardiovascular Death in Patients With Chronic Heart Failure(DAPA-HF) [EB/OL]. (2019-08-15)[2019-08-15].https://clinicaltrials.gov/ct2/show/ NCT03036124? term=NCT03036124&rank=1.

[43] Dapagliflozin Evaluation to Improve the LIVEs of Patients With PReserved Ejection Fraction Heart Failure(DELIVER)[EB/ OL].(2019-07-29)[2019-08-15]. https://clinicaltrials.gov/ct2/show/NCT03619213?term=Dapagliflozin&rank=4.

肿瘤心脏病学的发展现状及展望

一、肿瘤心脏病学的学科背景

目前,心血管疾病和恶性肿瘤是人类的前两位死因。据统计,全球每年约1 800万人死于心血管疾病,880万人死于恶性肿瘤。随着医疗科技的发展进步,抗肿瘤治疗手段日益精进,肿瘤患者生存时间明显延长,幸存者群体逐年扩大。随之而来,与恶性肿瘤本身及其治疗相关的心血管健康问题日益凸显,有关抗肿瘤药物的心血管毒性及其衍生的心血管事件愈发多见,现已成为肿瘤幸存者重要的健康隐患。鉴于恶性肿瘤的特殊性,该类患者的心血管系统干预策略较普通人群存在很大差别。为此,国外同道提出了"肿瘤心脏病学"(onco-cardiology;或称"心脏肿瘤学",cardio-oncology)的概念,旨在从预警、筛查、诊断、治疗等多个方面对肿瘤患者的心血管健康问题进行全程干预。

事实上,早在20世纪60年代,国际上已有了最早的肿瘤心脏病学思想萌芽。当时,蒽环类药物被广泛应用于各类肿瘤的化疗当中。随着对该类药物的不断了解,人们发现蒽环类药物在产生抗肿瘤效应的同时可以诱发心力衰竭。因此,国外学者在研究各种蒽环类药物抗肿瘤最低有效剂量的同时,也逐渐开始关注心脏对该类药物的最大耐受量,并着力探讨蒽环类药物心脏毒性的发生机制、临床诊断和预防。

2000年,美国得克萨斯大学MD安德森癌症研究中心率先成立了第一个肿瘤心脏病协作组,标志着肿瘤心脏病学正式进入临床实践时代。2009年,第一个肿瘤心脏病学学术组织——国际肿瘤心脏病学学会(International Cardio-oncology Society,ICOS)在欧洲成立。2012年,欧洲学者首次发布了《欧洲化疗放疗及靶向药物所致的心脏毒性临床实践指南》。2014年,旨在探讨和分享肿瘤心脏病患者最佳临床管理模式的MD安德森实践(MD Anderson Practice,MAP)项目正式启动。其后,美国心脏病学会(American College of Cardiology,ACC)与ICOS联合成立了肿瘤心脏病学分支学术机构,以此加强对该领域最佳临床实践、科学研究的国际合作,并共同培训来自肿瘤学、心血管病学、影像学等不同临床专业的医务工作者开展肿瘤心脏病学诊疗工作。2016年,欧洲心脏病学会(European Society of Cardiology,ESC)和加拿大研究者相继出台《2016 ESC癌症治疗与心血管毒性立场声明》和《加拿大心血管学会:肿瘤治疗相关心血管合并症的评估与管理指南》。由此,肿瘤心脏病学的临床实践也逐渐从最初的个人经验积累向循证医学模式过渡。

肿瘤心脏病学的思想传入我国要追溯到2016年6月,在ICOS的大力支持下,全国十余家三甲医院的心血管病与肿瘤学专家汇集大连,举办了首届"中国肿瘤心脏病学研讨会",国内学者首次在此领域进行学术交流,就肿瘤心脏病学在我国的学科定位、发展方向、开展形式等话题进行深入探讨,由此开启了这门新学科在我国的发展之路。

二、肿瘤心脏病的发生机制

肿瘤心脏病学的研究内容主要包括抗肿瘤治疗的心血管毒性、肿瘤合并心脏疾病、心血管疾病与肿瘤的共同危险因素和心脏肿瘤等。

（一）抗肿瘤治疗相关心血管毒性

抗肿瘤治疗能够直接导致心血管损伤，亦可通过加重原有的心血管危险因素间接致病。目前观点认为，抗肿瘤治疗相关心脏毒性主要分为两大类，即化疗和放疗相关心脏毒性。同时，由于近年来免疫检查点抑制剂（immune checkpoint inhibitor，ICI）逐渐走向临床实践，越来越多的医生和患者也开始关注其靶外器官免疫损害，即免疫治疗相关毒性（adverse events that are mostly immune-related，irAE）。

1. **化疗相关心脏毒性** 包括I型和II型化疗相关心脏毒性[2]：I型心脏毒性是指经过治疗后，心肌细胞存在剂量依赖的心肌坏死和大面积不可逆损伤，伴严重的心脏功能障碍——这类毒性主要由蒽环类药物引起；II型心脏毒性则主要由分子靶向药物引起，一般可逆，与药物剂量无关，也没有微观上的心肌细胞坏死。

承前所述，蒽环类药物是最早被发现存在心肌毒性的抗肿瘤药物，其心脏毒性呈剂量依赖性。成人临床研究的回顾性分析显示，多柔比星累积剂量 $300mg/m^2$ 引起充血性心力衰竭的发生率为 1.7%、$400mg/m^2$ 为 5%、$500mg/m^2$ 为 16%、$550mg/m^2$ 为 26%。现已证实，蒽环类药物可作用于拓扑异构酶IIβ，使 DNA 双链断裂，导致心肌细胞死亡。Top2α 和 Top2β 均是蒽环类药物作用靶点，前者在增殖的肿瘤组织高表达，后者在成年哺乳动物心肌细胞表达。研究发现，敲除心肌细胞 Top2β 可阻止蒽环类介导的小鼠心脏毒性。蒽环类药物还可以通过活性氧（reactive oxygen specie，ROS）形成导致氧化应激引起心脏毒性。蒽环类药物进入细胞，醌基团发生氧化还原反应，通过线粒体呼吸链中酶学途径或蒽环类药物与细胞内铁之间的直接接触引起的非酶学途径产生自由基，从而损伤线粒体功能，损害细胞膜产生细胞毒性反应[3]。

除了蒽环类药物，其他许多化疗药物也存在心脏毒性，发生机制大多与细胞炎症反应、氧化应激激活相关。研究表明，大剂量环磷酰胺可导致心脏结构的永久性损伤，如急性心包炎甚至心脏压塞、心律失常等；铂类药物（如顺铂）的心血管毒性常表现为心电图异常，也可导致高血压、心衰、血栓形成；抗代谢类药物（如氟尿嘧啶）可引起冠脉痉挛、血栓形成，进一步导致心绞痛、急性心肌梗死；抗微管类药物（如紫杉醇）可直接作用于房室传导系统导致房室阻滞、室性心动过速。

过去十余年来，以曲妥珠单抗（trastuzumab）和酪氨酸激酶抑制剂（tyrosine kinase inhibitor，TKI）为代表的靶向药物不断出现，使癌症治疗的理念产生了巨大变革，也带来了新挑战。目前，靶向药物直接导致的心脏与血管损伤在临床已不鲜见。

曲妥珠单抗的作用靶点为 HER-2。HER-2 是原癌基因，其编码的蛋白具有酪氨酸蛋白激酶活性。在与配体结合后，HER2 蛋白与家族中的其他成员 HER1、HER3、HER4 交联，形成异源二聚体，激活多个信号通路，包括 Ras/Raf/ MAPK 途径、P13K/Akt 途径、STAT 途径和 PLC 通路等，从而抑制肿瘤细胞凋亡，促进其增殖，增强肿瘤细胞的侵袭性，促进肿瘤血管和淋巴管新生。曲妥珠单抗可特异性结合于 HER2 受体细胞外段，阻断并干扰 HER2 与其他家族成员形成异源二聚体，起到促进肿瘤细胞凋亡、抑制肿瘤生长的生物学效应，现已广泛应用于 HER-2 阳性乳腺癌、胃癌的治疗。然而，HER-2 同样表达于心肌细胞。动物实验表明，HER-2 有助于维持心肌细胞结构和功能的完整性，敲除 HER-2 基因的小鼠倾向发生扩张型心肌病。在成年大鼠心室肌细胞培养体系中同期加入多柔比星，较单独加入曲妥单抗者肌丝紊乱（myofibrillar disarray）程度更甚，提示蒽环类药物与曲妥珠单抗对心肌细胞的损伤存在协同作用。此外,敲除 HER2 基因的心肌细胞对曲妥珠单抗更为敏感,提示曲妥珠单抗本身潜在直接的心肌毒性。

索拉非尼和舒尼替尼是最常见的两种 VEGF 信号通路抑制剂(VEGF signaling pathway inhibitors,VSPIs),其作用靶点是血管内皮生长因子受体(VEGF receptor,VEGFR)和血小板源性生长因子受体(platelet-derived growth factor receptor,PDGFR)。高血压是 VSPIs 最常见的不良反应[4],发生率在 19%~47%。此外,该类药物尚可诱发心衰(发生率为 4%~8%)及无症状性左室收缩功能受损(发生率约 28%)[5]。VSPIs 主要通过抑制多条维持心血管功能的激酶通路产生靶外效应,进而导致心脏毒性。目前认为,VSPIs 可通过降低一氧化氮信号途径,增加内皮素 -1 合成、降低毛细血管密度,引起高血压。部分研究表明[6],VSPIs 可抑制肾病蛋白(nephrin)表达引起蛋白尿,亦可促进高血压发生。另一方面,VEGF 信号通路是应激引起的重要心脏保护机制,抑制 VEGF 可损害心脏功能。实验证实[7],在接受压力负荷小鼠实验中阻断 VEGF-VEGFR 信号通路可减少毛细血管密度,引起代偿性心肌肥大、左室扩张和收缩性心功能不全。索拉非尼和舒尼替尼也可抑制 PDGFR,后者在病理应激背景下对细胞生存和心脏保护起重要作用。动物模型中[8],压力负荷应激可上调 PDGFR-β 表达,在主动脉缩窄引起后负荷明显增加的小鼠中特异性敲除心脏 PDGFR-β 可持续性引起左室扩张、恶化心脏功能和肺淤血。敲除 PDGFR-β 小鼠可降低前生存信号通路活性,增加压力负荷引起的凋亡。除此之外,索拉非尼和舒尼替尼还可以通过抑制 c-Kit 通路阻碍受损心肌修复,舒尼替尼则可改变 AMPK 活性导致能量代谢受损和线粒体功能障碍。

2. 放疗相关心脏毒性　放疗是抗肿瘤治疗的重要手段。心血管损伤在放疗中、放疗后均可发生,并以此分为急性和慢性,以慢性损伤更为常见。据报道,单次放疗暴露后,其潜在的心血管损伤可能在数年到数十年后方能显现。

放疗相关心脏毒性包括血管损伤、心肌改变、心脏瓣膜病、心包疾病、传导系统障碍等。目前认为,内皮细胞炎症及纤维化是放疗相关心脏病发生的始动环节。组织暴露于射线下数分钟即可出现内皮损伤,损伤部位大量炎性细胞聚集以及细胞因子释放[9]。随着暴露时间延长,细胞基因表达发生变化,TGF-β 表达上调,NF-κB 被激活,细胞炎症、氧化应激持续发生,肌成纤维细胞活化失调,最终导致持续的胶原沉积和慢性纤维化[10]。此外,内皮损伤可致凝血系统激活从而导致血栓形成,管腔闭塞,加重缺氧,进一步促进纤维化。在暴露于射线的血管中,可观察到内皮功能障碍还可诱发单核细胞向内膜迁移和脂蛋白吞噬,促进脂纹及斑块的形成,最终导致动脉粥样硬化。

3. 免疫治疗相关毒性　总体来说,心脏免疫治疗相关毒性的发生率不足 1%,但临床表现形式多样,包括心肌炎、心包炎、心律失常、心肌病和心力衰竭等。据报道[11],与单独使用 PD-1 抑制剂 nivolumab(0.06%)相比,联合使用 CTLA-4 抑制剂 ipilimumab 和 nivolumab(0.27%)的心脏毒性发生率更高。在一项多中心临床注册研究中,3 545 例接受 ICI 治疗的患者(其中 91% 为黑色素瘤患者)共出现了 21 例致死性 irAE,其中 6 例为自身免疫性心肌炎。Vigilyze 数据库中记载了从 2009 年至 2018 年 1 月间 613 例致死性 irAE 事件,其中 PD-1/CTLA-4 联合治疗的致死性病例中约有 1/4 源于心肌炎。另据统计,ICI 治疗相关心肌炎患者的死亡率高达 39.7%。由此可见,免疫治疗相关毒性累及心脏往往产生十分严重的后果,故不容忽视。

有关 ICI 对心脏影响的具体机制,迄今尚不完全清楚。曾有研究发现,PD-1/PD-L1 通路对心肌炎症和细胞损害存在保护作用——无论在 CD8+T 细胞抑或 CD4+T 细胞模型小鼠中,与 PD-1+/+ 者相比,PD-1-/- 小鼠心肌细胞炎症浸润均明显增强,发生自身免疫性心肌炎的程度也更加严重。另有研究者观察到,CTLA-4 和 PD-1 基因缺陷可分别导致小鼠发生严重的 T 细胞心肌浸润和免疫相关性扩张型心肌病。此外,PD-1 缺陷小鼠比野生型小鼠更易患自身免疫性心肌炎,PD-L1 和 PD-L2 的遗传或药理学消耗,则可加剧各种自身免疫性心肌炎模型动物病情的严重程度。

(二)肿瘤合并心血管疾病

随着人口老龄化社会的加速形成,恶性肿瘤及心血管疾病的发病率均升高,肿瘤幸存者合并心脏病人数逐年增加。同时,肿瘤幸存者继发心血管疾病发病率升高。流行病学调查发现,癌症幸存者发生心血管疾病的相对危险性是一般人群的 8 倍,发生冠状动脉疾病及心衰的相对危险性分别是其非癌症同胞的 10 倍和 15 倍[12]。这一现象可能与如下原因相关:首先,恶性肿瘤是一种慢性全身性疾病,涉及血管结构功能改变、高凝状态形成、氧化应激、炎症反应等多种病理生理过程,与心血管疾病有着共同的发病基础;其次,肿瘤与某些心脏疾病(如房颤)存在"共同发病机制",肿瘤抑制基因的丢失可能是肿瘤和房颤发生的共同分子机制;再者,流行病学数据显示两者具有诸多共同的高危因素,如吸烟、肥胖、糖尿病、激素替代治疗等。

(三)心脏肿瘤

心脏肿瘤也属于肿瘤心脏病学的研究范畴,但发生率较低。主要包括良性心脏肿瘤及肿瘤样状态、生物学行为不稳定的肿瘤、生殖细胞肿瘤、恶性肿瘤、心包肿瘤等。

三、肿瘤心脏病的治疗与长期管理

(一)抗肿瘤治疗相关心血管疾病的危险评估

目前公认的抗肿瘤治疗相关心血管病的危险因素有如下 4 点:①已经存在的心血管疾病:患者若本身具有心衰、冠心病、心律失常等,抗肿瘤治疗导致的心血管毒性会加重原有心血管疾病;②既往心血管毒性药物应用情况:蒽环类药物、酪氨酸激酶抑制剂等抗肿瘤药物的心血管毒性会持续存在,既往应用过这些药物的人群再次进行肿瘤治疗时出现心血管疾病的概率会大大增加;③不良生活习惯:吸烟、不良饮食习惯、酗酒是心血管疾病发生的独立危险因素,同时也会使肿瘤治疗复杂化;④个体差异性:年龄差异可以导致肿瘤治疗的不确定性,<18 岁以及高龄患者发生心血管疾病危险性升高。

在启动抗肿瘤治疗前,临床医生应该对患者身体状况进行全面评估,包括病史及体格检查、心电学检查、影像学检查、生物标记物及特殊检查等。2016 年 ESC《癌症治疗与心血管毒性立场声明》对常规心电图及超声心动图的应用价值予以高度肯定,二者可作为必要时首选的辅助检查手段。声明同时指出,抗肿瘤治疗相关心血管疾病的检出应主要基于患者的临床表现,故不推荐所有患者在启动抗肿瘤治疗前行心血管疾病系统筛查。

(二)抗肿瘤药物剂量及治疗方式的选择及调整

目前认为,如果有确定的替代方案不会影响恶性肿瘤患者的临床结局,应避免或减少使用具有潜在心脏毒性的治疗方法。

蒽环类药物的心脏毒性呈剂量依赖性,ANMCO/AIOM/AICO 共识认为,应严格控制蒽环类药物用药方案,限制蒽环类抗肿瘤药物的累积用量,最高累积用量为表柔比星 900mg/m²、多柔比星 450mg/m²、去甲柔红霉素 290mg/m²、柔红霉素 550mg/m²。同时,蒽环类药物与曲妥珠单抗对心肌细胞的损伤存在协同作用,应尽量避免两者同时使用。通常认为,对于分子靶向药物如伊马替尼等,如出现心脏并发症,调整药物剂量、更换治疗方案以及对症治疗后心功能可逆。

ASCO 指南认为,放射剂量 >30Gy 是心脏放射性损伤的独立危险因素,故在不影响治疗的情况下,临床医生应根据实际情况减少患者的辐射量、暴露时间和暴露视野,同时在放疗期间尽量避免使用蒽环类等具有心脏毒性的药物。有研究表明,放射治疗与蒽环类药物联合治疗可使患者的左室收缩功能下降,促使血管出现管腔狭窄等病理改变,从而导致缺血事件发生率的增加。目前,调强放疗(IMRT)和质子放疗(PT)已应用于临床,其能更好地保护正常心肌组织,减少心室和瓣膜的辐射剂量,显著减少心脏并发症。

(三)药物防治

1. 右丙亚胺 右丙亚胺是一种水溶性螯合剂,容易进入细胞膜,通过与细胞内铁结合阻止氧自由基形成,导致心肌游离铁池的减少,防止铁与蒽环类药物形成复合物并导致细胞功能障碍。此外,右丙亚胺还可以抑制 DNA 拓扑异构酶Ⅱ活性。因此,它可以降低蒽环类药物所致的心脏毒性。对包括 1 619 名患者的右丙亚胺的 10 项研究进行系统评价[13],观察到使用右丙亚胺可以改善心衰,其差异有统计学意义。Wang 等发现[14],当患者接受右丙亚胺联合经典化疗方案治疗时,BNP 和 cTnT 在化疗前后无显著差异,其心血管预后较对照组有改善。另有研究表明[15],右丙亚胺可以显著降低心脏事件的发生以及减轻心脏毒性(27.7% *vs.* 52.4%),且对无复发生存期无影响。

2. ACEI/ARB 类药物 ACEI/ARB 类药物是经典的心血管病药物,通过降低室壁张力、改善冠脉血流、减轻心脏负荷、对抗 AngⅡ、醛固酮、儿茶酚胺等介质的毒性作用等多方面保护心脏功能。那么,ACEI/ARB 类药物对于抗肿瘤治疗相关心血管毒性是否有防治作用?动物模型发现[16],依那普利可以通过维持线粒体呼吸效率和减少多柔比星相关的自由基生成,来降低阿霉素诱导的心功能障碍。此外,ACEI 类如培哚普利、卡托普利和依那普利等可能在许多肿瘤中,通过不同途径发挥"溶瘤作用",进而增强原有治疗方案的抗肿瘤效果[17]。Cardinale 等发现[18],依那普利对高剂量化疗后心肌细胞损伤和肌钙蛋白升高患者的具有保护作用,并证明早期服用依那普利可预防心脏毒性的发生。值得注意的是,ACEI/ARB 类药物可以预防表柔比星治疗患者的左心室收缩功能恶化,但它们并不能预防左心室舒张功能障碍,并且开始治疗的时间至关重要,心功能恶化超过 6 个月再开始治疗,疗效甚微。

3. β 受体阻滞剂 卡维地洛是一种具有很强的抗氧化能力 β 肾上腺素能受体拮抗剂,可能对抗肿瘤药物经氧化应激导致的心脏毒性有拮抗作用。为验证这一结果,各国学者进行了大量研究。巴西学者对 200 名接受多柔比星治疗乳腺癌患者进行卡维地洛单药治疗,随访半年发现卡维地洛可减轻由蒽环类药物引起的 TnI 升高以及心室舒张功能障碍。Bosch 等对 90 名急性白血病蒽环类化疗患者进行依那普利与卡维地洛的联合治疗,随访半年发现其组合治疗可延缓由蒽环类药物引起的 LVEF 恶化[19]。另有学者对 40 名乳腺癌蒽环类化疗患者进行了卡维地洛和坎地沙坦的联合治疗,随访 6 个化疗疗程后发现其组合可减轻蒽环类药物引起的 LVEF 下降,心律失常发生以及 TnI 的升高。综上所述,卡维地洛单独或联合 ACEI/ARB 类药物对蒽环类药物引起的心脏毒性有预防保护作用。

4. 他汀类药物 近年来,他汀类药物是否能够防治抗肿瘤治疗相关心脏毒性成为研究热点。Acar 等对 40 名接受蒽环类化疗患者进行阿托伐他汀治疗[20],随访 6 个月发现使用阿托伐他汀的患者 LVEF 得到保留。Seicean 等[21]发起的一项针对乳腺癌蒽环类化疗后年轻女性的大型研究,证实在化疗前及化疗同时使用他汀类药物可降低发生心力衰竭的风险。此外,在小鼠等动物模型中,有学者发现洛伐他汀可以改善多柔比星诱导的 LVEF 降低,放疗后小鼠使用阿托伐他汀治疗也可延缓心肌纤维化进展。由此我们推测,他汀类药物是预防抗肿瘤治疗相关心脏毒性的潜在有效药物。具体机制可能与其减少细胞因子的释放以及抗氧化作用相关。

5. 其他药物治疗　脂质体是一种微粒类靶向药物载体,对于癌细胞具有靶向性,使用脂质体蒽环类药物如多柔比星等替代传统蒽环类药物,可以增加药物疗效且减少不良反应。氧化应激是蒽环类药物引起心脏损伤的重要机制,黄酮类化合物具有一定的抗氧化作用,能够预防或减少蒽环类抗肿瘤药物引起的心脏损伤,同时对治疗效果无明显影响。

对于抗肿瘤药物如 VEGF 抑制剂等引起的高血压,ESC 指南建议按照目前的高血压指南合理控制。ACEI 或 ARB、β 受体阻滞剂和二氢吡啶类钙离子拮抗剂是优选的抗高血压药物。因药物相互反应,不推荐应用非二氢吡啶类钙离子拮抗剂。

对于抗肿瘤药物如氟尿嘧啶、卡培他滨及放疗引起的冠脉痉挛,目前研究建议使用二氢吡啶类(如维拉帕米、地尔硫草)以及硝酸酯类药物预防,β 受体阻滞剂可能对部分氟尿嘧啶、卡培他滨患者有益。

对于抗肿瘤治疗相关血栓性疾病,如静脉血栓栓塞症(VTE),ESC 指南建议对所有已知的 VTE 患者行抗凝治疗,直至肿瘤治愈。抗凝药物主要选择低分子肝素。尤其对于血流动力学稳定的急性期 VTE 患者以及复发 VTE 的肿瘤患者,低分子肝素更为首选。对于新型口服抗凝药是否可以用于替代治疗仍需进一步探究。

对于免疫检查点抑制剂引起的心脏损伤,目前认为,一旦发生心脏 irAE,大剂量糖皮质激素是最有效的治疗药物,在疑诊 ICI 诱发心脏不良事件时应尽早使用。如激素治疗后患者病情未得到有效控制,其他的免疫抑制药物如英夫利西单抗(infliximab)、麦考酚吗乙酯(mycophenolate mofetil,MMF)及抗胸腺细胞球蛋白(anti-thymocyte globulin,ATG)或可成为联合治疗的选择。

(四) 手术治疗

ESC 指南指出,针对肿瘤合并急性冠脉综合征(ACS)患者,如若恶性肿瘤进一步恶化和扩散,需酌情谨慎选择是否行 PCI 术。如肿瘤可以治愈或控制,冠脉旁路移植术(CABG)也是选项。针对急性 ST 段抬高性心肌梗死(STEMI),尽管死亡率高,直接 PCI 仍是最优先的选项。建议尽量选用桡动脉入路,PCI 时选用金属裸支架或新一代药物涂层支架。

(五) 抗肿瘤治疗中的长期监测与管理

1. 抗肿瘤治疗相关心功能不全的监测　超声心动图作为一种无创性、可重复、廉价的检查方法,是诊目前断抗肿瘤治疗相关心功能不全的最重要工具。LVEF 是心脏彩超监测心功能的重要指标。对于既往存在心血管疾病或要接受有潜在心血管毒性治疗的肿瘤患者,在治疗前、治疗中及治疗后均应监测左室射血分数(LVEF),以早期发现心功能异常。LVEF 的正常值低限为 50%,ESC 指南建议:对 LVEF 明显下降(降幅超过 10%)至正常值下限(<50%)以下的肿瘤患者,需进行心脏保护治疗,若无禁忌,推荐其使用 ACEI(或 ARB)及 β 受体阻滞剂。也有学者建议,在蒽环类药物治疗期间 LVEF<45% 或曲妥珠单抗 <40% 时,停止化疗。

近年来,整体纵向应变(global longitudinal strain,GLS)作为早期心功能变化监测指标,受到越来越多的关注。GLS 较基础值下降 10% 提示心功能存在异常,有潜在心衰可能。除此之外,GLS 还可以预测心功能的逆性,有研究表明,当 GLS 下降至 15.8% 以下时,心功能恢复困难。

许多生物标志物如心肌肌钙蛋白、B 型钠尿肽等也是预测抗肿瘤治疗相关心功能不全的重要指标。Cardinale 等[22] 对 703 名癌症化疗患者进行化疗结束早期(7 天)以及晚期(1 个月)的 TnI 检测,并对患者心功能进行随访,发现 TnI 阳性患者心脏事件发生率升高,LVEF 下降。大量研究表明,患者在接受蒽环类药物、曲妥珠单抗以及放疗等抗肿瘤治疗后BNP、NT-proBNP 水平增加。同时有研究发现,在接受大剂量化疗后,72 小时内 NT-proBNP水平明显升高(大于基线水平 35%)的患者,心功能在一年内有显著恶化。因此,对心肌肌钙蛋白、B 型钠尿肽等生物标志物的动态监测可以成为预测心血管疾病高危患者以及无症状左室功能障碍患者心功能的重要工具。

2. 抗肿瘤治疗相关冠心病的监测 结合 ESC 指南与 ANMCO 共识,目前认为,在对患者进行抗肿瘤治疗前,需对冠心病进行详细的临床评估,常规心电图是常用手段,必要时可完善其他缺血性心脏病相关检查,如超声心动图等,但冠脉 CTA 与冠脉造影不应作为首选。使用氟尿嘧啶、卡培他滨的患者冠心病发生危险高,需密切常规随访心电图、心肌标志物,如果发生心脏事件,应暂停化疗。此外,长期监测冠心病相关生化指标对预测识别放化疗远期并发症可能有益。

3. 抗肿瘤治疗相关心律失常的监测 目前指南与共识并未明确提出针对心律失常的处理意见与临床用药规范,仅仅对抗肿瘤治疗相关 QT 间期延长患者提出了一些诊疗策略。对于 QT 间期延长的患者,目前主要的监测手段为随访常规心电图,根据 QT 间期、QTc 间期的时限决定是否终止或调整肿瘤治疗方案。

4. 抗肿瘤治疗相关高血压的监测 目前认为,对于合并高血压的肿瘤患者应在治疗前、治疗期间及治疗后均应密切监测血压。血压目标值的确定需个体化,若血压控制不佳,除了应用推荐药物如 ACEI 或 ARB、β 受体阻滞剂和二氢吡啶类钙离子拮抗剂等,需权衡利弊,必要时可减少化疗药物剂量,甚至暂停化疗以达到目标血压。

(六)传统心血管危险因素的干预

除了上述治疗外,对于合并传统心血管病危险因素如肥胖、糖尿病、吸烟、血脂异常等的肿瘤患者,控制危险因素是预防以及延缓肿瘤心脏病发生的重要措施。具体包括生活方式的转变、饮食习惯的改变、运动锻炼、药物干预等多种措施。需根据患者自身情况进行个体化管理,并对这些危险因素进行长期监测,进一步指导临床诊疗。

四、我国的肿瘤心脏病学临床实践模式

目前,我国医疗体制改革正处于关键时期,鉴于其现状的特殊性,肿瘤心脏病学这一交叉学科的临床实践难以照搬西方模式。

迄今为止,国内已有多家医院做出大胆尝试,形成了 3 种主要模式值得借鉴:①综合医院由心内科和肿瘤科共同开设肿瘤心脏病专科门诊(如大连医科大学附属第一医院肿瘤心脏病专科门诊、复旦大学附属中山医院肿瘤心脏病 MDT 门诊);②肿瘤专科医院建立肿瘤心脏病学科(如哈尔滨医科大学附属肿瘤医院心内科);③心血管病专科医院设立肿瘤心脏病专科门诊(如中国医学科学院阜外医院肿瘤心脏病门诊)。

初步实践证明,专科门诊和病房的建立优化了肿瘤心脏病诊疗流程,缩短了罹患心脏疾病的肿瘤患者的首次医疗接触时间,也减少了由心脏毒性和心血管疾病导致肿瘤治疗中断案例,间接提高了抗肿瘤治疗的效果。另外,多学科协作诊疗模式(multiple disciplinary team,MDT)对成功开展肿瘤心脏病学临床实践亦十分重要。肿瘤心脏病学涉及肿瘤内科、肿瘤外科、放疗科、心血管内科及外科、影像科、检验科、介入治疗科等多个学科,良好的多学科协作有助于学科的发展壮大,且能真正地为患者解决问题。

五、小结与展望

肿瘤心脏病学是一门近年来新兴发展的学科,在我国起步较晚,尽管经过诸多学者努力取得了一定成果,但总体来说,该学科目前仍处于探索阶段,有很多未尽之处亟待深入探讨。

首先,我们要转变医疗观念,纠正既往"恶性肿瘤没有救治价值,或者肿瘤治疗应当优先于其他任何疾病"的错误观念,从根本上认识到肿瘤相关心血管并发症早期防治、干预的重要性。其次,我们还要积极推进医疗模式的改进,设置肿瘤心脏病专科,多学科协作共同治疗管理,注重早期肿瘤心脏病的监测与筛查,及时预防、诊治。再者,关于肿瘤心脏病临床研究与基础研究的缺乏极大限制了诊疗水平的发展。

目前,真正意义上的多中心、大样本、随机对照式临床研究十分有限,且缺少基于我国人群的高质量临床研究。同时,由于肿瘤心脏病学涉及体内多种因素相互作用,目前常见的动物、细胞研究模型成果有限,学科基础研究进展缓慢。因此,我们需要积极推进我国大规模临床研究与基础研究,以促进抗肿瘤治疗相关心血管毒性机制的发现,加快相关药物的研发,对我国肿瘤心脏病患者的监测、预防、治疗提出指导方案。

我们相信,随着各国学者对肿瘤治疗相关心血管损伤的深入研究,肿瘤心脏病学的诸多未解之谜将会被不断揭开。我们也期待越来越多的人加入肿瘤心脏病学的实践队伍,为肿瘤患者的心血管健康事业添砖加瓦!

(夏云龙 吕海辰)

参 考 文 献

[1] ZAMORANO J L,LANCELLOTTI P,RODRIGUEZ M D,et al. 2016 ESC Position Paper on cancer treatments and cardiovascular toxicity developed under the auspices of the ESC Committee for Practice Guidelines:The Task Force for cancer treatments and cardiovascular toxicity of the European Society of Cardiology(ESC)[J]. Eur Heart J,2016,37(36):2768-2801.

[2] KHOURI M G,DOUGLAS P S,MACKEY J R,et al. Cancer therapy-induced cardiac toxicity in early breast cancer:addressing the unresolved issues[J]. Circulation,2012,126(23):2749-2763.

[3] KY B,VEJPONGSA P,YEH E T,et al. Emerging paradigms in cardiomyopathies associated with cancer therapies[J]. Circ Res,2013,113(6):754-764.

[4] BRINDA B J,VIGANEGO F,VO T,et al. Anti-VEGF-Induced Hypertension:a Review of Pathophysiology and Treatment Options[J]. Curr Treat Options Cardiovasc Med,2016,18(5):33.

[5] MAUREA N,COPPOLA C,PISCOPO G,et al. Pathophysiology of cardiotoxicity from target therapy and angiogenesis inhibitors[J]. J Cardiovasc Med(Hagerstown),2016,17 Suppl 1 Special issue on Cardiotoxicity from Antiblastic Drugs and Cardioprotection:e19-e26.

[6] LANKHORST S,BAELDE H J,KAPPERS M H,et al. Greater Sensitivity of Blood Pressure Than Renal Toxicity to Tyrosine Kinase Receptor Inhibition With Sunitinib[J]. Hypertension,2015,66(3):543-549.

[7] ACHYUT B R,SHANKAR A,ISKANDER A S,et al. Bone marrow derived myeloid cells orchestrate antiangiogenic resistance in glioblastoma through coordinated molecular networks[J]. Cancer Lett,2015,369(2):416-426.

[8] CHINTALGATTU V,AI D,LANGLEY R R,et al. Cardiomyocyte PDGFR-beta signaling is an essential component of the mouse cardiac response to load-induced stress[J]. J Clin Invest,2010,120(2):472-484.

[9] TAUNK N K,HAFFTY B G,KOSTIS J B,et al. Radiation-induced heart disease:pathologic abnormalities and putative mechanisms[J]. Front Oncol,2015,5:39.

[10] SYLVESTER C B, ABE J I, PATEL Z S, et al. Radiation-Induced Cardiovascular Disease: Mechanisms and Importance of Linear Energy Transfer [J]. Front Cardiovasc Med, 2018, 5:5.

[11] HAANEN J, CARBONNEL F, ROBERT C, et al. Management of toxicities from immunotherapy: ESMO Clinical Practice Guidelines for diagnosis, treatment and follow-up [J]. Ann Oncol, 2018, 29 (Supplement_4): v264-v266.

[12] CARDINALE D, COLOMBO A, LAMANTIA G, et al. Cardio-oncology: a new medical issue [J]. Ecancermedicalscience, 2008, 2:126.

[13] VAN DALEN E C, CARON H N, DICKINSON H O, et al. Cardioprotective interventions for cancer patients receiving anthracyclines [J]. Cochrane Database Syst Rev, 2011 (6): D3917.

[14] WANG P, ZHANG S, ZHANG X B, et al. Protective effect of dexrazoxane on cardiotoxicity in breast cancer patients who received anthracycline-containing chemotherapy [J]. Zhonghua Zhong Liu Za Zhi, 2013, 35 (2): 135-139.

[15] CHOI H S, PARK E S, KANG H J, et al. Dexrazoxane for preventing anthracycline cardiotoxicity in children with solid tumors [J]. J Korean Med Sci, 2010, 25 (9): 1336-1342.

[16] HIONA A, LEE A S, NAGENDRAN J, et al. Pretreatment with angiotensin-converting enzyme inhibitor improves doxorubicin-induced cardiomyopathy via preservation of mitochondrial function [J]. J Thorac Cardiovasc Surg, 2011, 142(2): 396-403.

[17] RADIN D P, KREBS A, MAQSUDLU A, et al. Our ACE in the HOLE: Justifying the Use of Angiotensin-converting Enzyme Inhibitors as Adjuvants to Standard Chemotherapy [J]. Anticancer Res, 2018, 38 (1): 45-49.

[18] CARDINALE D, COLOMBO A, SANDRI M T, et al. Prevention of high-dose chemotherapy-induced cardiotoxicity in high-risk patients by angiotensin-converting enzyme inhibition [J]. Circulation, 2006, 114 (23): 2474-2481.

[19] BOSCH X, ROVIRA M, SITGES M, et al. Enalapril and carvedilol for preventing chemotherapy-induced left ventricular systolic dysfunction in patients with malignant hemopathies: the OVERCOME trial (preventiOn of left Ventricular dysfunction with Enalapril and caRvedilol in patients submitted to intensive ChemOtherapy for the treatment of Malignant hEmopathies) [J]. J Am Coll Cardiol, 2013, 61 (23): 2355-2362.

[20] ACAR Z, KALE A, TURGUT M, et al. Efficiency of atorvastatin in the protection of anthracycline-induced cardiomyopathy [J]. J Am Coll Cardiol, 2011, 58 (9): 988-989.

[21] SEICEAN S, SEICEAN A, PLANA J C, et al. Effect of statin therapy on the risk for incident heart failure in patients with breast cancer receiving anthracycline chemotherapy: an observational clinical cohort study [J]. J Am Coll Cardiol, 2012, 60 (23): 2384-2390.

[22] CARDINALE D, SANDRI M T, COLOMBO A, et al. Prognostic value of troponin I in cardiac risk stratification of cancer patients undergoing high-dose chemotherapy [J]. Circulation, 2004, 109 (22): 2749-2754.

焦虑抑郁与心血管疾病

近年来,心理因素与心血管疾病的关系已经越来越多地受到重视,常见的精神心理异常包括焦虑、抑郁、人格分裂等。精神心理异常与某些心血管疾病的关联是双向的,如焦虑抑郁可能伴随某些心血管疾病出现,并可能加重心血管疾病的症状;而精神心理状态的异常则可能是心血管疾病的前驱症状。此外,治疗精神疾患的药物因其不良反应可能导致心血管疾病发生的风险增加或是因为与其他药物的相互作用而出现心血管不良事件。研究表明,与普通人群相比,患有严重精神疾患如抑郁症的患者,具有更高的死亡率。近年的一项荟萃分析表明,与对照人群相比,精神障碍的患者其相对死亡率为2.22%,全世界约有800万人的死亡与精神心理障碍有关[1]。

对临床医生而言,最重要的是明确精神心理异常对心血管病患者临床终点的影响并选择合适的药物治疗且这些药物既不至于潜在地影响心血管系统又能有效控制精神心理异常。同时,及时邀请精神科医生会诊并提供正确的会诊意见,给予安全、有效的治疗药物是非常重要的。

本文将着重介绍常见的精神心理异常如焦虑、抑郁与心血管病的关系,治疗精神心理异常的药物,以及这些药物所致的心血管不良反应、药物之间的相互作用等,以期引起临床医生足够的重视。

一、流行病学特点

众所周知,心血管疾病是危害人类健康的头号杀手,吸烟、血脂异常、高血压、糖尿病、肥胖、缺乏锻炼、蔬菜水果摄入不足、酗酒以及焦虑、抑郁等都是心血管疾病的危险因素,在心血管病的发病过程中起着重要的作用[2]。

二、精神心理因素与心血管疾病的关联及其病理生理机制

研究表明,一些心理因素如焦虑、抑郁、A型性格等不但与心血管疾病发生的风险相关,而且影响心血管疾病的临床预后。抑郁症与行为和生理异常均有关联,抑郁症患者更易出现不健康的行为方式且治疗的依从性差,抑郁症患者可能出现高皮质激素血症且对促皮质激素释放激素的反应异常。也有报道表明,抑郁症患者因4因子以及β甲状腺球蛋白分泌与释放异常而导致血小板功能异常。这些生理变化可能是引发动脉粥样硬化的原因。此外,临床还发现抑郁症患者的心率变异性异常,这可能使得心律失常的发生增加[3]。

(一)急性应激

是目前研究最多的一种精神心理状态,急性应激影响心血管系统的生理功能(图1)。图1概括了交感神经系统急性应激导致心律失常、内皮功能紊乱、血小板活化等一系列生理功能的改变[4]。部分病理生理效应与血压上升、心率增加有关,且参与了动脉粥样硬化的发生、发展。冠脉血流异常也有其他机制的参与,如一氧化氮合酶途径等[5]。

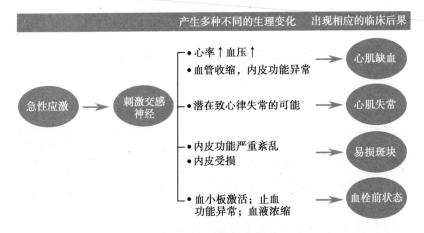

图1 急性应激的病理生理效应

刺激交感神经系统(SNS)可引起多种生理效应,影响心率、血压和血管内皮功能。
急性应激可导致心肌缺血、心律失常,并使得冠脉粥样斑块的易损性增加

炎症与冠状动脉斑块形成以及抑郁有着千丝万缕的关联,这些炎症因子包括 C 反应蛋白、肿瘤坏死因子 -α 和白细胞介素 -6 等。多种机制参与了心血管疾病与精神心理异常的双向关联,因此,临床医生在治疗用药过程中应该考虑到患者的心血管疾病与精神心理异常的关系,给患者制定最优化的治疗方案。

(二)抑郁

抑郁症患者可表现为从亚临床抑郁症状到完全的、重度的抑郁。尤其是应识别抑郁症患者的症状,这些症状多会影响患者正常的生活[6]。诸多研究表明,CVD 患者发生抑郁症的比例比普通人群高 3 倍,AHA 建议抑郁症应列为冠心病主要的危险因素之一[7]。抑郁症患者新发心血管疾病或已有冠心病加重以及心血管死亡的风险增加 80%[8]。此外,抑郁症常见于心绞痛的患者,且这些患者发生心肌梗死、脑卒中、猝死和房颤的发生风险增加[9]。因此,抑郁症与心血管疾病的关系是双向的,抑郁症会增加患心血管疾病的风险,心血管疾病也会增加抑郁症的发病率。因此,增强对抑郁症的认知尤为重要,17%~45% 的心肌梗死患者会出现抑郁症,有些心肌梗死后的患者其抑郁症的持续时间长达数月。贝克抑郁量表测量发现,抑郁症越严重,患冠心病的风险越高,急性心肌梗死患者抑郁症的发生率是无心肌梗死患者的 3 倍,中重度抑郁症患者发生心脏性猝死的风险是无抑郁症患者的 3 倍[10]。冠状动脉旁路移植术前出现中度至重度抑郁,以及手术后持续抑郁则使得患者在冠状动脉旁路移植术后 10 年内死亡风险增加[11]。

由于选择性 5- 羟色胺再摄取抑制剂(SSRI)通常用于冠心病患者的抗抑郁治疗,同时这些患者也可能接受了抗血小板药物的治疗,因此,选择性 5- 羟色胺再摄取抑制剂与阿司匹林(ASA)和 / 或氯吡格雷的潜在相互作用值得注意。最近对 27 000 名住院患者进行的一项更全面的队列研究发现,与单独使用 ASA 相比,当 SSRI 与 ASA 或氯吡格雷联合使用时,出血风险增加。氯吡格雷加 SSRI 或双抗血小板治疗加 SSRI 的风险最高。相比之下,SSRI 也与血小板黏附增加、血栓形成有关。因此,临床医生应了解抗抑郁药物与抗血小板药物合用时的出血风险,并仔细监测这些患者的出血事件[12]。

（三）焦虑

有几项研究对焦虑以及焦虑症状增加冠心病事件的风险进行了评估与分析。在一个由49 321名18~20岁的瑞典男性组成的队列中,研究人员对他们进行了为期37年的追踪研究,发现焦虑使得患冠心病和急性心肌梗死风险增加2倍[13]。此外,荟萃分析表明,在改善了其他背景因素和健康行为后,焦虑与冠心病以及心脏性猝死有较高的相关性。需要指出的是,有些患者可同时有抑郁和焦虑存在,且这些患者发生心血管疾病的风险高于单纯的抑郁症患者或焦虑症患者。相比之下,对于女性患者的缺血性心脏病的评估发现,抑郁和焦虑在预测冠心病事件有所不同,女性患者的抑郁和低水平的焦虑状态使其冠心病的发生风险降低;甚至有研究认为,焦虑会降低女性患冠心病的风险[14]。

由于苯二氮䓬类药物（BZDs）是最常用的抗焦虑药物,而大多数冠心病患者可能正在接受他汀类药物治疗,因此了解药物与药物之间的相互作用非常重要。细胞色素CYP3A4在肝脏中含量丰富,临床上60%的处方药物在体内的代谢与CYP3A4有关。阿托伐他汀、辛伐他汀和洛伐他汀经由CYP3A4代谢。氟伐他汀主要由CYP2C9代谢（约60%）,而普伐他汀则由于其高亲水性而与CYP代谢无关。咪达唑仑常被用来使医院里的患者镇静。咪达唑仑是CYP3A4的底物,任何CYP3A4抑制剂都会影响咪达唑仑的代谢,从而导致镇静作用的时限延长。如果同时还服用了阿托伐他汀,则可使咪达唑仑总的血浆清除率降低33%[15]。

（四）愤怒和敌意与心血管疾病

荟萃分析表明,经过比较健康人群和心脏病患者受试者,发现愤怒和敌意程度越高,心脏病患者的预后越差。即使是身体健康的受试者,如其愤怒和敌意程度越高,则患冠心病的风险就越大。心脏病患者有易怒和敌对情绪的其预后较差。有趣的是,在健康受试者中,与愤怒和敌意相关的冠心病风险男性高于女性;另一项研究表明,更多的体育活动和愤怒情绪使得植入性心律转复除颤器（ICD）的心脏病患者放电频率增加。灾难性事件造成的精神压力、竞争激烈的体育赛事会增加心律失常、心肌缺血和心肌梗死发生的风险。而一些长期慢性存在的因素,如工作压力大、婚姻不幸福,则会出现血压升高、凝血系统异常从而增加发生冠心病的风险[16]。

（五）急性应激与心血管疾病

突发的自然灾害如地震、暴风雪等或突然增加社会压力因素,常常使得急性心肌梗死、心脏猝死和心脏死亡呈上升趋势。研究发现,与"9·11事件"前几周和前一年同期相比,在"9·11事件"之后的几周,心律失常事件增加了2倍多;1989年旧金山地震、1981年雅典地震和1995年日本地震,使得心血管疾病患者的心脏死亡风险增加[17]。

（六）慢性压力与心血管疾病

研究者们在一项针对男性的荟萃分析中广泛研究了与工作相关的压力（如低决策空间和高工作要求）。研究者们发现,高心理需求、缺乏社会支持和疲劳与缺血性心脏病的风险增加有关,而付出与回报不成比例、工作缺乏安全感和工作时间长则似乎与心血管疾病关联并不明显。但复杂的人际关系会使冠心病复发的风险增加3倍[18]。

（七）压力反应与心血管疾病

压力反应如公开演讲或劳神费力的工作任务也与心血管疾病有关。Chida等在对心理压力所致的生理反应进行了荟萃分析,发现更强的反应性和更慢的压力恢复过程与较糟糕的心血管结局相关;在这项荟萃分析中还发现,压力反应越强,则导致高血压患者内中膜增厚的风险越大。此外,剧烈的体力活动和紧张的精神活动是心肌缺血的预测因素。当心脏病患者诉紧张、悲伤或沮丧时,他们心肌缺血的相对风险增加了 2 倍[19]。

(八) 个性与心血管疾病

A 型行为的特征是野心勃勃、好竞争、喜欢赶时间节点、有敌对情绪。关于 A 型人格与 CVD 高风险之间关系的研究显示了不同的结果。一些研究显示出更高的风险,但另一些没有。似乎 A 型人格中的敌对情绪是 CVD 风险的重要预测因子。D 型人格是高负面情绪和不被社会认同的综合表现。这些特征与心血管疾病的危险因素无关,但被认为会使得心脏不良事件的风险增加近 2 倍[20]。

三、治 疗

(一) 非药物治疗包括心理治疗和行为治疗

在改善心血管事件终点事件的研究中发现,心理治疗或行为干预研究得出的结果并不一致。一些研究报道认为心理干预没有获益,而其他报道则声称减少 70% 的心血管死亡率。

斯德哥尔摩妇女冠心病干预试验研究表明,接受心理和行为干预的治疗组,其死亡率降低近 2/3。另一项研究表明,进行应激管理的患者在精神应激期间心肌缺血的发生率和随访期间心脏事件的发生率明显下降。此外,压力管理能降低 75% 的心血管风险,而运动训练能降低 30% 的心血管风险[21]。

(二) 药物治疗

1. 抗抑郁药

(1) 单胺氧化酶抑制剂是第一代抗抑郁药物。由于其严重的不良反应如发作性高血压等,限制了这类药物的使用。新型的抗抑郁药物包括 4 类,即 SSRIs(五羟色胺再摄取抑制剂)、TCAs(三环类抗抑郁药物)、SNRIs(去甲肾上腺素再摄取抑制剂)以及其他类抗抑郁药物。SSRIs 在治疗水平上也有可能轻微延长校正后的 QT 间期,如果高于推荐剂量超剂量使用该类药物则 QT 间期延长的风险更高。其风险不仅包括校正 QT 间期的显著延长,还包括室性心律失常和低血压[22]。SSRIs 类药物的获益不仅仅是抗抑郁,SSRIs 的多效性效应包括舍曲林改善心率变异性和帕罗西汀改善迷走神经功能。此外,舍曲林可能具有抗炎作用,降低 C 反应蛋白和白细胞介素 -6 水平[23]。

(2) SNRIs 药物包括文拉法辛、度洛西汀、德文拉法辛和左旋咪唑嗪。这些药物抑制去甲肾上腺素从突触间隙的再摄取,使得心脏交感神经活动增强,可导致心动过速、高血压和心律失常等不良反应,尤其是在高剂量时。因此,如果开始服用 SNRIs,正在接受抗高血压治疗的患者应该密切监测血压[24]。

(3) TCAs 是最古老的抑郁症治疗药物之一,包括阿米替林、地西帕明、多西平、丙米嗪、克罗米帕明和去三替林。这些都可能导致 QRS 波时限明显延长和校正的 QT 间期增加,并具有抗胆碱能的不良反应,并有致心律失常的不良反应,包括室性心动过速和房颤等。因此,合并室性心律失常的抑郁症患者不应使用 TCAs 进行治疗[25]。

(4) 其他抗抑郁药物包括安非他酮、曲唑酮、尼法唑酮、沃替西汀、维拉唑酮、丁螺环酮和米氮平等。安非他酮在合并抑郁症的 CVD 患者中的应用已得到很好的证实。虽然确切的机制尚不清楚,可能是通过对去甲肾上腺素能和多巴胺的影响而发挥抗抑郁的作用[26]。

2. 抗焦虑药

苯二氮䓬类(BZDs)长期以来被认为是一类抗焦虑药物。研究表明,使用镇静催眠的安眠药能降低 CVD 死亡率。但是这一效应与镇静催眠药的种类有关。唑吡坦降低了患心脏病的风险,要避免使用短效 BZDs 咪达唑仑和三唑仑,因为它们有很高的滥用和成瘾的可能。中至长效药物,如氯硝西泮、氯硝西泮和阿普唑仑,在这类药物中是首选的抗焦虑药物,但应谨慎使用,因为长期使用可能需要剂量增加才能达到类似的治疗效果[27]。

3. β 受体阻断剂 普萘洛尔等已被用于焦虑发作的患者,可在引发焦虑的活动前 1 小时服用。接受 ICD 治疗的患者也会表现出对 ICD 冲击的恐惧、焦虑和抑郁。这些患者可服用 β 受体阻滞剂,目前尚没有证据显示与 β 受体阻滞剂相关的抑郁或焦虑症状有所增加,但在心力衰竭合并精神疾病的患者中,至少有一份使用美托洛尔加重抑郁的报道,但研究的样本量较小[28]。

四、精神科药物与心血管药物之间的相互作用

药物与药物之间的相互作用是指由于同时服用某些药物使得药物的药效学或药代动力学特征发生了变化,从而导致药物的不良反应或两种药物的疗效发生变化的临床事件[29]。大多数动力学药物与药物相互作用涉及 CYP。这种酶至少有 40 种,但其中有 6 种似乎承担了 90% 的药物代谢,如 CYP1A2、CYP2B6、CYP2C9、CYP2C19、CYP2D6 和 CYP3A4 等。因此,任何诱导或阻断 CYP 酶活性的药物都有可能改变其他药物的代谢,并可能减弱或增强其作用。表 1 列出了经批准用于治疗焦虑和抑郁的精神药物,以及按 CYP 相互作用类型划分的心血管科药物。这张表虽然列出了较常见的药物,但并不详尽,建议临床医生仔细阅读这些处方药物的药品说明书,并在需要时咨询药学专家。此外,FDA 或制药公司的网站将提供药品说明书以及药物与药物相互作用的信息。

表 1 与细胞色素 P450 家族相关的心血管科药物和精神科药物

	精神科药物	心血管科药物
CYP1A2	SSRIs(五羟色胺再摄取抑制剂)	抗血小板 / 抗凝药物
	SNRIs(去甲肾上腺素再摄取抑制剂)	华法林、抗心律失常药物
	TCAs(三环类抗抑郁药物)、米氮平	美西律、普那洛尔、维拉帕米
CYP2B6	安非他酮	普拉格雷、氯吡格雷
CYP2C9	SSRIs(五羟色胺再摄取抑制剂):氟西汀、舍曲林	华法林、洛伐他汀、氟伐他汀、缬沙坦、
	TCAs(三环类抗抑郁药物):阿米替林、Vortioxetine	利尿剂
CYP2C19	SSRIs(五羟色胺再摄取抑制剂):西酞普兰、舍曲林	厄贝沙坦、氯沙坦、普拉洛尔、华法林、
	TCAs(三环类抗抑郁药物):阿米替林、氯丙米嗪	氯吡格雷
	BZD(苯二氮䓬类):地西泮、硝西泮	
CYP3A4	SSRIs(五羟色胺再摄取抑制剂):西酞普兰、氟西汀、帕罗西汀、舍曲林	抗血小板 / 抗凝药物:阿派沙班、依度沙班、普拉格雷
	TCAs(三环类抗抑郁药物):丙米嗪 米氮平	他汀类:阿托伐他汀、辛伐他汀 降压药物:非洛地平、维拉帕米

研究发现,37% 的心血管病患者接受了精神药物处方,25% 的精神病患者也同时在服用心血管药物。尤其是抗抑郁药最常见(如米氮平),其次是抗精神病药(44%)和抗焦虑药(28%)。在心血管药物治疗领域,大约一半的患者在使用利尿剂,约有将近一半的患者使用血管紧张素转换酶抑制剂。近 1/4 的老年患者服用心脏科的药物,50% 的老年患者还服用精神科的药物。如前所述,精神药物可能具有心血管效应。反之亦然,因为心脏药物会产生心理效应[30]。因此,临床医生必须认识到药物与药物的相互作用(表 2),尤其是老年心

血管病患者。

表 2　临床医生需要同时开具精神药物和心脏药物时建议进行如下考量

临床医生需要同时开具精神药物和心脏药物时的用药建议
1. 仔细监测血压,特别是老年患者,避免直立性低血压,否则可能加重心绞痛
2. ACS 患者使用抗抑郁药物的临床证据并不充分,建议在开始抗抑郁治疗前咨询精神科专家
3. SSRI 类药物因其较低的心脏毒性而受到青睐,对于慢性稳定型心力衰竭,SSRIs 类药物是安全的。当剂量不确定时,咨询心理健康专家
4. 在心力衰竭患者中,使用 TCAs 等药物可避免低血压发作
5. 合并心律失常的患者避免使用 TCAs,因为它们可能导致更严重的心律失常
6. 中长效 BZDs 可作为抗焦虑药物用于伴有心脏药物的患者,但应定期评估其安全性和有效性
7. 丁螺环酮是一种非成瘾性的抗焦虑药物,可长期使用,目前没有明显的心血管药物不良事件报道
8. 临床医生在不确定剂量和潜在的药物 - 药物相互作用时,可寻求临床药师的建议或咨询精神科医生

(钟巧青　朱凌燕　杨天伦)

参 考 文 献

[1] WALKER E R, MCGEE R E, DRUSS B G. Mortality in mental disorders and global disease burden implications: a systematic review and meta-analysis [J]. JAMA Psychiatry, 2015, 72: 334-341.

[2] HEIDENREICH P A, TROGDON J G, KHAVJOU O A, et al. Forecasting the future of cardiovascular disease in the United States: a policy statement from the American Heart Association [J]. Circulation, 2011, 123: 933-944.

[3] CARNEY R M, SAUNDERS R D, FREEDLAND K E, et al. Association of depression with reduced heart rate variability in coronary artery disease [J]. Am J Cardiol, 1995, 76: 562-564.

[4] ROZANSKI A, BLUMENTHAL J A, KAPLAN J. Impact of psychological factors on the pathogenesis of cardiovascular disease and implications for therapy [J]. Circulation, 1999, 99: 2192-2217.

[5] KHAN S G, MELIKIAN N, SHABEEH H, et al. The human coronary vasodilatory response to acute mental stress is mediated by neuronal nitric oxide synthase [J]. Am J Physiol Heart Circ Physiol, 2017, 313: H578-H583.

[6] American Psychiatric Association. Diagnostic and Statistical Manual of Mental Disorders-IV-TR [M]. Washington, District of Columbia: American Psychiatric Association, 2000.

[7] LICHTMAN J H, BIGGER J T, BLUMENTHAL J A, et al. Depression and coronary heart disease: recommendations for screening, referral, and treatment: a science advisory from the American Heart As-sociation Prevention Committee of the Council on Cardiovascular Nursing, Council on Clinical Cardiology, Council on Epidemiology and Prevention, and Interdisciplinary Council on Quality of Care and Outcomes Research: endorsed by the American Psychiatric Association [J]. Circulation, 2008, 118: 768-1775.

[8] CHADDHA A, ROBINSON E A, KLINE-ROGERS E, et al. Mental health and cardiovascular disease [J]. Am J Med, 2016, 129: 1145-1148.

[9] REIS V A, LINKE S E, GREENBERG B H, et al. Depression in heart failure: a meta- analytic review of prevalence, intervention effects, and associations with clinical outcomes [J]. J Am Coll Cardiol, 2006, 48: 1527-1537.

[10] LESPÉRANCE F, FRASURE-SMITH N, TALAJIC M, et al. Five-year risk of cardiac mortality in relation to initial severity and one-year changes in depression symptoms after myocardial infarction [J]. Circulation, 2002, 105: 1049-1053.

[11] BLUMENTHAL J A, LETT H S, BABYAK M A, et al. Depression as a risk factor for mortality after coronary artery bypass surgery et al. Lancet, 2003, 362: 604-609.

[12] LABOS C, DASGUPTA K, NEDJAR H, et al. Risk of bleeding associated with com- bined use of selective serotonin reuptake inhibitors and antiplatelet therapy following acute myocardial infarction [J]. CMAJ, 2011, 183: 1835-1843.

[13] JANSZKY I,AHNVE S,LUNDBERG I,et al. Early-onset depression,anxiety,and risk of subsequent coronary heart disease: 37-year follow-up of 49 321 young Swedish men [J]. J Am Coll Cardiol,2010,56:31-37.

[14] PHILLIPS A C,BATTY G D,GALE C R,et al. Generalized anxiety disorder,major depressive disorder,and their comorbidity as predictors of all-cause and cardiovascular mortality:the Vietnam experience study [J]. Psychosom Med, 2009,71:395-403.

[15] MC DONNELL C G,SHORTEN G,VAN PELT F N. Effect of atorvastatin and fluvastatin on the metabolism of midazolam by cytochrome P450 in vitro [J]. Anaesthesia,2005,60:747-753.

[16] GREENLUND K J,KIEFE C I,GILES W H,et al. Associations of job strain and occupation with subclinical atherosclerosis: the CARDIA study [J]. Ann Epidemiol,2010,20:323-331.

[17] STALNIKOWICZ R,TSAFRIR A. Acute psychosocial stress and cardiovascular events [J]. Am J Emerg Med,2002,20: 488-491.

[18] ELLER N H,NETTERSTRØM B,GYNTELBERG F,et al. Work-related psychosocial factors and the development of ischemic heart disease:a systematic review [J]. Cardiol Rev,2009,17:83-97.

[19] CHIDA Y,HAMER M. Chronic psychosocial factors and acute physiological responses to laboratory-induced stress in healthy populations:a quantitative review of 30 years of investigations [J]. Psychol Bull,2008,134:829.

[20] DENOLLET J,SCHIFFER A A,SPEK V. A general propensity to psychological distress affects cardiovascular outcomes: evidence from research on the type D (distressed) personality profile [J]. Circ Cardiovasc Qual Outcomes,2010,3:546-557.

[21] PIÑA I L,DI PALO K E,VENTURA H O. Psychopharmacology and Cardiovascular Disease [J]. J Am Coll Cardiol,2018, 71(20):2346-2359.

[22] KAHL K G,WESTHOFF-BLECK M,KRÜGER T H. Effects of psychopharmacological treatment with anti-depressants on the vascular system [J]. Vasc Pharmacol,2017,96:11-18.

[23] PIZZI C,RUTJES A W S,COSTA G M,et al. Meta-analysis of selective serotonin reuptake inhibitors in patients with depression and coronary heart disease [J]. Am J Cardiol,2011,107:972-979.

[24] HO J M,GOMES T,STRAUS S E,et al. Adverse cardiac events in older patients receiving venlafaxine:a population-based study [J]. J Clin Psychiatry,2014,75:e552-e558.

[25] KOVACS D,ARORA R. Cardiovascular effects of psychotropic drugs [J]. Am J Ther,2008,15:474-483.

[26] TONSTAD S,FARSANG C,KLAENE G,et al. Bupropion SR for smoking cessation in smokers with cardiovascular disease: a multicentre,randomised study [J]. Eur Heart J,2003,24:946-955.

[27] KIM Y H,KIM H B,KIM D H,et al. Use of hypnotics and the risk of or mortality from heart disease:a meta-analysis of observational studies [J]. Korean J Intern Med,2018,33(4):727-736.

[28] HOOGWEGT M T,KUPPER N,THEUNS D A,et al. Beta-blocker therapy is not associated with symptoms of depression and anxiety in patients receiving an implantable cardioverter-defibrillator [J].Europace,2011,14:74-80.

[29] OZTURK Z,TURKYILMAZ A. Concomitant prescription of psychotropic and cardiovascular drugs in elderly patients [J]. Psychiatry Clin Psychopharmacol,2017,27:374-379.

[30] LÓPEZ-LIRIA R,VEGA-RAMÍREZ F A,AGUILAR-PARRA J M,et al. Evaluation of the Effectiveness of a Nursing/ Physiotherapy Program in Chronic Patients [J]. Int J Environ Res Public Health,2019,16(12). pii:E2236.

OSAS 与心血管疾病

一、概 述

阻塞性睡眠呼吸暂停综合征（obstructive sleep apnea syndrome, OSAS）是一种在睡眠中打鼾伴有呼吸暂停和白天嗜睡为主要表现的临床综合征，是睡眠呼吸暂停的最常见表现形式。临床上可表现为打鼾，鼾声大而不规律，夜间窒息感或憋醒，睡眠紊乱，白天嗜睡，记忆力下降甚至出现认知功能下降、行为异常[1]。有别于中枢性睡眠呼吸暂停，OSAS 在普通人群的患病率高达 10%~20%[2]，而后者在普通人群中少见，但在心衰患者中潮式呼吸伴中枢性睡眠呼吸暂停的患病率高达 30%~40%[3]。在成人中 OSAS 的核心要素为每夜 7 小时睡眠过程中呼吸暂停及低通气反复发作 30 次以上，或呼吸暂停低通气指数（apnea hypopnea index, AHI）≥5 次/h；AHI 指睡眠中平均每小时呼吸暂停与低通气的次数之和[1]。OSAS 与心血管疾病有强相关性，但过去由于对该病的认知不足，其知晓率及治疗率一直很低。近 30 年来各国学者针对该病开展了大量大规模的流行病学调查，该综合征逐渐引起临床重视。本文结合近年的研究进展，就 OSAS 与心血管疾病的关系作一简要阐述。

二、OSAS 的诊断

（一）诊断标准

1. 出现以下任何 1 项及以上症状。

（1）白天嗜睡、醒后精力未恢复、疲劳或失眠。

（2）夜间因憋气、喘息或窒息而醒。

（3）习惯性打鼾、呼吸中断。

（4）高血压、冠心病、脑卒中、心力衰竭、房颤、2 型糖尿病、情绪障碍、认知障碍。

2. 多导睡眠监测或便携式诊断仪 AHI≥5 次/h，以阻塞型事件为主。

3. 无上述症状，但多导睡眠监测或便携式诊断仪测得。

符合条件 1 和 2 或者只符合条件 3 即可诊断。

（二）病情评估

如表 1 所示，OSAS 一旦确诊，可根据 AHI 指数及夜间 SpO_2 将 OSAS 进一步分为轻、中、重度。

表 1 OSAS 严重程度分级

严重程度	AHI（次/h）	最低 SpO_2（%）
轻	5~15	85~90
中	15~30	80~85
重	30 以上	<80

注：AHI：呼吸暂停低通气指数

三、OSAS 与心血管疾病

OSAS 带来的沉重卫生经济学负担主要归因于其合并存在的心血管疾病,如高血压、冠心病、心衰等。另外,越来越多的证据显示 OSAS 或可独立于肥胖作为心血管疾病的致病因素。

(一) OSAS 与高血压

大量的横断面调查显示,高血压的发病风险与 OSAS 的严重程度呈正相关。数据显示,OSAS 患者中高血压患病率至少为 50%~60%,而高血压患者中 50% 以上伴有 OSAS[4],提示高血压或与 OSAS 有相同的病理生理基础。最早进行的基于社区人群的 OSAS 断面调查有 Wisconsin(美国州名)睡眠队列研究(Wisconsin Sleep Cohort)[5]和睡眠心脏健康队列研究(Sleep Heart Health Study)[6]。Wisconsin 研究调查了 1 060 名 30~60 岁的社区人群,在校正了年龄、性别、体重指数(body mass index,BMI)后,AHI 每上升 1 次 /h 高血压风险增高 4%。有趣的是,BMI 最低组,AHI 与高血压的相关性最强[5]。睡眠心脏健康队列研究则纳入了 6 132 名 40 岁以上的社区居民,该人群均进行家庭多导睡眠监测,结果显示 AHI 高组(≥30 次 /h)与低组(≤1.5 次 /h)相比高血压风险增高,在校正 BMI 及人口学资料后二者间仍有统计学相关性(OR=1.37,95%CI 1.03~1.83)。值得一提的是,超过 60 岁后 OSAS 与高血压之间不再具有相关性。此现象可能的原因有:①断面调查难以避免的选择性偏倚;②老年人群的睡眠呼吸暂停往往更多为中枢型或混合型;③其他合并存在的疾病干扰[4]。

OSAS 相关的血压增高具有特征性表现:由于夜间缺氧导致的持续交感兴奋,此类高血压患者往往不再具备正常的血压昼夜节律变化,而且多表现为:①夜间高血压以及清晨血压较高,呈现出非勺型甚至反勺型特点;②血压波动较大,降压效果不理想,甚至表现为难治性高血压;③伴随夜间呼吸暂停时血压周期性升高。另外,有研究者观察到 OSAS 患者的血浆醛固酮水平显著增高,提示水钠潴留参与了 OSAS 致高血压的过程[2]。实质上,醛固酮过量还导致鼻咽等上气道组织水肿,造成呼吸道阻塞和睡眠呼吸暂停,呼吸暂停发作导致缺氧触发激活肾素 - 血管紧张素 - 醛固酮系统,颈部区域水肿又加重 OSA 症状,由此形成恶性循环。为了进一步探索 OSAS 与高血压间的关系,Gaddam 等学者[7]对难治性高血压患者进行多导睡眠图检测,观察螺内酯对睡眠的影响。结果显示,螺内酯治疗 8 周后 AHI、体重及血压均明显下降,证实了过量的醛固酮分泌会加重 OSAS。此外,交感兴奋、内皮损害等途径也参与了 OSAS 致高血压的过程。

(二) OSAS 与心律失常

在心律失常患者中 OSAS 比较常见。急性条件下,OSAS 可伴随急性缺氧,紧随其后的微觉醒可加重心律失常;另外,咽部阻塞可引起胸腔压力骤然下降,进而引起心脏及大血管跨壁压差增大。慢性条件下,OSAS 引起心脏重塑,进一步诱发心律失常,其中房颤最为常见。其次,室性心律失常,以及缓慢型心律失常也常继发于 OSAS。

1. **房颤** 早在睡眠心脏健康队列研究中,研究者就观察到 OSAS 增加房颤风险[8]。该研究中,OSAS 患者的夜间房颤发生率为 5%,而经年龄、性别、BMI、种族等因素匹配的非 OSAS 人群,其夜间房颤发生率仅 1%。此后有研究陆续报道,房颤患者中的 OSAS 发病率显著高于非房颤组,OR 值可达 2.19(95%CI 1.40~3.42,P=0.000 6)[9]。伴有 OSAS 的房颤患者,其电复律成功后复发风险显著高于不伴 OSAS 组(51% vs. 30%,P<0.000 1)。伴有 OSAS 的房颤患者行环肺静脉隔离术后复发风险较不伴 OSAS 者高 25%[4]。近年一篇 Meta 分析纳

入了 8 项前瞻性队列研究,汇总结果提示,OSAS 可增加新发房颤风险,其 RR 值为 1.70(95% CI 1.53~1.89),且此种现象有剂量依赖性:轻、中、重度 OSAS 引起新发房颤的 RR 值分别为 1.52(95% CI 1.28~1.79)、1.88(95% CI 1.55~2.27) 和 2.16(95% CI 1.78~2.62)[10]。

2. 室性心律失常　睡眠心脏健康队列研究显示,OSAS 组的复杂室性心律失常(室早二联律、三联律及阵发性试室性心动过速)高于非 OSAS 组(25.0% *vs.* 14.5%,*P*=0.002)[8]。这些室性心律失常可进一步诱发室性心动过速甚至猝死。一项前瞻性队列研究对 10 000 名受试者进行了为期 5.3 年的随访,结果显示 OSAS 及夜间低氧血症与心脏性猝死有强相关性,对年龄、性别、高血压、冠心病、心衰等因素进行校正后,OSAS 仍可独立预测心脏性猝死[11]。另有研究显示,首次接受 ICD 植入术的 OSAS 患者,其首次放电时间显著早于非 OSAS 组。类似的研究表明,在接受了 ICD 植入的心衰患者中,有睡眠呼吸障碍组的放电频率显著增高[9]。然而由于样本量少且随访时间短,现有的研究均缺乏足够的说服力,并且缺乏对机制的深入探讨,未来这方面的研究或可填补现有的不足。

3. 缓慢型心律失常　由于睡眠低氧增高了迷走神经张力,OSAS 理论上也可继发缓慢型心律失常。对 23 名中重度 OSAS 患者进行植入式心电记录仪连续监测 16 周,发现半数患者有严重的夜间心动过缓(包括窦性停搏、窦房阻滞、房室传导阻滞)[12],以持续正压通气(continuos positive airway pressure,CPAP)治疗后心动过缓发作频率降低。然而,睡眠心脏健康队列研究并未观察到 OSAS 与心动过缓间存在相关性[8],原因可能是该研究纳入的人群平均年龄较大(70 岁)有关,老年人群的自主神经功能受损,部分掩盖了 OSAS 与心律失常间的相关性。因此,OSAS 与心动过缓间是否存在相关性尚且存在争议。

(三) OSAS 与冠心病

冠心病患者中 OSAS 患病率为 38%~65%,显著高于普通人群[4]。迄今为止,探索 OSAS 与冠心病间关系的研究较多,但各研究之间仍存在差异。Wisconsin 研究对 1 131 名受试者进行了为期 24 年的随访,在校正了性别、年龄、BMI、吸烟等心血管危险因素后,严重未治疗 OSAS 新发冠心病的风险比为 2.6(95%CI 1.1~6.1)。然而进一步校正高血压及糖尿病后,OSAS 并不能独立预测新发冠心病[13]。睡眠心脏健康队列研究则对 4 422 名受试者连续随访 9 年,严重 OSAS 可独立预测 70 岁以下男性新发冠心病的风险(HR=1.13,95%CI 1.02~1.26)。然而,在女性及 70 岁以上男性人群中二者间的统计学相关性不复存在[14]。关于 OSAS 引起动脉粥样硬化的机制,当前比较一致的观点认为 OSAS 往往合并代谢异常、神经体液调节受损以及内皮功能损害,增高的血压和心率一同加剧了动脉粥样硬化的发生、发展。

(四) OSAS 与心衰

心衰患者中睡眠呼吸障碍的比例为 50%~70%,急性心衰中的占比更高。睡眠呼吸障碍可表现为 OSAS,也可表现为中枢性睡眠呼吸暂停。HFpEF 患者的睡眠呼吸障碍多表现为 OSAS,而 HFrEF 患者中多为中枢性睡眠呼吸暂停或 Cheyne-Stokes 呼吸[4]。睡眠心脏健康队列研究显示,在 70 岁以下男性中,重度 OSAS 的新发心衰风险比非 OSAS 高 58%[14]。Wisconsin 研究则显示,未治疗的重度 OSAS 比非 OSAS 人群新发冠心病或心衰风险高 1.6 倍(HR=2.6,95%CI 1.1~6.1)[13]。OSAS 一方面导致夜间交感活性增加,血压增高;另一方面导致细胞因子、内皮素、儿茶酚胺以及组织因子的释放增多,进而引起左心室功能障碍以及左室肥厚。此外,夜间低氧血症还可引起心室应激,是左心室舒张功能减退的独立危险因素。最后,OSAS 患者胸腔内负压增大,可增加右心的静脉回流,在原有心功能下降的基础上,室间隔被推向左心,降低了左室顺应性及左心前负荷,射血分数下降,进一步加重了心衰[2]。

(五) OSAS 与肺动脉高压

OSAS 相关肺高压在 Venice 分类中属于Ⅲ型肺高压(与呼吸系统疾病或缺氧相关的肺动脉高压)。由于现有的涉及肺动脉高压的研究大多未明确定义睡眠呼吸障碍类型,故而在肺动脉高压人群中 OSAS 的患病率仍不清楚。然而,在 OSAS 人群中,肺动脉高压的发生率则为 17%~53%[4]。此患病率为一个较大的数据区间,原因在于大多数的研究未明确定义肺动脉高压的分型,以及测定肺动脉压力的方法学差异大(心脏超声检查或右心导管检查)。弗莱明翰研究的一个亚组分析对 90 名睡眠呼吸紊乱患者的心脏结构进行了超声评估。该研究显示,与对照组相比,睡眠呼吸紊乱患者的右心室室壁厚度显著增高 [(0.78 ± 0.02) cm *vs.* (0.68 ± 0.02) cm,P=0.005][15]。而另一项纳入了 220 名 OSAS 患者(定义为 AHI>20 次 /h)的前瞻性研究中,右心导管检查显示肺动脉高压的患病率为 17%。值得注意的是,该研究将静息条件下肺动脉压力 >20mmHg 定义为肺动脉高压,而实际上目前的指南中肺动脉高压定义为静息条件下肺动脉压力 >25mmHg。因此,该研究可能高估了 OSAS 患者中肺动脉高压的患病率[16]。一项交叉随机对照试验探索 CPAP 对肺高压的影响,结果显示,合并左室功能异常者为主要获益人群,其平均肺动脉压力可降低 6mmHg[17]。

(六) OSAS 与脑卒中

研究显示,合并存在 OSAS 时脑卒中风险会增高 2~3 倍,可能的机制包括:①OSAS 引起的缺氧导致脑供血不足;②OSAS 相关高血压;③OSAS 相关房颤的发生;④打鼾引起的颈动脉斑块机械破坏[4]。一项回顾性研究分析了 OSAS 对房颤患者发生脑卒中的影响,该研究纳入了因任何原因行睡眠监测的房颤但不伴脑卒中患者,结局指标为首次发生脑卒中。在校正了性别、年龄、冠心病等因素后,OSAS 与脑卒中的 OR 值为 3.65(95%CI 1.252~10.623)。即使在 CHADS$_2$ 评分低的患者中该结论仍然成立,提示 OSAS 可作为脑卒中的独立预测因素。进一步分析显示,AHI 与脑卒中风险显著相关(P=0.004 5)。对 132 名脑卒中的患者行睡眠呼吸监测,并对该患者人群持续随访 10 年,AHI>15 次 /h 与全因死亡相关(HR=1.76,95%CI 1.05~2.95)[4]。

四、病 理 生 理

国内外学者们开展了大量致力于探索 OSAS 导致心血管病机制的研究,但遗憾的是其深入机制至今不明。造成该问题的主要原因是,临床研究往往很难控制 OSAS 伴发的其他心血管疾病,尤其是肥胖,故而混杂因素的干扰不能很好地去除。其次,由于临床患者之间的气道形态、睡眠中缺氧时间等因素变异较大,单用传统的 AHI 指数很难精准评估 OSAS 病情。然而,目前比较公认的观点认为,OSAS 引起心血管疾病的病例生理过程主要涉及 3 个核心环节:间歇性低氧、复发性微觉醒和胸腔内负压震荡。此 3 个环节进一步激活下游通路,如交感兴奋、炎症、氧化应激等,进而推进心血管疾病的发生、发展。

(一) 间歇性低氧

间歇性低氧是 OSAS 的特征性表现,也是引起心血管疾病的最重要环节。间歇性低氧的典型表现为反复短周期的氧饱和下降,然后氧饱和迅速恢复,与其他长期慢性缺氧迥然不同。有趣的是,新的观点认为间歇性低氧可能作为一种"双刃剑"存在轻度 OSAS 患者中。其理由是,急性的轻度间歇性低氧可能通过预处理作用导致适应性反应,因此,对轻度 OSAS 患者可能具有心脏保护作用[18]。但在中重度 OSAS 患者中,频发的间歇性深度缺氧会诱发心血管不良事件。

目前临床上广泛使用的是 AHI 值,显然传统的 AHI 值更多地评估气道受限情况,而并不能完整地反映缺氧程度。寻找一个既能够准确反映缺氧严重程度又能良好预测心血管事件的优于 AHI 的临床指标,是进一步深入研究的重要内容。目前的研究大多停留在动物实验阶段。经典的无创性动物模型是将啮齿动物饲养于密闭空间,间断给予富含氮气或富含氧气的空气以模拟间歇性低氧条件。该模型广泛用于研究 OSAS 的病理生理反应。间歇性低氧可在模型建立 5~8 天后观察到血压升高,撤离模型 90 天后仍可观察到血压增高[22]。欧洲一项纳入了 11 000 名受试者的断面调查显示,低氧指数比 AHI 更能准确反映 OSAS 患者中的高血压人群[20]。以上数据提示,间歇新低氧在高血压的发生、发展中发挥了重要作用。另外,也有越来越多的研究显示,间歇性低氧在动脉粥样硬化的病程中起作用。野生型小鼠给予 2 周的间歇性低氧处理,即可观察到主动脉内中膜增厚;高脂喂养小鼠间歇性低氧处理 12 周后,可观察到动脉粥样硬化斑块形成[18]。长期慢性的间歇性低氧模型可增加大鼠心肌梗死发生风险,扩大梗死心肌面积,并诱发缺血性心律失常。此外,长期间歇性低氧还可进一步引起心室肥厚、心肌纤维化,并进一步导致心力衰竭[18]。

(二)复发性微觉醒

OSAS 患者反复发作的微觉醒导致了过多的碎片化睡眠,破坏了原有的睡眠结构,而造成白天嗜睡、虚弱。微觉醒的发生取决于个体的觉醒阈值,但通常情况下,微觉醒往往继发于缺氧和高碳酸血症。为了恢复通气而加大呼吸力度,便形成了微觉醒。这种反复出现的微觉醒可升高血压,最高可达 80mmHg[21],当然,血压的升高幅度还取决于患者的交感活性及血管功能。有学者在狗睡眠中反复阻塞其上呼吸道模拟微觉醒模型,干预 3 个月后狗出现高血压。然而,以听力唤醒的方式造成的觉醒并不能诱导高血压形成[22]。复发性微觉醒可能作为间歇性低氧的补充,加速心血管疾病的发生发展。

(三)胸腔内负压震荡

呼吸道阻塞时,反射性地用力呼吸会增高胸腔内负压,恢复通气后负压减小,如此反复引起胸腔内压力规律性增减,形成压力震荡。这种压力变化可导致右心回心血量增多,相对于胸外结构,较低的心腔内压力进一步导致左心房牵拉、左室舒缩功能减退和左室后负荷增加。另外,这种胸腔内负压震荡还可反复牵拉胸腔内大动脉,是主动脉夹层的重要危险因素。

(四)其他下游机制

上述 3 个环节可进一步刺激交感神经活性,并导致炎症、氧化应激的发生。此外,包括胰岛素抵抗、异常脂代谢在内的代谢障碍也参与了 OSAS 致心血管疾病的过程。OSAS 导致心血管疾病的病理生理机制见图 1。

五、治　疗

OSAS 是一种慢性病,需进行长期、多学科协作的治疗。成人 OSAS 诊疗指南[1]建议,其治疗应包括内科治疗、行为治疗和外科治疗。其治疗目标是解除睡眠呼吸暂停,纠正睡眠期低氧,改善睡眠结构,提高睡眠质量和生活质量,降低 OSAS 的相关合并症和病死率。

(一)治疗方案

1. 控制危险因素　包括减轻体重、控制饮食、适当运动,戒烟、戒酒,慎用镇静、安眠药以及其他可能加重 OSAS 的药物。

2. 病因治疗　纠正引起或加重 OSAS 的基础疾病,比如甲状腺功能减退。

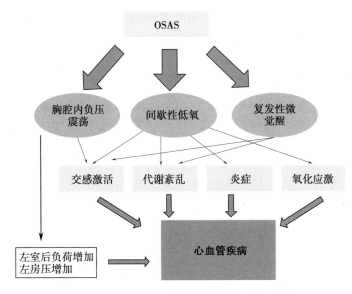

图 1　OSAS 导致心血管疾病的病理生理机制

3. **体位治疗**　建议患者侧卧位睡眠,并进行恰当的患者教育及培训。

4. **CPAP**　是治疗成人 OSAS 的首选和初始治疗手段,随机对照试验显示伴有难治性高血压的 OSAS 患者接受 CPAP 治疗后血压可下降 7mmHg,并可改善胰岛功能及内皮功能。观察性研究显示,CPAP 可降低心血管事件发生及心血管死亡风险[23]。成人 OSAS 诊疗指南也推荐 CPAP 作为 OSAS 的优选治疗方案[1]。

(1) CPAP 治疗 OSAS 的适应证和禁忌证

1) 以下情形是 CPAP 治疗 OSAS 的最佳适应证:①中、重度 OSAS 患者;②轻度 OSAS 患者,但症状明显(如白天嗜睡、认知障碍、抑郁等),合并或并发心脑血管疾病和糖尿病等;③ OSAS 患者围术期治疗;④经过手术或其他治疗后仍存在的 OSAS;⑤ OSAS 合并慢性阻塞性肺疾病。

2) 以下临床情况应慎用 CAPA:①肺大疱;②气胸或纵隔气肿;③血压明显降低(<90/60mmHg)或休克时;④急性心肌梗死患者血流动力学指标不稳定时;⑤脑脊液漏、颅脑外伤或颅内积气;⑥急性中耳炎、鼻炎、鼻窦炎感染未控制时;⑦青光眼。

(2) CPAP 治疗的随访管理:CPAP 治疗 OSAS 是长期过程,长期管理是提高疗效的基础。给予初始治疗后,应密切随访评估疗效、依从性及耐受性,必要时重设 CPAP 压力。

(3) CPAP 对心血管疾病的影响

1) 高血压:一项 Meta 分析显示,正常血压或合并高血压的 OSAS 患者接受 CPAP 治疗均可降低血压,降压获益在高血压患者中更为明显[24]。研究进一步发现,CPAP 治疗可将非勺型高血压转变为勺型高血压,并维持正常的昼夜节律。目前比较认可的观点是,CPAP 最适宜于合并夜间高血压、难治性高血压的 OSAS 患者,可作为口服降压药以外的重要补充治疗方案[23]。

2) 肺动脉高压:该领域的研究较少。一项纳入了 23 名 OSAS 合并肺动脉高压患者的随机对照试验显示,与对照组相比,12 周的 CPAP 治疗可使平均肺动脉压从 30mmHg 降低至 24mmHg[25]。

3）心律失常：目前关于 CPAP 对心律失常作用的研究多集中在房颤领域。OSAS 是手术和导管消融后房颤复发的危险因素，治疗 OSAS 有助于预防房颤复发。研究显示，CPAP 治疗可提高环肺静脉隔离术后无房颤存活率（71.9% *vs.* 36.7%，$P=0.01$），CPAP 治疗组的房颤复发率与无 OSAS 组相当[23]。

4）心衰：CPAP 治疗可改善 OSAS 合并心衰患者的心功能，并降低再住院率及死亡率。一项小型随机对照试验观察了 CPAP 治疗（n=12）和不接受 CPAP 治疗（n=12）对心衰合并 OSAS 患者心功能的影响，随访 1 个月后复查心脏超声，CPAP 组的左室射血分数从 25.0%±2.8% 升高到 33.8%±2.4%（$P<0.001$）[26]。新近的研究提示，心衰合并 OSAS 患者给予 CPAP 治疗 1 年后左心室舒张功能参数未见显著改善，但事后分析提示，对年龄、性别、BMI 和左房内径进行校正后 CPAP 使用超过 4h/ 晚人群的舒张期血流速度更高（OR=2.3，95%CI 1.0~4.9，$P=0.039$）。

5）复合心血管事件：2016 年发表在新英格兰杂志上的 SAVE 研究报道了 CPAP 治疗对 OSAS 患者心血管事件的影响[27]，引起医学界的极大关注。SAVE 研究是一项国际多中心、随机、盲法、开放标签的二级预防试验，旨在评估 CPAP 治疗对 OSAS 患者心血管事件的影响，在睡眠医学研究领域具有里程碑意义。该研究纳入了 2 717 名 45~75 岁，诊断为中重度 OSAS 并合并心血管疾病的患者，随机分配到 CPAP 组合常规治疗组。随访 3.7 年的结果出人意料：CPAP 治疗尽管能显著改善 OSAS 患者的嗜睡和其他阻塞性睡眠呼吸困难的症状以及生活质量指标，但并不能有效地预防 OSAS 患者心脑血管事件的再发风险。然而，该研究为了尽可能排除中枢性睡眠呼吸暂停的患者，将 Cheyne-Stokes 呼吸的患者排除在外，而该部分人群很大部分是合并冠心病或心衰者，从 CPAP 治疗中获益更大，没有纳入该部分人群可能是造成阴性结果的重要原因。

（4）CPAP 治疗心血管疾病的机制：CPAP 治疗可以降低 OSAS 患者的交感活性，较少氧化应激，并减轻血管炎症。另外，CPAP 治疗对血管内皮功能及大动脉僵硬度有改善作用。

5. 口腔矫正器　适用于单纯鼾症及轻中度 OSAS 患者，特别是伴有下颌后缩者。对于不能耐受 CPAP、不能手术或手术效果不佳者可以试用，也可作为 CPAP 治疗的补充或替代治疗措施。

6. 外科治疗　仅适合于手术确实可解除上气道阻塞的患者，需严格掌握手术适应证。通常手术不宜作为本病的初始治疗手段，可选用的手术方式包括腭垂腭咽成形术及改良术、下颌骨前徙术及颌面部前徙加舌骨肌切断悬吊术，并且认为这类外科治疗仅适合于上气道口咽部阻塞并且 AHI<20 次 /h 者；而对肥胖者及 AHI>20 次 /h 者不适用。对于某些非肥胖而口咽部阻塞明显的重度 OSAS 患者，可以考虑在应用 CPAP 通气治疗 1~2 个月，其夜间呼吸暂停及低氧已基本纠正情况下试行腭垂腭咽成形术治疗。术前和术中严密监测，术后必须定期随访，如手术失败，应使用 CPAP 治疗。

7. 药物治疗　目前尚无确切的用于治疗 OSAS 的药物，但应对合并的临床疾病进行治疗。我国 2012 年颁布了 OSAS 相关性高血压的临床诊治专家共识[28]，建议针对 OSAS 相关性高血压优选肾素 - 血管紧张素系统阻断剂类降压药物，钙拮抗剂有一定的治疗作用，但对 OSAS 相关性高血压的降压效果不佳。该共识认为不宜选用 β 受体阻滞剂以避免加重心动过缓，另外，中枢性降压药物（如可乐定）也不宜选用，避免加重睡眠呼吸紊乱。

六、小结与展望

近年来越来越多的证据表明 OSAS 与心血管疾病之间存在密切关系,间歇性低氧、复发性微觉醒和胸腔内负压震荡是 OSAS 导致心血管疾病的关键环节。当前的研究模式正由观察性研究向大型多中心的干预性研究转变。尽管在观察性研究中,有越来越多的研究证据表明 CPAP 治疗利于心血管临床结局,但除了高血压外,高质量的随机对照试验未能提供令人信服的证据证明其获益。可以预见未来的研究方向包括:①探索优于 AHI 的更能准确反映缺氧情况的临床指标;②针对不同临床情形和病理生理特点制定个体化的治疗方案;③开展严谨的大规模、多中心、随机对照试验以探索 OSAS 治疗的临床获益。为此,包括心内科、耳鼻喉科、呼吸科等多学科的深入整合显得尤为重要。

(王勇 黄岚)

参 考 文 献

[1] 呼吸系统疾病基层诊疗指南编写专家组. 成人阻塞性睡眠呼吸暂停基层诊疗指南(2018 年)[J]. 中华全科医师杂志,2019,1:21-29.

[2] GONZAGA C,BERTOLAMI A,BERTOLAMI M,et al. Obstructive sleep apnea,hypertension and cardiovascular diseases[J]. J Hum Hypertens,2015,29(12):705-712.

[3] JAVAHERI S,BLACKWELL T,ANCOLI-ISRAEL S,et al. Sleep-disordered Breathing and Incident Heart Failure in Older Men[J]. Am J Respir Crit Care Med,2016,193(5):561-568.

[4] SARKAR P,MUKHERJEE S,CHAI-COETZER C L,et al. The epidemiology of obstructive sleep apnoea and cardiovascular disease[J]. J Thorac Dis,2018,10(Suppl 34):S4189-S4200.

[5] YOUNG T,PEPPARD P,PALTA M,et al. Population-based study of sleep-disordered breathing as a risk factor for hypertension[J]. Arch Intern Med,1997,157:1746-1752.

[6] NIETO F J,YOUNG T B,LIND B K,et al. Association of sleep-disordered breathing,sleep apnea,and hypertension in a large community-based study. Sleep Heart Health Study[J]. JAMA,2000,283(14):1829-1836.

[7] GADDAM K,PIMENTA E,THOMAS S J,et al. Spironolactone reduces severity of obstructive sleep apnoea in patients with resistant hypertension:a preliminary report[J]. J Hum Hypertens,2010,24:532-537.

[8] MEHRA R,BENJAMIN E J,SHAHAR E,et al. Association of nocturnal arrhythmias with sleep-disordered breathing:The Sleep Heart Health Study[J]. Am J Respir Crit Care Med,2006,173:910-916.

[9] GEOVANINI G R,LORENZI-FILHO G. Cardiac rhythm disorders in obstructive sleep apnea[J]. J Thorac Dis,2018,10(Suppl 34):S4221-S4230.

[10] ZHAO E,CHEN S,DU Y,et al. Association between Sleep Apnea Hypopnea Syndrome and the Risk of Atrial Fibrillation:A Meta-Analysis of Cohort Study[J]. Biomed Res Int,2018,2018:1-8.

[11] GAMI A S,OLSON E J,SHEN W K,et al. Obstructive sleep apnea and the risk of sudden cardiac death:a longitudinal study of 10 701 adults[J]. J Am Coll Cardiol,2013,62:610-616.

[12] SIMANTIRAKIS E N,SCHIZA S I,MARKETOU M E,et al. Severe bradyarrhythmias in patients with sleep apnoea:the effect of continuous positive airway pressure treatment:a long-term evaluation using an insertable loop recorder[J]. Eur Heart J,2004,25(12):1070-1076.

[13] HLA K M,YOUNG T,HAGEN E W,et al. Coronary heart disease incidence in sleep disordered breathing:the Wisconsin Sleep Cohort Study[J]. Sleep,2015,38:677-684.

[14] GOTTLIEB D J,YENOKYAN G,NEWMAN A B,et al. Prospective study of obstructive sleep apnea and incident coronary heart disease and heart failure:the sleep heart health study[J]. Circulation,2010,122:352-360.

[15] GUIDRY U C,MENDES L A,EVANS J C,et al. Echocardiographic features of the right heart in sleep-disordered breathing:the Framingham Heart Study[J]. Am J Respir Crit Care Med,2001,164(6):933-938.

[16] SIMONNEAU G,GATZOULIS M A,ADATIA I,et al. Updated clinical classification of pulmonary hypertension [J]. J Am Coll Cardiol,2013,62:D34-D41.

[17] ARIAS M A,GARCIA-RIO F,ALONSO-FERNANDEZ A,et al. Pulmonary hypertension in obstructive sleep apnoea:effects of continuous positive airway pressure:a randomized,controlled cross-over study [J]. Eur Heart J,2006,27:1106-1113.

[18] RYAN S. Mechanisms of cardiovascular disease in obstructive sleep apnoea [J]. J Thorac Dis,2018,10(Suppl 34):S4201-S4211.

[19] FLETCHER E C,LESSKE J,QIAN W,et al. Repetitive,episodic hypoxia causes diurnal elevation of blood pressure in rats [J]. Hypertension,1992,19:555-561.

[20] TKACOVA R,MCNICHOLAS W T,JAVORSKY M,et al. Nocturnal intermittent hypoxia predicts prevalent hypertension in the European Sleep Apnoea Database cohort study [J]. Eur Respir J,2014,44:931-941.

[21] BANGASH M F,XIE A,SKATRUD J B,et al. Cerebrovascular response to arousal from NREM and REM sleep [J]. Sleep,2008,31:321-327.

[22] BROOKS D,HORNER R L,KOZAR L F,et al. Obstructive sleep apnea as a cause of systemic hypertension. Evidence from a canine model [J]. J Clin Invest,1997,99:106-109.

[23] PEKER Y,BALCAN B. Cardiovascular outcomes of continuous positive airway pressure therapy for obstructive sleep apnea [J]. J Thorac Dis, 2018,10(Suppl 34):S4262-S4279.

[24] HAENTJENS P,VAN MEERHAEGHE A,MOSCARIELLO A,et al. The impact of continuous positive airway pressure on blood pressure in patients with obstructive sleep apnea syndrome:evidence from a meta-analysis of placebo-controlled randomized trials [J]. Arch Intern Med,2007,167:757-764.

[25] ARIAS M A,GARCIA-RIO F,ALONSO-FERNANDEZ A,et al. Pulmonary hypertension in obstructive sleep apnoea:effects of continuous positive airway pressure:a randomized,controlled cross-over study [J]. Eur Heart J,2006,27:1106-1113.

[26] KANEKO Y,FLORAS J S,USUI K,et al. Cardiovascular effects of continuous positive airway pressure in patients with heart failure and obstructive sleep apnea [J]. N Engl J Med,2003,348:1233-1241.

[27] MCEVOY R D,ANTIC N A,HEELEY E,et al. CPAP for Prevention of Cardiovascular Events in Obstructive Sleep Apnea [J]. N Engl J Med,2016,375:919-931.

[28] 中国医师协会高血压专业委员会,中华医学会呼吸病学分会睡眠呼吸障碍学组. 阻塞性睡眠呼吸暂停相关性高血压临床诊断和治疗专家共识[J]. 中华高血压杂志,2012,12:1119-1124.

开展健康教育　推动群防群治

1995年，在学医、从医30年后，我开始觉悟并认识到，健康教育应是医生的重要社会责任和职业内涵。

在那个年代，传染性疾病仍严重威胁着人民健康。过去曾一度控制的传染病，如结核病、血吸虫病、梅毒等卷土重来；新的传染病，如"艾滋病"，2003年的非典型性肺炎(SARS)，其后的禽流感也不断出现。但作为一名心血管临床医生，我越来越紧迫地感到，非传染性疾病(慢性病)流行对人类健康的严重危害。传染性疾病一般有一定的时段性、区域性与特定人群，而慢性病传播遍及世界每一个角落(everywhere)，是每个人(everybody)都必须面对的疾病负担。

20世纪90年代中期，医院普遍重治轻防，越治越忙。就慢性病中最常见的疾病之一心血管病，从高血压到冠心病、心肌梗死和脑卒中，越来越年轻化。很多人从未测过血压，第一次发病就是脑卒中或急性心肌梗死，致残或致命的后果才首次让患者意识到自己的血压不正常。很多高血压患者不吃降压药，认为"是药三分毒"，吃上就一辈子离不开。服降压药的患者也经常"三天打鱼，两天晒网"，血压正常就停药，血压高了再服用。

我开始意识到，面对数以亿计的常见心血管病患者，继续按传统的"坐堂行医""等人得病""没病的等得病，得病的等复发"，这是被动的、失败的传统医学模式。只有把防治心血管疾病的常识传播给广大患者和民众，教会大家管好自己的血压和其他心血管病风险，才符合慢性病防控的规律。

在这一历史时期，一批慢性病领域的专家同时悟出了这番道理。于是在首都出现了一次引起社会轰动的针对心血管病和糖尿病的健康教育事件"登上健康快车"。当时在吴英恺、翁心植等老一代医学家大力支持下，我和洪昭光、向红丁教授成为最受广大群众欢迎的"健康快车"的列车长。

时任北京市委副书记、主管文教卫工作的李志坚同志十分重视，大力支持健康快车活动。北京出版社和北京晚报也联手参与推动。在北京晚报上，每周开设"健康快车"专栏。之后又将专栏文章汇集成册，产生了当时最畅销的健康教育书《登上健康快车》，作者正是我与洪昭光、向红丁三位。该书一出版，不仅书店摆放的一售而空，作者签售场面热闹空前，而且所有地铁图书摊上都有盗版，一时间洛阳纸贵。

同时，我们开始在公共场所举办健康大课堂。第一场1995年6月3日上午在劳动人民文化宫举办。事先组织方与北京晚报预计100人参加，预订了一个室内会场。但从6月3日清晨开始，大批公众涌入劳动人民文化宫，最终来了2 000多人。事件惊动了东城区执勤民警，他们还请附近朝阳区民警到现场支援，不知劳动人民文化宫发生了什么情况。健康大课堂的组织者一面向民警说明情况，一面与劳动人民文化宫负责的同志协商应对措施。最终采用"静园广播"设备，向2 000多名听众讲解了"患了高血压如何正确用药"。我是这次大课堂的讲者，主要向大家传播"患了高血压，要及早用药，坚持用药"，甚至说了"宁可忘吃一顿饭，不忘每天的降压药"。我是坐在静园广播室内的狭小空间，讲了一个小时健康教育课,看不到一个听众,无法与听众互动。从授课角度,可谓是最差的环境。而事后我看到的电视转播情景,却出现最令人感动甚至震撼的授课效果。2 000 多名听众,听课时鸦雀无声、洗耳静听。很多白发苍苍的老人,或坐自带马扎,或席地而坐,很多人都在认真记笔记。

这次活动让我深刻认识到,广大人民群众对健康知识的渴求和健康教育工作的重要意义。此后,"列车长"们分别在中山公园音乐堂、北京展览馆剧场、朝阳公园等做了不同话题的健康大课堂活动,场场爆满。

"登上健康快车"成为我医生生涯的转折点。我开始了"以治病为中心"向"以健康为中心"转折的"长征"。这之后的 24 年中,我用了大量心血和时间,倾心投入健康教育事业,先后到机关、工厂、农村讲健康,到新华社、人民日报社、外交部、中央纪委、中组部、中国人民解放军总后勤部、中国人民解放军总装备部、国防大学、广州军区、华为、北京律师协会、南开校友会等单位讲"健康从心做起""健康五大处方"等主题讲座,受到各界的热烈欢迎。

从事健康教育的 24 年,使我开拓了眼界,加深了对医生职业的认识,深感人民健康才是医生最神圣的社会责任,也是医生职业的最大价值和最大幸福感、成就感。

在这次新的医药卫生改革进程中,健康教育日益受到政府与社会各界的重视。习近平总书记在全国卫生与健康大会上的重要讲话,充分强调了健康教育的重要性和对实现健康中国的重大作用。

2003 年,中央文明办与卫生部联合推出首批"健康教育首席专家",我与洪昭光、向红丁均名列其中。

国家科学技术奖励政策开始向健康教育倾斜。我先后参与和主编的两套健康教育丛书,获得了国家科学技术进步奖二等奖。这是国家科学技术奖励首次向健康教育成就授奖。

国家与省市的健康教育协会如雨后春笋,先后成立,对全国的健康教育起到了积极且富有成效的推动作用。

先是传统媒体——广播电视、书籍报刊,继而新媒体和自媒体,纷纷参与健康教育,助推健康教育蓬勃发展,出现了全新局面。

慢性病涉及亿万民众和千家万户的健康与生命,不能只靠医疗机构和医生被动等病治病。面对慢性病的严峻挑战,迫切需要弥合临床医学和预防医学/公共卫生的裂痕,要创造良好的政策环境,充分发动广大医疗机构与医生参与健康教育,投入慢性病预防。而且医生队伍本身应成为健康生活方式的示范者和全民健康的引领者,带头控烟、戒烟、热爱运动、保持理想体重。健康教育从自身做起,把健康教育融入日常的医疗实践。每日的门诊、查房、术前、术后都要做健康教育,劝导吸烟的患者戒烟,肥胖的患者管好嘴、迈开腿。

近七年,我又发动了心肺预防康复事业。心脏预防康复机构从 2012 年举步维艰的 8 家,增加到 700 多家。目的是解决"前缺预防,后无康复/二级预防"的被动碎片化医疗服务模式,构建防治康养的一体化全新模式。在临床医生带领下,组成有运动治疗师、营养师、精神心理医生、社工或志愿者、临床药师和患者领袖参与的全新团队。落实健康管理与慢性病管理的五大处方——药物处方、运动处方、营养处方、精神心理处方/睡眠处方(我 1995 年提出并探索的双心医学)和戒烟限酒处方,将生物医学、运动医学、营养学、行为医学、身心医学深度有机融合,为人类健康服务,为慢性病防控提供解决方案。

以心肺运动预防康复中心为平台,组建"过好支架人生俱乐部""过好早搏/心房颤动人生俱乐部""过好心力衰竭人生俱乐部"等平台,发动患者与家属的主动参与,落实公众患者自我管理健康和慢性病的意识与责任、知识和技能、实践和实效。充分利用手机微信及可穿戴设备,实现医患互动、患患互动的群防群控,联防联控,共建共享的新局面。

我又提出开展"健康达人"活动,注重培养、发现和推出改变了不健康生活方式,学会了自我管理健康,富有实效的公众或健康典型,对社会起到健康示范效果。只有发动每一社会成员成为自身健康的第一责任人,才能真正实现全民健康。

五个处方的方案与医患互动的机制是实现对广大人民群众提供"全方位和全生命周期"健康服务的保障。

24 年,我亲身目睹并亲自参与的健康教育事业有了快速发展。但距离亿万人民对健康长寿美好的人生期盼的巨大需求,还有很大差距与发展空间。同时,也出现了一些需要我们认真面对并解决的问题和挑战。

要捍卫健康教育的公益性与科学性。由于健康教育的巨大社会需求,随之快速发展的健康教育事业,使一些人看到其有利可图,于是便出现了以利益驱动,打着健康教育旗号,散步伪科学虚假信息和广告,危害人民健康,甚至生命的严重问题,例如同张悟本、李一等制造的"恶性事件"。新媒体传播信息的速度之快与涉及人群之广是传统媒体力所不及的。近年来,微信已成为一些人传播伪科学信息、伤害人民健康利益的工具,例如"胆固醇无害""他汀是毒药""放开吃肉活得长""乌龟不动最长寿"等伪科学信息。应对这种严峻挑战,一方面要发挥政府监管机制与建立健全相应的法律法规,净化健康教育阵地;二是要充分发挥国家疾病预防控制中心、中国健康教育中心、省市健康教育中心与政府组建的健康教育专家团队,占领主阵地,把握主旋律,及时、有效地发布重大健康信息,并针锋相对地批判、纠正伪科学信息,防止其广为流传。

加大激励力度,鼓励奖励积极参与健康教育的医务工作者和优秀作品,包括新媒体和多媒体作品。

加强对广大医生,尤其广大基层医生如何做好健康教育的培训,从医学本科教育就应有这方面的知识与技能教育。

在保证健康教育公益性与科学性的前提下,努力探索和实现健康教育作品、节目的通俗性、趣味性和实效性。张悟本之流传播伪科学信息时,讲得十分通俗易懂,"很有风趣""把吃出来的病吃回去";而我们不少医生写的健康教育读物都过于"学术",不通俗。书名都是病名——高血压、糖尿病等,一人一套,千人一面。我们迫切需要培养、发现和推出越来越多的传统媒体、新媒体和自媒体的精品,甚至"传世之作"。

大力开展健康教育,功在当代,有益促进人民健康的利泽千秋!

要想活的长寿健康,认真落实五大处方!

要想越活越年轻,好好读读健康生活方式三字经:管住嘴,迈开腿;0 吸烟,多喝水;好心态,莫贪杯;睡眠足,不过累;乐助人,心灵美;家和睦,寿百岁。

（胡大一）

自身免疫性疾病与心血管疾病

一、概　　述

自身免疫性疾病是指机体对自身抗原发生免疫反应而导致自身组织损害所引起的疾病。确认自身免疫性疾病的条件包括:证实自身抗体或自身反应性 T 细胞的存在;找到自身抗原;用该自身抗原免疫动物能够诱发同样的自身免疫病;通过被动转移实验证实抗体或者 T 细胞的致病能力。自身免疫性疾病可以分为:①器官特异性自身免疫病:局限于某特定器官、由器官特异性抗原引起的免疫应答导致的自身免疫病,如甲状腺功能亢进症、重症肌无力等;②非器官特异性或称系统性自身免疫病:病变见于多种器官及结缔组织,又被称为结缔组织病或胶原病,主要包括系统性红斑狼疮、干燥综合征、类风湿关节炎、硬皮病、多发性肌炎和皮肌炎和血管炎等。本文内容主要集中于系统性自身免疫疾病或者结缔组织病导致的心血管损伤。

二、结缔组织病与心血管疾病

(一)系统性红斑狼疮导致的心血管系统损害

系统性红斑狼疮(systemic lupus erythematosus,SLE)是一种以产生自身抗体和形成免疫复合物为特点,累及多个系统及脏器的慢性系统性自身免疫性疾病。心脏是 SLE 常累及的靶器官之一,文献报道 SLE 患者心血管系统受累发生率超过 50%,包括临床和亚临床受累。目前心血管疾病已经成为 SLE 患者主要死亡原因之一。SLE 的心血管系统损害有如下表现:

1. 心包炎　是 SLE 患者最常见的心脏受累表现,发生率在 11%~54%。心包炎可以表现为急性或慢性病程。急性受累主要表现为浆液纤维性或纤维性心包炎,而慢性者则以纤维性心包炎多见。心包炎多数发生在疾病初发或疾病复发时,常合并有胸腔积液,1% 的 SLE 患者以心包积液为首发表现。临床上超过一半的患者没有任何症状,少数病人可以出现心前区或胸骨下不适,伴有发热、心动过速。心脏压塞和缩窄性心包炎患者罕见。

2. 瓣膜病变　Libman-Sacks 心内膜炎又称非典型疣状心内膜炎,是 SLE 患者具有特征性的瓣膜病变。一项关于 SLE 患者的尸检研究表明,在无糖皮质激素治疗的时代,该瓣膜病变发生率在 59% 左右;而在糖皮质激素广泛应用后,其发生率下降至 35%。疣状赘生物可累及任何瓣膜,且常同时累及多个瓣膜。最常出现在二尖瓣,位于二尖瓣后叶和心室壁移行处及瓣膜边缘,可同时累及瓣膜的两面,亦可累及瓣环、腱索、乳头肌、心房和心室内膜。疣状赘生物有两种病理类型:①活动性赘生物:多由纤维素团块、局部坏死组织和单核细胞组成,多见于初发的、年轻的 SLE 患者,很少影响血流动力学;②陈旧性赘生物:主要由血管化的纤维组织组成,伴或不伴有钙化,多见于经过长期糖皮质激素治疗、病程较长的患者,常出现瓣膜功能异常,最常见的为瓣膜反流。

疣状赘生物通常本身不引起症状,偶可导致心脏杂音或产生以下并发症:①栓塞:主要表现为脑卒中和外周血管栓塞;②瓣膜功能异常:表现为瓣膜狭窄或关闭不全,少数需要外科手术治疗;③感染性心内膜炎:有报道,SLE 患者感染性心内膜炎发生率明显高于普通人群,但也有可能与患者本身免疫抑制状态及药物治疗有关;④腱索断裂:该并发症罕见。

3. 心肌病变 主要表现为狼疮性心肌炎,但临床上有症状者并不常见,发生率为7%~10%。亚临床受累可能更为常见,尸检报告有 40%~50% 的 SLE 患者有心肌受累。狼疮性心肌炎和其他原因所致心肌炎在临床表现上没有明显的区别,主要为呼吸困难、心动过速,严重时可以出现心力衰竭。超声心动图表现虽不特异,但有助于诊断,常见的包括弥漫性、区域性、节段性室壁运动异常,严重时可出现心腔扩大,射血分数下降。

4. 心律失常 窦性心动过速是 SLE 患者最常见的心律失常,但多数是由于发热、贫血、心肌炎或心包炎所致。室上性心律失常(如房性期前收缩、心房颤动等)多为一过性,可能与SLE 病情加重或心肌炎有关。房室传导阻滞是 SLE 患者另一常见的心律失常,多为传导系统病变所致,其发生率高达 34%~70%。其中以Ⅰ度房室传导阻滞最为常见,多为一过性。Ⅲ度房室传导阻滞少见,与抗 U1-RNP 抗体有关。少数 SLE 患者可出现 QT 间期延长及反复室性心律失常,可能与长期应用羟氯喹有关。SLE 患者的心律失常多无临床症状,部分病人可能有心慌、乏力等表现,少数病人可出现低血压、黑蒙、晕厥等症状。

5. 冠状动脉病变 与普通人群相比,SLE 女性患者冠状动脉粥样硬化性心脏病的发病率增加 5~10 倍。冠状动脉炎是 SLE 累及冠状动脉的另一表现,可以导致冠状动脉局部狭窄、痉挛或者血栓形成。在 Framingham 研究中,35~44 岁的 SLE 女性患者心肌梗死的发病率是同年龄对照人群的 52.4 倍。无论是冠状动脉炎还是冠状动脉粥样硬化,均主要表现为心绞痛、心肌梗死或者心脏性猝死,临床上鉴别比较困难,主要依靠病理学诊断鉴别。由于两者的治疗原则不同,鉴别是动脉粥样硬化还是动脉炎具有重要意义。冠状动脉炎所致心肌缺血多见于病程较短、SLE 处于活动期的年轻患者;动脉粥样硬化所致的心肌缺血一般出现在年纪偏大、病程较长、应用糖皮质激素时间较长的 SLE 患者。冠状动脉造影联合 IVUS 和 OCT 也可能有助于鉴别。

6. 肺动脉高压(pulmonary hypertension,PH) 与 SLE 相关的 PH 患病率在中国系统性红斑狼疮研究协作组的注册研究中达 3.8%,是除神经精神性狼疮、狼疮性肾炎之外,导致患者死亡的重要病因之一。SLE 导致 PH 有多种机制,包括肺小动脉重构、血栓栓塞、肺部病变以及因左心受累所致。其主要表现与其他类型的 PH 相似,包括活动后气短、心悸、晕厥、胸痛和咯血等。超声心动图是主要的筛查手段,同时还需进行多种检查以明确 PH 的主要原因。

(二)干燥综合征的心血管系统损害

干燥综合征(Sjögren's syndrome,SS)是一种以外分泌腺体受累为主要临床表现的系统性自身免疫病,患者因唾液腺和泪腺受累导致口、眼干燥,也可出现内脏损害。SS 分为两种,继发于其他结缔组织病者称为继发性干燥综合征,而不合并其他结缔组织病者称为原发性干燥综合征(primary Sjögren's syndrome,pSS)。pSS 的心血管系统损害有如下表现:

1. 心包病变 国外文献报道,33% 的 pSS 患者经超声心动图检查发现有心包积液,大多数为少至中量,只有极少为大量,可出现气短、端坐呼吸、下肢水肿及颈静脉充盈等症状和体征。目前尚未见 pSS 导致急性心包炎或者缩窄性心包炎的报道。与无心包积液的 pSS 患者相比,出现心包积液者绝大多数为抗 SSA 抗体阳性,但 CRP、RF 和免疫球蛋白水平无明显差别。

2. 心肌病变 心室舒张功能障碍是 pSS 患者心脏受累的另一个常见表现,发生率为26.8%~50.0%。其机制尚未阐明,推测可能与 pSS 相关的小血管炎或继发淀粉样变有关。另外,还有文献报道 pSS 患者可以因出现自身免疫性心肌炎而导致心功能不全,其经糖皮质激素治疗后心衰症状和左室收缩功能都得以改善。

3. 心律失常 有报道称抗 SSA 抗体阳性的成年 pSS 患者可以出现Ⅲ度房室传导阻滞,

用激素和羟氯喹治疗后,房室传导阻滞逆转,提示自身抗体对成人心脏传导组织可能有损伤。另外,有研究发现抗 SSA 抗体阳性的结缔组织病患者可以出现 QT 间期延长,24 小时心电监测显示有 50% 出现频发室性期前收缩(抗 SSA 抗体阴性者仅有 10% 出现)。此外,约 2% 的具有抗 SSA 和抗 SSB 自身抗体的母亲妊娠时,其胎儿出现先天性房室传导阻滞。其一般发生在妊娠的 18~24 周,开始出现的为Ⅰ度房室传导阻滞,后进展至Ⅲ度房室传导阻滞。一旦进展至Ⅲ度房室传导阻滞,则为不可逆损伤,只有安装永久心脏起搏器才能挽救患儿生命。如在妊娠期间经胎儿的超声心动检查发现Ⅰ度及Ⅱ度房室传导阻滞,使用糖皮质激素治疗有可能阻止病变进展,甚至使房室传导恢复正常。而对先天性房室传导阻滞患儿的母亲,应常规行自身抗体的检测以及口、眼科检查,明确是否有 pSS。

4. 冠状动脉病变 由于 pSS 患者的血糖和血脂异常发生率升高,动脉硬化的发生率可能会高于同年龄和性别的人群。但是我国台湾的一项队列研究显示,pSS 并不增加急性心肌梗死的发生率。

5. 肺动脉高压 pSS 常出现肺间质病变,故而继发 PH,但有少数患者在不合并肺实质病变的情况下出现 PH,提示为肺血管受累所致。与无 PH 的患者相比,合并 PH 的患者血 γ 球蛋白水平显著增高,提示其 PH 的发生可能与长期的病情活动相关。

(三) 类风湿关节炎的心血管系统损害

类风湿关节炎(rheumatoid arthritis,RA)是一种以对称性、慢性、进行性多关节炎为主要表现的结缔组织病,最终导致关节畸形和功能丧失。其心血管受损的表现有:

1. 瓣膜病变 RA 患者尸检发现,瓣膜类风湿性肉芽肿的概率为 3%~5%,病变好发于瓣叶基底及瓣环处,容易累及的瓣膜依次为二尖瓣、主动脉瓣、三尖瓣及肺动脉瓣,其中以二尖瓣病变最明显,且呈弥漫性,可致瓣膜功能不全。三尖瓣病变则较轻,多限于基底部,功能可不受影响。类风湿性瓣膜病变多从瓣膜中心部位开始并逐渐向周边进展,罕有赘生物形成及导致栓塞者,也极少需要进行手术干预。

2. 心肌病变 RA 患者心肌炎往往是非特异的,尽管 20% 的患者可以出现心肌炎的表现,但极少引起心肌功能障碍。其病理上表现为类风湿性肉芽肿或出现非特异性间质炎细胞的浸润。如出现心肌炎且有大、中血管的受累,患者常表现为心力衰竭。

3. 心律失常 10% 的 RA 患者可出现不同程度的传导阻滞。Ⅰ度房室传导阻滞最为常见,束支传导阻滞以及房性心律失常也较为多见。偶有导致完全性传导阻滞的报道。其损害多为类风湿结节累及传导系统所致,也有因主动脉瓣、二尖瓣炎症进展、类风湿结节出血或淀粉样变导致。

4. 冠状动脉病变 RA 患者冠状动脉炎的发生率为 20%,病变可累及冠状动脉主干、分支及小分支,但大多数累及小动脉,镜下可见淋巴细胞、组织细胞及浆细胞浸润,管壁纤维素样坏死、纤维化,导致冠状动脉迂曲、管壁增厚、管腔狭窄甚至闭塞,并可有血栓形成。此外,RA 患者长期应用糖皮质类药物,也可能增加冠状动脉粥样硬化性心脏病的发病风险。

5. 主动脉病变 有文献报道其发生率约为 5%,病理表现为主动脉内膜至外膜的淋巴及细胞浆细胞浸润。胸主动脉最常受累,可能会导致动脉瘤甚至动脉瘤破裂。

6. 其他少见的心脏损害 包括肺动脉血管炎所致的肺动脉高压,以及治疗 RA 时使用的秋水仙碱、羟化氯喹等药物所引发的心肌病。

(四) 硬皮病的的心血管系统损害

硬皮病(scleroderma)是一种以局限或弥漫性的皮肤增厚、纤维化为特征,并可累及多个系统的自身免疫性疾病。其分为局限性和系统性两型:局限性硬皮病主要表现为皮肤硬化;系统性硬皮病又称为系统性硬化症(systemic scleroderma,SSC),可累及皮肤、滑膜及内脏,特别是胃肠道、肺、肾、心脏、血管和骨骼肌系统等。其心血管系统受损的表现有:

1. 心包病变 主要表现为心包积液,以少到中等量积液者居多,常伴有胸腔积液。患者可出现胸闷、憋气,但在早期常因没有临床症状以致漏诊。较少导致心脏压塞或缩窄性心包炎,极少见急性心包炎的出现。

2. 瓣膜病变 SSC 累及瓣膜相对少见。瓣膜纤维化或缺血可导致瓣膜功能异常,以二尖瓣狭窄及反流最为常见,也可见主动脉瓣反流。瓣膜病变可导致左室舒张功能不全、心包积液和肺高压。极少需要外科干预治疗。

3. 心肌病变 SSC 可能因导致心肌纤维化,使左室室壁或室间隔增厚、室壁运动异常、左心或右心扩大以及心脏收缩功能或舒张功能不全,明显的心衰往往出现于病程晚期。本病的心肌纤维化特点为纤维化部位常位于心内膜下层,与冠状动脉的供血分布无关,且很少见含铁血黄素沉积。另外,SSC 也可因导致的肾脏病变所致的高血压和肾功能不全造成左心室压力负荷增加,逐步使左心室发生重塑。

4. 心律失常 15% 的 SSC 患者心电图检查可发现心律失常,表现束支传导阻滞、室内传导阻滞或房室传导阻滞,还可以出现结性心律、多源性室性期前收缩、心房颤动等心律失常。其多由传导系的纤维化或心肌病变缺血引起。

5. 冠状动脉病变 SSC 患者冠状动脉受累的病理表现为血管内膜至中膜增厚、纤维化、纤维蛋白样变性及弥漫性凝血,主要侵犯分布于心内膜的小冠状动脉,而心外膜的冠状动脉则无异常。临床上表现为心肌缺血,甚至心肌梗死、心脏收缩及舒张功能障碍等。

6. 肺动脉高压 有报道显示,10%~15% 的 SSC 患者合并有 PH。SSC 通过直接侵犯肺血管和 / 或肺间质导致 PH。SSC 主要侵犯肺肌小动脉,使其发生重塑,形成丛样改变,导致肺循环阻力增加。而肺间质纤维化所致的 PH 多见于弥漫皮肤型硬皮病患者,多因肺泡壁毛细血管的破坏、肺循环阻力增加逐步发展成 PH。

(五)多发性肌炎和皮肌炎的心血管系统损害

多发性肌炎(polymyositis,PM)是一种主要侵犯横纹肌的慢性非化脓性炎性肌病,主要表现为对称性出现的四肢近端肌肉、颈肌、吞咽肌和呼吸肌等肌组织的炎症、变性,可导致肌无力和一定程度的肌萎缩,累及多个系统和器官或伴发肿瘤。伴皮肤损害时称皮肌炎(dermatomyositis,DM)。虽然 PM/DM 患者心脏损害的发生率较高,但往往呈亚临床过程,临床表现不典型甚至无临床症状,可仅出现心悸、心肌酶轻度升高或心电图异常,因此常被临床医务人员忽视。根据北京协和医院的病例资料分析,其心血管系统的损害表现有:

1. 心包病变 PM/DM 患者中心包病变发生率为 7.3%,多表现为心包增厚和心包积液,未发现心脏压塞或缩窄性心包炎。

2. 心肌病变 由于 PM/DM 主要为横纹肌炎症病变,心肌亦属横纹肌,故在炎性肌病中也可受累,表现为炎性细胞浸润和纤维化。心肌病变包括心电图异常和心脏结构、功能异常。约24.1% 的 PM/DM 患者心电图出现连续 3 个导联的 T 波低平、倒置或双向,ST 段明显压低;约 10.5%患者可以有心房或心室扩大、心肌肥厚、室壁运动异常或收缩舒张功能障碍。同时,据其他研究报道,有心室收缩和舒张功能异常导致的临床心衰占 PM/DM 心脏损害的 43.8%~76.9%。

3. 心律失常 PM/DM 患者中约 18.1% 出现心律失常,包括频发房性期前收缩、心房纤颤、频发室性期前收缩等。此外,还可出现传导阻滞,主要为完全性右束支传导阻滞,其次为左束支传导阻滞、双束支传导阻滞、I度或II度房室传导阻滞。

4. 冠状动脉病变 有文献报道,31%的DM/PM心脏受累患者存在冠状动脉病变,包括血管炎、内膜增生、中膜硬化、微脉管病导致的心脏血管痉挛等。

5. 肺动脉高压 PM/DM患者中约5.2%检出有肺动脉高压,其中部分患者合并肺间质病变。

(六)系统性血管炎的心血管系统损害

系统性血管炎是一组以血管的炎症与坏死为主要病理改变的炎性疾病。临床上因受累血管的类型、大小、部位及病理特点的不同而表现各异,可以分为:①大血管炎:如大动脉炎和巨细胞动脉炎;②中等血管炎:如结节性多动脉炎和川崎病;③小血管炎:包括ANCA相关性小血管炎、显微镜下多血管炎、肉芽肿性多血管炎和嗜酸细胞肉芽肿性多血管炎等;④变化血管的血管炎:如白塞病等。

1. 大动脉炎(Takayasu arteritis,TA) 是主动脉及其主要分支的慢性进行性、非特异性炎性疾病。病变多见于主动脉及其主要分支,主动脉的二级分支如肺动脉、冠状动脉也可受累。损伤的主要表现为:①冠状动脉病变:国外报道大动脉炎累及冠脉的发生率为9%~10%,血管炎症可引起冠状动脉内膜增厚、纤维化和狭窄以及冠状动脉血栓形成。TA累及冠脉多见于左右冠脉开口及近端,系主动脉根部炎症延伸所致,左侧多于右侧,狭窄可十分严重。但通常不累及其末梢部和心肌内分支。②瓣膜病变:TA可以有心脏瓣膜的受累,以主动脉瓣关闭不全最多见,发生率为5.4%~20%,其他如二尖瓣、三尖瓣和肺动脉瓣的关闭不全也有不同程度的发生。TA累及主动脉根部引起其扩张、侵犯主动脉瓣叶造成瓣膜损伤是引起主动脉瓣关闭不全的主要原因。③心肌病变:TA心肌损害比较少见。除高血压继发左室肥厚、心脏扩大外,最多见的心肌损害为扩张型心肌病,国内外报道发生率为6.25%。TA出现扩张性心肌病的机制尚不清楚。

2. 结节性多动脉炎(polyarteritis nodosa,PAN) 是一种坏死性血管炎性疾病,多发生于中等直径的肌动脉,以皮肤、关节、外周神经、胃肠道和肾脏受累最为常见。心血管系统受累主要表现为冠状动脉炎,发生率为60%,心肌梗死的发生率为5%~30%,是冠脉炎性心肌梗死的最常见病因。主要累及冠状动脉分支的中、外层,局部炎症导致管腔狭窄或闭塞并可以伴有血栓形成,临床表现为心绞痛、心肌梗死、心律失常、乳头肌功能不全等,甚至出现心衰或者心源性休克。PAN除累及冠状动脉外,其损害肾脏血管导致的高血压也会加重心脏损害,主要表现为充血性心力衰竭。少数患者发生间质性心肌炎和心包炎,严重者可出现大量心包积液和心脏压塞。

3. 变应性肉芽肿性血管炎 又名Churg-Strauss血管炎,是累及小和中等直径血管的系统性血管炎性疾病,以血管外肉芽肿形成、高嗜酸性粒细胞血症和哮喘为特征,常发生于变应性鼻炎患者中。其血管炎和肉芽肿改变还可见于皮肤、心脏、胃肠道、肝、脾、淋巴结、肾脏等部位。变应性肉芽肿性血管炎常引起的心脏受累是患者死亡的主要原因之一,占该病死因的50%。其心血管系统损害的主要表现有:①心包病变:北京协和医院资料显示其发生率为21.2%,主要为少至中量心包积液,也有文献报道可以出现急性心包炎、慢性缩窄性心包或者心脏压塞。②肺动脉高压:发生率为18.2%。③心肌病变:其发生率为15.2%,表现为左心室室壁运动普遍减低和左室扩大。现也有心内膜下纤维化导致限制型心肌病的报道。④冠状动脉病变%:发生率为6.2%,病理显示为系统性血管炎或孤立的嗜伊红性冠状动脉炎,主要引起心肌壁内小冠脉炎性狭窄和闭塞而致心肌梗死,多为小灶性,一般很少引起穿壁性心肌梗死。也可以因为冠状动脉炎症引发痉挛导致心肌缺血或心肌梗死。⑤心律失常(5.2%):包括II度I型房室传导阻滞、完全性束支传导阻滞、心房颤动和心室颤动等。

4. 白塞病（Behcet's disease，BD） 主要表现为口腔溃疡、外阴溃疡、眼病和皮肤损害，心脏、胃肠道、神经系统也可受累。心血管系统受累的主要表现有：①瓣膜病变：根据北京协和医院数据显示其发生率为4.9%，主要累及主动脉瓣和二尖瓣，也可累及三尖瓣，以瓣膜关闭不全为主要表现，部分出现瓣膜脱垂。其中，主动脉瓣脱垂易导致重度主动脉瓣关闭不全。②冠状动脉病变：北京协和医院数据显示发生率为3.4%，主要表现为心绞痛，严重者会发生心肌梗死。冠状动脉造影检查主要表现为冠状动脉瘤样扩张，也可以表现为冠脉血管开口部位狭窄，以左前降支最易受累。③肺动脉高压：根据北京协和医院数据显示发生率为2.9%。其可能由肺动脉血管炎以及反复的有症状或无症状的肺栓塞所引起，也可以见于左心衰所致。④心包炎病变：白塞病所致的心包病变多为急性或慢性渗液性心包炎，发生率为2.9%。多为少到中量心包积液，少数为大量心包积液，严重者可发生心脏压塞，很少发展为缩窄性心包炎。⑤心腔内血栓：是白塞病心脏受累的少见表现，北京协和医院数据显示其发生率为1.4%。血栓的位置以右心为主，左心也可出现。⑥心律失常：传导系统受累时可以出现多种心律失常，根据北京协和医院数据显示发生率为1.4%。多表现为I度或II度房室传导阻滞，也可出现心房颤动。⑦主动脉窦瘤：发生率很低，北京协和医院报道的发生率为0.6%。因大多数患者无症状，所以诊断也很困难。右冠窦最易受累。大多数窦瘤会突入右心房或者右心室，部分患者会破入右心房或者右心室，但也可能破入左心房、左心室、肺动脉甚至心包腔。

三、结缔组织病心血管受累的治疗

（一）心包炎

治疗方案取决于其严重程度和病程。对于少量心包积液，可使用NSAIDs和/或糖皮质激素治疗[0.5mg/（kg·d）]。而对于大量心包积液甚至出现心脏压塞的患者，则可考虑静脉激素冲击治疗（如甲泼尼龙1g×3天）。对于长期反复发作的心包积液，免疫抑制剂如甲氨蝶呤、硫唑嘌呤或静脉输注丙种球蛋白（IVIG）可能有效。如果出现心脏压塞或者缩窄性心包炎，则需要手术干预。

（二）瓣膜病变

如果瓣膜病变没有引起血流动力学改变，则一般无需治疗，此时主要是评价和治疗基础疾病。如果出现严重的瓣膜关闭不全或者狭窄，则需要进行瓣膜置换。手术时机的选择极为重要，应尽量在炎症得到控制的情况下手术，否则容易出现瓣周漏和瓣膜功能不全。

（三）心肌病变

主要取决于心肌炎的严重程度及原发病的活动程度。虽然多数心肌炎没有临床症状，但往往需要足量激素治疗，对于重症心肌炎患者，可考虑予以大剂量糖皮质激素冲击治疗。免疫抑制剂对行心内膜活检提示存在活动性炎症的患者有益。如出现心力衰竭，则应按心衰予相应的治疗（如RASI、β受体阻滞剂、醛固酮受体拮抗剂和利尿药等）。

（四）心律失常

窦性心动过速或房性期前收缩患者多数无需特殊处理，主要是治疗原发疾病或者给予β受体阻滞剂等药物。发生严重心律失常的患者可予常规应用抗心律失常药物治疗，对于严重心动过缓或房室传导阻滞者则应考虑安装起搏器。

（五）冠状动脉病变

结缔组织病累及冠状动脉的治疗较为棘手，患者出现症状时往往已出现较重的冠脉病变，且PCI或CABG的治疗效果不佳，容易出现再狭窄和闭塞，特别是SLE、大动脉炎和结节性多动脉炎的患者。对于血管炎患者的冠状动脉再血管化治疗,目前专家观点是首选外科干预,主要包括冠脉旁路移植术或经主动脉冠脉内膜切除术,同时要给予足量的免疫抑制治疗,最好待炎症稳定后再进行手术。也有患者经激素及免疫抑制剂治疗后,冠状动脉造影所显示的冠脉病变(包括狭窄和动脉瘤)发生好转的报道。结节性多动脉炎或者白塞病的患者,血管病变多为弥漫性,且血管腔的狭窄常伴管壁的扩张,此时优化药物治疗可能是最佳方法。

(六)肺动脉高压

其部分成因是肺部的血管炎,所以全身疾病的治疗可能降低肺动脉压力。在全身疾病治疗的基础上,应加用抗凝治疗,对于存在肺栓塞的患者更应早期抗凝。应用靶向药物是目前肺动脉高压的主要治疗手段,包括磷酸二酯酶5抑制剂、内皮素受体拮抗剂、依前列醇及类似物、溶性鸟苷酸环化酶(sGC)激动剂等。

(七)其他

主动脉窦瘤如果没有发生破裂,则无需特殊处理。如果发生了破裂,大多需手术干预,时机与换瓣一样,尽量在全身情况稳定的时候进行。心腔内血栓多与炎症累及心内膜相关,在抗凝治疗的同时联用免疫抑制剂尤为重要。

（田庄　张抒扬）

参 考 文 献

[1] DORIA A,IACCARINO L,SARZI-PUTTINI P,et al. Cardiac involvement in systemic lupus erythematosus [J]. Lupus, 2005,14(9):683-686.

[2] 国家风湿病数据中心.中国系统性红斑狼疮研究协作组中国成人系统性红斑狼疮相关肺动脉高压诊治共识[J].中华内科杂志,2015,54(1):81-86.

[3] GYONGYOSI M,POKORNY G,JAMBRIK Z,et al. Cardiac manifestation in primary Sjögren's syndrome [J]. Ann Rheum Dis,1996,55(7):450-454.

[4] LEVIN M D,ZOET-NUGTEREN S K,MARKUSSE H M. Myocarditis and primary Sjögren's syndrome [J]. Lancet,1999, 354(9173):128-129

[5] CHIANG C H,LIU C J,CHEN P J,et al. Primary Sjögren's Syndrome and the Risk of Acute Myocardial Infarction:A Nationwide Study [J]. Acta Cardiol Sin,2013,29(2):124-131.

[6] KITAS G,BANKS M J,BACON P B. Cardiac involvement in rheumatoid disease [J]. Clin Med,2001,1(1):18-21.

[7] VAN DOORNUM S,MCCOLL G,WICKS I P. Accelerated atherosclerosis:An extraartricular feature of rheumatoid arthritis ? [J]. Arthritis Rheum,2002,46(4):862-873.

[8] MURATA I,TAKENAKA K,SHINOHARA S,et al. Diversity of myocardial involvement in systemic sclerosis:An 8-year study of 95 Japanese patients [J]. Am Heart J,1998,135(6pt1):960-969.

[9] 佟胜全,周新福,张奉春.多发性肌炎或皮肌炎心脏损害的临床分析[J].中华风湿病学杂志,2005,9(10):605-608.

[10] AGRAWAL C S,BEHARI M,SHRIVASTAVA S,et al. The heart in polymyositis-dermatomyositis [J]. J Neurol,1989,236(4):249-250.

[11] 刘芳,蒲传强.多发性肌炎合并心脏损害的临床特点[J].临床神经病学杂志,2005,18(2):97-99.

[12] 薛静,周炜,于孟学,等.112例大动脉炎临床分析[J].临床内科杂志,2004,21(2):109-111.

[13] 蒋雄京,陈轶琨,吴海英,等.大动脉炎对心脏瓣膜的影响[J].中国循环杂志,1999,10(14):301-302.

[14] 谢敏,汪道文.大动脉炎累及心脏32例临床分析[J].临床内科杂志,2004,21(5):319-321.

[15] 赖晋智,徐东,张抒扬,等.结节性多动脉炎心血管病变特点[J].中华临床免疫和变态反应杂志,2013,7(3):248-253.

[16] 郭立琳,刘永太,田庄,等.变应性肉芽肿性血管炎心脏受累临床特点分析[J].临床心血管病杂志,2008,24(7):501-503.

[17] GURGUN C,ERCAN E,CEYHAN C,et at. Cardiovascular involvement in Behcet's disease [J]. Jpn Heart J,2002,43(4):389-398.

[18] MOGULKOC N,BURGESS M I,BISHOP P W. Intracardiac thrombus in Behçet's disease:a systematic review [J]. Chest, 2000,118(2):479-487.

[19] GUO X,TIAN Z,LIU Y,et al. Preoperative immunosuppressive therapy reduces paravalvular leakage after aortic valve surgery in patients with aortic regurgitation attributable to Behçet's disease [J].Clin Exp Rheumatol.2016,34(6 Suppl 102):S26-S33.

妊娠期心血管疾病的处理

妊娠合并心血管疾病的发病率为1%~4%,是导致孕产妇死亡的主要原因之一[1]。如何让罹患心脏疾病的女性顺利度过妊娠期和产褥期,保证母儿生命安全和健康,是心血管医生和产科医生共同面临的临床课题。2018年欧洲心脏病学会(ESC)推出了新版的《妊娠期心血管疾病管理指南》,新指南在妊娠风险评估、妊娠心血管疾病诊断及处理、抗凝药物应用等方面做了重要的更新,对临床实践具有重要的指导作用。本文结合2018年ESC指南和2016年中华医学会妇产科学分会《妊娠合并心脏病的诊治专家共识》[2]对妊娠期心血管疾病的临床处理进行系统的阐述。

一、妊娠前咨询与风险评估

妊娠期合并的心血管疾病种类繁多,从不合并有心脏结构异常的期前收缩,到伴随严重临床症状的重度肺动脉高压,其妊娠风险相差极大。2018年ESC指南建议,按照改良的世界卫生组织心脏病患者妊娠风险分级(mWHO)对所有合并有心血管疾病的育龄期女性进行妊娠前风险评估。与既往相比,危险分层更为细化,给出建议更为直观明确,更具有临床实用性。mWHO Ⅰ级为低危患者,未发现孕妇死亡风险增加,母体心血管事件发生率低(2.5%~5.0%),可以妊娠;mWHO Ⅱ级为中危患者,孕妇死亡风险轻度增加,母体心血管事件发生率为5.7%~10.5%,可根据具体情况考虑妊娠;mWHO Ⅲ级为高危患者,孕妇死亡风险显著增加,母体心血管事件发生率为19.0%~27.0%;mWHO Ⅳ级为极高危患者,孕妇病死率高,母体心血管事件发生率高达40.0%~100.0%,一旦妊娠应考虑终止妊娠。其中mWHO Ⅲ~Ⅳ级的患者妊娠期及分娩期应就诊于具备产科和心脏科的医疗中心,并增加妊娠期产检次数。ESC指南里将任何原因导致的肺动脉高压均属于极高危的mWHO Ⅳ。一旦妊娠,均应讨论终止妊娠。而2016年中华医学会妇产科学分会制定的《妊娠合并心脏病的诊治专家共识》在参考WHO心脏病女性妊娠风险分级的基础上,结合我国育龄期女性心血管病特点及国情,将心脏病妊娠风险分为5级。共识将任何原因导致的肺动脉压力轻度增高(<50mmHg)列为Ⅲ级(孕妇死亡率中度增加或母儿并发症重度增加),将中度增高(50~80mmHg)列为Ⅳ级(孕妇死亡率明显增加或母儿并发症重度增加;需要专家咨询;如果继续妊娠,需告知风险;需要产科和心脏科专家在妊娠期、分娩期、产褥期严密监护母儿情况)。共识将重度肺动脉高压(>80mmHg)列为Ⅴ级(极高的孕妇死亡率和严重的母儿并发症)属为妊娠禁忌,如果妊娠,需讨论终止妊娠问题。

妊娠合并心血管疾病的风险评估和孕期管理涉及产科、心血管内科、心胸血管外科、麻醉科、新生儿科等多个学科,往往需要多学科的密切协作。新版的ESC指南首次提出了妊娠心脏团队(pregnancy heart team)的概念。建议中度或高度妊娠风险的心血管疾病女性(即mWHO Ⅱ~Ⅲ级、Ⅲ级、Ⅳ级)应在具有丰富处理经验的多学科团队组成的诊治中心进行妊娠前咨询,以及妊娠期和分娩期管理。妊娠心脏团队的最低要求由心脏病专家、产科医生和麻醉医生组成,他们都具备心脏病女性高危妊娠管理方面的相关经验。除此之外,视患者具体情况还可能涉及其他学科专家,包括遗传学家、心胸外科医师、儿科心脏病专家、胎儿医学专家、新生儿专家、血液学专家、护理专家、肺科专家等。妊娠心脏团队设在同时具备产科和心脏内外科的医疗中心,除承担本院工作外,还应同时负责其他医院的会诊工作。

二、妊娠合并不同心血管疾病的管理

妊娠合并的心血管疾病包括先天性心脏病、主动脉疾病、瓣膜性心脏病、冠状动脉疾病、心肌病、心律失常、高血压及静脉血栓栓塞症等各种类型的心血管疾病。围生期心肌病(PPCM)和妊娠期高血压属于妊娠期特有的心血管疾病。

(一)先天性心脏病/肺动脉高压

妊娠合并心脏病患者中,先天性心脏病约占 2/3,肺动脉高压约占 5%[3,4]。大多数先天性心脏病患者可以很好地耐受妊娠。妊娠风险主要取决于心脏缺陷的类型、心室功能、心功能分级以及发绀程度等。妊娠期先天性心脏病母亲的心血管并发症发生率<10%,且常见于复杂性先天性心脏病。多数先天性心脏病女性在妊娠前即可确诊,因此有机会获得充分的妊娠前风险评估。

肺动脉高压常由多种原因引起,是指在海平面静息状态下,右心导管检测肺动脉平均压≥25mmHg。妊娠合并肺动脉高压即属于高危妊娠。对于肺动脉高压患者,目前并无安全的肺动脉压力切点值来指导妊娠[5]。即便有新的靶向治疗药物及多学科协作管理,孕产妇病死率仍然高达 16%~30%[5,6],尤以产后风险最高。死亡高危因素包括重度肺动脉高压、住院时间晚、全身麻醉,死亡原因主要为肺动脉高压危象、肺栓塞、右心衰竭[7]。因此,2018 年版指南建议肺动脉高压患者应避免妊娠,一旦发现妊娠,应尽早终止妊娠。国内文献报道认为轻度肺动脉高压患者预后较好,而重度肺动脉高压患者病死率极高,应严格避孕,一旦妊娠,应尽快终止。妊娠合并肺动脉高压的患者应由包含肺动脉高压专家在内的心脏 - 产科团队给予多学科管理,针对患者的具体情况,制定个体化治疗方案,增加随访次数,妊娠晚期应至少每周检查 1 次,且每次就诊均需要充分评估病情,包括血氧饱和度、右心功能等。对于有症状患者需要卧床休息,并避免其他危险因素,如乘坐飞机等。

妊娠合并先天性心脏病有以下情况者不建议妊娠:①右心室体循环患者如心功能分级 NYHA Ⅲ/Ⅳ级、心功能不全(LVEF< 40%)或重度三尖瓣反流;②有症状的 Ebstein 畸形患者,合并血氧饱和度 <85% 和 / 或心力衰竭;③Fontan 循环患者,合并血氧饱和度 <85%、心室功能下降、中重度房室反流、难治性心律失常或蛋白丢失性肠病。

妊娠合并肺动脉高压患者不建议妊娠。推荐应用右心导管检查以明确肺动脉高压的诊断,在妊娠期进行右心导管检查需严格遵循适应证、选择恰当的时机,以及对胎儿充分防护。对于慢性血栓栓塞性肺动脉高压的孕妇,建议使用治疗剂量的低分子肝素(LMWH)抗凝治疗。正在接受靶向治疗的肺动脉高压患者,应考虑停用胚胎毒性药物,但要充分考虑停药风险。未经治疗的肺动脉高压孕妇,应考虑在妊娠期启动治疗。

(二)主动脉疾病

主动脉疾病患者妊娠属于高危妊娠,尽管罕见,但是病死率高[8,9],危险因素包括高血压、高龄妊娠等。妊娠期,孕妇的血流动力学及激素水平发生改变,增加主动脉夹层发生风险,常发生于妊娠晚期(50%)和产后早期(33%)[10]。主动脉疾病(主动脉瘤和主动脉夹层)常与遗传因素异常相关,包括遗传相关的胸主动脉疾病(HTAD)、马方综合征、Loeys Dietz 综合征、Ehlers-Danlos 综合征等。对于有家族史的女性,应在孕前对主动脉进行全面评估。尽管有些马方综合征患者的主动脉直径 <40mm,仍有 1% 的风险发生主动脉夹层[11,12]。

主动脉疾病患者,在妊娠前应全面咨询主动脉夹层的风险。以下情况不建议妊娠:①有主动脉夹层的患者;②主动脉严重扩张(马方综合征患者主动脉直径 >45mm、二叶形主动脉瓣畸形患者 >50mm 或 >27mm/m² BSA、性腺发育不全(特纳综合征)患者 ASI>25mm/m² BSA);③所有血管型 Ehlers-Danlos 综合征患者。有遗传性主动脉综合征或既往主动脉疾病的患者,建议妊娠前行全主动脉 CT 或 MRI 检查。二叶式主动脉瓣畸形的患者,建议妊娠前主动脉的影像学检查需包含有升主动脉段。有主动脉扩张、夹层病史或基因检测提示有主动脉夹层倾向并已妊娠的患者,应严格控制血压。升主动脉扩张的患者,建议妊娠期每 4~12 周行超声心动图检查并于产后 6 个月复查。对于所有合并主动脉扩张或有主动脉夹层病史的孕妇,建议在经验丰富、具备开展心脏手术条件的医疗中心分娩。升主动脉内径 <40mm 的患者,建议经阴道分娩;而升主动脉内径 >45mm 或既往有主动脉夹层病史的患者,建议剖宫产术。主动脉内径 >45mm 且增长迅速的患者,可考虑妊娠期行预防性手术治疗。若胎儿可存活,可考虑在妊娠期心脏手术前分娩。对于主动脉内径 40~45mm 的患者,应考虑硬膜外麻醉镇痛下经阴分娩,尽量缩短第二产程;也可以考虑剖宫产术。对于合并主动脉疾病的患者,分娩时不建议用麦角新碱。

(三)瓣膜性心脏病

育龄期女性的瓣膜病通常由风湿性心脏病引起,包括瓣膜狭窄和关闭不全等,进而导致心功能不全、心律失常、肺动脉高压等一系列问题,使孕妇面临妊娠风险。妊娠期的血流动力学变化使得瓣膜狭窄比瓣膜关闭不全的妊娠风险更高。此外,妊娠期凝血机制的改变会使有瓣膜置换或修复的孕妇在妊娠期出现一些特殊的问题,其抗凝管理是重点[13,14]。

所有已知或可疑瓣膜性心脏疾病的孕妇应行产前评估(包括超声心动图)。二尖瓣狭窄的患者如有症状或合并有肺动脉高压,应限制其活动量,并推荐服用选择性 β₁ 受体阻滞剂。在已应用 β 受体阻滞剂的前提下,如患者仍有充血心衰症状时推荐使用利尿剂。瓣口面积 <1.0cm² 时,应先干预,再考虑妊娠。对于合并有房颤、左房血栓或既往有血栓栓塞病史的患者,建议使用治疗剂量的抗凝剂,包括肝素或维生素 K 拮抗剂。瓣口面积 <1.5cm² 时,也可考虑干预后再妊娠。ESC 指南对于症状重、药物治疗后肺动脉压仍 >50mmHg 的患者推荐考虑行经皮二尖瓣分离术。而在国内有经验的心脏中心,经皮二尖瓣球囊扩张能有效增加中重度二尖瓣狭窄患者的瓣口面积,而避免了外科开胸手术[15]。

主动脉瓣严重狭窄的患者出现下列情形之一时应在妊娠前干预,包括:有症状、左心室功能不全(LVEF<50%)、运动试验过程中出现症状。对于静息状态下无症状的主动脉瓣重度狭窄患者,如果在运动试验过程中出现血压降低,也应考虑妊娠前干预。症状严重的主动脉瓣严重狭窄患者,如已妊娠,可考虑在妊娠期行经皮球囊主动脉瓣成形术。

二尖瓣或主动脉瓣重度反流患者,如出现心室功能下降或心室扩大症状,应在妊娠前行外科手术治疗。如在妊娠期出现症状,则建议药物治疗。

心脏机械瓣置换术后孕妇的抗凝管理在 2018 年的指南中有较大的更新。根据孕前达到治疗目标所服用维生素 K 拮抗剂(VKA)的剂量,分为高剂量 VKA(华法林 >5mg/d、苯丙香豆素 >3mg/d 或醋硝香豆素 >2mg/d)和低剂量 VKA(华法林 <5mg/d、苯丙香豆素 <3mg/d 或醋硝香豆素 <2mg/d)两种情况。孕前服用高剂量 VKA 的患者,妊娠前 12 周更换为普通肝素(UFH)(监测 APTT≥参考值 2 倍)或低分子肝素(LMWH),12~36 周服用 VKA;孕前服用低剂量 VKA 的患者,妊娠后继续服用至 36 周。在妊娠 36 周时停服 VKA,并开始使用 UFH

（监测 APTT≥参考值 2 倍）或 LMWH（目标剂量：给药 4~6 小时抗 Xa 因子水平为 0.8~1.2U/L）。计划分娩前至少 36 小时更换为 UFH（监测 APTT≥参考值 2 倍）替代 LMWH，UFH 应持续使用至分娩前 4~6 小时，若分娩后无出血，产后 4~6 小时恢复使用 UFH。如果分娩发动时正在口服 VKA，或者停服 VKA 时间 <2 周，建议选择剖宫产术。

对于使用 LMWH 或 UFH 的孕妇，应每周监测抗 Xa 因子水平及 APTT 水平。对于服用 VKA 的孕妇，应每周或每 2 周监测 INR。对于使用 LMWH 的孕妇，LMWH 的目标剂量为：用药 4~6 小时后抗 Xa 因子水平达到 0.8~1.2U/L（主动脉瓣置换术后）或 1.0~1.2U/ml（二尖瓣或右心系统瓣膜置换术后）。

（四）冠状动脉疾病（CAD）

育龄期女性 CAD 的发病率仍不清楚[15]，尽管妊娠合并急性心肌梗死 / 急性冠脉综合征非常罕见（1.7/10 万 ~6.2/10 万）[16-18]，但 CAD 仍占母亲心血管病死亡的 20%[19]。与同年龄非妊娠女性相比，妊娠增加了急性心肌梗死发生风险（3~4 倍），其危险因素包括吸烟、妊娠年龄、高血压、糖尿病、肥胖、血脂异常、子痫前期、多胎妊娠、输血、产后出血、血栓、产后感染。妊娠 CAD 的病因学与普通人群 CAD 不同，多数与动脉粥样硬化关系不大，主要包括妊娠相关性自发冠状动脉夹层（P-SCAD）（43%）、冠脉造影正常的 CAD（18%）以及冠状动脉血栓形成（17%）。P-SCAD 导致的 AMI 最常见于妊娠晚期或产后早期，主要累及左侧冠状动脉，有时也可累及多支血管。P-SCAD 的潜在诱因包括雌、孕激素水平的变化导致冠状动脉血管结构改变、结缔组织病或肌纤维不良以及冠状动脉血管剪切力的增加等。

妊娠合并急性冠脉综合征的诊断需要心电图、超声心动图、血清肌钙蛋白检测；主要的鉴别诊断包括肺栓塞、主动脉夹层和子痫前期；并发症包括心源性休克 / 心力衰竭（38%）、心律失常（12%）、复发性心绞痛 / 急性心肌梗死（20%）、孕产妇死亡（7%）和胎儿死亡（7%）。妊娠期需要包括急诊科、产科和心脏科医生等多学科协作管理。AMI 指南推荐的药物治疗中，低剂量阿司匹林是安全的，且效果较好；但是 P2Y12 受体抑制剂的胎儿安全性信息很少，氯吡格雷仅在十分必要时短时间使用；重组组织纤溶酶原激活物不经过胎盘，但有导致胎盘下出血的风险。

当孕妇发作胸痛时，应查 ECG 及血清肌钙蛋白水平。妊娠期 ST 段抬高型心肌梗死的再灌注治疗首选介入治疗。对于高危的非 ST 段抬高型急性冠脉综合征患者，应考虑有创治疗。对于低危的非 ST 段抬高急性冠脉综合征患者，以保守治疗为主。急性心肌梗死后，随访时间至少 3 个月。不建议服用抗血小板药物的患者进行母乳喂养。

（五）心肌病和心力衰竭

妊娠相关心肌病的病因包括获得性疾病和遗传性疾病，如扩张型心肌病（DCM）、围生期心肌病（PPCM）、中毒性心肌病、肥厚型心肌病、应激性心肌病等[20]。虽然少见，但可能在孕期产生严重并发症。

围生期心肌病（PPCM）表现为继发于左心室收缩功能受损的心力衰竭，发生于妊娠末期和产后早期，多于产后确诊。PPCM 确切病因尚不明确，经产妇、非洲裔、吸烟、糖尿病、子痫前期、营养不良、高龄和青少年妊娠是 PPCM 的主要危险因素[21]。需鉴别和排除其他原因导致的心衰。超声心动图为首选的检查方法，左心室腔不一定扩大，但通常 LVEF<45%。初始 LVEF<30%、左心室显著增大（LEVDd≥6.0cm）以及右心室受累患者预后不佳。PPCM 孕产妇病死率为 2%~24%，在 EF 值恢复至 50%~55% 前，应避免再次妊娠。

大部分扩张型心肌病孕妇在妊娠前已确诊，但如果在妊娠期间新出现扩张型心肌病，则与 PPCM 鉴别十分困难。既往已患 DCM 的患者难以耐受妊娠,有可能导致左室功能显著下降。高危因素包括 EF<20%、二尖瓣关闭不全、右室衰竭、房颤和 / 或低血压。由于心室功能不可逆恶化、孕产妇死亡和胎儿丢失风险很高,因此,所有计划怀孕的 DCM 患者妊娠前均需要咨询专科医生,进行多学科的风险评估和指导。妊娠前管理包括调整目前治疗药物以避免对胎儿产生不良影响,密切监测患者临床症状和超声心动图。血管紧张素转换酶(ACE)抑制剂、血管紧张素受体阻滞剂(ARBS)、沙库巴曲缬沙坦(ARNISI)、醛固酮受体拮抗剂(MRAS)及伊伐布雷定均为禁忌,需在妊娠前停用,并进行密切的临床和超声心动图监测。β 受体阻滞剂可继续使用,但应更换为选择性 β₁ 受体阻滞剂。若 EF 下降,需重新考虑妊娠的安全性。若孕早期偶然服用禁忌药物,应当立即停药并密切监测母体及胎儿超声。

合并 DCM 或 PPCM 的患者,妊娠期及产后心衰(HF)的管理取决于临床实践。如发生急性 / 亚急性 HF 和心源性休克,需采用急性 HF 和心源性休克管理指南。急性 / 亚急性 HF 患者应避免使用胎儿毒性药物(ACEI、ARBs、ARNIs、MRAs 及阿替洛尔)。由于可导致血容量减少,袢利尿剂或噻嗪类利尿剂仅在 HF 伴肺淤血时使用。α 受体阻滞剂和硝酸盐在妊娠期间使用似乎是安全的,但仅在高血压、严重左室功能障碍和 / 或失代偿性 HF 的情况下使用。β 受体阻滞剂初次使用时,应谨慎并逐渐滴定至最大可耐受剂量。静息心率高是 PPCM 不良结局的预测因素,若患者处于非妊娠状态或不在哺乳期,可使用伊伐布雷定治疗。血流动力学不稳定和心源性休克的患者,应考虑在机械循环支持下尽早行剖宫产结束妊娠。PPCM 患者对 β 肾上腺素能激动剂的毒性作用敏感,应尽可能避免使用,推荐应用左西孟旦。

在标准 HF 治疗中加入溴隐亭,可以促进左室功能恢复及改善急性重症 PPCM 患者的临床结局。溴隐亭(2.5mg,每日 1 次)持续 1 周可用于无并发症的患者,若患者 EF<25% 和 / 或伴心源性休克,可考虑延长治疗(2.5mg,每日 2 次,持续 2 周;之后接着给予 2.5mg,每日 1 次,持续 6 周)。溴隐亭治疗过程中,需联用至少预防剂量的肝素(LMWH 或 UFH)。

由于患者在接受最佳 HF 药物治疗后,其左室功能多可完全恢复至正常,因此不推荐患者一经诊断 PPCM 或 DCM 时就放置 ICD。可穿戴式除颤器(WCD)可于诊断后的前 3~6 个月预防心脏性猝死,尤其是对 EF<35% 的患者,为左室功能恢复提供时间[22]。最佳内科药物治疗后,患者左室功能障碍在确诊后 6~12 个月仍未恢复,推荐植入 ICD 或行心脏再同步治疗(LBBB 患者且 QRS 时限 >130ms)。

血流动力学不稳定或晚期心 HF 的女性,不论妊娠阶段,均需要紧急分娩。推荐椎管内麻醉下行剖宫产手术。为预防血压突然下降或容量改变,也可选用硬膜外麻醉,但需由专业麻醉团队进行且缓慢谨慎滴定剂量。稳定充血性 HF 患者推荐于脊髓 / 硬膜外麻醉下经阴道分娩。不推荐 HFrEF 的患者(如 NYHA Ⅲ/Ⅳ级)进行母乳喂养。停止泌乳可减少代谢需求,保证早期优化 HF 治疗。

妊娠合并肥厚型心肌病(HCM)的发生率 <1∶1 000,此类患者通常可以较好地耐受妊娠,荟萃分析显示孕产妇死亡率为 0.5%[23]。妊娠前即有症状或合并高危因素(包括舒张功能不全、严重的左室流出道梗阻和心律失常)的女性风险增加。若患者既往已经开始服用 β 受体阻滞剂,则应继续服用。当患者不耐受 β 受体阻滞剂时,维拉帕米可用于控制新出现的症状和房颤时的心室率。抑制室性心律失常,但需要监测胎儿房室传导阻滞的发生。患者不耐受持续性房颤时,可考虑电复律。推荐合并房颤的 HCM 患者进行抗凝治疗。患者往往不能耐受低血容量。心脏性猝死幸存者或有猝死家族史的患者出现心悸或者晕厥先兆症状时需立即进行检查,有适应证时可植入 ICD。低危患者可自发分娩和经阴道分娩。伴左室

流出道严重狭窄、服用 OACs 时出现早产或严重心衰的患者需行剖宫产。对伴左室流出道严重狭窄的患者行硬膜外麻醉和脊髓麻醉时需特别谨慎,因其可能导致低血容量,尤其应避免单次注射脊髓麻醉。

(六)心律失常

快速性心律失常,特别是房颤(AF),可于孕期首次表现并逐渐频繁发作,尤其是在高龄或既往有先天性心脏病的孕妇。除了期前收缩外,AF(27/10 万)和阵发性室上性心动过速(PSVT)(22/10 万 ~24/10 万)是最常见的是心律失常[24]。PSVT 的症状性表现严重,但通常是良性的,药物可以有效治疗。孕期危及生命的 VT 和 VF 及缓慢性心律失常和传导障碍非常罕见。AF 与死亡风险增加相关(OR=13.13,95%CI 7.77~22.21,$P<0.000\ 1$)[25],快速心室反应可导致孕产妇和胎儿严重血流动力学紊乱,首选诊断和治疗潜在疾病。既往明确有症状性 SVT 或 VT 发作的患者,妊娠前可考虑行导管消融。患先天性 LQTS 的女性,产褥期发生心脏事件的风险较高。新发 VT 增加孕产妇发生 SCD 的风险,需要排除潜在的结构性心脏病。无潜在心脏病的患者,孕期出现缓慢性心律失常和传导障碍一般预后较好。

急性发作的 PSVT,首选刺激迷走神经反射的方法,如无效,静脉注射腺苷;血流动力学不稳定或预激综合征(WPW)合并房颤应立即电复律;静脉注射选择性 β_1 受体阻滞剂,可用于 PSVT 的急性转复;在心脏结构正常的血流动力学稳定的患者,可考虑应用伊布利特或氟卡尼转复 AF 和房扑(AFL)。在 PSVT 的长期管理中,推荐不合并预激综合征的患者口服选择性 β_1 受体阻滞剂或维拉帕米以减少心动过速发作,对于合并 WPW 的患者,推荐应用氟卡尼或普罗帕酮。AF 或房性心动过速(AT)的心室率控制,应用选择性 β_1 阻滞剂。如果房室结阻滞剂无效,应考虑氟卡尼、普罗帕酮或索他洛尔来预防 SVT、AT 和 AF。在有经验的中心,对于药物治疗无效或难以耐受的 SVT,应考虑在电解剖标测系统指导下进行导管消融治疗(IIa,C)。

急性发作的 VT,无论血流动力学稳定与否,如持续发作均应即刻电复律治疗。对于持续发作的、血流动力学稳定的单型性 VT(如特发性室速)的急性转复,应考虑静脉应用 β 受体阻滞剂、索他洛尔、氟卡尼、普鲁卡因胺或心室超速起搏。如果室性心律失常患者有 ICD 适应证,建议妊娠前植入(优选单腔),如果妊娠期间需要植入,建议应用超声心动图或电解剖标测系统指引,特别是当妊娠超过 8 周时。先天性长 QT 综合征(LQTS)或儿茶酚胺敏感性多形性室速(CPVT)患者妊娠期及产后均需应用非选择性 β 受体阻滞剂。对于伴有严重症状的特发性 VT,推荐 β 受体阻滞剂或维拉帕米用于预防发作,如无效,考虑应用氟卡尼或索他洛尔。在有经验的中心,对于药物治疗无效或难以耐受的室速,如无其他选择,可考虑在电解剖标测系统指导下进行导管消融治疗(IIb,C)。

缓慢性心律失常包括窦房结功能障碍和房室传导阻滞。罕见的窦性心动过缓病例可能与妊娠期仰卧位低血压综合征有关。症状性心动过缓可通过改变孕产妇体位(如左侧卧位)得到改善。持续性心动过缓,可植入临时起搏器。孕产妇孤立的先天性三度房室传导阻滞预后较好,特别是当逸搏心律呈窄 QRS 波形时。完全性心脏传导阻滞的孕产妇分娩时若一般状况稳定,不需要常规临时心室起搏,但症状性患者如有晕厥风险时可行心室起搏。

(七)妊娠期高血压

高血压是妊娠期最常见的并发症,发生率为 5%~10%,它是导致孕产妇、胎儿和新生儿发病和死亡的主要原因[26]。高血压产妇容易发生胎盘早剥、脑卒中、多器官衰竭和弥散性血管内凝血,而胎儿则存在胎儿宫内发育迟缓、早产或宫内死亡的风险。

妊娠期高血压定义为诊室(或院内)收缩压≥140mmHg 和 / 或舒张压≥90mmHg,并根据血压水平分为轻度高血压(140~159/90~109mmHg)和重度高血压(≥160/110mmHg)。妊娠期高血压包括了以下几种临床情况:①妊娠前已患高血压:妊娠前或妊娠 20 周前发现的高血压,通常会持续至产后 42 天以上,且可能和蛋白尿相关;②妊娠期高血压:妊娠 20 周后发生的高血压,血压通常在产后 42 天内恢复正常;③子痫前期:妊娠期高血压伴显著蛋白尿(>0.3g/24h 或尿白蛋白 / 肌酐≥30mg/mmol),常见于初次妊娠、多胎妊娠、葡萄胎、抗磷脂综合征、慢性高血压、肾脏病和糖尿病患者,可导致胎盘功能不全而造成胎儿宫内生长迟缓及早产,唯一有效的治疗方法是分娩;④妊娠前已患高血压合并妊娠期高血压伴蛋白尿;⑤未分类的高血压:妊娠 20 周后首次记录血压并诊断高血压,需分娩 42 天后再次评估。

对于存在子痫前期高度或中度发病风险的孕妇,指南推荐从孕 12 周开始口服阿司匹林(100~150mg,每日 1 次),直至妊娠 36~37 周[27]。子痫前期的高危因素包括下列任何一项:妊娠期高血压史、慢性肾病、自身免疫性疾病(如系统性红斑狼疮或抗磷脂综合征)、1 型或 2 型糖尿病、慢性高血压。子痫前期的中危因素包括以下任何一项:首次妊娠、年龄≥40 岁、妊娠间隔 10 年以上、首次就诊时 BMI≥35kg/m² 、子痫前期家族史、多胎妊娠。

妊娠期高血压的处理取决于血压水平、妊娠年龄以及母胎相关风险。2018 年 ESC 指南推荐,若持续血压监测≥150/95mmHg 或血压 >140/90mmHg 伴有相关临床状况时,需要开始药物治疗,这些状况包括妊娠期高血压(伴或不伴蛋白尿)、妊娠期前即患高血压合并妊娠期高血压、妊娠任何时间出现高血压伴亚临床器官损害或症状。而收缩压≥170mmHg 或舒张压≥110mmHg 被认为是非常危险的紧急状态,建议急诊入院治疗。

甲多巴、β 受体阻滞剂(主要是拉贝洛尔)和钙通道阻滞药,可作为妊娠期控制血压的选择药物。甲多巴是唯一一个临床试验证实妊娠期安全性的降压药物,但产后避免使用以免增加抑郁风险。β 受体阻滞剂较钙通道阻滞药降压作用弱且可引起胎儿心动过缓、生长迟缓及低血糖,因此,需谨慎选择降压药物类型及剂量,避免应用阿替洛尔。其他治疗方法控制血压效果不佳时,可考虑肼屈嗪。若出现肺水肿,则推荐静脉滴注硝酸甘油。禁忌使用 ACEI、ARBs 和醛固酮受体拮抗剂。控制体重也是重要的干预措施,指南建议妊娠前肥胖孕妇(BMI≥30kg/m²)孕期体重增加不超过 6.8kg。对于子痫前期患者,若出现视觉障碍或凝血障碍等并发症时应尽快分娩,无症状患者可于孕 37 周分娩。

(八)妊娠及产褥期静脉血栓栓塞症

静脉血栓栓塞症(VTE)包括肺栓塞(PE)和深静脉 / 静脉血栓形成(DVT),作为孕产妇的严重并发症之一,是导致妊娠相关死亡的重要原因。妊娠和产褥期 VTE 和 PE 发生率增加,分别为 0.05%~0.20% 及 0.03%[28]。产后即刻 VTE 发生风险最高,可至 0.5%,产后 6 周方可降至非孕期水平。每增加一个风险因素,VTE 的发生率增加 0.02%~0.05%。因此,所有女性孕前或孕早期都应评估 VTE 危险因素,识别低中高危人群并采取相应预防措施。

D- 二聚体、血管加压超声、CTPA 及肺通气灌注扫描等均可用于诊断 VTE。但 D- 二聚体水平在妊娠各期均生理性升高,因此妊娠期 D- 二聚体的阳性结果并不可靠,需要进一步的客观检查。阴性结果有助于排除诊断,但也有报道妊娠期 VTE 患者 D- 二聚体结果正常。高度疑诊 DVT 时,应行血管加压超声检查,结果异常即可进行抗凝治疗。若加压超声结果阴性,则应考虑磁共振静脉造影。当怀疑 PE 但所有检查均正常时,再进行低剂量 CT 肺血管造影。

首选低分子肝素(LMWH)用于妊娠期 VTE 的预防和治疗。对于 VTE 高危患者,建议根据体重调整 LMWH 的预防剂量。对于 VTE 患者,应根据孕期体重调整 LMWH 的治疗剂量。溶栓治疗仅用于伴有严重低血压或休克的患者。溶栓前应给予负荷量的 UFH,随后以起始 18U/(kg·h) 的速度持续静脉滴注,患者病情稳定后可换用 LMWH。

治疗性应用 LMWH 的妊娠妇女,应在孕 39 周计划分娩以避免完全抗凝导致的自发分娩。治疗性应用 LMWH 的高危妊娠妇女,至少应于临产前 36 小时将 LMWH 更换为 UFH 并于临产前 4~6 小时停止输注。标准化 APTT 在实施局麻时应恢复正常。对于治疗性应用 LMWH 的低危妊娠妇女或预防性应用 LMWH 的妊娠妇女,最后一剂 LMWH 后 24 小时可实施顺产或剖宫产。

妊娠期间不建议应用达比加群、利伐沙班等直接口服抗凝剂预防和治疗 VTE。

三、妊娠期与哺乳期的心血管治疗药物使用

目前关于女性妊娠期心血管用药尚没有统一的推荐建议。妊娠期应用药物前,应检查药物安全性数据。若无临床安全性数据,可检查补充数据或在网站(www.safefetus.com)上寻找临床前安全数据。不推荐仅根据 FDA 药物分类进行应用决策。

1. **抗凝剂**　VKA 与 LMWH 是妊娠期间最常使用的抗凝剂,各有利弊。VKA 口服给药,方便使用,但在妊娠早期有导致胚胎疾病和致畸风险。母亲服用 VKA 时还存在胎儿颅内出血的风险,因此服用 VKA 期间阴道分娩是禁忌的。目前孕期应用 LMWH 还未见不良反应报道。由于 LMWH 半衰期显著长于 UFH,因此在计划分娩前至少 36 小时应替换为 UFH,以减少分娩时出血风险。

不推荐孕妇使用利伐沙班、阿哌沙班、依度沙班和直接口服凝血酶抑制剂达比加群。磺达肝癸钠在孕期使用目前缺乏大型研究,如果存在对 LMWH 过敏或不良反应,可以考虑使用磺达肝癸钠。

2. **溶栓药物**　被认为是孕产期相对禁忌的药物,应该只用于高危严重低血压或休克的患者。出血风险主要来自产道,概率约为 8%。

3. **β 受体阻滞剂**　β 受体阻滞剂在妊娠期间使用通常是安全的,但可能与胎儿生长受限和低血糖有关。除 LQTS 导致的尖端扭转性室速患者外,首选选择性 $β_1$ 受体阻滞剂,如美托洛尔和比索洛尔。非选择性 β 受体阻滞剂如阿替洛尔与胎儿生长迟缓密切相关,应尽量避免使用。在 α/β 受体阻滞剂中,拉贝洛尔是治疗妊娠期间高血压的首选药物。

4. **肾素 - 血管紧张素 - 醛固酮系统抑制剂**　如 ACEI、ARB、ARNI 和醛固酮拮抗剂。ACEI 和 ARB 会导致胎儿畸形,禁止孕妇使用。这些建议和数据也适用于 ARNIs(sacubitril/val-sartan),因为它们含有 ARBs。怀孕期间不建议使用螺内酯。在动物研究中显示,依普利酮与高流产率相关,怀孕期间除非紧急情况,否则不推荐使用。

5. **钙通道阻滞剂(CCB)**　CCB 似乎不增加胎儿畸形。孕期使用 CCB,可能导致新生儿惊厥风险增加。地尔硫草在动物研究显示是致畸的,但人类数据非常有限;在怀孕期间必须充分考虑对胎儿的潜在风险后谨慎使用。已有数据显示,妊娠期间使用维拉帕米是相对安全的,可以作为孕妇控制 AF 心室率和治疗特发性 VT 的二线药物。

6. **他汀类药物**　他汀类药物不推荐用于在怀孕期或哺乳期女性治疗高脂血症,因为其不良反应尚未得到证实。

总之,伴有心血管疾病的女性在妊娠前应进行充分的妊娠风险评估。对于存在严重肺动脉高压等妊娠禁忌的患者,应建议其避免妊娠。合并重度二尖瓣狭窄等可纠正的心血管

疾病患者,最好在妊娠前进行外科治疗。高危孕产妇应在有经验的中心接受多学科诊治和监测,制定综合性治疗策略,并相应增加妊娠随访次数。治疗手段包括药物治疗、介入治疗和心脏外科手术,治疗方案的确定要充分考虑母亲和胎儿两方面因素。

(李松南　马长生)

参 考 文 献

[1] REGITZ-ZAGROSEK V,ROOS-HESSELINK J W,BAUERSACHS J,et al. 2018 ESC Guideline for the management of cardiovascular disease during pregnancy [J]. Eur Heart J,2018,39(34):3165-3241.

[2] 中华医学会妇产科学会产科学组. 妊娠合并心脏病的诊治专家共识(2016)[J]. 中华妇产科杂志,2016,51(6):401-409.

[3] ROOS-HESSELINK J W,RUYS T P,STEIN J I,et al. Outcome of pregnancy in patients with structural or ischaemic heart disease:Results of a registry of the European Society of Cardiology [J]. Eur Heart J,2013,34:657-665.

[4] LEES C,MARLOW N,ARABIN B,et al .Perinatal morbidity and mortality in early-onset fetal growth restriction:Cohort outcomes of the trial of randomized umbilical and fetal flow in Europe (TRUFFLE) [J]. Ultrasound Obstet Gynecol,2013,42:400-408.

[5] SLIWA K,VAN HAGEN I M,BUDTS W,et al. Pulmonary hypertension and pregnancy outcomes:Data from the Registry of Pregnancy and Cardiac Disease(ROPAC)of the European Society of Cardiology [J]. Eur J Heart Fail,2016,18:1119-1128.

[6] MANDALENAKIS Z,ROSENGREN A,SKOGLUND K,et al. Survivorship in children and young adults with congenital heart disease in Sweden [J]. JAMA Intern Med,2017,177:224-230.

[7] BEDARD E,DIMOPOULOS K,GATZOULIS M A. Has there been any progress made on pregnancy outcomes among women with pulmonary arterial hypertension? [J]. Eur Heart J,2009,30:256-265.

[8] SAWLANI N,SHROFF A,VIDOVICH M I. Aortic dissection and mortality associated with pregnancy in the United States[J]. J Am Coll Cardiol,2015,65:1600-1601.

[9] THALMANN M,SODECK G H,DOMANOVITS H,et al. Acute type a aortic dissection and pregnancy:A population-based study [J]. Eur J Cardiothorac Surg,2011,39:e159-e163.

[10] MANALO-ESTRELLA P,BARKER A E. Histopathologic findings in human aortic media associated with pregnancy [J]. Arch Pathol,1967,83:336-341.

[11] SMITH K,GROS B. Pregnancy-related acute aortic dissection in Marfan syndrome:A review of the literature [J]. Congenit Heart Dis,2017,12:251-260.

[12] PYERITZ R E. Maternal and fetal complications of pregnancy in the Marfan syndrome [J]. Am J Med,1981,71:784-790.

[13] ZUHLKE L,ENGEL M E,KARTHIKEYAN G,et al. Characteristics,complications,and gaps in evidence-based interventions in rheumatic heart disease:The Global Rheumatic Heart Disease Registry (the REMEDY study) [J]. Eur Heart J,2015,36:1115-1122a.

[14] VAN HAGEN I M,ROOS-HESSELINK J W,RUYS T P,et al. Pregnancy in women with a mechanical heart valve:Data of the European Society of Cardiology Registry of Pregnancy and Cardiac Disease(ROPAC) [J]. Circulation,2015,132:132-142.

[15] 杨冬,张伟静,张军,等. 妊娠期经皮二尖瓣球囊扩张术治疗中重度二尖瓣狭窄临床观察[J]. 中华实用诊断与治疗杂志,2017,31(2):151-152.

[16] PETITTI D B,SIDNEY S,QUESENBERRY C P Jr,et al. Incidence of stroke and myocardial infarction in women of reproductive age [J]. Stroke,1997,28:280-283.

[17] LADNER H E,DANIELSEN B,GILBERT W M. Acute myocardial infarction in pregnancy and the puerperium:A population-based study [J]. Obstet Gynecol,2005,105:480-484.

[18] JAMES A H,JAMISON M G,BISWAS M S,et al. Acute myocardial infarction in pregnancy:A United States population-based study [J]. Circulation,2006,113:1564-1571.

[19] BUSH N,NELSON-PIERCY C,SPARK P,et al . Myocardial infarction in pregnancy and postpartum in the UK [J]. Eur J Prev Cardiol,2013,20:12-20.

［20］SLIWA K,HILFIKER-KLEINER D,PETRIE M C,et al. Current state of knowledge on aetiology,diagnosis,management, and therapy of peripartum cardiomyopathy［J］. Eur J Heart Fail,2010,12:767-778.

［21］VAN SPAENDONCK-ZWARTS K Y,VAN TINTELEN J P,VAN VELDHUISEN D J,et al. Peripartum cardiomyopathy as a part of familial dilated cardiomyopathy［J］. Circulation,2010,121:2169-2175.

［22］DUNCKER D,KONIG T,HOHMANN S,et al. Avoiding untimely implantable cardioverter/defibrillator implantation by intensified heart failure therapy optimization supported by the wearable cardioverter/defibrillator-the PROLONG study［J］. J Am Heart Assoc,2017,6:e004512.

［23］TANAKA H,KAMIYA C,KATSURAGI S,et al. Cardiovascular events in pregnancy with hypertrophic cardiomyopathy［J］. Circ J,2014,78:2501-2506.

［24］VAIDYA V R,ARORA S,PATEL N,et al. Burden of arrhythmia in pregnancy［J］. Circulation,2017,135:619-621.

［25］KIRCHHOF P,BENUSSI S,KOTECHA D,et al. 2016 ESC guidelines for the management of atrial fibrillation developed in collaboration with EACTS［J］. Eur Heart J,2016,37:2893-2962.

［26］VILLAR J,CARROLI G,WOJDYLA D,et al. Preeclampsia,gestational hypertension and intrauterine growth restriction, related or independent conditions？［J］. Am J Obstet Gynecol,2006,194:921-931.

［27］ROLNIK D L,WRIGHT D,POON L C,et al . Aspirin versus placebo in pregnancies at high-risk for preterm preeclampsia［J］. N Engl J Med,2017,377:613-622.

［28］MENG K,HU X,PENG X. Incidence of venous thromboembolism during pregnancy and the puerperium:A systematic review and meta-analysis［J］. J Mater Fetal Neonatal Med,2015,28:245-253.

互联网与人工智能

一、互联网的起源与发展

1968年,互联网的雏形缘起于美国国防部高级研究计划局的《资源共享的电脑网络》计划,当时仅仅应用于专业技术群体。到20世纪80年代才因CBBS系统的诞生而进入"准平民时代",20世纪90年代问世的万维网和浏览器强强联手,让Internet风靡整个世界。

我国在1988年开始初探互联网技术时,同样只限于少数的研究机构。1994年中国互联网凭借一条64K的国际线路,才开启了与国际互联网全面连接的时代[1]。至此,我国的互联网建设蓬勃发展紧跟国际风潮,不断缩短与国际的差距。20世纪以传统页面浏览、社交网站为主流;21世纪迈入了移动互联网和微社交自媒体的时代。从带宽的模仿到3G的紧跟步伐,再到4G的迎头赶上,至今的5G国际领先,我国已成为互联网技术和产业中,全球最大的技术产出地之一,更是全球最大的技术消费国和产出国之一。

随着互联网的发展,随之而来的是世界性的以互联网技术为主的第三次工业革命,互联网完全渗入了日常生活和工业技术的每一个角落。电脑和网络成为继电视之后,人类花费在之上的时间最长的发明。21世纪新开端的工业4.0亦或是第四次工业革命,也依托于互联网衍生的物联网和人工智能等技术。人类真正地打开了全面联网的新时代大门。

二、互联网在医疗领域的进展

随着移动网络、云计算等技术的兴起,其不断加深在医疗中的应用。互联网医疗日趋成熟,由单一的线上咨询、预约挂号,延伸至线下线上结合等多方位的服务内容。互联网医疗已经服务于医护、患者、医院、企业、医政、保险等所有医疗相关对象,同时紧密的契合于院前、院内、院后的所有医疗环节[2]。互联网已成为医疗业务当中,不可或缺的技术手段和业务场景。其没有改变医疗的诊断和治疗的内涵,而是通过其自身特点,在时间、空间等方面延伸了医学和医疗的深度和广度,从而深刻的改变了医疗的外貌。我们从一些主流技术和业务场景的角度,简介互联网在医疗中的应用进展。

(一)当前的主要技术

云平台,即云计算。美国国家标准与技术研究院(NIST)将其定义为"云计算是一种模式,可以帮助网络、服务器、存储、应用程序等可配置的计算资源,通过最少的管理工作或服务提供商交互快速配合和发布"。在这一定义下,云计算的3个服务模型——软件即服务、平台即服务、基础设施即服务——被广泛应用于医疗信息化相关的服务中[2]。如基础设施即服务(IaaS)这一模型中,医院可通过虚拟服务器、虚拟桌面等方式,利用云平台,将分散的各类前置服务器等设施进行整合和统一管理。

大数据指需要新处理模式才能具有更强的实际应用价值的海量、高增长率和多样化的信息资产。在医疗数据爆炸的今天,医疗大数据正在逐步地囊括一个自然人的所有数据,包括其健康的身体体征及疾病诊疗的相关数据,也包含了整个区域的所有人群的相关数据。

但当今大数据的价值内涵早已超越了"数据的存储和整合"这一基础概念,而在于通过更新的处理模型,挖掘到医疗数据内蕴藏的价值、对现状的剖析及对未来的指导意义。在医疗中体现在,医院行政可以通过分析日常运营的大数据对医院运营成本进行精细化管理[3]。Ginsberg[4]通过汇总搜索引擎中庞大的关键词搜索量,建立的流感流行模型,与当地流感疫情流行几乎吻合。

物联网即"万物相连的互联网",是互联网基础上的延伸和扩展,将各种信息传感设备与互联网结合起来而形成的一个巨大网络,实现人、机、物的互联互通。这一特点非常适应医院严谨、规范、科学的医疗物品管理体系。在我国,医院物资管理的模式,正在转变为基于物联网的信息化模式[5]。这依赖于 RFID 技术、ZigBee 等技术为医院内的所有物资进行标记,从而完成医疗器械、耗材、设备甚至人员的状态、定点、交互等等管理。

人工智能,同样是当前互联网时代最有潜力,也最具影响力的技术宠儿。其不但可以独立运作,更加可以联合云平台和大数据挖掘等互联网技术协同运作,让不同互联网技术的落地执行,有了"非人工"的执行人。具体内容我们将在下文详细论述。

(二)互联网给医疗流程带来的改变

在不知不觉间,医疗相关人员已习惯了很多的互联网对诊疗流程的改造,并迅速地适应了其中大部分。而更新的技术和模式,仍在不断改善着医疗流程的方方面面。

1. **院前咨询和预约挂号方面**　20 年前,院前咨询和预约挂号往往通过电话来实现。自互联网深入百姓家后,通过医院网页来进行院前咨询和预约挂号已成为常态。当 4G 成为智能手机标配之后,基于社交平台、APP、小程序的轻问诊和预约挂号,被各大医院及互联网企业广泛应用。国内部分医院甚至已经开展全部门诊分时段预约的模式[6]。患者在家打开手机,即可与某一疾病的专家进行咨询和问诊,继而预约该专家的门诊,进行异地就医。这一移动医疗的理念,从一定程度上改善了我国医疗资源不平衡的现状,给患者和医生双方更多选择权,在提高效率和方便就医方面效果显著。

2. **院内核心诊疗业务方面**　HIS、PACS 等脱胎于传统互联网的院内信息化系统,已成为国内医院的标准配置,深入到医护工作的每个环节。更不用说手持 PAD 等移动查房系统,已让医护的每个诊疗动作都由网络化载体承载。而随着更多新设备和新概念的产生,院内诊疗流程在很多环节上也日趋互联网化。如以 SaaS 为基础的数字化基本体征检查设备,对体温、心率、血压基本体征进行数字化上传和管理,极大地简便且规范了护理工作;以物联网为基础的血液制品管理体系,以每单位血液制品为对象进行全流程的识别和管理,保证了医院内的血液用品安全和规范,更延伸到某一地区的血液制品的高效分配和管理,为越来越稀缺的血液资源提供了良好的互联网化支持[7]。

3. **院内非核心服务业务方面**　基于互联网的分诊、导航、支付、检验检查的预约和报告领取等系统相继亮相,在医院非核心的服务业务上,改善着患者就医体验。患者从踏入门诊开始,可以通过智能分诊系统,输入自己的症状和主诉,从而得知自己需要就诊的科室;在自助挂号机上挂号或者打开手机预约一个专家号;再通过医院官方的自媒体平台,进行室内虚拟场景导航;移动支付 30 秒即可完成;需要预约的大型检查,可以扫码排队预约;领取检查报告可以登录医院官网或者公众号,在家就可以知道自己的检查结果。对于广大的门诊患者,互联网让患者在医院就医时的体验更加快速和便捷,既提升了患者的满意度,也控制了医院的运营成本。

4. **院后教育、随访和管理方面**　以 SaaS、APP、可穿戴设备为基础的随访和管理系统,为家庭医生和基层医生提供了优化的慢性病院外管理体系。美国 Welldoc 糖尿病管家通过了美国食品药品监督管理局的审核,通过上述模式辅助医生对糖尿病患者进行管理,急诊次数和住院率较之前下降了 50%[8]。互联网技术让院后的这些繁复的长期管理工作,能够无需面对面的沟通就完成,减少了医护的工作量,改善了患者的长期预后。

5. 院间诊疗方面 近几年,医联体和分级诊疗已作为国家医疗改革的重点,不断深化。在互联网的加持之下,首先打破的医院数据孤岛的问题,医院间通过专有网络和防火墙技术互联互通,在保证了医疗数据隐私性的同时,加快了患者数据的交互和传递。患者在医联体内部转诊,无需携带病历复印件,接诊医院就可通过内部服务器调阅既往病历。更加成熟的是远程会转诊的技术方案,依托互联网的云平台,即可完成音视频、影像资料的传递,做线上的会转诊。据统计,截至 2018 年 2 月,全国 22 个省、市、自治区建立了省级远程医疗平台,覆盖 1.3 万家医疗机构。仅 2017 年,开展的远程会诊等服务总例次超过 6 000 万,甚至于依托手术机器人,完成远程手术治疗。

6. 互联网医院 当上述医疗内容都可以在线上完成时,互联网医院的概念营运而生。自 2018 年国家出台互联网医疗相关政策以后,各地也纷纷出台地方性政策,规范互联网医院建设和行为[9]。其中以宁夏回族自治区银川市以先试先行的方式开展得最早,互联网医院分布密度最高。根据国家规定,互联网医院仅对常见病和慢性病的复诊做诊疗行为。互联网医院可以为这些患者提供在线问诊、电子处方和药品配送,满足了慢性病患者足不出户即可定期取药、定期复诊的需求[10]。

三、互联网在心血管方面的进展

(一) 远程心电与可穿戴/植入设备

可穿戴/植入设备与远程心电管理中心相辅相成,两者均依托互联网技术,设备组成了患者端的信息采集体系,远程管理中心搭建了医护端的管理和处置平台。二者的发展在互联网进入快速发展期,特别是蓝牙、4G、WIFI 等技术之后,变得更加成熟、高效。武汉亚洲心脏病医院于 2006 年在全国首先施行了 12 导远程心电网络监测系统。

在冠心病的心电图应用中,Verbeek 等[11]研究表明,单凭一份院前 12 导联心电图会漏诊 15.4% 的 ST 段抬高型急性心肌梗死(STEMI)患者,院前实时传输两份不同时间的 12 导联心电图可减少 9.2% 的漏诊率。近年来,相关文献表明,将远程心电监测贯穿于心肌梗死患者的心脏康复过程有重大意义[12]。

远程心电监护也给慢性心力衰竭带了新的变化,其可以显著减少慢性心衰患者的病死率、再住院率和急性心血管事件发生率[13]。

心脏起搏器是最为常见的有创植入设备。患者在佩戴此类设备后,往往有大量实时性的自我感受和临床事件需要与专业人员通报和沟通,而植入具有远程监测功能的 CRT 来治疗慢性心衰的患者,医生通过网络和监测系统的信息及时了解患者心电事件及起搏器工作状况,甚至心功能改变,并给予及时的指导,从而减少不必要的门诊随访和程控,更能及早发现异常事件从而及时干预,评估药物及 CRT 的治疗效果,提高患者生存质量[14]。

TRUST 研究发现,远程监测能够更早地帮助医生发现起搏器系统相关事件,减少因系统问题而产生的临床后果。同时,远程监测也能及早发现心房颤动、室上性心动过速等心律失常。COMPAS 研究、ALTITUDE 研究和 INTIME 研究则发现,远程监测能够减少患者的住院率和死亡率。

非植入式的可穿戴设备在心率和血压监测上已有了多年发展。心率监控设备被广泛应用于体育行业和健康促进行业。甚至于美国苹果公司推出的智能个人手表 Apple watch 的配件 KardiaBand,已通过美国食品药品监督管理委员会正式批准为医疗设备。克利夫兰诊所研究团队在研究中指出,KardiaBand 便携式心电图技术以 93% 的敏感度和 84% 的特异性准确地识别出房颤与正常窦性心律。当医生检查应用程序给出心电图记录时,敏感度上升到 99%[15]。

(二) 互联网 + 胸痛中心及胸痛急救网络

胸痛中心能够通过远程网络技术,协调区域内多机构、多学科、多部门进行快速的风险评估、远程指导和诊断治疗,从而有效地减少胸痛的死亡率和致残率。

我国胸痛中心的建设从 2010 年的《胸痛中心建设中国专家共识》及 2013 年的第一部《中国胸痛中心认证标准》起,就一直在信息化和互联网化的方向快速发展。与胸痛中心息息相关的院内外急救体系的信息化建设,也随之共同发展进步。

以天津市胸科医院为例,其构建的急性胸痛救治体系,在远程网络的基础上,远程心电监控系统和管理体系完整覆盖院前、院内和院后三个阶段,打通了监护、急救 120、院内急救、院后自我管理的信息交互。

四、人工智能简介

(一) 人工智能的起源与发展

1956 年夏天,AI 的概念在美国的一次学术会议上被首次提出,并被定义为"运用科学与工程学创造智能机器",从此 AI 诞生并被关注。AI 的研究可以理解为通过智能的机器,延伸和增强人类在改造自然、治理社会的各项任务中的能力和效率。

从理论基础来看,AI 的发展大致可以分为两个阶段。第一阶段是从 20 世纪 50 年代到 20 世纪 80 年代,以数理逻辑和符号推理为主,代表作是"专家系统"。通过引入某个专业领域某一个或者多个专家的知识,再经过推理逻辑,模仿专家完成既定的任务。当时的状况是计算机的计算力虽然比传统人工有了很大提升,但依然很有限,它经由研究人员手动编制一系列规则,形成知识库,然后通过符号推理形式,阐述最后结果。这一方式对于非典型情况、例外情况捉襟见肘,这些缺点最终导致数理逻辑和符号推理理论走向没落。

第二阶段从 20 世纪 90 年代至今,以概率统计的建模、学习和计算为主。在此阶段,AI 分化成了六大领域:计算机视觉、自然语言理解、认知科学、机器人学、博弈伦理、机器学习(machine learning,ML)。其中前五个领域属于各层面的问题领域,ML 为拟合、获取知识的方法领域。ML 是一系列可以通过任务处理过程累积经验,并通过经验数据调整参数、提高效能的算法。根据训练样本的不同,ML 可以分为无监督学习和监督学习。在无监督学习中,每个样本只有特征向量,没有标签,无监督学习发掘数据的隐藏特征并进行聚类分析。因此,无监督学习可以揭示人不易察觉的新机制,可能会有意外收获。在监督学习中,输入的训练数据由特征和标签两部分组成,机器通过分析得到两者之间的关系,即建立了模型,当有特征而无标签的数据输入到建立好的模型后,就可以得到输出的数据标签。需要提供足够的样本学习,算法总体上学习内在规律,如在医学领域常用于心电图、胸部 CT 等图像的自动识别。

近几年,ML 的分支——人工神经网络(artificial neural networks,ANN)与深度学习(deep learning,DL)得到广泛关注。受人类神经系统信号传递过程的启发,ANN 仿照神经元和突触的连接方式建立了多层"神经元"结构，每层"神经元"从上层接收数据并进行计算，然后将输出值传递给下层。ANN 可以自主调整神经元之间的连接和分配，以实现效能最优。DL 是 ANN 的变异。ANN 的隐藏层数通常不超过 2 层且只能执行监督学习模式，DL 有大量的隐藏层且两种学习模式都可以实现。ANN 和 DL 被广泛应用于诊断系统、疾病预后评估、医学图像识别等多个方面[16]。

（二）深度学习简介

深度学习（deep learning）是机器学习领域一个新的研究方向，最早由多伦多大学的 Hinton 等于 2006 年提出"深度信念网络"。深度学习从人工神经网络发展而来，训练方法继承了人工神经网络的反向传播方法和梯度下降方法。

深度学习之所以被称为"深度"，是相对支撑向量机（support vector machine，SVM）、提升方法（boosting）、最大熵方法等"浅层学习"方法而言的。浅层学习依靠人工经验抽取样本特征，网络模型学习后获得的是没有层次结构的单层特征。而深度学习通过对原始信号进行逐层特征变换，将样本在原空间的特征表示变换到新的特征空间，自动地学习得到层次化的特征表示，从而更有利于分类或特征的可视化。深度学习通过模拟人类处理图像类信息的方式和过程，组合图像低层特征形成更加抽象的高层表示、属性类别或特征，给出图像分类的识别标志，特别适合处理人工尚未发现高度特异性识别标志图像的分类。

深度学习技术目前已广泛应用于复杂图像的分类与识别，与传统方法相比，大大提高了识别的准确性，已接近甚至超过人类的水平。2014 年我国香港中文大学的 DeepID 2 项目将识别率提高到了 99.15%，超过目前所有的识别方法，包括人类自身。

五、人工智能在医疗领域的进展

人工智能在医疗领域的应用带来了诊疗模式、数据处理、健康管理等诸多方面的变革，推动着现代医疗向智慧、精准、高效发起挑战。当前，人工智能在医疗领域的应用已经非常广泛，但是"人工智能"根本上来说，是对于"人类"能力的模拟和放大。以下对目前的进展做一个简单介绍。

（一）望——医学图像处理

医学图像是现代医学不可或缺的诊疗辅助工具。近几年，AI 对医学图像识别领域迅速发展，有望大幅减轻医生的工作负担。AI 在图像识别的主要应用包括：图像分割、图像匹配、自动标记、图像检索、计算机辅助检测和诊断等方面。

2018 年，国内人工智能医疗领军企业——Airdoc，始于眼底照片的自动识别，扩展到白内障自动识别、人工晶体筛选建议、视力预测、OCT、超广角、RECTOM 等众多领域的推进。通过和多个顶尖医院以及大量专家的合作，获得了百万级标注图片的基础上，已经研发成功基于眼底照片、可识别常见眼底疾病的全眼底人工智能算法，正在积极探索通过眼底血管神经状况精确获取全身心血管、神经相关疾病状态；为推动中国人工智能医疗产品上市，协助国家 CFDA 有关机构建立了国内首个人工智能测试标准、测试库，还将中国人工智能的努力和声音带到了世界顶级的科技舞台——微软 Build 开发者大会，向全世界展示了中国眼科人工智能的努力和进展。

Thijs Kooi 等基于神经网络设计了一个模型，可独立阅读乳腺钼靶 X 线片，该模型的 ROC 曲线下面积（AUC）为 0.852，检测效能接近人类专家的平均水平[17]。Christian Herweh 等分析了利用 ML 的 e-ASPECTS 系统诊断急性卒中患者的效能，用 e-ASPECTS 回顾性分析急性卒中患者的基线计算机断层扫描图像,发现 e-ASPECTS 的敏感度为 46.46%,特异度为 94.15%,与人类专家无显著差异[18]。Google Brain 不久前基于神经网络开发了一个可自动检测和定位数字病理切片中乳腺癌淋巴结转移的模型,在 10 亿像素的显微镜图像中,其精确度可达 100 像素 × 100 像素,经检测,AUC 在 0.97 以上[19]。

(二)问——语音识别与处理

医疗过程中,医生与病人的一问一答可能是最耗时的环节,也考验医生的辩证思维能力,另外书写病历也耗费医生大量的精力。

2017 年 3 月,导诊机器人"晓曼"首次在合肥市第一人民医院的门诊大厅就任。"晓曼"对于医院所有科室的位置、门诊大楼地图、219 个常见病和症状对应的科室信息、51 个常见问询知识都能对答如流。在医院业务高峰期人满为患的情况下,导诊机器人可以及时响应,指导患者就医、引导分诊,同时向患者介绍医院就医环境、门诊就诊流程和医疗保健知识等。

(三)切——人体参数收集处理

各类传感器,感应器的数据收集分析处理是医疗过程中的重要环节。2018 年,美国食品药品监督管理局(FDA)日前批准了一项人工智能(AI)算法,能够帮助预测由心脏病或呼吸衰竭导致的猝死。这一被称为"Wave 临床平台"集成了医院工作站和包含患者药物史、年龄、生理状况、既往病史、家庭情况等实时数据历史的数字医疗记录。基于这些信息,"Wave 临床平台"可以感知生命体内的细微变化,并在致命情况发生前最多提前六小时发送警报。

(四)记忆与分析——医学决策支持

AI 在博闻强记方面有先天优势,在综合分析上也崭露头角,具有了一定的预测能力。

如 IBM 公司基于 DL 开发的 Watson 人机交互诊疗程序,实时调阅的数据库包含了上万篇医学论文、医学书籍、临床指南和病历资料,医生可以检查 Watson 程序提出的诊治建议是否合理,并输入更多信息和见解[20]。

Mohammad A. M. Abushariah 等基于 ANN 设计了一个心脏病自动诊断系统,该系统的准确度达到 87.04%[21]。Manish Motwan 等收集了 10 030 名可疑冠心病患者的节段狭窄评分(SSS)、节段累计评分(SIS)等 25 个临床参数和 44 个冠脉造影参数,通过 ML 进行自动化特征选择、模型构建以及 10 倍分层交叉验证。结果表明,ML 预测可疑冠心病患者全因死亡率的效能显著高于 FRS 或 CCTA 严重程度评分[22]。

六、人工智能在心血管方面的进展

基于 AI 的心血管有关方向的研究成果目前主要集中在以下几个方面:心电图、MRI 等常规影像、眼底影像和风险评估这四个方面,下面分别做简要介绍。

(一)心电图

自 2010 年以来,很多研究使用了多种不同的神经网路应用于 ECG 的分类问题。如 MLPNN 等多种神经网络先后在 ECG 图像检测心率中使用,都取得了 90% 以上的准确率。

还有很多基于其他机器学习方法在 ECG 心律不齐上的应用,其中部分方法也取得了很好的性能。一项研究使用高斯过程来检测心室期前收缩同样达到 96.7% 和 90.9% 的敏感性和特异性[23]。

随着深度卷积神经网络在图像领域的突破性进展,深度卷积神经网络受到了广泛的关注,研究人员也尝试将深度卷积神经网络在 ECG 心率识别上应用。

2019年,国内人工智能公司 Airdoc 在眼底照片的识别之外,也成功开拓了心电图的人工智能识别领域。算法基于 CNN,自动化地提取心电信号的各种病症的特征,自动化地判断心电信号的异常及关联的疾病,并利用 Grad-CAM(gradient class activation maps are a visualization technique for deep learning networks)等模型可视化技术,对心电信号中的显著特征重新转换为心电图谱,便于临床用户解读。该算法于健康心电信号的检测准确率已经达到98.1%,具有很高的特异性;对于心肌梗死等严重疾病具有很高的敏感性,漏检率为 0。

(二)常规影像

基于深度学习的 CNN(卷积神经网络)在图像领域的取得的巨大成功,在心血管影像领域,主要应用的方向以磁共振影像(MRI)、超声影像(US)和电子断层扫描(CT)为主。

在 MRI 的应用上,CNN 被使用于心室的定位和容量估测,而得到如射血分数这样的心脏功能指标,并已经能够实现对 MRI 图像的左右心室进行像素级别的图像分割,实现相当程度的自动化心脏功能评估[24]。

在超声影像和 CT 图像上,深度学习也被广泛地用于心室分割和检测。Carneiro 等改进处理超声影像上具备实时跟踪心室状态的基于深度学习的方案[25]。Gulsun 等提出了基于深度学习的冠状动脉 CT 检测,系统的特异性和敏感性都超过了90%[26]。Moradi 等提出了基于 DL 的医学图像标注模型,该模型学习了专家对心脏瓣膜的 CT 图像的描述和标注,能对心脏瓣膜图像生成对应的文字描述。

(三)眼底影像

眼底是人体唯一可以肉眼看到血管的部位,动脉硬化在眼底可以直接地表现为血管变窄、透明度降低、颜色变化和血管走向改变等。现已有 DRVE、STARE 等多个公开数据集提供了人工标注的眼底血管的图像,所以眼底图像领域近几年受到了越来越多的关注。

机器学习在眼底血管方面的应用集中在检测并分割血管,以便为识别血管的直径、颜色、走向,为识别心血管疾病提供基础。而在深度学习应用在血管分割以后,识别的准确率得到了显著的提升。Maninis 等在 2016 年提出的使用深度卷积神经网络建立的血管分割系统在不同数据集的测试中最高达到了 0.971 的 ROC 曲线面积,并且在多个数据集的测试中准确性和一致性都超越人类标注者。

(四)风险评估

在心血管风险评估上,机器学习也有很多的应用。Eileen 等在 2011 年应用随机森林的方法来找到心力衰竭的风险因素,而且指出随机森林这样的机器学习方法和传统的比例风险模型有相同的准确性,而且比传统方法更容易确定风险来源[27]。

七、互联网 + 人工智能面临的机遇与挑战

互联网和人工智能在各自的领域均对医疗有深刻的影响,两者携手之后,能带来的变革更加广泛。例如,基于可携带设备的人体健康数据采集,携手基于人工智能的辅助诊断系统,应用在大健康领域和慢性病管理领域,能在一定程度上缓解医疗资源不均衡和基层医生能力不足的问题,让我国基层医疗覆盖更多更广的人群。

当然,现有的互联网和人工智能有其自身的局限性,互联网缺少医患面对面沟通的现场感,目前也缺少触觉、嗅觉等感官传递的方式。这些都对医生做出疾病诊断和治疗有重要的价值。

现有的人工智能机器学习技术也具有相当的局限性。一个特点是现有的机器学习技术

难以实现人的推理与逻辑,本质上这些模型是对现有知识的记忆,即模型背下来人的判断结果并具有了一定的泛化问题的能力;而人对问题本质的思考是没有的。

有人觉得互联网可能成为新的医院载体,"人工智能"会成为新一代的医生,但是更多的人觉得互联网和"人工智能"会成为一个好的"医助"。就科学而言,医生对于疾病的诊断,很重要的一点是依靠科学的思维和临床经验,医生的思维模式难以复制,而医生基于临床诊断作出的处理决定,是融合了科学基础和人文关怀的综合考量,因此互联网和人工智能在可预计的未来取代医院和医生的可能性几乎没有。但作为医生的有力助手,互联网和人工智能具有诸多优势,快速处理海量数据,具备较完善的推理能力,避免了人类主观预判,可以帮助医生提升读片效率,降低误诊概率,并通过提示可能的不良反应来辅助诊断。因此,使用互联网和人工智能来辅助医生,必将是未来的一个趋势,这和医院不断使用更高效、精确的硬件类医疗器械是一个道理。

总之,互联网和人工智能已经散发出令人神往的迷人光芒,也必将促进医疗行业走向更高效率与更高层次,促使医疗智能化时代的全面开启!

(张大磊　柳亮)

参 考 文 献

[1] 刘璐,潘玉.中国互联网二十年发展历程回顾[J].新媒体与社会,2015(2):13-26.

[2] MELL P,GRANCE T. The NIST Definition of Cloud Computing (Technical report) [R]. National Institute of Standards and Technology:U.S. Department of Commerce,2011.

[3] LAVIANA A A,ILG A M,VERUTTIPONG D,et al. Utilizing time-driven activity-based costing to understand the short-and long-term costs of treating localized,low-risk prostate cancer [J]. Cancer,2016,122(3):447-455.

[4] GINSBERG J,MOHEBBI M H,PATEL R S,et al. Detecting influenza epidemics using search engine query data [J]. Nature,2009,457(7232):1012-1014.

[5] KANG S,BAEK H,JUNG E,et al. Survey on the demand for adoption of Internet of Things (IoT)-based services in hospitals:Investigation of nurses' perception in a tertiary university hospital [J]. Appl Nurs Res,2019,47:18-23.

[6] 吴惠静,陈岚,钟力炜,等.大型三级公立医院门诊分时段全预约体系的建设[J].中华全科医学,2018,16(11):1924-1926,1942.

[7] TONER R W,PIZZI L,LEAS B,et al. Costs to hospitals of acquiring and processing blood in the US:A survey of hospital-based blood banks and transfusion services [J]. Appl Health Econ Health Policy,2011,9(1):29-37.

[8] QUINN C C,CLOUGH S S,MINOR J M,et al. WellDoc mobile diabetes management randomized controlled trial:change in clinical and behavioral outcomes and patient and physician satisfaction [J]. Diabetes Technol Ther,2008,10(3):160-168.

[9] 国家卫生健康委员会,国家中医药管理局.关于印发互联网诊疗管理办法(试行)等三个文件的通知.(2018-7-19) [2019-07-15]. http://www.gov.cn/gongbao/content/2019/content_5358684.htm.

[10] XIE X,LIN L,FAN S,et al. Internet hospital in China:a cross-sectional survey [J]. Lancet,2017,390.

[11] VERBEEK P R,RYAN D,TURNER L,et al. Serial prehospital 12-lead electrocardiograms increase identification of ST-segment elevation myocardial infarction [J].Prehosp Emerg Care,2012,16(1):109-114.

[12] PIOTROWICZ E,PIOTROWICZ R. Cardiac telerehabilitation:current situation and future challenges [J]. Eur J Prev Cardiol,2013,20(2 Suppl):12-16.

[13] LINDE C,BRAUNSCHWEIG F.Cardiac Resynchronization Therapy Follow-up:Role of Remote Monitoring [J]. Heart Fail Clin,2017,13(1):241-251.

[14] BRUGADA P. What evidence do we have to replace in-hospital implantable cardioverter defibrillator follow-up ? [J]. Clin Res Cardiol,2006,95 Suppl 3:Ⅲ3-Ⅲ9.

[15] BUMGARNER J M,LAMBERT C T,HUSSEIN A A,et al. Automated atrial fibrillation detection algorithm using smartwatch technology [J]. J Am Coll Cardiol,2018.

［16］PARK S Y,KIM S M. Acute appendicitis diagnosis using artificial neural networks［J］. Technol Health Care,2015,23 Suppl 2:S559-S565.

［17］KOOI T,LITJENS G,VAN GINNEKEN B,et al. Large scale deep learning for computer aided detection of mammographic lesions［J］. Med Image Anal,2017,35:303-312.

［18］HERWEH C,RINGLEB P A,RAUCH G,et al. Performance of e-ASPECTS software in comparison to that of stroke physicians on assessing CT scans of acute ischemic stroke patients［J］. Int J Stroke,2016,11(4):438-445.

［19］LIU Y,GADEPALLI K,NOROUZI M,et al. Detecting Cancer Metastases on Gigapixel Pathology Images. (2017-03-08)［2019-07-15］. https://arxiv.org/abs/1703.02442.

［20］ZAUDERER M G,GUCALP A,EPSTEIN A S,et al. Piloting IBM Watson Oncology within Memorial Sloan Kettering's regional network［J］. J Clin Oncol,2014.

［21］ABUSHARIAH M A M,ALQUDAH A A M,ADWAN O Y,et al. Automatic Heart Disease Diagnosis System Based on Artificial Neural Network (ANN) and Adaptive Neuro-Fuzzy Inference Systems (ANFIS) Approaches［J］. Journal of Software Engineering and Applications,2014,7(12):1055-1064.

［22］MOTWANI M,DEY D,BERMAN D S,et al. Machine learning for prediction of all-cause mortality in patients with suspected coronary artery disease:a 5-year multicentre prospective registry analysis［J］. Eur Heart J,2017,38(7):500-507.

［23］MELGANI F,BAZI Y. Detecting premature ventricular contractions in ECG signals with Gaussian processes［J］. Comput Cardiol,2008:237-240.

［24］TRAN P V. A fully convolutional neural network for cardiac segmentation in short-axis MRI［J］. arXiv:1604.00494,2016.

［25］CARNEIRO G,NASCIMENTO J C. Combining multiple dynamic models and deep learning architectures for tracking the left ventricle endocardium in ultrasound data［J］. IEEE Trans Pattern Anal Mach Intell,2013,35(11):2592-2607.

［26］GULSUN M A,FUNKA-LEA G,SHARMA P,et al. Coronary centerline extraction via optimal flow paths and CNN path pruning［M］// FRANGI A F,SCHNABEL J A,DAVATZIKOS C,et al. Medical Image Computing and Computer Assisted Intervention. Heidelberg:Springer,2016:317-325.

［27］HSICH E,GORODESKI E Z,BLACKSTONE E H,et al. Identifying important risk factors for survival in patient with systolic heart failure using random survival forests［J］. Circ Cardiovasc Qual Outcomes,2011,4(1):39-45.

PFO 介入治疗适应证的辩论：
卵圆孔未闭——正方

介入心脏病学家族的成员之一——经导管卵圆孔未闭（patent foramen ovale,PFO）封堵术,自 1992 年问世至今,已经走过了 26 个年头。随着临床医师对其认识的不断深入和患者接受程度的不断提高,经导管 PFO 封堵术在全球范围内快速普及。纵观历史长河,回顾经导管封堵 PFO 预防不明原因脑卒中（cryptogenic stroke,CS）发生 / 复发的发展历程,人们对其认识经历了肯定—怀疑—再肯定这样的过程。大多数单中心回顾性数据肯定了封堵的安全性和疗效,但早期随机对照实验（randomized controlled trial,RCT）证据又为其打上了大大的疑问号。继而,专家和学者的批判性分析和进一步的 Meta 分析又再次肯定了 PFO 封堵的有效性,尤其是封堵疗效和封堵器密切相关。而随着最新的 4 个 RCT 最终结果的公布,封堵 PFO 预防脑卒中的研究终于守得云开见月明。在 2018 年 9 月 TCT 会议上,已不再讨论或争议封堵 PFO 是否有效,而是探讨如何做好 PFO 封堵,推进指南的更新。现将经导管 PFO 介入治疗领域近年来的亮点及重要进展做一盘点,旨在规范我国 PFO 介入治疗,为其提供更多的循证医学证据。

一、大多数观察性研究结果疗效确切

PFO 相关 CS 的治疗长久以来一直存在着较大的争议。究竟是应该选择 PFO 封堵术还是药物治疗,是近年来结构性心脏病学和神经内科领域争论的焦点。早年间,关于经导管 PFO 封堵术和药物治疗孰优孰劣的研究结果,多为观察性的,虽大部分研究结果倾向于经导管 PFO 封堵术,但也有不同意见。

1992 年 Bridges 等[1]首先应用 Clamshell 装置对 36 例 PFO-反常栓塞患者进行了 PFO封堵治疗,随访 3 年后,97% 的患者未再发生栓塞事件,从而提出了 PFO 封堵术可能会降低再发性栓塞事件。此后,随着 PFO 介入技术的开展,越来越多的医疗中心开始了经导管 PFO 封堵的观察性研究。大部分临床观察性研究均证实,封堵 PFO 是预防脑栓塞复发的一种安全、有效的治疗方法。Wahl 等[2]对比分析了 308 例患者 PFO 封堵与抗凝或抗血小板药物治疗随访 10 年的结果,发现经导管 PFO 封堵治疗可明显降低死亡率、降低脑卒中及短暂性脑缺血发作（transient ischemic attack,TIA）复发风险。Agarwal 等[3]对 39 项经导管 PFO封堵（8 185 例）和 19 项药物治疗（2 142 例）观察性研究进行 Meta 分析,得出的结论是预防反常血栓栓塞性脑血管事件复发,封堵治疗优于药物。另一项 Meta 分析显示[4],3 819 例患者行经导管 PFO 封堵术后,脑卒中年复发率为 0.47%,TIA 为 0.85%。Mirzaali 等[5]报道了从 2004—2013 年 301 例 CS 或 TIA 后行 PFO 封堵治疗患者的长期随访研究,随访时间为 1.3~105.3（40.2 ± 26.2）个月,该研究结果经 MRI 或 CT 证实 5 例（0.5%）患者再发脑卒中,9 例（1.1%）再发 TIA,14 例（1.7%）出现需要治疗的房颤。该研究结果认为,对于有脑卒中或TIA 病史的 PFO 者行介入封堵治疗安全,并发症少,再发脑血管事件的发生率低。

尽管大量观察性研究表明经导管 PFO 封堵安全、有效，但毕竟金属封堵器植入后将永久存在于人体，因此仍有部分学者对介入封堵是否能够真正有效减少或避免 CS 的发生，且与药物治疗相比是否更有益处，对 CS 伴 PFO 者是进行积极干预治疗还是观察等待等问题仍存有异议[6]。持反对意见的就有 Wolfrum 和 Chen 等[7,8]，其综合多项观察性研究所进行的 Meta 分析结果认为，经皮 PFO 封堵并未显示出比药物治疗有更多的优势，且可能增加心房颤动的发生率。

无论是药物治疗或者经导管 PFO 封堵，同样的问题，不同研究者竟然得出了完全不同的结论。我们认为，对此现象合理的解释是，临床试验的设计可能存在严重的问题[9-11]。这些临床研究几乎都是观察性、非随机性研究，而且临床终点不一致，故造成了分析时的偏倚。另外 Meta 分析是对过去研究的汇总，虽然加大了样本量，但却不能避免研究本身设计的缺陷。

二、早期随机对照研究结果毁誉参半

循证医学研究心血管疾病治疗方法的进展不仅得益于以心导管为基础的介入治疗技术的普及，更与循证医学大规模临床试验的开展紧密相连。

2003 年，CLOSUREI临床试验开始，该试验是第一个评价在预防缺血性脑卒中或 TIA 复发方面，经导管 PFO 封堵是否优于单纯药物治疗的 RCT[12]，所使用的封堵器为 StarFlex 封堵器，该研究结果于 2012 年发表在新英格兰医学杂志上[13]。研究结果显示，2 年随访结束时，两组患者主要终点事件的发生率无统计学差异。脑卒中发生率：意向性治疗分析封堵组 5.5%，药物治疗组 6.8%（$P=0.79$）；符合方案集分析封堵组 3.2%，药物组 3.5%（$P=0.80$）。TIA 发生率：意向性治疗分析封堵组 3.1%，药物组 4.1%（$P=0.44$）；符合方案集分析封堵组 3.2%，药物组 4.6%（$P=0.31$）。当对分流量及是否合并房间隔瘤（atrial septal aneurysm，ASA）进行统计学分析时发现，封堵组在预防主要终点事件方面仍未显现其优势。与大量观察性研究所得出 PFO 封堵治疗能降低患者脑卒中复发风险的结论相比，CLOSUREI研究结果的公布，无疑是令人失望的。但进一步分析发现，CLOSURE I 由于其本身实验设计不合理（纳入过多的 TIA 患者），纳入患者的样本量差异太大，以及所使用的 StarFlex 封堵器本身存在着封堵不完全、残余分流发生率高、术后房颤发生率高等缺陷，使得 CLOSURE I 研究受到了广泛的批评。似乎，专家和学者们并不能接受其阴性的结果。尽管 CLOSUREI研究有其局限性，但却为 PFO 封堵治疗能否预防脑卒中复发这个问题首次提供了 RCT 数据。回顾该研究并总结其经验和教训，使用更合理的封堵器、纳入更为单纯的 CS 患者及适当延长纳入前的观察期（至少 30 日）等，都可能提高实验结果的可靠性。

同年（2003 年），RESPECT 临床试验开始——这也是美国食品药品监督管理局（FDA）批准的第 1 个 PFO- 脑卒中 RCT，对比应用 Amplatzer PFO 封堵器行 PFO 封堵治疗与标准脑卒中药物治疗对复发脑卒中的疗效。该研究的短期随访结果于 2013 年发表于新英格兰医学杂志上[14]。研究结果显示：①对既往有 CS 发生的患者，使用 Amplatzer PFO 封堵器行经导管 PFO 封堵与单独药物治疗进行对比，脑卒中风险降低 46.6%~72.7%。对符合意向性治疗分析集的分析结果显示，PFO 封堵后脑卒中风险虽降低了 51% 的危险比，但并未达统计学意义。②该研究为 PFO 伴有 ASA 或有大量分流者实施封堵提供了有力佐证。RESPECT 研究亚组分析表明，经导管 PFO 封堵治疗在伴 ASA 或有大量分流两个亚组中有更好的治疗结果，这与流行病学研究一致，但伴 ASA 或有大量分流者，由 PFO 导致脑卒中的概率增加。

③与其他研究相比,RESPECT研究得出了更长期的转归结果:封堵器植入后2~5年取得的收益尤为明显。由于CS年龄相对小,18~60岁患者在很长的一段时间内,都有脑卒中复发的潜在风险,因此,其临床获益将更大。④药物治疗复发性脑梗死面积大,而封堵组偏小,亦暗示药物组出现的复发性缺血脑卒中不仅比封堵组更频繁,而且也更严重。因此,相比CLOSURE I完全阴性的结果,RESPECT研究的短期随访结果虽然在主要终点事件方面仍然是阴性结果,但亚组分析及意向性治疗人群的阳性结果,仍给PFO-CS经导管封堵治疗带来了一丝曙光。人们期望着随着随访时间的延长,经导管PFO封堵术能够彰显其收益。

PC研究是RESPECT研究的姊妹试验,它产生于1999年,历时9年时间,最终在2009年完成了招募[15],并于2013年和RESPECT研究发表于同一期新英格兰医学杂志上[16]。该研究在欧洲进行,由分布于欧洲、加拿大、巴西和澳大利亚的29个医学中心参与,对PFO伴反常性栓塞患者,比较使用Amplatzer PFO封堵器行经导管PFO封堵与最佳药物治疗的疗效。研究结果显示,对于既往有CS、TIA、外周动脉栓塞的PFO患者,与最佳药物治疗相比,使用Amplatzer PFO封堵器行经导管PFO封堵术并不能有效地降低再次脑卒中的风险,同时也不能降低患者的死亡率。试验结果表明,封堵组主要终点为3.5%,药物组为5.2%,HR为0.63(95%CI 0.24~1.62,P=0.34)。与药物治疗相比,经导管PFO封堵没有显著降低栓塞复发和死亡的风险。PC研究原被寄予厚望,因为它使用了目前公认的封堵效果最好、封堵器自身血栓发生率最低的Amplatzer PFO封堵器,但却得到了一个阴性结果,可能与其本身的试验设计及患者选择有关。另外,患者入选周期过长,病例数不够多,且1/3为TIA患者,而对于TIA发作的评判标准不一致也有可能影响结果的判断。有近1/4的患者合并ASA,而ASA的存在是否影响PFO封堵治疗效果有待最终数据分析报告的发表,方能做出科学的评价。虽然PC试验没有达到最初设计的主要终点,但仍可得出以下初步结论:①CS合并PFO患者,脑卒中事件的复发率很低;②经导管PFO封堵与药物治疗相比,其脑卒中复发事件的发生率似乎较低;③应用Amplatzer PFO封堵器行PFO封堵术是非常安全的;④ASA与PFO共存的患者,在RESPECT研究中被证明是一个高危亚组,在本研究中同样证明,接受PFO封堵后脑卒中复发率显著降低。

三、使用不同封堵器的"头对头"研究结果为循证之路再添新证

虽然上述已发表的3个RCT并未显示出封堵治疗优于药物治疗,但进一步Meta分析发现,封堵效果与封堵器有关,应用Amplatzer封堵器可获得优于药物治疗的效果。那么有无封堵器的"头对头"研究呢?实际上,早在2008年德国学者Seivert Horst等的研究小组就发表了他们对封堵器做的随机对照研究[17],但未引起足够的重视,其所用封堵器为StarFlex、Amplatzer和Helex封堵器,2013年他们已发表了该研究的5年随访结果[18],进一步分析了不同封堵器疗效与安全性的差异。以后,有学者将该研究与上述3个RCT一起做Meta分析[19],更是发现封堵器的不同对预防不明原因脑卒中再复发事件有着本质的区别。

不同封堵器封堵PFO的随机对照研究,是2000年1月—2004年12月由德国法兰克福心脏中心Seivert Horst等完成的目前唯一一个对不同封堵器进行的"头对头"评价的随机对照研究,旨在评价临床常用的3种封堵器(STARFlex封堵器、Amplatzer PFO/ASD封堵器和Helex封堵器)的效果,包括观察其近期封堵的有效性、安全性及并发症情况;远期(随访5年)其预防脑血管复发事件如TIA、脑卒中、神经源性死亡或其他反常性栓塞的效果。研究

结果分别发表于 2008 年的 *Am J Cardiol* [17] 和 2013 年的 *Eur Heart J* [19]。研究结果显示，与 StarFlex 和 Helex 组相比，Amplatzer 组事件发生率明显降低（1.4%；2 例脑卒中，1 例神经源性死亡；*P*=0.042)，而 StarFlex 和 Helex 组事件发生率分别为 5.9%（6 例 TIA，6 例脑卒中，1 例神经源性死亡）和 4.1%（4 例 TIA，4 例脑卒中，1 例神经源性死亡）。采用对数秩检验进行生存分析，从而证实了 Amplatzer 封堵器在预防主要终点事件的发生率方面优于 STARFlex 封堵器（*P*=0.01)。而与 Helex 封堵器相比，Amplatzer 封堵器也体现出微弱优势（*P*=0.079)。

　　除此之外，Stortecky 等[19] 将封堵器的"头对头"研究与已发表的 3 个关于经导管 PFO 封堵和药物治疗预防不明原因脑卒中疗效的 RCT 进行了荟萃分析（共 4 个 RCT、10 篇文章、1 350 条参考文献，总共纳入 2 963 例患者）。其中两个研究对比了使用 Amplatzer 封堵器行 PFO 封堵与药物治疗的疗效（RESPECT、PC) [14,16]，一个研究对比了使用 STARFlex 封堵器行 PFO 封堵与药物治疗的疗效（CLOSUREI) [13]，另一个则为直接对比 Amplatzer、STARFlex 和 Helex 封堵器的头对头的研究[17,18]。研究结果显示，4 个研究共有 68 例患者发生复发性脑卒中，其中 Amplatzer 组 12/923（1.3%)、StarFlex 组 18/667（2.7%)、Helex 组 4/220（1.8%)、药物组 34/1153（2.9%)；显然，与药物组相比，Amplatzer 组脑卒中发生率最低（RR=0.39，95%CI 0.17~0.84)；而 Helex 组由于可信区间太大，其结果并不可信（RR=0.71，95%CI 0.17~2.78)。除复发性脑卒中外，4 个研究共有 66 例发生 TIA，其中 Amplatzer 组 12 例（1.3%)、StarFlex 组 19 例（2.8%)、Helex 组 4 例（1.8%)、药物组 31 例（2.7%)；所有封堵器的结果都是不确定的，与药物组相比，Amplatzer 组 RR=0.55（95%CI 0.21~1.29)、StarFlex 组 RR=1.15（95%CI 0.49~3.87)、Helex 组 RR=1.15（95%CI 0.24~6.55)而依照预防脑卒中的可能性，把治疗效果由最佳到最差进行分级，共分为 4 级，治疗效果最佳的为 Amplatzer 组（77.1%)，药物组最差（0.4%)。将最佳的两种治疗方法相加后得出的累积概率为：Amplatzer 组 97.8%、Helex 组 61.3%、药物组 21.8% 和 StarFlex 组 19.1%。预防脑卒中效果最差的可能性：Amplatzer 组最低（2.3%)、Helex 组 38.8%、药物组 78.2% 和 StarFlex 组 81.0%。

　　综上所述，PFO 封堵的有效性取决于所使用的封堵器，与药物治疗相比，使用 Amplatzer 封堵器行经导管 PFO 封堵似乎能降低脑卒中的复发风险。这一研究结果的发现为经导管 PFO 封堵术的循证之路再添新证。当然，我们也期待着既往 RCT 研究的远期随访结果及更多 RCT 结果的公布，为经导管 PFO 封堵之路提供确切的证据。

四、大量 RCT 结果的公布使得 PFO 封堵之路的前景一片光明

　　中国有句谚语：路遥知马力，日久见人心。作为一项预防性的介入技术，患者在接受了经导管 PFO 封堵术后的长期岁月中能否获益呢？2015 年 Brauser 等报道了 RESPECT 试验的长期随访结果，在意向治疗的人群中，封堵治疗较药物治疗降低 CS 复发风险达 54%（*P*=0.042)；在实际植入封堵器组，可降低 70%（*P*=0.004)。亚组分析，<60 岁者可降低缺血性脑卒中复发风险 52%（*P*=0.35)；对于合并 ASA 和大量 RLS 患者，封堵 PFO 后 CS 发生率相对风险下降 75%（*P*=0.007)。长期应用 Amplatzer PFO 封堵器，无 1 例发生封堵器相关血栓、移位及侵蚀。主要血管并发症发生率为 0.9%，封堵器植入并发症发生率为 0.4%。封堵器及其手术安全性高。预防 CS 复发，封堵 PFO 优于药物治疗。正是基于此结果的公布，2016 年 11 月的 TCT 会议上，美国 FDA 最终批准了 Amplatzer PFO 封堵器的临床应用，使得 PFO 介入治疗终于迎来了春天。

如果说,Amplatzer PFO 封堵器被批准应用于临床是经皮 PFO 介入治疗的一个里程碑的话,那么,2017 年 9 月新英格兰医学杂志上 CLOSE、REDUCE 和 RESPECT 研究的最终结果的公布[20-22],无疑将为经皮 PFO 介入治疗带来翻天覆地的变化,最终会开启经皮 PFO 介入治疗的新纪元。

CLOSE 研究结果显示[20],接受了经导管 PFO 封堵的 238 例患者未发生脑卒中,而在仅接受抗血小板治疗的 235 例患者中发生了 14 例脑卒中(HR=0.03,95%CI 0~0.26,P<0.001);共 14 例(5.9%)接受经导管 PFO 封堵的患者发生并发症;PFO 封堵组心房颤动发生率高于抗血小板组(4.6% vs. 0.9%,P=0.02);治疗组间严重不良事件发生率差异无统计学意义(P=0.56)。总体而言,在伴有 ASA 或大量分流的 PFO,并在近期发生 CS 的患者中,与单独使用抗血小板治疗相比,进行 PFO 封堵术结合抗血小板治疗的患者脑卒中复发率更低,PFO封堵术与心房颤动风险增加有关。

REDUCE 研究结果显示[21],PFO 封堵术组的患者中,6/441 例患者发生临床缺血性脑卒中,仅抗血小板治疗组则有 12/223 例发生(HR=0.23,95%CI 0.09~0.62,P=0.002);PFO 封堵术组新发脑梗死的发生率明显低于抗血小板组(22 例 vs. 20 例,RR=0.51,95%CI 0.29~0.91,P=0.04);两组之间无症状脑梗死的发生率无显著差异(P=0.97);PFO 封堵术组中 23.1% 的患者发生严重不良事件,仅抗血小板治疗组中 27.8% 的患者发生严重不良事件(P=0.22);PFO封堵术组中 6 例(1.4%)发生严重手术相关不良事件,PFO 封堵后 29 例(6.6%)发生房颤。与 CLOSE 研究结果类似,REDUCE 研究显示,在患有 CS 的 PFO 患者中,PFO 封堵术联合抗血小板治疗的患者继发缺血性脑卒中的风险比单独抗血小板治疗的患者更低。然而,PFO封堵术与较高的手术并发症和房颤比例相关。

RESPECT 远期随访结果显示[22],在意向治疗人群中,PFO 封堵术组患者共 18 例发生复发性缺血性卒中,药物治疗组共 28 例;PFO 封堵术组患者事件发生率为 0.58/100 人年,药物治疗组事件发生率为 1.07/100 人年(HR=0.55,95%CI 0.31~0.999,P=0.046);PFO 封堵术组患者共有 10 例发生 CS 复发,药物治疗组共 23 例(HR=0.38,95%CI 0.18~0.79,P=0.007);与药物治疗组相比,静脉血栓栓塞(包括肺栓塞和深静脉血栓形成事件)在 PFO 封堵术组中更常见。在发生 CS 的成年人中,与单独药物治疗相比,PFO 封堵术组患者在延长随访中复发性缺血性脑卒中发生率更低。PFO 封堵术对于 CS 是否存在获益,这一问题已经争论了许久。在早期的研究中,包括 2013 年 NEJM 发表的 RESPECT 试验的初步分析显示,在手术后约 3年,PFO 封堵术并不比单纯使用药物治疗更能显著降低复发性脑卒中风险,这可能是因为早期的试验使用了较旧的装置,或在相对较短的时间内随访的患者太少,因此没能发现临床意义上的差异。不过,本次 RESPECT 试验的延长随访带来了积极的结果。考虑到复发性脑卒中的绝对和相对风险降低,以及手术的安全性问题,患者与医生共同权衡 PFO 封堵术与药物治疗的获益和风险至关重要。同时,应当进行综合评估,对缺血性脑卒中的其他潜在机制进行逐一排除。随着患者年龄的增长,脑卒中与 PFO 不相关的可能性也会增加,在老年群体中可能会越来越难以显示 PFO 封堵术的益处。未来的研究或许将针对老年群体的 PFO问题进一步展开。

此外,来自亚洲的 PFO 随机对照研究也带来了鼓舞人心的消息。2018 年,韩国的一项关于高危 PFO 的 DEFENSE 研究结果显示[23],对于大型 PFO、合并 ASA 或原发间隔活动度的 PFO,相比单纯药物治疗,经皮 PFO 封堵能降低脑卒中的发生/复发概率。我们有充分的理由相信,这四大 RCT 结果的公布,必将影响下一步指南的制定。

五、PFO 研究最近进展使得 PFO 封堵终获肯定

随着最新四大 RCT 阳性结果的公布,PFO 封堵终获全面肯定。无独有偶,2018 年来自于 *BMJ* 的专家临床指南意见[24]指出,对于年龄 <60 岁,伴有不明原因脑卒中(cryptogenic stroke,CS)的 PFO 人群,PFO 封堵是常规治疗方案,且封堵优于药物治疗。该指南是作为 *BMJ* "快速推荐"倡议的一部分,其目的在于基于新证据制定快速而可靠的新指南。制定该推荐时,专家小组应用 GRADE 方法对合并 PFO 合并 CS 患者的 3 种治疗方法进行了比较,包括 PFO 封堵术 + 抗血小板治疗、单独抗血小板治疗和单独抗凝治疗。经过回顾现有证据,专家们一致认为,与单独抗血小板治疗相比,PFO 封堵术 + 抗血小板治疗可使缺血性脑卒中的绝对风险下降 8.7%,但在 5 年的死亡、大出血、肺栓塞、TIA 或系统性栓塞风险方面无差异。与单独抗凝治疗相比,PFO 封堵术 + 抗血小板治疗可使缺血性脑卒中的绝对风险下降 1.6%,使 5 年的大出血发生率轻度降低,但在死亡、肺栓塞、TIA 或系统性栓塞风险方面无差异。同时,专家小组还指出,PFO 封堵术可通过降低脑卒中发生率以及脑卒中相关花费,从而降低长期医疗成本。

此外,2019 年初来自于 *JACC* 杂志,迄今为止随访时间最长的评价 PFO 封堵效果的研究结果再次肯定了 PFO 封堵的疗效[25]。该研究对 201 例 PFO 合并不明原因栓塞事件的患者于中位随访时间 12 年时进行随访发现(96% 完成了随访),PFO 封堵与较低的缺血性事件发生率相关(脑卒中 1%),大出血发生率为 2%(均为口服阿司匹林者)。1/5 的患者在随访期间停止了抗栓治疗(大多数于术后 1 年内停止),并且停止抗栓治疗后,并没有导致缺血性事件的发生率上升。

六、结　语

回顾近年来经导管 PFO 封堵术在各个国家的开展情况,其病例数均迅速增加,多项临床研究深入进行。从国内来看,随着 PFO 术前筛查的规范化及介入技术的普及,临床医师也更加重视术前、术后的规范化操作。此外,2019 年 6 月 24 日,国内首例可降解 PFO 封堵器成功应用于临床,亦开启了 PFO 封堵的新篇章。介入心脏病学医师有充分的理由相信,随着循证医学证据的积累,经导管 PFO 封堵术会被更多的医患认同和接受,其前景必然会越来越广阔,并最终造福广大患者。

(何璐　张玉顺)

参 考 文 献

[1] BRIDGES N D,HELLENBRAND W,LATSON L,et al. Transcatheter closure of patent foramen ovale after presumed paradoxical embolism [J]. Circulation,1992,86:1902-1908.

[2] WAHL A,JUNI P,MONO M L,et al. Long-term propensity score-matched comparison of percutaneous closure of patent foramen oval with medical treatment after paradoxical embolism [J]. Circulation,2012,125:803-812.

[3] AGARWAL S,BAJAJ N S,KUMBHANI D J,et al. Meta-analysis of transcatheter closure versus medical therapy for patent foramen ovale in prevention of recurrent neurological events after presumed paradoxical embolism [J]. JACC Cardiovasc Interv,2012,5:777-789.

[4] GAFOOR S,FRANKE J,BOEHM P,et al. Leaving no hole unclosed:left atrial appendage occlusion in patients having closure of patent foramen ovale or atrial septal defect [J]. J Interv Cardiol,2014,27:414-422.

[5] MIRZAALI M,DOOLEY M,WYNNE D,et al. Patent foramen ovale closure following cryptogenic stroke or transient

ischaemic attack：long-term follow-up of 301 cases ［J］. Catheter Cardiovasc Interv，2015，86：1078-1084.

［6］ PATTI G，PELLICCIA F，GAUDIO C，et al. Meta-analysis of net long-term benefit of different therapeutic strategies in patients with cryptogenic stroke and patent foramen ovale ［J］. Am J Cardiol，2015，115：837-843.

［7］ WOLFRUM M，FROEHLICH G M，KNAPP G，et al. Stroke prevention by percutaneous closure of patent foramen ovale：a systematic review and meta-analysis ［J］. Heart，2014，10：389-395.

［8］ CHEN L，LUO S，YAN L，et al. A systematic review of closure versus medical therapy for preventing recurrent stroke in patients with patent foramen ovale and cryptogenic stroke or transient ischemic attack ［J］. J Neurol Sci，2014，337：3-7.

［9］ NING M，LO E H，NING P C，et al. The brain's heart-therapeutic opportunities for patent foramen ovale（PFO）and neurovascular disease ［J］. Pharmacol Ther，2013，139：111-123.

［10］ RODRIGUES A C，PICARD M H，CARBONE A，et al. Importance of adequately performed Valsalva maneuver to detect patent foramen ovale during transesophageal echocardiography ［J］. J Am Soc Echocardiogr，2013，26：1337-1343.

［11］ THALER D E，KENT D M. Rethinking trial strategies for stroke and patent foramen ovale ［J］. Curr Opin Neurol，2010，23：73-78.

［12］ FURLAN A J，REISMAN M，MASSARO J，et al. Study design of the CLOSUREⅠ trial：a prospective，multicenter，randomized，controlled trial to evaluate the safety and efficacy of the StarFlex septal closure system versus best medical therapy in patients with stroke or transient ischemic attack due to presumed paradoxical embolism through a patent foramen ovale ［J］. Stroke，2010，41：2872-2883.

［13］ FURLAN A J，REISMAN M，MASSARO J，et al. Closure or medical therapy for cryptogenic stroke with patent foramen ovale ［J］. N Engl J Med，2012，366：991-999.

［14］ CARROLL J D，SAVER J L，THALER D E，et al. Closure of patent foramen ovale versus medical therapy after cryptogenic stroke ［J］. N Engl J Med，2013，368：1092-1100.

［15］ KHATTAB A A，WINDECKER S，JUNI P，et al. Randomized clinical trial comparing percutaneous closure of patent foramen ovale（PFO）using the Amplatzer PFO occluder with medical treatment in patients with cryptogenic embolism（PC-trial）：rationale and design ［J］. Trials，2011，12：56.

［16］ MEIER B，KALESAN B，MATTLE H P，et al. Percutaneous closure of patent foramen ovale in cryptogenic embolism ［J］. N Engl J Med，2013，368：1083-1091.

［17］ TAAFFE M，FISCHER E，BARANOWSKI A，et al. Comparison of three patent foramen ovale closure devices in a randomized trial（Amplatzer versus Cardioseal-StarFlex versus Helex occluder）［J］. Am J Cardiol，2008，101：1353-1358.

［18］ HORNUNG M，BERTOG S C，FRANKE J，et al. Long-term results of a randomized trial comparing three different devices for percutaneous closure of a patent foramen ovale ［J］. Eur Heart J，2013，34：3362-3369.

［19］ STORTECKY S，DA COSTA B R，MATTLE H P，et al. Percutaneous closure of patent foramen ovale in patients with cryptogenic embolism：a network meta-analysis ［J］. Eur Heart J，2015，36：120-128.

［20］ MAS J L，DERUMEAUX G，GUILLON B，et al. Patent foramen ovale closure or anticoagulation vs. antiplatelets after stroke ［J］. N Engl J Med，2017，377：1011-1021.

［21］ SØNDERGAARD L，KASNER S E，RHODES J F，et al. Patent foramen ovale closure or antiplatelet therapy for cryptogenic stroke ［J］. N Engl J Med，2017，377：1033-1042.

［22］ SAVER J L，CARROLL J D，THALER D E，et al. Long-term outcomes of patent foramen ovale closure or medical therapy after stroke ［J］. N Engl J Med，2017，377（11）：1022-1032.

［23］ LEE P H，SONG J K，KIM J S，et al. Cryptogenic stroke and high-risk patent foramen ovale：The DEFENSE-PFO Trial ［J］. J Am Coll Cardiol，2018，71：2335-2342.

［24］ KUIJPERS T，SPENCER F A，SIEMIENIUK R A C，et al. Patent foramen ovale closure，antiplatelet therapy or anticoagulation therapy alone for management of cryptogenic stroke？ A clinical practice guideline ［J］. Brit Med J，2018，362：k2515.

［25］ WINTZER-WEHEKIND J，ALPERI A，HOUDE C，et al. Long-Term Follow-Up After Closure of Patent Foramen Ovale in Patients With Cryptogenic Embolism ［J］. J Am Coll Cardiol，2019，73（3）：278-287.

PFO 介入治疗适应证的辩论：
卵圆孔未闭——反方

脑卒中是发病和持续残疾的重要原因，每年有 1 690 万人患脑卒中。隐源性脑卒中(CS)占所有脑卒中的 30%~40%[1]。CS 的原因有多种，包括未诊断的阵发性房颤、高凝状态、肿瘤等，卵圆孔未闭(PFO)也是 CS 的常见原因之一。静脉系统的血栓通过矛盾栓塞导致脑卒中。PFO 相关的症状还包括偏头痛，而且偏头痛也与 CS 的发生密切相关，从另外一个角度支持 PFO 是 CS 的病因之一。然而，PFO 是一种常见的解剖变异，在大约 25% 的人中存在[2]。因此，在 CS 患者中发现的 PFO 可能与脑卒中有关，也可能是无辜的旁观者，与 CS 并无关系。

一、CS 与 PFO 的关系

如果 CS 患者检查发现存在 PFO，很难判断本次脑卒中是否与 PFO 有关。好比在房颤脑卒中患者中，也很难鉴别是动脉硬化斑块还是心房血栓导致的血栓栓塞。如果在 CS 患者中，发现 40% 的人存在 PFO 的话，其中一半的 PFO 属于旁观者，并非导致 CS 的元凶，在这些患者中，进行 PFO 封堵并不会预防再次发生脑卒中。

CS 患者是否会受益于 PFO 封堵术，取决于两方面的因素：①本次脑卒中事件与 PFO 相关的可能性；②再次发生脑卒中复发的风险。在 CS 患者中，如果 PFO 的检出率和一般人群相同，则认为 PFO 并非 CS 的病因，如果 PFO 的检出率明显高于一般人群，则 PFO 导致 CS 的可能性大大增加，而这一患者群再次发生 CS 的风险将决定患者是否需要接受 PFO 封堵。

基于 RoPE 数据库(该数据库由 12 个不同国家和地区的数据库组成，包括了 3 674 例 CS 患者)得到的 RoPE 评分，对判断 CS 多大程度上归因于 PFO 有很大帮助。RoPE 评分将没有高血压、没有糖尿病、没有脑卒中/TIA 病史，不吸烟和脑皮质病灶各评 1 分，年龄 18~29 岁、30~39 岁、40~49 岁、50~59 岁、60~69 岁和≥70 岁各评 5、4、3、2、1 和 0 分。RoPE 评分为 0~3 分的 CS 患者中，PFO 的检出率为 23%，非常接近一般人群中 PFO 的检出率(26%)，在这种情况下，PFO 不大可能是 CS 的原因(可能性接近于 0)；而 RoPE 评分为 9~10 分的 CS 患者中，PFO 的检出率为 73%，PFO 是 CS 的原因的可能性达到 90%。然而，在 RoPE 评分为 9~10 分的 CS 患者中，2 年内发生脑卒中/TIA 的可能性只有 2%[3]。从另外一个角度来看，随着年龄增高和合并疾病增多，静脉系统形成血栓的危险性明显增高，肺动脉压也随着年龄升高而升高，理论上说，因为 PFO 导致的矛盾性栓塞会更高。然而在 RoPE 评分 0~3 分的 CS 患者中，PFO 的检出率和一般人群相同，提示对于常见的脑卒中的危险因素(年龄、高血压、糖尿病、吸烟等)，PFO 引起的 CS 的发生率非常低，以至于两组 PFO 的检出率没有差别。也就是说，PFO 引起的脑卒中与其他危险因素引起的脑卒中相比，只占一个极低的比例，不是脑卒中防治的重点工作。

二、PFO 封堵预防脑卒中再发的临床研究

确定 PFO 是否是 CS 的原因，以及 PFO 封堵是否能预防再次脑卒中，最可靠的证据来源于随机对照研究。然而，由于归因于 PFO 的 CS 患者再次发生脑卒中的事件发生率低，需要较大样本才能检出治疗的效果，这使 PFO 封堵临床试验面临方法学的挑战，已经完成的和正在进行的关于 PFO 封堵和药物治疗对比的临床试验的价值受到很大限制，对发现合并 PFO 的 CS 患者，是否应该接受 PFO 封堵术，目前的证据仅来源于从 11 个非随机对照研究、6 项随机研究的 7 137 例患者获得的数据，以及数项在不同时间完成的基于随机对照研究和观察性研究整体数据的荟萃分析。已经完成的 6 项 RCT 中的 3 项（CLOSE、GORE REDUCE 和 DEFENSE-PFO 试验）显示，在减少复发性脑卒中方面，PFO 封闭加药物治疗优于单纯药物治疗。其余 3 项研究表明，介入治疗或内科治疗相似（表 1）。

从以上研究中可以看到，药物治疗组的事件发生率很低（和 RoPE 研究观察到的结论一致），在这样的人群进行随机对照研究，需要较大样本才能得到确切的结论，即才能够把治疗效应和随机效应分开，而目前的研究样本量远远不足以得到确切的结论。另外，PFO 封堵治疗组的围术期和随访过程中房颤发生率远高于药物治疗组，手术治疗组相关的严重不良事件也不能忽视。综合考虑，在这样一群事件发生率比较低的患者中进行过分积极的侵入性治疗，需要谨慎选择治疗的适应证。

小样本的研究常常高估治疗的效果。小研究效应是指小型研究更有可能在干预组中报告有益效果，这种效应部分是因为小研究的方法学质量较低，部分是因为发表偏倚。在其他领域的研究也多次证明，小样本的研究常在得到一个比较大的治疗效果时才会引起重视，从而得以发表，而在后来进行的大规模的研究中，往往证明这种观察是错误的或者大大高估了治疗的效果。比较典型的例子是在急性心肌梗死患者中补充镁盐的治疗，小样本的研究都提示有很大的治疗效果，直到入选了 58 050 例患者的 ISIS-4 研究最终证明，这种治疗措施对死亡率降低没有任何益处[10]。

三、PFO 封堵预防偏头痛的临床研究

20~64 岁人群中，偏头痛的患病率为 8%~13%，男女的比例为 1∶3，其中约 1/3 的偏头痛患者在发作前有先兆[11,12]。据信，有先兆的偏头痛与 PFO 有关，而偏头痛也与脑卒中相关，因此有研究探讨 PFO 封堵治疗是否可以有效预防和治疗偏头痛。目前已经发表了 3 项随机对照研究，均未证明 PFO 封堵对偏头痛治疗有效（表 2）。

四、间 接 证 据

PFO 导致 CS 和偏头痛的前提是静脉系统形成的血栓通过 PFO 到达左房，形成动脉系统栓塞。理论上说，预防静脉血栓的治疗措施（抗凝治疗）应该也能预防 PFO 相关的 CS 再发。然而，基于患者个体数据的 12 项观察性研究 2 385 例 CS 患者的荟萃分析发现，与抗血小板相比，抗凝治疗患者脑卒中和脑卒中 /TIA/ 死亡的危险并不低于抗血小板治疗，尽管抗凝治疗组患者事件发生率有降低的趋势，但并未达到统计学显著意义（校正后 HR=0.76,95%CI 0.52~1.12）[16]。

表 1 PFO 封堵术预防 CS 患者再发脑卒中研究发表的随机对照试验的介绍和解读

研究	研究人群	干预/对照	主要终点	研究解读
CLOSE Study[4]	n=664 16~60 岁,平均年龄 43~44 岁 6 个月内与 PFO 有关的脑卒中的患者,同时有房间隔瘤分流(>10mm)或较多的房间隔分流(左房右房显影 3 个心动周期内出现 >30 个微气泡)	PFO 封堵 + 抗血小板治疗 vs. 抗血小板治疗 vs. 抗凝治疗	再发致死和非致死性脑卒中 结果:PFO 封堵 + 抗血小板治疗 vs. 抗血小板,再发脑卒中 0 随访 5.3 年中,再发脑卒中 0 vs. 4.9%;抗凝治疗 vs. 抗血小板治疗,5 年脑卒中事件发生率 1.5% vs. 3.8%	研究存在的缺陷: • 非盲法评价,判断事件的医生知道患者分组 • 因为入组患者慢,提前终止 • 因为研究中事件发生率低,样本量小,高估治疗效果的风险大 安全性问题: • 严重 PFO 封堵手术相关并发症发生 5.9% • PFO 封堵患者更多发生房颤(4.6% vs. 0.9%)
CLOSURE I[5]	n=909 18~60 岁,平均 46 岁 6 个月内有 CS 或 TIA 史,经食管超声显示 PFO 伴 Valsalva 动作后右向左分流	应用 STARFlex 装置行 PFO 封堵 + 抗血小板治疗 vs. 药物治疗(抗凝治疗、抗血小板治疗或抗凝 + 抗血小板治疗)	2 年内发生的脑卒中和 TIA 复合终点;30 天内任何原因导致的死亡;31 天~2 年内神经系统疾病导致死亡 结果:随访 2 年,干预组和对照组患者主要终点事件无显著性差异(5.5% vs. 6.8%,P=0.37),其中脑卒中发生率 2.9% vs. 3.1%,TIA 发生率 3.1% vs. 4.1‰ 无死亡事件发生	研究的优势: • 有独立的终点事件仲裁委员会 研究存在的缺陷: • 30% 的患者合并高血压,>40% 的患者有高胆固醇血症,10% 的患者有瓣膜功能异常,因此入选患者脑卒中不一定与 PFO 有关 安全性问题: • PFO 封堵治疗组的患者(n=447)中,只有 362 例成功植入封堵装置,6 个月时成功封堵的患者数为 315 例 • 干预组房颤发生率高于对照组(5.7% vs. 0.7%)
DEFENSE-PFO[6]	n=120 6 个月内有 CS 史,平均年龄 52 岁 高危 PFO 伴右向左分流,PFO 高危指房间隔瘤(>15mm),房间隔活动度大(≥10mm),或 PFO≥2mm。无其他脑卒中病因	PFO 封堵(应用 Amplatzer PFO 封堵装置)vs. 单纯药物治疗(抗血小板治疗或抗凝治疗)	2 年内发生的复合终点,包括脑卒中、血管性死亡、TIMI 大出血 结果:平均随访 2.8 年,干预组未发生主要终点事件,对照组 6 人出现主要终点事件	研究存在的缺陷: • 尽管是随机对照研究,两组患者特征分布严重不平衡。药物治疗组的患者平均年龄比 PFO 封堵治疗组高 5 岁(54 岁 vs. 49 岁),合并疾病的比例也明显高于 PFO 封堵治疗组(高血压 28% vs. 20%;糖尿病 13% vs. 10%;高胆固醇血症 42% vs. 30%;吸烟 27% vs. 17%) • 合并房间隔瘤的比例也高于封堵治疗组(13% vs. 8%) • 2 年事件发生率在药物治疗组为 10.5%,严重高于其他研究报告事件发生率 • 样本量小,严重影响结果的可靠性 • 研究是在 2 个中心完成的,研究结果的外推性差 安全性问题: • 房颤在 PFO 封堵治疗组发生 2 例(2/60)

续表

研究	研究人群	干预/对照	主要终点	研究解读
PC Trial[7]	n=414 <60岁,平均年龄44岁 经食管超声证实的PFO,脑卒中,TIA或外周血栓栓塞病史	PFO封堵 vs. 单纯药物治疗(至少一种抗血小板或抗凝治疗)	死亡、非致死性脑卒中、TIA及外周血栓栓塞复合终点。结果：平均随访4年,干预组和对照组主要终点事件无显著性差异(3.4% vs. 5.2%, P=0.34),其中在干预组和对照组脑卒中事件分别发生了1例和5例,死亡分别发生2例和0例	研究的优势： ●有独立的事件仲裁委员会 研究存在的缺陷： ●失访率高,在PFO封堵治疗组和药物治疗组分别有31例(15%)和42例(20%)患者拒绝继续参与研究或有失访 安全性问题： ●房颤在PFO封堵治疗组和药物治疗组的发生率分别为2.9%和1.0%
GORE REDUCE Clinical Study[8]	n=664 18~59岁,平均年龄45岁 PFO伴右向左分流,隐源性脑卒中病史	2:1的比例分配到Helex或Cardioform装置 PFO封堵+抗血小板 vs. 单纯抗血小板	1.共同主要终点事件：①2年内缺血性脑卒中发生率；②新的脑梗死,包括有临床表现的缺血性脑卒中和磁共振提示直径>3mm的新发脑梗死灶 结果：平均随访3.2年,干预组脑卒中率复发率0.4%/年,对照组1.7%/年(HR=0.23, 95%CI 0.09~0.62),新发脑梗死灶5.7% vs. 11.3% (HR=0.51,95%CI 0.29~0.91)	研究的优势： ●有独立的事件仲裁委员会 研究存在的缺陷： ●在PFO封堵治疗组和药物治疗组分别有9%和15%的患者脱落 安全性问题： ●PFO封堵治疗组房颤/房扑发生率高于药物治疗组(6.6% vs. 0.4%, P<0.001) ●PFO封堵治疗组发生2例死亡(1例心肌梗死,1例自杀),手术相关严重并发症发生率为1.4%
RESPECT Trial[9]	n=980 18~60岁 隐源性脑卒中病史270天内TEE证实的PFO	PFO封堵(n=499) vs. 单纯药物治疗(阿司匹林或华法林、氯吡格雷或阿司匹林+双嘧达莫,n=481)	致命或非致命性脑卒中、早期死亡(随机后45天之内或器械植入30天内)的复合终点。结果：平均随访2.6年。意向性分析干预组和对照组主要终点发生率差异无显著性(0.66/100人年 vs. 1.38/100人年,P=0.08)。随访5年时,两组事件发生率分别为2.2%和6.4%	研究的优势： ●有独立的事件仲裁委员会 ●是目前最大样本的研究 研究存在的缺陷： ●在PFO封堵治疗组和药物治疗组分别有9%和17%的患者脱落 安全性问题： ●PFO封堵治疗组手术相关并发症发生率2.4%,器械相关严重并发症发生率2.0%

表2　PFO 封堵术治疗偏头痛研究发表的随机对照试验的介绍和解读

研究	研究人群	干预/对照	主要终点	研究解读
MIST[13]	n=147 18~60 岁,平均年龄 44 岁,84% 为女性 先兆性偏头痛;发病年龄 <50 岁;发病频率 >5 天/月;2 类以上预防性药物治疗无效;PFO 伴中至重度右向左分流	PFO 封堵术 vs. 假手术(腹股沟皮肤切开)	术后 91~180 天偏头痛终止率 结果:干预组和对照组无显著差异(3/74 vs. 3/73,P=0.51)。两组偏头痛评分 HIT-6 评分,MIDAS 评分均无显著差异	研究的优势: • 设立假手术组,排除了安慰剂效应 安全性问题: PFO 封堵治疗组发生心脏压塞 2 例,腹膜后出血 1 例
PREMIUM[14]	n=230 平均年龄 43 岁,89% 为女性,频繁发作偏头痛,3 种以上治疗药物无效;PFO 伴严重右向左分流	PFO 封堵术 vs. 假手术(右心导管术)	治疗有效率,定义为随机后 60 天随访第 10~12 个月,月均发作天数较基线下降 50% 结果:干预组和对照组主要终点达标率无显著差异(38.5% vs. 32.0%)	研究的优势: • 设立假手术组,排除了安慰剂效应 安全性问题: PFO 封堵治疗组发生 6 例(3%)与手术相关的并发症,其中 1 例发生围术期房颤,均为自限性
PRIMA[15]	n=107 偏头痛,发病年龄 <50 岁,每月发作 >3 次或 5~15 天;2 种以上药物治疗无效;超声证实 PFO,Valsalva 动作可诱发右向左分流	PFO 封堵术 vs. 药物治疗	随访第 10~12 个月,月均发作天数较基线下降情况 结果:干预组和对照组发作天数减少无显著性差异(2.9 vs. 1.7,P=0.17)。两组间 MIDAS,SF-12,BDI 等评分的改善无显著性差异	研究的优势: • 有独立的事件仲裁委员会 研究存在的缺陷: • 患者脱落率高,PFO 封堵治疗组只有 75% 的患者完成了随访 安全性问题: PFO 封堵治疗组发生 6 例与手术相关的并发症,均为自限性

五、结　　论

目前并无充分的证据支持合并 PFO 的 CS 或偏头痛患者接受 PFO 封堵治疗。

（杜昕）

参 考 文 献

[1] YAGHI S,BERNSTEIN R A,PASSMAN R,et al. Cryptogenic Stroke：Research and Practice［J］. Circ Res,2017,120：527-540.

[2] HOMMA S,SACCO R L. Patent foramen ovale and stroke［J］. Circulation,2005,112：1063-1072.

[3] KENT D M,RUTHAZER R,WEIMAR C,et al. An index to identify stroke-related vs incidental patent foramen ovale in cryptogenic stroke［J］. Neurology,2013,81：619-625.

[4] MAS J L,DERUMEAUX G,GUILLON B,et al. Patent Foramen Ovale Closure or Anticoagulation vs. Antiplatelets after Stroke［J］. N Engl J Med,2017,377：1011-1021.

[5] FURLAN A J,REISMAN M,MASSARO J,et al. Closure or medical therapy for cryptogenic stroke with patent foramen ovale［J］. N Engl J Med,2012,366：991-999.

[6] LEE P H,SONG J K,KIM J S,et al. Cryptogenic Stroke and High-Risk Patent Foramen Ovale：The DEFENSE-PFO Trial［J］. J Am Coll Cardiol,2018,71：2335-2342.

[7] MEIER B,KALESAN B,MATTLE H P,et al. Percutaneous closure of patent foramen ovale in cryptogenic embolism［J］. N Engl J Med,2013,368：1083-1091.

[8] SONDERGAARD L,KASNER S E,RHODES J F,et al. Patent Foramen Ovale Closure or Antiplatelet Therapy for Cryptogenic Stroke［J］. N Engl J Med,2017,377：1033-1042.

[9] CARROLL J D,SAVER J L,THALER D E,et al. Closure of patent foramen ovale versus medical therapy after cryptogenic stroke［J］. N Engl J Med,2013,368：1092-1100.

[10] ISIS-4（Fourth International Study of Infarct Survival）Collaborative Group. ISIS-4：a randomised factorial trial assessing early oral captopril,oral mononitrate,and intravenous magnesium sulphate in 58 050 patients with suspected acute myocardial infarction［J］. Lancet,1995,345：669-685.

[11] LIPTON R B,STEWART W F,DIAMOND S,et al. Prevalence and burden of migraine in the United States：data from the American Migraine Study Ⅱ［J］. Headache,2001,41：646-657.

[12] HENRY P,AURAY J P,GAUDIN A F,et al. Prevalence and clinical characteristics of migraine in France［J］. Neurology,2002,59：232-237.

[13] DOWSON A,MULLEN M J,PEATFIELD R,et al. Migraine Intervention With STARFlex Technology（MIST）trial：a prospective,multicenter,double-blind,sham-controlled trial to evaluate the effectiveness of patent foramen ovale closure with STARFlex septal repair implant to resolve refractory migraine headache［J］. Circulation,2008,117：1397-1404.

[14] TOBIS J M,CHARLES A,SILBERSTEIN S D,et al. Percutaneous Closure of Patent Foramen Ovale in Patients With Migraine：The PREMIUM Trial［J］. J Am Coll Cardiol,2017,70：2766-2774.

[15] MATTLE H P,EVERS S,HILDICK-SMITH D,et al. Percutaneous closure of patent foramen ovale in migraine with aura,a randomized controlled trial［J］. Eur Heart J,2016,37：2029-2036.

[16] KENT D M,DAHABREH I J,RUTHAZER R,et al. Anticoagulant vs. antiplatelet therapy in patients with cryptogenic stroke and patent foramen ovale：an individual participant data meta-analysis［J］. Eur Heart J,2015,36：2381-2389.

左心耳封堵预防房颤脑卒中是否可行——正方

　　心房颤动(atrial fibrillation,简称"房颤")作为心律失常中的一种类型,由于在长久持续性、对心脏功能影响以及产生潜在的脑卒中威胁几方面的特殊性,已经使其独立成为一种疾病。由于罹患者众多(我国1 000万人),已经成为公众健康的重要问题,特别是其5倍于常人的脑卒中威胁。对其脑卒中风险的"根治性去除"治疗的愿望推动了房颤综合治疗的发展,其解剖学基础来自于左心耳乃房颤脑卒中之源这一认识,因而左心耳封堵技术应运而生。

　　左心耳封堵技术自2001年开始应用以来,在全球范围内发展非常迅速,目前已有包括Watchman/ Watchman FLX(美国)、LAmbre(中国)、LACbes(中国)、AMPLATZERTM cardiac plug(ACP)/ Amulet(美国)等多种左心耳封堵器用于临床,并被中国、美国和欧洲等多个国际指南[1-3]推荐作为抗凝治疗的有效替代用于房颤脑卒中的预防。然而这项新兴的前沿技术由于是个"预防性"手术,始终有质疑之声。笔者认为,该项技术到底科学不科学? 预防房颤脑卒中是否可行? 需要从房颤的危害,抗凝治疗的局限性,左心耳封堵的理论依据、技术可行性和对脑卒中预防的价值等角度进行科学分析。

一、房颤的流行病学及危害

　　房颤是中老年最常见的心律失常。欧洲的一项流行病学研究显示,50岁以下房颤的发病率低于2%,50~61岁发病率增加到2.1%~4.2%,62~72岁发病率为7.3%~11%,73~79岁发病率为14.4%,80岁以上显著增加到17.6%[4];2013年美国流行病学调查资料显示,美国的房颤患者为600万~700万人;2014年《中国心血管病报告》指出,中国30~85岁房颤患病率为0.77%,据此估算中国房颤患者介于800万~1 000万人[5]。房颤除发生胸闷、心慌和发生心力衰竭时引起的各种不适症状外,最大的危害是脑卒中。房颤引起脑卒中的比例高,而且症状重,致残、致死率高,容易复发。根据2016年ESC房颤管理指南,房颤患者有20%~30%发生脑卒中[1],据此估算中国目前900万缺血性脑卒中患者中有200万~300万例由房颤引起。由此可见,房颤引起脑卒中的问题非常严重,需要引起全社会的关注。

二、房颤血栓形成的机制

　　房颤时,左房内皮容易受损,血小板激活和凝血亢进,同时由于心房失去规律的收缩与舒张,左房增大和左室射血分数降低等因素致使左房内血流变得缓慢、淤滞,容易形成湍流、涡流和血栓[6]。左心耳(left atrial appendage,LAA)是左房前侧壁下缘、靠近二尖瓣缘的盲端结构。随房颤时间的延长,左心耳容量和表面积增大,心耳内梳状肌绝对和相对量减少,左心耳收缩和舒张功能受损,排空速度显著降低,致使左房内缓慢、淤滞的血流或形成的小血栓极易进入左心耳,且进入后不易排出,日积月累就会形成大块血栓。左心耳内血栓由于体

101

积较大,且容易反复发生,一旦脱落极易堵塞较大的脑血管,造成大面积脑梗死,致残和致死率高。上述机制不仅是房颤患者容易并发脑卒中,尤其致残和致死性脑卒中的原因,也是抗凝治疗预防房颤脑卒中的重要理论基础(图1)。

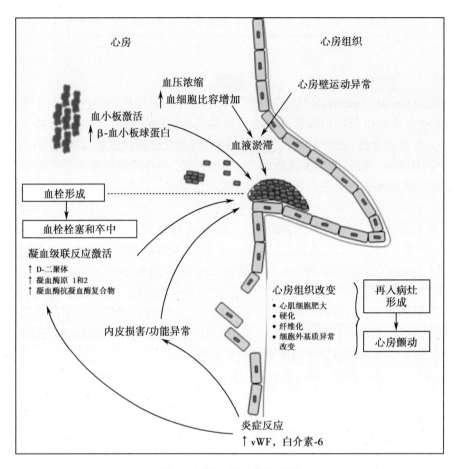

图1　房颤血栓形成的机制

三、房颤脑卒中风险评估和抗凝治疗的局限性

房颤患者往往合并高血压、糖尿病、心力衰竭、冠心病等多个危险因素,这些因素不仅与房颤的发病和复发有关,也增加发生缺血性脑卒中和其他系统性血栓栓塞事件的风险。根据2016年欧洲房颤管理指南(ESC 2016),房颤患者发生缺血性脑卒中的总体风险为20%~30%,与房颤的类型无关[1]。

CHA2DS2-VASc评分(表1)自2010年首次被ESC房颤管理指南[7]引用以来,目前已在全球范围内广泛用于房颤脑卒中风险的评估和是否启动抗凝治疗的依据。根据该指南,对于具有高脑卒中风险的房颤患者(男性CHA_2DS_2-VASc评分≥2分,女性≥3分),不管哪种房颤类型和消融治疗是否成功,均建议长期抗凝治疗(ⅠA)[1]。

表 1　$CHA_2DS_2-VAS_c$ 评分标准

危险因素	积分	危险因素	积分
充血性心力衰竭 / 左室功能障碍（C）	1	血管疾病（V）	1
高血压（H）	1	年龄 65~74 岁（A）	1
年龄≥75 岁（A）	2	性别（女性）（Sc）	1
糖尿病（D）	1	总积分	9
既往卒中 /TIA/ 血栓栓塞史（S）	2		

　　然而,抗凝治疗是预防房颤脑卒中的理想方法吗? 众所周知,抗凝治疗本身存在较高的出血风险,房颤患者也存在不依从或不耐受长期抗凝治疗的主观原因(如担心出血或存在高出血风险,主观拒绝或擅自停药或不按医嘱服药等),这些主客观因素的存在注定房颤患者对长期抗凝治疗存在不耐受和不依从问题,注定长期抗凝治疗不是房颤脑卒中预防的最理想方法。根据大规模、随机化、对照的 ARISTOLE[8]、ROCKET-AF[9] 和 RE-LY[10] 研究,包括新型口服抗凝药(NOAC)和华法林在内的抗凝治疗均具有较高的出血风险,每年大出血事件发生率介于 2.13%~3.6%,每年全部出血事件的累计发生率介于 14.4%~25.6%。由于发生出血或担心出血等因素,上述临床试验受试者在接受充分监督的情况下抗凝治疗的停药率竟高达 16.6%~25.3%。真实世界中,房颤患者不仅接受抗凝治疗的比例低,而且停药比例更高! 在欧洲,房颤患者接受抗凝治疗的比例仅 50%,抗凝治疗 5 年后停药比例高达 70%[11]。中国的情况更糟,房颤患者接受抗凝治疗的比例不足 10%[12],而且抗凝治疗 3 个月后 22.1% 停药,1 年后 44.4% 停药,随访至 2 年有近 60% 的患者停药[13]。综上所述,由于长期抗凝治疗本身存在较高的出血风险,患者也普遍存在拒绝 / 不依从 / 不耐受抗凝治疗的问题,这些客观和主观的局限性致使抗凝治疗对房颤脑卒中的预防价值存在折扣,因此需要一种更为理想和安全的替代方法。

四、左心耳封堵——房颤脑卒中预防的有效手段

（一）左心耳——房颤引发脑卒中的罪魁祸首

　　左心耳是房颤血栓形成的主要部位,这一理论得到过去 20 年来的研究的检验。研究显示,非瓣膜性房颤左房内血栓 90% 以上位于左心耳[14-15](图 2,彩图见二维码 99)。换言之,左心耳是房颤引起缺血性脑卒中和其他系统性血栓事件的主要源头所在和罪魁祸首。如果采用某种装置封堵左心耳开口,这样左房内缓慢、淤滞的血流或形成的小血栓就不会进入左心耳内形成大块血栓,从理论上就可以减少绝大多数左心耳内大块血栓形成及其脱落引起的缺血性脑卒中,这正是左心耳封堵(left atrial appendage closure, LAAC)预防房颤脑卒中的理论基础。这一理论不仅催生并推动了左心耳封堵技术的发展,而且作为一种重要的非药物治疗手段日益被公众所接受,并被多个国际指南推荐用于房颤脑卒中的预防。

二维码99

（二）左心耳封堵的技术可行性

　　左心耳封堵技术并不十分复杂,成功率高,并发症发生率低。以目前临床应用最广泛,循证医学证据最多的 WATCHMAN 封堵器为例,在 2005 年开展的 PROTECT AF 研究中 LAAC 手术成功率仅为 91%,围术期并发症发生率较高(约 8.4%)[16],但随着手术经验的积累、技术的成熟和操作的规范化,手术成功率显著提高,围术期主要并发症发生率大幅降低,

左心耳内大块血栓

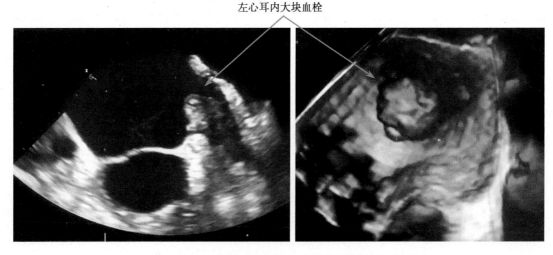

图2　食管超声检测左心耳内大块血栓

到 2010—2014 年开展的 PREVAIL 研究中,手术成功率提高到 95.1%,7 天围术期主要不良事件发生率则大幅降低到 4.2%[17],到 2016 年发布的 EWOLUTION 多中心注册研究中手术成功率更是提高到 98.5%,而围术期主要不良事件率则降低到 2.7%[18]。尽管其他类型封堵器如 ACP/Amulet、LAmbre 在设计理念和操作上与 WATCHMAN 不同,但具有类似的手术成功率和安全性[19-21]。

(三)左心耳封堵预防房颤脑卒中——有理有据

尽管 2009 年发表的"PROTECT AF"[16]和 2014 年发表的"PREVAIL"[17]两个前瞻性、随机化、对照研究的 1~2 年随访结果回答了左心耳封堵在预防脑卒中和其他系统性血栓事件方面不劣于华法林,但由于随访时间不够长,许多学者对其长期疗效仍然存疑!然而,最近陆续发布的"PROTECT AF"和"PREVAIL"两个随机化研究的 3~5 年长期随访结果则有助于消除上述疑虑!2014 年,*JAMA* 杂志公布了"PROTECT AF"3.8 年的随访结果,不仅再次证实左心耳封堵在预防脑卒中/系统性血栓事件/心血管死亡/其他不明原因死亡的复合终点事件发生率上不劣于华法林(2.3% *vs.* 3.8%),而且统计学上还达到了优效性标准[22]。2017 年 12 月 19 日,"PROTECT AF"和"PREVAIL"两个研究 5 年随访结果的联合分析依然证实,左心耳封堵组在脑卒中/系统性血栓/心血管死亡的复合终点事件发生率上不劣于甚至优于华法林组,在降低心血管死亡/不明原因死亡/致残/致死性脑卒中、出血性脑卒中和主要出血事件上明显优于华法林[23]。此外,根据来自"PROTECT AF"RCT 研究 707 位患者和"CAP"注册研究 566 位患者终点事件的事后分析,在缺血性脑卒中、颅内出血、大出血、心包积液和死亡等净临床获益方面,"PROTECT AF"研究中左心耳封堵组每年净临床获益为 1.73%,CAP 研究中左心耳封堵的净临床获益为 4.97%;对具有高脑卒中风险(CHADS$_2$ 评分≥2 分),尤其既往有缺血性脑卒中史的房颤患者,净临床获益更大[24]。

然而,上述左心耳封堵的循证医学证据是基于左心耳封堵同华法林比较获得的,目前仍然缺乏与直接口服抗凝药(DOAC)比较的随机化研究证据,但最近一项包括 19 个 RCT 研究、87 831 位房颤患者的网络荟萃分析显示,左心耳封堵在预防死亡、脑卒中或系统性血栓事件上与 DOAC 相当[25]。2015 年启动的旨在评价左心耳封堵是否非劣效于 DOAC 的前瞻性、多中心、随机化的 PRAGUE-17 研究[26]仍然在进行中,结果值得期待。其他类型封堵器循证医学证据目前仍然缺乏,Amulet 与 Watchman 装置的头对头、RCT 研究 Amulet IDE 研究[27]正在进行当中。近年来国产封堵器——LAmbre 左心耳封堵装置的临床研究结果也备受瞩目。2017 年,我国 12 家中心的初步研究结果发表在 *JACC Cardiovasc Interv* 上,共入选 153 例非瓣膜性房颤患者,手术成功率为 99%,5 例(3.3%)患者出现严重并发症,随访 1 年结果良好[20]。2018 年 8 月,LAmbre 封堵器在欧洲应用的首个研究发布,60 例抗凝禁忌的非瓣膜性房颤患者,手术成功率为 100%,4 例(6.7%)患者出现围术期不良事件,随访 1 年仅有 1 例 TIA 和 3 例小出血事件,未观察到 DRT,显示了 LAmbre 装置的安全性和有效性[21]。

五、左心耳封堵不影响左心房内分泌功能

左心耳封堵是否影响左心房正常的内分泌功能?这个问题一直没有很好回答。2018 年 1 月,Dhanunjaya Lakkireddy 等[28]在 *JACC* 杂志发表的 LAA-HOMEOSTASIS 研究终于使我们上述问题有了比较清晰的认识。该研究前瞻性观察分析了 77 位接受左心耳封堵术患者(其中 38 位使用 Lariat 装置经心外膜套扎左心耳,39 位使用 Watchman 装置经心内膜封堵左心耳)在术后即刻、24 小时和 3 个月肾上腺系统、肾素 - 血管紧张素 - 醛固酮系统、代谢系统激素和心房钠尿肽水平的变化,结果显示:与基线相比,经心外膜套扎左心耳(使用 Lariat 装置)血肾上腺激素、去甲肾上腺激素和醛固酮水平在术后 24 小时、3 个月均明显降低;而经心内膜途径封堵左心耳(使用 Watchman 装置)没有明显改变。此外,经心外膜途径套扎左心耳,术后 3 个月血脂联素和胰岛素水平明显增长,游离脂肪酸水平显著下降;而经心内膜途径封堵左心耳则无明显变化。我们最关注的心房钠尿肽水平 NT-proBNP 和 BNP,经心外膜套扎左心耳术后急性期即明显降低,到术后 3 个月恢复正常;而经心内膜封堵左心耳仅在术后急性期增加,术后 24 小时即恢复正常。该研究也有一个意外的发现,经心外膜左心耳套扎术后系统性血压在术后所有时间点均明显降低;而经心内膜左心耳封堵术后血压无明显变化。尽管该研究没有回答经心外膜左心耳套扎术后神经 - 内分泌激素动态改变的潜在机制,但结论比较清晰,即经心内膜封堵左心耳(使用 Watchman)对心房神经 - 内分泌激素无明显影响。

六、国际房颤管理指南对左心耳封堵的建议

2014 年美国 ACC/AHA/HRS 协会以缺乏足够证据和 FDA 尚未批准为由,没有在其房颤管理指南中对左心耳封堵给予明确建议,但同年美国 AHA/ASA 指南则对左心耳封堵给予Ⅱb 推荐(B 类证据)[29]。2015 年 3 月美国 FDA 正式批准 Watchman 左心耳封堵器用于临床,并对左心耳封堵列出了专门适应证:①存在较高的脑卒中和系统性血栓栓塞风险;②经医生评估不适合华法林抗凝治疗;③与华法林相比,在安全性和有效性上有理由选择非药物方法替代华法林。2019 年美国 ACC/AHA/HRS 协会对其房颤管理指南进行了重大更新,把左心耳封堵作为Ⅱb 推荐用于具有高脑卒中风险、不能耐受长期抗凝治疗的 NVAF 患者脑卒中的预防[3]。

欧洲心脏病协会(ESC)在左心耳封堵态度方面比较积极,在其 2012 年和 2016 年房颤管理指南中对左心耳封堵均给予了Ⅱb 推荐[非瓣膜性房颤,存在长期抗凝禁忌或存在高出血风险(HAS-BLED 评分 >3 分)不适合长期抗凝]。此外,在 2017 年发布的左心耳封堵慕尼黑共识中,进一步界定了左心耳封堵的潜在适应证,即:①患者具有抗凝治疗的绝对或相对适应证,但存在不适合长期抗凝治疗的条件(如患者具有大、小出血史,或者由于机体因素或

合并症增加了出血风险,或者由于出血风险以外的原因不能长期服用抗凝药);②患者服用抗凝药期间仍然发生血栓事件或左心耳内探测到血栓[30]。

左心耳封堵在中国起步不算太晚,在 2015 年中华医学会心脏电生理和起搏分会、中国医师协会心律学专业委员会心房颤动防治专家工作委员会联合发布的《心房颤动:目前的认识和治疗建议—2015》[2]中,就对左心耳封堵预防 NVAF 血栓事件给予了 IIa 类推荐,并对左心耳封堵的适应证也给予了具体建议,即对于 $CHA_2DS_2-VAS_c$ 评分≥2 分的非瓣膜性房颤患者,如具有下列情况之一:①不适合长期规范口服抗凝;②长期规范抗凝治疗基础上仍发生脑卒中或栓塞事件;③ HAS-BLED 出血评分≥3 分者,可行经皮左心耳封堵预防血栓栓塞事件(证据级别 B)。

七、结　束　语

笔者认为,抗凝治疗由于其固有的主、客观局限性(患者接受度和长期依从性低,出血风险较高)抵消了其对房颤脑卒中的预防价值,注定其不是房颤脑卒中预防的最理想方法,而左心耳封堵不仅可以从源头上封堵房颤血栓形成的主要部位,对脑卒中尤其致死/致残性脑卒中起预防作用,而且可以显著减少长期抗凝治疗引起的出血问题,可见左心耳封堵是替代长期抗凝治疗的理想选择,因此目前已被中国、欧洲和美国等全球 70 多个国家指南[2-5]推荐用于房颤脑卒中的预防。尽管左心耳封堵与 NOAC 比较的 PRAGUE-17 研究仍然在进行中,目前证据尚不足以支持左心耳封堵是否不劣于 NOAC,但对于既不耐受华法林,也存在 NOAC 抗凝禁忌的具有高出血风险的房颤患者,左心耳封堵仍然是一个理想的替代。

然而,左心耳封堵在中国起步较晚,2014 年才被 CFDA 批准用于临床,目前能够独立开展该项技术的医院和病例数还不多,需要规范地开展和推广此项技术。更重要的是,开展国人自己的临床研究,用我们中国人自己的数据对左心耳封堵这一前沿技术进行科学评价。

(江立生　何奔)

参 考 文 献

[1] KIRCHHOF P,BENUSSI S,KOTECHA D,et al. 2016 ESC Guidelines for the management of atrial fibrillation developed in collaboration with EACTS [J]. Europace,2016,18(11):1609-1678.

[2] 黄从新,张澍,黄德嘉,等. 心房颤动:目前的认识和治疗建议—2015 [J]. 中华心律失常学杂志,2015,19(5):321-384.

[3] JANUARY C T,WANN L S,CALKINS H,et al. 2019 AHA/ACC/HRS Focused Update of the 2014 AHA/ACC/HRS Guideline for the Management of Patients With Atrial Fibrillation:A Report of the American College of Cardiology/American Heart Association Task Force on Clinical Practice Guidelines and the Heart Rhythm Society [J]. J Am Coll Cardiol,2019. pii:S0735-1097(19)30209-8.

[4] VIDAL-PÉREZ R,OTERO-RAVIÑA F,TURRADO TURRADO V,et al. Change in atrial fibrillation status,comments to Val-FAAP registry [J]. Rev Esp Cardiol(Engl Ed),2012,65(5):490-491.

[5] 陈伟伟,高润霖,刘力生,等.《中国心血管病报告 2014》概要[J]. 中国循环杂志,2015,31(6):617-622.

[6] WATSON T,SHANTSILA E,LIP G Y. Mechanisms of thrombogenesis in atrial fibrillation:Virchow's triad revisited [J]. Lancet,2009,373:155-166.

[7] CAMM A J,KIRCHHOF P,LIP G Y,et al. ESC Committee for Practice Guidelines,European Heart Rhythm Association,European Association for Cardio-Thoracic Surgery. Guidelines for the management of atrial fibrillation:the Task Force for the Management of Atrial Fibrillation of the European Society of Cardiology(ESC) [J]. Europace,2010,12:1360-1420.

[8] GRANGER C B,ALEXANDER J H,MCMURRAY J J,et al. ARISTOTLE Committees and Investigators. Apixaban versus warfarin in patients with atrial fibrillation [J]. N Engl J Med,2011,365:981-992.

［9］ PATEL M R,MAHAFFEY K W,GARG J,et al. ROCKET AF Investigators. Rivaroxaban versus warfarin in nonvalvular atrial fibrillation ［J］. N Engl J Med,2011,365:883-891.

［10］ WALLENTIN L,YUSUF S,EZEKOWITZ M D,et al. RE-LY investigators. Efficacy and safety of dabigatran compared with warfarin at different levels of international normalised ratio control for stroke prevention in atrial fibrillation:an analysis of the RE-LY trial ［J］. Lancet,2010,376:975-983.

［11］ GUMBINGER C,HOLSTEIN T,STOCK C,et al. Reasons underlying non-adherence to and discontinuation of anticoagulation in secondary stroke prevention among patients with atrial fibrillation ［J］. Eur Neurol,2015,73:184-191.

［12］ HU D,SUN Y. Epidemiology,risk factors for stroke,and management of atrial fibrillation in China ［J］. J Am Coll Cardiol,2008,52(10):865-868.

［13］ WANG Z Z,DU X,WANG W,et al. Long-Term Persistence of Newly Initiated Warfarin Therapy in Chinese Patients With Nonvalvular Atrial Fibrillation ［J］. Circ Cardiovasc Qual Outcomes,2016,9:380-387.

［14］ STODDARD M F,DAWKINS P R,PRINCE C R,et al. Left atrial appendage thrombus is not uncommon in patients with acute atrial fibrillation and a recent embolic event:a transesophageal echocardiographic study ［J］. J Am Coll Cardiol,1995,25:452-459.

［15］ LIP G Y,HAMMERSTINGL C,MARIN F,et al. X-TRA study and CLOT-AF registry investigators. Left atrial thrombus resolution in atrial fibrillation or flutter:Results of a prospective study with rivaroxaban(X-TRA) and a retrospective observational registry providing baseline data(CLOT-AF) ［J］. Am Heart J,2016,178:126-134.

［16］ HOLMES D R,REDDY V Y,TURI Z G,et al. Percutaneous closure of the left atrial appendage versus warfarin therapy for prevention of stroke in patients with atrial fibrillation:a randomised non-inferiority trial ［J］. Lancet,2009,374:534-542.

［17］ HOLMES D R Jr,KAR S,PRICE M J,et al. Prospective randomized evaluation of the Watchman Left Atrial Appendage Closure device in patients with atrial fibrillation versus long-term warfarin therapy:the PREVAIL trial ［J］. J Am Coll Cardiol,2014,64:1-12.

［18］ BOERSMA L V,SCHMIDT B,BETTS T R,et al. Implant success and safety of left atrial appendage closure with the WATCHMAN device:peri-procedural outcomes from the EWOLUTION registry ［J］. Eur Heart J,2016,37:2465-2474.

［19］ TZIKAS A,SHAKIR S,GAFOOR S,et al. Left atrial appendage occlusion for stroke prevention in atrial fibrillation:multicentre experience with the AMPLATZER Cardiac Plug ［J］. EuroIntervention,2016,11:1170-1179.

［20］ HUANG H,LIU Y,XU Y,et al. Percutaneous Left Atrial Appendage Closure With the LAmbre Device for Stroke Prevention in Atrial Fibrillation:A Prospective,Multicenter Clinical Study ［J］. JACC Cardiovasc Interv,2017,10:2188-2194.

［21］ PARK J W,SIEVERT H,KLEINECKE C,et al. Left atrial appendage occlusion with lambre in atrial fibrillation:Initial European experience ［J］. Int J Cardiol,2018,265:97-102.

［22］ REDDY V Y,SIEVERT H,HALPERIN J,et al. Percutaneous left atrial appendage closure vs warfarin for atrial fibrillation:a randomized clinical trial ［J］. JAMA,2014,312:1988-1998.

［23］ REDDY V Y,DOSHI S K,KAR S,et al. 5-Year Outcomes After Left Atrial Appendage Closure:From the PREVAIL and PROTECT AF Trials ［J］. J Am Coll Cardiol,2017,70:2964-2975.

［24］ GANGIREDDY S R,HALPERIN J L,FUSTER V,et al. Percutaneous left atrial appendage closure for stroke prevention in patients with atrial fibrillation:an assessment of net clinical benefit ［J］. Eur Heart J,2012,33:2700-2708.

［25］ SAHAY S,NOMBELA-FRANCO L,RODES-CABAU J,et al. Efficacy and safety of left atrial appendage closure versus medical treatment in atrial fibrillation:a network meta-analysis from randomised trials ［J］. Heart,2017,103:139-147.

［26］ OSMANCIK P,TOUSEK P,HERMAN D,et al. PRAGUE-17 Investigators. Interventional left atrial appendage closure vs novel anticoagulation agents in patients with atrial fibrillation indicated for long-term anticoagulation(PRAGUE-17 study)［J］. Am Heart J,2017,183:108-114.

［27］ LAKKIREDDY D,WINDECKER S,THALER D,et al. Rationale and design for AMPLATZER Amulet Left Atrial Appendage Occluder IDE randomized controlled trial(Amulet IDE Trial) ［J］. Am Heart J,2019,211:45-53.

［28］ LAKKIREDDY D,TURAGAM M,AFZAL M R,et al. Left atrial appendage closure and systemic homeostasis:the LAA HOMEOSTASIS study ［J］. J Am Coll Cardiol,2018,71:135-144.

［29］ MESCHIA J F,BUSHNELL C,BODEN-ALBALA B,et al. Guidelines for the primary prevention of stroke:a statement for healthcare professionals from the American Heart Association/American Stroke Association ［J］. Stroke,2014,45(12):3754-3832.

［30］ TZIKAS A,HOLMES D R,GAFOOR S,et al. Percutaneous left atrial appendage occlusion:the Munich consensus document on definitions,endpoints,and data collection requirements for clinical studies ［J］. Europace,2017,19:4-15.

左心耳封堵预防房颤脑卒中是否可行——反方

近年来,左心耳封堵被视为预防房颤血栓栓塞的新治疗方法,在部分地区迅速得以推广应用,甚至与导管消融"一站式"实施,但关于其真实价值的争议持续存在。笔者作为国内首位成功实施左心耳封堵的术者[1],曾多次应邀撰文呼吁现阶段有必要严格掌握左心耳封堵的适应证,因此被某些同行视为此项技术的"阻碍者"[2-4]。让我们回到医学最基本的原则,那就是如果不能治愈,至少不能伤害患者。换言之,对于任何通过永久性去除或改变人体正常结构以间接达到部分治疗目的的新技术,均有必要根据充足的证据进行理性、客观的审视。

左心耳封堵系统自2002年开始应用于动物实验,随后应用于临床。2004年,马长生教授在国内首次尝试左心耳封堵但结果不满意[5],由于器械和技术的进步,2013年笔者采用国产器械成功实施了国内首例左心耳封堵术。近十余年来,虽然涌现了多种经皮左心耳封堵装置,亦不断有新的研究数据出现,左心耳封堵术的安全性和有效性仍未能得到公认,也因此迄今国际相关指南均仅将左心耳封堵列为Ⅱb类推荐,且严格限制其适应证为脑卒中高危而存在抗凝禁忌的患者。

必须指出的是,作为一个与高值耗材相关的介入性操作,存在相关的利益驱动,因此,近年来由相关厂家资助的有利于左心耳的临床文献越来越多,这是不可否认的事实。在此种情况下坚持谨慎从事似乎更加显得不合时宜,但我依然认为,作为医者,对生命的敬畏和对患者的权益的尊重是基本的底线。在此前提下,我们对层出不穷的证据和研究结果始终应当抱有理性的批判性思维,这也是科学的底线。如果时间和事实最终证明我们的观点有误,我们会欣然接受,但我不认为有患者会因为医者听从了我们的建议而受害,毕竟我们完全同意有抗凝禁忌的患者应当考虑左心耳封堵或切除,而其余的脑卒中高危患者完全可以通过有效的抗凝而获益,但超适应证接受了左心耳封堵的患者,意味着心脏永远丧失了恢复正常状态的机会。

1 左心耳封堵术的固有局限性

房颤不仅可导致血栓栓塞,还有导致心功能下降、心脏传导系统受损等风险。左心耳封堵作为一种姑息性疗法,仅能针对血栓栓塞风险进行干预,与可能恢复正常窦性心律的疗法如抗心律失常药物、导管消融等相比,存在天然的劣势。事实上,左心耳封堵并不能直接治疗房颤本身,仅通过去除正常生理结构左心耳来间接达到部分治疗目的,颇有"鸡肋"之嫌,其利弊不言而喻。随着抗心律失常药物、抗凝药物、导管消融、外科微创切除左心耳等领域的不断发展,左心耳封堵的前景不容乐观。

2 外科干预左心耳的经验借鉴

1909年,Welch等发现房颤相关的脑栓塞可能与左心耳相关,此后不久外科医师即开始探索通过干预左心耳降低心源性血栓栓塞风险。近百年来,尽管外科尝试了左心耳切除、缝合、结扎等多种方法,仍无足够证据支持患者因此而获益。迄今对于非瓣膜病心房颤动,外科相关指南均仅将术中同时干预左心耳作为Ⅱb类推荐。

近年来发表的几项重要研究显示外科在该领域仍存在分歧。2017年 *Circulation* 杂志发表一项纳入9 792例患者的研究提示,在冠状动脉旁路移植术/瓣膜置换术中同时处理左心耳不能降低缺血性脑卒中和死亡的风险[6]。Juo等进行的一项纳入超过23万例患者的研究显示,外科术中同时结扎左心耳不能降低脑卒中的风险[7]。Friedman等2018年发表于 *JAMA* 的一项研究,则认为老年房颤患者在心脏外科术中同时切除左心耳,可降低血栓栓塞风险[8]。

如果外科直视下干预左心耳,仍不能降低血栓栓塞风险、改善远期预后,心内操作且植入异物的内科封堵的疗效则更值得怀疑。

3　左心耳封堵术的有效性

迄今,在左心耳封堵器械中以 Watchman 封堵器的循证医学证据最多,然而认真深入分析这些支持 Watchman 封堵器的核心文献,则可发现其中存在诸多疑点。左心耳封堵术究竟是"防栓"还是"致栓",仍然需要更多研究来进一步证实。

PROTECT AF 研究为非劣性比较[9]。有效性终点是脑卒中、心血管死亡和动脉系统栓塞,安全性终点为重要出血、心脏压塞和器械栓塞。共纳入707例患者(左心耳封堵组463例,华法林组244例)。平均随访18个月,左心耳封堵的有效性不劣于华法林(3.0% *vs.* 4.9%),但安全性终点事件多于华法林组(7.4% *vs.* 4.4%)。然而,如果左心耳封堵确实有益,其核心价值应在于降低缺血性脑卒中风险,但本研究中封堵组缺血性脑卒中的发生率却高于华法林组(2.2% *vs.* 1.6%),并且封堵术后所有患者至少服用华法林45天,45天至6个月仍有14%的患者继续服用华法林,86%的患者服用"氯吡格雷75mg+ 阿司匹林81~325mg",6个月后仍有部分患者继续服用华法林或阿司匹林325mg。另外,华法林组 INR 达标率仅66%。出于对手术安全性和有效性的担忧,美国 FDA 要求其进行更多研究。

PREVAIL 研究将407例患者随机分组(封堵组269例,华法林组138例)[10],结果显示:有效性终点(脑卒中、心血管/不能解释的死亡和动脉系统栓塞)为封堵组6.4% *vs.* 华法林组6.3%。同 PROTECT AF 相似,所有患者术后均接受了不同时间的抗凝治疗,且华法林组仅有68%的时间 INR 达标。在达到18个月随访的患者中,缺血性脑卒中和动脉系统栓塞率为2.5%(华法林组2.0%),虽勉强达到非劣效标准,但从绝对数字来看,封堵组缺血性脑卒中和动脉系统栓塞的发生率为2.2%(6/269),而华法林组仅为0.7%(1/138)。更戏剧性的是,在随后的 TCT 会议和美国 FDA 的评审会上,研究者提交的长期数据显示封堵组新发生了8例缺血性脑卒中,故封堵组实际有13例而华法林组却只有1例,远达不到非劣效标准。因此,实际上该研究的真实结论应为左心耳封堵不能预防缺血性脑卒中。

此外,在 PROTECT-AF 和 PREVAIL 研究中,分别有14%、8%的患者因为封堵残余漏 >5mm 而不能终止抗凝治疗。更加值得注意的是,在该两项研究中,存在华法林抗凝禁忌为研究排除标准,这既违背指南推荐的手术适应证,亦不符合替代抗凝治疗的设计初衷。

2015年 *JACC* 发表的荟萃分析纳入了包括 PROTECT-AF 和 PREVAIL 研究在内的4项研究[11],共有2406例患者被纳入分析,结果显示尽管与华法林组相比,封堵组全因脑卒中和动脉系统栓塞达到非劣效(1.75% *vs.* 1.87%),但核心终点——缺血性脑卒中率在封堵组的发生率为华法林组的近 2 倍(1.6% *vs.* 0.9%,HR=1.95)。

降低缺血脑性卒中风险是左心耳封堵术存在的核心价值所在,如果左心耳封堵术不能降低缺血性脑卒中风险,那么部分研究显示的其可降低栓塞与出血的复合风险甚至降低死亡率等正面结论终究是难以令人信服的。

4 左心耳封堵术的安全性

就手术操作本身而言,尽管存在封堵器脱落、心脏压塞等严重并发症,但对于熟练的心脏科介入医师而言,实施左心耳封堵术的难度相对较小、安全性相对较高。笔者团队基于我国国情,率先在国际上摸索出局麻下、不依赖经食管超声的简化的左心耳封堵术,也更加有利于此项技术的推广普及[12]。然而,近来左心耳封堵的术后安全性受到了广泛的关注。

4.1 左心耳封堵与封堵器血栓

Fauchier 等对 469 例患者平均随访 13 个月,89(19.0%) 例患者发生了 98 次重大不良事件(26 例封堵器表面血栓,19 例脑栓塞,2 例一过性脑缺血发作,18 例严重出血,33 例死亡),分析显示封堵器表面血栓与缺血性脑卒中显著相关[13]。有学者认为,该研究的缺血性脑卒中发生率高是由于抗凝强度不够所致;然而,该研究的患者临床资料显示其严格地把握了适应证,入选患者的缺血性脑卒中和出血的评分均超过 4.5,严重出血发生率已高达 3.8%。Dukkipati 等对 4 项广为人知并被左心耳封堵术的倡导者作为主要依据的 FDA 临床试验(PROTECT-AF、PREVAIL、CAP、CAP2)进行汇总分析,共纳入 1739 例植入 Watchman 封堵器的患者,随访 7 159 人年,封堵器血栓的检出率为 3.74%[14]。有封堵器血栓形成组的脑卒中和动脉系统栓塞发生率为 7.46/100 人年,无封堵器血栓形成组则仅为 1.78/100 人年(OR=3.55)。Pracon 等观察了 99 例接受左心耳封堵的患者,所有患者术后均接受 1~6 个月的双联抗血小板治疗,随访 1 年发现 7 例(7.1%)患者出现封堵器表面血栓,其中 2 例在 1.5 个月内、2 例在 3~6 个月内、3 例在术后 12 个月[15]。Shamim 等甚至报道了有患者在左心耳封堵 10 年后,发现封堵器附着了巨大血栓凸出于左房内[16]。这些研究提示左心耳封堵术后长时间的抗凝治疗不可或缺,那么因为存在抗凝禁忌而寄希望于左心耳封堵替代长期抗凝治疗的初衷又何以立足呢?

4.2 左心耳封堵术后残余漏

因残余漏的定义、随访时间和检查方式的不同,左心耳封堵术后残余漏的发生率文献报道差异较大,但现有数据已足以证实残余漏的发生率不容低估。Saw 等报道术后平均 97 天,左心耳封堵术后残余漏的发生率为 63.6%[17]。Nguyen 等报道术后 3 个月及 1 年的残余漏发生率分别为 68.5%、56.7%[18]。尽管目前关于残余漏与临床不良事件的关联尚未最终确立,但已有一些研究认为残余漏会增加血栓栓塞、房颤复发的风险[19-22]。

4.3 左心耳封堵对正常生理功能的影响

左心耳具有重要的生理功能,主要包括:①机械功能:左心耳的收缩和储备功能对维持正常的心功能非常重要,研究显示其收缩能力约占左心房的 40%;②内分泌功能:人体 30% 左右的 A 型利钠肽为心耳分泌,左心耳内的 ANP 浓度比心房高 40 倍,因此左心耳在水钠代谢调节中具有重要价值;③参与电生理活动:左心耳是多个生理结构如 Bachmann 束、Marshall 韧带等的交汇处,且有丰富的交感、迷走神经分布,参与维持正常的电生理活动。左心耳封堵术引起的心房解剖和电重构潜在的不良反应不容忽视。

早年的研究发现,外科术中钳夹或切除左心耳,短期内即可致左心房扩大、压力增高。

若封堵术后远期左心房明显扩大,不仅可导致心功能恶化和心律失常,还增加心房内血栓形成致栓塞的风险,这也是瓣膜病房颤患者仅有 60% 左右的心房血栓源自左心耳的重要原因之一。此外,Framingham 心脏研究提示左心房直径每扩大 10mm,男性脑卒中和死亡的风险分别增加 2.4 倍和 1.3 倍,女性脑卒中和死亡风险则均增加 1.4 倍[23]。已有研究显示,左心耳封堵术后 B 型脑钠肽水平降低,可能具有潜在的危险[24]。有研究认为,左心耳封堵不会带来其他的负面影响,甚至可改善左心房的机械功能,但这些研究多为是小样本和或短时间的随访研究,尚不足形成定论[25-27]。

5 左心耳封堵的卫生经济学

尽管个别国外的研究显示,左心耳封堵的效费比优于长期口服抗凝药物治疗[28],但结合我国国情,鉴于目前高昂的价格,一个简单的推论即可帮助我们对此进行判断:一组典型房颤高危脑卒中患者,如果使用口服抗凝治疗,在可预期的随访时期中必然有各种其他原因的死亡导致总体药物负担的逐渐减少,但激进的左心耳封堵使得其高额的支出在初始即全部产生,而在相当多因其他原因而死亡的患者造成不必要的支出。

6 理性认识左心耳封堵术

近年来,关于左心耳封堵的文献发表数量逐渐增多,尽管其中多数支持左心耳封堵,但我们应该清醒地认识到对于新技术的美好期望、阳性发表偏倚等因素,均可能在一段时间内影响人们的正确认识,甚至需要警惕文献发表所受到的利益因素驱使。回顾医学史,无数风靡一时的新技术在历史长河中被淘汰,比如冠心病治疗领域曾经广泛应用的"心肌打孔技术"等,再比如新近对他汀类药物远期致癌性不良反应的认识,可谓不胜枚举。

在推广普及左心耳封堵之前,仍有诸多重要问题需要解决:①左心耳封堵术对于降低缺血性脑卒中风险的真实价值:左心耳封堵术能否真正降低缺血性脑卒中的风险这一核心问题必须得到解决。如果左心耳封堵术不能降低缺血性脑卒中风险,其降低死亡率、栓塞和出血的复合终点等研究结论终究难以令人信服。②左心耳封堵是否优于非维生素 K 依赖的口服抗凝药物:鉴于非维生素 K 依赖的口服抗凝药物的应用越来越普及,左心耳封堵应该与其进行对比研究。③左心耳封堵术的标准化:目前左心耳封堵术的器械选择、手术路径和方法、术后抗栓治疗方案等许多问题未有相对统一的标准化方案,这不仅加大了目前不同研究结论之间的异质性,也增加了接受此项手术患者的风险。④左心耳封堵是否会对正常生理功能,尤其是远期生理功能存在不利影响? 需要更大样本量、更长时间的随访。⑤导管消融、抗凝药与左心耳封堵各有利弊,如何正确地个体化地抉择? 对于预期导管消融疗效较好的患者而言,没有足够证据支持左心耳封堵优于导管消融之前,不应盲目扩大适应证。

我们认为左心耳封堵对于脑卒中高危但存在抗凝禁忌的患者确有价值,这一点是毫无疑问的,也是我们常规开展此项工作的理由。但作为临床上为数不多的永久性改变心脏正常的重要结构以期对部分患者有一定价值的特殊疗法,需要接受更加严苛的检验。目前亟待进一步研究确定其最佳适应证及远期不良反应,而不能在证据不足的情况下草率地推广甚至是超适应证滥用。对于导管消融 + 左心耳封堵的所谓"一站式"治疗,我们对此持谨慎的态度。因为其中的矛盾之处显而易见:无论是导管消融或者左心耳封堵,均是择期手术。导管消融即使在长程持续性房颤也有相当的成功率,数月观察后即使只有 30% 的患者房颤消失而无需左心耳封堵,无论是从生理角度还是经济考量都是非常有价值的。而新型的贴附式或佩戴式心电监测仪器的普及,也在很大程度上消除了对无症状性房颤复发被遗漏的担心。因此,推广"一站式"消融 + 封堵缺乏足够的合理性。

由于超过 75 岁的高龄房颤人群已被大量临床数据证实,其因较高出血并发症而具有抗凝的相对禁忌证,且药物或导管消融维持窦律的失败率相对较高,我们一直呼吁以此群体作为左心耳封堵的主要人群。对于较年轻的患者,则必须严格按照当前的适应证进行筛选。Boersma 等 2019 年发表的一项研究显示,在高龄、脑卒中和出血高危患者中,左心耳封堵可减少脑卒中和出血风险[29]。该研究在一定程度上印证了我们的观点。此外,一些特殊情况比如导管消融导致的左心耳电隔离患者,尝试行左心耳封堵术可能是合适的选择[30]。

(吴灵敏　姚焰)

参 考 文 献

[1] 姚焰,吴灵敏,候炳波,等 . 经皮左心耳封堵术在心房颤动脑卒中高危患者应用初步经验三例[J]. 中华心律失常学杂志,2013,17(2):154-155.

[2] 姚焰 . 心房颤动缺血性卒中高危患者的左心耳封堵术研究进展[J]. 中国循环杂志,2013,28(5):321-322.

[3] 姚焰 . 左心耳封堵的是与非[J]. 中国循环杂志,2017,32(5):429-430.

[4] 姚焰 . 必须严格掌握左心耳封堵术的适应证[J]. 中华心血管病杂志,2018,46(8):595-597.

[5] 马长生,杜昕,董建增,等 . 应用 Amplatzer 装置行经皮左心耳堵闭术一例报告[J]. 中国介入心脏病学杂志,2004,4:254-255.

[6] MELDUNI R M,SCHAFF H V,LEE H C,et al. Impact of left atrial appendage closure during cardiac surgery on the occurrence of early postoperative atrial fibrillation,stroke,and mortality:a propensity score-matched analysis of 10 633 patients [J]. Circulation,2017,135(4):366-378.

[7] JUO Y Y,LEE BAILEY K,SEO Y J,et al. Does left atrial appendage ligation during coronary bypass surgery decrease the incidence of postoperative stroke？ [J]. J Thorac Cardiovasc Surg,2018,156(2):578-585.

[8] FRIEDMAN D J,PICCINI J P,WANG T,et al. Association Between Left Atrial Appendage Occlusion and Readmission for Thromboembolism Among Patients With Atrial Fibrillation Undergoing Concomitant Cardiac Surgery [J]. JAMA,2018,319(4):365-374.

[9] HoLMES D R,REDDY V Y,TURI Z G,et al. Percutaneous closure of the left atrial appendage versus warfarin therapy for prevention of stroke in patients with atrial fibrillation:a randomised non-inferiority trial [J]. Lancet,2009,374(9689):534-542.

[10] HOLMES D R Jr,KAR S,PRICE M J,et al. Prospective randomized evaluation of the Watchman Left Atrial Appendage Closure device in patients with atrial fibrillation versus long-term warfarin therapy:the PREVAIL trial [J]. J Am Coll Cardiol,2014,64(1):1-12.

[11] HOLMES D R Jr,DOSHI S K,KAR S,et al. Left Atrial Appendage Closure as an Alternative to Warfarin for Stroke Prevention in Atrial Fibrillation:A Patient-Level Meta-Analysis [J]. J Am Coll Cardiol,2015,65(24):2614-2623.

[12] 郑黎晖,吴灵敏,孙巍,等 . 在局部麻醉下行改良房间隔穿刺技术指导左心耳封堵器植入的研究[J]. 中国循环杂志,2017,7(32):646-649.

[13] FAUCHIER L,CINAUD A,BRIGADEAU F,et al. Device-Related Thrombosis After Percutaneous Left Atrial Appendage Occlusion for Atrial Fibrillation [J]. J Am Coll Cardiol,2018,71(14):1528-1536.

[14] DUKKIPATI S R,KAR S,HOLMES D R,et al. Device-Related Thrombus After Left Atrial Appendage Closure [J]. Circulation,2018,138(9):874-885.

[15] PRACON R,BANGALORE S,DZIELINSKA Z,et al. Device Thrombosis After Percutaneous Left Atrial Appendage Occlusion Is Related to Patient and Procedural Characteristics but Not to Duration of Postimplantation Dual Antiplatelet Therapy [J]. Circ Cardiovasc Interv,2018,11(3):e005997.

[16] SHAMIM S,MAGALSKI A,CHHATRIWALLA A K,et al. Transesophageal echocardiographic diagnosis of a WATCHMAN left atrial appendage closure device thrombus 10 years following implantation [J]. Echocardiography,2017,34(1):128-

130.

[17] SAW J,FAHMY P,DEJONG P,et al. Cardiac CT angiography for device surveillance after endovascular left atrial appendage closure [J]. Eur Heart J Cardiovasc Imaging,2015,16(11):1198-1206.

[18] NGUYEN A,GALLET R,RIANT E,et al. Peridevice Leak After Left Atrial Appendage Closure:Incidence,Risk Factors, and Clinical Impact [J]. Can J Cardiol,2019,35(4):405-412.

[19] KATZ E S,TSIAMTSIOURIS T,APPLEBAUM R M,et al. Surgical left atrial appendage ligation is frequently incomplete:a transesophageal echocardiograhic study [J]. J Am Coll Cardiol,2000,36(2):468-471.

[20] FENDER E A,EL SABBAGH A,AL-HIJJI M,et al. Left Atrial Appendage Peridevice Leak Presenting With Stroke [J]. JACC Cardiovasc Interv,2019,12(14):e123-e125.

[21] HAN Z,WU X;CHEN Z,et al. Residual flow may increase the risk of adverse events in patients received combined catheter ablation and transcatheter left atrial appendage closure for nonvalvular atrial fibrillation:a meta-analysis [J]. BMC Cardiovasc Disord,2019,19(1):138.

[22] BAI Y,XUE X,DUENNINGER E,et al. Real-world survival data of device-related thrombus following left atrial appendage closure:4-year experience from a single center [J]. Heart Vessels,2019,34(8):1360-1369.

[23] BENJAMIN E J,D'AGOSTINO R B,BELANGER A J,et al. Left atrial size and the risk of stroke and death. The Framingham Heart Study [J]. Circulation,1995,92(4):835-841.

[24] CRUZ-GONZALEZ I,PALAZUELOS MOLINERO J,VALENZUELA M,et al. Brain natriuretic peptide levels variation after left atrial appendage occlusion [J]. Catheter Cardiovasc Interv,2016,87(1):E39-E43.

[25] ASMARATS L,BERNIER M,O'HARA G,et al. Hemodynamic impact of percutaneous left atrial appendage closure in patients with paroxysmal atrial fibrillation [J]. J Interv Card Electrophysiol,2018,53(2):151-157.

[26] DAR T,AFZAL M R,YARLAGADDA B,et al. Mechanical function of the left atrium is improved with epicardial ligation of the left atrial appendage:Insights from the LAFIT-LARIAT Registry [J]. Heart Rhythm,2018,15(7):955-959.

[27] GRIESHABER P,ARNETH B,STEINSBERGER F,et al. Influence of Left Atrial Appendage Amputation on Natriuretic Peptides-A Randomized Controlled Trial [J]. Thorac Cardiovasc Surg,2019.

[28] REDDY V Y,AKEHURST R L,GAVAGHAN M B,et al. Cost-Effectiveness of Left Atrial Appendage Closure for Stroke Reduction in Atrial Fibrillation:Analysis of Pooled,5-Year,Long-Term Data [J]. J Am Heart Assoc,2019,8(13):e011577.

[29] BOERSMA L V,INCE H,KISCHE S,et al. Evaluating Real-World Clinical Outcomes in Atrial Fibrillation Patients Receiving the WATCHMAN Left Atrial Appendage Closure Technology [J]. Circ Arrhythm Electrophysiol,2019,12(4): e006841.

[30] ZENDER N,WEISE F K,BORDIGNON S,et al. Thromboembolism after electrical isolation of the left atrial appendage:a new indication for interventional closure？ [J]. Europace,2019,12(4):e006841.

ACS 合并血友病患者 PCI 围术期管理 1 例

病例摘要

患者男性,66 岁,以"劳力性胸痛 3 年,加重 1 个月"主诉入院。3 年前活动后出现胸痛,为胸骨后憋闷痛,无恶心、呕吐、晕厥等症状,持续约 5 分钟缓解,未进一步诊治。近 3 年来胸痛症状仍间断发作,活动、劳累后多见,症状性质同前。1 个月前胸痛症状加重,伴活动耐量明显下降,平地步行 20~30 米即有胸痛发作。于我院行冠脉 CTA 提示:前降支(LAD)6 段管腔重度狭窄,回旋支(LCX)11~13 段管腔中度狭窄;遂收入心血管内科住院治疗。既往无明确高血压、糖尿病及其他心血管病史。曾于 1965 年、1971 年、1978 年先后出现 3 次原因不明"血尿",后检查发现凝血指标活化部分凝血活酶时间(APTT)延长,凝血因子Ⅷ活性低,曾于上海交通大学医学院附属瑞金医院行基因检测提示 *R282C* 基因突变,并确诊为"血友病 A"。多年来间断输注血浆、重组因子Ⅷ治疗,查Ⅷ因子活性 8%~27%,仍有肌肉及关节腔出血表现。

体 格 检 查

体温 36.8℃,脉搏 78 次 /min,血压 112/73mmHg,身高 165cm,体重 63kg。右侧面部可见瘀斑,颈部未闻及血管杂音,双肺呼吸音清晰,未闻及干湿啰音。心界叩诊不大,心率 78 次 /min,律齐,各瓣膜区未闻及病理性杂音。腹软,右侧腹股沟区可触及可复性包块。左膝关节变形,屈曲、内收受限(图 1,彩图见二维码 100)。

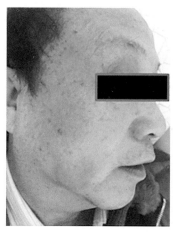
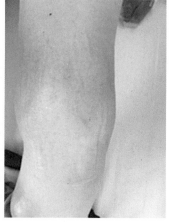

图 1 体格检查

辅 助 检 查

血常规:血小板(PLT)192×10⁹/L;心肌损伤标志物:肌酸激酶(CK)68U/L,肌酸激酶同工酶(CK-MB)6U/L,超敏肌钙蛋白 T(hs-TNT)7.75ng/ml。凝血指标:APTT 86.8 秒,血浆凝血酶原时间(PT)13.5 秒,凝血酶时间(TT)17.3 秒,纤维蛋白原(FIB)3.33g/L。Ⅷ因子活性1.3%。Ⅷ因子抑制物阴性。糖化血红蛋白(HbA1c)5.9%。血脂低密度脂蛋白胆固醇(LDL-C)2.84mmol/L,甘油三酯(TG)1.62mmol/L,TC 4.21mmol/L。肝功能、肾功能、NT-proBNP 等生化检查结果未见异常。入院心电图无明显 ST-T 改变(图2)。心脏超声检查左心室舒张末期内径 44mm,左心室收缩末期内径 25mm,左心室射血分数(LVEF)74%。

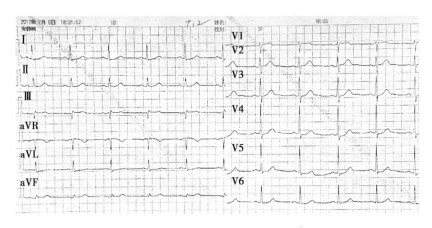

图 2 心电图

入 院 诊 断

冠状动脉粥样硬化性心脏病,急性冠脉综合征,心功能Ⅲ级(CCS 分级),血友病 A(中型),血友病性关节炎,腹股沟疝。

诊 疗 经 过

入院后结合病史及相关辅助检查结果,计算 GRACE 评分为 156 分,非 ST 段抬高型急性冠脉综合征(NSTE-ACS)危险分层高危,院内死亡风险 >3%。根据中国 NSTE-ACS 诊疗指南[1]推荐,对于肌钙蛋白升高、GRACE 评分 >140 分的患者,建议行早期(<24 小时)侵入性治疗(Ⅰ,A)。该患者为高缺血风险人群,应予积极抗缺血治疗并早期介入干预。但考虑其自身病情,其血友病病史明确,入院查Ⅷ因子活性明显低于正常,故合并显著出血风险,围术期如予抗血小板、抗凝治疗,可能进一步增加出血风险。

双联抗血小板治疗(DAPT)是治疗急性冠脉综合征(ACS)的基石,可显著降低缺血事件风险,改善预后。考虑到与新型 P2Y₁₂ 抑制剂相比,氯吡格雷的大、小出血风险低,故采用阿司匹林 + 氯吡格雷抗血小板方案,入院后予阿司匹林 300mg、氯吡格雷 300mg 负荷,并以阿司匹林 100mg 每日 1 次和氯吡格雷 75mg 每日 1 次口服。同时予硝酸异山梨酯 20mg 每日1 次,尼可地尔 5mg 每日 3 次,美托洛尔缓释片 47.5mg 每日 1 次,贝那普利 10mg 每日 1 次,阿托伐他汀钙 20mg 每晚 1 次等治疗。请血液科会诊,建议应用重组Ⅷ因子治疗,确保术前凝血因子活性Ⅷ >50%，术后凝血因子活性Ⅷ >20%，同时在全治疗过程中监测Ⅷ因子活性及抑制物情况。遵嘱每日输注Ⅷ因子 750~1 500IU，并持续监测Ⅷ因子活性。入院第 6 天复查Ⅷ因子活性 90.2%，行经皮冠状动脉介入治疗（PCI）术于左主干（LM）-LAD 近段成功植入 3.0mm×30mm 药物洗脱支架（DES）1 枚（图 3）。术中使用比伐芦定抗凝，0.75mg/kg 静推负荷后 1.75mg/（kg·h）静滴，监测术中 ACT 250~380 秒，术后 ACT 200 秒左右，并持续至术后 4 小时。出院前每日继续使用Ⅷ因子 500~750IU，监测Ⅷ因子活性 42%~107%。患者术后未再诉胸痛等症状，活动耐量可，6 分钟可步行 500 米以上。围术期无出血表现，于术后 5 天出院。出院后予阿司匹林 100mg 每日 1 次、氯吡格雷 75mg 每日 1 次、美托洛尔缓释片 47.5mg 每日 1 次、贝那普利 10mg 每日 1 次、阿托伐他汀钙 20mg 每日 1 次冠心病二级预防治疗，并加用Ⅷ因子 500IU 每日 1 次治疗。出院随访 1 个月，患者无不适，遂停用阿司匹林改为氯吡格雷 75mg 每日 1 次单抗血小板治疗，同时将Ⅷ因子减量至 500IU 每周 1 次。

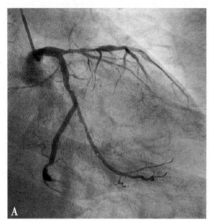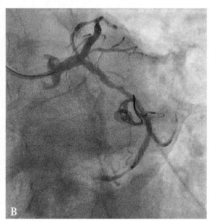

图 3　冠脉造影及 PCI 术
A. 造影可见 LAD 近段重度狭窄；B. 植入 3.0mm×30mm DES 1 枚后即刻效果

患者 PCI 术后半年随访时再次出现劳力性心绞痛，复查冠脉 CTA 见 LAD 原支架近端脂质斑块形成致管腔重度狭窄，遂再次入院治疗。入院复查Ⅷ因子活性 4.3%，超声心动图及其他生化检查较上次住院无明显变化。排除其他手术禁忌后，再次给予Ⅷ因子替代治疗，并监测Ⅷ因子活性，术前最高 201.5%。复查冠状动脉造影（CAG）见 LM 末端 -LAD 近端原支架 60%~90% 狭窄，LCX 开口 80% 狭窄，行 CRUSH 式干预 LM 末端分叉，于 LCX 植入 3.0mm×12mm DES 1 枚，LM-LAD 植入 3.5mm×12mm DES 1 枚（图 4），术中应用血管内超声（IVUS）测量相关管腔面积及斑块负荷（PB）情况，指导手术策略（图 5）。出院后继续按原方案药物治疗。随访至今 1 年余，患者维持氯吡格雷 75mg 每日 1 次单抗血小板治疗，无胸痛症状再发，活动耐量正常，无出血加重表现。

诊疗思维与讨论

Fox 等[2] 发表的 GRACE 研究结果 5 年随访显示，ACS 患者长期面临高死亡风险，而 NSTE-ACS 和 ST 段抬高型急性冠脉综合征（STE-ACS）长期死亡率相当。对于 ACS 患者，应结合实际病情予以积极的抗血小板、抗凝或血运重建治疗，以改善预后。而该患者以 ACS

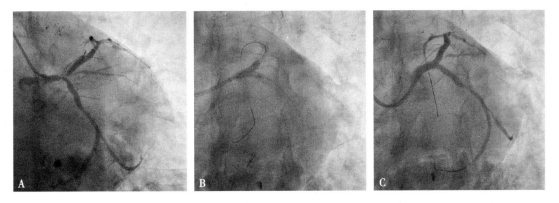

图 4 二次手术冠脉造影及 PCI 术

A. 复查造影见左主干分叉病变；B.kissing ballon；C. 支架植入术后效果

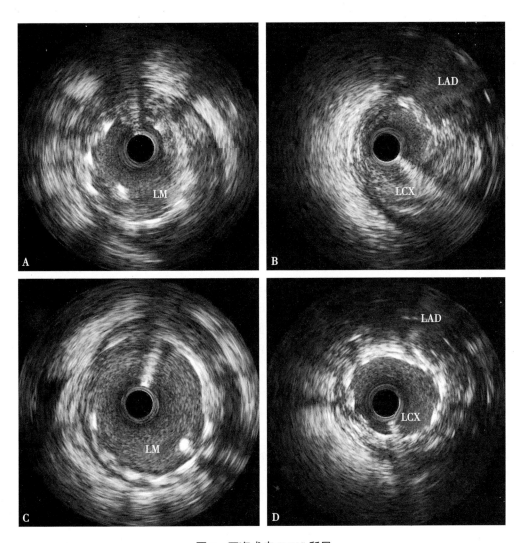

图 5 二次术中 IVUS 所见

A. 术前 LM 末端最小管腔面积 $4.42mm^2$，PB 82%；B. 术前 LCX 开口最小管腔面积 $4.25mm^2$，PB 75%；C. 术后 LM 末端最小支架内面积 $16.9mm^2$；D. 术后 LCX 开口最小支架内面积 $7.68mm^2$

合并血友病为主要临床特点,治疗过程中除关注其心血管事件风险外,还需平衡缺血与出血的风险。Bavishi 等[3]的 Meta 分析共纳入 4 项随机对照研究(RCT),31 470 例 NSTE-ACS 患者,比较氯吡格雷与新型 P2Y$_{12}$ 抑制剂(普拉格雷或替格瑞洛)的疗效和安全性,结果发现,氯吡格雷相比新一代 P2Y$_{12}$ 抑制剂 TIMI 大出血或小出血风险显著降低。Ferraris 等[4]回顾了血友病 A/B 合并心血管疾病患者的治疗策略,建议予此类患者,PCI 术前予阿司匹林 325mg 和氯吡格雷 600mg 负荷量口服,术后予阿司匹林 100mg 每日 1 次和氯吡格雷 75mg 每日 1 次维持服用。根据具体植入的支架类型决定双抗的时长,不推荐使用替格瑞洛或普拉格雷,因二者均存在较高的出血风险。结合目前国内外相关指南推荐,对于出血风险较高的个体,仍建议优先考虑使用氯吡格雷。因此,在该患者治疗过程中,始终采用阿司匹林 + 氯吡格雷 DAPT,旨在减少出血风险。

该患者的血运重建策略由心内科、血液科、心外科多学科团队讨论后决定,结合目前冠脉病变情况,仍应选择 PCI 而非冠状动脉旁路移植入(GABG)治疗。PCI 术中的抗凝治疗首先考虑使用比伐芦定。Stone 等[5]发表的 ACUITY 研究中,入选了 13 819 例行介入治疗的中高危 ACS 患者,分为即普通肝素组或依诺肝素联合糖蛋白 GPIIb/Ⅲa 受体抑制剂(GPI)、比伐芦定联合 GPI 以及比伐芦定单药治疗组。研究发现,三组之间缺血事件无显著差异,而比伐芦定单药治疗组出血事件显著低于另外两组。我国的 BRIGHT 研究[6]在 PCI 术后持续静脉滴注比伐芦定 3~4 小时,结果发现,急性心肌梗死患者直接 PCI 期间,使用比伐芦定相比肝素或肝素联合 GPI 可减少总不良事件和出血风险,且不增加支架内血栓风险。考虑患者出血风险主要与自身凝血因子功能障碍相关,且存在自发性出血风险,因此在术中使用比伐卢定并持续监测 ACT 水平。同时,手术尽量使用桡动脉入路,减少穿刺相关出血并发症,如桡动脉途径不可用或必须使用股动脉入路,则应在股动脉途径完毕后使用血管闭合器处理穿刺伤口,尽量缩短穿刺口愈合时间。

术前与术中相关策略的制定目的在于处理冠脉病变的同时降低出血风险。而 CAG 提示患者 LAD 近端单支病变,能否予金属裸支架(BMS)或单纯球囊扩张治疗,以缩短双抗时间,从而减少出血风险? PRODIGY 研究[7]发现,新型 DES 与 BMS 相比安全性更高,明显减低累积主要心血管不良事件(MACE)发生率,故 DES 在改善 PCI 患者预后方面更优。荟萃分析[8]提示,接受短期 DAPT 时,新一代的 DES 可降低支架内血栓发生率。近年来有研究[9]认为,随着新一代 DES 的发展,患者无需长时间 DAPT。根据中国 NSTE-ACS 诊疗指南[1]推荐,因出血风险增高而拟定短期(30 天)DAPT 的患者,新一代 DES 优于 BMS(Ⅱb,B),因此在该患者术中最终仍选择植入新型 DES 治疗,而术后 DAPT 时间最多可缩短为 1 个月。

患者 PCI 术后半年复查 CAG 见新发左主干分叉病变,此时选择行 IVUS 指导下介入治疗有助于明确分叉病变解剖结构,为手术策略的选择提供依据。因其存在支架内再狭窄,手术过程中考虑是否可应用药物球囊处理,其优点在于手术过程相对简捷,且可减少支架植入数量,从而缩短 DAPT 时程。但 IVUS 结果显示 LM 末端 -LAD 近端可见明显脂质斑块,导致管腔面积明显缩小伴巨大斑块负荷,而 LCX 开口为 4.25mm^2,斑块负荷 75%。根据 Kang 等[10]在左主干分叉支架术后的侧支功能评价研究中的结果,当 LCX 开口最小管腔面积(MLA)>3.7mm^2 及斑块负荷(PB)<56% 则单支架策略安全。如在该病例中采用单支架术式则可能引起 LCX 开口病变加重可能,故最终仍选用 CRUSH 术式处理左主干分叉病变,术后即刻效果满意,随访至今已超过 1 年,患者无心绞痛症状再发。

既往认为凝血功能异常导致的低凝状态可能对冠脉有保护作用,但回顾相关研究报道发现,血友病合并其他冠心病危险因素的患者中,冠心病发病率并不低。Loloi 等[11]认为血友病不是冠心病的独立危险因素,但该患者群体中冠心病的治疗有独特的风险,因为抗血小板治疗和侵入性操作给缺血与出血的平衡带来挑战。但对血友病患者行 CAG 和 PCI 的数据分析[12]显示,PCI 对这些患者有效,如能采取个体化的预防措施,并在围术期予充分抗凝,手术和随后的 DAPT 通常相对安全。相关预防措施包括个体化的抗凝、抗血小板治疗方案、凝血因子补充等各方面。根据血友病患者合并缺血性心脏病治疗指南[13]推荐,在直接 PCI 前对凝血因子水平进行校正,使其 48 小时的峰值水平为 0.8U/L(40U/kg 凝血因子Ⅷ或首先予 80U/kg 凝血因子Ⅸ,然后每 12 小时 20U/kg 凝血因子Ⅷ或凝血因子Ⅸ);48 小时后在 DAPT 基础上控制波谷水平为 0.3U/L(每 12 小时 15U/kg 凝血因子Ⅷ或凝血因子Ⅸ)。而患者在围术期、术后接受抗凝及抗血小板治疗的同时,也持续补充凝血因子Ⅷ,力求凝血因子活性保持于相对安全的水平,同时持续监测凝血因子活性变化及相关抑制物情况。

虽然目前观察到的血友病合并冠心病的患者数量有所增加,但对于这些患者的处理仍存在争论。目前相关指南及循证医学证据可能对此类患者的治疗有所指导,而对于此类患者,使其长期存在的“缺血”与“出血”风险保持“矛盾的平衡”即为最佳状态。

(冯家豪　罗永百　郭宁)

参 考 文 献

[1] 中华医学会心血管病学分会,中华心血管病杂志编辑委员会.非 ST 段抬高型急性冠状动脉综合征诊断和治疗指南[J].中华心血管病杂志,2017,45(5):359-376.

[2] FOX K A,CARRUTHERS K F,DUNBAR D R,et al. Underestimated and under-recognized:the late consequences of acute coronary syndrome(GRACE UK-Belgian Study)[J]. Eur Heart J,31(22):2755-2764.

[3] BAVISHI C,PANWAR S,MESSERLI F H,et al. Meta-Analysis of Comparison of the Newer Oral P2Y12 Inhibitors(Prasugrel or Ticagrelor)to Clopidogrel in Patients With Non-ST-Elevation Acute Coronary Syndrome[J]. Am J Cardiol,2010,116(5):809-817.

[4] FERRARIS V A,BORAL L I,COHEN A J,et al. Consensus review of the treatment of cardiovascular disease in people with hemophilia A and B[J]. Cardiol Rev,2015,23(2):53-68.

[5] STONE G W,BERTRAND M,COLOMBO A,et al. Acute Catheterization and Urgent Intervention Triage strategY(ACUITY)trial:study design and rationale[J]. Am Heart J,2004,148(5):764-775.

[6] HAN Y,GUO J,ZHENG Y,et al.Bivalirudin vs heparin with or without tirofiban during primary percutaneous coronary intervention in acute myocardial infarction:the BRIGHT mdomized clinical trial[J].JAMA,2015,313(13):1336-1346.

[7] VALGIMIGLI M,TEBALDI M,BORGHESI M,et al.Two-year outcomes after first- or second-generation drug-eluting or bare-metal stent implantation in all-comer patients undergoing percutaneous coronary intervention:a pre-specified analysis from the PRODIGY study(PROlonging Dual Antiplatelet Treatment After Grading stent-induced Intimal hyperplasia studY)[J]. JACC Cardiovasc Interv,2014,7(1):20-28.

[8] GIUSTINO G,BABER U,SARTORI S,et al. Duration of dual antiplatelet therapy after drug-eluting stent implantation:a systematic review and meta-analysis of randomized controlled trials[J]. J Am Coll Cardiol,2015,65(13):1298-1310.

[9] PICCOLO R,FERES F,ABIZAID A,et al. Risk of early adverse events after clopidogrel discontinuation in patients undergoing short-term dual antiplatelet therapy:An individual participant data analysis[J].JACC Cardiovasc Interv,2017,10:1621-1630.

[10] KANG S J,AHN J M,KIM W J,et al.Functional and morphological assessment of side branch after left main coronary artery bifurcation stenting with cross-over technique[J]. Catheter Cardiovasc Interv,2014,83(4):545-552.

[11] LOLOI J,GILCHRIST I C. Hemophilia in the cath lab:Balancing the need to clot with the treatment of thrombosis[J]. Catheter Cardiovasc Interv,2018,92(1):16-17.

[12] BOEHNEL C,RICKLI H,GRAF L,et al.Coronary angiography with or without percutaneous coronary intervention in patients with hemophilia-Systematic review[J]. Catheter Cardiovasc Interv,2018,92(1):1-15.

[13] SCHUTGENS R E,TUINENBURG A,ROOSENDAAL G,et al. Treatment of ischaemic heart disease in haemophilia patients:an institutional guideline[J]. Haemophilia,2009,15(4):952-958.

心脏淀粉样变误诊为 ACS 患者行 PCI 治疗 1 例

病 史 摘 要

患者男性,72 岁,主诉"胸闷气短 4 个月,加重伴全身水肿 3 周"入院。4 个月前活动后胸闷,气短频繁发作,休息约 5 分钟后可缓解。无放射痛、出汗,无乏力,无咳嗽、咳痰,无头痛、头晕及晕厥,无食欲下降、恶心、呕吐,夜间可平卧入眠。于外院诊断为"冠心病,前间壁心肌梗死",行 CAG 示"LAD、LCX 双支病变"并植入支架 2 枚。出院遵医嘱服药。3 周前无明显诱因再次感胸闷、气短,较前加重并出现夜间阵发性呼吸困难,伴四肢、躯干及颜面部水肿。为求进一步诊治来我院。门诊以"冠心病,冠脉支架术后"收住院。

患者精神差,食欲较差,睡眠差,小便量少,大便正常。既往高血压病史 2 年,血压最高达 180/110mmHg,药物控制不佳,波动在 130~160/80~100mmHg。1 年前行颅脑 CT 发现腔隙性脑梗死,无肢体活动及感觉障碍。否认糖尿病、脑血管疾病。无吸烟、饮酒史。父亲患高血压,否认家族性遗传病史。

体 格 检 查

体温 36.1℃,脉搏 56 次 /min,呼吸 19 次 /min,血压 120/70mmHg。

发育正常,营养不良,慢性病容,神志清,精神差,全身皮肤及全身浅表淋巴结未见异常。头颅无异常。颜面及眼睑水肿,五官未见异常,颈静脉怒张。肝颈静脉回流征阳性。甲状腺无肿大,未闻及明显血管杂音。胸部无畸形,呼吸音粗,可闻及湿性啰音及胸膜摩擦音。心前区无隆起,心尖搏动位于左侧第 5 肋间锁骨中线内 0.5cm 处,未触及细震颤。心界叩诊不大,无心包摩擦感。心率 56 次 /min,律齐,心音低钝,A2>P2,未闻及心音分裂及额外心音。各瓣膜听诊区未闻及杂音或心包摩擦音。脉搏 56 次 /min,周围血管查体未见异常,腹部查体未见异常。四肢、脊柱、神经反射未见异常。

辅 助 检 查

1. **心电图** 2012 年 11 月 24 日(外院):窦性心律,心率 72 次 /min,V1~V3 导联 QRS 波群呈 QS 形,ST-T 异常(Ⅱ,V5,V6)(图 1)。

2013 年 3 月 26 日(本院):窦性心律,心率 50 次 /min,肢导低电压,V1~V3 导联 QRS 波群呈 QS 形,Ⅱ、Ⅲ、avF、V4~V6 导联 ST-T 改变(图 2)。

2. **生化检查** 血常规示红细胞 4.06×10^{12}/L,血红蛋白 128g/L,白细胞 7.79×10^9/L,血小板 142×10^9/L;肌酐 66.3μmol/L,尿素氮 6.41mmol/L,尿酸 561.2mmol/L;血钠 140.60mmol/L,血氯 105.60mmol/L,血钾 4.49mmol/L;肌钙蛋白 I 0.231ng/ml,CK 45.00U/L,CK-MB 10.10U/L,谷丙转氨酶 31.2U/L,谷草转氨酶 27.3U/L,总胆红素 13.7μmol/L,间接胆红素 6.8μmol/L,直

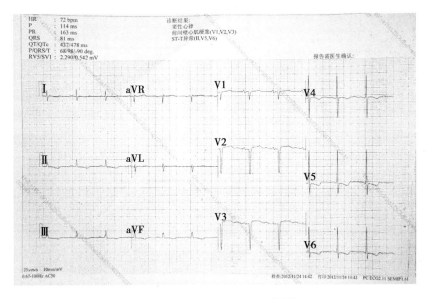

图 1　外院心电图（PCI 手术前）

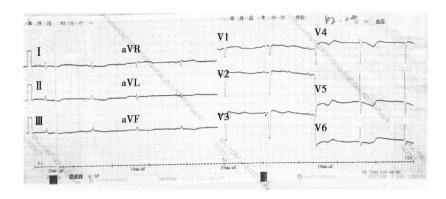

图 2　就诊于本院时心电图

接胆红素 6.9μmol/L，白蛋白 33.50g/L，前白蛋白 119mg/L（参考值：200~400mg/L）；三碘甲腺原氨酸 0.768ng/ml，游离三碘甲腺原氨酸 2.82pmol/L。

3. **胸部 X 线正位片**　两肺纹理增重，心影增大，双侧胸膜肥厚。

4. **心脏超声**　2012 年 11 月 27 日（外院）：左房内径 48mm，右房内径 53mm，左室舒末内径 58mm，EF 值 46%，室间隔厚度 9.3mm。结论：双房扩大、左、右室轻大。左室收缩、舒张功能减低，主动脉根部运动减低，升主动脉轻度扩张。心包积液（少量）。

2013 年 2 月 28 日（本院）：双房大，以右房增大为著（左房 52mm×55mm，右房 50mm×61mm），左室舒末内径 57mm，室间隔厚度 10mm，左室后壁厚度 9mm，EF50%。结论：心包粘连（以右室心包粘连为主）；双房右室增大伴二尖瓣少量、三尖瓣中量反流，左室整体收缩功能正常低限，左室顺应功能减低；右室整体收缩功能减低，右室舒张功能明显减低；肺动脉高压（轻度）。

5. **心肌 ECT**　左室下壁近心尖偏侧壁处小范围心肌供血不足（图 3，彩图见二维码 101）。

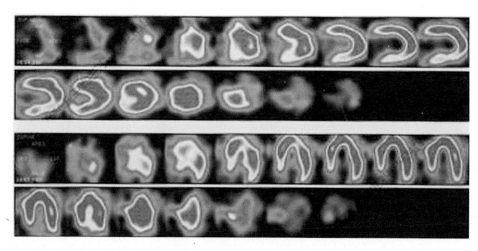

图 3 本院心肌 ECT 结果

6. 冠脉造影结果(外院) 左前降支狭窄 60%~70%,回旋支狭窄 80%。

入 院 诊 断

心肌病性质待定,心肌淀粉样变性? 心功能Ⅳ级,冠状动脉粥样硬化性心脏病,PCI 术后,高血压 3 级(很高危),腔隙性脑梗死。

诊治经过及诊治思维

1. **简要治疗经过** 患者半年前因"胸闷、气短"于外院诊断"冠心病,不稳定型心绞痛"行 CAG 检查并植入支架,术后规律服药,但心功能不全进行性加重。既往心电图显示 V1~V3 导联 QS 波及肢导低电压,易与陈旧性前间壁心肌梗死心电图混淆。病史中无胸痛,以胸闷为主。结合心超及心脏 ECT,临床高度疑诊"心肌淀粉样变",且目前以慢性心衰为主。入院后给予氢氯噻嗪 12.5mg 2 次 / 日、螺内酯 10mg 2 次 / 日利尿、培哚普利 2mg 1 次 / 日、美托洛尔 6.25mg 1 次 / 日,双联抗血小板治疗。经治疗后患者好转出院。3 个月后再次因气短、水肿住院,心衰加重。院内心电监护示由窦性心律转为室性逸搏心律,心率 30~40 次 /min,伴短阵室速,短阵室速后可见长达 2 秒长间歇。给予临时起搏器植入。术后起搏心律与短阵室速交替发作,血压持续下降。给予多巴胺泵入升压,利多卡因抗室性心律失常。约 1 小时后患者出现双眼上翻,呼之不应,心电监护示室性心动过速,立即给予胸外按压并积极药物复苏,抢救持续 1 小时后患者死亡。

2. **病史特点**

(1)老年男性,1 年前开始活动后胸闷、气短,以气短为主。

(2)冠脉造影示:前降支狭窄 60%~70%,回旋支狭窄 80% 并植入支架 2 枚。

(3)术后 4 个月,气短仍存在,活动明显减退。

(4)心动超声示双房右室增大伴二尖瓣少量、三尖瓣中量反流,左室整体收缩功能正常低限,左室顺应功能减低;右室整体收缩功能减低,右室舒张功能明显减低;肺动脉高压(轻度)。与 ACS 所致"心室壁节段性运动异常"不符。

(5)心肌 ECT 示左室下壁近心尖偏侧壁处小范围心肌供血不足。结合无明显"胸痛"等病史特点,临床诊断不除外浸润性心肌病变。

3. **临床诊治思路(一)** 患者因"胸闷、气短"就诊,冠脉造影也发现前降支及回旋支狭窄,似乎符合"冠心病,心绞痛"的诊断。但尚有以下疑点:①外院和本院心电图右胸导联皆为 QS 形,但追问病史无明显"胸痛"症状,与"前间壁心肌梗死"不符;且本院心电图示肢导低电压,亦与"心肌梗死"表现不符。②心脏超声回报左室收缩功能正常低限,右室收缩功能整体减弱,双房右室明显增大,与"心肌梗死"节段性运动异常及典型"缺血性心肌病"左室内径明显增大,EF% 降低不符。③患者表现为气短,为左心衰竭表现,但除此之外,尚有下肢水肿、食欲减退等胃肠道淤血的右心衰表现,而患者病史尚短,如考虑"缺血性心肌病",通常为左心衰表现明显,病程后期才有可能进展为全心衰。④心肌 ECT 未发现前壁或前间壁放射性核素摄取减低,与典型"前间壁心肌梗死"节段性核素稀疏不符。⑤患者既往"高血压"病史 2 年,高血压性心脏病尚不能完全排除。但高血压病史不长,且早期高血压性心脏病以心室肥厚、左室收缩功能增强、左房大为特点。本例患者左室收缩功能正常低限,双方增大而右房增大为著,不甚符合。⑥患者外周水肿较严重,生化检查虽然转氨酶及胆红素水平正常,但合并低蛋白血症,而前白蛋白水平也明显下降;虽然长期食欲减退也会导致营养不良,但血常规未发现贫血,而尿常规出现尿蛋白(+),因此不除外肝脏合成功能下降合并其他原因引起的蛋白丢失,如经肾脏丢失蛋白。综上,患者入院后考虑浸润性心肌病不除外,而浸润性心肌病变以心肌淀粉样变性最常见。

进一步完善专科检查:

(1) 头颅 + 胸部 + 骨盆 X 线正位片:①骨盆骨质疏松;②头颅、胸骨骨质未见明显异常。

(2) 肾脏超声:双肾未见明显异常。

(3) C 反应蛋白:11.30mg/L(参考值:0~1mg/L)。

(4) 红细胞沉降率:23mm/h(参考值:0~15mm/h)。

(5) 血清蛋白电泳:白蛋白 54.9%(参考值:55.8%~66.1%),α1 球蛋白 6.7%(参考值:2.9%~4.9%),α2 球蛋白 13.80%(参考值:7.1%~11.8%),γ 球蛋白 14.5%(参考值:11.1%~18.8%),M 蛋白(-)。

(6) 免疫八项:κ 轻链 1.37g/L(参考值:1.7~3.7g/L),λ 轻链 1.77g/L(参考值:0.9~2.1g/L),免疫球蛋白 IgE 1 900.00IU/ml(参考值:0~100IU/ml),免疫球蛋白 IgM 0.22g/L(参考值:0.4~2.3g/L),免疫球蛋白 IgA 0.48g/L(参考值:0.7~3.8g/L)。

(7) 尿蛋白定量:24 小时尿蛋白 20.44g/24h。

(8) 尿本 - 周氏蛋白:本周氏蛋白 λ 阳性。复查 λ 仍为阳性。

(9) 骨髓穿刺结果回报:增生减低骨髓象,浆细胞占 13%,均为成熟型浆细胞。

(10) 结缔组织全套(-)。

(11) 右侧小腿腓肠肌活检:右侧小腿骨骼肌组织,部分肌纤维轻度肿胀变性,片内未见淀粉样变性证据。

(12) 腹部脂肪组织活检:"右下腹"小块脂肪组织,片内未见淀粉样变性表现。

4. **临床诊治思路(二)** 患者临床症状表现为胸闷、气短、肢体水肿、食欲减退,为全心衰表现。心电图表现为肢导低电压,右胸导联 QS 形,Ⅱ、Ⅲ、avF、V4~V6 导联 ST-T 改变,除外心肌梗死外,符合心肌病表现。心脏超声表现为双房右室增大,左室收缩功能低限,右室收缩功能减弱,左右室舒张功能均减弱,肺动脉高压(轻度),符合心肌病表现。尿本周氏蛋白 λ 阳性,行骨穿及血清蛋白电泳排除多发性骨髓瘤后,再结合循环系统表现应考虑到淀粉变可能,肾脏超声及肾功能无明显改变而出现大量蛋白尿,可为淀粉样变累及肾脏的证据。目前诊断淀粉样变心肌病较困难,心内膜下活检后行刚果红染色阳性率高,但风险较高,沟通后患者家属拒绝行心脏活检。而外周肌组织在未受累时阳性率较低。因此,本例患者虽然腓肠肌活检以及腹部脂肪活检未见淀粉样变证据,但结合上述表现,仍高度怀疑淀粉样变心肌病。

目前淀粉样变心肌病暂无有效治疗方法,多为对症治疗。本例患者院内纠正心衰及低蛋白血症后出院,嘱其院外规律服药并定期随访心电图及心动超声。用药方案:阿司匹林 0.1g 1 次 / 日,氯吡格雷 75mg 1 次 / 日,阿托伐他汀钙 20mg 1 次 / 晚,培哚普利 2mg 1 次 / 日,曲美他嗪 20mg 3 次 / 日,氢氯噻嗪 12.5mg 1 次 / 日,螺内酯 10mg 1 次 / 日。

5. 随访情况 1 个月后患者再次因"胸闷、气短、肢体水肿"入院。入院后复查心电图较前无明显变化,心脏超声示左室舒末内径 56mm,EF 值 55%;室间隔厚度 15mm,左室后壁厚度 12mm;全心增大,以双房增大为主,二三尖瓣瓣环扩张,瓣膜关闭差。左室壁普遍性增厚,心肌回声欠均匀,最厚处位于室间隔基底段约 15mm,左室后壁 12mm,心尖前壁 12mm,左室壁运动以舒张受限为著。右室壁增厚约 11mm,心肌回声欠均匀。心包积液少量。NT-proBNP 为 33 605 pg/ml。尿蛋白电泳分析示 α1 微球蛋白 6.1%(参考值:0),游离轻链二聚体 4.7%(参考值:0)。本次入院心动超声与院外及本院前次心超相比,室间隔、左室后壁明显增厚,回声增强;尿本周氏蛋白持续阳性。给予纠正心衰再次出院,院外口服药物治疗。用药方案:阿司匹林 0.1g 1 次 / 日,氯吡格雷 75mg 1 次 / 日,阿托伐他汀钙 20mg 1 次 / 晚,培哚普利 2mg 1 次 / 日,呋塞米 20mg 2 次 / 日,螺内酯 20mg 2 次 / 日。

2 个月后患者再次因"胸闷、气短、夜间阵发性呼吸困难、肢体及躯干水肿"入院。复查心动超声示左室舒末内径 52mm,EF 值 51%;室间隔厚度 16mm,左室后壁厚度 14mm;双房扩大。室间隔与左室后壁呈均匀性增厚,右室壁稍增厚约 7mm,室壁回声增强。左室后壁运动幅度稍减低。左室整体收缩稍减低。二、三尖瓣关闭欠佳,余瓣膜及活动未见明显异常。心包腔少量液性暗区。超声诊断示左室壁均匀增厚,右室壁稍增厚,左室后壁搏幅减低,左室整体收缩功能稍减低。双房大伴二尖瓣少量、三尖瓣中量反流。心包少量积液(结合临床不除外心肌淀粉样变)。入院后继续予以药物纠正心功能不全。10 天后患者心电监护转为室性逸搏心律,心率波动于 30~40 次 /min。考虑淀粉样变侵蚀传导系统,给予临时起搏器植入,术后返回病房。患者逐渐出现意识不清,呼之不应,心电监护示起搏心律伴短阵室速交替发作,血压持续下降测不出。立即予以多巴胺升压及利多卡因抗心律失常,并给予心肺复苏及积极药物复苏。抢救 1 个小时后出现电机械分离,继之心电活动消失,宣布死亡。

专 家 点 评

本例患者为老年男性,临床特点有:以胸闷、气短等心功能不全起病,明确无胸痛病史,因心电图示右胸导联呈 QS 型及多个导联 ST-T 改变,冠脉造影也发现 LAD 和 LCX 狭窄而行支架植入。但详细查看心电图、超声及 ECT 结果,则有多处自相矛盾。虽然心电图发现"病理性 Q 波",但既无胸痛病史,心超及 ECT 亦没有发现心肌节段性运动障碍证据。心电图出现病理性 Q 波及 ST-T 改变,基本可以排除慢性缺血致心肌病变,临床诊治应着重关注导致患者心肌病发生及加重的原因,临床工作中应注意这一点。本例患者在入院后检查表明存在低蛋白血症,患者水肿除和心衰本身引起毛细血管晶体渗透压增高、液体外渗以外,考虑也和低蛋白血症引起的胶体渗透压降低有关。患者虽食欲不良,但病史较短,亦未出现贫血,肝功能虽转氨酶及胆红素水平正常,但白蛋白水平及前白蛋白水平均明显下降,表明存在肝脏合成能力下降,因此低蛋白血症可能由肝脏合成减少合并蛋白丢失造成,而后续尿蛋白定量显示大量蛋白尿也证实了这一点。虽然肾脏形态学和肾功能正常,但经肾大量丢失蛋白,也应引起警惕。结合前述浸润性心肌病表现,应联想到可能为全身性疾病在心脏及肾脏中的不同表现。后续检查发现本周氏蛋白 λ 阳性。尿本周氏蛋白即免疫球蛋白的轻链单体或二聚体。本周氏蛋白主要见于多发性骨髓瘤,但也可见于单克隆免疫球蛋白血症、巨球蛋白血症、淀粉样变、恶性淋巴瘤、慢性肾炎、转移癌等疾病。本例患者已行骨髓穿刺、血清蛋白电泳、免疫八项等检查,排除骨髓瘤、淋巴瘤、肾炎等疾病后,临床高度怀疑淀粉样变性。而患者末次心动超声与初次心动超声结果相比,可发现室间隔、左室后壁、右室壁持续增厚,回声增强,心功能进行性下降,符合淀粉样变心肌病。虽然腓肠肌及腹部脂肪活检无阳性发现及心肌活检缺如,但综合上述证据,本例患者诊断淀粉样变心肌病应是明确的。

从患者发病到死亡以及反复就诊的过程来看,其心肌淀粉样变是逐渐恶化进展的,严重的反复发作的心衰通常是淀粉样心肌病的重要临床特点。回顾病程,支架的植入对于患者的治疗意义其实不是很大,较短的病史,患者症状以心功能不全表现为主,而不是以缺血性胸痛为主,结合心电图,其实早期就可以判断患者的症状并不是来源于急性缺血或者慢性缺血。另外,从后期随访及反复住院的治疗经历来看,PCI 手术同样并没有改善患者的预后,此例心肌淀粉样变误诊为 ACS 并行 PCI 治疗的病例。因此提示临床医师,重视患者症状及心电图改变,拓宽思路,加深对疾病的认识,正确地诊断疾病,给予患者正确且合适的治疗是对自身的提高,也是患者的福利。

知 识 扩 展

心肌淀粉样变是由小分子量类淀粉样蛋白沉积物在心肌聚集而导致的以心律失常、心力衰竭和心肌缺血为主要表现的临床综合征。心肌淀粉样变是常见的浸润性心肌病之一,其病理生理学包括正常态蛋白质肽链的断裂、变性或者异常蛋白产生过多进而转化为类淀粉样蛋白状态。本病临床表现缺乏特异性,误诊率高,预后很差,出现症状后 1 年生存率仅约 70%。本病多在 40 岁以后发病,50~70 岁为发病高峰年龄,男女比例约为 2:1[1]。

基于病因学,淀粉样变目前可以分为 5 型:①原发性淀粉样变性(AL):又称为免疫球蛋白轻链淀粉样变性,主要由骨髓浆细胞产生的单克隆免疫球蛋白轻链所致,如多发性骨髓瘤,预后很差,中位生存期仅约 8 个月[2]。②家族或遗传性淀粉样变性:甲状腺素运载蛋白基因(TTR)位于 18 号染色体长臂上,突变后会引起淀粉样变性[3]。③老年性淀粉样变性(SSA):此型由野生型甲状腺素运载蛋白基因所致[4]。④继发性淀粉样变性:又称为反应性淀粉样变性,由某些慢性炎症性疾病过度产生或错误折叠的炎性反应性蛋白物质沉积引起,常见于类风湿性关节炎、强直性脊柱炎等,预后较好。⑤孤立性心房型淀粉样变性:此型由心房钠尿肽在心房肌沉积所致,需对心房组织活检或尸检才能确诊。

淀粉样变心肌受累时,主要表现为右心衰为主的心力衰竭。淀粉样纤维导致心室肥厚、变硬进而顺应性下降而发展为舒张性心衰,最终发展为左心衰竭及全心衰竭。累及心脏传导系统可表现为Ⅰ度、Ⅱ度、Ⅲ度房室传导阻滞或复杂性室性心律失常。淀粉样变引起的猝死通常表现为电机械分离而非室性心律失常。淀粉样纤维沉积在冠状动脉时,可引起心绞痛或心肌梗死。查体可发现颈静脉压力增高或颈静脉怒张。心尖搏动位置通常无变化,但在进展到晚期心衰后心尖搏动通常触不到。右心室功能不全时,于右侧听诊或可闻及 S3。原有高血压患者可表现为低血压。晚期右心衰患者可出现肝界扩大及腹水,继发性低蛋白血症可引起明显的下肢水肿。疼痛性周围神经病变也可能是淀粉样变的非特异表现。

1. 心肌淀粉样变相关重要检查

(1) B 型脑钠肽:BNP 和 NT-proBNP 水平会升高。在 AL 的患者中,BNP 水平的升高通常发生在心衰症状出现之前。虽然 BNP 在所有心衰患者中都会升高,缺乏特异性,但 BNP 的水平对心肌淀粉样变的患者预后具有预测作用[5]。

(2) 心电图:淀粉样物质不引起心电活动,因此心电图可表现为肢体导联低电压(<5mm)和胸导 R 波递增不良(类前间壁心肌梗死)改变。此外,淀粉样沉积物也可引起多种类型的心律失常,如房室传导阻滞、心房颤动和复杂的室性心律失常。V1 导联 S 波波幅及 V5 导联 R 波波幅之和小于 1.5mV,则对预后差有预测意义[6]。

(3) 心脏超声:双房增大,心室肌和瓣膜增厚,心肌顺应性下降及心室肌颗粒样强回声均是典型表现。但这些表现诊断心肌淀粉样变均不特异,结合临床病史和心脏超声表现就异常重要。左室射血分数的下降是预后极差的重要标志之一。得益于成像技术的发展,散点跟踪技术克服了多普勒成像的弱点,可以更好地分析心脏长轴应变率。心脏基底部和中部的长轴应变率明显下降而心尖部应变率相对无变化,对诊断心肌淀粉样变具有很高的敏感性和特异性,分别为 90%~95% 和 80%~85%[7]。

(4) 心脏 MRI:常规的心脏 MRI 扫描中淀粉样变通常表现为心肌肥厚、心肌质量增加。钆延迟强化显像(LGE)特异性很高,淀粉样变性的典型 LGE 表现为 LGE 弥漫全层心内膜下或透壁强化,心腔对比剂清除迅速,呈暗血池表现。研究表明,LGE 诊断心肌淀粉样变的敏感性约为 80%,而特异性高达 94%[8]。

(5) 放射性核素显像:^{99m}Tc-DPD 和 ^{99m}Tc-PYP 两种显像方式。两种显影剂均可以在心肌淀粉样物质沉积部位显影[9,10]。

2. 心肌淀粉样变简易诊断要点

(1) 心脏症状:如呼吸困难、颈静脉压力增高、右心衰表现。

(2) 心外症状:肝大、紫癜、容易擦伤、腕管综合征和周围神经病变。疑诊患者,应检查包括心电图、心脏超声、MRI、NT-proBNP、血清蛋白电泳、免疫固定电泳、尿本周氏蛋白、尿蛋白定量等检查。心电图可见肢体导联低电压、胸前导联 R 波递增不良或假性梗死。心脏超声提示心室肥厚、心房扩大、心肌内颗粒样回声增强、限制性舒张功能不全、心包积液。心脏磁共振显像提示钆延迟强化。外周组织证实有淀粉样物质沉积对诊断有重要帮助,但金标准仍是心内膜下心肌活检。

治疗手段及治疗目标:主要为缓解心衰症状,延长寿命、降低死亡率。预防心衰、控制并发症为治疗基础。心肌淀粉样变患者易合并低血压,因此 β 受体阻滞剂、ACEI 或 ARB 类药物应用有限,且尚无明确证据表明上述药物可延长生存期。利尿剂可减轻心衰症状,但也应防止利尿剂应用相关低血压的发生。地高辛有潜在心脏毒性作用,可选择性沉积在淀粉样物质中造成蓄积,可能加重心脏恶性事件的发生。而房室传导阻滞时植入起搏器也因出现电机械分离而达不到治疗效果[11]。

综上,淀粉样变性是一个多器官受累的全身性疾病,临床表现多样,不具有特异性,容易误诊、漏诊,且缺乏有效的治疗方法,预后不佳。临床医师应提高对该病的警惕性,早期发现及诊断,探索更佳的治疗策略。

(梁琦　郭统帅　袁祖贻)

参 考 文 献

［1］SHARMA N,HOWLETT J. Current state of cardiac amyloidosis［J］. Curr Opin Cardiol,2013,28（2）:242-248.

［2］MERLINI G,STONE M J. Dangerous small B-cell clones［J］. Blood,2006,108（8）:2520-2530.

［3］VAN DER HILST J C,SIMON A,DRENTH J P. Molecular mechanisms of amyloidosis［J］. N Engl J Med,2003,349（19）:1872-1873;author reply 1872-1873.

［4］DUBREY S W,FALK R H. Amyloid heart disease［J］. Br J Hosp Med（Lond）,2010,71（2）:76-82.

［5］KASTRITIS E,WECHALEKAR A D,DIMOPOULOS M A,et al. Bortezomib with or without dexamethasone in primary systemic（light chain）amyloidosis［J］. J Clin Oncol,2010,28（6）:1031-1037.

［6］CYRILLE N B,GOLDSMITH J,ALVAREZ J,et al. Prevalence and prognostic significance of low QRS voltage among the three main types of cardiac amyloidosis［J］. Am J Cardiol,2014,114（7）:1089-1093.

［7］ALJAROUDI W A,DESAI M Y,TANG W H,et al. Role of imaging in the diagnosis and management of patients with cardiac amyloidosis:state of the art review and focus on emerging nuclear techniques［J］. J Nucl Cardiol,2014,21（2）:271-283.

［8］VOGELSBERG H,MAHRHOLDT H,DELUIGI C C,et al. Cardiovascular magnetic resonance in clinically suspected cardiac amyloidosis:noninvasive imaging compared to endomyocardial biopsy［J］. J Am Coll Cardiol,2008,51（10）:1022-1030.

［9］BOKHARI S,CASTANO A,POZNIAKOFF T,et al. （99m）Tc-pyrophosphate scintigraphy for differentiating light-chain cardiac amyloidosis from the transthyretin-related familial and senile cardiac amyloidoses［J］. Circ Cardiovasc Imaging,2013,6（2）:195-201.

［10］RAPEZZI C,QUARTA C C,GUIDALOTTI P L,et al. Usefulness and limitations of 99mTc-3,3-diphosphono-1,2-propanodicarboxylic acid scintigraphy in the aetiological diagnosis of amyloidotic cardiomyopathy［J］. Eur J Nucl Med Mol Imaging,2011,38（3）:470-478.

［11］LIN G,DISPENZIERI A,KYLE R,et al. Implantable cardioverter defibrillators in patients with cardiac amyloidosis［J］. J Cardiovasc Electrophysiol,2013,24（7）:793-798.

青年女性晕厥、胸痛待查1例

一、病史摘要

患者青年女性,39岁。

主诉:间断咽痛、发热2周,晕厥1次,胸痛1天。

现病史:2周前出现发热、咽痛,伴头晕,无咳嗽、咳痰、流涕,于当地诊所就诊,予消炎药口服治疗(具体不详),效果欠佳。4天前下午晕厥一次,随即恢复意识,未进一步诊治。1天前晚22时休息时出现心前区疼痛,呈持续性钝痛,无肩背部放射痛,伴头晕、心悸、胸闷,程度较轻。今晨上述症状加重,伴呼吸困难,于当地医院就诊,心电监护示间歇性三度房室传导阻滞,胸痛症状持续不缓解,伴恶心、四肢发凉,遂转至我院进一步诊治。

既往史:有"慢性胃炎2年"病史;否认"高血压、糖尿病、高脂血症"等病史;否认手术、外伤及输血史;否认"乙肝、结核、血吸虫病"等传染病病史;否认食物、药物过敏史。

个人史:生长于湖北省监利县,否认吸烟、饮酒史,否认药物、毒物及放射物接触史。

婚育史:已婚,孕1育1子,配偶健康状况良好。

月经史:初潮14岁,经期5天,周期28天,经量正常,无痛经,末次月经日期为2018年6月19日。

家族史:父母体健,否认家族性遗传病及传染病患者密切接触史。

体格检查:血压80/60mmHg,呼吸20次/min,脉搏50次/min,体温36.3℃。神清,精神差,查体合作,四肢皮肤湿冷,全身皮肤黏膜未见出血点、黄染;全身浅表淋巴结未及肿大;颈软,颈静脉无怒张,颈部未及血管杂音;双肺呼吸音清,未闻及干湿性啰音;心界正常,心尖搏动减弱,听诊心音低钝;心率50次/min,律不齐,未及杂音及额外心音;腹平软,未及压痛及反跳痛,肝脾肋下未及,移动性浊音(−),双肾区无叩痛,双下肢不肿。

院外辅助检查:外院心电监护(2018年7月13日)示:间歇性Ⅲ度房室传导阻滞。

入院后急查:

(1) 血常规:WBC 2.17×10⁹/L,N% 74.9%,M% 2.2%,HB 113g/L,PLT 214×10⁹/L,CRP 11.2mg/L,SAA 63.14mg/L(参考值:<10mg/L)。

(2) 血生化:ALT 147U/L,AST 219U/L,Urea 7.8mmol/L,Cr 57μmol/L,K⁺ 3.71μmol/L,Na⁺ 141μmol/L。

(3) ESR:32mm/h(参考值:0~26mm/h)。

(4) 心肌损伤标志物:CK-MB 37.42ng/ml,MYO 53.08μg/L,ultra-TnI 11.826ng/ml。

(5) NT-proBNP:5 979pg/ml。

(6) 凝血功能:PT 12.1秒,APTT 27.8秒,D-Dimer 13.03mg/L,FDP 46.2mg/L。

(7) 动脉血气:pH 7.47,PCO₂ 33mmHg,PO₂ 145mmHg,SO₂ 99%。

(8) 床边心电监测(Ⅱ导联)示:三度房室传导阻滞伴室内传导阻滞(图1)。

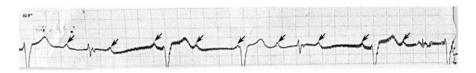

图1 床边心电监测（Ⅱ导联）

（9）入科10分钟内心电图示：窦性心律、二度Ⅱ型房室传导阻滞、胸前导联R波递增不良、间歇性右束支传导阻滞、室内传导阻滞（图2）。

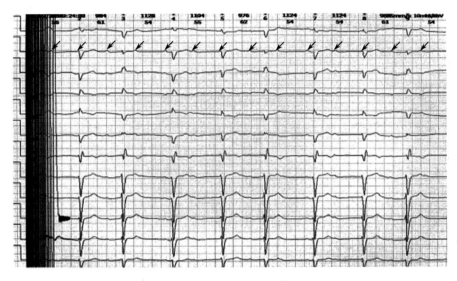

图2 入科10分钟内心电图

初步诊断：暴发性病毒性心肌炎，二度Ⅱ型房室传导阻滞，三度房室传导阻滞，心功能NYHA分级Ⅳ级。

二、诊治思路

（一）病例特点

1. **发病突然，进展迅速** 2周前发热、咽痛，伴头晕；4天前短暂晕厥1次；1天前心前区钝痛，伴头晕、心悸、胸闷；入院当日上午症状加重，伴呼吸困难；入院当日下午胸痛持续不缓解，伴恶心、四肢发凉。

2. **入院病情高危，出现血流动力学障碍** 血压<90/60mmHg，脉搏50次/min，心尖搏动减弱，心音低钝，心率缓慢，律不齐；四肢皮肤湿冷苍白、少尿。

3. **非缺血样心电图改变** 入院10分钟内心电图及心电监护示：窦性心动过缓；频发二度及三度房室传导阻滞；胸前导联R波递增不良；间歇性右束支传导阻滞、室内传导阻滞。

4. **心肌受损伴炎性表现** 临床症状表现为胸痛、心悸、胸闷、呼吸困难、头昏、晕厥；实验室检查结果提示ultra-TnI、NT-proBNP、ESR、SAA、ALT、AST、D-Dimer显著升高，WBC减少。

(二) 鉴别诊断

1. 胸痛的常见原因

(1) 心源性:冠心病(急性冠脉综合征、稳定型心绞痛);心肌炎,心包炎,瓣膜/流出道疾病(主动脉瓣窄/漏、二尖瓣脱垂、肥厚型心肌病)。

(2) 血管源性:主动脉夹层,肺栓塞。

(3) 肺源性:胸膜刺激(感染、炎症、浸润),气胸。

(4) 骨骼肌肉疾病:肋软骨炎,肋间肌肉拉伤,颈胸脊髓病变。

(5) 胃肠道疾病:反流性食管炎,裂孔疝,胃黏膜撕裂,消化性溃疡,食管破裂,胰腺炎,胆绞痛。

(6) 其他原因:带状疱疹,胸壁肿瘤,自主神经功能紊乱等。

2. 胸痛规范化评估与诊断(图3)[1]

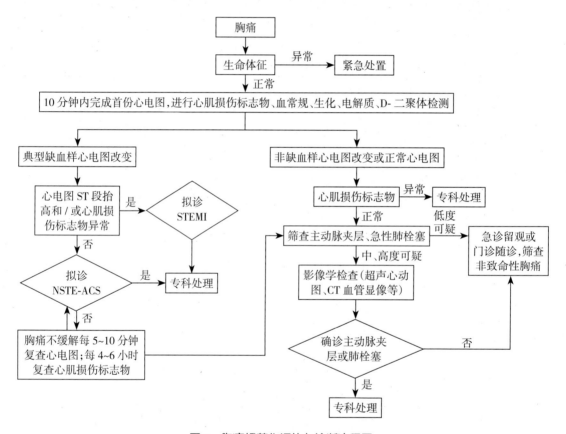

图3 胸痛规范化评估与诊断流程图

3. 结合患者病史特点及临床表现和实验室检查,重点需要鉴别以下疾病

(1) 自身免疫性及毒素或药物性心肌炎:患者既往无自身免疫性疾病史或体征,无特殊用药史,无药物过敏史,有发热、咽痛、呼吸道流感前驱感染症状,故不考虑自身免疫性及毒素或药物性心肌炎。

(2) 急性心肌梗死:患者39岁女性,既往无冠心病高危因素;突发心前区疼痛为钝痛,无肩背部放射痛;心肌损伤标志物 ultra-TnI 水平与心功能受损程度不相符,且心肌标志物无急性心肌梗死动态演变性过程,心电图为非缺血性改变,无相对应的梗死位,故暂不考虑为急性心肌梗死。

(三) 诊治经过及病情演变

救治原则:以生命支持为依托的综合救治方案。

1. **严密监护** 严密心电、血压和血氧饱和度监测。

2. **纠正休克** 患者入院时表现为心源性休克,立即予多巴胺、重酒石酸间羟胺、异丙肾上腺素等药物纠正休克,剂量随病情调整。

3. **抗病毒** 暴发性心肌炎心肌损伤的病理生理机制包括病毒介导的直接损伤和免疫介导的间接损伤。针对病毒介导的直接损伤环节,进一步完善呼吸道抗体(9项,图4)、TORCH(10项,图5)检查,未见明确病毒感染,予更昔洛韦250mg 每12小时1次静脉点滴联合奥司他韦75mg 每日2次口服经验性抗病毒治疗。

标本:血清(采集于2018-07-14 05:42) 项目:呼吸道9抗体 仪器:

	检验项目	代号	结果	单位	生物参考区间
1	嗜肺军团菌血清1型IgM	LPN1-IgM	阴性		阴性
2	肺炎支原体IgM	MP-IgM	阴性		阴性
3	Q热立克次体IgM	COX-IgM	阴性		阴性
4	肺炎衣原体IgM	CP-IgM	阴性		阴性
5	腺病毒IgM	ADV-IgM	阴性		阴性
6	呼吸道合胞病毒IgM	RSV-IgM	阴性		阴性
7	甲型流感病毒IgM	FluA-IgM	阴性		阴性
8	乙型流感病毒IgM	FluB-IgM	阴性		阴性
9	副流感病毒1/2/3-IgM	PIV-IgM	阴性		阴性

图4 呼吸道抗体(9项)检测结果

标本:血清(采集于2018-07-15 04:05) 项目:TORCH(10项) 仪器:A2000

	检验项目	代号	结果	单位	生物参考区间
1	弓形虫IgM	TOXO-IgM	0.00	AU/ml	0-10
2	风疹病毒IgM	Rub-IgM	0.00	AU/ml	0-8
3	巨细胞病毒IgM	CMV-IgM	0.01	AU/ml	0-12
4	单纯疱疹病毒Ⅰ型IgM	HSV-Ⅰ-IgM	0.00	AU/ml	0-10
5	单纯疱疹病毒Ⅱ型IgM	HSV-Ⅱ-IgM	0.00	AU/ml	0-10
6	弓形虫IgG	TOXO-IgG	0.05	IU/ml	0-1.2
7	风疹病毒IgG	Rub-IgG	↑ 10.05	IU/ml	0-10
8	巨细胞病毒IgG	CMV-IgG	↑ 1 417.34	AU/ml	0-14
9	单纯疱疹病毒Ⅰ型IgG	HSV-Ⅰ-IgG	↑ 464.58	AU/ml	0-19
10	单纯疱疹病毒Ⅱ型IgG	HSV-Ⅱ-IgG	0.35	AU/ml	0-13

图5 TORCH(10项)检测结果

4. **免疫调节** 针对免疫反应介导的间接损伤环节,予甲泼尼龙200mg 每日1次阶梯减量静脉点滴,以及人免疫球蛋白15 000mg 每日1次静脉点滴。

5. **对症支持治疗** 同时予对症支持治疗,改善心肌能量代谢,维持水电解质平衡,预防应激性溃疡和消化道出血,实时监测肝肾功能等。

(四) 病情变化

入院18小时ECG(图6):

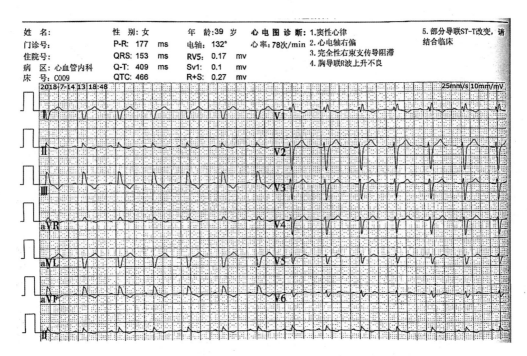

图 6　入院 18 小时 ECG

入院 28 小时 ECG (图 7)：

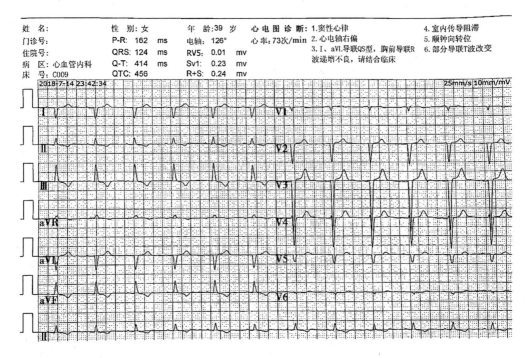

图 7　入院 28 小时 ECG

入院28小时超声心动图示:室间隔及左室壁未见变薄,运动欠协调,未见明显节段性室壁运动异常,心功能减低,左心室射血分数(LVEF)48%~50%。

入院30小时内血压、心率情况(图8,图9):

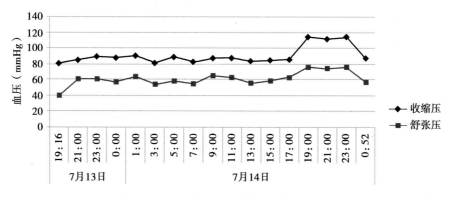

图8　入院30小时内血压情况

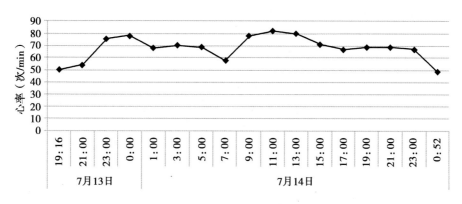

图9　入院30小时内心率情况

入院30小时患者再发胸闷、胸痛、恶心,查体:血压86/50mmHg,呼吸23次/min,脉搏69次/min,体温36.1℃。精神差、烦躁不安,全身湿冷,脉搏弱;心尖搏动减弱,听诊心音低钝,律不齐。

心电监测(Ⅲ导联)示:窦性心律,Ⅲ度房室传导阻滞,P-R间期延长,ST-T改变(图10)。

急行心电图(图11):

生命支持治疗——ECMO:患者频发恶性心律失常,生命体征难以维持,再次与家属沟

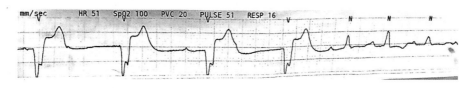

图10　心电监测(Ⅲ导联)

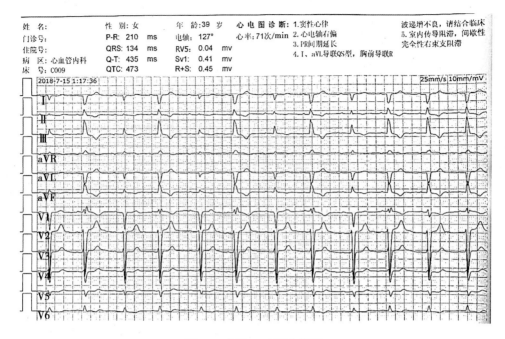

图 11　术后 30 小时心电图

通病情,征得家属同意后,为其进行 ECMO 安置手术。

ECMO 术后即刻超声心动图示:心腔大小正常,室间隔、左室壁运动幅度普遍减低;左室收缩功能减低,LVEF 34%;心包腔少量积液。

ECMO 术后当日床旁胸部 X 线检查示:左侧胸膜肥厚。

ECMO 术后当日心电图(图 12):

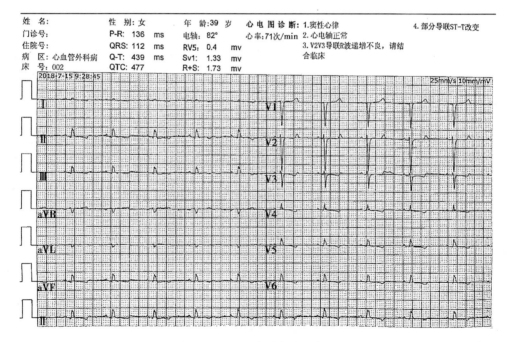

图 12　ECMO 术后当日心电图

ECMO 术后当日血压、心率及呼吸变化情况(图 13,图 14):

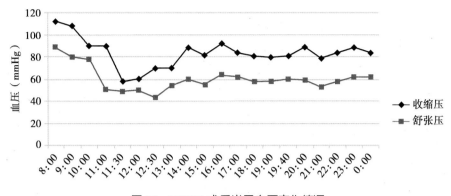

图 13　ECMO 术后当日血压变化情况

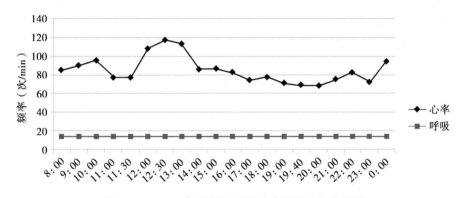

图 14　ECMO 术后当日血压、心率及呼吸变化情况

ECMO 术后第 2 日超声心动图示:室间隔、左室壁运动幅度普遍稍减低,左室收缩功能稍减低,LVEF 46%;心包腔少量积液。

ECMO 术后第 2 日床旁胸部 X 线检查未见明显异常。

ECMO 术后第 2 日心电图(图 15):

ECMO 术后第 2 日血压、心率及呼吸变化情况(图 16,图 17):

ECMO 术后第 3 日超声心动图示:左心功能较前明显改善,LVEF 55%~58%,心包腔少量积液。

ECMO 术后第 3 日心电图(图 18):

ECMO 术后第 3 日血压、心率及呼吸变化情况(图 19,图 20):

ECMO 术后第 3 日,患者生命体征平稳,心功能恢复良好,心律正常,符合撤除 ECMO 标准,我们为患者行 ECMO 撤除术。

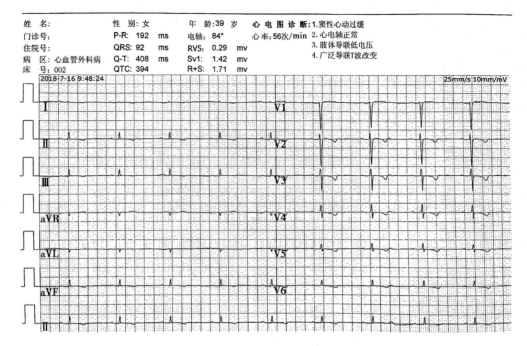

图 15　ECMO 术后第 2 日心电图

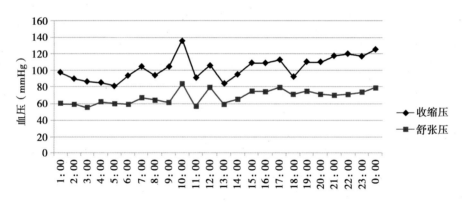

图 16　ECMO 术后第 2 日血压变化情况

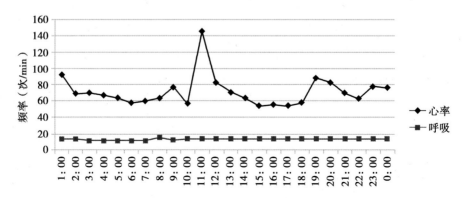

图 17　ECMO 术后第 2 日心率及呼吸变化情况

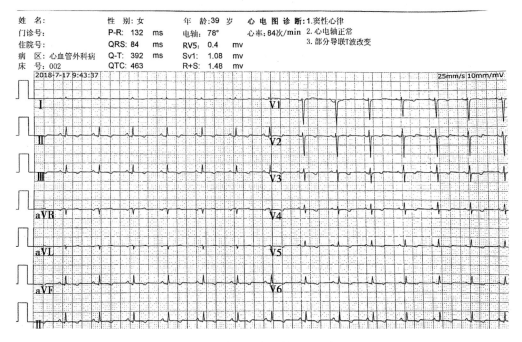

图 18　ECMO 术后第 3 日心电图

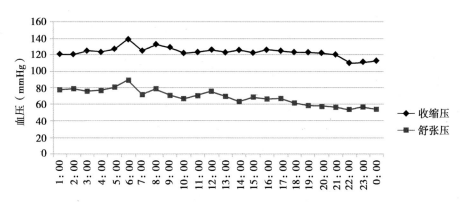

图 19　ECMO 术后第 3 日血压变化情况

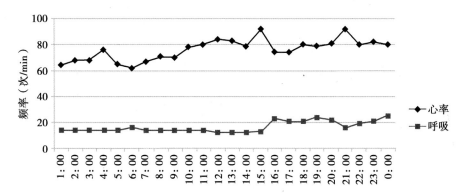

图 20　ECMO 术后第 3 日心率及呼吸变化情况

ECMO 撤除第 2 日心电图（图 21）：

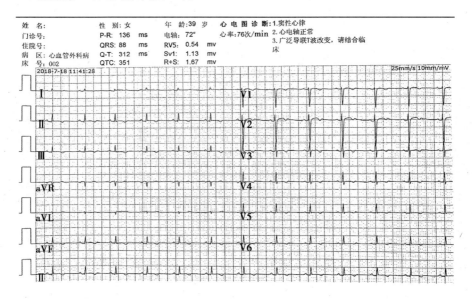

图 21　ECMO 撤除第 2 日心电图

ECMO 撤除第 2 日床旁胸部 X 线检查未见明显异常。

ECMO 撤除第 2 日血压、心率及呼吸情况（图 22，图 23）：

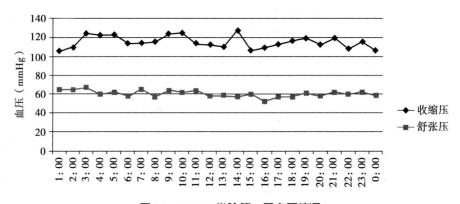

图 22　ECMO 撤除第 2 日血压情况

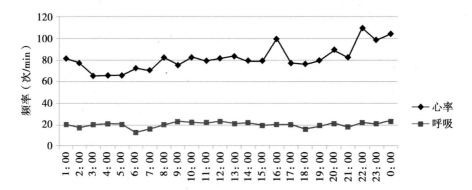

图 23　ECMO 撤除第 2 日心率及呼吸情况

ECMO 撤除第 3 日血压、心率及呼吸情况（图24,图25）：

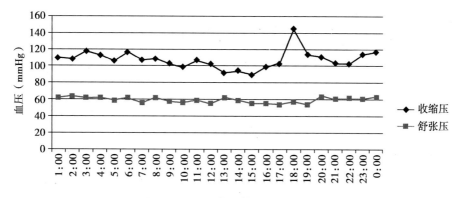

图24　ECMO 撤除第 3 日血压情况

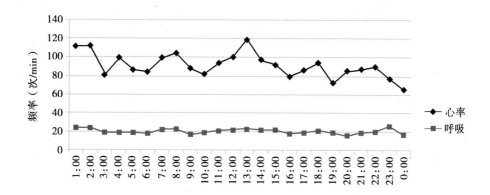

图25　ECMO 撤除第 3 日心率及呼吸情况

ECMO 撤除第 4 日心电图（图26）：

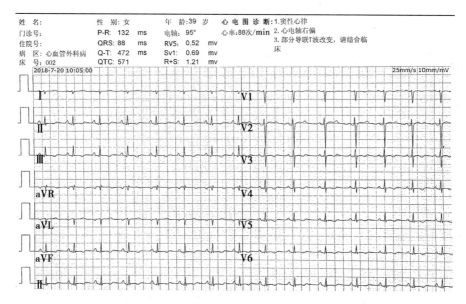

图26　ECMO 撤除第 4 日心电图

ECMO 撤除第 5 日心电图(图 27):

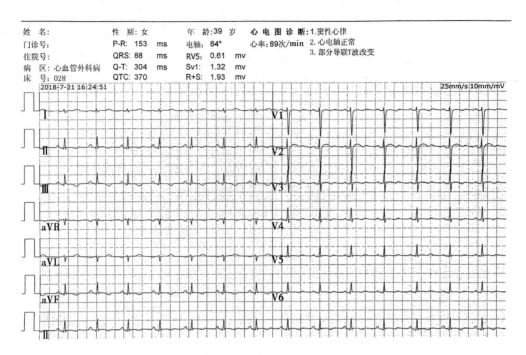

图 27　ECMO 撤除第 5 日心电图

ECMO 撤除第 6 日超声心动图:室间隔与左室壁运动未见明显异常,LVEF 65%。

患者住院期间心肌损伤标志物 ultra-TnI 变化水平(图 28):

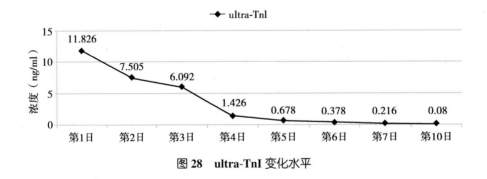

图 28　ultra-TnI 变化水平

患者住院期间 NT-proBNP 变化水平(图 29):

患者住院期间肝功能变化水平(图 30):

经过一系列快速及时的综合救治方案,患者的血压、心律明显改善,生命体征平稳,ultra-TnI 和 NT-proBNP 水平明显下降,心电图及超声心动图表现逐渐回归正常,最终患者顺利出院。

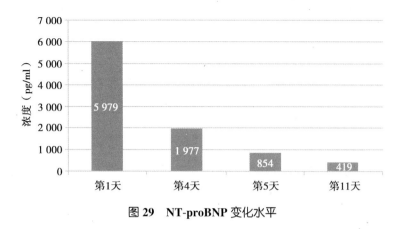

图 29　NT-proBNP 变化水平

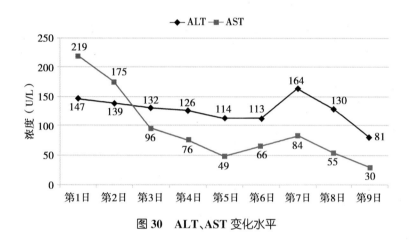

图 30　ALT、AST 变化水平

三、随 访 情 况

术后3个月复查,患者胸痛、呼吸困难、乏力等临床症状明显缓解;复查超声心动图示各腔室直径正常,LVEF 55%,心包腔内未见积液。

四、知 识 拓 展

1. 为何要用双联抗病毒?

由于此患者并未检测到病毒种类,根据《成人暴发性心肌炎诊断与治疗中国专家共识2017》[2]推荐,我们给予联合抗病毒治疗。

2. 为何入院时未行冠脉造影?

如果急性心肌炎有类似心肌缺血的表现,冠脉造影是必需的,而且冠脉造影不增加患者的死亡风险。但此患者无心肌梗死特征性心电图表现,其心电图为传导阻滞,并非缺血性改变,也无相对应的梗死位。另外,患者入院时心功能受损重,存在心源性休克,故首先给予生命支持治疗[1],未行冠脉造影。可在后期恢复后行冠脉造影或者冠脉 CTA,明确患者冠脉情况。

3. 为什么没有用临时起搏器治疗?

此患者入院时心率波动在 50 次/min 左右,使用血管活性药物后,可以维持在 60 次/

min 以上,故未给予临时起搏器治疗。

4. 此患者可否考虑 IABP ?

IABP 的触发以及有效治疗基于基础压力和稳定的心电活动。该患者为低血压休克表现,且心电活动为缓慢性心律失常,无法使 IABP 有效工作。同时,IABP 主要是增加冠脉灌注,而不是增加其器官的灌注,它对心肌的非缺血性损伤无特殊帮助。

5. ECMO 撤除指征?

此患者在 ECMO 术后第 3 日心电活动逐渐稳定;左室射血分数逐渐增加,心功能不断提高;在减少血管活性药物情况下即可维持血流动力学稳定,这种情况下,延长 ECMO 使用时间患者心脏恢复获益不再明显增加,甚至可能引起相关并发症[3],故行 ECMO 撤除术。

6. 此患者 D- 二聚体的升高是因为栓塞还是因为凝血机制的异常造成?

此患者入院时动脉血气示 PO_2 145mmHg,SO_2 99%,ALT 147U/L,AST 219U/L,住院期间血氧饱和度均在 99%~100%,ALT 和 AST 逐渐减低,患者无凝血机制异常表现,故考虑此患者 D- 二聚体显著升高考虑为肝功能急性损伤所致凝血机制异常所致。

总　结

1. 暴发性心肌炎起病急骤,进展快。
2. 更多依靠的是临床诊断,强调尽早识别、诊断和救治。
3. 救治原则　以生命支持为依托的综合救治方案。
4. 一旦度过急性期,长期预后良好。

(陈静　党松)

参 考 文 献

[1] 中华心血管病杂志编辑委员会,胸痛规范化评估与诊断共识专家组. 胸痛规范化评估与诊断中国专家共识[J]. 中华心血管病杂志,2014,42(8):627-632.

[2] 中华医学会心血管病学分会精准医学学组,中华心血管病杂志编辑委员会,成人暴发性心肌炎工作组. 成人暴发性心肌炎诊断与治疗中国专家共识[J]. 中华心血管病杂志,2017,45(9):742-752.

[3] 中国医师协会体外生命支持专业委员会. 成人体外膜氧合循环辅助专家共识[J]. 中华重症医学电子杂志,2018,4(2):114-122.

突发胸闷气短、晕厥、三度房室传导阻滞临床诊疗 1 例

一、病例摘要

患者女性,62 岁。

主诉:阵发性胸闷痛 1 年,加重伴反复意识丧失 14 小时。

现病史:患者 1 年前劳累后出现胸闷痛,向左肩放射,休息 5 分钟后缓解,之后患者上述症状间断出现,活动耐力无明显受限,患者未予重视及诊治。14 小时前,患者于活动后突发胸闷,随之意识丧失,无抽搐及大小便失禁,数分钟后意识恢复。仍有胸闷且较前加重,伴气短,随后 10 余小时又反复发作意识丧失数次,均持续数分钟后自行恢复。

患者自发病以来,精神较差,饮食、二便正常。

既往史:甲状腺功能亢进病史 10 年,规律口服"甲巯咪唑"20mg 每日 3 次治疗,未规律监测甲状腺功能;2 型糖尿病病史 4 年,应用二甲双胍治疗,血糖控制不佳;高血压病史 4 年,最高达 180/110mmHg,口服"利血平"治疗,血压控制不良;陈旧性脑梗死病史 4 年,未遗留无肢体活动障碍;下肢静脉炎 2 年。

个人史:生于原籍,久居石家庄市灵寿县,未到过疫区牧区。

生育史:适龄结婚,育有 1 子 2 女,均体健。

家族史:家族中无遗传病、同类病患者。

体格检查:体温 36.4℃,脉搏 46 次/min,呼吸 16 次/min,血压 130/60mmHg。

神清语利,自动体位,口唇发绀,未见颈静脉充盈。双肺呼吸音清,未闻及干湿性啰音。心率 46 次/min,律不齐,心音有力,各瓣膜听诊区未闻及杂音,P2>A2,无心包摩擦音。腹软,无压痛,肝颈静脉回流征阴性。四肢活动可,肌力、肌张力正常,右下肢水肿,双下肢静脉曲张,右侧为著。左、右髌骨下 10cm 处左、右小腿周径分别为 36cm、38cm,右侧腓肠肌压痛。神经系统检查未见明显异常。

入院辅助检查(首次晕厥发作后 14 小时):

1. **心电图** Ⅲ度房室传导阻滞,各导联广泛 ST-T 异常,T 波宽大倒置呈 Niagara 瀑布样,QT 间期明显延长(QTc 720ms)(图 1)。

2. **动脉血气分析(吸氧流量 2L/min)** pH 7.511,$PaCO_2$ 30mmHg,PaO_2 51.5mmHg,SaO_2 80.5%,K^+ 3.41mmol/L,其余均在正常范围内。

3. **生化** 心肌损伤标志物(cTnI 0.01ng/ml)、血糖、肝、肾功能、电解质均在正常范围内。

4. **D-二聚体** 3.8μg/ml(参考值:0~0.3μg/ml)。

5. **甲功五项** 均正常。

急诊影像检查(入院 2 小时,首次晕厥发作后 16 小时):

1. **头颅 CT** 右侧额叶及右侧辐射冠软化灶形成。

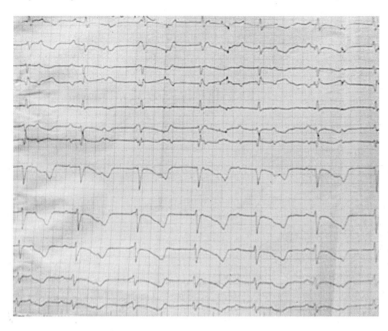

图1 入院心电图

2. **肺动脉强化螺旋 CT** 未见肺栓塞。

3. **冠状动脉造影** 应用 4F JL3.5 造影导管行冠脉造影检查示:LM、LAD、LCX 未见明显异常,右冠状动脉 RCA PL 于 AV 动脉发出处狭窄约85%(图2)。

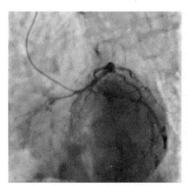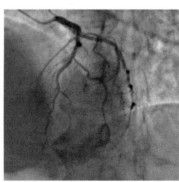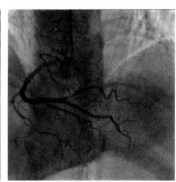

图2 冠脉造影(入院4小时,首次晕厥发作后18小时)

讨论目的:

1. 此患者下一步需做什么检查?

2. 可能的诊断?

3. 下一步处理?

专培学员分析:

1. 同济大学附属同济医院专培学员分析

(1) 患者有冠脉病变的临床表现及造影结果,冠心病诊断明确。

（2）患者有甲亢病史，长期甲巯咪唑的用药史，注意甲减性心肌病。

（3）依据患者临床表现，注意肺栓塞的可能，患者肺动脉 CTA 除外肺部大血管的栓塞但不能除外肺小动脉的栓塞。

（4）患者 Niagara 瀑布样 T 波，建议完善颅脑 CT 等检查，除外神经系统疾病。

（5）注意除外风湿性疾病。建议进一步检查心脏彩超、自身免疫性疾病相关指标、肿瘤相关指标、双下肢超声。

2. 中山大学专培学员补充

（1）建议提供患者胸部 CT 肺窗影像。

（2）患者长期口服甲巯咪唑，甲巯咪唑有导致血管炎的风险，建议必要时停用甲巯咪唑，条件允许时行小静脉活检。

3. 复旦大学附属中山医院专培学员分析 　依据患者的临床表现及辅助检查，考虑肺栓塞，但患者肺动脉 CTA 阴性，建议提供心脏彩超等基本资料。患者心电图三度房室传导阻滞，希望提供患者既往心电图，明确患者是持续合并Ⅲ度 AVB 还是间歇合并Ⅲ度 AVB。如果有晕厥发作时的心电图，对诊断会更有意义。患者 QT 间期延长，需区别患者是原发性还是继发性 QT 间期延长，建议追溯患者有无相关家族史，检查有无电解质紊乱。甲亢、糖尿病、甲减等内分泌系统疾病也会造成 QT 间期延长，需完善相关检查注意除外。患者 QT 间期延长也可能是肺栓塞后阿斯综合征发作的继发表现，另外需除外药物导致的 QT 间期延长。结节病可以同时累及肺及心脏的传导系统，引起低氧血症及合并Ⅲ度 AVB，该患者需注意除外结节病。

4. 我院专培基地汪雁博老师分析并介绍患者进一步诊治情况 　分析该患者心源性晕厥类型（表 1）、肺栓塞风险（表 2）、肺动脉造影结果（图 3）。

表 1　心源性晕厥分类

心律失常	心源性或血管性非心律失常
持续或症状性室性心动过速	心肌缺血
症状性传到系统疾病或莫氏Ⅱ°或Ⅲ°传导阻滞	严重的主动脉狭窄
症状性心动过缓或窦性停搏而非神经介导的晕厥	心脏压塞
症状性室上性心动过速	肥厚型心肌病
起搏器/ICD 故障	严重的人工瓣膜功能障碍
遗传性心血管疾病诱发的心律失常	肺栓塞
	主动脉夹层
	急性心力衰竭
	中到重度左室功能障碍

表 2　Wells 肺栓塞评分表

项目	原始版分值	实际得分	简化版分值	实际得分
深静脉血栓的临床症状和体征（下肢肿胀和深静脉触痛）	3	3	1	1
肺栓塞的可能性大于其他疾病	3	3	1	1
心率 >100 次/min	1.5	0	1	0
最近 4 周内有手术史或制动史	1.5	0	1	0
既往有深静脉血栓史或肺栓塞史	1.5	0	1	0

续表

项目	原始版分值	实际得分	简化版分值	实际得分
咯血	1	0	1	0
恶性肿瘤史(正在治疗或近 6 个月内治疗过或姑息治疗)	1	0	1	0
总分	12.5	6	7	2

注:临床可能性根据各项得分总和推算:①原始版:三分类临床可能性,0~1 分为低度,2~6 分为中度,>6 分为高度;两分类临床可能性,<4 分为不大可能,>4 分为很可能。②简化版:<2 分为不大可能,≥2 分为很可能。该患者肺栓塞临床可能性:依据原始版 Wells 评分推算,三分类临床可能性为中度可能,两分类临床可能性为很可能;依据简化版 Wells 评分推算,为很可能

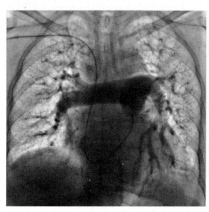
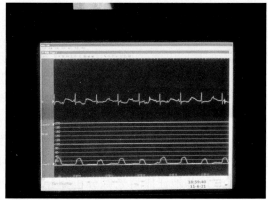

图 3　肺动脉造影(首次晕厥发作后 18 小时)

主肺动脉内仍可见大块血栓影右肺动脉亦可见血栓中断影,测肺动脉压力为 44/16mmHg,右室终末压 8mmHg

患者术中应用尿激酶 50 万 U 用以选择性肺动脉主干内溶栓。术后患者胸闷痛症状缓解,血气恢复正常(PaO_2 85mmHg,SaO_2 97%)。

患者术后心脏彩超示肺动脉主干内血栓形成,肺动脉高压(图 4)。下肢静脉超声检查右下肢腘静脉、肌间静脉可见血栓(图 5)。经抗凝等治疗后患者病情好转,出院前心电图 QT 间期较前缩短,T 波倒置较前变浅(图 6)。

出院诊断: 下肢静脉血栓;急性肺栓塞;心律失常,三度房室传导阻滞;冠心病,不稳定型心绞痛;2 型糖尿病;高血压 3 级,很高危;甲状腺功能亢进;陈旧性脑梗死;下肢静脉炎;下肢静脉曲张。

药物治疗方案: 华法林 3mg 每日 1 次(目标 INR 值目标:2.0~3.0);硝苯地平控释片 30mg 每日 1 次;替米沙坦 80mg 每日 1 次;辛伐他汀 20mg 每晚 1 次;单硝酸异山梨酯 20mg 每日 2 次;

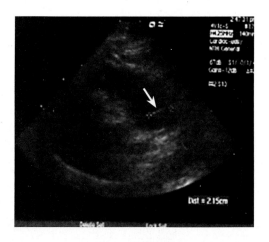

图 4　心脏彩超

LV 55mm,RV 16mm,LA 34mm,RA 42mm,LVEF 66.89%,肺动脉主干近分叉处外侧壁可探及长约 21mm 条索状回声摆动,左房扩大伴二尖瓣中度关闭不全,右房扩大伴三尖瓣轻中度关闭不全,三尖瓣最高反流速度 310cm/s,估测收缩压约为 48mmHg

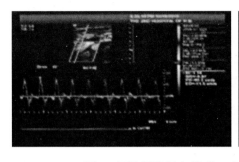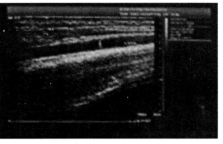

图 5　下肢静脉超声（入院 6 小时，首次晕厥发作后 20 小时）
右下肢腘静脉、肌间静脉可见血栓

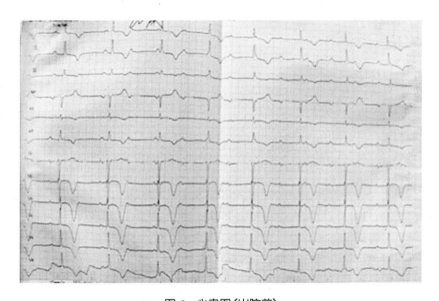

图 6　心电图（出院前）
Ⅲ度房室传导阻滞，QT 间期较前缩短，T 波倒置较前变浅

甲巯咪唑 20mg 每日 3 次；二甲双胍 0.5g 每日 2 次；阿卡波糖 50mg 每日 3 次。

治疗效果评价：患者无胸闷、气短和晕厥发作，生命体征平稳。INR 2.2，血糖控制良好。出院前仍为合并Ⅲ度 AVB，建议植入永久起搏器，患者拒绝。

随访：出院后对患者进行电话随访，无胸闷、气短发作，出院后长期口服华法林治疗，于当地医院监测 INR 值控制平稳达标。

出院后 11 个月再发晕厥 1 次，无尿、便失禁，未就诊（追溯病史）。

再次入院：出院后 14 个月活动后出现气短，偶伴黑蒙、乏力，于 2012 年 5 月 24 日再入院。

复查心脏彩超：三尖瓣少量反流。

复查下肢超声：右侧腘静脉内流速稍减低，其他未见异常。

肺动脉 CTA 未见肺栓塞征象。

D-Dimer 0.15μg/ml（参考值：0~0.3μg/ml）。

Holter：合并Ⅲ度 AVB，平均心率 40 次 /min，最小心率 37 次 /min。再入院第 4 天植入 DDD 永久起搏器。术前心电图提示：三度房室传导阻滞，心率 42 次 /min，T 波直立。术后心电图提示:起搏心律。

近期随访(2019年3月):继续口服华法林抗凝治疗。使用弹力袜促进下肢静脉回流。患者可从事日常体力劳动,无胸闷痛发作,无晕厥及意识丧失。近期随访心电图提示:房扑,心室率80次/min,律齐。出院后心脏彩超随访见表3。

表3　超声心动图随访比较

	2011年入院时	2012年再住院期间	2019年门诊
AO(mm)	26	28	28
LA(mm)	34	38	39
LV(mm)	55	47	50
RV(mm)	16	20	17
PA(mm)	34	29	24
RA(mm)	42	35	34
LVEF(%)	66.89	65.69	66
三尖瓣反流	中度关闭不全,反流速度310cm/s	少量反流	无反流
肺动脉收缩压	48mmHg	—	—

二、病例解析

患者老年女性,急性起病,以胸闷、气短和反复晕厥为首发表现。

入院检查提示右下肢水肿,低氧、低二氧化碳血症,D-二聚体明显升高,同时合并Ⅲ度AVB。

合并高血压、糖尿病、陈旧性脑梗死等危险因素。

肺动脉造影和超声心动图确诊肺栓塞,选择性肺动脉内溶栓治疗成功。

经溶栓治疗后肺栓塞明显好转,随访未发现再发肺栓塞,但仍有晕厥发作,心电图仍为Ⅲ度AVB,植入永久性起搏器后未再有晕厥发作。

历时8年的随访,证实对该患者诊断正确、治疗得当。

1. 晕厥的诊断和鉴别(图7,图8)

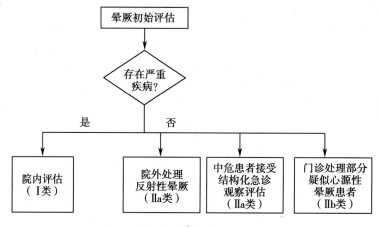

图7　晕厥患者初始评估后的处理

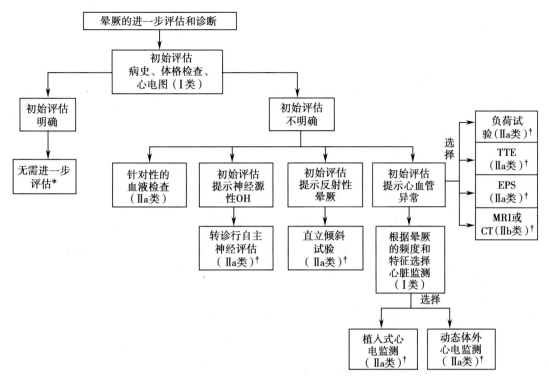

图 8　晕厥的进一步评估和诊断

*适用于无明显受伤或心血管疾病的初始评估正常患者;必要时患者由社区医生随访。†在所选择的患者中。
CT:计算机断层扫描;EPS:电生理检查;MRI:磁共振成像;OH:直立性低血压;TTE:经胸超声心动图

本病存在多种心源性晕厥的致病因素(图 9)。

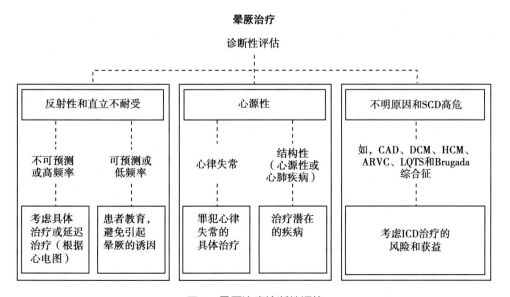

图 9　晕厥治疗诊断性评估

2. 肺栓塞与导致 Niagara(尼加拉)瀑布样 T 波

(1) 各种颅脑病变包括脑血管意外(脑出血、蛛网膜下腔出血、脑血栓形成)脑梗死、脑肿瘤、脑损伤。

(2) 合并Ⅲ度 AVB 或多束支阻滞患者发生恶性心律失常时,常引起脑缺血及阿斯综合征,发作后常出现 Niagara 瀑布样 T 波。

(3) 伴交感神经过度激活的疾病:各种急腹症、神经外科手术、心动过速后、肺栓塞、二尖瓣重度脱垂等临床病症都可能出现 Niagara 瀑布样 T 波。

3. 肺栓塞与合并Ⅲ度 AVB 有研究显示,右束支传导阻滞是肺栓塞一种特征性心电图表现,提示累及肺动脉主干[1]。肺动脉栓塞(PTE)后室间隔压力突然升高可导致 RBBB[2]。

Ⅲ度 AVB 与肺栓塞的关系尚不清楚,有观点推测此类患者之前有传导系统疾病,包括左束支,肺栓塞后出现Ⅲ度 AVB[3]。这类患者易漏诊肺栓塞。

4. 长期口服利血平与合并Ⅲ度 AVB 利血平是一种用于治疗高血压及精神病的吲哚类药物,其降压作用是通过消耗外周交感神经末梢的儿茶酚胺而发挥药效。利血平可导致房室传导阻滞已得到临床研究证实[4]。可能原因有:①利血平给药后心肌组织去甲肾上腺素被耗尽;②利血平的直接药理作用导致房室传导时间和功能不应期延长。

5. 推测本例患者晕厥发生的可能的病理生理过程(图 10)

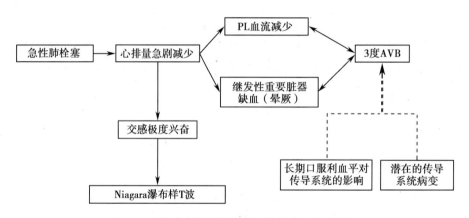

图 10 本例患者晕厥发生的可能的病理生理过程

6. PTE 的确诊方法

(1) CTPA:CTPA 是目前确诊 PTE 应用最广泛的检查,准确性和敏感性较高,一般的医院均可以开展,同时还可评价右心功能,然而对于肾功能不全、对碘造影剂过及妊娠的患者有一定的局限性。

(2) V/Q 显像:V/Q 显像是另一种敏感性很高的检查手段,对于外周小栓子的敏感性高于 CTPA,对于慢性 PTE,V/Q 显像是"金标准";然而,由于其无法显示引起灌注缺损的具体病变性质,一些非血栓阻塞性疾病、血管狭窄闭塞性疾病均可显示阳性,临床上需要仔细甄别。

(3) 肺血管 MRA:肺血管 MRA 作为 PTE 确诊的方法之一,主要优点是无放射性,可区分血管内充盈缺损的性质,同时还可以评价右心功能,对于肾功能不全、孕妇以及碘造影剂过敏的患者,可以选择肺血管 MRA,但其对肺段以下肺血管的分辨较差,容易出现漏诊。

(4) 肺动脉造影:肺动脉造影在临床医生的眼里始终是"金标准",是最终的诊断依据。

目前肺动脉造影是诊断肺栓塞最可靠的方法,其影像学特征是肺动脉内充盈缺损,肺动脉分支完全阻塞(截断现象),肺野无血流灌注,肺动脉分支充盈和排空延迟。

7. 小结

(1) 晕厥是心血管内科患者就诊的常见症状。

(2) 掌握心源性晕厥的诊断和鉴别。

(3) 高危肺栓塞的临床特征(一晕、一痛、两快、两低)。

(4) 经导管选择性肺动脉造影和溶栓治疗的应用。

(5) 长期随访加深对疾病的认识和治疗效果评价。

三、讨 论

山西医科大学第二医院专培学员意见:肺动脉造影溶栓的过程中是选择尿激酶还是 rt-PA? 药物的选择有无标准?

傅向华老师解答:尿激酶和二、三代的溶栓药相比,靶向性差出血风险高,但如果当时条件允许,用 rt-PA 更好一些。但患者经济条件差,综合评估后我们选择肺动脉导管溶栓。这不是基层医院常规的处置,实际上静脉溶栓的效果也不比选择性溶栓差。目前指南仍然把静脉溶栓放在第一位,这一点我们需要强调。

同济大学附属同济医院专培学员意见:考虑患者为下肢深静脉血栓导致的肺栓塞,因患者有 10 年的甲巯咪唑用药史,不排除甲巯咪唑导致的脉管炎所致肺栓塞。是否考虑更换甲巯咪唑?

我院专培基地老师回复:我们会请内分泌会诊,条件允许时停用或者换用患者的甲巯咪唑。

四、专家点评

傅向华教授:本例患者为老年,存在多种疾病,病因相对复杂。在这种情况下应该抓住主要矛盾,识别病情轻重缓急。在临床高度怀疑肺栓塞,而在肺动脉增强 CT 未提示栓塞时,我们选择为患者做了肺动脉造影检查。关键是当辅助检查与诊断不符时,临床医生该应如何抉择。这是临床再认识的过程,是临床医生应具有临床思辨能力。

袁雅冬教授(呼吸内科):CTPA 作为肺栓塞的主要的辅助检查,具有快速、无创、准确率高的特点,但对亚段以下的栓塞敏感性差。让我们很疑惑的是,为什么在肺动脉造影下肺动脉主干能看到血栓而 CTPA 没有看到? 考虑与当时的 CT 的技术水平可能有关。

李彩英教授(医学影像科):当时肺动脉 CTA 条件,是按照肺动脉的三期增强的方式做的(查阅影像资料),第一期是肺动脉期,肺动脉的主干和左右肺动脉以及近段的叶和段、亚段的分支是能看到的,管腔内密度均匀,没有看到明显的充盈缺损。符合当时报告描述未见明显的栓塞征象。结合肺动脉造影及超声影像,血栓位于主肺动脉瓣下方的肺动脉里,栓子发生移动。是否有栓子通过主肺动脉,到达了心室和心房,目前已不清楚。所以,在肺动脉 CTA 上没有提示充盈缺损时,我们的报告给出的是阴性结果。

方凤宁老师(核医学科):核素灌注通气扫描的特点是如果发生了肺动脉栓塞,那么在该动脉支配的区域出现灌注缺损区。这个时候气道还是通畅的,所以在通气显像上灌注是正常的。出现肺灌注通气扫描不匹配。核医学显像受解剖结构、毗邻关系甚至病变影响,有时可能出现假阴性。这时可行肺动脉 ECT 检查,对于典型的肺栓塞,进行 ECT 平面显像就可以诊断;如果不典型,可以结合肺部 CT 检查,协助诊断。

北京大学第一医院专家:这个患者首发表现为晕厥,其原因是肺栓塞? 还是合并Ⅲ度 AVB? 还是长 QT 综合征? 我认为这三个都有可能。现在肺栓塞是明确的,植入临时起搏是非常必要的。患者的长 QT 考虑是继发的,与低钾、甲状腺功能可能均有关系。该患者进行了溶栓治疗,缺血也得到相对改善,但患者仍长时间存在三度,考虑除了缺血外,应该还有其他的原因导致了合并Ⅲ度 AVB。

傅向华教授:根据这个患者心电图演变的过程及后续对患者的观察,患者始终为慢心率,心电图表现为Ⅲ度 AVB,考虑患者在晕厥发生之前存在心动过缓型心律失常。当时面对两个主要问题,且治疗上相对矛盾(先支架 *vs.* 先起搏器),这是一个棘手的问题。考虑当时患者处于低心排出量,房室结动脉供血减少从而导致的晕厥。另外,患者在充分的抗栓抗凝治疗后症状好转,证明肺栓塞导致的低心排为晕厥的主要原因。虽然没有处理狭窄的房室结动脉,但抗凝治疗也起到了改善房室结动脉供血的作用,起到了"异病同治"的效果。当然永久起搏器也应考虑植入,但如果植入了永久起搏器,将面临抗凝力度选择及术后囊袋血肿感染风险。从这个病例中,我们应当学会在一个复杂疾病患者中,迅速、准确地找出主要矛盾。当辅助检查与临床表现不符时,我们要有临床思辨的能力,甚至在"异病同治"的条件下把握主要矛盾。对具体问题具体分析,是临床实践的活的灵魂。

(傅向华　谷新顺)

参 考 文 献

[1] PETROV D B. Appearance of right bundle branch block in electrocardiograms of patients with pulmonary embolism as a marker for obstruction of the main pulmonary trunk [J]. J Electrocardiol,2001,34:185-188.

[2] CHAN T C,VILKE G M,POLLACK M,et al. Electrocardiographic manifestations:pulmonary embolism [J]. J Emerg Med,2001,21:263-270.

[3] SIMANTIRAKIS E N,NAKOU E S,CHRYSOSTOMAKIS S I,et al. Simultaneous appearance of complete heart block and pulmonary embolism [J]. Int J Cardiol,2014,173:610-611.

[4] POBLETE P F,KYLE M C,PIBERGER H V,et al. Effect of treatment on morbidity in hypertension. Veterans Administration Cooperative Study on Antihypertensive Agents:effect on electrocardiograms [J]. Circulation,1973,68:481-490.

反复意识丧失为哪般

病 史 摘 要

患者男性,83岁,因"反复晕厥2年余,再发1天"入院。患者2年前开始反复出现晕厥,多于饱餐后出现,每次持续约1分钟,可自行恢复意识。发作过程中无头晕、耳鸣、恶心、呕吐、视物旋转、肢体抽搐、二便失禁等情况,平时行走时间长有胸闷、气促、乏力。当地医院冠脉造影未见明显异常,心脏超声提示主动脉瓣重度狭窄。1天前患者来我院途中,在火车上突发意识丧失,家属立即予胸外按压,约30秒后意识恢复。患者否认高血压、糖尿病、心律失常等疾病,否认特殊用药史。

体 格 检 查

体温36.5℃,脉搏84次/min,血压96/58mmHg,呼吸18次/min。神清,精神可,口唇无发绀,颈静脉无怒张。两肺呼吸音对称,呼吸音粗,未闻及干湿啰音。心尖搏动位于左侧第5肋间锁骨中线内侧1cm处,心界无扩大,心率84次/min,律齐,胸骨右缘第2肋间闻及4/6级收缩期喷射性杂音,向右侧颈部传导,可触及震颤。腹软,无压痛、反跳痛,肝脾肋下未及,未触及包块。口齿清楚,无眼球震颤,口角无歪斜,伸舌居中,四肢肌力Ⅴ级,肌张力无增减,双侧巴氏征阴性,双侧指鼻试验稳准,双下肢无水肿。

入 院 诊 断

晕厥待查;心脏瓣膜病,主动脉瓣重度狭窄伴轻中度关闭不全,纽约心功能Ⅲ级(NYHA分级)。

诊 治 经 过

1. 病例特点

(1)老年男性,反复晕厥2年余,再发1天。

(2)2年内反复无明显诱因出现晕厥,发作时无先兆症状。

(3)查体:胸骨右缘第2肋间闻及4/6级收缩期喷射性杂音,向右侧颈部传导,可触及震颤,神经系统查体阴性。

(4)外院心脏超声提示主动脉瓣重度狭窄。

2. 诊治思路　患者反复晕厥,无面色苍白、出汗、恶心、上腹部不适、眩晕或头晕、耳鸣等自主神经失调症状,无体位变化,意识恢复后无全身乏力等不适,外院心脏超声提示主动脉瓣重度狭窄,入院体检胸骨右缘第2肋间闻及4/6级收缩期喷射性杂音。因此,该患者晕厥首先考虑器质性心血管病性晕厥,进一步完善相关检查。

实验室检查:血常规示白细胞计数$6.4×10^9$/L,红细胞$4.48×10^{12}$/L,血红蛋白140g/L,血小板计数$177×10^9$/L;肝功能示总胆红素7.4μmol/L,直接胆红素1.6μmol/L,白蛋白37.1g/L,谷丙转氨酶 11U/L,谷草转氨酶 17U/L;肾功能示肌酐 71μmol/L;血脂示总胆固醇 5.39mmol/L,甘油三酯 1.07mmol/L,低密度脂蛋白 3.33mmol/L;电解质示血钾 3.64mmol/L,血钠 141.1mmol/L;心肌酶谱示肌钙蛋白 T 0.013ng/L,肌酸激酶 115U/L,肌酸激酶 -MB 12U/L;N 端 B 型利钠肽原(pro-BNP)402pg/ml。

心电图:窦性心律。

心脏遥控监护:窦性心律。

经胸心脏超声:①主动脉瓣重度狭窄伴轻中度关闭不全,最大瓣口流速 4.97m/s,跨瓣压差 56mmHg,瓣口面积 0.75cm^2,升主动脉增宽;②二尖瓣少等量反流,三尖瓣少量反流;③左室舒张功能减低,收缩功能正常,EF 67%。

冠脉 CTA 检查:冠状动脉未见明显狭窄。

头颅磁共振平扫:老年性脑改变。

3. 最终诊断 心脏瓣膜病,主动脉瓣重度狭窄伴轻中度关闭不全,纽约心功能Ⅲ级(NYHA 分级)。

4. 治疗经过 患者反复晕厥发作,同时存在活动后胸闷、气促,诊断症状性主动脉瓣重度狭窄,药物治疗效果差,有瓣膜置换指征。心脏瓣膜病团队评估后,认为患者外科手术风险高危,决定予经导管主动脉瓣置换术(transcatheter aortic valve replacement,TAVR)治疗。

手术采用非气管插管全麻,穿刺右侧颈内静脉,植入临时起搏器;穿刺左侧股动脉,JR3.5 导管造影辅助下穿刺右股动脉,置入 6F 鞘,右股动脉预置 2 把 proglide,后换 8F 鞘,经右股动脉 amplatz 超硬导丝到升主动脉,置入 20F 鞘,左股动脉导入猪尾巴导管到无冠窦协助定位,右股动脉导入 AL 1.0 导管,导丝在 AL 1.0 辅助下进入左室,置入猪尾导管,左室和主动脉测压提示跨瓣压差 81mmHg,经猪尾巴导管交换为超硬导丝至左室,予以 Edwards 23mm×40mm 球囊扩张,植入 Edwards Sapien XT(26mm)瓣膜,反复造影定位,释放瓣膜,经食管超声和升主动脉造影示主动脉瓣中量反流,予以 Edwards 26mm×40mm 球囊后扩,再次升主动脉造影示主动脉瓣少量反流,未见夹层,测压力阶差 0mmHg。复查造影冠脉开口通畅,右股动脉 proglide 封闭穿刺口,穿刺口无出血,6F JR3.5 导管经左股动脉造影示右股动脉无明显狭窄,无造影剂外渗无夹层。proglide 封闭左股动脉穿刺口,送监护病房进一步治疗。

术后予阿司匹林、氯吡格雷抗血小板,立普妥调脂稳定斑块,头孢呋辛钠预防感染等治疗。术后患者未再发生晕厥。出院前复查心超提示:主动脉瓣 TAVR 术后,人工瓣口流速、压差正常范围(最大流速 2.17m/s,平均跨瓣压差 11mmHg),左室肥厚,升主动脉增宽。心电图及心脏遥控监护提示窦性心动过速,心率 100~110 次 /min,出院时加用琥珀酸美托洛尔 23.75mg 控制心室率、改善心肌重构。

随 访 波 折

患者出院后 1 个月再发晕厥,当地医院门诊动态心电图检查:①窦性心率,平均 85 次 /min;②窦性停搏,RR>3 秒有 4 次,最长 RR 间歇 5.55 秒;③偶发房性期前收缩,偶见成对出现,偶呈短阵房性心动过速;④ T 波改变。遂收住入院拟行起搏器植入术,但入院后心脏遥控监测 1 周未见明显长 RR 间歇,最终未行起搏器植入,予停用琥珀酸美托洛尔,出院随访。

1 个月后复查动态心电图:①窦性心律,平均 96 次 /min;②偶发房性期前收缩,偶伴心室内差异传导。因此,继续门诊随访。

　　患者 1 个月后休息时再次突发晕厥,第二次入住当地医院,诊断:病态窦房结综合征;心脏瓣膜病,主动脉瓣重度狭窄,TAVR 术后。综合评估后,予植入永久起搏器。

　　患者起搏器植入术后至今未再发生晕厥。TAVR 术后 1 年至我院随访,心脏超声示:①主动脉瓣 TAVR 术后,人工瓣口流速、压差正常范围(最大流速 2.01m/s,平均跨瓣压差 8mmHg),少 - 中等量瓣周漏;②升主动脉增宽;③三尖瓣中等量反流。心电图示窦性心律(73 次 /min),正常范围心电图。

病 例 归 纳

　　1. 晕厥的鉴别诊断　晕厥是指一过性全脑血液低灌注导致的短暂识丧失,特点为发生迅速、一过性、自限性并能够完全恢复。依据病理生理特征将晕厥分为:神经介导性晕厥(反射性晕厥)、直立性低血压(orthostatic hypotension,OH)晕厥和心源性晕厥。心源性晕厥又分为心律失常性晕厥和器质性心血管病性晕厥。

　　(1) 神经介导的反射性晕厥:是由交感或迷走神经反射异常引起周围血管扩张和 / 或心动过缓造成的晕厥。一般无基础心脏疾病;部分发作有特定情境,如排尿、排便、咳嗽、进食、运动等;病程长,反复发作;发作前往往有诱因,如疼痛、情绪不稳、见血、天气闷热、拥挤场所、疲劳、久站等;发作前有自主神经失调症状,如面色苍白、出汗、恶心、上腹部不适、眩晕或头晕、耳鸣等;意识恢复后可有全身乏力、短期遗忘、精神恍惚等。

　　(2) 直立性低血压:当自主神经系统对血管张力、心率和心脏收缩力的调节功能存在缺陷时,在直立位,血液过多存留于内脏和下肢血管,造成回心血量减少,心输出量下降、血压明显降低。常发生在卧位或坐位起立后;通常无明显诱因;晕厥前后无明显症状;意识丧失时间短,立即卧床症状可缓解;血压急骤下降,心率无大改变;常见原因包括服用引起血流量减少或血管舒张的药物(如利尿剂、钙离子拮抗剂、ACEI/ARB、α 受体阻滞剂、血管扩张剂、抗精神病药、镇静药等),原发性自主神经功能障碍(如多系统萎缩、帕金森病等),继发性自主神经功能障碍(如糖尿病自主神经病变、淀粉样变等)。

　　(3) 心源性晕厥:晕厥的第二常见原因。心律失常性晕厥有快速性心律失常如室上性或室性心动过速、心室颤动等,缓慢性心律失常如病态窦房结综合征、高度房室传导阻滞等。器质性心血管病性晕厥主要由于血流受阻如主动脉瓣狭窄、肥厚型梗阻性心肌病、左房黏液瘤、心肌梗死、大块肺栓塞等。

　　2. 晕厥的评估

　　(1) 评估的目的:①明确是否是晕厥;②是否能确定晕厥的病因;③是否是高危患者。

　　(2) 评估的内容:①病史和体格检查(卧立位血压);②颈动脉窦按摩;③直立倾斜试验;④自主神经功能评估,如 Valsalva 动作、24 小时动态血压监测;⑤心电监测,如院内心电监测、动态心电图(24 小时或长时程)、体外或植入式循环记录仪等;⑥超声心动图;⑦电生理检查;⑧精神心理评估。

　　3. 危险分层　因病因不同,晕厥可能预后良好,也可能危及生命,危险分层对指导治疗和减少复发与死亡都非常重要。短期预后主要取决于晕厥的病因和潜在疾病急性期的可逆性;心源性和终末期疾病的长期预后则取决于治疗的有效性和潜在疾病的严重程度和进展速度。美国心脏病学会 / 美国心脏协会 / 美国心律学会罗列了短期(急诊就诊及晕厥发生后 30 天内)和长期(随访到 12 个月)预后的危险因素[1](表 1)。

表 1　晕厥预后不良的短期和长期危险因素

项目	短期危险因素（<30 天）	长期危险因素（>30 天）
病史	男性	男性
	年龄 >60 岁	年龄 >60 岁
	无先兆症状	晕厥前无恶心、呕吐
	意识丧失前有心悸	室性心律失常
	劳力性晕厥	肿瘤
	器质性心脏病	器质性心脏病
	心力衰竭	心力衰竭
	脑血管疾病	脑血管疾病
	心脏性猝死家族史	糖尿病
	外伤	CHADS$_2$ 评分高
体格检查和实验室检查	出血迹象	异常心电图
	持续的生命体征异常	肾小球滤过率降低
	异常心电图	
	肌钙蛋白阳性	

知 识 拓 展

随着经济社会的发展和人口的老龄化，瓣膜性心脏病的发病率明显增加，研究表明 >75 岁的老年人群发病率高达 13.3%[2]。以主动脉瓣狭窄（aortic stenosis，AS）为例，传统的治疗方法包括药物保守治疗和外科换瓣手术治疗。药物治疗只能在一定程度上缓解患者的心衰、心绞痛等症状，但无法从根本上解决 AS 的机械性梗阻问题，对改善预后无帮助。外科换瓣手术可明显改善患者的预后，是经典的 AS 的治疗方法，也是目前指南首先推荐的方法，但是外科手术需要开胸、体外循环、心脏停搏等，对于高龄、有开胸病史、心功能差、肺功能差等 AS 患者来说手术风险高，许多患者已经失去了手术的机会。经导管主动脉瓣置换术（transcatheter aortic valve replacement，TAVR）是近年来心脏瓣膜病诊治领域里程碑式的进展。

2002 年，Alain Cribier 医生第一次在人体身上成功完成了 TAVR 手术[3]，开创了瓣膜病介入治疗的新时代。此后，TAVR 技术发展迅速，到目前为止全球共有超过 65 个国家开展 TAVR 手术，累计超过 45 万例。中国在 TAVR 领域起步较晚。2010 年，葛均波院士在我国开展了首例 TAVR 手术，随后 TAVR 在我国逐步推广应用。截至目前，已有超过 100 家中心开展 TAVR，累计完成手术接近 3 000 例，其中 10~20 家中心可独立开展 TAVR 手术。

随着 TAVR 不断进步，其手术适应证逐步扩大，目前指南[4,5]推荐存在手术风险较高、虚弱、瓷化主动脉、胸廓畸形等其他危险因素，以及主动脉生物瓣衰败者，可行 TAVR 治疗。最新的 PARTNER 3[6]和 Evolut 研究[7]证实，外科手术对低危患者 TAVR 是可行的，同时也是安全、有效的，该结果提示 TAVR 适应证可能进一步推广至年轻、低危患者。目前临床研究[8-11]发现，TAVR 在二叶式主动脉瓣狭窄（bicuspid aortic valve，BAV）、单纯主动脉瓣反流（aortic regurgitation，AR）中是安全、有效的，同时研究在验证 TAVR 在无症状性重度 AS 及中度 AS 合并心衰患者中的安全性和有效性。相信不久的将来，TAVR 的适应证将进一步扩大。

目前 TAVR 临床上使用的瓣膜类型主要有 3 类：①自膨胀式瓣膜：主要代表是 CoreValve 瓣膜系列，在植入过程中可自行膨胀固定。目前该系列瓣膜已发展至第三代 Evolut Pro，具有可回收、重定位特点。②球囊膨胀式瓣膜：主要代表是 SAPIEN 瓣膜系列，通过球囊膨胀使瓣膜展开并固定。Sapien 3 是其最新一代瓣膜。③机械膨胀式：典型代表是 Lotus 瓣膜，瓣膜通过机械作用径向扩展，纵向长度缩短固定。我国目前国产瓣膜包括 VenusA 系列、VitaFlow 系列、TaurusOne 瓣膜和 J-Valve 瓣膜，均为自膨胀式瓣膜，其中 VenusA 和 J-Valve 已经获得 CFDA 审批上市。

根据人工瓣膜植入时输送系统的前进方向，可将 TAVR 手术分为顺行路径和逆行路径两种。顺行路径包括经股静脉房间隔穿刺途径和经心尖途径，逆行路径包括经股动脉、髂动脉、锁骨下动脉/腋动脉、升主动脉、颈动脉以及下腔静脉穿刺到腹主动脉途径等。其中，股动脉途径具有不需房间隔穿刺、不必通过二尖瓣、操作更简便等优点，而且可以在局麻下完成操作，成为目前 TAVR 的首选血管途径。

TAVR 并发症是影响患者术后生存率极为重要的因素。根据目前国际指南瓣膜学术研究联盟共识 VARC-2 的定义[12]，目前 TAVR 并发症有死亡、心肌梗死、脑卒中、出血、急性肾功能衰竭、血管并发症、瓣周漏、传导阻滞和心律失常，其他并发症包括转外科开胸手术、非预期的体外循环、冠脉堵塞、室间隔穿孔、二尖瓣功能异常、心脏压塞、感染性心内膜炎、瓣膜血栓事件、瓣膜位置异常、需要置入第二个瓣膜等。其中，最常见的为瓣周漏、传导阻滞和心律失常、脑卒中和血管并发症：①瓣周漏：瓣膜植入位置不当（过深、过浅）、瓣膜膨胀不全/贴壁不良、瓣膜选择过小等均可导致瓣周漏。严重瓣周漏（即中、重度）可显著降低患者的生存率。目前临床上通过选择合适大小的瓣膜尺寸、球囊后扩张技术使瓣膜能够充分扩张、植入第二个瓣膜、封堵器封堵、研发可回收重新定位、带有裙边的瓣膜等减少瓣周漏发生。②脑卒中：TAVR 相关脑卒中的发生率为 1.5%~6%，发生的机制与球囊扩张、输送系统对主动脉瓣的损伤并导致粥样斑块不稳定、脱落密切相关。提高术者的熟练程度、减少不必要重复性的预扩张或后扩张、应用脑保护装置可减少脑卒中的发生率。③血管并发症：血管并发症常见于经外周血管入路 TAVR，尤其是经股动脉入路。目前，新一代瓣膜采用直径更小的鞘管（如 SAPIEN 3 采用 14F 输送系统），显著降低了这类并发症的发生。④永久起搏器植入：永久起搏器植入是 TAVR 最为常见的并发症之一，多发生于术后 1 周内（极少数在 1 个月内）。主要原因包括人工瓣膜植入直接压迫主动脉根部附近房室传导系统，导丝操作、球囊扩张等因素所致传导系统周围出血、血肿和房室传导系统缺血性损伤、炎症反应等。不同瓣膜支架形态差异，起搏器植入率差异较大[13]，SAPIEN 瓣膜较 CoreValve 瓣膜起搏器植入率低。过低的植入深度往往导致 TAVR 术后传导阻滞的发生，适当高位植入瓣膜有助于降低传导阻滞的发生[14]。以王建安教授提出的杭州方案为例，基于瓣上结构的瓣膜尺寸选择策略，并采用适度高位植入技术，可明显减少中度以上瓣周漏及起搏器植入等并发症发生率[15]。

TAVR 是近年来心血管疾病诊治领域突破性的进展，为广大主动脉瓣病变的患者提供了一种新的治疗方式。随着器械的改进、技术水平的提高和证据的不断积累，更多的主动脉瓣患者将从 TAVR 中获益。

反复晕厥为哪般？

该患者反复晕厥，首次评估考虑主动脉重度狭窄导致晕厥，评估手术风险后予行 TAVR，解除机械性梗阻。但患者术后再次晕厥，动态心电图明确发现心脏停搏，诊断为病态窦房结综合征，考虑心律失常性晕厥，予永久起搏器植入后未再发生晕厥。由此可见，部分晕厥患者的原因可以是多源性的,需要多方面评估及长时间观察。

（刘先宝　王建安）

参 考 文 献

[1] SHEN W K,SHELDON R S,BENDITT D G,et al. 2017 ACC/AHA/HRS Guideline for the Evaluation and Management of Patients With Syncope:A Report of the American College of Cardiology/American Heart Association Task Force on Clinical Practice Guidelines and the Heart Rhythm Society [J]. J Am Coll Cardiol,2017,70(5):e39-e110.

[2] NKOMO V T,GARDIN J M,SKELTON T N,et al. Burden of valvular heart diseases:a population-based study [J]. Lancet, 2006,368(9540):1005-1011.

[3] CRIBIER A,ELTCHANINOFF H,BASH A,et al. Percutaneous transcatheter implantation of an aortic valve prosthesis for calcific aortic stenosis:first human case description [J]. Circulation,2002,106(24):3006-3008.

[4] NISHIMURA R A,OTTO C M,BONOW R O,et al. 2017 AHA/ACC Focused Update of the 2014 AHA/ACC Guideline for the Management of Patients With Valvular Heart Disease:A Report of the American College of Cardiology/American Heart Association Task Force on Clinical Practice Guidelines [J]. J Am Coll Cardiol,2017,70(2):252-289.

[5] BAUMGARTNER H,FALK V,BAX J J,et al. 2017 ESC/EACTS Guidelines for the management of valvular heart disease[J]. Eur Heart J,2017,38(36):2739-2791.

[6] MACK M J,LEON M B,THOURANI V H,et al. Transcatheter Aortic-Valve Replacement with a Balloon-Expandable Valve in Low-Risk Patients [J]. N Engl J Med,2019,380(18):1695-1705.

[7] POPMA J J,DEEB G M,YAKUBOV S J,et al. Transcatheter Aortic-Valve Replacement with a Self-Expanding Valve in Low-Risk Patients [J]. N Engl J Med,2019,380(18):1706-1715.

[8] SORAJJA P,VEMULAPALLI S,FELDMAN T,et al. Outcomes With Transcatheter Mitral Valve Repair in the United States: An STS/ACC TVT Registry Report [J]. J Am Coll Cardiol,2017,70(19):2315-2327.

[9] YOON S H,BLEIZIFFER S,DE BACKER O,et al. Outcomes in Transcatheter Aortic Valve Replacement for Bicuspid Versus Tricuspid Aortic Valve Stenosis [J]. J Am Coll Cardiol,2017,69(21):2579-2589.

[10] YOON S H,BLEIZIFFER S,DE BACKER O,et al. Outcomes in Transcatheter Aortic Valve Replacement for Bicuspid Versus Tricuspid　Aortic Valve Stenosis [J]. J Am Coll Cardiol,2017,69(21):2579-2589.

[11] YOON S H,SCHMIDT T,BLEIZIFFER S,et al. Transcatheter Aortic Valve Replacement in Pure Native Aortic Valve Regurgitation [J]. J Am Coll Cardiol,2017,70(22):2752-2763.

[12] KAPPETEIN A P,HEAD S J,GENEREUX P,et al. Updated standardized endpoint definitions for transcatheter aortic valve implantation:the Valve Academic Research Consortium-2 consensus document [J]. J Am Coll Cardiol,2012,60(15): 1438-1454.

[13] URENA M,RODES-CABAU J. Managing heart block after transcatheter aortic valve implantation:from monitoring to device selection and pacemaker indications [J]. EuroIntervention,2015,11 Suppl W:W101-W105.

[14] MUNOZ-GARCIA A J,HERNANDEZ-GARCIA J M,JIMENEZ-NAVARRO M F,et al. Factors predicting and having an impact on the need for a permanent pacemaker after CoreValve prosthesis implantation using the new Accutrak delivery catheter system [J]. JACC Cardiovasc Interv,2012,5(5):533-539.

[15] LIU X,HE Y,ZHU Q,et al. Supra-annular structure assessment for self-expanding transcatheter heart valve size selection in patients with bicuspid aortic valve [J]. Catheter Cardiovasc Interv,2018,91(5):986-994.

急性心梗伴反复三度房室传导阻滞1例

一例典型的 ST 段抬高型心肌梗死(STEMI)患者,发病后能快速就诊于基层医院,然而基层医院却没能立即做出正确诊断,从而耽误了最佳的治疗时间,这当中原因到底在哪里?我们应该做出哪些改进呢?患者后来诊断明确,转运至可行 PCI 的三甲医院,然而转运途中因该患者发作急性左心衰,未能行急诊 PCI;后患者成功行 PCI 后却反复多次发作阿-斯综合征(Adams-Stokes 综合征),究竟是什么原因呢?以下将该病例进行介绍。

病史摘要

患者男性,52 岁,2 月 26 日外院转入我科。

主诉:反复上腹痛 8 天,加重 14 小时。

现病史:2 月 18 日 23:00 睡眠中突发上腹痛,位于剑突下,持续 2 分钟自行缓解,此后 7 天期间有类似发作 2 次,均未诊治,2 月 26 日 00:00 看电脑时再次发作上腹痛,伴大汗,持续不能缓解,00:30 就诊于当地医院急诊科行心电图(图 1)及肌钙蛋白均提示"正常"。

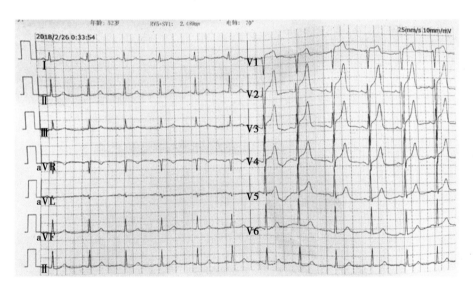

图 1 急诊心电图

当地医院考虑"胃病",给以护胃、输液等治疗,但患者一直持续性上腹疼痛,直至次日凌晨。08:00 接班医生复查心电图提示"窦性心动过速,右束支传导阻滞,V1~V4 导联 ST 段抬高"(图 2)。

这是本病例第一讨论点,导致患者首诊没有被诊断的原因有以下几点:①首诊医生的临床经验以及重视程度不够;②诊疗流程不规范,按照胸痛中心的流程,胸痛患者第一份心电图不能确诊应在 10~15 分钟后复查心电图;③该患者临床表现极不典型,表现为明确的上腹

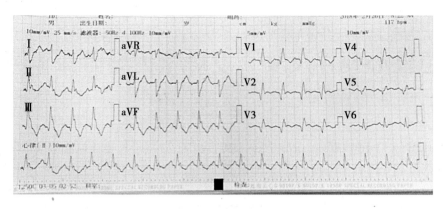

图 2 复查心电图

痛,具有一定迷惑性。09:00当地医院心血管内科医生会诊,考虑诊断急性心肌梗死;
09:10办理ICU科住院,ICU医生给予阿司匹林及氯吡格雷各300mg、美托洛尔50mg口服。因
当地医院距离中国人民解放军南部战区总医院近90km,且上班高峰期考虑转运PCI时间≥
120分钟,因此当地医院决定溶栓治疗,09:59予重组尿激酶原50mg静脉溶栓治疗,10:59
患者主诉症状好转,复查心电图考虑再通(图3),12:15上腹痛症状基本消失,联系我院派车
转诊,拟行转运PCI。

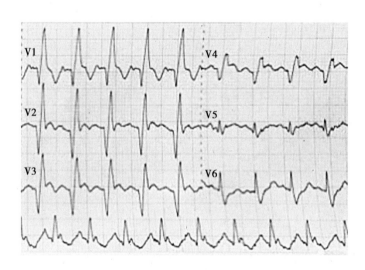

图 3 复查心电图

然而患者在转运过程中出现病情变化,14:20即将到达我院前患者出现呼吸困难,端坐
呼吸,考虑急性左心衰发作,此时是转运至CCU还是直接至导管室行PCI,最终决定转运至
CCU,改善心功能后再行PCI,理由如下:①患者缺血症状消失;②入科复查心电图未见ST
段再次抬高;③呼吸困难考虑心衰为主;④科室当时主动脉内球囊反搏(intra-aortic balloon
pump,IABP)被占用。

体格检查:体温36.5℃,呼吸27次/min,脉搏120次/min,血压118/78mmHg,SaO₂94%(吸
氧)。神清,查体合作,端坐呼吸,双肺呼吸音清,双肺可闻及明显湿啰音;心前区未见隆起及

凹陷,心音低钝,心率 120 次 /min,律不齐,可闻及期前收缩,各瓣膜听诊区未闻及杂音及心包摩擦音;双下肢无水肿。

个人史:吸烟史 40 年,40 支 / 日。

辅助检查:TnI>50ng/ml,BNP 1304pg/ml,肌酐 84μmol/L;血常规提示 WBC 21.12×10⁹,Neu% 84.4%。胸部 X 线片提示心影增大,两肺淤血明显,呈"蝴蝶征"。

初步诊断:冠状动脉粥样硬化性心脏病,急性前壁 ST 段抬高性心肌梗死;静脉溶栓后;Killip 分级Ⅲ级。

诊治经过与诊治思维

入 CCU 监护病房后,经充分利尿、扩血管等药物治疗,患者心功能改善,可平卧,拟次日上班后行冠状动脉造影术,但次日即 2 月 27 日 06:51 患者突发意识丧失,心电监护示三度房室传导阻滞(AVB)伴心室停搏(图 4)。

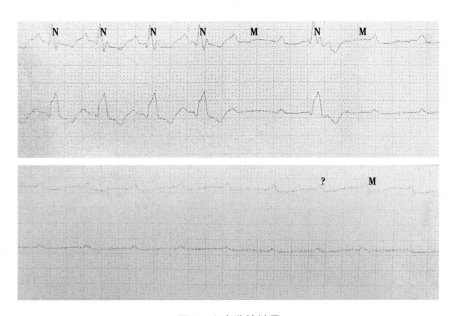

图 4　心电监护结果

胸外心脏按压并使用儿茶酚胺等抢救药物后患者心率恢复,考虑心电不稳定,拟立即行冠状动脉造影,提示右冠第一弯曲后慢性闭塞(图 5a),前降支近段急性闭塞(图 5b),回旋支中段狭窄但可向右冠提供侧支循环。

选择部分血运重建还是完全血运重建? 2017 年 ESC 指南推荐可同期或分期行完全血运重建,因当时急诊术者对右冠状动脉成功把握不大,仅行前降支 PCI 术,于近段植入 3.5mm×24mm 支架 1 枚,植入后前降支远段出现一处局限性高度狭窄(图 6a),冠脉内注射硝酸甘油后狭窄消失(图 6b),考虑冠状动脉痉挛所致。

术后患者返回监护病房,无气促、不适,可平卧,心率 125 次 /min,血压 100/70mmHg,呼吸 24 次 /min,SaO₂ 97%,心电图提示窦性心动过速,ST 段与术前无显著变化,继续给予抗栓及改善心功能治疗。

病情变化发生于当日下午(2 月 27 日)16:00,患者与家属聊天时再次突发意识丧失! 心

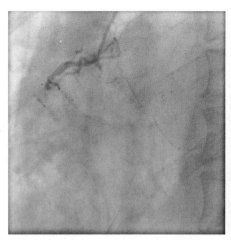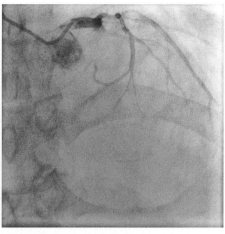

图 5　冠状动脉造影

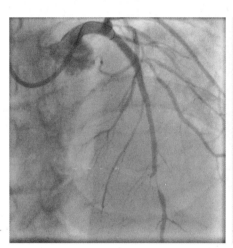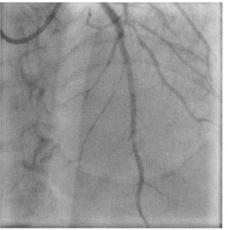

图 6　PCI 术后冠状动脉造影

电监护提示仍为三度 AVB 伴心室停搏,立即行心肺复苏,并行气管插管、呼吸机辅助呼吸,经抢救后心率可恢复,但血压持续下降,多巴胺和去甲肾上腺素使用均不能使血压维持,而且复查心电图提示前壁 ST 段再次上抬,不但血压不能维持,心率也开始下降(图 7)。

　　此时考虑最大的可能性为患者支架内血栓,因此立即行冠状动脉造影(CAG)(2 月 27 日 16:30),然而造影发现前降支良好,支架内未见血栓形成(图 8),但分支血管循环与术后即刻相比稍差,遂植入临时起搏器,结束手术,患者生命体征趋于稳定,血压在多巴胺维持下可维持收缩压 95mmHg 左右,心率逐渐恢复窦性,心率 110 次 /min 左右。

　　然而,造影次日后半夜,患者再次发作 4 次三度 AVB 伴心室停搏(考虑临时起搏器电极位置不理想),发作时间分别为 2 月 28 日 01:51、04:10、06:25、07:00,此时的决策不可能再上台造影,也不考虑支架内血栓形成,但到底是什么原因引起的呢？ 最终考虑最大可能因冠脉痉挛(coronary artery spasm,CAS)所致,理由如下:①发作背景:患者吸烟史 40 年,40 支 /日。②发病特点:患者症状发作均为夜间发作,此后的发作基本为夜间。③发病诱因:儿茶

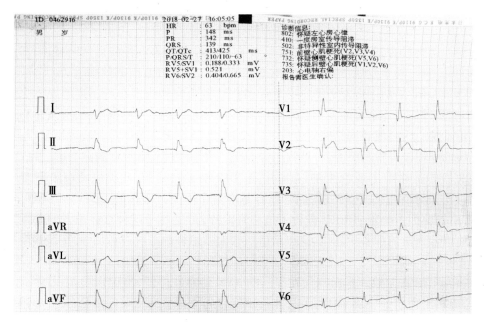

图 7　复查心电图

酚胺的静脉使用,支架(远段略 oversize)的刺激。④冠状动脉佐证:第一次 PCI 术中,球囊扩张后 LAD 全程痉挛;第一次支架释放后远段高度狭窄,冠脉内应用硝酸甘油后缓解;LAD 中段肌桥;复查 CAG 无支架内血栓,无残余狭窄,同时可以发现前降支分支血管以及左冠向右冠的侧支循环均较术后即刻变差。⑤发作心电图:发作 Adams-Stokes 时伴胸前导联 ST 段抬高。

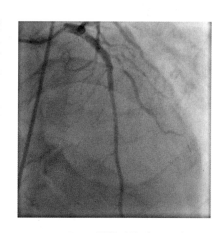

图 8　冠状动脉造影

考虑冠状动脉痉挛为主要原因,因此对患者所用药物做出相应调整,最终选择抗痉挛的药物为贝尼地平,理由如下:①硝酸酯类药物:早期已小剂量使用,效果不佳;静脉使用血压不能耐受。②地尔硫䓬:心率不能耐受,血压耐受性也有顾虑。③氨氯地平:血压不能耐受。④硝苯地平:血压不能耐受。⑤贝尼地平:对血压和心率影响相对较小,且为独特的三通道阻滞剂,在痉挛的预防中有着相对的优势。为了使药效覆盖 24 小时,贝尼地平使用方法为 4mg 口服每日 2 次,自从调整药物后患者再未发作三度 AVB 伴心室停搏,也未出现过 ST 段抬高。

转　　归

后患者因肺部感染以及急性肾功能损害转入 ICU 治疗 2 周,病情好转后转回我科,回科时心功能可,神志清,肾功能基本恢复,后带药出院,拟择期行右冠状动脉介入治疗。

专 家 点 评

这是一例有教育意义的病例,其一,典型的 STEMI 患者能在发病后及时就诊,却没能被及时诊断和治疗,对于发病早期的 STEMI 患者"时间就是心肌,时间就是生命",造成这种结局的原因就是有些基层医院没有按照当前 STEMI 指南和胸痛中心所制定的规范化流程进行:①不能漏过任何一个可能发生急性冠脉综合征(ACS)的患者心电图;②应及时将患者的资料发给本院心内科或者网络医院专家进行会诊;③该患者应及时进行心电图复查;④患者症状不缓解应积极寻找其原因,可见胸痛中心在广大基层仍有着深远的意义。

该患者转运途中出现急性左心衰,按照 2017 年 ESC 指南,此类患者应该不考虑发病时间直接进入导管室,一边行气管插管稳定基本生命体征,一边行急诊 PCI 术,但可惜因为 IABP 占用等原因本病例进 CCU 进行了抗心衰治疗,可见对于这种重症患者的抢救很多单位的设施以及人员的配备不到位,这点希望一些大型综合性医院进行加强,按照指南推荐进行治疗。

患者行冠脉支架植入术后当天发作三度 AVB 伴室性停搏,出现晕厥,生命体征难以稳定,且心电图出现前壁导联 ST 段抬高,本病例能首先考虑急性支架内血栓,并立即进导管室行冠状动脉造影,体现了胸痛中心的完善流程和快速反应机制,这是当前所有胸痛中心应该具备的基本能力。造影发现患者并没有形成支架内血栓,这时有经验的医生就会发现患者整个冠脉的微循环都不好,左冠向右冠的侧支循环跟支架结束时相比相差甚远,这也就应该是导致患者出现缓慢型心律失常的主要原因,而其中最关键的原因本病例中做出了详细的分析,考虑冠状动脉痉挛,这在临床工作中很常见,而往往被临床医生忽略。本病例给广大临床医生进行了提醒,要考虑这方面的因素,这方面的相关知识可以参照 2015 年 4 月《冠状动脉痉挛综合征诊断与治疗中国专家共识》,最终该患者调整药物后再未有发作,经过药物治疗后好转出院,证实了临床医生的诊断及治疗的正确性。

(顾晓龙 向定成)

急性胸痛伴低热的年轻男性患者
一波三折的诊治1例

一、病史摘要

患者为43岁男性,已婚,久居江苏省,汉族,货车司机,身高173cm,体重79kg。

主诉:突发心前区闷痛2小时。

现病史:2016年12月4日10:00家务劳动时突发胸闷、胸痛,位于心前区,巴掌大小,休息仍不缓解,伴大汗、乏力,无放射痛,无黑蒙、晕厥,无气促、呼吸困难,无恶心、呕吐,无双下肢水肿。近半年精神差,食欲减退,睡眠欠佳,体重减轻10kg,大小便正常。

当天12:40由120送入我院急诊。

既往史:否认高血压、糖尿病病史;无吸烟、饮酒史;无早发心血管相关家族史。

体格检查:体温36.4℃,脉搏107次/min,呼吸20次/min,血压100/69mmHg,末梢氧饱和度100%。神清,双肺呼吸音清,未闻及干湿性啰音,心率107次/min,律齐,二尖瓣听诊区可闻及3/6级舒张期隆隆样杂音和收缩期吹风样杂音,无心包摩擦音。

辅助检查:当天12:47首份心电图提示窦性心律,P波切迹,左室高电压,Ⅱ、Ⅲ、avF导联ST段拉直型抬高,V4~V5导联T波高尖,PtfV1。

急查心肌标志物(15:14):TnT 20.11ng/ml,NT-proBNP 506pg/ml,CK 1 600U/L,CK-MB 210U/L。

血常规(15:14):WBC 15.0×10^9/L,RBC 4.46×10^{12}/L,Hb 123g/L,NEUT 13.86×10^9/L,NEUT% 92.4%;D-二聚体:660μg/L。

电解质、肝肾功能、凝血功能等均正常范围。

初步诊断:冠状动脉粥样硬化性心脏病,急性下壁心肌梗死,Killip分级Ⅰ级。

诊断依据:患者为中年男性,急性病程,急性起病,因"突发心前区闷痛2小时"入院,查心电图提示Ⅱ、Ⅲ、avF导联ST段拉直型抬高,肌钙蛋白升高,考虑急性下壁心肌梗死诊断。

鉴别诊断(针对胸闷):

(1)心绞痛:以胸闷症状为主,休息时或者服用硝酸甘油可缓解,发作时做心电图有的ST段下降,有的ST段升高,少部分病人心电图正常,但该患者症状持续不缓解,肌钙蛋白升高,不支持心绞痛的诊断。

(2)急性心包炎:一般多见于青壮年,男性多于女性,起病前常有上呼吸道感染,60%患者起病急骤,最突出症状为心前区胸骨后疼痛,疼痛持续几天,伴有发热、心包摩擦音、心包渗透液。心电图早期可有ST段抬高。进一步完善心脏彩超、病原学检查等,明确诊断。

(3)主动脉夹层:胸痛为本病开始时最常见的症状,见于85%的患者。疼痛剧烈,为持续性撕裂样疼痛。部位多数在前胸部靠近胸骨并扩展到背部,特别是两肩胛间区域,沿着夹层的方向可到头部、腹部或下肢。必要时,完善全主动脉CTA以明确诊断。

(4)自发性气胸:无外伤或人为因素情况下,肺组织及脏层胸膜突然破裂而引起的胸腔积气,男女之比为 5:1,多见于 20~30 岁青壮年,常由于胸膜下气肿泡破裂引起,也见于胸膜下病灶或空洞溃破、胸膜粘连带撕裂等原因引起。气胸的典型症状为突发胸痛,继有胸闷或呼吸困难、刺激性咳嗽,张力性气胸时有气促、窒息感、烦躁不安、发绀、出汗、休克等,X 线检查可确诊。

(5) 肺栓塞:可有胸痛、气短、咯血、呼吸困难、发绀、晕厥、多汗甚至猝死,症状和栓塞面积大小有关,可完善肺动脉 CTA 以明确诊断。

(6) 胸膜炎:国内结核性者多见,病初起时胸痛,咳嗽和深呼吸时加剧,待胸腔积液较多时胸痛即消失,可伴有发热、盗汗、消瘦、食欲不振等症状,胸透或胸部 B 超即可诊断。

(7) 肋间神经痛:由病毒等引起的神经炎,疼痛范围多位于病变肋间神经分布区域,呈刺痛、烧灼痛,甚至刀割样痛,肋骨下缘肋间神经部位可有压痛。带状疱疹,肋间出现多个疱疹,并可融合成片。

(8) 消化系统疾病:胃食管反流症、胃炎、胃溃疡、十二指肠溃疡等消化系统疾病亦可能出现胸闷、胸痛的症状,主要表现为烧心、泛酸、胸骨后烧灼感,可向肩部、上臂内侧放射。进一步行胃镜检查可明确诊断。

诊疗计划:

(1) 心内科特级护理,报病重,绝对卧床,保持大便通畅。

(2) 急查血常规、尿常规、粪常规 + 隐血、肝肾功能、电解质、凝血功能、CK、CK-BM、肌钙蛋白、pro-BNP,查血脂、甲状腺功能等,复查心电图,完善心脏彩超等检查。

(3) 给予拜阿司匹林 300mg 顿服,替格瑞洛 180mg 顿服,阿托伐他汀钙 40mg 顿服,完善术前检查、术前讨论、术前谈话并签字,行急诊冠状动脉介入治疗。

12:55 急诊绕行 CCU 行冠脉造影术,结果示:LM(-);LAD 管壁光滑,未见狭窄,远端血流 TIMI 3 级;LCX 近端可见血栓影,远端闭塞,TIMI 0 级;RCA 管壁光滑,未见狭窄,远端血流 TIMI 3 级。

冠脉介入治疗及血管内超声影像示:LCX 行血栓抽吸术,抽出少量红色血栓,复查造影,血栓影移动至 LCX 近端。行血管内超声检查,可见 LCX 管壁光滑,未见斑块负荷,近端可见血栓。

术中患者出现胸闷、出冷汗。术中血压 80/60mmHg,心率 90~100 次 /min,律齐。

术中用药:去甲肾上腺素 2mg+ 生理盐水 250ml,30~40 滴 /min;肝素 8 000U;替罗非班 10μg/kg 静脉推注,继之以 0.15μg/(kg·min) 静脉滴注。

追问病史:20 余年前游泳受凉,出现发热,最高体温达 39℃,伴有游走性大关节痛,就诊于当地医院,诊断"风湿性关节炎",自服中药治疗(不详),仍有反复大关节疼痛。

间断发热半年,最高可达 39.5℃。近一周乏力、食欲减退、夜间盗汗,体重下降 10kg。无治游史,无吸毒史。

补充查体:体温 39.3℃(术后第 2 天),结膜无充血,口腔黏膜无溃疡,无皮肤红斑,无皮下结节,未见 Osler 结节、Roth 点、Janeway 损害,无关节畸形、红肿。

进一步辅助检查:

(1) 术后心电图:窦性心律,P 波增宽,左室高电压,V3~V5 导联 T 波高尖。

(2) 心脏彩超:①二尖瓣轻度狭窄(瓣口面积 2.5cm²)伴中度关闭不全,二尖瓣后叶可见赘生物(12mm×9mm),LVEF 61%;②左房增大(左房内径 65mm),室间隔增厚(13mm);③中重度肺动脉高压(78mmHg)伴轻中度三尖瓣反流,肺动脉干增宽(31mm);④主动脉瓣轻度关闭不全;⑤微量心包积液(右房侧壁9mm)。

(3) 病原学检查:丙肝、梅毒、HIV均阴性;结核感染T细胞斑点实验无反应性;抗核抗体(−),肿瘤标记物(−);乙肝表面抗原阳性,e抗体阳性,核心抗体阳性;4次血培养(四肢多部位采动静脉血)示G⁺(单核球增多性李斯特菌)。

全身血栓情况评估:

(1) 浅表栓塞:结膜无充血,口腔黏膜无溃疡,无皮肤红斑,无皮下结节,未见Osler结节、Roth点、Janeway损害。

(2) 重要脏器栓塞:①肾:未见肾脏形态异常,肌酐正常范围,无蛋白尿;②脑:头颅MRI提示腔隙性梗死;③眼:无视物模糊,无结膜水肿,无视力障碍;④心:左侧冠脉栓塞(罕见),左心房可见絮状物,考虑血栓可能,未见心室血栓。

修正诊断:①感染性心内膜炎,二尖瓣赘生物形成,冠状动脉栓塞,急性下壁心肌梗死(2型,Killip分级Ⅰ级);②风湿性心脏病,二尖瓣中度狭窄伴中度关闭不全,主动脉瓣轻度关闭不全,三尖瓣中度关闭不全。

目前的主要矛盾:患者因"突发心前区闷痛2小时"入院,既往有游走性关节痛;查体示体温39.3℃,脉搏107次/min,律齐,二尖瓣听诊区可闻及3/6级可闻及舒张期隆隆样杂音和收缩期吹风样杂音,无心包摩擦音;结合心电图、心脏超声等辅助检查,考虑诊断"①感染性心内膜炎,二尖瓣赘生物形成,冠状动脉栓塞,急性下壁心肌梗死(2型,Killip分级Ⅰ级);②风湿性心脏病,二尖瓣中度狭窄伴中度关闭不全,主动脉瓣轻度关闭不全,三尖瓣中度关闭不全"。急诊冠脉造影提示LCX血栓影,余血管管壁光滑,未见斑块形成。是否需要抗血小板治疗?是否需要抗凝治疗?是否需要抗感染治疗?是否需要调脂治疗?是否需要由外科手术指针?

解决矛盾的主要措施:

(1) 抗感染:替考拉宁0.4g,1次/12小时;莫西沙星0.4g,1次/日。

(2) 抗栓治疗:双联抗血小板(阿司匹林+倍林达)+低分子肝素(克赛4 000IU,2次/日)。

(3) 未进行调脂治疗。

治疗效果:患者胸闷症状未再发,体温正常范围,生命体征平稳。

病情变化:12月10日患者出现轻度气急、呼吸困难症,双肺底闻及细湿啰音,二尖瓣杂音变化,未见双下肢水肿,应用呋塞米后缓解。心外科会诊再次心脏超声检查。

心脏超声提示:①二尖瓣中重度狭窄伴重度关闭不全(瞬间反流量约17ml),二尖瓣后叶可见赘生物,LVEF 59%;②左房增大(容积约204ml),左房内可见絮状物,强回声,室间隔增厚;③中重度肺动脉高压伴肺动脉干增宽;④主动脉瓣轻度关闭不全;⑤少量心包积液。

请心脏外科会诊,拟行体外循环下IE清创+二尖瓣置换术+三尖瓣成形术+冠脉搭桥(取栓术)。

12月12日行冠脉CTA提示冠脉未见明显狭窄,LCX未见血栓。

12月22日行体外循环下IE清创+二尖瓣置换术(29mm St JUDE机械瓣)+三尖瓣成形术(31mm St JUDE成形环),备用主动脉瓣置换+冠脉旁路移植术。

心外探查:左房、左室增大,余未见畸形或异常。冠脉走行未见明显异常,未见明显狭窄。

心内探查:左房未见附壁血栓,二尖瓣前后瓣明显纤维化、增厚,部分钙化,交界处严重粘连,瓣下腱索及乳头肌明显融合,瓣叶可见赘生物,二尖瓣狭窄并重度关闭不全,三尖瓣中度反流。

12 月 22 日赘生物病理检查提示:①标本名称:二尖瓣瓣叶组织;②肉眼所见:灰白不整形组织一堆,2.2cm×2cm×1cm,质偏韧;③病理诊断:二尖瓣瓣叶示变性的瓣膜组织(病理号 1629049)。

12 月 28 日复查心脏超声:①二尖瓣人工机械瓣植入术后,LVEF 64%;②三尖瓣成形术后;③左房增大(左房内径 45mm);④主动脉瓣轻度关闭不全;⑤少量心包积液。

术后辅助检查:连续 3 次复查血培养阴性,痰培养阴性;血常规示 WBC 7.0×10¹²/L,中性粒细胞 64.8%,淋巴细胞 21.4%,肝肾功能、电解质等在正常范围。

随访:华法林 3mg 抗凝治疗(INR 2.41)。术后 1 年、2 年、3 年各随访,未诉胸闷、胸痛、气急等不适,无关节痛,无发热,活动量不受限。

二、讨　论

1. **LCX 血栓来源**　感染性心内膜炎导致菌栓脱落进入冠状动脉,还是血栓移行至冠状动脉内,又或者是冠脉内形成的急性血栓? 该患者有发热、风湿病病史,心脏超声提示二尖瓣瓣膜赘生物形成。但遗憾的是,急诊抽吸出来的血栓未送检验,外科切除的赘生物未行病原学培养。血栓抽吸时,LCX 血栓移行至近端,血管内超声未见冠脉斑块形成,冠脉内血栓形成可能性较小。体格检查和辅助检查评估全身血栓来源,心脏超声提示左心房可疑血栓影,血栓移行至冠脉内,概率较低。综上,菌栓可能性最大。

2. **冠脉栓塞(coronary artery embolism,CE)的高危因素**　房颤、扩张型心肌病伴心尖部血栓形成、二尖瓣狭窄的风湿性心脏病、感染性心内膜炎以及心房黏液瘤,还有反常性(或者矛盾性)栓塞(需要有房间隔缺损),其中房颤是最主要的原因,其次包括心肌病和瓣膜病。

3. **冠脉栓塞的类型**　直接栓塞、反常栓子栓塞、医源性。不同类型间有一定重叠。直接性冠脉栓塞,栓子一般起源于左房、左室或肺静脉;主动脉瓣或二尖瓣心内膜炎也可产生栓子。心源性肿瘤是少见病因之一。临床上,约 1.5% 的冠脉栓塞患者有感染性心内膜炎,尸检发现约 60% 的冠脉中存在微小栓子。尽管目前尚无研究探索冠脉栓塞的危险因素,二尖瓣心内膜炎、真菌或葡萄球菌感染患者中体循环栓塞更为常见。反常的冠脉栓塞,栓子可由未闭合的卵圆孔、房间隔缺损处或肺动静脉畸形经静脉循环进入全身体循环,继而进入冠状动脉。栓子大多起源于深静脉。有卵圆孔未闭(PFO)和肺栓塞的患者死亡率较无 PFO 的患者高 10 倍,这可能是由于反常性栓子进入冠脉或脑循环。经皮闭合 PFO 治疗,可使这类患者显著获益。医源性冠脉栓塞,接受心胸手术、介入治疗尤其是冠脉旋切或主动脉瓣、二尖瓣成形术时所用的手术器材常为医源性冠脉栓塞的栓子来源。当导管肝素化不充分或未常规进行冲洗时,导管内可能会形成栓子。冠脉介入治疗是目前导致医源性冠脉栓塞的主要原因。对于患退行性主动脉瓣疾病的患者来说,即使是诊断性冠脉造影,也有可能导致瓣膜碎裂形成栓子。

4. **冠脉栓塞的发病率**　冠状动脉的解剖结构在一定程度上对发生栓塞事件起一定的保护作用。与冠状动脉相比,颈动脉或远端体循环与左室流出道更接近线性,因此,起源于左房或左室的栓子更易进入颈动脉或末梢循环中。

5. **冠脉栓塞的诊断标准**　对首次发生急性心肌梗死的患者进行统计,发现约 3% 的患者由冠脉栓塞导致。发生冠脉栓塞的大多患者有房颤(73%),心肌病或瓣膜病也较为常见。约 15% 的患者多支冠脉栓塞。约 1/5 的患者同时有体循环和冠脉栓塞。研究显示,起源于心脏的栓子,约 1/3 来源于左心耳,其次为感染性心内膜炎。长期随访时发现,10% 的患者有血栓栓塞的再发(4% 冠脉栓子,6% 脑卒中),多数的复发事件患者有潜在的房颤,冠脉栓塞组 10 年心血管源性死亡率为 50%,而无栓塞组心血管源性死亡率低于 10%。

6. 急性冠脉栓塞的诊断和管理　　行冠脉造影之前,仅凭临床表现很难区分急性冠脉栓塞和动脉粥样硬化所致 ACS。因此,对于所有怀疑 ACS 的患者,均应早期给予抗血小板、镇痛治疗以及紧急冠脉造影。冠脉栓塞的造影常表现为血栓负荷较重,远端常常有小栓子。多支冠脉存在充盈缺损提示冠脉栓塞。尽管某些患者血栓负荷较重且无潜在冠脉粥样硬化,但大多数的患者可能存在(旁观者)血管粥样硬化,使得诊断更为困难。血栓负荷较重时,可考虑血栓清除抽吸。但由于有些试验显示 STEMI 患者行血栓抽吸后无显著获益,且增加术后脑卒中风险,因此该治疗目前仍有争议。而 Meta 分析则证实,某些血栓负荷较重的患者行血栓抽吸后尽管脑卒中风险有一定提高,但心血管源性死亡率却显著下降。使用血栓抽吸器械 Angiojet(波士顿科学)可明显增加移除栓塞物质和恢复血流的有效性。行血栓抽吸后,若血流恢复正常且造影无异常表现,可行血管内超声(IVUS)或光学相干断层成像(OCT)评估血管发生斑块侵蚀或栓塞的可能性。对于造影表现正常的动脉,无需球囊成形或植入支架。

7. 抗血小板、抗凝治疗策略的选择　　抽吸有时无法吸出全部栓子,后续的抗血小板和抗凝治疗也是非常必要的。低分子肝素、GP IIb/IIIa 制剂或比伐卢定可溶解远端栓子,低灌注的远端血管效果尤为显著。但对于某些存在反常血栓的患者,这些药物可能无效。紧急处理过后,明确栓子来源是非常必要的。存在反常血栓的患者可行右心导管检查心房之间有无异常通道。经胸心脏超声(TTE)可以检出左室栓子,而经食管超声(TEE)则可检出左心耳处血栓。无论是 TTE 还是 TEE,均能发现房间隔之间异常通道以及 PFO。对于左室或左心耳存在血栓的患者,即使 CHADS$_2$ 或 CHADS$_2$-VASc 评分并未达标,也应给予抗凝治疗。左心耳封堵装置在冠脉栓塞疾病中的价值目前尚无研究证实,但对于无法长期口服抗凝药的患者来说,左心耳封堵可作为一种替代选择。对于大多数冠脉栓塞患者来说,若出血风险较低且无可逆危险因素,推荐长期口服抗凝药。栓塞事件再发风险为 10%,因此血栓倾向检测阴性可能并不可靠,因为监测试验仅能检测出已知的变异。对于长期口服抗凝药出血风险较高的患者,血栓形成倾向检测对于评估患者再次栓塞风险以决定是否继续应用口服抗凝药有一定的价值。

有可逆危险因素的患者常规进行 3 个月的口服抗凝药治疗。特发性血栓栓塞或产后高凝状态患者长期口服抗凝药可有获益。房颤患者栓塞复发率约 10%,若无禁忌证,均推荐长期口服抗凝药。对于其他无持续存在高凝危险因素的冠脉栓塞患者,推荐口服抗凝药 3 个月。抗凝治疗包括华法林或新型口服抗凝药,而非抗血小板药物。植入支架的患者情况较为复杂,通常推荐三联或单联抗血小板药物联合口服抗凝药如华法林或氯吡格雷。若无以上指征,临床医生可根据患者出血风险和远期栓塞风险给予适当治疗。

8. 冠脉栓塞患者需要检测血栓形成倾向　　血凝块的形成至少需满足 Virchow 三联征中的两项。高凝状态会增加栓塞风险,但血栓形成倾向检测却很少作为冠脉栓塞的诊断性工具之一。遗传性血栓形成倾向的发病率约为 5%。但研究表明,具有遗传性血栓形成倾向的人群静脉栓塞风险虽较高,但动脉栓塞风险并未增加。常规血栓形成倾向检测多数情况下并不影响抗凝策略的选择。但若需要更换抗凝策略,可考虑行该检测。调查显示,年龄 <50 岁的脑卒中患者中约 20% 由血栓性疾病导致,年龄 <35 岁的患者中该比例更高。因此,推荐年龄 <45 岁的隐源性脑卒中患者检测血栓形成倾向,但目前并无研究证实该检测可以改

善患者预后。

9. **冠脉栓塞检测的 3 条经验** 详细询问病史和体格检查,评估患者暂时或持续性栓塞风险;监测患者有无房颤,尤其是阵发性房颤;行 TEE 评估有无左心耳血栓或自发性造影剂潴留,PFO、房间隔缺损患者提示高凝倾向。

10. **冠脉栓塞治疗的 7 条经验** 低出血风险的房颤患者应长期口服抗凝药,无需考虑 $CHADS_2$-VASc 评分;低出血风险的复发冠脉栓塞患者应长期口服抗凝药;有可逆栓塞高危因素的患者在解决冠脉栓塞后,应接受 3 个月的口服抗凝药治疗;有持续栓塞高危因素的患者应长期口服抗凝药;行 PCI 的患者在接受抗凝治疗的基础上需加用抗血小板药;冠脉栓塞患者无需常规检测血栓形成倾向;若患者出血风险较高或患者不愿长期口服抗凝药,血栓形成倾向检测可协助患者再发栓塞的危险分层。

(伍锋 梁春)

参 考 文 献

RAPHAEL C E,HEIT J A,REEDER G S,et al. Coronary Embolus:An Underappreciated Cause of Acute Coronary Syndromes[J]. JACC Cardiovasc Interv,2018,11:172-180.